原书第5版

Rosen's Breast Pathology

Rosen
乳腺病理学

原　著　[美] Syed A. Hoda　　　　　[美] Edi Brogi
　　　　[美] Frederick C. Koerner　[美] Paul P. Rosen
主　审　薛卫成　杨文涛　刘月平
主　译　郭双平
副主译　薛德彬　魏　兵　闫庆国　石慧娟

中国科学技术出版社
·北 京·

图书在版编目（CIP）数据

Rosen 乳腺病理学 : 原书第 5 版 / (美) 赛义德·A. 霍达 (Syed A. Hoda) 等原著 ; 郭双平主译 . —北京 : 中国科学技术出版社 , 2023.5

书名原文 : Rosen's Breast Pathology, 5e

ISBN 978-7-5046-9993-0

Ⅰ . ① R… Ⅱ . ①赛… ②郭… Ⅲ . ①乳房疾病—病理学 Ⅳ . ① R655.802

中国国家版本馆 CIP 数据核字 (2023) 第 039064 号

著作权合同登记号 : 01-2023-1091

策划编辑	丁亚红　焦健姿
责任编辑	丁亚红
文字编辑	方金林
装帧设计	佳木水轩
责任印制	徐　飞

出　　版	中国科学技术出版社
发　　行	中国科学技术出版社有限公司发行部
地　　址	北京市海淀区中关村南大街 16 号
邮　　编	100081
发行电话	010-62173865
传　　真	010-62179148
网　　址	http://www.cspbooks.com.cn

开　　本	889mm×1194mm　1/16
字　　数	2262 千字
印　　张	83
版　　次	2023 年 5 月第 1 版
印　　次	2023 年 5 月第 1 次印刷
印　　刷	北京盛通印刷股份有限公司
书　　号	ISBN 978-7-5046-9993-0/R·3020
定　　价	880.00 元

版权声明

This is translation of *Rosen's Breast Pathology, 5e.*

ISBN：978-1-4963-9891-8

Wolters Kluwer Health did not participate in the translation of this title and therefore it does not take any responsibility for the inaccuracy or errors of this translation.

Published by arrangement with Wolters Kluwer Health Inc., USA.

本翻译版受世界版权公约保护。

译校者名单

主　审　薛卫成　杨文涛　刘月平

主　译　郭双平

副主译　薛德彬　魏　兵　闫庆国　石慧娟

译校者　（以姓氏笔画为序）

王　强　湖北省武汉市黄陂区中医医院

王成勤　青岛大学附属医院 / 青岛大学医学部

王鸿雁　西安交通大学第一附属医院

石慧娟　中山大学附属第一医院

巩　丽　空军军医大学唐都医院

刘瑞洁　中南大学湘雅医院

闫庆国　西北大学医学院

杨　莹　昆明医科大学第一附属医院

张　璋　四川大学华西医院

张丽英　空军军医大学西京医院

陈永林　兰州大学第一医院

范林妮　空军军医大学基础医学院 / 西京医院

袁静萍　武汉大学人民医院

高　雪　大连医科大学附属第一医院

郭双平　空军军医大学基础医学院 / 西京医院

唐雪峰　重庆市人民医院

梅　放　北京大学第三医院 / 北京大学医学部

韩　铭　空军军医大学西京医院

覃君慧　空军军医大学基础医学院

薛德彬　杭州平安好医医学检验实验室有限公司

魏　兵　四川大学华西医院

内容提要

　　本书引进自 Wolters Kluwer 出版集团，由 Paul P. Rosen 博士联合众多该领域的权威专家共同编写，提供了来自多家领先医疗中心关于乳腺疾病的全面信息，被认为是该领域的金标准。本书为全新第 5 版，在前几版的基础上进行了全面更新，以反映这一动态实践领域的最新进展，涵盖了良性和恶性乳腺疾病的免疫组化、病理生物学和分子遗传学等多个方面，细致介绍了每种疾病的临床和放射学表现、流行病学、大体病理、镜下病理、分子病理、治疗及预后，可帮助病理医生做出准确诊断。全书阐述简洁，图文并茂，包含海量高清图片，不仅展示了乳腺疾病的组织病理学特征，还强调了病理学在乳腺疾病多学科管理中的作用，可作为想要全面了解乳腺病理学的医生及研究人员的理想参考书，也可供病理学家、外科医生、肿瘤学家、放射科医生和放射肿瘤学家阅读参考。

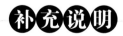

　　书中参考文献条目众多，为方便读者查阅，已将本书参考文献更新至网络，读者可扫描右侧二维码，关注出版社"焦点医学"官方微信，后台回复"9787504699930"，即可获取。

原书编著者名单

原 著

Syed A. Hoda, MD
Professor of Clinical Pathology
Weill Cornell Medical College
Chief of Breast Pathology and Attending
    Pathologist
New York Presbyterian Hospital-Weill
    Cornell Medical Center
New York, New York

Edi Brogi, MD, PhD
Professor of Clinical Pathology and
    Laboratory Medicine

Weill Cornell Medical College
Director of Breast Pathology and
    Attending Pathologist
Memorial Sloan Kettering Cancer Center
New York, New York

Frederick C. Koerner, MD
Associate Professor of Pathology
Harvard Medical School
Honorary Pathologist
Massachusetts General Hospital

Boston, Massachusetts

Paul P. Rosen, MD
Emeritus Professor of Pathology
Weill Cornell Medical College
New York, New York
Formerly Attending Pathologist and
    Member
Memorial Sloan Kettering Cancer Center
New York, New York

编 者

Elena F. Brachtel, MD
Currently, Associate Professor of Pathology
University of Maastricht
Pathologist, Maastricht University Medical Center
Maastricht, The Netherlands
Formerly, Associate Professor of Pathology
Harvard Medical School
Associate Pathologist
Massachusetts General Hospital
Boston, Massachusetts

Edi Brogi, MD, PhD
Professor of Clinical Pathology and Laboratory
    Medicine
Weill Cornell Medical College
Director of Breast Pathology and Attending
    Pathologist
Memorial Sloan Kettering Cancer Center
New York, New York

Hui Chen, MD, PhD
Associate Professor of Pathology
University of Texas MD Anderson Cancer
    Center
Houston, Texas

Judith A. Ferry, MD
Professor of Pathology
Harvard Medical School
Director of Hematopathology

Department of Pathology
Massachusetts General Hospital
Boston, Massachusetts

Raza S. Hoda, MD
Associate Staff
Robert J. Tomsich Pathology & Laboratory
    Medicine Institute
Cleveland Clinic
Cleveland, Ohio

Syed A. Hoda, MD
Professor of Clinical Pathology
Weill Cornell Medical College
Chief of Breast Pathology and Attending
    Pathologist
New York Presbyterian Hospital-Weill Cornell
    Medical Center
New York, New York

Frederick C. Koerner, MD
Associate Professor of Pathology
Harvard Medical School
Honorary Pathologist
Massachusetts General Hospital
Boston, Massachusetts

Melinda F. Lerwill, MD
Assistant Professor of Pathology

Harvard Medical School
Director of Breast Pathology and Associate
    Pathologist
Massachusetts General Hospital
Boston, Massachusetts

Aysegul A. Sahin, MD
Professor of Pathology and Section Chief of
    Breast Pathology
University of Texas MD Anderson Cancer
    Center
Houston, Texas

Jeffrey Searle, BSc, MBBS, MD, FRCPA
Consultant Pathologist
Sullivan Nicolaides Pathology-Sonic Healthcare
Brisbane, Australia

Hannah Y. Wen, MD, PhD
Associate Attending Pathologist
Memorial Sloan Kettering Cancer Center
New York, New York

Yun Wu, MD, PhD
Professor of Pathology
University of Texas MD Anderson Cancer
    Center
Houston, Texas

中译版序一

Rosen's Breast Pathology 是乳腺病理学的权威专著。岁月荏苒，20年弹指一挥间，如今这部经典巨制历经4次修订，在秉承全面、卓越、与时俱进的特色基础上，推出了全新第5版，如今其中译本即将面世，甚为欢喜，乐为序。

众所周知，乳腺疾病种类繁多、复杂多样，各相关领域进展十分迅速。精准的病理诊断面临诸多挑战，一方面依赖于对各种乳腺疾病基础形态及变型的深刻理解和熟练掌握，另一方面也依赖于对疾病的发生、影像改变、分子遗传机制、临床治疗及预后等多维度知识的全面深入了解，以及多学科助力。*Rosen's Breast Pathology* 的特点正契合了对乳腺疾病病理诊断及多学科管理的要求。本书仍以乳腺疾病的细胞学和组织病理形态学变化为基础，通过45章及1300多幅图片的详细描述与生动展示，在强调乳腺疾病组织学特点的同时，还针对影像、治疗、预后等临床相关内容进行深入讨论，并全面总结和归纳了相关文献。因此，本书不仅可作为病理医生案头的必备经典，也可作为影像学、乳腺外科、肿瘤科等临床乳腺疾病诊治相关科室的必备参考书。

近20年正值对乳腺疾病认识的黄金发展时期，国内病理界也涌现出一大批热爱乳腺病理、深耕乳腺亚专科的中青年专家，*Rosen's Breast Pathology, 5e* 中译本的审译者们正是他们之中的优秀代表。这些严谨认真的中青年病理学者的细致工作确保了中文版的质量。我相信，也期待本书的出版能为我国乳腺病理专科的发展和人才培养提供帮助，能对乳腺疾病特别是乳腺恶性肿瘤的多学科管理贡献力量。

中国人民解放军总医院　丁华野

中译版序二

Rosen's Breast Pathology 的首次翻译出版算得上中国病理界的一件大事。学习先进知识，推进我国临床病理水平的提高是我们长期努力的方向。*Rosen's Breast Pathology* 是当之无愧的乳腺病理学领域的优秀著作，与 *WHO Classification of Breast Tumours* 和龚西騟教授、丁华野教授主编的《乳腺病理学》等著作一样是乳腺病理亚专科的主要参考书。*Rosen's Breast Pathology* 更是因其内容翔实、图片典型丰富、知识更新非常迅速，堪称乳腺病理的经典巨制，代表了世界乳腺病理学的主流学术观点。我非常高兴地在这部经典巨制的参考文献中见到了不少中国人的工作，体现了中国人对世界乳腺病理学的学术贡献。

我特别关注基于临床治疗的乳腺病理学诊断的发展，很高兴本书也非常重视临床与病理之间的紧密联系，每个部分都包含了治疗及预后的丰富内容，非常值得病理医生阅读学习。新一版 *Rosen's Breast Pathology* 的一个特点是更加重视和充分反映乳腺疾病的分子病理改变和进展，这也代表了乳腺病理学的发展方向，对于这部分内容需要我们更多的关注和更加深入的学习。

临床病理亚专科的发展，使我们进入了更加精准的临床病理诊断时代，仅有外科病理学巨制早已不能满足临床病理实践的需要。*Rosen's Breast Pathology* 的翻译出版满足了我国临床病理亚专科建设的需要。希望我国临床病理学各个亚专科都能有一部自己编写的优秀专科病理专著，也都能引进和翻译一部国际权威专科病理专著，学习与创新兼顾，使我国临床病理早日步入国际先进行列。

感谢国内有这样一批优秀的中青年临床病理专家共同翻译了这部巨制，翻译团队付出了辛勤的劳动，为中国的乳腺病理亚专科建设做出了贡献，再次祝贺 *Rosen's Breast Pathology, 5e* 中文版顺利出版。

四川大学华西医院 步 宏

中译版序三

随着医学研究的深入发展，我国的病理诊断越来越专科化，乳腺病理经典巨制 *Rosen's Breast Pathology* 中文版适应了乳腺临床病理亚专科建设的需要。

Rosen's Breast Pathology 是公认的乳腺病理学权威专著，其内容相当丰富，对乳腺疾病的临床病理学进行了全面且广泛的描述，包括详细介绍乳腺疾病的临床表现、影像学检查、流行病学、大体病理学、组织病理学、分子病理、鉴别诊断、治疗和预后等。最新的第 5 版在前几版的基础上做了较多更新，引用了乳腺临床病理诊断和研究的最新文献。此外，对特殊乳腺疾病的临床处理也提出了相关建议。

与其他乳腺病理的著作相比，*Rosen's Breast Pathology* 有以下几个特色：①经典性，本书充分展示了乳腺疾病的前世今生，以及对乳腺疾病的认识过程；②权威性，是公认的乳腺病理学诊断权威著作；③全面性，几乎包括了全部乳腺疾病的病理诊断标准及临床影像、流行病学和治疗预后相关内容，是乳腺病理学的百科全书；④深入性，本书不仅包括乳腺疾病典型的病理学特征，而且从不同角度对同一疾病进行了多方面的深入介绍，充分体现了乳腺疾病的复杂性，可以帮助解决日常乳腺病理诊断工作中遇到的各种问题；⑤创新性，反映了乳腺病理学的最前沿进展。

我很高兴看到 *Rosen's Breast Pathology, 5e* 中文版的出版，本书的译者都是工作在临床病理一线的中青年医生，感谢他们为翻译这部乳腺病理学经典著作所付出的努力，希望本书的出版有助于提高我国乳腺病理的诊断水平，进一步促进我国乳腺病理专科的发展。

中国人民解放军总医院　梁　勇

译者前言

  Rosen's Breast Pathology 一直是乳腺病理学领域的经典巨著，读者不仅可以从中看到许多乳腺疾病的经典图片，而且还能认识疾病变异型所代表的异质性，并可了解乳腺病理研究的最新进展。简而言之，阅读本书的过程就是与多位伟大的乳腺病理学家对话的过程，可以充分了解乳腺疾病的来龙去脉。

  本书作为乳腺病理学领域的权威专著，是世界公认的乳腺疾病的病理诊断金标准。精准的病理诊断对乳腺疾病的治疗和预后至关重要，全新第 5 版是对乳腺疾病最新、最全面的深入论述，不仅有对乳腺疾病认知过程、基本病变和主流共识的阐述，还介绍了有关乳腺疾病的最新知识。书中所述不仅涵盖了乳腺疾病的临床和影像学表现、流行病学、大体病理、镜下病理、治疗及预后，还通过海量高清图片和细致描述详细介绍了乳腺疾病的细胞学和组织病理学特点，在强调乳腺疾病组织学特点的同时，还介绍了良性和恶性乳腺疾病的免疫组织化学、病理生理学及分子病理方面的最新进展。除了对各种乳腺疾病的临床病理学特点进行了详细阐述外，还对乳腺疾病的普遍问题（如乳腺癌的分期、新辅助化疗反应、粗针穿刺标本的病理诊断、乳腺标本的病理检查等）进行了介绍。此外，对特殊乳腺疾病的临床处理也提出了相关建议。本书不仅介绍了乳腺疾病的典型病理学特征，还从不同角度对同一疾病进行了多方面的深入探讨，充分体现了乳腺疾病的复杂性，可帮助解决日常乳腺病理诊断工作中遇到的各种问题，这也是本书与其他乳腺病理学著作最大的不同。虽然本书主要是针对病理科医生，但也同样适合相关专业的医疗工作者。

  本书英文版的四位主编均来自美国著名的医学中心，是国际乳腺病理学领域享有盛誉的病理学家。全书引用文献万余篇，可谓集乳腺疾病研究之大成。本书既是编者个人的学识集成，更是数以万计乳腺疾病研究者的智慧结晶。总之，本书是经典权威的乳腺病理学专著，是乳腺疾病病理诊断不可或缺的重要参考书。

  这是国内首次引进这部乳腺病理经典巨著，由病理诊断经验丰富同时翻译水平高超的中青年专家，经过 1 年的努力完成翻译。在本书翻译过程中，我们力求忠于原著，精益求精，以期将原著的内容及精华完美地呈现给国内读者，但由于国内外术语规范或语言表述有所差异，中文翻译版中可能存在一些疏漏或欠妥之处，敬请各位读者指正。

  最后，借用主编 Paul P. Rosen 教授的一句话，"也许世间根本就没有巨人，只有站在侏儒肩膀上的侏儒"，希望这部乳腺病理学经典巨制的中文翻译版，对耕耘在病理学领域的国内同行有所裨益，进而促进我国乳腺疾病病理诊断水平的提高。

空军军医大学西京医院　郭双平

郭双平

原书前言

2010 年我从临床工作中退休后不久，WK-LWW 出版集团的高级执行编辑 Jonathan W. Pine, Jr 联系我准备 *Rosen's Breast Pathology, 4e*。这让我感到很震惊，因为我最近才从编写第 3 版的努力中恢复过来，正在适应退休后的自由生活。

在撰写了本书初版并一手修订完成之后的第 2 版和第 3 版之后，我很荣幸地邀请到我的同事 Hoda、Brogi 和 Koerner 医生及其他同事一起进行繁重的工作，共同完成了第 4 版及修改工作量巨大的第 5 版。本书的第 4 版及第 5 版受益于美国 3 家久负盛名的学术医疗中心（分别为纽约长老会医院 / 威尔康奈尔医学院、癌症和相关疾病纪念医院 / 纪念斯隆 – 凯特琳癌症中心及马萨诸塞州总医院 / 哈佛大学医学院）乳腺病理学诊断方面的几十年经验，这些医疗中心在乳腺疾病治疗方面一直处于国际领先地位。

我认识 Syed A. Hoda 博士已超过 25 年，我们在纽约长老会医院乳腺病理会诊工作中密切合作了近 10 年。我很高兴 Syed 同意担任第 4 版和第 5 版的共同主编，负责监督该项目，并负责编写书中的很多具体内容。

在保持之前版本整体框架的同时，我们对第 5 版的每一章都进行了全面更新，包含了手稿完成时已有的全部最新信息。除了对乳腺外科病理学和细胞学进行广泛且深入的图解描述外，还有许多对乳腺疾病临床方面的详细描述，包括疾病的流行病学、临床表现、影像诊断、分子遗传学分析、临床处理和预后。新版本中添加了许多新图片，也替换了不少图片，所有图片都经过精心处理以提高图像质量。马萨诸塞州总医院 / 哈佛大学医学院的 Judith A. Ferry 博士对"第 40 章乳腺淋巴造血系统肿瘤"再次更新。

在本书第 3 版中，我曾提到要注意"……基因表达的改变是肿瘤的基础"，并指出"'魔鬼'在细节中"，即复杂的基因作用系统被破坏，导致细胞和组织表型的变化是病理医生诊断和评估预后的依据。很显然，实际情况更加复杂，一些基因型改变与具有相似表型的特殊类型肿瘤有关，如黏附分子（如 E-cadherin）的缺失与小叶癌有关、*ETV6-NTRK3* 融合基因是分泌性癌的特征。另外，通过基因表达谱发现的，而在肿瘤组织学表型中不明显的，同时对预后及治疗具有重要意义的分子遗传学改变，促进了对靶向治疗敏感的独特肿瘤特征的认识。特别令人感兴趣的是，在乳腺癌中发现的一些基因组改变也在其他器官的肿瘤（如子宫和卵巢癌）中被发现。鉴于乳腺癌分子生物学研究取得的快速进展，以及由此产生的分子生物学知识与诊断病理学的日益交叉，我们认为在第 5 版加入由纪念斯隆 – 凯特琳癌症中心的 Aysegul A. Sahin 博士重新撰写更新的"第 45 章乳腺癌的分子类型和检测"是十分必要的。

在可预见的未来，组织病理学检查将继续成为乳腺病变诊断分类的主要依据。在过去的 20 年中，由于分子生物学的进步而产生的新分类，有助于在提出标准病理表型分类的背景下定义特定的预后和治疗亚组。未来几十年，乳腺癌的病理报告可能会包括基于分子标志的二级分类。从理论上讲，基因型是表型的基础，而解开这种关系的复杂长期过程得益于熟悉乳腺疾病这两个方面人员的研究工作。外科病理医生可以充当这个独一无二的角色，并将这些进步引入常规诊断检测中以造福患者。

除了各位编者对每章进行大量修订和更新外，全新版本在整个制作过程中都接受了出版社工作人员的严格审查。图片的选择、文献的列出、数据的引用及结论的表达均体现了编者的经验和意见。我阅读了更新的大部分参考文献，并审阅修改了每章的手稿和图片。

Paul P. Rosen，MD

原书第 1 版前言

从目前的情况来看，谁预见到将要发生的事情，他就会设法治愈谁。

Hippocrates[1]

乳腺疾病的处理依赖于一系列临床专家的技能、专业知识及多学科的努力，在这项复杂的工作中，就一名特定患者而言，多学科团队中成员的重要性取决于不同的临床情况。在关键时刻，准确的病理诊断是确定治疗及评估预后的关键因素。对于治疗乳腺疾病患者的医生和其他医务工作者来讲，至关重要的一点是应对乳腺病理有全面的了解。相反，待在实验室中的与患者几乎脱节的病理医生，将无法为目前临床治疗乳腺疾病提供所期望的具有临床意义的信息。

乳腺在结构和功能上似乎相对不复杂，但它是一个有着令人惊讶的广泛病理改变的部位，其中许多是器官特异性的。随着新技术的应用，新的疾病不断被发现，我们对乳腺病理学的理解也在不断增强。特别是在过去 10 年中，乳腺病理学取得了快速进展，由于免疫组织化学法和原位杂交技术的应用，使我们能够观察与病理生理相关的分子组织特异性和细胞特异性的定位及分子遗传学改变。然而，重要的是不要被海量的信息蒙蔽了双眼，避免被不断变换的"热点话题"所淹没。很多时候，今天的热门话题很可能就成了明天的脚注。最终，无数学者的持续新发现和深思熟虑的研究构建了不断增长的知识体系，有助于重塑和丰富我们对乳腺病理学的理解。

正如古希腊医生 Hippocrates 所说的那样：这些前述的医学发现都属于过去的事情，前人在探寻病变的起源和发病机制的过程中产生了很多伟大的发现，当然还有一些发现有待我们未来去探索。如果一个人拥有一定的探索能力，并知道那些过去的发现是如何获得的，那么我们就可以将这些发现作为基础，开始我们自己的探索和研究[2]。

本书对乳腺疾病的临床病理学进行了全面且广泛的阐述，大部分的章节专门针对特定的一种或一组疾病，对每种疾病的讨论包括详细介绍其临床表现、乳房 X 线检查、流行病学、大体病理、镜下病理（包括电子显微镜和免疫组织化学）、鉴别诊断、治疗及预后的部分。有些章节则在总体层面上讨论了乳腺疾病，如乳腺癌前病变、肿瘤分期、预后的生物学标志物、治疗的病理反应、细胞学和粗针穿刺活检诊断及乳腺标本的病理学检查等。

　　书中收录的图片不仅展示了疾病的典型病理变化，而且强调了疾病变异型所代表的异质性。按照病理医生在日常工作中遇到病例的方式，以大体所见、低倍镜下显示整张组织切片、高倍放大的图片、免疫组织化学图片及其他诊断方法的形式讨论。

　　我希望书中没有"病理神话"（pathomythology）。神话被定义为"一种构成某个群体或阶级信仰的一部分，但不基于事实的想法"[3]。病理神话是我用来描述与病理学相关的假设术语，这些假设与实际数据完全矛盾。这些假设的提出者经常通过引用自己或其信仰者的言论来强化他们的神话，回避可以通过直接观察轻松证实的事实。举一个病理神话的例子，就是一种看似坚不可摧的观点，如乳腺 Paget 病的癌细胞是通过携带 Paget 病的鳞状上皮细胞转化产生的。导管原位癌是这些癌细胞的真正来源，在几乎每位 Paget 病患者中都能检测到，但病理神话的提出者将他们的观点建立在极少数未发现导管原位癌的病例上。本书对这些例外情况进行了合理的解释。有关病理神话的另一个例子，是关于真正的髓样癌中没有发现导管原位癌成分的不准确描述，大多数髓样癌的周围都可以发现导管原位癌，但存在导管原位癌已被证明不是诊断髓样癌的标准。

　　尽管对细节非常关注，但在本书的编写过程中可能会出现一些疏忽或遗漏。编者为根据个人经验而选择的文献和图片负责，为引用已发表来源的数据及由此表达的结论负责。

Paul P. Rosen，MD

参 考 文 献

[1] Adams F. The book of prognostics. *The genuine works of Hippocrates*. Baltimore: The Williams & Wilkins Co.; 1939:42.

[2] Adams F. On ancient medicine. *The genuine works of Hippocrates*. Baltimore: The Williams & Wilkins Co.; 1939:1–2.

[3] Stein J, ed. *The Random House dictionary of the English language*. New York: Random House; 1973:946.

致 谢

感谢无数患有各种乳腺疾病的患者，他们以不同的方式为本书提供了宝贵素材。感谢无数的病理医生、外科医生、肿瘤学家、放射科医生和其他专家对本书提出的宝贵意见。感谢威尔康奈尔医学院医学艺术中心的 Patricia Kuharic 以专业的精神和非凡的耐心处理了所有图片。

Syed A. Hoda, MD

Paul P. Rosen, MD

早期版本中的献词

献给我的父母 Beate Caspari-Rosen 医学博士和 George Rosen 医学博士，以及不可名状的 Mary Sue Rosen。

献给引领我们前进的尊敬导师们，献给我们服务的患者们，献给托付乳腺病理学未来的学生们。

"医学教育就像地球生产食物，我们的自然品质就像是土壤，老师的信条就像是种子，青年教育就像在适当季节的土地播种，传播知识的地方就像空气为蔬菜供给氧气一样；勤奋学习就像在田野里耕耘，是时候赋予万物力量并使其成熟了。"

——*The Law*（by Hippocrates）

目　录

第 1 章　乳腺的解剖和生理形态学
Anatomy and Physiologic Morphology

Syed A. Hoda　著

范林妮　译　　郭双平　校

一、乳腺的发育

（一）胚胎学

乳腺由乳腺嵴（mammary ridges）或"乳线"（milk line）发育而来。乳腺嵴是指表皮嵴的双侧增厚，最早出现在 5 周胚胎的腹侧，这些表皮嵴从腋窝延伸到大腿内上侧区。在人类中，大部分表皮嵴不会进一步发育，而在胎儿发育过程中消失。异位乳腺组织的胚胎学基础即为表皮嵴的残余，最常见于腋窝或外阴。Cowin 和 Wysolmerski[1] 和 van Keyme-uelen[2] 等分别综述了胚胎乳腺发育的分子机制和干细胞在正常乳腺发育和维持中的潜在作用。

妊娠第 15 周，胸壁乳房所在的位置开始双侧乳腺发育，即上皮柄或"乳腺芽"（breast bud）周围间充质聚集。上皮索长入间充质产生一组实性上皮柱，每个上皮柱形成一个乳腺小叶。胎儿真皮的乳头层继续包裹着这些生长的上皮索，并最终演变成围绕着单个导管及其分支的血管化的纤维组织，形成小叶。在胎儿乳房中，形成乳腺芽的上皮细胞表达转化生长因子 α（TGF-α），TGF-α 是一种丝裂原和分化因子，可能介导雌激素对发育中乳腺的促生长作用[3]。乳腺芽周围的基质组织富含 TGF-β_1，这是一种参与调节细胞 – 基质间作用的蛋白质。基底膜蛋白、Ⅳ型胶原，分布于乳腺芽基底层的周围。在胎儿发育早期，乳腺芽颈部 Ki67 增殖活性最高。近期研究发现，乳腺腺体的特征是不同程度地表达基底层和上皮层的免疫标志，即细胞角蛋白 14 和细胞角蛋白 19[4]。

妊娠第 23～28 周，开始出现源自基底细胞的肌上皮细胞[5]，这些细胞通过合成基底膜成分如层粘连蛋白、Ⅳ型胶原、纤维粘连蛋白，以及金属蛋白酶和生长因子，在乳腺分支形态发生过程中起着重要作用[6]。

起源于真皮网状层的纤维间质延伸到乳房，包绕和分隔小叶，形成 Cooper 悬韧带［suspensory ligaments of Cooper，这一名词以英国解剖学家和外科医生 Astley Cooper 爵士（1768—1841 年）命名］，这些韧带将乳腺实质附着在皮肤上。巧合的是，间充质在纤维间质内分化为脂肪也发生在第 20～32 周。在妊娠的最后 2 个月，上皮索出现腺管分化，发育为分支小叶腺泡的腺样结构。乳坑（mammary pit）是表皮的凹陷，是输乳管汇合处，胎儿临近出生时，乳坑膨出形成乳头，先天性的乳头内陷则是由于乳头的正常发育过程失败所致。

胎儿乳腺形成的早期阶段似乎与激素调控无关，而第 15 周后乳腺结构的发育主要受睾酮的影响。在妊娠的最后几周，胎儿乳腺对母体和胎盘激素和催乳素产生反应，从而诱导乳腺的分泌活动，表现为在出生后，婴儿乳房有乳汁分泌和明显增大的乳腺芽。随着婴儿血液中母体激素的消失，在出生后的头几周内这种分泌活动消退并最终停止。之后，腺体缩小并恢复到非活动状态。青春期前，乳腺是由泌乳管组成的，呈分支状但无腺体分化，也可能有极少量的小叶结构（图 1-1）。Sternlicht 对参与乳腺"分支形态发生"的内分泌和旁分泌因子进行了综述[7]。

细胞凋亡抑制 bcl-2 基因（bcl-2 gene）的蛋白产物在胎儿乳腺中表达最高[8]，在发育中的乳腺芽

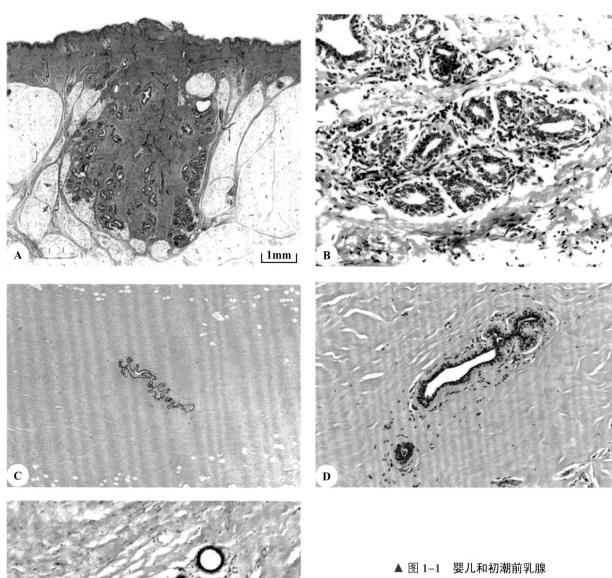

▲ 图 1-1　婴儿和初潮前乳腺

A. 足月新生女婴的乳腺芽，乳腺由初级输乳管组成，有时可见分支但无腺体分化；B. 一名 6 月龄女婴的乳腺，因导管内乳头状瘤切除了小叶，这个年龄出现小叶分化反映了母体激素的持续作用；C. 一名 9 岁女孩的初潮前乳腺，无小叶分化；D. 一名 11 岁女孩的初潮前乳腺，无小叶分化；E. 不成熟乳腺组织，一名 11 岁女孩青春期开始时的乳腺组织，可见早期小叶伴腺体分泌，并形成小叶内间质（图片 A 由 Debra Beneck，MD 提供）

基底层细胞和乳腺组织周围基质中，免疫组织化学可检测到 bcl-2 蛋白的表达。出生后不久，bcl-2 的免疫反应性即丧失，正常成人乳腺上皮不表达 bcl-2 蛋白。上调 bcl-2 蛋白可通过抑制细胞凋亡而促进胎儿乳腺的形态发育。

（二）乳房过早发育

乳房过早发育（premature thelarche）是指临床上没有其他性成熟特征的情况下，青春期前女孩出现单侧或双侧的乳晕下盘状增厚[9]。这种状况可能与环境因素有关，是对非正常激素水平的异常反应，或者是由 GNAS 基因的活化突变所致，该突变编码 G 刺激蛋白的一个亚基[10]。乳房过早发育时，在无其他征象的情况下也可出现 GNAS-1 基因活化，如出现"咖啡牛奶斑"（café au lait）皮肤病变、与 McCune–Albright 综合征相关的骨多发性纤维结构不良[10]。

1980 年，美国白人女婴和 7 岁以内儿童的乳房过早发育的发病率是 20.8/10 万[11]，在 2010 年报道的美国中西部医院 318 名 12—48 月龄女童中，发病率为 4.7%[12]，其中 12 月龄和 17 月龄女婴的发病率最高。乳房过早发育女孩的卵泡刺激素（follicle-stimulating hormone，FSH）水平高于正常对照组，并且这些女孩对促性腺激素释放激素（gonadotrophin-releasing hormone）的反应更明显[13]。Klein 等[14] 报道，乳房过早发育女孩的雌二醇水平明显高于正常的青春期前女孩。

结节性乳腺组织在随后的 6 个月至 6 年中往往会慢慢消退，但在某些情况下，增生的乳腺芽会持续到青春期[11]。Curfman 等[12] 报道，44% 的婴儿和儿童的乳房过早发育仍在持续。Volta 等[15] 则报道，在 2 岁前开始的乳房过早发育，60% 在青春期前就已经完全消退。van Winter[11] 等对乳房过早发育的女性随访显示，无乳腺癌易感性，也不影响正常的月经初潮年龄。另一项研究显示，14% 的乳房过早发育女孩会出现发育早熟[16]，如果在 2 岁后出现乳房过早发育，更有可能发生性早熟[13]。性早熟患者往往 FSH 水平正常，对黄体生成素释放激素（luteinizing hormone releasing hormone，LH-RH）反应也正常[17]。手术切除过早发育的乳腺组织是禁忌，因为这会导致无乳房畸形。

组织学上，过早发育的乳腺组织类似于男性乳腺发育，其特点是乳腺导管的上皮增生，呈实性和微乳头状结构（图 1-2）。横切面上，导管的增生和分支导致导管数量增多，被富于细胞的间质包绕。细针穿刺（fine-needle aspiration，FNA）细胞学可见黏液样背景、双极间质细胞和散在的良性导管细胞[18]。

乳房过早发育应与青春期乳房肥大相区别，后者是由于乳腺中多余的脂肪和结缔组织的聚集所致。

二、青春期发育

随着青春期周期性雌激素和孕酮分泌的开始，青春期女性乳腺开始发育。导管的生长，包括伸长和功能性上皮的获得依赖于雌激素。此时，导管周围间质也发生分化[19]。生长激素和糖皮质激素促进导管生长。在这一时期终末导管和小叶分化及生长

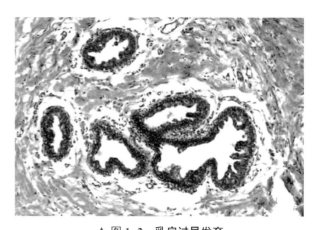

▲ 图 1-2　乳房过早发育
一名 1 岁女婴单侧乳房增大，活检显示导管上皮轻度乳头状增生

主要通过生长激素和孕酮来增强。小叶来源于终末导管末端的实性细胞团。青春期腺体分化最显著，但这一过程至少持续 10 年，并在妊娠期增强[19]（图 1-3）。青春期男性乳腺由纤维脂肪组织和内衬单层立方形细胞的导管组成（图 1-4）。

三、大体解剖

乳房在重量、大小和形状上变化很大（见第 2 章）。然而，一般来说，正常非哺乳期成年女性乳房的直径为 12cm，厚度为 6cm。据估计，乳房重量占总体重的 3.5%，平均重量为 484g[20]，哺乳期乳房的重量可为未哺乳乳房的 3 倍。根据作者的经验，一个单纯乳房切除术的乳房质量达 250～1250g（未发表数据）。附带说明一下，质量低于 500g 的缩乳术可能不会被保险公司理赔[21]。

通常，成人乳房呈偏心状外观，长轴对角线位于胸壁上，主要位于胸大肌上方，并延伸到腋窝，即 Spence 尾（tail of Spence）[以苏格兰外科医生 James Spence（1812—1882 年）命名]。乳房的外周解剖边界，除了腺体后部覆盖于胸肌筋膜上，没有精确的定义。成年女性乳房向外侧延伸至前锯肌侧面，向下延伸至外斜肌和上直肌鞘，向内侧延伸至胸骨。

乳房位于浅筋膜内的间隙中，但腺体的实质可以延伸穿过这些界线。该筋膜层上方与颈筋膜连续，下方与 Cooper 腹浅筋膜相连。纤维束从真皮延伸到乳腺，形成 Cooper 悬韧带，将皮肤和乳头与下方的乳腺组织相连。Cooper 韧带在乳房的上

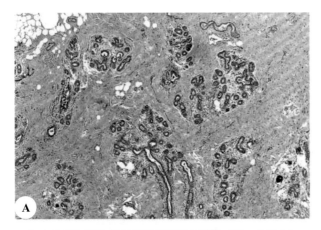

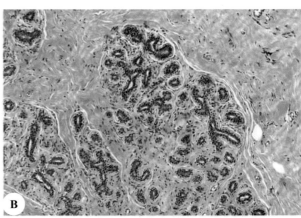

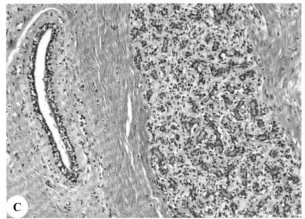

▲ 图 1-3　青春期女性的乳腺

A. 一名月经初潮不到 1 年的 12 岁女孩，因幼年性纤维腺瘤进行活检，可见乳腺小叶结构；B. 一名 15 岁女孩的乳腺，形态符合月经周期卵泡期的乳腺小叶；C. 一名 15 岁女孩的乳腺小叶与月经周期黄体期的乳腺改变相一致

润，在临床上可表现为乳房固定于胸壁。锥形腺间隙穿窿顶部处的腋筋膜由胸大肌延伸形成，胸小肌下缘的筋膜层与胸大肌筋膜的延伸部分相连，形成与背阔肌筋膜相连的腋窝悬韧带，在这个筋膜平面上的一个不稳定的肌肉带被称为腋窝悬肌。腋窝的筋膜边界为腋窝内容物的大体解剖提供了重要的标志。

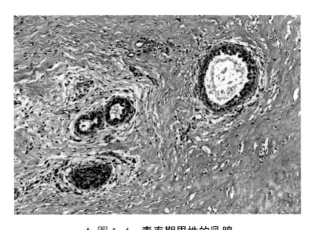

▲ 图 1-4　青春期男性的乳腺

乳腺导管薄层上皮表现为特征性的细胞拥挤，管腔轻度扩张

四、动脉和静脉系统

　　乳房的动脉循环来源于胸廓内、腋窝和肋间动脉[22]，乳腺的血供存在个体差异，并且同一个体左侧乳房和右侧乳房的血液循环模式不一定是对称的[23, 24]。当外科手术，如缩乳术，考虑是否保留动脉时，可以采用血管造影计算机断层成像（CT）显示乳房的动脉模式[25]。尽管如此，胸廓内动脉的分支，通常令人困惑地被称为内乳动脉，是大多数个体乳腺动脉循环的主要来源。在前 4 个肋间隙，这些穿支动脉在胸骨缘穿过胸壁，最大的血管通常在第二肋间。在约 30% 的个体中，腋动脉是次要的，而在 50% 的个体中，乳腺血供很少或不依赖肋间动

部更广泛。实质病变引起的悬韧带的扭曲或收缩可表现为皮肤皱缩或乳头内陷。浅筋膜的深部膜性层通过富含疏松结缔组织的乳房后间隙与胸大肌和前锯肌的筋膜分离，浅筋膜膜性层延伸穿过乳房后间隙作为后悬韧带。显微镜下，乳腺腺体组织延伸至乳房后间隙的后悬韧带结合处，罕见情况下，出现在胸肌筋膜下。乳房后间隙的肿瘤性或炎性浸

脉[26]。在乳腺实质内，动脉循环的分支并不一定与乳腺主要的导管系统一致。第二肋间穿支动脉，即内乳动脉的分支，是乳头乳晕复合体动脉供应的主要来源[27]。取内乳动脉进行冠状动脉搭桥很少会导致乳腺梗死，但在保留乳头的乳腺切除术中损伤该动脉会导致乳头坏死[28, 29]。通常情况下，在保留乳头的乳房切除术中，乳头中央部的大部分输乳管被切除，同时也切断了中央动脉血供。然而，乳头血供很大比例来源于其周围，而这种血管模式可以"提供足够的血液供应，以维持乳头存活"[30]。

乳腺静脉回流比动脉供应更多变，但倾向于与动脉循环的分布一致[23]。浅静脉复合体主要由与胸廓内动脉分支对应的横向静脉组成，这些血管向内侧注入胸廓内静脉。小部分浅静脉系统流向胸骨上切迹，注入颈浅静脉。深静脉引流主要通过胸廓内静脉穿支。腋静脉分支也有助于深静脉回流，而且特别容易出现位置的变化。肋间静脉的分支为静脉引流提供了第三条途径，直接注入椎静脉丛。

五、淋巴系统

1786 年，Cruikshank[31] 首次对乳腺淋巴管进行了详细的描述，其将淋巴管称为"吸收剂"（absorbents）。他认为，从乳腺流出的淋巴主要沿着胸廓外和胸廓内静脉分支分别向腋窝和内乳区流动。近 100 年后，Sappey 研究了哺乳期乳腺的淋巴引流，并描述了乳晕下区的血管丛，现被称为"Sappey 乳晕下丛"［以法国解剖学家 Marie Sappey（1810—1896 年）命名］[32]，该血管丛是皮肤淋巴引流到乳腺小叶间结缔组织的途径和乳腺实质淋巴回流的途径。

应用各种技术来研究乳腺内淋巴管回流的途径，包括解剖标本、针对比剂注射标本[33]、体内注射胶体金[34]、体内注射活性染料、前哨淋巴结用活性染料[35] 和放射性示踪剂标记，结果发现乳腺不同区域的淋巴回流模式和数量相互矛盾。这些观察的差异性，在很大程度上反映了技术的局限性和不同个体之间淋巴引流的内在变异性。

目前，已明确有 3 种主要的乳腺淋巴引流途径。其中最重要的是腋窝淋巴引流，乳腺 75% 或更多的淋巴流入腋窝淋巴结，位于胸肌间筋膜内的淋巴结构成 Rotter 结［以德国外科医生 Josef Rotter（1857—

1924 年）命名］，最内侧的淋巴结组在腋窝的顶端（3级）。第二条途径的淋巴回流占不到 25%，这些脉管穿透胸大肌和肋间肌，进入位于胸骨边缘的内乳淋巴结。第三条淋巴引流的途径是通过后肋间淋巴管进入胸部的后肋间淋巴结，位于胸腔肋骨和椎骨交界处。另外，边缘淋巴管引流到锁骨上和锁骨下淋巴结，以及内乳淋巴结[36]。

乳腺任何特定区域的淋巴引流不限于前面列出的任何一条途径。尽管如此，淋巴结转移模式与乳腺原发性肿瘤的位置相关性，表明存在优先回流途径。例如，在没有腋窝淋巴结转移的情况下，内乳淋巴结很少受到影响，除非原发肿瘤出现在乳房的内侧或中部[37]。相反，位于外上象限的肿瘤不大可能仅转移到内乳淋巴结。引起 Rotter 胸肌间淋巴结转移的乳腺癌通常位于乳腺外上部和中上部。

只有极少量的淋巴引流穿过乳腺深筋膜和乳腺后间隙。虽然，在这个筋膜中已经发现了淋巴通道，但通常只有几乎可以忽略的少量来自乳腺的淋巴液。同时，也很少出现淋巴回流到对侧内乳淋巴结或腋窝淋巴结，但如果同侧引流由于手术、放疗或癌组织而受阻，通过这些途径的淋巴引流可能会增加。

前哨淋巴结的定位研究提供了关于在生理环境下乳腺淋巴引流的进一步信息，并表明在腋窝淋巴结的解剖和功能分布中存在一个层次。值得注意的是，这种现象可以通过在乳腺皮肤或癌周围的乳腺组织中注射示踪物质来证明（两个注射部位的特异性基本相同）。有关前哨淋巴结定位的完整讨论，请参阅第 44 章。

六、神经

乳腺的感觉神经主要来源于第二至第六肋间（即 $T_2 \sim T_6$）神经的前支和侧支。乳头的神经供应，也是缩乳术、隆乳术以及保留乳头的乳房切除术中特别关注的一个因素，主要来自第二至第五肋间（即 $T_2 \sim T_5$）神经的前侧和外侧皮肤分支[38]。特化的神经末梢，包括 Meissner 触觉受体［以德国解剖学家 Georg Meissner（1829—1905 年）命名］和Pacini 压力小体［以意大利解剖学家 Filippo Pacini（1812—1883 年）命名］，可以在常规的苏木素和伊红（HE）染色的乳腺切片中识别，这两种结构通常见于乳头乳晕复合体附近。肋间臂神经是第二肋间神经的外侧皮支，腋窝淋巴结清扫术时神经损伤可导致同侧手臂内侧感觉丧失。尚未证明乳腺癌的神经侵犯具有预后意义，良性增生包括硬化性腺病和放射状瘢痕的神经浸润并不少见。

七、腺体结构

成熟的成年女性乳腺由 15～25 个大小不一的分叶组成，对应于终止于乳头内的每个大输乳管相关的乳腺实质组织（图 1-5）。在大体检查或解剖中没有发现明显的标志来确定单个分叶的范围，在组织学切片上也没有明显的标志，分叶以乳头为中心呈放射状排列，单个分叶与周围的其他相邻分叶的边缘重叠。每个分叶的结构相当简单：输乳管近端通过一系列分支从乳头到终末导管小叶单位（terminal duct–lobular unit, TDLU）的管径逐步减小。终末导管小叶单位引流到亚段导管，进入段导管，这些段导管终止于输乳窦。在哺乳期的乳房中，输乳窦作为乳汁的储存库，直到排出为止。最后，输乳（或集合）管通过输乳孔开口于乳头。

多项研究表明，乳头的输乳孔数量不一。Love 和 Barsky[39] 发现乳头有 5～9 个输乳孔，其中 3～5 排列在周围。Rusby 等[40] 对一个乳头的三维重建显示有 15 个输乳孔、29 个导管汇入。对因乳腺癌行乳房切除术的 72 个乳头的三维研究表明，乳头的输乳孔数量不一（范围为 11～48 个，中位数为 27

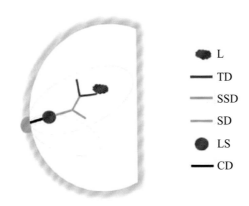

	L
	TD
	SSD
	SD
	LS
	CD

▲ 图 1-5　成年女性乳腺腺体结构示意图

小叶（紫色）通向终末导管（蓝色），小叶和终末导管共同构成终末导管小叶单位（TDLU）。终末导管按顺序连接到亚段导管（绿色）、段导管（橙色）、输乳窦（红色）、集合管（黑色）和乳头。点状轮廓显示了两个（20 个左右）分叶，注意分叶的大小不等。CD. 集合管；L. 小叶；LS. 输乳窦；SD. 段导管；SSD. 亚段导管；TD. 终末导管

个）[41]。Going 和 Moffat[41] 在尸检中获得的正常乳房的详细解剖研究显示，一个导管引流 23% 的乳腺，三个导管引流 50% 的乳腺，6 个最大的导管可引流 75% 的乳腺。同一研究者使用连续组织学切片对乳头进行三维重建，发现有 3 种类型的乳头中央导管。27 条导管中有 7 条在皮肤表面有开口，尽管有些导管被角蛋白碎片阻塞。第二组导管的管腔逐渐变小，终止在表皮内近皮肤附属器处，输乳管的浅表狭窄段类似汗腺的导管。第三组为相对较小的开放导管，可能是七大主导管的分支。对一名 19 岁女孩乳腺导管系统进行三维重建显示，每个导管引流一个独立的区域或"流域"（catchment area）[42]。导管引流的总量和导管的长度是高度可变的，这种功能性分叶结构的存在为主导管切除治疗一些良性疾病和某些类型癌的段切除提供了解剖框架。

乳头是覆盖乳房的圆柱形的皮肤突起，通常位于第四肋间隙的水平，大小和形状不同，通常宽 10～12mm，高 9～10mm，被覆复层鳞状上皮，在青春期前乳房中，色素沉着少见。乳头黑色素沉着在月经初潮后开始，并在妊娠期间增加，可能有助于婴儿识别哺乳的"闩锁"区域[43]。正常人乳晕中黑色素细胞与角质形成细胞的比例大于周围皮肤（1 : 9.7 vs. 1 : 14.7）[44]。

Toker 细胞［以出生于南非的美国病理学家 Cyril Toker（1930—2015 年）命名］是乳头表皮的正常细胞，这些形态温和、胞质透亮的细胞通常孤立分布，主要位于输乳管的开孔附近[45]。当多个或成簇的 Toker 细胞存在时，可以模拟 Paget 病。值得注意的是，Toker 细胞和 Paget 细胞都可以表达细胞角蛋白 7 和雌激素受体（estrogen receptor, ER）[46]。乳头中还有一种细胞质透亮的细胞 cellules claires（法语，表示透明细胞），可能存在于整个表皮内，可能是由水样变性或糖原累积造成这些细胞胞质透亮。细胞质的变化通常会挤压细胞核，导致细胞核呈半月形（印戒样）外观。

乳头皮肤中可能存在皮脂腺，但在乳晕中更多。乳晕围绕着乳头，是一个圆形的环，大小不等，与乳头一样经历色素的变化。乳腺的这个特殊区域包含 Montgomery 腺（Montgomery glands）［以爱尔兰产科专家 William Montgomery（1797—1859 年）命名］。这些腺体是经过修饰的皮脂腺，通过

乳晕表面的 Morgagni 结节（Morgagni tubercles）［以意大利解剖学家 Giovanni Morgagni（1682—1771 年）命名］开口。Morgagni 结节在妊娠期的乳头基部周围尤其明显，因为妊娠时乳晕更易表现为"颗粒状及腺囊突起导致的不规则状"，它们的数量为 12～20 个，向表面突起 1/6～1/8in（即 0.16～0.32cm）[47]。在妊娠期 Montgomery 腺增大，分泌乳状分泌物以湿润乳头和乳晕，从而便于吸吮，这些腺体在更年期后萎缩，Montgomery 腺的组织学见后。乳头和乳晕真皮下没有脂肪组织，平滑肌纤维排列成放射状和环状两个方向，包围乳头内的输乳管，不仅有助于乳头的勃起，而且有助于乳汁的排出[48]，其中一些肌纤维附着在乳头和乳晕的皮肤上。

乳腺的功能性腺体和导管成分分布于纤维脂肪组织中，形成大部分乳腺，脂肪和纤维间质的相对比例因个体和年龄的不同而有很大差异，并受生理因素的影响。在正常和病理状态下，纤维和上皮成分的组合是乳腺结构的影像学表现的基础。对于绝经前女性，在月经周期的第一周进行乳房 X 线检查，敏感性更高，因为该时期的乳腺组织最不致密[49]。然而，一些观点，如乳房 X 线检查的密度为乳腺癌风险提供指导，或建议预防性治疗，或改变治疗等尚未得以验证[50-52]。

磁共振成像（MRI）为区别乳腺脂肪组织和纤维腺体组织提供了一种更精确的方法，后者表现为强化后图像的增强，被为背景增强。然而，纤维腺体密度可能并不总是与背景增强相关，例如辐照后的乳腺在成像上可能显得致密，但可能仅有很小的背景增强[53]。

通过比较乳房 X 线和 MRI 获得的图像，Lee 等[54]发现，在乳房 X 线检查中平均脂肪含量为 42.5%（SD ± 30.3%），在 MRI 图像中平均脂肪含量为 66.5%（SD ± 18%）。乳房 X 线和 MRI 获得的脂肪含量范围分别为 7.5%～90% 和 17%～89%，两种方法获得的脂肪含量估计的相关系数为 0.63，绝经后女性呈强相关系数（r=0.81）。乳房 X 线测定的乳腺密度随着外源性激素用药增加[55]，在绝经后接受持续性联合雌激素 - 孕激素替代治疗（hormone replacement therapy，HRT）的女性中最明显[56]。在行乳房 X 线[57]或 MRI[58]评估时，仅雌激素引起的

纤维腺体组织的增加明显少于雌激素 - 孕激素联合治疗。通过乳房 X 线检查发现，接受激素替代治疗的女性乳腺密度增加，超过了不使用激素替代治疗的女性[59]。持续使用激素替代治疗，乳腺密度维持在高水平，治疗结束后密度降低。乳房 X 线检查显示他莫昔芬治疗后乳腺实质减少[60]。据报道，在月经周期中，乳房密度约有 7% 的波动[61]。

八、临床检查

应在患者坐位和仰卧位进行乳腺的体格检查，整个乳腺的检查和触诊流程，按大体界限上方为锁骨，侧面为腋中线，下方为乳腺下褶和内侧为胸骨，应该始终遵循一致的模式。显微镜下，乳腺腺体组织通常延伸到这些边界之外。乳头乳晕复合体和腋窝必须始终包括在检查的范围之内[62]。与绝经前女性的乳房 X 线一样，在月经周期的第一周，乳腺的密度最小（最柔软）。因此，这一时期是乳腺检查的最佳时期。

九、组织学
（一）输乳管

主输乳管（lactiferous ducts）终止于分泌孔形成的输乳孔。穿透表皮处输乳孔浅表部分的导管衬覆鳞状上皮，鳞状上皮可能在表皮下方延伸一小段距离，进入输乳管的最末端部分。鳞状上皮与腺管上皮连接的鳞柱交界处，通常位于输乳管扩张段的远端，后者被称输乳窦（lactiferous sinus）。鳞状上皮延伸到或低于输乳窦是一种病理状态，称为鳞状上皮化生（squamous metaplasia）（图 1-6），这可能导致受影响的导管系统阻塞。鳞柱交界处是 Paget 病［以英国外科医生和病理学家 James Paget（1814—1899 年）命名］发病的重要位置。

表面被覆皮肤的皮脂腺向下突出到乳头的浅表间质，输乳管通过一系列的分支延伸到乳腺，从乳头到分布在特化性间质中的终末导管小叶单位，其管径递减。小叶外导管内衬柱状上皮，由肌上皮细胞、基底膜和周围的弹力纤维支撑。在非泌乳期乳腺中，主导管的横截面具有褶皱样轮廓，呈锯齿状的外观。导管小湾状分支（bay-like branches）中的上皮可形成小导管，小叶可直接起源于乳头或乳腺导管系统中更深层次的这种解剖结构[63]（图 1-6 至图 1-8）。

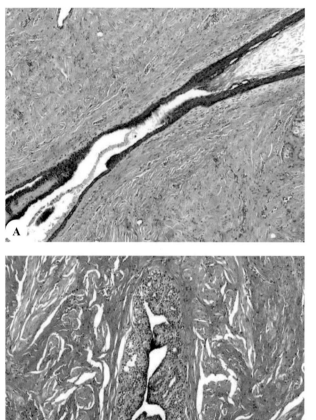

▲ 图 1-6　乳头内主输乳管伴鳞状上皮化生

A. 乳头的表面在右上角；B. 主输乳管伴小湾状分支；C. 主输乳管伴小分支和早期小叶腺泡形成

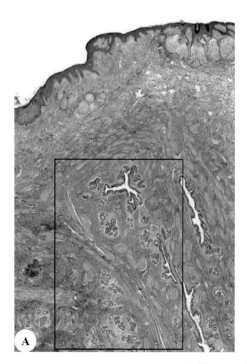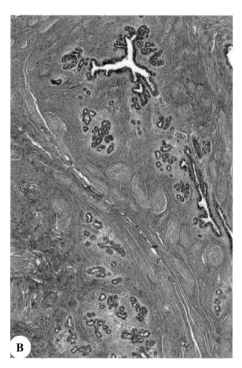

▲ 图 1-7　乳头内的小叶

乳头及相邻小叶的主输乳管，注意小叶内特化性间质，图 A 中的方框区域详见图 B

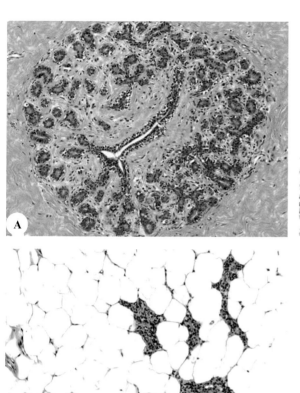

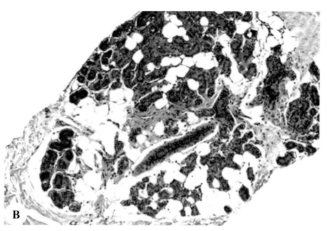

▲ 图 1-8　正常小叶

A. 纤维胶原间质中的一个小叶；B. 乳腺脂肪组织中的一个小叶；C. 一名 75 岁女性乳腺脂肪组织中可见萎缩的小叶

形成导管上皮的细胞有两种类型，大多数是柱状或立方形细胞，衬覆于导管腔面，这些腔面细胞具有丰富的细胞器，参与分泌，表达低分子量细胞角蛋白 7、8、18 和 19。肌上皮细胞位于上皮层和基底膜之间，形成一个细长突起，包围表面的上皮细胞（图 1-9）。扫描电子显微镜可很好地显示肌上皮胞质突起形成的分支网状结构[64]。梭形肌上皮细胞平行于导管的长轴，形成一个连续层。小叶和导管周围肌上皮细胞的收缩与泌乳过程中乳汁的流动有关[65]。

肌上皮细胞的组织学和免疫表型在病理条件下有所不同，取决于在特定情况下肌样或上皮表型分化的程度（图 1-10 和图 1-11）。肌上皮细胞胞核几乎总是 p63 和 p40 阳性，这是最可靠的肌上皮细胞标志，被用于检测正常和病变组织中的肌上皮细胞[66]。上皮样肌上皮细胞 p63 和 p40 阳性率降低。本书其他部分将讨论其他肌上皮标志物，包括 actin、calponin、CD10、CK5、maspin 和平滑肌肌球蛋白（SMM）。

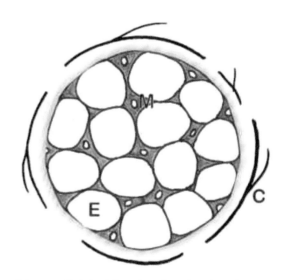

▲ 图 1-9　乳腺小叶的示意图表示腺上皮细胞与肌上皮细胞相邻

注意圆形的腺上皮细胞（E）、星状肌上皮细胞（M）、毛细血管（C）［经 Springer 许可，改编自 Nagato T, Yoshida H, Yoshida A, et al. A scanning electron microscope study of myoepithelial cells in exocrine glands. *Cell Tissue Res.* 1980; 209（1）: 1–10. Copyright © 1980 Springer-Verlag. ］

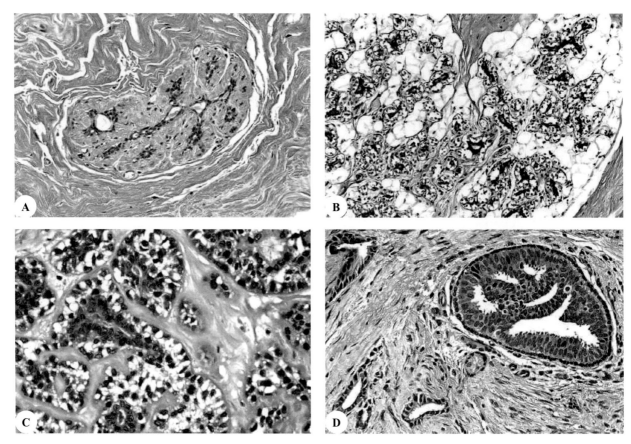

▲ 图 1-10　肌上皮细胞的变异

A. 在萎缩的导管中肌上皮细胞呈肥胖的"肌样"；B. 腺病中肌上皮细胞的透明变；C. 在典型的腺肌上皮瘤中，肌上皮细胞成分明显透明变；D. 在与小管癌相关的导管原位癌中肌上皮细胞明显可见

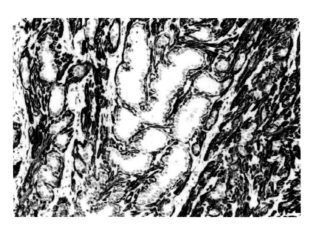

▲ 图 1-11　腺病中肌样化生

肌样肌上皮细胞表达平滑肌肌球蛋白（SMM）

在一些有良性大汗腺化生的乳腺囊肿周围，常规免疫组织化学染色发现没有或几乎没有肌上皮，但该机制尚未阐明[67, 68]。在乳腺良恶性病变中，需要多个（至少 2 个）肌上皮标志，因为在不同的增生情况下，肌上皮的免疫标志会发生显著变化[69, 70]。

上皮 – 间质连接由导管内的腺上皮 – 肌上皮层、基底膜及周围的纤维母细胞和毛细血管组成（图 1-12）。正常导管周围有不同程度的弹力纤维存在，而这些纤维在绝经前乳腺中往往不那么明显。Farahmand 和 Cowan[71] 在 71% 的 50 岁以下的患者和 89% 的 50 岁以上的患者中检测到导管周围弹力纤维。在 50 岁以下女性的正常乳腺标本中，只有 3% 的人有明显的导管周围弹力纤维沉着；而在 50 岁以上女性中，有 17% 的人有明显的弹力纤维沉着。乳腺小叶多无弹力纤维，当存在时，它们包围但不延伸到小叶内。

除了弹力纤维外，正常的导管周围间质还有散在分布的淋巴细胞、浆细胞、肥大细胞和组织细胞。褐黄细胞（Ochrocytes，来自希腊语，ochre 即褐黄色）是导管周围的组织细胞，细胞质中有脂褐素，这些色素细胞更常见于绝经后女性乳腺的炎性病变[72]（图 1-13）。

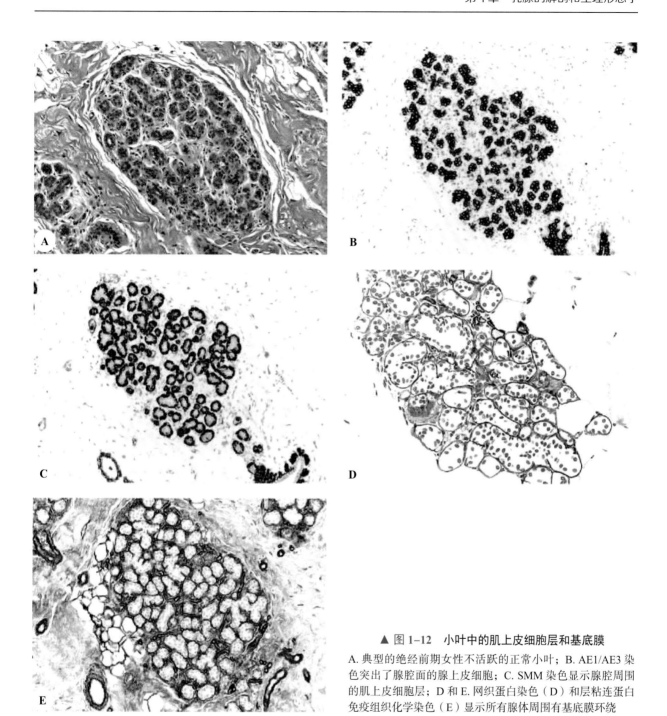

▲ 图 1-12　小叶中的肌上皮细胞层和基底膜

A. 典型的绝经前期女性不活跃的正常小叶；B. AE1/AE3 染色突出了腺腔面的腺上皮细胞；C. SMM 染色显示腺腔周围的肌上皮细胞层；D 和 E. 网织蛋白染色（D）和层粘连蛋白免疫组织化学染色（E）显示所有腺体周围有基底膜环绕

（二）Montgomery 腺

在乳晕下组织中，Montgomery 导管和腺体的组织学外观类似于乳头的主输乳管[73-75]，但轮廓倾向于更平滑。连续切片显示，引流小叶实质的输乳管与 Morgagni 结节中的 Montgomery 腺导管之间直接相接（图 1-14）。连接乳腺小叶和 Montgomery 腺的导管上皮易发生增生性改变，包括上皮增生和原位癌。Montgomery 腺导管的囊性扩张可以形成乳晕下肿块。

（三）乳腺小叶

终末导管小叶单位（TDLU）是乳房内产生乳汁的腺体结构，也被认为是大多数乳腺癌前病变和恶性病变的主要部位。乳腺分泌物（即乳汁）是在小叶中形成的，乳腺小叶由特化的血管化间质包绕的腺泡组成。腺泡由小叶内导管连接，形成一个独立的终末小叶导管，排入小叶外导管系统。在小叶内，腺泡腺体沿小叶内导管末端形成。在组织学切片中，这些腺体表现为从导管腔突出的钝圆形的囊状结构。

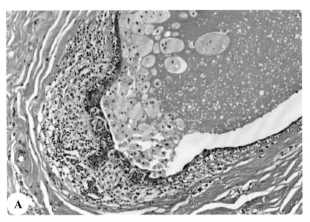
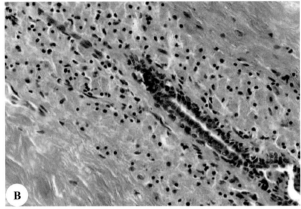

▲ 图 1-13　导管上皮和导管周围间质中的组织细胞和褐黄细胞

A. 在导管扩张症相关的导管周围乳腺炎的间质和导管上皮细胞中，可见细胞质含有颗粒样脂褐素的组织细胞，组织细胞具有 "Paget 样" 分布特点，并延伸到导管周围间质；B. 乳腺癌新辅助化疗后完全缓解，间质中可见褐黄细胞

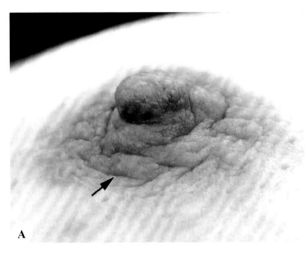
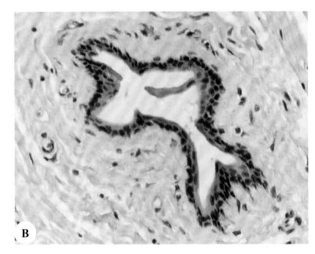

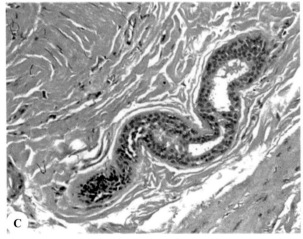

▲ 图 1-14　Morgagni 结节和 Montgomery 腺

A. Montgomery 腺经导管开口于乳晕表面 Morgagni 结节（箭）；B 和 C. Montgomery 腺的横切面（B）和纵切面（C）

静止的小叶腺泡内衬单层立方上皮，由底层松散连接的肌上皮细胞支撑。与小叶间间质相比，小叶内间质含有更多的毛细血管，但致密纤维较少。超微结构研究表明，除了提供支持作用外，小叶内间质细胞对上皮也具有旁分泌作用。小叶内间质纤维母细胞以细胞质稀少的突起形成特征性的细胞 - 细胞连接网 [76]。在小叶间质中纤维母细胞网的间隙中，有淋巴细胞、浆细胞、巨噬细胞和肥大细胞分布，这种方式使细胞表面紧密结合，促进了细胞与细胞的相互作用 [76]。小叶内纤维母细胞表达 CD34，

CD34 是一种内皮相关配体，参与了炎症和免疫反应中白细胞的黏附作用[77]。对排卵前期乳腺微血管结构的形态学研究，揭示了小叶和导管周围血管的不同[78]。导管周围是小的毛细血管，而小叶有较少但更大的微血管。

乳腺中大约一半的小叶位于体积最大的乳房外上象限，但成人乳腺小叶的组织学结构是不稳定的，受月经周期、妊娠、哺乳、外源性激素、衰老和更年期等影响，使乳腺小叶结构发生变化。此外，无论生理环境如何，单个小叶都有差异性，表明单个小叶或小叶群在对激素和其他刺激的反应上存在内在差异，这反映在同一乳房内小叶增殖指数的变化上[79]。ER 和 PR 在小叶中的表达不同。终末导管小叶单位的数量在 30 岁开始下降[80]。

在组织学正常的小叶上皮中，发现了杂合性缺失分子遗传学改变[81]，其发生率尚未明确，但现有的数据表明，这种分子遗传学改变更易在乳腺癌患者的正常乳腺小叶中被检测到。

十、月经周期

雌、孕激素的周期性变化对乳腺结构的影响，在临床上表现为乳腺大小和质地的波动。一般来说，在月经中期卵泡期的后半段（第 8～14 天），乳腺结节最少。因此，该时间为临床乳腺检查的最佳时间。一项对 40—49 岁女性乳房 X 线的研究显示，乳腺实质的密度在月经周期的卵泡期要明显低于黄体期[82]；另一项对 71 名 19—49 岁女性的乳房 X 线研究显示，黄体期乳腺平均密度超过卵泡期平均密度 7.1%～9.2%[83]。

研究表明，在正常月经周期的后半段，乳腺体积增加约 100ml，用避孕药控制月经周期，乳腺体积增加约 60ml[84]。MRI 检查数据表明，在月经周期的第 6～15 天，乳腺体积最小，这一时期的特点是乳腺实质体积较小。第 16～28 天，乳腺体积增大，表现为乳腺实质的体积增加，在第 25 天达到顶峰。在一项研究中，乳腺实质体积的急剧下降发生在月经前[85]，但其他研究表明"在月经期间"纤维腺体含量升高[86]。

使用增强 MRI 观察到正常乳腺在月经周期的不同阶段的特点[87]，第 1 周和第 4 周常见到局灶性增强，增强率甚至可能导致绝经前期女性的假阳性判读，这一发现与 Muller-Schimpfle 等获得的数据一致[88]，发现在月经周期的第 21 天至第 6 天，即第 1 周和第 4 周，乳腺实质对比剂增强最显著，而在第 7～20 天期间，增强明显较少，这种影响在 35—50 岁的女性表现最明显。

Vogel 等详细描述了在月经周期中的正常乳腺细胞和结构的改变[89]，"同一乳房内的不同小叶在形态上可能有所不同。要判断标本处于月经周期的哪个阶段，需要在多张切片中观察一组乳腺小叶最恒定的形态学特点"[89]。

一项从缩乳术中获取的纯化的腺上皮和肌上皮细胞的体外研究，揭示了腺上皮和肌上皮细胞对生长需求存在显著性差异[90]。表皮生长因子及碱性纤维母细胞生长因子对腺上皮细胞具有促有丝分裂作用，但对肌上皮细胞没有作用，而胰岛素是肌上皮细胞生长所必需的。腺上皮和肌上皮细胞对生长因子需求的差异可能反映了不同的生理功能，这也反映了在月经周期中腺上皮和肌上皮细胞的不同形态。

增殖（卵泡）期，即月经周期第 3～7 天，以腺上皮细胞核分裂最活跃和凋亡率最高为特征[91, 92]。这与乳腺小叶上皮细胞中 bcl-2 蛋白的免疫组织化学结果相一致，其在月经周期结束时明显下降，而在月经中期表达最多[93]，凋亡的高峰时间约为核分裂最活跃的 3 天后[94]。其他研究人员将这一阶段定义为第 0～5 天，但发现"在这一阶段几乎没有凋亡和核分裂"[95]。

在子宫内膜增殖期，乳腺小叶腺泡衬覆拥挤的、排列欠整齐的上皮细胞，几乎没有管腔形成和分泌（图 1–15）。在 HE 切片中，肌上皮细胞不明显，很难与腺上皮细胞区分，小叶间质相对致密，血管少，有肥胖的纤维母细胞包绕小叶腺泡。

在卵泡期，腺上皮核分裂活性降低（第 8～14 天）。在此阶段，肌上皮细胞呈多角形，细胞质透亮。腺上皮细胞变成柱状，嗜碱性细胞质增加，细胞核深染、位于细胞基底部（图 1–16）。腺泡腔明显而无分泌物，基底膜显著，小叶内间质轻度疏松。

在分泌期（黄体）阶段，包括第 15～20 天，肌上皮细胞变得更加显著，因为糖原积累，导致细胞质透亮，在这个阶段基底细胞更明显，具有嗜碱性细胞质的柱状上皮细胞形成腺腔。少数腺体有少量分泌物。基底膜减少，间质进一步疏松（图 1–17）。

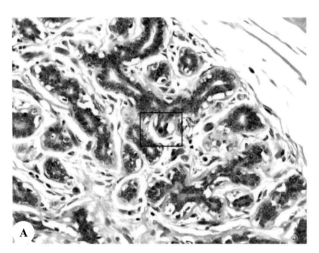

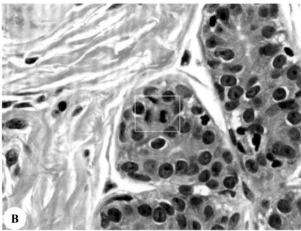

▲ 图 1-15 月经周期的增殖期的正常乳腺小叶

中期核分裂（A，框内）和后期核分裂（B，框内）

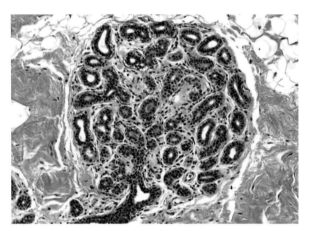

▲ 图 1-16 月经周期的卵泡期的正常乳腺小叶

乳腺小叶腺泡开始出现腺腔

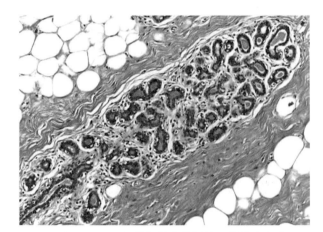

▲ 图 1-17 月经周期的黄体期的正常乳腺小叶

肌上皮细胞明显，腺腔含少量的分泌物

与第 21～27 天相对应的分泌期特征是顶浆分泌，分泌物的增多使腺腔扩张（图 1-18）。上皮由柱状腺上皮细胞和细胞质透亮的肌上皮细胞组成，基底膜薄，小叶间质显著水肿，小叶外周静脉淤血明显。超微结构检查显示，这一阶段乳腺小叶上皮细胞内质网增加，Golgi 体［以意大利内科医生、科学家 Camillo Golgi（1843—1926 年）命名］增大，以及显示分泌活性的细胞器的其他变化[96]。

免疫组织化学研究显示，在月经周期的黄体期，正常乳腺组织中表皮生长因子受体（EGFR）的表达最高[97]，EGFR 主要在间质和肌上皮细胞中表达。这可能反映了激素，特别是孕酮的促进作用，并提示酪氨酸激酶受体在正常乳腺生长和分化中起作用。短期给予他莫昔芬，可显著降低黄体期正常乳腺组织的核分裂活性[98]。

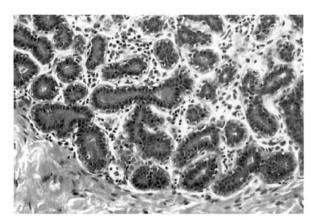

▲ 图 1-18 月经周期的分泌期的正常乳腺小叶

间质明显水肿，中等量的单个核细胞浸润，腺腔内可见分泌物

在月经期，包括第 28 天至第 3 天，乳腺小叶间质再次变得致密，小叶内间质水肿消失，淋巴细胞、浆细胞和组织细胞浸润最为明显[91]。一些小叶的腺泡腔仍然存在，一些小叶的腺泡腔不明显，无核分裂（图 1-19）。

认识与月经周期有关的乳房形态变化的能力，可能对临床上绝经前期女性的病理诊断有所帮助。目前，关于在黄体期进行乳腺手术对预后有利的证据仍然存在争议[99-102]。

关于免疫球蛋白（Ig）在乳腺小叶内定位的周期性变化已经有报道[103]。在排卵前、增殖期和卵泡期（第 4～14 天）的乳腺小叶腺泡腔内有明显的 IgA 和 IgM，小叶腺泡腔内没有 IgG 的强阳性，但月经周期中乳腺小叶腺泡腔内始终存在 IgG 的弱阳性，在排卵前后没有显著性差异。乳腺小叶腺泡腔内 IgA 浓度与间质浆细胞数量无明显的相关性。

早期基于胸腺嘧啶标记指数的研究表明，在月经周期的黄体期，乳腺小叶上皮细胞的增殖率高于卵泡期[104, 105]，这种影响主要发生在经产妇身上。另一些研究表明，在未产妇的月经周期中，其增殖率差别不大[106]。黄体期和卵泡期增殖率的差异随年龄的增加而减小[107]，总体上，增殖率与年龄呈反比关系[108, 109]。使用流式细胞术对正常乳腺组织上皮细胞合成期指数（synthesis phase fraction，SPF）的分析表明，随着年龄的增长，合成期指数呈下降趋势，萎缩性组织的合成期指数约比绝经前女性的合成期指数低 50%[110]。用 5- 溴脱氧尿苷标

记[79]和 Ki67（MIB-1）获得了类似的结果[111, 112]。整个月经周期的平均增殖率为 0%～11.5%[104-108]。对从双侧乳房同时获得的配对样本进行测量显示，双侧乳房的合成期指数存在高度显著的相关性[110]。在正常条件下，肌上皮细胞核分裂不活跃[91]。

乳腺上皮细胞核表达 ER 和 PR，在正常处于静息状态的乳腺中，大约 7% 的腺上皮细胞表达 ER，而小叶 ER 表达率高于导管[113]。在乳腺小叶中，ER 和 PR 的表达存在相当大的异质性。ER 阳性细胞通常孤立分布，周围围绕 ER 阴性的细胞核。Shoker 等观察到乳腺 ER 阳性率与年龄增加有显著的相关性[114]，ER 阳性细胞有一种倾向，即"大小不一的片状连续生长"。绝经后患者乳腺 ER 阳性细胞保持相对稳定。

有几项研究报道，在月经周期不同阶段，绝经前女性的良性乳腺组织中表达 ER 和 PR。Silva 等[115]通过对正常组织进行生物化学分析报道，在月经周期的增殖期（第 3～7 天），ER 阳性率和平均浓度最高，而 PR 在卵泡期（第 8～14 天）表达高。对从 FNA 获得的良性上皮细胞的研究表明，在月经前半周期采集的样本中，31% 的样本表达 ER，而在月经后半周期采集的 33 个样本中没有 ER 阳性细胞[116]。其他研究报道，乳腺小叶上皮细胞的 ER 和 PR 在卵泡期表达最高[117]，在黄体期 ER 表达下降可能是由于孕酮升高下调了该蛋白[108]。

Pujol 等[118]通过测定血清雌二醇、孕酮、FSH

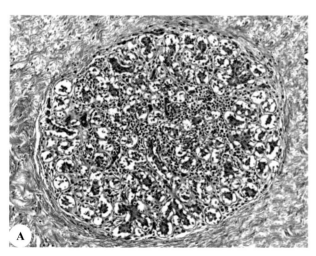
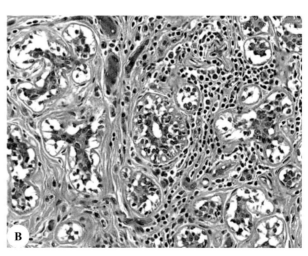

▲ 图 1-19　月经期的正常乳腺小叶

小叶腺泡塌陷，导致肌上皮细胞透明变明显，间质水肿减轻，小叶内淋巴细胞浸润

和黄体生成素，研究了 575 例乳腺癌患者的月经周期。对于 ER 在乳腺癌中的表达，卵泡期（62%）明显高于排卵期（52%）或黄体期（53%）。通过对比发现，对于 PR 在乳腺癌中的表达，排卵期（85%）比卵泡期（78%）和黄体期（72%）更高，但没有统计学差异。其他研究未发现在绝经前女性乳腺癌中 ER 和 PR 表达与月经周期有稳定的相关性[116, 119, 120]。

关于月经周期与乳腺癌的外科手术时机的价值，研究结果不一。然而，美国国家中央癌症治疗小组（National Central Cancer Treatment Group, NCCTG）与美国国家外科辅助乳腺和肠道项目（National Surgical Adjuvant Breast and Bowel Project, NSABP）和国际乳腺癌研究小组（International Breast Cancer Study Group, IBCSG）合作进行的关于这一主题的最大研究之一表明，在卵泡期接受乳腺癌手术的女性患者与增殖期接受手术的女性患者之间，无病生存率和整体生存率均无差异[121]。值得注意的是，该研究中 30% 的患者不符合上述两种月经周期。

十一、妊娠

整个乳房与妊娠相关的分泌性变化表现不均匀，局限性结节性泌乳性增生［常称为泌乳腺瘤（lactating adenoma）］，通常在孕晚期或产后遇到，是这种不均匀现象的极端表现。这种形式的"腺瘤性"泌乳性增生可能导致一个或多个可触及的、影像学可见的肿块[122]。

妊娠早期，终末导管和小叶生长迅速，导致小叶增大，同时纤维脂肪间质减少[123-127]。间质血管增多，伴有淋巴细胞和浆细胞浸润。在妊娠早期前 3 个月结束时，乳晕色素沉着和皮肤浅静脉扩张明显，小叶腺泡可出现极少量的分泌物（图 1-20）。

在妊娠中期和晚期阶段，小叶通过细胞的增大及增生而增大（图 1-21）。肌上皮细胞在导管中明显可见，但在小叶中，肌上皮细胞被增生的上皮细胞所遮盖（图 1-22）。小叶上皮细胞的胞质空泡化，分泌物在膨胀的小叶腺泡中逐步积累（图 1-23 至图 1-25）。妊娠和哺乳引起的腺泡膨胀伴随着纤维脂肪间质的相对减少。哺乳期乳房的 FNA 标本富于细胞，可以包含黏附的腺泡簇和分散的细胞

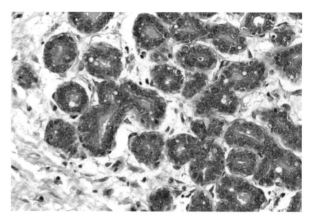

▲ 图 1-20　妊娠早期的乳腺小叶增大

一名 34 岁女性妊娠 3 个月，乳腺生理活动增加，表现为细胞质深染和细胞核增大

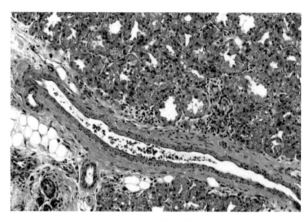

▲ 图 1-21　妊娠中期的乳腺小叶增大

在妊娠中期，乳腺小叶增大，间质减少，腺泡明显扩张

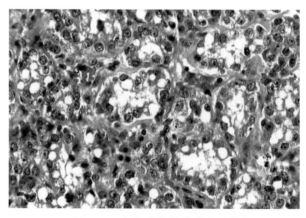

▲ 图 1-22　妊娠晚期的乳腺小叶增大

形成小叶腺泡的细胞有丰富的空泡状细胞质。分泌减少，有小点状核仁

（图 1-26），细胞核深染，通常有小核仁。在 FNA 标本中，一定注意不要把泌乳性改变误认为是癌[128]。电子显微镜显示，哺乳期乳腺上皮有明显

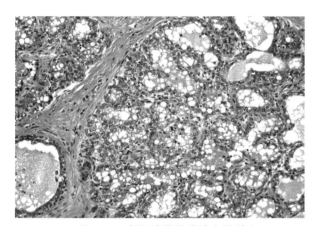

▲ 图 1-23　妊娠晚期的乳腺小叶增大

妊娠晚期乳腺小叶腺泡增生，细胞核增大，有突出的核仁和分泌物

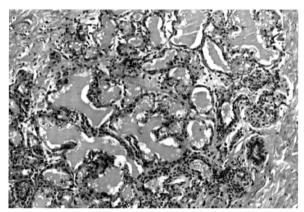

▲ 图 1-24　哺乳期乳腺

小叶腺泡显著扩张，分泌物积聚

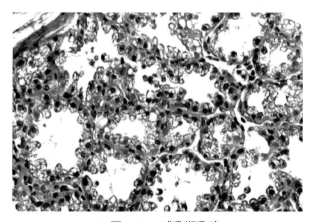

▲ 图 1-25　哺乳期乳腺

小叶腺泡膨胀，泌乳细胞有空泡状细胞质、小的细胞核和核仁

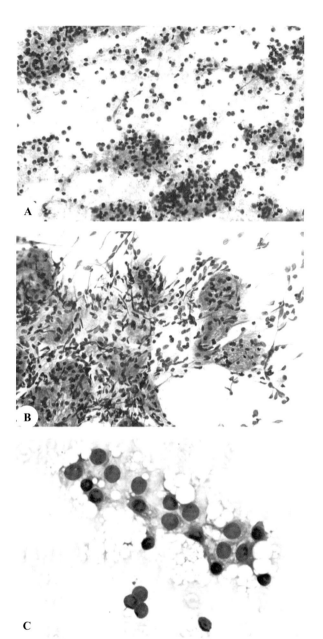

▲ 图 1-26　哺乳期乳腺，细针穿刺细胞学检查

标本由具黏附性的腺体成分和丰富的分散细胞组成，注意许多细胞核似乎从细胞质中分离出来，背景可见分泌物

的内质网、肥大的高尔基体、肿胀的线粒体和丰富的分泌物，肌上皮细胞减少[126]。妊娠期间，乳头增大，乳晕变大。

约在哺乳后 3 个月的时间内乳房发生复旧。最初，小叶腺泡是由乳汁积聚引起膨胀，导致腺上皮细胞减少（图 1-27）。随着催乳素水平的降低，乳汁的分泌停止，脱落，变性，小叶上皮细胞被吞噬。复旧伴随着小叶腺泡数量减少和体积的减小，小叶的肌上皮细胞再次变得明显，脂肪和纤维组织在间质中重新沉积，伴随着血管的减少。在哺乳后乳腺复旧的过程中，间质中巨噬细胞数量增加。

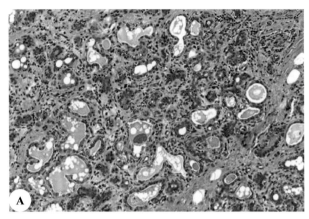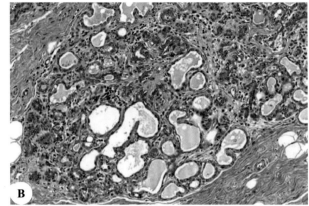

▲ 图 1-27　哺乳后乳腺小叶复旧

A. 29 岁患者产后 12 个月，乳腺手术前 5 周停止哺乳，可见一些扩张的含有分泌物的小叶腺泡；B. 腺上皮处于静止状态，还可见一些分泌物

Battersby 和 Anderson[129] 描述了产后乳腺小叶复旧的组织学特征，与没有妊娠的女性的"正常"乳腺小叶相比，产后女性的乳腺小叶形状不规则，部分成角而不是圆形轮廓。小叶内间质往往不像正常的乳腺小叶的那么明显，导致边界不清楚。由于小叶上皮同时萎缩，小叶内导管看起来明显，是复旧的乳腺小叶中最明显的上皮成分。分娩后 18 个月内，与近期妊娠相关的小叶变化最为明显。

十二、绝经期

绝经期间和绝经后的乳腺实质的改变反映了当时发生的激素水平变化，即雌激素和孕酮水平下降，而雄激素水平，主要是睾酮没有下降。乳腺的主要结构改变是小叶细胞密度和数量的下降，上皮萎缩[130]。随着腺上皮的萎缩，小叶基底膜增厚，小叶内间质纤维化（图 1-28）。绝经期乳腺的萎缩过程以不均匀的方式进行，往往一些小叶相对不受影响。萎缩倾向于保留肌上皮细胞，即使在后期也可见肌上皮经常持续存在。大多数小叶腺泡似乎塌陷，但也可能发生囊性扩张（图 1-29），有时萎缩的小叶腺泡有微小钙化沉积。在许多 65 岁以上的女性中，小叶完整性逐渐丧失，留下较小的导管和腺体分布于纤维间质。在萎缩的乳房中，脂肪和间质的相对比例差异很大。

绝经后乳腺萎缩可通过给予激素替代治疗来减轻，在接受绝经后激素替代治疗的女性中，乳房 X 线检查提示增生性改变[131]。在接受过乳腺放疗的女性中，激素替代治疗对乳房 X 线表现的影响明

显较小[132]。在未放疗的乳腺中，激素替代作用主要表现为实质密度增加。这种现象在雌激素单独治疗和雌激素 - 孕激素联合治疗后也可观察到，但没有显示一致性的组织学改变模式，与绝经前状态相比，一些患者有乳腺小叶分化（图 1-30），而其他患者导管和小叶有明显的囊性或增生性改变。结果表明，给予外源性激素加重了乳腺原有的上皮改变。Hargreaves 等[133] 研究了由雌激素单独治疗或雌激素 - 孕激素联合治疗的激素替代治疗，对于绝经后乳腺增殖和 PR 表达的影响，在未经治疗的女性中，Ki67 和 PR 标记指数的中位数分别为 0.19 和 4.75，与患者年龄、绝经时间、良性或乳腺癌的预后无关。激素替代治疗引起 PR 表达显著增加，但 Ki67 指数无显著改变。

乳腺动脉内膜和中层发生动脉硬化性改变，这与随着年龄的增长在全身看到的动脉硬化性改变相类似。在最近的一项研究中，乳房 X 线检查观察到的乳腺动脉钙化的患病率为 11.5%，在其他研究中则为 8%~20%[134, 135]。Shah 等回顾了乳腺动脉粥样硬化改变作为冠状动脉和全身动脉粥样硬化的外周标记的作用[135]，他们对 25 项涉及 35 542 名患者的研究数据的分析表明，在大多数研究中，乳腺动脉钙化与冠状动脉疾病和心血管疾病密切相关。动脉钙化很可能发生在绝经后乳房[136, 137]。乳房 X 线检查发现的一些动脉钙化的患者，常有糖尿病、冠状动脉疾病和高血压[138, 139]。一项乳房 X 线筛查显示，在 12 239 名 50—69 岁的女性中，9.1% 的人有动脉钙化[140]。这一发现与伴随动脉硬化性疾病、

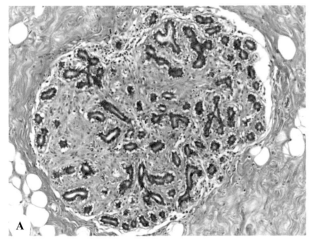

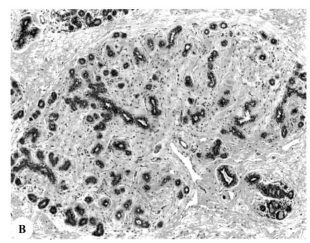

▲ 图 1-28　绝经期女性萎缩的乳腺小叶

逐渐萎缩的小叶，小叶腺泡周围间质胶原化，基底膜增厚并围绕小叶腺泡。小叶萎缩见于 58 岁（A）、74 岁（B）、92 岁（C）女性，注意小叶导管附近间质钙化（C）

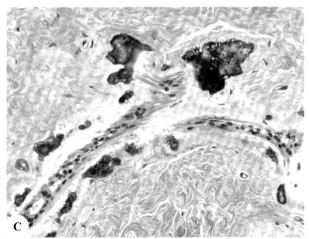

硬化［以德国病理学家 Johann Monckeberg（1877—1925 年）命名］，大多只在动脉的中层，这两种类型尽管通过不同的途径发生，但都可能导致缺血性心血管疾病[141]。

十三、妊娠样改变

未妊娠或哺乳期患者的乳腺小叶可发生类似于泌乳性增生的小叶结构变化，即妊娠样改变（pregnancy-like change）。大多数患者是绝经前或绝经后的经产妇，然而，在未产妇[142, 143]和接受雌激素治疗的男性中也观察到类似的变化[144]。据报道，在外科病理学和尸检系列中，妊娠样改变的发病率为 1.7%～3%[142-146]。

妊娠样改变的病因尚不清楚。因此，目前还不确定这是一种正常的生理变化还是一种病理变化。已有研究报道了与囊性分泌性增生和妊娠样增生（pregnancy-like hyperplasia，PLH）相关的罕见的乳腺癌病例[147, 148]。关于妊娠样改变推测有以下可

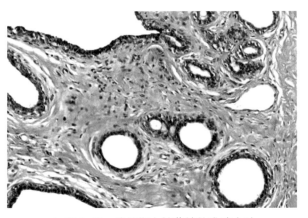

▲ 图 1-29　绝经期女性萎缩的乳腺小叶
小叶间质胶原化，可见微囊性扩张的小叶腺泡

高血压和糖尿病的风险显著增加有关。在另一项筛查中，高血压患者发生乳腺动脉钙化的概率高于正常血压的女性，但差异无统计学意义[136]。钙化性动脉硬化（拉长、平行、弯曲和分支）通常与乳房 X 线中的上皮相关性钙化有明显的区别。动脉粥样硬化的变化通常发生在内膜层，Monckeberg 钙化性

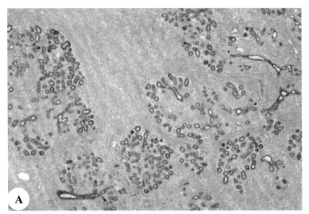

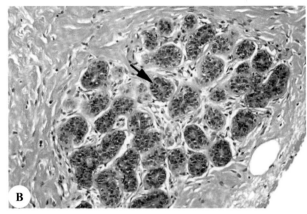

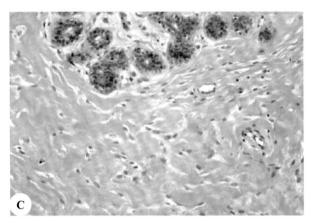

▲ 图 1-30　一名 72 岁女性因雌激素替代治疗引起绝经后乳腺小叶增生

A. 可见多个小叶结构；B. 显示一个小叶内间质分化，腺上皮细胞增生，可见一个核分裂（箭）；C. 周围间质中出现明显的假血管瘤样增生

能性：受影响的小叶在妊娠后仍处于持续的泌乳状态，或这些小叶对内源性激素、外源性激素、药物或其他不明物质表现出特殊（或过度）反应。服用吩噻嗪可引起大鼠乳腺妊娠样改变[149]，在接受这种药物和其他药物的女性乳腺组织中也发现了类似的改变[150, 151]。

对于具有妊娠样改变的腺体和终末导管，尽管处于扩张状态，但通常分泌物较少（图 1-31）。腺上皮细胞肿胀，有丰富的苍白至透明、细颗粒或空泡状的细胞质。细胞核通常圆形、深染，可见核内空泡，腺上皮细胞的腔面缘破损，细胞质顶端有空泡形成，细胞核可能被包含在胞质空泡突入腺腔，细胞质中有抗淀粉酶消化的 PAS 阳性颗粒，并表达 S-100。细胞表达分泌成分、IgA、溶菌酶及乳铁蛋白[152]，这些特征类似于妊娠晚期和哺乳期正常乳腺小叶的表现。

大多数妊娠样改变的乳腺小叶上皮仍然有一两层细胞的厚度，模拟真正哺乳期乳房的结构。妊娠样增生是在非妊娠女性或男性中发生的类似妊娠期的乳腺上皮增生性变化（图 1-32）。完全由腺上

皮细胞排列成不规则乳头状，通常腺腔内含有分泌物，这些分泌物可能聚集成层并钙化（图 1-33 和图 1-34），可以通过乳房 X 线检测到这种结构（类似于前列腺中淀粉样小体），从而通过粗针活检进行取样[123]。

一些妊娠样增生出现上皮非典型增生和显著的核多形性（图 1-35），这些非典型的妊娠样增生通常与囊性高分泌性病变有关[147]（图 1-36 和图 1-37）（见第 24 章）。在非典型妊娠样增生基础上可发生乳腺癌，通常伴有囊性高分泌性增生[148]。

妊娠样增生的超微结构特征和活动性泌乳改变基本相似[146]。然而，妊娠样增生细胞缺乏泌乳细胞特征性的平行排列的粗面内质网和丰富的肿胀线粒体特征。线粒体看起来是皱缩的，这也是哺乳后复旧反应的一个特征[153]。妊娠样改变的分泌形式也不同于真正泌乳时的膜结合空泡。

十四、透明细胞变

乳腺小叶和终末导管上皮的透明细胞变（clear cell change）与妊娠样改变有很大的差异。

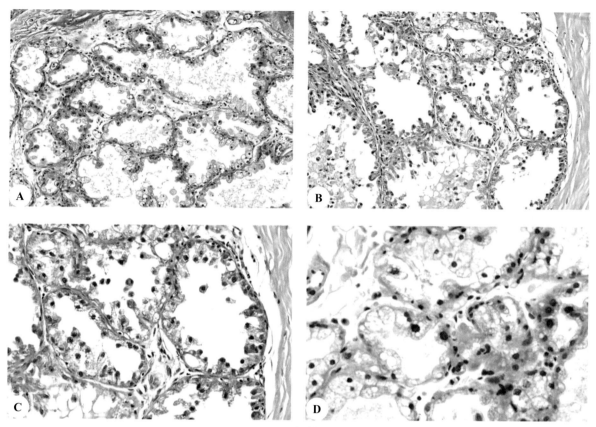

▲ 图 1-31　乳腺妊娠样改变

A. 扩张的小叶腺泡由单层核深染的立方形细胞和柱状细胞组成；B 和 C. 腺上皮细胞胞质可见细小的空泡，腺腔缘破损，腺腔内可见被挤压突出的细胞核；D. 另一病例显示细胞核深染的妊娠样改变

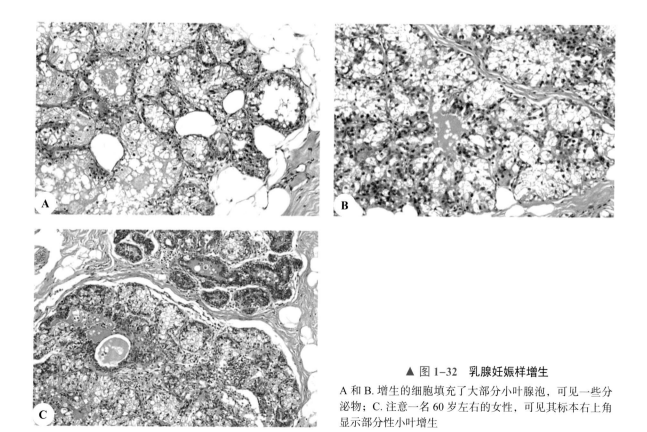

▲ 图 1-32　乳腺妊娠样增生

A 和 B. 增生的细胞填充了大部分小叶腺泡，可见一些分泌物；C. 注意一名 60 岁左右的女性，可见其标本右上角显示部分性小叶增生

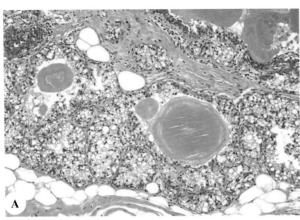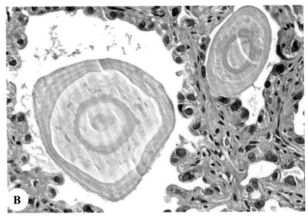

▲ 图 1-33　妊娠样增生，层状分泌物（淀粉样小体样）

不同表现的层状分泌物，细胞有非典型性（B）

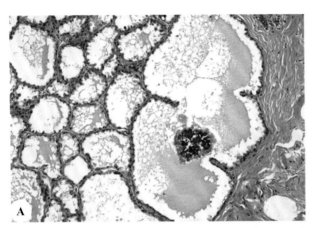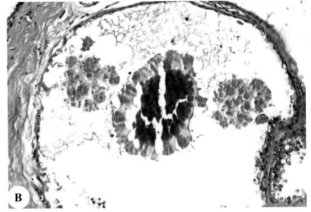

▲ 图 1-34　妊娠样改变，钙化

这种独特的菊形团样钙化是妊娠样改变的特征

hellenzellen 一词（德语，意为透明细胞）被用于描述这一变化[154]。受影响的乳腺小叶往往比相邻的未受累小叶更大，小叶腺上皮细胞由肿胀的细胞组成，其中有大量透明的、细颗粒状的细胞质（图 1-38）。这些细胞界限清楚，一些腺体腺腔扩张，腔内有 PAS 阳性，抗淀粉酶消化的分泌物。更常见的是，小叶腺泡的腺腔被肿胀的细胞挤压消失，小的、圆形的、深染的细胞核通常移位到细胞的腺腔面[155]。透明细胞表达细胞角蛋白（图 1-39），但不表达 actin（图 1-40）。透明细胞的细胞质中含有 PAS 阳性糖原，通常为 S-100 阳性，黏液卡红染色为阴性。

透明细胞变的病因和组织发生尚不明确。特殊染色和免疫组织化学染色的结果表明，透明细胞是腺上皮细胞的改变。然而，肌上皮细胞中较低程度的透明细胞变并不罕见（图 1-41）。在绝经前和绝经后女性的乳腺会有明显的透明细胞变，与妊娠或外源性激素使用无关[151]。回顾性研究表明，在外源性激素应用之前的 20 世纪 40 年代获得的乳腺组织中，已发现有局灶透明细胞变。Vina 和 Wells[146] 报道，在 1.6%（15/934 例）的活检中发现细胞有透明细胞变。透明细胞变可出现在良性或恶性病变中，与任何特定的病变没有关联[146]。透明细胞变和妊娠样改变可能共同存在于同一个乳腺，但这两种异常很少在组织学上重叠。

电子显微镜观察到，透明细胞的细胞质中含有脂质和蛋白颗粒[155]，前者在组织处理时溶解，可以解释细胞质透亮，PAS 染色阳性的物质可能是蛋白质相关分泌物在腺腔内积聚。

乳腺透明细胞变的鉴别诊断包括妊娠样改变、细胞质透明变的大汗腺化生、细胞质透亮的肌上皮细胞和透明细胞癌。妊娠样改变最容易与透明细胞

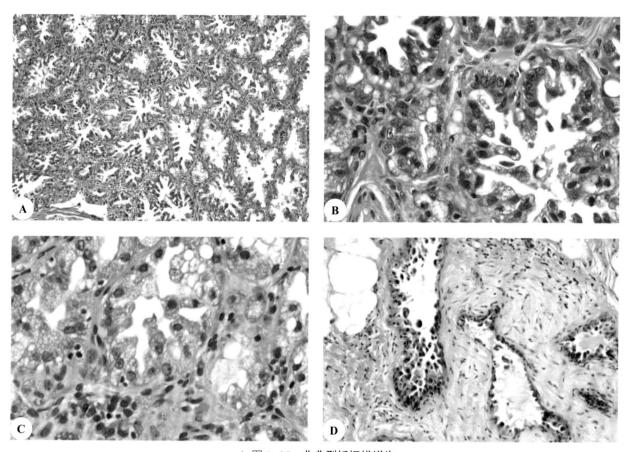

▲ 图 1-35　非典型妊娠样增生
A 和 B. 病变呈微乳头状生长；C. 细胞核有明显非典型性；D. 妊娠样增生伴重度非典型性

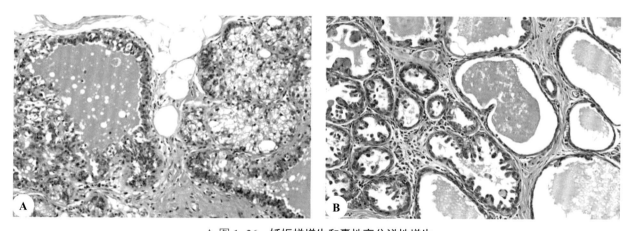

▲ 图 1-36　妊娠样增生和囊性高分泌性增生
A. 旺炽性妊娠样增生（右）和囊性高分泌性增生（左）；B. 非典型囊性高分泌性增生（左）和囊性高分泌性增生（右）

变区分开来，因为它的特点是在细胞的腺腔缘"断头样"分泌。大汗腺化生的细胞胞质透明通常是局灶性改变，有典型的大汗腺化生特征，具有明显透明变的肌上皮细胞位于上皮和基底膜之间。大多数透明细胞癌都有明显的导管原位癌成分。在罕见的情况下，透明细胞恶性肿瘤，包括肾细胞癌和所谓

的透明细胞肉瘤，可以转移到乳腺[156]。

除妊娠样改变和透明细胞变外，乳腺上皮细胞还可发生多种其他细胞质改变，包括柱状细胞变、大汗腺化生、鳞状化生和 Paneth 细胞化生。将在本书的其他部分讨论每一种变化。

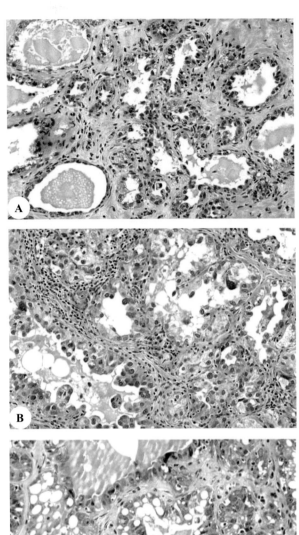

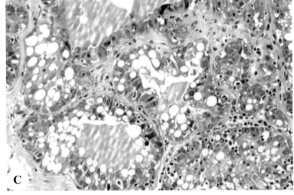

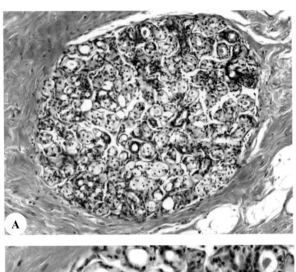

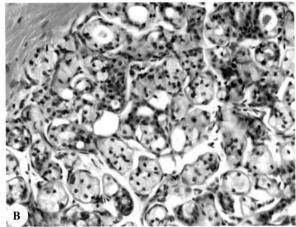

▲ 图 1-38　小叶内透明细胞变

小叶内的大部分腺体由透明细胞组成，周围的腺体未受影响

▲ 图 1-37　非典型妊娠样增生和囊性高分泌性增生

一名 41 岁女性因乳房 X 线检查发现钙化进行活检。A. 一些腺腔内有囊性高分泌性增生特征的收缩性分泌物（"重吸收液泡"）。注意妊娠样增生的小叶上皮细胞的核深染；B 和 C. 同一活检标本中的其他部位，有更多的细胞学异常，注意腺腔内分泌物有百叶窗样的人工假象

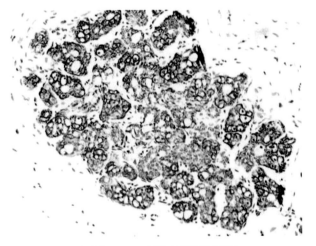

▲ 图 1-39　小叶内透明细胞变

透明细胞表达细胞角蛋白

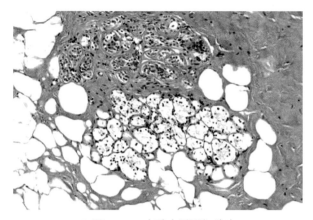

▲ 图 1–40　小叶内透明细胞变

透明细胞不表达 actin

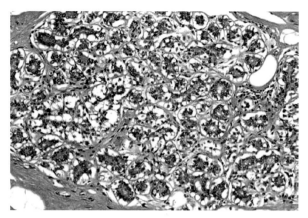

▲ 图 1–41　腺病的肌上皮细胞透明细胞变

第 2 章 乳腺的发育和生长异常
Abnormalities of Mammary Development and Growth

Syed A. Hoda 著

范林妮 覃君慧 译 郭双平 校

乳腺发育和生长异常可引起各种形态异常[1]，这些改变多有分子遗传学基础，但目前多数尚未明了。乳腺的发育和生长异常包括无乳房畸形、乳房发育不良、巨乳症、异位和异常乳腺组织。本章还讨论了变性人乳腺和结节状乳房畸形的病理学改变。

一、无乳房畸形和乳房发育不良

最极端的乳房发育不良是无乳房畸形（amastia），即单侧或双侧乳房，包括乳头乳晕复合体，完全没有发育[2-4]。乳房发育不良（hypoplasia）是指乳腺组织发育不足。无乳房畸形和乳房发育不良一词不应互换使用。

无乳房畸形是最不常见的乳房发育异常之一，女性比男性多。文献报道了家族性无乳房畸形，包括兄弟姐妹[5]、母女[6]和母系的其他亲属[7]均受到影响的病例。据报道，无乳房畸形可发生于伴脂肪增生性糖尿病综合征[8]的外胚层发育不良的复杂遗传缺陷，也可与 X 染色体连锁性少汗型外胚层发育不良[9]相关。外胚层发育不良是一种临床和遗传异质性疾病，以外胚层衍生结构，包括皮肤、头发、牙齿、指甲和汗腺的发育异常为特点。

传说中的亚马孙人，即塞西亚（Scythia）的女战士，把她们女儿的右胸"烧掉"，导致右胸不能发育，因此被称为亚马孙人（Amazons，来源于希腊语，a 意为没有，mazos/mastos 意为乳腺）。据说，这种毁损是为了使她们投掷箭不受阻碍。这一说法具有欺骗性，是值得怀疑的，因为在古代艺术作品中亚马孙人几乎总是有两个乳房，只是右边的一个

经常被遮挡。

乳房发育不良可为先天性或后天获得性缺陷，可为单侧或双侧。如果乳房大小有显著差异，远远超过轻度不对称，而且大的一侧乳房不是巨乳，则可诊断为单侧乳房发育不良。发育不良的乳腺组织由纤维基质和导管结构组成，没有腺泡分化（图 2-1）。据报道，同侧乳房发育不良与 Becker 痣同时发生，Becker 痣［以美国病理学家 Samuel W. Becker（1894—1964 年）命名］为一种有大量黑色素沉着的单侧良性毛痣[10-12]，但在 Becker 最初的报道中并未描述乳房的异常[13]，也有报道伴同侧胸大肌发育不良[14]。色素病变和伴随的乳腺增生在男性和女性均可发生[15]。在 Becker 痣中检测到高水平的雄激素受体（androgen receptor，AR），但在对侧未受累的胸部皮肤中则检测不到 AR[10, 16]。

乳房发育不良或发育不全、乳头发育不良可发生于尺侧 - 乳腺综合征（ulnar-mammary syndrome），这是一种家族性遗传性疾病，是由 TBX3 基因突变引起的常染色体显性遗传病[17-19]，后者调控 T-box 转录因子（T-box transcription factors）[20]，在多个器官的形态发生中起重要作用[21]。常见的相关缺陷包括手部尺侧的骨骼异常、汗腺发育不良和男性生殖器异常。

Poland 综合征［Poland syndrome，以伦敦盖伊医院的新西兰裔医生 Alfred Poland 爵士（1822—1872 年）命名］包括严重的先天性缺陷和乳房发育不良、无乳房畸形或无乳头畸形[22]。通常可见胸腔畸形（胸大肌、胸骨或肋骨发育不良或未发育）、乳房异常（发育不良或未发育）和乳头畸形（缺如、发育

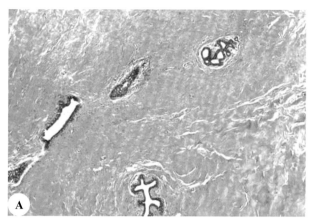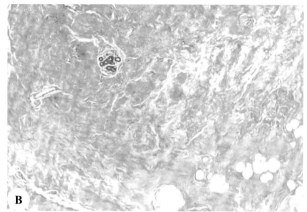

▲ 图 2-1　乳房发育不良

一例 23 岁女性单侧乳房发育不良的乳腺组织。A. 在胶原化间质中可见导管，形态学类似于青春期前乳腺；B. 微小的小叶分化

不良或移位）[23]。已报道至少有 14 例 Poland 综合征的女性患者发生乳腺癌，除一例外均发生于发育不良的乳腺[24-26]。

乳头的不同发育异常可能发生在不同的情况下。乳头间距增宽被认为是 Turner 综合征［Turner syndrome，以美国俄克拉荷马城的内分泌学家 Henry Turner（1892—1970 年）命名］的特征。有报道，在一对父女中发现了与乳房发育不良相关的家族性乳头发育不良和无乳头畸形[27]。Hosokawa 等[28] 报道，在单侧无乳头畸形部位皮下出现鳞状上皮囊肿，提示囊性病变是由乳头发育不良引起的。

在婴儿或儿童期乳腺区域接受过辐射（最常见的治疗皮肤血管瘤的方法）的女性中，观察到获得性乳房发育不良（acquired mammary hypoplasia）[29, 30]，发育不良程度与辐射剂量直接相关。活检显示乳房组织"正常"。手术切除性早熟和乳腺过早发育增大的青春期前乳腺芽，全部切除或部分切除婴儿乳腺原基，将导致乳房发育不良或无乳房畸形。

有辐射后乳房发育不良乳腺组织发生乳腺癌的报道[31]。一名 17 岁女孩正常的乳腺发生单侧萎缩，可能与传染性单核细胞增多症有关，这种情况可能与乳房发育不良相混淆[32]。

二、巨乳症

通过评估乳腺的体积和重量，乳腺的过度生长，被称为巨乳症（macromastia 或 gigantomastia）。巨乳症被定义为乳腺组织过度增生，乳房的重量超过患者总体重的 3% 以上[33]。乳房重量估计为 1g/cm³，但相当多变，主要与乳腺密度相关。软件分析结合全视野数码 X 线，如新出现的工具 Volpara（Matakina，Wellington, NZ）及 Quantra（Hologic, Bedford, MA, USA），可用于乳房体积和密度的客观分析[34]。

巨乳症可分为青春期性（青少年性）、妊娠性（妊娠引起）、医源性（药物诱导）和特发性（表 2-1）。大多数巨乳症与妊娠有关，特发性巨乳症相对少见。以多发性对称性良性脂肪瘤病为特征的 Madelung 病［以德国外科医生 Otto Wilhelm Madelung（1846—1926 年）命名］累及乳房时，可类似巨乳症[35]。

表 2-1　巨乳症的分类 *

- 妊娠性（妊娠引起）
- 青春期性
- 特发性
- 医源性（如药物诱发）
  - 布西拉明
  - 皮质类固醇
  - 环孢素
  - 雌激素
  - 新噻嗪酮（甲磺烟肼和氨硫脲）
  - 青霉胺
  - 其他

*. 译者注：原文表格有误，已修改

巨乳症标本的病理评估应从回顾临床病史和仔细的大体检查开始。临床送检的缩乳术标本常为碎片状，任何大体上明显的病变都应取材检查。建议可对较年轻（年龄 < 35 岁）患者仅进行"大体"检查，

而对年龄＞ 40 岁患者进行更多的切片检查[36]。然而，无论病因和年龄如何，对送检的乳房标本至少取 3 张组织切片，并在显微镜下检查才比较稳妥。

青春期（青少年）巨乳症是在青春期时乳腺持续性和过度生长超过 1 年或 2 年时间，导致乳腺大小远远超过正常极限。在随后的几年里，乳房的大小不会减小，最终需要进行缩乳术。虽然这种情况下乳腺通常是相对对称的，但有时乳房大小有很大的差异。组织学检查显示，间质胶原和脂肪含量显著增加（图 2-2），少数病例出现导管上皮增生[37]。一些病例有显著的假血管瘤样间质增生（pseudoangiomatous stromal hyperplasia, PASH）。文献报道的一例青春期巨乳症，其间质呈 PASH 改变，缺乏雌激素受体（ER），但对孕激素受体（PR）呈阳性[38]。对 25 例（17—77 岁）与妊娠无关的巨乳症患者行 ER 生化检测，结果为阴性[39]。

妊娠性巨乳症（gravid macromastia）在患者妊娠后不久迅速发展[40-43]，发生率不到妊娠女性的 0.01%[41]。目前病因尚不清楚，在某些情况下，妊娠早期发病与人绒毛膜促性腺激素有关，可能是通过一种高敏机制引起的，与胎儿的性别无关。大多数妊娠性巨乳症的患者都是初产妇，但有时直到第二次或第三次妊娠时才发生巨乳症[41, 43, 44]。一旦发生妊娠性巨乳症，即使因流产而终止妊娠，在后续妊娠时仍可能复发[45]。缩乳术可以减少复发，但一些患者需要进一步手术来减少乳腺组织切除术后的增生[43, 46]。在一个病例中，妊娠性巨乳症涉及双侧

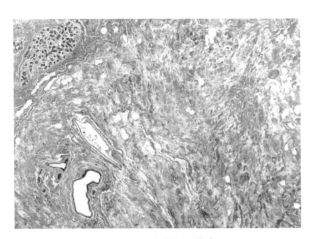

▲ 图 2-2 成人巨乳症

大量中度水肿的间质围绕正常小叶（左上）和导管，组织病理学表现不如临床表现显著

腋窝和一个胸部的异位乳腺，以及双侧正常位置的乳腺[47]。

已报道妊娠性巨乳症的各种组织病理学改变。Leis 等[44] 描述了一例妊娠性巨乳症，间质表现出"明显的纤维化，有致密的胶原带和小叶内纤维组织增生"，基底膜显著增厚，而"导管和小叶腺泡显示两层上皮，立方形的上皮细胞明显不活跃"。Beischer 等[41] 和 Kullander[48] 也注意到纤维化和胶原化。其他报道可见纤维腺瘤[46, 49] 和泌乳性增生[50]。一些作者描述了乳腺组织中扩张淋巴管的存在。对已发表的文章图表进行回顾性分析发现，虽然在报道中没有用这个术语来描述，但是 PASH 通常是巨乳症的一个突出特点[51]（见第 38 章）。假性甲状旁腺功能亢进症与妊娠性巨乳症有关[51]，乳房切除术可迅速缓解高钙血症。在很少情况下，一些肿瘤性病变如血管肉瘤或淋巴瘤的临床表现可能类似妊娠性巨乳症，而巨乳症也可以类似炎性乳腺癌[40]。

乳腺切除或缩乳术通常是在分娩后进行的，以改善妊娠性巨乳症对患者的影响，包括疼痛、抑郁，以及在某些情况下肺功能的改变。若皮肤或乳腺实质因感染或出血而坏死，则即使在妊娠期间也必须进行乳腺切除术。激素失调可能有助于妊娠性巨乳发展的概念，促使人们尝试内分泌治疗，但治疗效果不尽一致。研究未发现妊娠性巨乳症患者体内有一致性的激素异常，因此根本的问题似乎是乳腺组织对于激素的反应异常[52]。使用溴隐亭，一种多巴胺激动药，可以下调一些患者的催乳素水平，但临床反应不一致[48, 52, 53]。在一个病例中，使用选择性 ER 调节药他莫昔芬治疗无效[54]。

巨乳症与多种药物的使用有关，报道最多的是 D- 青霉胺。这是一种用于治疗类风湿关节炎的青霉素衍生的螯合剂，可导致巨乳症[55]。布西拉明（Bucillamine）是一种结构上类似于青霉胺的抗风湿药物，也被报道可以引起双侧乳腺的巨型肥大[56]。在感染人类免疫缺陷病毒（HIV）的女性中，使用蛋白酶抑制药茚地那韦（Indinavir）治疗后，可以观察到明显的乳腺增大或"肥大"[57]。其他可能与巨乳症有关的药物包括环孢素（一种免疫抑制药）[58]、新噻唑酮（一种已废用的抗结核药甲磺烟肼和氨硫脲的组合）[59]，以及在化疗期间使用的可

的松[60]。

三、异位乳腺组织

在人类胚胎中，原始乳线在妊娠 6 周时发育。这条线形成一个外胚层嵴（"乳腺嵴"），连接上、下肢芽的基部，从中轴到腹侧躯干的两侧，穿过正常的乳房区域，然后下到内侧腹股沟[61]。最终，除正常乳房起源的胸部区域外，乳腺嵴的其他部位均萎缩，持续存在的任何其他部分的乳腺嵴将导致异位乳腺组织。在人类中，多个乳腺的存在，类似于其他哺乳动物，被认为是返祖现象（一种进化的逆转）。

异位乳腺组织（supernumerary breast tissue）可能具有多种形式。它可能有或无腺体组织、有或无乳晕、只有乳晕，甚至只是一片毛发（表 2-2）。多乳头在出生时就可以被识别出来，然而，异位乳腺组织只有在青春期或妊娠时才会显现出来[62]。在殖民时代臭名昭著的塞勒姆审判中，异位乳腺的乳头被认为是女巫的证据（据说是用来喂养魔鬼的！）[63]。

表 2-2　异位乳腺组织的分类 *

分　类	表　现
Ⅰ	完整的乳头、乳晕和腺体组织
Ⅱ	有乳头和腺体组织，但没有乳晕
Ⅲ	有乳晕和腺体组织，但没有乳头
Ⅳ	只有腺体组织
Ⅴ	有乳头和乳晕，但没有腺体组织（假乳房）
Ⅵ	多个乳头
Ⅶ	仅有乳晕（多个乳晕）
Ⅷ	仅有毛发（多毛）

引自 Kajava Y. The proportions of supernumerary nipples in the Finnish population. *Duodecim*. 1915；31：143–170.
*.译者注：原著表格有误，已修改

异位乳腺组织沿着乳线发生，延伸到两侧。在女性中，乳线的下方跨过两侧外阴。一项对新生儿的研究显示，在 2035 名婴儿中，有 49 名婴儿（2.4%）出现异位或多余乳头[64]，男性和女性婴儿受到同样的影响。在临床上，1%～6% 的女性会出现异位乳腺，而男性则较少[61, 64-66]。约 6% 的异位乳腺或异位乳腺乳头的患者有家族史，显然该病变是一个或多个常染色体显性基因的结果，干扰了妊

娠期间乳腺嵴的消退[66-70]。有男性对男性遗传的病例报道[71]。在文献报道的一个包括两代人的家族中，仅女性出现双侧腋窝异位乳腺[69]。另一项报道描述了一名男孩，他的胸部和腹部有异位乳腺，沿着乳线分布，他的母亲也有异位乳腺[67]。一项对 156 例皮肤科诊断的异位乳腺患者的研究表明，18 例（11.5%）患者具有家族史[72]。

大多数临床上明显的异位乳腺往往是单侧腋窝受累，第二常见的是双侧腋窝受累。胸腔、腹部、腹股沟和外阴的异位乳腺，无论是孤立的、多发的或与腋窝异位乳腺组织同时发生，发病率都要低得多。多乳头与各种先天性异常有关，最常见的是泌尿生殖系统疾病[73]。在一项病例对照研究中，166 例泌尿生殖系统异常的儿科患者有 11 例出现多乳头，而 182 例对照组患者仅有 2 例（6.6% vs. 1.1%，$P < 0.05$）[74]。然而，这种关系尚未被其他研究证实[72]。Kenny 等[64]发现在 49 名有多乳头的新生儿中，超声显示只有 1 名有肾脏异常。

越来越多的影像学家开始使用各种影像技术检测异位乳腺组织，包括乳房 X 线检查、超声和磁共振成像（MRI）[75]。异位乳腺的临床表现变异很大，具有乳头 - 乳晕复合体的异位乳腺是罕见的[76]。乳晕内多乳头是异位乳腺的一种形式，有两个或多个乳头，通常畸形或发育不良[77]。也有双侧乳晕内多乳头，每个乳腺有两个乳头的报道[78]。在报道的神经纤维瘤病患者中[79]，乳晕内多乳头可能是将乳晕的皮肤神经纤维瘤误认为是异位乳腺的乳头所致[80]。

在一些异位乳腺中，腺体组织部分或完全被脂肪所取代，临床上可能被诊断为脂肪瘤，特别是当乳头和乳晕不明显时[64, 81]，但随着月经周期可能发生生理变化，导致腺体肿胀，引起疼痛。有研究报道，在妊娠和产后期间，异位乳腺可以出现泌乳现象[61, 82]。一名 28 岁的女性，由于垂体微腺瘤导致腋窝有乳头完全发育的异位乳腺，出现自发性溢乳[83]。用溴隐亭治疗后，她的血清催乳素水平下降到正常水平。

异位乳腺可以通过细针穿刺来诊断[84]。穿刺涂片的表现不一，这取决于异位乳腺组织的发育状态。通常呈均匀的块状和片状，良性的导管细胞呈单层排列[85]。在一例哺乳期患者的腋窝组织穿刺液中，可见蛋白质分泌和小群腺泡细胞。组织学切片

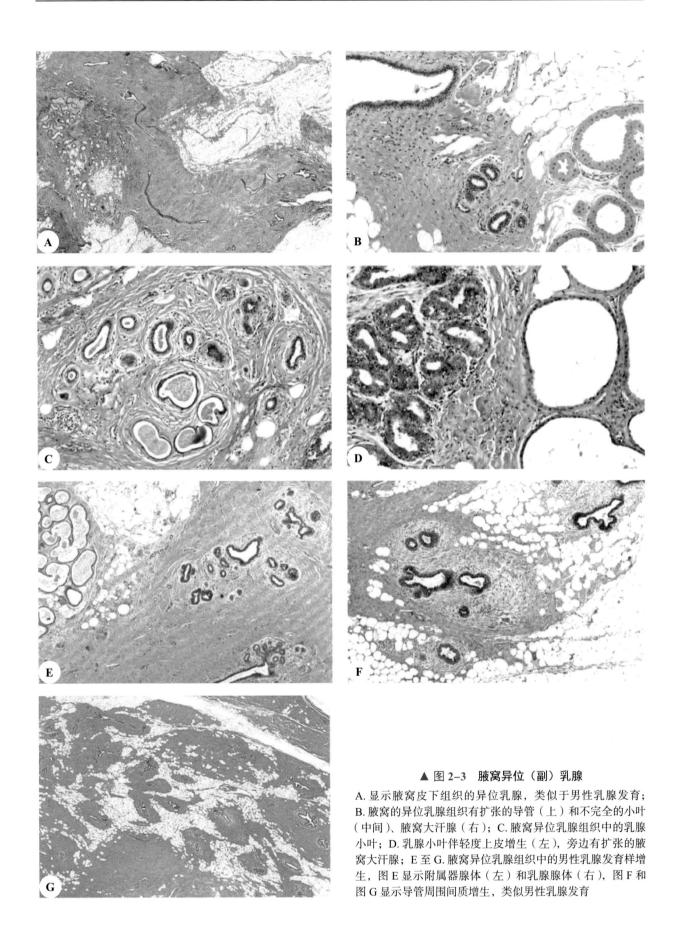

▲ 图 2-3　腋窝异位（副）乳腺

A. 显示腋窝皮下组织的异位乳腺，类似于男性乳腺发育；B. 腋窝的异位乳腺组织有扩张的导管（上）和不完全的小叶（中间）、腋窝大汗腺（右）；C. 腋窝异位乳腺组织中的乳腺小叶；D. 乳腺小叶伴轻度上皮增生（左），旁边有扩张的腋窝大汗腺；E 至 G. 腋窝异位乳腺组织中的男性乳腺发育样增生，图 E 显示附属器腺体（左）和乳腺腺体（右），图 F 和图 G 显示导管周围间质增生，类似男性乳腺发育

显示，乳腺导管和小叶结构有生理性变化（图 2-3）。

异位（副）乳腺和乳头（图 2-4A 和 B）通常位于前胸正常乳房的上方或下方。大多数多乳头的病例常沿乳线发生，但没有发育成乳房。有文献报道了 2 例患者各有 7 个乳头，其中一例为男性[86, 87]。异位乳腺在身体左侧更常见[65, 76]。在一项研究中，对 1691 名连续取样的新生儿进行了检查，在 1000 名活产婴儿中，有 24 名婴儿可见异位乳头[86, 87]。

另一些研究报道称发病率达 1.7%～3.75%[65]。有多项关于多乳头的报道，患者可有或无家族史，可累及男性和女性，与先天性发育异常有关[88, 89]。一种不常见的综合征是乳房发育不良，出现家族性乳晕内多乳头（乳头分裂）[79]。Mehregan[90] 在 36 万例连续取样的皮肤活检中描述了 51 例多乳头病例的组织病理学表现，镜下改变包括输乳管和表皮增厚，有时可见毛囊皮脂结构。几乎所有标本的真皮

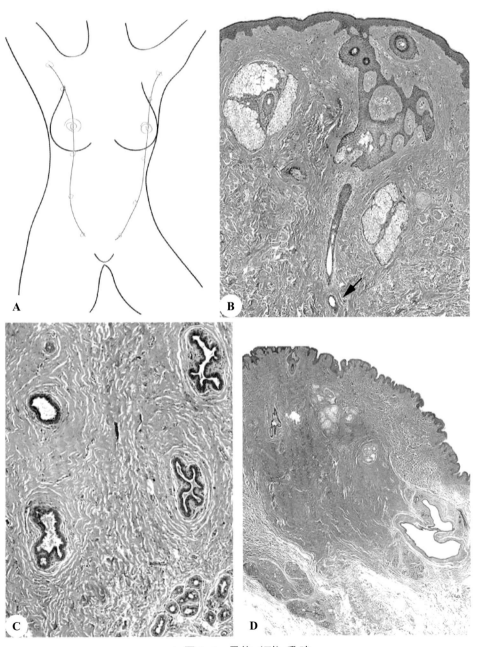

▲ 图 2-4　异位（副）乳腺

异位乳头和乳腺常沿乳线分布。A. 乳线；B 和 C. 腋窝异位乳头和乳腺，异位乳头皮肤突起及其下的输乳管（箭）（B），真皮深层可见有输乳管和小叶（C）；D. 上腹部异位乳腺，注意皮肤突起与下方的输乳管和小叶

深部可见乳腺组织（图 2-4C）。

发生在正常乳腺的良性和恶性疾病，也可能出现在异位乳腺组织中。在很少的情况下，异位乳腺的体积可以巨大[91]。已有报道发生在异位乳腺的乳头汗管瘤样腺瘤及旺炽性乳头状瘤（所谓的"乳头腺瘤"）[92-94]。在这种情况下，多种皮肤附属器肿瘤，包括小汗腺汗管瘤、毛发上皮瘤和微囊性附属器癌，是良性腺上皮肿瘤的鉴别诊断。

有报道称，异位乳腺的乳头可发生结节性黏液蛋白病[95]。与腋窝异位乳腺组织相关的纤维腺瘤[96, 97]、起源于女性和男性的异位乳腺组织的癌[98-103]及起源于外阴异位乳腺组织的癌也有报道[104, 105]。异位乳腺的淋巴引流取决于其位置，这一事实可能解释了源于胸壁前上部异位乳腺的乳腺浸润性小叶癌，可以转移到对侧腋窝淋巴结的原因[106]。关于异位乳腺组织中发生的癌的完整讨论见第 33 章。

迄今为止，在肛门生殖区域，特别是在小阴唇和大阴唇之间的乳腺样腺体，被认为是乳腺嵴的残余，可能是该区域的正常成分；然而，区分是异位乳腺发生的肿瘤还是原位乳腺样腺体发生的肿瘤，可能只具有学术意义。因为，这些腺体发生的病变都与乳腺发生的相应病变类似[107]。具体来说，女性肛门生殖区相对常见的良性汗腺肿瘤，如乳头状汗腺瘤，通常被认为是异位乳腺组织的肿瘤，但现在被认为是来源于该区域乳腺样肛门生殖腺的肿瘤[108]。

四、异常乳腺组织

异常乳腺组织（aberrant breast tissue）被定义为乳腺实质腺体超出乳腺和乳线正常的解剖范围，它代表了正常组织在异常位置的迷芽瘤。异常乳腺组织应与相关术语异位（副）乳腺组织（见前述）区分。异常乳腺组织由正常的导管和小叶组成，但不如正常或异位乳腺那样排列有序。根据定义，异常乳腺组织在解剖学上与乳腺的导管系统是分离的，不同于乳腺组织向外周的延伸[109]。异常乳腺组织通常不会形成乳头和（或）乳晕，在临床上不明显，除非是出现生理性或病理性变化，如泌乳性增生（见第 33 章）。

在腹侧乳腺嵴之外的部位，如面部出现的异位乳腺组织，仅仅用乳腺嵴的持续存在不能完全解释，而可能是乳腺嵴原基的移位或迁移的结果。

有报道在患者右足的足底[110]和后胸壁的肩胛间区域[111]存在异位乳头。利用迁移理论就可以解释一名 72 岁器官移植患者，在其手术切除的心房组织内可见异位乳腺型上皮包含物[112]。

五、变性人的乳腺

变性人（"第三性别"）的性别表达与他们的指定性别不同，也就是说，这类人既不完全是男性，也不完全是女性。变性是指通过手术从一种性别转换为另一种性别。值得注意的是，变性一词与性取向无关。

女变男的变性需要长期使用雄激素（"跨性别激素治疗"），通常在乳房切除术之前即开始使用。长期服用睾酮后，93% 的患者乳腺腺体组织明显减少[113]，与缩乳术获得的正常女性乳腺组织相比，雄激素治疗后的乳腺更常出现钙化[114]。乳腺组织显示间质胶原化和导管 – 小叶结构萎缩（图 2-5A 至 C），可能出现囊肿和大汗腺化生。与正常乳腺相比，变性人乳腺的 ER、PR 和 GCDFP-15 的表达无显著性差异。

Touros 等[115]回顾分析了截至 2017 年 5 月底约 40 个月的时间段，48 名女变男患者缩乳术或乳房切除术后的乳房组织。患者中位年龄为 27 岁（范围为 18—60 岁），73% 的病例出现小叶萎缩，41% 的病例间质似纤维性男性乳腺发育。其他特征包括 96% 有导管扩张，42% 有囊肿，32% 有大汗腺化生，2 例出现非典型导管增生（atypical ductal hyperplasia，ADH），2 例出现非典型小叶增生（atypical lobular hyperplasia，ALH），1 例同时出现 ADH 和 ALH，其中一例为高核级导管原位癌（ductal carcinoma *in situ*，DCIS），未发现浸润癌。

男变女变性人接受外科或化学去势和雌激素治疗（"跨性别激素治疗"），化学去势可以通过阻断 AR 来完成。研究显示，6 例联合治疗 18 个月的患者乳腺组织均有良好的小叶结构，2 例有妊娠样增生[116]。在这种情况下，特别是在雌激素治疗后，可见到包括导管内乳头状瘤在内的各种上皮增生性病变（图 2-5D）。

已有报道，变性人包括女变男和男变女，都可以发生乳腺癌[117-120]。根据美国退伍军人健康管理局（United Sates Veterans Health Administration，US-VHA）的数据，在 5135 名变性退伍军人的研究队

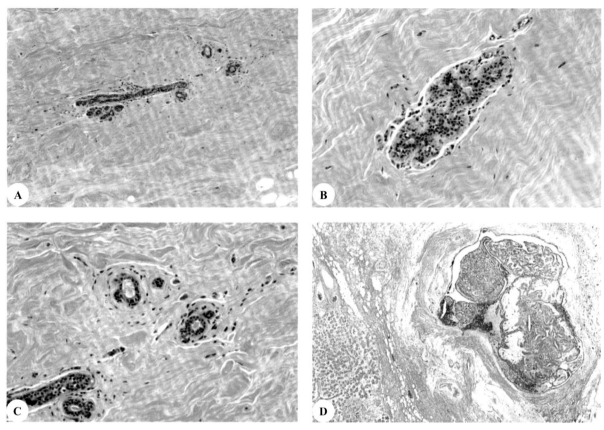

▲ 图 2-5　变性人的乳房

A 至 C. 男变女变性人的乳腺，胶原化的间质中可见导管和萎缩的小叶；D. 雌激素治疗后，男变女变性人乳腺导管内的乳头状瘤，注意发育良好的乳腺小叶单位（左下）

列中，10 例发生了乳腺癌[121]，其中 7 例为女变男，2 例为男变女，1 例出生时为男性有异装癖，诊断乳腺癌的平均年龄为 63.8 岁。约 50% 的患者重新接受了"跨性别激素治疗"；然而，这项研究显示这种治疗并不导致乳腺癌发病率增高。一项持续时间较长的欧洲的大型研究也得出了类似的结论[122]。

变性人的乳房也可因以乳腺整形为目的的外科手术或非外科手术治疗而引起疾病，Chen 等[123]描述了变性人自注射凡士林后发生乳腺炎。影像学检查可以帮助评估变性人乳腺的良性和恶性病变[124]。

六、乳房的不对称性及乳腺癌的偏侧性

乳腺的不对称性可分为形状、位置和大小的不对称（表 2-3）。形状不对称可见于结节状乳房畸形，位置不对称可见于脊柱侧弯，大小不对称以乳房发育不良和巨乳症为典型代表。

正常乳腺几乎普遍存在一定程度的不对称性[125]。乳腺癌的分布也有偏侧性，更常见于左侧乳

表 2-3　乳房的不对称性的分类

形状相关	结节状乳房畸形
位置相关	异常乳腺组织、脊柱侧弯
大小相关	无乳房畸形、乳房发育不良、巨乳症

修订于 2019 年 8 月 27 日

腺。据估计，左侧乳腺癌的发病率要高出右侧乳腺 5%，而约 10% 的乳腺癌优先发生在下象限[126, 127]。男性乳腺癌的左侧优势甚至更明显[126, 128]。

乳房出现不对称性，均应首先排除单侧乳腺肿瘤或非肿瘤性病变。据报道，一个巨大的"错构瘤"被误诊为乳房的不对称性[129]。

Senie 等[130] 研究了 980 名单侧乳腺癌女性患者的发病偏侧性，结果发现，左右比值为 1.26。非同时性发生的双侧乳腺癌，更多见的是首先发生于左侧乳腺；而同时性发生的乳腺癌，较大的肿瘤更多见于左侧乳腺。除髓样癌外，左侧乳腺优势与乳腺

癌所有组织学类型之间存在显著相关性。在经产妇中左侧乳腺癌的发生率高于未产妇，尤其多见于 40 岁以上的女性。根据双侧乳房 X 线检查，对 174 名无症状女性的左、右侧乳腺体积进行分析，结果发现左右乳腺体积的比值为 1.23。在 35 岁以上的患者中，左侧乳腺较大，按 10 年分层递增。Senie 等引用的其他研究[130] 报道，左右乳腺体积的比值为 0.97～1.18。需要注意的是，尚未证明左侧乳腺癌放疗会影响放疗相关心源性的死亡率[131, 132]。

在一项年龄匹配的乳房 X 线研究中，Scutt 等[133] 发现乳腺体积不对称现象，在 250 例乳腺癌女性患者中，不对称比同等数量的无乳腺癌的女性多见。Scutt 等[134] 随后报道，乳房 X 线检查显示 252 例后续发生乳腺癌的女性患者的乳房体积不对称性，高于 252 例未发生乳腺癌的健康女性。

虽然，将乳腺癌的左侧优势与左侧乳腺体积较大联系起来似乎是合理的，但重要的是，乳腺癌源自乳腺上皮细胞，乳腺大小或体积的测量通常并不代表对腺体组织的定量评估。为了解决这个问题，Sasano 等[135] 试图测量在日本和夏威夷的日裔女性左侧乳房的腺体数量和总体积，他们报道腺体组织的体积保持不变，而日本女性的乳腺总体积随着年龄的增长而下降，这种影响在夏威夷的女性中并不明显。因为 Sasano 等[135] 未能区分间质和腺体组织，这些观察结果中乳腺体积的差异可能在于乳房的脂肪组织含量而不是间质 – 上皮成分的差异。

Kayar 和 Cilengiroglu[136] 研究了乳房体积的不对称性与患乳腺癌的风险，比较了 201 例乳腺癌女性患者和 446 例无癌的女性，当乳腺的不对称性超过 20% 时，则与患乳腺癌的风险显著相关。乳腺不对称组患者中乳腺癌发病率为 53.2%，高于乳腺对称组（36.2%）。在乳腺癌患者中，35.2% 的病例双侧乳腺体积均等，32.7% 的乳腺癌发生于较小体积的乳腺，32.1% 的乳腺癌发生在较大体积的乳腺。

除了乳腺大小的差异之外，也有证据表明，不同个体的乳腺对生理和病理条件下各种刺激的反应有所不同。在男性和女性新生儿中均可见到乳腺不对称性肥大[137]，表明乳腺对子宫内激素环境的反应不同。虽然在出生后几周内婴儿乳腺发生退化，但反应的差异性可能会持续存在。Geschickter[137] 还报道，一些青春期乳房发育不对称的女孩，在出生

时即有乳腺大小不等的病史。这些观察表明，乳腺对激素敏感性的差异可能不会明显，除非在激素刺激增加的时期，如青春期或妊娠[138]。

在正常生理条件下，成年女性乳腺大小可发生波动。众所周知，乳腺增大与月经有关[139]。虽然月经周期中的乳腺体积变化部分是由于组织间隙液体、血管体积和间质的变化，但上皮也会发生变化（见第 1 章）。最明显的腺体生长发生在妊娠和哺乳期间，此时经常可见乳腺不对称性增大。

Wilting 和 Hagedorn[140] 综述了胚胎发育过程中体细胞的不对称性，发育因素可能在乳腺癌的左侧优势中发挥重要作用。偏侧性的确定发生在妊娠的早期阶段，可能会创造一种环境，使左侧乳腺更容易受到一些因素的刺激，促进不对称性发育、不对称性反应和乳腺癌的发生。正如 Wilting 和 Hagedorn[140] 概述，在关于偏侧性的分子调控方面取得了进展，包括生长和转录因子，已知其中一些因素也有助于肿瘤的进展。未来的研究可能会更好地揭示乳腺癌的不对称发生、胚胎发生过程中偏侧性和乳腺发育的分子调控以及乳腺组织对致癌因素的反应。

Campoy 等[141] 对癌症基因组图谱（The Cancer Genome Atlas，TCGA）乳腺癌基因表达数据进行了基于计算机的分析，研究显示左、右侧乳腺癌的甲基化和基因表达谱有显著性差异，这一发现对我们理解双侧乳腺癌具有潜在的意义。

七、结节状乳房畸形

结节状乳房畸形（tuberous breast）是一种罕见的发育异常，在青春期出现，典型的表现是双侧的，但也可能是单侧的。"结节"一词指的是乳房一种异常的形状，即类似于土豆和根状蔬菜的"块茎"（即地下茎），这种异常可能是一种胚胎发育的返祖现象[142]。胸壁处的乳腺基部较窄，乳房褶皱较高，乳晕增大。结节状乳腺畸形的出现是由于乳房基底部存在所谓的"收缩环"，组织病理学也证实乳腺基底部纤维性收缩环的存在，限制乳房向下极方向生长，使乳腺组织形成疝，导致乳房结节状突起，被覆正常的乳头乳晕复合体[143, 144]。据报道，结节状乳房畸形可发生在有血缘关系的患者，提示可能有遗传倾向[145]；然而迄今为止，未发现关于结节状乳房畸形与乳腺癌有相关性。

第3章 炎症和反应性病变
Inflammatory and Reactive Tumors

Jeffrey Searle Syed A. Hoda 著
范林妮 译 闫庆国 校

一、脂肪坏死

乳腺的脂肪坏死（fat necrosis）可能由外伤造成，但经常是手术或放疗的结果。保乳治疗之前，在许多情况下引起脂肪坏死的确切外因未见报道。Haagensen[1] 发现 32% 的患者因创伤导致脂肪坏死，而在 Adair 和 Munger[2] 报道中这一比例为 24%。1920 年，Lee 和 Adair[3] 首先强调了脂肪坏死可以具有类似癌的临床特征。

超重女性和乳房下垂女性更容易发生创伤性脂肪坏死。Haagensen[1] 报道的平均年龄为 52 岁，范围为 27—80 岁。Adair 和 Munger[2] 报道的最年轻的患者是 14 岁，中位年龄为 50 岁。

如果病变位置表浅，患者通常会在胸部浅表出现无痛性肿块，并伴有上皮的皱缩或凹陷，皮肤可能变厚。脂肪坏死最常发生在乳晕下和乳晕旁区域，但乳腺任何部位都可能受累。由脂肪坏死形成的可触及的肿块最大径约 2cm，质实且相对界清。在接受保乳手术和放疗的患者中，临床上区分脂肪坏死和复发性癌或新发癌尤为困难[4]。据报道，各种形式的放疗，包括外照射、铱植入和术中放疗均可引起脂肪坏死。也有报道称乳腺的大片脂肪坏死为继发性甲状旁腺功能亢进症伴附壁动脉钙化的并发症[5]。

Leborgne 等[6] 首先描述了脂肪坏死的乳房 X 线表现。脂肪坏死的乳房 X 线、超声、PET-CT 和磁共振成像（MRI）表现取决于其发展阶段，表现多变[7, 8]。乳房 X 线常呈毛刺状、界限不清的肿块，可能含有点状或大的不规则钙化[8, 9]。少数情况下，病变由界限较清的、"充满油的"、部分钙化的囊肿组成[6, 10, 11]。这两种模式可能共存于单个病变中。乳房 X 线上可能会出现皮肤粘连现象。有报道称乳房 X 线检查在腋窝淋巴结中发现了脂肪坏死伴钙化[12]。几乎所有病例的超声检查均显示出弥散性肿块[13]。超声检查表现不一。随访可发现病变的演变，病变逐渐缩小，质地逐渐变实。在 MRI 上，乳腺脂肪坏死表现多种多样，并可能被误认为是癌变[14, 15]。MRI 上某些序列中的"黑洞征"是潜在的诊断线索[15]。脂肪坏死是导致氟代脱氧葡萄糖 PET 和 PET-CT 扫描假阳性病变的最常见原因[16]。

乳腺内含脂质的黄色瘤样细胞浸润的鉴别诊断包括脂肪坏死、颗粒细胞瘤、富于组织细胞和富含脂质的癌以及 Erdheim-Chester 病。Erdheim-Chester 病是一种罕见的非朗格汉斯细胞组织细胞增生症的黄色瘤病形式，但很少累及乳腺（见第 40 章），在组织学上可被误认为是脂肪坏死，特别是如果最初的临床表现是乳腺肿瘤[17, 18]。典型 Erdheim-Chester 病可见非乳腺的皮下结节和骨病变。显微镜下可见泡沫样组织细胞、浆细胞、Touton 巨细胞和罕见的上皮样肉芽肿浸润[17]。

在脂肪坏死的早期，硬化脂肪中呈现出血样外观。几周后，病变界线明显，形成明显的灰黄色和略带红色的肿物。中央可能出现囊性变，囊腔内含有油性液体或坏死脂肪，囊壁常可见钙化。

脂肪坏死的最初变化是脂肪细胞破裂，伴有大量出血和组织细胞浸润。病变的进展以多核巨细胞的存在和含铁血黄素的沉积为特征（图 3-1），随后出现营养不良性钙化。在这一阶段，可见淋巴细和浆细胞的浸润，有时出现嗜酸性粒细胞的浸润。当病灶界线清楚时，周围可出现纤维化，围绕着坏死的脂肪和细胞碎屑区域，这些区域可能囊性变。在病变晚期，被纤维化替代的反应性炎症成分会收缩成瘢痕，也可能会出现骨化（图 3-1，译者注：原文有误，已修改）。退变脂肪或油质（即液化脂质）可以在被这种瘢痕包围的囊肿中持续存在数年。脂肪坏死附近的导管和小叶可见鳞状细胞化生。在放疗后发生脂肪坏死的患者中，治疗引起的细胞学改变可能发生在正常乳腺组织中。有时，与脂肪坏死修复过程相关的反应性组织细胞增生可以类似梭形细胞肿瘤。这种"细胞性梭形组织细胞假瘤"表达组织细胞相关的标志物，通常与慢性炎症和多核巨细胞有关[4]。

当临床和影像学特征类似于癌时，需要进行活检。如果有明确的创伤史或既往手术史，并且有明确的囊性病变的影像学表现并伴典型的钙化，则在通过细针穿刺或粗针活检确诊后，可不用切除。在这种情况下，应通过临床检查和乳房 X 线对患者进行监测，以发现可能被脂肪坏死掩盖了的共存的隐匿性癌。

二、冠状结构

肥胖和轻度慢性炎症被认为是包括乳腺癌在内的多种恶性肿瘤的危险因素[19]。鉴于此，一种独特的慢性炎症类型受到关注，表现为乳腺正常的脂肪细胞中出现"冠状结构"（crown-like structures）（图 3-2，译者注：原文有误，已修改）[20, 21]。此冠状结构由包围坏死或变性脂肪细胞的巨噬细胞组成，被认为是"促炎过程"的组织学标志。脂肪组织通过该过程导致乳腺癌风险增加和预后较差。肥胖的绝经后乳腺癌患者的乳腺组织中很容易发现冠状结构。然而，在进行降低风险的乳房切除术的非肥胖女性中也可见这些结构，这一发现导致了这样的假设，即冠状结构是乳腺癌风险增加的标志[22]。

三、出血性坏死和抗凝治疗

皮肤和皮下组织的局部出血性坏死是某些抗凝治疗的并发症[23]。1943 年，Flood 等[24]首次对这种情况进行了描述。乳腺出血性坏死最常发生于用华法林治疗血栓性静脉炎的中年或老年女性。抗凝治疗开始后 1 周内，患者主诉疼痛和肿胀，并且乳腺

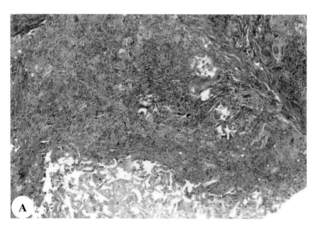
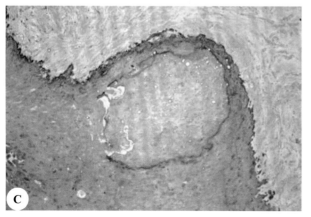
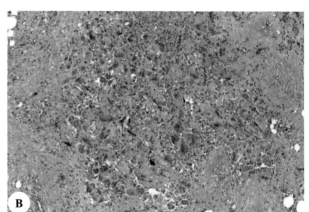

▲ 图 3-1 脂肪坏死
A. "自发性"脂肪坏死，坏死脂肪组织中可见组织细胞、巨细胞和含铁血黄素沉积，患者局部乳腺突发疼痛 1 周后形成明显可触及的肿块，行穿刺活检，为创伤性脂肪坏死；B. 早期机化的脂肪坏死组织，含有大量的多核巨细胞，周围纤维化；C. 脂肪坏死后瘢痕的骨化

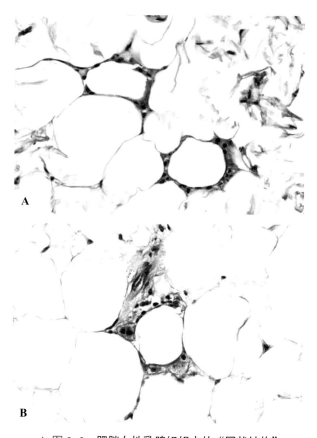

▲ 图 3-2　肥胖女性乳腺组织中的"冠状结构"

巨噬细胞包围坏死或退化的脂肪细胞，形成"冠状结构"，没有明显的急性炎症细胞反应。A. 曾因治疗浸润性导管癌行乳房切除术后组织中的"冠状结构"；B. 缩乳术后组织中的"冠状结构"

出现蓝黑色变。即使停止抗凝药物治疗或使用维生素 K，病情通常仍在发展，最终导致部分或全部乳腺的坏疽[25, 26]。外科治疗包括局部切除或全乳房切除。已有报道描述了乳腺中出现华法林诱发的大面积自发性血肿，但没有组织坏死[27]。

皮肤和皮下组织或乳腺出血性坏死与华法林抗凝治疗特别相关。凝血酶原时间通常在正常范围内。肝素似乎不是诱发因素。临床特征和组织病理学发现提示机体对药物有超敏反应，影响皮肤和皮下组织中的小血管。已经确定这种综合征发生在杂合蛋白 C 缺乏症的患者中。在这种情况下，华法林减少了维生素 K 依赖性凝血因子的形成，同时也干扰了蛋白质 C 和 S 的合成，以及维生素 K 依赖性凝血抑制因子[28]。在某些患者中，这些改变的最终作用是促进血栓形成，从而导致出血性坏死。

病理检查显示，受累组织急性出血性坏死和梗死，小血管中可见纤维素性血栓，中性粒细胞渗透到动脉和静脉壁[29, 30]。在后期愈合过程，出现纤维化和肉芽肿性炎。

如果采取适当的措施，常规抗凝治疗的患者均可安全地进行乳腺穿刺活检，最常见的并发症是皮肤青紫[31]。也有文献报道，在抗凝治疗引起的自发性乳腺内出血患者中成功进行粗针穿刺活检，其中恶性肿瘤也是鉴别诊断的考虑因素[32]。

四、乳腺梗死

乳腺梗死（breast infarct）最常见于妊娠或产后[33]。这种罕见病的较不常见原因为医源性，如使用某些化疗药物（如博来霉素和顺铂）[34]、抗凝血药华法林、亚甲蓝（用于定位腋窝前哨淋巴结），以及作为心脏搭桥手术的并发症（见后述）。

梗死可能发生在乳腺实质或泌乳腺瘤中。尽管可能会出现疼痛和压痛，但临床上通常表现为无症状的弥散肿块。由于与妊娠有关，乳腺梗死通常发生在年轻女性中。梗死组织形成的质硬肿块可在临床上类似于癌，反应性腋窝淋巴结肿大可能与乳腺梗死并存。有文献报道了妊娠期间异位乳腺出现梗死[35]。

Robitaille 等[36]发现，乳腺梗死可以分为两大类，包括类似癌的病变和非类似癌的病变。前者包括硬化性腺病、乳头状瘤、纤维腺瘤和妊娠中的梗死。后者与抗凝治疗、感染和血栓性静脉炎有关。

切除的梗死组织的大体外观不一。在近期发作的病变中可见出血，而较陈旧的梗死通常以苍白区域为特征，有时可见充血性边界。

镜下表现受梗死持续时间的影响，早期病变的特征是几乎没有炎症的出血和缺血性变性。晚期病变的特征是凝固性坏死，失去细胞核细节，但保留了结构的完整性。液化性坏死很少见。梗死由肉芽组织、不同程度的炎症反应、含铁血黄素沉积和纤维化组成。一些作者描述了梗死区域或邻近组织中可见已机化或正在机化的血栓[37, 38]，但这并不是一个恒定的表现[39]。

在细针穿刺标本中诊断妊娠导致的乳腺梗死有困难，因为在处于缺血性坏死早期时，泌乳性生理性增生的细胞核可能会有明显的非典型性、增大和深染。

自发性梗死是纤维腺瘤的罕见并发症[40]，在影像学研究中，尤其是超声检查中，这种病变可类似癌变[41]。梗死性纤维腺瘤可导致细针穿刺时出现"令人担忧的"细胞学改变[42]。梗死更常见于增生性病变如旺炽性硬化性腺病而非纤维腺瘤（图 3-3）。这最有可能在妊娠期间发生，硬化性腺病的上皮细胞可能表现出明显的增生、细胞学异型性和核分裂活性。

（一）梗死性乳头状瘤

乳头状瘤易于发生部分或完全性梗死，特别是在主输乳管的病变中。在任何年龄的乳头状瘤中均会发生梗死，但绝经后女性中的梗死更常见，并且与妊娠无关[43]。乳头溢血是梗死性乳头瘤的最常见症状，但很少有疼痛的报道。尽管已经将乳头状瘤的梗死归因于局部缺血，但文献中很少有诱发这种改变的临床因素的报道。一名 19 岁的乳头浆液性溢液和高催乳素血症的女性在使用溴隐亭治疗后，出现了血性乳头溢液，导管切除显示部分梗死的乳头状瘤[44]。

乳头状瘤中新发的梗死区域表现为凝固性坏死。尽管细胞学细节逐渐丢失，但在此类病灶仍常保持结构的完整性。在晚期阶段，梗死组织的浅表部分发生碎裂。有时，梗死性乳头状瘤的一部分变为导管内炎性息肉，此炎性息肉由肉芽组织组成，上皮很少或缺乏上皮。愈合的梗死灶表现为纤维化，可导致残留的上皮大量扭曲，产生一种可在组织学上误认为是癌的模式[43]。梗死性乳头状瘤增生的修复性上皮中有时可出现鳞状上皮化生，梗死灶

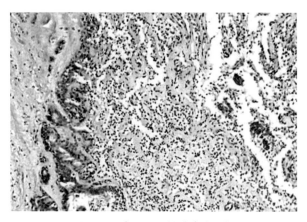

▲ 图 3-3　产后硬化性腺病中的梗死
梗死左侧边界可见一个残余的上皮区域，右侧的梗死中只残存肌上皮细胞的核，勾勒出腺病腺体的轮廓

中可见营养不良性钙化[43]。

免疫组织化学染色评估梗死的乳头状病变的可靠性是不确定的，并且取决于梗死的程度。在某些情况下，细胞角蛋白和肌上皮标志物（尤其是 p63）的免疫反应性得到了很好的保存。在此种情况下，有可能在很大程度上将病变的结构"复原"。

（二）梗死性癌

如果原位癌或浸润性癌中有完整的残留癌成分，则最容易将梗死性癌与良性病变梗死区分开[45]（图 3-4）。完全性梗死的癌罕见，如发生则诊断非常困难。在这些病变中许多都有"残影"结构，可通过网织纤维染色识别。有时会在周围组织中发现硬化或血栓形成的血管[45]。尽管局灶性坏死被认为是浸润性癌的不良预后特征，但在具有基底样免疫表型的中央坏死性乳腺癌中，几乎或全部梗死性癌的预后并未完全阐明[46]。Jones 等[45]描述了 2 例患者，淋巴结阴性，诊断后 12 个月无病生存。

尽管在粗针活检中可能具有提示性，但乳腺梗死的诊断通常需要进行切除活检。良性乳头状瘤比乳头状癌更容易发生梗死。完全梗死的乳头状癌已有报道。在这些情况下，可以从纤维血管间质的模式特征确定肿瘤的性质。完全性梗死癌患者的随访数据有限，非浸润性、梗死性实性乳头状癌患者预后一般较好。

（三）心脏搭桥术后的乳腺梗死

缺血导致的乳腺坏死（梗死）是心脏搭桥手术的罕见并发症[47, 48]。所有报道的病例都发生于心脏血管重建手术后数天或数周的女性，并且总是累及左侧乳腺。这种惊人一致的发病位置其实具有解剖学基础。隐静脉由于其易于变性、闭塞性内膜增生和移植后的动脉粥样硬化，因此不再是冠状动脉搭桥的首选血管。现在，除了极少数的右位心外，左侧乳内动脉，也称为胸腔内动脉，是用作心脏血管重建术的旁路血管选择的金标准。乳内动脉易于获取、相对较长、很少有斑块受累，并且在植入后不易发生动脉粥样硬化。左侧乳腺内动脉的损失不会损害任何重要器官，但同侧乳腺会受到灌注减少的影响，并且易受局部缺血和梗死的影响，特别是在有巨乳症血供需求大时。

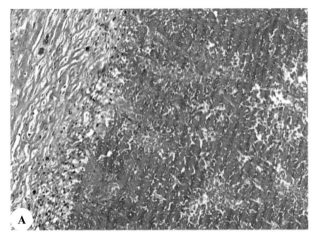

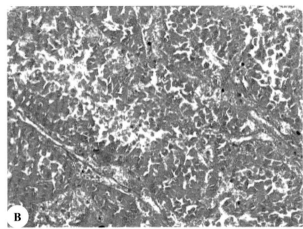

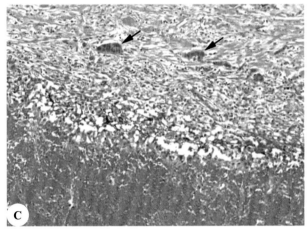

▲ 图 3-4　梗死的乳头状肿瘤

A. 整个病变均为梗死，周围伴有肉芽肿性反应；B. 肿瘤的"残影"结构明显，丰富的上皮细胞成分提示为乳头状癌；C. 肿瘤壁可见浸润癌（箭）

五、妊娠和哺乳期的炎症性病变

（一）产褥期乳腺炎

产褥期乳腺炎通常在泌乳开始后的 2～3 周发生，常是通过乳腺导管系统感染引起的。最常见的病原体是从婴儿皮肤传播的金黄色葡萄球菌[49]。乳汁在导管和小叶中的积累会形成促进细菌生长的微环境。如果没有及时采取抗生素治疗，病情可能会发展成脓肿，并且在慢性阶段，可能会形成需要引流的瘘管。这些病变的组织学表现取决于病程的长短，从急性坏死性炎症到机化性脓肿不等，伴瘘管形成的慢性病变可能需要进行切除活检。

（二）妊娠期梗死

妊娠期间，乳腺组织梗死表现为弥漫的、质实的肿块，伴或不伴疼痛。通常在妊娠中期或分娩后不久出现，病变直径约 1cm 或 2cm，与周围增生性实质不同。多发性梗死并不常见[50]。切面上局部或全部组织呈黄色，伴有凝固性坏死。在大体和显微镜下，乳腺泌乳性纤维腺瘤的梗死与泌乳性增生的乳腺实质之间的界线并不很清楚。在检测之前已经存在数周的梗死可能被肉芽组织反应所包围，其中可能发生钙化[50]。妊娠相关梗死的病因尚不确定。在某些病例中可见血栓，提示其可能是一个致病因素。

（三）积乳囊肿

多数积乳囊肿（galactocele）发生在成年女性的妊娠期，但该病在男性和女性婴儿中也有报道[51]。据报道，一例慢性乳漏相关的积乳囊肿由垂体腺瘤引起[52]。肿物为单发或多发的界限清楚的肿块，可能是单侧或双侧，平均直径约为 2cm，但也有 5cm 或更大的积乳囊肿[52]。乳房 X 线显示局限性密度影，在许多情况下，其特征是由低密度的上部区域和下部区域组成，后者密度接近于周围组织[53, 54]。当患者改变体位时，界面往往保持水平方向。这两个区域上方为较轻的含脂质成分，下方液体由水性成分组成。超声检查发现回声不同[53]。

在细针穿刺标本中可见坏死细胞和核碎片，可能伴有炎症细胞[55]。核深染、核非典型的细胞可能让人想到癌，但在这种炎症背景下，这种细胞核不应诊断癌。在一个积乳囊肿的抽吸物中发现了双折射晶体[56]，切除活检可诊断并提供适当的治疗。

大体检查时，积乳囊肿呈囊性，内含类似乳汁的液体，囊壁内覆光滑的单层上皮。浓缩的分泌物可能以软干酪样物的形式存在。囊腔可能是由于导管扩张而形成，镜下可见内衬立方形或扁平的上皮细胞，由于脂质积聚而使细胞质空泡化（图 3-5），可能有大汗腺化生[51]。当囊肿完整时，囊肿被厚度不一的纤维壁包围，几乎没有炎症反应。囊液泄漏会引起慢性炎症反应，并伴有脂肪坏死。

通过抽吸囊肿内容物可对多数患者进行治疗。乳瘘是外科手术切除不彻底的罕见并发症[52]。

（四）雷诺现象

已有关于乳头雷诺现象（Raynaud phenomenon）的描述，尤其是在母乳喂养的女性中[57]。由此产生的疼痛常导致母乳喂养停止。感冒和母乳喂养会导致一系列临床表现，包括疼痛、乳头变白、乳头皲裂、溃疡或乳头表面出现水疱。

六、浆细胞乳腺炎

所谓的浆细胞乳腺炎（plasma cell mastitis）是导管周围乳腺炎的一种极端形式，其特征是针对导管中的分泌物残留而产生的强烈浆细胞反应。大多数患者为健康的年轻女性，表现为乳房疼痛。男性患者罕见[58]。

Adair[59] 描述了 10 例患者，年龄为 29—44 岁（平均年龄 36 岁），并且都已妊娠。停止泌乳和症状发作之间的平均间隔为 4 年。在早期阶段，患者会出现轻度疼痛、压痛、发红和乳头浓稠溢液的急性发作。炎性症状消退后，该部位可能残留直径为几厘米大小、质实到质硬的肿块。乳头溢液通常持续存在，并且在大多数患者中可见乳头内陷。肿块发生在乳腺周围或乳晕下位置，腋窝淋巴结常肿大。最严重的并发症是形成瘘管。

浆细胞乳腺炎受累区域的边界不清，由硬结样乳腺实质组成，其中可见扩张的导管，内含浓厚的油脂状分泌物。一些受累的导管表现为囊肿，可见点状黄色肉芽肿。

浆细胞乳腺炎的显著特征是导管及小叶周围大量浆细胞弥漫浸润。对导管中脱落的上皮和脂质物质的组织细胞反应，是导致黄色肉芽肿和导管内容物呈粉刺样特征的原因[60]（图 3-6）。淋巴细胞和中性粒细胞的含量各不相同，但数量不足以掩盖浆细胞反应。

临床上，浆细胞乳腺炎在其急性期和成熟期很难与乳腺癌区分开[61]。早期的红、肿与炎性乳腺癌相似。残留的无痛性肿块在触诊时很容易被误诊为乳腺癌，影像学检查结果也可能被认为是癌，尤其是在出现钙化的情况下。细针穿刺活检可见炎症细胞，其中浆细胞和组织细胞显著。在这种情况下，增生的上皮细胞具有不典型性，可能被误认为是癌。

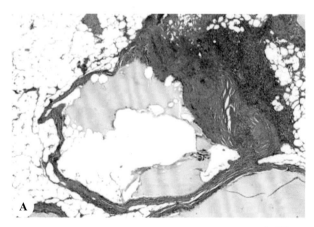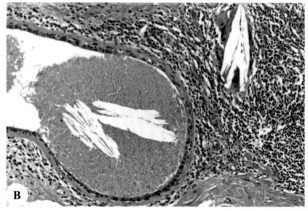

▲ 图 3-5 积乳囊肿

A. 完整的囊肿；B. 囊性扩张的导管内衬有大汗腺型胞质特征的立方形上皮，积乳囊肿内外可见胆固醇结晶

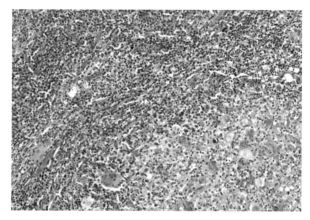

▲ 图 3-6　浆细胞乳腺炎
黄色瘤样组织细胞（右下）周围可见大量淋巴细胞和浆细胞浸润

对于浆细胞乳腺炎，推荐切除活检作为治疗方法，因为病灶不完全清除可能会发生皮肤溃疡和瘘管。通常，在急性期消退后进行手术去除肿块。有时，浆细胞乳腺炎可能会自发消退。

七、导管扩张

1951 年，Haagensen[62] 提出了乳腺导管扩张（duct ectasia）一词，但该疾病至少在此前 30 年前就已有报道。1921 年，Bloodgood[63] 在"慢性囊性乳腺炎"的标题下将这种情况称为"导管弥漫性扩张"，并描述了 1897 年协助 Halsted 对此类患者进行的手术。手术中，一种临床"乳头下不明确的可触及肿块……被证明是扩张的厚壁导管，壁约铅笔厚（5mm），扭曲且充满褐色颗粒状团块。"他们并不认为这是恶性疾病，但是指出"……得出结论，对癌症进行完整的手术切除更安全。"Bloodgood[64] 后来对乳晕下导管明显扩张的病例使用了"乳腺静脉曲张"一词。该病变的其他名称包括闭塞性乳腺炎（mastitis obliterans）和粉刺样乳腺炎（comedo mastitis）[65]。在大多数情况下，乳腺导管扩张、肉芽肿性小叶炎（granulomatous lobular mastitis）和浆细胞乳腺炎的临床和病理学特征差异很大，因此应可将这些病变区分开。在发现缺乏特异性改变的情况下，该病可以诊断为乳腺炎，并通过适当的描述性术语加以修订。作为正常的腺体退化过程，老年女性会出现轻度的导管扩张灶，但没有相关的炎症。

乳腺导管扩张的病因学尚不明确[66]。一些学者认为，绝经后女性由腺体萎缩和嵌顿引起的导管扩张是导致分泌停滞的主要病理过程，其后脂质物从导管壁渗出，引起导管周围炎症反应[62, 67]。也有学者认为，是导管周围炎症引起导管硬化、闭塞和扩张[65, 68, 69]。后者认为导管阻塞引起的淤滞是造成这一过程的原因，导管阻塞引起炎症反应，导致进一步的阻塞性改变以及导管扩张。产次和母乳喂养不是导致乳腺导管扩张发生发展的因素[70]。在某些情况下，末梢乳管导管上皮的鳞状化生会引起梗阻，从而导致乳腺导管扩张的发展，并最终导致输乳管瘘的形成[71, 72]（图 3-7）。

吸烟与导管周围炎和乳腺导管扩张的发展相关，并且与瘘管形成的风险增加相关[73, 74]，该机制被认为是通过吸烟对乳腺细菌菌群的影响来介导的。

乳腺导管扩张、溢乳病和脂性肉芽肿性乳腺炎与长期的吩噻嗪治疗有关[75]。在垂体腺瘤引起的高催乳素血症患者中发现了乳腺导管扩张[75, 76]。一名患有双侧乳腺导管扩张的 3 岁男孩，检测到血清催乳素略有升高[77]。这些孤立的病例表明，高催乳素血症可能在某些患者的乳腺导管扩张发生中起作用。在糖尿病患者中，乳腺导管扩张与双侧广泛性闭塞性导管炎相关[78]。

最早的症状是自发的、间歇性的乳头溢液，通常是透明的、黄色、绿色或棕色的，也可能没有明显的异常。晚期乳晕硬结进展为肿块形成。有时，扩张的导管在触诊时表现为"乳头下方有一个或多个面团状、蠕虫状的肿块"[64]。疼痛通常是早期的一种症状，在年轻女性中更常见，而乳头倒置或内

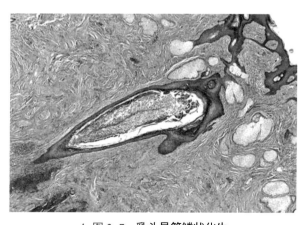

▲ 图 3-7　乳头导管鳞状化生
乳头内输乳管末端鳞状化生的区域充满脱屑性角质栓

陷则更常见于疾病后期[79]。有疼痛（39.9 岁）或有肿块（42.7 岁）的患者的平均年龄，要比无痛且无法触及的乳腺导管扩张（47.1 岁）患者的平均年龄小。乳腺导管扩张是儿童乳头血性溢液的常见原因（有报道见于一名 14 月龄男孩。）[80]。相反，乳腺导管扩张伴乳头内陷的女性年龄较大。明显的肿块病变可能会疼痛且触痛。当急性发作时，临床发现提示为脓肿。如果持续存在，则乳晕下炎症性病变可能发展为瘘管[81]。

在 30 岁以下的女性[70, 82]和 80 岁以上的女性[70]中发现了乳腺导管扩张，但在男性中很少见[83]。约 2/3 的女性患者在 40—70 岁发现了乳腺导管扩张，一组 34 例患者的中位年龄为 44 岁[82]。如前所述，儿童中男孩和女孩的乳腺导管扩张均已被报道，通常在 3 岁左右发生[84]。

乳房 X 线显示与乳腺导管扩张相关的多种变化。Sweeney 和 Wylie[85]报道提到，在接受一系列筛查的女性中，接受过活检的 1437 名女性中有 12 名患有乳腺导管扩张。乳房 X 线的异常包括微钙化、针状肿块和光滑的肿块。在某些情况下，乳房 X 线检查提示为癌。乳腺导管镜以前曾用作手术切除的导航[86]。

在手术中，通过乳晕周围切口识别明显扩张的导管，并在乳头中进行节段性切除。标本通常由质实的乳腺组织组成，其中有显著扩张的导管，管腔内含有糊状或颗粒状分泌物。导管内容物颜色不同，但分泌物通常为白色、乳白色或棕色。由于导管周围纤维化，许多导管显得扩张且壁厚。钙化有时很明显。严重的情况下可以出现坏死区域，这些区域可能是胆固醇肉芽肿的部位[60]。此外，导管之间的间质可能纤维化，并含有囊性扩张的腺体。

显微镜下，导管内容物的组成不一，最常见由嗜酸性、颗粒状或无定形的蛋白质物质组成。通常，含有脂质的泡沫细胞（所谓的初乳细胞）和脱落的导管上皮细胞混合存在（图 3-8）。

泡沫细胞的起源仍存在争议，Davies 等[87, 88]认为其源自导管周围炎症性浸润的单核巨噬细胞。其他人则认为泡沫细胞是上皮细胞或肌上皮细胞的变形[89]。泡沫细胞是由变形的上皮细胞或肌上皮细胞衍生而来，这可能是由于泡沫细胞在上皮层中的分布模式所致（图 3-9）。具有透明细胞质的肌上皮细胞和大汗腺细胞与泡沫细胞具有相似性。免疫组织化学研究证明了泡沫细胞的组织细胞特征[90, 91]。导管上皮中的 Paget 样泡沫细胞可能显示出上皮细胞膜角蛋白染色[91]。因此，它们可能被误诊为 Paget 样癌细胞。

Damiani 等[92]对乳腺上皮、间质和腺腔中的泡沫细胞进行了详细研究。免疫组织化学显示，泡沫细胞一词描述了 3 种类型的细胞，一类是上皮细胞，对上皮膜抗原（EMA）和细胞角蛋白具有免疫反应性，其大汗腺分化表现为通过免疫组织化学和原位杂交证明存在 GCDFP-15 的表达。另一类细胞由对 MAC387 和 CD68 具有免疫反应性的巨噬细胞组成。具有中间特征的第三种细胞类型对 CD68 和

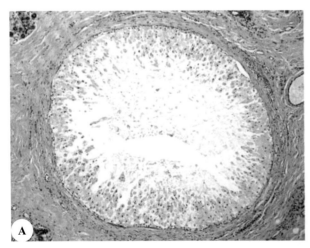
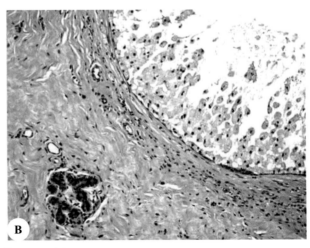

▲ 图 3-8　导管扩张和潴留

囊性扩张的管腔含有组织细胞，导管周围可见少量的淋巴细胞浸润

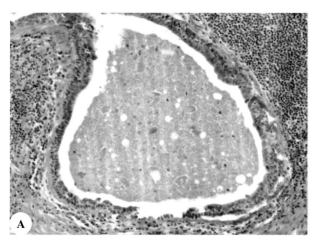
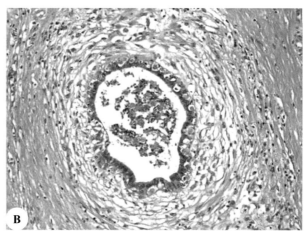

▲ 图 3-9　导管扩张和潴留

A. 扩张的管腔可见颗粒状分泌物和退化的上皮细胞，导管周围可见显著的淋巴细胞浸润；B. 含有金色颗粒细胞质的组织细胞（褐黄细胞）存在于扩张导管周围间质和导管上皮内

GCDFP-15 具有免疫反应性，这些细胞还具有细胞角蛋白的边缘阳性。当通过原位杂交检查时，后者的细胞缺乏 GCDFP-15mRNA，可能代表吸附了上皮抗原的巨噬细胞。

Davies[93] 将含有类固醇色素的组织细胞称为褐黄细胞［ochrocytes，译者注：褐黄细胞根据刘彤华编写的《诊断病理学》中"乳腺褐黄病"（ochronosis）翻译］（图 3-10）。这些细胞具有巨噬细胞分化标志物的免疫反应性[94]。Hamperl[89] 将这些泡沫细胞称为"荧光细胞"，因为色素在紫外线下会自发荧光。褐黄细胞和泡沫细胞出现在导管的上皮-肌上皮层、导管周围组织和导管腔内。

导管壁和导管周围组织的炎症性变化是乳腺导管扩张病理学改变的重要部分（图 3-11）。在整个导管壁全层和导管周围基质中，炎症细胞沿管周排列，特征是以淋巴细胞为主，浆细胞、中性粒细胞和组织细胞的数量较少。导管破裂伴有淤积物质排入乳腺，引起更强烈的导管周围反应并导致脓肿形成（图 3-12）。

胆固醇肉芽肿的形成是导管周围炎的罕见并发症[60, 95]。组织学检查显示，组织细胞和巨细胞包裹的胆固醇结晶，周围有组织细胞、淋巴细胞、浆细胞和纤维母细胞反应的肉芽肿区（图 3-13）。有时，可在胆固醇肉芽肿中发现残留的扩张导管。

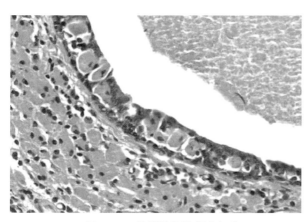

▲ 图 3-10　导管潴留的褐黄细胞

扩张导管周围间质和导管上皮内可见细胞质富含致密颗粒的组织细胞（褐黄细胞）

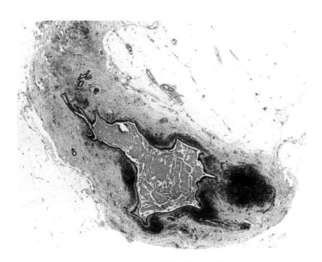

▲ 图 3-11　导管扩张和潴留

扩张的导管伴潴留，周围可见结节状的淋巴细胞浸润［经许可，引自 Rosen PP，Oberman HA. *Tumors of the Mammary Gland*（AFIP Atlas of Tumor Pathology，3rd series，vol. 7）. Washington，DC：American Registry of Pathology；1993：29. Figure 22.］

导管周围的纤维化和弹力组织增生，通常呈层状分布，从而导致乳腺导管扩张的导管壁增厚（图 3-14）。炎症反应通常遍布整个纤维导管周围，

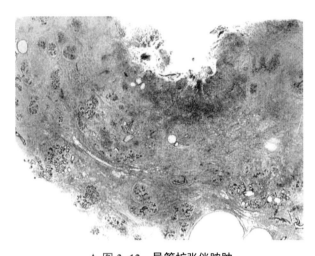

▲ 图 3-12　导管扩张伴脓肿

该图可见明显的与导管扩张相关的脓肿，与图 3-11 出自同一病例

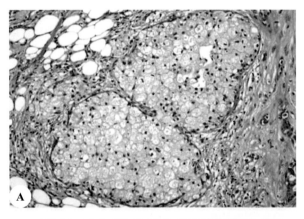

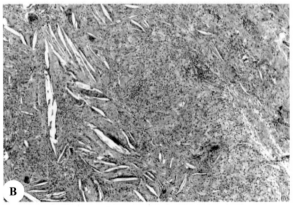

▲ 图 3-13　导管扩张的早期和晚期

A. 早期组织细胞填充微小的"扩张"导管；B. 晚期导管破裂伴弥漫性组织细胞增生，胆固醇结晶显著（形成所谓胆固醇瘤）

并扩散到周围的乳腺间质中。导管上皮萎缩、扁平和不光滑。导管上皮增生不是乳腺导管扩张的典型表现，但它可能是同时出现的增生性乳腺变化的组成部分。

在晚期，炎症反应较不明显，但导管被透明变性的纤维和弹性组织组成的厚片层包绕[68]。导管腔可能是扩张的，但在某些情况下，硬化过程包括增生活跃的肉芽组织及弹性组织增生，导致管腔狭窄，并可能完全阻塞导管[96]。后一种形态被称为闭塞性乳腺炎[59]（图 3-15）。持续存在的残留上皮可能增生，在硬化导管内形成继发性腺体，形成类似于血管中再通愈合的血栓。当上皮完全不存在时，导管会减少为线性纤维瘢痕。有时可见残留的过度增生的弹性组织和组织细胞。

炎症反应集中在主输乳管及其周围，但也可累及周围的导管和小叶。这种小叶炎通常表现为淋巴细胞反应而无肉芽肿，浆细胞不明显。无小叶增生或小叶分泌活动增加的证据。导管淤积和导管周围乳腺炎的不寻常变型表现为导管腔内多核组织细胞反应，显然是由分泌引起的（图 3-16）。

临床症状和临床检查可能提示乳腺导管扩张的诊断，但这些症状和检查，都不足以特异性地排除癌。乳房 X 线检查可能会有所帮助，但在影像上很难区分"粉刺样"癌和乳腺导管扩张。通常是通过切除病灶来明确诊断。对临床上误认为是脓肿形成的乳腺导管扩张进行切开引流，可能会导致瘘管形成[82]。

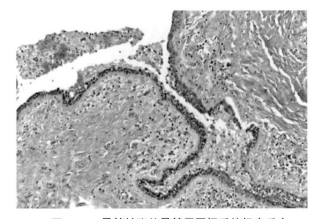

▲ 图 3-14　导管扩张伴导管周围间质的轻度反应

在导管破坏初期的区域，可见轻度炎症细胞浸润和毛细血管增生，导管腔中可见组织细胞

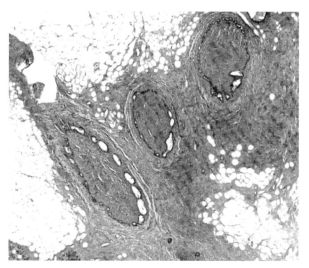

▲ 图 3-15　导管扩张伴闭塞性乳腺炎
由肉芽组织组成的息肉占据了大部分的管腔

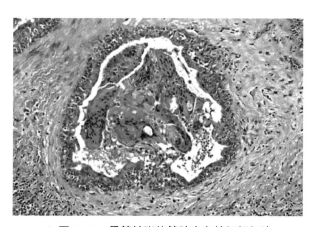

▲ 图 3-16　导管扩张伴管腔内多核组织细胞

八、肉芽肿性小叶炎

在"肉芽肿性小叶炎"（granulomatous lobular mastitis）[97] 的总标题下，可包括导致乳腺肉芽肿性炎的许多致病过程。在没有特定病因的情况下，已将术语肉芽肿性小叶炎用于这一类病变。

1972 年，Kessler 和 Wolloch[98] 认为肉芽肿性小叶炎是一种特发性疾病，怀疑有感染性病因[99, 100]，但直到 2003 年，才发表了一系列将肉芽肿性小叶炎与棒状杆菌联系起来的重要文献[101]。亲脂性棒状细菌是棒状、生长缓慢的革兰阳性菌，在非富含脂质的培养基（培养炎症性乳腺标本时通常不使用这种培养基）中很难鉴定[101]。从那时起，已有一系列已发表的文献[102-106] 证实在肉芽肿性小叶炎中存在少量的革兰阳性杆菌，而那些成功分离出细菌的文献[101, 104, 105] 能够鉴定出棒状杆菌。使用聚合酶链反应（PCR）和基因测序对 19 例肉芽肿性小叶炎患者进行的全微生物学调查显示，所有标本中均存在棒状杆菌，主要为柯氏棒状杆菌[107]。参见稍后关于囊性中性粒细胞肉芽肿性乳腺炎（cystic neutrophilic granulomatous mastitis）的讨论。

Wang 等[108] 对 40 例中国肉芽肿性小叶炎患者进行了研究，收集了代表性的石蜡包埋组织，从样品中提取 DNA，使用二代测序（NGS）技术进行分析，并使用生物信息学分析处理数据。结果显示总共 39 例患者中有 17 属或 19 种病原体（97.5%），其中包括细菌、真菌和结核分枝杆菌。在 39 例病例中发现了细菌，在 5 例中发现了真菌。在这项研究中，最常见的病原体是假单胞菌。1 例结核分枝杆菌阳性。在 9 例患者（23.1%）中发现了一种病原体，而 30 例患者（76.9%）呈多种病原体阳性。因此，只有在进行了微生物研究并且可以完全排除其他病变之后，才能将肉芽肿性小叶炎视为特发性的。

肉芽肿性小叶炎病灶通常表现为明显的肿块，出现在经产的育龄女性中，典型年龄约为 33 岁[101, 103, 109, 110]。在某些情况下与母乳喂养明显相关[111]。在少数病例中，患者的乳腺发生了泌乳改变，随后未进行母乳喂养，这可能是肉芽肿性小叶炎发生的诱因[101]。这也可以解释肉芽肿性小叶炎与口服避孕药的使用，以及偶尔存在的高催乳素血症之间的联系[109]。临床表现常常模拟癌的改变[98, 99, 109]。影像学常见的表现为，乳房 X 线的局灶性不对称密度和超声上出现不规则的低回声块伴有"管状延伸"[112]。一项研究中发现乳房 X 线可见多个肿块和不对称密度[113]。通常由于症状的时重时轻，诊断常会被延迟 4~5 个月[110]。

大体上，病变通常由质实到质硬的乳腺实质组成，其中包含明显可触及的肿块。切面上病变界限不明显，呈灰褐色，似有结节状结构。融合脓肿不是肉芽肿性小叶炎的特征。

组织学上，病变表现以小叶为中心的肉芽肿性炎（图 3-17）。肉芽肿由上皮样组织细胞，朗汉斯巨细胞及淋巴细胞、浆细胞和嗜酸性粒细胞的混合物组成。这些病变的细针穿刺涂片中存在相同的细胞成分[114, 115]。

（一）囊性中性粒细胞肉芽肿性乳腺炎

肉芽肿性小叶炎可能与微脓肿的形成有关[98, 100, 101, 109]（图 3-18A 至 C）。在这些脓肿的中心形成的微囊（可能是组织加工过程中溶解的脂质）通常被中性粒细胞所包围[101, 109]，产生了术语"囊性中性粒细胞肉芽肿性乳腺炎"（cystic neutrophilic granulomatous mastitis）[102-105]。在这些小的中性粒细胞相关的囊内最有可能发现稀疏的革兰阳性杆菌（图 3-18D）。另请参见第 4 章（图 4-10）。一些较早的报道中描述囊性中性粒细胞肉芽肿性乳腺炎的经典组织学特征为"特发性肉芽肿性乳腺炎"[99, 100, 107, 109]。

典型的囊性中性粒细胞肉芽肿性乳腺炎患者发病年龄在 40 岁左右，有单侧乳腺结节和疼痛的病程较长，并且在临床上（通常也在病理上）诊断为慢性肉芽肿性乳腺炎[116]。该病对经验性使用的抗生素和支持疗法无反应。对囊性中性粒细胞肉芽肿性乳腺炎的越来越多的认识和微生物学研究的进展，可能会改变囊性中性粒细胞肉芽肿性乳腺炎典型患者的状况。

鉴别诊断包括多种病变。通常可以通过综合临床和病理学发现来区分肉芽肿性小叶炎和其他各种肉芽肿性炎症，如结核、结节病和猫抓病。结核性乳腺炎倾向于表现出更多的嗜酸性粒细胞和干酪样坏死（见第 4 章）。至关重要的是，还要考虑癌中的肉芽肿反应[117]。在极少数情况下，可能需要用细胞角蛋白的免疫组织化学染色来鉴别癌。黄色肉芽肿性乳腺炎的主要特征是脂肪坏死，混有胆固醇结晶的脂类巨噬细胞（黄色瘤细胞）和多核巨细胞，通常与乳腺导管扩张有关[118]。

切除活检后常可诊断出未预料到的肉芽肿性小叶炎，随后的治疗应包含针对高度怀疑乳腺组织中柯氏棒状杆菌的感染[119]。这可能需要特殊的培养技术和（或）基因测序或质谱分析[105]，且需要慎重考虑在亲脂性环境中具有活性的抗生素的选择[105, 119, 120]。在许多患者中，该疾病是自限性的，可以通过手术加以控制，但是持续或复发可能会发生[100, 109]，特别是在非特异性抗生素治疗后[119]。可以考虑对耐药病例进行免疫调节治疗[120]。

（二）结节病

系统性结节病（sarcoidosis）可能会影响乳腺。乳腺发病年龄多在 20 多岁和 30 多岁，但一名乳腺受累的患者为 65 岁[121]。根据该疾病的典型临床表现可确定诊断，明确诊断后通常会发现乳腺病变。结节病很少作为原发性乳腺肿瘤出现，通常伴有淋巴结肿大[121, 122]。乳腺结节病引起的病变是质实到质硬的肿块[123]。乳腺结节病的 X 线、超声和 MRI 表现缺乏特异性，可以被误认为癌[124]，特别是如果在乳房 X 线上发现有毛刺状病变[125]。结节病很少会在乳房 X 线检查中出现双侧多发病灶[126]。在已知乳腺癌患者中，结节病引起的纵隔或其他部位的淋巴结肿大，在临床上可能被误认为是转移灶[127, 128]。

切除的标本质硬，呈灰褐色，界限清楚或欠清。钙化和坏死不是结节病累及乳房的特征。已有报道病变表现为直径达 5cm 的肿块。

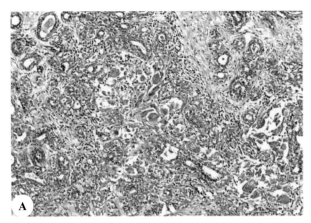 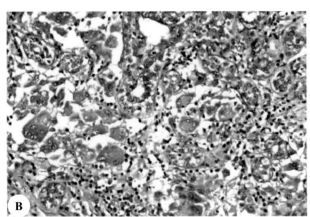

▲ 图 3-17　肉芽肿性小叶炎

小叶炎症，淋巴细胞成分浸润小叶，病变的中心可见多核组织细胞，小叶结构破坏

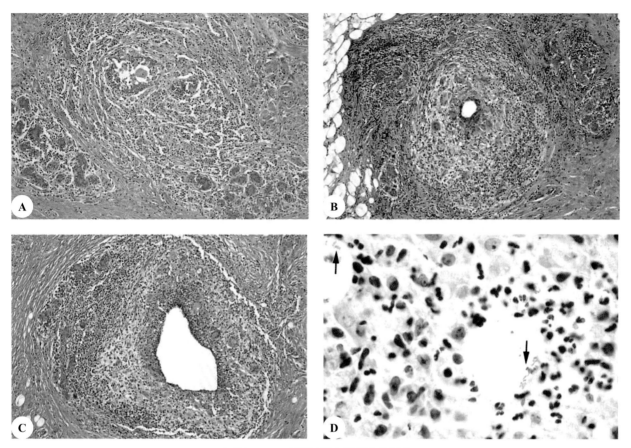

▲ 图 3-18 肉芽肿性小叶炎中的脓肿

这些图片来自一例小叶逐渐被破坏导致了脓肿形成的患者。A. 早期阶段炎症反应灶主要由淋巴细胞组成；B. 这里所示的小叶完全被炎症吞噬，具有特征性的层状分布，周围的淋巴浆细胞反应围绕着含有巨细胞的组织细胞区，一薄层中性粒细胞勾勒出了一个中央的空腔；C. 左侧为残留的小叶，病变有一个大的中央空泡；D. 散在分布的革兰阳性杆菌（箭）和中性粒细胞

显微镜下，可见乳腺实质的小叶和导管间形成结节状的上皮样肉芽肿（图 3-19）。肉芽肿伴有多核朗汉斯巨细胞。病变没有干酪样坏死，也没有发现脂肪坏死。在一些肉芽肿中可能会发现纤维素样坏死的线索。

淋巴浆细胞反应和纤维化可见于不同数量的结节病。大体看似未受累的乳腺组织中可见具有散在淋巴细胞反应的孤立肉芽肿，这些不明显的肉芽肿病灶往往以小叶为中心。

结节病的鉴别诊断包括许多特殊感染因素，如结核、麻风、布鲁菌病、其他细菌感染、各种真菌和寄生虫感染[99]和类风湿结节[129]。粟粒型结核引起的病变可能缺乏干酪样坏死。必须通过培养物、组织化学染色和适当的临床检测排除抗酸细菌或其他细菌和真菌的存在。乳腺结节病的诊断需排除其他潜在的病原体感染引起的病变。

结节病和乳腺癌可以共存。文献综述报道了66 例同时患有 2 种疾病的患者。结节病的诊断先于乳腺癌 31 例，随后发生的有 23 例，同时发生的有10 例[130]。

（三）结节病样病变和乳腺癌

非坏死性结节病样肉芽肿性炎可在具有癌引流的淋巴结中发生[131, 132]。这种现象已在没有结节病临床证据的乳腺癌患者的淋巴结中得到证实[132-134]。Bässler 和 Birke[133] 报道了 0.7% 的乳腺癌患者的腋窝淋巴结中有结节病样肉芽肿。在 0.3% 的乳腺癌的间质中发现了类似的肉芽肿病灶[133]（图 3-20）。一些结节病样肉芽肿并伴有癌的患者腋窝淋巴结中也出现了类似的病灶[133]，但另一些则没有表现出肉芽肿性淋巴结炎[117]。对于已知有乳腺癌的患者，结节病的全身表现可能在临床或影像学上误认为是转移性癌[127, 128, 135]。

从组织学上，很难将结节病患者中与癌相关的结节病样反应与共存癌区分开[136, 137]。从结构上看，结节病和结节病样反应的淋巴结病变相似，尤其是当肉芽肿完全是由上皮样细胞组成时。两者均有朗汉斯巨细胞和局灶性纤维蛋白样坏死[132]。在癌相关的腋窝淋巴结肉芽肿中很少或无纤维化，而长期结节病很可能伴有纤维化。

在乳腺内，与癌相关的肉芽肿反应仅限于肿瘤组织，并直接围绕乳腺实质。有一例淀粉样蛋白沉积伴有肉芽肿反应，并伴有低分化癌的报道[138]。电子显微镜检查证实了管状淀粉样物的存在。有报道描述了乳腺结节病样肉芽肿中可有胶原化[136]。

结节病累及乳腺的女性患者的临床病程取决于潜在疾病的总体范围。乳腺穿刺标本可能提示肉芽肿性炎症，但是细胞学特征不足以区分结节病和其

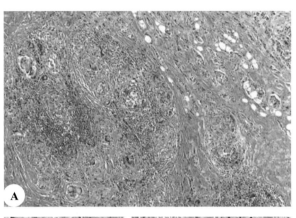
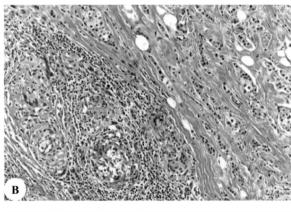
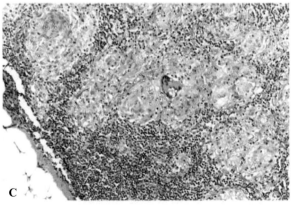

▲ 图 3-19 结节病

A 和 B. 在有结节病的乳腺癌患者组织中，浸润性导管癌间伴巨细胞的融合性非坏死性肉芽肿；C. 前哨淋巴结显示出类似的肉芽肿

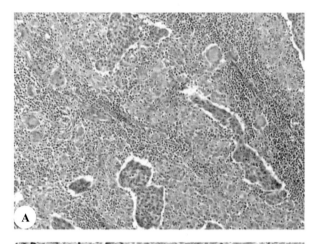
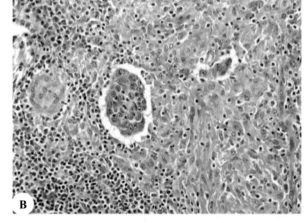
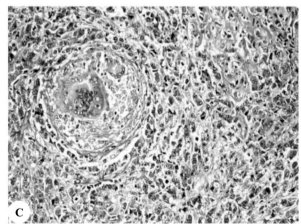

▲ 图 3-20　癌中的结节病样肉芽肿

A. 浸润性癌并伴有肉芽肿性炎；B. 浸润性癌周围可见组织细胞、淋巴细胞和巨细胞；C. 腋窝淋巴结转移癌中的肉芽肿反应

他肉芽肿性病变[139]。乳腺病变可以通过切除活检来适当处理，这对于排除癌是必不可少的。晚期结节病患者可能会发展为双侧多发性病变。尽管与结节病相关的细胞免疫功能受损，恶性淋巴瘤和肺癌的发病率增加，但没有证据表明结节病会影响这些女性患乳腺癌的风险或癌的预后[140]。

2019 年，报道了在一例患有严重三阴性乳腺癌的 69 岁女性的纵隔淋巴结中，出现结节病样反应的罕见病例[131]。该患者接受了 PD-L1 的治疗，在这种情况下该治疗方式显示出生存获益。为证实转移灶进行了活检，但结果显示为非干酪样坏死结节病样肉芽肿。

九、炎性假瘤 / 炎性肌纤维母细胞肿瘤

关于在多个器官中被描述为炎性假瘤（inflammatory pseudotumor）或炎性肌纤维母细胞肿瘤（inflammatory myofibroblastic tumor）的分类一直存在争议。这些病灶是否为相同病变或是否为肿瘤性病变一直存在争议。现在，越来越多的共识是，至少某些器官中的某些病变是肿瘤性的。

在较早的文献中，一些乳腺的炎性假瘤病例被认为是反应性病变，被称为浆细胞肉芽肿[122-124]。最近，一些大体相似的病变被归类为肿瘤性病变，被命名为炎性肌纤维母细胞肿瘤。两种病变均表现出相似的病理特征。大体表现不一，通常伴有坏死和出血。显微镜下，肥大的梭形细胞中有明显的淋巴浆细胞浸润（图 3-21）。后者显示了对平滑肌肌动蛋白（SMA）、肌肉特异性肌动蛋白（MSA）和结蛋白（desmin）具有免疫反应性的肌纤维母细胞分化。极少有血管浸润和局部复发潜能。

由于炎性假瘤和炎性肌纤维母细胞肿瘤的病理学特征模糊，该类诊断用于多种局部梭形结节性病变并伴有炎性浸润[141-144]。ALK-1 阳性提示炎性肌纤维母细胞肿瘤[145]，有人建议仅将具有 *ALK* 基因重排或 ALK 蛋白过表达的病例归为炎性肌纤维母细胞肿瘤。

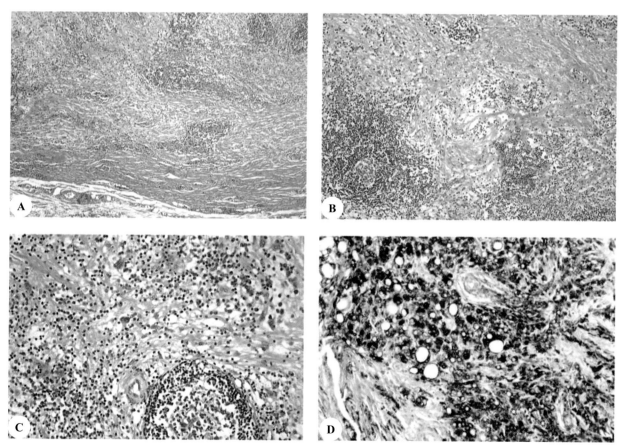

▲ 图 3-21 炎性假瘤

A. 周围的纤维化勾勒出病变；B. 淋巴细胞在不同胶原基质中形成生发中心；C. 显示了一些多核组织细胞和散在分布的浆细胞；D. 微囊性附属器癌（microcystic adnexal carcinoma，MAC）免疫组织化学染色突显组织细胞

Chetty 和 Govender[143] 描述了炎性假瘤的 3 种组织学模式，即结节性筋膜炎、数量不等的胶原基质中梭形细胞交织排列，以及主要由类似于瘢痕的透明变胶原组成的少细胞亚型。其报道中描述的 3 个病例，外观各有不同，各种成分所占比例也各不相同。炎性假瘤的临床行为不定。大多数病例是单侧的，但也有双侧病例的报道[146]。报道的 4 例患者都为单侧病变，切除后没有复发，但随访很少超过 1 年[142, 143]。另一例双侧肿瘤的患者，其双侧乳腺均出现复发[141]。

在介绍免疫球蛋白 G4（IgG4）相关性硬化性乳腺炎（IgG4 相关乳腺炎；见后述）之前，至少有一例为"炎性假瘤"的病例显示血清 IgG4 升高[147]。炎性假瘤 / 炎性肌纤维母细胞肿瘤的鉴别诊断包括 IgG4 硬化性乳腺炎、Erdheim–Chester 病[16] 和成人型"幼年性"黄色肉芽肿[148]。炎性假瘤 / 炎性肌纤维母细胞肿瘤病变的诊断应包括充分的组织病理学评估和 ALK-1 的免疫组织化学染色。如果可以的话，应该进行 *ALK* 基因重排研究，以确诊炎性肌纤维母细胞肿瘤。

虽然有些病例可以自发消退，但是仍建议行手术切除。广泛切除可治愈炎性假瘤 / 炎性肌纤维母细胞肿瘤[149]。

十、血管炎

血管炎性病变，特别是动脉炎，在各种系统性疾病中都能遇到，这些疾病广泛地被归类为胶原血管疾病。乳腺可能会受到影响，作为单器官血管炎[150] 或多器官受累的一部分。血管炎引起的乳腺病变通常在临床上类似于癌。尽管与各种胶原血管疾病有关的脉管炎的组织病理学特征可能存在一些差异，但可根据临床和病理学发现对特定疾病进行诊断。除了任何其他组织学检查结果外，大多数乳腺受累的血管炎均表现为纤维素样血管炎。这些疾病中的一些在乳房 X 线检查可能有钙化表现[151]。在所有血管炎中，乳腺受累最常与肉芽肿合并多血管炎、巨细胞动脉炎和多动脉炎有关[150, 152]。类固醇和其他免疫抑制药通常可用于控制大多数乳腺血管炎病例。外科手术通常用于清除坏死的组织。

（一）巨细胞动脉炎

巨细胞动脉炎（giant cell arteritis）通常见于老年女性的颅动脉，表现为暂时性头痛、视力障碍、发热和其他症状。通常会出现贫血和红细胞沉降率（ESR）升高。对于具有典型症状的患者，通过颞动脉活检发现巨细胞肉芽肿性动脉炎和弹力膜破坏，可以确诊。

1950 年，Waugh[153] 首先描述了临床上仅限于乳腺的巨细胞性动脉炎，随后有大量病例报道[154-160]。这些患者为 52—79 岁的女性。几乎所有病例都出现一个或多个可触及的、偶尔疼痛的乳腺肿物[155]。患处乳腺的上皮可以类似炎性乳腺癌的变化[161]。

在近 50% 的病例中，病变是双侧的。肿瘤质实到质硬，可有压痛或疼痛，肿瘤直径小于 1cm，大者可至 4cm。有几例报道都描述了病变固定于皮肤，并且少数患者的病灶上有皮肤红斑，这会增加诊断炎性乳腺癌的可能性[162]。一名患者出现乳头内陷，并且在某些情况下可见腋窝淋巴结肿大[163]。这些特征可能在临床上会怀疑到癌[164]。一名浸润性乳腺导管癌和乳腺炎的患者颞动脉活检显示有巨细胞血管炎[156]。一名 72 岁的女性患有乳腺巨细胞性动脉炎和多血管炎，肌肉活检中发现有坏死性多动脉炎[165]。

大多数乳腺巨细胞性动脉炎的患者几乎没有如头痛、肌肉和关节痛、发热和盗汗的全身症状。在大多数情况下，患者有轻度贫血和 ESR 升高。

切除标本界限不清，橡胶状、质实。在一名双侧病变的患者中，每个病灶都包含一条明显肿大、增厚和血栓形成的动脉[153]，但是在大多数患者中，血管变化并不明显。显微镜下，肉芽肿性炎症累及整个受累组织的中小动脉[157, 159]（图 3-22），静脉和小动脉很少累及。反应过程包括透壁性和血管周炎细胞浸润，主要由淋巴细胞、组织细胞和巨细胞组成。还可以看到浆细胞、嗜酸性粒细胞和散在的中性粒细胞。纤维素样坏死不是恒定特征，但是管壁弹力纤维的断裂可以通过特殊染色证实（图 3-23）。多核巨细胞常围绕这些断裂的弹力纤维。在某些情况下，巨细胞稀疏分布。管腔可能因机化的血栓或内膜下层状纤维化而狭窄或闭塞。钙化通常发生在愈合的动脉炎所在的血管中，这些钙化的血管可以在乳房 X 线照片上看到[162]。周围的乳腺组织表现出纤维化和腺体萎缩。

乳腺巨细胞动脉炎的诊断是通过切除活检来进行的，穿刺活检可能无法显示具有诊断价值的病变[160]。鉴别诊断包括其他类型的动脉炎、静脉炎，与妊娠或哺乳有关的梗死以及创伤性脂肪坏死。大多数接受类固醇治疗的患者均未出现全身症状，随访时间为 2 年或更短。一名患者在乳腺活检后不久就进行了甲状腺叶切除术，诊断为腺瘤，患者的标本中有动脉炎[166]。据报道，一例双侧乳腺受累的女性在未使用类固醇治疗的情况下，全身症状完全消失[158]。

（二）肉芽肿性多血管炎

Wegener 肉芽肿现在称为肉芽肿性多血管炎（granulomatosis with polyangitis），这种改变是由于 Wegener 在第二次世界大战期间的非专业行为被揭示所致。该病的特征是坏死性肉芽肿性血管炎累及上、下呼吸道，并伴有肾小球性肾炎[167]，但很少累及皮肤、关节和内脏器官[168]。据报道，第一例肉芽肿合并乳腺多血管炎由 Elsner 和 Harper 于 1969 年发表[169]。描述的其他患者包括 40—69 岁的女性[170-175]和 40 岁的男性，患有双侧溃疡性无痛性乳腺病变[176]。大多数患者的病变均为单侧。在两名女性中，乳腺肿物是肉芽肿性多血管炎的最初指

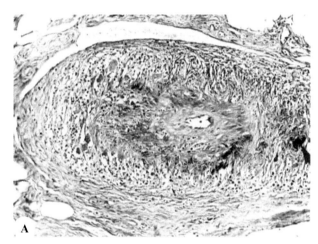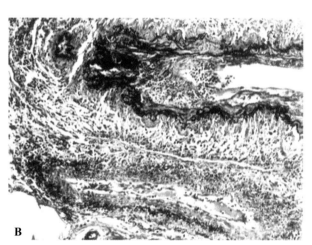

▲ 图 3-22　巨细胞动脉炎

动脉壁中有组织细胞、淋巴细胞和巨细胞，管腔几乎完全闭塞（A），可见不规则的钙化，动脉内弹力膜断裂明显，炎症反应包括邻近的一条小静脉（Elastic van Gieson 染色）（B）[经许可转载，引自 Rosen PP, Oberman HA. *Tumors of the Mammary Gland*（AFIP Atlas of Tumor Pathology, 3rd series, vol. 7）. Washington, DC: American Registry of Pathology; 1993: 37. Figures 36 and 37.]

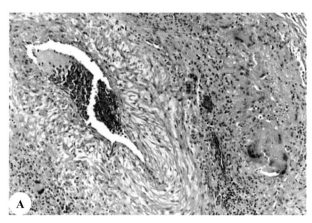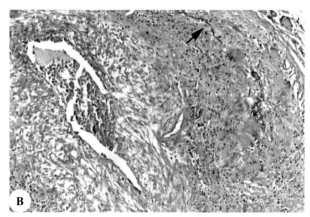

▲ 图 3-23　巨细胞动脉炎

Elastic van Gieson 染色可见动脉内出现明显的内弹力膜断裂（箭），注意巨细胞在动脉壁内的位置

征[172, 174]。在另一例特殊情况下，患者以乳房的双侧对称性坏死就诊[177]。在 4 例患者中，全身表现与乳腺肿块同步出现[172] 或在检测乳腺肿块不久之前出现[169, 170, 174]。也有文献报道其他症状之后 1~6 年出现晚期乳腺受累[173]。Allende 和 Booth[178] 对 27 例已发表的多发性肉芽肿伴多血管炎的乳房受累病例的综述指出，病变的临床表现通常为肿块形式，需要与癌进行鉴别诊断[149, 178, 179]。

乳腺肿物通常质软，有一例表现为乳头内陷和橘皮样变，类似于炎性乳腺癌[170]。由于乳腺肿块和肺结节的存在，在临床上可能被误认为是晚期乳腺癌的证据。乳房 X 线检查可见明显的致密病变，边界不规则或呈星状[170]，无钙化。有文献报道了细针穿刺确诊的未切除病灶，在使用类固醇激素和免疫抑制治疗后消退[170]。然而，细胞学检查可见炎症细胞和坏死迹象，但缺乏特异性。通常情况下，病变必须进行手术活检才能证实为坏死性血管炎，该病的特征是动静脉受累。当标本表现出明显的脂肪坏死时，潜在的血管炎可能不会被发现[171]。病变的梗死部分在大体上可能类似于癌[179]。

镜下检查显示乳腺实质和脂肪的急性和慢性炎症。动脉炎会影响中小血管，并可能伴有静脉炎，在较大的动脉中可见弹力膜分离。在坏死区域和周围乳腺中的血管出现炎症改变。在周围乳腺和中央坏死的梗死区域的周围可见肉芽肿（图 3-24）。炎症反应包括不同比例的多核巨细胞、浆细胞、淋巴细胞、嗜酸性粒细胞和中性粒细胞。

针对全身系统性症状的治疗包括类固醇、免疫抑制药和支持治疗，预后取决于全身受累的严重程度和范围。文献中描述的 10 例患者中的 2 例在 6 个月内死于快速进行性系统性血管炎[144, 148]。据报道，其他 2 例在诊断后 2~6 年存活，可有或没有肉芽肿性多血管炎的证据[170-174]。

（三）多动脉炎

有几例关于乳腺多动脉炎（polyarteritis）的报道，这是一种以中小动脉的血管炎为特征的疾病[180-183]。在大多数患者中，单侧乳腺病变是其最初表现。一名患有多动脉炎的女性在发病 18 年后出现了单侧乳腺肿块[182]。在另一例患者中，双侧受累导致了多个乳腺疼痛性结节[181]。一名 49 岁女

性，有双侧隆乳史，表现为单侧乳腺疼痛[184]。乳房 X 线检查显示 37 例患有局限性乳腺动脉炎的女性可见动脉钙化[183]。

显微镜下，可见乳腺实质中透壁坏死性血管炎，但无巨细胞反应，嗜酸性粒细胞可能是混合性炎症细胞浸润的主要成分。该病变涉及各种大小的动脉血管，包括小动脉，但静脉不受累（图 3-25）。急性期血管腔的闭塞主要是由于继发性血栓形成的炎症过程，纤维素样坏死也可明显。缺血性损伤对周围乳腺的继发性影响包括急性和慢性炎症及脂肪坏死。

大多数报道的患者在类固醇治疗后症状改善。一名无系统性动脉炎症状的女性，除行乳腺肿块切除术外，未经其他任何治疗，临床上无症状[183]。

（四）系统性硬化

系统性硬化（systemic sclerosis）或称系统性硬皮病，是一组自身免疫性疾病，包括类风湿关节炎、狼疮和皮肌炎。系统性硬化通常表现为皮肤和（或）内脏症状，可能继发于潜在疾病对血管和胶原蛋白的影响。乳腺的皮肤受累可能是进行性系统性病变的一部分，报道描述了一例系统性硬化弥漫性累及单侧乳腺的皮肤和实质[185]，该患者没有全身性硬皮病表现，也未进行随访。

有报道几例乳腺癌患者出现系统性硬化[186-189]，至少有 1 例出现乳腺皮肤受累，是系统性硬化弥漫性皮肤受累的一部分[186]。有证据表明系统性硬化和肺癌相关[187, 188]，乳腺癌是系统性硬化伴发的第二常见的恶性肿瘤[190]。这种关系可能是偶然的，但患有硬皮病和乳腺癌家族史的患者可能风险增高[191]。在约 75% 的患者中，系统性硬化的发病比乳腺癌大约早 22 年[191]。但乳腺癌很少早于系统性硬化的诊断，或者这两种情况是同时诊断的。系统性硬化患者诊断乳腺癌的平均年龄约为 60 岁[191]。最常见的血清学异常是存在抗着丝粒抗体。

使用硅胶性假体隆乳的女性，在 2~19 年后出现系统性硬化[192-194]。在一个病例中，在硅胶性假体被充满生理盐水的假体代替后，系统性硬化症状消退[193]。皮肤和内脏系统性硬化病变中存在的纤维母细胞可见平滑肌分化[195]。总的来说，对于

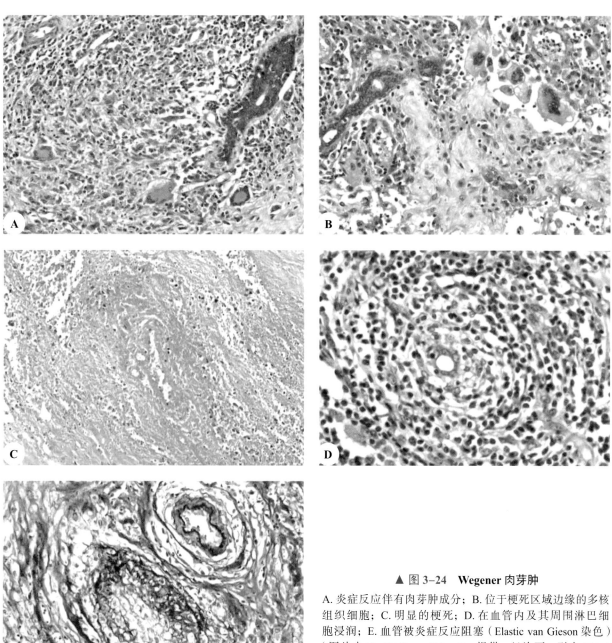

▲ 图 3-24 **Wegener 肉芽肿**

A. 炎症反应伴有肉芽肿成分；B. 位于梗死区域边缘的多核组织细胞；C. 明显的梗死；D. 在血管内及其周围淋巴细胞浸润；E. 血管被炎症反应阻塞（Elastic van Gieson 染色）（图片由 Dr. Wolfgang Schneider 提供。经许可，引自 Göbel U，Kettritz R，Kettritz U，et al. Wegener's granulomatosis masquerading as breast cancer. *Arch Intern Med*. 1995；155：205–207.）

患有乳腺癌和系统性硬化的女性，应避免辐射。有趣的是，局限性系统性硬化（放射后硬斑病）被认为是乳腺放疗的"未得到充分认识"的并发症[196]。

（五）皮肌炎

血管和软组织，特别是四肢的钙化，是皮肌炎（dermatomyositis）的重要表现。一名 49 岁长期患有皮肌炎的女性患者，其乳房和腋窝可见皮肤变化

和多发性皮下结节[197]。乳房 X 线检查显示许多粗大的分支钙化，类似于导管周围乳腺炎伴导管淤滞形成的钙化，以及提示癌的点状钙化簇。在切线位视图中，可见两种钙化类型都位于皮肤和皮下组织中，而不是像普通视图那样位于乳腺中，但未进行活检。

几项针对皮肌炎患者的调查研究表明其与恶性肿瘤有关[198-201]。在某些系列研究中，乳腺癌为

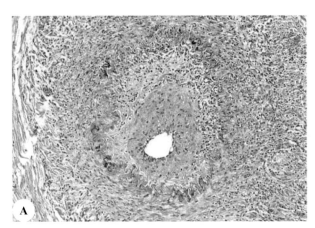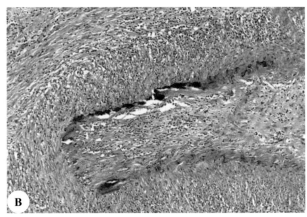

▲ 图 3-25 多动脉炎

横切面（A）和纵切面（B）的血管中出现内弹力膜的断裂和钙化，血管腔被反应性组织填塞

较常见的肿瘤之一[198, 200]。然而，一项对日本患者的研究表明，其与胃癌、甲状腺癌和卵巢癌更相关[201]。患者通常在接受肿瘤治疗后皮肌炎得以缓解。在一例特殊病例中，在对 T1N0M0 期乳腺癌进行手术治疗后不久，临床上出现暴发性皮肌炎[202]。

（六）其他胶原血管疾病

类风湿关节炎（rheumatoid arthritis）累及乳腺者极为罕见。病例报道描述了一名 32 岁活动性类风湿病患者，临床表现为乳腺炎和导管淤积，乳腺活检显微镜下发现类风湿结节[129]。

Weber-Christian 病（Weber–Christian disease），也称为"复发性发热性非化脓性脂膜炎"，表现为复发性皮下结节，伴有发热、关节痛和精神萎靡。病变可有或无疼痛。典型的部位多见于下肢和躯干，但也有报道可累及乳腺[203]。切除的结节由脂肪坏死和肉芽肿反应组成。病变通常位于皮下，但可累及浅表乳腺实质。

血管脂膜炎（angiopanniculitis）表现为表浅的乳腺肿块，固定于硬化的红色皮肤上[204]。Wargotz 和 Lefkowitz[204] 报道的病例年龄范围为 36—64 岁，除 1 名患者外，其余均为女性，2 名患者患有糖尿病，无其他全身性疾病。病变由皮下脂肪和浅表乳腺实质中的多个非坏死性组织细胞肉芽肿组成（图 3-26）。可见脂肪坏死和小血管炎。乳腺导管和小叶基本不受累。几例患者在乳腺或其他皮下部位出现复发。患者没有出现全身症状。

皮下脂膜炎样 T 细胞淋巴瘤（subcutaneous panniculitis-like T-cell lymphoma）罕见可表现为乳腺肿块[205, 206]。临床表现包括单个和多个皮下斑块样或结节性病变，最常见于腿部，但可累及包括乳腺在内的其他部位。患者可能出现发热、体重减轻、贫血和凝血病。组织学检查显示 T 细胞和巨噬细胞浸润，单个脂肪细胞被肿瘤性 T 细胞包绕。

狼疮性乳腺炎（lupus mastitis）是系统性或盘状红斑狼疮的罕见并发症，可以表现为单个或多个皮下或深部包块，并经常类似恶性肿瘤[207, 208]。淋巴细胞性血管炎（图 3-27）和生发中心的形成是常见特征。通过免疫组织化学研究，发现浸润的淋巴细胞主要由 T 细胞和 B 细胞组成[208]。

狼疮性乳腺炎是狼疮性脂膜炎的一种形式，临床上以结节性病变为特征，在组织学上以不同演变阶段的脂肪坏死为特征[209]。在某些病例中，狼疮性乳腺炎表现为主要分布在小叶内和小叶周围的淋巴细胞性乳腺病。在复发性狼疮中会出现同心圆性周细胞纤维化（"洋葱皮"）和围绕导管和小叶的透明样间质纤维化[210, 211]。晚期病变可能有大量钙化。病灶的血管周围可发现免疫球蛋白沉积物。皮肤上的临床表现可能类似炎性乳腺癌[211]。狼疮性乳腺炎的影像学表现不一，可表现为肿块和钙化[212, 213]。

（七）静脉炎（包括 Mondor 病）

乳腺内的静脉炎症性病变很少见，影响乳腺区域的静脉炎最常见的形式是浅表性血栓性静脉炎或 Mondor 病（Mondor disease）。胸壁和乳腺浅表血栓性静脉炎由法国外科医生 Henri Mondor 于 1939 年首次描述[214]。Kaufman[215] 在 1956 年对文献进行了回顾，并注意到该综合征的描述可追溯至 1922 年[216-218]。

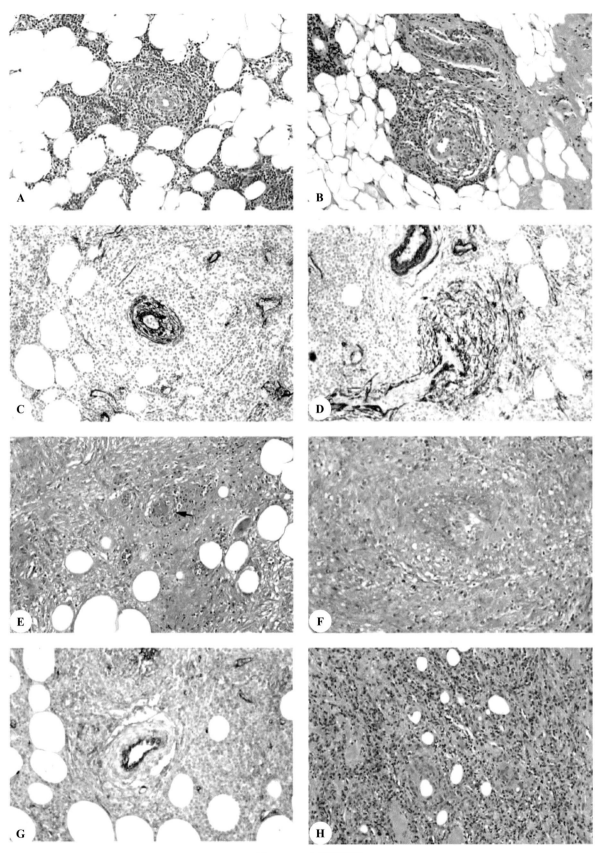

▲ 图 3-26　血管脂膜炎

A 和 B. 小动脉被淋巴细胞和组织细胞包围，可见炎症细胞位于血管壁中，但管腔显露；C 和 D. 炎症细胞导致管壁平滑肌层分离，可通过抗肌动蛋白免疫组织化学染色显示；E. 晚期脂肪坏死区域的中心可见小动脉的坏死（箭）；F. 小血管内的纤维素样坏死；G. 小血管的内皮保留对Ⅷ因子的反应性；H. 血管脂膜炎中的肉芽肿反应

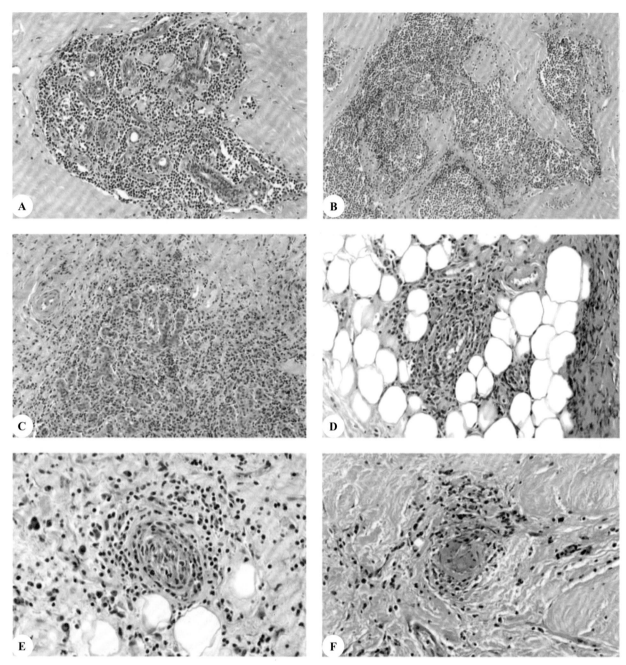

▲ 图 3-27　狼疮性乳腺炎

A 和 B. 一名 39 岁有关节炎和抗核抗体阳性的女性患者的乳腺活检，显示淋巴细胞浸润小叶（A）和间质（B）；C 至 F. 一名 24 岁双侧狼疮乳腺炎女性的乳腺活检，显示淋巴细胞性小叶炎（C）、血管周围淋巴细胞浸润（D 和 E）和血管坏死伴纤维蛋白凝块（F）

约 25% 的 Mondor 病患者为男性。在外伤、高强度体力活动及乳腺或胸壁手术后，可发生该病变[219, 220]。一名患者在双侧硅胶性植入隆乳术后 8 年，出现了 Mondor 病，也可能是同时发生[221]。临床上，可见 1.5cm 大小的浅表性红斑溃疡性结节 3 个月余。切除的肿物包含一条血栓形成的静脉，管壁和血管周围淋巴细胞浸润并扩散到周围组织。据报道，1 名慢性海洛因依赖者因经常向乳腺注射药物发展为 Mondor 病[222]。另有报道可见 2 名因水母蜇伤而患上 Mondor 病的患者[223]。有乳腺癌和 Mondor 病的并存的报道[224-226]。在一系列研究中，有 12.7% 的 Mondor 病患者患有乳腺癌[227]。没有与其他恶性肿瘤相关的报道，但在一例患者诊断为肺小细胞癌乳腺转移之前不久，被发现患有 Mondor 病[228]。

大多数 Mondor 病患者年龄为 20—40 岁。关于 Mondor 病为妊娠并发症的报道很少[229]。然而，在一系列研究中，大部分女性是多次生育[220]。左右乳腺的发病率均等，但很少会累及双侧乳腺[230]。据报道，口服避孕药的使用与该疾病的发病机制有关[231]。体格检查发现皮下的条索，可能无痛、疼痛或肿胀。当该区域被牵拉时，例如同侧手臂抬高时，条索病变沿线可形成凹槽。Mondor 病最常累及乳腺和邻近胸壁的外上部或乳腺下部。少见情况下，累及其他延伸部位，包括颈区、上臂、腹部甚至腹股沟。这些不寻常的分布反映了皮下静脉丛的吻合。

Mondor 病的诊断通常是在临床上确定的。乳房 X 线特征证实了该病变位于浅表位置的特点[232]。典型的影像学发现是线性密度影，有时会出现串珠，在切向平面上可见病变位于表浅位置[233]。活检显示皮下静脉血栓性静脉炎，以血栓形成伴不同程度的机化和再通为特征[231, 234]。与整个血管壁纤维母细胞的显著增生相比，静脉和周围组织的炎症程度轻。在该病的急性期，血管壁可见大量的基质黏蛋白，其本质可能是透明质酸。

Mondor 病是一种自限性疾病，在对症治疗后数周至数月内可缓解。没有证据表明 Mondor 病与恶性内脏肿瘤相关，而且很少与深静脉血栓形成相关。非甾体抗炎药可能是有效的[235]。很少需要抗生素和抗凝治疗。

十一、石蜡瘤

石蜡注射美容最初是在世纪之交时尝试的，当时使用这种方法制成了睾丸假体，用于因结核病而行睾丸切除术的患者中[236]。随后还报道了多种其他临床应用，包括隆乳[237, 238]。尽管绝大多数的石蜡注射在短时间后被废用，但在东南亚和南美仍在继续。除石蜡外，还有各种各样的物质，包括硅胶、凡士林、植物油、芝麻油、矿物油、羊毛脂和蜂蜡，都用于丰胸美容[239-243]。所有这些物质都会引起不同程度的异物巨细胞肉芽肿反应。

石蜡会引起异物反应（油性肉芽肿或油性肉芽肿性乳腺炎），类似于注射到乳房中的其他刺激性物质所引起的反应[240]。在数周至数月内，注射的物质和随之而来的反应形成了坚硬的结节状团块，

很可能会导致乳房变形。皮肤可形成窦道，并伴有石蜡排出[244]。异物引流入腋窝会引起腋窝淋巴结肿大[240]。一名男性患者在 35 年前注射石蜡引起了双侧乳腺溃疡[245]。另一名患者在双乳注射石蜡 30 年后出现了双侧癌变[239]。乳房 X 线显示多种形态，包括均质、蜂窝状外观或具有"怪异"结构变形的致密纤维化[238, 239, 246]，钙化常为絮状或环状[246]。

十二、隆乳相关病变

在 19 世纪 60 年代和 70 年代，将一种由二甲基硅氧烷的长链聚合物组成的液态有机硅注入乳房以增加美容效果。在美国及其他国家的许多地方，该操作都是不受管制的。由这种物质引起的异物炎症反应可呈弥漫性，称为硅胶性乳腺炎或结节性病变，即所谓的硅胶肉芽肿[247]。

在植入硅胶的患者中，包膜的形成不仅来自假体的异物反应，也来自其内容物的渗漏。包膜形成可能会导致乳房变形和过度紧实。有报道描述了乳腺硅胶假体向同侧上臂软组织的迁移，并伴有继发性神经系统改变[248]。在这种情况下，可通过 MRI 确定硅胶的分布。据报道，超声对检测渗漏无效[249]。

假体中所含硅凝胶的泄漏引起的炎症反应，通常不如直接硅胶注射引起的炎症反应严重。这种变化往往仅限于假体的附近，这些反应有助于包膜的形成[250]。此类假体周围组织中硅胶的定量检测并未显示出硅胶浓度与炎症反应之间的一致性[251, 252]。硅胶的含量与组织细胞反应的强度显著相关，但与钙化或巨细胞反应无关[252]。不论硅胶假体内充生理盐水还是硅胶，包膜内的硅胶水平均高于周围的乳腺组织[253]。此发现表明组织中的某些硅胶来自假体本身，即使其内充生理盐水。

液态硅胶注射可出现多种并发症[254]，其中包括皮肤硬结、引流窦道、畸形及乳房硬结。肿块明显可触及[255, 256]。有报道发现，假体破裂后注射的硅胶可迁移到胸壁，甚至远达腹股沟[255, 256]。在硅胶中添加油和其他硬化剂可最大限度地减少移动，但同时增加了乳腺炎症反应的强度，通常导致皮肤和（或）胸肌固定。已报道发现硅胶假体破裂后会从乳头溢出[257, 258]。

硅胶引起的乳腺和其他部位的组织改变可以通过多种检测技术发现，包括乳房 X 线、MRI、CT

和 [67]Ga 闪烁成像技术 [248, 259, 260]。对 350 名使用硅胶假体的女性患者进行乳房 X 线筛查，显示 257 名（73%）患者可见纤维包膜，90 名（26%）患者可见假体周围钙化，16 名（5%）患者可见硅胶性渗漏 [260]。在一项系列研究中发现 [261]，乳房 X 线和 MRI 对假体破裂和硅胶渗漏的检测灵敏度较低，但其他研究发现在检测假体方面，MRI 优于乳房 X 线和超声检查 [262, 263]。

硅胶性乳腺炎引起的反应导致乳腺癌难以检测到 [264, 265]。临床检查因结节、皮肤皱缩、硬块、乳头内陷和其他可能模拟或掩盖癌的改变而复杂化 [266, 267]。腋窝淋巴结改变可能由硅胶性填充假体渗漏，以及将液态硅胶注射到乳腺实质中造成的。继发于硅胶迁移的腋窝淋巴结肿大，可能模拟转移癌或掩盖了转移灶 [268]。硅胶性淋巴结炎的细针穿刺，显示了空泡样的组织细胞中含有折光颗粒 [269]

（见第 43 章）。

由于注射的硅胶和相关的反应会引起许多不透明的结节，因此，通过乳房 X 线检测癌的能力受到影响。当存在假体时，可能需要使用具有 4 个或更多个视图的特殊成像技术来检查整个乳腺 [260, 270]。硅胶性乳腺炎的钙化通常是不规则和粗大的，但是在硅胶性乳腺炎中也发现了类似于癌的微钙化 [271, 272]。如果存在，则应进行活检 [267]。尚未证明超声检查对检测硅胶性乳腺炎中的乳腺癌特别有效 [273]。MRI 和 PET 是检测因硅胶性乳腺炎而变形的乳腺中癌症的重要手段 [274]。

硅胶性乳腺炎的标本由坚实到坚硬的结节组成。当标本一分为二时，如果有广泛的钙化现象，就会有沙砾感（图 3-28）。注入液态硅胶后，在切面上可以看到许多包含浅黄色或白色黏性物质的囊腔。

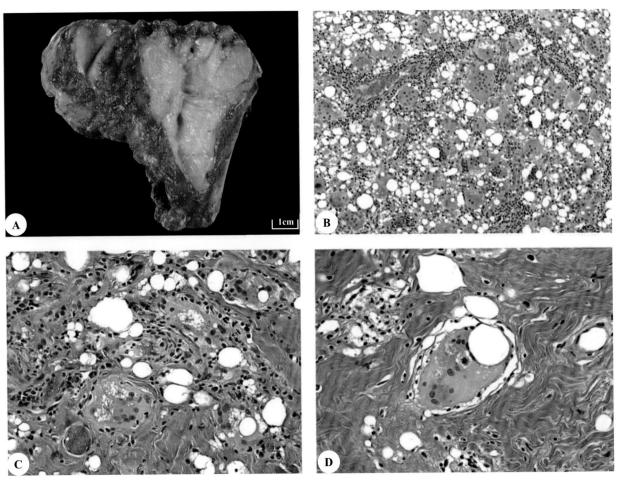

▲ 图 3-28　硅胶肉芽肿

A. 注射硅胶隆乳后形成的结节性硅胶肉芽肿的大体标本；B. 硅胶引起的弥漫性肉芽肿反应，腔隙内可见硅胶；C 和 D. 巨细胞中可见星状小体

液态硅胶本身或掺杂物会引起脂肪坏死并引起异物巨细胞反应（图 3-28）。这些微观特征并非有机硅注射特有的。硅胶也可能进入导管腔和小叶腺腔。在组织切片的处理过程中，一些有机硅从组织中流失，留下大小不一的透明空间。腔隙和组织细胞可能包含双折光性细小颗粒或晶体，但并非在所有情况下都可看到[251, 265]（图 3-29）。硅胶的存在可以通过电子显微镜、红外光谱、原子吸收分光光度法和其他方法来确认。硅胶肉芽肿伴随的慢性炎症反应和纤维化程度不同。注意如果未提供有机硅注射史，反应性变化可能被误认为是脂肪肉瘤[272]。

含硅的假体形成的反应性囊膜，主要由相对界限较清的胶原化纤维组织组成，其中包含纤维母细胞、肌纤维母细胞和数量不等的弹力组织，后者导致包膜挛缩。钙化在长达 10 年或更久的假体周围比新近植入的假体周围更容易见到[275]。钙化常见于硅胶假体周围形成的厚囊壁和通常在早期假体中使用的涤纶贴片处[276]。钙化有两种形式，即"球状聚集体"和真正的"骨形成"。超微结构分析和其他研究证实，两种钙化类型均由羟基磷灰石晶体组成。晶体以有序的方式沉积在骨形成部位的胶原纤维上，而在球形聚集体中，它们更大，与胶原纤维无关。

囊壁的微观结构受假体的表面结构和组成的影响[277]。炎症反应往往集中在假体周围囊壁的内表面和外表面上。外部反应包括淋巴细胞、浆细胞、组织细胞和偶尔的异物巨细胞。纤维组织细胞和多核巨细胞在囊壁和假体之间的界面上更为明显。纤

维性囊壁由层状胶原组成，主要由淋巴细胞和组织细胞组成的混合性炎症细胞浸润。纤维母细胞分布在胶原组织中，有时可见钙化。没有滑膜分化，但纤维蛋白可能沉积在内表面上。其他的囊壁则较厚，具有更复杂的结构，并且在与假体接触的表面上形成一层原始的滑膜样结构。在滑膜样结构之下是网状纤维和由松散的多边形组织细胞组成的区域，有独特的毛细血管区。

从硅胶性乳腺假体周围形成的囊壁中取出的组织经分析后发现，与在整形手术中取出的正常乳腺组织相比，前者透明质酸的含量增加了[278]。炎症细胞主要是 T 细胞和巨噬细胞，发现大量白细胞介素 2（IL-2）与浸润的淋巴细胞相关。透明质酸或 IL-2 的血清水平没有增加[278]。

在多达 50% 的情况下，囊腔内表面由垂直于表面的纤维组织细胞有序排列形成一层规整的结构（图 3-30 和图 3-31），这些细胞之间有一个丰富的网状蛋白网，这种滑膜样反应称为滑膜化生[279-281]。滑膜化生最明显的情况，可出现在假体初次放置和摘除之间的最短间隔内，这表明这种变化并不依赖于假体的长期植入[282, 283]。

在光滑和有纹理的假体周围形成的囊中都可发生滑膜化生[283]。在光滑的假体周围的滑膜具有平坦的表面，有纹理的假体周围形成的囊表面呈不规则球形（图 3-32）[277]。

衬覆细胞具有类似于滑膜细胞的免疫组织化学特性，表达 Vimentin 和 CD68[279, 280, 284]。不表达细胞角蛋白和Ⅷ因子[281]。假体的巨噬细胞和异物巨细胞表达 CD44[285]。

从组织学角度来看，在假体囊内可以发现多种异物。液态硅滴在组织细胞和慢性炎症细胞反应中形成表面光滑的折射，呈半透明或透明液泡[286]。假体袋的碎片，被称为硅胶弹性体，表现为不规则的、非双折射的颗粒，通常被多核异物巨细胞包裹。在聚氨酯包被的有纹理的假体周围形成的囊中，会发现多面体聚氨酯晶体（图 3-33），并且这种物质可能会与假体内的硅胶混合[287]。这些具有不同几何形状的晶体会诱发强烈的肉芽肿反应。在与乳腺假体囊相关的组织中也曾检测到滑石粉[288]。

有研究描述了形成化生性滑膜细胞的超微结构特征[279, 281]。在实验动物和人体标本中的研究表明，

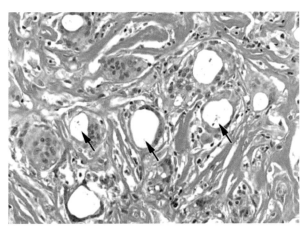

▲ 图 3-29 硅胶肉芽肿
硅胶肉芽肿的巨细胞、空泡状组织细胞中出现的双折光性晶体物（箭）

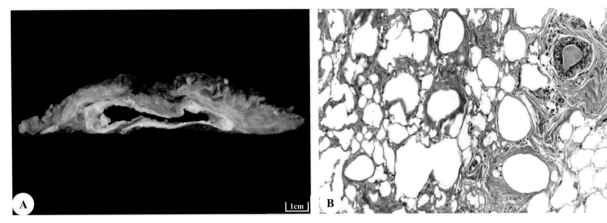

▲ 图 3-30　乳腺假体周围囊的致密纤维化

乳腺假体周围形成的致密反应性纤维化（A），这种反应导致囊的"挛缩"，假体已经放置了 5 年，囊壁周围乳腺组织有假体渗漏的证据（B）

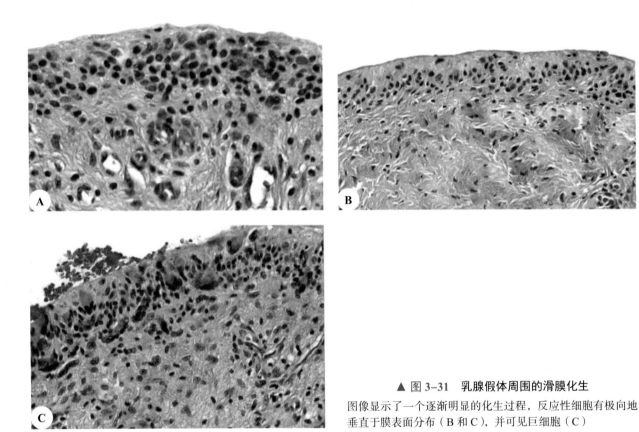

▲ 图 3-31　乳腺假体周围的滑膜化生

图像显示了一个逐渐明显的化生过程，反应性细胞有极向地垂直于膜表面分布（B 和 C），并可见巨细胞（C）

囊膜反应具有以类似于真实滑膜的方式转运外来颗粒物质的能力[284]。扫描电子显微镜显示，滑膜化生层的表面呈凸起状，并有细小胞突突向腔内[289]。

通过光学显微镜和其他方法已证实，硅胶颗粒存在于硅胶性凝胶假体周围的囊壁全层[279, 290, 291]。可通过扫描电子显微镜、X 线光谱的反向散射电子成像或电子探针显微分析明确鉴定硅胶颗粒[291, 292]。

经证实，激光拉曼光谱能快速、准确和灵敏地分析与乳房假体相关的硅胶和其他微粒物质[293, 294]。

硅胶性假体囊内及其周围反应性单个核细胞主要由 T 细胞组成[285, 295, 296]，这些 T 细胞分散在整个囊内[246] 以及假体周围的液体中[295]。在一项研究中，大多数 T 细胞为 CD4（＋）、CD29（＋）辅助 / 诱导细胞[295]。研究人员还发现，泡沫状巨噬细胞

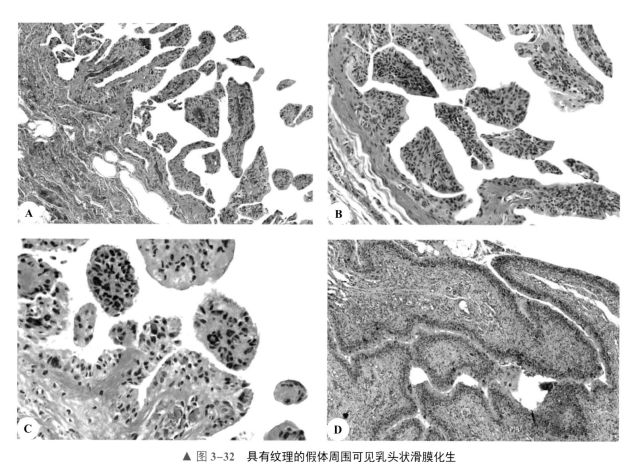

▲ 图 3-32　具有纹理的假体周围可见乳头状滑膜化生

囊内表面的乳头状反应（A 至 C），可见多核巨细胞（C）和慢性炎症（D），囊表面有显著的乳头状反应（D）

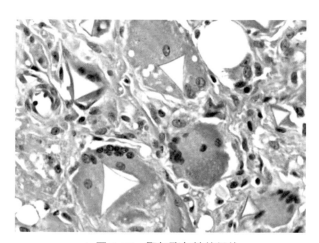

▲ 图 3-33　聚氨酯包被的假体

在肉芽肿反应中存在三角形聚氨酯晶体

具有 HLA-DR 免疫反应性。CD4（＋）和 CD29（＋）T 淋巴细胞在囊壁的数量明显多于在外周血中。这些观察结果提示假体周围包膜组织中存在活跃的细胞免疫反应[295]。生发中心细胞表达 CD20，并且囊中的浆细胞表现出多克隆免疫球蛋白的轻链反应性[285]。

大多数研究者使用免疫组织化学染色，并没有发现滑膜化生中具有上皮分化的证据。然而，已有报道发现由假体囊表面引起的鳞状上皮化生和鳞状细胞癌的罕见情况[297]。乳腺假体囊内衬的鳞状细胞大概是由植入期间乳腺导管上皮受损引起的。切除活检后，在愈合手术部位的乳腺组织中鳞状化生并不罕见，但在活检腔周围的肉芽组织表面很少见到化生上皮生长。

除了石蜡或硅胶注射及硅胶植入以外，还有两种隆乳技术，即将聚丙烯酰胺凝胶注射到乳腺后间隙和通过吸脂获得的自体脂肪植入。前者可引起炎症反应，并因凝胶迁移而引起乳腺畸形[298]，后者可与脂肪坏死有关，导致肿块形成，由脂肪坏死性假性囊肿伴钙化组成[299]。

可能需要进行全乳房切除术以控制注射液态硅胶引起的明显炎症或美容并发症。当硅胶浸润患者皮肤时，重建的美容效果并不令人满意。通常，硅胶填充假体渗漏的影响可通过更换假体和去除周围挛缩来控制。必要时通过切除来治疗由硅胶在乳腺中迁移引起的肿块。

因为在存在硅胶性乳腺炎的情况下可能难以检测到癌，所以这种情况下患者应该进行仔细的临床随访。有明显乳腺癌家族史或其他易感因素的女性，如果患有严重的硅胶性乳腺炎，则可以进行"预防性"乳房切除术。乳腺的轻微临床变化应通过乳房 X 线检查、MRI 和活检进行评估。

（一）恶性乳腺肿瘤和隆乳术

曾有报道称将液态硅胶注射入乳房[266, 267, 269, 300] 或含有硅胶的假体渗漏后会发生乳腺癌[267]。硅胶注射或假体植入与诊断为癌的间隔时间为 5～20 年[264, 267]。一名患者因在胸骨上注射硅胶以治疗漏斗胸而发展为硅胶性乳腺炎，在出于美容原因进行双侧乳房切除术时，意外发现一侧乳房有浸润性导管癌[301]。组织学上，硅胶性乳腺炎中发现的乳腺癌是导管型，通常分化差。大多数患者有腋窝淋巴结转移，提示为进展期病变。

在两项针对女性硅胶乳房假体的流行病学研究中，未发现乳腺癌发生率增加的证据[302, 303]。在一项研究中，证实硅胶假体女性患乳腺癌的风险明显低于预期[302]。这一观察结果表明，接受隆乳术女性"来自本处于低风险的人群中，并且假体不会显著增加风险"。即使在随访时间最长时间为 10～18 年及所有年龄段组中，发病风险也降低。

在植入乳腺假体的女性中，已有乳腺纤维瘤病的病例报道。这可能反映了乳腺纤维瘤病与任何类型的既往外科手术之间存在相关性[304]。在 8 例假体相关的间叶性肿瘤中，纤维瘤病占 6 例[305]。其他肿瘤包括纤维肉瘤和多形性肉瘤，后一例植入硅胶乳房的患者在诊断肉瘤前 10 年，接受了乳房切除术和放疗治疗乳腺癌。一些与纤维瘤病相关的假体含有盐水而不是硅胶。

发生于硅胶隆乳手术后的血管肉瘤是非常罕见的，并且没有放射史[306-308]。在所有病例中，隆乳手术和血管肉瘤的临床表现之间有很长的潜伏期。与硅胶乳房假体相关的间变性大细胞淋巴瘤[309, 310] 将在第 40 章中讨论。

（二）非肿瘤性疾病与隆乳术

在一项针对 23 651 名患有硅胶乳房假体和自身免疫性疾病的以色列女性的研究中，长达 20 年

的数据显示，硅胶乳房假体与干燥病（Sjögren disease）和系统性硬化的相关性最强[311]。多个病例报道，干燥病和系统性硬化发生在做过硅胶乳房假体的女性中[312-314]。从植入假体到出现症状的平均间隔时间通常约为 8 年[315]。

自身免疫性疾病与硅胶乳房假体的相关性一直存在争议。在一项针对大量患者的病例对照研究中，未能发现乳腺假体与患系统性红斑狼疮（systemic lupus erythematous）的风险之间存在显著关系[316]。1994 年，Edelman 等[317] 在病例对照研究、整形外科医生调查和队列研究中回顾了所有当时可用的 40 例病例报告，没有发现硅胶乳腺假体与结缔组织疾病之间存在相关性的证据。这一结论也得到了 1997 年发表的另一篇关于该主题的综述的支持[318]。Weinzweig 等[253] 发现在有或没有结缔组织疾病的患者中，无论是使用盐水还是硅胶乳房假体，囊膜与乳房组织内硅胶含量均无相关性。

十三、糖尿病性乳腺病

1984 年[319] 首次观察到糖尿病患者可发生肿瘤样纤维间质增生，随后该病变被描述为胰岛素依赖型糖尿病性乳腺病[320] 和糖尿病性乳腺病（diabetic mastopathy）[321]。据报道，在糖尿病患者中观察到的糖基化和分子间交联的增加，使这些患者的胶原蛋白具有抗降解性[322, 323]，这一过程可能是导致糖尿病患者某些结缔组织疾病（包括乳腺病）所特有的纤维组织积聚的原因[319]。

糖尿病性乳腺病的特征性病理变化并不完全针对胰岛素依赖型糖尿病。一项对糖尿病患者乳房活检的回顾显示，仅在患有胰岛素依赖型疾病的患者中存在糖尿病性乳腺病[324]。然而，其他学者报道了非糖尿病的患者也具有该特征性病理变化[325, 326]。非糖尿病自身免疫性疾病包括甲状腺功能减退症、系统性红斑狼疮、桥本甲状腺炎和干燥综合征。这些报道包括男性和女性。

除了个别男性患者外[321, 325, 327-330]，绝大多数已报道的患者为女性（表 3-1）。Weinstein 等[329] 描述的两名男性患者在确诊时分别为 42 岁和 45 岁，两人都患有胰岛素依赖型糖尿病。在临床和乳房 X 线检查发现与男性乳腺发育一致的可触及的乳晕后肿块。一例超声检查显示低回声肿瘤。女性患者年龄

以 30 岁以下居多，大多数 1 型糖尿病患者年龄在 20 岁或以下，也有少量 2 型糖尿病患者[321, 324]。两项研究中糖尿病发病的平均年龄分别为 12 岁和 13 岁[319, 329]。几乎所有患者在乳腺病变活检时都处于绝经前状态。通过活检确定糖尿病性乳腺病的年龄范围为 19—63 岁，六项研究的平均年龄为 34—47 岁。从糖尿病发病到发现乳腺病变的平均间隔时间约为 20 年。近 50% 的病例为双侧病变。

表 3-1　313 例淋巴细胞性乳腺病的临床病理特征 *

病例数（n）	313 例
年龄	平均 45.5 岁（范围为 26—81 岁）
女性	301（96.2%）
男性	12（3.8%）
双侧	72（23%）
疼痛	8（2.5%）
糖尿病	271（86.5%）
1 型糖尿病	258（82.4%）
2 型糖尿病	13（4.1%）
糖尿病患病时间	平均 18.9 年（范围为 2～43 年）
其他自身免疫性疾病	7（2.2%）
局部病灶切除术 a	160（51.1%）
乳房切除术	4（1.2%）
复发	34（10.8%）

a. 149 例为其他 / 未报道
*. 包括糖尿病性乳腺病。数据来源基于 60 篇出版物的综合结果经许可，改编自 Agochukwu NB, Wong L. Diabetic mastopathy: a systematic review of surgical management of a rare breast disease. *Ann Plast Surg.* 2017；78；471-475.

多数患者都出现了青少年糖尿病的并发症，许多病例中报道有严重的糖尿病视网膜病变。在一个系列研究中，12 名患者中有 5 名患有甲状腺炎，伴有血清甲状腺微粒体抗体水平升高及甲状腺肿大[319]。1 名女性患有甲状腺功能亢进症，而 11 名女性甲状腺功能正常。所有患者都未检测到甲状腺球蛋白抗体。这些作者发现 4 名患者有神经病变，12 名患者中有 11 名出现关节活动受限。有些病例有甲状腺功能减退[325, 328, 331, 332]。Valdez 等[333] 在 7 例糖尿病性乳腺病浸润的淋巴细胞中，未发现免疫

球蛋白重链重排的证据。由于缺乏 B 细胞的克隆性，这些作者得出结论，患者发生淋巴瘤的风险并未增加。

有研究认为，糖尿病性乳腺病是 HLA 相关自身免疫性疾病的临床表现之一。Lammie 等[334] 研究了 13 例淋巴细胞性小叶炎，其中只有 3 例患有青少年型糖尿病。少数患者在平滑肌、壁细胞和甲状腺微粒体及甲状腺上皮中检测到循环自身抗体。使用该组合在 3 例病例中没有检测到自身抗体。两例 1 型糖尿病患者 HLA 分型为 DR3、DR4 和 DR1。其他人报道称，HLA 组织相容性分型没有显示出明显的亚型[319]。

最初的临床症状是在一侧或双侧乳腺中检测到可触及的、质韧至质硬的肿块。病变往往界限不清且无压痛，可能模拟癌的变化。乳房 X 线检查显示为局部密度增加或不均匀的实质模式，但没有与该疾病特别相关的影像学改变。在部分病例中，肿块的乳房 X 线表现类似于癌或纤维腺瘤[320, 331, 335]。与糖尿病性乳腺病相关的乳腺密度可能会掩盖共存的癌，此时 MRI 检查可能有用[336, 337]。糖尿病性乳腺病的自发消退和临床消失已有报道[335]。

病变大小为 2.0～6.0cm。大多数标本不包含可见的肿块，但可触及明显质韧或质硬的肿块，并且受累区域在被一剖为二时具有清晰的边缘。肿块切面显示均匀的白色至淡灰色，可能有小梁结构，但通常与周围的乳腺纤维实质难以区分（图 3-34）。囊肿和其他增生性乳腺疾病的明显改变不是糖尿病性乳腺病的组成部分。

与周围乳腺组织相比，病变组织由具有瘢痕疙

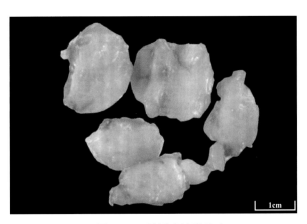

▲ 图 3-34　糖尿病性乳腺病

糖尿病性乳腺病切除的大体标本，可见边界不清的纤维间质

瘢特征的胶原基质和密度增加的梭形细胞间质所组成（图 3-35）。多边形上皮样细胞分散在梭形细胞的胶原中（图 3-36）。通常病变细胞显示肌纤维母细胞分化，对 CD10、SMA、desmin、CD34 和 S-100 蛋白具有免疫反应性[338]。Tomaszewski 等[321] 得出结论，这些细胞与糖尿病性乳腺病特异性相关，并且在非糖尿病性小叶炎中不存在，但其他作者并未强调这一区别[334, 339]。这种增生性病变一般无多核间质巨细胞和核分裂象（图 3-37）。在病灶内的小血管周围成熟的淋巴细胞聚集，也见于小叶和导管周围（图 3-38）。在大多数情况下，糖尿病性乳腺病具有上述所有的组织学特征，但偶尔也可能缺乏一个或多个典型的表现[340]。

浆细胞和淋巴细胞在血管周围浸润，很少形成生发中心。梗死、脂肪坏死、导管淤积、动脉炎和其他炎症性病变不是糖尿病性乳腺病的特征。间质胶原纤维可能明显，但不形成瘢痕疙瘩的外观。2 例中淀粉样蛋白染色阴性，肥大细胞的数量也没有增加[320]。

浸润的淋巴细胞主要由 B 细胞组成[321, 334]。有人提出，主要由 B 细胞构成的淋巴细胞浸润是与糖尿病性乳腺炎相关的特征，而非糖尿病性乳腺炎的特征是 T 细胞比例较高[321]。然而，Schwartz 和 Strauchen[339] 研究了 8 例有淋巴细胞性乳腺病的病变，其中只有 1 例患者有糖尿病，并且报道的所有病例浸润的淋巴细胞都具有 B 细胞表型。Lammie 等[334] 获得同样的结果。Hunfeld 和 Bässler[328] 比较了糖尿病性乳腺病和非糖尿病淋巴细胞性乳腺炎的间质和淋巴细胞的特征。糖尿病性乳腺病以更多的间质纤维化、小叶萎缩和每一例都存在的上皮样肌纤维母细胞为特征。另外，淋巴细胞性乳腺炎纤维化往往不那么明显，只有一例出现上皮样肌纤维母细胞。在糖尿病性乳腺病中也有更多的 B 淋巴细胞反应，而 T 细胞和巨噬细胞相对较少。

细针穿刺细胞学可能有助于在手术活检确诊糖尿病性乳腺病后监测患者的复发性病变[341]。细针穿刺标本由成簇的导管上皮细胞、淋巴细胞和上皮样纤维母细胞组成，如果标本包括结缔组织的碎

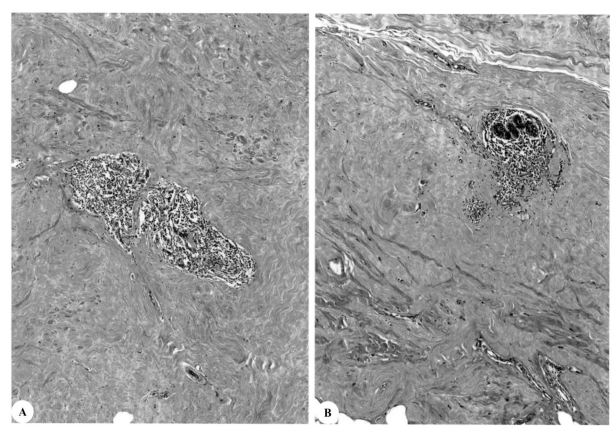

▲ 图 3-35　糖尿病性乳腺病
组织学切片显示典型的胶原性间质增多，病变包含显著的肌纤维母细胞和血管周淋巴细胞浸润

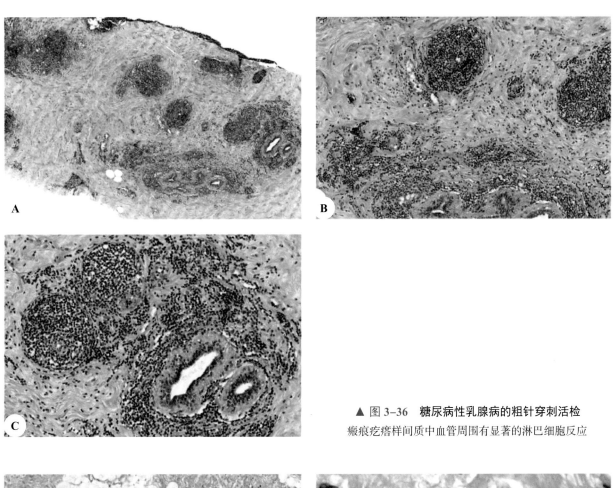

▲ 图 3-36　糖尿病性乳腺病的粗针穿刺活检

瘢痕疙瘩样间质中血管周围有显著的淋巴细胞反应

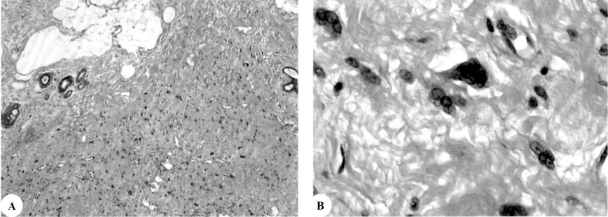

▲ 图 3-37　多核间质巨细胞

A. 这些局部可见的细胞是一种与糖尿病性乳腺病无关的偶然发现；B. 多核间质巨细胞

片，这些细胞很容易识别。超声引导下粗针穿刺活检诊断糖尿病性乳腺病比细针穿刺更可靠[342]。

糖尿病性乳腺病通常是绝经前女性典型的一种自限性间质异常，大多数病例通过切除活检进行治疗[343]。多达 50% 的病变是双侧性或复发性的，约 60% 的病例经手术切除后在同一位置复发[344]。在这种情况下，建议保守治疗，因为专门针对复发的

切除术可能会增加此类复发的数量和程度。文献报道一例双侧和多灶性病变的患者接受保留乳头的切除术，并立即进行假体重建，避免进行可能损害乳房外形的切除活检[343]。

十四、囊性纤维化

囊性纤维化（cystic fibrosis）患者的乳腺组织

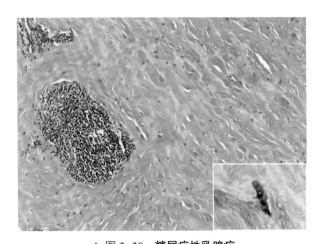

▲ 图 3-38　糖尿病性乳腺病
周围间质可见围绕血管的成熟淋巴细胞浸润和肌纤维母细胞（插图）增生

表现为正常的导管和小叶发育[345]。有文献描述了间质纤维化伴小叶萎缩和导管硬化，似乎没有炎症性病变。囊性纤维化患者可发生乳腺的各种上皮增生性改变，包括癌变。

定期 CT 检查已作为一种评估方法，用于评估囊性纤维化患者的肺部病变。然而，人们担心这会增加放射诱发的乳腺癌的累积风险，特别是在女性患者中。de González 等[346] 提出的计算估计，目前中位生存期为 36 年的女性，从 2 岁开始每年进行肺部 CT 扫描，放射诱发乳腺癌的累积风险为 26.3/10 万。对于到 2030 年预计中位生存期为 50 年的女性，累积风险估计为 275/10 万。中位生存期分别为 36 年和 50 年的女性实体恶性肿瘤的总风险分别为 66.2/10 万及 448.8/10 万。尽管中位生存期为 50 年的女性患乳腺癌的风险相对较低，为 0.28%，实体恶性肿瘤的风险为 0.45%，但作者得出的结论是，"不建议进行常规的 CT 监测，除非证实益处超过风险"。

十五、乳腺淀粉样变性

淀粉样物是一组 31 种以上的蛋白质，在一定条件下会以 β 折叠的片状结构沉积在细胞外组织中[347]。根据其化学成分，淀粉样变性（amyloidosis）被分类为原发性淀粉样变性和与骨髓瘤相关的淀粉样变性（轻链，AL）、继发性淀粉样变性［淀粉样蛋白 A（amyloid A，AA）］、家族性淀粉样变性病［淀粉样变性甲状腺素蛋白（amyloidogenic transthyretin，ATTR）］[348]。乳腺淀粉样变性最常见的类型是 AL。

κ 轻链比 λ 轻链更常见。继发性淀粉样变常表现为血清淀粉样蛋白 A（serum amyloid A，SAA）沉积。

作为系统性淀粉样变性病表现的乳腺淀粉样瘤通常是晚期事件，尚未有局部乳腺淀粉样瘤进展为系统性淀粉样变性病的报道[349, 350]。乳腺淀粉样沉积物的报道也见于有全身性疾病易感性的患者，如原发性淀粉样变[351, 352]、类风湿关节炎[353-355]、多发性骨髓瘤[356] 和 Waldenstrom 巨球蛋白血症[357]。其中一些患者同时患有肺和乳腺淀粉样瘤[351, 356]。临床上仅限于乳腺的原发性淀粉样瘤是罕见的[358-362]，在无基础性系统疾病的情况下，很少同时发生肺和乳腺淀粉样瘤[363]。在乳腺癌的间质中已检测到淀粉样蛋白，包括浸润性小叶癌[364, 365]、浸润性导管癌[364] 和导管原位癌[366]。

在胰岛素注射部位可见与胰岛素有关的淀粉样瘤，推测其发病原理可能为注射引起的创伤促进淀粉样纤维原形成，女性糖尿病患者可能会自行将胰岛素注射到她们的乳房中。在 2017 年报道的第一例乳房胰岛素相关性淀粉样瘤病例中，没有与血清淀粉样蛋白、甲状腺素转运蛋白、κ 轻链和 λ 轻链反应的任何特异性抗体染色[367]。对沉积物的蛋白质组学分析明确为淀粉样纤维蛋白。

大多数报道的乳腺淀粉样瘤患者为女性[368]，诊断时的年龄为 45—86 岁。肿瘤通常是单发的，但已有双侧受累的报道[355, 361, 369, 370]。淀粉样瘤可发生在乳腺的任何部分，包括腋窝[353, 362] 和乳晕下区域[354]。有一例累及乳头[368]。大多数患者表现为无痛性肿块。

临床检查通常表现为分散的、质实的肿瘤，偶有压痛[363, 371]。据报道，浅表病变的患者可见皮肤皱缩。罕见情况下，腋窝淋巴结肿大可能由于淀粉样变累及了一个或多个淋巴结[354]。体格检查可能会做出乳腺癌的临床诊断[354, 366]。如果乳房 X 线检查发现病灶钙化，则临床更易误诊为癌[352, 358, 361, 369, 370, 372]。

一名 51 岁的女性在 T1N1M0 期乳腺癌保乳手术后 2 年进行了辅助放疗和化疗后，发现同侧乳腺钙化[373]。临床上怀疑乳腺癌复发，但粗针活检诊断为淀粉样瘤。尽管患者的抗核抗体（ANA）滴度升高，但她没有自身免疫性疾病的全身性证据。在这种情况下，淀粉样瘤与先前放疗的关联可能是巧合。

乳腺淀粉样瘤直径通常为 2～3cm，已报道的最大病变为 5cm[372]。总的来说，病变是质硬的，呈灰色或白色且呈乳白色。如果存在钙化，切开病变时可能会有沙砾感。在病变内的乳房实质中可能存在脂肪和小囊肿。

组织学检查可显示嗜酸性无定形、均质的淀粉样蛋白沉积物。这种物质不仅分布在脂肪、胶原基质和血管，而且分布在导管周围和小叶内（图 3-39）。导管周围和小叶中淀粉样蛋白的沉积与这些腺体成分的萎缩和闭塞有关（图 3-40）。在脂肪组织中，淀粉样蛋白可能围绕单个脂肪细胞形成薄丝带状（图 3-41）。当用偏振光检查刚果红染色的切片时，这些所谓的淀粉样蛋白会更明显[351, 374, 375]。可见与淀粉样蛋白沉积物相关的数量不等的浆细胞和淋巴细胞浸润，多核巨细胞似乎对

淀粉样蛋白产生异物反应（图 3-42）。淀粉样蛋白沉积于乳腺中可能会发生钙化，罕见情况下可发生骨化生[376, 377]。

淀粉样蛋白被碱性刚果红染成橙红色，当用偏振光检查刚果红染色切片时，显示出双折射的苹果绿（图 3-43）。用结晶紫染色会产生强烈的异色反应。Silverman 等[361]报道，在一个病例中，直接免疫荧光显示双侧淀粉样瘤中 IgG、IgM、κ 轻链和 λ 轻链染色较弱，而 IgA 显著着色；在另一例病变中，淀粉样蛋白和浆细胞的 IgG 和 λ 链染色较强。其他人发现，在一例病例中可见 κ 轻链染色[160]，另一例中可见 IgG 和 κ 轻链着色[356]。在对已报道病例的回顾中，Röcken 等[364]指出，在淀粉样变性病中，κ 轻链沉积物比 α 轻链沉积物更常见。

通过细针穿刺获得的淀粉样物，在巴氏染色

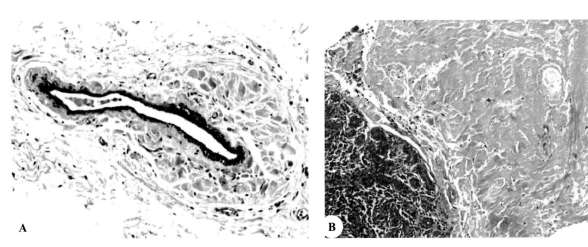

▲ 图 3-39　乳腺淀粉样变性
A. 导管周围胶原中存在淀粉样的结节状沉积；B. 乳腺间质中淀粉样蛋白弥漫沉积

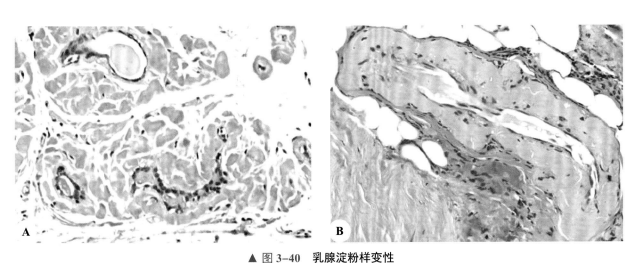

▲ 图 3-40　乳腺淀粉样变性
A. 淀粉样蛋白沉积在小叶腺体和小导管周围的基底膜和胶原间质中；B. 淀粉样蛋白沉积在血管壁周边

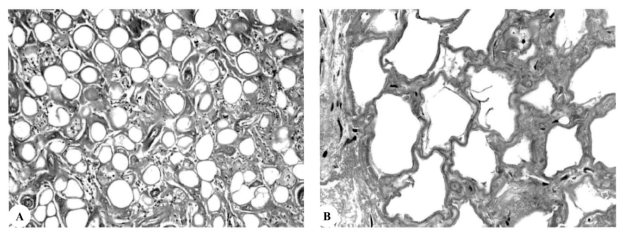

▲ 图 3-41　乳腺淀粉样变性
脂肪中的淀粉样环，环轮廓可以为圆形（A）或不规则形（B）

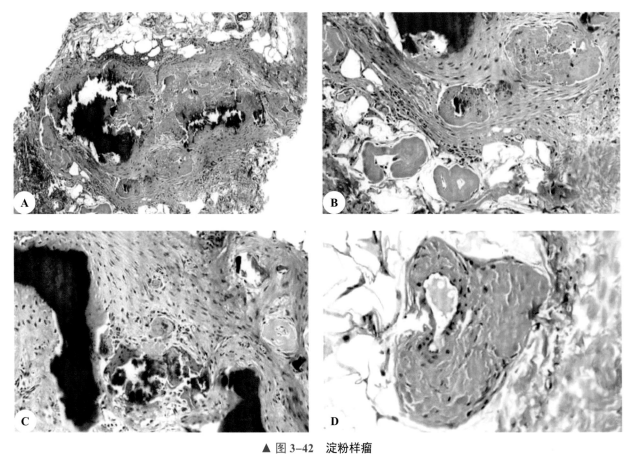

▲ 图 3-42　淀粉样瘤
A 至 C. 病变由淀粉样蛋白、纤维、多核巨细胞、钙化和骨化组成；D. 血管壁上的淀粉样蛋白，在这种情况下，淀粉样
蛋白沉积物与上皮结构无关

的涂片中呈现为折射的或均质的无定形物质。改良
Wright 染色可发现变色明显，MGG 染色时淀粉样
蛋白呈紫色[361]。稀疏的细胞涂片显示散在浆细胞、
淋巴细胞、梭形间质细胞、上皮样细胞和偶尔可见
的多核巨细胞。

电子显微镜检查显示，直的、无分支的、随意
排列的直径为 5～12nm 的淀粉样原纤维[353, 358, 361, 364]。
淀粉样原纤维在一定程度上与胶原纤维带相连。

切除活检或粗针穿刺活检可用于诊断乳腺淀粉
样瘤。只有通过仔细的临床评估以排除全身疾病，

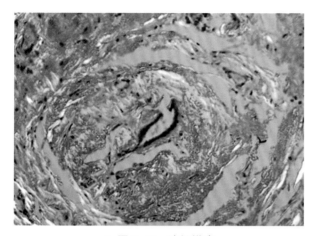

▲ 图 3-43　淀粉样瘤
导管周围组织中可见淀粉样蛋白的双折射苹果绿色（偏振光下的刚果红染色）

才能区分原发性淀粉样瘤和继发性淀粉样变性。这应包括全面的临床病史和体格检查，并对血清蛋白进行适当的研究，并进行可能的骨髓检查。在所有乳腺淀粉样变性病病例中，应排除并发的血液系统疾病。在 40 例乳腺淀粉样变性病例研究中，发现 22 例（55%）伴有血液系统疾病，最常见的是伴有黏膜相关淋巴组织（mucosa-associated lymphoid tissue，MALT）淋巴瘤[378]。

迄今为止，在有限的随访中没有并发血液系统疾病证据的患者，大部分在行活检后仍保持良好状态。然而，一名患有双侧乳腺淀粉样瘤的女性在 1 年后发展为系统性淀粉样变性病[369]，而另一名女性则在 10 个月内检测到双侧乳腺非同时性淀粉样瘤[361]。系统性淀粉样变性患者的预后取决于潜在疾病的临床过程[378]。

十六、肾源性系统性纤维化

肾源性系统性纤维化（nephrogenic systemic fibrosis）是一种系统性纤维化疾病，主要影响接受血液透析的慢性肾脏功能不全患者。肾源性系统性纤维化的特征是四肢和躯干皮肤"木样"增厚和变硬，丘疹和结节形成、色素沉着过度及屈曲挛缩[379]。Solomon 和 Rosen 报道[380]，肾源性系统性纤维化患者出现双侧乳腺的肿胀和皮肤凹陷，类似于双侧炎性乳腺癌改变。在这种情况下，乳腺的肾源性系统性纤维化在临床上模拟炎性乳腺癌。显微镜检查发现，真皮中胶原蛋白束增厚，小血管增

生，周围大量浆细胞浸润。尽管钆（MRI 中使用的一种对比剂）被认为是肾源性系统性纤维化的诱变剂，但已有报道在未使用钆的病例中同样出现了模拟炎性乳腺癌的情况[381]。

十七、IgG4 相关乳腺炎

IgG4 是 IgG 的 4 个亚类中最不常见的。IgG4 的血清滴度升高发生在各种 IgG4 相关疾病中，这些疾病表现为无痛性肿块。症状取决于所涉及的一个或多个器官。这种情况的典型代表是硬化性胰腺炎（自身免疫性胰腺炎）。该疾病的其他常见部位包括唾液腺、眼眶、淋巴结和乳腺[382]。

病变的直径通常为 2cm 或更大。IgG4 相关乳腺炎（IgG4-related sclerosing mastitis，IgG-RSM）在单侧或双侧乳腺中通常以一个或多个无痛肿块的形式存在。腋窝或其他部位可能存在淋巴结肿大。该疾病在乳房 X 线、超声和 MRI 上类似乳腺癌[383]。Cheuk 等[384] 描述的 4 名女性患者的诊断年龄为 37—54 岁。该病在一名 48 岁男性中也有报道[385]。

尽管已经提出了胰腺中 IgG4 相关疾病的诊断标准，但 IgG4 相关乳腺炎的组织学改变尚未完全确定。报道病例的典型表现包括致密的淋巴浆细胞浸润、车辐状纤维化、闭塞性静脉炎和嗜酸性粒细胞增多。此外，通过免疫组织化学检测到大量 IgG4（+）浆细胞，其中 IgG4/IgG 比值 > 40% 最能提示诊断[382, 386]。

如 Cheuk 等[384] 所述，IgG4 相关性硬化性乳腺炎的病变可能具有明显的假淋巴瘤表现，无小叶中心性或导管周围性分布。硬化的程度和形式因病例而异，由少量细胞间质和少量的纤维母细胞组成，无肉芽肿和巨细胞。Cheuk 等[384] 所描述的 4 例病例中仅 1 例出现静脉炎。浸润淋巴细胞由 CD20（+）B 细胞和 CD3（+）T 细胞组成。IgG4（+）细胞数为 272～495/HPF，占所有 IgG（+）细胞的 49%～85%。对照的淋巴细胞性乳腺病 IgG4（+）细胞数 < 5/HPF。

Ogura 等[387] 研究了 2 例肉芽肿性小叶炎，其 IgG4（+）细胞数量分别为 60 个和 300 个以上，后一病例血清 IgG4 升高。在这些研究中，IgG4（+）细胞在 16 例非特异性淋巴细胞性和非淋巴细胞性

乳腺炎病例中不存在或极少存在。Zen 等[147] 报道了一例乳腺炎性假瘤，表现为血清 IgG4 水平升高和 IgG4（＋）浆细胞弥漫性浸润，可能是 IgG4 相关乳腺炎的一个例子。对 17 例炎症性乳腺肿块病变（包括 2 例原诊断为炎性假瘤的病变）的回顾性分析显示，这些病变均为 IgG4 相关乳腺炎[388]。显然，IgG4 相关乳腺炎的鉴别诊断包括特发性肉芽肿性乳腺炎和炎性假瘤。Allen 等提出的诊断标准可以帮助区分 IgG4 相关乳腺炎和特发性肉芽肿性乳腺炎，请参见表 3-2[389]。

基于少数特征性病例的有限经验，某些病变可能无须治疗或进行活检后即可消退。完全切除后，乳腺病变的复发似乎并不常见，但淋巴结病可能会持续。

表 3-2　IgG4 相关乳腺炎与特发性肉芽肿性乳腺炎的诊断特点

IgG4 相关乳腺炎	特发性肉芽肿性乳腺炎
• 阳性标准（出现下列 5 项中的 4 项） 　– 致密的淋巴细胞性乳腺炎 　– 车辐状纤维化 　– 闭塞性静脉炎 　– IgG4 阳性细胞数＞ 10/HPF 　– IgG4/IgG ＞ 40%	• 阳性标准（3 条必备标准） 　– 上皮样组织细胞 　– 肉芽肿 　– 巨细胞
• 阴性标准（缺乏下列 3 项中的 2 项） 　– 缺乏上皮样组织细胞、肉芽肿、巨细胞	• 阴性标准 　无

HPF. 高倍视野（经 John Wiley & Sons，Inc. 许可，引自 Allen SG，Soliman AS，Toy K，et al. Chronic mastitis in Egypt and Morocco：differentiating between idiopathic granulomatous mastitis and IgG4-related disease. *Breast J*. 2016；22：501–509.）

第 4 章　特殊感染性疾病和寄生虫病
Specific Infections and Infestations

Jeffrey Searle　Syed A. Hoda　著

韩　铭　译　闫庆国　张丽英　校

由真菌、寄生虫、细菌和病毒引起的多种类型感染均可累及乳腺。单纯乳腺受累罕见，大多数是继发于全身感染。

一、真菌感染

临床上发生在乳腺的真菌感染很少见，即使在因基础疾病或治疗而导致免疫功能低下的患者中也是如此。

（一）组织胞浆菌病

荚膜组织胞浆菌（*Histoplasma capsulatum*）感染属于地方病，多见于美国和非洲，多数有原发于肺、肝和脾脏肉芽肿性病变愈合的证据。发生在乳腺的钙化性肉芽肿已有报道，并有罕见的局限性乳腺组织胞浆菌感染的病例报道[1, 2]。所有病例均发生在年轻女性。患者表现为单侧孤立性肿块，临床提示为肿瘤。其中 2 例出现疼痛，1 例出现皮肤炎症改变[1]。2 例患者的临床资料未提示全身荚膜组织胞浆菌感染的证据，其中 1 例患者补体结合试验结果升高。大体上，切除标本可见直径 3cm 的多结节脓肿，内含坏死物。组织学上，病变由融合性坏死性肉芽肿构成，与非特异性肉芽肿性小叶炎类似。六胺银染色可显示荚膜组织胞浆菌，大小为 2～4μm（图 4-1A 至 C）。有报道在一例粗针穿刺活检标本[3]及一例获得性免疫缺陷综合征（AIDS）患者的切除活检标本中，有组织胞浆菌病相关的肉芽肿性乳腺炎[4]。

（二）芽生菌病

芽生菌病（blastomycosis）常见于美国和非洲

某些地区[5, 6]。从一名 30 岁女性乳晕区域切除了一个大小为 4cm 的单侧乳腺脓肿，在脓肿中分离出组织学上与皮炎芽生菌（*Blastomyces dermatitidis*）的芽殖酵母一致的病原微生物。该患者无其他感染的证据，8 年后仍保持健康。乳房 X 线检查显示病变界限清楚，大的结节可形成有气 - 液平的空洞[5]。当从皮肤病变或乳腺细针穿刺细胞学标本中培养出芽生菌时，通常可以做出诊断[4]。其中一名患者有肺部肿瘤，另一名患者有胸腔积液[5, 6]。两性霉素可完全消除乳腺和肺部的病变[5, 6]。

（三）隐球菌病

Symmers 报道了一例特殊的隐球菌性乳腺炎（cryptococcal mastitis）的病例[7]。该患者因误诊为黏液性乳腺癌而接受了乳房切除术。该标本保存在博物馆中，并在术后 61 年进行了显微镜下观察，未发现癌的证据，却发现乳腺感染了隐球菌（*Cryptococcus*）这种在全球范围内分布的有荚膜的酵母型真菌。患者在乳房切除术后 37 年因其他原因离世，无隐球菌病复发的证据。另有一例系统性红斑狼疮患者，在其尸检中发现了弥散性隐球菌感染并累及乳腺[2]。Ramos-Barbosa 等[8]报道了一例 46 岁女性乳腺隐球菌感染患者，表现为囊性病变，因结节病接受糖皮质激素治疗。

（四）曲霉菌病

据报道，在单侧和双侧乳腺假体隆乳植入部位，发现了曲霉菌感染[9, 10]。另有一例 51 岁女性，由于外伤致浅表角化囊肿破裂，导致黄曲霉菌（*Aspergillus flavus*）感染并累及乳头[11]。

（五）着色真菌病

乳头感染裴氏着色真菌（*Fonsecaea pedrosoi*），乳腺皮肤感染疣状着色真菌（*Phialophora verrucosa*）已有报道[12, 13]。两种真菌均可引起着色真菌病（chromomycosis），也称着色芽生菌病（chromoblastomycosis）。两例病变均形成斑块并结痂，组织学上着色酵母呈"铜币"状，伴有肉芽肿性炎和上皮增生（图 4-1D）。

（六）球孢子菌病

已有粗球孢子菌（*Coccidioides immitis*）单独累及乳腺的病例报道[14]。一名正在使用泼尼松治疗颞动脉炎的 60 岁女性，临床检查发现一个界限清楚的大小为 1.0cm 的乳腺肿块，乳房 X 线显示边界清楚。显微镜下检查发现，切除坏死的肿块周边围绕肉芽组织，内含有粗球孢子菌特征的内球囊。未发现肺部病变。妊娠是公认的疾病迅速（有时是致命的）传播的一个因素[15, 16]。

二、寄生虫感染

（一）丝虫病

乳腺丝虫病（mammary filariasis）最常由班氏线虫（*Wuchereria bancrofti*）感染引起，在南美、中国和南亚已有报道[17, 18]，属于地方病。乳腺受累通常是临床上表现不明显的轻微感染的晚期表现，移民和旅行者在最后一次接触感染后 3 年[19] 和 6 年[20] 才发现患有乳腺丝虫病足以证明这一点。有时可在午夜前后采集的厚的血涂片样本中发现微丝蚴，但一些研究者未能在乳腺病变患者中发现微丝蚴血症[19, 20]。在乳头分泌物中检测到微丝虫病，提示导管可能与扩张破裂的淋巴管（淋巴静脉曲张）之间相互连通[21]。

患者的典型表现是单侧乳腺孤立性肿块，无压痛，通常位于外上象限[17, 20]。多数病变累及皮下组织，形成与皮肤相连的硬块，有时伴有炎症，临床上难以与癌区分[22]。在这种情况下，由丝虫性淋

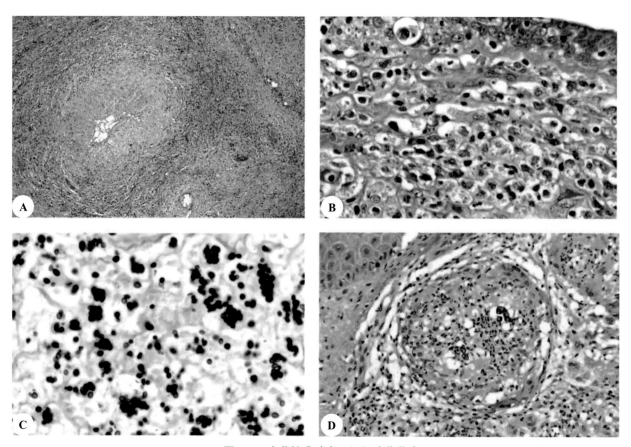

▲ 图 4-1　真菌性乳腺炎：组织胞浆菌病

A 和 B. 乳腺组织中可见纤维化肉芽肿伴混合性炎症细胞反应；C. 六胺银染色显示肉芽肿周围可见明显的荚膜组织胞浆菌；D. 着色真菌病，肉芽肿内可见"铜币"样着色酵母菌孢子群

巴结炎引起的腋窝淋巴结肿大，使鉴别诊断更加复杂[23]。在流行地区，乳腺丝虫病可能在乳腺癌患者中偶然发现[18]。如果活的微丝虫产生一种特殊的运动模式"丝虫舞蹈征"时可通过乳腺超声检查发现[24]。乳房 X 线检查发现的由班氏线虫和罗阿丝虫（ Loa loa ）感染引起的钙化，表现为螺旋状或蛇形结构[22, 25, 26]。

从乳腺病变的细针吸出物中，可以检测到微丝

蚴和受孕成虫（图 4-2）[27]。吸出物通常含有大量的嗜酸性粒细胞和其他炎症细胞，肉芽肿反应的特征也很明显。

大多数丝虫病相关的乳腺肿块直径在 1～3cm，质硬、灰色或白色，倾向于与乳腺实质融合，罕见出现脓肿。有时在病灶内可见明显的线状白虫[17]。切除肿块的镜下检查通常可以看到不同阶段的丝状成虫（图 4-3）。在寄生虫退变区，肉芽肿反应最明

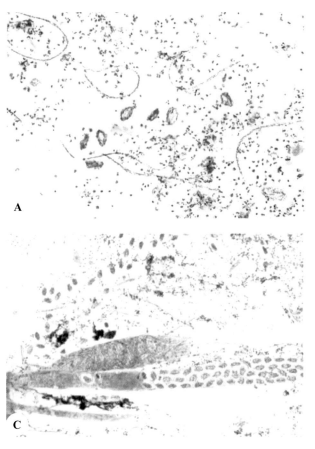

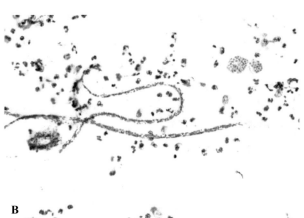

▲ 图 4-2 丝虫病
A 和 B. 乳腺病变细针穿刺标本中的微丝蚴；C. 由班氏线虫引起的乳腺肿块，细针穿刺标本中发现成虫（下）和微丝蚴（上）（图片由 Kusum Kapila，MD 和 Kusum Verma，MD 提供）

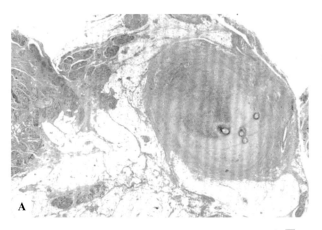

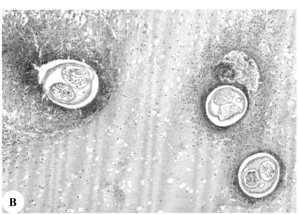

▲ 图 4-3 丝虫病
邻近乳腺实质的皮下组织脓肿的横切面，可见含有妊娠期雌性班氏线虫

显，突出的特征是出现嗜酸性粒细胞。退行性改变可导致嗜酸性脓肿的形成（图 4-4）。

雌虫大约是雄虫的 3 倍。在成年雌性虫体的体内可辨认出不同成熟阶段的卵子。微丝蚴可见于子宫内及周围炎症组织中，核呈线性排列。罕见情况下，乳腺肉芽肿病变中仅含有微丝蚴[17]。完全退化的蠕虫可能会钙化。腋窝淋巴结也可见成虫和微丝蚴[17, 23]。

诊断班氏线虫累及乳腺，依赖于显微镜下发现成虫、虫卵和微丝蚴的特定结构特征及临床信息。发生于乳腺的人畜共患丝虫病感染，比班氏线虫引起的丝虫病要少见得多。微丝蚴通过蚊媒传播给人类，包括伊蚊和按蚊。关于乳腺感染的报道主要来自北美、欧洲和亚洲[28-31]。人畜共患丝虫病引起的病变主要发生在皮下组织、结膜和肺部[28]。

大多数乳腺丝虫病的病原体是匐行恶丝虫（Dirofilaria repens）[28-31]，通常感染猫和狗，但也有报道称，主要感染浣熊的细弱恶丝虫（Dirofilaria tenuis）也会感染人类[32]。病变发生在皮下组织或浅表乳腺实质。乳腺感染的典型表现为一个独立的质硬结节，直径约 1cm。病变往往位于乳腺浅表部位。切除的标本通常是皮下或乳腺组织中一个有中心空腔的硬纤维组织块（图 4-5）。显微镜下，中央坏死区内可见成虫的横切面，伴严重的炎症反应，包括大量嗜酸性粒细胞浸润。坏死区周围由含有淋巴细胞、浆细胞和嗜酸性粒细胞的纤维性被膜所包

裹。切除的病变在镜检之前，通常不会考虑诊断乳腺丝虫病。然而，1 例患者，在尝试针吸术后，"发现有一线状物体从穿刺点突出"，结果用镊子拔出了一个 2cm 长的微生物[29]。

另一种导致乳腺丝虫病的微生物是旋盘尾丝虫（Onchocerca volvulus），在撒哈拉以南非洲和拉丁美洲流行，由黑蝇传播。位于皮肤、乳腺和其他部位的微丝蚴可引起炎症反应。死亡的丝虫会发生钙化，在乳房 X 线检查中呈蛇形丝状[33]。

（二）其他寄生虫

据报道，有 2 名 35 岁的女性[34, 35]和 1 名 50 岁女性[36]乳房感染了裂体吸虫（Schistosoma japonicum）。乳房 X 线检查发现的钙化物均为乳腺实质内的钙化虫卵。这位 50 岁的女性在乳房 X 线检查异常的部位出现一个无痛性肿块，X 线检查示"分支状微钙化，提示原位癌"[36]。活检标本中发现的钙化虫卵，经鉴定是日本血吸虫。钙化虫卵也可见于皮下组织[37]。同时，也有血吸虫（Schistosoma mansoni）累及乳腺实质及出现皮肤溃疡的病例报道[38, 39]（图 4-6）。

此外，也有几例因感染绦虫幼虫出现乳腺多头蚴病（coenurosis）和囊尾蚴病（cysticercosis）的病例报道。多头蚴病是由带绦虫属有关的绦虫感染引起，带绦虫感染是引起囊尾蚴病的主要原因。有病例报道，一名 38 岁的加拿大女性左侧乳腺内上象限发现一个 6cm 大小的肿块[40]。术中见病变累及胸肌，含有凝胶状物质和囊肿，并具有绦虫特有的头节。另一例患者出现腋窝包块，临床上类似转移癌，经证实是多头带绦虫（Taenia multiceps）引起的囊性多头蚴病[41]。这两例均未发现感染源。

也有报道由猪带绦虫（Taenia solium）引起的乳腺囊尾蚴病（mammary cysticercosis）[42-45]（图 4-7）。一名 25 岁的女性，感染导致乳晕附近形成一个局限性结节[43]。另一例患者是 43 岁女性，在外上象限出现一个大小为 5mm 的结节[42]。两例病变均表现为囊性，并在突出的附壁结节内查见诊断性头节。临床检查均未发现其他寄生虫感染的证据。

在乳腺由细粒棘球蚴（Echinococcus granulosus）

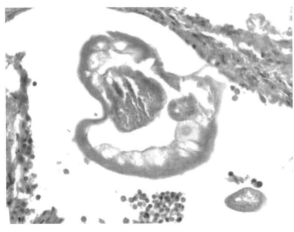

▲ 图 4-4　丝虫病

乳腺脓肿中退变的丝虫成虫（图片由 Kusum Kapila，MD 和 Kusum Verma，MD 提供）

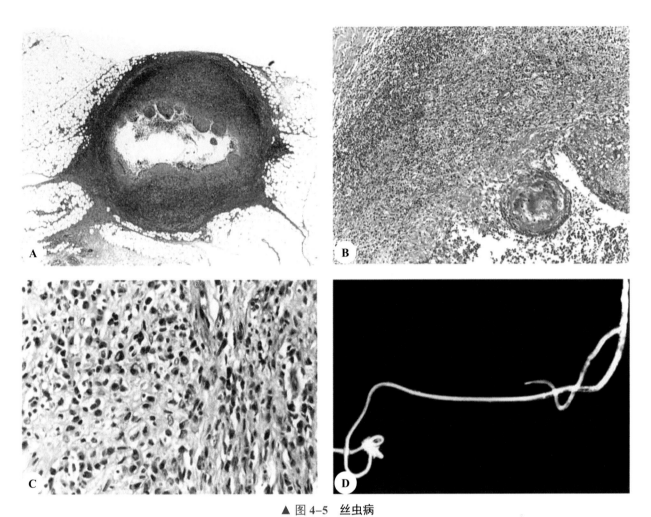

▲ 图 4-5　丝虫病

A. 由匐行恶丝虫引起的皮下脂肪脓肿，组织下缘可见乳腺小叶；B. 脓肿壁由内到外依次包括内层纤维素、肉芽肿反应、淋巴细胞区和外周纤维化；C. 脓肿壁肉芽肿区；D. 从脓肿腔里取出的成虫

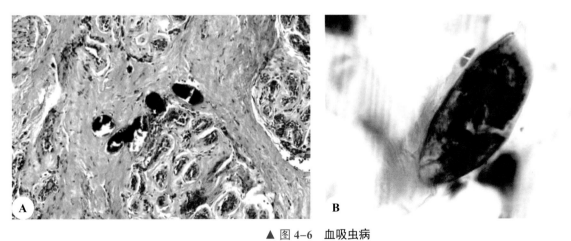

▲ 图 4-6　血吸虫病

乳腺小叶周围曼氏血吸虫的钙化虫卵（图片由 Dr. R. Yantiss，提供）

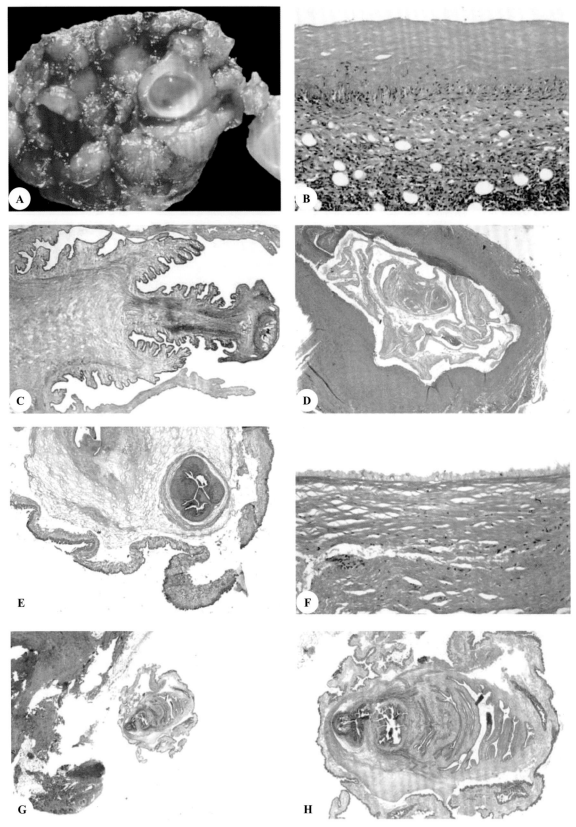

▲ 图 4-7　囊尾蚴病

A 至 C. 乳腺内的猪带绦虫。囊壁的大体外观（A），囊壁类似乳腺对假体的反应，囊壁外可见脂肪坏死（B），囊肿中可见绦虫头部外翻的头节（C）。D 至 F. 棘球蚴。乳腺切除囊肿的全包埋切片（D），显示寄生虫的头部和体部（E）及带有内膜的囊壁（F）。G 和 H. 另一个棘球蚴囊肿的内容物，显示乳腺组织碎片和完整寄生幼虫的头部和体部（图片 D 至 F 由 Dr. Kusum Kapila 提供）

引起棘球蚴囊肿非常罕见[46, 47]。一项研究回顾了915 名沙特阿拉伯女性的乳腺肿瘤的综述，仅有 1 例乳腺棘球蚴囊肿病例（占 0.1%）[48]。对来自约旦306 例手术切除的棘球蚴囊肿进行分析显示，仅 1 名女性患者（占 0.35%）出现乳腺病变[49]。病变通常表现为质硬的、不连续的、可移动性肿块，可附着或不附着于胸肌筋膜[50]。乳房 X 线检查显示致密的、界限清楚的肿物，其中可见代表气 – 液平面的内环结构。超声对显示气液平和多个囊肿更具有优势[51]。在磁共振成像上，棘球蚴囊肿表现为边界清楚的囊性病变，并伴有包膜增强[52]。乳腺囊性棘球蚴病的诊断可通过在吸出的囊肿内容物中发现棘球蚴膜和小钩碎片而确诊[51, 53, 54]。治疗方法包括完整切除囊肿。

裂头蚴病（sparganosis）是一种由迭宫绦虫的幼虫引起的寄生虫病，在乳腺有报道[55, 56]。尽管绦虫分布在世界各地，但大多数病例发生在中国、韩国和日本[57]，因摄入生鱼片或两栖动物，或饮用水中混有一种微小的甲壳类动物，该微生物含有原尾蚴的幼虫，可迁移至皮下组织。切除肿块的典型表现为出血、坏死，有时呈囊性，内含伴细小钙化的幼虫（图 4-8）。在大多数情况下，可在皮下组织中发现寄生虫[58]。乳腺裂头蚴病可表现为"迁移性"疼痛[59]。

麦地那龙线虫（Dracunculus medinensis），也称几内亚蠕虫，是感染人类的最长线虫。蠕虫在皮下组织形成肿瘤性肉芽肿病变。在一例个案报道中，该病变临床表现为乳腺肿块[60]。切除标本呈囊性，其内可见 4 条蠕虫，长 5～25cm，被含有嗜酸性粒

细胞的肉芽肿所包裹。当出现钙化时，可以在乳房X 线检查时发现几内亚蠕虫[61]。

由旋毛虫（Trichinella）感染引起的胸肌钙化，也可在乳房 X 线检查中发现[62-64]。虽然诊断未被活检证实，但血清学研究显示有旋毛虫抗体[62]。

蝇蛆病（myiasis）（蛆感染）可能是由几种蝇类的幼虫感染引起[65-68]，这种蝇类原产于中美、南美和非洲撒哈拉以南地区。蛆虫以哺乳动物的组织为食，造成肿块性病变并伴局部炎症。de Barros 等[65]报道了 5 例感染人肤蝇幼虫的乳腺病变的 X 线表现和超声影像。乳房 X 线检查显示肿块界限不清，直径为 0.7～2cm，在 3 个病变中可见成对的线性微钙化。超声检查可见卵圆形幼虫，呈低回声区。蝇蛆病也可能类似于炎性乳腺癌[66]，或表现为溃疡性真菌样病变伴引流窦形成[67, 68]。根据患者是否来自或到访过流行地区，可考虑该诊断。

在 FNA 标本中[69]，Liesegang 环（Liesegang rings，参见后述）可能被误认为寄生虫卵，在乳房X 线检查上显示为钙化[70]。

三、分枝杆菌感染

1829 年，Sir Astley Cooper 最早临床报道了乳腺结核病（tuberculosis）[71]。1898 年，一份关于瘰疬性（即结核性）乳腺炎的综述详细描述了这种病变[72]。乳腺结核病是一种不常见的疾病，在发达国家发病率低至 0.1%，在结核病多发国家发病率为4% 左右[73]。结核性乳腺炎在 HIV 阳性患者中越来越常见[74, 75]。

与 HIV 感染无关的结核性乳腺炎主要发生在绝

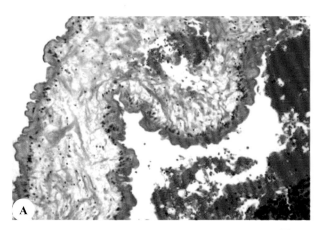
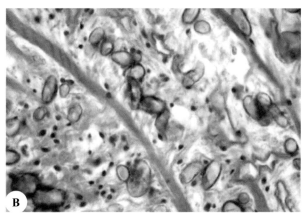

▲ 图 4-8　裂头蚴病

A. 粗针穿刺活检从囊性乳腺肿块中获取的部分寄生幼虫；B. 幼虫的内部放大图，显示大量的钙化小体

经前女性，有感染哺乳期乳腺的倾向[76]，但也可以影响任何年龄的女性乳腺，罕见情况下可发生在男性乳腺[77]。在年轻的患者中病变表现为脓肿，而在老年女性中，结核感染类似癌。单侧结核性乳腺炎比累及双侧乳腺更常见[78]。在沙特阿拉伯的一所大学医院进行的 1152 例乳房 X 线检查中，发现了 6 例（0.52%）乳腺结核[79]。

乳腺结核通常继发于其他部位结核的播散，最常通过腋窝淋巴结的逆行淋巴回流而受累。血行播散极为罕见，当结核性乳腺炎与疾病的粟粒性传播同时出现时才会发生[80]。也曾报道过原发性肺病变累及胸壁，或由乳腺后肌肉骨骼组织感染结核直接延伸至乳腺[81, 82]。

由于结核性乳腺炎临床表现多样，诊断十分困难[72]。已经报道了几种感染模式[76, 80, 83]。最常见的形式是结节性乳腺炎（nodular mastitis），患者表现为缓慢生长的结节性肿块。一般无疼痛，但可有压痛。乳房 X 线检查和临床表现各不相同，可类似囊肿、纤维腺瘤或癌[76, 80, 83]。通常不存在微钙化。晚期结节性病变会固定在皮肤上，并可能发展为引流窦。在一项研究中，乳腺肿块合并窦道延伸至浅表隆起和皮肤增厚被认为是乳腺结核病的一个显著特征[79]。弥漫性结核性乳腺炎的特点是急性发展为多个疼痛结节（表现为界限清楚或不清楚的低回声或无回声聚集），可被误诊为炎性乳腺癌[76, 84]或经典的细菌性乳腺炎[80]。表现为硬化的感染主要发生在老年女性，导致乳腺弥漫性硬化，乳房 X 线检查显示乳腺密度增加[76]。乳头溢液在结节性和弥漫性疾病中最常见。乳头分泌物中可发现抗酸杆菌[85]。

临床上偶尔可见结核性乳腺炎和乳腺癌在同侧或对侧乳腺中共存，导致两者的鉴别更加复杂[76, 86-88]。这两种病同时出现是一种巧合。其中一些病例可能是伴有结节样肉芽肿的癌，因为并不总能在组织切片或培养中发现结核杆菌[86, 87]。乳腺同时患有结核病与霍奇金淋巴瘤的病例已有报道[89]。另一报道记录了一名皮肌炎患者接受皮质类固醇治疗，发生了大细胞淋巴瘤和乳腺结核病[90]。罕见情况下，乳腺结核病可以是 AIDS 的表现形式[74]。在 152 名 HIV 患者中，7 名患者从乳腺病变的细针穿刺组织中培养出了结核分枝杆菌（Mycobacterium tuberculosis）[91]。

已有与乳腺假体相关的非结核性分枝杆菌感染的病例报道。大量使用硅胶假体的患者出现了不同分枝杆菌病原体的感染[92-95]，感染也与乳头打孔有关[96]。假体周围渗出物涂片通常呈抗酸杆菌阳性，没有发现其他常见的感染。由鸟型分枝杆菌复合体（Mycobacterium avium complex）引起的假体相关乳腺炎的病例较少[97, 98]。一名 HIV 阴性的患者在接受泼尼松治疗系统性红斑狼疮时，由于椎旁脓肿的血行播散引起鸟型分枝杆菌复合体感染而出现乳腺脓肿[99]。另一名 HIV 阳性患者，在双侧乳腺硅胶隆乳术后 4 年，出现单侧乳腺的鸟型分枝杆菌复合体感染[100]，从出现 HIV 阳性症状到临床出现乳腺感染，其间间隔 10 年时间。

大体上，结核性乳腺炎由结节状、质硬的灰色或棕褐色组织和黄色至白色干酪样坏死物所组成。融合性结节状病变伴中央空洞形成，大体上类似坏死性癌或化脓性脓肿。

结核性乳腺炎的肉芽肿性病变以干酪样坏死为特征。在慢性病例中，纤维化可能很明显。肉芽肿多见于导管而非小叶（图 4-9），很少检测到抗酸杆菌[72]。

通过细针穿刺可诊断乳腺肉芽肿性炎[83, 101-103]。来自印度的一组病例中，410 例乳腺抽吸标本中有 14 例（3.4%）符合结核性乳腺炎[103]。在这些病例中，仅有 2 例临床怀疑为结核，3 例临床诊断为癌。抽吸细胞学标本中可见上皮样组织细胞、朗汉斯巨细胞、中性粒细胞、嗜酸性粒细胞、淋巴细胞和浆细胞。在活动性炎症病变中，中性粒细胞可掩盖肉芽肿的特征。钙化较为少见。

乳头溢液的细胞学检查显示，非特异性的泡沫细胞、中性粒细胞和坏死碎片的混合物。如果怀疑结核性乳腺炎，则应将乳头溢液进行培养和抗酸染色[102]。

即使通过临床表现和细针穿刺标本提示结核性乳腺炎，也需要进行手术活检明确。因为大多数情况下培养和抗酸染色均为阴性，所以通常在完成组织化学检测后，需进行排除性诊断。通过抽吸或手术活检获取的新鲜标本或福尔马林固定后的石蜡包埋组织，均可用于分枝杆菌 DNA 检测。核酸检测阳性结果可明确诊断，但阴性结果并不能排除结核病的诊断。对于具有广泛窦道形成的晚期病变需要

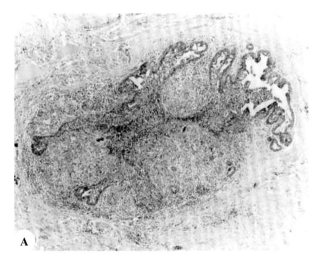

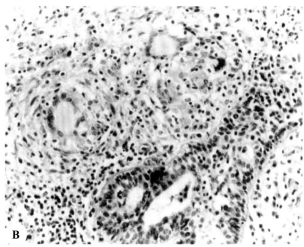

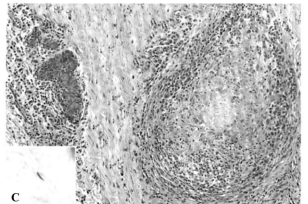

▲ 图 4-9　结核病

肉芽肿形成多个结节，导管壁扭曲，并导致上皮坏死（A），可见朗汉斯巨细胞和肉芽肿性炎（B）。发生在成年女性乳腺无活性腺体附近的肉芽肿，注意没有巨细胞，插图（C）显示在 Ziehl-Neelsen 染色切片中可见抗酸杆菌

行乳房切除术，但是大多数患者在切除病变后对抗生素治疗有反应[67]。有报道称，未切除病灶的患者在接受抗生素治疗中无法控制病灶。

非结核性肉芽肿性乳腺炎，特别是一种与囊性变和中性粒细胞浸润有关的病变，即囊性中性粒细胞性肉芽肿性乳腺炎（cystic neutrophilic granulomatous mastitis），已发现与棒状杆菌（corynebacterial）感染有关[104-108]（图 4-10）。通常，结核性肉芽肿表现出比较明显的嗜酸性粒细胞和坏死，而不是微脓肿[109]。有关肉芽肿性乳腺炎的详细讨论，请参见第 3 章。

四、其他细菌感染

（一）放线菌病

放线菌感染的途径通常是通过乳头[110]。尽管，衣氏放线菌（Actinomyces israelii）是与乳腺感染相关的最常见的病原体，但多种菌株包括雅高放线菌（Actinomyces accolens）、牛型放线菌（Actinomyces Bovis）、纽氏放线菌（Actinomyces neuii）、罗氏

放线菌（Actinomyces radingae）以及图氏放线菌（Actinomyces turicensis）都与放线菌病有关[111-113]。由麦氏放线菌（Actinomyces meyeri）引起的乳腺脓肿与慢性牙周病有关[114]。从因挛缩移位而移除的充满盐水的乳房假体的管腔中发现了多变拟青霉菌（Paecilomyces variotii）[115]。

乳腺放线菌感染的典型表现是在乳头和乳晕下方或附近形成脓肿[116]。当临床诊断不明确或未经治疗的病变进展时，切开和引流后会出现窦道。当窦道没有形成时，可能会出现慢性脓肿，进而形成类似于癌的硬块。腋窝淋巴结肿大是对炎症的反应，而不是放线菌感染在淋巴结的扩散，但放线菌性腋窝淋巴结炎已有报道[117]。肺部放线菌病扩展至乳腺的病例也有报道[118]。

乳腺放线菌病（mammary actinomycosis）的诊断是通过在组织切片、细针穿刺或窦道引流物中检测到革兰阳性菌的丝状菌落（硫黄颗粒）而确定。放线菌可以在厌氧条件下培养分离，但培养阳性的比例不到 50%[117]。据报道，青霉素治疗是有

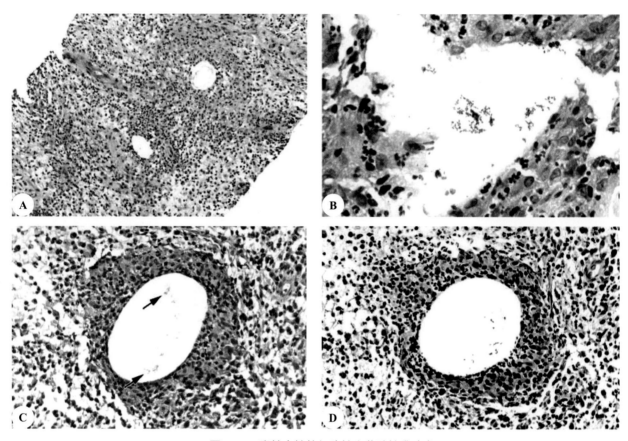

▲ 图 4-10　囊性中性粒细胞性肉芽肿性乳腺炎

A. 一个乳腺小叶被微脓肿破坏，坏死中心富含中性粒细胞，中央微囊肿是该病变的特征性表现；B. 革兰染色显示革兰阳性棒状体，可培养出棒状杆菌（*Corynebacterium* sp.）；C 和 D. 另一例囊性中性粒细胞性肉芽肿性乳腺炎，囊腔内可见杆菌，该细菌显示为革兰阳性（D），从该病例中也培养出了棒状杆菌

效的[117]，但是复发或晚期感染可能需要行乳房切除术。

（二）诺卡菌

来自环境中的星形诺卡菌（*Nocardia asteroides*），常直接感染引起皮肤和皮下脓肿。有个案报道一名 58 岁系统性红斑狼疮患者，经免疫抑制剂治疗后出现了乳腺实质脓肿，经培养及手术切除证实为星形诺卡菌感染[119]，该患者的感染源不明。接受乳腺癌化疗的患者因淋巴细胞减少也会发生诺卡菌感染[120]。

（三）伤寒

有几例伤寒（肠热）乳腺炎［typhoid（enteric fever）mastitis］的报道。曾在一名 32 岁患有疼痛性乳腺肿瘤患者的活检样本中分离出伤寒杆菌（*Salmonella typhi*）[121]。该患者无胃肠道或伤寒杆菌感染的其他症状。血、尿和粪便培养均为伤寒杆菌阴性。胆囊未进行影像学检查。组织学上，表现为非坏死性肉芽肿性炎，没有检测到抗酸杆菌。另一例患者是一名 43 岁女性，表现为发热和一个大小为 5cm 乳腺疼痛性肿块[122]。穿刺活检显示乳腺急性炎症，并从伤口分离出伤寒杆菌。此外，一名 35 岁印度（伤寒流行区）女性的双侧乳腺脓肿中也分离出伤寒杆菌，该患者表现为双侧乳腺疼痛、肿胀[123]，出乎意料的是在纽约布朗克斯的一名患者的单侧乳腺脓肿中也分离出了伤寒杆菌[124]。在一例患者发生腹泻和呕吐 1 个月后，从盐水填充硅胶假体的取出部位中分离出非伤寒猪霍乱沙门菌（*Salmonella choleraesuis*）[125]。有报道在一例使用免疫抑制药的类风湿患者中出现了由鼠伤寒沙门菌（*Salmonella typhimurium*）引起的乳腺脓肿[126]。

（四）猫抓病

猫抓病（cat-scratch disease）的肉芽肿性病变可见于乳腺内淋巴结和乳腺实质[126, 127]。所有患者均为 21—60 岁女性，病变大小为 1～3cm。大部分病变位于乳腺腋窝尾部。1 例发生在左侧乳腺 4 点钟方向。临床上，该病变似乎是乳腺固有病变，只有一名女性同时出现腋窝淋巴结肿大，其中 1 例超声影像表现为界限清楚的低回声肿块[126]。显微镜检查显示，切除的病变为坏死性肉芽肿。

猫抓病的病原体是巴尔通体（Bartonella sp.）[128, 129]。在肉芽肿中心坏死区可检测出细丝状和分支状的革兰阴性、Warthin–Starry 染色阳性杆菌。乳腺周围组织有淋巴浆细胞浸润，但无肉芽肿反应。抽吸细胞学检查显示由急慢性炎细胞和良性上皮细胞组成[126]。一位患有糖尿病的 50 岁女性，因猫抓病引起的乳腺红斑和腋窝淋巴结肿大，类似炎性乳腺癌[130]。猫抓病累及乳腺实质也可类似癌[131, 132]或乳腺炎[133]。经 PCR 分析证实的乳腺猫抓病，曾被报道出现在与豚鼠接触后，尽管该病的名称是猫抓病[134]。

（五）乳腺脓肿

"乳腺发红"的鉴别诊断包括各种形式的感染性乳腺炎（包括脓肿形成和蜂窝织炎）、放疗反应、炎症性皮肤病、炎症性乳腺癌和 Paget 病[134]。在这种情况下，必须排除肿瘤的可能性。发生乳腺脓肿的危险因素包括吸烟和乳头穿孔[135, 136]。然而，乳腺脓肿（breast abscesses）最常见于哺乳期。

哺乳期乳腺炎和脓肿的形成，是由于一个或多个主输乳管流通受阻引起。最初阶段的因挤压乳汁引起的乳汁淤积和乳腺炎通常是无菌性的。在这个阶段中，分泌的乳汁中的白细胞和细菌数量

很低[137]。感染性哺乳期乳腺炎的特征是白细胞数 ≥ 10^6/ml，细菌数 ≥ 10^3/ml。发热、疼痛加重和压痛预示着哺乳期乳腺炎在加速发展。从乳头分泌物中分离出的细菌通常是皮肤寄生菌，如金黄色葡萄球菌、链球菌和凝固酶阴性葡萄球菌[137]。金黄色葡萄球菌是导致乳腺脓肿最常见的微生物，半数病例中分离出了金黄色葡萄球菌，其中约 10% 是耐甲氧西林菌株[138]。如果穿刺引流和抗生素治疗不成功，可能需要手术切开进行引流。手术切除的标本显示为混合性急慢性炎，也可能包括脂肪坏死（图 4–11）。

其他种类的细菌也与乳腺脓肿有关。Vine 等[139]报道了 1 名免疫力良好的 12 岁女孩发生的由嗜水气单胞菌（Aeromonas hydrophila）引起的乳腺脓肿，但没有已知的发病诱因。Chagla 等[140]报道了一名 57 岁免疫力强的女性因昆氏螺杆菌（Helcococcus kunzii）感染引起的乳腺脓肿。乳腺布鲁菌病（brucellosis）在中东地区流行，沙特阿拉伯已有多例报道[141]。一名 46 岁的土耳其女性因布鲁菌病引起乳腺和椎旁脓肿，系统性使用抗生素成功治愈[142]。铜绿假单胞菌（Pseudomonas aeruginosa）引起的乳腺脓肿可发展为感染性休克[143]。

乳晕下脓肿通常发生于未哺乳的绝经前女性。该病变的特点是在乳晕下区域反复出现脓肿。病变发展缓慢，最终破裂并通过乳晕周围窦道引流。继发于常见皮肤病原菌的感染时有发生，但在某些病例中，脓肿是无菌性的。乳晕下脓肿是由一个或多个输乳管末端鳞状上皮化生引起的管腔阻塞所

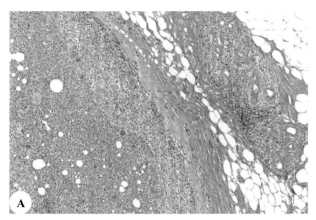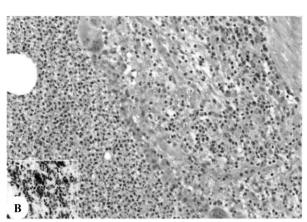

▲ 图 4–11 葡萄球菌脓肿

一名 35 岁女性患化脓性乳腺炎，活检前几周一直在哺乳；脓肿显示革兰阳性球菌（B 插图）；培养出了金黄色葡萄球菌

致 [144]。在大多数情况下，切除受累的导管、窦道和脓肿是可以治愈的，但当病变发展到另一个导管时可能会复发 [145]。

乳腺内脓肿被认为是女性乳腺癌经肿块切除术和乳腺癌放疗后的延迟并发症 [146]。易感染的因素是切除组织过多和放射剂量过大。培养物显示为葡萄球菌和其他皮肤来源的细菌。

有报道，产气荚膜杆菌（Clostridium perfringens）引起聚氨酯涂层硅胶乳房假体部位的感染 [147]。其原因可能是多次牙科手术引起的血行性感染。另一位患者在硅胶植入部位发生肠球菌感染，但未发现其来源 [148]。

在乳头打孔和插入金属环后，已观察到有乳腺脓肿形成，由偶发分枝杆菌（Mycobacterium fortuitum）[149]、分枝杆菌脓肿（Mycobacterium abscessus）[150] 和图氏放线菌（Actinomyces turicensis）[111] 感染引起。

有报道，在前哨淋巴结活检过程中注射亚甲基蓝染料，引起了乳腺坏死性筋膜炎 [151]。由此可见，照射、假体的放置及注射，均可成为引起乳腺脓肿的医源性因素（或促进因素）。

五、病毒感染

（一）单纯疱疹和水痘带状疱疹

乳腺存在单纯疱疹病毒（Herpes simplex）感染，通过细胞学诊断和原位杂交已得到证实 [152, 153]。这些患者并没有潜在的免疫抑制疾病，其中一名患者在乳头溢血和乳头表面小泡结痂之前出现了疱疹性龈口炎，另一名患者出现了乳头病变。

乳腺水痘（varicella）和带状疱疹病毒（herpes zoster）感染可能呈现不寻常的形式。水痘感染而引起的细胞学变化可在纤维腺瘤细针穿刺涂片的上皮细胞中观察到 [154]，并通过免疫组织化学染色和超微结构检查证实。

一名 45 岁患者感染了带状疱疹病毒，该患者在接受了改良根治性乳房切除术后，进行了横向腹直肌皮瓣重建。皮疹呈"假性弥漫性"分布，似乎跨越不同的肋间神经而分布在多个部位 [155]。

（二）HIV 感染

自从采用了高效抗逆转录病毒疗法以来，HIV感染者的预期寿命已经延长，而机会性感染和AIDS 相关性癌的发病率大幅下降 [156]。乳腺似乎没有特定类型的肿瘤或微生物疾病的好发倾向。46 名在社区医院接受乳腺疾病治疗的患者（包括 34 名女性）中，发现恶性肿瘤的占 22%，发现感染的占17% [157]。

Roca 等 [158] 描述了一名 HIV 感染的 21 岁女性，因铜绿假单胞菌感染引起乳腺脓肿导致致命的败血症。据报道，一名 26 岁的 HIV 阳性女性因大肠杆菌（Escherichia coli）感染产生败血症引起乳腺大面积坏死 [159]。一项对 67 名 HIV 感染女性的乳房X 线片进行研究显示，与年龄匹配的对照组相比，HIV 阳性组的腋窝淋巴结明显更大、更密集 [160]。在腋窝区域发现淋巴结的频率和出现良性结节或钙化的频率没有差异。据报道，乳腺内乳淋巴结内可发生 HIV 相关性淋巴结病 [161]。

关于 HIV 和 AIDS 是否会影响患乳腺癌风险的数据在不断变化。最初的报道表明，相对于普通人群，HIV 患者中癌症的发病率有所下降，但是后续研究表明，这种风险已明显增加，目前正接近普通人群的发病风险 [156]。据报道，有感染艾滋病毒的女性患乳腺癌，并且提出了感染和抗逆转录病毒治疗可能具有抗肿瘤作用的理论 [162]。男性乳腺发育是迄今为止在 HIV 阳性男性中最常见的乳腺疾病。据报道，一名 41 岁 AIDS 男性患者的单侧乳头患有Bowen 病（鳞状细胞原位癌）[163]，一名 HIV 感染的男性患者发生了乳腺癌 [164]。

六、偶然发现和人为现象

（一）皮肤蠕形螨感染

毛囊蠕形螨（Demodex folliculorum）是一种螨虫，主要分布在面部、头皮和眼睑的皮脂腺内。尸检采集的乳头组织病理学研究显示，在 41.4%（58/140 个）乳头检测出蠕形螨（Demodex mite）[165]。螨虫在常规外科病理实践（图 4-12）和乳头分泌物的细胞学标本中少见 [166]。乳头蠕形螨感染可偶有症状，可引起乳头溢液或局部不适 [166]。

（二）肌小球病：一种类似寄生虫感染的疾病

肌小球病（myospherulosis）是由红细胞和脂质相互作用的一种人为现象，具体机制不清 [167]。这种反应导致囊状结构的形成［包括位于囊腔（母体）内的红细胞（内体）］（图 4-13）。肌小球病可发生在多个器官，包括乳腺[167, 168]，它形似真菌生物，特别是像粗球孢子菌（*Coccidioides immitis*）。通常与既往的外科手术史有关。

（三）Liesegang 环：另一种类似寄生虫感染的疾病

Liesegang 环（Liesegang rings）是一种类似于淀粉样体的球形沉积物，见于乳腺囊肿（图 4-14）和其他各种含腺体的器官中。这种环可能会被误认

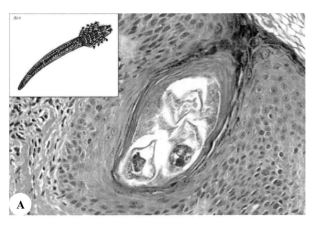
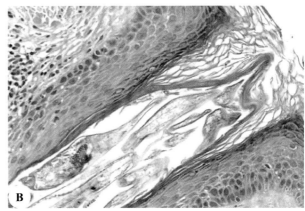

▲ 图 4-12　蠕形螨感染
乳头 - 乳晕区出现蠕形螨，螨虫存在于皮脂腺开口的上部，插图为蠕形螨的示意图

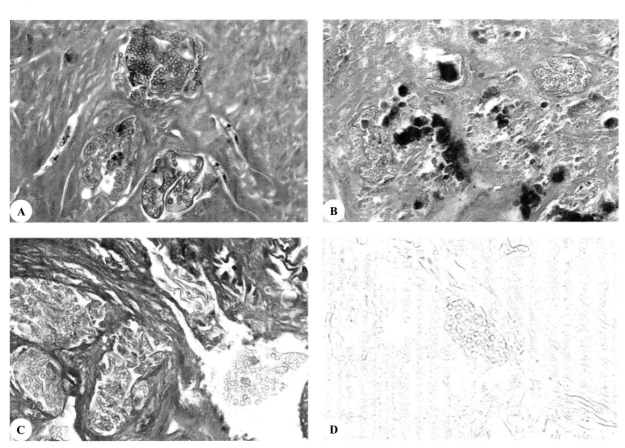

▲ 图 4-13　肌小球病
A 和 B. 染色切片显示肌小球病，坏死组织囊腔（母体）内的红细胞（内体）聚集呈簇，密集排列。C 和 D. 肌小球病 PAS 染色（C）及六氨银（GMS）染色（D）均不着色。一名 55 岁患者，乳房 X 线检查显示异常，5 年前曾因良性增生性改变接受乳腺肿块切除术

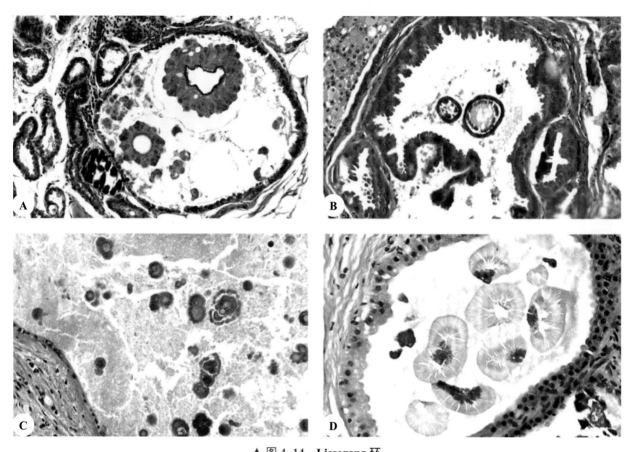

▲ 图 4-14 **Liesegang 环**

在这四例患者中，每个环都不相同。然而，基本结构是相似的，中心为无定形的致密物，通常伴有钙化，病灶周围是蛋白质沉积的条纹带。Liesegang 环通常见于乳腺良性腺体，表现为大汗腺化生或分泌性改变

为是寄生虫卵，其形成机制尚不清楚，由各种矿物质和化学物质聚集并分离而形成。该过程可以在体外和体内环境中进行识别。特征性的结构是形成一个中心致密的无定形病灶，中心呈同心状，表面呈层状，内含蛋白样物质。乳腺中的 Liesegang 环通常发生在大汗腺囊肿或妊娠样增生中[169]。Liesegang 环可能钙化，乳房 X 线检查可能表现出异常。

第5章 乳头状瘤及相关的良性病变
Papilloma and Related Benign Lesions

Frederick C. Koerner 著

王 强 译 郭双平 薛德彬 校

本章讨论一组异质性病变，其共同特征是大部分病变都具有乳头状成分。导管内乳头状瘤完全为乳头状，而其他病变或主要为乳头状（旺炽性乳头状瘤病、放射状硬化性病变、乳晕下硬化性导管增生），或部分为乳头状（囊性及乳头状大汗腺化生）。汗管瘤样腺瘤属于旺炽性乳头状瘤病的鉴别诊断内容，因此也放在本章讨论；由于胶原小体病通常发生于乳头状瘤中，也在本章讨论。

一、乳头状瘤

乳头状瘤（papilloma）是一种突入导管腔呈乳头状生长的良性肿瘤。发生于两种情况下：一般位于乳晕导管内的单发肿瘤（孤立性乳头状瘤或中央型乳头状瘤），或发生于小导管及终末导管小叶单位的一组小肿瘤，常呈簇状分布（多发性乳头状瘤或外周型乳头状瘤）[1]。偶尔，为乳晕下两处或更多的乳头状瘤，但每一个均与孤立性乳头状瘤类似。这种情况下，病理医生尚无广泛接受的诊断，曾用过多发性中央型乳头状瘤的名称。较早期使用过乳头状瘤病来诊断多个乳头状瘤，以及指目前称为普通型导管增生的病变。为避免混淆，不建议使用乳头状瘤病的名称[2]。

乳头状瘤可有受累导管扩张形成的囊腔，有中等程度囊性成分的病例称为乳头状囊腺瘤。乳头状瘤的囊腔可以非常显著，以至于其比例超过乳头状瘤比例常称囊内乳头状瘤。实性、非囊性乳头状瘤变型已被归为导管腺瘤、实性乳头状瘤、腺肌上皮瘤。

【临床表现】

病理医生在工作中常遇到乳头状瘤，但已发表的数据并不能让我们确定其精确的发生率。Moon[3]等根据对 39 461 例女性的超声扫描，发现了 787 例乳头状瘤，其比例为 2%。Greif 等[4] 在 3849 例活检标本研究中发现 77 例孤立性乳头状瘤，比例也为 2%，并形容为"一般偶见"。Lewis 等[5] 在 9108 例包括良性病变在内的切除标本中，发现了 426 例孤立性乳头状瘤（4.7%）。粗针穿刺活检标本中乳头状瘤的发生率为 3.1%[6]～9.6%[7]，聚类分析数值在 5% 左右[8-10]。多发性小导管乳头状瘤（多发性乳头状瘤或外周型乳头状瘤）不常见，有些研究者将其定义为 2 个不相邻组织块中存在 5 个或更多乳头状瘤[5, 11-13]。一项对切片进行组织学评估的研究中[5]，在 0.6% 的切除标本中发现该病变，乳头状瘤女性患者中仅 11% 具有多发性小导管乳头状瘤。

乳头状瘤可发生于自婴儿至 90 多岁的任何年龄的患者，孤立性乳头状瘤最常发生于 35～65 岁患者，而多发性乳头状瘤患者的年龄范围更广泛[14, 15]。一项研究中，175 例有症状的孤立性乳头状瘤女性患者的平均年龄为 47.9 岁[16]。另一项研究中，224 例无症状女性患者的平均年龄为 46.4 岁[8]，其他文献中报道的年龄类似。一项研究中，52 例多发性乳头状瘤女性患者的平均年龄为 39.9 岁[15]。一项 10 例多发性乳头状瘤女性患者，中位年龄数为 51 岁[13]。Harjit 等[17] 报道一组 23 例多发性乳头状瘤患者，平均年龄 56.4 岁。相比其他地区女性来说，乳头状瘤可能更常见于美国非洲裔女性[18]。

文献中还提到了 32 例男性乳头状瘤。Volmer[19] 列出了 1985 年之前所描述的病例。Yamamoto 等[20] 列出了 10 例形成囊性肿块乳头状瘤的临床特点。病例报道还描述了 10 例男性乳头状瘤[14, 21-29]。男性患者的年龄自 7 个月[30] 至 82 岁[31]，与女性患者相似。3 例乳头状瘤发生于十几岁男孩[21, 27, 32]，作者遇到 1 例 15 岁男孩的乳头状瘤。发生于青春期男性的病例，似乎是一种巧合，可能值得进一步关注。男性乳头状瘤患者的平均年龄为 55.2 岁。患者因乳腺肿块而就诊，并常伴乳头溢液。

文献中关于左、右侧乳腺乳头状瘤发生率的信息极少。尽管有一项对 370 例的研究发现，左侧乳腺乳头状瘤的发生率为 55.7%、右侧乳腺乳头状瘤的发生率为 43.2%[6]，但另一项研究发现两侧乳腺的发生率相等[33]。男性乳头状瘤累及两侧乳腺的概率相等。有症状的孤立性乳头状瘤，约 90% 发生于乳晕下区，其他发生于外上象限及内上象限，极少数有症状的乳头状瘤发生于外下象限[16]。也有文献报道，有症状的多发性乳头状瘤，最常发生于外上象限，仅 25% 发生于乳晕下组织[15]。文献中没有无症状的乳头状瘤解剖学分布相关数据。

少数女性患者可发生多发或双侧"孤立性乳头状瘤"。一组 197 例无症状乳头状瘤的女性患者中，171 例为单发性乳头状瘤，19 例为 2 个乳头状瘤，7 例为 3 个乳头状瘤[8]，作者并未描述乳头状瘤的部位。Cardenosa 和 Eklind[34] 研究的一组 77 例乳头状瘤女性中，12 例有多发的中央型（孤立性）乳头状瘤，双侧乳腺同时发生乳头状瘤极为罕见。乳头状瘤的少见部位有横向腹直肌皮瓣（transverse rectus abdominis myocutaneous，TRAM）再造术后残余乳腺组织[35]、腋窝淋巴结内残余乳腺组织[36-39]。

目前，大部分乳头状瘤都是由于影像学检查检出异常而关注。多达 90% 的乳头状瘤女性患者并无症状[8, 40, 41]。肿块和乳头溢液是孤立性乳头状瘤女性患者最常见的临床表现[42]，少数患者因为乳腺疼痛而就诊[40, 43-45]，症状的持续时间一般从 1 个月至数年，但也有长达 18 年的病例[16]。多发性乳头状瘤如果有症状，几乎总是表现为肿物，而不是乳头溢液[15, 17]，大部分病例都是由于乳房 X 线筛查检出异常而引起注意[17]。

体检如有明显肿物，一般为质软或有弹性，可推动。一名 44 岁男性患者的乳头状瘤表现为质硬、分叶状肿物并固定于胸壁[23]。也可见皮肤凹陷，乳头或乳腺变形[46]。

【影像学检查】

乳房 X 线检查常不能很好地检测出乳头状瘤。一项在 36 例女性患者乳头状瘤的研究中，Francis 等[43] 发现乳房 X 线检查时，影像医生将 44% 的乳头状瘤归为正常的乳腺影像学表现，且作者在早期的报道中也遇到了类似情况。乳房 X 线检查中乳头状瘤可表现为肿块、导管扩张或钙化[34]。在超声检查时，乳头状瘤一般表现为低回声肿物。超声检查似乎对检出乳头状瘤更为敏感，在一项研究中，检出了 96%（21/22 例）的女性患者的乳头状瘤[43]。

乳腺导管造影也可发现大部分导管内乳头状瘤。Cardenosa 和 Eklund[34] 用导管造影检出了 91%（32/35 例）乳头状瘤出现异常，这些异常包括导管梗阻、导管扩张及紊乱、导管内充盈缺损、导管壁轮廓不规则。一项对 35 例有乳头溢液女性患者的研究发现[47]，导管造影检出乳头状瘤的敏感性为 94%，特异性为 79%。从实际考虑，很多影像医生放弃了这一技术，乳管镜提供了另一种选择。

磁共振成像（magnetic resonance imaging，MRI）检查显示，孤立性导管内乳头状瘤及乳头溢液的女性患者一般可见导管扩张，并有小的卵圆形、轮廓光滑的、增强的导管内肿物[43, 48]，但很多乳头状瘤，并无这些特征性的表现。在一项 175 例乳头状瘤 MRI 的研究中，有些病例伴非典型导管增生、还有些伴原位癌，结果显示 21% 的病例表现为非肿块样信号增强，2% 的病例未发现异常[49]。Kurz 等[50] 报道，20 例乳头状瘤中有 4 例形状不规则，3 例边缘不规则或毛刺状，8 例为异质性增强。Daniel 等[51] 回顾性分析 15 例乳头状瘤的 MRI 检查，发现 7 例表现为结果可疑，如边界不规则、环状增强。Wang 等[52] 研究了 77 例乳头状瘤，认为存在小的导管内肿物或肿物最大径与乳腺导管平行，且位于乳头 4cm 范围内，应考虑诊断乳头状瘤。Sarica 和 Dokdok[53] 强调，MRI 检查可以表明肿物与导管的关系，其精确性与超声检查一致。

Lam 等[54]得出结论,"影像学特征在鉴别良性与恶性乳头状病变方面,敏感性或特异性都不够",通过分析乳房 X 线和超声检查的数据,作者得出的敏感性为 61%,特异性为 33%,阳性预测值为 85%,阴性预测值为 13%。另外,Wang 等[49]观察到与良性乳头状瘤相比,伴非典型增生或原位癌的乳头状瘤体积更大、更常见肿块 – 非肿块混合性的增强表现。

PET-CT 检查发现一例 51 岁女性的乳头状瘤表现为 ^{18}F– 脱氧葡萄糖(^{18}F-fluorodeoxyglucose,^{18}F-FFDG)高摄取[55]。

【大体病理】

孤立性乳头状瘤一般形成圆形、质软至质硬、易碎的灰色至红棕色肿瘤。肿瘤境界清楚,周围有导管壁形成的包膜并伴有反应性改变(图 5–1)。肿物最大径自几毫米至几厘米不等。一项 171 例乳头状瘤的研究中[40],平均大小为 0.34cm,但也有最大至 20cm 的报道[56]。这种极大的肿瘤常有一个或多

个囊肿并占据肿物大部分,乳头状瘤呈小结节状生长,偶尔为囊壁上的几个小结节。Yamamoto 等[20]报道了 10 例男性囊性乳头状瘤的临床特点,有 6 篇报道[57-62]描述了 8 例女性患者类似的肿瘤。较小肿瘤中,囊肿可占据肿物的大部分(图 5–2),囊内可有透明液体、血性液体或凝血块。男性乳头状瘤平均大小 3.9cm,是女性乳头状瘤平均大小的 10 倍,这种差异可能是由于男性乳头状瘤表现为肿块而就诊,而女性乳头状瘤大部分为影像学筛查检出的。

多发性乳头状瘤可非常小,以至于大体检查遗漏。如果表现为成簇的质韧、淡黄色、棕褐色或灰色结节时,可能会被发现(图 5–3)。

【镜下病理】

乳头状瘤突入扩张的导管内,有一处或多处与导管壁相连。肿瘤以纤维血管为轴心,表面被覆腺上皮细胞和肌上皮细胞形成分支乳头结构(图 5–4和图 5–5)。腺上皮细胞大小和形态均一,呈柱状,细胞核良性、位于细胞基底,顶端为胞质成分。很

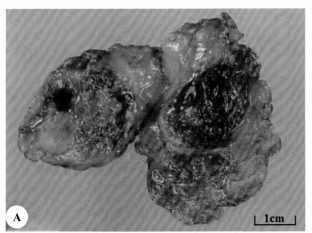

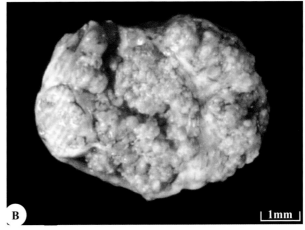

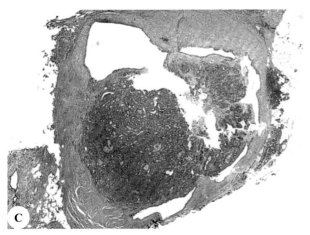

▲ 图 5–1　三例乳头状瘤的大体表现

A. 实性乳头状瘤几乎填满了其生长在内的扩张的导管;B. 一名 17 岁女孩的乳头状瘤,导管已翻转以展示肿瘤,肿瘤为以宽基底与导管壁相连的多结节状肿物;C. 一例与图 B 相似的肿瘤的组织学全貌,可见分叶状结构

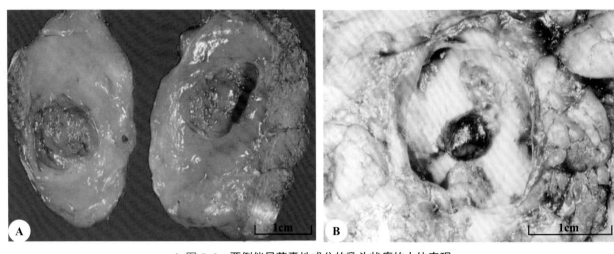

▲ 图 5-2　两例伴显著囊性成分的乳头状瘤的大体表现

A. 棕褐色结节突入坍塌的囊腔内，囊内壁光滑；B. 两个结节在囊腔内生长，囊壁为纤维性，囊腔内表面光滑

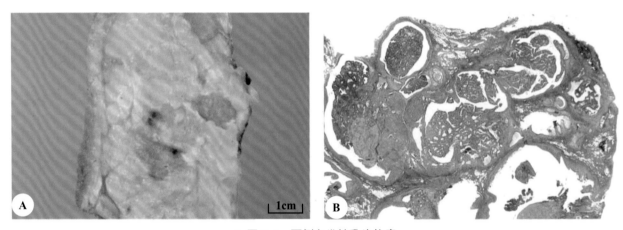

▲ 图 5-3　两例多发性乳头状瘤

A. 乳腺组织中有几处质实、灰色肿物，中央的一处似乎位于囊腔内；B. 组织切片可见几个小乳头状瘤

多乳头状瘤中，腺上皮细胞有大汗腺化生（图 5-6）。罕见情况下，大部分或所有腺上皮都呈大汗腺特征[63]。大汗腺化生出现于普通型乳头状瘤中时，一般形态温和；但在硬化性乳头状瘤或普通型乳头状瘤局灶硬化性腺病样区域，常呈非典型大汗腺化生，细胞核有多形性、胞质透明[64]。存在细胞形态温和或轻度非典型的大汗腺上皮，几乎总是提示乳头状瘤为良性。上皮可发生普通型导管增生（usual ductal hyperplasia，UDH）（图 5-7），在旺炽性增生的病例中，细胞增生形成不规则微小腔隙、微乳头状分支、局部呈实性，或上述几种结构混合存在。上皮增生非常显著时，病变填满分支间的腔隙，形成实性乳头状瘤。乳头状瘤之外的导管上皮通常无显著改变。

肌上皮细胞表现及分布不一。静息状态的肌上皮细胞数量少，呈扁平状沿着基底膜排列。相反，增生的肌上皮细胞数量显著，可呈不同的形态学特征，最常见的为圆形、多边形的细胞，在腺上皮细胞内侧单层排列，细胞核圆形或卵圆形，染色质颗粒状，有小核仁，胞质透明（图 5-8）。部分病例中，肌上皮细胞呈上皮样，簇状生长（图 5-9）。这种肌上皮细胞类似 Paget 样生长的肿瘤性小叶细胞（图 5-10）。肌上皮细胞也可具有致密的、嗜酸性的细胞质，类似肌细胞（图 5-11）。肌上皮细胞也可显著减少，甚至在乳头状瘤区域不明显，肌上皮的局部缺失，仅根据这一点不能诊断为癌。

乳头状瘤的间质表现不一。富于腺体的乳头状瘤，间质仅有稀疏的胶原束，散在纤维母细胞、毛

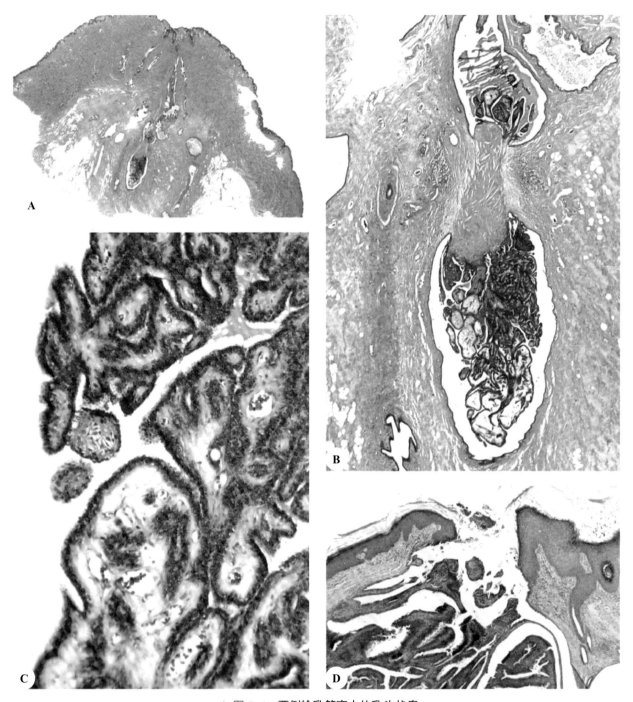

▲ 图 5-4　两例输乳管窦中的乳头状瘤

A 和 B. 一例乳头状瘤的偏心切面，肿瘤占据输乳管窦；C. 单层上皮细胞被覆于局部水肿的指状纤维间质表面；D. 另一例乳头状瘤突入输乳管窦的开口处

细血管及个别单核细胞。在一些乳头状瘤，间质的量超过了上皮成分，间质的均匀扩张使得肿瘤的乳头状结构更为明显（图 5-12）；而局部间质硬化可掩盖乳头状瘤分支的间质骨架（图 5-13）。有时，广泛性纤维化几乎可以掩盖乳头状瘤，表现为瘢痕样结节内散在分布的良性腺体成分（图 5-14），这种硬化性乳头状瘤结节可能会被误认为纤维腺瘤。当有广泛纤维母细胞增生、结缔组织形成时，也可有陷入的小腺体及簇状上皮细胞，看上去类似浸润性癌（图 5-15）。乳头状瘤硬化的分支结构中常有组织细胞聚集（图 5-16），而在乳头状癌中罕见这种现象。

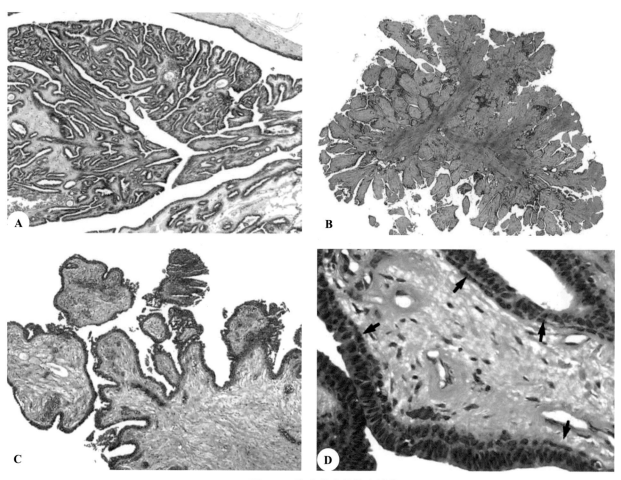

▲ 图 5-5　乳头状瘤的基本结构

这两例乳头状瘤具有乳头状瘤的典型结构特征。A. 该例乳头状瘤为复杂的、高度分支的分叶状结构，表面被覆形态一致的上皮；B 至 D. 另一例乳头状瘤，可见粗短、钝圆的乳头（B），表面被覆薄层的平坦上皮（C），上皮细胞包括柱状腺上皮细胞及扁平的肌上皮细胞（D 箭）

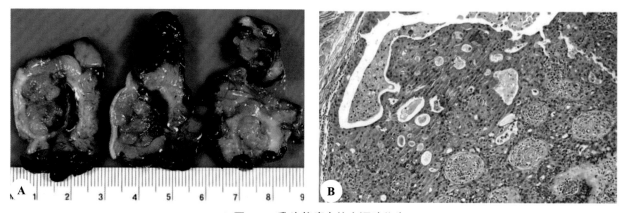

▲ 图 5-6　乳头状瘤中的大汗腺化生

A. 本例囊性乳头状瘤中的淡褐色区是特征性的广泛大汗腺化生的区域；B. 乳头状分支表面增生的导管细胞有大汗腺化生

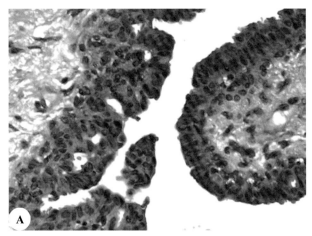

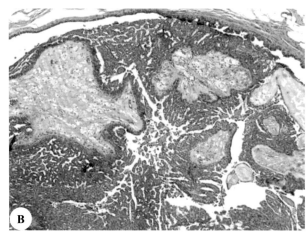

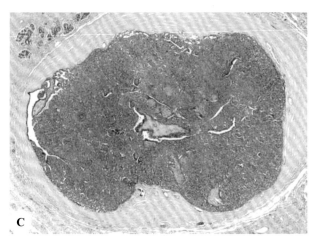

▲ 图 5-7　三例伴导管上皮增生的乳头状瘤

A. 小簇增生的导管上皮细胞位于乳头状分支的表面；B. 增生的导管细胞形成厚的细胞层，并有窗孔及微乳头状簇；C. 旺炽性导管增生，掩盖了实性乳头状瘤的乳头状结构

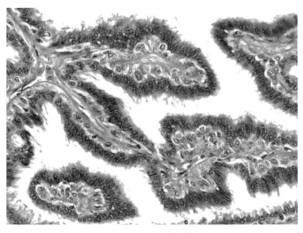

▲ 图 5-8　肌上皮细胞

柱状腺上皮细胞下方可见一层明显的肌上皮细胞

　　乳头状瘤有发生梗死的倾向，大部分病例均无法确定其原因。梗死一般累及乳头状瘤表浅部分（图 5-17），罕见情况下，肿瘤的大部分或全部可发生梗死（图 5-18）。网状染色可以显示完全梗死肿瘤的乳头状结构；不过，如果整个肿瘤都梗死

时，无法鉴别乳头状瘤和乳头状癌。对于细胞轻度退行性变的肿瘤来说，细胞角蛋白和 p63 免疫组织化学可以显示上皮的细胞构成[65]。如果在肿物中可以检出肌上皮细胞，则更可能是乳头状瘤，而不是乳头状癌。梗死区周边部分退行性变的上皮细胞核深染、有多形性，这些细胞学异常可能会导致在细针穿刺（fine-needle aspiration，FNA）标本或粗针穿刺活检标本中误诊为癌[66, 67]。

　　上皮细胞可出现化生，最常见为鳞状化生（图 5-19）。鳞状化生常与梗死相关，可能是反应性过程[68, 69]。罕见情况下，鳞状化生构成乳头状瘤的显著组成部分[70]。化生的鳞状细胞一般不会累及受累导管的上皮。鳞状化生的细胞陷入反应性间质内时，类似化生性癌或鳞状细胞癌。在一些病例中，这类病变的鉴别诊断极为困难[69]。电子显微镜及免疫组织化学表明，鳞状化生的病例有些是来自肌上皮细胞[71]。乳头状瘤腺上皮细胞的皮脂腺化生也有报道[72]。

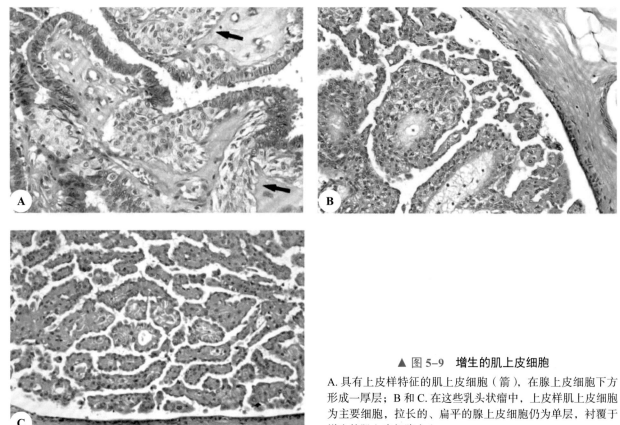

▲ 图 5-9　增生的肌上皮细胞

A. 具有上皮样特征的肌上皮细胞（箭），在腺上皮细胞下方形成一厚层；B 和 C. 在这些乳头状瘤中，上皮样肌上皮细胞为主要细胞，拉长的、扁平的腺上皮细胞仍为单层，衬覆于增生的肌上皮细胞之上

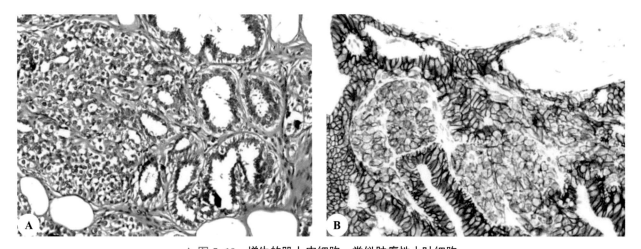

▲ 图 5-10　增生的肌上皮细胞，类似肿瘤性小叶细胞

A. 乳头状瘤颈部的上皮样肌上皮细胞簇类似肿瘤性小叶细胞；B. E-cadherin 染色，肌上皮细胞的细胞膜呈颗粒状着色

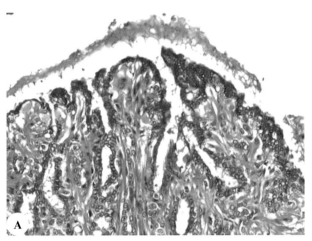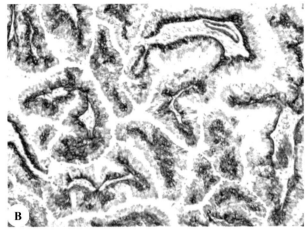

▲ 图 5-11　具有肌样特征的增生的肌上皮细胞

A. 肌上皮细胞有致密的、嗜酸性的细胞质，具有肌样特征；B. 平滑肌肌球蛋白重链免疫组织化学染色，显示肌上皮细胞

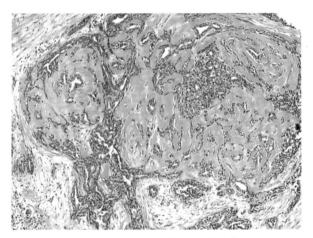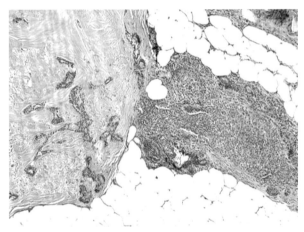

▲ 图 5-12　伴硬化性间质的乳头状瘤

间质扩张，使硬化性乳头状瘤的乳头状结构更为显著

▲ 图 5-14　伴极度硬化的乳头状瘤

胶原化的间质几乎占据了乳头状瘤的全部，但周围导管仍有少量乳头状瘤结构

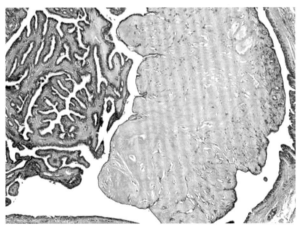

▲ 图 5-13　伴结节状硬化的乳头状瘤

纤维化使乳头状瘤局部乳头状结构消失

与乳腺其他病变中的上皮细胞相似，乳头状瘤中的上皮细胞也可出现肿瘤性增生。非典型增生似乎更多见于与小的周围型乳头状瘤相延续，或位于其周围乳腺组织[5, 73]。导管增生和小叶增生累及乳头状瘤的评估，采用乳腺其他常见解剖部位的诊断标准及分析思路方法。非典型导管增生的诊断适用于呈低级别非典型的小簇状导管，而具有显著异型性的细胞广泛分布及增生则诊断导管原位癌（ductal carcinoma *in situ*，DCIS）。存在非典型、失黏附性、无极向的上皮细胞，则诊断非典型小叶增生或小叶原位癌，可通过 E-cadherin 染色证实。关于非典型上皮增生评估的更多内容，详见第 14 章。

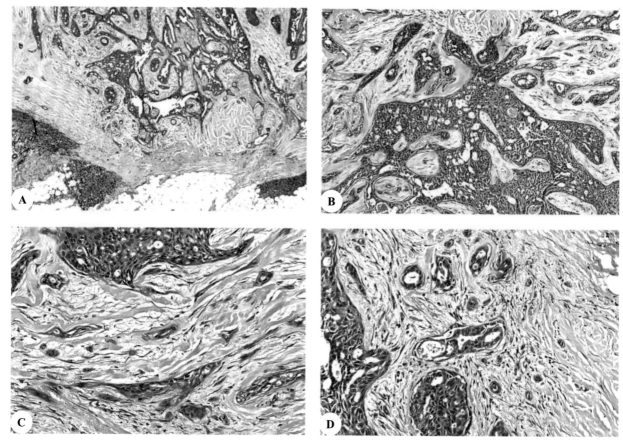

▲ 图 5-15　伴大量纤维结缔组织增生性间质的乳头状瘤

所有图片均来自同一肿瘤。A. 肿瘤的边界（左下）清楚；B. 接近肿物中央的区域可见乳头状瘤，伴导管上皮增生和窗孔形成；C. 沿着肌纤维母细胞和胶原分布着小腺体；D. 肿瘤周围反应性间质中可见小腺体及细胞巢，这是硬化性乳头状瘤的特征性表现

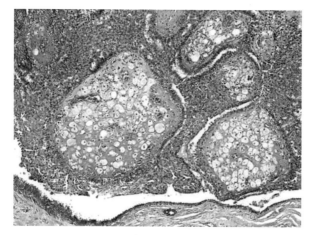

▲ 图 5-16　伴间质组织细胞的乳头状瘤

局部硬化性间质内有大量的组织细胞聚集

乳头状瘤的粗针穿刺活检，尤其是伴旺炽性导管增生的病例，可能会在针道残留增生的导管细胞及细胞簇[74]，这一现象可能会导致误诊为癌。关于上皮移位的讨论，详见第 44 章。

冰冻切片中可识别出导管内乳头状瘤；不过，大部分情况下，推荐根据石蜡切片而诊断乳头状肿瘤。因为，有时候从这种易碎的组织难以制备合格的冰冻切片，或难以发现乳头状瘤基础上发生的癌组织。

【细胞学】

细针穿刺标本中的细胞学可以提示导管内乳头状瘤的诊断[75, 76]，一般为有黏附性的良性细胞，形成三维细胞簇，伴数量不等的间质细胞、大汗腺细胞、炎症细胞和组织细胞。在细针穿刺标本可能会遇到两方面的诊断问题。

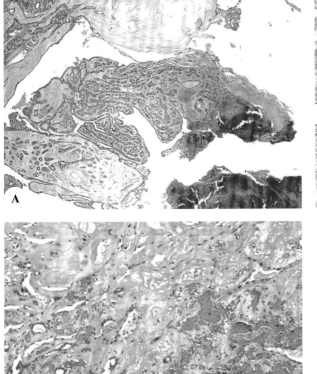

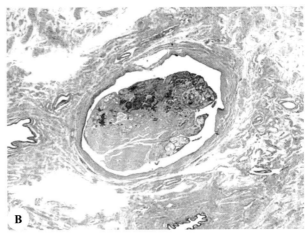

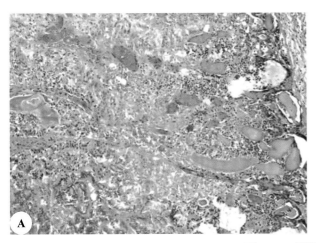

▲ 图 5-17　梗死的乳头状瘤

A. 这例乳头状瘤的顶端有梗死；B. 约 50% 发生梗死的乳头状瘤；C. 硬化性乳头状瘤的梗死区边缘有出血

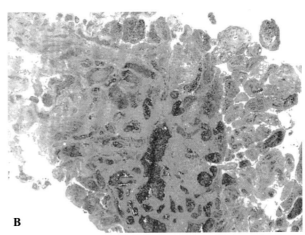

▲ 图 5-18　两例梗死的乳头状瘤

A. 乳头状肿瘤主要由分支状间质骨架和表面残存的上皮细胞影组成，右侧仍有少量腺体成分存在，这可能是一例实性乳头状瘤；B. 这例乳头状肿瘤全部梗死，可能是乳头状瘤

　　首先，根据细针穿刺诊断的很多被归为乳头状的病变，切除后并未见乳头状结构。Simsir 等[77] 研究发现细针穿刺诊断的 70 例乳头状病变，仅 31 例（44%）组织学检查有乳头状结构，其余 39 例为纤维腺瘤、纤维囊性变、叶状肿瘤和乳腺癌，其中纤维腺瘤及纤维囊性变最为常见。纤维腺瘤的上皮多为扁平片状分布而不是三维簇状，多呈蜂窝状且一般无纤维血管间质。纤维腺瘤的细胞学涂片，常可观察到无血管的且不伴上皮细胞的间质碎片。大部分纤维囊性变的细胞学涂片，细胞数量要比乳头状

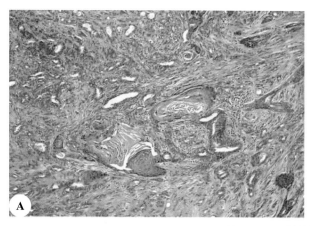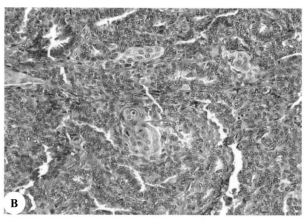

▲ 图 5-19　两例伴鳞状化生的乳头状瘤
A. 一例硬化性乳头状瘤有小灶鳞状化生；B. 另一例乳头状瘤，鳞状化生的细胞簇位于增生的上皮中

瘤涂片的细胞数量少，且并无纤维血管间质支持的分支状、三维细胞簇。Weigner 等[78] 在一项 239 例细针穿刺标本分类为非典型病变中，发现存在囊性背景、栅栏状上皮细胞条索、大的乳头状碎片、复杂的上皮细胞片、核质比降低这些特点，可以鉴别乳头状病变和非乳头状病变。该研究受试者工作特征曲线（receiver operating characteristic，ROC）下面积为 0.9231。

　　尽管有上述普遍特征，但很多情况下，在细针穿刺标本无法明确做出乳头状瘤的诊断。即使是回顾性研究，Simsir 等[77] 无法在细胞学涂片上区分 3 例纤维腺瘤和乳头状瘤。Mak 和 Field[79] 研究了 56 例细针穿刺涂片符合乳头状瘤的病例，切除标本中有 42 例可见乳头状瘤，阳性预测值为 0.74。其余有 10 例为纤维腺瘤、放射状瘢痕、其他良性增生性病变，2 例为非典型导管增生（atypical ductal hyperplasia，ADH），2 例为小管癌。

　　第二个诊断问题就是良性乳头状病变与非典型或恶性乳头状肿瘤的鉴别，详见第 14 章。

【活检所见与切除标本的联系】

　　关于粗针穿刺活检标本中乳腺乳头状肿瘤的诊断问题，已有大量研究，文献中这方面的相关报道近 100 篇。一些文献汇总了多项研究的数据[80-85]，Wen 和 Cheng[86] 发表了对 1999—2012 年 34 项研究的荟萃分析结果。

　　对这些信息的解读受到若干因素的影响。其一，大部分研究为对粗针穿刺活检证实为乳头状瘤病例的回顾性分析。早期研究中，仅有少数患者做

了切除，因此选择偏倚可能会影响结果。其二，这些研究的设计变化较大。一些研究包括了组织学或影像学研究的回顾性综述，而一些则并未包括。乳头状病变的分类也有所不同，影像医生和病理医生的经验不同，且大部分研究并未详细阐述粗针穿刺活检标本的研究范围。很多研究并未强调影像学检查和病理检查之间一致性的问题。粗针穿刺后切除标本中肿瘤级别"升高"的定义也未标准化。最后，这些研究所涉及的 20 多年时间里，乳腺影像学和乳腺病理学实践已有较大的改变，如真空辅助活检、免疫组织化学染色，且这些改变可能会影响研究结果。

　　尽管，这些研究在设计方面有显著差异，但研究结果还是合理的，且明确了 2 个基本问题。其一，如粗针穿刺活检标本中乳头状肿瘤有非典型导管增生、非典型小叶增生（atypical lobular hyperplasia，ALH）或小叶原位癌（lobular carcinoma in situ，LCIS），一般需要切除病变，在切除标本中这种病例约 30% 发现乳腺癌，说明在粗针穿刺标本应仔细观察，尽量检出非典型增生。其二，粗针穿刺活检标本中的良性乳头状瘤，在切除标本中有相当比例的病例具有非典型上皮增生。据文献报道，近 8000 例粗针穿刺活检标本诊断的良性乳头状瘤，切除标本证实约 85% 为良性，约 10% 为非典型导管增生、非典型小叶增生或小叶原位癌，约 5% 为导管原位癌或浸润性癌。Wen 和 Cheng[86] 的荟萃分析结果也强调了上述两点，粗针穿刺活检标本中乳头状瘤伴非典型增生和不伴非典型增生的病例，在切除标本

中分别有 36.9% 和 7% 存在乳腺癌。

Grimm 等[87] 分析了 60 项已发表的粗针穿刺活检标本和切除标本相关性的研究，结果发现粗针穿刺活检标本检出的 4157 例乳头状瘤，在切除的标本中，4.0% 的病例存在乳腺癌。在排除未说明干扰因素的研究，并将研究者自己的数据与已发表的数据综合分析时，乳腺癌的检出比例降至 0.6%（615 例中检出 4 例）；干扰因素是指影像学 – 病理学相关性、乳腺癌和乳头状瘤之间的空间分布关系。作者强调，切除标本中的乳腺癌常远离乳头状瘤，且这样的病例应视为同时存在乳腺癌，而不是乳头状瘤的升级。Asirvatham 等[88] 报道的数据阐明了这一点，切除标本中的非典型增生或乳腺癌约 50% 位于乳头状瘤周围，并未累及乳头状瘤。

人们希望通过整合临床辅助检查、影像学、组织学特征来改善粗针穿刺活检标本阳性预测值。有研究报道一些指标，如患者年龄较大、病灶较大、病变位于外周等相关因素，似乎可提示切除标本中存在非典型增生的风险增加；但是其他研究者并未证实这些指标的阳性预测价值。Wen 和 Cheng[86] 的荟萃分析显示，有可触及的肿物、乳房 X 线检查表现可疑，提示切除标本中存在癌的风险较高；而其他一些情况，如活检类型（粗针穿刺活检与真空辅助活检）、肿瘤部位（中央与外周）、患者年龄、肿物大小、取材数量等，都与检出乳腺癌的可能性无关。研究者发现随着时间的推移，乳头状瘤被低估的比例下降了，比较 2005 年之前发表的研究和 2007 年及以后发表的研究，乳头状瘤被低估的比值比为 1.974，反映了随着时间的推移影像医生和病理医生工作方式的改变。

一项研究结果提示，有乳腺非典型增生或乳腺癌病史的患者，按照 Gail 模型计算的发生乳腺癌终生风险 ≥ 20% 者，粗针穿刺活检为良性乳头状瘤，而切除标本中检出非典型增生或乳腺癌的可能性很高[89]。

很多作者强调，要密切联系影像学和病理学所见，并指出缺乏临床病理的联系是导致粗针穿刺标本和手术切除标本结果不一致的原因。但 Bernik 等[81] 的研究显示，17 例影像学检查符合良性乳头状瘤的病例，在切除标本中 9 例有非典型导管增生，2 例有乳腺癌。

病理医生也在寻找提高诊断能力的方法，包括应用免疫组织化学、提高病理医生的专科诊断水平。Shah 等[90] 发现，calponin、CK5/6 和 p63 免疫组织化学染色可协助病理医生识别出乳头状瘤相关的非典型导管增生，免疫组织化学提高了 4 个参与研究的病理医生对不伴非典型的乳头状瘤的准确认识，即对于"无可疑的临床 / 影像学所见的情况下，无须切除乳头状瘤"。通过在粗针穿刺活检标本中进行 CK5、p63 和 CK8/18 的染色并与切除标本中的诊断结果进行比较，Reisenbichler 等[91] 在 58 例乳头状肿瘤的研究中准确识别出了所有 19 例乳头状癌。Grin 等[92] 通过 CK5 和雌激素受体（estrogen receptor，ER）来协助诊断粗针穿刺活检标本乳头状肿瘤伴非典型增生，准确地诊断了全部 15 例乳头状瘤、14/15 例伴非典型增生或恶性成分的乳头状瘤。Tse 等[93] 通过 ER、CK14 和 p63 免疫组织化学染色解决 15 例粗针穿刺活检标本中的问题。尽管通过这些染色，差异率降至 69%，但要注意的是，这些免疫组织化学染色并未消除假阳性或假阴性的诊断。

病理医生的经验也影响着穿刺活检及切除标本之间的相关性。Jakate 等[94] 的一项研究显示，与普通外科病理医生相比，接受过乳腺病理专科培训的病理医生，在穿刺活检标本和切除标本诊断的乳头状瘤虽然仍有差异，但出现差异的可能性较低。普通病理医生诊断的粗针穿刺标本中的乳头状瘤，切除标本肿瘤升级的比例为 26.3%，而在乳腺病理专科医生中这一比例为 16.3%。乳腺病理专科医生诊断的 86 例穿刺活检标本中的良性乳头状瘤，切除标本中 10 例可见非典型增生，3 例有乳腺癌。

【免疫组织化学】

乳头状瘤免疫组织化学染色可见腺上皮细胞、肌上皮细胞和间质细胞[12]。腺上皮细胞散在或弥漫表达 ER（图 5–20）。Calponin、平滑肌肌球蛋白重链、CD10、p63 和 CK5/6 免疫组织化学染色可显示肌上皮细胞[12, 95]，但有些抗原也存在于间质细胞和血管壁。间质细胞着色有时可能导致难以判断是否有肌上皮细胞存在，因此在检测肌上皮细胞时应纳入 p63。尽管间质细胞不表达 p63 蛋白，但是要注意乳头状瘤的少部分细胞[96] 和鳞状细胞癌可表达

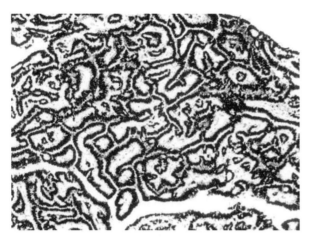

▲ 图 5-20　乳头状瘤雌激素受体（ER）免疫组织化学染色

几乎所有的腺上皮细胞都表达 ER

p63。在乳头状肿瘤的诊断中，一定要将免疫组织化学染色结果和 HE 染色切片中所见结合起来判断。

关于乳头状瘤免疫组织化学染色方面的研究，大部分着眼于鉴别乳头状瘤和伴非典型增生的乳头状瘤、乳头状癌。详见第 14 章。

【遗传学检查】

对 9 例实性乳头状瘤 X 连锁 *PGK* 基因限制性片段长度多态性的克隆分析，证实 9 例乳头状瘤均为单克隆性[97]。此外，对 2 个相隔很远的乳头状瘤分析表明，2 个乳头状瘤均有 *PGK* 基因相同等位基因的失活。有少数研究对比了乳头状瘤和乳头状癌的分子遗传学改变（见第 14 章）。

【治疗和预后】

乳头状瘤的治疗及预后受其具有癌前潜能观点的影响。尽管乳头状瘤本身不是恶性，认为它是癌前病变，容易发生癌，所以在 20 世纪上半叶，乳房切除术是导管内乳头状瘤的合适治疗方法。Bloodgood 提出了不同意见，1951 年 Haagensen 等[46]证实乳头状瘤切除后，女性患者后续发生乳腺癌的风险低。此后，研究者得出了相同结论；不过，这些研究中有些很糟糕，不是所有病例乳头状瘤和癌都被准确鉴别，且作者一般未区分孤立性乳头状瘤和多发性乳头状瘤患者。

最近，更严谨的研究表明乳头状瘤女性有中等程度的发生乳腺癌的风险。Moon 等[3]发现，不伴非典型的女性乳头状瘤患者，有 4.3% 发生乳腺癌，

与超声检查无可疑所见的女性相比，发生乳腺癌的相对风险是 4.8。按照年龄分层时，40 岁以上不伴非典型增生的乳头状瘤女性患者，发生乳腺癌的相对风险为 5.1，而 40 岁以下的女性患者这一风险并无增加。乳腺癌发生于乳头状瘤诊断后 1.1～6.1 年，平均间隔时间为 3 年，左右侧乳腺发生乳腺癌的概率几乎均等。Lewis 等[5]发现不伴非典型增生的孤立性乳头状瘤女性患者，相比参考人群（美国爱荷华州 SEER 注册数据）来说，发生乳腺癌的相对风险为 2.04，与不伴非典型的增生性病变发生乳腺癌的风险相似。乳头状瘤伴非典型细胞时，发生乳腺癌的风险升至 5.11，与非典型增生发生乳腺癌的风险相当。这些结果表明孤立性乳头状瘤女性患者发生癌的风险稍有升高，有非典型细胞的时候风险上升，但乳头状瘤本身并不是癌前病变。

已证实多发性乳头状瘤女性患者[15, 42, 98]，同时存在[11]或后续发生乳腺癌的风险更高[15, 42, 98]。Lewis 等[5]计算出不伴非典型增生的多发性小导管乳头状瘤的女性患者，发生乳腺癌的相对风险为 3.01，伴非典型增生的多发性小导管乳头状瘤女性患者，发生乳腺癌的相对风险为 7.01。

有乳头状瘤的乳腺发生癌的可能性低，无证据表明乳腺癌发生自乳头状瘤，这可能导致外科医生改变对乳头状瘤患者的治疗方案。至 20 世纪中叶，切除肿瘤成了可接受的手术方案，且在目前一些情况下仍是首选的治疗方法，如对有症状的、影像学检查可疑的病例、具有非典型细胞或有特殊的组织学表现的乳头状瘤。

由于粗针穿刺活检为完全良性乳头状瘤，切除标本检出癌的风险较低（如前所述）。因此，目前研究者建议，对很多患者可积极随访代替切除肿瘤，对粗针穿刺活检证实为不伴非典型的乳头状瘤，未进行手术切除的女性患者的随访数据支持这一建议。很多研究中仅有少量这类未切除而随访的病例，最近的几项研究包括了 50 例或更多的患者[10, 33, 44, 84, 85, 87, 94, 99-107]。一组超过 1400 例女性乳头状瘤患者的数据，约 1.2% 发生了乳腺癌，平均随访时间为 2～5 年，随访方案不一。这些差异及这些研究中的很多其他方面，使得无法对粗针穿刺活检诊断的乳头状瘤临床随访替代手术切除方案的安全性得出准确结论。证实保守方案是安全的，但目

前既未能制定出标准来确定适合随访的患者，也未能确定随访方案的细节。

很多医生仍建议对所有乳头状瘤均进行切除。Nayak 等[85] 列出了 1999—2013 年发表的 52 项关于粗针穿刺活检中查见乳头状瘤而切除肿瘤的建议，这些建议几乎平分秋色。42%（21/50 项）的研究者建议所有乳头状瘤均应切除，指出常在乳头状瘤中或周围组织查见非典型细胞，且这类病例常要建议化学预防，截至 2013 年仍未解决这一争议。需手术切除的决策会受某些因素的影响，如病变大小、活检所用技术、残余肿瘤的影像学证据、乳房 X 线随访的难易、患者乳腺癌家族史、患者的关注程度等。

有文献报道乳头状瘤的复发[14, 42, 108-110]。当前的思维可能认为是新发乳头状瘤，而不是最初肿瘤复发，但也不要排除后一种可能性。有多发乳头状瘤的女性患者，发生更多乳头状瘤的可能性尤其高。Haagensen[111] 对 52 例女性患者的研究显示，12 例女性患者合计有 14 个多发乳头状瘤，在 1~26 年后又出现了 30 个乳头状瘤，平均间隔时间 3.7 年。

乳头状瘤大多数是通过外科手术切除，但有研究者报道可以通过真空辅助技术，而不是外科手术来切除整个乳头状瘤[107, 112-116]。在 Choi 等[107] 和 Ko 等[116] 研究中，这种技术分别占 53% 和 61%。也有少数尝试通过超声波引导下麦默通（Mammotome）系统[117] 或通过射频消融切除薄片组织[118] 的方式来切除小的乳头状瘤。

二、放射状硬化性病变

典型的放射状硬化性病变（radial sclerosing lesion，RSL）包括实质紊乱的星状区，伴良性腺体及上皮增生。

自 20 世纪早期，病理医生和外科医生就认识到了这种病变。1928 年，Semb[119] 将放射状硬化性病变称为玫瑰花状或增生中心，且提出这种情况下可能发生癌。Bloodgood[120] 在一项"乳腺交界性肿瘤"的研究中，关注了放射状硬化性病变，强调了这种病变的诊断问题，并表达了对其癌前潜能的不确定性。20 世纪 70 年代，研究者对放射状硬化性病变做了很多阐述。比如，Fenoglio 和 Lattes[121] 称之为"硬化性乳头状增生"，因为其中有显著的乳

头状成分。Fisher 等[122] 建议用"非包裹性硬化性病变"的名称，这一名称的优点在于避开了组织发生方面的问题。"放射状瘢痕"这一名称应用广泛，且受到世界卫生组织肿瘤分类作者的青睐[23]，来自 1975 年 Hamperl[124] 提出放射状瘢痕的名词。这一名称关注的是典型星状结构；不过，"瘢痕"这一词语表明该病变是一种修复性的间质反应，而其病理机制并不清楚。本文推荐应用"放射状硬化性病变"的名称，因为它形容的是这种病变的大体表现，并不涉及发病机制，且足以包括其诸多组织学变型。

【临床表现】

大部分放射状硬化性病变是在检查无关病变而切除的乳腺标本发现的，其发病率因患者临床特征、标本性质、检查方法的不同而有显著差异。在良性病变的切除标本中，放射状硬化性病变的检出率为 1.7%[125]~7.1%[126]；无乳腺癌女性尸检标本中，检出率为 14%[127]~28%[128]；在女性乳腺癌患者乳房切除标本中，检出率为 16%[129]~26%[127]。

临床上明显的放射状硬化性病变发生率更低，乳房 X 线检查结果中女性患者的发生率为 0.024%[130]~0.106%[131]，但也有发生率高达 1.5% 的报道[132]。

几乎所有放射状硬化性病变患者均为女性，其年龄分布为十几岁至几十岁。Fenoglio 和 Lattes[121] 报道发生于 15 岁和 19 岁女孩的放射状硬化性病变，Ferreira 等[133] 报道了另一例 15 岁女性患者。Leong 等[134] 报道了一例 91 岁女性患者。很多筛查研究中的放射状硬化性病变女性患者的平均年龄 50—60 岁。放射状硬化性病变最常发生在育龄女性，在 40 岁以下女性的检出率为 1.77‰，而在 40—50 岁、50—60 岁、60—70 岁女性的检出率分别为千分之 0.28、0.17、0.16[130]。尽管有一项报道顺便提及了 1 例男性乳腺癌患者的乳腺中存在放射状硬化性病变[135]，但这一病变几乎从不发生于男性。

临床上，患者一般无症状，近 80% 的放射状硬化性病变是因影像学异常而引起注意[136]，约 10% 的女性患者因存在肿物而引起关注，剩余 10% 的患者为局部乳腺疼痛及其他非特异性症状。Slonae 和 Mayers[137] 报道了类似的结果，临床表现显著的放射状硬化性病变女性患者中，76.9% 为乳房 X 线

检出，其余 23.1% 为可触及的病变。另一项研究中[132]，79% 的女性患者是影像学检查出放射状硬化性病变，其余为可触及异常、乳腺疼痛、乳头溢液而做活检发现的。

文献并未提及哪侧乳腺更容易发生放射状硬化性病变，也未提及乳腺内有无好发位置。患者常有不止一处的放射状硬化性病变，且双侧乳腺放射状硬化性病变常见[138, 139]。125 例放射状硬化性病变女性患者中[140]，约 1/6 的病例有一处以上的病变。Anderson 和 Battersby[141] 报道了一例右侧乳腺有 80 处放射状硬化性病变、左侧乳腺有 46 处放射状硬化性病变的病例。

体格检查一般没有什么发现，也可发现肿块，但一般并非放射状硬化性病变所致。在 Fenoglio 和 Lattes[121] 的具有重要意义的研究中，明确强调纤维囊性变或硬化性腺病，是女性患者有可触及的肿块的原因。罕见的一例放射状硬化性病变有皮肤固定的表现[121]。放射状硬化性病变几乎从不导致乳头改变。

【影像学检查】

大部分放射状硬化性病变小于 3cm。乳房 X 线检查评估的病变大小不等，可 < 1.0cm，也可 7.1～8.0cm。3.0cm、4.0cm、5.0cm 以下的病例分别占 81%、91% 和 97%[138]。放射状硬化性病通常形成肿物，也可表现为局部腺体结构紊乱或不对称区域（图 5-21A）。中央透光或致密，呈放射状细条纹状伸入周围组织，与这些条纹平行的透光区，是典型放射状硬化性病变的特征。病变边缘不清、毛刺状或模糊。钙化的发生率不一，可见于高达 60% 的病例[142]。不过有时钙化是同时存在的病变的标志，而不是放射状硬化性病变，组织学切片可显示影像学上不那么显著的钙化。断层 X 线摄像对于放射状硬化性病变的检出尤其敏感[143]。一项关于 233 例放射状硬化性病变女性患者的研究[144]，应用断层 X 线摄像和数字乳房 X 线检测放射状硬化性病变，前者检出放射状硬化性病变是后者的 3 倍。超声检查显示放射状硬化性病变形成不规则肿物，界清、微分叶状或界不清。常可表现为低回声或等回声，有时见后方声影[136, 145]。Park 等[146] 报道了 19 例放射状硬化性病变的超声所见，一项小型研究报道了 7 例放射状硬化性病变的所见[147]。尽管有这些研究，乳房 X 线检查及超声检查都难以鉴别放射状硬化性病变和浸润癌[130, 148-153]。

MRI 通常无法显示放射状硬化性病变。一项包含 29 例的研究，MRI 检查显示近 1/3 的放射状硬化性病变不明显[154]。如果可见，放射状硬化性病变可表现为肿块、乳腺结构紊乱，或非肿块性增强区域。增强的模式可能提示良性、不确定或恶性病变。MRI 没有增强则倾向放射状硬化性病变的诊断而不是浸润性癌[155]。在一项研究中，18 例放射状硬化性病变没有增强，而 11/12 例乳腺癌则表现为局部不规则区域增强和边界不清。研究显示区分放射状硬化性病变和浸润性癌的特异性为 89%，灵敏度为 82%，总体准确度为 87%，K 系数为 0.97。分析 54 例粗针穿刺标本诊断的放射状硬化性病变的 MRI 检查结果，在切除标本中预测存在恶性肿瘤的敏感性为 50%，特异性 79%，阴性预测值为 98%[156]。

【大体病理】

大部分放射状硬化性病变都是肉眼不可见的。如果可见，一般放射状硬化性病变大体上类似小的浸润癌。在一项乳腺切除标本的研究中[140]，125 例放射状硬化性病变的最大径为 0.3～3.4cm，中位大小为 1.3cm。放射状硬化性病变触诊为质实的病变。中央为灰白色收缩区，其中可能会有白色条纹（图 5-21B），灰白色间质形成的纤细条纹自中央向周围组织放射，部分病例可以看到小的囊腔。少见情况下，放射状硬化性病变并无星状结构；相反，形成质实、境界清楚的区域或境界清楚的结节。

【镜下病理】

放射状硬化性病变具有相似的结构，但其成分的性质及比例不同，可导致组织学的表现不一（图 5-21C 至 F）。

硬化带为纤维化及弹力纤维变性形成的区域。导管壁和间质的大量弹力纤维，表现为致密的、有时呈颗粒状、嗜酸性或弱嗜碱性的沉积物，可通过弹力纤维染色显示出来。硬化性病灶中央一个或多个导管部分或完全闭塞，小导管及紊乱的小叶陷入硬化的组织内。电子显微镜证实大量间质细胞为肌纤维母细胞[157]。

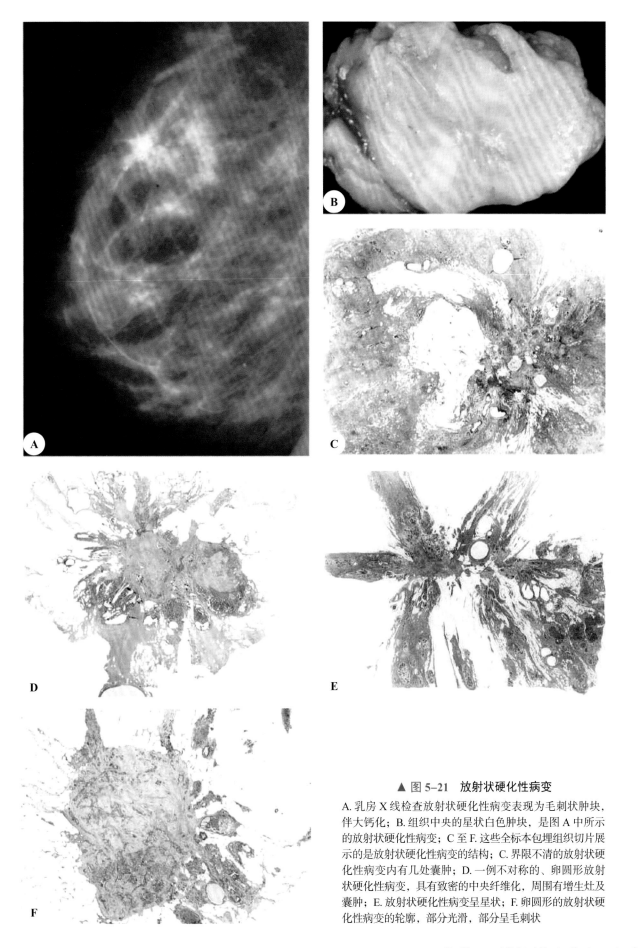

▲ 图 5-21　放射状硬化性病变

A. 乳房 X 线检查放射状硬化性病变表现为毛刺状肿块，伴大钙化；B. 组织中央的星状白色肿块，是图 A 中所示的放射状硬化性病变；C 至 F. 这些全标本包埋组织切片展示的是放射状硬化性病变的结构；C. 界限不清的放射状硬化性病变内有几处囊肿；D. 一例不对称的、卵圆形放射状硬化性病变，具有致密的中央纤维化，周围有增生灶及囊肿；E. 放射状硬化性病变呈星状；F. 卵圆形的放射状硬化性病变的轮廓，部分光滑，部分呈毛刺状硬化性病灶周围导管和小叶形成花冠状，早期放射状硬化性病变的花冠状表现不明显，远离中央的切面可导致这种花环状结构不完整或者不对称（图 5-22）。腺体围绕着中央的硬化灶放射状分布并与其相延续，周围导管及小叶可没有增生，但大部分腺体常见良性增生，如导管上皮增生、硬化性腺病、囊腔形成（图 5-23）。大汗腺化生常见于囊腔内，也可发生于其他病变，尤其是硬化性腺病。大汗腺细胞中可见透明细胞改变和细胞核非典型。很少见鳞状化生（图 5-24），伴鳞状化生的放射状硬化性病变可类似化生性癌，特别是低级别腺鳞癌。

早期的放射状硬化性病变形态学特征与典型病变者不太一样。早期的放射状硬化性病变常有结节状表现，而不是星状表现。中央的间质似乎细胞丰富，且含有黏液样细胞外基质而不是胶原性及弹力纤维组织。很多间质细胞是肌纤维母细胞，这些细胞围绕着腺体结构并呈放射条带状伸向周围，中央

的腺体呈分支、出芽状。周围的导管上皮增生尤其显著，且可见坏死。与脂肪和纤维结缔组织交界处常见小簇的淋巴细胞及浆细胞。

与放射状硬化性病变相关的纤维化及变性的弹

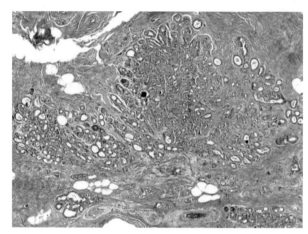

▲ 图 5-22　不对称的放射状硬化性病变
从弹力纤维变性的中央区放射状分布的腺体增生

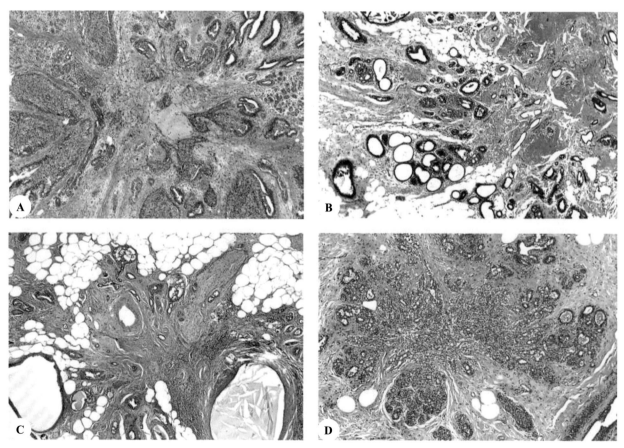

▲ 图 5-23　四例放射状硬化性病变周围的增生性病变
A. 一例放射状硬化性病变周围的旺炽性导管增生充满数个导管；B. 另一例放射状硬化性病变，周围伴微囊性扩张的腺体增生，右上角为弹力纤维变性的中央区；C. 第三例放射状硬化性病变，周围有大汗腺囊肿及陷入的神经（右上角）；D. 本例放射状硬化性病变的周围为腺体增生

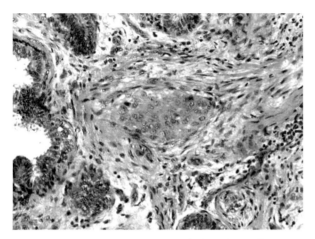

▲ 图 5-24 放射状硬化性病变伴鳞状化生
反应性间质中可见一小巢状鳞状细胞

力纤维中，一般有陷入的小导管及腺体。与硬化性乳头状瘤间质中陷入的上皮巢一样，放射状硬化性腺病中的上皮巢也可类似浸润性癌（图 5-25）。在粗针穿刺活检标本中，容易误诊（图 5-26）。腺体周围存在肌上皮细胞，支持放射状硬化性病变的诊断，但不能根据无肌上皮来诊断浸润性癌。放射状硬化性病变中央的腺体周围可能无肌上皮，即使有肌上皮，常用的免疫组织化学标记也可能不着色，应该密切联系 HE 染色切片综合判断。

不足 5% 的放射状硬化性病变中，有陷入的小神经[140]，神经陷入的机制可能与其他硬化性病变的类似现象相同[158]（图 5-23C 和图 5-27）。

放射状硬化性病变一般表现为孤立性、散在的病变；不过，偶见连续病灶可形成大而复杂的、可触及的肿块，类似腺病瘤的形成过程。

【增生、非典型增生与癌】

放射状硬化性病变可发生多种类型的乳腺上皮增生，包括普通型导管增生、非典型导管增生、导管原位癌及多种类型的小叶肿瘤。旺炽性普通型导管上皮增生可有粉刺状坏死（图 5-28），这种伴粉刺样坏死的上皮细胞的形态，与不伴坏死的增生性上皮细胞的形态相同。放射状硬化性病变中非典型导管增生或非典型小叶增生的比例为 21%[159]～51%[160]，增生上皮具有非典型导管增生或小叶原位癌特点（图 5-29 和图 5-30）。

放射状硬化性病变中存在原位癌及浸润性癌[161]，但文献并未提供连续的数据来估计其发生

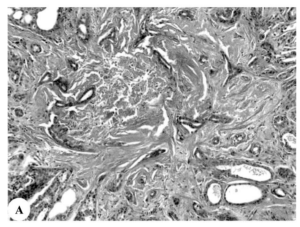
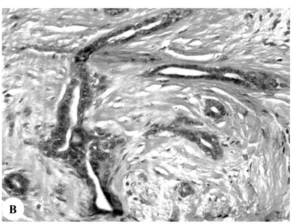
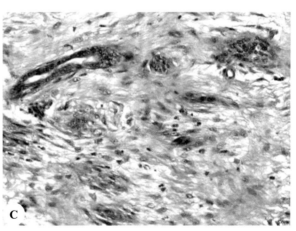

▲ 图 5-25 类似浸润性癌的放射状硬化性病变
A. 放射状硬化性病变中央陷入的小腺体，类似小管癌；B. 不规则的导管，类似浸润性腺体；C. 这些上皮细胞很难与间质细胞鉴别

率。有报道放射状硬化性病变中乳腺癌发生率可高达 31%[162]、32%[159]。乳腺癌最常见于 0.6cm 以上的放射状硬化性病变[137]，文献报道大于 1cm 的放射状硬化性病变中，乳房 X 线检出癌的比例分别为 28%[163]、31%[138]。另外，仅乳房 X 线检查隐匿的放射状硬化性病变，罕见有癌的情况。在一组

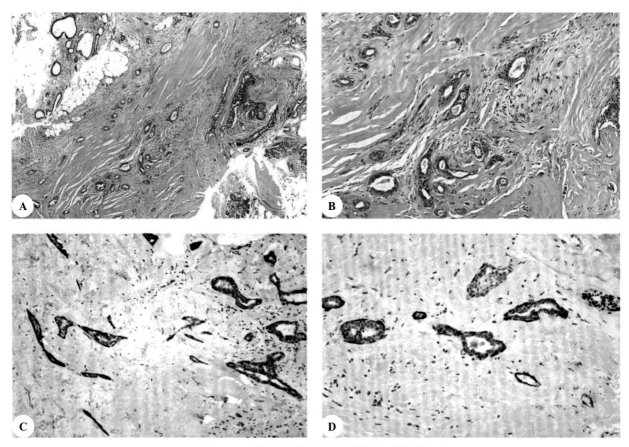

▲ 图 5-26　放射状硬化性病变的粗针穿刺活检标本

A. 低倍镜观，弹力纤维性间质中可见小的成角腺体；B. 成角腺体陷入增生的肌上皮细胞和纤维性间质内，可能会误诊为小管癌；C. 腺体周围有 actin 阳性的肌上皮细胞；D. 平滑肌肌球蛋白重链染色，部分腺体周围有不完整的着色，有些腺体周围并无着色

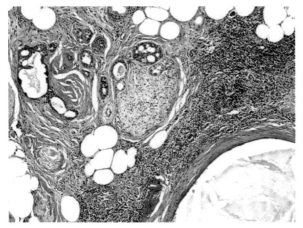

▲ 图 5-27　放射状硬化性病变中陷入的神经

上部为放射状硬化性病变中陷入的神经，神经束膜周围的小腺体挤压陷入的神经

18 例这样病例中[146]，均未见乳腺癌。一组 29 例隐匿的放射状硬化性病变中，也均未查见乳腺癌；但其中 1 例放射状硬化性病变周边有导管原位癌[138]。相比年轻女性来说，乳腺癌更常见于 50 岁以上女性的放射状硬化性病变[137, 138, 164]。导管癌和小叶癌均可发生于放射状硬化性病变，且非浸润性癌的比例远超过浸润性癌的比例[137, 138, 140, 159, 164]。Bianchi 等[165] 报道，导管原位癌占 54%，非特殊类型的浸润性导管癌（invasive ductal carcinoma，IDC）占 13%，小管癌占 10%，浸润性小叶癌（invasive lobular carcinoma，ILC）占 8%，剩余 15% 为其他未分类的乳腺癌。罕见类型的癌，包括低级别腺鳞癌和化生性癌，有时可发生于放射状硬化性病变[166-168]。这些类型的乳腺癌一般仅累及放射状硬化性病变的小部分，有时小于 5% 的范围，且更常见于放射状硬化性病变的周围，而不是其中央[137, 140, 164]。

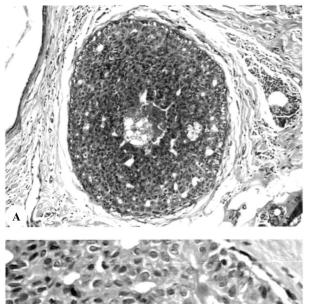

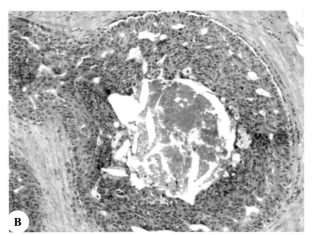

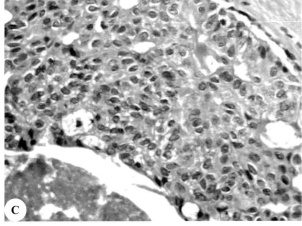

▲ 图 5-28　两例放射状硬化性病变中的普通型导管增生伴坏死

两例放射状硬化性病变，旺炽性普通型导管增生中可见坏死碎屑，增生细胞的形态学特征为普通型增生

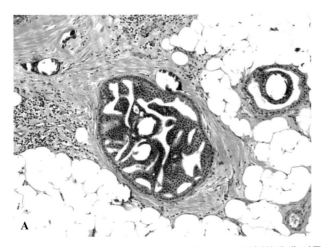

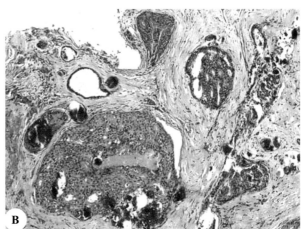

▲ 图 5-29　两例伴非典型导管增生的放射状硬化性病变

A. 非典型导管增生呈筛状 / 微乳头状结构；B. 非典型导管上皮增生呈筛状结构，最大导管的管腔内可见坏死，该处病灶所见接近导管原位癌的特点

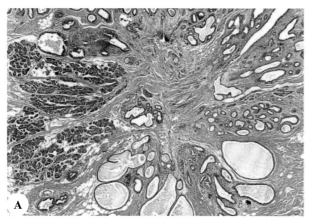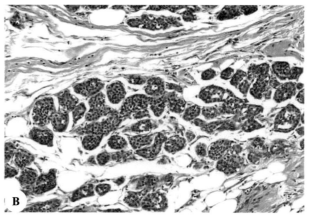

▲ 图 5-30　一例放射状硬化性病变周围的小叶原位癌

放射状硬化性病变左侧的腺体（A）内充满肿瘤性小叶细胞（B）

【鉴别诊断】

放射状硬化性病变的鉴别诊断，主要是小管癌和高分化浸润性导管癌。小管癌的腺体为圆形或成角，杂乱排列，不是放射状硬化性病变中腺体的排列方式。小管癌无肌上皮，而放射状硬化性病变中大部分腺体都有肌上皮。由于放射状硬化性病变中央硬化灶中陷入的腺体，有时也缺失肌上皮。因此，不能仅凭肌上皮的缺失，来鉴别浸润性癌和放射状硬化性病变。可疑腺体超出病变中央的范围，尤其在导管周围、小叶内、进入脂肪且有细胞非典型，是乳腺癌的可靠证据。小管癌并无放射状硬化性病变中的囊性成分及大汗腺成分。

【细胞学】

细针穿刺标本涂片结果不一。细胞量可以稀疏、中等量或显著[169, 170]。常见有黏附性的片状及上皮簇，也可有单个的完整细胞。一项研究中，30% 放射状硬化性病变，细胞学涂片含有管状结构[170]。细胞核一般形态均一，但大小和形状也可有一定程度的变化，可见核沟，核仁不明显[170]。背景一般有肌上皮细胞和巨噬细胞，常见大汗腺细胞[171]。

良性增生的上皮、梭形间质细胞，并结合特征性的乳房 X 线表现，可提示放射状硬化性病变的诊断[172]；但病变的其他特点可导致假阴性或假阳性诊断。放射状硬化性病变内，可能会有小簇非典型或恶性细胞，细针穿刺过程中取不到。另外，放射状硬化性病变中增生的导管上皮细胞，可出现一

些令人担心的特征，如粉刺状坏死。Orell[173] 报道，69 例放射状硬化性病变针吸标本中，假阳性诊断为3 例（4.3%）。抽吸细胞学标本中，非典型大汗腺化生的细胞可能会带来诊断问题[174]。

【活检所见与切除标本的联系】

文献中至少有 46 项研究，比较了放射状硬化性病变粗针穿刺活检标本和后续切除标本所见之间的联系。这些研究纳入了约 2500 例无非典型性的放射状硬化性病变、350 多例伴非典型增生的放射状硬化性病变。最近的几项文献列出了这些研究中的一部分[152, 175, 176]，Farshid 和 Buckley[177] 报道了对49 项包括 3163 例放射状硬化性病变研究的荟萃分析结果。尽管，这些研究在细节方面有所差异，但似乎有三项结论是恰当的。其一，粗针穿刺活检中无非典型的放射状硬化性病变女性患者，切除标本中约 4% 具有导管原位癌或浸润性癌。其二，这类切除标本中约 20% 含有非典型病变（非典型导管增生、非典型小叶增生、小叶原位癌及其他罕见类型的上皮非典型），而无导管原位癌及浸润性癌。其三，粗针穿刺活检具有非典型的放射状硬化性病变的女性患者切除标本，约 20% 有导管原位癌或浸润性癌。Rakha 等[178] 报道了最大规模的关于粗针穿刺活检标本中非典型的放射状硬化性病变的研究。结果在 157 例这类病例的切除标本中，有 39 例（24.8%）发现了癌。粗针穿刺活检标本中的非典型类型与切除标本中发现癌的可能性相关，伴非典型导管增生的放射状硬化性病变级别升高的比例为

35%；伴小叶肿瘤或非典型大汗腺化生的放射状硬化性病变，级别升高的比例分别为 12%、8%，伴平坦上皮非典型性（flat epithelial atypia，FEA）放射状硬化性病变没有级别升高。粗针穿刺活检标本中具有未分类非典型的病例，切除标本中 27% 有癌。

这些结论反映了 2 项研究[165, 179] 和 1 项荟萃分析[177] 中报道的文献综述结果。Bianchi 等[165] 分析了 21 项粗针穿刺活检标本为无非典型放射状硬化性病变，切除标本中乳腺癌的检出率为 0%～40%，平均为 8.3%。Conlon 等[179] 分析了 20 项研究中的数据，粗针穿刺活检标本中为有非典型的放射状硬化性病变时，切除活检标本中级别升高的平均比例为 7.5%；而粗针穿刺活检标本中为伴非典型细胞的放射状硬化性病变，级别升高的平均比例为 26%。Farshid 和 Buckley[177] 的荟萃分析发现，无非典型的放射状硬化性病变级别升高的比例为 0.4%，有非典型者的级别升高比例为 16.6%。

大部分放射状硬化性病变级别升高，是由于影像学所示区域取材不完全或存在无关病变。Douglas-Jones 等[180] 对 6 个病例的研究显示，穿刺活检示放射状硬化性病变，但未能检出同时存在的癌。每一例穿刺活检针道都避开了癌，一般是数毫米。真空辅助技术的应用、实际工作中多取材[160, 181] 及密切结合病理影像学所见，有助于将取材无代表性的问题最小化。文献阐述了真空辅助技术的应用，9 项研究[151, 156, 181-187] 包括了 164 例真空辅助活检诊断为无非典型，切除标本中也无非典型的放射状硬化性病变，4 例（2%）切除标本中有癌[151, 185, 186]。目标病变取材不到位，可以解释一例有差异的病例[151]。四项研究具体说明了切除标本中有无非典型[182-184, 187]，在其所研究的 30 例患者发现 4 例有非典型上皮性病变。1 例为远离放射状硬化性病变的导管中有非典型导管增生[182]。

大部分报道的放射状硬化性病变，影像学都检查出异常，但放射状硬化性病变也可发生于其他情况下，如在无关病变评估而采集的标本中偶然发现"偶见"放射性硬化性病变；也可为乳房 X 线检查隐匿性病灶，或影像学上仅为数个毫米的异常病变。研究表明，这些情况下发现的放射状硬化性病变可能无须切除。如 Conlon 等[179] 纳入 18 例并非影像学检查到放射状硬化性病变，结果在 4 例（22%）粗针穿刺活检标本中检出了上皮非典型性，18 例切除标本中均未发现癌，也无任何患者在放射状硬化性病变处发生癌。Park 等[146] 分析了 18 例乳房 X 线检查隐匿的、超声检查发现的放射状硬化性病变，粗针穿刺活检标本未见非典型的女性患者，结果 18 例切除标本中均未发现非典型或恶性病变。一项对 18 例显微镜下无非典型的放射状硬化性病变研究[188]，结果真空辅助活检、手术切除标本中大部分病例未见任何癌，6 例（33%）切除标本中有非典型导管增生，1 例有非典型大汗腺腺病。

【免疫组织化学】

放射状硬化性病变中的上皮细胞及增生的上皮，与乳腺其他病变上皮细胞的免疫着色特征相同。通过 CK5/6、ER 和 E-cadherin 染色，一般可对放射状硬化性病变中增生的上皮成分分类。放射状硬化性病变中的肌上皮细胞表达常见的肌上皮标志，放射状硬化性周围导管及腺体的肌上皮细胞容易识别，但中央瘢痕的腺体可能仅有少许肌上皮，或肌上皮标记不着色。在一项研究中，用 7 种肌上皮标记来染色 26 例放射状硬化性病变，发现这 7 种标记有 5 种抗体的着色强度下降[189]。所有病例均有平滑肌肌动蛋白（SMA）和 p75 的着色，但 42% 的病例 CK5/6 染色降低。其余 4 种抗体的检测表明，分别有 8% 和 27% 的病例 calponin 和 SMM-HC 表达降低。间质细胞可能角蛋白 MNF116 着色。另一项研究中[190]，30 例放射状硬化性病变中有 6 例间质细胞的角蛋白 MNF116 弱着色，1 例出现中等程度着色，1 例的梭形间质细胞表达 p63。

【遗传学检查】

Iqbal 等[191] 报道，少部分放射状硬化性病变在染色体 8p 和 16q 区域有等位基因不平衡。

【治疗和预后】

粗针穿刺活检技术发展之前，手术切除是确定放射状硬化性病变诊断的唯一方法；后来，手术切除成为治疗放射状硬化性病变的公认方法。通过粗针穿刺活检能够确诊放射状硬化性病变，使得我们重新考虑这类病例手术切除的必要性。对于具有非典型性的放射状硬化性病变来说，手术切除病灶仍是常规治疗。对于无非典型的放射状硬化性病变来说，可以考虑两种方案来代替手术切除的治疗：影像学随访或真空辅助切除代替外科手术切除。鉴于无非典型的放射状硬化性病变诊断后，切除标本中检出癌的情况并不常见，有研究[134, 142, 146, 179, 183, 184, 192-194] 提出，如果影像学异常区域取材到位，且病理结果和影像学检查结果相符，其他临床特征并未提示应切除病变的情况下，影像学随访可以代替手术切除。此外，已切除标本中的放射状硬化性病变、粗针穿刺活检中似乎已完整切除的放射状硬化性病变可能无须切除。目前，还没有粗针穿刺活检诊断为放射状硬化性病变，而未进行手术切除的女性患者前瞻性、长期随访研究，文献中有约 425 例无非典型而未行手术的放射状硬化性病变女性患者的预后数据。平均随访时间 26～84 个月[185, 179]，6 例（1.5%）女性患者发生了乳腺癌（2 例浸润性导管癌、4 例导管原位癌）[179, 192, 194, 195]。癌的检出与活检时间间隔 16～78 个月[192, 179]。5/6 例乳腺癌远离放射状硬化性病变的部位，因此考虑为偶发，另 1 例乳腺癌发生于放射状硬化性病变相邻的部位[195]。

影像科医生通过真空辅助技术来完全切除放射状硬化性病变[146, 196, 197]，这一方法可能是代替外科手术切除的一项成功方法，但在得出明确结论之前，有些患者仍需延长临床随访时间并进一步研究。

对于无非典型的放射状硬化性病变女性是建议切除还是随访，应具体情况具体分析。需考虑的因素包括活检前所见、有无乳腺癌风险增加的相关因素（如家族史）、临床随访及影像学随访的便捷性、粗针穿刺活检所示病变切除的范围。

放射状硬化性病变的性质是有争议的。放射状硬化性病变和浸润性癌在结构上的相似性，使得很多早期研究者[122, 127, 129]认为，放射性硬化性病变是乳腺癌发生的早期阶段，但后期的研究结果对这一观点产生了质疑。如有乳腺癌的女性患者与无乳腺癌的女性相比来说，放射状硬化性病变并不更为常见[141, 198]，且有乳腺癌女性患者的放射状硬化性病变形态学特征和无乳腺癌女性患者的形态学特征也无差异[141]。

有研究者还提出，存在放射状硬化性病变提示发生乳腺癌的风险一般升高。但这一观点的相关数据也有争议，一项对 1396 例女性切除标本中有"放射状瘢痕"，中位随访时间 12 年的前瞻性研究中，发现有"放射状瘢痕"相比无"放射状瘢痕"女性患者来说，后续发生乳腺癌的相对风险为 1.8[126]，双侧乳腺发生癌的概率相等。因此，作者得出结论，大部分病例中，"放射状瘢痕"是发生乳腺癌风险升高的标志，而不是乳腺癌的直接前驱病变。该研究的更新进一步证实了这些发现[199]。根据对2000 年以来发表的研究荟萃分析[200]，作者计算出存在放射状硬化性病变相比无这一病变时，发生乳腺癌的比值比为 1.33，在仅纳入病例数超过 2000 例患者的研究后，比值比为 1.6。

其他几项研究并未观察到放射状硬化性病变女性患者后续发生癌的风险增加。Andersen 和 Gram[125] 对 32 例手术切除放射状硬化性病变的女性患者进行回顾性研究，平均随访 19.5 年，仅 1 例发生乳腺癌。Sanders 等[201] 回顾性分析 880 例有一处或多处"放射状瘢痕"的女性患者，同侧乳腺发生癌的风险与放射状硬化性病变的数量直接相关。如将同时存在的其他增生性病变也考虑在内，作者观察到"这一风险主要是由于同时存在的增生性病变"，如非典型导管增生所致。存在放射状硬化性病变并不会增加无非典型增生性病变、非典型增生性病变相关癌的风险。1 项包括 439 例女性患者[202]和 3 项平均随访时间 17 年的研究[135, 202, 203]，得出了相似的结论。但 Lv 等[200] 的荟萃分析发现，无非典型的放射状硬化性病变和增生性疾病与无非典型性单纯增生性病变来说，比值比为 1.26。两项研究[199, 200] 观察到，非典型导管增生中存在放射状硬化性病变，相比仅存在非典型导管增生来说，并不会增加发生乳腺癌的风险。研究显示，超过 1.0cm 的放射状硬化性病变，并不比较小的放射状硬化性病变，具有更高的风险[203]。

三、乳晕下硬化性导管增生

乳晕下硬化性导管增生（subareolar sclerosing duct hyperplasia），是紧邻乳头下，但并未累及乳头的一种放射状硬化性病变。无乳头的受累、并有其他特征，可鉴别乳晕下硬化性导管增生与乳头的旺炽性乳头状瘤病。

【临床表现】

关于这一罕见病变，仅有 4 篇文献 56 例报道[204-207]。

所有报道的病例均为女性，年龄为 18—80 岁[205]，平均 54.3 岁。左侧乳腺受累稍多于右侧乳腺（分别为 33 例与 21 例），未见双侧乳腺受累的报道。最常见的表现为可触及肿物，但也可因为乳头溢液、乳晕周围皮肤或乳头收缩而引起关注。一般无疼痛。3 例女性患者，乳房 X 线检查发现异常。

体检肿块境界清楚，不可推动，质实。病变不累及乳头，皮肤也无溃疡。

影像学检查一般可见病变。乳房 X 线检查表现为，边缘不清晰的结节状或致密区。超声表现为相似特征及内部异质性回声。

【大体病理】

乳晕下硬化性导管增生形成质实至质硬，圆形或卵圆形肿物，境界不清，大小为 0.4～3.0cm，平均 1.2cm，可见显著的黄色条纹。

【镜下病理】

乳晕下硬化性导管增生的组织学特征，即放射状硬化性病变的组织学特征。融合的大导管呈结节状膨胀、导致病变多呈圆形（图 5-31 和图 5-32）。少数病例边缘增生的小导管导致边界不规则。肿瘤中央为显著硬化性表现及弹力纤维变性，而导管增生在病变的边缘最为显著。增生的导管细胞及肌上皮细胞可有核分裂。罕见的情况下，增生的细胞也可出现局部粉刺样坏死。一般没有乳腺其他部位放射状硬化性病变特征性的囊腔和乳头状大汗腺化生。罕见软骨化生，可出现于硬化区的中央。

针吸涂片细胞学检查常见乳头状结构、有黏附性的单层片状分布的良性导管细胞。背景中可有红细胞、间质细胞、蛋白质样物。大部分病例可解读为良性病变。

Cheng 等[205] 的研究中，约 50% 患者具有与乳晕下硬化性导管增生结节相延续的肿瘤性病变，如腺鳞癌（1 例）、导管原位癌（1 例）、小叶原位癌（1 例）、非典型导管增生（13 例）。

【治疗和预后】

肿块切除足以充分治疗。如果切除不完整，病变会持续存在，但再次切除似乎可以治愈。在一项长达 15.75 年的随访研究中[205]，完整切除后未见复发的情况；但包括 35 例女性患者，可发生导管原位癌（3 例）、非典型导管增生（2 例）和非典型小叶增生（1 例）。1 例女性患者的对侧乳腺发生了导管原位癌，其余 5 例同侧乳腺发生了肿瘤性病变。

四、囊性及乳头状大汗腺化生

大汗腺不是乳腺的正常组成部分，但乳腺常出现与皮肤大汗腺形态特征一致的细胞，这类细胞明显是源于此前存在的乳腺上皮细胞，经过大汗腺化生而来。大汗腺化生仅发生于腺上皮细胞，肌上皮细胞和原始上皮细胞似乎不发生大汗腺化生。大汗腺化生细胞的增生能力未知，几乎不见核分裂，且 S 期细胞比例低[208]。

【临床表现】

大汗腺化生常见，是很多乳腺大囊肿形成的基础，且通过这种方式促进了大囊肿病的形成。大汗腺化生也参与了小囊肿和钙化的形成。约半数尸检乳腺有大汗腺化生[209-211]。该病变似乎更常见于年轻女性，且绝经后可能退缩。Nielsen 等[212] 在 110 例 20—54 岁女性尸检中，检出了 96 例（87%）大汗腺化生。而 Cowan 和 Herbert[213] 在 102 例 50—104 岁女性尸检中，仅发现了 20 例（20%）大汗腺化生。在 MR 引导下 155 例 30—76 岁女性活检标本中，检出 60 例[214]。Haagensen 等[215] 发现 1169 例因大囊肿病而活检的标本中，78% 有大汗腺化生。有研究报道，乳腺下半部分比上半部分有更多的大汗腺囊肿[216]。相比日本东京的女性来说，美国纽约的女性更常见乳腺大汗腺囊肿[217]。

【影像学检查】

大部分大汗腺化生无法通过影像学检查检出。乳房 X 线检查明显的病例，表现为密度与周围组织相似的新发或增大肿块[218]，病变界限清楚，且其边界常见微小分叶状。少部分病例有钙化。超声检查显示，大部分病例为簇状的小的无回声灶，最大径数毫米，常见后方回声增强。MRI 检查显示不同的 T_2 信号，60 例大汗腺化生病例中有 34 例（57%）为 T_2 等信号，12 例（20%）为 T_2 高信号[214]。其中 42%（25/60 例）的病例有非典型增生或乳腺癌，但

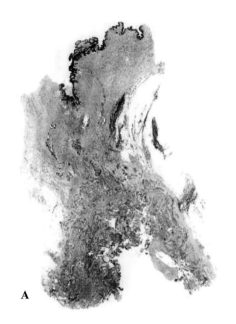

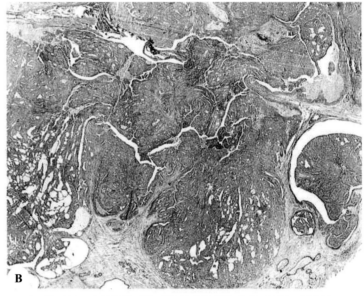

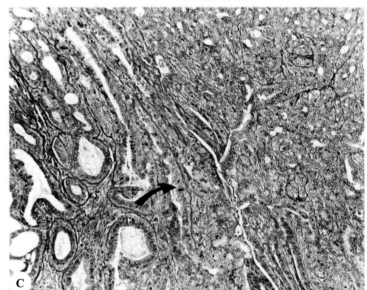

▲ 图 5-31　乳晕下硬化性导管增生

A. 全标本包埋组织切片显示乳晕下硬化性导管增生位于乳头下方而不是位于乳头内；B. 伴局部乳头状区域的实性生长模式是其典型特点；C. 细胞丰富区域偶见核分裂（箭）[经 John Wiley & Sons，Inc. 许可，引自 Rosen PP. Subareolar sclerosing duct hyperplasia of the breast. *Cancer*. 1987；59（11）：1927–1930. © 1987 American Cancer Society.]

T_2 高信号病例中仅 17%（2/12）有非典型增生或乳腺癌。

【大体病理】

大汗腺化生没有特征性的大体表现。大量的大汗腺细胞的存在可呈淡棕色（图 5-6A）。

【镜下病理】

乳腺大汗腺化生最常见于单纯性囊肿，囊肿大汗腺细胞呈单层、扁平状生长（图 5-33）。细胞从扁平状至柱状不等，一般分布均匀，细胞核圆形，有均匀的中等致密的染色质，位于中心的单个核仁；胞质丰富，强嗜酸性细颗粒状。细胞核上方胞质或空泡内有折光性的金棕色颗粒，过碘酸 –Schiff

（periodic acid-Schiff，PAS）反应、苏丹黑染色、普鲁士蓝铁染色可显示 [208]。大汗腺细胞下方为肌上皮细胞，但在大汗腺囊肿肌上皮细胞可能不明显或局部缺失 [219]。超微结构检查显示，乳腺大汗腺细胞与皮肤大汗腺类似 [208, 220–222]。

大汗腺细胞增生时细胞排列拥挤，常可呈栅栏状或局部呈复层，上皮增生显著时可形成微乳头状（图 5-34 和图 5-35）或分支乳头状结构（图 5-36）。增生的大汗腺细胞呈立方状至高柱状，细胞核圆形，形态一致，位于基底部。胞质嗜酸性、细颗粒状，着色均匀。但罕见情况下伴炎症，细胞胞质有显著的粗颗粒状。乳头状大汗腺化生的病灶，常同时有柱状细胞病变，两者可混合存在 [223]。

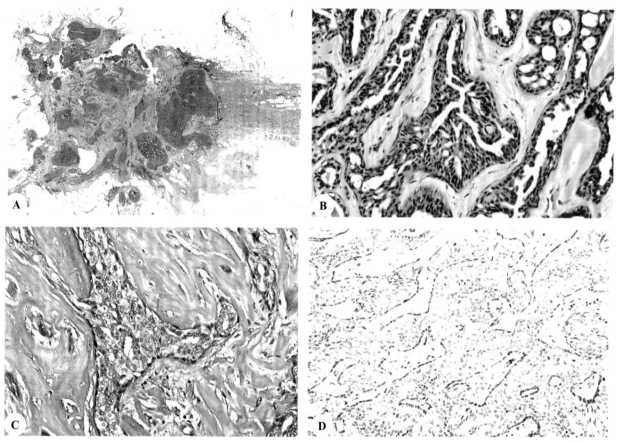

▲ 图 5-32　乳晕下硬化性导管增生

A. 在全标本包埋组织切片中，乳头位置超出了图片右侧边缘；B. 小导管上皮细胞增生，易见肌上皮细胞；C. 导管周围有一层显著的肌上皮细胞，间质呈硬化表现；D. 平滑肌肌球蛋白重链染色显示肌上皮细胞

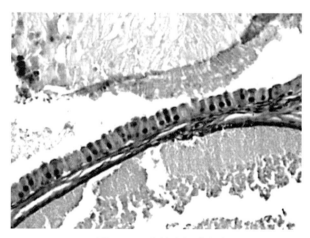

▲ 图 5-33　囊性大汗腺化生

两个内衬大汗腺细胞的囊肿，下方的囊肿内衬的细胞为扁平状，而上方的囊肿内，内衬的细胞为柱状

囊性及乳头状大汗腺化生相关的钙化，可为粗糙、嗜碱性、易碎的羟基磷灰石钙（calcium hydroxyapatite）颗粒（图 5-36A 和 D），或具有双折光性的草酸钙结晶。

几乎任何生长方式的大汗腺细胞都可以出现非典型性[64]。结构非典型性包括不规则乳头状分支、伴少量间质或无间质的大汗腺细胞呈无序排列，可有上皮搭桥及筛孔结构。与良性大汗腺化生的细胞核不同，轻度非典型性大汗腺细胞的细胞核分布不均，不位于细胞基底部；核仁稍有多形性，可有多个核仁（图 5-37）。轻度非典型性大汗腺细胞仍有大量颗粒状、强嗜酸性胞质，且呈特征性的断头分泌（decapitation secretion），可见小的透明胞质空泡，尤其在细胞的腺腔面。随着非典型性程度加重，胞质明显空泡化或透明，断头分泌消失。细胞核多形，核染色质明显深染，明显而多形的核仁是重度非典型性的特征，核质比增加，但一般仍有相对丰富的胞质。

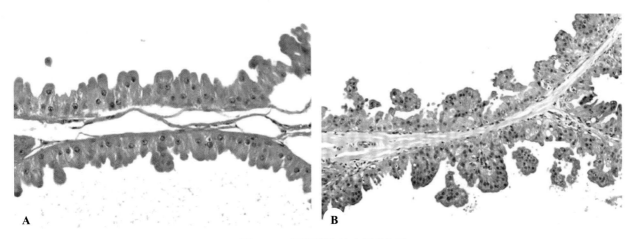

▲ 图 5-34 两例增生的大汗腺细胞

A. 衬覆于囊肿的大汗腺细胞排列拥挤；B. 微乳头状增生的大汗腺细胞

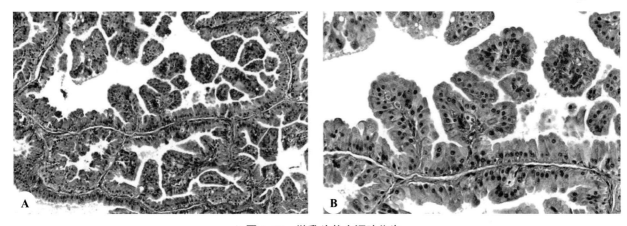

▲ 图 5-35 微乳头状大汗腺化生

微乳头状大汗腺化生可见形态温和的大汗腺细胞，局部以纤维血管为轴心呈乳头状生长

硬化性病变如硬化性腺病、放射状硬化性病变中，大汗腺细胞的非典型性更为显著。Nielses[224] 报道 71% 伴大汗腺化生的腺病瘤，具有非典型性细胞学特征。腺病出现非典型性大汗腺细胞，被一些作者称之为非典型大汗腺腺病，也有人称之为非典型大汗腺化生及非典型大汗腺增生。关于这类病变详见第 19 章。

存在非典型大汗腺化生时，病变严重程度不一。一般在非典型性大汗腺细胞周围，可见由形态温和的大汗腺细胞部分或全部构成囊肿及增生的导管。非典型大汗腺化生和大汗腺癌之间的区分一般并不困难，但在粗针穿刺活检标本中取材有限的情况下，可能具有挑战性。这种情况下，病变的生长方式比细胞学的特征可能更为重要，尤其在硬化性病变中。伴非典型大汗腺增生的硬化性病变，具有

经典型导管原位癌结构的情况下，要考虑诊断为癌[64]。由于良性大汗腺病变中的肌上皮细胞可能无法检出，因此原位还是浸润性大汗腺癌的诊断，是根据增生细胞的细胞学特征及结构特征。肌上皮免疫组织化学染色可能有助于诊断。

【免疫组织化学】

大汗腺化生的细胞顶端胞质具有上皮膜抗原（EMA）的免疫反应性，且大囊肿病液体蛋白 -15（GCDFP-15）抗体弥漫着色，但 GCDFP-15 也可表达于部分正常乳腺细胞。因此，GCDFP-15 阳性并不能明确细胞为大汗腺性质。Celis 等[225] 描述了另外两种似乎仅在大汗腺细胞着色的标记，即 15- 羟前列腺素脱氢酶和 3- 羟甲基戊二酰辅酶 A 还原酶。有报道，免疫组织化学染色大汗腺细胞胞质催乳素（prolactin）强阳性[226]，且大汗腺化生的

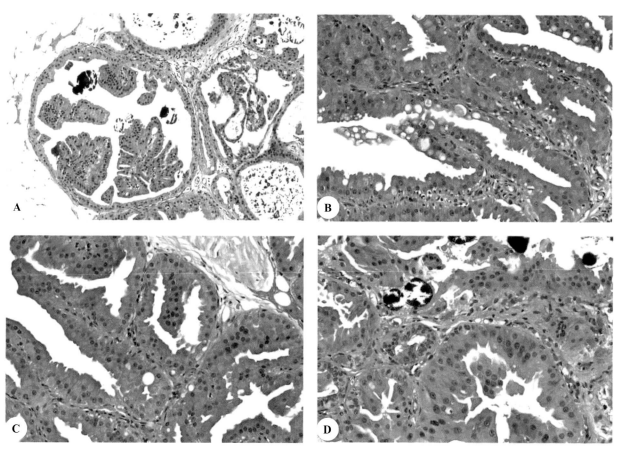

▲ 图 5-36　两例乳头状大汗腺化生

A. 大汗腺细胞衬覆于囊腔内，被覆于乳头状间质轴心；B 至 D. 图像来自同一标本；B. 大汗腺细胞在乳头状纤维血管骨架表面生长；C. 细胞排列拥挤，呈假复层；D. 细胞堆积形成微乳头，间质和腺腔内有钙化

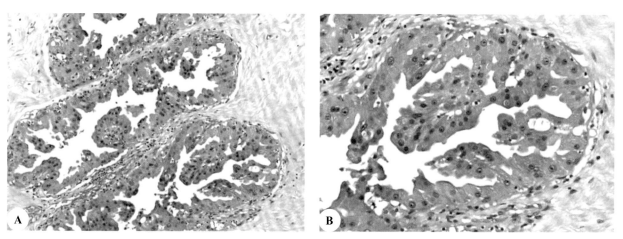

▲ 图 5-37　伴轻度非典型性的乳头状大汗腺化生

A. 大汗腺细胞堆积并形成微乳头；B. 细胞核不位于基底部，细胞核增大，核仁显著，这是非典型大汗腺化生的特征

细胞质内有磷酸酶、脱氢酶及其他氧化酶[220]。典型大汗腺细胞的腺腔面细胞膜 CD10 阳性[227, 228]，但恶性大汗腺细胞即使有着色也极少[227]。Shousha 等[229] 研究发现，大汗腺细胞构成的病变均有

claudin 1 和 claudin 3 的着色但无 claudin 4 的着色。

大汗腺细胞一般不表达 ER 或 PR，但稳定表达雄激素受体（AR）[230-232]。有研究报道，大汗腺细胞的基底及侧面细胞膜有 HER2 免疫着色[233, 234]。

大汗腺细胞胞质颗粒常有 HER2 着色，一定不要将这一结果误判为 HER2 过表达的证据。文献也描述了表皮生长因子受体（EGFR）的弱着色[233]。

经典大汗腺细胞 Ki67 增殖指数为 0.7%[233, 235]～1.3%[234]，与正常乳腺细胞的增殖指数相似。硬化性腺病中的大汗腺细胞、乳头状结构的大汗腺细胞增殖指数稍高（1.5%～6.6%）[234-236]，非典型性大汗腺细胞的增殖指数较高。所有情况下的大汗腺细胞的凋亡指数较低[235]，不表达 Bcl-2[230, 232-234]，但表达其他凋亡调节蛋白（Bax、Bak、Bcl-x、Bcl-xL、Mcl 1）[234, 235]。

呈乳头状生长的大汗腺细胞可出现细胞周期调节蛋白表达的改变，如 cyclin D1 和 p21 表达增加、p27 表达降低[236]，Cyclin D1 的过表达似乎并非基因扩增所致[237]。大汗腺细胞表达 Rb 蛋白，但不表达 p16，少数病例过表达 cyclin A[236]。

大汗腺细胞倾向于 c-myc 癌蛋白着色[234, 238, 239]，但没有 c-myc 基因的扩增[239]。已有 c-myc 和 Ki67 之间显著相关的报道[239]。大汗腺细胞可表达 ras 癌蛋白[238]，但罕见 p53 的表达[230, 234]。

Tramm 等[240] 在 66 例大汗腺细胞构成的病变中，发现 CD24 的表达和大汗腺病变的复杂性之间有正相关。而且，经典型和非典型性大汗腺细胞中 COX2 的表达方式与正常细胞、恶性大汗腺细胞中的表达方式不同，且观察到仅在高级别大汗腺型导管原位癌中有 CD44s 的免疫组织化学着色、并有 c-kit 着色的缺失。因此，提出大汗腺化生可能是大汗腺癌发生中的早期阶段。

大汗腺病变中肌上皮细胞对肌上皮的免疫标志物反应不一。Tramm 等[219] 观察到相当一部分病例，在 p63 阳性肌上皮细胞之间有较大间隙，但 calponin 染色证实肌上皮细胞为连续的。但作者也观察到罕见的病例，calponin 免疫阳性肌上皮细胞之间有显著的较大间隙，而 p63 免疫阳性肌上皮细胞之间并无较大的间隙。Kővári 等[227] 发现肌上皮细胞不同程度地表达 CD10。上述研究说明在大汗病变中检测肌上皮细胞时，应包括一种或多种胞质免疫标志及 p63。

【遗传学检查】

大汗腺化生及非典型大汗腺化生的细胞学特点，反映了细胞中 DNA 含量的改变。Izuo 等[241] 通过福尔根染色的石蜡切片中显微分光光度测定研究了大汗腺化生，以外阴的皮肤大汗腺二倍体 DNA 作为对照。尽管大部分乳腺大汗腺细胞为二倍体，但所有标本中均有部分四倍体的细胞核，四倍体细胞的比例与大汗腺病变中非典型的数量及严重程度相关。另一项研究中[242]，经典大汗腺细胞的 DNA 指数为 0.9～1.1，而 10 例有细胞核非典型的病例中，2 例含有 DNA 指数在 1.23～1.26 的非整倍体干细胞系。Elzagheid 等[243] 研究显示，有经典型大汗腺细胞的很多病例有明显的二倍体的峰值，并有超二倍体峰值和亚二倍体峰值。

三项研究表明，大汗腺细胞具有分子遗传学方面的改变。Washington 等[244] 研究显示，53% 普通型大汗腺化生病灶，在 7 条染色体臂的 14 个多态基因位点有杂合性缺失（loss of heterozygosity，LOH），而正常小叶、腺病或普通型增生，仅约 20% 有相同位点的杂合性缺失，研究者未描述大汗腺细胞的生长方式。Selim 等[245] 检测了平坦型和乳头状大汗腺化生的杂合性缺失及与乳腺癌相关位点的等位基因失衡，发现 41 例中有 8 例出现杂合性缺失或等位基因失衡。Jones 等[246] 通过比较基因组杂交，研究了乳头状大汗腺增生及相关癌中的遗传学改变。10 例乳头状大汗腺增生中有 7 例出现拷贝数量改变的区域，最常见的是染色体 1p、17q、22q 的缺失和 2q、13q 的获得。同时存在的乳腺癌具有更多的染色体改变，涉及相同的染色体区及其他区域。上述研究结果提示，大汗腺化生性增生可能代表遗传学不稳定病灶，具有进展为肿瘤的潜能。

【治疗和预后】

伴大汗腺化生的增生性病变无须特殊治疗。伴大汗腺化生的囊肿经抽吸后大部分会塌陷，不会再次形成。囊液的细胞学标本中很容易查见脱落的上皮。大汗腺囊肿无须手术切除，除非囊液为血性的、囊肿复发或细胞学标本中有非典型细胞。伴大汗腺化生的女性患者的随访问题取决于其他临床病理情况。具有非典型大汗腺化生的患者临床评估，与乳腺其他类型非典型增生的临床评估相同。

大汗腺化生与乳腺癌之间的关系还不确定。比较伴或不伴癌时乳腺大汗腺化生的发生率[212, 247, 248]，未见大汗腺发生率与同时存在的乳腺癌之间有相关性。不过，一些随访研究表明，存在大汗腺化生可能提示发生乳腺癌的风险增加。Haagensen 等[215] 报道，活检有大汗腺化生的女性，相比无大汗腺改变女性来说，发生乳腺癌的风险增加 11 倍。大部分后续发生的乳腺癌具有"大汗腺特征"，但极少追溯到大汗腺化生。与康涅狄格州发病率数据比较，伴大汗腺化生的患者发生癌的风险是预期的 3.5 倍，而无大汗腺化生时发生癌的风险仅为预期的 0.3 倍。Page 等[249] 观察到，活检标本中有乳头状大汗腺改变的女性，后续发生乳腺癌的比例，比美国第三次全国癌症普查（third national cancer survey）中年龄匹配情况下发生乳腺癌的比例稍有升高。检出大汗腺病变的情况下，仅在 45 岁以上女性中，这一差异才有显著意义。

伴大汗腺化生女性发生乳腺癌的风险增加，可能是由于同时存在非典型上皮增生，如非典型小叶增生、非典型导管增生所致。Tóth 等报道，相比无大汗腺改变的情况来说，非典型导管增生更多见于伴大汗腺化生的乳腺。非典型增生与乳头状大汗腺囊肿的相关性更显著。在 MRI 引导下活检的 57 例大汗腺化生病例中[214]，有 19 例小叶肿瘤（14 例非典型小叶增生、5 例小叶原位癌）、4 例非典型导管增生、3 例平坦上皮非典型性。Page 等[250] 的一项研究中提出，对于伴大汗腺化生的女性来说，同时存在的非典型增生导致发生乳腺癌的风险增加。作者发现，无非典型增生改变时，具有任何类型乳头状大汗腺改变的女性，发生乳腺癌的相对风险是1.2，而伴高度复杂型非典型增生者这一风险为 2.4。这两个相对风险均提示，大汗腺化生发生乳腺癌的易感性，与伴发非大汗腺型增生相比，没有显著的统计学意义。

大汗腺化生向大汗腺癌转化的组织学证据已有报道。Yates 和 Ahmed[251] 报道了 1 例活检标本中为"旺炽性大汗腺化生伴非典型性"，而 19 个月后手术切除标本中有 2.5cm 大小的大汗腺癌。Haagensen 等[215] 报道，他们曾"在相当多的病例中追踪到了从良性大汗腺化生向大汗腺癌的转化"。但是，目前没有从普通型大汗腺化生向大汗腺癌转化的令人信服的证据。

五、乳头的旺炽性乳头状瘤病

早在 1923 年 Miller 和 Lewis[252] 可能就报道了乳头的旺炽性乳头状瘤病（florid papillomatosis of the nipple），但作者仅提供了大体标本的图像而未经组织学证实诊断。Stowers[253] 在 1935 年报道了1 例旺炽性乳头状瘤病。1951 年，Haagensen 等[46] 发表的乳头状肿瘤中就收录了 1 例极好的低倍镜照片。

Jones[254] 于 1955 年表了一组 5 个病例，这个病变才被明确为一个独立的临床病理实体。如 Jones 所观察到的，旺炽性乳头状瘤病中所见的生长方式并非这种情况所特有。这类增生发生于乳头内时，形成一组独特的临床病理改变，包括了下述任何情况：乳头糜烂、伴腺上皮取代表皮、炎症和肿物导致乳头增大。

文献中对此有多种名称，如腺瘤、乳头腺瘤、糜烂性腺瘤病、乳头状腺瘤等。这些名词相比 Jone 提出的名称来说，并无优势，且有些名词可能会有误导作用。尽管部分病例具有腺瘤样特征，但按照世界卫生组织肿瘤分类[255] 专家意见，使用乳头腺瘤的名词则未能体现大部分病例中已知的主要组织学表现：旺炽性导管增生（也曾称为乳头状瘤病）。

【临床表现】

旺炽性乳头状瘤病罕见。Perzin 和 Lattes[256] 自 305 000 例手术标本中收集了 38 例，发生率为0.0125%；Brownstein 等[257] 报道在 40 000 例皮肤活检标本中有 1 例（0.0025%）。对因乳腺癌而行乳房切除标本镜检，在 967 例中检出 12 例（1.24%）[258]，表明旺炽性乳头状瘤的临床表现可能不明显。Spohn 等[259] 综述了 128 例旺炽性乳头状瘤病的病例报道。

约 1/3 的旺炽性乳头状瘤病发生于 40—50 岁患者[260]，但报道的年龄范围从出生[261] 到 89 岁[257, 261] 均有。几项研究中的平均年龄分别为 38 岁[262]、42岁[263]、43 岁[257, 264]、47 岁[261]、54 岁[265]。仅个别病例发生于青少年[266-271] 及婴幼儿[272]。

大部分旺炽性乳头状瘤病发生于女性。1965 年有 3 例发生于男性的报道[268, 273, 274]，此后约有 12 例报道。Fernandez-Flores 和 Suarez-Peñaranda[275] 综述了 2010 年前发表的男性旺炽性乳头状瘤的很多病例报道，但还有一篇病例报道未被列入[276]。确诊时患者的年龄为 21[275]—83 岁[277]，文献报道 83 岁的男性患者，是应用己烯雌酚治疗前列腺癌 10 多年后发生的旺炽性乳头状瘤病[277]。自 Fernandez-Flores 和 Suarez-Peñaranda[75] 报道之后，又有 5 个病例报道[278-282]，其中 1 例为 2 岁男孩；不过，这些报道中 2 例旺炽性乳头状瘤病的诊断是值得商榷的。

右侧乳腺和左侧乳腺受累的概率相同，双侧旺炽性乳头状瘤病极为少见[283-286]。Shioi 等[287] 报道了 1 例发生于 82 岁女性患者右侧腋窝乳腺组织的旺炽性乳头状瘤。Shinn 等[288] 描述了 1 例累及 33 岁女性左侧腋窝的类似病例，并引用了 4 例累及异位乳腺组织的旺炽性乳头状瘤病的病例报道。有 1 例发生于乳晕附近，但与乳晕不相连[289]。1 例 50 岁女性患者的右侧乳头发生旺炽性乳头状瘤病，将近 5 年之后，其 26 岁的女儿的右侧乳头也出现了旺炽性乳头状瘤病[290]。

最常见症状为乳头皮肤糜烂，并伴渗液、出血、结痂。渗液可呈浆液性或血性，也可伴疼痛、瘙痒、烧灼感，且月经期后半段上述症状可能会加重[284]。一名 48 岁女性，自 18 岁起就表现为月经期右乳头出血[291]。一项研究中，10/51 例患者自诉乳头有肿物或肿胀[256]，症状持续时间一般数月或数年。一项 10 例患者的研究中，症状平均时间为 15 个月，且对发表的 121 个病例综合分析，发现症状持续的平均时间为 25 个月[260]，有病变存在数年或更长时间的报道[256, 257, 261, 264, 284, 291-293]。一例 55 岁女性因右侧乳头存在结节 20 年，最近 6 个月开始增大而就诊[293]。另一例为 22 岁女性患者，乳头结节出现后 3 周内大小加倍[294]。

文献中并未提供旺炽性乳头状瘤病与乳腺癌家族史有关，或与乳腺癌其他危险因素有关的证据，但大部分研究中这方面的数据不全面。

体格检查可见乳头表面为颗粒状、溃疡、变红、疣状、结痂，或上述症状的综合表现。小的肿瘤可能不会导致乳头增大，触诊一般表现为乳头增厚、无明确肿物。若肿瘤体积大，可导致乳头增大且可能触及肿物，可自乳头表面凸起，表现为红色、颗粒状肿物[295, 296]。罕见情况下，出现乳头挛缩及内陷[256, 297]。

一例皮肤镜检查为"淡红色区域的背景中有樱桃红样结构"[298]。作者提示，这些结构代表病变内的小管结构。

【影像学检查】

影像学检查一般可见肿物。由于病变较小且位于乳头内，乳房 X 线检查大部分病例未见肿物。乳房 X 线能检查到的病例，一般表现为界限清楚，轮廓光滑的病变[299, 300]，但也可表现为界不清的病变[301]。超声检查最常见的表现为界限清楚的低回声肿块，伴后方回声增强[299, 300, 302]，可有侧方声影。特殊情况下表现为轮廓不规则、无增强、无回声的病变，这类病例的影像学可能会提示为乳腺癌的诊断[301]。多普勒检查可表现为结节相关的血流增强[302, 303]。MRI 检查显示 3 例旺炽性乳头状瘤病，T_1 加权像可见肿物，T_2 加权像和动态检测的结果不一[299, 300, 304]。另一例报道中[305]，MRI 可见肿物摄取增强。

【大体病理】

对切除乳头的大体检查，可见临床表现上所描述的改变，常见皮肤糜烂伴发红、结痂，乳头可增大并有僵硬感。肿瘤可形成界不清的灰白或黄褐色区（图 5-38）。病变形成明确肿物时，一般为圆形、界限清楚、实性；质软、肉质状或质实；白色至黄褐色。典型病例一般最大径为 1~2cm，也有小于 0.5cm[262, 306] 和大于 4.0cm[307] 的病例报道。

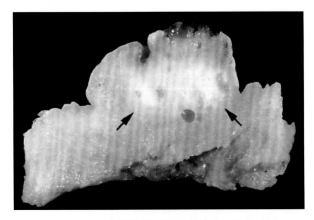

▲ 图 5-38　乳头旺炽性乳头状瘤病的大体表现

界限不清的肿物导致乳头扩张，有小囊腔（箭），顶端皮肤有溃疡

【镜下病理】

尽管，旺炽性乳头状瘤病有多种组织学表现，但可以根据其生长方式分为 4 种亚型。其中 3 种亚型分别以一种结构特征为主，或仅有该结构特征，而第四种为混合结构的肿瘤。目前，没有这些亚型与预后意义的联系，同时也没有证据表明它们的发病机制是否有差异。掌握这些亚型的临床病理联系，在工作中遇到乳头的增生性病变时有助于正确诊断。

1. 硬化性乳头状瘤病亚型

硬化性乳头状瘤病亚型（sclerosing papillomatosis pattern）一般表现为单个的肿瘤。乳头皮肤可出现脱屑，但变红、溃疡、炎症均罕见。约 50% 的患者具有乳头溢液，为浆液性而不是血性。术前诊断一般为乳头状瘤，而不是 Paget 病或癌。

乳头一般有可触及的、质实肿物，边缘可不清晰。皮肤可增厚、变白、脱屑。组织学表现类似典型硬化性乳头状瘤所见（图 5-39）。可以观察到乳头状、实性、管状、腺样结构的复杂增生，并被增生的间质细胞打乱（图 5-40）。腺上皮细胞可显著增生，肌上皮细胞也可增生；与其他硬化性乳头状病变中一样，肌上皮细胞可能会不明显或在肿瘤区域缺失。

这一亚型的旺炽性乳头状瘤病与其他亚型有几方面的不同。表面被覆的表皮一般完整并且有增生，输乳管末端常见鳞状上皮囊肿形成。增生导管上皮内可见局灶粉刺状坏死，上皮细胞有少量核分裂（图 5-41）。腺上皮大汗腺化生及延伸至乳头表面的情况不常见，即使出现，也并不显著。

2. 乳头状瘤病亚型

乳头状瘤病亚型（papillomatosis pattern）旺炽性乳头状瘤病的患者，多主诉有乳头出血。临床检查可触及硬化区而不是肿块（图 5-38）。乳头一般表现为溃疡或炎症，常被诊断为 Paget 病或乳腺癌。

大体上，乳头内有明显的质硬区，常累及表面皮肤。显微镜下检查，导管上皮旺炽性乳头状增生，使受累导管扩张、拥挤（图 5-42）。可见局灶上皮坏死及少量核分裂，无硬化性乳头状瘤病亚型特征性的间质增生。增生的腺体组织可取代乳头部分或全部皮肤鳞状上皮。这种旺炽性乳头状瘤病亚型，衬覆鳞状上皮的囊肿及大汗腺化生并不显著。

3. 腺病亚型

腺病亚型（adenosis pattern）旺炽性乳头状瘤病患者有血性或浆液性乳头溢液。在乳头内形成离散的结节，乳头可表现为炎症及肿胀，表皮一般完整、有增生。临床诊断更多见为乳头状瘤或某些良性病变，而不是 Paget 病。组织学检查中病变为类似腺病瘤的、排列拥挤的、有序分布的腺体（图 5-43）。上皮细胞和肌上皮细胞增生，可有显著的大汗腺化生、鳞状上皮增生、表浅鳞状上皮囊肿。核分裂及坏死不常见。

4. 混合型增生亚型

混合型增生亚型（mixed proliferative pattern）旺炽性乳头状瘤病的患者，可能有很多主诉症状，如乳头脱屑、出血、疼痛、烧灼感和形成溃疡。大体检查一般可见乳头肿物或结节，且乳头表面一般有糜烂。临床诊断常为癌或 Paget 病。显微镜下，可见上述 3 种亚型以不同的比例混合存在（图 5-44）。大部分病例的显著特征包括导管的表浅部位鳞状化生伴囊肿形成、大汗腺化生和乳头皮肤鳞状上皮棘层肥厚。增生的导管上皮可累及乳头表面，形成溃疡。病变底部边缘附近导管囊性扩张并不少见，导管上皮有局灶性坏死，核分裂少见。约 1/3 的病例伴腺病。罕见情况下，病变边缘出现汗管瘤样改变。

【鉴别诊断】

一旦熟悉了其组织学特征，病理医生会发现旺炽性乳头状瘤病的诊断并不困难；但由于乳头状瘤病相关的增生可表现出令人担心的特征，如粉刺状坏死、筛状或微乳头状结构、核分裂、细胞学异型性。因此，可能难以发现发生于旺炽性乳头状瘤病基础上的乳腺癌。无明确浸润证据时，乳头处存在 Paget 病，是旺炽性乳头状瘤病可能伴发癌的最可靠证据。由于肿瘤表面被覆表皮内常存在 Toker 细胞及透明的表皮细胞，因此，在旺炽性乳头状瘤病的背景中检测 Paget 细胞是非常复杂的。一项对 10 例旺炽性乳头状瘤病的研究显示[265]，在 8 例旺炽性乳头状瘤病中，发现了 Toker 细胞和透明的表皮细胞，有时这些细胞累及表皮基底层上方并形成细胞簇。CAM5.2、CK7 免疫组织化学染色有助于发现 Paget

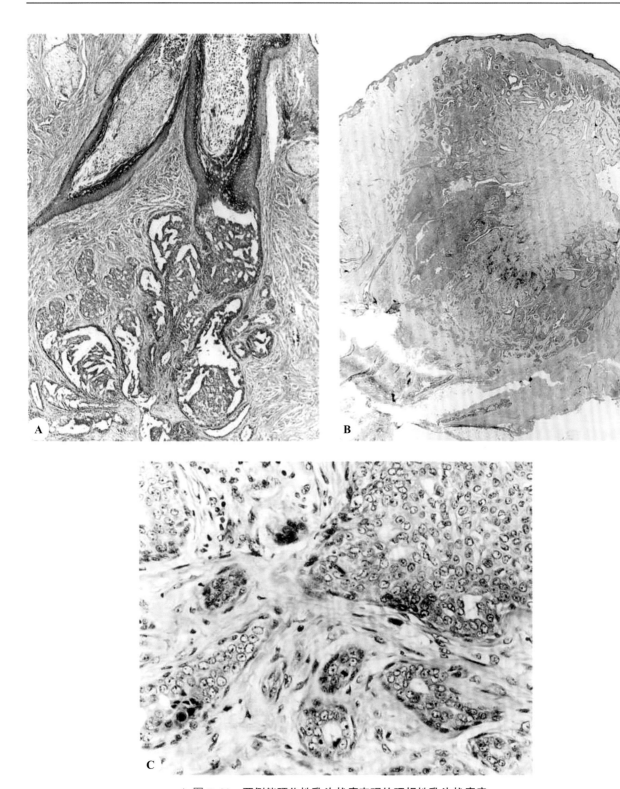

▲ 图 5-39　两例伴硬化性乳头状瘤表现的旺炽性乳头状瘤病

A. 一例早期病变位于输乳管的鳞柱状交界处。可以看到图片下方附近的硬化性中心。B. 在全标本包埋组织切片中，乳头处病变内可见中央的纤维化区，右侧不规则的边界是糜烂和活检的部位。C. 高倍镜下，可见导管增生和间质增生（经许可，引自 Rosen PP, Caicco JA. Florid papillomatosis of the nipple: a study of 51 patients, including nine having mammary carcinoma. *Am J Surg Pathol*. 1986; 10: 87-101.）

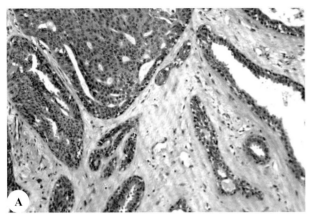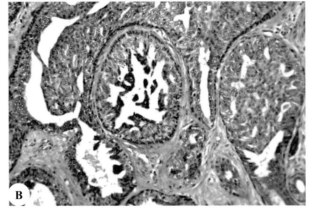

▲ 图 5-40　伴硬化性乳头状瘤表现的旺炽性乳头状瘤病

间质细胞增生，腺体的形态紊乱（A）；导管上皮细胞增生，导管膨胀，A 和 B 中都很容易观察到导管周围大量的肌上皮细胞核

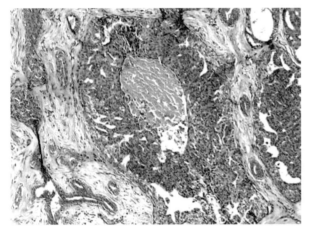

▲ 图 5-41　在伴硬化性乳头状瘤表现的旺炽性乳头状瘤病中，可见增生的导管上皮细胞坏死

导管腔内有碎屑状坏死，导管上皮细胞增生使导管膨胀

细胞，Paget 细胞表达这些免疫标志（图 5-45），但 Toker 细胞和透明表皮细胞也表达 CAM5.2 和 CK7。癌胚抗原（CEA）和 HER2 免疫组织化学染色，有助于鉴别这类良性细胞和 Paget 细胞。Paget 细胞一般表达 CEA 和 HER2，而 Toker 细胞和透明表皮细胞不表达[265]。更多关于 Toker 细胞和透明表皮细胞的内容，详见第 30 章。

　　如有 Paget 病，一般可以发现与肿瘤其他区域生长方式不同的导管原位癌成分。无 Paget 病或浸润性癌时，在常规 HE 切片中，诊断发生于旺炽性乳头状瘤病的导管原位癌很困难，无论其非典型的程度如何。旺炽性乳头状瘤病的情况下，非典型增生或癌的诊断要保守一些似乎是明智的。

　　鉴别诊断还包括发生于输乳管的与旺炽性乳头

状瘤病无关的浸润癌及导管原位癌（图 5-46）。

【细胞学】

　　乳头表面刮片细胞学所见，可提示旺炽性乳头状瘤病的诊断[301, 306, 308]。细针穿刺为富于细胞的标本，有比例不一的腺细胞和肌上皮细胞，排列呈单个、簇状、片状并有乳头状和管状结构形成[308-313]。某些方面，涂片类似纤维腺瘤及乳头状瘤的表现[312]。可有大汗腺细胞、间质碎片、散在细胞碎屑、炎症细胞及吞噬含铁血黄素的组织细胞。上皮细胞形态均一、细胞核均一、圆形或卵圆形，染色质细腻，核仁不明显。核分裂不常见。偶尔，细胞有轻度的多形性或细胞核深染[314]。有时，细针穿刺标本富于细胞、可见失黏附的上皮细胞簇，可能会被误诊为癌[301, 315]。

【免疫组织化学】

　　有几项研究，描述了旺炽性乳头状瘤病的免疫组织化学染色结果[275, 280, 308, 316-318]。尽管结果有一定差异，但仍呈现出一致的情况。腺上皮细胞表达 EMA、CK18（CAM5.2）和 MUC1，而腺体周边的肌上皮细胞表达 SMA、calponin 和 p63。必须牢记的是，良性硬化性病变中央的腺体周围可能检测不到肌上皮细胞。因此，这种情况下必须注意解读旺炽性乳头状瘤病中肌上皮细胞的完全缺失。CK7、CK AE1/AE3、S-100、GCDFP-15 和 CEA 染色结果不一。有 1 例上皮细胞表达角蛋白 34βE12，但 CK20 不着色[275]。还有几例肿瘤细胞并不表达 ER、PR 和 HER2[208, 308]，有 1 例也不表达 AR[275]。

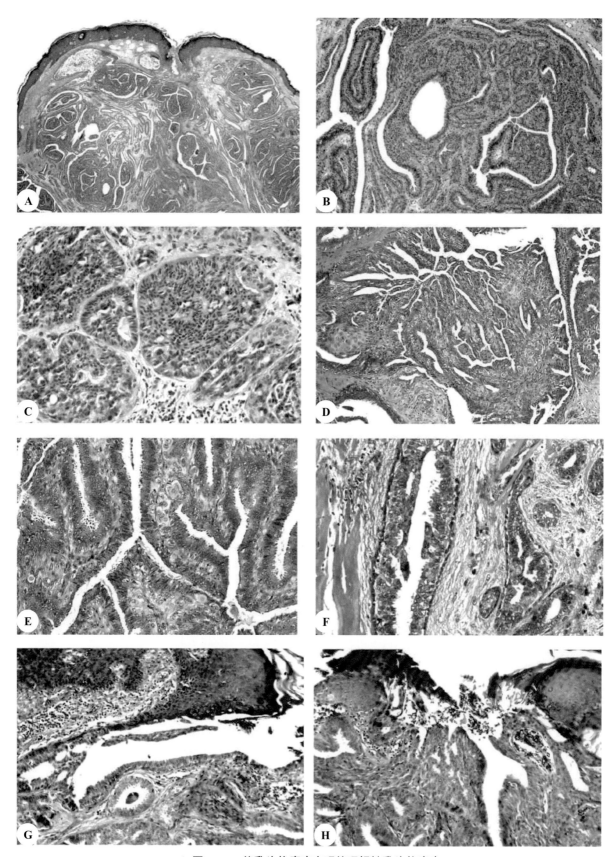

▲ 图 5-42　伴乳头状瘤病表现的旺炽性乳头状瘤病

A 和 B. 乳头状瘤占据了输乳管；C. 乳腺导管内也有增生的导管上皮细胞；D. 增生的导管上皮细胞之间可见小簇状化生的鳞状上皮；E. 肌上皮细胞明显，柱状腺上皮细胞也非常明显；F. 导管上皮细胞微乳头状增生，且有显著的肌上皮细胞；G 和 H. 增生的导管细胞累及输乳管（G），开口处皮肤糜烂（H）

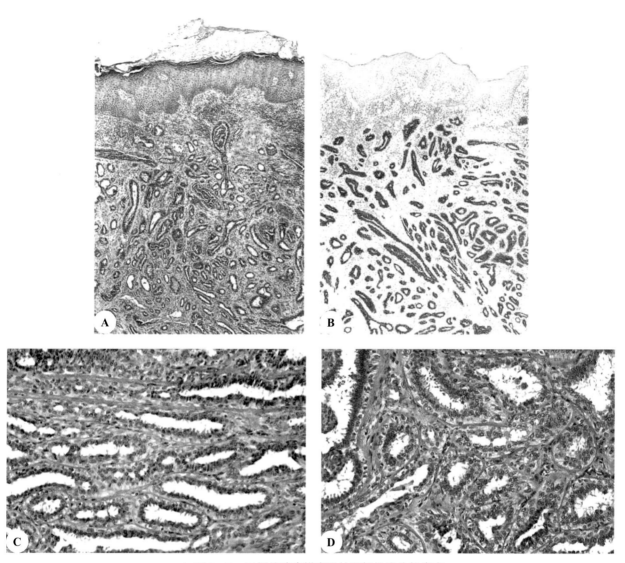

▲ 图 5–43　三例伴腺病样表现的旺炽性乳头状瘤病

A. 增生的上皮细胞形成小管状；B. CAM5.2 染色，显示小管状排列；C 和 D. 两例肿瘤性腺体可见显著的腺上皮细胞及肌上皮细胞

一项研究报道，Ki67 增殖指数为 2%～5%[275]，另一项中为 7.4%[308]。Kono 等[317] 报道 Ki67 阳性细胞的分布差异，深部细胞的 Ki67 增殖指数为 0.7%，中央的细胞为 6.5%，表浅区域细胞的 Ki67 增殖指数为 20.3%。

【其他检查】

流式细胞学研究证实 2 例旺炽性乳头状瘤病为二倍体，合成期比例（synthesis phase fraction，SPF）高（分别为 10.9%、34.4%），与导管原位癌的 SPF 相似（分别为 6.4%、15.8%）[318]。对 24 例旺炽性乳头状瘤病突变分析显示，在 50% 的病例检出了 PIK3CA 基因突变[263]。

【治疗和预后】

尽管肿物的粗针穿刺活检和切除的部分标本会提示旺炽性乳头状瘤病的诊断，但一定要检查整个肿物排除同时存在的癌。一般需要切除乳头，但有几项报道选择性切除病灶、保留乳头的情况[256, 293, 295, 303, 319]，或仅切除部分乳头[256, 308, 320]。Mohs 显微外科切除已有报道[321–324]，也曾有 2 例成功应用氩氦刀冷冻手术的报道[325, 326]。不伴癌的旺炽性乳头状瘤病的首选治疗不建议乳房切除术。

旺炽性乳头状瘤病切除不完整可复发[256, 261, 264, 272]，但有个别患者切除不完整后称仍无症状。

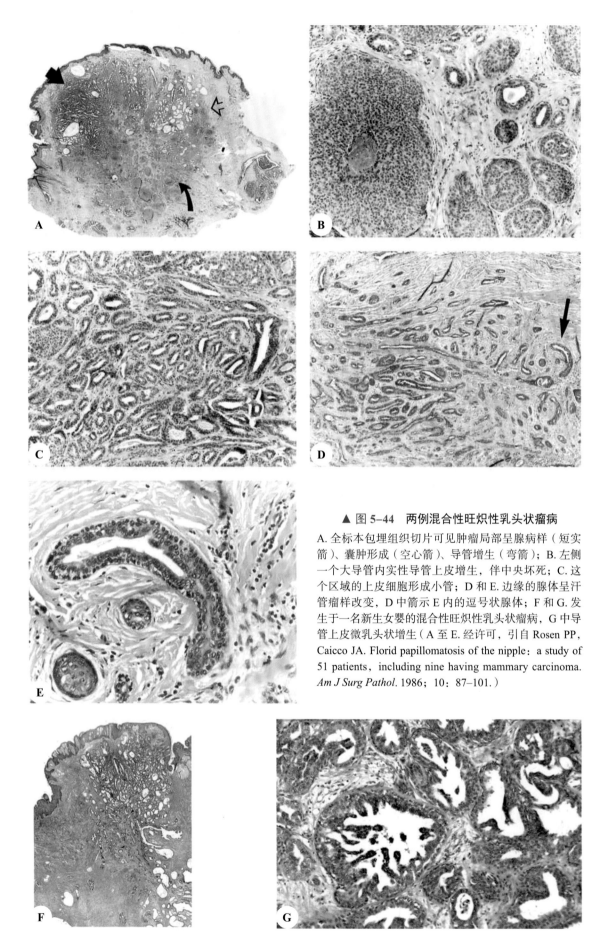

▲ 图 5-44　两例混合性旺炽性乳头状瘤病

A. 全标本包埋组织切片可见肿瘤局部呈腺病样（短实箭）、囊肿形成（空心箭）、导管增生（弯箭）；B. 左侧一个大导管内实性导管上皮增生，伴中央坏死；C. 这个区域的上皮细胞形成小管；D 和 E. 边缘的腺体呈汗管瘤样改变，D 中箭示 E 内的逗号状腺体；F 和 G. 发生于一名新生女婴的混合性旺炽性乳头状瘤病，G 中导管上皮微乳头状增生（A 至 E. 经许可，引自 Rosen PP, Caicco JA. Florid papillomatosis of the nipple: a study of 51 patients, including nine having mammary carcinoma. *Am J Surg Pathol*. 1986; 10: 87–101.）

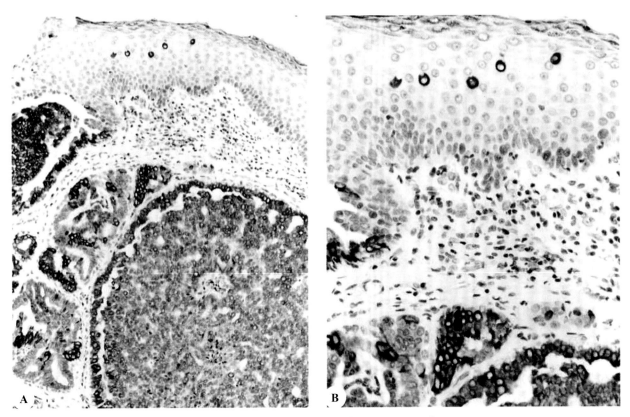

▲ 图 5-45　旺炽性乳头状瘤病相关的 Paget 病

CAM5.2 染色显示表皮中的 5 个 Paget 细胞，下方增生的上皮内，有几个类似的 CAM5.2 阳性的癌细胞（经许可，引自 Rosen PP，Caicco JA. Florid papillomatosis of the nipple：a study of 51 patients，including nine having mammary carcinoma. *Am J Surg Pathol*. 1986；10：87–101.）

在未发育的乳腺切除病变可导致后续出现问题。乳芽受损可导致腺体形成异常或不完整，大导管或输乳窦的切除可影响哺乳。

旺炽性乳头状瘤病患者也可能会有乳腺癌。文献报道了 13 例很可能是发生于旺炽性乳头状瘤病的乳腺癌（9 例女性，3 例男性，1 例未说明性别）[261, 273, 297, 327–331]。Gudjónsdóttir 等 [327] 报道了一例患者就诊时有全身转移癌，右乳乳头有旺炽性乳头状瘤病，且 "部分小范围内有更为旺炽性的上皮，细胞核大并有显著核仁"，乳头表皮有 Paget 细胞。患者 5 周后死于肿瘤，尸检双侧乳腺未检测到癌，其他器官也未发现原发性癌，这例可能发生于旺炽性乳头状瘤病的乳腺癌全身播散。这个病例与另一例旺炽性乳头状瘤病相似，患者腋窝淋巴结有转移癌，但乳头肿瘤中无明确癌的证据（图 5–47）。

其他既有旺炽性乳头状瘤病，又有乳腺癌的患者中，两种病变出现于不同时间或分布于不同的部位，因此可能是偶然事件。一些情况下，乳腺癌

切除的标本中，显微镜下偶然发现旺炽性乳头状瘤病。这类同时发生的乳腺癌，大部分为浸润性导管癌（图 5–48），也有一例浸润性小叶癌 [297]，另一例为多灶性浸润性癌具有导管和小叶特征 [305]。还有 2 例男性患者的导管原位癌 [261, 273]（图 5–49），其中 1 例导管原位癌位于旺炽性乳头状瘤病的区域，对侧正常表现的乳头也有导管原位癌。

这些病例的存在，提出了乳腺癌和乳头旺炽性乳头状瘤病之间发病机制相关性的问题。男性乳腺这两种疾病均不常见，近 50% 的男性旺炽性乳头状瘤病患者有两者共存，提示旺炽性乳头状瘤病可能是男性乳腺癌的癌前病变，这种联系也反映了典型的男性乳腺癌发生于乳晕下区域。提示旺炽性乳头状瘤病是女性乳腺癌的癌前病变的证据不太充分，但对旺炽性乳头状瘤病的女性患者，应进行仔细的临床检查并影像学检查，以排除同时存在的乳腺癌。如果在完整切除的旺炽性乳头状瘤病，且未见乳腺癌成分，则同一乳腺发生乳腺癌的风险似乎很低。

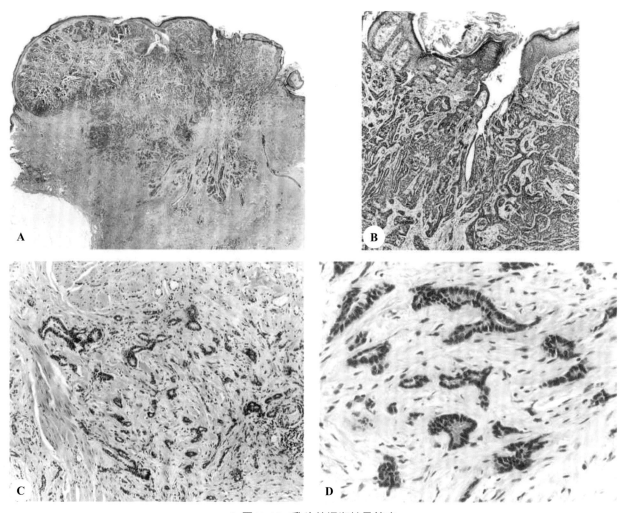

▲ 图 5-46　乳头的浸润性导管癌

A. 全标本包埋组织切片可见浸润性癌累及乳头；B. 癌围绕输乳窦的开口，未见 Paget 病；C 和 D. 肿瘤细胞形成小管结构，穿插于乳头的平滑肌束中（经许可，引自 Rosen PP，Caicco JA. Florid papillomatosis of the nipple：a study of 51 patients，including nine having mammary carcinoma. *Am J Surg Pathol*. 1986；10：87-101.）

六、乳头汗管瘤样腺瘤

乳头汗管瘤样腺瘤（syringomatous adenoma of the nipple）是一种良性、局部浸润性肿瘤，组织病理学和其他器官所见的汗管瘤样肿瘤相似，如唇部小涎腺的汗管瘤样肿瘤、面部皮肤的微囊型附属器癌、硬化性汗腺导管（汗管瘤样）癌。乳腺病变的来源部位还不清楚。大部分病例无乳腺导管上皮增生，与表皮也不相连，提示来源于其他结构，如汗腺导管。

关于乳头汗管瘤样腺瘤的早期描述，包括在乳头旺炽性乳头状瘤病中。Handley 和 Thackray[284] 描述了 1 例 39 岁女性汗管瘤样腺瘤，其活检标本见"腺瘤，提示汗腺来源"。Doctor 和 Sirsat[307] 在一组

乳头上皮性肿瘤中，发现了 5 例汗管瘤样腺瘤，总结为"旺炽性乳头状瘤或乳头腺瘤的病变似乎并不是一种疾病，而是两个不同的病变……对于有乳头状瘤样结构的病变来说，旺炽性乳头状瘤病的名称是可以接受的，且与乳腺的纤维囊性病变和囊内乳头状瘤相关；而乳头腺瘤的名称则用于具有腺瘤样表现的病变，且更多的是和汗腺肿瘤相关"。1983年，Rosen[332] 描述了另外的 6 例，提出汗管瘤样腺瘤的名称。尽管大部分作者都接受了这个提议，世界卫生组织肿瘤分类的作者使用汗管瘤样肿瘤的诊断名词，并未解释他们选择这一并不精准名称的理由[333]。约有 32 例乳头汗管瘤样腺瘤的报道，Carter 和 Dyess[334] 列表总结了 1983—2000 年报道 20 个病例的特征，并加入了另 1 例的结果。文献报道的乳

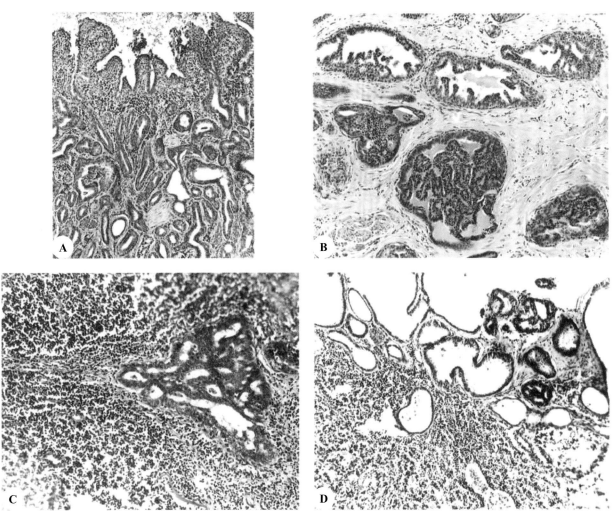

▲ 图 5-47　与旺炽性乳头状瘤病相关的隐匿性癌，伴淋巴结转移

A. 显示旺炽性乳头状瘤病结节的表浅部分；B. 显示肿瘤中最旺炽的、最显著的非典型导管增生；C 和 D. 两个淋巴结内有小的转移癌（A 至 C. 经许可，引自 Rosen PP，Caicco JA. Florid papillomatosis of the nipple：a study of 51 patients，including nine having mammary carcinoma. *Am J Surg Pathol*. 1986；10：87-101.）

头汗管瘤样腺瘤，有些病例的诊断可能存疑。其他文献描述了另外 12 例患者的详细情况[335-346]。

【临床表现】

除一例 76 岁的男性患者之外[332]，所有患者均为女性，年龄范围为 11[347]—74 岁[348]。所有患者的平均年龄为 42.1 岁，女性患者的平均年龄为 42.0 岁。患者表现为乳头及其下方组织的不适，最常见的症状是有肿物、疼痛、出血、乳头溢液和难以哺乳。也有报道乳头脱屑，但溃疡和糜烂不是汗管瘤样腺瘤的特征。症状出现时间为 7 天[337] 至 15 年[349]，一般间隔时间数月至数年。一例 71 岁女性的结节生长了 5 年，直至形成 4.2cm 大小的蕈伞样

肿物，因其他疾病而入院治疗[344]。有 2 例的临床图片提示存在慢性乳晕下脓肿[334, 338]，第 3 例为皮脂腺囊肿[345]。还有 3 例是因为乳房 X 线筛查中所见而受到关注[342, 344, 350]。

汗管瘤样腺瘤累及右侧乳腺和左侧乳腺的概率相同。有一例双侧乳腺同时发生[343]，另一例女性患者则表现为左侧乳腺 4.2cm 大小的蕈伞状汗管瘤样腺瘤且乳房 X 线检出右侧乳腺乳头下方汗管瘤样腺瘤[344]。Page 等[346] 报道了一例发生于腹部皮肤异位乳腺的汗管瘤样腺瘤。除一例患者后期死于结肠癌外[332]，汗管瘤样腺瘤与其他肿瘤无关。

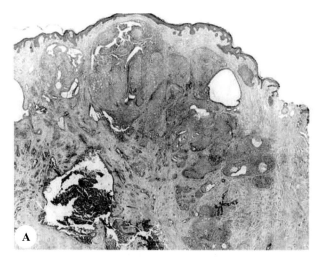

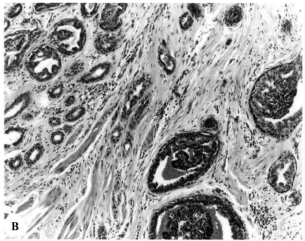

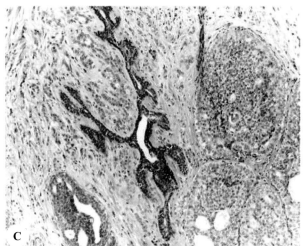

▲ 图 5-48　浸润性癌累及旺炽性乳头状瘤病

A. 在乳头的全标本包埋组织切片右侧可见乳腺癌；B. 普通型导管增生使得小导管扩张；C. 导管原位癌位于输乳管内，另一个输乳管周围有浸润性导管癌（A 和 C. 经许可，引自 Rosen PP，Caicco JA. Florid papillomatosis of the nipple：a study of 51 patients，including nine having mammary carcinoma. *Am J Surg Pathol*. 1986；10：87–101.）

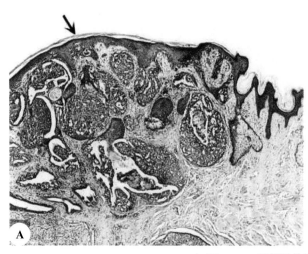

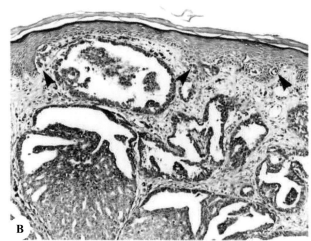

▲ 图 5-49　导管原位癌累及旺炽性乳头状瘤病

A. 旺炽性乳头状瘤病结节这一区域内有导管原位癌，箭示表皮内的癌细胞；B. 箭头示该结节另一区域普通型导管增生上方表皮内的癌细胞

【影像学检查】

影像学研究结果不一。Kim 等[342] 总结了 2010 年前报道的 8 例乳头汗管瘤样腺瘤 X 线检查及超声检查结果。4 例乳房 X 线检查表现为致密毛刺状肿物[348, 349, 351, 352]，其中 2 例肿物内有钙化[349, 351]，另 1 例肿瘤界限清楚[340]。有 3 例的乳房 X 线检查仅为钙化[341-343]，但没有详细说明钙化的部位与肿瘤之间的关系。超声检查有时可见不规则肿物伴内部均匀回声或后方声影[337, 338, 348, 349, 351]，或境界清楚的肿物[340]、皮肤增厚[338]、导管扩张[336]、钙化[341-343]。超声检查也可能未查见病变[345]。

【大体病理】

大部分汗管瘤样腺瘤的大小为 1～2cm，据报道 27 例肿瘤的平均大小为 1.7cm。肿瘤最大径为 0.5[339]～4.2cm[344]。大部分病例为界限不清的、质实至质硬、灰色、褐色或白色的病变。也有少数报道为离散的结节和微囊。一例发生于男性的汗管瘤样腺瘤表现为 "2cm 大小的隆起性肿瘤，伴糜烂和炎症"[332]。

【镜下病理】

汗管瘤样腺瘤呈条索状、小管状或腺样排列，浸润乳头的真皮及间质。有时可见肿瘤细胞和表皮基底层相连。如果有表皮增生，大部分病例也是轻微的，但也可出现表皮的假上皮瘤样增生。肿瘤细胞簇呈线性、分支状，典型的形态结构包括逗号状、泪滴状或蝌蚪样（图 5-50）。肿瘤细胞弥漫浸润乳头间质，围绕在输乳管和小叶周围，并不侵入其中。常见腺体侵犯平滑肌束（图 5-51），偶见神经周围侵犯。体积较大的病例，肿瘤细胞可累及乳晕下实质。

腺体和条索的肿瘤细胞为小的形态一致的、扁平到立方细胞，细胞核大小均一、形态温和，核仁不明显，有少量嗜酸性胞质，有时可透明。几乎没有核分裂和坏死。腺管周围扁平的细胞可有早期鳞状分化的证据，鳞状分化彻底的情况下会形成角质囊肿（图 5-52），常见于肿瘤的表浅部（图 5-53）。鳞状上皮囊肿破裂可导致异物巨细胞反应（图 5-54）。导管的管腔可以是空的，也可有深染、浓缩的嗜酸性分泌物或肿瘤细胞。分泌物 PAS 阳性，有时候黏液染色弱阳性（图 5-55）。

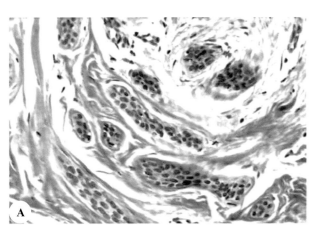
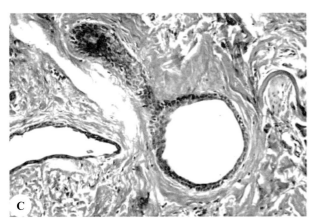
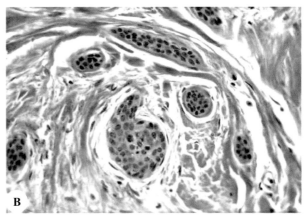

▲ 图 5-50　乳头的汗管瘤样腺瘤

A. 肿瘤细胞排列呈条索状；B. 肿瘤细胞簇呈逗号状或泪滴状，细胞簇的中央有轻度的鳞状分化；C. 肿瘤细胞簇局部扩张，形成蝌蚪状（经许可，引自 Rosen PP. Syringomatous adenoma of the nipple. *Am J Surg Pathol.* 1983；7：739-745.）

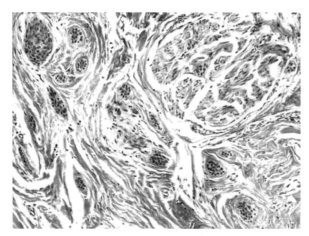

▲ 图 5–51　乳头汗管瘤样腺瘤侵犯平滑肌

肿瘤细胞侵犯乳头平滑肌肌束

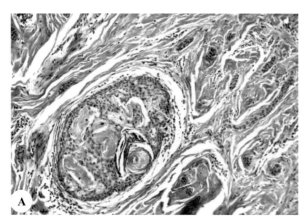

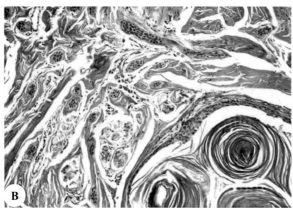

▲ 图 5–52　具有鳞状分化特征的乳头汗管瘤样腺瘤

A. 实性肿瘤细胞簇有鳞状分化特征；B. 鳞状细胞产生的角质蓄积，形成角质囊肿

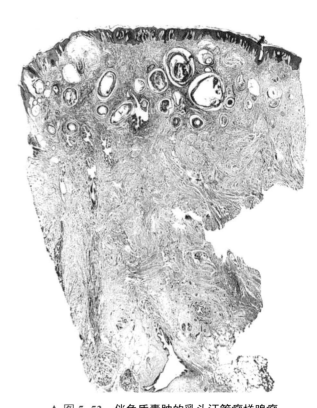

▲ 图 5–53　伴角质囊肿的乳头汗管瘤样腺瘤

全标本包埋组织切片显示真皮内角质囊肿（经许可，引自 Rosen PP. Syringomatous adenoma of the nipple. *Am J Surg Pathol*. 1984；7：739–745.）

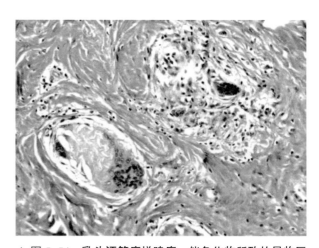

▲ 图 5–54　乳头汗管瘤样腺瘤，伴角化物所致的异物巨细胞反应

　　胶原和纤维母细胞似乎在浸润性生长的肿瘤细胞巢的周围呈同心圆分布。

　　汗管瘤样腺体可见于乳头导管、乳腺小叶和乳头表皮的周围，罕见情况下与其直接相连。这种连续性可能是由于肿瘤的浸润性生长所致，不要认为是肿瘤直接来源于这类结构的确切证据。偶尔，同时存在输乳管或下方腺体组织的上皮增生，但这并不是汗管瘤样腺瘤的固有成分。导管癌的表现 Paget 病，并不是汗管瘤样腺瘤的特征。

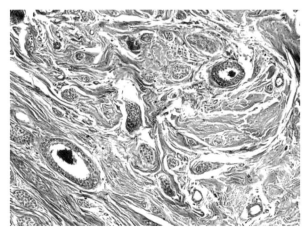

▲ 图 5–55 乳头汗管瘤样腺瘤 PAS 染色

两个腺体经 PAS 染色后分泌物呈洋红色

【鉴别诊断】

汗管瘤样腺瘤的鉴别诊断要考虑旺炽性乳头状瘤病、小管癌和低级别腺鳞癌。旺炽性乳头状瘤病主要为较大输乳管的上皮增生，患者年龄更大，且更可能具有乳头糜烂伴出血。偶尔，旺炽性乳头状瘤病周边的次要成分可呈汗管瘤样表现。

有时，小管癌可发生于乳晕下区和乳头，呈浸润性生长。可能很难鉴别小管癌和汗管瘤样腺瘤，两者均侵犯平滑肌和神经。小管癌的特征包括导管原位癌、Paget 病和成角的腺体，不会出现在汗管瘤样腺瘤。另外，汗管瘤样腺瘤特征性的改变，包括鳞状化生、圆形腺体和分支状腺管，并不出现在小管癌。

汗管瘤样腺瘤在结构上与某些亚型的低级别腺鳞癌相似，且文献报道的一些汗管瘤样腺瘤的形态学描述符合低级别腺鳞癌。尽管形态学相似，但这两种肿瘤并不是一个肿瘤的不同表现。汗管瘤样腺瘤发生于乳头，且可累及下方的乳腺实质。低级别腺鳞癌一般发生于周围乳腺组织，一般不累及乳头。仅在极少数情况下，低级别腺鳞癌发生于乳晕下区并侵入乳头。

【细胞学】

Dahlstrom 等[351]描述了 1 例汗管瘤样腺瘤的细胞学特征。细针穿刺涂片显示细胞量中等，形态温和的导管细胞呈片状，背景为单个细胞。导管细胞形态一致，细胞核染色质细腻，核仁不明显。单个细胞类似间质细胞，细胞核肥胖、卵圆形，具有中

等程度多形性、中等量嗜碱性胞质，有些具有拉长的胞质突起。纤维性胶原形成颗粒状背景。涂片中无坏死、炎细胞或鳞状细胞。

【免疫组织化学】

文献中仅有极少量不完善的、关于汗管瘤样腺瘤免疫组织化学染色的研究，有些结果不一致。分泌物和管腔周围细胞的胞质 CEA 着色，管腔内侧细胞也表达 CK。2 例肿瘤的腺管内侧细胞表达角蛋白 34βE12[337, 344]，1 例有 CAM5.2 着色[351]。另 1 例肿瘤中，腺管内侧细胞不表达角蛋白 34βE12 或 MNF116[351]，且 1 例中并无 CK8 的着色[337]。1 例中内侧细胞不表达 EMA、SMA 或 CEA[351]。S-100 免疫组织化学染色可表现为"散在肿瘤细胞"着色[353]或无着色[337, 343, 351]。Jones 等[347]观察到"肌上皮细胞"有 actin 着色，其他作者并未观察到 SMA 的着色[337, 351]。一篇报道中，腺管外侧细胞有平滑肌肌球蛋白重链、34βE12 和 CK5/6 的强阳性着色[344]。外侧细胞及其他具有鳞状特征的细胞有 p63 着色。一项研究报道了双侧乳腺肿瘤 CK5/6、CK7、actin、p63 和 E-cadherin 的阳性情况，但并未说明阳性细胞所处的部位[343]。一项研究报道，约 10% 的"上皮细胞"细胞核有 ER"弱至中等程度着色"[344]。1 例肿瘤无 ER 着色[337]，2 例肿瘤无 ER、PR、HER2、CK20、CD117 或 p53 着色[343]。具有鳞状分化的细胞免疫组织化学染色 p63 着色。因此，p63 并不是这类病变中检测肌上皮细胞的可靠方法。

Boecker 等[354, 355]通过角蛋白分子的免疫荧光标记，来研究乳头汗管瘤样腺瘤中细胞的性质，发现肿瘤主要类型的细胞表达 p63 和 CK5/CK14，且这些细胞似乎转化为腺上皮或 CK10 阳性的鳞状细胞，转化为腺上皮位于小管或腺体的腺腔面，且表达 CK8/18。尽管大部肿瘤细胞表达肌上皮细胞中可见的基底型角蛋白和 p63，但不表达 SMA。作者推测，汗管瘤样腺瘤发生于正常情况下存在于输乳窦的 p63/CK5/CK14 阳性的祖细胞。作者还发现，低级别腺鳞癌中的细胞具有相同的免疫标志谱系[355]。

【治疗和预后】

大部分患者经局部切除治疗，有时需切除整个

乳头。1983 年以来报道的病例中，约 30% 切除不完整的病例复发[332, 334, 336, 347, 348]；如肿瘤累及标本的切缘，应考虑再次切除。出现复发的间隔时间为不足 1 年至 8 年。一个部分切除的病例持续存在 22 年并缓慢增大。一例部分乳腺切除标本中有一个 3cm 大小的肿瘤，侵及乳腺实质[332]。一例患者在 4 年内出现了 3 次复发[347]。准确诊断为汗管瘤样腺瘤的患者，无一例出现局部淋巴结的转移或远处转移。全乳房切除术并不是首选的治疗方案，但也曾用于个别诊断不确定的或病变误诊为浸润性癌的病例。文献中并无汗管瘤样腺瘤和乳腺癌相关性的证据。一项研究描述了 3 例化生性癌和汗管瘤样腺瘤共存的病例，但未提供组织学证据[168]。

七、胶原小体病

胶原小体病（collagenous spherulosis）是 1987 年 Clement 等[356] 首先描述的，其特点为肌上皮细胞围绕着嗜酸性或嗜碱性基底膜样物，形成圆形腔隙构成的结节。由于与腺样囊性癌有相似的形态，曾用过腺样囊性增生的名称[357]。典型的胶原小体病为显微镜下观察其他良性病变时偶然所见，如增生性纤维囊性变（proliferative fibrocystic changes, FCC）、乳头状瘤、放射状硬化性病变、腺肌上皮瘤、硬化性腺病[358-362]。罕见情况下，胶原小体病可能构成乳腺肿块的主要成分[363, 364]。

【临床表现】

由于胶原小体病常未能被识别，或被误诊为其他病变，因此很难确定其发生率。1987—1997 年，美军病理学研究所（Armed Forces Institute of Pathology, AFIP）会诊了 81 例胶原小体病[365]，其中约 50% 的病例在初诊时被忽略了，另外 25% 的病例被误诊为癌或非典型增生。估计在切除标本中胶原小体病的发生率不足 1%[366]，细胞学标本中为 0.2%[367]～0.5%[368]。

胶原小体病可发生于成年女性的整个年龄阶段，自 19[369]—90 岁[359]。一项最大病例量的研究报道患者年龄平均 52 岁[359]，没有男性胶原小体病的报道。右侧乳腺和左侧乳腺受累的概率相等，偶尔，在双侧乳腺均发现胶原小体病[359]。约 60% 的病例是由于可触及肿块而引起临床关注，其余为影像学检查发现钙化或乳腺密度增高而引起关注。有可触及的病变时，其体征和症状可能代表的是相关病变的体征和症状。Resetkove 等[359] 报道了单中心的 59 例病例胶原小体病的临床及形态学特征，并总结了 2005 年之前文献报道的 61 例的胶原小体病数据。

【影像学检查】

Resetkove 等[359] 的研究报道，17/36 例（47%）胶原小体病是因为乳房 X 线检查出钙化而被发现，15 例（42%）是因为乳房 X 线检查发现致密区或可触及肿块进行活检发现，4 例（11%）有伴钙化的肿块而被诊断。影像学检查也可无明确的表现。

【大体病理】

胶原小体病大部分较小，影响了对病变的大体识别。有 1 例胶原小体病被描述为结节状病变，"卵圆形、界清、无包膜的淡褐色质实肿物，大小为 1.0cm×0.9cm"[363]。这一例的肿块为结节状腺病，大体可见的结节中有胶原小体病，结节是相关疾病的大体表现，而不是胶原小体病的大体表现。

【镜下病理】

胶原小体病中的细胞成分为两种，即肌上皮细胞和腺上皮细胞，这两种细胞形成两种类型的腔隙（图 5-56 和图 5-57）。肌上皮细胞常为主要类型，长梭形，细胞核扁平、卵圆形、深染，胞质弱嗜酸性，有时形容为"角质层样"。小体周边围绕肌上皮细胞，HE 染色切片中，扁平的肌上皮细胞可能难以识别，但 actin、p63、CD10、calponin、SMA 和 S-100 免疫组织化学染色可以显示出来（图 5-58）。腺上皮细胞呈立方状，细胞核小、有小核仁、致密嗜酸性胞质，形成腺体，位于肌上皮细胞和小体间，这些腺体内有少量嗜酸性物质。超微结构检查[363, 366, 369-371] 证实有腺上皮细胞和肌上皮细胞两种细胞。

胶原小体的直径 20～100μm，其染色性质不一，可为嗜酸性、嗜碱性或近乎透明。其蛋白可形成致密、均质或同心圆状嗜酸性结节，或呈自中央、向外周纤维辐射状的星状分布。小体由弹力纤维、Ⅳ 型胶原、层粘连蛋白、其他基底膜蛋白构成[363, 366, 370, 372]。小体可钙化（图 5-59）。也可为

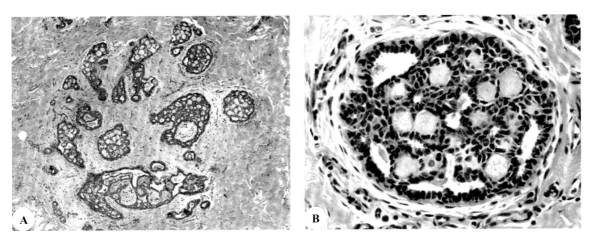

▲ 图 5-56　胶原小体病

A. 小的硬化灶中几个导管有胶原小体病；B. 腔隙内有小体，形态类似筛状腔隙

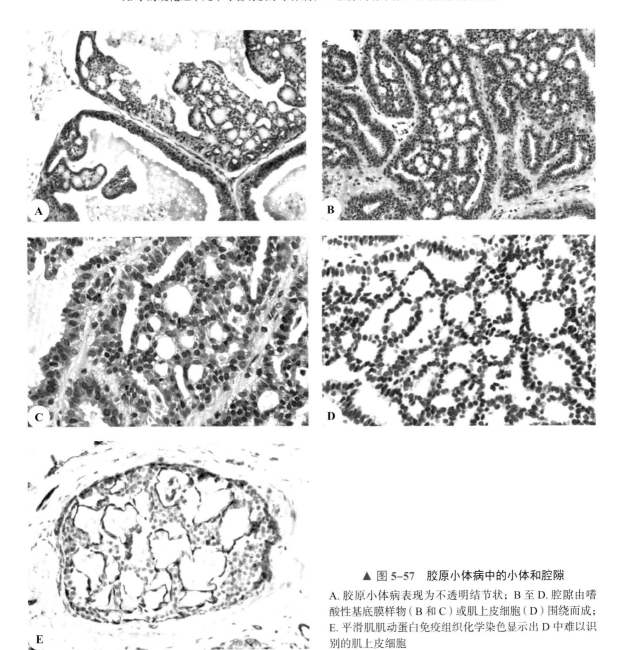

▲ 图 5-57　胶原小体病中的小体和腔隙

A. 胶原小体病表现为不透明结节状；B 至 D. 腔隙由嗜酸性基底膜样物（B 和 C）或肌上皮细胞（D）围绕而成；E. 平滑肌肌动蛋白免疫组织化学染色显示出 D 中难以识别的肌上皮细胞

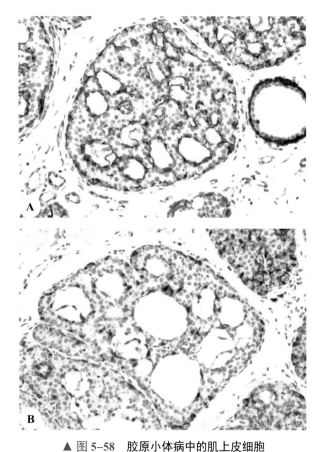

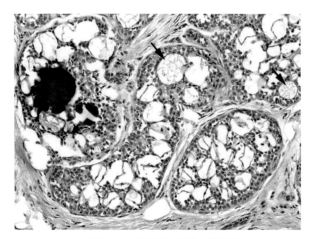

▲ 图 5-58 胶原小体病中的肌上皮细胞

SMA（A）或 S-100（B）免疫组织化学染色，显示小体周围的肌上皮细胞

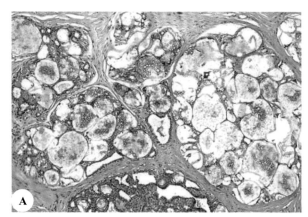

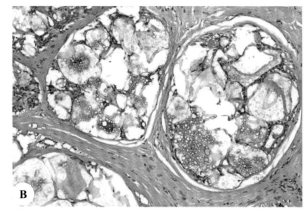

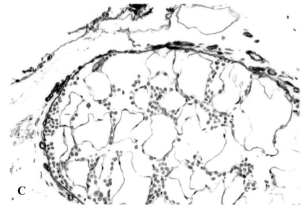

黏液样或黏液表现，这种病变曾被称为黏液小体病（图 5-60）[365, 373, 374]。偶尔，可见纤细的间质条带将小体与导管周围间质相连[371]。

胶原小体病可为多个病灶。Resetkove 等[359] 报道的 59 例胶原小体病，75% 为多灶性。

▲ 图 5-59 胶原小体病中的钙化

左侧可见一个大的嗜碱性钙化，箭示小体内的纤维丝状物，横穿多个腔隙的纤维丝状物为黏着肌上皮细胞基底膜样物，陷入小体内。注意肌上皮细胞的细胞核与纤维丝状物相连

▲ 图 5-60 胶原小体病伴黏液变性

A. 胶原小体病有黏液变性，图片下方乳头状瘤也有小灶性黏液变性；B. 上皮细胞大部分缺失，小体内的物质呈嗜碱性、淡染，基底膜样看似松弛的细丝；C. 层粘连蛋白免疫组织化学染色显示基底膜样物质

尽管，胶原小体病可以发生于良性病变情况下，但也可与非典型和恶性上皮增生共存。肿瘤性上皮增生是独立的，与胶原小体病无关的过程[375]，最为常见的是小叶肿瘤。Resetkove 等[359] 在 59 例有胶原小体病的标本中，观察到了 15 例小叶原位癌。肿瘤性小叶细胞常累及胶原小体病[359]，但局限于胶原小体病者罕见[376]。非典型或恶性导管增生也可见于有胶原小体病的标本[359, 377]，但导管的病变很少与胶原小体病混合存在。

【鉴别诊断】

有经验的情况下，胶原小体病的诊断不会有问题，但有时需考虑两种肿瘤性病变。有两种类型的细胞、基底膜样物的小体，提示腺样囊性癌的诊断。大部分情况下，一组指标的免疫组织化学染色可以区分这两种病变。此外，小叶原位癌植入胶原小体病，肿瘤性小叶细胞取代腺上皮细胞，小体和围绕小体的肌上皮细胞仍存在，也需要与胶原小体病鉴别，其形态类似低级别导管原位癌[359, 376, 378–380]（图 5–61）。肌上皮和腺上皮细胞、E-cadherin 的免

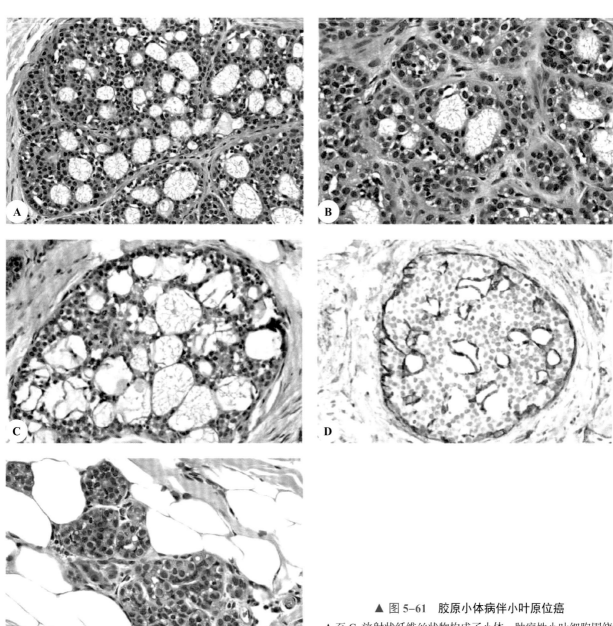

▲ 图 5–61　胶原小体病伴小叶原位癌

A 至 C. 放射状纤维丝状物构成了小体，肿瘤性小叶细胞围绕在小体周边；D. SMA 染色显示肌上皮细胞；E. 肿瘤性小叶细胞累及与胶原小体病无关的乳腺小叶

疫组织化学染色可以明确病变的性质。

【细胞学】

文献中仅有几例胶原小体病细胞学表现的报道。Gangane 等[360]分析 8 项 2006 年之前的研究，并总结了某些临床及组织学所见。胶原小体病细针穿刺标本常有中等量细胞，单层、有黏附性的大小不一簇状，有少许的分支[367, 381, 382]。细胞分界清晰，细胞核均匀、圆形或卵圆形，染色质细腻、散在，核仁不明显。诊断性特征是在细胞簇内存在小体，小体巴氏染色呈淡绿色，May-Grünwald-Giemsa 染色中呈粉色至紫色[383]。用后一种方法检查时，小体内可见纤维细丝状[384]。不明显的肌上皮细胞常围绕在小体周围，有扁平、逗号状细胞核（图 5-62）。肌上皮细胞一般仅为单层，但肌上皮周围可围绕着细胞核圆形或卵圆形、胞质稀少的小细胞[385]。背景中有很多双极、裸核和纤维黏液样间质。也可存在其他成分，这取决于相关病变的性质。

细胞学标本中鉴别胶原小体病和腺样囊性癌可能很困难。存在合体状、多层、分支状细胞簇，细胞的核质比高、并伴有小体，背景中无双极裸核，都提示腺样囊性癌的诊断而不是胶原小体病[382]。

【免疫组织化学】

胶原小体病的两种细胞分别表达相应的免疫标志。肌上皮细胞表达 SMA、p63 和 CD10，CD10 有时还在小体中着色；腺上皮细胞表达低分子量 CK、ER 和 PR。通过一组免疫标志物，可以鉴别胶原小体病和腺样囊性癌。Cabibi 等[386]发现胶原小体病的肌上皮细胞强表达 CD10 和 HHF35 actin，腺上皮细胞 ER 和 PR 强阳性。腺样囊性癌不表达些蛋白，强表达 c-kit，胶原小体病可能仅弱表达

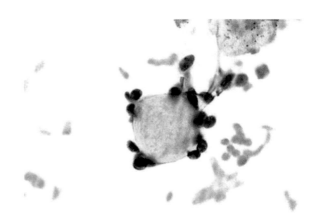

▲ 图 5-62 细针穿刺活检涂片，可见胶原小体病
肌上皮细胞黏附于小体的表面

c-kit。Rabban 等[387]指出，胶原小体病和腺样囊性癌均可表达 SMA、S-100 和 p63，建议用其他肌上皮细胞的免疫标志，胶原小体病的肌上皮细胞强表达 calponin 和平滑肌肌球蛋白重链，而腺样囊性癌中的细胞并不表达这两种免疫标志。另外，Nakai 等[388]观察到 14 例腺样囊性癌中有 9 例的肌上皮细胞表达 calponin，少数病例的大部分细胞表达 calponin。这些作者也注意到，5 例胶原小体病中有 4 例的肌上皮细胞表达 c-kit。两种病变中的细胞均表达 CK5/6：胶原小体病中为肌上皮细胞，腺样囊性癌中为腺上皮细胞。研究者提出，vimentin 强表达、S-100 和 CD10 弱表达，倾向于腺样囊性癌的诊断而不是胶原小体病。他们建议用 CK7、p63、CD10、Ⅳ型胶原、vimentin 和 EMA 染色来鉴别胶原小体病和腺样囊性癌。

【治疗和预后】

没有证据表明胶原小体病与乳腺癌[356, 357]或与腺样囊性癌有关。胶原小体病患者的预后和治疗取决于相关病变的性质。

第6章　肌上皮肿瘤
Myoepithelial Neoplasms

Edi Brogi　著

韩　铭　译　　闫庆国　张丽英　校

一、肌上皮细胞

肌上皮细胞（myoepithelial cells）是乳腺导管和小叶的内在组成部分，位于腺上皮和基底膜之间，即所谓的基底细胞层。这些细胞类似于涎腺的肌上皮细胞，均起源于外胚层。所有的肌上皮细胞都具有收缩功能。哺乳期间，乳腺肌上皮细胞会随着催产素的释放而收缩，从而从乳头导管中挤出乳汁。肌上皮细胞形成了导管上皮和周围间质之间的物理屏障，防止两者间的直接相互作用，并通过物理和旁分泌活动介导"肿瘤抑制"作用[1, 2]。特别是在原位癌（carcinoma in situ）中，这一作用尤为重要。肌上皮细胞有助于维持可控的微环境，通过产生基底膜物质、抗血管生成因子和抗蛋白酶因子来抵御间质浸润。有学者推测，原位癌和（或）局部炎症产生的趋化因子，可导致肌上皮层的物理屏障和功能的损伤，削弱基底膜的功能，并创造间质浸润的条件[2]。而另外一些研究提出，肌上皮细胞及位于基底层的基底干细胞可能是基底样乳腺癌的起源。然而 Molyneux 等[3] 发现，在乳腺癌小鼠模型中，基底细胞/肌上皮细胞中 *BRCA1* 基因的缺失，可导致恶性腺肌上皮瘤的发生，而腺上皮中 *BRCA1* 基因缺失时，会诱导产生基底样癌特征的肿瘤，该结果对前面的假说提出了挑战。

本章节主要讨论肌上皮细胞病变以及具有肌上皮细胞独特表型的肿瘤。所谓的"基底样"或"基底型"癌在本书其他部分（第12章）阐述。

【形态学】

除非在增生的情况下，通常肌上皮细胞往往不明显。多数肌上皮细胞呈梭形，其长轴平行于基底膜，在细胞的中央可见一个细长的细胞核。在常规 HE 染色切片中，梭形肌上皮细胞的细胞质往往不明显，但 calponin 或 SMA 免疫组织化学染色可将其突显出来（见"免疫组织化学"）。偶尔，正常的肌上皮细胞呈多边形或球形，有丰富的透亮细胞质和假空泡。这种现象见于月经周期黄体期的生理改变[4]（图 6-1），也常见于硬化性病变和肌上皮肿瘤。透明细胞形态与轻度肌上皮细胞增生也可见于接受放疗的乳腺组织（图 6-1）。

偶尔，肌上皮细胞表现为平滑肌细胞的细胞学和组织化学特征，包括更明显的梭形细胞形态和嗜酸性细胞质。在乳腺组织中偶然会发现肌上皮细胞的肌样分化，常见于绝经前和绝经后的女性。多见于缺乏明显上皮增生的终末导管和小叶周围（见第1章）（图 6-2）。肌样分化常出现在硬化性腺病的病灶中，偶尔会在病变中占主导地位，形成平滑肌瘤样外观（图 6-3）。上述改变在乳腺恶性或良性病变中均可出现。

【免疫组织化学】

肌上皮细胞 SMA、平滑肌肌球蛋白重链（SMM-HC）、calponin 和 CD10 免疫组织化学染色显示细胞胞质阳性[5]。S-100 和 maspin 分别为细胞质和细胞核阳性，而 p75 细胞质和细胞膜阳性[5]。GFAP 和 caveolin-1 也可在肌上皮细胞及一些肌上皮肿瘤中表达，但它们并不常规用于乳腺肌上皮细胞

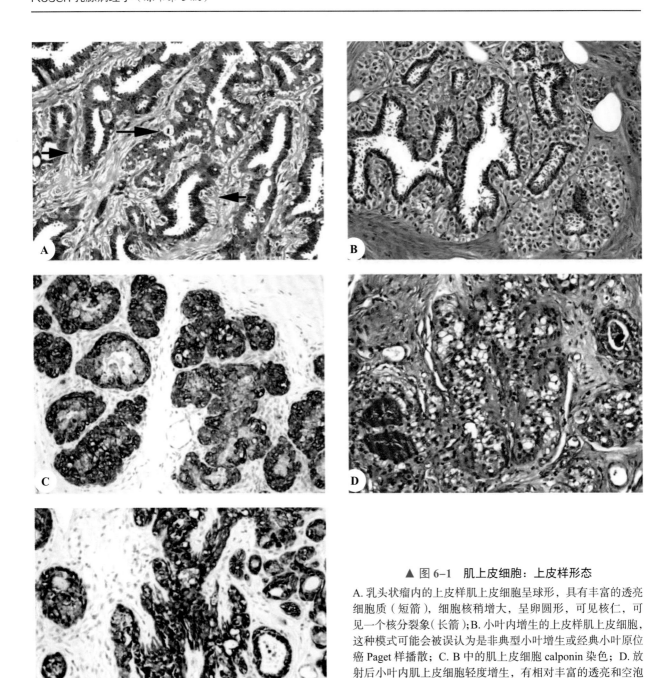

▲ 图 6-1　肌上皮细胞：上皮样形态

A. 乳头状瘤内的上皮样肌上皮细胞呈球形，具有丰富的透亮细胞质（短箭），细胞核稍增大，呈卵圆形，可见核仁，可见一个核分裂象（长箭）；B. 小叶内增生的上皮样肌上皮细胞，这种模式可能会被误认为是非典型小叶增生或经典小叶原位癌 Paget 样播散；C. B 中的肌上皮细胞 calponin 染色；D. 放射后小叶内肌上皮细胞轻度增生，有相对丰富的透亮和空泡状的细胞质，上皮细胞几乎完全缺失，基底膜增厚与放射反应一致；E. 与 D 中相同组织的 calponin 免疫过氧化物酶染色突显出增生的肌上皮细胞

的鉴别。SOX10 在乳腺肌上皮细胞[6, 7] 和一些具有肌上皮分化的乳腺癌中表达[7-9]。在激素受体（ER、PR 和 AR）阴性的乳腺癌[10, 11]（包括化生性癌）[8]患者中，SOX10 有助于判断 GATA3 阴性的转移癌是否来源于乳腺。除了神经嵴细胞和包括黑色素瘤在内的相关肿瘤外，SOX10 还在涎腺肌上皮细胞和肌上皮细胞肿瘤中表达。

上皮性抗原，如 CK5、CK6、CK14、CK17、

角蛋白 34βE12 和 P-cadherin，也可以标记乳腺肌上皮细胞。E-cadherin 和 p120 勾勒出肌上皮细胞呈现特征性的膜"点状"不连续线性染色模式（图 6-4）。角蛋白 AE1 在乳腺肌上皮中通常不表达，但角蛋白 AE3 可在乳腺导管的肌上皮中表达，而在腺泡内肌上皮不表达[12]。肌上皮细胞 EMA、CEA、腺上皮细胞角蛋白 CK8 和 CK18 通常阴性。p63（p53同源蛋白）通常肌上皮细胞核阳性[13]，但可能在原

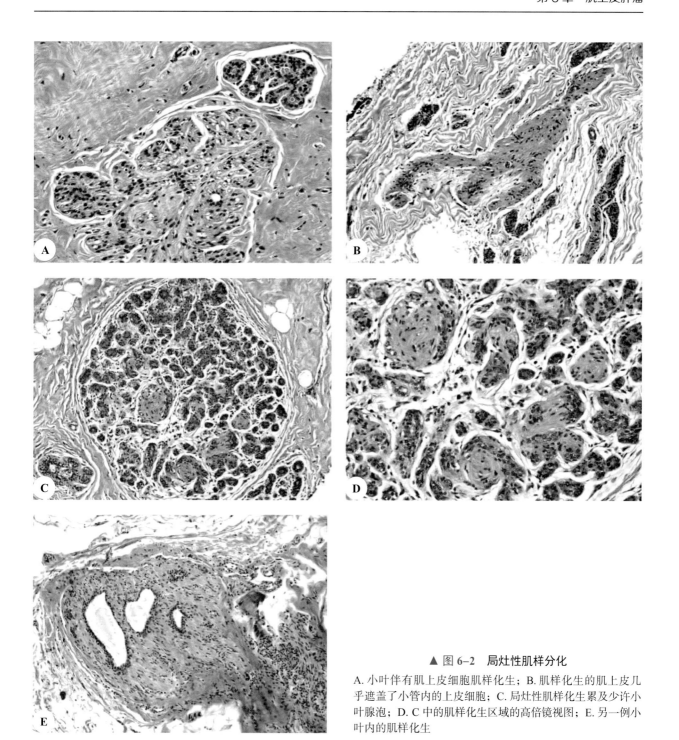

▲ 图 6-2 局灶性肌样分化

A. 小叶伴有肌上皮细胞肌样化生；B. 肌样化生的肌上皮几乎遮盖了小管内的上皮细胞；C. 局灶性肌样化生累及少许小叶腺泡；D. C 中的肌样化生区域的高倍镜视图；E. 另一例小叶内的肌样化生

位癌（特别是乳头状原位癌）和浸润性癌中有散在细胞表达[14]。在一个间质浸润的实验模型中观察到了这种现象，当浸润性间质相邻的肌上皮不表达 calponin 时，一些浸润性癌细胞中有 p63 的表达[15]。P40（p63 的一种异构体）也在乳腺肌上皮细胞中表达，一些作者认为它可以取代 p63 用于检测乳腺肌上皮细胞[16-19]。然而，在乳腺病变中该抗原的应用经验相对有限，至少有一组报道显示，与 p63

相比，p40 的敏感性较低[20]。使用双显色剂检测系统同时识别肌上皮细胞（p63、CK5、CK14）、基底型细胞角蛋白（CK5 和 CK14）和腺上皮角蛋白（CK7 和 CK18）的鸡尾酒抗体，可用于评估导管内增生性病变和浸润性癌，特别是微浸润或小的浸润灶[21]。

肌上皮细胞的胞质假空泡缺乏黏蛋白，阿辛蓝染色和 PAS 染色阴性。

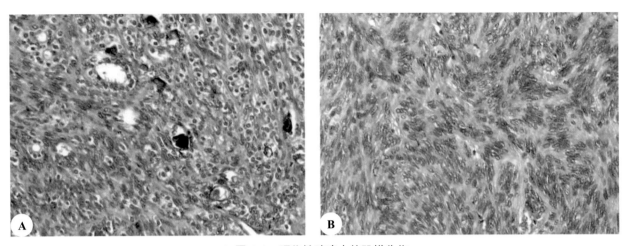

▲ 图 6-3　硬化性腺病中的肌样分化

A. 肌样肌上皮细胞围绕腺体伴钙化灶；B. 结节性硬化性腺病中梭形肌上皮细胞呈栅栏状排列

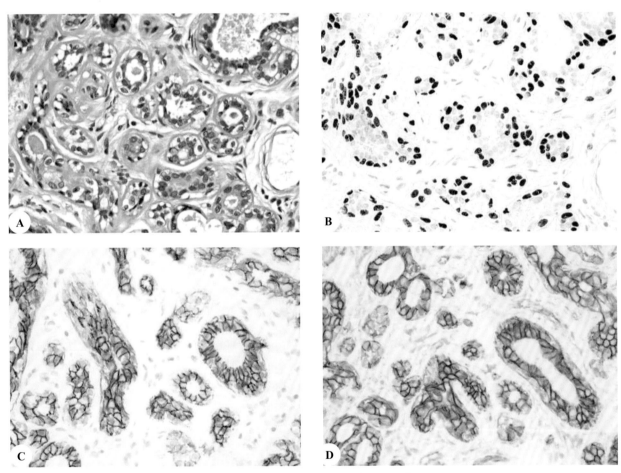

▲ 图 6-4　肌上皮细胞的免疫组织化学

A. 正常乳腺腺泡中的肌上皮细胞；B. p63 免疫组织化学染色显示肌上皮细胞核阳性；C 和 D. E-cadherin（C）和 p120（D）显示类似的线性、颗粒状、不完整膜染色

【鉴别诊断】

肌上皮细胞参与乳腺的许多良性增生过程，特别是在硬化性病变中，如硬化性腺病（见第 7 章）和硬化性乳头状瘤（见第 5 章）。

可能会出现局灶性肌上皮增生［某些作者将其称为肌上皮瘤病（myoepitheliosis）[22]］，且无明显原因（图 6-2 和图 6-3）。肌上皮增生常伴有非典型小叶增生（atypical lobular hyperplasia，ALH）和经典型小叶原位癌（lobular carcinoma in situ，LCIS）[23]（见第 31 章），在放疗后的正常和增生的乳腺导管及腺体中也很常见（图 6-2）。球状肌上皮细胞具有透亮的细胞质和假空泡可能类似非典型小叶增生，均匀的环形分布于腺泡周围通常足以对其进行正确识别。透亮细胞改变和轻度肌上皮增生在放疗后乳腺中很常见（图 6-1），也会类似于非典型小叶增生。肌上皮细胞的免疫组织化学染色可用于鉴别不确定的病例（见第 31 章）。特别是，放疗后的乳腺肌上皮细胞依然保留对肌上皮抗原的免疫反应性[24]。肌上皮细胞 E-cadherin 和 p120 染色显示为不连续的颗粒状膜着色（图 6-4），与腺上皮相比，整体染色强度较弱。这种染色模式不应被误认为是非典型小叶增生或经典型小叶原位癌中异常的 E-cadherin 染色。如有需要，calponin、p63 和 p120 的免疫组织化学染色可用于协助诊断（图 6-4 和图 6-5）。

相比之下，在硬化性腺病[25]和导管原位癌（特别是高级别导管原位癌）累及的导管周围肌上皮细胞往往表达稀疏或不明显[26]。在微浸润或明确的浸润性癌区域旁常出现肌上皮层间隙[26]。

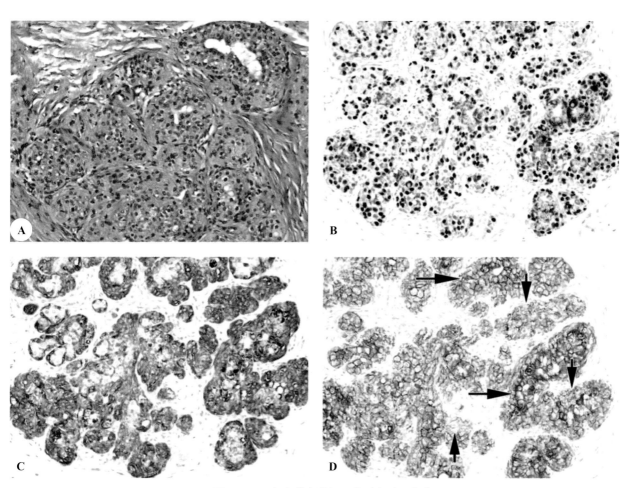

▲ 图 6-5　肌上皮增生类似经典型小叶原位癌

A. 本例为旺炽性肌上皮增生，大部分受累的腺泡无可见的腔隙，整体表现类似经典型小叶原位癌或非典型小叶增生；B. p63 免疫组织化学染色显示增生的肌上皮细胞核阳性，小叶上皮细胞核染色阴性；C. calponin 免疫组织化学染色显示增生的肌上皮细胞胞质阳性；D. E-cadherin 在增生的肌上皮（短箭）中不如在腺泡内衬的腺上皮细胞（长箭）中染色强，染色减弱反映了肌上皮细胞的正常染色模式，不应被解释为提示小叶肿瘤可能

部分或完全由肌上皮细胞组成的乳腺肿瘤并不常见。某些乳腺、涎腺和皮肤附属器肿瘤在形态学上的相似性反映了肌上皮细胞在这些肿瘤中的作用。与涎腺肿瘤类似，在乳腺多形性腺瘤和部分原发性乳腺癌有肌上皮成分存在。

腺肌上皮瘤（adenomyoepithelioma）是一种具有上皮和肌上皮双相分化的乳腺肿瘤。大多数腺肌上皮瘤是良性的。当腺肌上皮瘤的上皮或肌上皮成分恶变时，诊断为起源于腺肌上皮瘤的癌（carcinoma arising in an adenomyoepithelioma）。肌上皮癌的诊断仅限于由腺肌上皮瘤的肌上皮成分起源的癌，并且有特征性的腺肌上皮瘤残余腺体成分。部分肌上皮癌类似化生性癌，反之亦然。然而，化生性癌不存在残余的腺肌上皮瘤腺体成分。

肌上皮癌的名称被用于具有肌上皮形态并起源于腺肌上皮瘤的癌。"恶性腺肌上皮瘤"一词通常用于上皮和肌上皮成分均为恶性的腺肌上皮瘤样肿瘤。

在一些文献中曾使用"肌上皮瘤"（myoepithelioma）和"恶性肌上皮瘤"（malignant myoepithelioma）[27–33] 的术语。在大多数病例中，这些肿瘤是起源于腺肌上皮瘤的真正肌上皮瘤，而其余的是表达肌上皮抗原的梭形细胞化生性癌。无非典型性的肌上皮瘤非常罕见。

因为以往大多数报道的腺肌上皮性肿瘤在文章中使用的命名法不一致，限制了对该类罕见肿瘤的临床生物学行为的综合评估。

二、腺肌上皮瘤

1970 年，Hamperl 首次描述了腺肌上皮瘤（adenomyoepithelioma）[34]。这是一种罕见的乳腺肿瘤，只有少数病例报道，总计约 200 例，其中包括非典型或恶性腺肌上皮瘤 [22, 35–43]。大多数关于腺肌上皮瘤的报道为个案报道。

【临床表现】

1. 年龄、性别和遗传易感性

腺肌上皮瘤主要发生于女性，通常为绝经后女性，但 22 岁的患者也有报道 [38]。包括腺肌上皮瘤和伴有癌的腺肌上皮瘤两组患者的平均年龄分别为 51 岁 [40] 和 59 岁 [38]。

至少有两例男性腺肌上皮瘤的相关报道。一例是发生于 47 岁男性的以梭形细胞形态为主的腺肌上皮瘤 [44]。另一例是发生于 84 岁男性的腺肌上皮瘤患者 [45]。男性患者中尚无恶性腺肌上皮瘤的报道。

目前尚无腺肌上皮瘤与遗传和（或）家族相关的证据。一名 41 岁女性，患有起源于乳腺腺肌上皮瘤的恶性肌上皮瘤、多发性胃肠道间质瘤以及 1 型神经纤维瘤病，但其他家庭成员未受影响 [46]。

2. 具体表现

大多数患者表现为乳腺外周的孤立性、单侧无痛性肿物。偶尔，腺肌上皮瘤也可见于中央区或乳晕附近 [22, 47–53]。乳头溢液 [54]、疼痛和压痛少见。在部分病例中，肿瘤在切除前的近一年都能被触及 [22, 37]。恶性肿瘤患者可表现为近期发病或在长期稳定的情况下肿块突然快速增长。Han 和 Peng [55] 报道了 1 名患者同时有 3 种不同的腺肌上皮瘤，良性、非典型性及导管原位癌。一些腺肌上皮瘤是无症状的，通过乳房 X 线检查 [43, 56] 或超声检查 [43] 而被发现。

3. 影像学检查

乳房 X 线检查常显示为单一的、边界清楚的肿物，类似纤维腺瘤。腺肌上皮瘤通常边界清楚或具有微分叶状轮廓 [42, 45, 57]。不规则或不清晰的轮廓少见 [49, 50]，如果出现提示可能与癌有关 [42]。在少数病例中，乳房 X 线表现为可疑恶性病变 [49, 50, 58, 59]。钙化不常见 [42, 49, 55, 56, 60]。在过去，大多数腺肌上皮瘤表现为直径 3cm 或更小的可被触及的肿物 [49]，但一些较小的无法触及的腺肌上皮瘤可通过乳房 X 线检查 [43, 56] 或超声检查 [43] 发现。相反，由于有些乳腺实质致密，一些可触及的腺肌上皮瘤在乳房 X 线检查中可能并不显示 [50, 60]。

超声检查方面 [43, 50, 57, 60]，腺肌上皮瘤表现为低回声或复杂回声的实性、圆形或卵圆形肿物（图 6-6）。边界光滑或分叶状，很少呈不规则形 [50, 58]。可存在后声增强 [58, 59]，这取决于肿瘤的细胞成分（图 6-6）。腺肌上皮瘤附近有时出现导管扩张和血管增多的区域 [43]。在一例病例中，乳房 X 线筛查发现成簇的、小而圆的钙化灶，经超声证实是一个未触及的腺肌上皮瘤，大小为 9mm × 7mm，边界清楚，呈低回声。Lee [60] 和 Chang 等 [58] 曾报道由超声

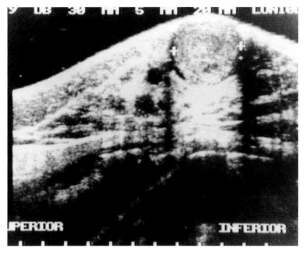

▲ 图 6-6　腺肌上皮瘤的影像学检查

超声显示乳晕下可见一个边界清楚、回声稍不均匀的肿物

检测到而乳房 X 线检查不明显的腺肌上皮瘤。

磁共振成像显示腺肌上皮瘤为均匀强化[42, 50, 60]，而恶性腺肌上皮瘤在注射钆后显示不均匀强化伴延迟洗脱模式[42]，但 MRI 检查的信息有限。在恶性腺肌上皮瘤患者中，与基线相比，新辅助化疗期间和化疗后的 MRI 检查没有明显变化[61]。

4. 相关肿瘤

极少数情况下，腺肌上皮瘤患者会在乳腺其他部位同时发生乳腺癌。Lee 等[60] 报道的 5 例腺肌上皮瘤中，1 例是 72 岁的女性，同侧乳腺有 2 处腺肌上皮瘤及独立的导管原位癌病灶。另一位 71 岁的日本女性，有乳头溢液，有腺肌上皮瘤和独立的高级别导管原位癌病灶，这能解释其引起临床症状的原因。也有报道腺肌上皮瘤中含有导管原位癌的罕见病例[54, 55, 62, 63]。其中 1 例患者表现为乳头溢血[54]。

极少数情况下，腺肌上皮瘤患者也可能伴有独立的浸润性癌病灶。Kuroda 等[64] 报道了一例 66 岁女性，有 3.5cm 的浸润性导管癌病灶，与 0.8cm 的腺肌上皮瘤病灶相邻且相互独立。由 Honda 和 Iyama[65] 报道的 1 例肿瘤，恶性腺肌上皮瘤被同时存在的浸润性小叶癌所累及，其腋窝淋巴结查见转移性小叶癌。2 年后切除了 1 个肺部结节，5 年后再次发现肺部和肾脏病变，具有与腺肌上皮瘤类似的双相性上皮和肌上皮组织学特点。本章作者也遇到了一例非典型腺肌上皮瘤患者伴有独立的、具有经典形态的小灶浸润性小叶癌的病例。Da Silva 等[66]

发现一个 0.5cm 大小的腺肌上皮瘤，其紧邻管状腺病区域内的腺样囊性癌（adenoid cystic carcinoma）。已报道 2 例恶性腺肌上皮瘤与腺样囊性癌共存于同一肿瘤[53, 67]，但分子检测未确诊，部分非典型或恶性腺肌上皮瘤可能与腺样囊性癌极为相似。

由腺肌上皮瘤和复发性叶状肿瘤组成的乳腺包块也有报道[68]。一名 71 岁女性患有恶性腺肌上皮瘤，大小为 4.9cm，同时伴有同侧恶性叶状肿瘤[40]。

【大体病理】

大多数腺肌上皮瘤的大小为 0.5～8.0cm，平均大小和中位数大小约为 2.5cm。除少数病例外，多数肿瘤呈实性，边界清楚，质实或质硬；常呈分叶状（图 6-7）。切面棕褐色、灰色、白色、黄色和粉红色，部分报道的病例为半透明。少数病例中有小囊肿[22, 37, 69]，但是一些伴或不伴有癌的腺肌上皮瘤可能有非常大的囊性成分[28, 70]，并占据了乳腺大部分（图 6-8）。有些肿瘤主要呈囊内生长方式[60, 70]。肿瘤的大体外观与特定的组织学成分无关，但根据本章作者的个人经验，体积大的肿瘤和囊性肿瘤更有可能具有恶性特征。

【镜下病理】

1. 良性腺肌上皮瘤

在低倍镜下，大多数腺肌上皮瘤边界清楚，由聚集性结节组成，缺乏不连续的纤维性包膜。囊性腺肌上皮瘤外周包裹厚的纤维包膜（图 6-9）。部分腺肌上皮瘤由致密的结节状增生的上皮细胞和肌上皮细胞组成，或表现为分叶状，由不规则分布于硬化中心周围的实性或乳头状结节组成（图 6-9）。少

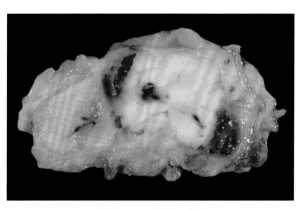

▲ 图 6-7　腺肌上皮瘤

肿瘤对剖后，可见边界清楚，呈结节状，肿瘤大小约 2cm

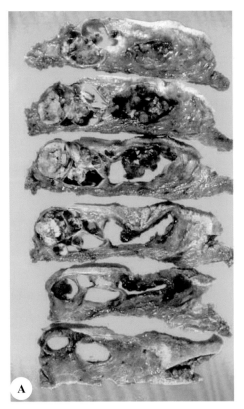

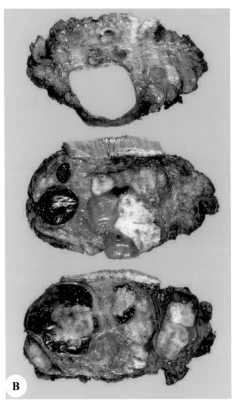

◀ 图 6-8　腺肌上皮瘤
显示两例不同的大体标本。A. 乳房切除术标本的多个横切面，被多囊性腺肌上皮瘤伴乳头状区域广泛累及；B. 横切面显示为囊实性的多结节状腺肌上皮瘤，其最大直径为约7cm

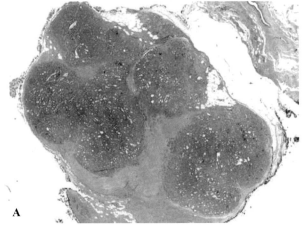

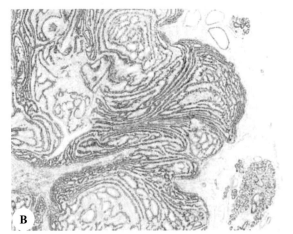

▲ 图 6-9　腺肌上皮瘤
A. 一张全标本包埋组织切片，显示多个结节被厚的纤维性假包膜所包绕；B. calponin 免疫组织化学染色突显出腺肌上皮瘤连续分布的肌上皮

数腺肌上皮瘤以乳头状结构为主，这与某些腺肌上皮瘤可能是伴有明显肌上皮增生的导管内乳头状瘤的变异型的假设一致（图 6-10）。有时，导管内乳头状成分可延伸到主肿瘤外的导管，这可以解释腺肌上皮瘤在适当切除后却出现局部复发的情况。

少数的腺肌上皮瘤起源于小叶增生或腺病（图 6-11）。在小活检标本，具有腺病模式的腺肌上皮瘤中，胞质透亮的肌上皮细胞增生可能会类似

于浸润性癌（图 6-11B 至 E）。极其罕见的腺肌上皮瘤腺病变异型具有浸润性生长方式，类似微腺性腺病（microglandular adenosis）（图 6-12），但后者的特点是缺乏肌上皮细胞（详见第 7 章）。腺肌上皮瘤的基本结构单位是增生的腺体和（或）小管，衬覆单层立方至柱状上皮，外层是细胞质透亮的多边形或梭形的肌上皮细胞，周围围绕基底膜（图 6-13）。

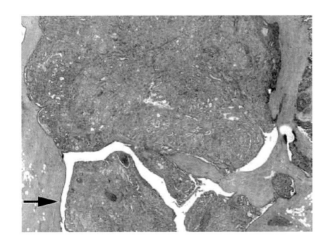

◀ 图 6-10　腺肌上皮瘤伴乳头状区域

腺肌上皮瘤主要呈实性生长方式（上半部分），部分区域有乳头状结构（箭）

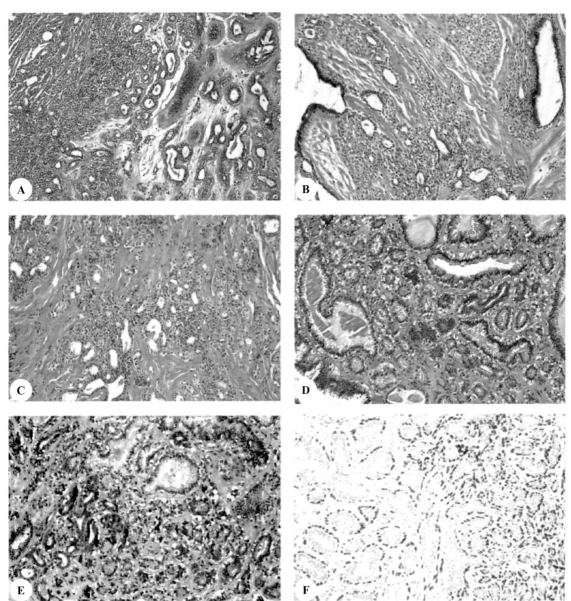

▲ 图 6-11　腺肌上皮瘤伴腺病结构

A. 硬化性腺病中增生的肌上皮由胞质透亮的小细胞组成（左侧），右侧为硬化性腺病不伴肌上皮增生；B 和 C. 硬化性腺病中细胞质透亮的肌上皮细胞；D 和 E. 腺肌上皮瘤伴腺病结构和肌上皮增生，肌上皮呈上皮样、细胞质透亮，围绕在腺病腺体周围；F.p63 免疫组织化学染色证实肿瘤中存在肌上皮细胞

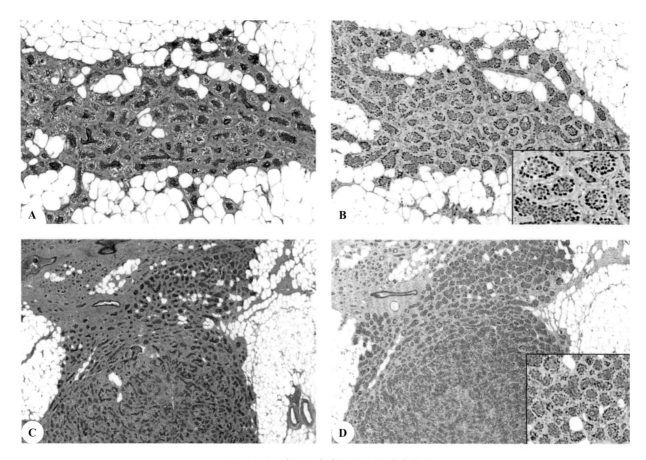

▲ 图 6-12　腺肌上皮瘤伴微腺性腺病模式

A. 腺病的腺体具有浸润性生长模式，类似于脂肪中的微腺性腺病，透亮细胞代表肌上皮细胞成分；B. p63 免疫组织化学染色显示 A 中的肌上皮细胞核；C. 导管周围微腺性腺病样浸润性生长（上方）和结节状生长（下方）；D. p63 免疫组织化学染色显示 C 中增生的肌上皮细胞胞核

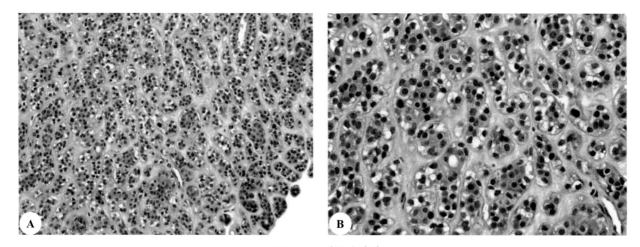

▲ 图 6-13　腺肌上皮瘤

A. 该例腺肌上皮瘤显示了经典的生长模式，上皮细胞被纤维血管间质分隔成条索状且不规则聚集；B. 细胞质透亮的肌上皮细胞沿着上皮细胞条索的锯齿状外缘排列，腺上皮细胞胞质嗜酸性，腺腔不明显，由周围明显的基底膜勾勒出腺体轮廓

有学者将腺肌上皮瘤分为管状型、梭形细胞型以及分叶状亚型[22]。管状型腺肌上皮瘤的特点是圆形、椭圆形或管状腺体成分均匀增生，周围包绕胞质透亮的多角形肌上皮细胞。在部分肿瘤中，细胞质透亮的肌上皮细胞明显多于上皮细胞，并压迫管

腔，以致部分区域几乎见不到腺体（图 6-14）。其他病变特征是肌上皮细胞增生呈宽带状和梁状，被束状基底膜或间质分隔（图 6-15 和图 6-16）。上皮细胞胞质稀少、染色质深染，细胞核浓染。腺上皮细胞深染的细胞质，与肌上皮细胞透亮或淡粉色

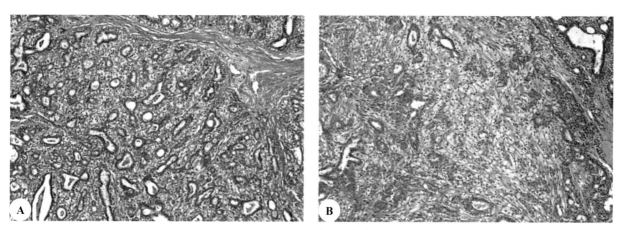

▲ 图 6-14　腺肌上皮瘤

同一肿瘤的两个区域。A. 腺体和肌上皮均匀增生；B. 上皮样透亮肌上皮细胞增生，取代腺体结构

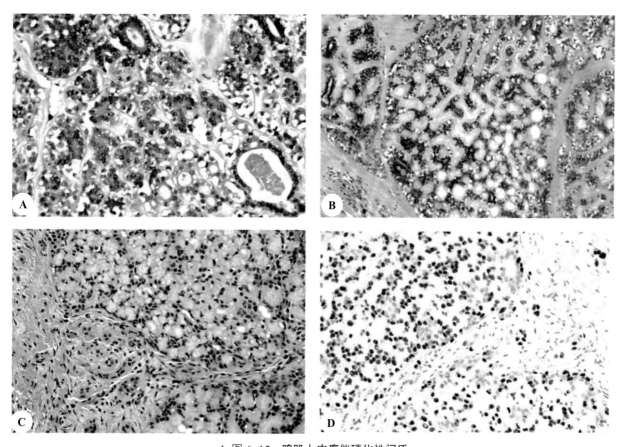

▲ 图 6-15　腺肌上皮瘤伴硬化性间质

A. 传统的腺肌上皮瘤结构；B. 由硬化性间质形成的小梁状生长模式，其中可见小灶胶原小体病；C. 另一例腺肌上皮瘤合并硬化性胶原小体病；D. p63 免疫组织化学染色显示 C 中的肌上皮细胞

的细胞质形成鲜明对比，为诊断提供了有用的线索（图 6-17）。在上皮性区域内形成的小腺腔可让人联想到内分泌肿瘤的形态模式。腺肌上皮瘤上皮发生大汗腺化生非常常见[71]，特别是在乳头状区域（图 6-18）。少数病例可出现局灶性皮脂腺化生（图 6-19）。也可以发生鳞状上皮化生（图 6-20），有时呈旺炽性增生，需要与高分化鳞状细胞癌进行鉴别。

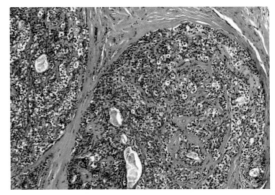

▲ 图 6-16 腺肌上皮瘤
上皮样肌上皮细胞，多数细胞胞质透亮，排列成小梁状

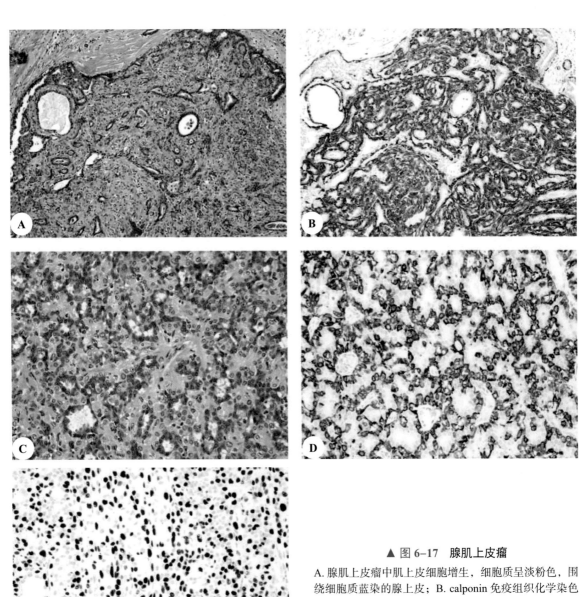

▲ 图 6-17 腺肌上皮瘤
A. 腺肌上皮瘤中肌上皮细胞增生，细胞质呈淡粉色，围绕细胞质蓝染的腺上皮；B. calponin 免疫组织化学染色显示 A 中增生的肌上皮成分；C. 在深染的腺上皮周围可见细胞质淡粉色和浆细胞样形态的肌上皮细胞，该图是粗针穿刺活检标本，曾被误诊为浸润性癌；D. calponin 染色显示 C 中的肌上皮细胞；E. p63 免疫组织化学染色切片显示 C 中明显的肌上皮细胞胞核

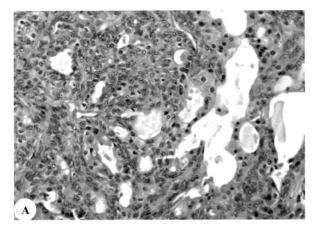

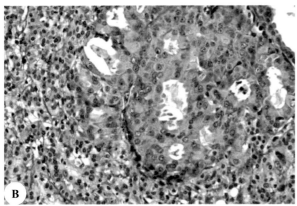

▲ 图 6-18 腺肌上皮瘤中的大汗腺化生

A. 腺体中明显的大汗腺上皮，可见梭形的肌上皮细胞；B. 非典型大汗腺化生，核有非典型性，周围围绕上皮样肌上皮细胞

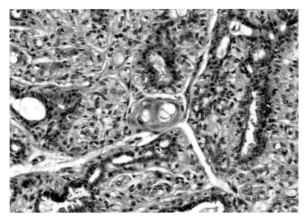

▲ 图 6-20 腺肌上皮瘤中的鳞状上皮化生

在细胞质透亮的肌上皮细胞间可见鳞状上皮化生，有角化珠形态；鳞状上皮和皮脂腺化生似乎起源于肌上皮细胞

腺肌上皮瘤内的肌上皮细胞显示不同的梭形或肌样形态。在乳头状区域不同的分支结构，上皮细胞伴随显著多角形肌上皮细胞。多数腺肌上皮瘤仅含有有限的灶性梭形肌上皮细胞，并有肌样形态（图 6-21）。通常，腺肌上皮瘤的肌样区域由梭形和多角形细胞混合组成。腺体成分可与梭形区域和肌样区域混杂在一起，也可是分开的（图 6-22）。梭形细胞栅栏状排列和多角形的肌上皮细胞呈腺泡状聚集是常见的肌样形态。后一种结构被称为分叶型腺肌上皮瘤（lobulated type of AME）[22]。Tamura 等[44]描述的 1 例男性乳腺腺肌上皮瘤，几乎完全由席纹状排列的梭形细胞组成。虽然是梭形细胞形态，但细胞角蛋白和 S-100 强阳性表达，actin 弱表达，vimentin 几乎不表达。在梭形细胞腺肌上皮瘤中，肌上皮细胞可拉长、成片分布，仅有极少的腺上皮成分，后者有时可能会被忽略（图 6-22）。

腺肌上皮瘤内的间质和肌上皮成分可形成小灶性的胶原小体病[48]（图 6-15），而大的病灶则需与不常见的腺样囊性癌进行鉴别。罕见的可出现间质软骨化生（图 6-23）。

腺肌上皮瘤的上皮 – 肌上皮成分很少发生钙化，但在肿瘤的纤维化病灶中，特别是肿瘤的中心可能出现间质钙化。

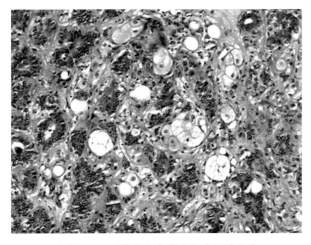

▲ 图 6-19 腺肌上皮瘤中的皮脂腺化生

皮脂腺分化表现为分散的圆形细胞群，细胞胞质透亮，呈空泡状

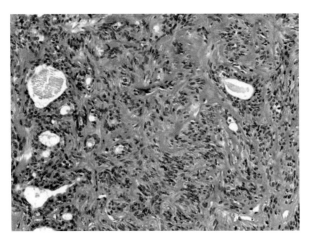

▲ 图 6-21 硬化性腺病中伴有肌样细胞的腺肌上皮瘤

此病变有明显的肌样成分，由梭形细胞组成，细胞质深嗜酸性，呈栅栏状排列。注意，有基底膜物质的致密间质

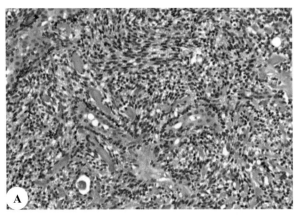

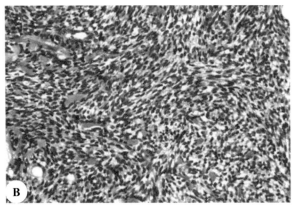

▲ 图 6-22 伴梭形细胞形态的腺肌上皮瘤

A. 中央可见两个椭圆形腺体和一个圆形腺体（左下），周围有梭形的肌上皮增生；B. 只有梭形肌上皮细胞区域

腺肌上皮瘤的诊断仅限于细胞无非典型性、上皮或肌上皮成分无明显膨胀性生长、核分裂象罕见［（0～2）/10HPF］且无坏死的上皮 – 肌上皮肿瘤。不伴非典型性或相关癌的腺肌上皮瘤极罕见囊性变。

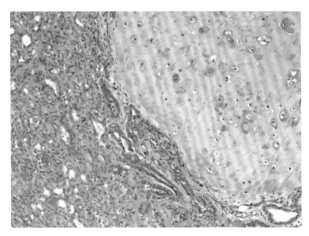

▲ 图 6-23 腺肌上皮瘤中的软骨化生

2. 形态学上与腺肌上皮瘤相关的乳腺病变

除了乳头状瘤外，腺肌上皮瘤与导管腺瘤也非常相似，一些研究者没有区分这两种病变 [69, 72, 73]。导管腺瘤、不伴非典型性的乳头状瘤和 ER 阳性的腺肌上皮瘤具有相似的遗传学改变 [39, 74, 75]，提示三者之间存在关联性。

混合瘤 / 多形性腺瘤 [51, 76-80] 是乳腺非常罕见的肿瘤，也可能类似于腺肌上皮瘤。该病变更多发生于乳晕下，而非乳腺周围，可能起源于较大的输乳管 [81, 82]。多数为实性，边界清楚的肿瘤，发生于囊内壁的病变也有报道 [82]。几乎在所有的病例中都能发现残余的上皮性病变，且通常伴有肌上皮细胞增生 [80, 81]。乳腺中许多所谓的混合瘤的一个特征是形成胶原样黏液基质，可表现为软骨样外观。钙化和骨化偶见 [83]。在这些病变中有多种增生模式，包括类似于涎腺的富于细胞性混合瘤的区域（图 6-24），和具有明显乳头状成分的区域。很少像普通型腺肌上皮瘤那样出现上皮鳞化或皮脂腺分化。乳腺混合瘤 / 多形性腺瘤的鉴别诊断包括伴黏液样 / 软骨样基质的化生性癌。不能依靠如细针穿刺或粗针穿刺活检获得的有限组织而得出多形性腺瘤的明确诊断。需要对肿瘤进行全面检查以排除化生性癌，后者的特征是细胞异型性、细胞密度高、坏死、核分裂象活跃和上皮或肌上皮成分的异常膨胀性生长。多形性腺瘤在细胞学 [78, 84] 和手术标本 [80] 中还需与黏液癌进行鉴别。

在管状腺瘤中可出现局灶类似腺肌上皮瘤的区域，但分子检测显示这两种病变在基因学上是不相关的 [39, 74]（参见遗传学检查）。

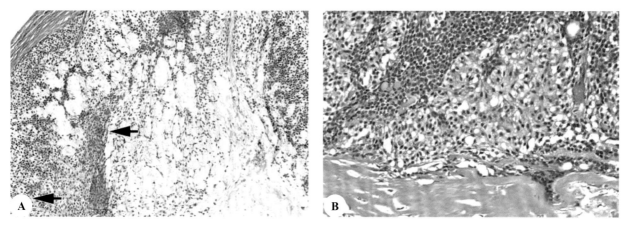

▲ 图 6-24　混合瘤（多形性腺瘤）

A. 乳腺良性混合瘤，包含疏松的黏液样间质、混合的梭形细胞和散在的腺体成分（箭）；B. 另一例是黏液样基质中的肌上皮增生，类似于富于细胞性混合瘤

3. 非典型腺肌上皮瘤

非典型腺肌上皮瘤（atypical adenomyoepithelioma）的特征是上皮细胞或肌上皮细胞出现异型性，并可能有非典型成分的局灶性膨胀性生长（图 6-25）。大汗腺型上皮非典型性很常见（图 6-26）。非典型肌上皮细胞以梭形细胞为主，具有明显的肌样外观或丰富透亮的胞质以及增大的细胞核（图 6-26）。非典型的形态特征包括局灶性核多形性、核深染和核分裂活跃[38, 39]。

4. 癌在腺肌上皮瘤内

癌在腺肌上皮瘤中（carcinoma in adenomyoepithelioma）很少有文献报道，可能是因为在某些病例中，恶性成分占主导地位，阻碍了潜在腺肌上皮瘤的识别。恶性形态可以是上皮或肌上皮，或者两者兼有。恶性腺肌上皮瘤的组织学特征包括核分裂象、坏死（图 6-27）、细胞多形性、肌上皮和（或）上皮过度生长，浸润到邻近组织。恶性腺肌上皮瘤也有高的核分裂象（通常 > 5/10HPF）（图 6-28）。Geyer 等[39] 的一项研究发现，与上皮 ER 阳性的腺肌上皮瘤相比，ER 阴性的腺肌上皮瘤更常见高级别的核异型性、高核分裂（ > 4.2/mm²）和坏死。上皮 ER 阴性的腺肌上皮瘤也常与癌发生相关。

起源于腺肌上皮瘤的肌上皮癌（图 6-28 至图 6-30）的特征是肌上皮成分过度生长、有明显的核分裂和细胞的非典型性[85-93]，并常见坏死灶[60]。肌上皮癌可有不同的形态。部分病例主要由大的

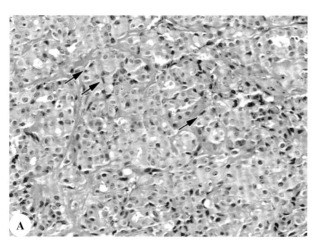

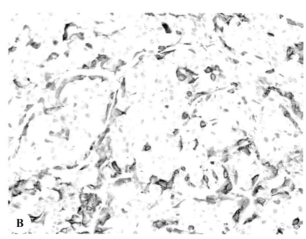

▲ 图 6-25　非典型腺肌上皮瘤

A. 腺肌上皮瘤的上皮细胞具有丰富的嗜酸性细胞质和增大的细胞核，可见核仁，非典型上皮细胞与不明显的肌上皮细胞混合，后者仅见细胞核（箭示少数肌上皮细胞的细胞核）；B. calponin 免疫组织化学染色显示肌上皮细胞围绕在非典型上皮细胞周围

多角形上皮样细胞组成，胞质丰富、透亮或嗜酸性，核大且多形性，核仁明显（图 6-30）。这些肿瘤常呈腺泡状或结节状生长。肌上皮癌的局灶上皮样区域，有时可类似浸润性小叶癌[92]（图 6-29 和

图 6-31）。鉴别诊断还包括透明细胞癌或腺样囊性癌。

一些起源于腺肌上皮瘤的肌上皮癌可能主要（图 6-29）或仅具有梭形细胞形态，或含有梭形或

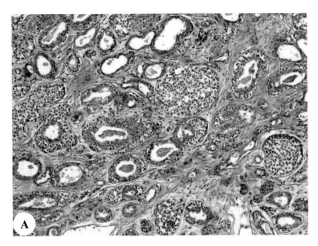

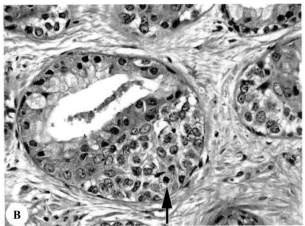

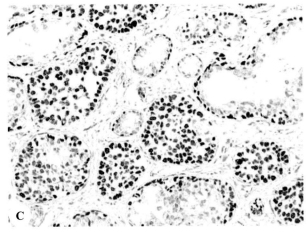

▲ 图 6-26　腺肌上皮瘤伴非典型肌上皮细胞
A. 腺肌上皮瘤的肌上皮细胞呈膨胀性生长，未超出受累腺体的基底膜；B. 肌上皮细胞中可见核异型性和局灶性凋亡（箭），管腔周围的大汗腺细胞也存在轻度非典型性，但无增生的迹象；C. p63 免疫组织化学染色显示肌上皮细胞核，上皮细胞核 p63 阴性

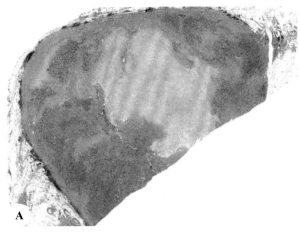

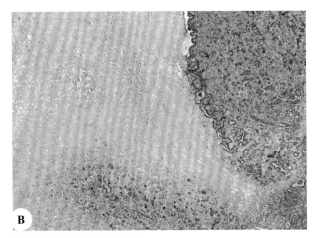

▲ 图 6-27　非典型 / 恶性腺肌上皮瘤伴大片坏死
A. 大结节状腺肌上皮瘤的整张组织切片，伴广泛的中央坏死和钙化；B. 该肿瘤特征性的双相上皮 - 肌上皮成分（右）紧邻坏死（左）

圆形恶性上皮细胞的黏液软骨样基质的区域。在多数病例中，潜在的腺肌上皮瘤残余可能只在大的肌上皮癌的背景中局灶存在，或难以识别。在 Buza 等[87]的系列报道中，作者在 3 例肌上皮癌中发现了相关的腺肌上皮瘤，但只有 1 例在最初被正确诊断；在第二例病例中，最初并未发现潜在的腺肌上皮瘤，而在第三例病例中，肌上皮癌最初被误诊为叶状肿瘤[87]。

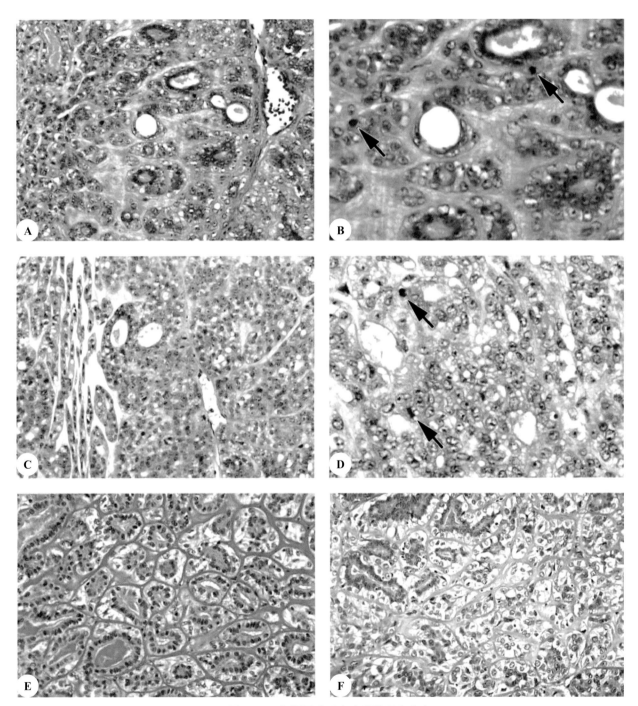

▲ 图 6-28　起源于腺肌上皮瘤的肌上皮癌

A. 原发肿瘤中肌上皮细胞过度生长；B. A 中具有核分裂活性的区域（箭），肌上皮细胞有明显的核仁；C. 部分原发瘤几乎完全由上皮样的非典型肌上皮细胞组成；D. 复发性肿瘤生长为肌上皮癌，癌细胞有明显的核仁，核分裂象易见（箭）；E 至 I. 图像来自同一肿瘤；E. 腺肌上皮瘤伴肌上皮增生；F. 显示显著增生的非典型肌上皮细胞取代了腺上皮细胞

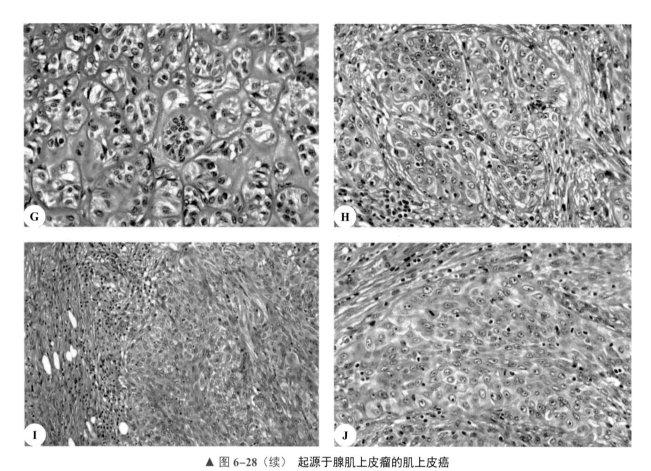

▲ 图 6-28（续） 起源于腺肌上皮瘤的肌上皮癌

G. 几乎完全过度生长的肌上皮细胞区域，保留了基本的腺肌上皮结构；H. 肌上皮癌位于扩大的腺泡状细胞巢内；I 和 J. 浸润性肌上皮癌

虽然起源于腺肌上皮瘤的肌上皮癌在形态学上可能与化生性癌重叠[94, 95]，但它与后者在形态学上有所不同，因为存在混合的腺体和上皮，这是腺肌上皮瘤残余的上皮成分（图 6-29）。在大多数情况下，用免疫组织化学染色可以检测到恶性肌上皮成分中肌上皮细胞抗原的表达[85-87, 96-100]（图 6-29）。

5. 起源于腺肌上皮瘤的癌的形态学

除了肌上皮癌，其他起源于腺肌上皮瘤的癌包括低级别腺鳞癌[101, 102]（图 6-32）、棘层松解性鳞状细胞癌[102]、未分化癌[103]、肉瘤样癌[102]、浸润性导管癌[96]和伴有异源性（成骨细胞和梭形细胞）分化的未分化癌[97]。

据报道，腺样囊性癌可起源于腺肌上皮瘤[53, 67]。腺肌上皮瘤和腺样囊性癌均为双相上皮 - 肌上皮肿瘤，有明显的形态学重叠。本章作者遇到了两例在外院初始被诊断为腺样囊性癌，后来根据免疫表型和基因改变或缺乏这些改变（见基因组改变部分）被重新归类为腺肌上皮瘤。这一观察

结果提出了一种可能性，即其他先前被归类为结节性腺样囊性癌或起源于腺肌上皮瘤的腺样囊性癌的肿瘤，可能是伴或不伴非典型特征的腺肌上皮瘤。

也有报道，在乳腺和转移部位伴有双相生长模式的恶性腺肌上皮瘤[39, 65, 98, 99, 104-106]。不伴非典型性的腺肌上皮瘤双相成分转移至肺的病例也有报道[107]。

【穿刺活检】

腺肌上皮瘤的鉴别诊断包括腺病（图 6-33）、硬化性乳头状瘤和非典型乳头状瘤。一般而言，腺肌上皮瘤有比乳头状瘤更明显的肌上皮，病变内腺体和小管周围的肌上皮细胞即使没有免疫组织化学协助的情况下也很明显，肌上皮细胞通常由细胞质透亮的立方到多边形细胞或明显的梭形细胞组成。相比之下，乳头状瘤的肌上皮细胞不明显，也可能很稀少，特别是在硬化性乳头状瘤中。粗针穿刺活

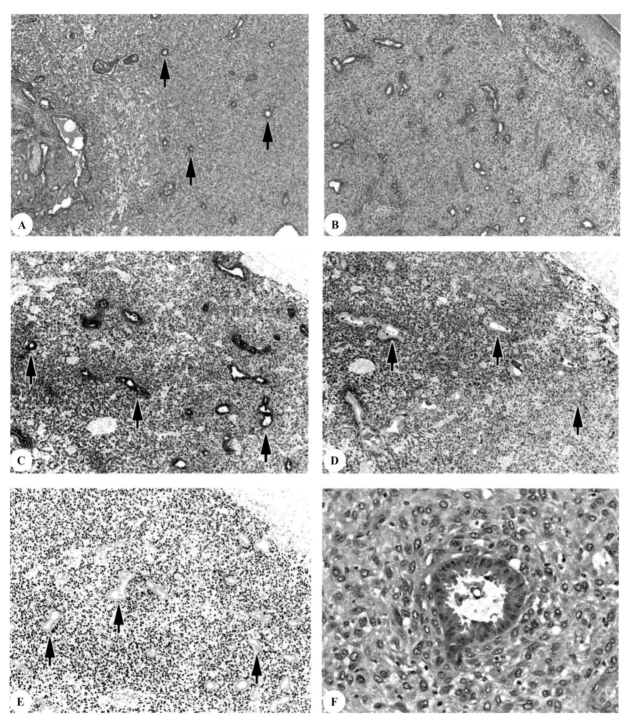

▲ 图 6–29　起源于腺肌上皮瘤的肌上皮癌

A. 起源于腺肌上皮瘤（左）的上皮样肌上皮癌（右）呈浸润性生长，仍可见少许残余腺体（箭）；B. 肌上皮癌似乎边界清楚，可见散在残余腺体；C. 角蛋白 34βE12 免疫组织化学染色，显示肌上皮癌及少数残余腺肌上皮瘤的正常上皮成分（箭）；D 和 E. 肌上皮癌 CK5/6（D）和 p63（E）强阳性，残余腺体不表达这两种抗原（箭）；F. 高倍镜显示残余腺体周围的恶性肌上皮细胞，多形性的肿瘤性肌上皮细胞核大于正常的上皮细胞胞核

检标本对于诊断腺肌上皮瘤具有挑战性，特别是腺体成分散在分布于梭形的肌上皮细胞中，可类似浸润性癌[108]。伴有明显梭形肌上皮细胞和（或）黏液样间质的腺肌上皮瘤可能会与伴有黏液样间质的化生性癌或叶状肿瘤混淆（图 6–34）。如果考虑到可能是肌上皮或腺肌上皮肿瘤，选择合适的肌上皮标志物（如 p63）做免疫组织化学染色，几乎可以解决粗针穿刺活检标本的诊断问题。

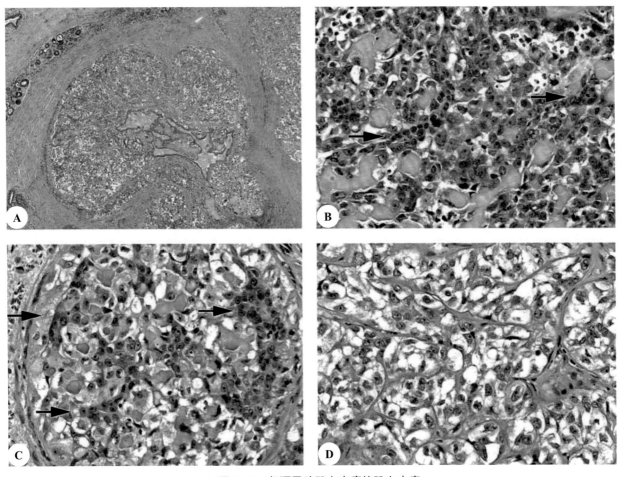

▲ 图 6-30　起源于腺肌上皮瘤的肌上皮癌

A. 癌与周围正常乳腺实质界限清楚；B. 肌上皮癌局灶性致密的基质沉积，类似于胶原小体病，存在残余的非典型腺细胞（箭）；C. 肿瘤性肌上皮细胞具有丰富的透亮细胞质，残余的非典型腺上皮细胞（箭）数量没有增加；D. 肌上皮癌形成与间质混合的实性巢，无腺体成分，这种巢状模式（典型的肌上皮肿瘤模式）可能会被误认为是小叶癌

非典型腺肌上皮瘤可与腺样囊性癌非常相似。非典型大汗腺化生在非典型腺肌上皮瘤中很常见，但不是腺样囊性癌的特征。在缺乏非典型大汗腺化生的情况下，根据对穿刺活检样本的回顾，鉴别诊断可能较为困难，需要对肿瘤进行全面评估。

即使在缺乏细胞异型性的情况下，若在粗针穿刺活检中诊断为腺肌上皮瘤 / 腺肌上皮瘤样增生，应及时随访手术切除可触及的或影像学显示的靶病变，以排除起源于腺肌上皮瘤的非典型增生或癌的可能性。

【细胞学】

腺肌上皮瘤的细针穿刺细胞学显示，标本由上皮细胞和肌上皮细胞形成相对较大的细胞簇，以及单个上皮样或梭形细胞构成[49, 52, 109]。细胞簇通常具有黏附性，形成三维立体结构，并混合有梭形细

胞[49]（图 6-35）。上皮细胞胞质染色深，细胞核明显，呈圆形或卵圆形，可略偏位。在一项系列研究中，25%（3/12 例）有小管形成[49]。通常存在梭形细胞和黏液样纤维物质。后者在 Diff-Quik 染色涂片更容易识别[49, 109]。此外，4/12 例有肌上皮细胞围绕玻变的小球，符合胶原小体病[49]。其中一个病例，被误诊为腺样囊性癌。

腺肌上皮瘤的细胞学特征可能提示诊断为浸润性癌、腺样囊性癌或梭形细胞化生性癌[49, 56, 58, 70, 71, 110–113]。有报道，腺肌上皮瘤在细胞学样本中被解释为纤维腺瘤[49] 或叶状肿瘤[114]。Iyengar 等[49] 评估了来自 12 例腺肌上皮瘤的 FNA 标本的细胞形态学，包括 2 例伴有多形性腺瘤形态的手术切除标本。肌上皮细胞可与上皮细胞混合形成大小不同的细胞簇或分散成单个细胞。在 66% 的病例中肌上皮细胞胞质透

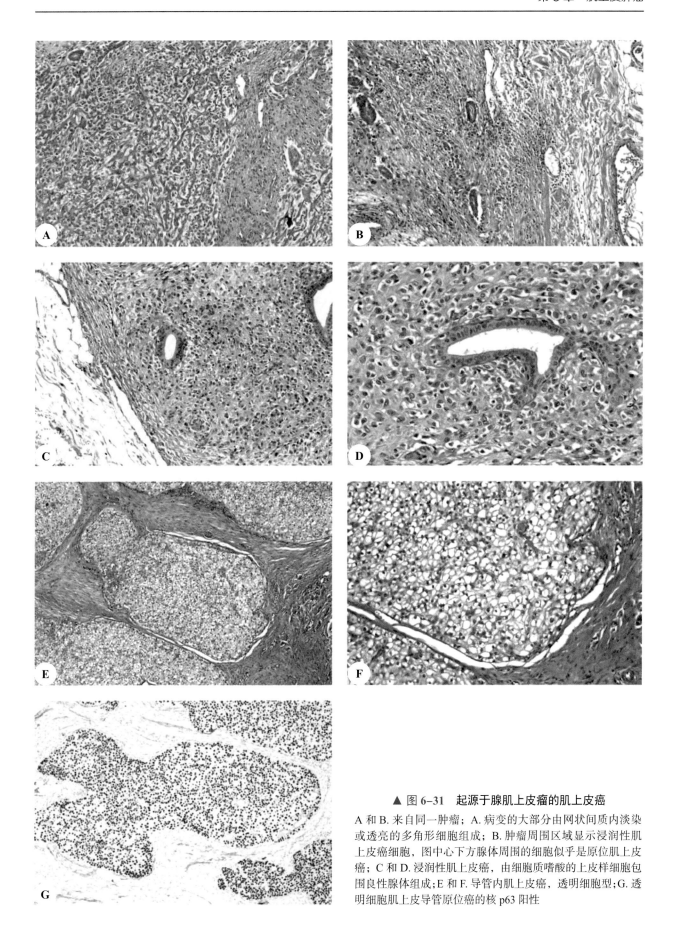

▲ 图 6-31　起源于腺肌上皮瘤的肌上皮癌

A 和 B. 来自同一肿瘤；A. 病变的大部分由网状间质内淡染或透亮的多角形细胞组成；B. 肿瘤周围区域显示浸润性肌上皮癌细胞，图中心下方腺体周围的细胞似乎是原位肌上皮癌；C 和 D. 浸润性肌上皮癌，由细胞质嗜酸的上皮样细胞包围良性腺体组成；E 和 F. 导管内肌上皮癌，透明细胞型；G. 透明细胞肌上皮导管原位癌的核 p63 阳性

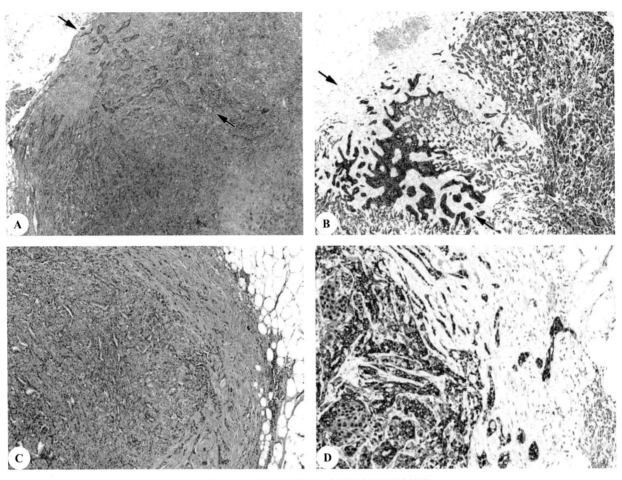

▲ 图 6-32　起源于腺肌上皮瘤的低级别腺鳞癌

A. 中倍镜显示，肿瘤中央区域可见鳞状上皮成分呈膨胀性生长（箭之间），嵌入具有双相特征的腺肌上皮瘤内（图的右侧和左侧）；B. ADH5 鸡尾酒免疫组织化学染色显示，腺肌上皮瘤（红色：上皮细胞 CK8 和 CK17 阳性；棕色：肌上皮细胞 p63、CK5 和 CK14 阳性）背景中局灶性鳞状上皮分化（棕色：p63、CK5 和 CK14 阳性）（箭之间）；C. 低级别腺鳞癌有局灶性被膜侵犯；D. ADH5 突显出周围浸润成分，比图 C 更容易识别

亮、空泡状（"肥皂泡"）。这一特征在 Diff-Quik 染色涂片上更好识别，但在相同病例的 Thin-Prep 切片上较难观察到。33% 的肌上皮细胞有核内包涵体，也有其他学者报道这一发现 [113, 115-117]。25% 的病例散在大汗腺细胞和泡沫状巨噬细胞 [49]。

在乳腺多形性腺瘤的细胞学 FNA 标本中，如果有大量双极性梭形细胞存在，倾向于叶状肿瘤；如果含有大量异源性间质，则提示为化生性癌 [73]。曾报道过一例将多形性腺瘤误诊为黏液癌，其少细胞区为丰富的半透明和黏液样基质组成 [78]。

【免疫组织化学】

一般而言，腺肌上皮肿瘤的不同细胞成分表现出预期的组织化学特性。

腺上皮显示细胞角蛋白胞质染色，尤其是腔面细胞角蛋白，如 CK7、CK18 和 AE1:AE3（图 6-32 和图 6-36）。腺上皮细胞管腔面 EMA 阳性。多数上皮细胞 S-100 阴性，但也可局灶阳性（图 6-36）。

腺肌上皮瘤的肌上皮细胞和腺肌上皮瘤相关性肿瘤通常表达肌上皮抗原，如 p63、p40、calponin、SMA 和 SMM-HC，并且细胞角蛋白，特别是基底细胞角蛋白，如 CK5/6、CK14 和 34βE12 可表现出不同程度的阳性（图 6-6、图 6-15、图 6-17、图 6-25、图 6-26、图 6-29、图 6-32 和图 6-36）。CEA 在肌上皮细胞中通常阴性，尽管有 1 例报道弱阳性 [118]。actin 在梭形肌上皮细胞中比在透亮的多边形肌上皮细胞中染色更明显，而上皮细胞阴性（图 6-35）。几乎所有肿瘤的肌上皮细胞 S-100 都阳性，但其染色强度和均匀性可能相差很大。上皮细

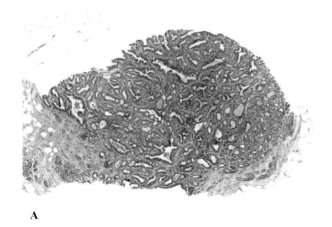

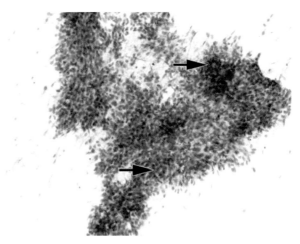

▲ 图 6-35　混合瘤（多形性腺瘤）：细针穿刺活检
梭形细胞的三维立体碎片，可见少许可识别的腺体成分（箭）；此病例的鉴别诊断包括梭形细胞病变，如叶状肿瘤；手术切除标本显示为混合瘤（多形性腺瘤）（如图 6-24A 所示）

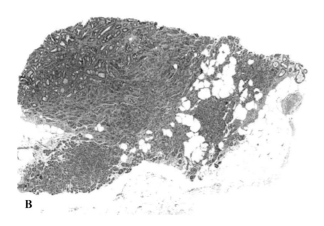

▲ 图 6-33　腺病瘤伴肌上皮细胞增生：粗针穿刺活检，两张图片来自同一肿瘤
A. 在该穿刺组织中，需鉴别腺病瘤与腺肌上皮瘤；B. 同一肿瘤的另一条穿刺组织，显示更多的实性生长和周围脂肪细胞浸润，该肿瘤手术切除后为腺病瘤伴肌上皮细胞增生

胞也可局灶表达 S-100。

　　肌上皮细胞相对特异的抗原包括 CK5、CD10、myosin、calponin、p75、maspin 和 p63。其中 p63（图 6-4、图 6-5、图 6-15、图 6-17、图 6-26、图 6-29 和图 6-32）特别有用，因为它是核定位，而其他抗原，如 myosin、calponin、SMA 和 CD10，可能与肌纤维母细胞表现出胞质的交叉反应。在一项研究中[16]，p40 在 9 例肌上皮瘤和 1 例腺肌上皮性腺病中的染色与 p63 相当。SOX10 在乳腺肌上皮细胞中表达[6, 7]，但尚未在腺肌上皮肿瘤中检测到。

　　Hungermann 等[27] 使用免疫组织化学和免疫荧光方法，检测了 27 例乳腺腺肌上皮肿瘤的基底、腔面细胞角蛋白和肌上皮抗原。发现表达 CK5/6 是腺肌上皮瘤和腺肌上皮瘤相关性肿瘤的恒定特征，并推测腺肌上皮瘤可能起源于具有多谱系分化潜能的 CK5 阳性的祖细胞。

　　Moritani 等[41] 研究了 7 种肌上皮细胞抗原（α-SMA、calponin、CD10、p63、CK5/6、CK14 和 S-100），在 19 例腺肌上皮瘤病变中的表达情况，其中包括 12 例以透明肌上皮细胞为主的病变和 7 例以梭形细胞为主的病变。他们发现 α-SMA、calponin、p63 和 CD10 在透明肌上皮细胞及梭形肌上皮细胞之间的表达类似。而 CK5/6 和 CK14 在具有梭形细胞形态的肌上皮细胞中染色更强。相反，与其他肌上皮细胞标志物相比，CK5/6 和 CK14 在具有透亮细胞形态的肌上皮细胞中染色较弱。基于上述发

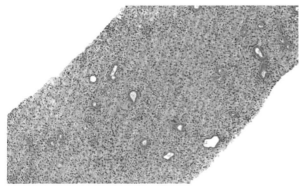

▲ 图 6-34　起源于腺肌上皮瘤的肌上皮癌：粗针穿刺活检
在该穿刺活检中，肌上皮癌最初被误认为是"细胞间质增生，可能是交界性叶状肿瘤的亚型"，手术切除标本中的肌上皮癌图像如图 6-29 所示

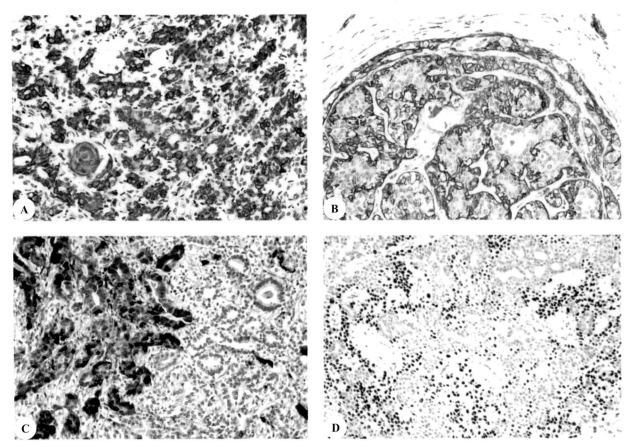

▲ 图 6-36 腺肌上皮瘤的免疫组织化学染色

A. 上皮细胞，包括左下角的角化珠，AE1: AE3 角蛋白阳性，肌上皮细胞阴性；B. actin 在肌上皮细胞阳性，而在上皮细胞阴性；C. 腺上皮细胞局灶性 S-100 阳性；D. 核 p63 阳性局限于肌上皮细胞

现，作者得出结论，对于诊断腺肌上皮瘤和腺肌上皮瘤相关性肿瘤，最佳的免疫组织化学染色套餐应包含 CK5/6、CK14 和至少另一种肌上皮标志物（如 p63、calponin 或 α-SMA）。在随后的一项研究中，Nakai 等[119] 对腺样囊性癌中各种免疫组织化学标志物的表达情况进行了评估，研究发现 CK5/6（一种基底 / 肌上皮抗原）在腺样囊性癌的腔面细胞中表达，高于"腔外" / 肌上皮细胞 / 基底细胞，这种"反向"染色模式可用于区分腺样囊性癌及其类似肿瘤，但没有讨论与腺肌上皮瘤的鉴别诊断。

一些作者[120] 提出，MYB 免疫组织化学染色可能为腺肌上皮瘤和腺样囊性癌的鉴别诊断提供支持性证据。腺肌上皮瘤仅显示微弱和局灶性 MYB 染色，而腺样囊性癌的特点是强而弥漫的 MYB 阳性，特别是在肌上皮细胞 / 基底细胞中[121]。本章作者曾遇到过一些病例，在基于仅有局灶性 MYB 阳性的基础上诊断为腺样囊性癌，但肿瘤显示 HRASQ61R 突变（这是在乳腺腺肌上皮瘤中发现的基因改变[39]）。

CD117（c-kit）也是一种典型的在腺样囊性癌中表达的抗原，也在腺肌上皮瘤和腺肌上皮瘤相关性恶性肿瘤的腔面上皮中至少局灶性表达[46, 48, 122]。曾有一组研究报道显示，78% 的腺肌上皮瘤和非典型 / 恶性腺肌瘤上皮瘤 CD117 局灶染色[88]。

总之，在解读双相性乳腺上皮 / 肌上皮肿瘤的免疫组织化学染色结果时需谨慎。遇到困难的病例，分子检测可能为腺肌上皮瘤或腺样囊性癌的明确诊断提供更多的支持性证据。

Geyer 等[39] 对 43 例腺肌上皮瘤进行研究，其中 18 例伴有非典型或恶性的组织学特征。虽然，大多数腺肌上皮瘤显示上皮成分中有 ER 的表达，但 16 例（37%）腺肌上皮瘤上皮为 ER 阴性。不同的 ER 表达谱，支持 ER 阳性和 ER 阴性腺肌上皮瘤的基因组改变的差异（见遗传学改变部分）。腺肌上皮瘤通常 PR 阴性，但至少有一例报道 ER 和 PR 阳性[48]。在 Geyer 等[39] 的研究中，在 27 例 ER 阳性的腺肌上皮瘤和 16 例 ER 阴性的腺肌上皮瘤中，分别有 26 例（96%）和 9 例（56%），至少 10% 的上皮细胞表达 AR。在腺肌上皮瘤的肌上皮成分中，ER 和 PR 均不表达[39, 48]。

起源于腺肌上皮瘤的癌，通常 ER、PR[39, 65, 87, 95, 98] 和 HER2[39, 65, 87, 95] 均阴性。大多数癌发生在 ER 阴性的腺肌上皮瘤背景下[39, 100]。Geyer 等[39] 的系列研究中，包括 6 例起源于腺肌上皮瘤的癌和 1 例与腺肌上皮瘤局部复发相关的癌。所有 7 个病例均为三阴性，包括 6 例起源于 ER 阴性腺肌上皮瘤的癌和一例由 ER 阳性腺肌上皮瘤发展而来的癌。

在不伴非典型性的腺肌上皮瘤中，Ki67 阳性细胞的比例通常较低（< 15%）；但在伴有非典型性 / 恶性的腺肌上皮瘤中，Ki67 阳性细胞的比例增加（超过 15%～30%）[88]。

腺肌上皮瘤腺体可能含有 PAS 或黏液卡红阳性的分泌物，但胞质内分泌物很难被检测到。在大多数情况下，分泌物 CEA 阳性。

【电子显微镜检查】

研究评估个别归类为腺肌上皮瘤[33, 35, 52, 71, 123–125] 病变的超微结构特征，显示存在上皮和肌上皮成分。腺细胞管腔面有短小的微绒毛，并在管腔边缘通过紧密细胞连接而接合。腺上皮的胞质内含有散在的线粒体以及光面和粗面内质网。肌上皮细胞呈多边形和（或）梭形，具有形成良好或形成不良的桥粒，并有相互交错的细胞突起。角蛋白和肌动蛋白细胞丝在肌上皮细胞的胞质中很明显，有时排列在核周呈束状或在外周分布。沿着细胞丝的分布通常会发现纺锤形密集区。肌上皮细胞周围和肌上皮细胞之间有明显的基底膜样物质。

【遗传学检查】

关于腺肌上皮瘤遗传学改变的信息有限。Salto-Tellez 等[126] 使用已验证用于结肠癌微卫星不稳定性的诊断方案，检测到了微卫星标志物 D17S250（17q11.2–BRCA1）的微卫星不稳定性，并在 5 例腺肌上皮瘤中检测到 1 例出现 HPC1 基因的杂合性缺失。Gatalica 等[127] 报道了 1 例 15cm 大小的腺肌上皮瘤，出现 t（8:16）（p23;q21）易位，但无法确定其是否为仅局限于该肿瘤的体系突变。对同一肿瘤的 mRNA 基因阵列进行分析，发现与正常组织相比，800 多个基因的 mRNA 表达有 2 倍以上的变化。

一些定位到易位点的基因（如生长激素基因）显著增加。免疫组织化学染色证实，与正常组织相比，肿瘤中某些相应蛋白质（包括生长激素）表达增加。Hungermann 等[88] 使用比较基因组杂交的方法，对 27 例乳腺腺肌上皮瘤的染色体改变进行分析，包括 8 例良性腺肌上皮瘤、14 例恶性腺肌上皮瘤和 5 例显示部分但不是全部恶性特征的"交界性"腺肌上皮瘤。良性腺肌上皮瘤的平均染色体改变数为 2.6，"交界性"腺肌上皮瘤为 3.8，恶性腺肌上皮瘤为 6.7。最常见的染色体改变为 8 号染色体（共 12 种改变）。

Jones 等[86] 报道了一例 3cm 大小的恶性腺肌上皮瘤，具有大量恶性梭形细胞成分，核分裂活性高，并伴有坏死。尸检发现多个完全由梭形细胞组成的肝转移灶。原发肿瘤的比较基因组杂交分析显示，在上皮和肌上皮成分中出现 11q23～24 和 16q22～23 区域的染色体丢失，这一发现提示来自于共同的前体，同时发现 10q25 和 12q24 的缺失，但仅限于肌上皮成分。肝转移灶与肿瘤性肌上皮细胞具有相同的染色体改变，但显示出额外的染色体缺失（2q35～37、11q23～24、12q24）和获得（6q12～q16），与遗传进展一致。

Geyer 等[39] 分析了大量腺肌上皮瘤的基因组改变，其中 7 例伴有癌。他们对 10 例腺肌上皮瘤进行了全外显子组测序，并对 21 例腺肌上皮瘤进行了大规模靶向捕获平行测序（使用 Memorial Sloan Kettering-Integrated Mutation profiling of Actionable Cancer Targets，称为 MSK-IMPACT），并将肿瘤与其配对的正常乳腺组织样本的基因改变进行了比较。腺肌上皮瘤的突变负荷较低，全外显子测序结果为：体细胞突变中位数是 17，非同义突变仅 13.5；MSK-IMPACT 结果为：体细胞突变中位数是 2，非同义突变也是 2。ER 阴性腺肌上皮瘤组体细胞突变数高于 ER 阳性腺肌上皮瘤组（分别为 22 和 14），但差异无统计学意义。腺肌上皮瘤无 TP53 突变。频发突变包括 PIK3CA（16/31 例，52%）、HRAS（8/31 例，26%）（HRAS Q61R 或 Q61K）、AKT1（4/31 例，13%）和 PIK3R1（4/31 例，13%）。进一步分析表明这些突变是克隆性的。ER 阳性腺肌上皮瘤的突变谱与 ER 阴性腺肌上皮瘤的突变谱不同。59% 的 ER 阳性腺肌上皮瘤中存在

PIK3CA 或 *AKT1* 突变。所有 *AKT1* 突变都是 *AKT1 E17K* 突变，并且仅发生在 ER 阳性腺肌上皮瘤中（注：在另一项评估乳头状肿瘤遗传学改变的独立研究中，Troxell 等[75] 发现无非典型乳头状瘤可能与腺肌上皮瘤非常类似，通常有 ER 阳性上皮，含有 *PIK3CA*［外显子 20 >外显子 9］和 *AKT1 E17K* 突变）。Geyer 等[39] 发现只有 ER 阴性的腺肌上皮瘤具有 *PIK3R1* 小的缺失和 *HRAS Q61* 热点突变。特别是 *HRAS Q61* 热点突变总是与 *PIK3CA* 或 *PIK3R1* 体细胞突变共存，共同存在于 81% 的 ER 阴性腺肌上皮瘤中。*HRAS* 突变与坏死和高核分裂率显著相关。在体外非恶性 ER 阴性乳腺上皮细胞中过表达突变型 *HRAS Q61R* 或与突变型 *PIK3CA H1047R* 联合过表达，可增加细胞的增殖活性和细胞迁移。在乳腺球实验模型中过表达相同的突变基因，导致部分上皮肌上皮分化，包括三维上皮 – 肌上皮球的形成，E-cadherin 的不连续 / 颗粒状膜表达，以及细胞质收缩蛋白的上调。这些结果支持 ER 阴性腺肌上皮瘤中观察到的致癌性突变，以及它们在获得腺肌上皮瘤双相上皮 – 肌上皮表型特征中的作用。进一步分析表明，腺肌上皮瘤相关的癌与其相应成分的癌在拷贝数改变和突变谱方面具有遗传学相似性。特别是，腺肌上皮瘤相关的癌具有肿瘤内异质性的特征，不同的肿瘤克隆表达不同的恶性进展驱动因子，例如 *TERT* 启动子突变、*CDKN2A* 纯合性缺失和 *NOTCH1* 移码突变。

在同一组[128] 的后续研究中，发现 13 例乳腺腺肌上皮瘤（7 例为 ER 阳性，6 例为 ER 阴性）存在基因融合，但不包含 *PIK3CA*、*AKT1*、*PIK3R1* 和 *HRAS* 基因突变。通过 RNA 测序检测发现，ER 阳性腺肌上皮瘤有致癌基因 *HMGA-WIF1* 融合，并通过荧光原位杂交（FISH）分析显示有 *PLAG1/ HMGA2* 重排，后者是大多数涎腺多形性腺瘤的特征性遗传学改变。然而，具有典型腺肌上皮瘤形态的乳腺肿瘤，并没有表现出多形性腺瘤的特征。

有关腺肌上皮瘤和腺肌上皮瘤相关癌的分子改变的新信息，对腺肌上皮瘤和腺样囊性癌可能共存和（或）关联提出了质疑。本章作者曾遇到过 2 例最初诊断腺样囊性癌的病例，经过分子分析后重新被归类为腺肌上皮瘤或癌在腺肌上皮瘤中。Geyer 等[39] 研究的 1 例伴有癌的腺肌上皮瘤具有高级别

双相形态、核分裂象 5/10HPF 及坏死。这例肿瘤最初在外院被诊断为基底样腺样囊性癌，虽然通过分子分析未检测到腺样囊性癌特征性的 *MYB-NFIB* 融合，或 *MYB* 重排或扩增。然而，由于该种肿瘤的双相形态和局灶性 *MYB* 免疫组织化学阳性，该肿瘤被归类为腺样囊性癌。后来发现这例肿瘤含有 *HRAS Q61R* 热点突变，所以支持恶性腺肌上皮瘤的诊断[39]。另一例肿瘤大小为 1.0cm，一个具有均匀双相成分的分散结节、广泛的胶原小体，并且没有细胞学非典型性的证据。上皮成分 ER 弥漫性阳性，仅 CD117 局灶性阳性，而肌上皮细胞 calponin（一种很少在腺样囊性癌中表达的抗原）弥漫性阳性，MYB 仅呈局灶性和弱阳性。分子分析显示没有 *MYB-NFIB* 融合、*MYB* 重排或扩增。根据形态学和免疫学特征，该肿瘤也被重新归类为腺肌上皮瘤。

【治疗和预后】

1. 腺肌上皮瘤

大多数腺肌上皮瘤是良性肿瘤，可通过局部切除进行治疗[37]。也有局部复发的报道，通常发生在首次切除 2 年以后[22, 36, 129]。有报道 2 个病例因不完全切除，复发 2 次[37] 和 3 次[129]。其中 1 例病变特点为多结节状并向外周导管内扩散，这可能是复发的促成因素[37]。没有证据表明细胞异型性或梭形和多边形肌上皮细胞的比例与局部复发风险有关，但也没有相反的证据。目前，尚无信息表明腺肌上皮瘤的局部复发与上皮成分中 ER 的表达有关。

当肿瘤切除不完全时，应进行手术再次切除，尤其是伴有周围导管内扩散的多结节病变。

起源于腺肌上皮瘤的癌可能在最初诊断时就存在，或者在复发腺肌上皮瘤中发现[22, 39]。如果腺肌上皮瘤中伴有癌，则需根据癌的成分决定治疗方案，包括接受保乳手术并进行切除后放疗，以及前哨淋巴结活检或腋窝淋巴结清扫术（视情况而定）。也可能需要新辅助化疗来治疗起源于腺肌上皮瘤的三阴性乳腺癌，但目前缺乏关于这种罕见情况下的肿瘤反应和具体的长期受益信息。

有 3 例良性腺肌上皮瘤患者发生肺转移的报道。Nadelman 等[107] 报道了 2 例形态学上"良性"的腺肌上皮瘤发生肺转移，组织学表现与原发肿瘤相同。其中一名 47 岁女性接受了两个乳腺肿物切

除手术。一个肿物是腺肌上皮瘤，切缘阳性；另一个是伴有腺肌上皮成分的导管内乳头状瘤，似乎已被完全切除。2 年后，患者同侧乳腺出现多发性腺肌上皮瘤。多发性乳腺肿瘤出现 2 年后，胸部 CT 检测到多发性肺结节。对 1.5cm 大小的肺结节进行活检，显示与最初组织学呈现的良性乳腺腺肌上皮瘤相同的双相形态，即由上皮细胞和肌上皮细胞组成。另一例患者是一名 73 岁女性，表现为双侧肺结节。一个肺结节被切除后诊断为转移性乳腺癌。进一步检查发现乳腺病变，该病变被诊断为"硬化性导管乳头状瘤伴局灶性非典型导管增生"。经过进一步研究，最终诊断为腺肌上皮瘤并伴有肺部转移。Korolzuck 等[106]报道了一名 56 岁女性，因不明乳腺肿瘤而接受乳房切除术的病例。5 年后，她接受了肺叶切除术，切除了 2 个肺结节。组织学检查显示肺转移灶具有双相性上皮 - 肌上皮形态和轻微的核非典型性。复查原发乳腺肿瘤，肿瘤的形态支持腺肌上皮瘤。

2. 恶性腺肌上皮瘤

起源于腺肌上皮瘤的癌的治疗应与任何其他类型的具有相同分级和分期的乳腺癌一致。大多数肿瘤在就诊时无腋窝淋巴结受累[98, 100, 130]，但也有一部分有受累[85, 131, 132]。部分形态学为恶性的肿瘤出现局部复发[36, 95 97, 99, 103, 133]或远处转移和致命的结果[65, 85, 86, 96 98, 103, 105]。文献报道的转移部位包括肺[97, 98]、肝[86, 132]、骨[85]、甲状腺[105]、脑[96]、肾[65]、胸膜和腹膜[132]。一些患者在首次诊断后 1～10 个月发生远处转移[85, 98, 103, 132]，也有患者在原发肿瘤诊断后 12 年[105]和 15 年[96]发生转移。

一例患者因乳腺 2.5cm 大小的恶性腺肌上皮瘤伴淋巴结转移，而行乳房切除术和腋窝清扫术，并接受了胸壁、上下腋窝、内乳链和锁骨上淋巴结的辅助放疗。放疗结束后 3 年，患者无任何疾病迹象[131]。

一例发生广泛转移的恶性腺肌上皮瘤患者接受了 eribulin（一种合成的大环内酯类分子，该分子不可逆地抑制微管的组装）治疗，疾病有所改善，6 个月后病情稳定[132]。

三、肌上皮瘤与肌上皮癌

乳腺单纯的肌上皮肿瘤极为罕见，仅有少数个案报道。

（一）肌上皮瘤

肌上皮瘤（myoepithelioma）是一种完全由良性肌上皮细胞组成的肿瘤，极其罕见。Hamper[134]描述了由上皮样和梭形肌上皮细胞组成的病变。这些肿瘤的平滑肌瘤样增生可能含有腺体成分，这增加了一些肿瘤是腺肌上皮瘤的可能性。Toth[134]描述了一种类似的病变，表现为疼痛、质硬的乳腺肿瘤。标本大体上呈结节状，显微镜下可见扩张的导管"充满细胞性腺瘤样导管内乳头状瘤"，其中"增生的肌上皮成分几乎充满了导管，导管中有平滑肌瘤样肿瘤，梭形细胞排列成束状或漩涡状"。电子显微镜证实梭形细胞为肌上皮细胞。切除肿瘤后约 3 年后，患者恢复良好。鉴于该肿瘤含有良性腺体成分，其可能代表了具有显著肌上皮成分的腺肌上皮瘤。

已有报道，完全由肌上皮细胞组成的梭形细胞肿瘤[30, 33, 135–137]。大部分病例已通过电子显微镜和免疫组织化学证实了其组织发生[30, 135, 136]。光镜下可见梭形细胞束状交错排列，有时呈席纹状（图 6-37），胞质嗜酸性或偶尔透亮。梭形细胞对 actin 免疫反应阳性。三名女性患者，分别为 53 岁、54 岁和 60 岁，肿瘤大小分别为 2.4cm、0.9cm 和 2.8cm，无或很少有核分裂象，并在短期随访时间内呈现良性临床过程[33, 135, 136]。腋窝淋巴结阴性 1 例，ER 和 PR 阴性 1 例[33]。也有报道，一名 75 岁女性 4cm 大小的肌上皮瘤的细胞学特征[138]。

肌上皮瘤的诊断属于排除性诊断，只有在排除起源于腺肌上皮瘤的肌上皮癌和纤维瘤病样梭形细胞化生性癌伴肌上皮分化后，才能诊断肌上皮瘤。

过去报道的一些（即便不是全部）诊断为肌上皮瘤的肿瘤侵及周围脂肪组织，可能是未被识别的纤维瘤病样梭形细胞化生性癌（见第 16 章）。

肌样错构瘤

这是一种被称为肌性[139]和肌样错构瘤（myoid hamartoma）[140]的肿瘤（图 6-38），其特征是良性平滑肌细胞与脂肪细胞混合。Daroca 等[140]报道了 3 例分别发生在 38 岁、39 岁和 61 岁女性的"肌样错构瘤"。肿瘤边界清楚，最大径为 2.5～3.5cm。大体上，似乎被脂肪和纤维间质所包裹。显微镜下，可见纤维脂肪组织中胖梭形细胞交错束状排列。通

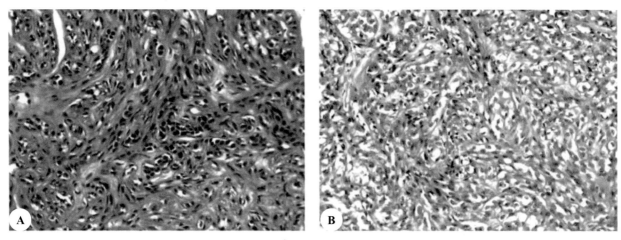

▲ 图 6-37　肌上皮瘤

A. 相互交错的梭形细胞；B. 肿瘤中散在细胞质透亮的上皮样肌上皮细胞，呈席纹状排列

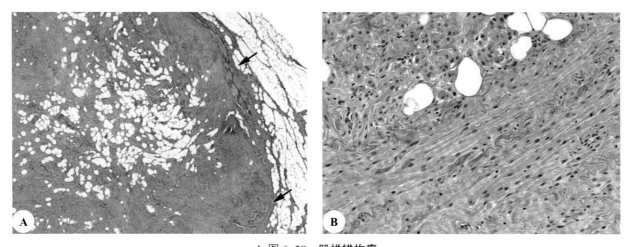

▲ 图 6-38　肌样错构瘤

A. 由肌样细胞和脂肪细胞组成的结节性乳腺肿物，肿瘤周围可见少许良性导管和小叶（箭）；B. 肌样细胞形态温和

过 actin 强的免疫组织化学反应证实了这些细胞的肌样特征。电子显微镜检查显示两例的肌样和肌上皮特征。在一例肿瘤中，与肌样成分混合的病变内有明显的硬化性腺病区域。这些良性肿瘤在切除活检后随访 5～13 个月，患者保持良好状态。

事实上，大多数报道为"肌样错构瘤"的病变，包含肿瘤形成的硬化性腺病、具有突出的梭形细胞、肌样肌上皮成分，不符合错构瘤的正式定义。

Eusebi 等[141] 报道了 1 例乳腺平滑肌肿瘤伴硬化性腺病。患者为 55 岁女性，肿瘤大小 10cm，呈结节状，界限清楚，肿瘤存在 8 年。通过光镜和电子显微镜观察，病变主要由平滑肌细胞组成。另外也有几例"肌样错构瘤"的病例报道[142-147]。所有患者均为女性，年龄为 34—44 岁[142, 147]，肿瘤直径 1.9～18cm[142, 147]。据报道，其中一例肿瘤在 7 年时间内缓慢增大，最大径达 18cm[147]。另一例，大体外观为结节状，切面呈白色，有弹性[142]。显微镜下，肿瘤由良性的肌样 / 平滑肌瘤样梭形细胞与腺体交织而成，常伴有硬化性腺病。据报道，肌样梭形细胞不同程度地表达肌上皮、平滑肌和肌纤维母细胞标志物，包括 calponin、desmin、SMA 和 CD34[142-144, 146]。所有肿瘤均经手术切除，临床随访虽然有限，但均为良性。

D Alfonso 等[148] 报道了 4 例肌纤维母细胞瘤伴平滑肌瘤分化的病例，中位年龄为 46.5 岁（41—62 岁）。4 例肿瘤均为单灶性，边界呈圆形，中位大小为 2.2cm（1.7～2.5cm）。显微镜下，肿瘤由分散在脂肪组织内的平滑肌细胞组成。在至少 2 例病例中，小腺体成分占肿瘤的比例少于 10%。4 例肿瘤 desmin、caldesmon、SMA、ER 和 bcl-2 均呈强阳性。3 例肿瘤 CD34 阳性，而第 4 例 CD34 阴性。作者将这些肿瘤归类为肌纤维母细胞瘤，因为 FISH 检测显示 *RB1* 基因缺失，并通过免疫组织化学染色显示 RB1 表达减少或丢失。目前，"肌样错构瘤"和平滑肌瘤样肌纤维母细胞瘤是否相关尚不清楚。

（二）肌上皮癌

少数乳腺肿瘤完全或几乎完全由具有肌上皮/肌样分化的恶性梭形细胞构成，在文献中被描述为"恶性肌上皮瘤"（malignant myoepithelioma）[28, 30, 46, 137, 149, 150] 或"肌上皮癌"（myoepithelial carcinoma）[22, 85, 87, 90, 137, 151]。

Buza 等[87] 描述了 15 例"肌上皮癌"，最初被归类为各种良性和恶性肿瘤。肿瘤发生于绝经期或绝经后的女性（平均年龄 69.5 岁，45—86 岁）。平均大小 2.6cm（1.0～4.8cm）。显微镜下，病变由恶性梭形细胞组成，细胞核有中到重度非典型性。在 3 个病例中存在潜在的腺肌上皮瘤。作者指出，"在所有的肿瘤中（至少是局灶性的），有形态学证据表明，肿瘤性肌上皮细胞起源于导管周围的肌上皮细胞层，并通常位于肿瘤的外周"。该发现提示可能存在潜在的腺肌上皮瘤成分，2 例有局灶性鳞状上皮分化，核分裂为（0～9）/10HPF。肿瘤内及周围可见炎细胞浸润。除了 3 例明显的腺肌上皮瘤之外，相关病变还包括非典型乳头状瘤、非典型导管增生和低级别导管原位癌。

目前，"肌上皮癌"这个术语专用于起源于腺肌上皮瘤的恶性肌上皮肿瘤。所有其他具有肌上皮分化和无固有的腺体成分的恶性梭形细胞肿瘤，都归类为伴有肌上皮分化的化生性癌。

【免疫组织化学】

Buza 等[87] 报道的大多数肌上皮癌 p63、CD10、CK903 和 CK5/6 呈强而弥漫表达。3 例 calponin、S-100 和 SMA 染色呈局灶弱至弥漫性阳性。所有 12 例 ER、PR 和 HER2 检测均为三阴性。12 例肿瘤中有 11 例表皮生长因子受体（EGFR）呈强阳性表达。

【遗传学检查】

Jones 等[151] 用比较基因组杂交的方法研究了 10 例乳腺"肌上皮癌"，与未选择的浸润性导管癌（平均 8.6 个，3.6～3.8 个）相比，这些肿瘤中的基因改变的数量（平均 2.1 个，0～4 个）非常少。大多数改变包括部分染色体的缺失，最常见的是 16q（3/10 例）、17p（3/10）、11q（2/10）和 16p（2/10）的缺失。在一例同时存在肌上皮癌和浸润性导管癌的病例中，两种病变均显示 17p 缺失，表明两种肿瘤起源于共同的细胞前体。一例病例显示 17q 和 18p 的获得，以及 11q 和 15q 的缺失。

MicroRNA（miRNA）是 21～23 个核苷酸的非编码 RNA 分子，通过与 mRNA 分子中的互补序列结合，促进它们的消除，进而发挥转录后调控作用。Bockmeyer 等[152] 报道了显微切割的正常乳腺腺上皮细胞和肌上皮细胞/基底细胞群中不同的 miRNA 表达模式。基底细胞/肌上皮细胞中 miR-let7C、miR-125b、miR-126、miR-127-3p、miR-143、miR-145、miR-146b-5p 和 miR-199a-3p 水平显著升高。相比之下，miR-200c 和 miR-429 在腺上皮细胞中表达，它们通过正向调控 E-cadherin/β-catenin 复合物，在维持上皮细胞形态中发挥重要作用。作者对 10 例乳腺"恶性肌上皮瘤"的 miRNA 谱进行了分析，发现其与肌上皮细胞的 miRNA 谱一致，与腔面 A、腔面 B 型和基底样乳腺癌的 miRNA 谱有明显不同。Bockmeyer 等[152] 描述的肌上皮癌与 Gregory 等[153] 报道的化生性癌 miRNA 谱非常类似，该发现进一步表明在缺乏腺肌上皮瘤样成分的情况下，这些肿瘤之间存在密切的关系。

【治疗和预后】

Jones 等[151] 报道的 10 例肌上皮癌患者中有 2 例在就诊时出现淋巴结转移，1 例在首次手术后 6 年出现腋窝复发。有随访信息的 7 例患者中有 4 例发生转移，包括肝脏（2 例）、肺（1 例）或广泛转移，4 例均在首次诊断后的几个月至 6 年内死于该疾病。

Buza 等[87] 对 4 名患者的腋窝淋巴结状态进行了评估，均未发现淋巴结转移。7 例随访患者中，一例在首次诊断 19 个月后出现局部复发，另一例在 8 个月后出现肺转移。

肌上皮癌的形态学特征、免疫表型和临床行为与起源于腺肌上皮瘤的肌上皮癌（见本章讨论）或梭形细胞化生性癌（见第 16 章）高度重叠。

第7章 腺病和微腺性腺病
Adenosis and Microglandular Adenosis

Hannah Y. Wen　Edi Brogi　著

梅　放　译　郭双平　校

一、腺病

腺病（adenosis）是起源于终末导管小叶单位（terminal duct lobular unit，TDLU）的小叶中心性增生性病变。有时病变中也会混入较大的导管结构，但导管往往较小叶更少被累及。上皮细胞和肌上皮细胞均为腺病的增生成分。Ewing[1] 称腺病为"纤维化腺瘤病"。Foote 和 Stewart[2] 随后将病变描述为"硬化性腺瘤病"和"硬化性腺病"（sclerosing adenosis，SA）。关于硬化性腺病最早的临床病理研究发表于 1949 年[3] 和 1950 年[4]。

【临床表现】

腺病通常为增生性病变（通常指纤维囊性病变）的组成部分之一，整个病变可以形成可触及的肿块，而腺病成为其中的部分或大部分病变。不与纤维囊性病变伴发的腺病仅局限于孤立的小叶内，这种改变仅能在显微镜下被发现，但可因钙化而被乳房 X 线检测到，进而引起临床关注（图 7-1），硬化性腺病中经常发生微钙化。

腺病累及多个相邻的 TDLU 或病变相互融合时，可以形成可触及的或影像学可检测到的肿块，此时称为腺病瘤（adenosis tumor）[5]（图 7-2 和图 7-3）。腺病瘤多发生于非绝经后的女性，诊断时平均年龄 30 岁左右[5]。腺病瘤一般小于 2cm，通常为实性、质韧、边界欠清的肿块，与皮肤不粘连，可能被误认为纤维腺瘤。少数患者会有疼痛或压痛[5-7]。管状腺病患病年龄更高，中位年龄 62 岁，平均年龄 58.8 岁[8]。

【影像学表现】

不可触及的腺病可以因微钙化而在乳房 X 线检查时发现（图 7-1）。超声检查可以发现实性界限清楚的肿物[5]。一项研究[9] 评估了 33 个经 X 线检查发现的病灶，这些病灶经粗针活检证实为不伴非典型或恶性病变的硬化性腺病，其中 32 例影像学表现与病理结果是相符的。乳房 X 线检查显示，17/32 个（53%）形成肿块，其中 10 个（59%）边界清晰，5 个（29%）边界不清，2 个（12%）为部分边界清晰。其余 15/32 个（47%）乳房 X 线检查发现的病灶中表现为不伴肿块形成的簇状钙化，其中 9 例（60%）为无定形或模糊的钙化，4 例（27%）为多形性钙化，2 例（13%）为点状钙化。Taskin 等[6] 评估了 41 例以硬化性腺病为主要表现的患者的影像学，表现为肿块的占 44%（18/41 例），微钙化占 39%（16/41 例），局灶性不对称性阴影占 5%（2/41 例），腺体结构变形占 7%（3/41 例），超声局灶性低回声占 5%（2/41 例）。Tan 等[10] 研究了 47 例诊断为硬化性腺病的影像学表现，其中 18 例为单纯性硬化性腺病，大多数（82%）病变表现为非肿块性增强，35% 可疑为恶性肿瘤，病变的平均大小为 1.6cm（0.5～3.5cm）。Oztekin 等[7] 报道了一例 33 岁女性的结节性硬化性腺病，为双侧乳腺可触及的质软、边界模糊的肿块。超声检查显示多个椭圆形肿块，边缘成角，方向与皮肤平行，伴有复杂的后部声影，彩色多普勒超声显示少量血流信号。磁共振成像（MRI）显示多个卵圆形肿块，边界模糊，T_1 和 T_2 加权像呈中等强化的均匀信号。

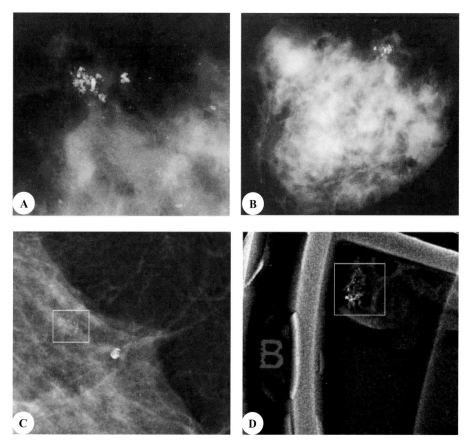

▲ 图 7-1 腺病

A 和 B. 同一个病例的图片；A. 乳房 X 线检查显示成簇的钙化，后证实为硬化性腺病；B. 经乳房 X 线检查确认切除标本中含有钙化；C 和 D. 同一个病例的图片；C. 通过乳房 X 线筛查发现的乳腺簇状钙化的放大图片（方框）；D. 粗针活检组织的乳房 X 线检查显示被取出的钙化灶（方框；该标本的组织学图片如图 7-13 所示）

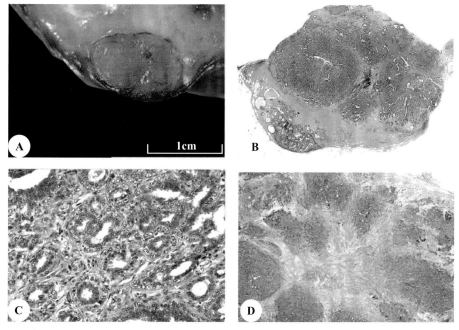

▲ 图 7-2 腺病瘤

A. 大体观，腺病瘤呈米黄色均质的卵圆形结节，直径约 1cm；B. 全标本包埋组织切片显示 A 中的瘤样结节的内部，呈多结节状结构；C. 高倍镜显示 A 和 B 中的腺病瘤上皮和肌上皮旺炽性增生；D. 另一个腺病瘤的全标本包埋组织切片也显示了呈融合性生长的结节状结构

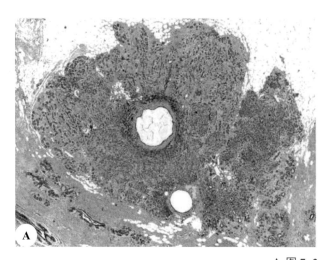
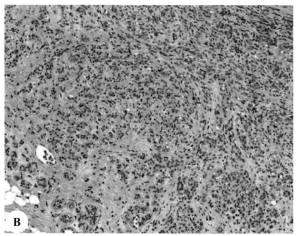

▲ 图 7-3　腺病瘤

A. 完整组织学切片显示一个伴有微囊的边界清晰的腺病瘤；B. 呈融合性生长的硬化性腺病

【大体病理】

腺病瘤大体病理上的形态差异，取决于其镜下组成成分的不同（图 7-2 和图 7-3）。由大范围的显著增生（旺炽性）的腺体组成的病变，大体上呈典型的灰色或浅棕色、实性均质状、界限清楚的结节（图 7-4）。随着不断硬化，腺病瘤大体上逐渐变成边界欠清的多结节状外观，纤维化更加显著，具有丰富钙化的病变在切开时可有磨砂感，大囊肿比较少见。坏死和（或）梗死在腺病瘤中很少见，可能继发于先前诊断过程中的医源性创伤，或是见于更为少见的妊娠或哺乳期乳腺。

不伴肿块形成的腺病大体上难以检出，而且可能与其他增生性病变伴发。罕见情况下，未固定的乳腺组织中的微小而散在分布的硬化性腺病，可通过手指轻触切面而被触及，呈细颗粒感。在切线方向的光照下，有时肉眼可见硬化性腺病是白色乳腺间质中，浅棕色点状或颗粒状的小病灶（图 7-4）。

【镜下病理】

这里描述的组织学结构特征可能出现在显微镜下的单个腺病病灶中，也可见于腺病瘤中。绝经前女性患者的腺体成分往往更为突出，而在绝经后女性硬化成分增多、腺体减少更常见。在个别患者中，腺病变化很小，而在其他患者中，变化可以非常多。

在一些病例中，腺病范围广泛，并且上皮和肌上皮增生显著。增生的小管和腺体使原本的小叶结构严重扭曲。增生的结构拉长、弯曲、缠绕，导致

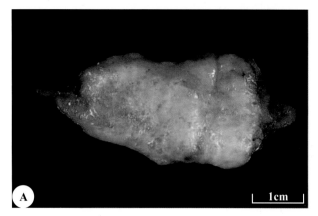
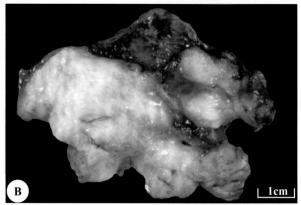

▲ 图 7-4　腺病的大体标本

A. 乳腺活检组织切面上可见多个棕褐色多结节状的腺病病灶；B. 切面上颗粒状米黄色的区域对应大面积的硬化性腺病（"旺炽性"腺病）

出现比正常小叶更多的管腔截面（图 7-5）。在横截面上，复杂的增生结构呈旋涡状，混杂着一些腺体的横切面。一些腺体可保持圆形的开放腺腔，但大多数是横向或纵向的狭长闭塞腺腔，通常具有光滑的非尖角状的轮廓。不管截面的方向如何，腺管的直径是相对恒定的。小管或腺体的囊性扩张在旺炽性腺病（florid adnosis）中并不多见。

小管和腺体的衬覆扁平、立方或矮柱状上皮细胞，有序地排列成一层或两层，周围围绕着肌上皮细胞。腺病中的细胞大小和核多形性可以增加，特别是在妊娠或哺乳期间。大范围的腺病上皮成分增生的同时，可伴肌上皮的增生（图 7-2、图 7-5 和图 7-6），此时需要和腺肌上皮瘤相鉴别。上皮细胞和肌上皮细胞核分裂象都非常罕见，但在妊娠期间可能更多见。具有胞质内黏液泡或印戒细胞样的腺上皮细胞，在旺炽性腺病中是极其罕见的，大汗腺化生也不多见。沉积在腺病腺体腔中的嗜酸分泌物通常 PAS 和黏液卡红染色阳性。腺腔分泌物可能会继发钙化，但是这种现象在旺炽性腺病中并不像硬化性腺病那样广泛而常见。

1. 硬化性腺病

硬化性腺病（sclerosing adenosis，SA）是最常见的腺病类型，这种腺体增生的特点是肌上皮被更好地保留，而腺上皮不同程度萎缩，伴小叶纤维化，所有这些成分以小叶为中心呈旋涡状排列（图 7-7 和图 7-8）。腺上皮细胞通常不明显，导管结构减少并沿长轴被挤压（图 7-8 和图 7-9）。硬化性腺病伴有明显的间质硬化，可能与浸润性癌（特别是浸润性小叶癌）相混淆，但是通过肌上皮抗原的免疫组织化学染色，很容易将它们区分开（图 7-7）。

在一些情况下，硬化性腺病并不局限于小叶中心性结构内，增生的良性腺体可在间质和脂肪中呈浸润式生长，类似于浸润性癌（图 7-10）。在粗针活检标本中，由于缺乏相邻的未受累乳腺实质作为参照，具有浸润性生长模式的硬化性腺病可能特别难以与浸润性癌相鉴别；腺上皮细胞的数量可能显著减少，甚至消失，仅留下挤压拉长条索状的肌上皮细胞（图 7-11）。随着硬化程度的增加，导管腔逐渐消失，以至于可能无法识别（图 7-12）。相反，硬化性腺病周围的基底膜通常增厚，在变形的腺体

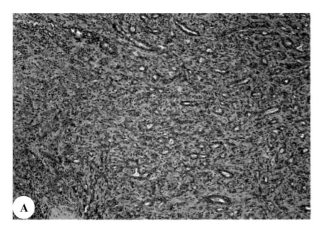

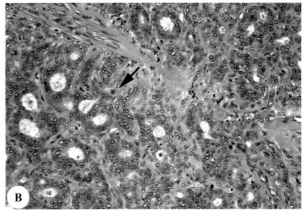

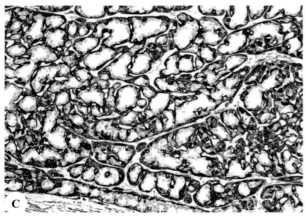

▲ 图 7-5　腺病
A. 腺病的腺体融合生长，不形成明显的小叶状结构（"旺炽性"腺病）；B. 腺上皮细胞具有泡状核及明显的核仁。箭示肌上皮细胞的核分裂象；C. 肌上皮细胞用肌球蛋白免疫组织化学染色突显出来

和小管周围形成一个轮廓清晰的嗜酸性层状结构。肌上皮细胞通常呈明显的梭形（肌样表型），并且肌上皮的免疫标志物均呈强阳性。

轻度囊性扩张的腺腔中可能含有由硬化小管组成的小结节和假乳头状结构。Nielsen 在 13/27 例（48%）可触及的和（或）肿块形成的腺病中发现存在这种现象，并将这种结构称为"肾小球样结构，以避免与乳头状瘤相混淆"[11]。硬化性腺病伴局灶的上皮增生和（或）广泛的腺腔扩张时，应该仔细检查，以排除上皮的非典型性增生或癌。随着硬化程度的增加，钙化逐渐增多，它们通常很小，散布在整个病灶中（图 7-13）。偶尔，硬化性腺病可伴

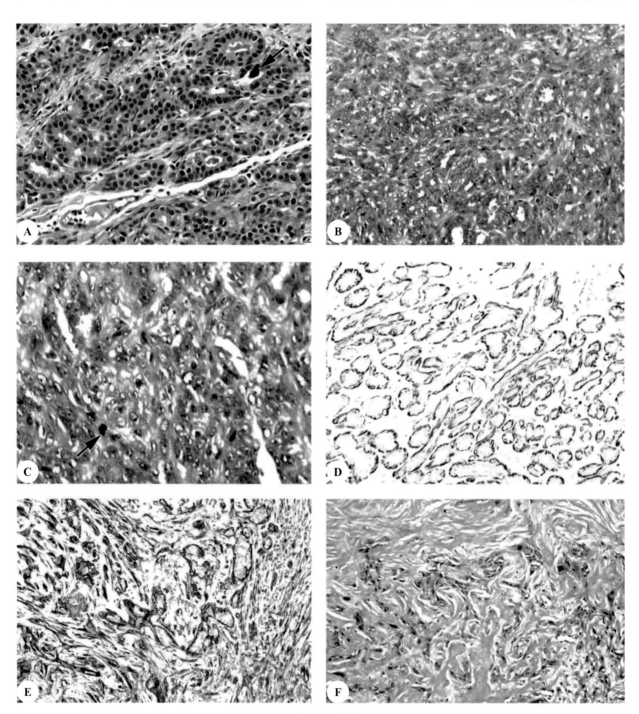

▲ 图 7-6　腺病

A. 腺病伴有明显的腺腔分化（"旺炽性"腺病）和微钙化（箭）；B. 部分腺腔被旺炽性增生的腺上皮及肌上皮取代；C. 肌上皮细胞的核分裂象（箭）；D. 肌上皮细胞的肌动蛋白［抗平滑肌肌动蛋白（抗 SMA）］染色阳性；E. SMA 免疫组织化学染色显示增生的肌上皮；F. 硬化的区域类似于浸润性癌（与 E 为同一病例）

有透明细胞变和胶原小体病（图 7-14）。

硬化性腺病的神经周围浸润：硬化性腺病很少会浸润神经。对这一现象进行的第一次也是最大规模的系统研究发现，20/1000 例（2%）硬化性腺病中有存在神经周围浸润[12]，伴有神经周围浸润患者的中位年龄为 32 岁，与缺乏神经周围浸润的硬化性腺病患者的中位年龄无显著差异。其中只有 2 名女性有手术史，4 名女性处于妊娠期。与神经周围浸润相关性最强的增生性病变是硬化性腺病和"乳头状瘤病"（著者注：后一个术语目前已不再使用，相当于普通型导管增生）。组织学良性的腺体结构出现在神经周围，累及神经束膜（图 7-15），很少出现在神经纤维中间。中位随访 7 年后，神经周围浸润的患者无一例出现癌的临床证据。作者没有发现硬化性腺病的腺体上皮位于淋巴管或其他血管腔内的证据。

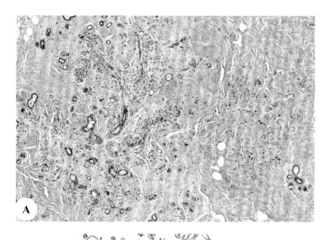

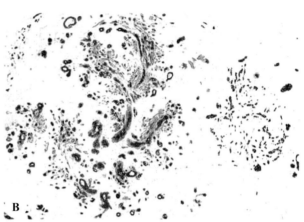

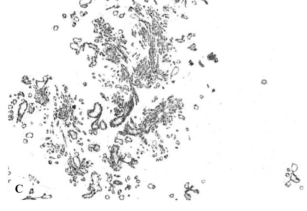

▲ 图 7-7　浸润性小叶癌旁的硬化性腺病

A. 邻近浸润性小叶癌（图片右半部分）的硬化性腺病（图片左半部分）；B. 广谱细胞角蛋白免疫组织化学染色，显示硬化性腺病和浸润性小叶癌（图片右半部分及左上角为癌灶）；C. 硬化性腺病的肌上皮细胞表达 calponin，但浸润性小叶癌缺乏肌上皮，由于缺乏任何染色而难以显示（图片右半部分及左上角为癌灶）

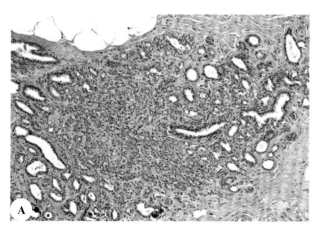

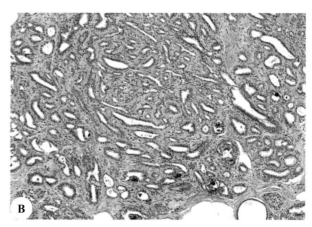

▲ 图 7-8　硬化性腺病

A. 小叶中心性排列的旋涡状结构，由扩张的腺体和梭形肌上皮细胞组成；B. 微钙化和小管状的生长模式

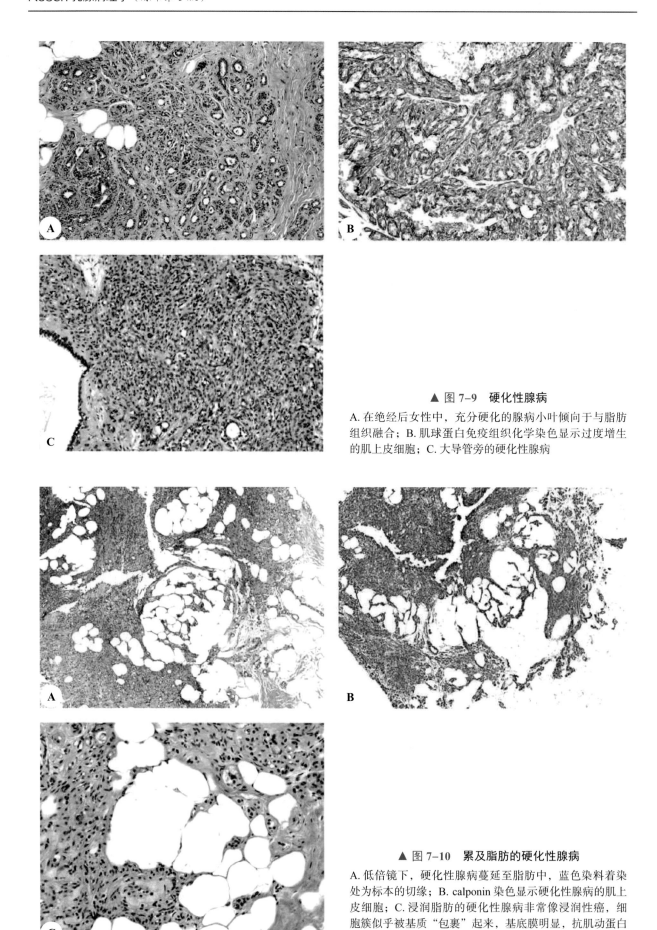

▲ 图 7-9　硬化性腺病

A. 在绝经后女性中，充分硬化的腺病小叶倾向于与脂肪组织融合；B. 肌球蛋白免疫组织化学染色显示过度增生的肌上皮细胞；C. 大导管旁的硬化性腺病

▲ 图 7-10　累及脂肪的硬化性腺病

A. 低倍镜下，硬化性腺病蔓延至脂肪中，蓝色染料着染处为标本的切缘；B. calponin 染色显示硬化性腺病的肌上皮细胞；C. 浸润脂肪的硬化性腺病非常像浸润性癌，细胞簇似乎被基质"包裹"起来，基底膜明显，抗肌动蛋白免疫组织化学染色显示出肌上皮，因此可以排除浸润性癌

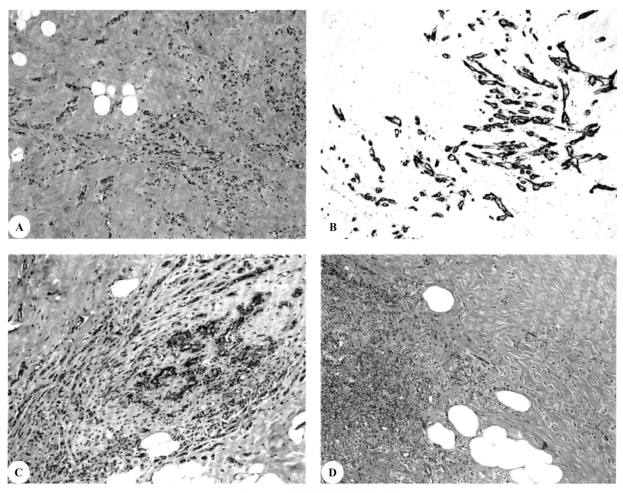

▲ 图 7-11 明显萎缩的硬化性腺病

A. 请注意线性分布的肌上皮细胞非常类似浸润性小叶癌；B. calponin 免疫组织化学染色显示出肌上皮细胞；C. 萎缩性硬化性腺病几乎完全包围导管，其模式与浸润性小叶癌非常相似，通过免疫组织化学染色可证实肌上皮细胞的存在；D. 与浸润性小叶癌（右）相邻的硬化性腺病（左），硬化性腺病的萎缩腺体呈紧密的旋涡状排列，而浸润性小叶癌细胞的分布更为线性，在硬化性腺病中可见肌上皮细胞，但在浸润性小叶癌中缺乏

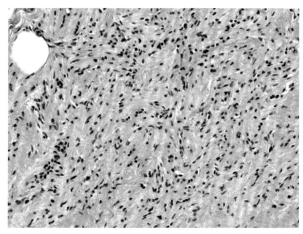

▲ 图 7-12 硬化性腺病
腺体萎缩但肌上皮细胞保留

Davies[13] 在 316 例良性乳腺增生中，发现 4 例（1.3%）有神经浸润。总体而言，25% 的标本中存在硬化性腺病，其中 3/4 例有神经浸润伴发于硬化性腺病，第 4 例患者在先前的活检中存在硬化性腺病。在 53.5% 的活检组织中发现了神经，但在硬化性腺病中神经出现的频率没有增加。神经周围浸润不归因于之前的手术，因为 4 名患者中只有 1 名曾经接受过手术，硬化性腺病通过局部侵入并穿透神经束膜。在大多数，但不是全部神经受累的病例中，肌上皮细胞是明显的；组织学上，腺体成分呈良性，缺乏细胞学异型性或核分裂活性，活检后 8~38 个月患者无疾病复发。在两个病例中可见与神经浸润相类似的脉管周围浸润，这两个病例没有出现神经浸润。Gobbi 等[14] 发现了 5 例不伴非典型

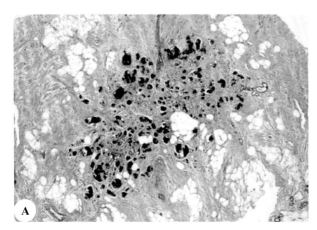
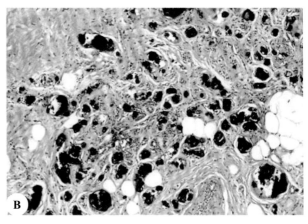

▲ 图 7-13　伴钙化的硬化性腺病

在两种不同放大倍数下，观察到的具有不同大小的多个散在钙化的硬化性腺病的病灶，少数钙化物掩盖并取代了腺泡结构

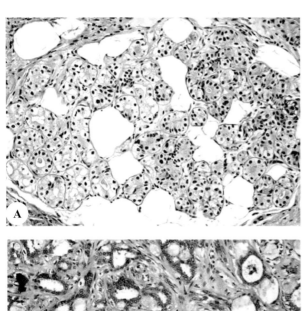
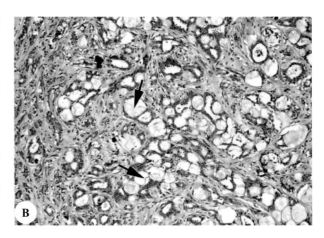
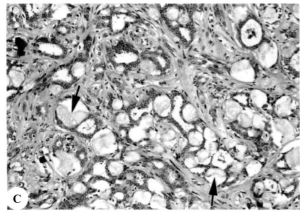

▲ 图 7-14　A. 硬化性腺病中的透明细胞变，增大的腺体由细胞质丰富而透明的细胞组成，本病例的鉴别诊断包括微腺性腺病，但前者可见肌上皮细胞，免疫组织化学染色可进一步证实肌上皮的存在（图中未显示）；B 和 C. 一例罕见的硬化性腺病伴有胶原小体病，一些腺腔中有分离的基底膜样物质（箭）

性的旺炽性导管增生，发生神经周围浸润，但没有具体说明所检查的病例总数。硬化性腺病中神经浸润的诊断，可以通过应用肌上皮免疫组织化学染色来证实（图 7-15）。硬化性腺病的神经浸润成分仍是良性的，不应过度治疗。

2. 大汗腺腺病

大汗腺化生在腺病中相对常见。由此产生的

结构改变，称为大汗腺腺病（apocrine adenosis，AA）[11, 15]（图 7-16），通常在低倍镜下即可被识别，因为上皮细胞具有更丰富的胞质。大汗腺腺病的细胞学表现各不相同[16]。大汗腺化生的细胞没有异型性，具有嗜酸性细颗粒状的胞质及规则的圆形细胞核。大汗腺型非典型性的特征包括灰色至嗜双色性的胞质、胞质透明或空泡化、核增大三倍、核大小

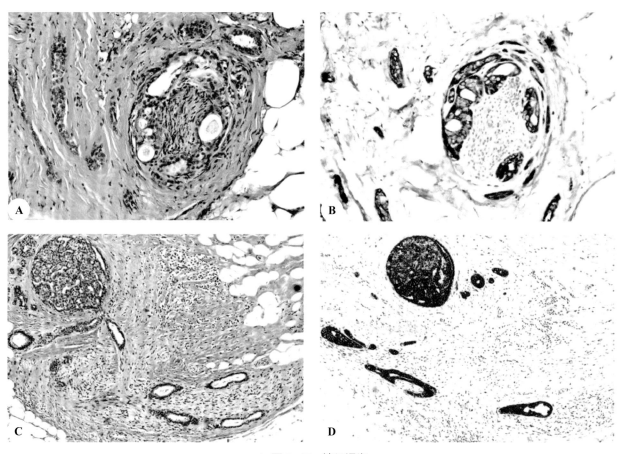

▲ 图 7-15　神经浸润

A 和 B. 腺病的腺体存在于神经内部和周围，可经 ADH5 抗体免疫组织化学染色证实（B）；C 和 D. 腺病的腺体存在于神经周围，经 ADH5 抗体免疫组织化学染色证实（D），经 ADH5 抗体免疫组织化学染色，可见 p63、CK5、CK14 显示为棕色，CK7 和 CK18 显示为红色

不一、核膜不规则及核多形性（图 7-17 和图 7-18）。核染色加深伴有显著的核仁是非典型大汗腺腺病（atypical apocrine adenosis，AAA）最突出的表现。在非典型大汗腺腺病中核分裂象不常见，核分裂更常见于起源于腺病的大汗腺癌。

有时，非典型大汗腺腺病可能与大汗腺型导管原位癌（ductal carcinoma in situ，DCIS）难以鉴别[16, 17]。在这种情况下，诊断大汗腺导管原位癌需要非常显著的细胞学异型性，并且具有易于识别的核分裂活性和（或）导管原位癌的结构特征。伴或不伴非典型性的大汗腺腺病表达 C-erbB2（55.6%）、p53（27.8%）、Bax（33.3%） 和 c-myc（100%）[18]。同一研究检测了 18 个病例中 bcl-2 的表达，结果均为阴性。Celis 等[19] 用免疫组织化学方法对 24 例硬化性腺病标本进行 MRP14/S-100A9、银屑病蛋白/S-100A7 和 p53 的检测，这些标志物在浸润性大汗腺癌过度表达。24 例硬化性腺病中有 7 例同时伴同侧浸润性癌（6 例导管和 1 例小叶癌），2 例伴有导管原位癌。在这项研究中，作者根据 15- 前列腺素脱氢酶（15-PGDH）的阳性鉴定了大汗腺细胞，15-PGDH 是一种在良性和恶性大汗腺细胞中均有表达的蛋白[20]，根据 15-PGDH 染色情况判断出 14/24 例硬化性腺病具有大汗腺腺病区域。8 例硬化性腺病中的大汗腺细胞检测到 p53 和（或）MRP14 的阳性，其中个别病例也表达银屑病蛋白。虽然这些结果表明，非典型大汗腺腺病可能是大汗腺癌的前驱病变，但尚不确定癌蛋白在大汗腺腺病中的表达，是否是独立于组织学异型性的癌易感因素。另一组研究[21] 发现大汗腺腺病的 Ki67 指数中位数，显著高于正常乳腺上皮（4.5%vs.1.1%；$P < 0.001$），而伴或不伴非典型性的大汗腺腺病的 Ki67 指数相似（分别为 6.6% 和 5.2%）。在同一研究中，在大汗腺化生和大汗腺腺病中细胞凋亡均不常见。

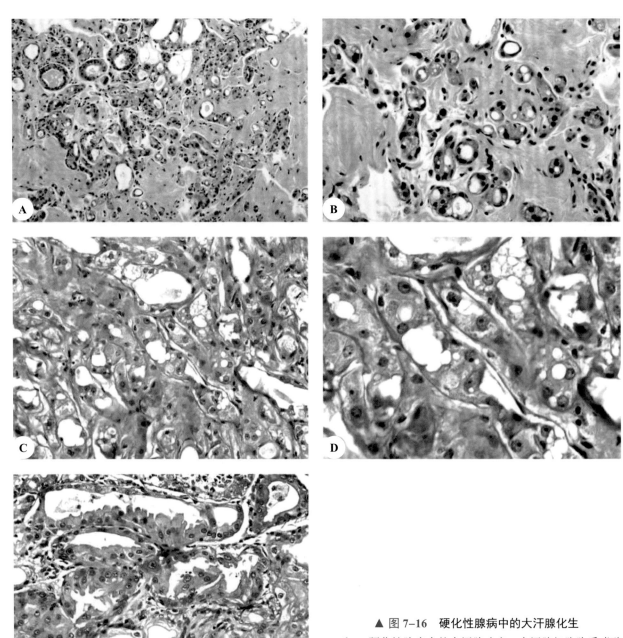

▲ 图 7-16　硬化性腺病中的大汗腺化生

A 和 B. 硬化性腺病中的大汗腺改变，大汗腺细胞胞质嗜酸性，细胞核较大；C 和 D. 许多腺体充满了细胞质丰富的大汗腺细胞，注意一些细胞胞质透明；E. 腺病中的旺炽性大汗腺增生（旺炽性大汗腺腺病）

3. 管状腺病

管状腺病（tubular adenosis）的特点是纵行拉长的小管状结构，这些小管在组织切片上多呈纵剖面（图 7-19）。增生的小管缺乏硬化性腺病的以小叶为中心的分布规律，小管以一种看似随意的方式分布于乳腺的纤维间质及脂肪中，小管以不同的角度相交，有时形成密集缠绕状增生的管状结构，分叉和（或）轻微囊性扩张的小管可能很少见到。小管内可能存在分泌物，有时会发生钙化。所有的管状结构都具有基底膜和外层肌上皮细胞[8]，这些形态特征在鉴别管状腺病和小管癌中是十分重要的。

4. 盲管腺病

盲管腺病（blunt duct adenosis，BDA）是一种以小叶形成不全、终末导管增生为特征的腺病[2]，似乎是小导管末端上皮细胞增生形成实性或微囊性分叶状结节（图 7-20）。腺体通常是圆形的，但囊性扩张时可能变得不规则。

通常囊性盲管腺病中的肌上皮细胞是明显的，

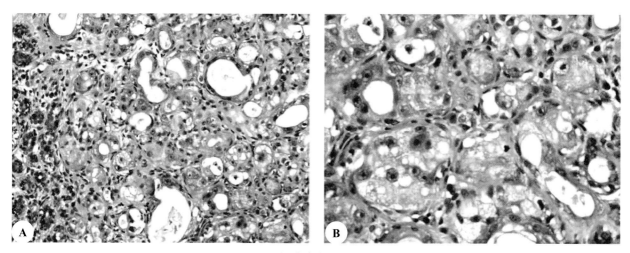

▲ 图 7-17 硬化性腺病中的非典型性大汗腺化生

A. 小叶腺体被非典型性大汗腺细胞充满膨胀，即使受累的腺泡与正常腺泡（左）相比体积增大，但细胞数量没有增加，而且没有核分裂或坏死存在；B. 非典型性大汗腺细胞的核明显增大，核仁突出，细胞质空泡化

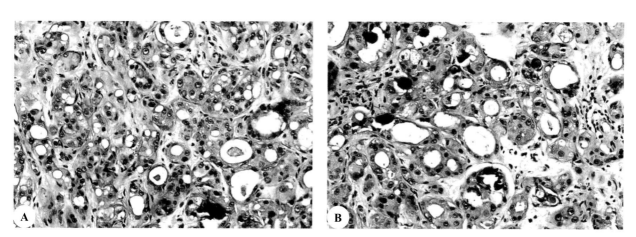

▲ 图 7-18 硬化性腺病中的非典型性大汗腺化生

存在大量的钙化物，注意细胞核的多形性

并且常有丰富的透明胞质（图 7-20B 和 C）。实性型盲管腺病形态类似于非典型小叶增生（atypical lobular hyperplasia，ALH），但盲管腺病的肌上皮在导管 / 腺泡结构周围均匀分布，且细胞黏附性好，因此很容易被辨认出来。p63 和 E-cadherin 或 p120 的免疫组织化学染色可用于帮助确诊不确定的病例。

盲管腺病的分叶状结构中可以存在一些小腺腔，偶尔呈囊状扩张（图 7-20B 和 C）。盲管腺病腺体周围的间质比通常的小叶内间质更丰富、纤维化明显和更富于细胞，并含有极少量散在的炎性细胞。盲管腺病很少出现大汗腺化生。

5. 纤维腺瘤中的腺病

伴有硬化性腺病和（或）（乳头状）大汗腺化生和（或）上皮钙化的纤维腺瘤被称为复杂性纤维腺瘤

（另见第 8 章）。腺病可能局限于纤维腺瘤的某一部分，也可能是弥漫性分布的。因此，可掩盖潜在的纤维上皮结构。粗针活检标本中的伴有硬化性腺病的复杂性纤维腺瘤可能与浸润性癌非常类似（图 7-21）。

【鉴别诊断】

所有不同形式的腺病的鉴别诊断均包括浸润性癌，特别是小管癌和高分化浸润性导管癌应与管状腺病相鉴别（关于小管癌和腺病的鉴别诊断请参见第 13 章，该章专门讨论小管癌）。侵入脂肪的管状腺病的诊断特别具有挑战性，因为它与高分化浸润癌十分相似。在 HE 染色切片上，通常在假性浸润的腺体周围可清楚地观察到基底膜和肌上皮细胞。肌上皮免疫组织化学染色可以帮助确诊疑难病例。

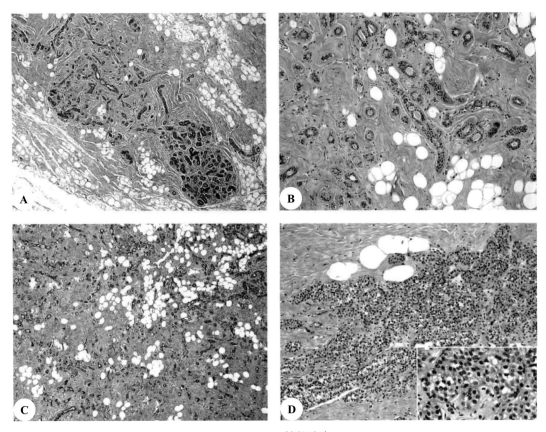

▲ 图 7–19　管状腺病

A. 与正常小叶（底部）相邻的小灶管状腺病（顶部）；B. 纵横交错的小管状结构，注意小管周围显著的基底膜结构；C. 一例伴有间质硬化的广泛分布的管状腺病；D. 小叶原位癌累及管状腺病，由单形性细胞组成，少数细胞具有细胞质空泡，空泡挤压细胞核（插图）

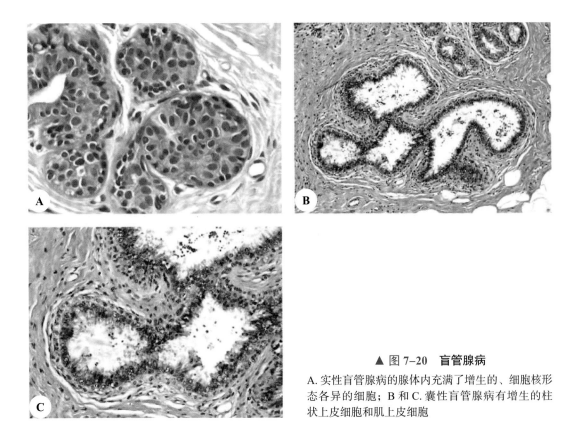

▲ 图 7–20　盲管腺病

A. 实性盲管腺病的腺体内充满了增生的、细胞核形态各异的细胞；B 和 C. 囊性盲管腺病有增生的柱状上皮细胞和肌上皮细胞

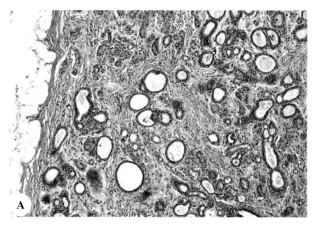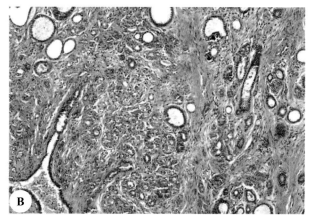

▲ 图 7-21　纤维腺瘤中的硬化性腺病

A. 这张图片来自一例被误诊为浸润性导管癌的粗针活检标本；B. 这是一例伴广泛硬化性腺病的纤维腺瘤的切除标本，图片左下方显示了裂隙状的纤维腺瘤的上皮

1. 腺病中的癌

腺病内可出现非典型性增生和原位癌（carcinoma *in situ*，CIS），周围组织发生的非典型性增生和原位癌也可继发累及腺病。小叶原位癌（lobular carcinoma *in situ*，LCIS）和导管原位癌可累及腺病的任何变型。

2. 腺病中的小叶原位癌

小叶原位癌可能起源于和（或）累及到腺病（图 7-19D 和图 7-22）[22-24]。小叶原位癌通常引起腺病的腺上皮成分扩张[25]，但有时可能仅有稀疏 Paget 样分布的失黏附的小叶原位癌细胞。腺病中的小叶原位癌可以具有突出的胞质内空泡和印戒细胞样形态，胞质内空泡可以通过黏液卡红染色突显。印戒样细胞和胞质内黏液泡都不是腺病中良性上皮的特征。硬化性腺病中的小叶原位癌也可以通过

E-cadherin 和（或）β-catenin 表达缺失以及 p120 的胞质分布来确诊。当硬化性腺病的腺管内发现 Paget 样生长的非典型小叶增生 / 小叶原位癌时，在周围非硬化性腺病的小叶内，同时发现非典型小叶增生 / 小叶原位癌也并不罕见[25]。小叶原位癌累及硬化性腺病时，可类似浸润癌，但小叶原位癌局限于硬化性腺病的肌上皮和基底膜包围的小管内，而肌上皮和基底膜在浸润性小叶癌细胞周围是没有的。Yu 等[23] 在 163 例累及硬化性腺病的原位癌中，发现了 19 例小叶原位癌，伴或不伴微小浸润。小叶原位癌以经典型为主（15/19 例；78.9%），多形性小叶原位癌仅有 4 例（21.1%）。12 例（63.2%）小叶原位癌呈腔面 A 型，5 例（25.3%）呈腔面 B 型，三阴性和 HER2 过表达型各 1 例（5.3%）。所有小叶原位癌均局限于硬化性腺病范围内（Moritani 等[26] 提

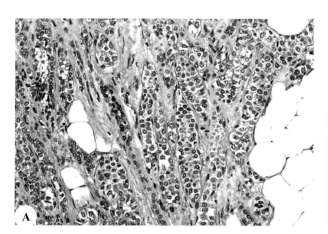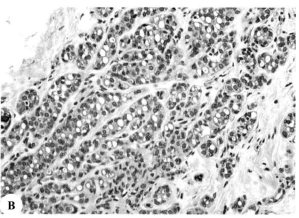

▲ 图 7-22　硬化性腺病中的小叶原位癌

A. 小梁状排列；B. 管状腺病中的印戒细胞样小叶原位癌

出的 A 型分布模式）。

3. 腺病中的导管原位癌

导管原位癌可能起源于腺病内，或周围组织起源的导管原位癌累及至腺病。在硬化性腺病中如果出现粉刺样坏死、实性、筛状或乳头状结构，以及扩张的上皮成分显示明显的细胞学异型性，此时导管原位癌最容易被识别出来（图 7-23 和图 7-24）[11, 12]。腺病中的非典型性大汗腺化生和大汗腺型导管原位癌之间的鉴别可能具有挑战性 [16, 17, 27]。尽管有相当大的细胞学异型性，腺病中的大汗腺化

生不应被解释为癌，直到有足够的上皮增生形成经典的导管原位癌的结构模式和（或）具有显著的细胞学异型性和（或）易于识别的核分裂象，方能诊断癌。在非典型性硬化性大汗腺病变以及大汗腺癌中，均可见到胞质透明或空泡化（参见第 19 章）。

Moritani 等 [26] 研究了 24 例硬化性腺病和原位癌（22 例导管原位癌和 2 例小叶原位癌），他们观察到两种不同的模式，在其中一种模式（模式 A）中，导管原位癌局限于硬化性腺病，不超出硬化性腺病的范围。在另一种模式（模式 B）中，导管原

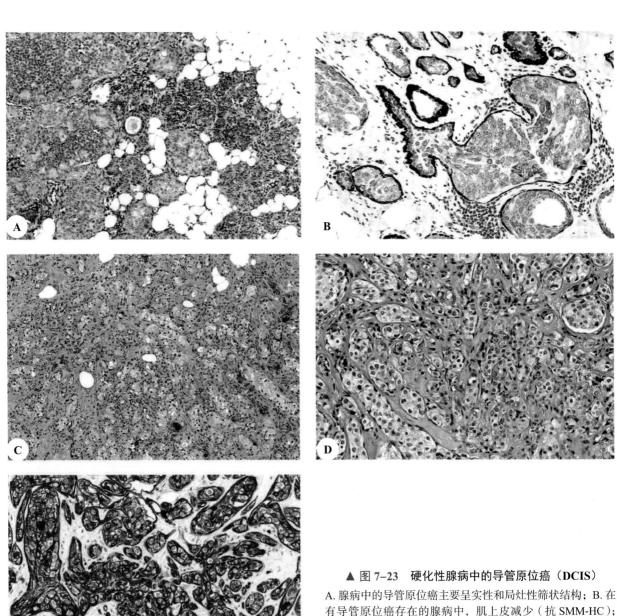

▲ 图 7-23　硬化性腺病中的导管原位癌（DCIS）

A. 腺病中的导管原位癌主要呈实性和局灶性筛状结构；B. 在有导管原位癌存在的腺病中，肌上皮减少（抗 SMM-HC）；C. 具有大汗腺形态的导管原位癌累及硬化性腺病，其形态酷似浸润性癌，偶见钙化；D 和 E. 另一例导管原位癌累及硬化性腺病，形似浸润性癌；E. ADH5 免疫组织化学染色显示导管原位癌周围存在肌上皮细胞

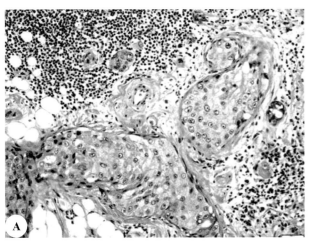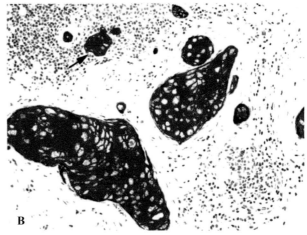

▲ 图 7-24　累及腺病的导管原位癌及微小浸润性癌

A 和 B. 与炎症细胞混杂的微小浸润性癌，其与累及硬化性腺病的导管原位癌相邻；B. ADH5 免疫组织化学染色突出显示与导管原位癌紧邻的微小性浸润癌缺乏肌上皮（箭）

位癌累及硬化性腺病和相邻的乳腺实质。在模式 A 中的硬化性腺病显著大于模式 B 中的硬化性腺病。作者观察到局限于硬化性腺病的导管原位癌有一半（6/12 例）呈轻度非典型，而 B 型导管原位癌以高度非典型为主（8/10 例）。在一些病例中，导管原位癌起源于腺病并播散到周围乳腺，但在另一些病例中，起源于周围乳腺实质的导管原位癌累及腺病。

尽管早期研究显示，腺病中导管原位癌的发生率低于小叶原位癌[22, 24]，但在近期的 163 例硬化性腺病伴原位癌的研究中，136 例（83.4%）为导管原位癌，19 例（11.7%）为小叶原位癌，8 例（4.9%）为导管原位癌/小叶原位癌混合型[23]。136 例累及硬化性腺病的导管原位癌中，118 例导管原位癌局限于硬化性腺病（模式 A）中，18 例导管原位癌同时累及硬化性腺病及周围乳腺组织（模式 B）。大多数模式 A 中的导管原位癌具有低（61%）或中（33.1%）核级，只有 5.9% 具有高核级。相反，大多数模式 B 中的导管原位癌具有高（50%）或中（44.4%）核级别，低核级只有（5.6%）。模式 A 中的导管原位癌为实性（50%）或筛状（43.2%），只有极少数为混合性（4.2%）或以微乳头为主（2.5%）。模式 B 中的导管原位癌多为混合性（66.7%）或筛状（33.3%），无微乳头状或混合型生长。仅在具有中等或高度核级别的导管原位癌中，观察到显著的粉刺样坏死，并且仅在模式 B 的腺病外区域观察到。163 例导管原位癌中 37 例（22.7%）伴有微小浸润，其中模式 B（12/19 例，63.2%）比模式 A（25/144 例，17.4%）更常见。局限于硬化性腺病的导管原位癌（模式 A）有 61% 的病例免疫表型为腔面 A 型，19.5% 为腔面 B 型，14.4% 为三阴性，仅 5.1% 为 HER2 过表达型。模式 B 中导管原位癌三阴性为 38.9%，HER2 过度表达型为 27.8%，腔面 A 型或 B 型仅各占 16.7%。

4. 腺病与间质浸润

当小叶原位癌和导管原位癌累及腺病时，腺病的基本结构仍保留。在这些复杂的增生性病变中，仅从 HE 染色切片有时很难确定腺体的完整性，可能需要对基底膜和肌上皮细胞进行免疫组织化学染色[8, 24]。在这种情况下，p63 免疫组织化学染色更受推崇，因为它突出了肌上皮的细胞核，且与间质细胞没有交叉反应，但是这种染色应与肌上皮的胞质抗体，如平滑肌肌动蛋白（SMA）或钙调节蛋白（calponin）联合染色。在 Hilson 等研究中[28]，1/22 个（4.5%）硬化性病变的 calponin 免疫组织化学染色减少，3/21 个（14.3%）硬化性病变的肌球蛋白（myosin）染色减少，4/20 个（20%）病变中 CK5/6 染色减少。SMA、CD10、p63 和 p75 的表达情况与正常导管和小叶周围的肌上皮细胞的反应性相似。网状纤维或 PAS 染色可突出显示腺病腺体周围的基底膜，而肌上皮标志物的免疫组织化学染色往往提供更可靠和可重复的结果。

即使基底膜和肌上皮层不连续，也很难确切诊断腺病内的浸润。诊断起源于腺病的浸润性癌最令人信服的证据是，存在超出腺病范围的浸润性病灶。浸润性癌应具有与腺病中原位癌相同的细胞学特征，腺体被局限性的炎细胞和反应性的间质所分割常提示间质浸润。癌性的腺体或细胞周围缺乏肌上皮细胞，基底膜大部分或完全缺失。最后，浸润癌应该具有不同于腺病的结构与分布模式。细胞角蛋白和肌动蛋白的双重免疫标志可以检测原位癌累及的腺病时，病灶中孤立的浸润癌细胞[29]。肌上皮标志物和细胞角蛋白的双重免疫组织化学染色，可以显示腺病内的微小浸润癌[23]（图 7-24）。

【细胞学】

腺病瘤的细针穿刺（fine-needle aspiration，FNA）标本可获得丰富的细胞，包括上皮细胞簇、细长双极"裸"核的肌上皮细胞及间质碎片[30]。这些表现类似于从纤维腺瘤获取的细胞学标本，但是前者通常缺乏大而扁平的"鹿角形"上皮细胞片。细胞学标本的免疫组织化学检测显示，双极细胞对肌动蛋白、p63 和其他肌上皮标志物呈阳性反应性。一项回顾性研究[31]分析了 25 例具有后期手术切除标本硬化性腺病的 FNA 标本［其中 2 例同时具有硬化性腺病和非典型导管增生（atypical ductal hyperplasia，ADH）］，其中 19 例为良性，3 例为局灶性不典型，3 例可疑癌。两例同时具有硬化性腺病和非典型导管增生的手术切除标本，没有异型性，在之前的 FNA 被诊断为良性。6 例 FNA 诊断为非典型或可疑恶性的病例，在随后的粗针活检（core-needle biopsy，CNB）中均显示为良性（4 例硬化性腺病，2 例硬化性腺病合并非典型导管增生）。对非典型性／可疑恶性的 FNA 病例的回顾显示，与明显良性的 FNA 病例相比，大的黏附性细胞簇更少，小的黏附性的小管和细胞簇较多，并可见失黏附的细胞簇及单个细胞。有两例因存在锐角的小管状结构，尽管背景中存在肌上皮细胞核，仍被诊断为可疑恶性。

【电子显微镜检查】

腺病瘤的超微结构特征与硬化性腺病相似[30, 32]。腺上皮细胞被肌上皮细胞包围，由基底膜支撑，基底膜可因肌上皮增生而增厚[33]。

【遗传学检查】

关于腺病的遗传特征的信息是有限的。Da Silva 等[34]利用比较基因组杂交（comparative genomic hybridization，CGH）研究了 1 例管状腺病和腺样囊性癌共存的病例，未发现两种病变之间存在基因组相关性的证据。管状腺病具有复杂的基因组改变模式，超过腺样囊性癌。Wilsher 等[35]利用 50 个癌基因热点突变二代测序技术，研究了 4 例低级别腺鳞癌、13 例放射状硬化性病变和 4 例良性增生性乳腺病变中的体细胞突变，其中 1 例良性增生性病变是大汗腺腺病。77%（10/13 例）放射状硬化性病变和 4 例良性增生性病变（包括那一例大汗腺腺病）中检测到 PIK3CA 热点突变。

在一项使用梅奥良性乳腺疾病队列（Mayo benign breast disease cohort）的巢式病例对照研究中，Degnim 等[36]报道了基于互补 DNA 微阵列的硬化性腺病女性患者，乳腺癌风险预测基因标记模型，该模型包括 86 名硬化性腺病女性患者，其中 27 名女性在 10 年内发展为乳腺癌，59 名女性在 10 年内没有发生癌。验证组由 65 名硬化性腺病女性患者组成，其中 10 名发展为乳腺癌，55 名为对照。由 35 个基因组成的由硬化性腺病到癌时间 10 年模型表现出良好的性能，受试者组 ROC 曲线面积（receiver operating characteristic area）为 0.91，在验证组为 0.84。Winham 等[37]利用基于 nanostring 的基因表达分析方法，进一步分析了硬化性腺病到癌 10 年模型中的 35 个基因，以及根据与乳腺癌发展的生物学相关性选择的另外 26 个基因和背景正常化的 10 个基因。这项研究评估了梅奥良性乳腺疾病队列中的 151 名硬化性腺病患者，其中包括 37 名后来在 10 年内发展为乳腺癌的女性和 114 名保持无癌的女性。此研究没有提供乳腺癌的组织学亚型、分级和激素受体的信息。基因表达预测模型实现了交叉验证的受试者 ROC 曲线面积为 0.66～0.70。5 个基因（EXOC6、RGS12、SORBS2、DLK2 和 KIT）在发展为乳腺癌的病例比对照组病例，表现出一致性高表达。目前尚不清楚，这些风险指标是否是硬化性腺病患者特异性的，或者可能与所有良性乳腺疾病患者随后发生癌症的风险增加有关。

【治疗和预后】

1. 腺病与粗针穿刺活检

在没有上皮异型性或其他已确定的风险因素的情况下，粗针穿刺活检诊断腺病的病例，影像病理一致的病变不需要手术切除，但其他因素（如患者的偏好）及其他相关 / 合并的病变也需要考虑。如果病变在乳房 X 线上表现为可疑的钙化、有毛刺状的轮廓或与复杂的放射状硬化病变相关，建议手术切除[9]。

在粗针穿刺活检样本中，单独发现非典型大汗腺腺病是罕见的。一项研究[38]评估了在手术切除时升级的 12 个病灶，这些病灶的粗针穿刺活检诊断为非典型大汗腺腺病。研究显示，如果粗针穿刺活检标本中只有非典型大汗腺腺病，那么手术切除时诊断不会升级；除 5 例同时伴非典型性病变（2 例）或癌（3 例伴导管原位癌）外，仅有非典型大汗腺腺病而无其他高危病变的粗针穿刺活检仅有 7 例[38]，提示非典型大汗腺腺病与其他高危病变或癌的关系密切。在一个回顾性研究中[39]，一个医学中心在 2006—2013 年诊断的 157 例粗针穿刺活检中，33 例出现非典型大汗腺腺病，其中 20 例仅有此一项高危病变。一名女性 10 年前因同侧浸润性乳腺癌接受放疗，另一名女性因边缘区淋巴瘤接受全身照射，两名女性因对侧浸润性癌接受治疗。患者中位年龄和平均年龄为 60 岁（47—73 岁），20 个粗针穿刺活检中有 12 个在超声引导下取样检查，其中包括 3 个伴钙化的肿块。6 例因乳腺钙化而采用立体定向粗针穿刺活检，其中 2 例非典型大汗腺腺病有钙化；另一个立体定向粗针穿刺活检采集了一个不对称的区域，MRI 引导下的粗针穿刺活检采集了一个病灶。4/20 例（20%）手术切除为乳腺癌，超声检查均为肿块，其中 3 例为具有大汗腺特征的导管原位癌（2 例高核级导管原位癌，1 例中等核级导管原位癌）；第 4 例为浸润性导管癌，2 级，显微镜下直径 0.2cm，ER 和 PR 阳性、HER2 阴性，与其相关的导管原位癌没有大汗腺特征。再次回顾最后一例的粗针穿刺活检标本，发现其中已存在浸润性癌。

目前一般认为，任何伴导管上皮非典型性的腺病，包括非典型大汗腺腺病，无论影像表现与病理结果的一致性如何，都应该手术切除，以便对其进行完整和明确的评估。

起源于腺病的乳腺癌治疗取决于病变的分期和范围。在某些情况下，乳腺癌也存在于腺病区域以外的乳腺组织中[22, 23, 25, 26]。

2. 硬化性腺病与后续发生乳腺癌的风险

Foote 和 stewart[2] 研究了癌或非癌的乳腺中发生各种纤维囊性乳腺病的频率。他们报道腺病，特别是硬化性腺病，在乳腺癌患者中并不常见，结论是腺病不是乳腺癌的前驱病变或危险因素。Kern 和 Brooks[40] 对有乳腺癌和无癌患者的乳腺标本进行了回顾性分析，发现硬化性腺病在无乳腺癌患者的乳腺标本中更为常见。1978 年发表的一项关于女性纤维囊性乳腺病的回顾性随访研究中，Page 等[41] 没有发现与硬化性腺病相关的风险显著增加。然而，Page 等[42, 43] 随后的调查，发现硬化性腺病患者乳腺癌的相对风险（relative risk，RR）增加。Jensen 等[43] 发现相对风险在硬化性腺病女性中约为 2.1，在不伴非典型性增生的女性中，相对风险降至 1.7，并且在有或没有乳腺癌家族史的情况下，相对风险没有显著变化。当硬化性腺病伴非典型性增生时（通常为小叶型），相对风险为 6.7。其他研究者也报道[44-48]，在诊断出硬化性腺病之后，后续发生癌的风险增加。Krieger 和 Hiatt[48] 报道，与对照人群相比，患腺病女性的总体相对风险为 2.5。Bodian 等[44] 报道，在没有其他增生性病变和没有乳腺癌家族史的女性中，"腺病"的相对风险为 2.2。后两项研究都没有定义"腺病"，或者指明研究的是硬化性腺病或范围更广泛的旺炽性腺病。

Visscher 等[49] 报道了梅奥良性乳腺疾病队列中硬化性腺病的患病率和乳腺癌的风险。该队列包括 13 434 名女性，她们在 1967—2001 年在罗切斯特梅奥医学中心（Mayo Clinic Rochester）接受了乳腺良性病变活检，平均随访时间为 15.7 年。3733 个活检中 27.8% 出现了硬化性腺病，在不伴非典型的增生性疾病中更为常见（2672/4285 例，62.4%），高于伴非典型性增生（导管或小叶）的疾病组（386/700 例，55.1%）。整个队列的 13 434 名患有良性乳腺疾病的女性患乳腺癌的风险增加，标准的风险比为 1.69。有硬化性腺病女性患乳腺癌的风险高于无硬化性腺病女性，风险比为 2.10∶1.52。然而，硬化性腺病的存在并不能对伴或不伴非典型性增生的女性发生乳腺癌风险进一步分层。一项巢式病例对照研究[50]，评估了 133 例后续发生乳腺癌的硬化性腺病和 239 例匹配的未发生癌的硬化性腺病病例，无论是在硬化性腺病（Ki67 阳性细胞 > 2/HPF）还是在相邻的正常终末导管小叶单位（Ki67 阳性细胞 > 6/HPF）中，Ki67 的高表达使随后发生乳腺癌的概率增加了 2 倍。

总之，不伴上皮非典型性的硬化性腺病的风险似乎非常小，除了常规的临床和影像学监测外，不需要任何干预。

3. 非典型大汗腺腺病和后续发生乳腺癌的风险

三项独立的研究评估了非典型大汗腺腺病的癌前意义，Carter 和 Rosen[16] 研究了 51 例伴非典型大汗腺腺病的硬化性增生性病变，平均随访 35 个月后，没有一例患者发生乳腺癌。Seidman 等[17]，研究 37 例非典型大汗腺腺病患者中有 4 例（10.8%）发展为浸润性导管癌（同侧 3 例，对侧 1 例），平均随访 8.7 年，作者没有提及癌细胞是否具有大汗腺形态。在这项研究中，与年龄特异性发病率相比，乳腺癌的相对风险为 5.5（95%CI 1.9~16）。所有发生乳腺癌的女性在诊断非典型大汗腺腺病时年龄均在 60 岁以上，其中 11 例患者的乳腺癌相对风险为 14（95%CI 4.1~48）。所有的乳腺癌是在诊断非典型大汗腺腺病后 3 年以上被确诊的，平均间隔 5.6 年。第三项研究[51]，在梅奥医学中心 1967—1991 年良性乳腺疾病队列研究中，从 9340 名女性患者切除活检标本中，非典型大汗腺腺病仅 37 例，占比不到 1%。非典型大汗腺腺病女性患者的平均诊断年龄为 59.3 岁，而队列研究中所有女性的平均诊断年龄为 51.4 岁。在 37 例非典型大汗腺腺病患者中，仅有 3 例（8%）随后发生乳腺癌，而在整个研究队列中，有 7.8% 的女性患癌。这三例后续发生乳腺癌的患者，诊断非典型大汗腺腺病时的年龄分别为 55 岁、47 岁和 63 岁，其中 2 名发生同侧乳腺浸润性癌。一名患者诊断非典型大汗腺腺病后 4 年，发生浸润性导管癌，其中也含有非典型导管增生；另一名女性在非典型大汗腺腺病活检 18 年后，出现导管和小叶混合形态的浸润性癌；第三位女性在非典型大汗腺腺病活检后 12 年，出现对侧的导管原位癌。三例乳腺癌均没有大汗腺特征，并且在

背景乳腺实质中都不存在非典型大汗腺腺病。作者评论说，非典型大汗腺腺病是一种罕见的病变，但由于现代的粗针活检技术的频繁使用，因此而被更多地诊断。在这项研究[51]中，乳腺切除标本中的非典型大汗腺腺病，后续发生癌的风险与其他良性病变的风险没有差异。正如 Seidman 等[17] 已经指出的那样，梅奥医学中心的良性乳腺疾病研究也确定了高年龄组与非典型大汗腺腺病诊断之间的联系，尽管研究结果并没有明确表明年龄增长与随后的乳腺癌发病率增加之间存在正相关[51]。

二、微腺性腺病

微腺性腺病（microglandular adenosis，MGA）是一种浸润性腺性增生性病变，在临床和病理上经常与浸润性癌混淆。这个病变的结构特征与传统上称为"腺病"的病变大不相同。在本章中讨论它显然是因为没有更合适的位置将其归类，并且"腺病"一词一直被用来命名该病变。

虽然之前已有报道[52-54]，但在 1983 年发表的三项独立系列研究[55-57]中，微腺性腺病被定义为一种具有独特的临床病理特征的疾病实体。这三项研究[55-57]共包括 29 名患者，其中一名患者可能被包括在两个系列文章中[55, 56]。随后的研究进一步利用免疫组织化学对微腺性腺病中不同抗原的表达[58-61]及运用分子检测对其基因组改变[61-64]进行分析。

尽管没有具体的发病率数据，但根据本章作者和教科书资深作者的经验，与微腺性腺病合并非典型性增生（非典型微腺性腺病，atypical MGC，AMGA）或微腺性腺病合并癌相比，不伴非典型性或癌的微腺性腺病相对更少，可能是因为它不太可能出现症状。微腺性腺病相关性癌可能叠加在微腺性腺病之上，并保留潜在的微腺性腺病生长模式（所谓的"原位癌在微腺性腺病中"），或者它可能直接浸润性的。1983 年，Rosen[56] 首次提出"微腺性腺病的上皮可能在某些情况下，进展为癌或与乳腺癌的发展相关"。Rosenblum 等[65] 基于对非典型微腺性腺病病变谱系的观察，进一步提出了从微腺性腺病向浸润性癌转变的假设。最近分子研究表明，至少一部分微腺性腺病是克隆性和肿瘤性病变，可能是一些三阴性乳腺癌的前驱病变[61, 62, 64, 66]。

关于微腺性腺病、非典型微腺性腺病和原位

癌在微腺性腺病中与乳腺腺泡细胞癌（acinic cell carcinoma，ACC）的关系，文献中[67-72]存在争议，因为它们具有共同的形态学和免疫表型特征及相似的基因组改变。本书的编者不认为腺泡细胞癌是一个单独类型的乳腺癌，并强烈认为它是一个起源于微腺性腺病的具有腺泡细胞分化的浸润性癌[73]。

【临床表现】

1. 微腺性腺病

所有报道的微腺性腺病患者都是女性，年龄为22[74]—82岁[57]。在3项微腺性腺病的研究中（病例数分别为12例[56]、11例[57]和11例[60]），平均年龄分别为53岁[56, 60]和51岁[57]，其中一个研究中的中位年龄为57岁[60]。大多数微腺性腺病患者的年龄为40—60岁[55-58, 75]。

临床上，微腺性腺病表现为乳房内可触及的肿块或增厚，它可能只是形成乳房肿块的几种病变之一。在一项研究中[56]，微腺性腺病形成1～5cm的肿块。微腺性腺病可伴有囊肿和各种良性增生性病变，包括硬化性腺病[56]。肿块有时可引起疼痛[56]，在其中报道的1例中，肿块大小随月经周期发生变化[56]，活检前病变持续的时间为几周到长达5年。在一些患者中，微腺性腺病是因其他病变切除标本中偶然发现的。在一项研究中[60]，微腺性腺病是纤维囊性病变（1例）或乳头状瘤（1例）周围偶然发现的病变，但在第三个病例中为可触及的、1.9cm大小的肿块。Kim等[76]报道了1例微腺性腺病，形成了一个2.0cm可触及的肿块，与周围组织和胸壁粘连。很少有人提及微腺性腺病具有乳腺癌家族史，但Sabate[74]等报道了一名22岁无症状的女性，筛查时发现的肿块中含有微腺性腺病，该患者具有 *BRCA1* 突变（第24外显子，5625 G ＞ T 突变）。

2. 非典型微腺性腺病和微腺性腺病相关性癌

非典型微腺性腺病（atypical microglandular adenosis）和微腺性腺病相关性癌（microglandular adenosis-associated carcinoma）的年龄分布与微腺性腺病相似[60, 62-65, 77-81]。在一项研究中[60]，微腺性腺病（3例）、非典型微腺性腺病（2例）和微腺性腺病相关性癌（6例）患者的平均年龄分别为57岁、41.5岁和54岁。在一项对14例微腺性腺病相关性癌的研究中[81]，患者年龄为26—68岁，中位年龄

和平均年龄分别为47岁和49岁。非典型微腺性腺病和微腺性腺病相关性癌通常表现为乳房肿块。有关乳腺癌家族史的资料非常有限，但在一项研究中[81]，14名微腺性腺病相关性癌患者中，有6例（43%）的患者有乳腺癌家族史，涉及家族中母亲一方的女性亲属；只有一位患者的姑姑患有乳腺癌。在一例微腺性腺病和非典型微腺性腺病（根据提供的病理图片）的病例报告中，患者有神经纤维瘤病史[82]。

【影像学表现】

微腺性腺病的乳房 X 线检查，可显示为乳腺密度增加。乳房 X 线检查结果有时被报道为"可疑"[65]，但没有描述具体的放射学改变。在一组4例微腺性腺病病例中，病变表现为乳房 X 线检查中的边界不清或毛刺状的肿块，或超声中毛刺状或低回声和（或）微分叶状肿物[83]。极少数情况下，不可触及的微腺性腺病因伴有钙化的界限不清的致密影，在乳房 X 线检查时发现，而行粗针穿刺活检。Sabate 等[74]报道了一例22岁女性乳房中的微腺性腺病的成像特征，乳房 X 线检查显示致密型乳腺而没有任何异常，高分辨率超声显示了一个边界不清的低回声的1cm肿块，MRI 检查显示一个界限不清的肿块，T_2 加权像显示中度早期和延迟强化及高信号。

Khalifeh 等[60]报道的3例微腺性腺病，在乳房 X 线上均未能被发现，但同一研究中所有非典型微腺性腺病和微腺性腺病相关性癌，在 X 线上均表现为浸润性肿块。

【大体病理】

大体上，形成肿块的微腺性腺病表现为一个界限模糊的浸润性肿块，但很难精确测量大小。在一项研究中[57]，"微腺性腺病的大致尺寸范围为6～20cm，大多数病变为3～4cm"。在一些标本中，微腺性腺病被描述为多灶状或呈多灶融合状病变。在某些情况下，微腺性腺病是一种偶然发现隐匿性病变，因其他乳腺异常或乳房缩小术而被发现[62]。囊肿和其他显微镜下可检测到的增生性病变，往往构成了大体所见的显著的肿块。有时，这些改变可能掩盖微腺性腺病成分的真实范围。

非典型微腺性腺病和微腺性腺病相关性癌通常

形成实性肿块。Rosenblum 等[65] 所发现的一系列非典型微腺性腺病和微腺性腺病相关性癌，最大病灶约 6.5cm，完全由微腺性腺病和非典型微腺性腺病组成。发生于微腺性腺病的癌形成质中、边界不清的肿块，切面呈灰白色[78]。有些病灶可能有白垩黄色条纹或明显可辨认的钙化[65]。2 例有凝胶状的病灶[65]。

【镜下病理】

1. 微腺性腺病

微腺性腺病的基本组织学表现，为浸润于乳腺纤维脂肪间质中的均匀的、形态温和的增生的小腺管（图 7-25 和图 7-26）。腺体随机散在分布的，但有时在低倍镜下，可见聚集成簇、分叶状的腺体结节。

微腺性腺病最具特征性的表现形式，为由单层扁平至立方状的上皮细胞组成的小圆形腺体（图 7-25 和图 7-26）。细胞核圆形，核仁不明显，

胞质浅染或嗜双色性，但也可以为强嗜酸性，并且在某些病例中出现显著的胞质颗粒，腺腔内分泌物呈深染均质而浓缩的嗜酸性小球。这些物质通常是 PAS 阳性和耐淀粉酶消化的（图 7-27）。偶尔，腺腔内分泌物可以钙化，形成小而圆的钙化球，腺腔内分泌物也可呈黏液卡红阳性。

微腺性腺病在腺体的生长方式和细胞学表现上可能有很大的差异。有些腺体可能是小管状的而不是圆形的。没有非典型性的微腺性腺病，可能有拥挤的"背靠背"腺体，但腺泡没有合并和融合。尽管有时硬化性腺病局部可能与微腺性腺病相似，并可能出现在微腺性腺病附近（图 7-28），但硬化性腺病中存在肌上皮细胞，而微腺性腺病的腺体完全没有肌上皮（图 7-29）。微腺性腺病的腺体周围有基底膜，通常在 HE 染色切片中可见，并可通过网织纤维染色或层粘连蛋白和Ⅳ型胶原免疫组织化学染色显示出来（图 7-30）。

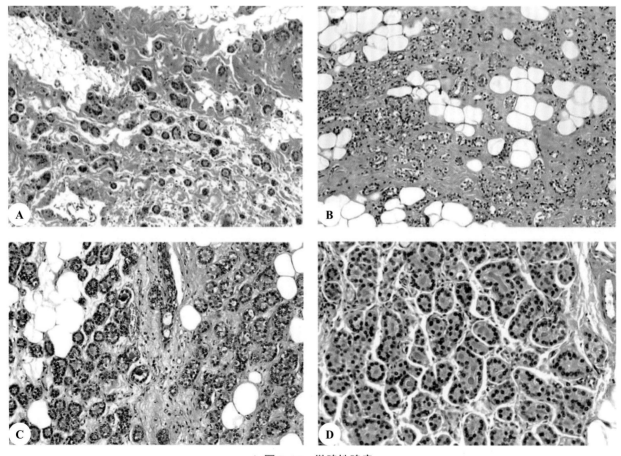

▲ 图 7-25 微腺性腺病
A. 规则的圆形腺体弥漫分布在纤维脂肪间质中；B. 该例中的细胞具有透明的细胞质；C. 病变浸润脂肪（左）和纤维间质（右）；D. 微腺性腺病中致密增生的腺体

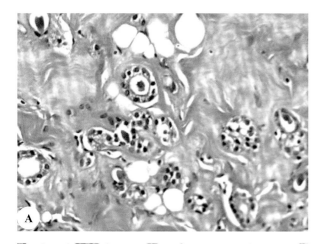

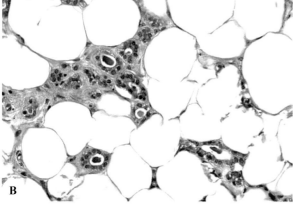

▲ 图 7-26 微腺性腺病

A. 典型的腺体由均匀的立方形细胞组成，规则地分布在含有嗜酸性分泌物的管腔周围，细胞质轻微透明；B. 脂肪中的微腺性腺病

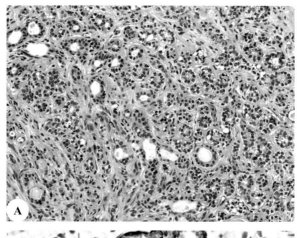

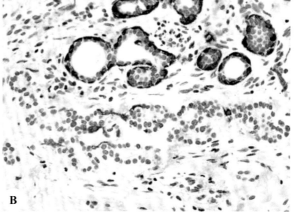

▲ 图 7-28 微腺性腺病和硬化性腺病

A. 微腺性腺病占据该图片的大部分，局灶性硬化性腺病在左下；B. 腺病中的肌上皮细胞对肌球蛋白具有免疫反应性（图片的上半部分），在微腺性腺病（图片的下半部分）（抗 SMM-HC）中没有观察到反应性

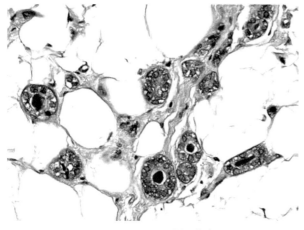

▲ 图 7-27 微腺性腺病

腺腔内的分泌物 PAS 染色阳性，也显示出腺体周围完整的基底膜（PAS 反应阳性）

2. 非典型微腺性腺病

被归类为"非典型"微腺性腺病的病变，表现为微腺性腺病的背景中出现更复杂的结构和细胞学非典型性。非典型微腺性腺病病变，由相互连接的微小腺泡及较大的不规则腺体组成（图 7-31），这些腺体往往紧密排列，有时似乎相互融合。非典型微腺性腺病的许多腺体可能仍由单层细胞构成，但大多数腺体由复层化的上皮组成。上皮细胞核深染而多形，胞质多少不等，呈透明或嗜酸性。少数病例中出现明显的强嗜酸性的粗糙颗粒状胞质（图 7-32）。后者有时伴随着淋巴浆细胞反应，该表现不是普通微腺性腺病的特征。核分裂象罕见，可出现局灶性凋亡。在增生旺盛的病例中，有时可以观察到相互连接的出芽状腺体和微筛状上皮巢。当腺腔内出现上皮桥时，单层上皮被复层上皮取代，并逐渐演变成实性细胞巢。少数非典型微腺性腺病可出现良性的软骨黏液样化生性间质[65]。

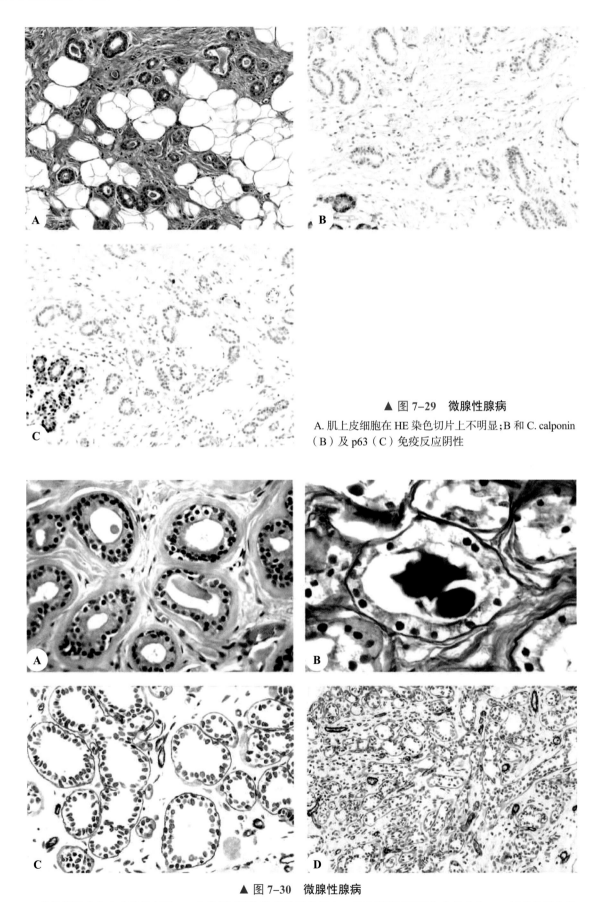

▲ 图 7-29　微腺性腺病

A. 肌上皮细胞在 HE 染色切片上不明显；B 和 C. calponin （B）及 p63 （C）免疫反应阴性

▲ 图 7-30　微腺性腺病

A. 微腺性腺病中突出的基底膜；B. 在这例透明细胞微腺性腺病中，基底膜被网织银染突显出来；C. 层粘连蛋白染色勾勒出微腺性腺病中的每个腺体；D. 作为对照，显示硬化性腺病中的层粘连蛋白染色

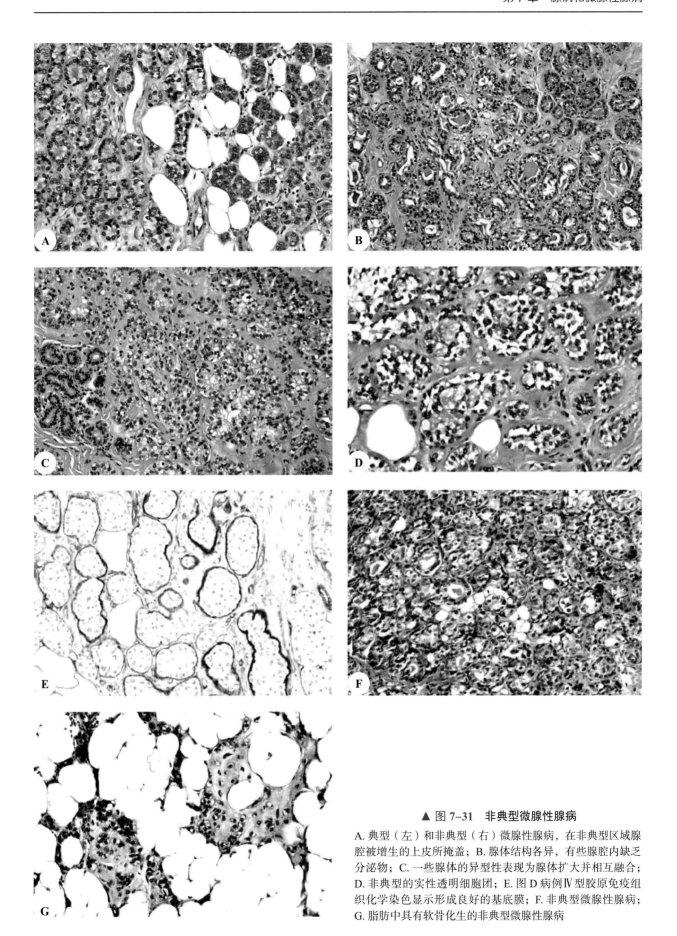

▲ 图 7-31　非典型微腺性腺病

A. 典型（左）和非典型（右）微腺性腺病，在非典型区域腺腔被增生的上皮所掩盖；B. 腺体结构各异，有些腺腔内缺乏分泌物；C. 一些腺体的异型性表现为腺体扩大并相互融合；D. 非典型的实性透明细胞团；E. 图 D 病例Ⅳ型胶原免疫组织化学染色显示形成良好的基底膜；F. 非典型微腺性腺病；G. 脂肪中具有软骨化生的非典型微腺性腺病

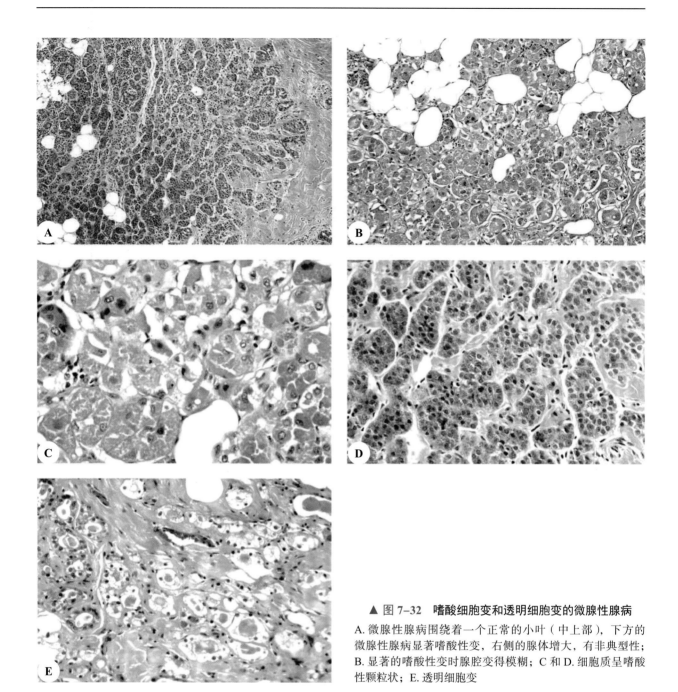

▲ 图 7-32　嗜酸细胞变和透明细胞变的微腺性腺病
A. 微腺性腺病围绕着一个正常的小叶（中上部），下方的微腺性腺病显著嗜酸性变，右侧的腺体增大，有非典型性；B. 显著的嗜酸性变时腺腔变得模糊；C 和 D. 细胞质呈嗜酸性颗粒状；E. 透明细胞变

3. 微腺性腺病相关性癌

多项研究和案例分析描述了微腺性腺病相关性癌 [60-65, 69, 78-81, 84-88]，包括原位癌和（或）浸润性癌。在一些病例中可以观察到从微腺性腺病到非典型微腺性腺病和癌的移行，广泛取样可能是必要的，以找到没有非典型性的微腺性腺病。微腺性腺病中出现的原位癌，保留了微腺性腺病和非典型微腺性腺病的腺体和腺泡生长模式，但由实性巢状或具有复层上皮的腺泡组成（图 7-33 至图 7-36）。可见核分裂、散在的凋亡细胞和局灶性坏死。整体结构与大多数普通类型的导管原位癌或小叶原位癌有很大不同，因为这种原位病变呈浸润性分布（图 7-33 至图 7-35）。根据惯例，微腺性腺病中产生的原位癌并不被认为是真正的"浸润"，因为它们被基底膜包绕，因为即便微腺性腺病本身也是浸润性病变（图 7-36）。

在罕见的情况下，普通型原位癌可能与微腺性腺病或非典型微腺性腺病共存。Rosen [56] 报道了 2 例微腺性腺病伴有相关的普通型原位癌，其中一例由导管原位癌组成，另一例由小叶原位癌组成。

Lin 和 Pathmanathan[89] 报道 1 例微腺性腺病相关的浸润性癌伴导管原位癌。Ⅳ型胶原突出了微腺性腺病、非典型微腺性腺病和普通导管原位癌周围的基底膜。Geyer 等[61] 报道了 1 例微腺性腺病相关浸润性癌和普通型导管原位癌（被基底膜和肌上皮包绕）并存的病例。

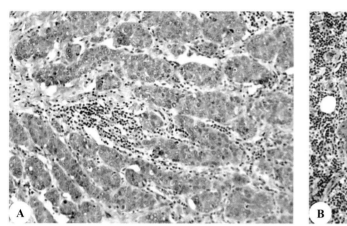
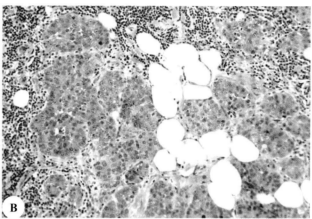

▲ 图 7-33　起源于微腺性腺病的乳腺癌

乳腺癌保留了微腺性腺病 / 非典型微腺性腺病的模式，但由核异型的实性细胞巢组成，注意间质中的淋巴细胞

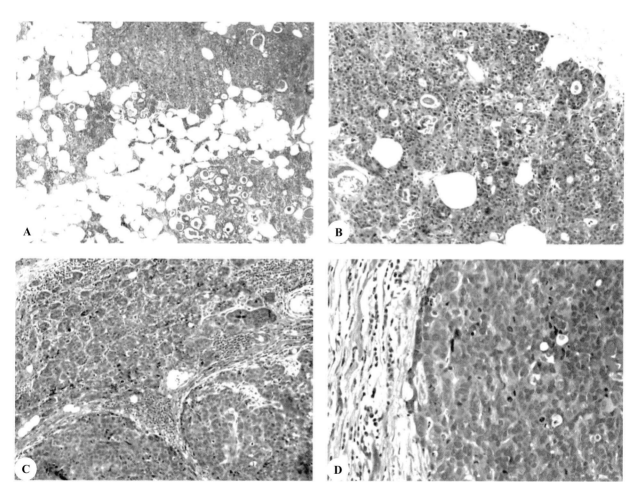

▲ 图 7-34　起源于微腺性腺病的乳腺癌

A. 非典型微腺性腺病位于图片下部，上部区域为微腺性腺病中的癌；B. 非典型微腺性腺病；C. 具有腺病模式的癌（左上）形成浸润性实性结节（下方），在图中看到的间质淋巴细胞浸润通常存在于这种类型的癌中；D. 这些病变通常出现高级别浸润性癌

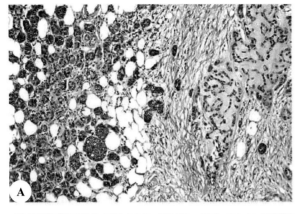

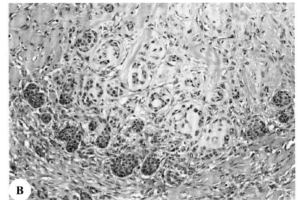

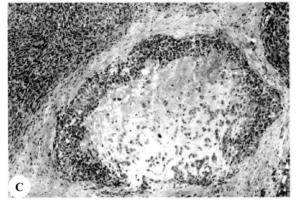

▲ 图 7-35　起源于微腺性腺病的产生基质的癌

A. 左侧的微腺性腺病已出现非典型性，并逐步移行为原位癌，右侧为产生基质的浸润性癌；B. 起源于微腺性腺病的产生基质的癌；C. 起源于微腺性腺病的高级别癌出现软骨分化

微腺性腺病相关的浸润性癌，通常形成比周围伴原位癌的微腺性腺病大得多的实体肿块。有时，浸润灶似乎是由扩张的原位成分融合形成。可能存在坏死区，核分裂可以很明显。基底膜存在于微腺性腺病、非典型微腺性腺病和微腺性腺病相关性原位癌周围，但在浸润癌的周围被破坏或缺失。浸润灶通常被明显浸润的淋巴细胞和新生的纤维结缔组织包绕。

除了高级别的非特指型（no special type，NST）浸润性乳腺癌外，特殊的组织学亚型的浸润性癌可能与微腺性腺病有关，其中包括软骨黏液样化生／产生基质的化生性癌（图 7-35）、分泌性癌（图 7-36）、鳞状细胞化生性癌、基底样癌（图 7-37）、伴有肉瘤样成分的癌等[60、61、65、69、77、79、81、84—88、90]。此外，还有与腺样囊性癌相关的报道[88]。

大多数微腺性腺病相关性癌，由具有基底样形态的细胞组成（图 7-33 至图 7-35 和图 7-37），但有时这些细胞表现出与微腺性腺病的胞质相同的特征，如分泌活性和胞质透明（图 7-36）。一些肿瘤细胞胞质呈明显的嗜酸性颗粒状，这些细胞对淀粉酶、溶菌酶、α1 抗糜蛋白酶及 S-100 蛋白等物质具有免疫反应性，这些物质也可以出现在腺泡细胞癌中[67]。该病例中微腺性腺病样区域周围可见腺泡细胞癌。在另一个病例报道[69]，作者描述了腺泡细胞癌与微腺性腺病和非典型微腺性腺病合并存在。据报道，8 例腺泡细胞癌及其邻近的微腺性腺病样病变组织中，层粘连蛋白和Ⅳ型胶原免疫组织化学均未检测到基底膜[67、71、72、91]，但 3 例局灶阳性[92、93]。

【鉴别诊断】

微腺性腺病的组织学鉴别诊断包括小管癌和硬化性腺病。小管癌通常由不同大小的成角状腺体组成，放射状或星芒状排列，之间混杂结缔组织间质及增生的弹力纤维。导管原位癌可能存于小管癌附近，通常为低级别核，微乳头状或筛状结构。在一些病例中，小管癌附近的乳腺实质可能仅存在非典型导管增生和（或）平坦上皮非典型性，或经典型小叶原位癌、非典型小叶增生。虽然小管癌和微腺性腺病均缺乏肌上皮，但微腺性腺病具有基底膜层，而小管癌没有。小管癌的间质为促纤维结缔组织增生性或弹力纤维增生性，不会出现微腺性腺病的间质特征。

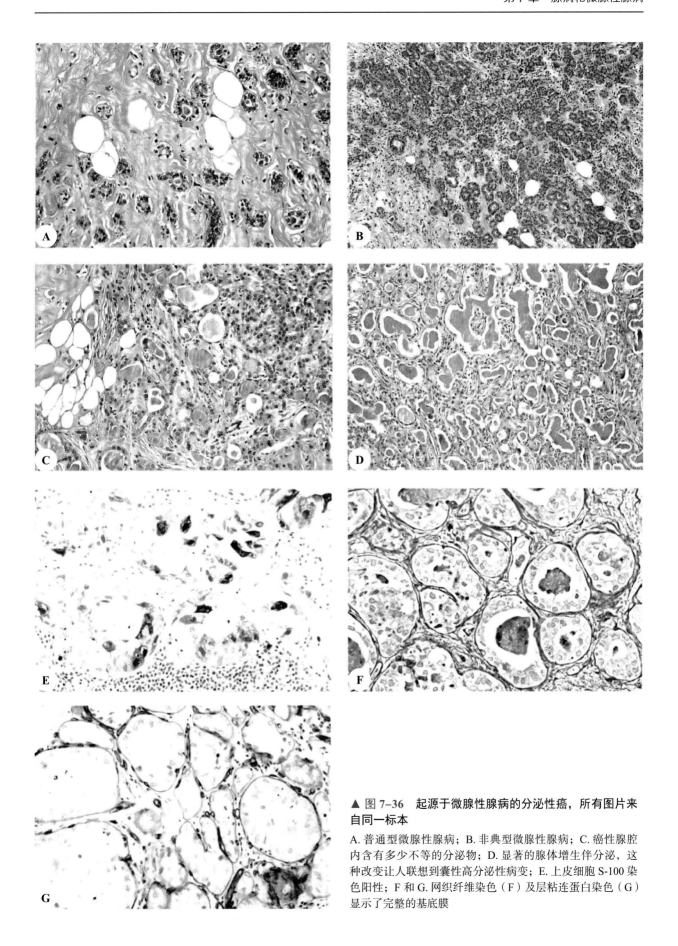

▲ 图 7-36　起源于微腺性腺病的分泌性癌，所有图片来自同一标本

A. 普通型微腺性腺病；B. 非典型微腺性腺病；C. 癌性腺腔内含有多少不等的分泌物；D. 显著的腺体增生伴分泌，这种改变让人联想到囊性高分泌性病变；E. 上皮细胞 S-100 染色阳性；F 和 G. 网织纤维染色（F）及层粘连蛋白染色（G）显示了完整的基底膜

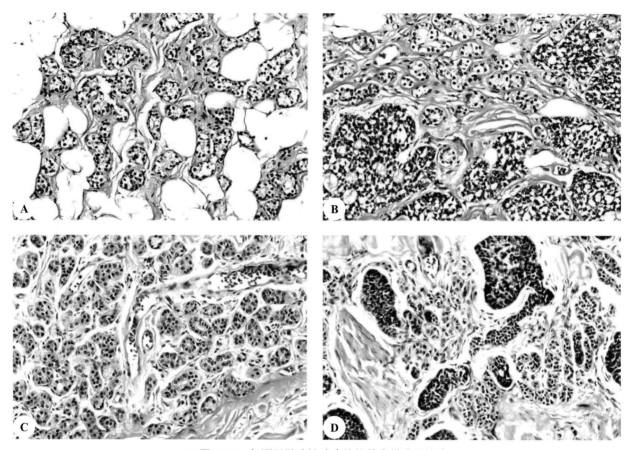

▲ 图 7-37　起源于微腺性腺病的伴基底样分化的癌

A. 细胞质透明的非典型微腺性腺病；B. 微腺性腺病中具有基底样分化的癌；C 和 D. 在一例 48 岁女性患者中，致密增生的微腺性腺病区（C）逐步演变成浸润性基底样癌（D）

　　虽然大多数情况下，小管癌的形态特征足以将其与微腺性腺病分开，但有时很难区分这两种病变，如小管癌由小圆腺体组成，上皮细胞胞质透明或呈大汗腺分化（见第 13 章）。在这些情况下，免疫组织化学染色通常最有帮助，ER 和 PR 在小管癌中高表达，但在微腺性腺病中不表达。反之，微腺性腺病均为 S-100 阳性（图 7-38），但小管癌为阴性（见"免疫组织化学"）。

　　在某些情况下，硬化性腺病存在于微腺性腺病附近。硬化性腺病通常明显以小叶为中心，螺旋状或层状排列于结节中。肌上皮细胞存在于硬化性腺病的腺体周围，通常呈梭形；肌上皮可以用 p63、calponin、actin、CD10 和其他肌上皮标志物的免疫组织化学染色突出显示。如果局部出现了与典型的硬化性腺病移行的，无序生长的圆形腺体，且伴有肌上皮细胞层，应认为是硬化性腺病的一部分，而不是微腺性腺病相关病灶。

　　Khalifeh 等[60] 报道了 54 例最初被误诊为微腺性腺病的病例的组织学表现，48 例被重新诊断为腺病（普通腺病 21 例、浸润性腺病 17 例、透明细胞变腺病 9 例及盲管腺病 1 例），非典型性大汗腺化生 2 例，无明显病理异常 4 例。在所有的 54 例中，经肌上皮免疫组织化学染色证实，增生的腺体均具有完整的肌上皮细胞层。值得注意的是，46/54 例（85%）是在 1990 年之前诊断的，当时肌上皮标志物和 S-100 的免疫组织化学染色还没有常规用于诊断。

　　非典型微腺性腺病伴 / 不伴原位癌的鉴别诊断包括浸润性癌。

【细胞学】

　　Evans 和 Hussein[94] 及 Gherardi 等[75] 报道了 3 例微腺性腺病的细胞学表现。细胞学涂片中的细胞量稀疏或少细胞，由小的、圆形至椭圆形排列紧密的单形性的细胞团组成。胞质小空泡状或含有细小颗

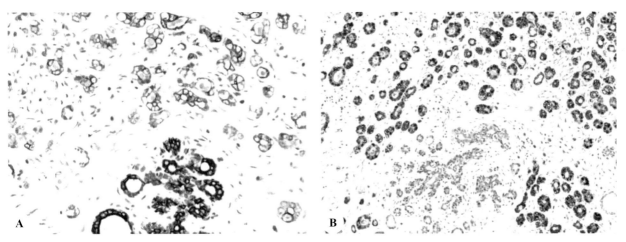

▲ 图 7-38　微腺性腺病

A. 图中下部中央区域的正常小叶的上皮细胞对细胞角蛋白产生免疫反应（抗 AE1），比周围微腺性腺病腺体更强；B. 微腺性腺病 S-100 蛋白强阳性，而正常小叶为阴性

粒，细胞核居中，圆形或卵圆形，大小一致，细颗粒状。在涂片中没有发现梭形的裸核细胞。这些病例的鉴别诊断包括良性病变，特别是分泌性改变。

Guadagno 等[95] 描述了非典型微腺性腺病病例的 FNA 发现。超声引导下对 4.1cm 大小的实性低回声肿块进行细针穿刺检查，获得的细胞成簇排列或形成腺样聚集体，细胞小至中等大小，细胞核圆形至椭圆形，染色质颗粒细腻，核仁小，但较明显，核膜略不规则。胞质浓稠嗜酸性，经常空泡化或颗粒状，FNA 诊断为非典型性。非典型微腺性腺病的明确组织学诊断是在回顾切除活检标本时得出的。

【免疫组织化学】

微腺性腺病的细胞 S-100 免疫组织化学染色强阳性（图 7-38），ER、PR 和 HER2/neu 均为阴性[81]，AR 也为阴性[64]。因为两者的免疫表型是截然相反的，免疫组织化学染色对形态学不明确的微腺性腺病和小管癌的鉴别诊断极有帮助，微腺性腺病为 S-100 阳性，ER 和 PR 阴性，而小管癌为 S-100 阴性，但 ER 和 PR 阳性。

在 HE 染色切片和免疫组织化学肌上皮染色片中，微腺性腺病腺体周围未见肌上皮细胞（图 7-29）。然而，微腺性腺病的腺体被基底膜包绕，后者通常在 HE 染色的切片中可见，并且可以被层粘连蛋白和Ⅳ型胶原的免疫组织化学染色突显出来。银染和 PAS 染色也可以很好地显示环绕在腺体周围的基底膜[58, 81]（图 7-30）。

值得注意的是，基底膜的存在并不能完全排除浸润的可能，一些低级别的浸润性癌也可以有完整的基底膜。Visscher 等[96] 报道一些低级别浸润性癌周围存在连续性的基底膜样物质。Cserni[97] 报道小管小叶癌腺体周围存在与微腺性腺病的形态非常相似的基底膜样物质。Wynveen 等[98] 证实，一些包裹性乳头状癌周围以及淋巴结转移癌的癌巢周围均存在完整的基底膜。

总之，微腺性腺病中产生的非典型微腺性腺病和癌，具有与微腺性腺病相似的免疫表达谱，但也有一些变化，S-100 通常在非典型微腺性腺病和微腺性腺病发生的癌中呈阳性表达，可能表现为强度和范围的减弱，与病变的严重程度相平行[60, 62, 77]。在不伴癌的单纯性微腺性腺病，不表达或极少表达 p53（阳性细胞 < 3%）[60, 62]，但在一部分伴微腺性腺病相关性癌的微腺性腺病成分中可检测到 p53 染色[62]，这与最近的基因组学研究结果一致[64]。根据病变的严重程度（从微腺性腺病到非典型微腺性腺病和微腺性腺病相关性癌），p53 的表达增加[60, 77, 81]。Khalifeh 等[60] 报道在微腺性腺病中的 p53 阳性率 < 3%，在非典型微腺性腺病中的阳性率为 5%～10%，在微腺性腺病相关性癌中的阳性率 > 30%。

少数研究[60, 62, 77] 报道，Ki67 免疫组织化学染色随病变严重程度而增加的趋势，Khalifeh 等[60] 发现在 < 3% 的微腺性腺病细胞、5%～10% 的非典型

微腺性腺病细胞和 > 30% 的微腺性腺病癌细胞中，Ki67 呈阳性。Shin 等[62] 报道在微腺性腺病和非典型微腺性腺病中 Ki67 指数为 5%～20%，在微腺性腺病相关性浸润性癌中，Ki67 指数为 20%～75%。另外，Koenig 等[77] 观察到 Ki67 指数在不同病例之间有很大的差异，在非典型微腺性腺病中 0%～50% 的细胞、发生于微腺性腺病的原位癌中 10%～80% 的细胞、微腺性腺病相关性浸润性癌中 0%～90% 的细胞 Ki67 阳性，但总的趋势是不断增高。在 1 例微腺性腺病、非典型微腺性腺病和微腺性腺病相关的高级别浸润性乳腺癌中，Ki67 染色在微腺性腺病为 5%、非典型微腺性腺病为 25% 和浸润性癌为 65%[63]。这些数据支持从微腺性腺病到浸润性乳腺癌进展相关，支持微腺性腺病是某些浸润性乳腺癌的前驱腺变的假说。

微腺性腺病、非典型微腺性腺病及微腺性腺病相关性癌细胞，对上皮细胞和基底细胞标志物表现出独特的免疫反应模式。Koenig 等[77] 检测的所有非典型微腺性腺病病例，CK7 均为强阳性，而 CK20 均为阴性。微腺性腺病、非典型微腺性腺病及其发生于微腺性腺病的癌组织表达角蛋白 CK8/18[60, 61, 63]，但基底细胞角蛋白 CK5/6 均为阴性[60]，少数病例仅灶性表达基底细胞角蛋白 CK5/6、CK14 和 CK17[61, 63, 64]。Kim 等[85] 的研究显示 4/5 例微腺性腺病相关性癌表达 CK5/6。表皮生长因子受体（EGFR）是另一种基底样标志物，在 11 例微腺性腺病相关性病变中均呈强阳性表达[60]，另外 11 例中有 10 例呈强阳性表达[61]。

6 例微腺性腺病相关性癌中有 3 例 c-kit 呈局灶性阳性，其中 2 例为产生基质的癌，1 例为腺泡细胞癌[60]。Geyer 等[63] 对 1 例微腺性腺病、非典型微腺性腺病和微腺性腺病相关的高级别浸润癌进行免疫组织化学染色，在所有 3 种成分中检测到 caveolin2 的表达，但 caveolin1 仅在非典型微腺性腺病和微腺性腺病相关性癌中表达。上皮膜抗原（EMA）染色是多种多样的，Eusebi 等[58] 在 4 例微腺性腺病中未发现 EMA 表达，但 Koenig 等[77] 报道，8/15 例非典型微腺性腺病、3/9 例微腺性腺病伴原位癌和 4/6 例微腺性腺病相关性浸润癌表达 EMA，但 EMA 倾向于局灶性阳性[77]。Resetkova 等[80] 研究了 1 例微腺性腺病和微腺性腺病相关性

癌，该例于初次肿瘤区段切除术后 10 年复发，在复发性肿瘤中，EMA 在非典型微腺性腺病和微腺性腺病相关性癌中强表达，而在单纯的微腺性腺病组分中未检测到。

尽管 Koenig 等[77] 报道了一例 ER 阳性的微腺性腺病相关性癌，但是人们普遍认为微腺性腺病相关性癌不表达表 ER、PR 和 HER2/neu[60, 61, 64, 77]，AR 也为阴性[64]。微腺性腺病相关性癌的三阴性和 EGFR 阳性的免疫表型与基底样基因表型一致。

微腺性腺病对 GCDFP-15 呈阴性反应[58]。微腺性腺病可能很少表达在腺泡细胞癌中表达的抗原，包括淀粉酶、溶菌酶[66]、组织蛋白酶 D[81] 和 α1 抗胰蛋白酶[77, 85]。

Geyer 等[66] 报道 3 例微腺性腺病、8 例腺泡细胞癌和 3/6 例腺泡细胞癌的非腺泡细胞成分中溶菌酶均为阳性，所有微腺性腺病相关性癌均为三阴性。S-100 在所有微腺性腺病和非典型微腺性腺病病例中均为阳性，作者没有评价 S-100 在腺泡细胞癌和相关性非腺泡细胞癌中的表达情况。

【电子显微镜检查】

关于微腺性腺病的超微结构两项研究，都描述在微腺性腺病腺体周围发现了被松散的胶原层包围的基底膜[57, 82]。Kay[82] 所研究的病变是一例起源于微腺性腺病的癌，复层化的腺细胞内含有大量溶酶体颗粒。

【遗传学检查】

在其形态学特征被完全描述近 40 年后，微腺性腺病仍然是一个复杂而性质不明的病变，其与微腺性腺病相关性癌的遗传关系是最近几项研究的主题。结果表明，微腺性腺病是一些三阴性浸润癌的非唯一性的前驱病变。

Shin 等[62] 使用 CGH 评估来自 13 例含有一个或多个微腺性腺病相关病变（包括微腺性腺病、非典型微腺性腺病和微腺性腺病相关性癌）的显微切割样品，3 例不伴非典型性或相关性癌的"纯"微腺性腺病病例中，有 2 例没有检测到染色体改变，而第 3 例微腺性腺病病例有大量染色体改变。作者发现了微腺性腺病（2q+、5q-、8q+、14q-）和非典型微腺性腺病（1q+、5q-、8q+、14q-、15q-）中染色体可重复性获得及缺失。同一病例的微腺性

腺病、非典型微腺性腺病和微腺性腺病相关性癌有一致的遗传学改变，随着病变的进展遗传学不稳定性增加，提示由微腺性腺病进展为微腺性腺病相关性癌。发现一个病例中，微腺性腺病、非典型微腺性腺病和微腺性腺病相关性癌是克隆相关的；作者还报道通过原位杂交证实 3/13 例（32%）微腺性腺病/非典型微腺性腺病存在 *C-MYC* 扩增。

Geyer 等[61]使用高分辨率微阵列的 CGH（aCGH）研究了 12 例与微腺性腺病相关的病变，12 例中有 10 例伴三阴性基底样表型的浸润性癌；一例存在具有基底样形态的导管原位癌，周围被肌上皮包绕；8 例获得了足够用于 aCGH 分析的至少一种组织形态病变的 DNA。作者在除了 3 例外所有的微腺性腺病病例，以及所有的非典型微腺性腺病及微腺性腺病相关性癌检测到分子遗传改变，平均而言，拷贝数的改变影响了微腺性腺病的 12% 基因组（中位数为 9.2%，范围 0.5%～21.4%），非典型微腺性腺病的 21.4% 基因组（中位数为 14.95%，范围 9.2%～46.3%），微腺性腺病相关性浸润性癌的 28.4% 基因组（中位数为 26%，范围 9.3%～61.9%）。来自同一患者的配对样本分子遗传改变的一致性，高于来自不同患者的相同类别疾病的样本。微腺性腺病/非典型微腺性腺病和微腺性腺病相关性浸润性癌的配对组分检测结果，显示相似的拷贝数改变，但浸润性癌有额外的改变，符合克隆进化过程。这项分析发现，在 13 个微腺性腺病和（或）非典型微腺性腺病样本中，只有 8 个样本的 *MYC* 基因位点有低水平的扩增，而且没有局部的高水平基因扩增，此研究分析的 4/7 个微腺性腺病样本中检测到基因拷贝数变化。此研究唯一 1 例由单纯微腺性腺病组成的、不伴异型性或癌的病例，无显著的基因拷贝数改变；2 例微腺性腺病伴相关性癌的病例也缺乏拷贝数改变。这些发现表明，微腺性腺病是一组基因改变异质性的病变，至少有一些是克隆性肿瘤性病变。

Guerini-Rocco 等[64]通过大规模平行检测，针对乳腺癌中 236 个重现性突变或与 DNA 修复相关基因的所有编码区域进行测序，分析了微腺性腺病的基因组改变。研究了 10 例微腺性腺病，包括 2 例单纯微腺性腺病、8 例微腺性腺病和（或）非典型微腺性腺病合并原位癌或浸润性三阴性乳腺癌，

8 例微腺性腺病和（或）非典型微腺性腺病伴相关性癌的病例中，对 7 例微腺性腺病和 3 例非典型腺性腺病的分析发现体细胞异质性的突变和复杂的拷贝数改变模式。*TP53* 是最常见的突变基因，在 6/7 例微腺性腺病样本和 1/3 例非典型微腺性腺病发现 *TP53* 突变。在 *TP53* 野生型微腺性腺病/非典型微腺性腺病中，发现了影响 PI3K 通路或酪氨酸激酶受体信号传导相关基因（*ERBB3*、*FGFR2*）的体细胞突变。相反，两例单纯性微腺性腺病缺乏克隆性非同义突变，拷贝数变化也很少。对浸润性癌组分的靶向测序显示，所有 5 例测试的病例中均有 *TP53* 突变；而配对检测的微腺性腺病/非典型微腺性腺病和相关性癌有 14%～75% 的非同义体细胞突变，并且是克隆性相关的。

Geyer 等[66]对 8 例微腺性腺病/非典型微腺性腺病相关性癌（5 例浸润性癌非特殊类型、2 例化生性癌和 1 例导管原位癌）和 8 例腺泡细胞癌（2 例单纯性腺泡细胞癌，伴非腺泡细胞性浸润性癌的腺泡细胞癌有 6 例；浸润性癌非特殊类型为 5 例及化生性癌 1 例）的分子改变进行了比较分析，所有肿瘤均为三阴性。在肿瘤相关的微腺性腺病/非典型微腺性腺病和腺泡细胞癌病例中，非同义突变的中位数相似（肿瘤相关的微腺性腺病/非典型微腺性腺病：中位数 4.5，范围 1～13；腺泡细胞癌：中位数 4.0，范围 1～7）。在 6/8 例（75%）微腺性腺病/非典型微腺性腺病病例中发现 *TP53* 突变，7/8 例（88%）腺泡细胞癌中有 7 例发现 *TP53* 突变；所有微腺性腺病/非典型微腺性腺病和 75% 的腺泡细胞癌中 *TP53* 突变均为克隆性。在所有 *TP53* 发生体细胞突变的病例中，也存在野生型等位基因杂合性缺失（LOH），表明 p53 完全失活。在任一组单个病例中观察到 *BRCA1*、*FGFR2*、*ERBB3*、*INPP4B* 和 *PIK3CA* 基因体细胞突变。拷贝数变化分析发现两组均有 1q、2q、7p 和 8q 获得和 3p、5q、6q、14q、17p 和 17q 缺失。肿瘤相关性微腺性腺病/非典型微腺性腺病和腺泡细胞癌的体细胞改变谱相似，与肿瘤基因组图谱中 77 个三阴性肿瘤的基因组改变相比无显著差异。基于这些发现，作者得出结论，"微腺性腺病/非典型微腺性腺病和腺泡细胞癌可能参与构成低级别三阴性乳腺癌谱系"。

Schwartz 等[87]研究了 1 例发生于微腺性腺病

的产生基质的化生性癌，其中含有从微腺性腺病移行为非典型微腺性腺病、原位癌和浸润性癌的各种成分，作者对每个成分进行了全外显子组测序和突变分析，发现所有组分之间拷贝数改变有明显的重叠，包括 *CCND1* 和 *MYC* 的扩增；在所有 4 个组分中均检测到 *TP53* 和 *ZNF862* 非同义突变，并且在浸润性癌中检测到额外的 *ADAMTS16* 突变。

【治疗和预后】

当针芯活检样本提示微腺性腺病时，无论影像表现与病理结果的一致性如何，都应该进一步切除活检。目前，手术切除标本中未发现非典型性或癌的微腺性腺病，被认为是形态学上的良性增生性病变，但应采用局部完整切除治疗。如果显微镜下发现切缘受累，应考虑再次切除，因为对切除不完全的微腺性腺病的长期预后知之甚少。曾有一名患者因微腺性腺病相关性癌（浸润性癌和原位癌）而接受乳腺区段切除术[80]，手术切缘可见微腺性腺病，但无癌，患者没有接受进一步的放疗或化疗，10 年后，患者在乳房的同一区域出现了肿块，手术标本显示为残留的微腺性腺病中发生的原位癌。

非典型微腺性腺病的潜在生物学行为也是不确定的，但是它与癌的相关性似乎比单纯的微腺性腺病更高。非典型微腺性腺病患者应进行广泛切除，直至组织学证实切缘阴性；如果首次切除的切缘受累，强烈建议再次扩大切除。应该进行密切的临床随访，以便在发展为乳腺癌时能够立即开始治疗。

超过 30% 的微腺性腺病病例中可以发现癌[60, 62, 65, 77, 81]。在几乎所有的病例中，癌都发生在微腺性腺病的病变范围内。高比例的微腺性腺病相关性癌的病例可能是有一定的偏见，因为一些微腺性腺病，可能仅仅是由于继发的微腺性腺病相关性癌的临床和影像学表现才被发现的。一名特殊的患者虽然同时发生了微腺性腺病和癌，但两者位于同侧乳腺的不同部位[57]。另一例特殊的病例，患者曾经在一侧乳腺发生了良性的微腺性腺病，随后在对侧乳腺发生了非微腺性腺病相关性浸润性导管癌[81]。

一项关于起源于微腺性腺病的癌研究[81]，报道 11 例清扫的腋窝淋巴结中有 3 个发现了淋巴结转移。接受乳房切除术的 10 例患者无复发，中位随访 57

个月（3～108 个月）。3 名接受切除手术治疗的患者中，2 名患者在 12 个月和 105 个月无复发；第 3 名女性患者在 51 个月时发现有骨转移，治疗后 98 个月仍存活。Khalifeh 等[60] 报道 2/6 例（33%）微腺性腺病相关性癌患者发生远处转移并死于疾病，其中一名患者为 Ⅳ 期疾病，转移癌涉及肺、肝和脊柱，进一步检查显示乳腺肿块，粗针穿刺活检标本显示在非典型微腺性腺病的背景下发生基底样癌，入院后 2 周患者死于疾病。另一名患者有广泛的全身性受累，转移部位包括腋窝淋巴结、脑、骨和脊髓，并于确诊后两年死于疾病。其余 4 例微腺性腺病 / 非典型微腺性腺病相关浸润性癌患者均无病生存，中位随访时间为 3.5 年（范围 1～4 年）。Zhong 等[84] 描述了 11 例微腺性腺病相关性癌（10 例浸润性癌和 1 例原位癌），所有浸润性癌均为三阴性，其中 4 例为浸润性癌非特殊类型，5 例为混合性浸润性癌非特殊类型与产生基质的化生性癌，腺泡细胞癌 1 例，所有患者均未发现腋窝淋巴结受累。7 例患者接受了乳腺切除术，4 例患者接受了保乳手术和放疗，所有患者均接受化疗。中位随访时间为 22 个月（范围 10～64 个月），1 名患者在手术后 24 个月发生肺部远隔转移，其余 10 名患者在最后一次随访中无病生存。

关于微腺性腺病、非典型微腺性腺病和微腺性腺病相关性癌对新辅助化疗的反应的数据非常有限，在一例中观察到新辅助化疗的反应非常小[84]。Grabenstetter 等[99] 研究了 12 例新辅助治疗后在纪念斯隆 - 凯特林癌症中心切除的浸润性癌（图 7-39）。粗针活检标本显示 9 例为浸润性癌，其中 3 例含有化生性癌成分；4 例初次活检报告为浸润性癌，但仅有微腺性腺病 / 非典型微腺性腺病存在；除了这四例外，6 例在初始活检中也显示有微腺性腺病 / 非典型微腺性腺病的存在。在新辅助治疗后的乳腺组织中，4 例发现残余浸润性癌，另 2 例发现残余原位癌；所有 12 例均存在微腺性腺病 / 非典型微腺性腺病；在一些病例中发现局灶性显著的嗜酸性胞质颗粒（图 7-39）。此外，还存在腺体缩小和单细胞生长模式的区域。在接受新辅助化疗的患者的手术标本中，至少发现了 2 例腺泡细胞癌[67, 92]。

根据已发表的有限数据和短期随访的报道，尽管微腺性腺病相关性癌的组织学与免疫表型与预后

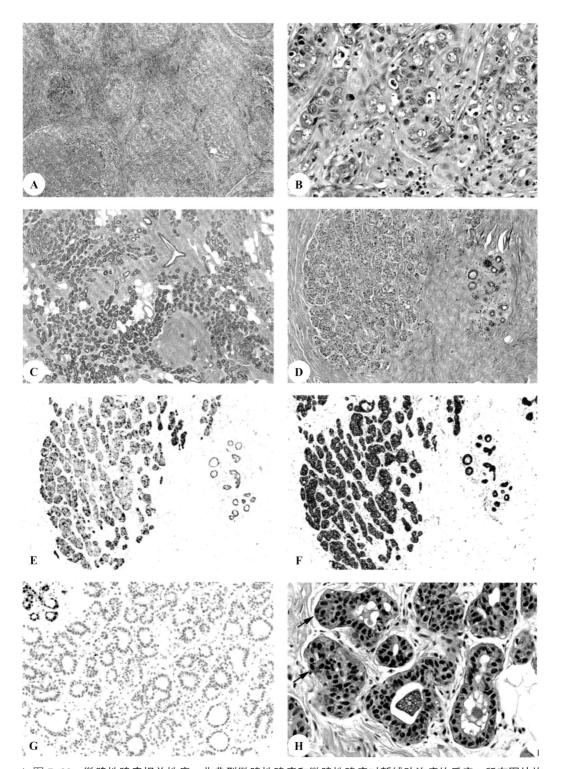

▲ 图 7-39　微腺性腺病相关性癌、非典型微腺性腺病和微腺性腺病对新辅助治疗的反应，所有图片均来自一例患者的同一肿瘤区域

A 和 B. 在治疗前的粗针穿刺活检的浸润性癌标本中，高级别核和核分裂易见，粗针穿刺标本中没有微腺性腺病 / 非典型微腺性腺病；C 至 G. 所有图片均来自于新辅助化疗后获得的切除标本；C. 低倍放大视图显示微腺性腺病随机分布的一致的单层腺体；D. 局灶的非典型微腺性腺病（图片的左半部分）和正常的终末导管小叶单位（图片的右半部分）；E. 非典型微腺性腺病的细胞 S-100 阳性，正常乳腺导管的肌上皮也阳性；F. ADH5 抗体免疫组织化学染色，显示非典型微腺性腺病的细胞巢 CK7 和 CK18 呈阳性（红色），CK5 和 CK14 无明确的阳性，p63 完全阴性；G. 微腺性腺病的 ER 染色是阴性的，正常腺泡的腔面上皮（图片左上角）为阳性内对照；H. 微腺性腺病 / 非典型微腺性腺病上皮细胞中嗜酸性细胞质颗粒十分明显（箭）（引自 Rosen PP. Microglandular adenosis. A benign lesion simulating invasive mammary carcinoma. *Am J Surg Pathol*. 1983；7：137–144.）

不良的基底样癌相似，但其预后似乎相对更好。然而由于这种疾病罕见，缺乏长期随访的研究。因此，对微腺性腺病相关性癌的个体患者的治疗是谨慎的。由于微腺性腺病的潜在浸润性生长的特性，发生于微腺性腺病癌在显微镜下的范围可能远远超出肉眼上的范围。因此，在某些情况下可能很难实现切缘阴性。当选择保乳手术时，应该增加放疗。目前，对发生于微腺性腺病的癌，辅助和新辅助化疗建议遵循相同分级的乳腺癌和三阴性乳腺癌的诊疗指南。

第8章　纤维上皮性肿瘤
Fibroepithelial Neoplasms

Edi Brogi　著

梅　放　译　　郭双平　校

一、硬化性小叶增生

【临床表现】

硬化性小叶增生（sclerosing lobular hyperplasia）是一种良性增生性病变，也称纤维腺瘤样乳腺病或纤维腺瘤样改变，表现为局部肿块或结节，通常位于乳腺外上象限[1, 2]。无皮肤收缩和疼痛，质较软，大小为 1.2～5.2cm[1, 3]。乳房 X 线检查通常为界限清楚的肿块，罕见微钙化[4]。无症状的病例可能在乳房 X 线检查时被发现[2]，影像学不能区分硬化性小叶增生和纤维腺瘤（fibroadenoma，FA）。

患者往往比较年轻，年龄为 12—46 岁[5, 6]，两项研究的平均年龄分别为 28 岁和 32 岁[1, 2]。在大多数研究和病例报道中，非裔女性最多见[1-3]。

对参加临床乳房护理项目（Clinical Breast Care Project）的 1667 名女性（619 例浸润性乳腺癌和 1048 例良性乳腺疾病患者）的乳腺活检发现[7]，纤维腺瘤样改变与年龄小于 41 岁显著相关（P=0.002），其定义为类似于纤维腺瘤的微小结节，但没有纤维腺瘤那样清晰的边界和增生的间质。同一项研究报道[7]，纤维腺瘤样改变在体重指数（body mass index，BMI）≥ 25kg/m² 的女性中，与浸润性乳腺癌有显著相关性，在 BMI＜25kg/m² 的女性中，纤维腺瘤样改变与浸润性乳腺癌的相关性更高，与 ER+/HER2– 乳腺癌的相关性最高，而与口服避孕药的使用没有显著相关性[7]。

East 等[8]发现，11.2%（11/68 例）因变性手术而切除乳腺的患者出现纤维腺瘤样改变，这些患者中有不确定数量的人曾经服用过雄性激素。

【大体病理】

切除的标本由质地坚实的结节状褐色组织组成，切面往往是颗粒状至模糊的结节状。

【镜下病理】

硬化性小叶增生由因腺泡数目增多而扩大的小叶组成，小叶之间的间质呈不同程度的硬化，小叶内间质胶原化，细胞稀少，间质黏多糖减少（图 8-1）。单个小叶和多个小叶可类似于具有突出腺体成分的微型纤维腺瘤。腺泡有明显的腺上皮和肌上皮成分，每种成分由单层细胞组成，可有分泌现象，钙化不常见。纤维腺瘤样改变（又称纤维腺瘤样乳腺病，fibroadenomatoid mastopathy）由间质轻微扩张的小叶组成，排列类似小纤维腺瘤。

对最初 426 例诊断为纤维腺瘤的乳腺肿块回顾性分析，结果 5 例（1.2%）被重新分类为硬化性小叶增生[9]。另一项研究[1]，在约 50% 的纤维腺瘤周围的乳腺组织中，发现了硬化性小叶增生（纤维腺瘤样乳腺病）。一项对 293 例叶状肿瘤（phyllodes tumor，PT）的分析发现，约 14% 的叶状肿瘤附近出现纤维腺瘤样增生（被称为"纤维增生"），在良性和恶性叶状肿瘤中的发生率相似[10]。由于临床上，大多数纤维腺瘤或叶状肿瘤表现为肿块，其与硬化性小叶增生的相关性在临床和病理上可能被忽略。

硬化性小叶增生是一种乳腺实质的良性改变，本身不需要手术切除。

纤维透明变性退化（hyaline fibrous involution）是一种乳腺小叶的弥漫性改变，其特征是腺泡周围

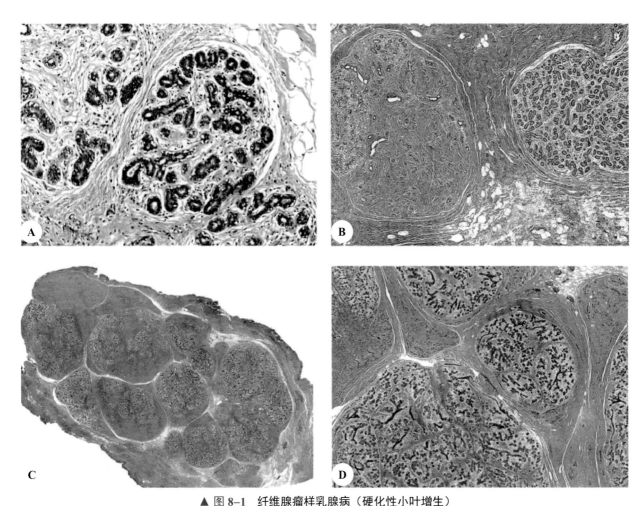

▲ 图 8-1 纤维腺瘤样乳腺病（硬化性小叶增生）

A. 肿块由增大的小叶组成；B. 该病例显示，一个间质硬化的小叶形似一个小的纤维腺瘤；C 和 D. 另一例纤维腺瘤样乳腺病

有基底膜样物质的沉积和腺泡上皮的萎缩[11]，其与纤维腺瘤样乳腺病在形态学上有很大的重叠性。有研究发现[11]，在 *BRCA1* 胚系突变女性的乳房切除术标本中，乳腺小叶的纤维透明变性退化，比在相同年龄组女性良性乳腺疾病活检标本中更常见，特别是在围绝经期女性。作者推测，这种改变可能继发于乳腺小叶的异常退化或是 *BRCA1* 胚系突变携带者对 DNA 损伤的一种异常反应，但需要进一步的研究来证实。虽然纤维透明变性退化类似于纤维腺瘤中的一些形态学变化，但没有证据表明纤维腺瘤和 *BRCA1* 胚系突变状态之间有任何联系。

二、纤维腺瘤

纤维腺瘤（fibroadenoma，FA）是一种良性肿瘤，其特征是终末导管小叶单位（terminal duct lobular unit，TDLU）的间质扩张和上皮成分的变形。纤维腺瘤是青少年和年轻女性临床和组织学上最常见的乳腺肿瘤。

【危险因素】

对纤维腺瘤的危险因素尚缺乏广泛研究，一些研究表明可能与激素刺激有关（另见【遗传学与分子检测】）。尽管纤维腺瘤可能发生在同一个家庭的女性成员，但没有遗传倾向的报道。有幼年型纤维腺瘤的患者伴有 Beckwith-Wiedemann 综合征的报道[12, 13]，但没有提供详细的组织学描述或图像，其临床表现可能与其他疾病，如假血管瘤样间质增生（pseudoangiomatous stromal hyperplasia，PASH）类似。有报道[12]，从一名 7 月龄女婴的左侧乳房切除一个 5cm 大小的肿块，诊断为"良性幼年型纤维腺瘤"，10 个月后复发，复发肿瘤被归类为"管内型幼年型纤维腺瘤"。另一名 12 岁女孩出现双侧巨大乳房[13]，影像学显示"双侧乳房多发性、界限清楚的高密度肿块"。从她的右侧乳房共切除了 6 个肿块、左侧皮下乳房切除了 2185g 的乳腺组织，病理描述为"良性乳腺组织伴上皮增生和间质纤维化，与纤维腺瘤一致"。然而，作者进一步评述了患者的情况与"青少年巨乳症"的相似性，而后者几乎总是假血管瘤样间质增生的表现（见第 38 章）。

据文献报道[14]，2 个青春期的同卵双胞胎女孩，双侧乳腺同时出现多发性纤维腺瘤，但未对病变进行细胞遗传学分析。Carney 综合征的女性患者可能会出现黏液性纤维腺瘤[15]，但不清楚黏液性纤维腺瘤的女性患者中有多少患有 Carney 综合征。

据报道[16-21]，男性纤维腺瘤罕见，通常是在男性乳腺发育症的情况下发生。也有报道称，男性乳腺纤维腺瘤发生于因前列腺癌接受激素治疗的患者或螺内酯治疗的患者。在没有男性乳腺发育症和（或）服用相关药物的情况下，男性发生乳腺纤维腺瘤是极其罕见的。纤维腺瘤可出现在男变女变性者的乳房中[20, 21]和女变男变性者的乳房切除标本中[22, 23]。

器官移植后接受环孢素免疫抑制治疗的患者，可能会出现多发性和双侧纤维腺瘤[24-26]。在检测到纤维腺瘤之前，环孢素治疗的持续时间通常超过 1 年，平均时长为（4.4±1.7）年（范围 1.7～7.1年）[26]。在一组肝移植后的 18 名青春期女性（年龄为 10—19 岁）中，2 名接受环孢素治疗的患者均出现了纤维腺瘤（11%），其他 16 名接受了他克莫司治疗的患者没有发生纤维腺瘤[27]。Son 等[26]比较了发生于 10 名肾移植后，接受环孢素治疗的女性患者的纤维腺瘤，与发生于无器官移植史或环孢素治疗史的 100 名女性散发性纤维腺瘤的特征，两组患者的平均年龄相当（33.3 岁 vs. 31.5 岁）。与散发性纤维腺瘤相比，环孢素相关纤维腺瘤明显较大，长径与前后径比率较低（平均为 4.2cm vs. 2.1cm）。在10 名肾移植患者中，8 名有多发性纤维腺瘤，7 名有双侧病变[26]。一名 15 岁肝豆状核变性女孩，肝移植治疗后接受了环孢素的免疫抑制治疗，随后双侧乳腺出现了多发性纤维上皮性病变（fibroepithelial lesion，FEL）[28]，一侧乳腺肿瘤最大径 8cm，导致乳头乳晕区溃疡，对侧乳腺肿瘤最大径 5cm，双侧

乳腺还有其他较小的肿瘤结节。肿瘤被归类为交界性叶状肿瘤，但核分裂数"很低"和"无显著核多形性"。因此，作者承认该病例与纤维腺瘤鉴别困难，该病例的代表性组织学图片高度提示幼年型纤维腺瘤[28]。Iaria 等[29]报道，用另一种免疫抑制剂他克莫司替代环孢素后，8 名肾移植患者的 21 个纤维腺瘤中有 8 个完全消退，平均随访 41.8 个月（25～57 个月），其他纤维腺瘤保持稳定或缩小。有报道，在免疫缺陷患者的纤维腺瘤中检测到 EB 病毒[30]，但其他研究者未检测到[31]。

【临床表现】

1. 年龄和激素状态

纤维腺瘤的发病率很难估计，回顾 1952—1968年切除的大约 12 000 例良性乳腺活检标本，有2458 例纤维腺瘤，但是一些女性进行了多次乳腺活检，故纤维腺瘤患者的人数无法精确评估[32]。回顾性分析参加全国乳腺癌筛查（National Study of Breast Cancer Screening）的魁北克地区（Quebec area）8512 名，年龄为 40—59 岁的女性的数据，纤维腺瘤的发病率为 8.3‰[33]。

纤维腺瘤的发生从儿童至超过 70 岁的成年人均有分布，平均年龄约为 30 岁[32]，中位年龄约为 25岁[34]。大多数纤维腺瘤发生于 20—25 岁的女性[32]，近 80% 在 40 岁之前被发现[35]。在一项对 2011—2013 年，接受乳房 X 线检查筛查的瑞典女性的研究中，纤维腺瘤患者确诊的中位年龄为 42.5 岁[36]。该研究没有提供纤维腺瘤大小的信息，但是考虑到研究人群是通过乳房 X 线筛查确定的，因此可能很大比例的纤维腺瘤是不可触及的，且与其他研究相比，患者平均年龄相对较高。虽然，纤维腺瘤倾向于发生在年轻女性，但有些人可能在较晚的年龄才接受活检或切除术。在一项 709 例乳腺肿块切除活检的研究中，纤维腺瘤占所有病变的 14%，其中44% 的纤维腺瘤活检来自绝经后女性[37]。在绝经后患者中，纤维腺瘤占乳腺所有肿块的 12%，占所有良性肿块的 20%。Wilkinson 等[38]报道，在通过细针穿刺（fine-needle aspiration，FNA）诊断的 77 例35 岁以下的女性纤维腺瘤中，有 15 例（20%）在没有切除肿瘤的情况下，于平均随访 47 周（范围13～90 周）自发消退。但考虑到乳腺纤维腺瘤的细

胞学鉴别诊断，包括良性乳腺实质伴纤维囊性改变（fibrocystic change，FCC），不能排除消退的肿块不是乳腺纤维腺瘤。目前，还没有关于粗针穿刺活检（core-needle biopsy，CNB）诊断的纤维腺瘤自然演变的数据。

幼年型纤维腺瘤患者往往比成人型纤维腺瘤患者的平均年龄更小，大多数患者年龄小于 20 岁[39-43]（图 8-2）。在儿童和 18 岁以下的青少年女性中，幼年型纤维腺瘤分别占所有纤维上皮性病变的 45%[41] 和 47%[42]。尽管如此，仍有描述一名 72 岁的女性患者，发生具有幼年型纤维腺瘤组织学特征的肿瘤[43]。在一名 16 月龄的女婴，也发现了形态符合幼年型纤维腺瘤的 3cm 大小肿瘤[44]。

复杂性纤维腺瘤患者的年龄，常比非复杂性纤维腺瘤患者的年龄更大。Kuijper 等[9] 报道，复杂性纤维腺瘤患者的平均年龄为 34.5 岁，而患有任何类型的纤维腺瘤患者的平均年龄为 33.4 岁。在另一项研究中[45]，复杂性纤维腺瘤患者的中位年龄为 47 岁（范围 21—69 岁），明显高于非复杂性纤维腺瘤患者的中位年龄 28.5 岁（范围 12—86 岁）

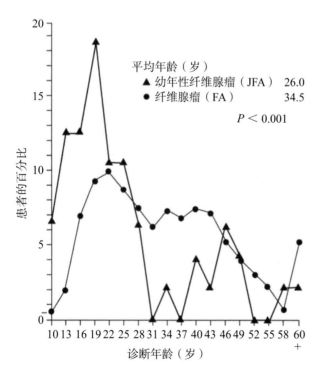

▲ 图 8-2　经典型和幼年型纤维腺瘤的年龄分布
幼年型纤维腺瘤患者的平均年龄较低，并呈双峰分布趋势（经许可转载，引自 Mies C, Rosen PP. Juvenile fibroadenoma with atypical epithelial hyperplasia. *Am J Surg Pathol*. 1987; 11: 184-190.）

（*P* < 0.001）。在梅奥医学中心良性乳腺疾病队列研究中[46]，复杂性纤维腺瘤女性患者的平均年龄为 50.2 岁，而经典 / 普通型纤维腺瘤女性患者的平均年龄为 45.8 岁。约 40% 复杂性纤维腺瘤女性患者年龄小于 45 岁，而接近 50% 的经典 / 普通型纤维腺瘤女性患者在 45 岁以下。在日本的一项研究中[47]，复杂性纤维腺瘤患者的平均年龄为 40.2 岁（范围 29—68 岁），而非复杂性纤维腺瘤患者的平均年龄为 37.5 岁（范围 13—71 岁）。

2. 具体症状

大多数纤维腺瘤为患者可自我触及的无痛性、实性质韧、界限清晰的孤立肿块。一些不可触及的纤维腺瘤，尤其是小的伴钙化的纤维腺瘤，是通过乳房 X 线检测到的。左侧乳腺纤维腺瘤的发生率略高于右侧，最常见于外上象限[34]。纤维腺瘤可以多发，在一项对来自 358 名女性的 396 个纤维腺瘤的研究中，28 名（7.8%）患者有多发性纤维腺瘤，其中 4.7%（17/358 名）患者有同侧乳腺多发性纤维腺瘤，3%（10/358 名）患者有双侧乳腺多发性纤维腺瘤。Foster 等[34] 报道，36% 的异时发生的纤维腺瘤，在平均间隔约 4 年后，在发生第一个纤维腺瘤的同一象限再次出现纤维腺瘤。纤维腺瘤可以发生在胸壁[48] 或外阴[48-50] 及腋窝的异位乳腺组织中，可能在影像学或细胞学上被误认为是淋巴结转移癌。

大多数幼年型纤维腺瘤表现为单一的、无痛性的孤立肿块。有报道称[41]，一些肿块可以快速生长，甚至导致乳房不对称。一项对 21 名患有幼年型纤维腺瘤的非裔美国女性的研究显示，患者平均年龄 15 岁（范围为 10—39 岁）；13 例为单发肿瘤，其余 8 例为多发肿瘤[39]。另一项对 25 例幼年型纤维腺瘤的研究发现[40]，患有单个或多个纤维腺瘤的患者，首次手术时的年龄分布及中位年龄相似。孤立性纤维腺瘤切除后不复发，但最初诊断为多发性纤维腺瘤的患者，又出现了另外的纤维腺瘤，年轻的成年患者复发率更低。作者提出未被切除的幼年型纤维腺瘤，到了成年期可能停止生长，在妊娠期也可保持稳定[40]。

3. 影像学表现

纤维腺瘤通常表现为一个边界清楚的结节，边缘光滑或呈分叶状，在绝经后女性的纤维腺瘤中，大块状钙化很常见。大多数纤维腺瘤具有良性肿瘤的超声特征，常表现为低回声肿块，边界规则，或呈等回声或稍不均匀回声结构，方向平行于皮肤（图 8-3）。一些作者认为超声弹性成像（sonoelastography），可能有助于鉴别纤维腺瘤和叶状肿瘤[51]，因为显示叶状肿瘤有一个被非弹性周围组织包围的弹性中心（也称为"环形征"），而这种模式仅见于 5% 的纤维腺瘤。另有研究报道，深度学习图像分析（deep learning image analysis）作为一种辅助工具，在解决纤维腺瘤和叶状肿瘤的鉴别诊断中显示出较好的前景，但它在提高诊断精度方面，仅有不显著的趋势[52]。一项评估纤维腺瘤和叶状肿瘤乳房 X 线检查特征的研究发现，在乳房 X 线检查中，纤维腺瘤的大小往往较小（通常 ≤ 3cm），圆形至椭圆形，以及平滑或分叶状的边缘。超声显示肿块在大小、形状、边缘、回声模式和血管化方面存在差异。在磁共振成像（magnetic resonance imaging，MRI）中，病变大于 3cm、形状不规则、微分叶状的边缘、具有内部囊性区域和富于血流的复杂内部回声模式在纤维腺瘤中并不常见，但在叶状肿瘤中很常见[53]。在超声上，少数纤维腺瘤可能具有不规则边缘、不均匀回声和后部声影等提示

可能恶性肿瘤的征象[54]。小的三阴性乳腺癌（triple-negative breast carcinoma，TNBC）有时可能在临床上和影像上与纤维腺瘤十分类似。Yoon 等[55] 比较了 115 例 1~2cm 的纤维腺瘤和 157 例相似大小的三阴性乳腺癌的超声特征，76.5% 的纤维腺瘤和 29% 的三阴性乳腺癌呈椭圆形或圆形，23.5% 的纤维腺瘤和 71% 的三阴性乳腺癌呈不规则形。所有纤维腺瘤和 86% 的三阴性乳腺癌都具有平行于皮肤的走行，而非平行于皮肤的走行方式仅见于三阴性乳腺癌。纤维腺瘤的宽高比为 2.0，而三阴性乳腺癌为 1.5，回声纹理和后部回声特征的差异也很显著，42% 的纤维腺瘤没有后部回声特征，而 25% 的三阴性乳腺癌没有后部回声特征；在 56.5% 的纤维腺瘤病例中有后部回声增强，而在 69% 的三阴性乳腺癌中有后方回声增强[55]。在超声检查时，另一个需要鉴别的是黏液性纤维腺瘤和黏液癌。Yamaguchi 等[56] 报道称，超声检查时，具有黏液样间质的纤维腺瘤的高宽比，较普通纤维腺瘤大得多，可能被误诊为恶性。在他们的报道中，16/17 个病例因生长迅速、体积大、高宽比大、圆形和内部高回声而被怀疑为黏液癌，在手术切除时发现为黏液

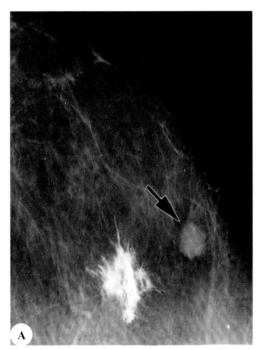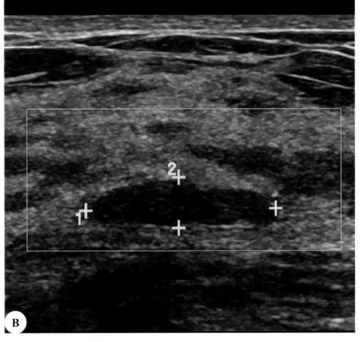

▲ 图 8-3　纤维腺瘤

A. 乳房 X 线检查发现了一个不可触及的病变，在图中表现为一个椭圆形边界清晰的肿块（箭），星状白色病灶是用于术中病灶定位的注射染料的部位；B. 在一名 32 岁 *BRCA1* 胚系突变携带者中，乳房 X 线检查发现一个 1.4cm 大小的肿块（图片中未显示），在超声图像中呈平行于皮肤方向生长的均匀低回声椭圆形肿块，粗针穿刺活检诊断为纤维腺瘤

样纤维腺瘤。

纤维腺瘤的 MRI 表现受上皮和间质成分的结构和相对比例的影响[57-58]。Wurdinger 等[59] 利用 MRI 研究了来自 75 例患者的 81 个纤维腺瘤，结果显示 70.4% 的病例具有清晰的边缘，90.1% 病例为圆形或分叶状，49.4% 病例具有不均匀的内部结构，27.2% 病例显示不增强的内部分隔。注射造影剂后，22.2% 的纤维腺瘤具有可疑的信号强度 – 时间进程。有研究报道，对 10 例纤维腺瘤和 10 例叶状肿瘤的 MRI 成像特征进行比较，可能是因为病例数量太少，没有发现具有统计学差异的特征[53]。有文献描述了一名患有腹部神经内分泌肿瘤的 14 岁女孩，奥曲肽扫描和 ^{18}F-FDG-avid 显示为乳腺"幼年型纤维腺瘤"，但没有报道乳腺肿瘤的组织学[60]。

4. 大小

大多数纤维腺瘤 ≤ 3cm[53]（图 8-4），只有 10%～15% 的纤维腺瘤 > 4cm[34, 61]。年龄在 20 岁以下的患者中 > 4cm 的纤维腺瘤，明显比在年龄更大的患者中更常见[34]（图 8-5）。偶尔，肿瘤可能 ≥ 5cm，甚至累及大部分或整个乳房。这些体积巨大的纤维腺瘤，通常被称为"巨大"纤维腺瘤，往往是在青

春期开始后不久发生的孤立性或多发性肿块[62-65]。一组 46 例年龄 11—25 岁，至少有 1 个巨大纤维腺瘤的女性患者，肿瘤平均大小为 7.4cm（范围 5～17cm）；其中大多数（19 名）是白人，8 名非裔，5 名西班牙裔，只有 1 名亚裔，没有说明其余患者的种族。手术切除巨大纤维腺瘤后，随访无复发，仅 1 名患者 7 年后出现了另一个纤维腺瘤。一项研究显示，由于切除巨大纤维腺瘤，而导致 3/9 例患者出现乳房不对称[64]。巨大纤维腺瘤的鉴别诊断包括叶状肿瘤[65]。

有报道[41]，幼年型纤维腺瘤的平均大小为 3.1cm（范围 0.7～4.5cm）。一项对 31 名青少年女性的幼年型纤维腺瘤的研究发现[42]，70% 的肿瘤大于 3.6cm，一个孤立性的幼年型纤维腺瘤直径竟达到 22cm[40]（图 8-5）。

复杂性纤维腺瘤往往比普通型纤维腺瘤小。一项研究[45] 中的 63 例复杂性纤维腺瘤的平均大小为（1.3 ± 0.57）cm（范围为 0.5～2.6cm），约为同一研究中普通型纤维腺瘤的平均大小的一半 [（2.5 ± 1.44）cm；范围 0.5～7.5cm]（P < 0.001）。日本的一项研究报道[47]，15 例复杂性纤维腺瘤的平

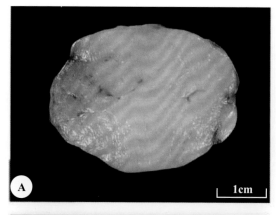

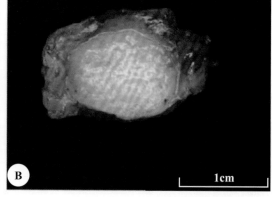

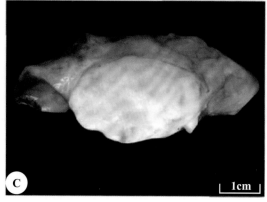

▲ 图 8-4 纤维腺瘤

A 和 B. 切面比较均质的两个纤维腺瘤；C. 含有良性脂肪组织成分的纤维腺瘤（纤维腺脂肪瘤）的大体观

均大小为 2.7cm（范围 0.3～9cm），而 31 例非复杂性纤维腺瘤的平均大小为 3.6cm（范围 1.5～7.3cm），但差异没有统计学意义。在梅奥医学中心的研究中[46]，没有报道复杂性纤维腺瘤的大小，但是 49% 的复杂性纤维腺瘤形成肿块，而普通型纤维腺瘤的肿块形成率为 57.2%。作者观察到，1982—1991 年，即乳房 X 线检查筛查后的时期，复杂性纤维腺瘤的比例为 65.8%，高于 1982 年引入乳房 X 线检查筛查之前的 34.2%，可能是与乳房 X 线检查检测到钙化相关。

【大体病理】

通常可以通过手术钝性剥离将纤维腺瘤取出，"去壳剥出"的纤维腺瘤外表面光滑而膨胀，剖面由凸出的、实性质韧的、灰白色或褐色组织组成（图 8-4）。少数纤维腺瘤具有黏液样外观。有些肿瘤似乎是由间隔的多个结节聚集而成。罕见情况下，纤维腺瘤含有良性脂肪瘤样成分（纤维腺脂肪瘤）（图 8-4）。幼年型纤维腺瘤剖面常呈凸出肉质状，可能与叶状肿瘤的剖面类似（图 8-5）。一些情况下，突向囊内的纤维腺瘤可能在大体上和组织学上与乳头状瘤十分相似（图 8-6）。

【镜下病理】

1923 年，Cheatle 提出纤维腺瘤的形成是小叶内的终末导管周围的间质增生的结果[66]。使用连续切片重建技术，Demetrakopoulos[67] 观察到纤维腺瘤中的间质引起许多导管分支的内陷，对应于在组织切片中看到的管内型生长模式。Koerner 和 O'Connell[68] 认为纤维腺瘤是一种特殊（小叶内）的乳腺间质增生性病变，而增生的扭曲的腺体结构是间质增生牵拉的结果。Lim 等[69] 在间质细胞中发现了可重复性的 MED12 第二外显子热点突变，但在纤维腺瘤的上皮成分中没有。目前认为，纤维腺瘤是起源于特化性的乳腺间质的良性肿瘤（见遗传学检查）。

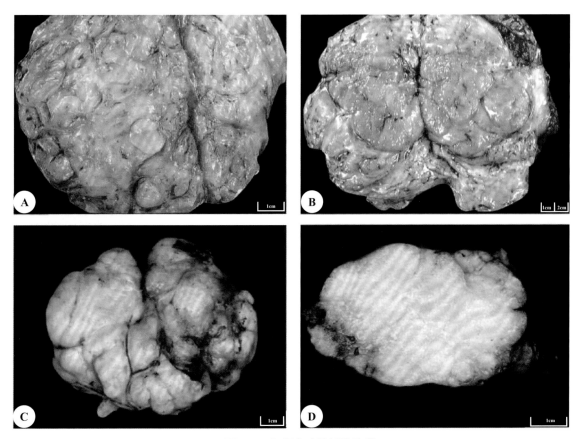

▲ 图 8-5　年轻女孩的纤维腺瘤

A 和 B. 肿瘤直径超过 10cm，切面肉质感明显，可见许多明显的裂隙状结构，这些纤维腺瘤被称为"巨大纤维腺瘤"，患者年龄分别为 11 岁和 14 岁；C 和 D. 一名 18 岁女孩乳房的幼年型纤维腺瘤的大体观，外表面呈结节状突起（C）；D. 肿瘤切面有不明显的多结节改变（D）

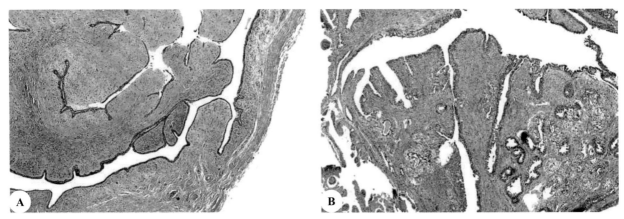

▲ 图 8-6　囊性纤维腺瘤

A. 轻度囊性变的纤维腺瘤，伴有纤维化间质和假乳头状外观；B. 一个有部分囊性变的复杂性纤维腺瘤，伴有腺病、大汗腺化生，类似于乳头状瘤

所有纤维腺瘤的标志性组织学表现为间质成分的良性增殖和扩张，伴有病变内导管和小叶的继发性扭曲。生长模式被描述为管内型和管周型。在管内型模式中，扩张的特化性乳腺间质将导管和小叶挤压成细长的线性分支结构，具有裂隙状腔隙（图 8-7A 和 B）。在管周型模式中，扩张的特化性乳腺间质使导管分离，但后者仍保留了原始轮廓（图 8-7C 和 D）。这些结构特征似乎没有预后或临床意义，一些纤维腺瘤可能同时拥有这两种形态。MED12 第 2 外显子突变在管内型纤维腺瘤更常见 [70, 71]。具有突出的管内型生长模式的纤维腺瘤更容易被误认为是良性叶状肿瘤，尤其是粗针穿刺活检样本。超过 90% 的纤维腺瘤为成人型 / 普通型，其余符合幼年型纤维腺瘤诊断标准或纤维腺瘤的其他不太常见的亚型。所谓的"巨大"纤维腺瘤在组织学上与大小相同的成人型 / 普通型的纤维腺瘤无法区别。"巨大"更多的是指临床表现，而不是特定的病理类型。

纤维腺瘤的间质形态各异，但在几乎所有的病变中通常是相对均质的，这是有助于鉴别纤维腺瘤与叶状肿瘤的一个重要的形态学特征，因为后者通常表现出相当明确的间质异质性，包括局部形态学类似纤维腺瘤。

罕见的情况下，少数纤维腺瘤的间质出现化生性改变，其中包括平滑肌（肌样）化生 [9, 72]，一项研究报道 2.8% 的病例出现肌样化生 [9]（图 8-8），以及无细胞异型性的脂肪细胞化生。如果出现脂肪母细胞样细胞，应注意与叶状肿瘤鉴别（见"叶状肿瘤"

部分）。多核间质细胞，有时具有多形性的细胞核，可出现在纤维腺瘤 [73-76] 和叶状肿瘤 [74, 77] 的间质中，多核间质细胞的细胞核染色深（图 8-9），并可呈小花样排列。Ryska 等 [78] 在 2 例纤维腺瘤（1 例复杂性和 1 例具有部分"管状模式"）和其他良性乳腺病变（1 例腺肌上皮瘤、1 例导管内乳头状瘤和 2 例腺病，其中包括 1 例非典型导管增生）中发现多核间质细胞。2 例纤维腺瘤中的多核细胞波形蛋白和 CD34 阳性；在一个病例中，p53 染色也阳性。文献报道了 1 例 Li-Fraumeni 综合征患者，乳腺纤维腺瘤具有多核间质巨细胞 [79]。通过超微电子显微镜证实，一名水痘恢复期女性乳腺纤维腺瘤的多核间质细胞的胞质中含有病毒颗粒 [80]。Huo 和 Gilcrease [76] 描述了 4 例有多形性巨细胞和局灶间质细胞丰富的纤维腺瘤样肿瘤，其中 1 例肿瘤大小为 10cm，局部间质细胞丰富，可能为良性叶状肿瘤；1 例纤维腺瘤发生于一位乳腺癌新辅助化疗后的患者。该报道对 4 名患者中的 3 名进行了为期 16～59 个月的随访，所有病例均为良性。总的来说，尽管多核间质细胞具有非典型的细胞学外观，但它们的存在似乎并不影响纤维腺瘤的临床进程，具有多核间质细胞的纤维腺瘤不应被归类为叶状肿瘤。

文献曾报道 [81, 82] 2 例具有纤维腺瘤和乳头状瘤重叠特征的病变。罕见的肿瘤同时具有纤维腺瘤和管状腺瘤的形态 [9, 83]，其中包括 2 例发生于 18 岁以下的患者 [84]（图 8-10），后 2 个病例中的一例含有 MED12 错义突变和 FSIP2 突变，而在第二个病例没有检测到遗传学改变。

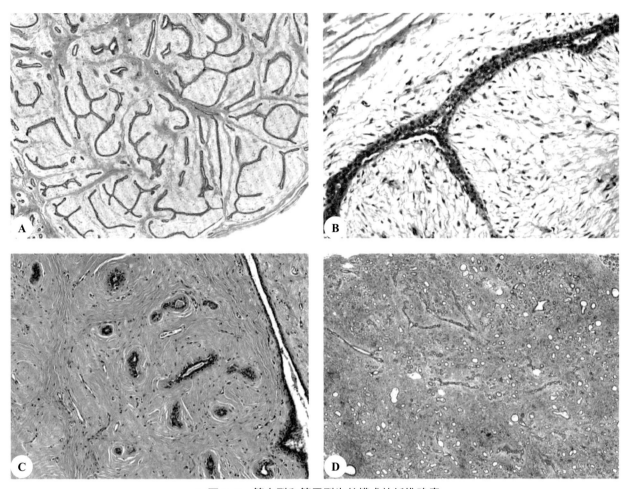

▲ 图 8-7　管内型和管周型生长模式的纤维腺瘤

A 和 B. 增生的间质将小叶单位和导管拉伸成细长的管状结构，并压缩成裂隙状，这种生长模式被称为管内型生长模式，它通常发生在普通型（成人型）纤维腺瘤中；C 和 D. 当间质不突入腺管腔，管腔保持圆形轮廓时，被描述为管周型生长模式，这些例子来自一例成人型纤维腺瘤（C）和一例幼年型纤维腺瘤（D）

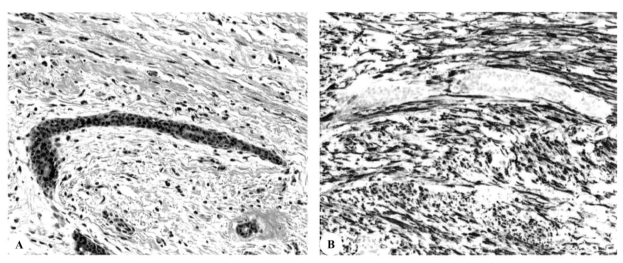

▲ 图 8-8　纤维腺瘤中的肌样间质

A. 肌样间质细胞束中可见狭长导管结构；B. desmin 免疫组织化学染色阳性

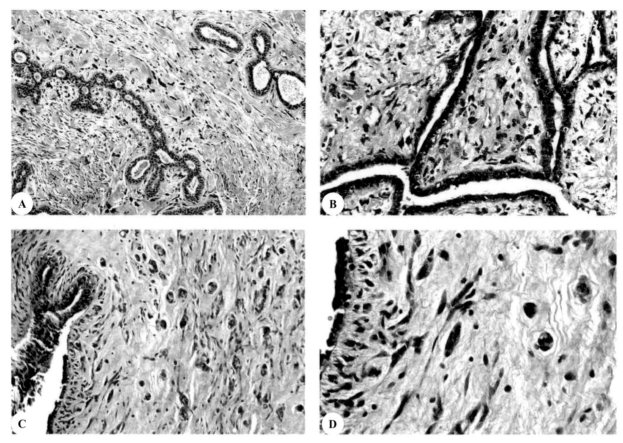

▲ 图 8-9　伴有间质巨细胞的纤维腺瘤

A. 在纤维腺瘤假血管瘤样增生的间质中，出现细胞核深染的间质巨细胞；B. 另一个纤维腺瘤中的多核间质巨细胞；C. 粗针穿刺活检标本中的多核间质细胞；D. 拉长的梭形细胞非常类似于浸润性癌，但 CK AE1/AE3 为阴性（未显示）

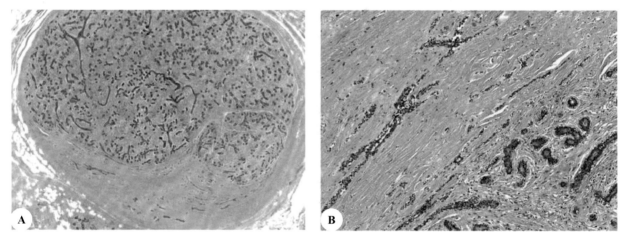

▲ 图 8-10　纤维腺瘤和管状腺瘤

所有图片均来自同一病例。A. 一名 23 岁女性乳房中的良性结节同时具有纤维腺瘤（下半部）和管状腺瘤（上半部）的形态；B. 邻近区域的左侧为纤维腺瘤结构，右侧为管状腺瘤结构

1. 普通型（成人型）纤维腺瘤

大多数纤维腺瘤是普通型纤维腺瘤（usual fibroadenoma）/ 成人型纤维腺瘤（adult-type fibroadenoma），即单纯型纤维腺瘤。在一项对 396 例纤维腺瘤的研究中，60.2% 为管周型生长，20.8% 为管内型生长，19% 为混合性组织学类型。在成人型纤维腺瘤中，上皮和间质的相对比例通常是均衡的（图 8-7A），间质细胞的密度与肿瘤大小无关。年轻女性的纤维腺瘤，往往比老年女性的纤维腺瘤有更丰富的间质细胞和更显著的增生上皮。纤维腺瘤中间质细胞核分裂非常罕见，但在青春期女孩的纤维腺瘤中可以观察到有限的核分裂[41, 42]。在大多数情况下，当肿瘤具有明确的边界，管周或管内型生长模式时，成人型纤维腺瘤的镜下诊断是不困难的。但区分富于细胞型纤维腺瘤和良性叶状肿瘤有时可能会有问题。在这些情况下，重要的是排除间质的异型性，评估间质细胞丰富度和核分裂活性，并评估肿瘤的异质性和外周的浸润性。富于细胞型纤维腺瘤通常缺乏导管周围间质细胞浓聚现象及叶状结构。总的来说，更建议保守诊断。在缺乏明确的叶状肿瘤形态学特征诊断的情况下，不应诊断叶状肿瘤，以避免过度治疗。在绝经后女性中，纤维腺瘤的间质往往是细胞稀疏且玻璃样变的，并且通常含有大块的间质钙化（图 8-11）。

2. 黏液样纤维腺瘤

纤维腺瘤的间质可发生明显的黏液样变性（图 8-12）。在冰冻片、细胞印片、细针穿刺活检[85]或甚至粗针穿刺活检中，黏液样纤维腺瘤（myxoid fibroadenoma）可能与黏液癌的形态非常类似。黏液样纤维腺瘤和具有黏液性间质的肿瘤可能发生在 Carney 综合征的背景下，Carney 综合征是一种常染色体显性家族性遗传疾病，有 PRKAR1A（染色体 17q22～24 上编码蛋白激酶 A 的调节亚单位 1A 的基因）的遗传性突变，其特征为皮肤和心脏黏液瘤、皮肤点状色素沉着、内分泌过度活跃和色素性神经鞘瘤[15]。然而，大多数黏液样纤维腺瘤患者没有任何遗传学异常。

Lozada 等[86]研究了 11 例最初诊断为黏液样纤维腺瘤的肿瘤，结果没有一例含有 MED12 基因第 2 外显子突变，但一例有 PRKAR1A 基因体细胞截短突变。因此，作者推测这例是与纤维腺瘤组织结构

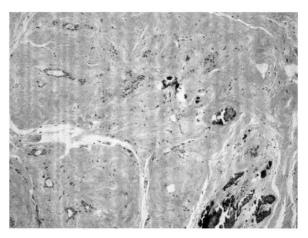

▲ 图 8-11　一名 65 岁女性患者的乳腺纤维腺瘤，伴大块的间质钙化

相似的黏液瘤。

3. 复杂性纤维腺瘤

伴有硬化性腺病（sclerosing adenosis，SA）、乳头状大汗腺增生、囊肿或上皮钙化的纤维腺瘤被定义为"复杂"[32]（图 8-13）。必须至少有一个上述组织学特征，才能将病变归类为复杂性纤维腺瘤（complex fibroadenoma，FA）。在一项包括 2458 例纤维腺瘤的研究中，复杂性纤维腺瘤占 22.7%[32]。对来自单个机构的 396 例纤维腺瘤的回顾性研究发现[9]，40.4%（160/396）的病例中存在"复杂的组织学特征"，包括 28% 的大汗腺化生，12.4% 的硬化性腺病，5.1% 的囊肿；18.4% 的复杂性纤维腺瘤具有一种以上的"复杂"特征，2.5% 具有两种以上的"复杂"特征。Sklair-Levy 等[45]研究 63 例复杂性纤维腺瘤系列中，57% 的病例中存在硬化性腺病，8% 的病例中存在大汗腺化生，1.6% 的病例中存在囊肿，9.5% 的病例中有与硬化性腺病相关的钙化。在梅奥的 301 例复杂性纤维腺瘤的队列研究中，239 例（79%）出现硬化性腺病，90 例（30%）出现＞ 3mm 的囊肿，80 例（27%）出现乳头状大汗腺化生，31 例（10%）出现上皮钙化。硬化性腺病或乳头状上皮增生，可能掩盖了复杂性纤维腺瘤的基础结构，尤其在粗针穿刺活检标本中（图 8-13B）。

4. 幼年型纤维腺瘤

在一项研究中，幼年型纤维腺瘤（juvenile fibroadenoma，FA）约占所有纤维腺瘤的 4%[39]。在 18 岁以下的患者中，幼年型纤维腺瘤比普通型纤维腺瘤常见，幼年性纤维腺瘤占 47%[42] 和 67%[41]。

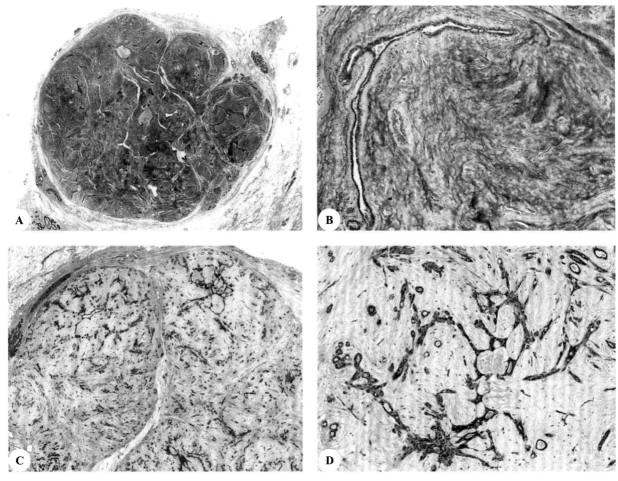

▲ 图 8-12　纤维腺瘤伴黏液样间质

A. 如本例所示，黏液样纤维腺瘤与周围的乳腺实质有清晰的分界，其鉴别诊断包括黏液癌；B. 导管被细胞稀少的黏液样间质推挤拉伸；C 和 D. 黏液样纤维腺瘤伴硬化性腺病

Tay 等[42] 指出，大多数幼年型纤维腺瘤发生在 14 岁以下的女性，直径大于 3.6cm。

显微镜下，幼年型纤维腺瘤的特征是间质细胞增多和上皮增生（图 8-14）。通常呈管周型而非管内型生长[41, 42]，或者呈混合生长。单发和多发病灶没有明显的形态学差异。然而，同一患者的多个肿瘤间可以存在组织学差异。显微镜下，通常肿瘤边界是清晰的，有时挤压周围的乳腺实质形成假包膜。

发生于成人的幼年型纤维腺瘤的间质核分裂很少，但是在青少年的幼年型纤维腺瘤，间质细胞核分裂平均为 1.8/10HPF[41, 42]。间质细胞显示轻微的异型性或缺乏异型性和多形性（图 8-14）。Ross 等[41] 研究了 23 例以下 18 岁女性的幼年型纤维腺瘤，肿瘤平均大小为 3.1cm（范围 0.5～7cm），所有肿瘤都有清楚的非浸润性边界，间质细胞分布均匀，主

要呈管周型生长，导管周围聚集现象很少[41]。Tay 等研究发现[42]，6 例局部复发的幼年型纤维腺瘤均没有导管周围间质聚集现象[42]。间质过度生长不是幼年型纤维腺瘤的特征，如果出现，应与叶状肿瘤鉴别。Ross 等[41] 遇到一些纤维腺瘤病例，邻近腺体丰富区域的间质轻微扩张，似乎给人的印象是肿瘤内出现了异质性，可能导致诊断为叶状肿瘤。在这种情况下，间质增生的均匀性和缺乏核异型性是得出正确诊断的关键。

幼年型纤维腺瘤中的上皮成分通常是均匀分布在整个肿瘤中，绝大多数幼年型纤维腺瘤以上皮增生为特征（参见纤维腺瘤中的上皮部分）。一项研究指出 30% 的幼年型纤维腺瘤具有微乳头 / 男性乳腺发育症样上皮增生[41]。在 6 例随后发生局部复发的幼年型纤维腺瘤中，3 例有中度的上皮增生，2 例为轻度，1 例为重度[42]。

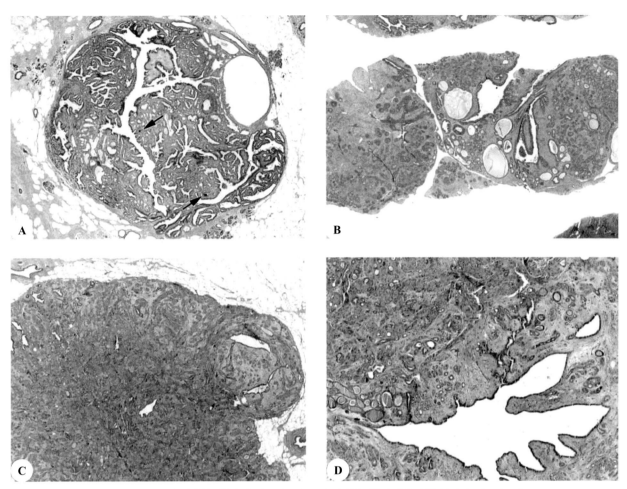

▲ 图 8-13　复杂性纤维腺瘤（A 和 B）和复杂性纤维腺瘤伴硬化性腺病（C 和 D）

A. 全标本包埋组织切片显示囊肿和不规则深色的硬化性腺病区域，这个复杂性纤维腺瘤的部分区域呈乳头状，箭示钙化；B. 在粗针穿刺活检有限的标本中，过度的纤维囊性改变可以掩盖基础病变纤维腺瘤；C. 这个复杂性纤维腺瘤具有广泛的硬化性腺病，狭长的导管显示病变的纤维腺瘤本质；D. 这个例子显示腺体周围广泛的硬化性基底膜

在少数病例中，在纤维腺瘤主体周围会出现一些继发性纤维腺瘤样结节，通常见于多发性纤维腺瘤。

5. 纤维腺瘤中的梗死

纤维腺瘤有时在妊娠或哺乳期[87, 88]、细针穿刺活检后[89] 或自发性地发生梗死[88, 90, 91]。临床上，梗死的肿瘤可能是触痛或疼痛的，但并不一定有疼痛。大体上，梗死区域可以表现为一个相对界限清楚的浅黄色或白色的凝固性坏死区。显微镜下，HE染色切片上可见梗死区域纤维腺瘤的结构残影。网状纤维染色可以更好地显示组织的结构，如果组织变性不显著，可以使用细胞角蛋白（cytokeratin，CK）染色，如 AE1/AE3 或 CK7，以更好地显示上皮成分。梗死性纤维腺瘤的鉴别诊断包括梗死的乳头状瘤，后者更为常见。

6. 纤维腺瘤中的上皮成分

纤维腺瘤的上皮成分通常是非肿瘤性的，但可能表现出各种良性改变。偶尔，纤维腺瘤的上皮可能是肿瘤性的。

最常见的良性上皮改变，尤其是在复杂性纤维腺瘤中，包括普通型导管增生、大汗腺化生和囊肿形成。

纤维腺瘤中的上皮增生与纤维腺瘤外的上皮增生有相同的形态学特征，一项对 396 例纤维腺瘤的研究显示[9]，11.6% 的病例出现轻度普通型导管上皮增生，26.8% 的病例出现中度普通型导管上皮增生，5.3% 的病例出现旺炽性普通型导管上皮增生。在这项研究中，40.4% 的纤维腺瘤具有复杂的特征。许多幼年型纤维腺瘤的特征是明显的导管上皮过度增生，不伴非典型，可能主要累及导管或小

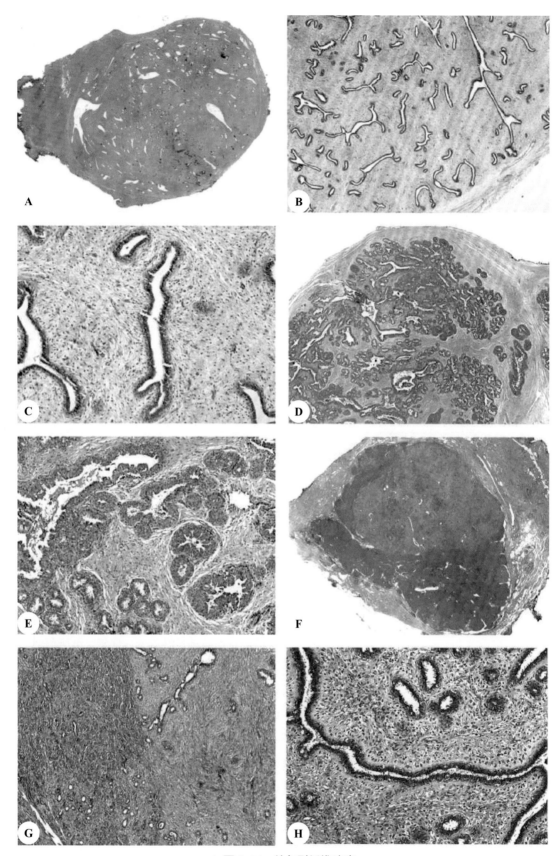

▲ 图 8-14　幼年型纤维腺瘤

A. 一个幼年型纤维腺瘤的全标本包埋组织切片；B 和 C. 病变有清晰的边界和典型的管周型生长模式；D 和 E. 此例肿瘤显示典型的纤维腺瘤结构，具有显著增生的上皮成分；F 和 G. 这是一个发生在 16 岁女孩的不同寻常的肿瘤，纤维腺瘤样区域和管状腺瘤共存，图 G 非常清晰地显示了这两种成分；H. 间质细胞中等丰富，在上皮周围有轻微聚集的趋势

叶，或导管 – 小叶同时受累[43]（图 8-14）。乳头状普通型导管增生通常见于具有管内型生长结构的幼年型纤维腺瘤。在实性上皮增生中，上皮填充扩张的导管腔，通常整体呈管周型生长。坏死不是幼年型纤维腺瘤上皮增生的特征，肿瘤通常不会出现上皮钙化。在幼年型纤维腺瘤周围的乳腺组织中，上皮增生并不常见，即使有上皮增生也不太显著。

396 例纤维腺瘤中有 28% 出现大汗腺化生[9]。在两组研究中，复杂性纤维腺瘤中大汗腺化生的发生率分别为 20%[45] 和 26%[46]。

纤维腺瘤的上皮很少有分泌改变，即使出现也是小灶性的（图 8-15），仅在 2/396 个（0.5%）纤维腺瘤中发现分泌性改变[9]。两项对绝经前女性纤维腺瘤的研究发现，在黄体及分泌期，纤维腺瘤上皮的核分裂指数、Ki67 标记指数或细胞核体积没有差异[92, 93]。然而，其他研究者观察到纤维腺瘤上皮与激素调节相关的细胞学改变，包括分泌改变[48, 85, 94]。泌乳腺瘤是一种在孕妇或哺乳期女性乳房中可能发生的肿块性病变，在分子遗传学上可能与纤维腺瘤无关[95]。

在纤维腺瘤中鳞状化生非常罕见，通常继发于外伤，如先前进行细针穿刺活检或粗针穿刺活检。在一项纤维腺瘤组织学回顾性研究中，仅发现一例鳞状化生（0.3%）[9]。因为在叶状肿瘤中鳞状化生更为常见，所以在纤维上皮性病变中发现鳞状化生时，考虑鉴别叶状肿瘤的可能。

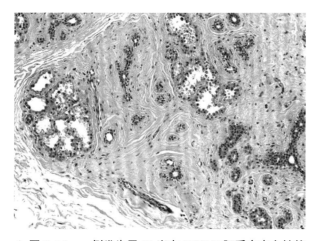

▲ 图 8-15　一例发生于 32 岁有 *BRCA1* 胚系突变女性的乳腺纤维腺瘤，局部有分泌性改变（与图 8-3B 中的肿瘤为同一病例）

在一些纤维腺瘤的组织切片中可能观察到一种人为的上皮"套叠"假象，即上皮因机械力从管壁脱落下来，堆叠在一起，貌似上皮增生。在粗针穿刺活检标本中，这种假象可能被误认为是非典型导管增生（图 8-16）。

现已明确，普通型 / 成人型纤维腺瘤的间质成分是克隆性和肿瘤性的，而与大多数纤维腺瘤的上皮则不是克隆性的（见【遗传学与分子检测】）。

7. 纤维腺瘤中的癌和非典型上皮

乳腺导管原位癌（ductal carcinoma *in situ*，DCIS）、经典型小叶原位癌（classic lobular carcinoma *in situ*，classic LCIS）、非典型导管增生和非典型性小叶增生（atypical lobular hyperplasia，ALH）可出现在和（或）累及纤维腺瘤，也可发生浸润性癌（图 8-17 至图 8-19）。Kuijper 等研究了 396 例纤维腺瘤[9]，结果发现来自 6 位患者（平均年龄 51.7 岁）的 8 个（2%）纤维腺瘤中，有原位癌（5 个导管原位癌和 3 个小叶原位癌），1 个纤维腺瘤中有非典型导管增生（图 8-20）。在一组 70 例纤维腺瘤病例中[33]，一例包含浸润性导管癌，另一例包含导管原位癌。Ben Hassouna 等[96] 报道了 4 例累及纤维腺瘤的癌，28 岁和 58 岁的两名女性患者，分别患有复杂性纤维腺瘤伴浸润性导管癌或导管原位癌；另外两例非复杂性纤维腺瘤，分别伴有浸润性导管癌和浸润性小叶癌。Petersson 等[97] 描述了一例发生于复杂性纤维腺瘤的低级别浸润性导管癌，纤维腺瘤同时具有柱状细胞变伴非典型和良性增生性改变（benign proliferative change，FCC）。另一例报道[45] 称粗针穿刺活检诊断为复杂性纤维腺瘤伴非典型小叶增生，手术标本中见 4mm 的浸润性小叶癌。其他关于纤维腺瘤中的癌报告，包括浸润性导管癌[98-102]、浸润性小叶癌[103-104] 和微浸润性小叶癌[105]。Tan 等[106] 遇到一例发生于纤维腺瘤的低级别腺鳞癌，但根据文献所提供的图像，涉及与腺样囊性癌鉴别的问题[107]。一名 20 岁韩国女性的纤维腺瘤出现了分泌性癌[108]。2 例发生了黏液癌的纤维腺瘤，诊断纤维腺瘤似乎有些问题，因为纤维腺瘤体积非常大（分别为 4cm[109] 和 13cm[110]）。

在幼年型纤维腺瘤中，发现非典型导管增生（图 8-21）或癌是非常罕见的（图 8-22），仅有极个别幼年型纤维腺瘤伴导管原位癌的病例报道[111, 112]。

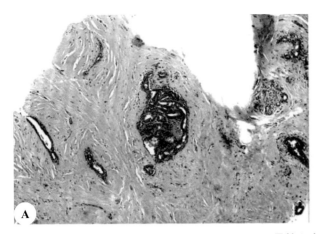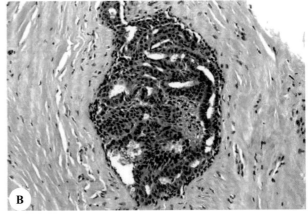

▲ 图 8–16　导管上皮"套叠"的纤维腺瘤

这是人为现象，不应被视为非典型导管增生。A. 粗针穿刺活检标本中局部"套叠"的上皮；B. 局部放大

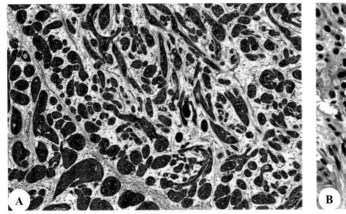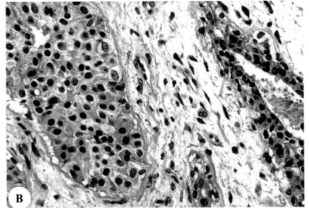

▲ 图 8–17　复杂性纤维腺瘤伴小叶原位癌

A. 一个复杂性纤维腺瘤中的硬化性腺病的腺体充满了小叶原位癌；B. 小叶原位癌充满一个导管（左）并部分累及另一个导管（右）

1 例报道的发生于幼年型纤维腺瘤和幼年型乳头状瘤病的导管原位癌，患者为 15 岁女孩，需要鉴别旺炽性普通型导管增生[113]。

先前存在的纤维腺瘤可能会影响其周围的浸润性癌被及时发现（图 8–23）（关于纤维腺瘤中出现的癌的更多讨论，见第 33 章）。

8. 管状腺瘤及其他类型的腺瘤

纤维腺瘤的鉴别诊断包括其他类型的"腺瘤"。管状腺瘤（tubular adenoma）[114]（也称为纯腺瘤[115]）是一种与 TDLU 密切相关的结节性增生。它与管周型纤维腺瘤非常类似，长期以来一直被认为是纤维腺瘤的变异型（图 8–24）。与纤维腺瘤一样，管状腺瘤可表现为活动的、局限性无痛性肿块，或在乳房 X 线检查或超声筛查中被识别出来。从临床和影像学研究来看，它与纤维腺瘤没有区别。大体检查时，管状腺瘤往往比一般的纤维腺瘤更软，呈棕褐色而不是白色。显微镜检查显示由近似圆形或椭圆形的腺体结构组成，腺体内层为单层腺上皮，外层包绕一层肌上皮细胞。对 6 例管状腺瘤的分子分析发现 3 例中有 MET 和 FGFR3 的突变，而其他 3 病例未检测到 MED12 第 2 外显子突变[95]，这些观察表明管状腺瘤与纤维腺瘤无关。尽管如此，仍有罕见的纤维腺瘤与管状腺瘤共存的病例报道[9, 83]，包括年龄小于 18 岁的女性[42]（图 8–14）。

所谓的其他类型腺瘤，包括大汗腺腺瘤、导管腺瘤、多形性腺瘤和泌乳腺瘤，与纤维腺瘤无关。

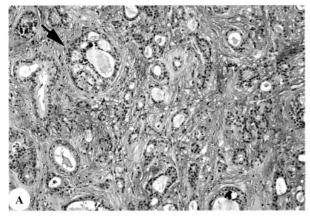

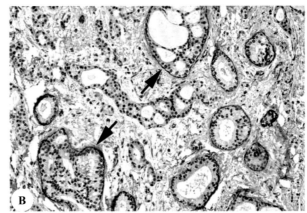

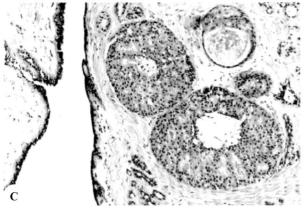

▲ 图 8–18　黏液样纤维腺瘤伴导管癌

A. 一名 30 岁女性的黏液样纤维腺瘤，含有筛状型导管原位癌（箭）和由分化良好的小腺体构成的浸润性导管癌；B. 肌球蛋白重链免疫组织化学染色，显示肌上皮细胞（箭）存在于导管原位癌导管周围，而在箭之间的浸润性癌腺体周围则没有；C. 另一例黏液样纤维腺瘤中的筛状型导管原位癌

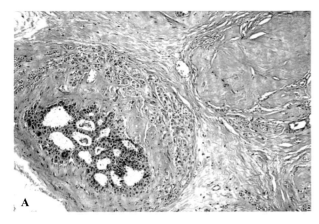

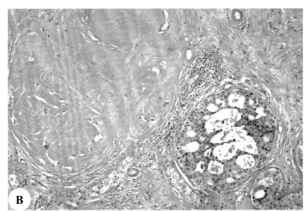

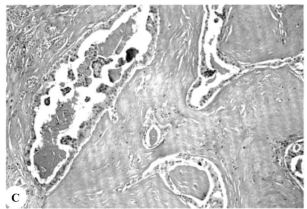

▲ 图 8–19　硬化性纤维腺瘤伴浸润性导管癌

A. 在硬化性纤维腺瘤中，可见被浸润性导管癌包围的筛状型导管原位癌；B 和 C. 硬化性纤维腺瘤中的其他导管原位癌病灶，患者是一名 64 岁的女性

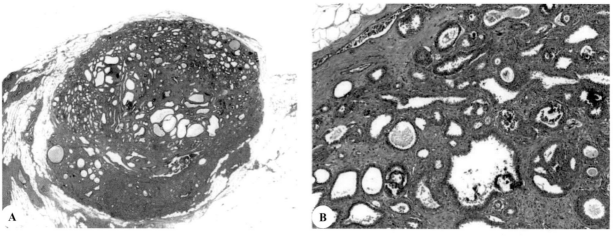

▲ 图 8-20　纤维腺瘤样结节，具有复杂性纤维腺瘤、柱状细胞变和非典型导管增生的特征

A. 此孤立性结节是一个复杂型纤维腺瘤，伴有腺病、大量囊肿和上皮钙化，囊肿大小不一，但往往是圆形且形态单一；
B. 高倍镜下，囊肿内衬柱状细胞变，少数含小钙化，个别腺体有筛状结构，应诊断为非典型导管增生（右下）

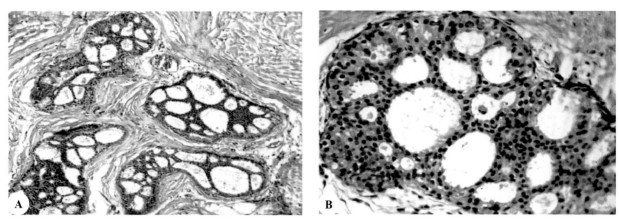

▲ 图 8-21　幼年型纤维腺瘤伴非典型导管增生

一个幼年型纤维腺瘤中的几个导管表现为非典型导管增生，伴有筛状结构

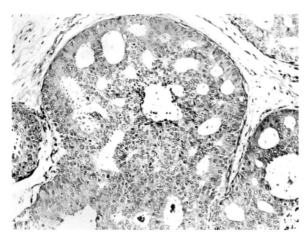

▲ 图 8-22　幼年型纤维腺瘤中的癌

在 21 岁患者的幼年型纤维腺瘤中出现筛状型导管原位癌

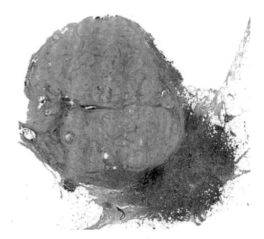

▲ 图 8-23　紧邻硬化性纤维腺瘤的浸润性癌

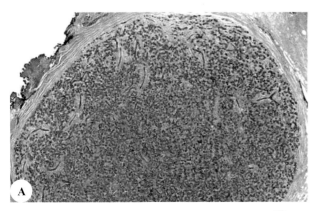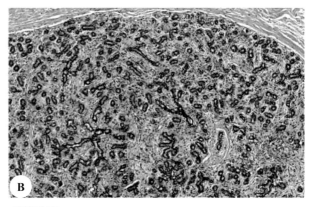

▲ 图 8-24　管状腺瘤

A. 腺体旺炽性增生、排列紧密，病变类似于一个非常大的小叶；B. 仔细检查可见腺体和小管由正常腺上皮和肌上皮环绕而成，类似于管状腺病

大汗腺腺瘤（apocrine adenoma）是一个局限性的结节状病灶，伴有突出的乳头状结构和囊性大汗腺化生[116, 117]。硬化性腺病伴有大汗腺化生的结节，也被称为大汗腺腺瘤和大汗腺腺病（另见第 7 章和第 19 章）。

导管腺瘤（ductal adenoma）[118, 119] 与导管内乳头状瘤（intraductal papilloma）有关。对 9 例乳腺导管腺瘤的分子分析显示，5 例有体细胞突变，其中 1 例有 PIK3CA 突变；3 例有 AKT1 突变有，其中 2 例都伴有 GNAS 突变；1 例仅有 GNAS 变突变。AKT1 突变在无非典型性的导管内乳头状瘤中也很常见[120]。没有一例导管腺瘤含有 MED12 第 2 外显子突变[95]。

多形性腺瘤（pleomorphic adenoma）[121-124] 似乎与腺肌上皮瘤（adenomyoepithelioma）[125] 有关（另见第 6 章），但与纤维腺瘤无关。

泌乳腺瘤（lactating adenoma）是由小叶状致密排列的非肿瘤性腺体组成，腺体表现为生理性的分泌性增生（图 8-25 和图 8-26），它可能为妊娠晚期或哺乳期的肿块。妊娠或哺乳期间的异位乳腺组织，也可发生有泌乳腺瘤，这种现象最不寻常的例子是在一名 20 岁足月妊娠后剖宫产女性，在切除的卵巢囊性畸胎瘤中的乳腺组织也出现了泌乳性改变[126]。一项研究显示，3 例泌乳腺瘤均未发现基因组突变[95]，尽管此项研究病例数量有限，但这一发现支持泌乳腺瘤的本质是一种形成肿块的良性非肿瘤性增生。

【细胞学】

通常在典型的纤维腺瘤的细针穿刺活检细胞学标本中，同时特征性地显示上皮和间质成分[127-129]。

1. 纤维腺瘤

细胞学检查时，在普通型（成人型）纤维腺瘤，通常可见丰富的双极裸核的间质细胞，腺上皮细胞排列呈片状，大小一致，间距相等，多角形，形成所谓的鹿角状细胞簇，以及凿孔样或"蜂窝状"的黏附性上皮细胞。常可见少量良性的间质碎片，但往往很小，且不明显。这些特征有助于区分纤维腺瘤和良性增生性病变的细针穿刺活检标本。如果纤维腺瘤含有大量增生性上皮成分，这种鉴别诊断可能很困难。30%～50% 的纤维腺瘤针吸标本中含有泡沫细胞和大汗腺细胞[128]。如果不能识别这一现

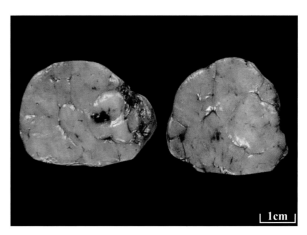

▲ 图 8-25　泌乳腺瘤

大体观照片显示肿瘤切面紧致的肉质感

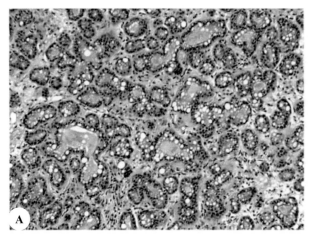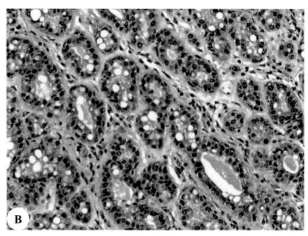

▲ 图 8-26　泌乳腺瘤

A. 腺体弥漫分布，间质稀少；B. 上皮细胞胞质空泡化

象，则可能导致在细针穿刺活检标本中将纤维腺瘤误诊为癌[130-131]，特别是育龄女性细针穿刺活检标本，因为月经周期黄体期的生理变化也可以出现在纤维腺瘤的上皮。局部的泌乳改变在细胞学上，也会引起的过度关注[85, 94]。相反，对细胞学的非典型性必须特别警惕，因为纤维腺瘤可能包含癌或与癌相邻[132]。细针穿刺活检可能会诱发非妊娠患者的纤维腺瘤发生出血性梗死[89]。

在妊娠晚期或哺乳期，泌乳腺瘤可能类似于纤维腺瘤。两种病变都是良性的，但是泌乳腺瘤很可能在泌乳结束时完全消退。泌乳腺瘤的细针穿刺物中富含细胞[127]，缺乏"鹿角状"和"蜂窝状"扁平上皮。上皮细胞呈三维簇状腺泡状分布，有细胞失黏附的趋势，导致出现许多单个细胞[133, 134]。细胞核大小一致，核仁突出，胞质经常稀少。在泌乳腺瘤的细针穿刺活检涂片中，常可见成对的裸核细胞。背景可能呈泡沫状，完整细胞的胞质呈空泡状。

2. 黏液样纤维腺瘤

黏液样纤维腺瘤的细针穿刺活检标本是富于细胞的，成簇的上皮细胞和间质细胞嵌入细胞稀疏的黏液样背景，这种改变可能会与黏液癌相混淆[85]。

3. 复杂性纤维腺瘤

15 例切除后诊断为复杂性纤维腺瘤病例[47]，在之前的细针穿刺活检诊断中，有 2 例被诊断为"可疑恶性"，5 例为"不确定"，8 例为良性。在 9 例复杂性纤维腺瘤的细针穿刺活检标本中，上皮细胞

簇的最外层有明显或中度的失黏附现象。10 例复杂性纤维腺瘤的细胞核中度或重度增大，8 例伴有明显的核仁。2 例复杂性纤维腺瘤的细针穿刺活检标本中存在大汗腺化生，1 例出现了坏死，仅 7 例出现了稀少的肌上皮细胞。与作为对照的 31 例非复杂性纤维腺瘤相比，显然复杂性纤维腺瘤更具有上述细胞学特征。

【免疫组织化学】

免疫组织化学在纤维腺瘤的诊断中应用有限。偶尔，可能有助于在鉴别诊断中排除其他病变或突显纤维腺瘤相关的癌。

纤维腺瘤中存在激素受体的表达。在大多数研究中，ER-α 表达局限于上皮细胞[135-137]。Sapino 等[137]在纤维腺瘤间质中检测到 ER-β，且间质细胞 ER-β 阳性的患者的平均年龄，明显低于 ER-β 阴性患者。ER-α 的表达程度与间质细胞的丰富度有关。PR 也在间质中表达[138]，但也可表达于上皮细胞中。

纤维腺瘤的间质细胞 CD34 阳性，可能对肌动蛋白有一定的免疫反应性。Sawyer 等[139]报道 30 例纤维腺瘤的间质细胞核 β-catenin 阳性，其中 10 例（33%）为弱阳性，8 例（27%）中等强度，12 例（40%）强阳性。

在一项研究中，纤维腺瘤和良性叶状肿瘤的间质细胞 Ki67 的表达没有显著差异[140]，但在另两项对粗针穿刺活检标本的独立研究，发现了显著差异[141, 142]。尽管如此，由于 Ki67 在纤维腺瘤和叶状肿瘤有显著的重叠性[141, 142]，限制了在粗针穿刺活

检标本中应用 Ki67 鉴别富细胞性纤维腺瘤与良性叶状肿瘤。

【遗传学检查】

长期以来，在纤维腺瘤中没有发现特定的分子遗传学改变，尽管一些研究者报道 20%～30% 的病例具有细胞遗传学异常 [143-147]。Noguchi 等 [148] 评估了 10 例纤维腺瘤的 X 染色体多态性，并观察到上皮和间质成分都是多克隆性的，与增生性病变一致。然而，同一作者后来发表了对 3 例最初诊断为纤维腺瘤并以叶状肿瘤复发的肿瘤的克隆性分析 [149]，并观察到来自同一患者成对的纤维腺瘤和叶状肿瘤样本，均显示 X 染色体上雄激素受体（androgen receptor，AR）基因的相同等位基因失活，在 3 个独立的病例出现相同的结果，提示这可能不是偶然发生的。Kobayashi 等 [150] 使用聚合酶链式反应（PCR），对单个患者的多个纤维腺瘤的间质进行克隆分析，确定病变是多克隆性的。Kasami 等 [151] 在 5%（1/20 例）复杂性纤维腺瘤和 4%（1/25 例）单纯性纤维腺瘤中，检测到间质的单克隆性。而通过显微切割获得的所有肿瘤上皮细胞都是多克隆的，包括两例有单克隆性间质的纤维腺瘤。Wang 等 [152] 评估了 13 个纤维腺瘤样本的全基因组杂合性缺失（LOH），包括两个来自患者的非同时发生的纤维腺瘤，以及 15 个单独的叶状肿瘤结节。他们发现纤维腺瘤的 LOH 水平较低（0%～1.5%），而叶状肿瘤的 LOH 水平为 0%～35.2%。纤维腺瘤中的 LOH 区域包括 2q36、12p13.1–p12.3 和 13q13。来自同一患者的异时性纤维腺瘤没有共同的 LOH 位点，这表明病变是独立的，在遗传学上无关。McCulloch 等 [153] 也在 39 个纤维腺瘤中仅检测到约 10% 的 LOH，并在 8% 的病例中发现微卫星不稳定性。

在 2014 年发表的一项里程碑式的研究中，新加坡总医院的研究人员使用全外显子测序法，确定了 60% 的普通型纤维腺瘤的间质成分存在 MED12 第 2 外显子的重现性体细胞突变 [69]。这一发现在随后的研究中得到证实，支持纤维腺瘤是由 MED12 第 2 外显子突变驱动的良性克隆性的间质肿瘤的观点。MED12 基因编码介体复合物亚单位 12，后者参与转录复合体的组装，MED12 磷酸化状态调节其活性。纤维腺瘤中 MED12 突变涉及第 2 外显子的第 44 号热点密码子；MED12 蛋白的改变导致转录失控。MED12 在体外直接与 ER-α 和 ER-β 相互作用，并增强 ER 受体功能。MED12 突变可能引发异常的雌激素信号，导致在 ER 刺激下的肿瘤性间质的生长，并促进纤维腺瘤的形成。管内型纤维腺瘤较管周型纤维腺瘤具有更频繁的 MED12 第 2 外显子突变频率 [70, 71, 154]。MED12 第 2 外显子重现性热点突变不仅见于普通型纤维腺瘤，在叶状肿瘤中也存在，尤其是良性和交界性叶状肿瘤中，该分子改变可能是构成大多数乳腺纤维上皮肿瘤形态学改变的基础（见遗传学和分子研究部分）。Loke 等 [155] 详细地总结了纤维腺瘤的遗传和基因组改变，并重点关注了 MED12 第 2 外显子突变。普通型 / 成人型纤维腺瘤的上皮成分不含有 MED12 第 2 外显子突变，是多克隆性的。

Lozada 等 [86] 研究了 11 例最初诊断为黏液样纤维腺瘤的肿瘤，没有一例含有 MED12 第 2 外显子突变，但一例有体细胞截短型 PRKAR1A 突变。基于这一发现，作者认为该病变是一种发生在乳腺的结构类似纤维腺瘤的黏液瘤。

【穿刺活检】

在粗针穿刺活检标本中，大多数成人型 / 普通型纤维腺瘤都能得到可靠的诊断。富细胞性纤维腺瘤、幼年型纤维腺瘤和叶状肿瘤，与良性叶状肿瘤的鉴别诊断可能具有挑战性，单靠对粗针穿刺活检标本的观察可能解决不了问题。据报道 [156]，基于对粗针穿刺活检标本中 5 个基因的 RT-PCR 分析可以区分纤维腺瘤和叶状肿瘤，相关产品已在东南亚的一些国家上市（参见"纤维上皮性病变"的穿刺活检）。

在粗针穿刺活检标本中，复杂性纤维腺瘤的鉴别诊断包括增生性纤维囊性变、乳头状瘤，还可能包括浸润性癌（如果合并广泛的硬化性腺病时）。粗针穿刺活检诊断为复杂性纤维腺瘤的病变手术切除后升级率是低的。有研究报道 [45]，在 43 例经粗针穿刺活检诊断的复杂性纤维腺瘤的病例中，20 例接受了手术切除，其中 18 例证实为复杂性纤维腺瘤。乳房 X 线在一名 64 岁女性检测到钙化，粗针穿刺活检诊断为复杂性纤维腺瘤和非典型小叶增生，手术切除标本中发现了一个 0.4cm 的浸润性小叶癌。另一例粗针穿刺活检诊断为复杂性纤维腺瘤，在 2 年时间内从 0.8cm 增加到 1.4cm（最大直径增加 75%），手术切除标本诊断为良性叶状肿瘤[45]，这两例的影像和临床表现提示影像学表现与病理不符。在粗针穿刺活检诊断的 43 例复杂性纤维腺瘤中，23 例没有手术切除，其中 21 例得到随访，结果提示良性，其余 2 例失访。

【治疗和预后】

在没有任何非典型性病变存在的情况下，对良性肿块样纤维腺瘤的治疗，通常取决于同时并发的危险因素和患者的偏好。

1. 外科切除术

粗针穿刺活检诊断的纤维腺瘤，如果没有非典型性，且影像学表现与病理表现一致时，尽管不需要手术切除，但还是有许多孤立性的纤维腺瘤被切除了。当术前临床表现提示为纤维腺瘤时，往往采取肿瘤剔除术。成人型纤维腺瘤一般无局部复发，但偶尔有在纤维腺瘤基础上发生叶状肿瘤，甚至恶性叶状肿瘤的报道[157-159]。尽管这有可能，且与目前关于 MED12 第 2 外显子突变存在于大多数纤维上皮性病变基础认知一致，在已存在的纤维腺瘤中发生叶状肿瘤的情况仍非常罕见，且不影响目前对纤维腺瘤的处理原则。对粗针穿刺活检诊断的复杂性纤维腺瘤的患者处理的数据仍然很有限[45, 160]，但总体而言，对不伴非典型性、影像 – 病理一致的复杂性纤维腺瘤，仅做临床及影像随访是比较合适的。

对幼年型纤维腺瘤患者的随访，没有发现任何在同侧或对侧乳房发生叶状肿瘤或癌的倾向[39-42]。在一组 32 例 18 岁以下女性的幼年型纤维腺瘤中[42]，有 6 例肿瘤复发，包括 4 例初次手术切缘阳性的病例，其中 1 例核分裂为 2/10HPF，另 1 例核分裂为 3/10HPF，其他 4 例无核分裂象。复发的时间间隔为几天至 20 个月。

对于儿童和青少年，外科切除纤维腺瘤时尽可能保留更多的正常乳腺组织。一组研究报道称，在青少年或年轻女性切除"巨大"纤维腺瘤后，随后一些患者出现了乳房不对称[161]。

2. 超声引导下真空辅助经皮切除术

≤ 1.5cm 的纤维腺瘤，可经超声引导下真空辅助活检（ultrasound-guided vacuum-assisted biopsy，US-VAB）完全切除[162]。在一项报道中[163]，56 名患者接受了经皮真空辅助纤维腺瘤切除术，包括 6 个大于 2cm 的纤维腺瘤分两次切除。Grady 等[164]报道了在超声引导下经皮切除的 52 例纤维腺瘤的长期随访结果，每 6 个月对患者进行临床和超声随访，中位随访时间为 22 个月（7～59 个月），复发率为 15%（8/52 例），59 个月时的精确复发率为 33%。复发病变均无症状，只有 3 例可触及病变。所有复发的纤维腺瘤，在初始诊断时均大于 2cm（范围 2.1～2.8cm）。作者没有具体说明复发性病变是否被切除，以及它们是纤维腺瘤还是真空辅助活检区域的纤维化病灶。

3. 冷冻消融术

冷冻消融术（cryoablation）被认为是一种可能替代手术切除纤维腺瘤的方法[165-169]。在一组 444 例经冷冻消融治疗的纤维腺瘤中，术前肿瘤的平均直径为 1.8cm，75% 的病灶是可触及的[166]。在治疗后 6 个月，46% 的患者仍可触及病灶，在治疗后 12 个月，35% 的患者仍可触及病灶，在肿瘤大于 2cm 的女性中，残余病灶更常被触及。对 29 名接受冷冻消融治疗的女性患者的 32 个纤维腺瘤[167]，平均随访时间为 3.6 年（范围 1.3～3.8 年），3 名患者存在局部触痛，可触及病变的数量，从治疗前的 84% 下降到治疗后的 16%。在随访时，大于 2cm 的纤维腺瘤，4/15 个（27%）仍可触及肿物；而小于 2cm 的纤维腺瘤，只有 1/17 个（6%）可触及。15 名未触及残留肿块的患者，经乳房 X 线检查未发现残留肿块、腺体结构变形或纤维化。在另一项研究中[165]，纤维腺瘤的平均超声体积在治疗前为 4.2cm³，在术后 12 个月的随访中降至 0.7cm³。2 名患者接受了残余病变的切除或活检，残余病变由萎缩的玻璃样间质组成。

4. 未切除病例的随访

因为纤维腺瘤可以经粗针穿刺活检非常可靠地诊断处理，所以临床上对于影像学表现与病理一致的病例，进行随访而非手术切除是合适的选择。细针穿刺活检诊断纤维腺瘤的不太可靠（见"纤维腺瘤"中细胞学）。一项对患者偏好的调查显示，大多数女性患者即使她们确信细针穿刺活检诊断的良性结果，也选择切除活检[170]。一般来说，对于细针穿刺活检或粗针穿刺活检确诊纤维腺瘤后未接受手术切除的女性，建议进行半年一次的临床和乳房X线检查随访，以记录病变的稳定性。在一项研究中[38]，在预定的 12 个月随访期内，大多数细针穿刺活检诊断为纤维腺瘤的肿瘤在切除前继续生长。Gordon 等[171]提出，细针穿刺活检诊断为纤维腺瘤，"如果是 50 岁以下患者，肿瘤的体积增长率低于每月 16%；50 岁及以上患者，肿瘤的体积增长率低于每月 13%，则可以安全随访"。Jacklin 等[172]总结了临床上被认为存在叶状肿瘤风险的纤维腺瘤的特征，包括原发肿瘤的增大、年龄在 35 岁以上、肿瘤大于 3cm、乳房 X 线上呈分叶状轮廓、超声检查显示实性肿块中的衰减或囊性区域。对爱尔兰一家中心 2010—2015 年数据的分析显示[173]，同期全部12 109 个粗针穿刺活检诊断的病变中，有 3438 个病变被诊断为纤维腺瘤。3438 个病灶中只有 290 例（8.4%）接受了手术切除，结果 285 例被确认为纤维腺瘤，1 例为乳腺浸润性导管癌，3 例为良性叶状肿瘤，1 例为纤维腺瘤伴有小叶原位癌。在这项研究中，51% 的切除病例的病灶影像大小 ≤ 3cm，但仅有 1.14% 的病例发现了叶状肿瘤。基于这一观察，作者得出结论，用肿瘤大小区分叶状肿瘤和纤维腺瘤的敏感性较差。Dialani 等[174]研究了 354 个粗针穿刺活检的诊断不伴非典型纤维腺瘤，大多数病变（201/354；56.7%）没有进行切除，超声随访肿块大小保持稳定（平均随访时间 31.5 个月），46个病灶增大，其中 27 个病灶重复了粗针穿刺活检检查并随后进行了手术切除，结果发现 23 个纤维腺瘤、1 个叶状肿瘤和 3 个病灶周围组织中上皮细胞伴非典型性。19 个病灶增大但未进行再次粗针穿刺活检，手术切除了其中的 17 个病灶，均确诊为纤维腺瘤；另两个病灶初始时提及增大，但随后分别在 36 个月和 47 个月内保持稳定，因此并且没有进行手术切除，其余 107 个病灶在随访中消失。作者的结论是，影像学上提示病变体积增大，并不一定非要手术切除，但应进行二次粗针穿刺活检查，以排除叶状肿瘤或相关非典型性病变的可能。患者年龄（25 岁[170]、35 岁[38]和 40 岁[175]）被认为是可能影响决策的标准，但在 Neville 等的研究

中[173]，年龄不是一个重要因素。

5. 后续发生乳腺癌的风险

流行病学研究表明，与各种对照组相比，患纤维腺瘤的女性发生乳腺癌的相对风险（relative risk，RR）略有增加。根据不同的研究，纤维腺瘤发生乳腺癌的相对风险分别为 1.6[176]、1.7[177, 178]、2.2[32]和 2.6[179]，一些研究没有排除同时伴发肿瘤的患者，其他研究局限于分析后续发展为浸润性癌的患者，故相对风险有差异。两项报道称[32, 180]，同时发生纤维腺瘤和良性增生性改变的患者，乳腺癌的相对风险明显较高。Dupont 等[32]发现，乳腺癌风险的增加取决于纤维腺瘤或周围乳腺的增生性变化，以及乳腺癌的家族史。据报道，增生性纤维囊性变更多见于邻近复杂性纤维腺瘤的周围组织，而不是邻近非复杂性纤维腺瘤的周围组织。复杂性纤维腺瘤女性患者发生乳腺癌的相对风险为 3.1，有复杂性纤维腺瘤且有乳腺癌家族史的女性，发生乳腺癌的相对风险为 3.72。没有乳腺癌家族史的女性中，复杂性和非复杂性纤维腺瘤患者乳腺癌的相对风险没有显著差异（2.60vs.2.06）。没有纤维腺瘤的乳腺出现良性增生性改变时，发生乳腺癌的相对风险为 3.88。

在梅奥医学中心良性乳腺疾病队列研究中[46]，2136 名女性纤维腺瘤，包括 1835 例（85.9%）的非复杂性纤维腺瘤和 301 例（14.1%）复杂性纤维腺瘤。通过使用来自美国爱荷华州的监测、流行病学和最终结果数据库（surveillance epidemiology and end results，SEER）登记处的参考年龄和分层发病率，作为标准化发病率（standardized incidence ratio，SIR）来评估乳腺癌的风险。非复杂性纤维腺瘤的标准化发病率为 1.49（95%CI 1.26～1.74），复杂性纤维腺瘤的标准化发病率为 2.27（95%CI 1.63～3.10），但差异无统计学意义。然而，患有复杂性纤维腺瘤的女性更有可能有其他的高危特征，包括与增生性疾病相关的高风险（无论位于复杂性纤维腺瘤内部或周围乳腺组织伴或不伴非典型的增生）。

三、叶状肿瘤

虽然，叶状肿瘤（phyllodes tumor，PT）可能早在 1774 年就被描述，但这种病变在 1838 年才由 Johannes Müller 首次完整描述[181]。叶状囊肉瘤（phyllo 为希腊语，意为叶）一词用于强调病变的叶

状结构、肉质感和囊状外观。

叶状肿瘤是首选术语[182]。叶状肿瘤的诊断需要进一步细分为良性、交界性（以前为低度恶性）或恶性（以前为高度恶性）叶状肿瘤，这三个亚组之间的区别是基于肿瘤的组织学特征，并在一定程度上预测肿瘤可能的临床过程。

导管周围间质肿瘤（periductal stromal tumor）主要针对由紧密排列在导管周围的梭形细胞组成的肿瘤而提出的，以强调其可能起源于导管周围的特殊间质，具有这种形态的肿瘤现在被认为是叶状肿瘤[182]。

【临床表现】

叶状肿瘤通常表现为单侧乳腺可触及的、质实到质硬的孤立性肿块。如果肿瘤大小 4~5cm 或以上，或有快速生长史，临床上可能更倾向于叶状肿瘤的诊断。没有具体的临床特征来可靠地区分大的纤维腺瘤、良性叶状肿瘤、交界性或恶性叶状肿瘤，但是快速生长和大于 5cm 的肿块在交界性，特别是恶性叶状肿瘤中更常见[183]。通过乳房 X 线筛查发现的叶状肿瘤，包括恶性叶状肿瘤的报道极为罕见[184]。

大的交界性或恶性叶状肿瘤可能侵犯皮肤，形成溃疡或侵犯至胸壁[182, 185-191]。

叶状肿瘤累及左侧或右侧乳房的频率相似，同侧多灶性[159, 192]或双侧乳腺叶状肿瘤[10, 159, 192-197]很少见。但根据 SEER 数据，约 28% 的恶性叶状肿瘤发生于外上象限，7% 发生于内上象限，8% 发生于中心区，48% 累及乳房的两个或多个象限/区域[198]。体积非常大的且通常为恶性的叶状肿瘤，在乳房中的精确位置可能难以确定。当患者叙述数年来稳定的肿瘤突然增大时，很可能是纤维腺瘤或良性叶状肿瘤的恶变。

其他罕见的相关症状包括乳头溢液[189, 199]，一名 26 岁女性乳房 2.8cm 大小复发性交界性叶状肿瘤的主要症状是血性乳头溢液[199]。

罕见的情况下，一些叶状肿瘤中会出现导致副肿瘤综合的激素样物质。根据文献报道，胰岛素样生长因子 II（IGF-II）的产生与至少 5 名叶状肿瘤患者出现的低血糖症状相关，这些患者的叶状肿瘤被描述为"巨大型"、交界性的或恶性的[200-204]，其中 4 名患者的血浆 IGF-II 水平升高，在切除叶状

肿瘤后恢复到正常范围，血糖值也恢复正常；第五名患者因低血糖昏迷而死亡[202]。在一个病例的肿瘤间质细胞中用免疫组织化学法检测到 IGF-II[200]。据报道，至少有 2 例与人绒毛膜促性腺激素（hCG）水平升高有关的恶性叶状肿瘤[205, 206]，乳房切除术后，2 名患者血 hCG 水平下降，其中 1 名患者死于复发性疾病[206]。

【发病率、种族及遗传倾向】

在加利福尼亚州洛杉矶进行的一项基于人群的研究显示，根据年龄调整的恶性叶状肿瘤的发病率为每年 2.1/100 万名女性[207]。按种族进行的分析显示，年轻的亚裔和拉丁裔患者的发病率，明显高于非拉丁裔白人，出生在墨西哥或美洲除美国外的拉丁裔女性患叶状肿瘤的风险，比出生在美国的拉丁裔女性高 3~4 倍。在一项对美国得克萨斯州和佛罗里达州两所机构治疗的 124 例叶状肿瘤患者的研究中[208]，42% 的患者是高加索人，43% 是西班牙裔，12% 是亚洲裔，3% 是其他种族。叶状肿瘤诊断年龄无种族差异。良性叶状肿瘤占 49%，交界性占 35%，高度恶性占 16%。在西班牙裔患者中交界性和高度恶性叶状肿瘤的比例较高（P=0.01）。

一项研究[198]评估了 1983—2002 年诊断的 821 例恶性叶状肿瘤的 SEER 数据，大多数女性（77%）是高加索人，10% 是非裔，13% 是其他种族的人。对 2006—2015 年 SEER 数据库，1202 名恶性叶状肿瘤女性患者的分析结果类似[209]，55.2% 为白人，11% 为非裔，19.1% 为西班牙裔，14.6% 为亚裔。患者的平均年龄为 51.7 岁，但白人/高加索女性比其他种族的女性年龄更大（白人女性的平均年龄为 55.1 岁，非裔为 45.7 岁，西班牙裔为 46.7 岁，亚裔为 49.9 岁）。在不同的种族群体中肿瘤大小的中位数也有所不同，白人女性为 4.5cm，非裔女性为 6.0cm，西班牙裔女性为 5.0cm，亚裔女性为 5.5cm。与白人女性相比，亚裔女性更可能因肿块过大只能接受乳房切除术，而不能行保乳手术（breast-conserving surgery，BCS）。尽管在表现上存在这些差异，但基于种族的存活率没有差异。Tan 等[195]报道了 1992—2010 年在新加坡总医院治疗的 605 例叶状肿瘤，包括了 440 例（72.7%）良性叶状肿瘤、111 例（8.4%）交界性叶状肿瘤和 54 例

（8.9%）恶性叶状肿瘤。患者的平均年龄为 43 岁（15—79 岁），大多数患者为亚裔（70.2%）。Karim 等在澳大利亚进行的一项研究发现[210]，19 名（31%）患有叶状肿瘤的女性和 6 名（67%）有复发性叶状肿瘤的女性是亚裔。在这项研究中，32% 的亚裔患者出现复发性疾病，而非亚裔患者只有 7%。所以作者推测，亚裔女性可能有发生叶状肿瘤的生物学和（或）遗传学倾向。

Birch 等[211] 报道，TP53 胚系突变（Li-Fraumeni 综合征）的女性患恶性叶状肿瘤的风险显著增加（P=0.0003），但这一观察结果没有得到进一步证实。至少有另外 3 例 TP53 胚系突变携带者（22 岁、27 岁和 31 岁的 Li-Fraumeni 综合征女性）诊断为叶状肿瘤[212-214] 的报道，然而这些研究均没有提供叶状肿瘤的组织学图片。目前，尚不清楚 Li-Fraumeni 综合征患者乳房中发生的恶性间叶肿瘤，是否为真正的叶状肿瘤或可能是起源于乳房中的原发性肉瘤。一项来自巴西的研究[215] 发现，5 例经病理证实的叶状肿瘤中存在 TP53 致病性体细胞突变。目前为止，除了亚裔可能与叶状肿瘤相关外，似乎没有其他易感因素与叶状肿瘤的发生相关。

1. 年龄

据报道，叶状肿瘤女性患者的发病年龄为 6—86 岁[10, 187, 190, 216-220]，诊断时的中位年龄约为 45 岁，比纤维腺瘤患者的中位年龄大 15—20 岁。在一项以人群为基础的研究中，45—49 岁的女性叶状肿瘤发病率最高[207]。在纽约市纪念医院接受治疗的 293 名叶状肿瘤患者中[10]，平均年龄和中位年龄分别为 41.7 岁和 42 岁（范围 11—83 岁）。在得克萨斯州和佛罗里达州[208] 的两所机构接受治疗的 124 名叶状肿瘤患者，平均年龄为 44 岁（范围为 15—70 岁）。

良性叶状肿瘤患者往往比交界性或恶性叶状肿瘤患者相对年轻[221]。在一项研究[183] 中，良性叶状肿瘤的平均诊断年龄为 39.7 岁，交界性叶状肿瘤为 45.2 岁，恶性叶状肿瘤为 39.6 岁。在一项由 124 名恶性或交界性叶状肿瘤患者组成的单中心研究中[197]，诊断时的中位年龄为 44 岁（范围 13—83 岁）；恶性叶状肿瘤患者的中位年龄 43 岁（范围 13—83 岁），交界性叶状肿瘤患者的中位年龄 44 岁（范围 14—77 岁），两者之间没有显著差异。在一

项基于恶性叶状肿瘤患者 SEER 数据的研究中[198]，诊断时的中位年龄为 50 岁（范围 12—92 岁）。对墨西哥墨西哥城的单中心 10 年内被诊断为叶状肿瘤的 305 名患者人口统计学研究显示[222]，诊断时的平均年龄为 41.7 岁（范围 16—75 岁），77.7% 为绝经前患者；然而，恶性叶状肿瘤的女性患者年龄明显偏大（平均年龄为 48 岁，范围 23—69 岁），42.9% 的病例在诊断时已绝经。

尽管，纤维上皮肿瘤是年轻女性和青少年最常见的乳腺肿瘤类型，但叶状肿瘤在年轻女性中相对不常见。回顾瑞典癌症登记处数据的发现，1960—1969 年，仅有 8 例 25 岁以下经组织学证实为叶状肿瘤的病例[223]。尽管如此，仍有一些关于青春期女性叶状肿瘤的报道[41, 42, 218, 223-232]，这个年轻年龄组的大多数叶状肿瘤被归类为良性，但也有罕见的恶性叶状肿瘤病例报道[41, 224, 225, 227, 229]。大多数叶状肿瘤发生在月经初潮后，但也有罕见病例发生于月经初潮前，包括良性[230]、交界性[231, 233] 和至少两例恶性叶状肿瘤[217, 229]。文献报道的最年轻的恶性叶状肿瘤患者年仅 6 岁[217]。

在儿童及青少年患者（年龄 ≤ 21 岁）的所有乳腺恶性肿瘤中，恶性叶状肿瘤分别占 23%[234] 和 22%[235]。分析 1976—2015 年 SEER 数据的发现，60 名儿童及青少年女性（年龄 ≤ 21 岁）发生恶性叶状肿瘤，2713 例发生于成年女性（> 21 岁）。在儿童及青少年患者中非裔占 1/3（20/60 例，33.3%），而成人患者中非裔占 10.5%（285/2713 例）（P < 0.001），两组的中位随访时间相当（儿童及青少年和成人患者分别为 117 个月和 97 个月）。多变量分析显示，成人年龄（> 21 岁）、非裔种族、肿瘤大于 10cm、较高的肿瘤级别、胸壁侵犯、淋巴结阳性和乳房切除术与总生存率（overall survival，OS）降低相关[235]。

有时叶状肿瘤，包括恶性叶状肿瘤可发生于妊娠期间[196, 236-240]，至少有 1 例出现在妊娠早期的恶性叶状肿瘤的报道[241]。有在妊娠期间诊断的叶状肿瘤并成功切除，并且在患者第二次妊娠期间肿瘤没有复发的报道[237]。文献报道一例患者在接受体外受精的激素治疗过程中，乳腺肿瘤快速生长，是因为纤维腺瘤转化成为叶状肿瘤[242]。术前细针穿刺活检诊断纤维腺瘤，在切除的恶性叶状肿瘤标本

中的也观察到纤维腺瘤区域，提示存在纤维腺瘤基础病变。

2. 男性叶状肿瘤

关于男性乳腺叶状肿瘤，仅有极个别的病例报道[243-247]。Pantoja 等[246] 报道了一名 70 岁患有男性乳腺发育的男子，发生巨大叶状肿瘤，肿瘤生长缓慢，长达 50 年之久。肿瘤引起了 12cm 的中央溃疡，切除的乳房大小为 30cm×30cm，重 8.6kg，最终诊断为与男性乳腺发育症相关的巨大纤维腺瘤，局部为恶性叶状肿瘤。男性恶性叶状肿瘤的报告很难核实，因为恶性叶状肿瘤的形态学可能与未分化肉瘤的形态学重叠。一般来说，因为男性乳房中的乳腺特化性间质是有限的，所以在诊断男性叶状肿瘤之前，应排除其他间质源性肿瘤。

3. 大小

叶状肿瘤的平均大小为 4～5cm，从约 1cm 至大于 20cm[10, 190, 195, 216, 219, 220, 222]，甚至还有 40cm 大小叶状肿瘤的报道[191]。根据经验，叶状肿瘤的大小往往与等级相关，交界性，尤其是恶性叶状肿瘤往往明显大于良性叶状肿瘤。这种笼统的说法并不总是正确的，也有罕见的例外情况，如非常大的纤维上皮肿瘤被定性为"巨大"纤维腺瘤。

许多大宗病例叶状肿瘤的报道来自东南亚国家，对 605 例叶状肿瘤的分析显示[195]，肿瘤的平均大小为 5.2cm，中位数为 4.0cm（范围 8～25cm）。在这项研究中，56.7% 的良性叶状肿瘤 < 5.2cm，但只有 8.9% 的交界性叶状肿瘤和 2.6% 的恶性叶状肿瘤 < 5.2cm。相反，只有 16.1% 的良性叶状肿瘤 ≥ 5.2cm，而相似大小的交界性叶状肿瘤和恶性叶状肿瘤分别占所有肿瘤的 9.4% 和 6.3%。在一组 335 例叶状肿瘤中[187]，良性叶状肿瘤的平均大小为 4.35cm，交界性叶状肿瘤为 8.1cm，恶性叶状肿瘤为 9.2cm。在一项来自中国一家中心的 246 例叶状肿瘤（125 例良性、55 例交界性、47 例恶性）的研究中[183]，良性、交界性和恶性叶状肿瘤的平均大小分别为 3.7cm、4.8cm 和 7.5cm。

对加拿大多中心 133 例叶状肿瘤（63 例良性、41 例交界性和 29 例恶性）的回顾性研究发现[248]，35% 的良性叶状肿瘤、44% 的交界性叶状肿瘤和 55% 的恶性叶状肿瘤 > 4cm。在美国一项单中心的 293 例各种级别的叶状肿瘤研究中[10]，54% 的肿瘤 ≤ 3cm，43% 的肿瘤 > 3cm，3% 的肿瘤大小未知。66% 的良性叶状肿瘤 ≤ 3cm，而 67% 的低级别 / 交界性和高级别恶性叶状肿瘤 > 3cm（P < 0.0001）。在随后对同一中心接受治疗的 124 名女性患者的 125 个叶状肿瘤（86 个恶性和 39 个交界性）分析发现[197]，所有恶性和交界性叶状肿瘤的中位大小为 5cm（范围 0.9～35cm），其中恶性叶状肿瘤和交界性叶状肿瘤的中位大小分别为 5.3cm 和 3cm。欧洲某单中心治疗的 340 例叶状肿瘤（55% 良性、11.8% 交界性、33.2% 恶性）[191]，肿瘤平均大小为 6cm（范围 2～40cm）。

【影像学检查】

乳房 X 线检查显示，叶状肿瘤通常为清晰的圆形到分叶状、不透明高密度肿块[249-252]（图 8-27），少数病例边界可以模糊。

乳房 X 线筛查对叶状肿瘤的诊断率极低，在 23.7 年的时间里，澳大利亚某大型中心接受乳房 X 线筛查女性中，只有 30 名被诊断为叶状肿瘤[184]，筛查叶状肿瘤的发现率仅为 2.53/10 万。在这 30 例叶状肿瘤中，只有 22 例是通过乳房 X 线筛查确定的，而另外 8 例是间隔一段时间才发现。30 例叶状肿瘤中，13 例为良性，8 例为交界性，9 例为恶性。最常见的表现是肿块，平均大小为 3.47cm（范围 1.1～9.0cm）；筛查发现病例的平均大小为 3.3cm（范围 1.1～9cm），间隔一段时间发现的叶状肿瘤平均大小为 4.0cm（范围 2.2～7.5cm）。22 例筛查检出的叶状肿瘤包括 13 例良性叶状肿瘤、6 例交界性叶状肿瘤和 3 例恶性叶状肿瘤。在 X 线片上，筛查出的 3 例恶性叶状肿瘤大小分别为 1.5cm、3.5cm 和 9cm；在随访过程中，所有 3 个肿瘤都快速增大。1 例患者有 3.5cm 大小恶性叶状肿瘤，接受了手术切除和腋窝淋巴结清扫（12 个淋巴结无转移），虽然没有局部复发，但出现了远处转移（肺、头皮和大脑），患者在初诊 43 个月后死于疾病。

在超声上，叶状肿瘤可表现为界限清晰或形状不规则，但由于内部存在囊性区和上皮裂隙以及可能的坏死区域，它们通常在回声结构上是不均匀的，具有内部分隔，特别是恶性叶状肿瘤[249, 252]（图 8-27）。囊性变在交界性和恶性叶状肿瘤中更加明显，在良性叶状肿瘤中可能不明显或不存在。交

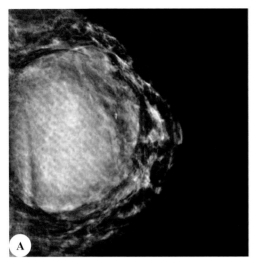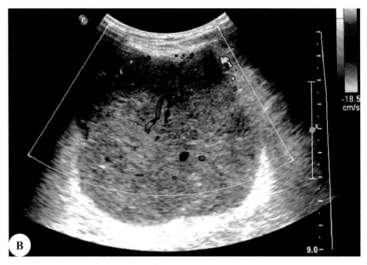

▲ 图 8-27　叶状肿瘤的乳房 X 线检查和超声影像

A. 这张乳房 X 线片显示一个 6cm 的边界清晰的肿瘤，后被证明是恶性叶状肿瘤；B. 超声图像显示一个 9cm 大的不规则低回声的、内部有血管的恶性叶状肿瘤（与图 8-30 C 的肿瘤相同）

界性或恶性叶状肿瘤的边界常不清。钙化不常见，良性和恶性病变钙化出现的频率相同[250, 253]。通过乳房 X 线检查术或超声检查区分良性和恶性叶状肿瘤是不太可靠的[249, 250, 253]，但是不规则的边缘、肿瘤内部回声不均匀和大体积更倾向于交界性或恶性叶状肿瘤的诊断。一项超声研究显示，全部 8 例叶状肿瘤均出现了中央弹性组织被周围的非弹性组织环绕的征象（"环形征"）[51]，但 5% 的纤维腺瘤也有同样的超声表现。

MRI 显示，良性叶状肿瘤为椭圆形或分叶状有内部分隔的结节[59, 252, 254, 255]，但这些特征并不能与纤维腺瘤明确区分。大多数叶状肿瘤，T_1 信号是等强度的，与肿瘤分级无关，但不均匀的 T_2 信号在交界性和恶性叶状肿瘤中更常见。在一项研究中，淤泥样改变在恶性叶状肿瘤中明显比在良性或交界性叶状肿瘤中更常见[252]，注射造影剂后可观察到动态增强[59, 252, 254]。

【大体病理】

叶状肿瘤的外表面界限清楚但缺乏包膜。大体检查时，肿瘤可能由单个肿块组成，也可能是多结节状的。即使是显微镜下有浸润性边界的恶性叶状肿瘤，也可能在大体上表现为界限清楚。触诊时，肿瘤通常质地坚实而有弹性。

叶状肿瘤的剖面通常呈灰色至褐色，肉质感明显，隆起状（图 8-28 至图 8-30）。在肿瘤的一些区域，可能表现为黏液样、胶冻状或出血状。退变、坏死和梗死病灶在恶性叶状肿瘤中更为常见，但也可能发生于体积大的交界性或良性叶状肿瘤。"叶状"突起，即叶状肿瘤命名的来源，可以很明显，尤其是在交界性和恶性叶状肿瘤中。光滑的裂隙状结构可能在良性叶状肿瘤中不太明显，而在交界性和恶性叶状肿瘤中更明显。有时裂隙很大，呈囊性外观，偶尔囊肿内有角化碎屑。一些叶状肿瘤可能具有显著的囊性成分[256]（图 8-31）。具有广泛高分化脂肪瘤样成分的叶状肿瘤（脂肪叶状肿瘤，lipophyllodes tumor）呈黄色，大体上具有脂肪的质感（图 8-32）。

鉴于叶状肿瘤内的异质性，建议对肿瘤每隔 1cm 至少取一个组织块进行评估，重点取材更为坚实和肉瘤样的区域。

【镜下病理】

虽然在过去，纤维腺瘤被认为来自小叶内间质，叶状肿瘤来自导管周间质。目前，所有纤维上皮肿瘤（纤维腺瘤和叶状肿瘤）均被认为来源于乳腺的特化性间质，但叶状肿瘤比纤维腺瘤更具有广泛的生长模式和更复杂的基因组改变（另见遗传学改变部分）。与纤维腺瘤相比，叶状肿瘤通常具有异质性的组织学外观，其特征是间质细胞增多，间质成分大量扩张。在良性和交界性叶状肿瘤中，间质细胞在导管周围更密集，但在恶性叶状肿瘤中，

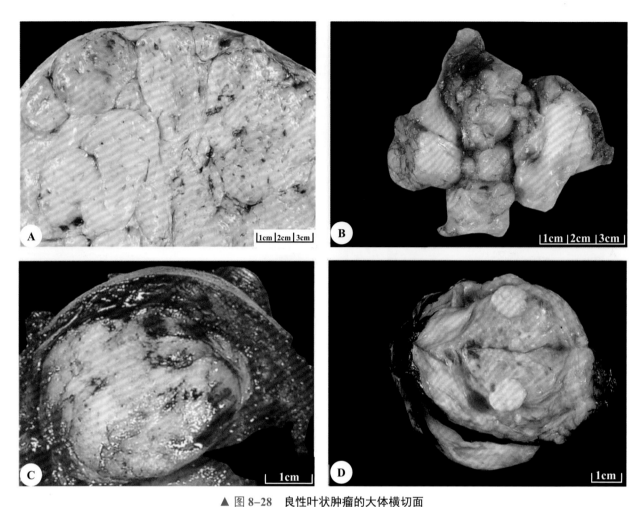

▲ 图 8-28　良性叶状肿瘤的大体横切面

A. 典型的叶状结构由致密的间质和交错的裂隙组成；B. 一个分叶状外观的肿瘤；C. 一个质地相对均匀的肿瘤，有暗红色的梗死区；D. 在这个肿瘤的剖面可见亮黄色的结节，是间质脂肪瘤样化生的区域

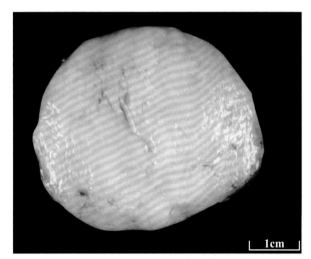

▲ 图 8-29　交界性叶状肿瘤

肿瘤剖面的大体观，切面呈肉质感，可见少量裂隙

通常没有这种现象或不明显。在良性叶状肿瘤和一些交界性叶状肿瘤中，间质细胞核分裂主要分布在导管周围。纤维腺瘤间质细胞缺乏核分裂或非常罕见，核分裂数目有助于良性叶状肿瘤和纤维腺瘤的鉴别诊断。叶状肿瘤的一个罕见亚群表现为导管周围间质细胞排列紧密而明显，以导管周围间质显著增生为特征。过去将这类病变称为导管周围间质增生[257]或导管周围间质肉瘤[258]。然而，这些导管周围间质肿瘤复发时，其形态与常规的叶状肿瘤没有区别，目前被认为是叶状肿瘤的变异型，应命名为叶状肿瘤[182]。

拉长的衬覆上皮细胞的裂隙是叶状肿瘤的特征性表现（图 8-33 和图 8-34）。裂隙常扩张，表面被覆上皮细胞、间质细胞丰富的叶状突起，突向扩张的导管腔。叶状肿瘤的叶状突起通常不会完全充满扩张的囊腔，也不会相互形成镶嵌结构（图 8-33

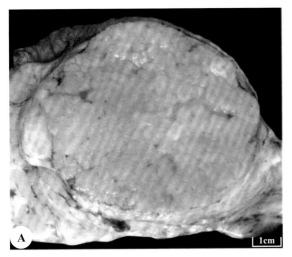

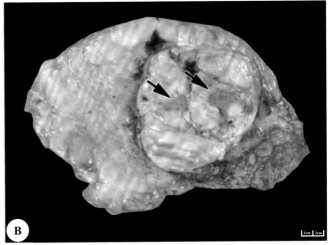

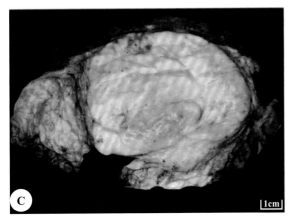

▲ 图 8-30　恶性叶状肿瘤

肿瘤剖面的大体观。A. 切面颜色不一，有囊性区和裂隙；B. 在有光泽鱼肉状的背景衬托下，坏死灶（箭）显得很突出；C. 这个巨大的恶性叶状肿瘤的切面可见裂隙和叶状突起（与图 8-27B 中的肿瘤为同一病例）

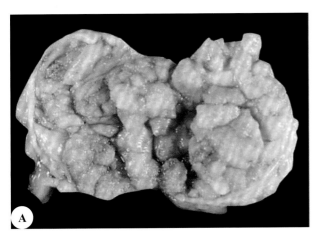

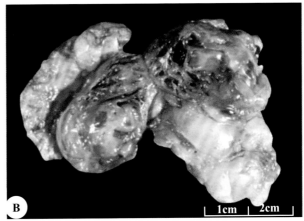

▲ 图 8-31　囊性叶状肿瘤

A. 大体上，肿瘤切面可见许多乳头状结节；B. 在这个对剖的良性叶状肿瘤中有许多囊性结构

和图 8-34）。一些管内型生长模式的纤维腺瘤，可能与良性叶状肿瘤的裂隙状结构非常相似，区分这两种肿瘤可能很困难，特别是在大小约 3cm 的肿瘤和非常大（"巨大"）的纤维腺瘤。与叶状肿瘤相比，纤维腺瘤的分叶状结构往往有更宽的底部，很少向导管裂隙中突出，往往完全充满扩张的导管腔，相互镶嵌呈拼图样。在组织学上，除了一些富细胞性纤维腺瘤之外，管内型纤维腺瘤的间质趋于均质，细胞比良性叶状肿瘤少。在一些叶状肿瘤中，导管上皮增生或腺病的存在可能会使管内型结构变得模糊。

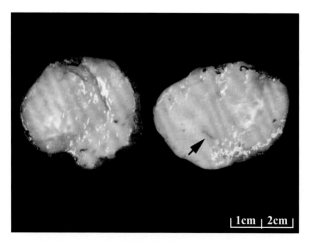

▲ 图 8–32　具有广泛脂肪瘤样成分的叶状肿瘤

这个肿瘤具有广泛的分化良好的脂肪瘤样区域（脂肪叶状肿瘤），可见先前粗针穿刺活检的针道（箭）（与图 8–39 中的肿瘤为同一病例）

良性、交界性和恶性叶状肿瘤均可出现假血管瘤样间质增生，通常仅为一种局灶性的改变，但在某些情况下，它可能是叶状肿瘤的一个显著特征（图 8–35 和图 8–36）。Tan 等 [187] 观察到 335 例叶状肿瘤中，有 73.1% 有假血管瘤样间质增生，且良性叶状肿瘤中假血管瘤样间质增生的比例为 76.3%，明显多于交界性叶状肿瘤（17.6%）和恶性叶状肿瘤（6.1%），假血管瘤样间质增生的存在将叶状肿瘤复发的风险降低了 51.3%。Slodkowska 等 [248] 也发现假血管瘤样间质增生在良性叶状肿瘤中更为常见。一项研究显示，在 355 例叶状肿瘤中有 9.3% 具有多核间质巨细胞（图 8–36）[187]，而且更高级别的叶状肿瘤多核间质细胞的数量更多。叶状肿瘤的间质常出现灶性的黏液样变，通常不累及整个肿瘤（图 8–33 至图 8–35 和图 8–37），335 例叶状肿瘤 [187] 有 87.2% 出现间质黏液变性，并且在良性叶状肿瘤（74.7%）中比在交界性（16.8%）或恶性（8.6%）叶状肿瘤中更常见。Slodkowska 等 [248] 发现任何级别的叶状肿瘤中均可出现黏液样间质。多变量分析显示，黏液样间质超过 50% 的叶状肿瘤有更高的局部复发，且具有统计学意义（0.039）[248]。

间质过度生长（stromal overgrowth）的定义是 40 倍的放大倍数下（显微镜目镜 10× 和显微镜物镜 4×）[259]，至少 1 个显微镜视野中没有上皮成分。间质过度生长是恶性叶状肿瘤的常见特征，但交界

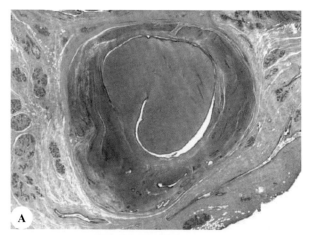

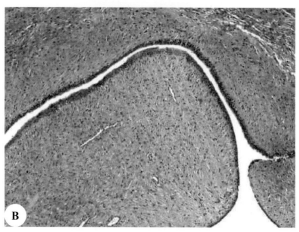

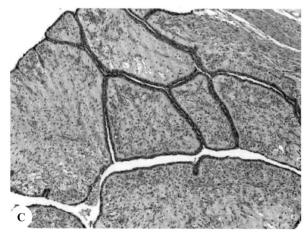

▲ 图 8–33　良性叶状肿瘤

A. 良性叶状肿瘤与周围正常组织的分界十分清晰，注意对比的间质细胞的丰富度及肿瘤中内衬上皮的裂隙；B. A 的局部放大，拉伸的导管被均匀的间质所包围；C. 另一例肿瘤的叶状结构有显著的上皮下间质细胞聚集和增多的血管

性叶状肿瘤局部也可出现。对间质过度生长的评估提供了一个有效和实用的评估叶状肿瘤的肉瘤样生长的方法。随着数字化病理学的出现，需要评估一个等效的肿瘤面积（约 24mm²）。

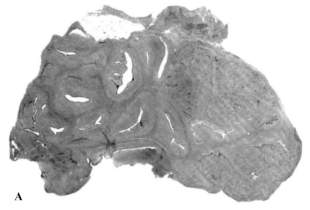

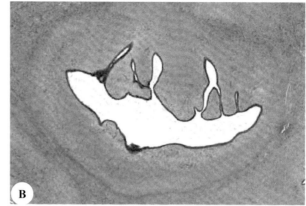

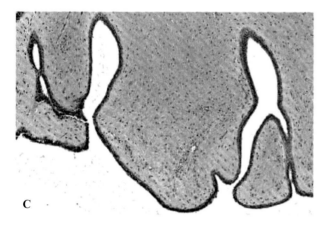

▲ 图 8-34　良性叶状肿瘤

A. 从良性叶状肿瘤的整体切片中很容易看出叶状结构和肿瘤内部的异质性，右侧可见很明显的纤维腺瘤样区域；B 和 C. 增生的间质细胞在导管周围形成细胞套，肿瘤的叶状结构部分填充导管腔，叶状结构的间质由增生的、形态温和的双极梭形细胞构成

一些作者[10] 也对间质扩张（stromal expansion）进行了定义，被定义为在最终 100 倍的放大倍数（显微镜目镜 10× 和显微镜物镜 10×）（约 3.8mm^2）下，至少 1 个显微镜视野中没有上皮。在任何级别的叶状肿瘤中都可出现间质扩张，没有关于其具体临床意义的信息。

一些叶状肿瘤具有与纤维腺瘤难以区分的区域，紧邻纤维腺瘤样区域的间质细胞十分丰富（图 8-38）。Slodkowska 等在 87% 的良性叶状肿瘤、68% 的交界性叶状肿瘤和 48% 的恶性叶状肿瘤中观察到纤维腺瘤样区域[248]。在 33% 的良性叶状肿瘤、34% 的交界性叶状肿瘤和 28% 的恶性叶状肿瘤中观察到具有玻璃样变性纤维腺瘤区域。Pareja 等[260] 在伴或不伴纤维腺瘤样区域的交界性和恶性叶状肿瘤中检测到不同的分子改变，不伴纤维腺瘤样区域的叶状肿瘤的核分裂指数明显高（见遗传学检查）。Hodges 等[158] 报道了一例由纤维腺瘤发展而来的恶性叶状肿瘤，长期以来，病理学家一直想知道叶状肿瘤内的纤维腺瘤样病变，是否是先前存在的纤维腺瘤残余发展而来，最近的分子进展支持了这一假

设，但这不应该影响纤维腺瘤的处理（见遗传学检查）。组织学上，在 20%～40% 叶状肿瘤附近存在纤维腺瘤或纤维腺瘤样区域[10, 192]。

恶性叶状肿瘤中可能存在异源性成分。最常见的异源成分是脂肪肉瘤样区域，但也有横纹肌肉瘤、血管肉瘤和骨肉瘤的成分存在。过去，叶状肿瘤中脂肪肉瘤样区域的存在被认为是恶性叶状肿瘤诊断的充分证据，但最近的数据表明，在缺乏其他高级别形态学特征（核分裂活跃、明显的核非典型性、丰富的间质细胞和广泛的浸润性边缘）的情况下，高分化脂肪瘤成分与肿瘤侵袭性的行为无关[261]。因此，世界卫生组织（World Health Organization，WHO）2019 年专家共识建议，在缺乏其他恶性特征的情况下，以脂肪瘤样形态为主的纤维上皮肿瘤即使有导管裂隙，也不应被归类为恶性叶状肿瘤[182]（图 8-39）。

叶状肿瘤内结构和间质细胞的多样性（图 8-37），可能会给粗针穿刺活检取样的一些病变的准确分类带来很大困难，尤其对于体积较大的纤维上皮性肿瘤，尤其应考虑这些因素对于后续处理

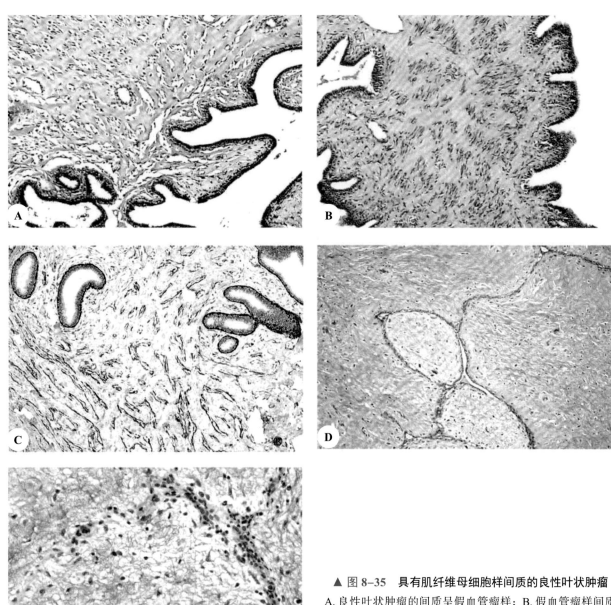

▲ 图 8-35　具有肌纤维母细胞样间质的良性叶状肿瘤

A. 良性叶状肿瘤的间质呈假血管瘤样；B. 假血管瘤样间质中的肌纤维母细胞呈束状排列，纤维上皮性结构呈假乳头状轮廓；C. 平滑肌肌动蛋白免疫组织化学染色，突出显示假血管瘤样结构；D 和 E. 良性叶状肿瘤的黏液样假血管瘤样间质，类似于黏液样肌纤维母细胞瘤

的影响。报道一些的恶性临床行为或"良性"叶状肿瘤转移的病例，很可能是由于取样的局限性造成的叶状肿瘤分级不准确而引起的。考虑到肿瘤内叶状肿瘤的异质性，需要切除活检，检查整个肿瘤方可获得叶状肿瘤的精确分级。叶状肿瘤的分级是基于间质异型性、间质细胞的密度、核分裂活性和显微镜下肿瘤边缘的特征。

　　间质细胞核异型性可以是轻度、中度或重度[182, 262]。需要与邻近正常小叶内乳腺间质的细胞密度比较，帮助确定叶状肿瘤的间质细胞密度。轻

度间质细胞增加指肿瘤间质细胞的密度，大约是邻近形态正常的小叶内乳腺间质细胞密度的 2 倍[262]。核分裂的评估应在核分裂最活跃的区域，并远离活检部位和坏死灶的肿瘤区域[262]。其他特征包括间质过度生长和异源性间质成分[182, 262]。

　　在组织学上，叶状肿瘤分为三级，即良性、交界性和恶性叶状肿瘤。这种分级的目的是评估局部复发的风险以及根据肿瘤的形态学特征来预估转移的风险。

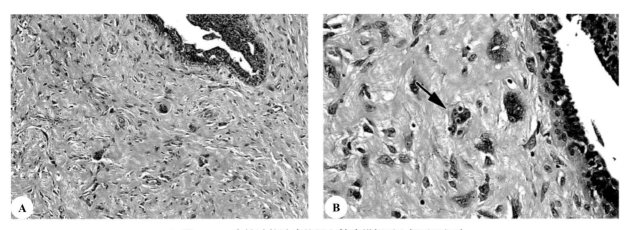

▲ 图 8-36 良性叶状肿瘤伴假血管瘤样间质和间质巨细胞
A. 间质中的多核细胞；B. 巨细胞出现吞噬淋巴细胞现象（箭）

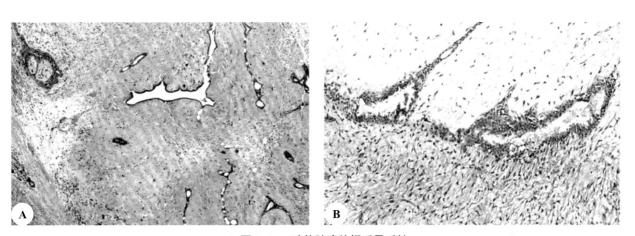

▲ 图 8-37 叶状肿瘤的间质异质性
两例良性叶状肿瘤具有异质性的间质，存在黏液样区域

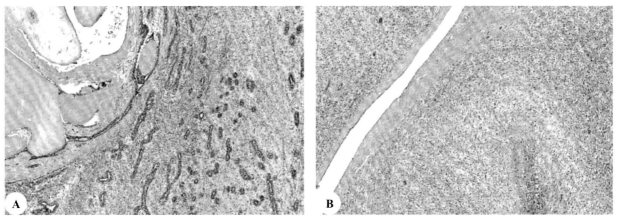

▲ 图 8-38 恶性叶状肿瘤内的纤维腺瘤样区域（同一病例的两幅图像）
A. 在一个巨大的叶状肿瘤中，类似于玻璃样变性的纤维腺瘤的区域（左）与间质细胞丰富的区域（右）相邻；B. 肿瘤的绝大部分区域具有恶性叶状肿瘤的形态

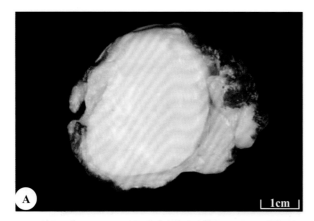

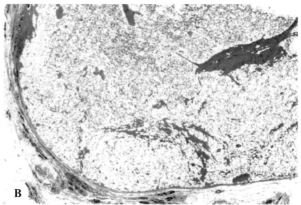

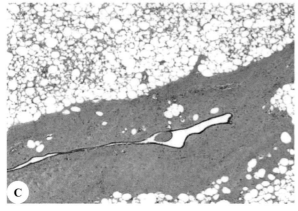

▲ 图 8-39　具有叶状结构的良性肿瘤，主要由高分化脂肪瘤样化生（脂肪叶状肿瘤）组成

A. 大体上，肿瘤呈黄色脂肪状，没有实性肉瘤样区域；B. 全标本包埋组织切片显示间质广泛的脂肪变；C. 脂肪瘤样间质分布在伸长的导管周围

1. 良性叶状肿瘤

良性叶状肿瘤（benign phyllodes tumor）的特征是间质细胞密度低，间质细胞轻度异型性，肿瘤边界清晰，间质核分裂少[182]。根据 2012 年和 2019 年 WHO 乳腺肿瘤分类[182, 263]，良性叶状肿瘤核分裂象 < 5/10HPF（< 2.5/mm²），且间质细胞密度低和细胞异型性轻微（图 8-33 至图 8-37）。导管周围间质细胞聚集现象很常见（图 8-40），核分裂也有在导管周围分布的特点（图 8-40）。间质细胞核轻度增大，核轻度深染，细胞核不重叠（图 8-41）。通常肿瘤内间质细胞密度不一，可能出现上皮的增生。肿瘤的边界通常很清楚（图 8-33 和图 8-34）。可见核深染的多核间质细胞（图 8-36）。黏液样变性在良性叶状肿瘤中并不少见（图 8-33、8-35 和图 8-37），但完全由黏液样织组成的叶状肿瘤非常罕见，此时应考虑与黏液样肉瘤鉴别诊断。卫星结节和坏死在良性叶状肿瘤中不常见，也没有恶性异源性间质成分或间质过度生长区域。

据报道，在一名 18 岁以下患者的双侧乳腺纤维上皮肿瘤中，一个肿瘤同时具有良性叶状肿瘤和幼年性乳头状瘤病的形态学特征[42]。

良性叶状肿瘤的主要鉴别诊断包括纤维腺瘤（尤其是富细胞性纤维腺瘤）和交界性叶状肿瘤。肿瘤内的异质性、导管周围间质聚集、间质核分裂活性和间质异型性在富细胞性纤维腺瘤中缺失或非常不明显。如果组织学特点不是很明确，则倾向于保守诊断，首选富于细胞性纤维腺瘤的诊断。在某些情况下，可以使用术语"良性纤维上皮性病变"。良性和交界性叶状肿瘤的鉴别诊断也具有挑战性（见"交界性叶状肿瘤"）。

2. 交界性叶状肿瘤

交界性叶状肿瘤（borderline phyllodes tumor）特征是间质细胞中度异型性和间质细胞密度中度增加（图 8-42 至图 8-44）。根据 2019 年 WHO 乳腺肿瘤的分类[182]，交界性叶状肿瘤间质细胞核分裂为（5～10）/10HPF（2.5～5/mm²）（图 8-45）。肿瘤边缘呈局部浸润或广泛浸润，可能出现与肿瘤主体分离的卫星结节，卫星结节之间由正常乳腺组织分隔。可以出现坏死，在一些区域，增生的间质可能类似于低度恶性纤维肉瘤（图 8-44）。间质过度生长在交界性叶状肿瘤中很罕见，通常仅限于 1 个或 2 个区域。Slodkowska 等[248] 在 22%

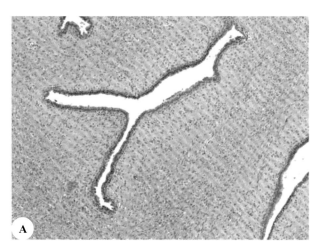
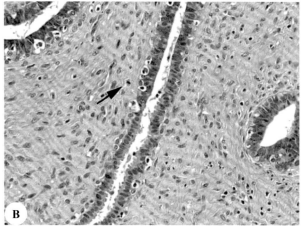

▲ 图 8-40 良性叶状肿瘤

A. 间质细胞聚集于导管周围；B. 导管周围间质细胞的核分裂（箭）

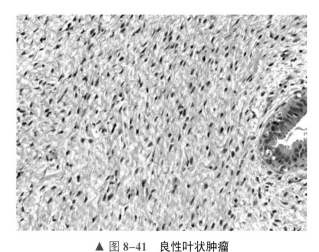

▲ 图 8-41 良性叶状肿瘤

间质细胞密度轻度增加和轻度核异型，细胞核轻微增大，核颜色轻微加深，没有核重叠，但是一些细胞核相互靠近

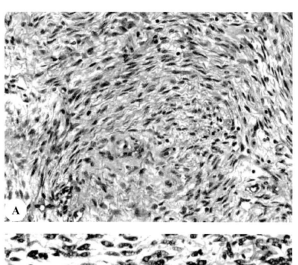
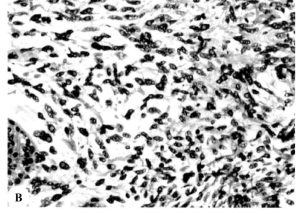

▲ 图 8-42 交界性叶状肿瘤

间质细胞密度中等，细胞核拥挤重叠，中度核异型

（9/41 例）交界性叶状肿瘤中发现间质过度生长，Spanheimer[197] 在 18%（7/39 例）交界性叶状肿瘤中发现间质过度生长。如果发现局灶性间质过度生长，建议对肿瘤进行补取，以排除恶叶状肿瘤。交界性叶状肿瘤不存在恶性异源性成分，在一项回顾性研究中[264]，以恶性叶状肿瘤形态复发的交界性叶状肿瘤，局部有恶性异源性成分[264]。

3. 恶性叶状肿瘤

恶性叶状肿瘤（malignant phyllodes tumor）的特征是间质细胞非常丰富，细胞显著异型以及广泛浸润性的边缘。间质过度生长很常见，可以出现恶性异源性成分（图 8-46）。核分裂活性通常很高，＞ 10/10HPF（＞ 5/mm²）。肿瘤间质细胞通常

具有高级别和多形性的细胞核（图 8-47）。坏死很常见。Tan 等研究发现 31 例恶性叶状肿瘤中，有 12 例（39%）存在坏死[187]。在另外两个大宗病例的研究中，44%[197] 和 67.5%[265] 恶性叶状肿瘤中存

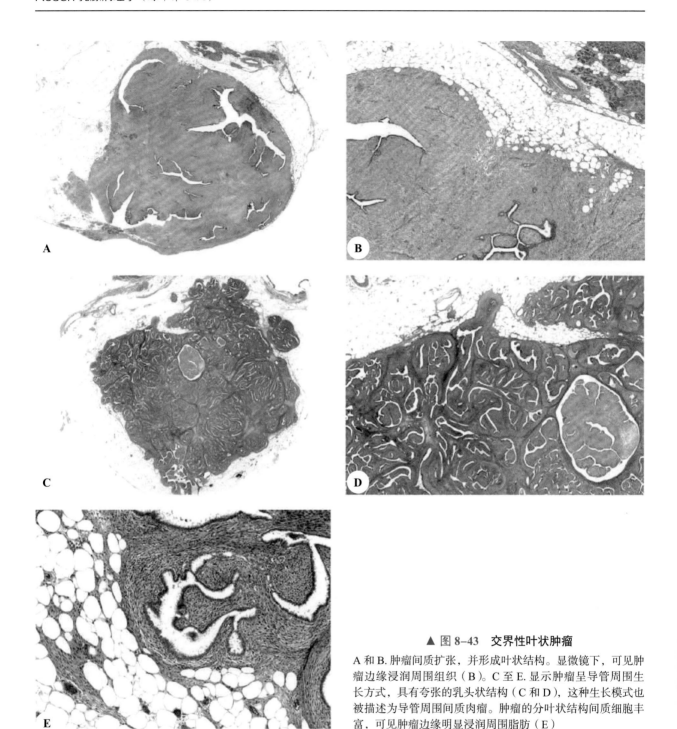

▲ 图 8-43　交界性叶状肿瘤

A 和 B. 肿瘤间质扩张，并形成叶状结构。显微镜下，可见肿瘤边缘浸润周围组织（B）。C 至 E. 显示肿瘤呈导管周围生长方式，具有夸张的乳头状结构（C 和 D），这种生长模式也被描述为导管周围间质肉瘤。肿瘤的分叶状结构间质细胞丰富，可见肿瘤边缘明显浸润周围脂肪（E）

在间质过度生长。Slodkowska 等研究 29 例恶性叶状肿瘤，发现 90% 病例有间质过度生长[248]。间质可能含有恶性异源性间质成分，如脂肪肉瘤样区域（图 8-46 和图 8-48）和局部血管肉瘤、软骨肉瘤或骨肉瘤分化[74, 266-268]（图 8-49 和图 8-50）。

根据 WHO 2019 年专家共识指出[182]，具有广泛高分化脂肪瘤样成分，但缺乏其他恶性特征（即高核分裂活性、间质细胞显著丰富、显著的核异型

和浸润性边界）的叶状肿瘤不应被归类为恶性叶状肿瘤（图 8-39）。在这种情况下，"脂肪叶状肿瘤（lipophyllodes）"的术语更合适[261, 269]。Rosen 等[269]描述了一种发生于脂肪瘤样错构瘤的脂肪叶状肿瘤。在 Bacchi 等的研究中[261]，2 名脂肪叶状肿瘤的患者，在初次手术后 2 年和 15 年均无疾病的证据。相比之下，在 4 名具有黏液样脂肪肉瘤区域的恶性叶状肿瘤的患者中，有 2 名出现肿瘤复发，而具有

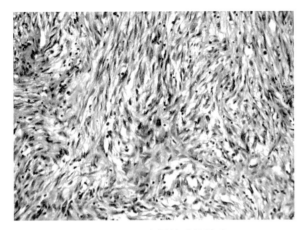

▲ 图 8-44　交界性叶状肿瘤
局部间质细胞呈席纹状排列

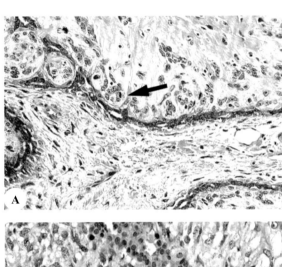

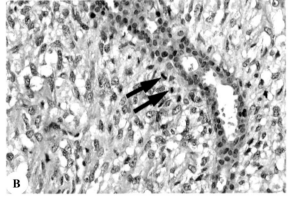

▲ 图 8-45　交界性叶状肿瘤
核分裂（箭）局限于上皮下区域，间质细胞呈上皮样（A）
和梭形（B）

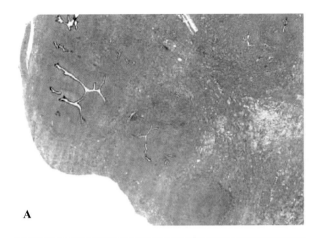

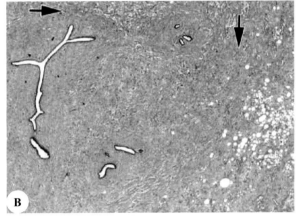

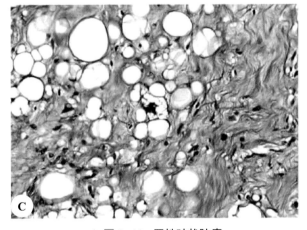

▲ 图 8-46　恶性叶状肿瘤
A 和 B. 肿瘤显示间质过度生长（在 40× 视野中没有上皮成
分，面积相当于 24mm² ）和脂肪肉瘤样区域。也可见假血管
瘤样间质增生区域（箭）。C. 显示脂肪母细胞

多形性脂肪肉瘤区域的患者（图 8-48），出现远处
转移和（或）死于疾病。Tan 等研究发现，3/31 例
恶性叶状肿瘤有血管侵犯[187]。

　　4. 叶状肿瘤中上皮的改变（包括癌）
　　叶状肿瘤表现出不同程度的上皮增生，局灶性
或弥漫性的乳头状或筛状结构并不少见（图 8-51），

局部也可以有肌上皮增生。在良性和交界性叶状肿
瘤中，上皮增生的程度往往与间质细胞的密度和核
分裂活性平行，但在恶性叶状肿瘤中，上皮增生程
度常变弱。Sawyer 等[270] 分析包括 8 例恶性叶状肿
瘤在内的 119 例叶状肿瘤，发现 60% 病例有上皮增
生，其中 18% 为显著增生，42% 为轻度增生。Tan

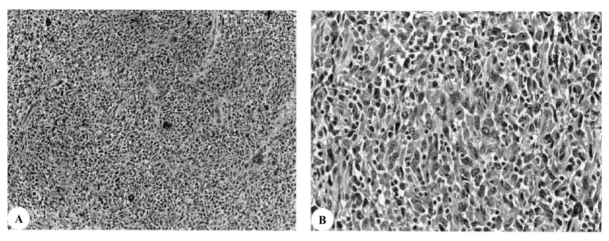

▲ 图 8-47　恶性叶状肿瘤

A. 显著增生的恶性梭形细胞和上皮样细胞，注意肿瘤中丰富的血管成分和散在分布的间变性细胞；B. 肿瘤细胞为高级别，在粗针穿刺活检的局限性活检标本中，该肿瘤可能被误认为是高级别的癌

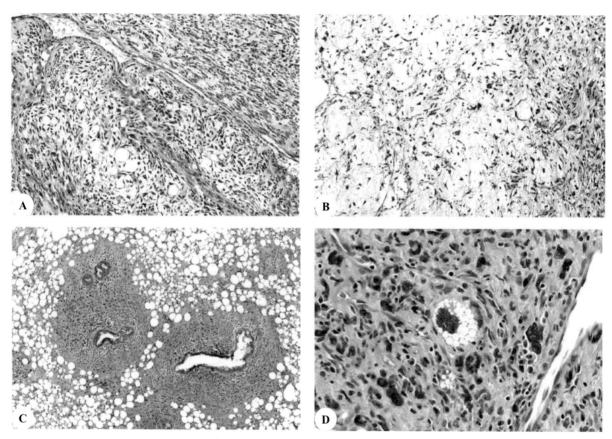

▲ 图 8-48　含有恶性异源性成分（脂肪肉瘤）的恶性叶状肿瘤

A. 多形性脂肪肉瘤的形态；B. 黏液样脂肪肉瘤的形态；C. 恶性叶状肿瘤具有脂肪肉瘤样区域；D. 恶性叶状肿瘤中的脂母细胞（与 C 为同一病例）

等 [187] 在 247/335 例（74%）叶状肿瘤中发现上皮增生，其中 122/335 例（36%）为轻度增生，94/335 例（28%）为中度增生，31/335 例（9%）为重度增生。250 例良性叶状肿瘤中有 74% 出现上皮增生，其中

轻度 98 例（39%），中度 66 例（26%），重度 22 例（9%）。交界性叶状肿瘤上皮增生率最高（45/54；83%），其中轻度 17 例（31%），中度 21 例（39%），重度 7 例（13%）。31 例恶性叶状肿瘤中有 16 例

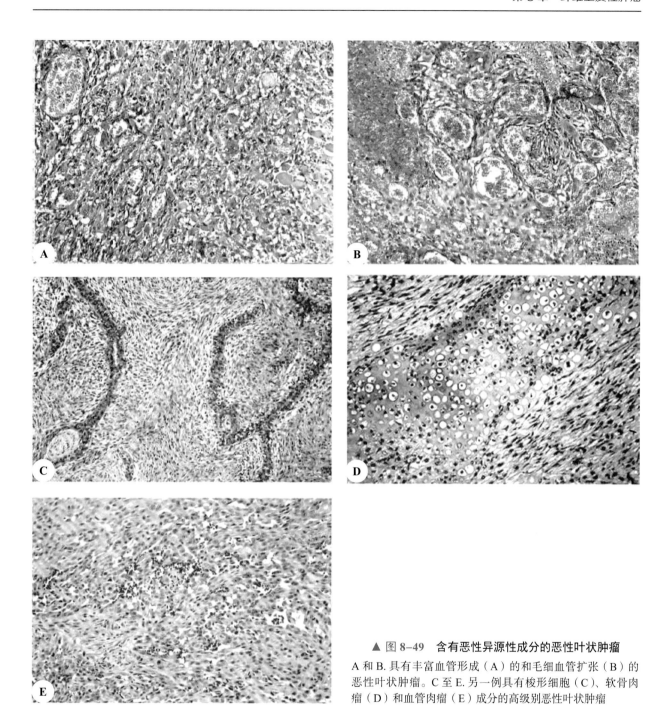

▲ 图 8-49　含有恶性异源性成分的恶性叶状肿瘤

A 和 B. 具有丰富血管形成（A）的和毛细血管扩张（B）的恶性叶状肿瘤。C 至 E. 另一例具有梭形细胞（C）、软骨肉瘤（D）和血管肉瘤（E）成分的高级别恶性叶状肿瘤

（51%）出现上皮增生，其中 7/31 例（22.5%）出现轻度或中度增生，仅有 2 例（6%）出现重度增生。在加拿大的一项多机构系列研究中，44% 的良性叶状肿瘤、51% 的交界性叶状肿瘤和 21% 的恶性叶状肿瘤存在上皮增生[248]。

　　在一项早期研究中，8/94 例（8.5%）叶状肿瘤存在鳞状上皮化生[190]。在最近两个研究中，305 例叶状肿瘤中有 3.6% 存在鳞状上皮化生[187]，133 例叶状肿瘤中有 3% 存在鳞状上皮化生[248]（图 8-52）。叶状肿瘤可能发生大汗腺化生（图 8-53）[192, 210, 271, 272]，Slodkowska 等研究显示[248]，63 例良性叶状肿瘤中有 22%、41 例交界性叶状肿瘤中有 10%、29 例恶性叶状肿瘤中有 7% 存在大汗腺化生。叶状肿瘤中还可能存在其他上皮增生性改变，包括硬化性腺病，有时以腺病或乳头状增生形式出现的上皮增生可能会掩盖叶状肿瘤，使叶状肿瘤可能被低估。

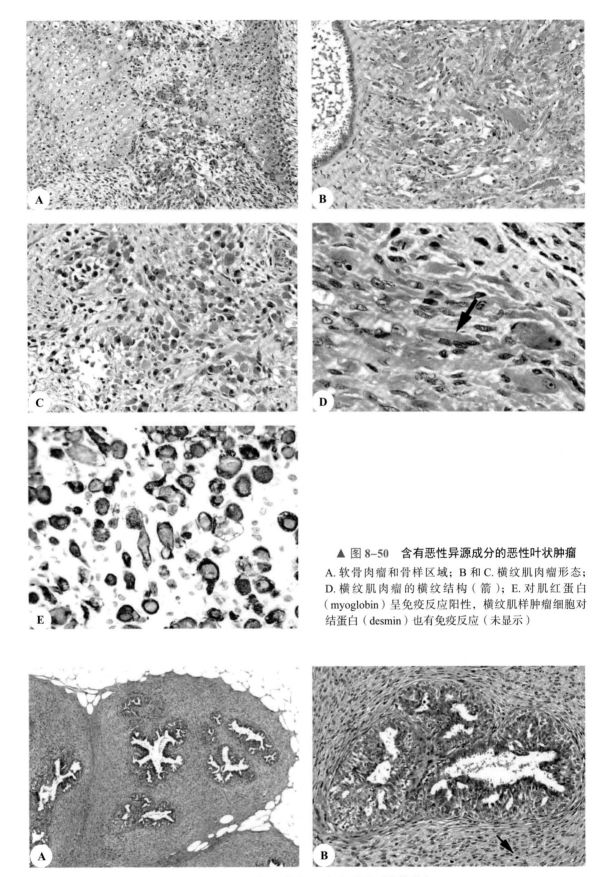

▲ 图 8-50　含有恶性异源成分的恶性叶状肿瘤

A. 软骨肉瘤和骨样区域；B 和 C. 横纹肌肉瘤形态；D. 横纹肌肉瘤的横纹结构（箭）；E. 对肌红蛋白（myoglobin）呈免疫反应阳性，横纹肌样肿瘤细胞对结蛋白（desmin）也有免疫反应（未显示）

▲ 图 8-51　叶状肿瘤中的旺炽性普通型导管增生

A. 交界性叶状肿瘤的导管上皮呈微乳头状普通型增生，可见肿瘤边缘间质细胞向邻近脂肪的细微浸润。B. 普通型导管增生伴假筛状结构形成。注意明显的肌上皮细胞增生，可见间质细胞核分裂（箭）

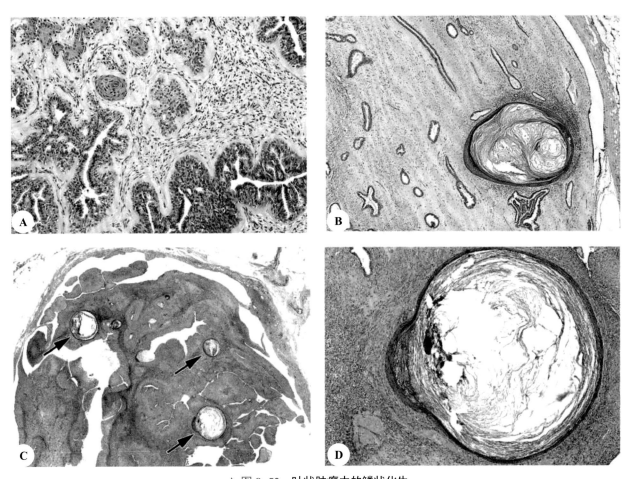

▲ 图 8-52 叶状肿瘤中的鳞状化生

A 和 B. 良性叶状肿瘤伴局部鳞状上皮化生、旺炽性的上皮增生（A）和囊性鳞状化生（B）（均为 HE 染色）。C 和 D. 交界性叶状肿瘤中可见少量分散的鳞状上皮囊肿（箭）。D 图显示一个大的鳞状上皮囊肿

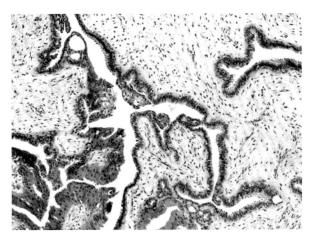

▲ 图 8-53 良性叶状肿瘤伴大汗腺化生（左下）

叶状肿瘤中的上皮非典型增生并不多见。在一组 65 例叶状肿瘤中[210]，26 例叶状肿瘤有普通型导管增生，26 例有柱状细胞变，2 例有非典型导管增生，只有 1 例有导管原位癌（图 8-54）。Sawyer

等研究的 119 例叶状肿瘤中，9% 的病例具有上皮细胞核的非典型性[270]。Tan 等研究发现[187]，有 5 例（1.5%）叶状肿瘤含有非典型导管增生，1 例（0.03%）分别含有非典型小叶增生和小叶原位癌，1 例恶性叶状肿瘤（0.03%）含有导管原位癌成分。一般来说，在评估叶状肿瘤的上皮时，非典型导管增生和导管原位癌的诊断应使用高阈值。

Co 等[273] 对 557 例叶状肿瘤（65.2% 良性，23.3% 交界性，11.5% 恶性）进行了回顾性研究，仅发现 6 例（1.1%）叶状肿瘤伴导管癌，包括 1 例浸润性癌（描述为"小灶状"；大小、级别及受体状态未被报道）和 5 例导管原位癌。这 6 例叶状肿瘤包括：2 例良性，1 例交界性，3 例恶性叶状肿瘤（包括伴浸润性癌）。本章作者检索 1975—2017 年文献中报告的叶状肿瘤，共发现 24 例伴发癌，包括 1 例浸润性癌、20 例导管原位癌和 4 例小叶原位癌。

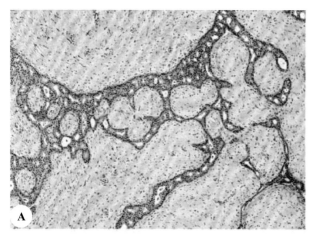

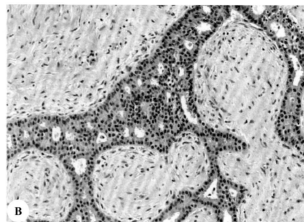

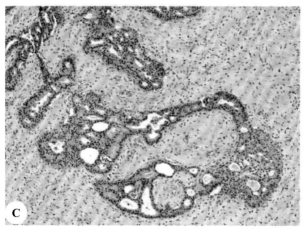

▲ 图 8-54　叶状肿瘤中的低级别导管原位癌

低级别导管原位癌局部呈筛状结构，累及多个导管。导管原位癌局限于叶状肿瘤内，未累及邻近的乳腺实质。所有图像都来自同一病例

在这 24 例伴发癌的叶状肿瘤中，12 例为良性，10 例为恶性，2 例为交界性叶状肿瘤。在最近的文献中，有个别叶状肿瘤伴原位或浸润癌的报道，包括恶性叶状肿瘤伴导管原位癌[187]、恶性叶状肿瘤伴导管原位癌和伴有淋巴结转移的浸润性导管癌[274]、交界性叶状肿瘤伴导管原位癌[210]、交界性叶状肿瘤伴浸润性导管癌[275]、良性叶状肿瘤伴浸润性小叶癌[276]、2 例良性叶状肿瘤伴浸润性癌和数量不详的交界性叶状肿瘤伴小叶原位癌[248]、交界性叶状肿瘤伴小管癌和小叶原位癌[277]和恶性叶状肿瘤伴浸润性筛状癌[278]。Tan 等[106]描述了一例良性叶状肿瘤和另一例纤维腺瘤中出现的低级别腺鳞癌。本章作者在一个具有导管周围间质肉瘤特征的高级别叶状肿瘤中，发现了低级别腺鳞癌（图 8-55）。在一例恶性叶状肿瘤中[279]出现了伴有鳞状分化的浸润性癌（图 8-56）。Sin 等[280]报道了从 1992—2012 年，在一个中心接受治疗的 6 例伴发癌的叶状肿瘤。患者平均年龄为 47（范围 43—72）岁，6 例患者术前有粗针穿刺活检，5 例诊断为纤维上皮性病变，

第 6 例"间质细胞丰富"，6 例患者术前均未诊断癌。叶状肿瘤中最严重的上皮病变是两例交界性叶状肿瘤伴浸润性导管癌（一例癌最大径 4mm，另一例呈多灶性分布，最大灶最大径 3mm），两例伴发导管原位癌（一例在恶性叶状肿瘤中，另一例在交界性叶状肿瘤中）和两例伴经典型小叶原位癌（一例在恶性叶状肿瘤中，另一例在交界性叶状肿瘤中）。

在邻近叶状肿瘤的乳腺实质中也可出现上皮改变。Tan 等[187]在 1 例叶状肿瘤附近的乳腺实质观察到导管原位癌，在 3 例中分别观察到非典型导管增生和非典型小叶增生。3.9%（14/355 名）女性叶状肿瘤患者，乳腺实质中同时含有纤维腺瘤（5 例同侧，9 例对侧）。Sin 等[280]报道 4 例叶状肿瘤（2 例良性叶状肿瘤和 2 例交界性叶状肿瘤），相邻的乳腺实质内伴有癌（1 例为浸润性小叶癌，1 例为导管原位癌，1 例为多形性小叶原位癌，1 例为经典型小叶原位癌）。

关于纤维腺瘤和叶状肿瘤中癌的问题，将在第 33 章将进一步讨论。

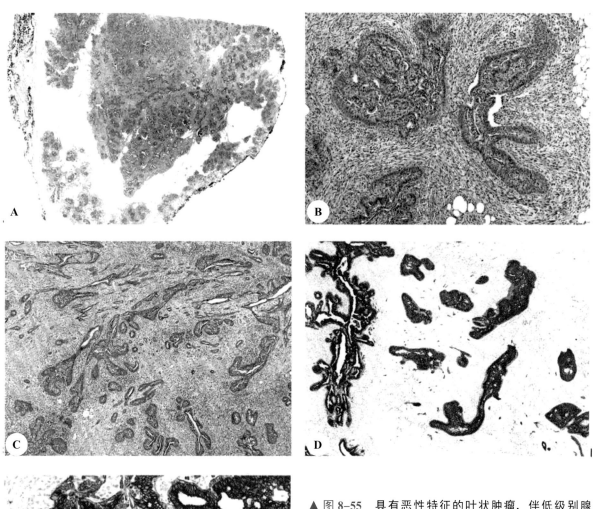

▲ 图 8-55　具有恶性特征的叶状肿瘤，伴低级别腺鳞癌

所有图像来自同一病例。A. 全标本包埋组织切片，显示乳腺叶状肿瘤伴导管周围间质肉瘤的生长方式，并浸润到周围脂肪中。B. 间质细胞非常丰富，导管上皮增生。C. 富于细胞的间质中可见呈小巢状和小管状浸润的增生上皮。D. 少数不规则小管和小簇状上皮浸润肿瘤性间质。基底细胞角蛋白（CK5 和 CK14）免疫组织化学染色，突出了浸润性的上皮巢和增生的导管上皮。E. 图片中半数的导管相互融合，但轮廓依旧光滑（右侧），而其他导管轮廓不规则（左侧），间质中偶见单个浸润的细胞（注：该患者的同侧乳房还有一个单独的低级别腺鳞癌，未显示）

【复发性（包括远处转移）叶状肿瘤的形态学】

　　叶状肿瘤在同侧乳房或胸壁中的局部复发，明显比远处转移更常见[195]（图 8-57）。任何级别的叶状肿瘤都可发生局部复发，但在交界性或恶性叶状肿瘤中更为常见[195]。复发性叶状肿瘤仅由间质细胞组成。当叶状肿瘤在乳腺复发时，可能会裹入良性的导管和小叶。乳房切除术后胸壁复发的病例中，也可能有局灶性的残余良性乳腺导管和（或）

小叶。复发叶状肿瘤的级别通常与原发叶状肿瘤的级别相似[10, 187]。偶尔，复发叶状肿瘤的级别可能更高（或更低）。在早期研究中，更容易见到叶状肿瘤的复发时级别升高，但在近期的研究中，这种现象的发生率反而相对更低。这种差异可能部分归因于有限的样本和对叶状肿瘤边缘情况评估的不充分。尽管如此，复发性叶状肿瘤级别升高仍然是一个令人担忧的事件，提示有可能低估了叶状肿瘤的生物学行为和疾病严重性。

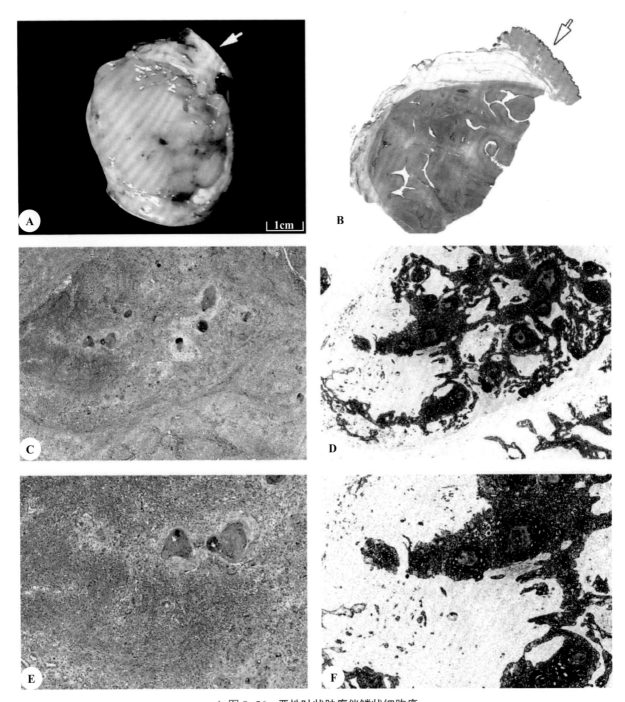

▲ 图 8-56　恶性叶状肿瘤伴鳞状细胞癌

A. 手术切除标本，显示肿瘤的横断面大体观，叶状肿瘤紧邻皮肤生长（箭）；B. 这张扫描图清晰地显示了紧邻皮肤（箭）生长的肿瘤及典型的叶状结构；C. 叶状肿瘤的这个区域显示上皮扩张和鳞状化生，伴有角质囊肿；D. CK14 免疫组织化学染色，显示鳞状细胞癌的不规则轮廓，以及间质中的几簇癌细胞；E. 高倍镜下显示增生的鳞状细胞具有明显的细胞异型性，支持癌的诊断；F. 相同放大倍数下的 CK14 免疫组织化学染色

Barrio 等[10] 报道，23 例良性叶状肿瘤中有 6 例（26%）出现恶性复发。在 6 例曾被诊断为"良性"叶状肿瘤的病例中，5 例具有间质细胞明显丰富区，3 例有间质扩张或明显的间质过度生长，2 例核分裂活性高，这些形态学特征都不符合良性叶状肿瘤。在同一项研究中[10]，12 例恶性叶状肿瘤局部复发，其中 9 例以恶性形态复发，2 例复发肿瘤的形态学为良性，1 例复发肿瘤未进行组织学分级。在 Tan 等的研究中[187]，25%（14/57 例）复发性叶状肿瘤分级提高，但 6 例复发叶状肿瘤的分级

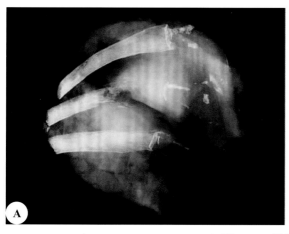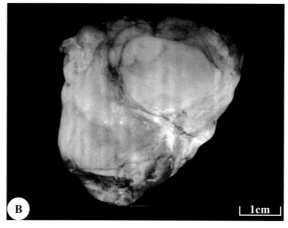

▲ 图 8-57　局部复发的叶状肿瘤

A. 在手术标本的 X 线片中，复发的叶状肿瘤明显侵犯胸壁，破坏肋骨；B. 乳腺复发性叶状肿瘤与原发性肿瘤在大体上基本无法区分

低于原发叶状肿瘤（2 例恶性叶状肿瘤复发的形态学为交界性叶状肿瘤，2 例交界性叶状肿瘤复发的形态学为良性叶状肿瘤，2 例恶性叶状肿瘤复发的形态学为良性叶状肿瘤）。一组 37 例复发性叶状肿瘤[186]，24 例（64.9%）复发肿瘤形态与原发叶状肿瘤相似，10 例（27%）叶状肿瘤分级升高（4 例良性叶状肿瘤和 3 例交界性叶状肿瘤的复发形态学为恶性；3 例良性叶状肿瘤的复发形态学为交界性）。相反，两例交界性叶状肿瘤复发肿瘤的形态学为良性叶状肿瘤。1 例接受乳房切除术治疗的交界性叶状肿瘤患者，4 年后对侧乳腺出现良性叶状肿瘤（另见本章局部复发一节）。

有两个比较特别病例报道，复发性叶状肿瘤伴有化生性梭形细胞癌。一名 59 岁的女性被诊断为良性叶状肿瘤，19 个月后局部复发为恶性叶状肿瘤。4 年后，再次复发，并在再次复发的恶性叶状肿瘤中出现梭形细胞化生性癌。基因组分析显示有共同的突变，表明了生物学相关性[281]。一名 65 岁的中国女性接受了交界性叶状肿瘤切除术[282]，6 年后，在先前切除肿瘤的部位发生了化生性梭形细胞癌，肿瘤细胞 CK MNF116 呈弥漫性阳性，p63 呈斑片状阳性。外显子组测序显示所有肿瘤在多个基因上有相似的改变，包括 *MED12*、*CMTM5*、*DFB4B* 和 *NF1*，对突变模式的系统发育分析，支持突变模式的线性递进。

近期研究提示，通过对叶状肿瘤更精确的分级评估、更精确的切缘评估以及采用更灵敏的影像学

随访方式，可有效地降低叶状肿瘤，特别是良性叶状肿瘤局部复发并避免级别升高[191, 264, 283-285]。

叶状肿瘤的淋巴结转移非常罕见（图 8-58）。因此，不需要腋窝淋巴结清扫或前哨淋巴结活检，除非患者同时有同侧浸润性癌，或临床/影像怀疑淋巴结转移。一些接受乳房切除术的患者可行前哨淋巴结活检[286]。

似乎只有恶性叶状肿瘤可能会出现远处转移。转移瘤通常与原发性恶性叶状肿瘤具有相同的高级别梭形细胞形态（图 8-58）。偶尔，原发性叶状肿瘤中的恶性异源性成分可存在于转移灶中[192, 287, 288]，或转移灶出现了原发瘤中不曾有的异源性成分[289]。在一个特殊的病例中，肺转移瘤出现了骨、软骨和血管肉瘤成分，而转移瘤的发现居然早于原发瘤 5 年[290]。一例局部有横纹肌肉瘤分化的恶性叶状肿瘤，在肺转移瘤中也出现了同样的恶性异源性成分[266]。

Koh 等[265] 研究了 83 例恶性叶状肿瘤，大小为 2.0～22cm（平均大小 9.0cm，中位数 7.7cm）。绝大多数肿瘤具有显著丰富的间质细胞和异型性、间质过度生长、高核分裂活性和浸润性边界。16/83 例（19.3%）恶性叶状肿瘤中有存在异源性成分，包括脂肪肉瘤（6 例，37.6%）、骨肉瘤（4 例，25%）、软骨黏液样基质（3 例，18.8%）、软骨肉瘤、横纹肌肉瘤、多形性肉瘤和平滑肌肉瘤（各 1 例，6.2%）。其中 3 例脂肪肉瘤成分分化良好，其余 3 例为黏液样脂肪肉瘤分化。共有 16 例出现了远处转移，肺

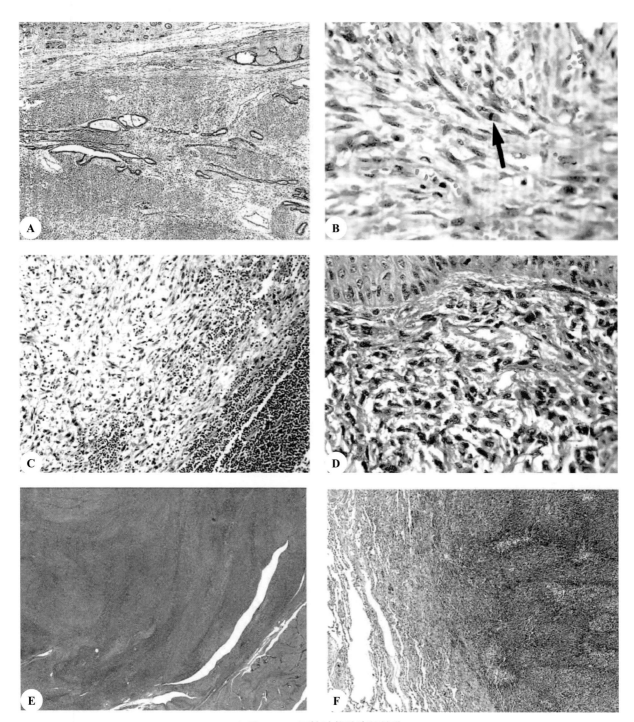

▲ 图 8-58 恶性叶状肿瘤伴转移

A 至 D 的图像来自同一患者。A. 原发性叶状肿瘤边界清楚，间质细胞丰富。B. 原发性叶状肿瘤，肿瘤细胞丰富且多形，核分裂（箭）可见。C. 乳房切除术时腋窝淋巴结内的转移性叶状肿瘤。D. 随后发生的手指皮肤的转移。E 和 F 的图像来自同一患者。E. 恶性叶状肿瘤伴间质过度生长。F. 2 年后肺部的转移性叶状肿瘤

是最常见的转移部位（14/16 例），其中 12 例仅有肺转移，转移瘤中没有一例具有脂肪肉瘤形态。多变量分析显示，肿瘤大于 9cm，并且含有恶性异源成分的恶性叶状肿瘤的无转移生存期明显较短（$P=0.049$），表现出较差的总生存趋势。

Slodkowska 等研究显示[248]，6/29 例（20.9%）恶性叶状肿瘤含有异源性成分（包括脂肪肉瘤、软骨肉瘤和骨肉瘤，每种成分单独或联合出现）。7/21 例（33%）有随访的恶性叶状肿瘤患者出现了远处转移，发生远处转移的恶性叶状肿瘤的平均大小为

10.7（范围 2.7～18）cm。多变量分析未发现明确的与无远处转移生存率相关的独立预测因子。

两个病例报道描述了叶状肿瘤肺转移瘤中存在上皮成分[291, 292]。在其中一例的上皮成分更像是裹入转移瘤中的肺泡上皮[291]。另一例原发性恶性叶状肿瘤有脂肪肉瘤样分化，伴有腺病样腺体成分[292]，这些成分也出现在肺转移瘤中。原发病灶和转移灶中的腺病样成分对大囊肿性癌变液体蛋白15（GCDFP-15）均呈免疫反应阳性，且腺上皮细胞周围均包绕着肌动蛋白染色阳性的肌上皮细胞，这个不寻常的案例与目前对叶状肿瘤的认识不太一致。事实上，GCDFP-15 在乳腺上皮中可以表达，但也可以在其他上皮中表达，包括气管、支气管上皮和支气管相关的小涎腺上皮[293]。当报道该病例时，其他部位特异性的免疫组织化学标志物如 TTF-1、napsinA 和 GATA-3 尚未出现。考虑到所有这些因素，第二例也不能完全排除转移性的叶状肿瘤中裹入了 GCDFP-15 阳性的非乳腺上皮的可能性[294]。

【细胞学】

细针穿刺活检细胞学可以提示诊断叶状肿瘤，抽吸物中具有典型的纤维上皮性肿瘤的上皮成分，并伴有大量双极间质细胞[295]（图 8-59）。叶状肿瘤间质细胞的特点是有胞质，而不是裸核的双极细胞[296]，富于细胞的间质碎片有助于将叶状肿瘤与纤维腺瘤区分开[297-299]。细针穿刺活检不是诊断叶状肿瘤的敏感方法[236, 299, 300]。据报道，细针穿刺活检诊断叶状肿瘤的准确率在 9%～70%[236, 295, 299, 301, 302]，良性叶状肿瘤和纤维腺瘤的鉴别诊断尤其困难。显著上皮增生有可能掩盖基础的叶状肿瘤病变，并可能在细针穿刺活检甚至粗针穿刺活检的标本中造成误诊为癌[301]，或因肿瘤的异质性，取材仅取到了上皮不活跃间质稀疏的区域，而被低诊断为纤维腺瘤。在细针穿刺活检标本中，大的黏附性上皮簇的存在和缺乏单个上皮细胞是叶状肿瘤而非癌的相关特征[301]。恶性叶状肿瘤的细针穿刺活检标本中，可能含有丰富的异型细胞组成的细胞间质碎片，并可

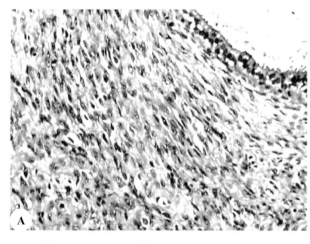

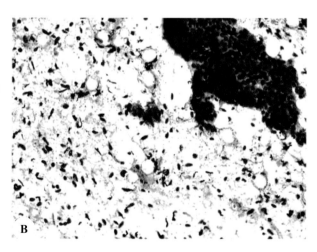

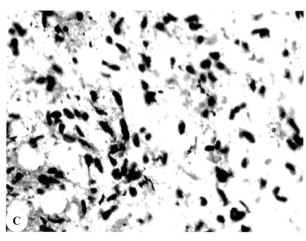

▲ 图 8-59 叶状肿瘤细针穿刺活检

A. 组织学切片显示为低级别恶性肿瘤；B. 细针穿刺活检涂片显示大量双极间质细胞和不规则的上皮细胞簇；C. 间质细胞胞核深染，且有多形性

见核分裂。伴脂肪或脂肪肉瘤分化的叶状肿瘤细胞学标本中，可能有脂肪分化的间质碎片 [303]。出现大的间质碎片、上皮 - 间质比例低、柱状的有胞质的间质细胞，以及间质巨细胞的存在更倾向叶状肿瘤而非纤维腺瘤的诊断 [299]。罕见情况下，叶状肿瘤中鳞状化生的囊性区域的抽吸物可能导致误诊为鳞状上皮囊肿 [304]。

【免疫组织化学】

叶状肿瘤的是免疫组织化学（immunohistochemistry，IHC）方面研究的热点，目的是发现一些免疫标志，可预测局部复发、复发病灶更高等级，以及发生远处转移的可能性。人们报道了一些与叶状肿瘤分级和（或）复发相关，或者与两者都不相关的抗原。有时，不同的研究者的发现可能相反。本章稍后将讨论一大组相关抗原。2013 年，Karim 等 [305] 总结了关于叶状肿瘤的免疫组织化学研究的绝大多数结果，这些信息今天仍然适用。目前，在诊断中使用免疫组织化学的主要目的是为了鉴别叶状肿瘤与化生性癌。

1. 间质细胞标志物

CD34 在纤维腺瘤、良性叶状肿瘤和绝大多数交界性叶状肿瘤中一致表达，但在恶性叶状肿瘤中表达可能显著降低 [306-308]。在一项 109 例叶状肿瘤的研究中 [309]，72.5% 病例间质细胞表达 CD34，包括 78.6% 的良性叶状肿瘤、66.7% 的交界性叶状肿瘤和 44.4% 的恶性叶状肿瘤。Actin 和 desmin 在有肌样分化的叶状肿瘤间质细胞中不同程度地表达 [310, 311]。

2. 角蛋白和 p63

Chia 等 [309] 评估了一组 CK（MNF116、34βE12、CK7、CK14，AE1:3 和 CAM5.2）在 109 例乳腺叶状肿瘤（70 例良性，30 例交界性和 9 例恶性）中的表达。28.4% 的叶状肿瘤有 1%～5% 间质细胞 CK7 阳性，22% 病例表达 34βE12、11.9% 病例表达 MNF116、8.3% 病例表达 AE1:3、1.8% 病例表达 CAM5.2 和 CK14。间质细胞 MNF116 和 34βE12 的免疫反应性随着叶状肿瘤分级的增加而显著降低，CK 阳性细胞同时分布于上皮下和其周围区域。在同一项研究中，8 例化生癌的梭形细胞成分 CK 也阳性（CK14、MNF116、CAM5.2、AE1:3、CK7

和 34βE12 的阳性率分别为 100%、87.5%、75%、62.5%、37.5%25% ），但 8 例梭形细胞肉瘤和 13 例低级别梭形细胞病变（8 例纤维瘤病、4 例皮肤纤维肉瘤和 1 例肌纤维母细胞瘤）均无 CK 表达。基于这些研究结果，作者建议在有限的材料，如由粗针穿刺活检标本中，解释局灶性 CK 的表达应特别谨慎，特别是在缺乏充分的诊断化生性癌或叶状肿瘤的形态学证据时。

在同一项研究中，没有发现叶状肿瘤的间质细胞表达 p63 [309]。D'Alfonso 等 [312] 在 20 例叶状肿瘤（14 例交界性和 6 例恶性）中，没有检测到 p63 或 p40 的任何阳性反应。Cimino-Mathews 等 [313] 研究了纤维上皮性肿瘤组织芯片中 p63 和 p40 的表达，包含 34 例叶状肿瘤（10 例良性、10 例交界性和 14 例恶性）和 10 例纤维腺瘤。结果在 57%（8/14 例）恶性叶状肿瘤中检测到 p63 和 p40 的表达，但所有良性和交界性叶状肿瘤及纤维腺瘤这两种标志物均为阴性。Bansal 等 [314] 报道，10 例恶性叶状肿瘤中有 2 例 CK（细胞角蛋白鸡尾酒抗体）和 p63 局部弱阳性，而 27 例良性叶状肿瘤和 6 例交界性叶状肿瘤的间质细胞中均呈阴性。

3. ER、PR、AR 和 HER2

Tse 等 [315] 用免疫组织化学检测了 143 例叶状肿瘤中 ER、PR 和 AR 的表达，83 例（58%）叶状肿瘤的上皮 ER 阳性，ER 表达与肿瘤分级相关（良性叶状肿瘤为 67%，交界性叶状肿瘤为 43%，恶性叶状肿瘤为 47%）。ER 和 PR 染色与间质细胞核分裂呈负相关，并且 ER 和 PR 的联合阳性率，随着病变严重程度的增加而显著降低。所有叶状肿瘤的上皮和间质细胞 AR 表达不到 5%。

Sapino 等 [137] 检测了叶状肿瘤间质细胞中的 ER-β 表达，其中包括一例转移到肺的病灶。叶状肿瘤中 ER-β 表达与患者年龄直接相关（$P < 0.001$）。Shpitz 等 [316] 报道，61% 的叶状肿瘤上皮细胞表达 HER2，HER2 的表达被定义为"超过 10% 的上皮细胞有强的完整膜染色"，但未发现 HER2 表达与肿瘤分级或预后相关性，叶状肿瘤间质细胞无 HER2 表达。

4. Wnt 通路（包括 β-catenin）

Wnt 通路的激活导致 β-catenin 的稳定并转位到细胞核，激活与胚胎发育、细胞极性和黏附、凋亡和肿瘤发生有关的基因。β-catenin 的核转位由多种因子诱导，包括 cyclinD1、Wnt5a、IGF-Ⅰ和 IGF-Ⅱ。Sawyer 等[270] 报道，72%（86/119 例）叶状肿瘤中的间质细胞核表达 β-catenin，但上皮细胞不表达。Cyclin D1 是 *Wnt* 通路的一个组成部分，通常在乳腺间质细胞中不表达，47% 的叶状肿瘤表达 cyclin D1，并与间质细胞 β-catenin 的核表达显著相关（$P < 0.05$）。46% 叶状肿瘤的上皮细胞 cyclin D1 呈中到强阳性反应。原位杂交还显示，叶状肿瘤上皮细胞中 Wnt5a mRNA 水平增加。在随后的研究中，Sawyer 等[139] 发现在叶状肿瘤和纤维腺瘤中 IGF-Ⅰ mRNA 表达和 β-catenin 核表达之间有直接的相关性。在大多数叶状肿瘤中，IGF-Ⅰ mRNA 存在于远离上皮的细胞间质中，但在恶性叶状肿瘤中，IGF-Ⅰ mRNA 和 β-catenin 核表达均减少或缺失。Sawyer 等[270] 假设叶状肿瘤上皮中 Wnt5a 的激活可导致上皮表达 cyclin D1，并通过旁分泌的方式调节良性和交界性叶状肿瘤中 cyclin D1 和 IGF-Ⅰ 的表达。有研究显示在良性和交界性叶状肿瘤中[317]，邻近上皮的间质细胞核分裂更活跃，提示叶状肿瘤中上皮细胞的旁分泌功能的存在。相反，恶性叶状肿瘤的整个间质细胞中可见核分裂分布。尽管很有趣，这个假设主要是基于免疫组织化学数据。

Karim 等[318] 还评估了 β-catenin、Wnt1、Wnt5a、E-cadherin 和分泌型卷曲相关蛋白 4（secreted frizzled related protein，SFRP4）（Wnt 蛋白受体）在叶状肿瘤中的表达（34 例良性、23 例交界性和 8 例恶性）。在间质细胞中检测到 Wnt5a 和 SFRP4，这两种蛋白的表达随着叶状肿瘤级别的增加而显著增加。间质细胞核表达 β-catenin 的水平，从正常乳腺、良性叶状肿瘤向交界性叶状肿瘤逐渐增加，但在恶性叶状肿瘤中减少。β-catenin 在叶状肿瘤上皮细胞膜表达与间质细胞核 β-catenin 染色平行，表明两者之间的相互作用或对一种或多种致病刺激的共同反应。*MED12* 第 2 外显子突变也与 *WNT* 信号通路的改变有关[319-321]。

5. CD117/c-kit

关于叶状肿瘤中 CD117/c-kit 的表达仅有少量的研究[306, 322-324]，CD117 在恶性叶状肿瘤中表达较良性叶状肿瘤高。Tan 等[325] 评估了叶状肿瘤组织芯片中的 c-kit 免疫反应性，发现 17/273 例（6%）呈阳性染色，c-kit 的表达水平与叶状肿瘤更高的级别（$P=0.001$）和更高的复发率（41% 比 9.3%）相关（$P=0.001$）。Bose 等[326] 检测到 5/17 例（29%）叶状肿瘤中 5%～30% 的间质细胞弱表达 c-kit，其中包括 40%（2/5 例）复发性叶状肿瘤。

然而，Djordjevic 和 Hanna[327] 报道，c-kit 染色在乳腺纤维上皮性病变中阳性是因为间质中浸润肥大细胞，因为叶状肿瘤中 CD117 的阳性模式与甲苯胺蓝染色和类胰蛋白酶免疫组织化学的染色模式相似，这些研究者仅在 2 例（一例交界性和一例恶性）叶状肿瘤的间质细胞中，观察到局部 c-kit 表达，但是这 2 例肿瘤都没有 *c-kit* 或 *PDGFR-α* 基因突变。Korcheva 等[328] 发现，c-kit 染色在不同级别的叶状肿瘤间没有差异。

6. p53

Kleer 等[329] 在 2/7 例（29%）良性叶状肿瘤、4/7 例（57%）交界性叶状肿瘤和 3/6 例（50%）恶性叶状肿瘤的部分间质细胞中检测到 p53 表达。p53 染色几乎完全局限于导管周围间质，与肿瘤大小无关。其他研究者也用免疫组织化学来评估 p53 在叶状肿瘤中的表达[316, 325, 328, 330-338]，在纤维上皮肿瘤中观察到 p53 的差异表达，恶性叶状肿瘤的上皮周围间质细胞 p53 表达最高[332]，p53 的表达与叶状肿瘤更高的分级相关[316, 325, 328, 329, 332-334, 336, 339, 340]。Korcheva 等[328] 在恶性叶状肿瘤中检测到 p53 高表达，但没有 *TP53* 基因突变。在至少两项研究[330, 336, 337] 中，叶状肿瘤中 p53 表达与生存率降低相关，但其他系列研究未发现 p53 能预测肿瘤复发[316, 325, 329]。目前，免疫组织化学检测 p53 在叶状肿瘤的诊断中尚无明确的价值。

7. Ki67

多项研究发现 Ki67 指数与叶状肿瘤分级相关[140, 316, 329, 333-335, 340-344]。恶性肿瘤中 Ki67 阳性肿瘤细胞的比例明显高于良性叶状肿瘤，而良性叶状肿瘤和纤维腺瘤，尤其和富细胞性纤维腺瘤的 Ki67 指数之间的差异较小。磷酸化组蛋白 -3（有丝分裂活性的另一个标志）[328] 以及分裂后期促进复合物 7（anaphase-promoting complex 7）（参与 cyclin B 的失活）[341]，在区分叶状肿瘤疾病谱方面可能比 Ki67 更敏感，但它们在诊断中的用途尚未得到验证。

8. MDM2 和 CDK4

小鼠双微体 2（murine double minute 2，MDM2），是一种参与 p53 降解的 E3 泛素连接酶，而细胞周期蛋白依赖性激酶 4（cyclin-dependent kinase 4，CDK4），一种参与视网膜母细胞瘤基因（retinoblastoma gene，Rb）蛋白调节的蛋白，由于染色体 12q13-15 区的扩增，该区包含 CDK4 和 MDM2 癌基因，MDM2 和 CDK4 在分化良好和去分化的脂肪肉瘤中过度表达[345]。因此，研究人员使用免疫组织化学来评估 MDM2 在叶状肿瘤中的表达，包括含有脂肪瘤样成分的叶状肿瘤。

在一例交界性叶状肿瘤病例中观察到局部 MDM2 蛋白的表达和含有 MDM2 的染色体片段的扩增[346]。在另一项研究中[328]，通过免疫组织化学染色在 9 例恶性叶状肿瘤中 5% 的间质细胞、10 例交界性叶状肿瘤中 0.6% 的间质细胞和 12 例良性叶状肿瘤中 0.5% 的间质细胞检测到 MDM2 的表达。在 9 例恶性叶状肿瘤中 10% 的细胞中检测到 CDK4 的表达，但 12 例良性叶状肿瘤均没有表达。只有一例恶性叶状肿瘤，近 50% 的间质细胞中弱表达 MDM2 和 CDK4 蛋白，并且 p53 也阳性[328]。然而，此项研究在任何叶状肿瘤中都没有检测到 MDM2 染色体区域的扩增[328]。Inyang 等[347]研究显示，在 5 例恶性叶状肿瘤中，免疫组织化学既没有发现 MDM2 或 CDK4 的表达，FISH 分析也没有检测到基因扩增（参见分子遗传学部分对 MDM2 的讨论）。

9. 其他标志

Tse 等[348]在 1/3 例纤维腺瘤、6/102 例（6%）良性叶状肿瘤、16/51 例（31%）交界性叶状肿瘤和 14/28 例（50%）恶性叶状肿瘤中检测到 CD10 阳性染色，并发现间质 CD10 表达和肿瘤分级之间存在统计学显著相关性。在另一项研究中[349]，CD10 在恶性叶状肿瘤和 6/10 例发生远处转移的叶状肿瘤中表达较高。然而，Zamenick 等[350]发现 CD10 在纤维腺瘤和叶状肿瘤之间表达没有差异（60% vs. 67%），并认为不能根据这一标记对纤维上皮性病变进行亚分类。

Kuijper 等[337]报道缺氧诱导因子 1（hypoxia-inducible factor 1，HIF-1），一种在缺氧反应中刺激血管生成的转录因子，在叶状肿瘤中表达增加，其表达与肿瘤分级、核分裂计数、Ki67 指数和 p53 过表达显著相关。血管表皮生长因子（vascular epidermal growth factor，VEGF）是一种由 HIF-1 诱导的强有力的血管生成因子，其表达也是叶状肿瘤分级的指标。Tse 等[351]发现恶性叶状肿瘤间质中 VEGF 表达明显强于良性叶状肿瘤。

【电子显微镜检查】

在超微结构水平上，叶状肿瘤的间质由具有纤维母细胞和肌纤维母细胞特征的细胞组成，类似于乳腺间质的正常细胞成分[311]。胞质内可见电子致密小体，有时呈新月形，被描述为一个独有的特征[352]，这些结构似乎起源于溶酶体，在恶性肿瘤中数量更多。其他研究也描述了各种类型的胞质包涵体[353, 354]。在肌纤维母细胞中观察到中间丝和致密体[311]。电子显微镜检查未发现叶状肿瘤上皮成分独有的特征[311]。

【遗传学检查】

许多研究报道了纤维上皮肿瘤从纤维腺瘤到恶性叶状肿瘤的形态学谱，以发现这些病变的分子遗传学变化。

1. 倍体和 S 期百分比

Layfield 等研究发现[355]，75% 的良性叶状肿瘤和 50% 的恶性叶状肿瘤为非整倍体。Keelan 等[243]评估了 26 例原发性叶状肿瘤的 DNA 倍体，包括 5 例有复发的叶状肿瘤，结果显示 16/21 例非复发性叶状肿瘤是二倍体，5 例是非二倍体。5 例后续复发的叶状肿瘤，其原发性肿瘤都是二倍体。研究还分析了来自同一患者的 6 个复发叶状肿瘤和 2 个独立的转移性叶状肿瘤，其中 3 个为二倍体，5 个为非倍体。Jones 等[356]在 43%（20/47 例）恶性叶状肿瘤中检测到非整倍体，在 25%（3/12 例）交界性叶状肿瘤检测到非整倍体，在 21 例良性叶状肿瘤中没有检测到非整倍体，表明非整倍体和肿瘤级别之间存在正相关性。

Keelan 等研究显示[243]，33 例叶状肿瘤的 S 期百分比（S-phase fraction，SPF）与复发没有显著相关性，尽管复发或转移性叶状肿瘤的 SPF 常高于原发性肿瘤，这与复发性叶状肿瘤往往分化较低的观察结果一致。在另一项研究中[357]，19/39 例（48.7%）恶性叶状肿瘤的平均 SPF 高于 14%，而仅有 6/70 例（8.5%）良性和交界性叶状肿瘤平均 SPF

高于 14%。其他研究者观察到，SPF 大于 5%[358, 359] 的肿瘤和非整倍体[358] 肿瘤复发率均有增加的趋势。

2. 杂合性丢失

Wang 等[152] 利用单核苷酸多态性阵列分析，研究了 11 例叶状肿瘤和 11 例纤维腺瘤间质成分的全基因组 LOH。LOH 在叶状肿瘤中很常见，但在纤维腺瘤中很少见。杂合性缺失率与和核分裂呈线性相关。来自不同患者的叶状肿瘤显示了不同的 LOH 模式，22 个 LOH 位点的集中出现在两个或多个叶状肿瘤中。7p12.3～p13 的 LOH 在恶性叶状肿瘤中明显比良性或交界性叶状肿瘤中更频繁（P=0.023），而 3p24 的 LOH 则相反（P=0.038）。在这项研究中，4 个叶状肿瘤特异性 LOH 区域（7p12、3p24、10p12 和 9p21）可以将所有级别的叶状肿瘤与纤维腺瘤区分开来。复发性叶状肿瘤与匹配的原发性叶状肿瘤具有共同的 LOH 区域，表明了复发性叶状肿瘤的克隆起源。此外，复发性叶状肿瘤出现的额外的 LOH，提示遗传学进展与组织学严重程度的增加平行。

3. 比较基因组杂交

交界性和恶性叶状肿瘤中最常见的染色体改变是 1q 获得和 13q 缺失[329, 346, 356, 360–362]。Lu 等[360] 通过比较基因组杂交（comparative genomic hybridization，CGH）分析了来自 18 位患者的 19 个叶状肿瘤标本的染色体改变，结果 7/18 例有 1q 获得，包括 6 例有复发的病例。7 例 1q 获得的病例中有 5 例出现间质过度生长，而且这种相关性具有统计学意义（P=0.011）。

Lae 等[346] 研究了 30 例叶状肿瘤（9 例良性，12 例交界性，9 例恶性）。25/30 例（83%）叶状肿瘤中有重现性染色体失衡，包括 55% 良性叶状肿瘤、91% 交界性叶状肿瘤和 100% 恶性叶状肿瘤（P=0.045）。在 12/30 例（40%）叶状肿瘤检测到 1q 获得，也可观察到 5 号染色体获得（9/30；30%）和 18 号染色体获得（5/30；17%）。不同比例的叶状肿瘤出现不同部位染色体的缺失，分别为 13q（7/30；23%）、6q（9/30；30%）、10p（8/30；27%）和 12q（6/30；17%）。两个病例显示高水平的获得，一个带位于 8q24（MYC 位点），另两个带位于 7p11（MDM2 位点）和 12q14（p53 的一个负调节因子位点）。用包含 MDM2 的 12q14 探针进行 FISH

分析，发现在间质细胞中聚集了 8～10 个 MDM2 拷贝，但在上皮成分中没有。FISH 同时也证实了间质细胞中位于 8q24 C-MYC 基因的扩增。每个良性叶状肿瘤的染色体改变中位数为 1，而交界性和恶性叶状肿瘤的染色体改变中位数为 6（P=0.003），但不能根据染色体改变的数目进一步区分交界性和恶性叶状肿瘤。作者得出结论，染色体改变将良性叶状肿瘤从交界性和恶性叶状肿瘤的组中分离出来（P < 0.01），有效地识别了叶状肿瘤的两个不同亚组。研究人员没有具体说明伴有 MDM2 区域扩增的交界性叶状肿瘤是否含有脂肪瘤样成分。

一项对 36 例叶状肿瘤的研究显示[361]，叶状肿瘤中染色体平均拷贝数的变化随着级别的增加而增加（良性叶状肿瘤为 5.58，交界性叶状肿瘤为 14.08，恶性叶状肿瘤为 12.42）。在交界性和恶性叶状肿瘤中，染色体获得多于缺失，而在良性叶状肿瘤中的染色体获得和缺失相当。在 12/36 例叶状肿瘤中发现了 4q12 的获得，包括 11 例交界性和恶性叶状肿瘤，而良性叶状肿瘤仅 1 例，该研究结果提示了叶状肿瘤的二分性。在这项研究中，染色体 1q 获得与更侵袭性的临床过程无关。

通过微阵列 CGH 进行的基因组分析[362]，显示 10/11 例叶状肿瘤中出现了 DNA 拷贝数变化，而 3 例纤维腺瘤均没有 DNA 拷贝数变化。每例叶状肿瘤的染色体的平均获得和平均缺失分别为 2.0 和 3.0。重现性获得最常涉及 1q、2p、3q、7p、8q 和 20 号染色体，而缺失涉及 1q、4p、10、13、15q、16、17p、19 和 X 染色体。

Jones 等[356] 通过微阵列 CGH，研究了 40 例叶状肿瘤和 3 例纤维腺瘤的冷冻标本，同时他们还使用商品化的高通量基因分型平台，分析了另外 70 例福尔马林固定石蜡包埋的叶状肿瘤标本。最常见的变化是 1q 的低水平获得，存在于 2 例（29%）恶性叶状肿瘤和 7 例（58%）交界性叶状肿瘤，但在良性叶状肿瘤中没有发现 1q 的获得。交界性和恶性叶状肿瘤也有 5p 和 7 号染色体获得，以及 9p、10p、6 号、13 号染色体的缺失。恶性叶状肿瘤中 7 号和 8 号染色体的获得明显高于交界性叶状肿瘤（P 分别为 0.009 和 0.0361），聚类分析可将叶状肿瘤分为两组，一组以 7 号染色体的获得为特征，其中包含了 1 例交界性和 5 例恶性叶状肿瘤；另一组包含 2 例恶性叶状肿瘤、除了 1 例之外的所有交界性叶状肿瘤、所有良性叶状肿瘤和 3 例纤维腺瘤。对 19 例原发性叶状肿瘤（9 例良性、4 例交界性和 6 例恶性）及其复发病灶进行配对分析。只有 3 例良性叶状肿瘤复发显示组织学进展，但 6 例（67%）显示遗传学进展，在交界性和恶性组中遗传改变的增加更为常见，在 70% 复发的恶性或交界性叶状肿瘤中发现了额外的分子遗传学改变。对 5 例形态学异质性的叶状肿瘤的不同区域，进行显微切割，微阵列 CGH 分析揭示了肿瘤内的遗传异质性。

4. 基因表达分析

Tse 等[363] 用 FISH 评估了 12 例叶状肿瘤（3 例良性，2 例交界性和 7 例恶性），EGFR 的扩增情况，在这些病例中免疫组织化学检测到 EGFR 强的细胞膜染色，其中仅 1 例恶性叶状肿瘤显示低水平 EGFR 扩增（EGFR/CEP7 比例为 2.3）。

Jones 等[364] 使用基因阵列表达谱，研究了 23 例叶状肿瘤（12 例良性和 11 例交界性或恶性叶状肿瘤），发现 162 个基因在交界性 / 恶性叶状肿瘤中与良性叶状肿瘤有差异性表达，进一步分析发现差异表达基因主要为 4 个基因，包括配对盒转录因子 3（paired box transcription factor 3，PAX3）和同源盒蛋白 SIX1（homeobox protein SIX1）（两个参与发育的基因）、TGFβ2（细胞因子，且为 PAX3 的下游靶标）和高迁移率族 AT-hook 2（high mobility group AT-hook 2，HMGA2）（一种功能性 DNA 转录因子），它们在恶性叶状肿瘤中增加。通过原位杂交和免疫组织化学检测也发现肿瘤间质细胞中，这些基因 mRNA 和（或）蛋白水平也增加。

Ang 等[365] 研究发现，与交界性叶状肿瘤相比，恶性叶状肿瘤间质细胞中同源盒蛋白 B13（HOXB13）mRNA 和蛋白过度表达。HOXB13 的表达与间质细胞密度（P=0.03）及异型性（P=0.039）显著相关。

5. 缺乏 MDM2 和 CDK4 的扩增

MDM2 和 CDK4 的扩增是脂肪肉瘤的特征[345]。尽管许多叶状肿瘤有脂肪瘤样成分，但仅在一例交界性叶状肿瘤中，检测到包含 MDM2 基因的染色体区域的扩增[346]，但作者没有说明该交界性叶状肿瘤是否有脂肪瘤样成分。在总共至少 52 例叶状肿瘤[321, 328, 347, 366, 367] 中，没有检测到包含 MDM2 基因

染色体区域的扩增，其中包括 5 例有脂肪肉瘤成分的恶性叶状肿瘤[366] 和 10 例有高分化脂肪瘤样成分的恶性叶状肿瘤[367]。同样，在 15 例恶性叶状肿瘤中也未检测到 CDK4 扩增[347, 366]，包括 5 例伴有脂肪肉瘤成分的叶状肿瘤[366] 和 2 例伴有高分化脂肪瘤样成分的叶状肿瘤[367]。Geyer 等[321] 在 26 例叶状肿瘤（6 例良性，6 例交界性，10 例恶性），均未发现 CDK4 扩增的证据。这些观察表明叶状肿瘤中存在的脂肪瘤样成分在遗传学上与脂肪肉瘤无关。

6. 基因甲基化的表观遗传调控

Huang 等[368] 比较了 26 例纤维腺瘤和 86 例叶状肿瘤（15 例良性、28 例交界性和 43 例恶性）中 11 个基因的甲基化谱，发现 24.4% 的叶状肿瘤中 RAS 相关结构域蛋白 –1 基因（RAS-as-sociation domain protein-1 gene，RASSF1A）（编码一种类似 RAS 效应蛋白的蛋白）甲基化显著，此外 7.1% 的叶状肿瘤中 TWIST 相关蛋白 1（TWIST-related protein 1，TWIST1）（一种基础螺旋环 – 螺旋转录因子，a basic helix–loop–helix transcription factor）甲基化显著，但在纤维腺瘤中没有这两个基因的过度甲基化（P=0.02）。TWIST1 甲基化与叶状肿瘤恶性度增加相关（P < 0.001），作者认为通过测定 RASSF1 和 TWIST1 甲基化状态可能有助于鉴别叶状肿瘤和纤维腺瘤。

Kim 等[369] 研究了 5 个在乳腺癌中经常甲基化而在正常乳腺组织中不甲基化的基因，在 87 例叶状肿瘤（54 个良性、23 个交界性和 10 个恶性叶状肿瘤）中其启动子区甲基化的情况，这 5 个基因包括谷胱甘肽 S– 转移酶 pi 基因（glutathione S-transferase pi gene，GSTP1）、HIN-1（high in normal 1，一种细胞生长抑制剂）、维 A 酸受体 β（retinoic acid receptor beta，RAR-β）、RASSF1A 和 TWIST 1。结果发现，交界性和恶性叶状肿瘤中所有基因的甲基化频率和甲基化基因的平均数量高于良性叶状肿瘤，而交界性和恶性叶状肿瘤在甲基化状态上没有显著的统计学差异。GSTP1 启动子甲基化与 GSTP1 蛋白表达缺失相关（P < 0.001）。作者认为，根据甲基化谱可将叶状肿瘤分为两个不同的组，一组由良性叶状肿瘤组成，另一组由交界性和恶性叶状肿瘤组成。由于甲基化检测的敏感性不一，限制了这些检测在临床实践中的应用。

7. 克隆性

一些早期研究，评估了叶状肿瘤的克隆性[148, 370]。Kuijper 等[371] 使用靶向人 AR 基因的 PCR，分析了叶状肿瘤上皮和间质细胞的克隆性。结果，6/9 例叶状肿瘤的间质成分为单克隆性，其余 3 例为多克隆性（2 例良性和 1 例交界性）；7 例叶状肿瘤的上皮形态正常或增生，这 7 例中有 5 例上皮是多克隆性，另外 2 例显示非随机失活模式，支持是上皮成分是单克隆性，这 2 例叶状肿瘤的间质和上皮成分都是单克隆性的，并有重叠的甲基化谱。

2014 年，Lim 等[69] 在纤维腺瘤的间质成分中，检测到 MED12 基因第 2 外显子重现性体细胞突变，证明其克隆性和肿瘤性的本质，而纤维腺瘤的上皮无 MED12 基因第 2 外显子突变。在这一关键发现之后，许多研究者报道在叶状肿瘤间质细胞中，也发现了 MED12 基因第 2 外显子的体细胞突变，而叶状肿瘤的上皮也不含 MED12 基因第 2 外显子突变[70, 260, 319, 320, 372–383]，这些研究结果为纤维上皮肿瘤的分子变化提供了新的基础。

在所有级别的叶状肿瘤中均可发现 MED12 基因第 2 外显子突变，但在恶性叶状肿瘤中的发生率（20%～70%），低于良性和交界性叶状肿瘤（50%～70%）[70, 71, 154, 320, 374, 377, 380]。MED12 第 2 外显子突变，改变了控制 MED12 激活状态和调节细胞翻译的磷酸化位点，可能导致间质细胞中 ER 信号通路的不平衡激活。MED12 第 2 外显子突变在恶性叶状肿瘤中相对较少，其他癌基因也参与了这些肿瘤的发病机制，TP53、RB1、EGFR、PTEN 和 PIK3CA 以及染色质重塑基因如 SETD2 和 KTDM2/MLL2 在叶状肿瘤中也发生了改变，尤其是恶性和交界性叶状肿瘤[320, 366, 375, 379, 380]。有很少的研究报道，TERT（端粒酶逆转录酶）启动子突变（–124C＞T 和 –146C＞T）与叶状肿瘤的更高级别的相关，TERT 启动子突变在恶性叶状肿瘤和交界性叶状肿瘤中更常见，而在良性叶状肿瘤中不常见，在纤维腺瘤中缺乏或罕见[320, 366, 375, 378]。对 303 例纤维腺瘤和 493 例叶状肿瘤的分析[320] 发现，46% 恶性叶状肿瘤、61% 交界性叶状肿瘤、32% 良性叶状肿瘤和 6% 纤维腺瘤中有 TERT 启动子突变（–124C＞T 和 –146C＞T）。Yoshida 等[378] 也发现 58 例纤维腺瘤中，有 7% 的病例发生 TERT 启动子突变（–124C＞T），但其他

研究者在纤维腺瘤中没有发现上述突变[42, 372, 375]。

Pareja 等[260] 研究了 16 例交界性和恶性叶状肿瘤，发现在伴有纤维腺瘤样区域的叶状肿瘤中，MED12 第 2 外显子突变明显比无纤维腺瘤样区域的叶状肿瘤更高（71% vs. 56%）。不伴纤维腺瘤样区域的叶状肿瘤发生一些已知的癌基因，如 EGFR 的突变和扩增。作者推测，一些恶性叶状肿瘤可能沿着 MED12 突变途径，从纤维腺瘤到良性叶状肿瘤再到交界性 / 恶性叶状肿瘤逐级发展，而其他交界性 / 恶性叶状肿瘤可能通过已知的其他癌基因的遗传学途径发展而来。这些结果推论与观察报告相一致，即有纤维腺瘤病史的叶状肿瘤[157] 和有纤维腺瘤样区域的叶状肿瘤，往往比不含纤维腺瘤样区域的恶性叶状肿瘤预后更好。Md Nasir 等[320] 报道，与野生型 MED12 肿瘤相比，MED12 基因突变的纤维上皮肿瘤，TERT 启动子突变率显著增高（37% 比 17%，P＜0.001），而野生型 MED12 的纤维上皮性病变，TP53 和 PIK3CA 基因突变率更高。

8. 起源于纤维腺瘤的叶状肿瘤

Noguchi 等[149] 研究了 3 例最初诊断为纤维腺瘤，但复发肿瘤为叶状肿瘤的病例，与 X 染色体相关的 AR 基因的三核苷酸重复序列多态性和甲基化状态。结果发现在来自每个患者的配对的纤维腺瘤和叶状肿瘤样本中，均存在相同的 AR 等位基因失活，在 3 例独立病例中出现同样的结果绝非偶然，这表明来自同一患者的纤维腺瘤和叶状肿瘤之间存在克隆性关系。Kuijper 等[371] 使用靶向人 AR 基因的 PCR 分析，评估了 19 例纤维腺瘤中的上皮和间质的克隆性，虽然大多数纤维腺瘤的间质是多克隆性的，但是在 3 例形态学分类为纤维腺瘤的肿瘤中扩张的间质区域是单克隆性的。

Hodges 等[158] 研究了 1 例发生于纤维腺瘤的恶性叶状肿瘤，对显微切割样品的分子分析表明，在纤维腺瘤和叶状肿瘤两个组分中都有 D75522 等位基因缺失，TP53 和 D225264 缺失仅出现于叶状肿瘤组分中，这些数据表明纤维腺瘤和叶状肿瘤之间存在克隆性关系，并且纤维腺瘤向叶状肿瘤进展过程中获得了额外的等位基因缺失。Piscuoglio 等[159] 研究了同一患者的同侧乳房中同步发生的多个纤维上皮肿瘤中，MED12 第 2 外显子突变和 TERT 启动子突变情况。1 个良性叶状肿瘤和 1 个纤维腺瘤出

现了不同的 *MED12* 第 2 外显子突变。然而，1 个恶性叶状肿瘤和另 1 个纤维腺瘤具有相同的 *MED12* 第 2 外显子突变；恶性叶状肿瘤含有额外的基因改变，包括 *TERT* 启动子突变。研究显示纤维腺瘤和恶性叶状肿瘤之间具有相同的 *MED12* 第 2 外显子突变，并且可能由于 *TERT* 的异常驱动纤维腺瘤向恶性叶状肿瘤的进展。

Abe 等[157] 等关于恶性叶状肿瘤的研究报道，有同侧纤维腺瘤病史的患者总生存率，明显长于无同侧纤维腺瘤的患者。Ng 等[381] 报道，携带 *MED12* 突变的叶状肿瘤患者复发率，低于不携带 *MED12* 突变的叶状肿瘤患者。总的来说，这些数据表明一些纤维腺瘤可能会进展为叶状肿瘤，但相关证据仍较少。

【治疗和预后】

1. 外科切除术

叶状肿瘤的治疗包括手术完全切除[10, 187, 195, 220, 236, 384-389]。初次切除（和任何再次切除的标本）切缘应涂墨，并对边缘进行彻底的组织学检查。如果肿瘤体积巨大，通常是恶性叶状肿瘤，若美容切除术不能完全切除时，可考虑乳房切除术。

恶性叶状肿瘤乳房切除术的比例在 23%～62%[209, 235, 236, 265, 390-392]，随着时间的推移，这一比例在近期的病例中似乎降低。根据 SEER 数据[198]，1983—2002 年接受治疗的 821 名恶性叶状肿瘤患者中，52% 接受了乳房切除术，48% 的患者接受了广泛性肿瘤切除。接受乳房切除术治疗的女性更有可能是 60 岁以上或肿瘤大于 5cm 的患者。对 1976—2015 年，2713 名恶性叶状肿瘤的成年患者的 SEER 数据分析显示[235]，41.4% 接受了保乳手术，23.3% 接受了乳房切除术，9.3% 接受了根治性手术（未进一步说明），23.7% 的患者不知道手术类型，2.3% 的患者没有接受手术。对 2000—2012 年 SEER 数据库[286] 中 1238 名恶性叶状肿瘤患者的分析发现，56.9% 的患者接受了保乳手术，43.1% 的患者接受了乳房切除术。接受乳房切除术的女性患者的肿瘤比接受保乳手术患者的肿瘤大（肿瘤大小 ≥ 5cm 者的比例分别为 66.6% 和 28.7%）。Neron 等[390] 分析 2000—2016 年，在法国 13 个中心接受治疗的 212 名恶性叶状肿瘤患者，尽管 61.7% 的肿瘤大于或等于 5cm，但大多数患者接受了保乳手术（58.6%）。保乳手术是治疗良性和交界性叶状肿瘤最常见的外科手术术式。

Guillot 等[236] 报道 1994—2008 年，在一个欧洲中心治疗的 165 例叶状肿瘤患者（77% 良性，19% 交界性，4% 恶性），在这个系列研究中，160 名（97%）患者采取保乳手术，只有 5 名（3%）患者接受了乳房切除术。由于手术切除标本的切缘不净，另外 6 名患者又接受了乳房切除术。接受乳房切除术治疗的患者均为恶性叶状肿瘤（7/11，64%）或交界性叶状肿瘤（4/11，36%）。119 例（72%）经保乳手术治疗的叶状肿瘤获得了至少 1cm 的阴性切缘。24 例（52%）切缘阳性或阴性切缘小于 1cm 的患者，接受了二次手术，占扩大切除手术的 74.3% 及乳房切除术的 25%，4 例（16%）出现残留肿瘤。

2. 淋巴结评估

叶状肿瘤的淋巴结转移并不常见。对 1988—2003 年确诊的 1035 例叶状肿瘤患者的 SEER 数据分析显示[393]，264 例（25.5%）接受了某种类型的区域淋巴结切除术，其中 9% 的患者切除了 10 个以上的淋巴结，仅有 9 例（3.4%）有淋巴结转移，作者没有说明恶性叶状肿瘤是否有更高的淋巴结转移率。在随后对 2000—2012 年 SEER 数据库的分析中[286]，1238 例恶性叶状肿瘤患者中有 292 例（23.6%）进行了腋窝淋巴结评估，在接受乳房切除术患者中进行腋窝淋巴结评估比例，比在接受保乳手术的患者中更高（40.9% vs. 10.5%），仅有 12 例（4%）患者淋巴结阳性。Ben Hassouna 等[388] 研究 106 例叶状肿瘤患者，有 20 例（18.8%）进行了腋窝淋巴结清扫，只有 1 例有淋巴结受累。Guillot 等研究报道[236]，160 例接受保乳手术治疗的叶状肿瘤患者中，没有一例进行淋巴结评估；但 5 例接受乳房切除术的患者中，有 3 例进行了腋窝淋巴结清扫，没有 1 例发生淋巴结转移。一项对 340 名女性叶状肿瘤患者（187 例良性、40 例交界性和 113 例恶性）的研究显示[191]，只有 3 名（0.9%）患者有淋巴结转移（图 8-58），有一例罕见的 Rotter 淋巴结转移的病例报道[394]。总的来说，鉴于叶状肿瘤的淋巴结转移率低，不建议进行腋窝淋巴结分期和前哨淋巴结活检，除非在叶状肿瘤内或同侧乳腺伴有浸润性癌。在接受乳房切除术的患者中，有时会进行前哨淋巴结活检[286]。

3. 局部复发

叶状肿瘤分类为良性、交界性或恶性，反映了对基于肿瘤组织学级别的可能临床进程的预测。1999 年，Barth[395] 观察到在没有接受乳房切除术的女性中，叶状肿瘤的级别与局部复发相关。过去，一些研究建议手术切除任何级别的叶状肿瘤都应至少保证肿瘤周围 1.0cm 的切除范围[10, 189, 388, 396, 397]。切缘小于 1.0cm 时具有更高的局部复发[187, 398]。目前，良性叶状肿瘤的局部复发似乎与切缘状态没有显著相关性。

手术切除后，良性叶状肿瘤发生局部复发的可能性很低。在早期的文献中，良性叶状肿瘤的局部复发率在 11%～17%[10, 187, 189, 195, 395]。在晚些时间的研究中，即使是切缘阳性或很接近边缘的病例，局部复发率始终低于 10%。在最近十年发表的回顾性研究中，良性叶状肿瘤的局部复发率分别为 1.9%[399]、2.9%[400]、3%、3.4%[401]、3.7%[402]、4.7%[403]、6.1%[404]、6.2%[264]、6.4%[191] 和 6.6%[283]。Sevinc 等研究了 108 例良性叶状肿瘤[405]，包括 43 例切缘阳性的叶状肿瘤，没有一例出现局部复发。

最近的证据表明，良性叶状肿瘤的局部复发率不受边缘状态的显著影响。在一项对 187 例良性叶状肿瘤的研究中[191]，局部复发率为 6.4%，切除边缘大于 1cm 的肿瘤，局部复发率 6.6%，而切除边缘小于 1cm 的肿瘤，局部复发率为 5%。Shaaban 和 Barthelmes[406] 分析了 12 项研究中总共 1702 例良性叶状肿瘤的数据，切缘阳性率为 7.6%～43.7%。尽管如此，总局部复发为 11%。切除边缘约为 10mm 与只有 1mm 的肿瘤，局部复发率没有显著差异（7.9% vs. 5.7%），切缘阳性的良性叶状肿瘤局部复发率为 12.9%。对 51 项 5693 例良性叶状肿瘤研究的汇总分析显示，良性叶状肿瘤的局部复发率为 8%[407]。对 24 项具有最初的切缘信息和局部复发状态的研究，进一步分析发现对于手术切缘阳性的叶状肿瘤，局部复发率有增加的趋势[407]。

Park 等[408] 研究了 31 名良性叶状肿瘤的患者，影像显示叶状肿瘤大小为 0.6cm 至大于 3cm，这些叶状肿瘤均经皮 US-VAB 切除。间隔 3～6 个月进行超声和 X 线随访评估，平均随访时间为 75.9（范

围 24～94）个月。一个大小为 1.3cm 的良性叶状肿瘤在 11 个月时复发，复发肿瘤大小为 1.5cm，形态与原发瘤相同（局部复发率 3.2%）。在随后来自同一组的研究中[409]，US-VAB 切除的 5/67 例（7.46%）良性叶状肿瘤以相同的形态学复发，平均复发时间为 27.8（范围 10～47）个月。另据报道，US-VAB 切除的 108 例小的良性叶状肿瘤的术后复发率为 11%[410, 411]（注：目前，经皮 US-VAB 切除术不是良性叶状肿瘤的标准处理方式）。

综上所述，这些数据表明良性叶状肿瘤的外科治疗不一定需要 10mm 宽的边缘。

一些良性叶状肿瘤可能以更高的级别复发，Barrio 等研究显示[10]，203 例良性叶状肿瘤中有 23 例（11.3%）局部复发，包括 6 例以恶性叶状肿瘤形态复发的肿瘤（占所有良性叶状肿瘤的 2.9%）。该报道称，6 例所谓的"良性"叶状肿瘤中有 3 例出现间质过度生长，有 2 例核分裂增高，提示它们更有可能是交界性叶状肿瘤。根据参数对叶状肿瘤的准确分级，对于评估复发叶状肿瘤的分级进展率非常重要，虽然在少数研究报道了这一问题，但在最近的研究中，复发叶状肿瘤级别升高的比例似乎相对较低。Tan 等研究显示[195]，17/440 例（3.8%）良性叶状肿瘤以交界性叶状肿瘤形态复发，4/440 例（0.9%）以恶性叶状肿瘤形态复发。在一组 354 例良性叶状肿瘤中[264]，22（6.2%）发生了局部复发，其中 5 例（1.4%）以交界性叶状肿瘤形态复发，没有以恶性形态复发的病例。在另一项研究中[283]，12/181 例（6.4%）良性叶状肿瘤局部复发，其中 7 例（3.8%）以良性形态复发，3 例（1.6%）以交界性形态复发，还有 2 例复发肿瘤没有具体的分级。在 Wada 等的研究中[284]，13.7%（13/95 例）良性叶状肿瘤出现了局部复发，包括 4 例局部复发两次或两次以上，所有复发肿瘤均为良性叶状肿瘤形态。在中位数为 45 个月的随访中，没有任何良性叶状肿瘤患者，包括复发的患者，出现远处转移。

交界性叶状肿瘤的局部复发率较高，往往比良性叶状肿瘤复发早，但远处转移极为罕见。在早期的研究中，交界性叶状肿瘤的局部复发率为 14%～25%[187, 189, 195]。对来自 50 项总共 1813 例交界性叶状肿瘤的汇总分析显示，局部复发率为

13%[407]。少数研究提示阳性边缘与局部复发相关[412, 413]。然而，对 24 项研究数据的分析发现，交界性叶状肿瘤的局部复发风险只有增加的趋势［比值比（odds ratio，OR）1.60；95%CI 0.42～6.07］[407]。一些交界性叶状肿瘤可能以恶性叶状肿瘤形态复发。Choi 等[413] 研究了 148 例交界性叶状肿瘤，中位随访时间为 4.2 年。交界性叶状肿瘤局部复发率约为 16.2%，中位复发时间为 21 个月。在这项研究中多变量分析显示，患者年龄小于 35 岁、肿瘤大于 5cm、坏死和阳性切缘是重要的局部复发独立预测因子。首次复发的肿瘤仍为交界性叶状肿瘤的可能性更大，但是随着复发次数增加，从交界性向恶性叶状肿瘤转化的风险也随之显著增高。交界性叶状肿瘤第一次局部复发的恶性转化率为 6/148（4.1%），第二次局部复发恶性转化率为 3/24（12.5%），第三次局部复发的恶性转化率为 7/9（77.78%）。总之，最初诊断为交界叶状肿瘤中，有 11/148（7.4%）发生恶性转化。与以良性或交界性形态复发的肿瘤相比，在第一次局部复发时，以交界性或恶性叶状肿瘤复发的病例，其局部复发的中位时间较短（13 个月 vs. 21.9 个月）。在这项研究中，312 位患者（164 位为恶性叶状肿瘤，148 位为交界性叶状肿瘤）有 8 位（2.6%）出现远处转移，3 位死于疾病。作者指出，所有远处转移者都为恶性叶状肿瘤，但不清楚指的是原发瘤为恶性，还是交界性叶状肿瘤复发时转化为恶性。对交界性叶状肿瘤文献的回顾分析表明，在第一次、第二次、第三次局部复发的肿瘤，交界性叶状肿瘤的恶性转化率分别占 3.9%（18/461）、11%（4/37）、64%（9/14）[187, 210, 221, 264, 388, 399, 401, 402, 413-415]。Borhani-Khomani 等[264] 报道，交界性叶状肿瘤的局部复发率为 9%，1 例（1.1%）交界性叶状肿瘤以恶性形态复发，这例交界性叶状肿瘤具有骨化生（异源性成分）。Cowan 等[399] 报道，19 例交界性叶状肿瘤中有 1 例，5 年后在乳腺同一象限以恶性叶状肿瘤复发。原来的交界性叶状肿瘤切除时手术切缘为阴性，患者后来出现了远处转移，并死于疾病。

局部复发和远处转移在恶性叶状肿瘤患者中最常见[195]。在一项研究中，约 1/3 的恶性叶状肿瘤局部复发或远处复发，而且初次治疗后局部复发的时间早于良性或交界性叶状肿瘤。对 49 项研究中的 1728 例恶性叶状肿瘤数据的汇总分析显示，局部复发率为 18%[407]。Choi 等研究报道[413]，31/164 例（18.9%）恶性叶状肿瘤出现局部复发：其中 21 例复发肿瘤为恶性叶状肿瘤，19 例为交界性 / 良性形态。8 例（25.8%）恶性叶状肿瘤出现第二次复发：5 例复发肿瘤为恶性叶状肿瘤，3 例为交界性 / 良性叶状肿瘤。只有 8 例出现第三次复发，所有复发的肿瘤都是恶性叶状肿瘤。

局部复发不是恶性叶状肿瘤患者发生全身转移的必要前提事件，约 40% 发生转移的恶性叶状肿瘤在全身扩散前并没有局部复发[197, 248, 392]。良性和交界性叶状肿瘤可以局部复发[284]，并可能具有更高形态级别，但远处转移的风险似乎非常低。因此，对原发性叶状肿瘤精准分级非常重要。

Lu 等[407] 对 1995—2018 年发表的 54 项研究进行了系统回顾和荟萃分析，每项研究有 50 例或更多病例数，包括手术治疗方式和临床病理参数方面的信息。该研究分析了 9234 例叶状肿瘤患者的汇总数据，评估了良性、交界性和恶性叶状肿瘤的局部复发率，以及局部复发的各种风险因素。所有研究均为回顾性研究，证据等级为 3 级或更高。在这项荟萃分析中，局部复发率为 12%（95%CI 10%～14%），良性叶状肿瘤局部复发率为 8%（95%CI 6%～9%），交界性叶状肿瘤局部复发率为 13%（95%CI 11%～16%），恶性叶状肿瘤局部复发率为 18%（95%CI 14%～21%）。良性叶状肿瘤的累积局部复发风险范围为 3%～23%，交界性叶状肿瘤为 9%～55%，恶性叶状肿瘤为 14.8%～55%。在 9 项研究[10, 195, 264, 401, 416-419] 中，复发的中位时间长于 24 个月，在 6 项研究[210, 222, 400, 404, 412, 420] 中短于 24 个月。交界性叶状肿瘤比良性叶状肿瘤（比值比：2.00）、恶性叶状肿瘤比良性叶状肿瘤（比值比：2.70）和恶性叶状肿瘤比交界性叶状肿瘤（比值比：1.28）的局部复发显著更高。对诊断时的年龄和肿瘤大小的汇总分析，没有发现统计学意义。尽管恶性叶状肿瘤进行保乳手术治疗后局部复发的风险显著升高[407]，手术类型（保乳手术与乳房切除术）与局部复发的风险无关。

目前，对于所有交界性和恶性叶状肿瘤，建议采用肿瘤周围大于 1cm 的范围进行切除。

4. 疾病复发预测列线图

Tan 等[195] 对 1992—2010 年新加坡总医院的 605 例叶状肿瘤（72.7% 为良性，18.4% 为交界性，8.9% 为恶性）的多个病理参数进行了评估。在这项研究中，以核分裂 4/10HPF 作为阈值来区分良性和交界性叶状肿瘤。80 例患者出现复发疾病：其中 68 例患者出现局部复发，7 例患者出现远处转移，5 例患者同时出现局部复发和远处转移，12 例女性死于疾病。552 位患者获得了准确的随访信息，平均随访时间为 56.9 个月。多变量分析表明，细胞核非典型性（A）、间质过度生长（O）和手术边缘状态（S）与手术后无复发显著相关，而核分裂指数（M）接近统计学显著性（$P=0.058$）（这 4 个参数用缩写 A.M.O.S 概括）。在这项研究中，未发现肿瘤边缘和间质细胞丰富度具有统计学意义。基于组织学参数、切缘状态和临床事件的相关分析，作者开发了预测叶状肿瘤患者无复发生存（relapse-free survival，RFS）的列线图。因为局部复发构成了最常见的事件，所以该列线图在预测局部复发比预测转移扩散具有更高的准确性。新加坡列线图已经在另外两组研究中得到独立验证[418, 421]。

5. 放疗

使用放射疗法作为叶状肿瘤治疗的辅助疗法（尤其是交界性或恶性叶状肿瘤）是有争议的。Belkacemi 等[397] 研究了 1971—2003 年，接受治疗的 443 例女性叶状肿瘤患者（284 例良性，80 例交界性，79 例恶性），结果显示局部复发率为 19%，远处转移率为 3.4%，所有远处转移的病人都死于疾病。在该组研究中，辅助放疗显著降低了交界性和恶性叶状肿瘤的局部复发（$P=0.02$），并将 10 年局部复发控制率从 59% 提高到 86%。多变量分析显示，辅助放疗是局部复发的一个重要的独立预后因素。然而，辅助放疗并没有改善总生存率和无病生存率（disease-free survival，DFS）。在同一项研究中，66 例（15%）接受乳房切除术的患者，比经保乳手术治疗未接受辅助放疗的患者获得更好的局部控制，乳房切除术是唯一与更长无病生存率显著相关的独立预后因素。

一项前瞻性多机构研究[422]，评估了 46 例叶状肿瘤女性患者（16 例交界性和 30 例恶性）的复发率，包括 3 例接受辅助全乳腺放疗和瘤区增强放疗

的复发性叶状肿瘤女性，肿瘤平均大小为 3.7cm，所有肿瘤均切除，切缘均阴性。经过 56 个月的中位随访，46 名患者中没有一人出现局部复发。两名（4%）患者在诊断后 9 个月和 14 个月死于转移性疾病。尽管作者根据对当时文献的回顾性分析，得出与当时 20% 的局部复发率相比，辅助放疗是有益的，但这项研究的有效性受到样本量小、病例异质性和缺乏病例对照组的限制。在 54 项近期研究的汇总分析中，交界性叶状肿瘤的局部复发率为 13%，恶性叶状肿瘤的局部复发率为 18%[407]。

Gnerlich 等[423] 通过分析 1998—2009 年美国国家癌症数据库注册处的数据，研究了放疗在恶性叶状肿瘤中的应用。3120 名患有恶性叶状肿瘤的女性中，42% 接受了乳房切除术，57% 接受保乳手术。年龄在 50 多岁（50—59 岁）和肿瘤大于 10cm 的女性患者接受放疗者更多，1774 名女性有复发数据，总复发率为 14.1%，局部复发率为 5.9%。在这项分析中，放疗可降低局部复发（调整后的风险比为 0.43），但在 53 个月的中位随访中没有增加无病生存率或总生存率。

目前，术后辅助放疗或辅助放疗并不是经保乳手术治疗的叶状肿瘤标准治疗，特别是如果交界性和恶性叶状肿瘤已经采取了大于 1cm 切缘切除时。原发性或复发性叶状肿瘤浸润超出乳腺，累及胸壁可用放疗。

6. 化疗

1993—2003 年，Morales-Vasquez 等[424] 使用阿霉素和达卡巴嗪（dacarbazine）治疗了 17 例恶性叶状肿瘤的女性患者，23.5% 的患者接受了保乳手术，24% 的患者最终切缘阳性。研究比较了接受手术加化疗的患者与同期仅接受手术治疗的叶状肿瘤患者，在对照组中，35% 的患者也接受了保乳手术，36% 的患者最终切缘阳性。中位随访时间为 15（范围 2～81）个月。7 例患者出现疾病复发，其中对照组 1 例，化疗组 6 例，两组的 RFS 无显著差异，死于疾病的 5 例患者接受了新辅助化疗，并且在远处转移之前均出现了局部复发。在 2 例接受异环磷酰胺（ifosfamide）[425] 治疗的肺转移患者，观察到完全缓解期的延长（分别为 26 个月和 61 个月），在其他病例中通过联合放化疗也实现了缓解[426]。目前，没有证据支持辅助化疗可使原发性恶性叶状肿

瘤患者获益。

7. 生存情况

对 1983—2002 年 SEER 数据库中 821 例恶性叶状肿瘤患者的分析显示，中位随访时间为 5.7 年，患者 5 年、10 年和 15 年的疾病特异性生存率分别为 91%、89% 和 89%[198]。一项对 340 例女性叶状肿瘤（187 例良性、40 例交界性和 113 例恶性）的回顾性分析显示[191]，294 例（86.5%）在 5 年随访时无疾病证据。良性、交界性和恶性叶状肿瘤患者的无病生存率分别为 95.7%、82.5%、72.6%。227 例良性或交界性叶状肿瘤无死于疾病者，但 31/113 例（27.4%）恶性叶状肿瘤出现远处转移。叶状肿瘤在诊断后和出现远处转移，平均间隔时间为 21（范围 2～57）个月。

根据 Tan 等的研究[195]，多变量分析显示，切缘受累、异型性和间质过度增生是叶状肿瘤复发的有效预测因子[195]，核分裂指数接近统计学显著性。

对 1957—2017 年纪念斯隆 – 凯特琳癌症中心 124 例叶状肿瘤患者（125 个肿瘤）的回顾性分析[197]，中位年龄为 44（范围 13—83）岁，肿瘤的平均大小为 5（范围 0.9～35）cm，恶性叶状肿瘤的大小，较交界性叶状肿瘤更大（中位数为 5.3cm vs. 3cm），并且恶性叶状肿瘤具有更加不良的病理特征。总体而言，57% 的患者接受了保乳手术，大多数（87%）患者最终获得阴性切缘，患者接受辅助化疗和放疗的比例分别为 1.6% 和 0.8%，并不影响患者预后。在 7.1 年的中位随访中，14 例患者出现局部复发（12 例乳房复发，1 例乳房 + 腋窝，1 例同侧腋窝），5 年和 10 年的累积局部复发率分别为 11% 和 12%，交界性和恶性叶状肿瘤患者的 10 年局部复发接近（分别为 11% 和 13%）。13/14 例是在 6 年内出现局部复发，1 例在手术后 14 年左右复发。交界叶状肿瘤没有出现远处转移，7 例（5.6%）恶性叶状肿瘤出现了远处转移（肺、脑、骨、硬膜外和直接蔓延至纵隔），其中 2 例患者在远处转移前，先出现局部复发。5 年和 10 年无远处复发生存率（distant recurrence-free survival，DRFS）分别为 95% 和 94%。6/7 例远处转移患者，在发生远处转移后死于疾病，远处转移距离患者死亡的中位时间为 5（范围 1～10）个月，20 例恶性叶状肿瘤，包括 7 例有远处转移者，显示出较差的病理特征，包

括核分裂＞ 10/10HPF、间质细胞密度显著增高、间质过度生长和浸润性边界。

Hawkins 等[259] 研究显示，间质过度生长可有效地预测叶状肿瘤远处转移，这是恶性叶状肿瘤的一个特征，交界性叶状肿瘤局部也可出现。尽管如此，现在将间质过度生长作为独立参数进行分析的研究非常少。Onkendi 等[392] 研究了 67 例叶状肿瘤患者（15 例交界性和 52 例恶性），15 例（22%）患者出现远处转移，其中 7 例患者仅有远处转移，8 例有局部复发和远处转移，15 例患者全部死于疾病。与更差的癌症特异性生存率显著相关的形态学参数包括，间质过度生长、肿瘤大小＞ 5cm、核分裂大于 10/10HPF 和间质细胞密度增高。27%（18/67 例）叶状肿瘤出现间质过度增生，其中 61%（11/18 例）间质过度生长的患者，在随访时（中位随访时间为 10 年）死于疾病，而 49 例无间质过度生长的患者中只有 4 例（8.1%）死亡。伴间质过度增生或不伴间质过度增生的患者，5 年癌症特异性生存率分别为 32.3% 和 97.7%，两者风险比为 22.52 倍。这些结果证明间质过度增生，也是叶状肿瘤一个高度风险的特征，需要对其进行仔细评估和报告。

Neron 等[390] 通过多变量分析发现，年龄＞ 50 岁、肿瘤坏死、最终切除边缘阳性或小于 2mm 是无转移生存率降低的显著预测因素。

叶状肿瘤不同类型间质分化的预后似乎存在一些差异，几例伴有骨或软骨肉瘤分化的患者出现了全身转移[427, 428]，但大多数伴有脂肪肉瘤成分的叶状肿瘤的患者无病生存[287, 429-431]。Koh 等[265] 对 68 名可获得的随访（平均 90 个月，中位 57 个月）恶性叶状肿瘤患者的研究发现，16 名（23.5%）患者发生了远处转移。肿瘤大于 9cm 且含有恶性异源性成分的患者，无转移生存率显著降低（P=0.043），并且表现出较差的总生存率趋势。

远处转移最常见的部位是肺部，其他部位包括骨骼、肝脏、大脑、软组织和脊柱[191, 265]。临床发现的少见转移部位包括下颌骨[432]、上颌骨[433] 和小肠[434]。文献描述了一例不寻常的恶性叶状肿瘤，其肺脏多发性的转移灶自发性消退[435]，但是转移灶没有经活检证实，9 个月后，病人出现脑转移，死于疾病。叶状肿瘤出现远处的转移者，平均生存期小于 2 年。

【纤维上皮性病变的粗针穿刺活检诊断】

纤维腺瘤的粗针穿刺活检诊断通常没有困难。偶尔，玻璃样变的纤维腺瘤需与硬化性乳头状瘤鉴别，但纤维腺瘤的假乳头状分叶缺乏真正的纤维血管轴心。梗死性纤维腺瘤也可能类似于梗死性的乳头状瘤，但后者的上皮成分更明显。上皮抗原的免疫组织化学染色，如全角蛋白或 CK7，可能有助于突出上皮成分。

一般来说，当粗针穿刺活检样本中具有可疑叶状肿瘤（包括良性叶状肿瘤）的特征时，都建议进行手术切除。在粗针穿刺活检标本，如出现以下特征，建议诊断叶状肿瘤：间质细胞丰富度增加、核分裂 ≥ 2/10HPF [141, 142, 436]、在至少一个 40 × 显微镜视野中缺乏上皮细胞 [141]、碎片化的组织（叶状肿瘤的叶状结构表现）[437]、浸润性边缘以及肿瘤细胞在良性脂肪细胞之间或周围浸润（提示外周的浸润性生长）[437]。在一些研究中，患者年龄在 50 岁或 55 岁以上，也可能也与叶状肿瘤相关 [438, 439]。上皮增生和（或）非典型性在叶状肿瘤中比在纤维腺瘤中更常见，在良性或交界性叶状肿瘤伴有显著上皮增生和（或）腺病的情况下，叶状肿瘤的结构在粗针穿刺活检材料中可能不十分明显，或者可能被解释为反应性间质结缔组织增生，而上皮的增生程度可能更令人担忧。结合临床及影像学表现，以及结合 ER 和 CK5/6 的免疫组织化学评估，可有助于鉴别诊断。

免疫组织化学已应用于粗针穿刺活检标本中纤维上皮肿瘤的诊断。在两项回顾性研究 [141, 142] 中，粗针穿刺活检标本中 Ki67 和拓扑异构酶 Ⅱ 的表达，与手术切除时的叶状肿瘤诊断显著相关。尽管如此，Jacobs 等 [142] 报道这两项免疫组织化学指标，在纤维腺瘤和叶状肿瘤的染色结果有一些重叠〔Ki67 指数：纤维腺瘤为 1.6（范围 0.4～4）、叶状肿瘤为 6.0（范围 0～18）；拓扑异构酶 Ⅱ 指数：纤维腺瘤为 2.8（范围 0～10）、叶状肿瘤为 7.0（范围 1.2～29）〕。Jara-Lazaro 等 [141] 发现，Ki67 和拓扑异构酶 Ⅱ 指数 ≥ 5%，病变间质细胞中 CD34 染色减少或呈斑片状，与手术切除标本中的叶状肿瘤诊断相关，这些标志物在粗针穿刺活检标本诊断中的应用尚未得到前瞻性验证。粗针穿刺活检标本中叶状

肿瘤的鉴别诊断通常还包括其他梭形细胞病变。

交界性甚至良性叶状肿瘤的扩张间质成分，可能类似于纤维瘤病和纤维瘤病样梭形细胞化生性癌。局灶性的叶状结构、导管周围间质聚集以及上皮间质细胞核分裂有利于叶状肿瘤的诊断。叶状肿瘤通常表达 CD34，特别是良性和交界性叶状肿瘤 [440]，但纤维瘤病 [308, 441] 和纤维瘤病样化生性癌 CD34 阴性 [441, 442]。β-catenin 的核染色可出现在纤维瘤病中，但也可在良性和交界性叶状肿瘤中检测到 [270, 318, 443]，在 52 例化生癌中，有 23% 的病例局部组织检测到 β-catenin 的核染色，包括 5 例化生梭形细胞癌 [443]。至少有一项关于化生癌中核 β-catenin 染色阳性的报道，这例化生癌似乎具有纤维瘤病样的形态 [441]。基于这些发现，在评估乳房的梭形细胞病变中，单独使用 β-catenin 似乎不能可靠地鉴别纤维瘤病，但如果使用一组抗体，包括 CD34（通常在纤维上皮肿瘤中表达，但在纤维瘤病和化生性癌中阴性）、CK5/6 和（或）CK14（通常在叶状肿瘤和纤维瘤病中为阴性，但在纤维瘤病样梭形细胞化生性癌中表达）和 p63（在纤维瘤病中为阴性；纤维瘤病样化生性癌为阳性；良性和交界性叶状肿瘤呈阴性，但恶性叶状肿瘤可能局部阳性），可提高诊断精确性。在 Kuba 等研究中 [444]，在复查粗针穿刺活检病例时，一例被误诊为纤维瘤病的交界性叶状肿瘤显示 β-catenin 核阳性，CD34 也阳性。

恶性叶状肿瘤的鉴别诊断通常包括高级别梭形细胞化生性癌，后者通常至少对 MNF116 和基底细胞抗原，如 CK5/6、34βE12、CK14 和 p63 呈局部阳性。然而，一些恶性叶状肿瘤可能对 CK [309]、p63 和 p40 呈局部阳性 [313]。

Chia 等 [309] 报道叶状肿瘤间质细胞表达多种 CK（包括 CK7、MNF116、角蛋白 34βE12 和 AE1:3）。叶状肿瘤中的 CK 染色模式通常是灶性斑片状分布的，同一项研究显示叶状肿瘤不表达 p63。

Cimino-Mathews 等 [313] 在 8/14 例（57%）恶性叶状肿瘤检测到 p63 和 p40 的核染色，但在良性和交界性叶状肿瘤和纤维腺瘤中没有检测到。Bansal 等 [314] 也报道了 2/10 例恶性叶状肿瘤间质细胞呈 CK（细胞角蛋白鸡尾酒抗体）和 p63 的局部弱阳性，而 27 例良性和 6 例交界性叶状肿瘤的间质细

胞为阴性。D'Alfonso 等 [312] 在 20 例叶状肿瘤的组织切片中没有检测到 p63 或 p40 的任何阳性，包括 14 例交界性叶状肿瘤和 6 例恶性叶状肿瘤。了解这些发现，对于准确解读乳腺粗针穿刺活检中，梭形细胞病变的免疫组织化学结果是非常重要的。

在某些情况下，单靠对粗针穿刺活检切片的观察，难以鉴别高级别梭形细胞化生性癌与恶性叶状肿瘤。在这些情况下，与临床医生的沟通十分重要，阐明通过粗针穿刺活检无法做出明确的诊断，并要求肿瘤完整切除以进行明确的诊断。重要的是要记住，虽然高级别梭形细胞化生性癌的治疗通常包括新辅助化疗，（辅助）化疗不是恶性叶状肿瘤标准治疗 [445]。此外，还建议结合临床及影像学综合判断。

第9章 普通型与非典型导管增生
Ductal Hyperplasia: Usual and Atypical

Syed A. Hoda 著

巩 丽 译 闫庆国 薛德彬 校

本章主要讨论不同程度和类型导管增生（ductal hyperplasia）的组织病理学。第 10 章更详细地阐述增生作为癌前病变的概念。第 11 章主要讨论导管原位癌（ductal carcinoma *in situ*）。由于这几个主题密切相关，一些内容可能会在多章节中重复。此外，为了强调区分导管增生和导管原位癌的重要性，这些病变的讨论在单独的章节中进行。

一、导管增生的定义

Ellis 等[1] 提出了乳腺上皮增生的定义和识别方法："主要根据形态学显示混合性细胞类型，但也可以得到免疫表型多样性的支持，并且缺乏占优势的上皮细胞群"，而且进一步建议，"应当认识增生与肿瘤之间的区别……并且……目前是可行的……"，原位癌"通过存在一群优势克隆的上皮细胞来识别，其形态学表现为单一细胞群并具有独特的形态学、免疫表型和分子遗传学特征"。

出于研究目的，将导管内增生（intraductal proliferation）视为没有细分的连续体可能很有用。这种观念体现在术语"乳腺上皮内肿瘤"（mammary intraepithelial neoplasia，MIN）[2] 和"导管上皮内肿瘤"（ductal intraepithelial neoplasia，DIN）[3]。尽管这些替代分类用"肿瘤"替代了"癌"，但仍然保留了一组诊断分类，试图区分相当于增生、非典型增生、低级别和高级别导管原位癌的病变。虽然提出了这些诊断分类之间的界限，但没有令人信服的证据表明它们比现行分类更具有生物学意义或临床意义，也不能提高诊断的可重复性。此外，对于公认的属于普通型增生（无非典型性的增生）的病变，

使用"肿瘤"这个术语也是矛盾的。

如果乳腺导管癌的发生是逐步演进的，演进方式也类似于其他器官（如结肠）[4]，那么进展过程中的某些阶段很可能表现为导管内增生性病变的组织病理学亚型。相反，一些重要的基因型变化在病变的组织病理学表现中可能没有体现出来。而且，理论上存在一种可能，我们目前认识的在组织病理学上属于非必然前驱病变的增生性病变，已经潜藏着决定这些病变必然发展为癌的基因型改变。此外，统称为增生的增殖性病灶可能含有不同的基因型异常和不同的进展为癌的风险。因此，解开这个谜题，可能是未来几年乳腺癌前病变病理学研究领域的重点。有必要采取显微切割标本进行分子分析以鉴定相关的标志物，在技术成熟后可能最终成为诊断工作流程之一。

目前，该研究路线的主要障碍是必须切除部分或全部病变，用来检查其组织病理学和基因型方面的性质，因而没有机会在原位观察其演变。我们需要一种新方法用来识别、检查和观察乳腺增生性病变的基因型特征，而不需要切除该病变。今天，这可能像是科幻小说，但经验表明，幻想的"小说现实最终会进入我们的日常生活"。George Orwell 在 1949 年出版的《1984》一书集中体现了这一现象，因为反乌托邦社会的许多方面和他所预言的技术在 1949 年都不存在。现在，这些技术已经变成了我们日常生活的一部分。

二、导管增生的相关分子改变

普通型导管增生（usual ductal hyperplasia，UDH）

没有一致的遗传学改变。包括柱状细胞变（columnar cell changes，CCC）、柱状细胞增生（columnar cell hyperplasia，CCH）、非典型柱状细胞增生（atypical columnar cell hyperplasia，ACCH）、平坦上皮非典型性（flat epithelial atypia，FEA）、非典型导管增生（atypical ductal hyperplasia，ADH）、非典型小叶增生（atypical lobular hyperplasia，ALH）、经典型小叶原位癌（classic type of lobular carcinoma *in situ*，LCIS）和低级别导管原位癌（low-grade DCIS）在内的变化谱系，都是非必然前驱病变，因为它们具有某些共同的形态学、免疫组织化学和分子特征，也就是支持存在低级别乳腺肿瘤通路的一些特征。该通路最典型的分子特征是 16q 染色体全臂缺失[5]。不要过分强调将该通路中的病变视为"前驱"病变，因为这些"早期"病变进展的风险似乎很低[6]。这些病变的进展也会受多种未知因素的影响。尽管认为非典型导管增生是浸润性癌的非必然前驱病变，但其分子分类仍需进一步阐明。

非典型导管增生的特征似乎是多种基因组改变，包括非整倍体、杂合性缺失（loss of heterozygosity，LOH）、染色体重排（包括扩增和大规模缺失）、抑癌基因和其他基因的 DNA 甲基化，以及非典型导管增生与邻近未累乳腺组织之间的基因表达差异，包括雌激素受体 ER 的表达。这些改变中，有许多是同时或异时性乳腺癌所共有的，表明非典型导管增生的"前驱"作用具有潜在分子基础[7]。尽管如此，这些研究"受限于研究能力不足和研究方法不够精准[8]"。其他因素，包括家族史和取样问题，也使得基因组特征及其对疾病进展影响的准确解读成为一项艰巨的任务。

迄今为止，有关"癌前"乳腺病变的分子相关性研究表明，这是一项复杂且经常矛盾的工作。有些被认为是良性增生性病变中发现了遗传学异常[9-11]，且这些研究均是通过显微切割技术对单个导管病变进行了分子分析。因此，报告非典型导管增生的 LOH[10] 或单克隆性[12] 研究结果必须谨慎。在上述两项研究中，表面上似乎是非典型导管增生图像[10, 12]，然而，他人可能判读为导管原位癌。因此，有理由提出疑问，应该是分子数据指导组织病理学表型的解读？还是恰恰相反？在可预见的将来，分子分析不太可能解决在常规组织病理学切片

中解读为"交界性"病变的诊断问题，这一点是很明显的。在诊断的主要方法是组织病理学检查的时代，只有在可以直接对"诊断"组织进行分子检测的情况下，分子检测才会适用于常规诊断。

最终，要建立增生性病变的分子改变与临床结局之间的相关性，以确定哪些表型改变和基因型改变是有意义的。目前，这些研究必定是回顾性的，因为所分析的病理学标本是在过去的某个时间获得的，随后在没有标准间隔随访程序的情况下确定患者的临床结局。对非典型增生性病变进行分子分析的"自然史"的前瞻性研究可能很困难，因为使用了选择性 ER 调节药和其他药物对乳腺癌进行化学预防。

回顾性分析是一项复杂的任务，有几个代表性的研究可以说明。Kasami 等[13] 研究了 8 例女性乳腺增生性病变的显微切割标本，其中 4 例随访 8～25 年。同时，在 10 个位点分析了标本的 LOH 和微卫星不稳定性。其中一名患者，在作者描述的乳头状瘤伴旺炽性增生和非典型增生的病变中检测出 5 个 MSI 位点和 2 个 LOH 位点，而该患者的其他 10 个增生性病变未检测出遗传学变化或非典型增生。另一名患者，1 个无非典型增生的增生性病变中检测出 3 个 MSI 位点。上述 2 名患者在活检后已存活并健在 20 多年。作者认为"乳腺增生性病变中的几种遗传学变化对其余乳腺组织而言可能并不提示有临床意义的恶性前病变。"可能需要对具有明确随访的大量患者的多个增生性病变进行大规模研究，才能确定遗传学变化与癌症风险之间的显著关联。

在一项巢式病例对照研究中，一项前瞻性研究检查了乳腺良性病变中 HER2 和 p53 表达与癌症风险之间的关系[14]。这些患者是加拿大国家乳腺筛查研究的一部分。良性增生性病变中免疫组织化学检测到 p53 蛋白积聚与患癌风险升高相关（校正 OR 为 2.5，95%CI 1.01～6.40）。HER2 过表达与患癌风险升高无关（校正 OR 为 0.65；95%CI 0.27～1.53）。然而，增生性病变很少表达 p53 和 HER2，一旦表达，往往伴有"交界性"异常。Mommers 等[15] 研究了普通型导管增生病灶中几种增生和凋亡相关蛋白的表达。2% 和 8% 的病变分别表达 HER2 和 p53，16% 的病灶低表达 bcl-2。在部分普通型导管增生病例中异常表达的其他标志物有 cyclin D1、

Ki67、p21 和 p27。23/91 个病变（25%）异常表达
1 种以上的增生或凋亡相关蛋白。

在增生性病变中，IHC 检测到 p53 积聚的研究似乎没有得到 p53 突变的分子分析的充分支持。Done 等[16]使用显微切割技术分离了伴有 p53 突变浸润性癌的上皮增生和导管原位癌病灶。导管原位癌标本与相应的浸润性癌具有相同的 p53 突变，而增生都没有 p53 突变。作者没有报道这些标本的 IHC 数据，但结果表明，在增生性病变中 p53 突变不常见，即使是发生在具有 p53 突变乳腺癌的乳腺中也是如此。

在组织学上似乎正常的乳腺组织中检测到遗传学变化。在显微切割获取的毗邻乳腺癌的正常小叶组织中检测到 LOH[17]。转化生长因子 –β 的受体 Ⅱ（transforming growth factor-beta-receptor Ⅱ，TGF-β-R Ⅱ）是一种乳腺癌风险标志物，Gobbi 等[18]通过免疫组织化学，研究了 TGF-β-R Ⅱ 在普通型导管增生和正常乳腺组织中的表达。在这项回顾性研究中，TGF-β-R Ⅱ 在普通型导管增生和相邻小叶中的表达下降，与浸润性癌的发生风险增加有关。在伴有乳腺癌的组织学正常的乳腺组织中也检测到 HER2 表达。Ratcliffe 等[19]联合使用原位杂交和免疫组织化学技术，评估了 HER2 基因及其蛋白的表达。结果表明，如果 HER2 在正常乳腺组织表达，则细胞膜染色普遍较弱，对应于缺乏 HER2 扩增的乳腺癌。然而，在组织学正常的细胞中，原位杂交检测到散在的细胞核阳性信号，可能提示孤立性细胞在组织学转化之前发生了早期阶段的 HER2 扩增。

这些发现使人关注分子标志物与特定类型增生性病变之间相关性。有些遗传学变化可能发生在几乎没有或根本没有增生性改变的组织中。如果这是一种普遍现象，那么选择标本进行分子分析的标准（目前主要集中在增生性异常）可能需要修改。最终，与完全基于组织病理学标准的现有系统相比，组织学、免疫组织化学和分子分析相结合可能使增生性导管病变的分类更有临床相关性。

区分导管增生和导管原位癌对患者的治疗显然很重要[20]。在大多数情况下，病理医生根据公认的组织病理学特征，很容易将导管增生性病变归类为普通型导管增生或导管原位癌[21]，但仍有一组病变不能明确归类为普通型导管增生或导管原位癌，这些异常一般称为非典型导管增生。这些"交界性"病变的存在，其中一些可能被诊断为增生或导管原位癌，取决于所采用的标准，并不是放弃从病理和临床上区分普通型导管增生、非典型导管增生和导管原位癌的现有做法的一个令人信服的理由。观察者之间的重复性研究使用了高度选择性病例，并且过分集中在"交界性"异常的诊断问题，而这种异常在乳腺增生性病变中其实只占很少比例[2, 22, 23]。

三、导管增生的临床表现

导管增生没有特有的临床特征。单个或多个导管中上皮增生引起的变化通常只占很少范围，故不可触及。伴有上皮增生的导管可能不含钙化。因此，这种特殊的增生病变很少成为粗针穿刺活检或切除活检的检查指征。如果导管增生同时存在间质改变，如纤维化或假血管瘤样间质增生（pseudoangiomatous stromal hyperplasia），或导管增生伴有临床或影像学上检测到的各种纤维囊性改变，那么可能形成含有导管增生的肿块性病变。除了导管增生之外，病变的复杂性可能包括以下一种或多种组织病理学改变，如纤维化、囊性大汗腺增生、导管扩张和硬化性腺病，这些内容在本书其他章节讨论。

导管增生缺乏特有的临床指征，也就无法确定导管增生的持续时间。在随访研究中，按惯例把导管增生的活检日期作为"发病"日期。这种做法是由于无法确定增生性导管病变的临床前持续时间，可能是评估单个患者增生性病变重要性的偏倚来源。

当临床表现明显时，导管增生最常发生在界限不清的可触及区域，常描述为乳腺增厚。这些改变的非特异性乳房 X 线检查表现包括密度改变、实质扭曲、形成不可触及的肿块、不对称和钙化。在缺乏可触及病变的情况下，钙化是非典型导管增生最常见的乳房 X 线检查异常[24-26]。放射状硬化性病变（"放射状瘢痕"）通常在乳房 X 线检查表现为"结构扭曲"或"不对称"，并常伴有导管增生成分，一些放射状硬化性病变含有钙化。当纤维囊性变中的导管增生成分占优势时，其最显著的临床病理形式之一是幼年性乳头状瘤病（所谓的"瑞士干酪病"），特征性地表现为年轻女性单侧乳腺的单个离散性肿块[27]（见第 37 章）。

在乳腺活检的主要指征是可触及异常的年代，即乳房 X 线检查广泛应用之前，所获取的标本中发现明显导管增生的概率不到 25%[28, 29]，只有不到 5% 的活检显示非典型导管增生。在粗针穿刺活检和影像学引导的切除活检中，非典型导管增生的发生率稍高一些[30, 31]。在几项研究中，磁共振成像引导的粗针穿刺活检中，非典型导管增生的发生率为 3%～8%[32-34]。

导管增生可以发生于几乎任何年龄的女性患者；然而，在女性青春期前和男性任何年龄，这些增生性病变都很少见。在 30 岁以下的患者中，大多数导管增生病例要么是幼年乳头状瘤病[27]，要么是儿童和年轻女性乳头状导管增生的病变之一[35]。大部分导管增生女性的年龄为 35—60 岁。这些患者中有相当一部分表现为柱状细胞增生，其病变通常是多灶性，并伴有钙化[36, 37]。在梅奥医学中心一项 10 032 例女性良性乳腺疾病的研究中，普通型导管增生和非典型导管增生的平均年龄分别为 53.9 岁和 57.8 岁，也就是说，普通型导管增生女性比非典型导管增生约年轻 5 岁[38]。导管增生在 60 岁后不太常见，即使存在，其生长模式一般也不像年轻女性那么旺盛。然而，偶尔发现 60 岁以上女性有大范围旺炽性导管增生。这一发现可能伴随显著低于年龄预期的小叶萎缩，甚至可能伴有小叶增生和分泌。在这些病例中，有记录使用外源性雌激素。一般来说，乳腺癌发生的风险因素（见第 10 章）也与导管增生性病变的发生有关[39]。

四、导管增生的大体病理

导管增生没有明显的大体病理特征。标本 X 线摄影并结合影像学检查，在评估针对此类病变进行的粗针穿刺活检和切除活检时很重要，主要是确保目标病变（通常有钙化）已完整切除，并指导较大标本的取材，以便进行组织病理学检查。

五、普通型导管增生的组织病理

导管增生（ductal hyperplasia）描述一种增生性病变，组织病理学表现为导管上皮的细胞增多。因为在常规切片上，正常的静息上皮是由肌上皮支持的连续单层立方形至柱状上皮细胞组成，这种双层结构的细胞数量增多构成增生。

妊娠期的生理性增生表现为腺体结构数量增多，上皮层厚度增加，尤其是构成终末导管小叶单元的小叶和终末导管。同时可见肌上皮增生，虽然程度相对较轻，但也可能存在。

上皮增生的过程引起上皮层厚度增加，从而导致管腔部分或完全阻塞。如果连续切片来观察导管增生，则可能沿着单个导管发现不连续和多灶性的情况。也常观察到整个受累的腺体结构扩大，包括直径和长度的增加，从而导致结构扭曲。当增生性导管变得更加扭曲或合并复杂的增生异常（如乳头状瘤或放射状瘢痕）时，导管结构就会发生各种扭曲。增生也可以从导管系统延伸至终末导管小叶单位。

导管增生过去又称为"上皮增生"（epitheliosis）[40]和乳头状瘤病（papillomatosis）[41]。前一术语曾被用于"……主要发现于小导管、终末导管和小叶的实性或半实性良性上皮增生"[40]。由于上皮增生泛指上皮，因此推论它也可以包括小叶增生（lobular hyperplasia）。导管增生包括各种成分的增生（包括一些纤维血管间质）；因此，上皮增生和乳头状增生之间的区别并不明确，用"上皮增生"取代"导管增生"也没有明显优势。乳头状瘤病与导管增生通常可以互换使用，是一个更适用于增生性病变的术语，其中明显的纤维血管结构支持乳头状上皮增生。无非典型增生的导管增生称为"普通""规则"或"寻常性"，以区别于非典型导管增生。在幼年性乳头状瘤病（即"瑞士干酪病"）的临床病理实体中，以及在"纤维囊性变"的增生性病变复合体中，导管增生包括数种组织病理学表现。

发生于中度和旺炽性导管增生中的筛状（有孔的）生长模式，是由横跨管腔的上皮桥所致。筛状腔隙代表原始管腔的一部分，是由复杂的树枝状上皮增生分隔而成。Ohuchi 等[42]使用连续切片、三维重建的方法证明，在增生性病灶的二维组织学切片中出现的似乎分离的管腔，实际上是由增生性上皮围绕的原始管腔的一部分。相比之下，导管原位癌的三维重建显示，导管原位癌的筛孔是新形成的不相连的空隙，由极化的肿瘤细胞围绕而成。

在筛状导管增生组织学切片中发现的腔隙具有独特性。次级管腔在导管外周比中心处更大、数量更多，但很少出现相反的分布。除了导管边缘残留的柱状或立方形细胞的核极向规则外，勾勒出这些腔隙的细胞无序分布。在某个特定的增生性导管中，腔隙通常形状各异（卵圆形、新月形、不规则或蛇形），而不像筛状导管原位癌中呈圆形。导管增生的腔隙可能是中空的，也可能含有分泌物和组织细胞。此外，导管增生腺腔内可发生细小钙化。

中度增生的细胞核分布不均匀，常见核重叠，并可呈"流水样"分布，即增生性上皮细胞核平行于细胞长轴的生长方式。由于这些细胞的胞质边界通常不清楚，因此观察到的流水样是卵圆形或梭形细胞核平行的方向。在增生性导管病变中，细胞核定向的计算机形态测定分析证实了流水样模式与导管增生的相关性[43]。流水样，特别是受累腔隙的中心，大多数发生在导管增生中，偶尔发生在非典型导管增生。

HE 染色切片上，增生性导管的周边可能有一层明显的肌上皮细胞。当乳头状增生的纤维血管间质存在时，这些肌上皮细胞可伴随增生性病变进入管腔。在导管增生、非典型导管增生和大多数类型的导管原位癌中，免疫组织化学染色容易突出显示肌上皮。经验表明，在某个特定病例，单个标志物的反应是不可预测的，至少使用两个肌上皮标志物才更可靠。

肿瘤蛋白 p63 是 p53 家族的一员，具有多种同分异构体，TAp63 和 Δnp63（p40）是 p63 的 2 个主要同分异构体[44, 45]。p63 和 p40 是目前仅有的定位于肌上皮细胞核的免疫组织化学染色标志物。p40 和 p63 都是相对特异和敏感的肌上皮标志物，而且两者与肌纤维母细胞或血管不反应。p63 和 p40 核染色在良性导管和小叶的上皮和基底膜之间形成"一串点"。罕见情况下，乳头状和高级别病变中可出现散在的上皮细胞核呈 p63 和 p40 阳性，这种现

象在导管增生中极为罕见。这种上皮细胞的异常染色，通常可以通过其细胞学形态和所在位置区别于肌上皮细胞。

有几种细胞质标志物也可以显示肌上皮，包括 calponin、caldesmon、CD10、CK5/6、SMA、SMM-HC 和 maspin。这些标志物对肌纤维母细胞和血管有不同程度和范围的交叉反应[46-49]。由于这些免疫标志物对肌上皮细胞的反应性不同，因此，严谨的做法是使用至少两种胞质标志物加上 p63 或 p40 来评估肌上皮细胞。

肌上皮通常均匀存在于增生性纤维囊性变（如腺病和不同程度的导管增生）的导管中。与静止期腺体中观察到的染色模式相比，在某些类型上皮增生（特别是硬化性乳头状病变和非典型导管增生）中，肌上皮细胞减少，使得 p63 或 p40 阳性核之间的间距增加。在这种情况下，通常可以用一种显示细胞质反应的标志物来证明肌上皮的完整性。由于许多这些增生性病变伴有间质增生，必须注意不要将肌纤维母细胞反应误认为肌上皮阳性。肌上皮细胞层的显示无助于区分导管增生和导管原位癌，因为大多数导管原位癌外缘都存在不同程度的肌上皮细胞。除外一些密集硬化的乳头状增生性病变和一些大汗腺病变外，缺乏肌上皮的导管内增生性病变（导管及其周边）几乎肯定是导管原位癌[50, 51]。

高分子量 CK（HMW-CK）染色，如 CK5/6 和 CK-K903，导管增生细胞通常呈现不同程度的阳性，称为"马赛克模式"。并且，ER 也呈不同程度阳性。相反，组成非典型导管增生（和导管原位癌）的上皮细胞呈 HMW-CK 阴性，而 ER 呈典型的弥漫性阳性（表 9-1）。在这方面，商用 IHC 混合抗体 ADH5（Biocare, Concord, CA）也有帮助（见本章后述）。

表 9-1　普通型导管增生、非典型导管增生和低级别导管原位癌中 HMW-CK 和 ER 免疫组织化学染色的典型模式

	普通型导管增生	非典型导管增生	低级别导管原位癌
HMW-CK[a]	• 不同程度阳性 • 异质性 • "马赛克样"	• 阴性	• 阴性
ER	• 不同程度异质性 • 弱 – 强阳性	• 异质性较轻 • 中等至强阳性	• 均质性 • 强阳性

a. CK-K903/34BE12、CK5 和 CK14
ER. 雌激素受体；HMW-CK. 高分子量细胞角蛋白

（一）普通型导管增生的分布

术语"导管"或"导管内"用于增生或原位癌时，与上皮增生的模式及其主要分布部位有关。文献中很容易发现起源于大输乳管和较大终末导管的增生性病变，表明这些结构的上皮具有增生、非典型增生或癌变的能力。

通过亚大体解剖对乳房组织的研究表明，通常称为导管增生的一组增生性病变起源于小叶的导管结构[52]。在常规组织病理切片上，当增生发生于大导管或"展开的"（即均匀扩张）小叶时，其特殊的组织病理学特征不容易辨认，尽管该病变的整个结构和镜下分布可能提示其解剖学起源部位。当进行亚大体解剖时，乳腺组织被固定并通过立体显微镜研究标本的方法进行处理，进而显示导管 – 小叶的三维结构和异常。通过亚大体解剖将感兴趣的病灶取出，并包埋制片，进行组织病理学检查。对这些选择性标本进行显微镜下研究，小叶"展开"

（unfolding）是由终末导管小叶单位扩张和拉伸所致。如果扩张结构的直径超过小叶中终末导管直径的 3～4 倍，通常将这些扩张结构称为"导管"。在某些情况下，扩张的结构仍然成簇，可能是一个或多个小叶的剩余部分，它们部分或几乎没有参与小叶展开过程。在一些展开的小叶中形成的导管似乎逐渐分开，因此它们在终末导管小叶单位中的起源在二维组织病理学切片中可能不再明显。

许多扩张的结构起源于展开的终末导管小叶单位，并与导管系统仍然保持连续性，而其他结构似乎变成不连续和囊性变。一些囊肿由扩张的腺泡形成，它们代表小叶内导管系统的终末部分。另外一些似乎发生于导管系统的部分节段，可能是由于增生引起的内部导管阻塞，或导管周围纤维化或增生性改变造成压迫。展开的终末导管小叶单位常最终形成囊肿或成为增生性改变的部位（图 9-1）。这种形态发生的关联可能解读纤维囊性

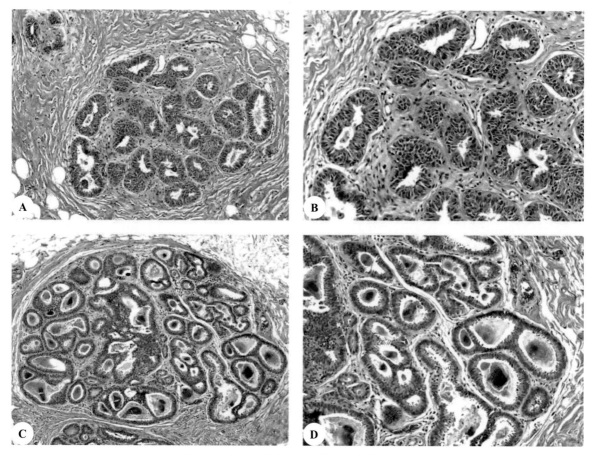

▲ 图 9–1　终末导管小叶单位的轻度导管上皮增生

A 和 B. 终末导管小叶结构的轻度导管增生伴柱状细胞特征，小叶呈轻微囊性扩张；C 和 D. 终末导管小叶结构的轻度导管增生伴柱状细胞特征，小叶呈明显囊性扩张，注意致密分泌物中的钙化沉积物

变的各种表现（包括导管增生）的病理学变化经常同时存在。

　　导管增生可局限于一个或多个孤立的病灶，也可能累及一个乳段的多个相邻病灶，偶见多个乳段。从量上讲，任何一个导管增生的数量都是不同的，从少数细胞增多到完全充满导管，从而使管腔闭塞。导管扩张的大小或程度与该部位上皮增生的数量没有直接关系。被增生上皮阻塞的导管段可能直径较小，扩张的导管有时只是轻微增生。

（二）普通型导管增生的细胞病理学

　　导管增生的数量、生长模式和解剖学分布在不同患者之间差异很大，其结构谱系也是变化多端。尽管如此，这些病变仍有一些共同的特征，成为诊断依据。

　　无论普通型导管增生的数量如何，其细胞病理特征都是相似的。由于单个细胞界限不清楚，导管增生中的细胞增生通常呈合体细胞样（图 9-2）。胞

质染色通常呈均质弱嗜酸性，可发生细胞质空泡化。黏液卡红染色或 AB-PAS 染色阳性的胞质内分泌物在导管增生中极为罕见。胞质内含有黏液的微腺腔是一种非典型特征，偶尔需要仔细考虑诊断导管原位癌或 Paget 病样小叶原位癌的可能性。而且，在做出这一决定时，区分胞质内空泡和小空隙至关重要，后者是细胞间中央管腔的残留。

　　与正常导管上皮细胞相比，增生的导管上皮细胞质体积减少，从而导致核质比升高。然而，普通型导管增生细胞核不增大，或仅仅轻微增大。核呈圆形、卵圆形到梭形，或肾形，这主要取决于细胞在玻片上的方向。核间距不均匀，以致部分区域的细胞显得拥挤和核重叠。核膜菲薄，染色质通常均匀。某些导管增生病例中可见透明核空泡，它是核内胞质包涵体。有些核中可见纵向核沟，核仁不明显，除非增生上皮中有大汗腺化生。核分裂象少见，无非典型核分裂象。

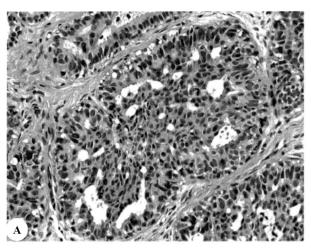
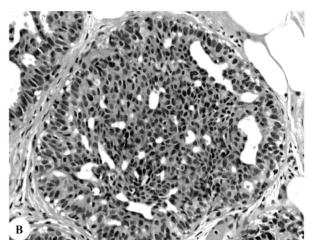
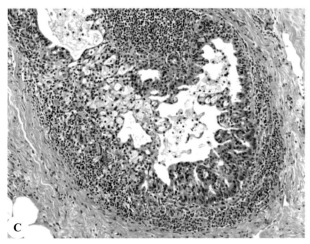

▲ 图 9-2　普通型导管增生
A. 导管中央可见细胞呈流水样排列，周围有微腺腔；B. 增大的导管中央细胞皱缩，核深染，周围微腺腔明显；C. 注意伴导管淤滞和炎症的微乳头状增生

（三）普通型导管增生的定性和定量

根据定性和定量标准，普通型导管增生可分为轻度、中度和旺炽性（即明显或重度）。但这种分类的应用受到以下实际情况的限制，即导管增生的一个特征是伴有各种结构模式的上皮杂乱生长。结果增生上皮不再是一致的复层化分布，细胞层数不容易确定。斜切面上导管上皮的厚度也难以判断。当具有足够直径的导管结构的选定非切线部分以显示诊断特征时，基于上皮厚度的增生程度是最可靠的。因此，仅以上皮厚度为基础的导管增生分类有

局限性，可能不适用于所有情况。尽管如此，某种程度的导管上皮厚度增加是导管增生的特征。

轻度导管增生的上皮厚度为 3 个或 4 个细胞，不包括肌上皮（图 9-1 和图 9-3）。轻度增生可累及导管横切面上的所有环周上皮细胞，或仅累及导管的一部分。上皮厚度增多通常表现为简单扁平或轻微乳头状。受累导管的直径一般不会增大。

中度导管增生的上皮厚度始终超过 3 层或 4 层细胞。与轻度增生一样，增厚的上皮可在导管周围呈扁平或乳头状分布。在某些情况下，相对较细的上皮细胞索横跨或在管腔内搭桥，在增生性上皮中形成次级

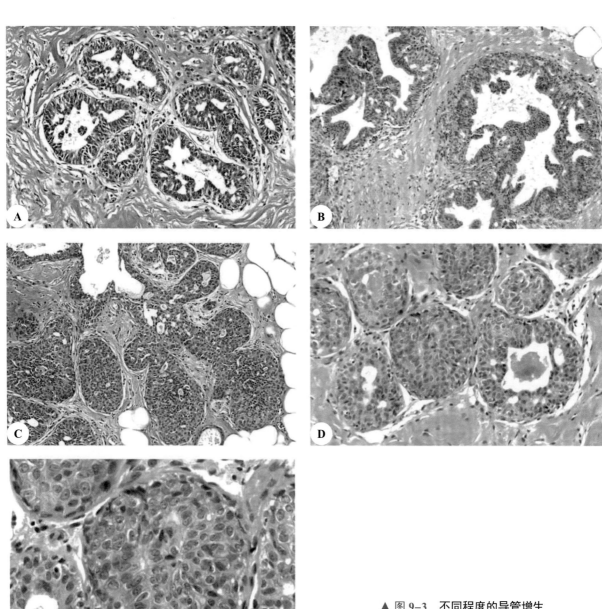

▲ 图 9-3　不同程度的导管增生

A 和 B. 轻度，出现微乳头状生长；C. 旺炽性实性生长，主要累及扩张的终末导管小叶单位；D 和 E. 旺炽性实性导管增生，注意导管周围的基底部细胞失去极向

腺腔（图 9-4）。部分固有管腔在导管边缘保留一个或多个新月形腔隙。次级腺腔周围的病变细胞往往平行而不是垂直于腔隙的长轴。与未受累的导管相比，具有中度增生的导管的直径可能会增大。

微乳头导管增生是中度导管增生谱系的一部分（图 9-5 和图 9-6）。典型的微乳头结构通常基底宽，顶端窄，是增生性上皮不均匀分布的叶状体，其中与下面的基底上皮或中间的非乳头状基底上皮相比，顶端细胞更小，细胞核更密集（图 9-6）。

中度增生和旺炽性增生之间的区别并不明显。当受累的导管被增生性上皮所填充，且导管直径明显大于非增生性导管，一般分类为旺炽性增生。中度和旺炽性增生有时发生鳞状化生（图 9-7），呈现微乳头状或旺炽性导管增生的男性乳腺发育病例中，鳞状化生可能更明显（图 9-8）。在第 10 章讨论乳腺癌风险评估时所用的增生性乳腺病变的分类中，中度和旺炽性导管增生合并为无非典型增生的导管增生（"平常"或"普通"导管增生）。

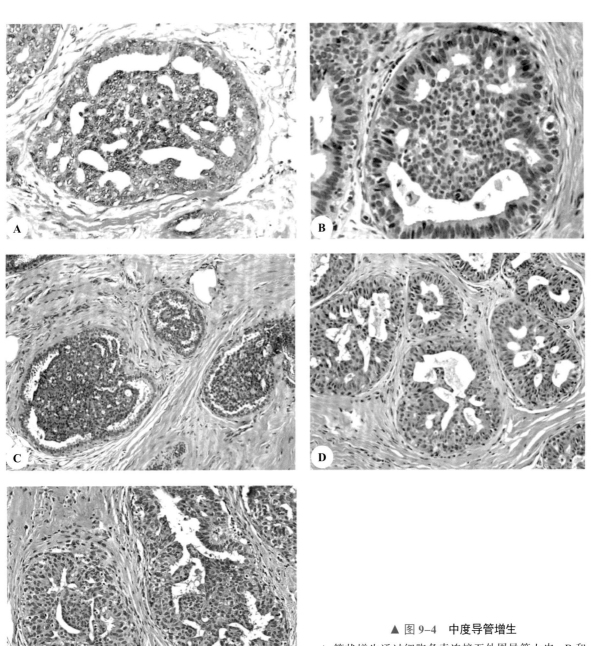

▲ 图 9-4　中度导管增生
A. 筛状增生通过细胞条索连接至外周导管上皮；B 和 C. 窗孔生长模式，注意病变中心的细胞具有较少的细胞质和较小的深染核；D 和 E. 原有的管腔被进一步分隔成新月形和星芒状腔隙

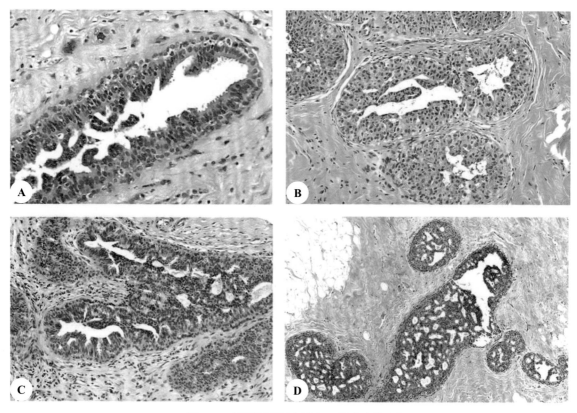

▲ 图 9-5　导管不同程度增生，微乳头状结构

A. 导管上皮轻度增生，导管上皮和增生的肌上皮细胞支撑微乳头；B. 微乳头状中度增生，上皮横贯管腔；C. 复杂的微乳头状中度增生，其中，上皮性微乳头融合形成窗孔结构；D. 筛状旺炽性增生，累及多个导管

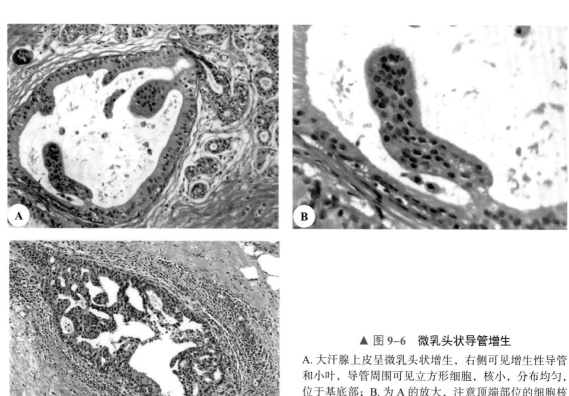

▲ 图 9-6　微乳头状导管增生

A. 大汗腺上皮呈微乳头状增生，右侧可见增生性导管和小叶，导管周围可见立方形细胞，核小，分布均匀，位于基底部；B. 为 A 的放大，注意顶端部位的细胞核小而深染；C. 在低柱状导管上皮的上方，轻至中度导管上皮增生形成交错的上皮条索，导管周围可见立方形至低柱状细胞，核位于基底

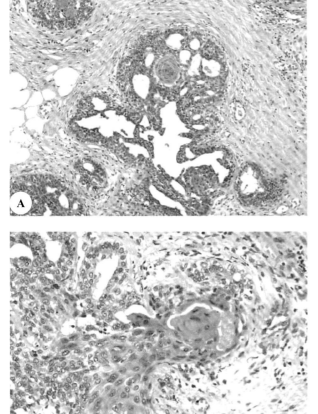

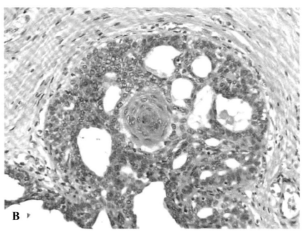

▲ 图 9-7　中度导管增生，鳞状化生

A 和 B. 有窗孔的中度增生，可见散在的鳞状化生结节；C. 鳞状化生与增生的导管上皮相融合

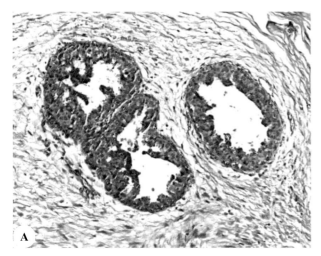

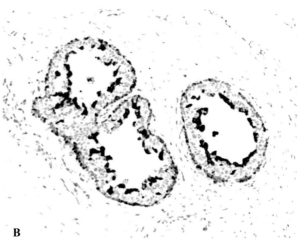

▲ 图 9-8　女性乳腺的男性乳腺发育症样增生

A. 普通型导管增生伴微乳头，类似于男性乳腺发育症中的上皮增生；B. CK5 免疫组织化学染色显示典型的三层上皮染色模式，内层腔面（上皮）和基底层（肌上皮）呈 CK5 阳性，中间的管腔层由立方形至柱状细胞组成，呈 CK5 阴性

如前所述，中度导管增生的病变细胞经常重叠，可呈"流水样"排列方式，是指增生的上皮细胞平行于受累导管长轴的生长模式，从细胞核的位置很容易识别这种现象（图 9-9）。流水样排列有多种表现，从只有几个细胞组成的微小病灶到明显的"旋涡"模式。增生细胞的流水样和旋涡状排列很像"鱼群"，常局限于受累导管的中心。

旺炽性导管增生具有乳头状和桥接状生长模式，这在中度增生中也可见到，但总体来讲，旺炽性导管增生往往比中度增生的细胞量更多且结构更复杂。当受累导管与非增生性导管相比明显增大时，通常归类为旺炽性导管增生。旺炽性导管增生更可能以实性或窗孔（筛状）方式充满整个导管腔。细胞常以流水样模式分布于实性或窗孔区域。部分固有管腔可能仍保留，在导管边缘形成新月形腔隙或导管边缘腔隙（图 9-10 至图 9-13）。微腺腔主要分布在外周，又称为"次级腺腔"，这是中度和旺炽性增生的特征，也是与筛状导管原位癌的一个重要区别，筛状导管原位癌的微腺腔在整个导管横截面上分布更均匀。旺炽性导管增生的微腺腔周围细胞通常没有极向，也不会排列成僵硬的梁状。

坏死可能与旺炽性乳头增生、硬化性乳头状病变、乳晕下硬化性导管增生和乳头旺炽性乳头状瘤病有关。在这些病变中，伴有坏死的导管增生在细胞学和结构上与相邻的无坏死的导管增生没有区别。这一现象详见第 5 章。应区分坏死和混有少量细胞碎片和炎症细胞的致密分泌物（图 9-13 和图 9-14）。组织细胞（"泡沫"细胞）在缺乏坏死的增生的导管腔内比较常见。乳晕下硬化性导管增生的上皮可能有个别核分裂象和局灶性坏死，但这种现象本身并不足以做出癌的诊断。此外，退变的组织细胞不应被误认为坏死碎片。

在组织切片上，有窗孔的导管内增生中的腔隙具有显著特征。次级腺腔往往呈裂隙状，呈卵圆形而非圆形，导管周边区域的窗孔比中心更大、数量更多，但这种分布也可能发生变化（图 9-4、图 9-8、图 9-11 和图 9-12）。除了导管周围可见残留的柱状或立方导管上皮，腔隙周围的细胞排列无序（图 9-10 和图 9-13）。在某个特定的增生导管内，腔隙常有各种形状，非圆形，而圆形腔隙多见

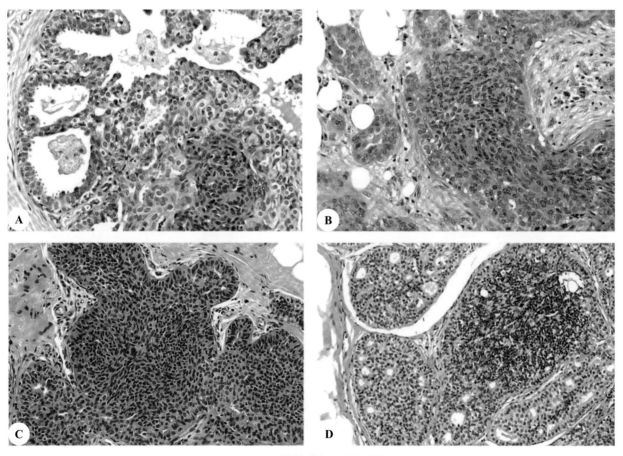

▲ 图 9-9　导管增生，流水样排列

A. 旺炽性增生伴致密区（右下），增生细胞具有梭形核，排列呈旋涡状；B. 增生的细胞似乎在导管长轴上"流动"；C. 呈席纹状模式的流水样旺炽性增生；D. 在旺炽性增生中，细胞呈流水样排列明显，导管中央细胞重叠，核深染

于筛状癌。在增生性病变中，腔隙可呈卵圆形、新月形、不规则或蛇形，但个别病例中也可呈圆形，而且，导管中心部腔隙变大（图 9-15 和图 9-16）。与腔隙相连的细胞膜往往是光滑的，也可能表面呈不均匀的锯齿状，这是由于细胞膜和微绒毛复杂折叠在细胞质内形成空泡所致[53]。使细胞质边缘粗糙的顶端空泡类似于柱状细胞和大汗腺细胞特有的"顶端胞质突起"。在缺乏大汗腺细胞学其他特征的情况下，顶端胞质空泡不要当成大汗腺改变的表现。

导管增生中形成的腔隙通常似乎没有细胞和分泌物。偶尔，可能会有组织细胞或淋巴细胞，有时会有絮状分泌物。粗颗粒状凝固物式的钙化，"钙球体"（即混有蛋白质分泌的钙化）或晶体状钙化物在普通型导管增生中不常见，除非有相关的硬化成分，如腺病或放射状瘢痕的结构。但需除外柱状细

胞增生性病变，因为它们容易形成如下文所述的具有特殊组织病理学特点的多灶性钙化。

胶原小体病是一种特殊的组织病理学表现，具有圆形腔隙（假腔隙），可能伴有导管增生或小叶原位癌（图 9-16）。在这种情况下，肌上皮细胞促成基底膜样小球的形成，其形态学类似腺样囊性癌中的基底膜样物质。有些病例，小球的中心会发生退变，形成类似于腺腔的结构。腔隙中的内容物通常嗜酸性，偶尔也可嗜碱性，可能与混有黏液有关。小球周围的肌上皮细胞可通过免疫组织化学染色显示，并可将这些结构与筛状增生的真性腺腔和导管原位癌的腺腔区分开来。胶原小体病可累及导管增生、乳头状瘤和腺病[54]。CD117（c-kit）有助于区分胶原小体病和腺样囊性癌。胶原小体病的上皮几乎总是呈 ER 和 PR 阳性，CD117 阴性，而肌上皮 p63、CD10 和 myosin 等为阳性[55]。

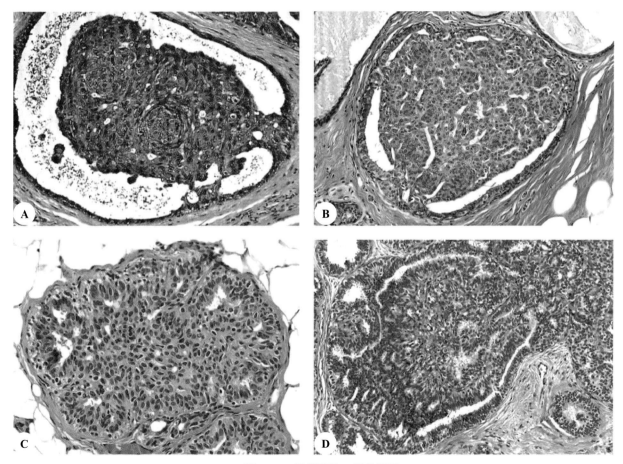

▲ 图 9-10　**导管增生，周边裂隙**

A. 息肉样导管增生仅在两个点与周围导管上皮相连，注意增生的上皮细胞呈旋涡状和流水样；B. 近似实性增生的上皮团，周围有几处连接；C. 持久存在的立方形导管细胞界定了裂隙的外边界，旺炽性增生上皮与导管四周相连接；D. 乳头状增生的导管，导管周围仅有部分区域仍有周边裂隙

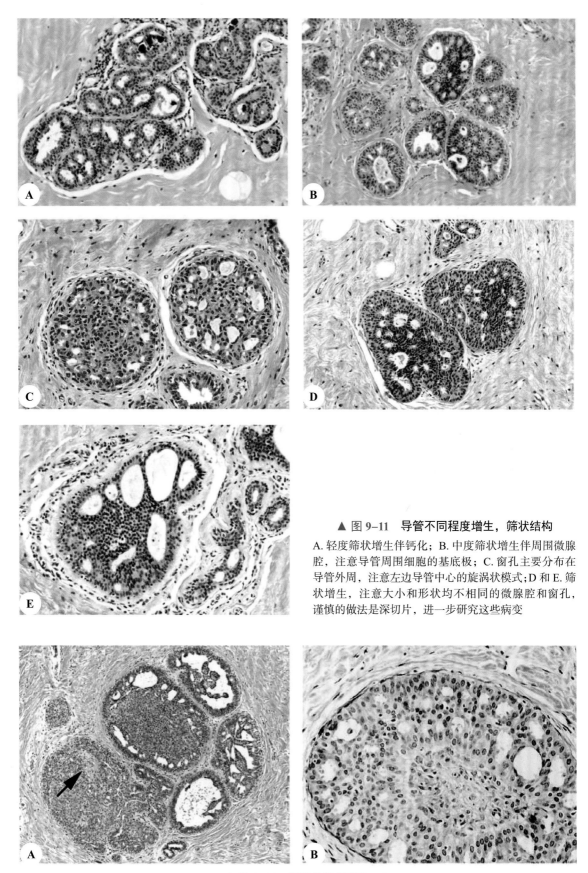

▲ 图 9-11　导管不同程度增生，筛状结构

A. 轻度筛状增生伴钙化；B. 中度筛状增生伴周围微腺腔，注意导管周围细胞的基底极；C. 窗孔主要分布在导管外周，注意左边导管中心的旋涡状模式；D 和 E. 筛状增生，注意大小和形状均不相同的微腺腔和窗孔，谨慎的做法是深切片，进一步研究这些病变

▲ 图 9-12　旺炽性导管增生

A. 在旺炽性增生的腺体内，柱状导管上皮勾画出新月形腔隙，在乳头状增生的腺体内，可见纤维血管轴心（箭）；B. 两排窗孔，一排在周围，另一排在中央，并围绕纤维血管轴心

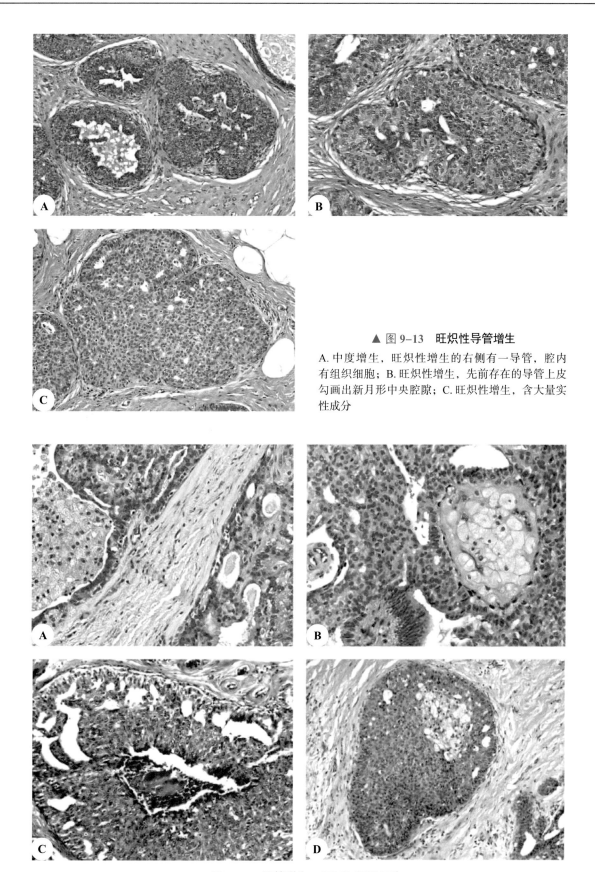

▲ 图 9-13　旺炽性导管增生

A. 中度增生，旺炽性增生的右侧有一导管，腔内有组织细胞；B. 旺炽性增生，先前存在的导管上皮勾画出新月形中央腔隙；C. 旺炽性增生，含大量实性成分

▲ 图 9-14　导管增生、坏死和组织细胞

A. 导管增生中组织细胞聚集；B. 乳头状增生的纤维血管轴心内有组织细胞；C. 导管增生中心出现坏死，是硬化性乳头状导管增生的一部分，导管周围可见柱状上皮，其中有大小形状各异的微腺腔；D. 增大的导管内上皮增生呈实性，周围有窗孔，导管内有组织细胞

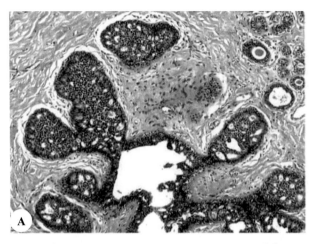

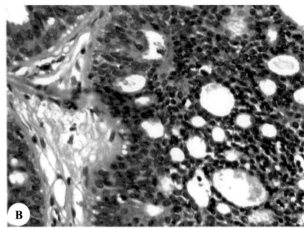

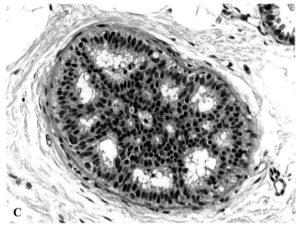

▲ 图 9-15　筛状导管增生

A. 大导管的分支，表现为有窗孔的旺炽性增生；B 和 C. 细胞核重叠，细胞间可见大小不一的微腺腔，微腺腔周围有轻微的细胞极向，注意 C 中不同形状的微腺腔，谨慎的做法是深切片，进一步研究这些病变

六、男性乳腺发育样增生

女性乳腺有一种少见普通型导管增生类型，类似于男性乳腺发育的上皮增生[56]，上皮增生形成微乳头。微乳头的基底较宽，顶部较窄，而基底部的病变细胞核较大。CK5 免疫组织化学染色显示典型的三层上皮染色模式：一层肌上皮和两层上皮细胞，具有独特的"三明治"免疫组织化学染色模式（图 9-8）。内层腔面（上皮）和基底层（肌上皮）呈 CK5 阳性，但 ER 阴性。中间的管腔层由垂直排列的较高细胞组成，ER 阳性但 CK5 阴性。这种免疫组织化学染色模式也类似于男性乳腺发育[57]。

七、非典型导管增生的组织病理学

最新版 WHO 分类将非典型导管增生（atypical ductal hyperplasia）定义为"一种上皮增生性病变，其细胞学和结构特征类似于低级别导管原位癌，但结构、终末导管小叶单位累及程度和连续范围等

方面尚未充分形成"[58]。这一定义也可能被应用于低级别导管原位癌。对于非典型导管增生作为一种增生性病变的一般描述也得到了广泛的共识，符合一些（但不是全部）导管原位癌的诊断标准。从广义上讲，可以认为非典型导管增生既有普通增生的部分特点，又有导管原位癌的部分特点。通常在普通型导管增生病灶中发现非典型导管增生，表现为不完全累及病变所在的终末导管小叶单位。要得到更清晰的定义，难点在于细节。一般来说，可以从两方面考虑：定量和定性。定量是指增生异常的数量，后者与结构和细胞学的细节有关。

（一）非典型导管增生的定量分析

有多种定量标准用于区分非典型导管增生和导管原位癌。其中之一就是横截面上异常导管的数量，其他主要关注受累区域的范围。一些研究者将那些仅局限于单个导管的增生性病变归类为非典型导管增生，即使这种异常的定性程度符合导管原位癌[29]；要求至少 2 个导管横截面完全受累才能诊断

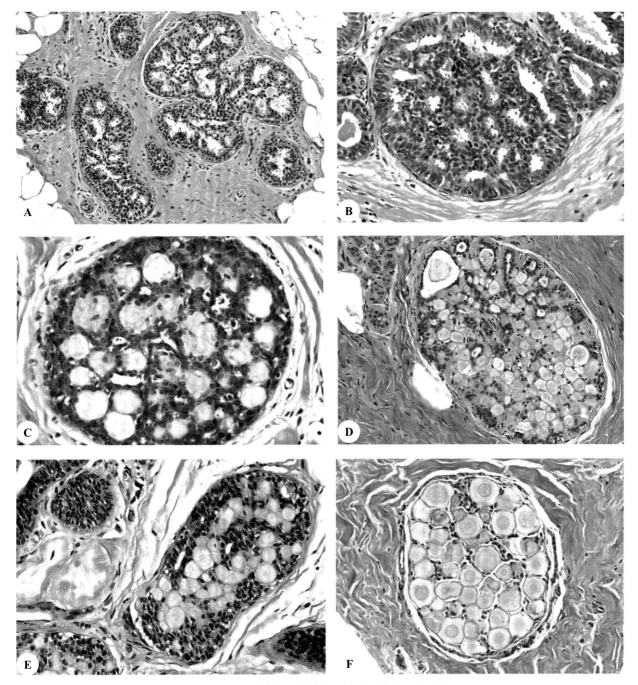

▲ 图 9-16　筛状导管增生，伴或不伴胶原小体病

A 和 B. 上皮簇形成各种形状的微腺腔；C. 筛状增生伴胶原小体病可能误诊为筛状导管原位癌；D 至 F. 旺炽性胶原小体病掩盖了潜在的筛状增生，在这些病例中，微腺腔含有胶原小体，F 中可见典型的胶原小体

导管原位癌，并且武断地将只有一个导管具有导管原位癌定性特征的病例归类为非典型导管增生。

　　Tavassoli 和 Norris[59] 强调显微镜下病变范围是诊断非典型导管增生（或"导管上皮内肿瘤"）的基本标准。他们选择将小于 2mm 的病灶分类为非典型导管增生，而不管受累导管横截面的数量，即使单个导管定性符合导管原位癌。他们声明，之所

以得出 2mm 的标准，是因为"一个或多个小导管或导管总直径约 2mm 时，大多数病理医生对诊断导管原位癌都会犹豫[60]"。在其他场合，Tavassoli 和 Norris[59] 评论说："对于分散的病变，聚积大小总共 1.6～2.7mm 时，一般会提出关于数量的问题。因此，我们武断地选择了 2mm 作为分界点。"

　　上述定量标准是武断的，缺乏生物学验证。没

有先验的理由选择两个导管横截面或 2mm 作为与癌症发生风险相关的关键决策点。尚无科学研究比较不同定量标准的临床意义，如在含有定性符合导管原位癌且局限于 1 个、2 个或 3 个导管横截面的增生性病变的患者活检中，没有其后续发生浸润性癌风险的相关数据。关于病变范围，也没有比较 1.5mm、2.0mm、2.5mm 或更大病灶的分析报道。

技术问题限制了定量标准的应用。2 个相邻的横截面经过连续切片，其实是单个导管的一部分，或者单个导管深切后可能是多个受累的导管横截面。2 个导管横截面之间必须是多近才符合相邻呢？定量标准假设有问题的导管是横切面的，即垂直于它们的长轴，但对于纵向切开导管的评估却没有充分考虑。如果一个截面上的导管的纵向尺寸超过 2mm，但横向直径为 1mm，那么在采用 2mm 标准时，该病灶是否应视为导管原位癌？如何确定"分散病灶"的"总尺寸"以满足 2mm 标准？

尽管人们努力为"导管上皮内肿瘤"拟定一个越来越复杂的分类方案，来解决其中一些问题，但定量标准的科学基础仍然难以捉摸[61]。在研究技术不断发展的时代，单个导管的增生性上皮或乃至这些结构中细胞成分的分子改变都可以得到评估。因此，用组织切片上增生性病变的大小作为基本诊断标准的概念可能毫无意义，但病变的大小仍然可能是治疗决策时需要考虑的因素，而不是诊断决策的因素。

另一些人在诊断非典型导管增生时，拒绝使用定量因素。Fisher 等阐述了这一观点[62]，他说："我们将非典型导管增生定义为包括导管上皮改变接近但不是确凿无疑地满足导管原位癌的诊断标准，确凿无疑的导管原位癌不考虑武断规定的数量（＜ 2.0mm 或 2 个"导管"）。"Bodian 等在研究增生性乳腺"疾病"的预后意义时报道[28]，"在多年的治疗过程中，只有一个导管腔具有导管原位癌的决定性特征，也诊断导管原位癌"。

定量因素在增生性导管病变诊断中的作用似乎介于两个极端之间。出于研究目的，使用严格的标准（如 2 个导管横截面或 2mm）可能是合理的，以确保同质性研究组或评估特殊的标准，但由于技术原因和现有数据缺乏充分的证实，所以在临床上严格应用这些武断的规则是很困难的。然而，考虑到现有方法在诊断一些交界性导管内病变时的局限性，在实际评估单个病变时，偶尔可以把病变的大小和其他特征一起考虑在内。

（二）非典型导管增生的定性分析

诊断非典型导管增生时考虑的其他方面包括级别、核分裂活性、组织结构、坏死和伴随增生性病变的表现。如果一个导管的部分结构存在符合导管原位癌的生长模式，其他方面伴有普通型增生性改变，则诊断为非典型导管增生。如果癌样成分在该病灶或其他病灶更广泛地累及一个导管，或部分地累及多个导管，则诊断为显著的非典型导管增生。

当一个病变具有导管原位癌的一些结构或细胞学特点，并掺杂着增生时，可诊断为非典型导管增生。在结构上，可表现为筛状结构累及部分导管（图 9-17 至图 9-19）。偶尔，在受累的腔隙内可有细胞桥、细胞条索和细胞簇。这些病灶以边界清晰的圆形至卵圆形腔隙为特征，腔隙周围细胞界限清楚，排列僵硬。非典型导管增生可呈实性生长模式（图 9-20 至图 9-22），并且可以发生在呈现大汗腺化生的导管（图 9-23 至图 9-25）。细胞异型性可累及单个细胞、细胞团或增生性病变的整个细胞群。非典型特征包括核增大、核质比增加、核深染、染色质不均匀或核仁增大、多形性。非典型细胞边界清楚，一小团非典型细胞出现在其他方面典型的增生性病灶中时，这一特征尤其明显。

普通型导管增生核分裂活性极低。存在多个易见的核分裂属于非典型特征。Prosser 等[63] 报道，用 Ki67/MIB-1 免疫反应性检测增生指数，增生性病变大于正常乳腺；用 TUNEL 检测凋亡指数，增生性病变一般较低。值得注意的是，在月经周期的增生期，乳腺导管和小叶腺上皮可见很少核分裂象。

含黏液卡红或 PAS 染色阳性分泌物的真性细胞质微腺腔，在增生性导管上皮中极为罕见。出现胞质内含有黏液的微腺腔是一种非典型特征，应仔细考虑 Paget 病样小叶原位癌或导管原位癌的诊断[64]。在切片上，这些界限清晰的细胞质内微小空腔内常常可见小点状分泌物。在非大汗腺型和大汗腺型导管原位癌、乳头状和非乳头状导管原位癌都可能发现胞质内黏液空泡，但导管增生罕见。因此，发现这种特征的细胞应考虑提示非典型病变或导管原位癌，并综合考虑增生性病变的整体表现。

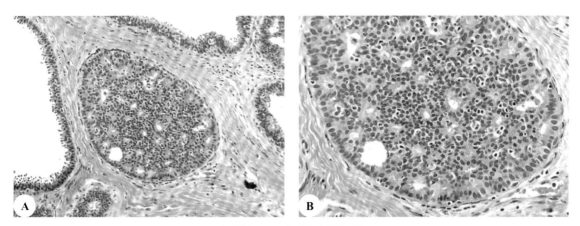

▲ 图 9-17　非典型导管增生

A. 在非典型筛状导管增生灶周围扩张的导管内，囊性柱状细胞病变和轻度柱状细胞增生明显，间质可见钙化（右下）。
B. A 放大图，显示导管上皮由低柱状细胞组成，细胞核规则排列在基底部，围绕在导管周围。局部导管上皮由细胞质相对丰富的细胞组成，呈放射状排列于微腺腔周围，微腺腔多为圆形。导管中央细胞胞质稀少，细胞核小而固缩。围绕微腺腔的细胞往往有极向

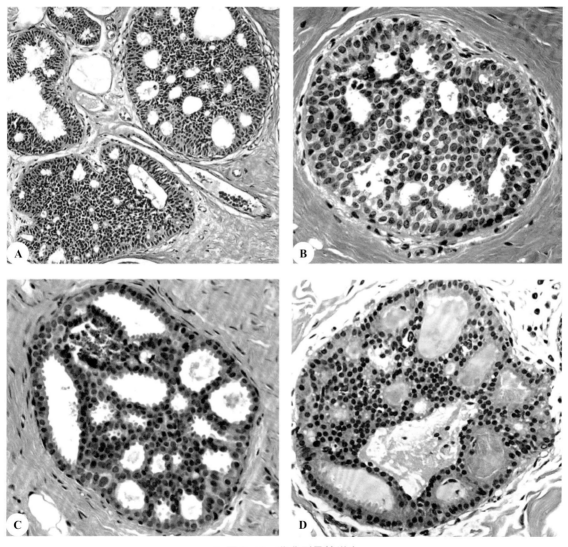

▲ 图 9-18　非典型导管增生

增生病变呈筛状增生模式，微腺腔相对较圆，中央的细胞核比外周小而深染，周围的微腺腔通常大小不均匀，外周较大

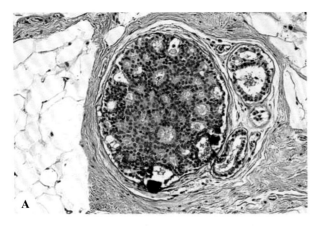

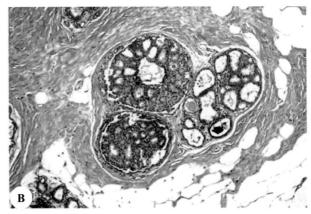

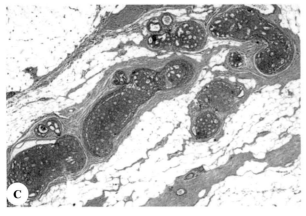

▲ 图 9-19 　对非典型导管增生进一步检查的深切片

A. 孤立性导管伴非典型导管增生；B. 深切片显示多个腺体具有类似的非典型导管增生；C. 更深切片显示确凿无疑的导管原位癌，累及纵向位置的导管（似乎从切片平面进进出出）

其他伴随的乳腺病变也可能存在非典型导管增生，包括乳头状瘤（即非典型乳头状瘤）和极少数纤维腺瘤。在 M.D. Anderson 癌症中心连续诊断的 1523 例纤维腺瘤中，只有 6 例含有非典型导管增生[65]。普通型导管增生、非典型导管增生和低级别导管原位癌的典型组织病理学特征见表 9-2。

八、柱状细胞变

柱状细胞变是导管增生的一种形式。Azzopardi 将导管 – 小叶复合体的增生性病变称为 "导管增生"（ductal hyperplasia）[66]，由于粗针穿刺活检广泛用于获取乳房 X 线检查发现的含有钙化的病变，导管增生已成为密切关注的对象。现在认为导管增生中有一些异常属于柱状细胞病变（columnar cell lesions，CCL），称为 "柱状细胞变"（columnar cell change，CCC）和柱状细胞增生（columnar cell hyperplasia，CCH）[36, 37]。这种病变还有其他多种命名，包括非典型囊性小叶[67]、毗邻导管原位癌的小叶癌化和非典型导管增生[68]、伴有显著顶泌胞质突起和分泌物的柱状变化（columnar alteration with prominent apical snouts and secretions，CAPSS）[69]、柱状细胞化生、盲管腺病和增生性舒展小叶（hyperplastic unfolded lobules）。另一组术语如平坦上皮非典型性和平坦型导管上皮内肿瘤，也用于描述非典型柱状细胞增生。

柱状细胞增生曾经称为小管癌前增生（pretubular hyperplasia）[70]。命名来自乳腺小管癌患者的观察，这些小管癌邻近组织中常有柱状细胞增生病灶，有时甚至与癌灶融合。这种关联表明，当增生性病变转变为导管原位癌时，有时可能发生小管癌；因此命名为 "小管癌前增生"。有时还会并存小叶原位癌[36]。

由于几种原因，小管癌前增生这种描述性术语已经不再合适。最重要的是这些病变在粗针穿刺活检和因钙化切除活检标本中出现的频率越来越高。在这种情况下，导管病变本身促使了手术。虽然我们应该警惕同时发生小管癌的可能性，但在大多数小管癌前增生的女性中并没有发现小管癌，而且后续发生小管癌的风险也未得到充分证明。

可惜上述术语没有一个能充分描述这种异常

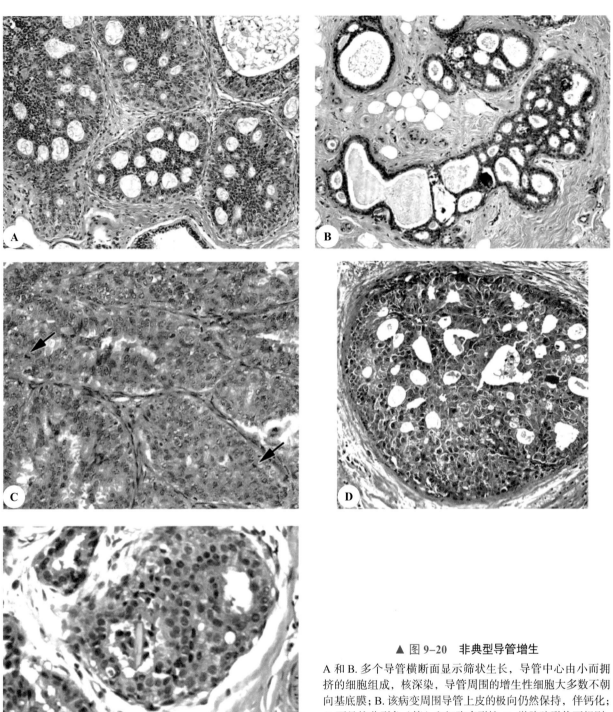

▲ 图 9-20　非典型导管增生

A 和 B. 多个导管横断面显示筛状生长，导管中心由小而拥挤的细胞组成，核深染，导管周围的增生性细胞大多数不朝向基底膜；B. 该病变周围导管上皮的极向仍然保持，伴钙化；C. 可见核分裂象（箭）和细胞多形性；D. 微腺腔形状不规则，大小不一，轻微的细胞多形性，这些改变可以认为是导管原位癌的临界点；E. 小叶的小导管内可见非典型增生伴结晶

的显微镜镜下谱系。一些病灶主要由低立方形（几乎是平坦的）或柱状细胞组成。许多病灶是由低立方和柱状细胞组成[71, 72]。本章主要用"平坦"一词，是指上皮的腔面是平坦的。然而，事实上，上皮细胞可能有小丘，甚至小乳头形成，使得这一术语不够准确。在发现各种替代方案中没有任何优势时，本卷就像在以前的版本中所做的那样，继续引用柱状细胞变。本章"柱状"一词是指非增生性导管上皮细胞的通常形状（即高度大于宽度）。

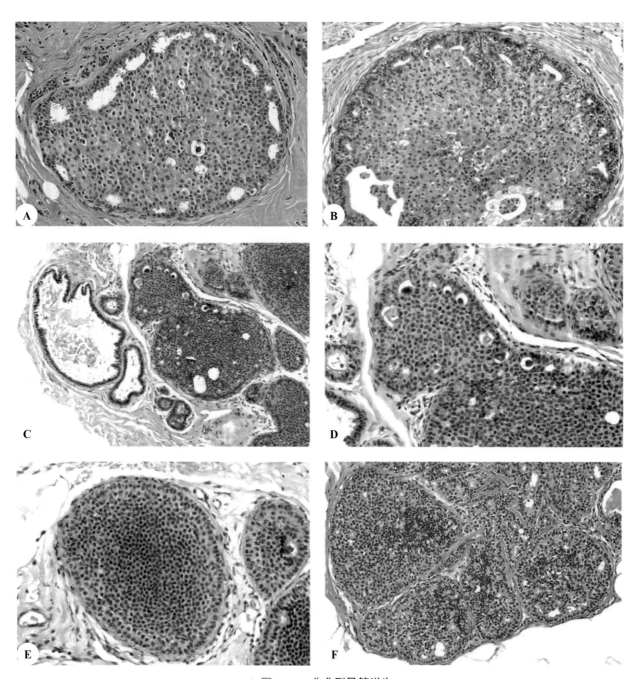

▲ 图 9–21　非典型导管增生

A 和 B. 单形性细胞呈实性生长，充满管腔，固有的柱状导管上皮勾勒出导管周围的卵圆形微腺腔；C 和 D. 非典型导管增生细胞相对较小，周围圆形微腺腔内可见钙化；E. 实性非典型导管增生，细胞相对较小，没有微腺腔，固有的导管上皮由立方形至低柱状细胞组成，细胞核位于基底部，规则地排列在导管周围；F. 这些导管横断面呈现不同数量的细胞生长，几乎都是实性斑块状生长，其中含有单形性小细胞，同一导管内部分区域的细胞呈流水样排列，伴有重叠的深染核

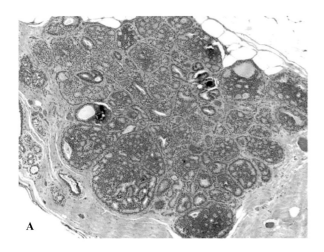

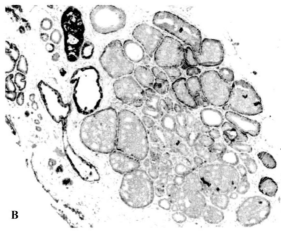

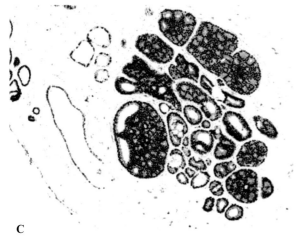

▲ 图 9-22　CK 5/6 和 ER 在非典型导管增生与导管原位癌鉴别诊断中的价值有限

A. 显示筛状型导管原位癌，鉴别诊断时需要考虑非典型导管增生，注意相对扩大的导管、均匀一致的筛状腔隙和单形性上皮细胞；B. 病变细胞不表达 CK5/6，这种染色结果不能区分非典型导管增生和导管原位癌，因为两种病变都是 CK5/6 阴性，而普通型导管增生呈 CK5/6 "马赛克"染色模式；C. 导管原位癌细胞显示 ER 呈一致性强阳性，这种染色模式也不能区分非典型导管增生和导管原位癌，因为它们都可能呈 ER 强阳性，然而，与普通型导管增生鉴别时，一致性强阳性支持导管原位癌，因为普通型导管增生中 ER 一般为斑片状，弱至中等阳性，该病例说明，在确定这类交界性（非典型导管增生对比导管原位癌）病例的诊断中形态学特征的重要性和免疫组织化学的局限性

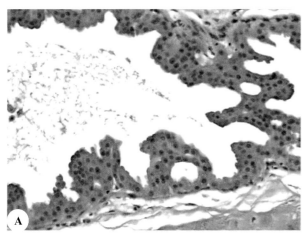

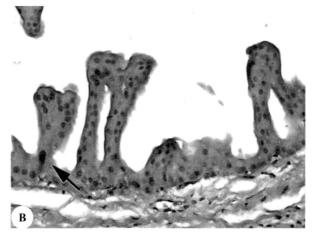

▲ 图 9-23　非典型导管增生，大汗腺型

A. 粗短的微乳头状结构，核小而规则，非典型特征表现为结构模式和核不均匀分布；B. 拉长的微乳头状结构，可见一个大而深染的核（箭）

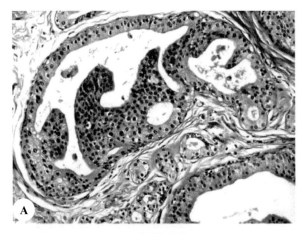

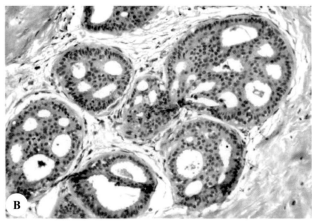

▲ 图 9-24　非典型导管增生，大汗腺型

A. 导管周围的部分区域形成微乳头，导管的其余部位衬覆规则的立方形大汗腺细胞；B 和 C. 筛状大汗腺非典型导管增生，注意规则的立方形大汗腺细胞占据了导管

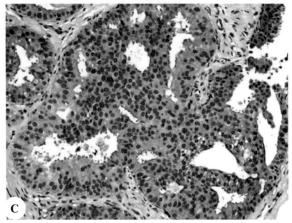

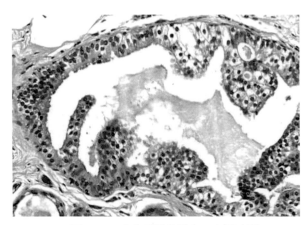

▲ 图 9-25　非典型导管增生，大汗腺型

部分细胞胞质透明，核深染，注意微乳头结构

（一）柱状细胞变的临床表现

Lubelsky 等[70] 报道，因为乳房 X 线检查发现钙化而进行粗针穿刺活检的标本中，21% 患者有柱状细胞变。柱状细胞增生呈多灶性，也可能是双侧的。常见于 35—50 岁女性，但柱状细胞增生也可在绝经后发生。柱状细胞增生很少可触及，但因为形成钙化，所以乳房 X 线检查通常可以发现，也因

此成为粗针穿刺活检取样的目标。其基础病变局限于终末导管小叶单位，但随着上皮增生和囊性扩张而变大[73]。

（二）柱状细胞变和柱状细胞增生的组织病理学

这组病变包括一个形态学谱系，其范围从平常的柱状细胞变到非典型柱状细胞增生 / 平坦上皮非典型性。其最简单形式是柱状细胞变，特征是一层薄而平坦的上皮，主要由立方形至高柱状细胞组成，且均匀分布在不同程度、不规则扩张的腺体中。典型的柱状细胞变为单层柱状上皮细胞，但也可能存在一些上皮簇。由于细胞核往往比较大，故细胞显得拥挤和深染。细胞核垂直于下方的基底膜和肌上皮细胞。顶端细胞表面通常有大汗腺型胞质突起（顶突），在一些病例这是显著特征。在最常见的柱状细胞变中，上皮厚达两层，几乎没有核多形性（图 9-26）。核染色质细腻，核仁和核分裂象非常罕见或无。钙化并不常见，通常是无定形的颗粒状钙化物（图 9-27）。在柱状细胞变中，离散的嗜碱性钙化少见。腺泡有轻微的扩张，腔内可有分

表 9–2　普通型导管增生、非典型导管增生和低级别导管原位癌的典型特征 *

	普通型导管增生	非典型导管增生	低级别导管原位癌
病变范围	可变	较小，通常局灶	大，可能广泛
细胞构成	腺上皮，一些肌上皮	主要是腺上皮	均一的腺上皮
结构	可变、非僵硬、细长的"桥接"	有点僵硬：微乳头、筛状、实性	充分形成，僵硬：乳头、筛状、实性
腔隙	• 外周、不规则、裂隙样腔隙	• 不规则程度较轻：卵圆或圆形腔隙 • 相对规则	• 规则：圆形、筛状 • "凿孔样"
细胞排列	• 流水样和旋涡状，"鱼群"，合体细胞样	• 筛状：有点僵硬 • 微乳头：有点僵硬 • 细胞边界：不清	• 筛状：僵硬 • 微乳头：僵硬
病变细胞	异质性细胞群核沟，包涵体	均一的细胞群	均一的细胞群
核形状	卵圆形	较圆	圆形
核极向	沿着拱桥和桥接的方向	朝向腔隙	朝向腔隙
核仁	不清楚	不明显	较明显
核分裂象	罕见	罕见	罕见
坏死	少见	罕见，局灶性	点状、凋亡
ER	异质性、可变	相对均一，较强	弥漫，强阳性
HMW-CK	异质性、马赛克模式	阴性	阴性

ER. 雌激素受体；HMW-CK. 高分子量角蛋白
*. 译者注：原文表格有误，已修改

泌物。在一些腺泡中可发现普通型钙化，偶见所谓的"骨化"型钙化。肌上皮细胞不明显。

柱状细胞变细胞通常表达大汗腺标志物 GCDFP-15，也可表达 BCL-2 和 ER，后两种抗体在大汗腺病变中通常为阴性 [74]。柱状细胞变细针穿刺标本显示"细胞核增大、细胞边界清楚和胞质呈细颗粒状" [75]。已有报道用 Ki67 评估柱状细胞变的增生活性 [76]。柱状细胞变（平均 0.1%）、无非典型增生的柱状细胞增生（平均 0.76%）中的 Ki67 指数，明显低于正常终末导管小叶单位（平均 2.4%）。非典型柱状细胞增生（平均 8.2%）和低级别导管原位癌（平均 8.9%）的 Ki67 指数无显著差异。中－高级别导管原位癌中的 Ki67 指数最高（平均 25.4%）。

Dabbs 等 [75] 研究了显微切割柱状细胞变的分子改变，发现发生在柱状细胞变背景中的柱状细胞变和浸润性癌之间存在"渐进式突变梯度"。在柱状细胞变中，所选位点未发现 LOH，柱状细胞增生中也很少发现。而在非典型柱状细胞增生 / 平坦上皮非典型性、导管原位癌和浸润性癌中均检测到 LOH

增加。这些结果与非柱状细胞增生性导管病变的结果相似 [77]，似乎支持以下观点：尽管尚未确定，某些形式的非典型增生可能是导管原位癌和浸润性导管癌的前驱病变。LOH 的模式也与 Ki67 增生指数在柱状细胞变中的分布相似。

当上皮细胞呈多层时，即为柱状细胞增生，表现为细胞拥挤变得明显，细胞核相对于基底膜不在一个平面上。细胞核"堆积"常伴有核深染。在细胞最丰富的区域可以形成微小的细胞小丘（图 9–28 和图 9–29）。常见细胞拥挤和重叠。真性乳头或微乳头结构都不明显。

在斜切面切片上，可能偶尔会发现一个不明显的腺泡貌似柱状细胞增生。一般来说，这种假象只在腺泡一侧边缘局部出现，并不累及到腺泡全周。在柱状细胞变和柱状细胞增生中均未发现僵硬的上皮"罗马"桥。如果存在结构异型性，那么根据其程度和范围，则可能要考虑诊断非典型导管增生或导管原位癌。由柱状细胞构成的非典型导管增生，最常表现为微乳头结构。

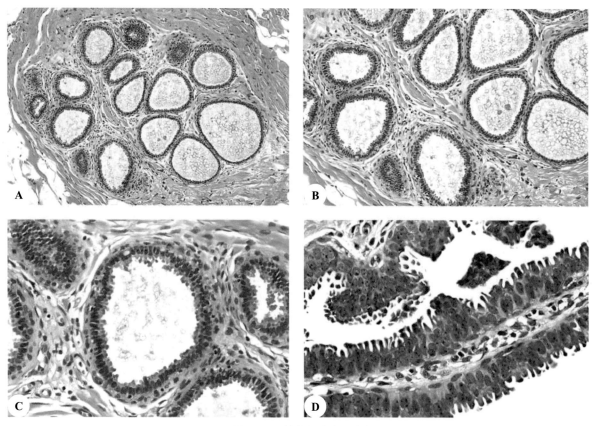

▲ 图 9-26 柱状细胞变，囊性

A 和 B. 小叶导管囊性扩张，内衬立方形和柱状细胞，特征是核拥挤、位于基底部，腺腔面有细胞质突起，小叶外为较疏松的有血管的间质；C 和 D. 高倍镜下显示拥挤的上皮、不明显的肌上皮和周围间质

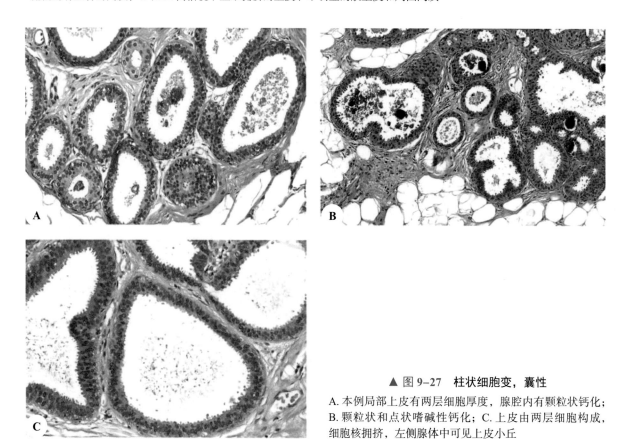

▲ 图 9-27 柱状细胞变，囊性

A. 本例局部上皮有两层细胞厚度，腺腔内有颗粒状钙化；B. 颗粒状和点状嗜碱性钙化；C. 上皮由两层细胞构成，细胞核拥挤，左侧腺体中可见上皮小丘

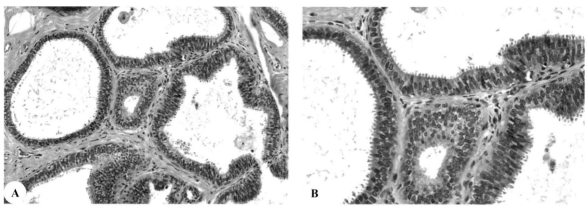

▲ 图 9-28 柱状细胞增生，囊性

片状上皮区柱状细胞核重叠，有多层细胞厚度，肌上皮不明显

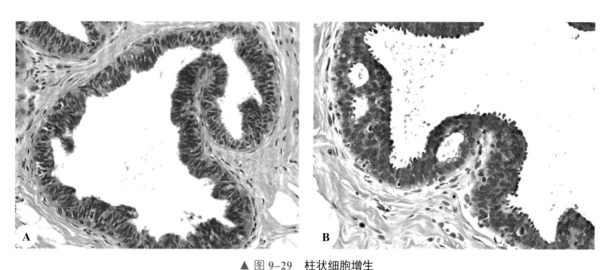

▲ 图 9-29 柱状细胞增生

增厚的上皮由拥挤的柱状细胞组成，形成小丘状，肌上皮相对不明显，注意 B 中的上皮拱桥

柱状细胞变和柱状细胞增生在结构上也是"平坦"的，但缺乏非典型柱状细胞增生 / 平坦上皮非典型性的细胞异型性。非典型柱状细胞增生 / 平坦上皮非典型性详细讨论参见下文。

O'Malley 等[78] 报道，在柱状细胞变诊断和分类方面，不同观察者之间具有高度一致性。8 名病理医生对一系列柱状细胞变图像进行评估，并将其归类为非典型或无非典型，结果总体一致率为91.8%（95%CI 84.0%～96.9%）。Tan 等[79] 发现在区分柱状细胞变和导管原位癌方面也有很高的一致性，但对区分病变有无非典型只是中度一致。最低一致性在于柱状细胞变是否存在细胞异型性。这就强调用中倍或高倍检查柱状细胞变的重要性，因为细胞异型性在低倍镜下可能不明显（图 9-29）。柱状细胞变、柱状细胞增生、非典型柱状细胞增生 /

平坦上皮非典型性和贴壁型癌的主要组织病理学特征见表 9-3。

（三）柱状细胞变中的钙化

柱状细胞变可形成数种类型的钙化，包括磷酸盐（图 9-30）和草酸盐钙化。另外两种类型（结晶和骨化型钙化）也会遇到。

钙化结晶通常伴有程度较轻的非典型病变，呈深嗜碱性、不透明、圆形或有角，在组织学切片过程中容易碎裂（图 9-27、图 9-31 至图 9-33）。

所谓"骨化型"钙化通常有清楚的圆形轮廓和内部结构，类似骨化结节。结节具有嗜酸性基质和嗜碱性颗粒钙化沉积物，位于陷窝样间隙。骨化型钙化发生在柱状细胞增生的所有范围，且似乎发生在增生性上皮中，而嗜碱性晶体状沉积物主要发生在管腔内。

表 9-3　柱状细胞变、柱状细胞增生、非典型柱状细胞增生 / 平坦上皮非典型性和
平坦型微乳头状（贴壁型）癌的组织病理学特征 *

特　征	柱状细胞变	柱状细胞增生	非典型柱状细胞增生 / 平坦上皮非典型性	贴壁型导管原位癌
终末导管小叶单位	不同程度扩张，不规则	不同程度扩张，不规则	扩张，内部轮廓光滑	可扩张，轮廓可变
细胞层数	1～2	>2	≥1	≥1
细胞	柱状	柱状	立方形至柱状	柱状
核质比	正常	略高	升高	明显升高
细胞核	卵形，染色质均匀	卵形，染色质均匀	圆形至卵圆形，低度异型性	不规则，深染
核仁	不突出	不清楚	通常突出	突出
细胞极向	++	++	±	±
核分裂象	−	±	±	+
分泌物	±	+	+	±
坏死	−	−	−	±
钙化	+	++	++	+

*. 译者注：原著表格有误，已修改

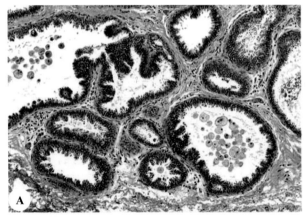
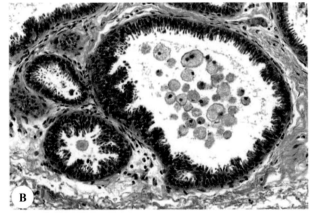
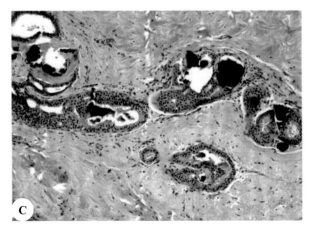

▲ 图 9-30　柱状细胞增生，轻微结构非典型

A 和 B. 柱状细胞上皮增生，局部有粗短的微乳头状增生，柱状细胞胞核深染，核质比高；C. 轻度非典型增生伴大的嗜碱性钙化灶（右）和一个骨化型钙化灶（左）

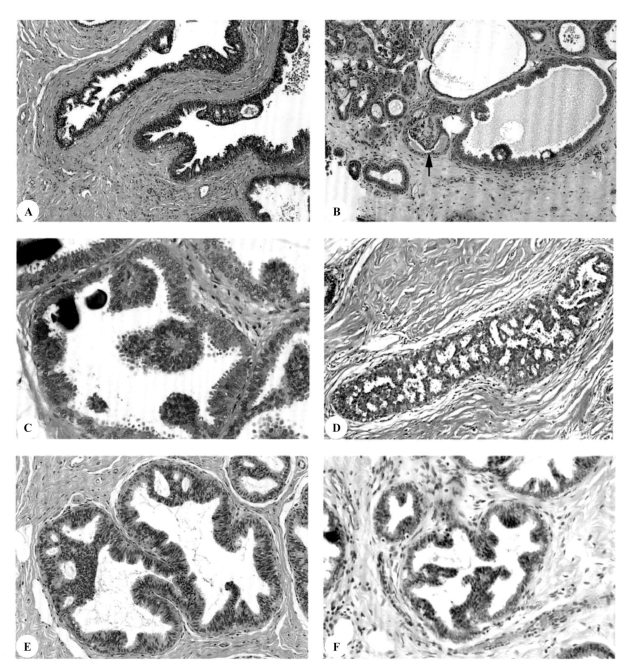

▲ 图 9-31　柱状细胞增生，中度非典型

A 至 C. 三例微乳头状非典型增生，B 有一处"骨化型"钙化（箭），C 示致密的嗜碱性钙化；D 和 E. 有窗孔的微乳头状非典型增生；F. 微乳头顶端的细胞核深染

同一标本可以出现这两种类型的钙化，它们可能同时发生在单个增生性病灶中。发现骨化型钙化提示柱状细胞增生的增生活性。本质上，粗针穿刺活检标本出现骨化型钙化并不是切除活检的指征。

九、非典型柱状细胞变的处理

对于粗针穿刺活检诊断的无非典型柱状细胞变患者，影像学随访是"合理的"选择[80]；然

而，对粗针穿刺活检诊断为非典型柱状细胞增生 / 平坦上皮非典型性的患者，其处理仍在积极研究中[81]（见本章后述）。临床情况，如乳房 X 线检查发现的钙化的程度和特点、是否存在可触及的病变或乳腺癌家族史，在决定是否应进行切除活检方面均起着重要作用。当粗针穿刺活检发现伴非典型导管增生的柱状细胞变时，切除活检是谨慎的做法。

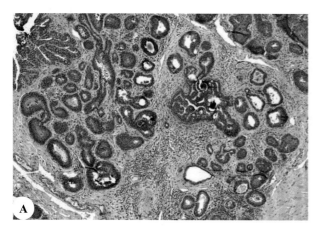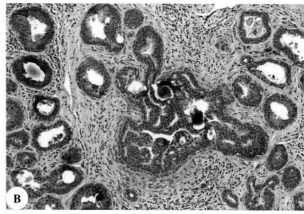

▲ 图 9–32　柱状细胞增生，重度非典型

A. 在低倍镜下，病变由融合的小叶单位组成，中央有一处乳头状增生病灶；B. 重度非典型上皮由单形性细胞组成，均匀分布在微乳头上，周围腺体的结构呈明显的柱状细胞变，并有钙化

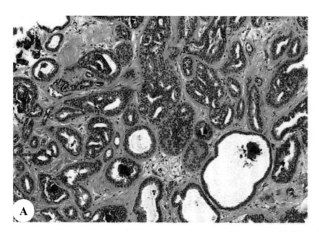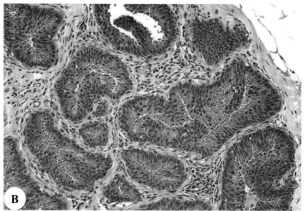

▲ 图 9–33　柱状细胞增生，重度非典型

A. 筛状生长由单形性细胞组成，微腺腔呈卵圆形和新月形，不像筛状导管原位癌那样的圆形，钙化也很明显；B. 在这例柱状细胞增生中，非典型增生上皮充满腺腔，无核分裂象

Guerra-Wallace 等 [82] 评估了粗针穿刺活检标本中检出柱状细胞变后接受切除活检的患者，结果发现 7.4%（10/135 例）无非典型增生的柱状细胞增生女性患者有癌，18.3%（11/60 例）柱状细胞增生伴非典型导管增生的患者有癌。

值得注意的是，伴随柱状细胞增生的导管原位癌可能具有低级别核、微乳头和筛状结构，无坏死 [83]，尽管高级别平坦型微乳头状"贴壁性"导管原位癌更常见。如果粗针穿刺活检和（或）切除活检显示非典型导管增生或小叶原位癌合并柱状细胞变，则选择性 ER 调节药（selective ER modulator, SERM）治疗可能作为临床处理的一部分。此外，非典型柱状细胞增生 / 平坦上皮非典型性可能伴随小叶原位癌、非典型小叶增生、浸润性小叶癌和小

管癌 [84-87]。

十、非典型柱状细胞增生 / 平坦上皮非典型性的组织病理学

按实用目的，术语"平坦上皮非典型性"（flat epithelial atypia）似乎与非典型柱状细胞增生所描述的病变是同一种意思。有些学者偏爱其中一个术语，而排斥另一个术语。尽管如此，两者通常用于同一种病变。另外，非典型柱状细胞增生 / 平坦上皮非典型性和非典型导管增生是完全不同的病变，尽管它们在形态学、免疫组织化学和分子特征方面有一些相同之处，但在病理或临床方面不应视为等同。

非典型柱状细胞增生（和平坦上皮非典型性）

通常表现为低度细胞异型性的立方形或柱状上皮排列成单层（或最多几层，累及轻度扩张的腺泡）。低倍镜下，受累的终末导管小叶单位有不同程度的扩张，似乎比相邻的未受累终末导管小叶单位"更蓝"，这是由于病变细胞的核质比较高。可有微小的上皮小丘和细胞簇。相对于基底膜，非典型柱状细胞增生 / 平坦上皮非典型细胞极向可能缺失。细胞核呈一致的圆形，分布均匀，核深染，核仁明显（偶尔有多个核），胞质顶突可能很明显，核分裂象少见。受累的腺泡可能含有颗粒状或絮状分泌物及钙化，坏死少见。

　　术语"平坦"意味着结构简单（或不复杂）。注意，这里的"平坦"不是指病变细胞的形状，因为病变细胞通常是柱状或立方形，而不是扁平的。"平坦"一词指的是结构模式，即上皮的腔面平坦。非典型柱状细胞增生 / 平坦上皮非典型性应与非典型导管增生区分，后者仅限于显示复杂结构的病变。轻微的结构异型性通常表现为小的、通常是孤立的微乳头病灶，它们常见于扩张腺体中的柱状细胞增生背景中（图 9-30）。

　　出现细胞非典型性是非典型柱状细胞增生 / 平坦上皮非典型性的特征，最严重的细胞非典型性接近平坦微乳头状（"贴壁性"）型导管原位癌的表现[88]（图 9-31 至图 9-33）。细胞非典型性比结构异常更明显（图 9-34），通常需要在较高倍显微镜下评估[65, 89]。非典型柱状细胞增生 / 平坦上皮非典型性常伴有钙化[90]。一旦出现显著的细胞非典型性，常伴有核分裂象和坏死，此时可将病变归类为平坦微乳头状（"贴壁性"）高级别导管原位癌。

　　与柱状细胞变和柱状细胞增生相比，非典型柱状细胞增生 / 平坦上皮非典型的细胞更大、更单一。核质比较高，核膜不规则，染色质较粗糙，有微小核仁，可见核分裂象。非典型柱状细胞增生 / 平坦上皮非典型性可呈现细胞假复层，可形成轻微的上皮簇或小丘，但没有真正的微乳头状或筛状结构。在活检中同时发现非典型柱状细胞增生 / 平坦上皮非典型性和非典型导管增生的情形并不少见，偶见这两种病变的融合。

　　柱状细胞增生中发生的癌通常具有典型导管原位癌的一种生长模式（图 9-35 和图 9-36）。所谓的

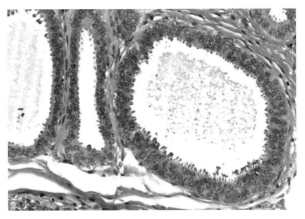

▲ 图 9-34　柱状细胞增生，囊性
有轻度细胞非典型性

平坦型微乳头状导管原位癌罕见，上皮几乎没有结构复杂性（图 9-37）。当扩张的终末导管小叶单位内衬一层或多层细胞伴显著的细胞非典型性时，应诊断为平坦型微乳头（"贴壁"）型导管原位癌。正如非典型柱状细胞增生 / 平坦上皮非典型性，其病变细胞排列成"平坦"模式[91]。贴壁型导管原位癌累及小叶和导管，表现为一层或多层扁平的恶性细胞，伴有大而多形性高级别核。偶尔，病变周围间质可见少许淋巴细胞浸润。囊性扩张的腺泡内衬轻度非典型性大汗腺细胞，可能会误诊为非典型柱状细胞增生 / 平坦上皮非典型性。免疫组织化学染色在这方面很有帮助，因为大汗腺细胞通常呈 ER 阴性。

　　柱状细胞异常往往伴随非典型小叶增生和小叶原位癌，也可能出现小管癌（图 9-38 和图 9-39）。柱状细胞变、小叶瘤变和小管癌组成三联征，称为"Rosen 三联征"[92]。非典型柱状细胞增生 / 平坦上皮非典型性可伴有低级别肿瘤家族的其他病变，包括柱状细胞变、柱状细胞增生、非典型小叶增生、非典型导管增生和低级别导管原位癌[85]。这些病变发展为浸润性癌的风险程度很低，但这种风险并不独立于存在额外伴随的上皮增生性病变，至少在某些研究系列中如此[81]。如前所述，这些病变之间存在生物学和分子共性，16q 缺失特别频繁，并被认为是"标志性"遗传特征。值得注意的是，这在高级别病变中少见。

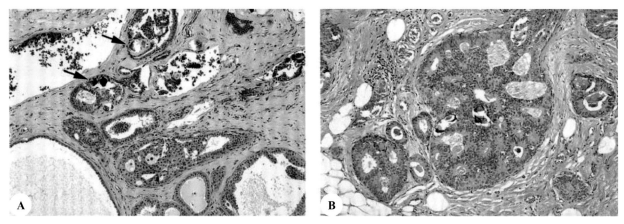

▲ 图 9-35　导管原位癌伴非典型柱状细胞增生

A. 对乳房 X 线检查发现的不可触及的钙化灶行粗针穿刺活检，呈嗜碱性和骨化型钙化（箭），可见明显的非典型增生伴微乳头状和筛状结构；B. A 粗针穿刺活检后切除活检，出现筛状导管原位癌

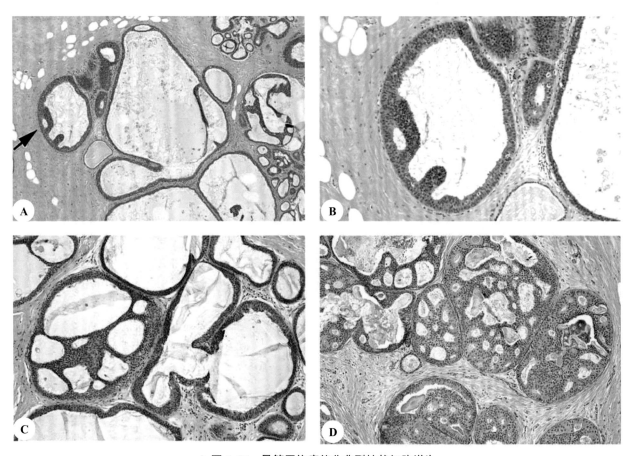

▲ 图 9-36　导管原位癌伴非典型柱状细胞增生

A. 切除活检显示多灶性柱状细胞增生，主要为囊性，伴局灶非典型性，可见微乳头状结构（箭）；B. A 中箭示非典型病灶的放大；C. 4 年后，因钙化对同一乳腺再次活检，发现重度非典型增生；D. C 活检中还有筛状和微乳头型导管原位癌

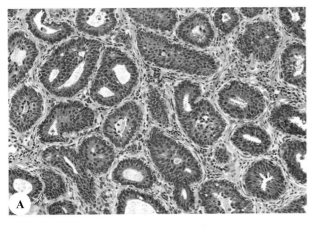
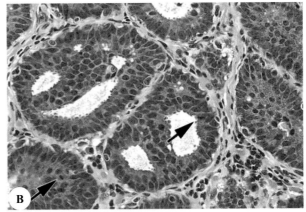
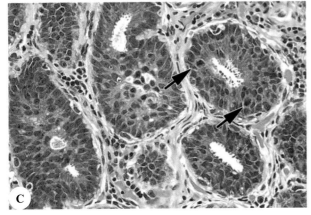

▲ 图 9-37　导管原位癌伴非典型柱状细胞增生

与图 9-33B（显示柱状细胞增生）为同一标本。A. 低倍镜显示筛状和平坦型微乳头状导管原位癌；B 和 C. 导管原位癌伴筛状和平坦生长方式，箭示核分裂象

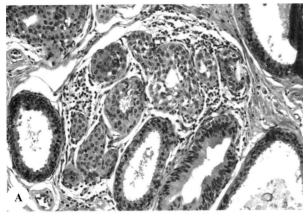
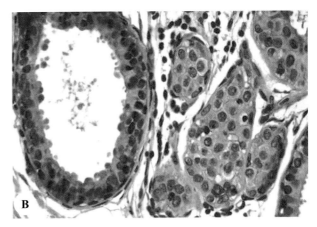
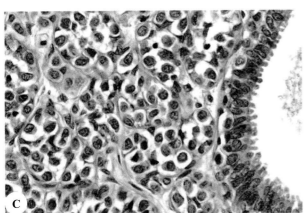

▲ 图 9-38　小叶原位癌伴柱状细胞变

A. 39 岁女性，小叶原位癌被伴柱状细胞变的囊性扩张的导管包围；B. A 放大图，显示小叶原位癌中单形性细胞的马赛克模式；C. 小叶原位癌紧邻柱状细胞变，注意柱状上皮下小叶原位癌呈 Paget 病样扩散

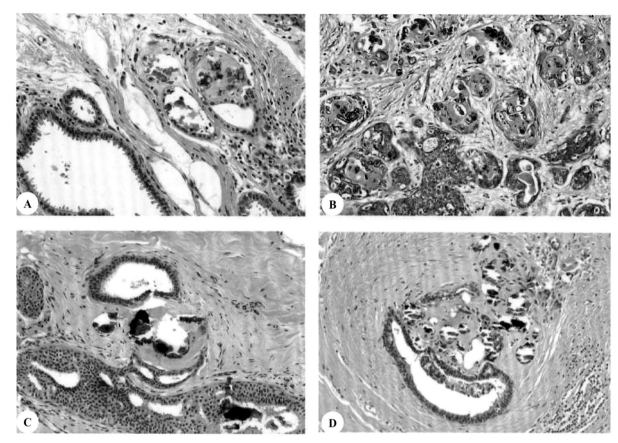

▲ 图 9-39　柱状细胞增生中的骨化型钙化

A. 离散的嗜酸性上皮内结节，其中可见细颗粒状嗜碱性钙化；B. 单个增生性病灶内出现多处骨化型钙化，这是少见发现；C. 柱状细胞增生伴有骨化基质中的嗜碱性钙化；D. 上皮下骨化钙化已经延伸到导管周围的间质

十一、平坦上皮非典型性

关于平坦上皮非典型性（flat epithelial atypia，FEA）这个临床病理实体，那些偏爱"平坦上皮非典型性"名称的人将其描述为一种扩张的终末导管小叶单位的病变，内衬单层或略有复层化的轻微非典型性柱状细胞（常有明显的顶泌胞质突起）（图 9-40）。但平坦上皮非典型性这个定义令人费解。Rosai 最初解读如下："初学者难以理解一个病变怎能同时是平坦和柱状，应予提供一些补充信息，即'平坦'是指受累导管的结构表现，而'柱状'是指导管衬覆细胞的形状"[93]。正如上文所述，非典型柱状细胞增生和平坦上皮非典型性之间的区别很明显只是语义上的。

尽管如此，在 2020 年发表的纽约纪念斯隆 - 凯特琳癌症中心的一项研究中，Grabenstetter 等连续回顾了 2012—2018 年 15 700 例粗针穿刺活检诊断的 40 例"单纯性"平坦上皮非典型性[94]。其中

36 例（90%）因乳房 X 线检出钙化而做粗针穿刺活检，3 例（8%）因 MRI 显示非肿块性增强，1 例（2%）因超声检出肿块。所有粗针穿刺活检均为影像学表现与病理结果一致。平坦上皮非典型性的升级率为5%：切除活检发现两例"偶然的"低级别浸润性癌，每例范围＜ 2mm。这两例浸润性癌均与活检部位改变无关。其余 38 例没有升级。6 例有并存的非典型小叶增生和经典小叶原位癌，不影响升级。

2020 年，来自于不列颠哥伦比亚大学的 Liu 等发表的另一项研究，也得出了一个本质相似的结论，即影像学表现与病理结果相一致的"单纯性"平坦上皮非典型性，不需要外科手术切除，连续性影像学随访即可[95]。他们报道 89 例单纯性平坦上皮非典型性病例的升级率为 0%。

十二、非典型柱状细胞增生 / 平坦上皮非典型性的处理

据报道，粗针穿刺活检发现的非典型柱状细胞

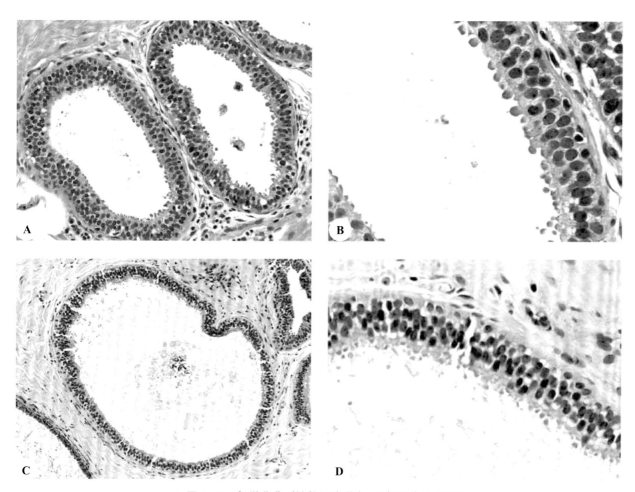

▲ 图 9-40　轻微非典型柱状细胞增生 / 平坦上皮非典型性

两例（A 和 B、C 和 D）轻微非典型柱状细胞增生 / 平坦上皮非典型性，囊性终末导管小叶单位衬覆数层轻微非典型细胞伴顶泌胞质突起，注意 C 中的钙化

增生 / 平坦上皮非典型性切除后升级到导管原位癌或浸润性癌的发生率为 1%[96]，也有不同的研究报道分别为 2%[97, 98]、9.5%[99]、9.6%[100]、15%[101]、19%[102] 和 33%[103]。升级率变化范围如此之大，很可能是由于非典型柱状细胞增生 / 平坦上皮非典型性诊断标准的不一致；然而，基于更新近的研究结果，这些病例采取临床和影像学随访替代切除可能是合理选项。

也有人认为，伴有非典型导管增生、遗传突变或乳腺癌个人史的非典型柱状细胞增生 / 平坦上皮非典型性，在某些情况下，可能更容易升级为更高风险的病变和癌。

McCroskey 等回顾性评估了 65 名女性患者的 69 例经真空辅助粗针穿刺活检诊断为平坦上皮非典型性伴或不伴非典型导管增生或非典型小叶增生，后续进行手术切除病例的临床、病理和影像特征[104]。患者的年龄为 40—85 岁（平均 57 岁），几乎所有患者乳房 X 线检查都检出钙化。活检后乳房 X 线检查显示，在 81% 的病例中，＞ 90% 的钙化灶都被切除。单纯性平坦上皮非典型性几乎占粗针穿刺活检标本的 2/3（43 例，62%），平坦上皮非典型性与非典型导管增生共存 18 例（26%），与非典型小叶增生散在 8 例（12%）共存。切除后，在病变区域没有一例平坦上皮非典型性升级为浸润性癌或原位癌。此外，该研究表明，如果至少 90% 的钙化灶已通过粗针穿刺活检被切除，那么局限于 1 个或 2 个终末导管小叶单位且伴有非典型导管增生的平坦上皮非典型性则不必切除。

Chan 等回顾性观察了 10 年内 194 名女性的 195 个无症状病变，这些病变的乳房 X 线检查发现钙化，且粗针穿刺活检诊断为伴或不伴非典型导管增生的平坦上皮非典型性[105]。其中，6 名（3.1%）

患者切除后发现导管原位癌。粗针穿刺活检中的非典型导管增生是升级为癌的唯一预测因素（P=0.04，OR=11.24，95%CI 1.10～115.10），在 6 例患者中观察到 5 例。

Lamb 等报道了 208 例单纯性平坦上皮非典型性，均为影像学引导的粗针穿刺活检所诊断，并进行了手术切除（96.2%，200/208 例）或至少 2 年的影像学随访（3.8%，8/208 例）[106]。平坦上皮非典型性升级为乳腺癌的总体比例为 2.4%（5/208 例），5 例升级病例均为导管原位癌。非典型导管增生、小叶原位癌或非典型小叶增生的升级率为 29.8%（62/208 例）。有基因突变患者的平坦上皮非典型性，比无基因突变患者更容易升级为癌（33.3%，1/3 例 vs. 2.0%，4/205 例；$P < 0.01$）。有乳腺癌病史的平坦上皮非典型性患者，比无乳腺癌病史患者更容易升级为更高风险病变（47.8%，11/23 例 vs. 27.6%，51/185 例；P=0.046）。平坦上皮非典型性升级为恶性的总体风险为 2.4%；而"高危"病变的升级率接近 30%。

十三、柱状细胞变的免疫组织化学

所有柱状细胞变对 LMW-CK，如 CK7 和 CK19，以及广谱 CK AE1/AE3 都具有免疫反应。这些病变 ER 和 PR 通常呈弥漫强阳性，尽管 ER 和 PR 的表达范围从局灶性弱阳性到弥漫强阳性。柱状细胞变的 HMW-CK，如 CK5/6 和 CK14 均为阴性[107-109]。柱状细胞上皮 E-cadherin 强阳性，HER2 阴性。

ER 和 CK5 联合免疫组织化学染色有助于鉴别普通型导管增生、非典型导管增生和低级别导管原位癌。Martinez 等对 23 例非典型导管增生、10 例低级别导管原位癌和 32 例普通型导管增生进行了 ER 和 CK5 免疫组织化学染色[110]。结果显示，94% 的非典型导管增生 / 导管原位癌病例 ER 呈弥漫性阳性，而 32 例普通型导管增生中没有一例呈弥漫性阳性。96% 的非典型导管增生 / 导管原位癌病例 CK5 呈阴性或局灶性阳性，而 32 例普通型导管增生均呈弥漫性阳性。

十四、非典型导管增生的进一步诊断工作

最具挑战性的非典型导管增生性病变可能有不同的解读，因为它们具有明显的细胞非典型性和结构非典型性（图 9-41 和图 9-42）。为了解决这个棘手的诊断问题，精心选择了"边界模糊的"病变，用于研究观察者之间的解读差异[111]。上述问题体现在以下事实，在常规外科病理实践中，非典型导管增生被"过度解读为"为导管原位癌（或相反情形）是修正病理报告的常见原因[112]。

一些相对形态单一的病灶仍有轻微增生的特征。例如，在典型的筛状或微乳头状导管原位癌结构（形成僵硬的筛状结构或细胞桥）中出现核重叠、旋涡状或流水样结构。将这种病变归类为导管原位癌的观察者，会忽略这些细微的变化，而其他人可

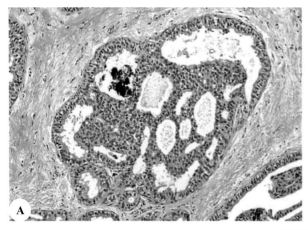

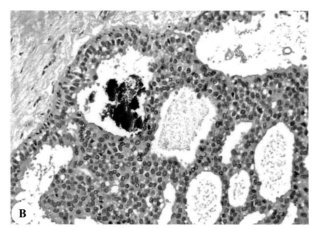

▲ 图 9-41 "交界性"非典型导管增生

A 和 B. 导管内增生提示癌，碎片状钙化是导管原位癌的典型发现；B. 腔隙形状僵硬，环绕腔隙的细胞核重叠，导管周围局部存在导管上皮（B）

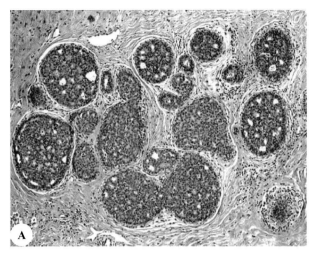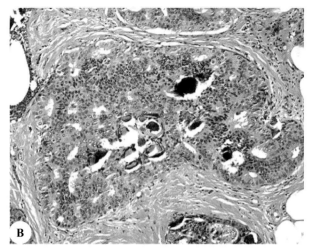

▲ 图 9-42　"交界性"非典型导管增生

A. 非典型筛状增生呈腺病模式，明显可见未受累的小腺体；B. 存在嗜碱性和骨化型钙化

能会诊断非典型导管增生。与此相似的情形是，那些相信定量标准的人会诊断非典型导管增生，因为病变的范围不够，但其他人不遵守这些武断的规则，会诊断导管原位癌。

对于某些特定病例，经过慎重考虑，拟诊断为低级别导管原位癌，但其结构、细胞学和定量特征不能让人自信地诊断导管原位癌，则可以诊断非典型导管增生。导管原位癌通常累及多个相邻的导管腔。对于具有非典型导管增生特点的某个病变，如果病变范围广泛，解读为非典型导管增生应当受到质疑。

对于一个特殊病例，具有诊断特异性的增生性病变应放在组织病理学改变的整体形态学谱系中进行考虑，这一点以前强调不够。出于研究目的，可能要求病理医生仅根据一张切片上圈出的病灶或一张选取的图像做出诊断[2, 22, 109]。在评估粗针穿刺活检标本时，这种人为设置的情形在一定程度上是可重复的，不同于最初通过复查多个组织切片来完善各种诊断标准的情况[29, 31]。在临床实践中，病理医生有机会广泛地研究一个病例，包括获得和检查其他切片。虽然 Elston 等[109] 证明，局限于特定图像进行解读时，与对整个切片的评估相比，诊断的一致性没有显著差异，但"交界性"病变的诊断通常是在复查多张切片的基础上做出的，甚至在粗针穿刺活检标本中，要常规检查多个（至少 2 个）组织学水平的切片。

原则上，在粗针穿刺活检或切除活检标本中一旦发现导管增生的"交界性"病灶，就需要对组织蜡块制备多张 HE 切片（"再次切片""连续切片""多层面切片"或"深切片"，取决于某个具体病例的特殊发现），这种方法是很有帮助的。"再次切片"或"连续切片"一般是指不修剪组织，获得更多的连续切片。"多层面切片"是指以一定间隔（通常为 25μm）获得的多张切片。"深切片"表示以较大间隔（通常为 50μm）获得的多张切片。在大多数导管原位癌病例中，病变会持续存在，所获取的病变并可能会扩大或表现出更易诊断的特征（图 9-19）。相反，如果"交界性"病变减少或在追加的切片中基本保持不变，则更有信心诊断非典型导管增生。极罕见情况下，导管原位癌的诊断特征只出现在连续切片的少数几张或一张切片中。应该注意的是，免疫组织化学评估，无论是各种 CK 或是 ER，在这方面很少有帮助，因为这些染色可以区分普通增生和非典型导管增生，却不能区分非典型导管增生和导管原位癌。

如果有（至少是同侧乳腺）以前活检的切片，复查一般是有帮助的，而且应该常规进行。如果面临诊断问题，病理医生应该尝试收集之前的资料，尽管有时因为患者在多个机构治疗，以至于其流动性可能使这一目标难以实现。但只要有可能，"交界性"导管内增生性病变的诊断最好是在当前和以前标本中的组织病理学变化的背景下做出。而且，可能会发现关注的病灶与以前在某一特定情况下所遇到的总体增生水平在非典型性和性质方面有较大差异，或者也可能与之前观察到的"交界性"病变相似。前一种情况倾向于支持导管原位癌的诊断，而后者则提示非典型导管增生。

很显然，区分非典型导管增生和导管原位癌，对确保患者得到适当的临床治疗很重要，对患者本人也很重要，因为这两种诊断对其心理、家庭、社会和经济都有影响。此外，对患者的健康保险覆盖范围也可能产生终身影响。

必须记住，在粗针穿刺活检和切除活检中，诊断的"最高水平准确性"是通过"三重方法，即影像学表现、临床检查评估与病理结果三结合"，而病理结果则"不应单独报告"[113]。目前，任何技术，包括形态测量、IHC 或分子检测，都无法区分非典型导管增生和导管原位癌。

十五、真正的"交界性"病变

尽管有上述讨论，非典型导管增生和导管原位癌之间的区别在某些病例仍不明确。因此，病理医生可能将这些病变称为"交界性"病变。

Tozbikian 等通过对"交界性"病变的随访研究，进一步调查了观察者之间对于此类病例诊断的差异。在这项研究中，5 名病理医生在未知临床结局的情况下，重新对 1997—2010 年，在纽约纪念斯隆 – 凯特琳癌症中心治疗的 105 例"交界性"病例进行了复查，并将每个病例重新分类为良性、非典型导管增生或导管原位癌[114]。"多数"诊断（≥ 3 名病理医生一致）为非典型导管增生（84 例，80%）和导管原位癌（18 例，17%），3 例（3%）有诊断分歧。有 30% 病例 5 名病理医生诊断一致，42% 病例有 4 名诊断一致，25% 病例有 2 名诊断一致。导管原位癌的"多数"诊断与病变大小和级别显著相关。中位随访时间 37 个月，4 例（3.8%）患者随后发生同侧乳腺癌（2 例浸润性癌和 2 例导管原位癌）。这 4 例"多数"诊断为非典型导管增生。因此，作者推断，在"交界性"病变中不能实现非典型导管增生或导管原位癌的可重复分类，而导致"大多数"诊断为非典型导管增生与导管原位癌的交界性病变的组织病理学特征，并不能作为继发乳腺癌风险的预测指标。

十六、粗针穿刺活检诊断为非典型导管增生后的"升级"

随着乳房 X 线检查与粗针穿刺活检相结合的应用越来越多，也给病理医生提供了更多有限的组织标本来解读增生性病变。由于在组织病理切片中对这些病变进行整体检查时，有时会遇到诊断困难。因此，粗针穿刺活检获得的有限和碎片性标本往往是一个具有挑战性问题也就不足为奇了。在大多数文献中，不到 20% 的粗针穿刺活检患者诊断为非典型导管增生[25, 26, 115–118]。

直到最近，诊断为非典型导管增生后进行切除活检的必要性也是毋庸置疑的。这种自发切除是基于相对较高的"升级"率（11.5%～62%）[19, 119–121]。一项对 1997—2017 年进行的 39 项研究的综述显示，在粗针穿刺活检诊断为非典型导管增生的 3125 例切除手术中，中位升级率为 25%（4%～54%）[122]。

在 4 项大型代表性研究中，323～900 名患者在乳房 X 线检查发现病变后进行了粗针穿刺活检，结果表明非典型导管增生的发生率分别为 6.7%、4.7%、4.5% 和 4.3%[123–126]。在这些报道中，大多数患有非典型导管增生的女性都做了随访切除活检。在切除活检的患者中，导管原位癌的发生率为 27%、12.5%、33% 和 36%。在 14%、12.5%、0% 和 11% 的患者中发现浸润性癌。此外，约 25% 的切除活检发现新的非典型导管增生病灶。

在粗针穿刺活检诊断为"显著的"非典型导管增生，并随后进行病变切除的 74 名患者中，36 例（48.6%）切除活检后诊断为浸润性癌或原位癌[121]。而且，粗针穿刺活检为伴有非典型导管增生明显累及中等大小导管，及影像学上残余靶向病变的范围都与切除后发现癌相关。但累及柱状细胞变的非典型导管增生和粗针穿刺活检标本中钙化，却不是切除后发展为癌的预测因素。

当粗针穿刺活检标本诊断非典型导管增生，且影像学检查到的整个病变（通常是钙化）经粗针穿刺活检去除后，切除活检标本中有意义的病变的检出率可能稍低[127]。真空辅助 MRI 定向粗针穿刺活检中，非典型导管增生的发生率为 3%～8%[32–34]。真空辅助粗针穿刺活检标本中检测到非典型导管增生后接受切除活检的患者中，癌的平均检出率为

34%[34]。相比乳房 X 线定向活检，MRI 检测到的病变后续发生为癌的概率较高，有时称之为"非典型导管增生的低估"，这更可能反映了主要在癌症风险较高的女性中应用 MRI 的倾向。而且，几乎所有经 MRI 定向粗针穿刺活检检测到非典型导管增生后发现的癌都是导管原位癌。

在这种情况下，"升级"一词意味着在后续切除的标本中发现更重要的病变，即导管原位癌或浸润性癌。升级率随引导粗针穿刺活检的影像学方法而有所不同。比如，超声引导下粗针穿刺活检诊断非典型导管增生的低估率较高，在一个系列中可高达 56%[127]。值得注意的是，使用 11 号（11.9%）与 8 号规格（14.3%）针的立体定向真空辅助粗针穿刺活检的升级率没有显著差异[120]。当粗针穿刺活检诊断的非典型导管增生累及的病灶数（平均每例约 12 根穿刺组织条）与 Ely 等的切除活检结果相关时[128]，2 个或 2 个以下病灶有非典型导管增生的所有病例在切除后没有发现更严重的病变，而 4 个或 4 个以上病灶中有非典型导管增生的病例，从统计学上可以预测切除后有更严重的病变。粗针穿刺活检有多灶性非典型导管增生的病例在切除后有较高的升级率[128-130]。与单纯钙化相比，有肿块的病变具有更高的升级风险[131]。此外，粗针穿刺活检去除所有钙化的病例可无须再进行切除活检[132]。Hoang 等研究发现，当非典型导管增生最初表现为线状、分支状或颗粒状（而不是细小的圆形）钙化时，切除后更有可能升级[133]。Wagoner 等[134] 报道，粗针穿刺活检中非典型导管增生如有以下特征，如微乳头状非典型导管增生、两个以上的非典型导管增生病灶、多个标本中有非典型导管增生和残余乳腺影像学发现钙化，则预示后续切除标本中可能会发现导管原位癌。

近来有报道表明，粗针穿刺活检的组织病理学表现与术前和术后的乳房 X 线照片的相关性，可以使一些患者免于切除活检。De Mascarel 等[135] 和 Villa 等[132] 的研究结果表明，在真空辅助乳腺活检诊断为非典型导管增生后无残留钙化的患者，可以仅进行乳房 X 线检查随访即可。McGhan 等[131] 报道，年龄小于 50 岁且仅有局灶性非典型和活检后没有钙化残留的患者，可能代表一个低风险组，故可以避免切除活检。

在特定情况下，为计算非典型导管增生升级的可能性，而设计的列线图可能有助于做出决策。由 Khoory 等开发的列线图[136] 包括年龄、绝经状况、激素治疗状况、乳腺癌个人病史、受累的穿刺组织条数量、实性生长模式、最大病灶范围和表现（肿块对比钙化）。

应该认识到，一些（如果不是全部）"升级"病变代表非典型导管增生伴有导管原位癌，其中导管原位癌取样极少或被低估。目前，在粗针穿刺活检诊断为非典型导管增生后是否需要切除活检，应进行临床和影像学相关性分析后根据个体情况而定。这个过程也可能有助于确定切除的范围。

对于粗针穿刺活检诊断为非典型柱状细胞增生 / 平坦上皮非典型性病例的处理仍有争议。一些研究建议行切除活检[102, 137, 138]，而其他研究则认为无须切除活检[139, 140]。在这种情况下，谨慎的做法是用临床、病理和放射学相关的 MDT 方式来处理每个病例[141]。还要记住，非典型柱状细胞增生 / 平坦上皮非典型性与低级别导管原位癌有关联[142]。顺便提及，尚未发现较高级别导管原位癌具有明确的前驱病变，尽管有人怀疑某些类型的大汗腺病变与此有关。

由于粗针穿刺活检标本有限且经常破碎，在评估这些标本时，可能会给予定量标准一些权重。病理医生应该避免过度解读粗针穿刺活检标本。病理医生往往预期粗针穿刺活检取样部位仍有更多的病变组织，因而导致过度解读。正确方法是，必须预期所观察到的粗针穿刺活检标本可能是最极端的和唯一存在的异常改变，即"你看到的可能就是全部"。Jacjman 等证明了充分取样的重要性[25]，他们"逐步增加每个病变的穿刺组织条取样的平均数量，发现非典型导管增生病变的数量和非典型导管增生病变不一致性都有所减少。"诊断越来越准确是由于取样更完整，从而将更多的病变诊断为导管原位癌而不是非典型导管增生。

p53 已被用于研究粗针穿刺活检标本，以预测在随后的切除活检中发现癌的可能性。Tocino 等[143] 评估了 34 例非典型导管增生患者粗针穿刺活检标本中 p53 的表达。随后的切除活检显示有 8 例（23.5%）为癌，包括 5 例导管原位癌和 3 例浸润性癌。在 8 例切除活检时发现癌的非典型导管增生标本中，有 7 例（88%）在显微切割中检测到 p53 突变。在切除活检中未发现癌的病例中 p53 突变率为 35%，差异具有统计学意义。

十七、对粗针穿刺活检诊断为非典型导管增生的病例"仅进行观察"

粗针穿刺活检诊断为非典型导管增生后，切除活检仍然是标准建议。然而，有新的研究表明，对于没有肿块，也没有放射 – 病理不一致的患者，通过较大的真空辅助粗针穿刺活检装置去除大部分钙化，如果只有几个导管受累，并且没有细胞非典型性和坏死，则可能会减少遗漏癌的可能性[144, 145]。

在最近的一项研究中，粗针穿刺活检诊断为非典型导管增生并伴有切除活检的 143 例患者中，48 例（34.3%）升级为癌，包括 15 例浸润性癌和 33 例原位癌[146]。非典型导管增生的组织面积较大（$P=0.026$）、病灶数量较多（$P=0.004$）、实性模式（$P=0.037$）和年龄较大（$P=0.012$）均与非典型导管增生升级有关。与微乳头型（$P=0.025$）、共存柱状细胞变（$P=0.001$）和钙化（$P=0.009$）均无相关性。多变量逻辑回归分析表明，非典型导管增生病灶数（$HR=2.810$，$P=0.013$）是一个独立的阳性预测因子。这些数据表明，非典型导管增生病灶数量少的患者可以仅进行观察。

Farshid 等进行了一项为期 10 年的前瞻性观察研究，研究对象是经乳房 X 线检查后粗针穿刺活检诊断为非典型导管增生的女性患者[147]。在截至 2014 年的 15 年时间里，共有 114 名女性接受了随访，平均年龄为 59 岁。切除活检共 110 例（97%），其中，确诊导管原位癌 46 例（40%），浸润性癌 9 例（8%）。共有 21 名（19%）为浸润性癌或导管原位癌（高或中级别）。9 例浸润性乳腺癌中只有 1 例为低级别（即 1 级），3 例为多灶性，均 ≤ 8mm，淋巴结阴性，ER 阳性，但有 2 例 HER2/neu 扩增。在任意一个标本中，导管原位癌的平均范围均为 19.8mm。总体而言，有 32 名女性（占整个队列的 29%，46 名癌症患者的 70%）需要进一步手术，包括乳房切除术 12 例（11%）。不能确定浸润性癌或非低级别导管原位癌的独立预测因子。如果对粗针穿刺活检筛查到的非典型导管增生采用主动监测，60% 的女性将避免"不必要的"手术。

十八、普通型导管增生、非典型导管增生和低级别导管原位癌的免疫组织化学

IHC 的主要用途是通过评估 CK 的表达来确定导管增生性病变的诊断，只能作为一种辅助技术（表 9–1）。在这种情况下，就像在所有的外科病理学实践中一样，免疫组织化学染色结果必须结合组织病理学和临床信息进行解读。

包括旺炽性在内的普通型导管增生通常表达 HMW-CK，呈异质性、所谓的"马赛克"模式。HMW-CK 包 括 CK5、CK6、CK14、CK17 和 CK-K903（34βE12）。非典型导管增生的细胞和大多数导管原位癌的细胞通常呈 HMW-CK 阴性（图 9–43）。值得注意的是，一些高级别导管原位癌可能表达 HMW-CK（及 p63 和 p40）。另外，还必须注意，柱状细胞变（包括平坦上皮非典型性）和大汗腺化生细胞一般不表达 HMW-CK[148]。

ER 和 PR 在普通型导管增生中的染色不均匀，而在大多数非典型导管增生和低级别导管原位癌中，其染色更强、更弥漫[149, 150]。在普通型导管增生、非典型导管增生和低级别导管原位癌中未发现 HER2 的免疫反应。

ADH5 是由 5 种抗体组成的混合性商用抗体：LMW-CK（CK7/CK18，使用固红显色剂）、HMW-CK（CK5/CK14，使用棕色 DAB 显色剂）和 p63（也使用 DAB 色素原），在区分普通型导管增生和非典型导管增生方面具有潜在的用途[51]。两组 CK 抗体分别使用不同的显色剂（使用 DAB，呈棕色；使用固红，呈红色），可以判读细胞质的染色。核 p63 阳性识别肌上皮细胞。这种抗体组合可同时检测三组细胞：LMW-CK 显示上皮细胞、HMW-CK 衬托上皮细胞，p63 显示肌上皮细胞。非典型导管增生呈 CK5/14 阴性和 CK7/18 阳性。ADH5 还可以识别肌上皮细胞（胞质表达 CK5/14 和核表达 p63）。普通型导管增生对两组 CK 均呈混合的染色模式。由于大多数非典型导管增生和导管原位癌病例的 HMW-CK 为阴性，LMW-CK 为阳性，因此，与单独的 HE 染色相比，这种 ADH5 染色可以显著提高不同观察者之间诊断的一致性[151]。尽管如此，病理诊断应该始终基于组织学，而不是免疫组织化学结果（图 9–44）。

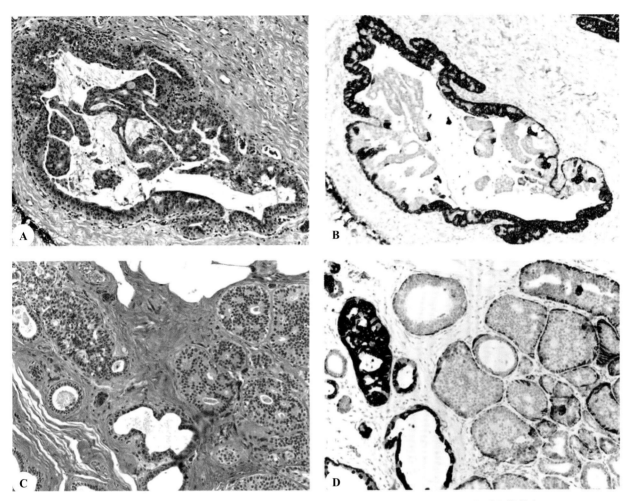

▲ 图 9–43　利用高分子量细胞角蛋白（HMW-CK）区分普通型增生和非典型导管增生

A 和 B. 在导管周围，普通型（非典型）增生表达 CK5/6（一种 HMW-CK），呈异质性、所谓"马赛克"模式，微乳头型非典型导管增生（位于导管中心）CK5/6 阴性；C 和 D. 非典型导管增生的细胞，以及大多数但不是所有形式的导管原位癌的细胞，通常呈 HMW-CK 阴性。注意普通型增生表达 CK5/6（图左侧），HMW-CK 包括 CK5、CK6、CK14、CK17 和 CK-K903（34 β E12）

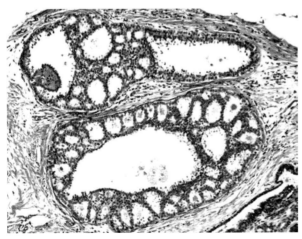

▲ 图 9–44　导管原位癌和非典型导管增生

下方导管为明显的微乳头型导管原位癌，注意病变上皮细胞的形态一致和僵硬的"罗马"桥和细胞桥接，单独观察上方导管，则为典型的非典型导管增生

十九、普通型导管增生和非典型导管增生的长期处理

普通型导管增生和非典型导管增生的预后将在第 10 章中详细讨论。这些病变的主要关注点是由于随后的患癌风险。非典型导管增生的患癌风险高于普通型导管增生。普通型导管增生的患癌风险升高 1.5～2 倍，有家族史的女性风险更高 [152]。正如美国病理医师学会癌症委员会所述，非典型导管增生的患癌风险中度升高，其相对风险（RR）为 3.0～5.0 [153]。有人认为，随着普通型导管增生、非典型导管增生或非典型柱状细胞增生的发现，后续患癌风险升高同样适用于双侧乳腺。

鼓励导管增生患者，特别是有非典型导管增生的患者，采用自查和影像学检查参加定期的随访计划。这种方法的目的是在最易治愈的阶段检测到癌。对患有非典型导管增生的女性，特别是有相关的风险因素（如乳腺癌家族史[154]的女性），可以安排更频繁的检查。

直到近来，一直认为普通型导管增生是非典型导管增生和导管原位癌的前驱病变。然而，在分子水平上，普通型导管增生只检测到少数和看似随机的染色体变化[11]。有一些基因组数据表明，少数普通型导管增生病变可能包含克隆性细胞群，提示克隆性病变（如非典型导管增生）在这种情况下可能只是偶尔发生。少数普通型导管增生病例可能包含非典型导管增生中可观察到的基因组变化[155]，但大多数此类病变可能最终也仅仅是增生[156]。

选定的非典型导管增生患者可考虑预防性双侧乳房切除术；然而，这种方法应该"只适用于那些遗传学分析具有遗传特征的高风险患者，或者那些不接受监测并有严重非典型性的患者"[154]。如果进行双侧乳房切除术，则应进行全乳切除术和前哨淋巴结活检。尽管它在预防方面越来越受欢迎，但皮下或保留乳头的乳房切除术不太可能实现完整切除乳腺组织的目标。虽然少见，但预防性乳房切除术后残留乳腺组织发生癌是一件令人不安的事情[157]。

在发生于非典型导管增生的乳腺癌患者中，90% 以上的病例强表达 ER[158]。这一发现为使用选择性雌激素受体调节药（selective ER modulator，SERM）和芳香化酶抑制药（AI）来预防有非典型导管增生的女性发生乳腺癌提供了一个依据。几项大规模乳腺化疗预防实验的结果和亚组分析显示，相对风险降低幅度达 41%～79%[159]。至少有一部分患有非典型导管增生的女性应考虑使用化学预防剂，否则应认为其风险较高。然而，目前这种化学预防"很少开处方和很少使用"[159]。

已证实 SERM（如他莫昔芬）对乳腺癌的治疗有效，并可作为一种辅助治疗药物。接受他莫昔芬辅助治疗乳腺癌的女性对侧乳腺癌的发生率降低了约 35%，这一观察结果支持 SERM 用于一级预防[160-162]。一般认为，他莫昔芬的预防作用主要是通过干扰雌激素对增生性病变的促进作用来实现的。当然，在起始水平上的影响也是可能的。

一项由美国国家外科辅助乳腺和肠道项目赞助关于他莫昔芬预防作用的临床试验，招募了 13 000 多名乳腺癌高危女性[163]。这项随机研究比较了接受他莫昔芬和安慰剂的女性，结果发现，与对照组相比，伴非典型导管增生的女性患者，后续发生浸润癌降低了 86%。

一些观察结果表明导管增生性病变有雌激素依赖性。在一些病例，不能抑制 ER 阳性细胞的生长，可能是增生性病灶发生进展的原因。Visscher 等[164]报道，与正常终末导管小叶单位相比，增生组织中 ER 表达率明显增加，ER 阳性导管原位癌中的表达率更明显增加。Shoker 等[165]也报道了增生性导管病灶的 ER 表达增加，并将这些发现与 Ki67 所代表的增生活性增加相关联。在普通型导管增生检测到 ER-α 与 ER-β 的高比率可能是乳腺癌风险增加的标志[166]。

只有在阐明各种导管增生性病变的分子途径之后，才能确定它们确切的临床意义，从而进行适当的处理[155, 156]。在这方面已经取得了相当大的进展，如线粒体 DNA 测序和系统发育聚类揭示了某些形式的增生性乳腺疾病与低级别导管原位癌之间的直接转变[167]。

了解一般人群中增生性乳腺疾病的真实发病率和患病率，以及这些患者的长期临床结局，也将有助于优化处理。一项回顾性研究显示，2006—2012年，2498 例行乳腺缩小整形术且无乳腺癌病史的患者中，47 例（1.9%）患者存在非典型导管增生和平坦上皮非典型性[168]。这一发现为非一般人群中非典型导管增生的患病状况提供了数据。

第 10 章　乳腺癌前病变的流行病学、病理学和临床特点
Precarcinomatous Breast Disease: Epidemiologic, Pathologic, and Clinical Considerations

Syed A. Hoda　著

韩　铭　译　　闫庆国　张丽英　校

在过去的几十年里，乳腺癌的发病率在"西方"国家上升了大约 25%。这一趋势很可能是由于筛查的增加和生活方式的改变。自 2000 年前后以来，一些国家的乳腺癌总体发病率已基本稳定。在许多中低收入国家，发病率仍持续上升[1]。

一、乳腺癌的一般危险因素

乳腺癌的发生与多种危险因素相关（表 10-1）。已知的乳腺癌危险因素包括初潮年龄早、产次较少和首次足月妊娠年龄较大的女性[2]。母乳喂养可以降低女性患乳腺癌的风险，母乳喂养是一种重要的预防乳腺癌方式。母乳喂养时间越长，患乳腺癌的风险就越低。Grevers 等[3] 使用来自 Alberta 癌症注册中心的数据进行评估，2012 年该区域所诊断的乳腺癌中，约 6.3% 归因于口服避孕药的使用，尽管两者间的关联仍存在争议。

在病例对照和前瞻性研究中，各种饮食因素被认为是乳腺癌发生的潜在风险因素，包括酒精、红肉、加工肉类和动物脂肪的摄入量增加，以及水果和蔬菜、钙、维生素 D、大豆和抗氧化剂（如 β-胡萝卜素和其他胡萝卜素类、维生素 C 和维生素 E）的摄入减少[4]。越来越多的流行病学研究表明，饮酒是乳腺癌的一个危险因素[5]。可能的生物学机制包括乙醇对循环中雌激素水平的影响。多种化学物质暴露被认为与乳腺癌有关。在流行病学研究中，包括多氯联苯、二噁英（dioxin）和杀虫剂［如二

氯二苯三氯乙烷（dichlorodiphyenyl-trichlorethane，DDT）、林丹（lindane，即 γ- 六氯环己烷）和六氯苯］在内的有机氯与乳腺癌之间并没有一致的关联。DNA 甲基化与香烟烟雾和持久性有机污染物等环境暴露有关，它可能通过高甲基化使基因沉默，或反过来通过低甲基化激活基因在癌症的病因学中发挥作用[6]。

有相当多的流行病学研究证据表明，高水平的体育锻炼可以降低患乳腺癌的风险[7,8]。可能的生物学机制包括体育锻炼对身体成分、胰岛素抵抗和性类固醇激素循环水平的影响。肥胖和缺乏运动是高胰岛素血症和胰岛素抵抗的重要决定因素。据报道，高胰岛素血症伴胰岛素抵抗是乳腺癌的独立危险因素[9]。

乳房 X 线检查显示，乳腺密度的增加是乳腺癌最严重的危险因素之一。密度高的女性患乳腺癌的风险较常人增加了 4 倍以上[10]。

随着在乳腺癌诊断和治疗方面的进步，人们开始关注预防的策略和发病风险增加的因素。最严重的危险因素，包括乳腺癌的遗传易感性和既往活检证实的乳腺增生性改变。这些因素对乳腺癌发生的影响可能具有协同作用。

二、乳腺癌的遗传易感性

有 5%～10% 的乳腺癌可能具有遗传性[11]。绝大多数（约 90%）与乳腺癌基因 1 和乳腺癌基因 2

表 10-1　乳腺癌的危险因素

相关因素	相对风险
生育因素	
初潮早	（+）
第一个孩子出生时的年龄	（++）
生育次数	（+）
绝经年龄	（+）
母乳喂养	（−）
激素因素	
口服避孕药（当前 vs. 无）	（+）
雌激素替代（10 年以上 vs. 无）	（+）
雌激素加黄体酮替代（> 5 年 vs. 无）	（++）
血液高雌激素或雄激素水平（绝经后）	（+++）
高催乳素	（++）
营养和生活方式因素	
肥胖（BMI > 30 vs. BMI < 25）	
绝经前	（−）
绝经后	（+）
绝经后成人体重增加	（++）
酒精（每天饮用 1 杯或多杯酒 vs. 无）	（+）
身高（> 5 英尺 7 英寸）	（+）
体育活动（每周超过 3h）	（−）
单不饱和脂肪 vs. 饱和脂肪	（−）
其他因素	
家族史（母亲和姐妹）[a]	（+++）
家族史（一级亲属）[b]	（++）
犹太血统（有 vs. 无）	（+）
电离辐射（有 vs. 无）	（+）
良性乳腺疾病（纤维囊性疾病 vs. 无）	（++）

a. 65 岁之前 2 位一级亲属患有乳腺癌病史，与无亲属患病相比
b. 65 岁之前一级亲属有乳腺癌病史，与无亲属患乳腺癌病史相比。相对风险（RR）：（+）为 1.1～1.4；（++）为 1.5～2.9；（+++）为 3.0～6.9；（−）为 0.7～0.8
BMI. 体重指数

（*BRCA1* 和 *BRCA2*）的突变有关，尽管很大一部分还与 *TP53*、*PTEN*、*STK11*、*ATM*、*BRIP1*、*PALB2* 等突变有关[12]。遗传易感性在临床上通常表现为一位或多位女性亲属有乳腺癌病史。如果母亲的一级亲属患有绝经前双侧乳腺癌，以及多个亲属受到影响时，则与阳性家族史相关的风险增加。其他可能的遗传易感性指标包括乳腺癌的早期发病、多部位特异性癌（如乳腺癌和卵巢癌），以及罕见恶性肿瘤或恶性肿瘤相关综合征的存在。

（一）*BRCA1* 和 *BRCA2*

位于 17 号染色体长臂上的 *BRCA1* 基因[13-15] 和位于 13 号染色体上的 *BRCA2* 基因[16] 的突变与乳腺癌发生风险有关。*BRCA1* 和 *BRCA2* 在乳腺、卵巢和其他组织中均有表达；这两种基因在细胞核双链 DNA 断裂的修复中发挥关键作用。*BRCA1* 和 *BRCA2* 突变在家族性乳腺癌中只占少数，约占 15%。据报道，*BRCA* 胚系突变患病率不等，从意大利的 2.9% 到澳大利亚的 9.3% 再到美国的 15.4%[17]。

BRCA1 是一种多效性 DNA 损伤反应蛋白，在检查点激活和 DNA 修复中起作用，而 *BRCA2* 是同源重组核心机制的介质[18]。在 DNA 修复过程中，由这些基因表达的蛋白质共同发挥作用，以保护基因组免受双链 DNA 的损伤。在这些基因不同片段中已经发现了各种类型的突变[16-21]。据估计，携带 *BRCA1* 和 *BRCA2* 突变的女性到 70 岁时患乳腺癌的风险为 40%～87%，尽管这些风险会受到其他因素的影响[22]。在各种研究中，由 *BRCA1* 突变而导致患乳腺癌的终身风险为 56% 至近 90%[22-24]。据报道，与 *BRCA2* 突变相关的乳腺癌风险略低（37%～84%）[24, 25]。*BRCA1* 突变可能在遗传性乳腺癌病例中占 45%，在乳腺癌合并卵巢癌的患者中占近 90%[26, 27]。归因于 *BRCA1* 突变的卵巢癌的终身风险约为 45%[28]。

一项雄激素受体（AR）基因型的研究表明，与 *BRCA1* 和 *BRCA2* 突变相关的风险似乎会受到其他基因或遗传改变的影响[29]。生育因素，如产次和首次分娩活婴的年龄，这两个都是乳腺癌风险的公认流行病学指标，已被证明在某种程度上与家族风险相互作用[30]。产次可能会影响 *BRCA1* 相关乳腺癌的风险[31]。吸烟和口服避孕药等外源性因素，也被

确定为可能改变 *BRCA1* 和（或）*BRCA2* 遗传外显率的因素[32-34]。

饮食、环境和其他不确定因素，似乎会影响女性个体中 *BRCA1* 和 *BRCA2* 的遗传外显率。Rebbeck[35] 总结的 403 个 *BRCA1* 突变携带者的研究数据说明了这一点。仅有 209 名（52%）女性被诊断为乳腺癌，诊断时的平均年龄为 42.6 岁，但年龄范围很广（19—96 岁）。在其他女性中，40 人（10%）患有卵巢癌，22 人（5%）患有卵巢癌和乳腺癌。其余 132 名未患乳腺癌或卵巢癌的女性中有 9 名（7%）年龄超过 70 岁。关于 *BRCA1* 和 *BRCA2* 突变与对各种癌症的易感性之间的关系仍在研究中[36, 37]。

在临床筛查中，16% 患有乳腺癌并患有乳腺癌和（或）卵巢癌家族史的女性有 *BRCA1* 突变[38]。在有乳腺癌和阳性家族史的女性中，有 7% 的女性存在 *BRCA1* 突变。双侧乳腺癌患者或家族中乳腺癌的数量与 *BRCA1* 突变之间没有发现相关性。这些数据进一步支持了 *BRCA* 突变具有可变遗传外显率的观点，同时也表明在一些有阳性家族史的女性中，其他 *BRCA* 基因位点的改变或完全不同的其他基因改变导致了乳腺癌。

（二）*BRCA1* 和 *BRCA2* 乳腺癌的病理学

各种报道表明，*BRCA1* 相关性乳腺癌具有独特的病理特征，尽管它们并不是这些患者所特有的[39-42]。原位癌和浸润性导管癌通常为高级别[43-45]。据报道，这些患者中髓样癌和具有髓样特征的导管癌的发生率相对较高[43]。肿瘤具有高增殖率的特点[39, 41]。*BRCA1* 相关性乳腺癌通常不表达 ER 或 HER2 受体，但表现出 p53 反应性[39]。*BRCA1* 相关癌中的血管生成会增强[39]。

来自乳腺癌联盟的一项研究，包含 118 名 *BRCA1* 患者、78 名 *BRCA2* 患者、244 名非 *BRCA* 家族性癌患者和 547 名对照者的乳腺癌患者[44]。研究发现有 *BRCA1* 和 *BRCA2* 突变肿瘤的分级明显高于对照组。髓样癌在 *BRCA1* 组中的发生率明显高于 *BRCA2* 组和对照组。小叶原位癌在整个家族性癌组中的发生率显著低于对照组，但 *BRCA1* 和 *BRCA2* 突变携带者之间的小叶原位癌发生率无显著差异。*BRCA1* 突变的乳腺癌比 *BRCA2* 突变的肿瘤具有更高的核分

裂数和更明显的多形性。

Armes 等[43] 在一项针对 40 岁之前被诊断出癌症的女性的研究中发现，与 *BRCA2* 突变相关的癌相比，*BRCA1* 突变相关性癌具有更高的核分裂和更多的坏死。在肿瘤大小、淋巴结转移或淋巴管血管侵犯方面，两组之间没有观察到差异。

Palacios 等使用组织微阵列[45] 的方法，比较了 *BRCA1* 相关（20 例）和 *BRCA2* 相关（18 例）乳腺癌与 *BRCA1* 和 *BRCA2* 突变阴性（37 例）乳腺癌中一组标志物的免疫组织化学表达情况。本研究病例相对较少，两组间组织学类型分布差异无统计学意义。无 *BRCA1* 和 *BRCA2* 突变的乳腺癌的特征，在于其组织病理学分级低于 *BRCA1* 或 *BRCA2* 突变相关癌的联合组。与单独的 *BRCA1* 突变肿瘤相比，无 *BRCA1* 或无 *BRCA2* 突变肿瘤呈显著的低级别。与 *BRCA2* 突变肿瘤相比，无 *BRCA1* 或无 *BRCA2* 突变的肿瘤仅在较少核分裂方面存在明显差异。无 *BRCA1* 或无 *BRCA2* 突变肿瘤与 *BRCA1* 突变相关癌相比，ER、PR 和 bcl-2 的表达率显著增加，而 p53 的表达率降低。前者 Ki67 增殖指数也较低。无 *BRCA1* 或无 *BRCA2* 突变的肿瘤与 *BRCA2* 突变肿瘤的不同之处仅表现为 Ki67 指数较低。HER2 的组化或通过荧光原位杂交检测 HER2/*neu* 的扩增，两组间的分布没有显著差异。在 *BRCA1* 或 *BRCA2* 突变相关癌中没有检测到 HER2/*neu* 扩增的情况。与 *BRCA1* 相关癌或 *BRCA1* 或 *BRCA2* 突变阴性癌相比，*BRCA2* 相关癌中更常见 *c-myc* 的扩增（62.5%）。上述结果表明，"*BRCA2* 相关肿瘤表现出介于" *BRCA1* 突变相关癌和 *BRCA1* 或 *BRCA2* 突变阴性癌之间的特征。*BRCA* 突变携带者的双侧乳腺癌往往具有相似的生物标志物表达模式[46]。

诊断时的年龄影响 *BRCA1* 或 *BRCA2* 突变携带者乳腺癌的组织病理学特征。Eerola 等[47] 使用组织微阵列技术比较了 < 50 岁与 > 50 岁女性患者乳腺癌的特征。在 *BRCA1* 携带者中，> 50 岁的女性患者的 3 级乳腺癌的比率明显减少（47.1% vs. 84.4%）、ER 阴性（25% vs. 83.3%）和 p53 阳性的比率均减少（7.7% vs. 50%）。所有髓样癌均发生在 < 50 岁的女性中。与无 *BRCA1* 或无 *BRCA2* 突变携带者相比，具有 *BRCA1* 突变且年龄 > 50 岁或

以上的患者仅在有更频繁的高级别乳腺癌方面存在显著差异。

在 BRCA 相关患者中，浸润性小叶癌的发生率一直存在争议。一项综述发现，与 BRCA1 相关癌相比，BRCA2 突变女性患伴有小叶特征的癌和小叶原位癌更常见[40]。Armes 等[43] 发现多形性小叶癌在 BRCA2 肿瘤患者中的发生率，明显高于 BRCA1 肿瘤患者。与散发性无 BRCA 相关癌相比，BRCA2 组中多形性小叶癌的发生率并没有显著升高。其他研究报道显示，BRCA1、BRCA2 突变和对照组之间浸润性小叶癌的发生率没有显著差异[44]。

BRCA 基因也可能通过基因突变以外的机制在乳腺癌的发展中发挥作用。这些替代途径可能是其他基因改变的结果，这可能对 BRCA 基因的肿瘤抑制功能产生负面影响[48]。

（三）BRCA 相关乳腺癌的预后

一些研究发现，BRCA1 相关癌和散发性癌患者的无病生存率和总生存率没有显著差异[42, 49, 50]。Foulkes 等[51] 报道了具有 BRCA1 突变的德系犹太女性与来自相同种族背景的无此突变的女性相比，具有统计上显著不良的预后。

（四）BRCA1 和 BRCA2 相关性乳腺癌的手术治疗

由于与 BRCA1 和 BRCA2 相关的乳腺癌的风险，最可能涉及双侧乳腺的所有组织，因此需要双侧预防性乳房切除术的手术治疗，以大幅度降低或消除风险[52]。大多数发生在预防性乳房切除术部位的乳腺癌的报道，指的是接受皮下或保留乳头的乳房切除术的患者。在切除乳头乳晕复合体的全乳房切除术后，乳腺组织残留的可能性大大降低。手术的年龄会影响手术带来的最大获益，预计获取最大预期寿命延长是在 30 岁时进行手术，而在 60 岁以上几乎不会增加[53]。在未患乳腺癌的 BRCA1 或 BRCA2 突变携带者中，双侧预防性乳房切除术将相对风险度降低了 90%～100%[54-57]。双侧乳房切除术预防癌症的效果还受其他因素影响，例如手术类型和是否进行双侧卵巢切除术等。单纯双侧预防性卵巢切除术可使乳腺癌风险降低 47%～68%[58-60]。

2018 年，Jakub 等[61] 报道了一项回顾性研究结果，研究了 9 家机构在一组 BRCA 突变患者队列中，进行预防性风险降低乳头保留乳房切除术的经验，并得出结论，预防性风险降低乳头保留乳房切除术在 BRCA 人群中可以预防乳腺癌。346 例患者共进行了 548 次预防性风险降低乳头保留乳房切除术。乳头保留乳房切除术的中位年龄为 41 岁（34.5—47.5 岁）。202 例患者（58.4%）进行了双侧预防性风险降低乳头保留乳房切除术，144 例患者（41.6%）接受了继发于对侧乳腺癌的单侧预防性风险降低乳头保留乳房切除术。共纳入 201 名 BRCA1 突变患者和 145 名 BRCA2 突变患者。中位和平均随访时间分别为 34 个月和 56 个月，预防性风险降低乳头保留乳房切除术后未发生同侧癌。任何接受双侧预防性风险降低乳头保留乳房切除术的患者均未发生乳腺癌。使用 BRCA1/2 突变携带者的风险模型，若不进行预防性乳头保留乳房切除术，预计大约会有 22 例新发乳腺癌。预防性风险降低乳头保留乳房切除术可显著性减少乳腺癌发生事件（观察事件与预期事件的检验，$P < 0.001$）。

在 BRCA1 和 BRCA2 突变的女性中，保乳治疗值得关注，因为所有乳腺组织都有高风险。Robson 等[62] 比较了携带与不携带 BRCA1 或 BRCA2 突变的犹太女性，在保乳治疗后的结局。具有 BRCA 突变的患者诊断时更年轻，更倾向于频繁地发生同侧乳腺癌复发，并且发生对侧癌的频率更高。在多变量分析中，突变状态并不能预测长久的无病生存期。

Haffty 等[63] 报道了在 12 年的随访期间，49% 的 BRCA 突变相关性癌患者和 21% 散发性癌患者，在保乳治疗后出现同侧癌复发。42% 的突变携带者和 9% 的散发病例诊断出对侧乳腺癌。其他研究也报道了，突变携带者的同侧复发率（21.8%）高于散发性癌病例（12.1%）[64]。Metcalfe 等[65] 报道，在 BRCA1 和 BRCA2 突变携带者中，10 年随访后对侧癌的风险分别为 43.4% 和 34.6%。一项对 87 名接受保乳治疗的 BRCA1 和 BRCA2 突变携带者的前瞻性研究发现，在随访 5 年和 10 年后，同侧乳腺癌复发风险分别为 11.2% 和 13.6%[66]。对 Pierce 等[67] 报道的 160 例 BRCA1 或 BRCA2 突变携带者的数据进行回顾性分析，结果显示，与散发性对照组相比，接受双侧卵巢切除术的突变携带者的乳腺复发率没有显著增加。他莫昔芬治疗显著降低了 BRCA1 或

BRCA2 携带者患对侧乳腺癌的风险，但仍高于对照组。

BRCA1 和 *BRCA2* 基因突变在普通人群中约占 0.3%，在犹太人后裔中约占 2.5%。因此，使用双侧乳房切除术的手术治疗，对于有风险的人来说仍然是一个重要而"复杂"的决定 [68]。

（五）*BRCA1* 和 *BRCA2* 相关性乳腺癌的非手术治疗

预防性乳房切除术的一种替代方法，是通过频繁的影像学检查、临床检查和乳腺自我检查进行仔细的临床随访。乳房 X 线检查对 *BRCA* 突变携带者癌的检测灵敏度，明显低于一般筛查方式 [69]。在这种情况下可能导致敏感性降低的因素，包括年轻女性和 *BRCA1* 或 *BRCA2* 突变携带者的乳腺组织密度较高 [70, 71]，以及易出现边界清楚的肿瘤，提示为良性病变而非浸润性肿瘤 [71]。Tilanus-Linthorst 等 [71] 报道发现，假阴性的乳房 X 线检查解读与"推挤性"肿瘤边缘之间在统计学上存在显著的相关性。

多项研究表明，MRI 的诊断敏感性为 71.1%～100%，特异性为 81%～95.4% [72-76]。在 MRI 检测出患癌的高危女性中，腋窝淋巴结的转移率为 72%～35.3% [74]。在这些研究中，MRI 检测到 ≤1cm 癌的比例为 43.2% [76]～66.7% [71]。对 *BRCA* 突变女性进行 MRI 筛查的长期结果很少；然而，在中位随访 8.4 年后，MRI 检测到的 24 例偶发癌，没有发生远处复发，这是令人鼓舞的 [77]。

尽管 MRI 在检测肿块性乳腺癌方面具有优势，但乳房 X 线检查在高危女性的监测方面发挥着重要作用，因为它检测有钙化的非肿块病变更有效，如导管原位癌 [73]。对 *BRCA* 突变女性进行的大宗回顾性分析发现，与对照人群相比，乳房 X 线检查过程中的辐射暴露并未导致更高的癌症发生率 [78]。尽管如此，乳房 X 线检查和 MRI 在高危女性监测中的最佳使用可能受到患者年龄的影响，年轻女性对 MRI 的依赖程度更高，随着年龄的增长，乳房 X 线检查的使用频率更高。比较 *BRCA1* 和 *BRCA2* 基因突变携带者的各种年度筛查策略的计算机模拟模型显示，25 岁时每年进行年度 MRI 筛查和从 30 岁开始的延迟交替数字乳房 X 线检查是最有效的筛查策略 [79]。

在最近的一项多个观察性研究的荟萃分析中，同时使用了乳房 X 线检查和年度 MRI，显示 MRI 加乳房 X 线检查的综合敏感性为 94%，而单独乳房 X 线检查的综合敏感性为 39% [80]，增加超声或临床检查的益处微乎其微。大多数检测到的癌是非浸润性或早期浸润性癌。影像学的进步很可能为高危女性提供高度敏感的筛查。在此之前，MRI 是首选的筛查方式 [81]。

（六）乳腺癌化学预防概述

NCI 将化学预防（chemoprevention）定义为"使用药物、维生素或其他药剂来尝试降低癌症的风险，或延缓其发展或复发" [82]。在美国，近 15% 的 35—70 岁的女性有患乳腺癌的高风险，因此有必要接受"化学预防" [83]。FDA 已批准他莫昔芬（Tamoxifen）和雷洛昔芬（Raloxifene），用于 Gail 模型 5 年风险估计为 1.67% 或更高的女性进行乳腺癌预防 [83]，美国预防服务工作组发现，化学预防对 5 年乳腺癌风险为 3% 或更高的女性的获益大于危害 [84]。此外，与仅基于家族史的风险升高的女性相比，患有非典型导管增生、非典型小叶增生和小叶原位癌的女性从预防药物中获益更大 [85, 86]。

ER 阻断药在治疗某些类型的乳腺癌方面取得了成功，已用于"化学预防" [87]。在 20 世纪 80 年代，人们发现当时使用的乳腺 ER 阻断药，对子宫内膜和骨骼具有促雌激素作用 [88]。因此，这些药物开始被称为选择性 ER 调节药。选择性 ER 调节药可以预防骨质疏松症和乳腺癌，但对子宫内膜有致癌作用。

有趣的是，他莫昔芬是第一种被提出用于预防乳腺癌的抗雌激素药物，但却是一种失败的避孕药 [89]。1986 年，Royal Marsden 诊所开始招募健康女性进行一项大型安慰剂对照、双盲、随机临床试验。这项中位随访 13 年的研究的最终结果于 2007 年发表。结果显示，与安慰剂相比，他莫昔芬组的女性在治疗后 ER 阳性乳腺癌的发生率有统计学意义的降低（HR=0.48，95%CI 0.29～0.79，*P*=0.004）[90]。美国国家外科辅助乳腺和肠道项目，随机对照比较了他莫昔芬和安慰剂预防乳腺癌的作用，发现他莫昔芬将乳腺癌患病风险降低了 49% [91]。有非典型病变的患者从他莫昔芬中获益更大。2005 年的一项最新试验显示，他莫昔芬对降低浸润性和非浸润性乳腺癌的发生率具有相似的治疗效果[92]。2015 年，国际乳腺干预研究 I 试验研究报道了针对 7000 名服用他莫昔芬和安慰剂的患者进行的延长随访（中位数 16 年）结果。该研究发现，即使在停止使用他莫昔芬后，也能延长其保护时间[93]。在前 10 年中，安慰剂组和他莫昔芬组中发生乳腺癌的风险分别为 6.3% 和 4.6%，而 10 年后安慰剂组发生风险为 3.8%，他莫昔芬组为 2.6%[93]。然而，他莫昔芬的显著不良反应，即子宫内膜癌和血栓栓塞事件，阻碍了其使用。

为了寻找一种不良反应更低的选择性 ER 调节药，人们发现了盐酸雷洛昔芬。后者是一种短效的第二代苯并噻吩衍生物。与他莫昔芬不同，它对子宫内膜表现出抗雌激素作用[94]。

NSABP P-2 "他莫昔芬和雷洛昔芬的研究"，比较了他莫昔芬和雷洛昔芬在绝经后女性中的作用[95, 96]。他莫昔芬和雷洛昔芬的研究试验，最初发现雷洛昔芬在降低浸润性乳腺癌风险方面与他莫昔芬一样有效。在他莫昔芬组中，非浸润性乳腺癌病例较少。他莫昔芬和雷洛昔芬的研究数据的长期分析，将最初 47 个月的中位随访时间延长至 81 个月。这份更新的报道发现这两种药物之间存在更大的差异，对于诊断为非典型病变的患者，雷洛昔芬在降低乳腺癌风险方面的效果只有他莫昔芬的 76%～78%。他莫昔芬的副作用使雷洛昔芬成为一种替代药物，尽管已证明它的疗效稍差。拉索昔芬（Lasofoxifene）属于第三代选择性 ER 调节药，是一种萘衍生物。拉索昔芬的 ER 结合亲和力是雷洛昔芬或他莫昔芬的 10 倍。绝经后拉索昔芬评估和风险降低试验，虽然效果不足，但显示所有乳腺癌的发生率显著降低（76%）[97]。患子宫内膜癌风险没有增加。

芳香酶抑制药（aromatase inhibitors）通过抑制将雄激素转化为雌激素的芳香酶，来阻断雌激素的合成。批准并广泛使用的芳香酶抑制药包括阿那曲唑（Anastrozole）、来曲唑（Letrozole）和依西美坦（Exemestane）。国际乳腺干预研究 II 试验将阿那曲唑作为一种预防药物进行了研究。阿那曲唑组发生乳腺癌的风险降低了 47%[98]。患有非典型病变（小叶原位癌，非典型增生）的女性占国际乳腺干预研究 II 研究人群的 9%。在小叶原位癌和非典型增生患者中，阿那曲唑的风险降低幅度较大，但不显著[98]。阿那曲唑的不良反应与依西美坦相似，主要是肌肉骨骼和血管舒缩症状。来曲唑作为一种芳香酶抑制药，用于服用他莫昔芬 5 年后的绝经后女性。依西美坦是一种具有轻度产雄激素活性的芳香酶抑制药。加拿大国家癌症研究所临床试验组乳腺预防 3 试验，对依西美坦作为化学预防药物进行了评估，结果显示它可以将浸润性乳腺癌的发生率降低 65%，具有与他莫昔芬类似的不良反应[99]。

2013 年，美国临床肿瘤学会发布了乳腺癌预防临床实践指南。该指南建议对估计 5 年乳腺癌风险 > 1.66% 的女性或诊断为小叶原位癌的女性进行预防药物治疗[99]。他们推荐 35 岁以上乳腺癌风险升高的绝经前女性使用他莫昔芬，符合风险标准的绝经后女性使用雷洛昔芬或依西美坦。不建议在临床试验之外使用其他选择性 ER 调节药（拉索昔芬和阿佐昔芬）或其他芳香酶抑制药（阿那曲唑）。

（七）*BRCA1* 和 *BRCA2* 突变携带者的化学预防

已证明他莫昔芬可以降低具有多种高危因素的女性患乳腺癌的风险[100-102]。风险可降低 45%～49%，具体取决于受影响亲属的数量。他莫昔芬在同侧癌的辅助治疗也降低了对侧癌的发生率，有助于降低保守治疗后乳腺癌的复发率[103]。对竞争性死亡原因的分析表明，他莫昔芬辅助治疗可减少对侧癌和心血管疾病的死亡，从而显著降低死亡率[101-104]。

Narod 等[105] 报道，*BRCA* 突变携带者接受他莫昔芬辅助治疗，患同侧癌的风险降低了 50%。*BRCA1*（62%）的风险降低大于 *BRCA2*（37%）突变携带者的风险降低程度。

（八）*BRCA1* 和 *BRCA2* 管理的未来方向

致病性 *BRCA1* 和 *BRCA2* 突变的患病率尚不清楚。在没有癌症家族史的情况下，检测阳性的意义也不清楚。修饰基因的影响也尚未可知。2013 年之前，美国所有通过直接 DNA 测序进行临床检测的患者均在单一实验室进行的检测，此类数据无法获取。开发一个统一的可访问数据库（自从美国最高法院停止对这项测试的垄断以来，现在已经成为可能）将有助于理解这些问题[106]。

三阴性乳腺癌（即使是非浸润性的，三阴性乳腺癌也是 *BRCA1/BRCA2* 突变患者的一种常见癌症）的病理学关键要素包括高增殖性、免疫反应增强、基底样和间质表型以及同源重组缺陷（部分与 *BRCA1/BRCA2* 功能的丧失有关）。基于对上述发现的分子分析，针对 DNA 损伤反应、血管生成抑制药、免疫检查点抑制药和抗雄激素的干预措施已成为各种临床试验的主要方向[107]。鉴于胰岛素样生长因子 1 抑制药在乳腺发育中起重要作用，它也可能成为关注的焦点[108]。

（九）其他与乳腺癌相关的基因

一些比 *BRCA1* 和 *BRCA2* 更少见的几个基因，也与患乳腺癌的风险有关（表 10-2 和表 10-3）。这些基因通常与癌症综合征有关，如 Li-Fraumeni 综合征中的 *TP53*[109, 110]、Cowden 综合征中的 *PTEN*[111]、Peutz-Jegher 综合征中的 *STK11*[112]。

另一组似乎会增加患乳腺癌风险的基因被称为低外显率基因。这些基因可能可以解释一些家族性或散发性乳腺癌的原因。它们对乳腺癌风险的影响，可能是通过其他因素的相互作用来介导的，例如环境致癌物的代谢产物或激素代谢产物。低外显率基因的例子是 *GSTM1*(一种谷胱甘肽 -S- 转移酶，参与致癌物质代谢)[113, 114] 和 *AIB1*(一种乳腺癌基因扩增产物，参与乳腺细胞中的雌激素信号转导)[115]。

下一代测序（NGS）和多基因平台的引入，已将遗传性乳腺癌和卵巢癌综合征的范围扩大到传统基因 *BRCA1* 和 *BRCA2* 之外。已经发现了几个额外的中等外显基因，它们在通过同源重组途径修复双链 DNA 断裂方面也起着关键作用[116]。

（十）风险评估

乳腺癌风险评估的过程即"风险评估"很复杂。广泛和密集筛查的有效性尚不完全清楚，但可能会增加假阳性结果和诊断程序的数量。降低风险的药物和手术与减少乳腺癌和卵巢癌有关，但也有副作用。因此，风险评估应高度个体化。此类筛查的方法不断发展，形成了复杂的多学科风险评估。

个体、激素和环境因素以及家族史会影响个体患乳腺癌的风险。总之，这些因素可用于估计短期和长期风险，预测携带患乳腺癌的遗传易感性的可能性，或两者兼而有之。遗传咨询和检测以及数学风险评估模型可用于评估风险。各类指南，如由美国国家综合癌症网络（NCCN）发布的指南，通常用于识别可能从基因检测和咨询中受益的个体。

通常被认为患乳腺癌风险增加的女性，包括有乳腺癌家族史或其他肿瘤遗传易感性的女性；活检证实为非典型小叶增生、非典型导管增生或导管原位癌者；有胸壁或体表放射病史者；个人有导管原位癌或浸润性乳腺癌病史者；还有那些乳腺密度高的人群。

在未受影响的个体中，当出现以下情况时，需要进行有关家族性乳腺癌和其他癌症的基因检测（提示 *BRCA1* 或 *BRCA2*、*TP53*、*PTEN*、*CDH1*、*STK11*、

表 10-2　乳腺癌的遗传易感性

基　因	综合征	癌	其　他
BRCA1	乳腺卵巢综合征	乳腺、卵巢	
BRCA2	乳腺卵巢综合征	乳腺、卵巢、前列腺、胰腺	纯合子中的 Fanconi 贫血
TP53	Li-Fraumeni 综合征	乳腺、大脑、软组织、骨骼等	
PTEN	Cowden 综合征	乳腺、卵巢、甲状腺、结肠	甲状腺肿瘤、纤维瘤、胃肠道息肉
STK11/LKB1	Peutz-Jegher 综合征	胃肠道、乳腺	肠错构瘤、口腔色素沉着
ATM	共济失调毛细血管扩张综合征（Ataxia-Telangiectasia 综合征）	乳腺	纯合子：白血病、淋巴瘤、小脑共济失调、免疫缺陷和毛细血管扩张症
ATM	特定部位的乳腺综合征	乳腺	低外显率
MSH2/MLH1	Muir-Torre 综合征	结直肠、乳腺	

均为常染色体显性遗传

表 10–3　乳腺癌发病风险与相关基因阳性变异的不同遗传外显率相关

阳性变异	评估乳腺癌的终身风险	
	女　性	男　性
ATM	38%	–
BRCA1[a]	41%～90%	＞1%
BRCA2[a]	41%～90%	7%
CDH1	39%～52%	–
CHEK2	28%～37%	＜2%
NBN	升高	–
NF1	8.1%	–
PALB2	14%～58%	＜2%
PTEN	25%～50%	＜2%
STK11	25%～54%	–
TP53	54%	–

a. 致病性 *BRCA1* 和 *BRCA2* 突变携带者的女性，患乳腺癌的终身风险分别约为 65% 和 45%，而卵巢癌的终身风险估计分别为 39% 和 11%（引自 Lee A, Moon BI, Kim TH. *BRCA1/ BRCA2* pathogenic variant breast cancer：treatment and prevention strategies. *Ann Lab Med*. 2020；40：114–121.）
NF1. 神经纤维瘤病 1
引自 Danforth DN Jr. Genomic changes in normal breast tissue in women at normal risk or at high risk for breast cancer. *Breast Cancer* (*Auckl*). 2016；10：109–146, and various additional source.

PALB2、*ATM* 等可能存在的致病变异）：①亲属中发现的已知致病性或可能的致病性变异；②一级或二级亲属具有以下任何一项，表明可能存在 *BRCA1* 或 *BRCA2* 致病性变异，如乳腺癌≤ 45 岁、卵巢癌、男性乳腺癌、胰腺癌和转移性前列腺癌；③有单个个体患有两个或多个原发性乳腺癌，以及家族中至少有两位同侧的乳腺癌个体，其中至少 1 人确诊时 ＜ 50 岁。在提供适当的咨询后，这些个体可能会接受特异性致病变异、高外显率基因和（或）中等外显率基因的检测。

（十一）乳腺癌发生的多步骤过程

从正常上皮细胞过渡到增生，以及最终癌变相关的遗传学改变，涉及一系列称为起始、转化和进展的事件。很少有增生性病变通过所有这些步骤发展为浸润性癌，并且大多数可能永远不会超过起始的早期阶段，可能在某些（但不是全部）情况下仅

表现为增生。

Simpson 等[117] 回顾了乳腺癌发展的多步骤过程，他们提出注意分子（基因型）和形态学（表型）异常的重要性。数据表明，有两种重要的致癌途径分别导致低级别和高级别癌。低级别癌通常为 ER 阳性、PR 阳性和 HER2 阴性，并且出现 16q 的遗传性缺失。另外，高级别癌的特征是 HER2 阳性、ER 阴性和 PR 阴性，并且在多个位点具有遗传缺失或增加。这些作者提供的数据支持以下假设：大多数低级别癌源自柱状细胞增生，而高级别癌源自大汗腺化生。这些观点的形态学支持，可以在小管癌与柱状细胞病变的频繁共存以及高级别导管癌中频繁出现的大汗腺细胞学特征中观察到。

在肺癌中证明的"场效应"假说[118-120] 同样适用于乳腺癌。这个概念认为，当暴露于致癌刺激物时，上皮广泛发生转化，但这种转化是不均衡的。

乳腺癌风险相关遗传改变中令人振奋的研究结果，是在乳腺癌附近形态学正常的小叶腺体中发现有杂合性缺失（loss of heterozygosity, LOH）。Deng 等[121] 发现，在 10 例伴有 3p22-25 LOH 的乳腺癌样本中，有 6 例从癌旁组织中取下的组织学上表现正常的小叶出现了相同的杂合性缺失。在 17p13.1 和 11p15.5 处显示 LOH 的乳腺癌中，正常外观的小叶中也有少量发现有相应的 LOH。Larson 等[122] 研究了散发性乳腺癌女性和 *BRCA1* 基因突变女性的正常组织中以 LOH 为代表的遗传学改变。对 18 例散发性乳腺癌患者、16 例 *BRCA1* 突变乳腺癌患者以及 18 例非癌女性进行乳房缩小成形术的标本的显微解剖终末导管小叶单位进行了 LOH 研究，结果在终末导管小叶单位中检测到 LOH。18 例缩小乳腺成形术标本中检测到 5 例（23%）、18 例散发性癌患者中检测到 15 例（83%）和 16 例 *BRCA1* 突变患者中检测到 13 例（81%）（*P*=0.0007）。与乳房缩小成形术组相比，终末导管小叶单位中 LOH 的校正比值（OR）为 15.5，*BRCA1* 突变携带者为 13.7。17q 染色体差异最大，其中 *BRCA1* 相关的和散发性癌患者 LOH 的 OR 分别为 12.4 和 4.9。

对这些发现有几种解释。一种解释是，由于原发肿瘤 Paget 样播散，分离的癌细胞可能存在于看似正常的小叶中。另一种解释是，在出现增生之前，癌变过程中的某些阶段可能发生在保留"正常"

表型的细胞中。后一种设想包括增生表型在致癌过程中可能会消失或有完全被绕过的可能。在该部位或某些乳腺癌附近并不存在增生与该假设一致。

通过研究正常连续小叶和导管中 X 染色体失活的模式，对组织学上正常的乳腺组织的克隆性进行了研究[123]。分析显示单个 X 染色体失活的腺体呈斑片状分布，表明乳腺内存在离散的克隆性区域。存在遗传学不同但组织学相似的乳腺腺体和间质，可以解释增生性和肿瘤性乳腺病变的异质性分布。Diallo 及 Larson 等[124]证实了这一观察结果，他们证明了终末导管小叶单位、导管增生、导管内乳头状瘤和导管原位癌的单克隆性起源[125]。

Lakhani 等[126]描述了另一种研究正常乳腺克隆性的方法，他们对从新鲜乳腺标本体外分离的上皮和肌上皮细胞集落进行了 LOH 分析。浸润性癌中存在的 LOH 在邻近的正常组织中也存在，并且在该研究条件下，不能归因于癌细胞的 Paget 样播散。在上皮细胞和肌上皮细胞中检测到 LOH，这表明小叶是一种克隆性结构，两种细胞类型均来自共同的干细胞。对来自非癌旁的正常组织的克隆性分析也显示 LOH。这表明，发生在乳腺发育早期的遗传学改变可能不均匀地分布在乳腺中，而不仅限于局部区域。

克隆性分析也应用到双侧乳腺癌的研究。Dawson 等[127]报道的 51 名女性双侧肿瘤配对样本中 6 项免疫组织化学标志物分布不一致，表明癌的起源是独立的。Noguchi 等[128]也证明了双侧乳腺癌的独立性克隆起源。Shibata 等[129]在 3 名患者的左右乳腺肿瘤中检测到 AR 基因的不同 X 染色体失活模式，表明了双侧肿瘤的起源是彼此独立的。2 名患者在两种肿瘤中都有不相同的 p53 突变，并且在 9 种情况下，仅在 2 种肿瘤之一中发现了 p53 突变。两种检测方法都没有一致的结果，进一步证明了双侧乳腺癌不仅是克隆独立的，而且还可能来自遗传上不同的上皮组织，可能是通过不同的遗传机制产生的。

（十二）乳腺病理学中危险病变的谱系

1985 年发表的一篇综述，并于 1998 年进行了更新，定义了良性乳腺病变的术语，并提出了与乳腺癌发展相关的相对风险，包括复杂性纤维腺瘤和

乳头状瘤的相对风险为 1.5~2.0 倍，非典型导管增生和非典型小叶增生的相对风险为 4~5 倍，导管原位癌和小叶原位癌的相对风险为 8~10 倍[130]。此后发表的许多文章都报道了类似的比率。

各种非增生性和增生性改变，以及乳腺的良性肿瘤，已经确立或具有可疑的癌前证据（表 10-4 和表 10-5）。部分后来归为叶状肿瘤的纤维腺瘤在回顾性研究中表现出单克隆性。一些纤维腺瘤是否代表部分叶状肿瘤的前体尚不清楚。良性和恶性乳头状病变之间的共同突变表明乳头状瘤可能演变成乳头状癌，但乳头状瘤的癌变风险仍未确定。放射状瘢痕内的良性增生性改变检测到染色体 16q 和 8p 的等位基因失衡，表明放射状瘢痕的某些区域可能是克隆性和肿瘤性的。放射状瘢痕是否是明确的乳腺癌前驱病变尚无定论。

表 10–4　乳腺活检中良性病变发生浸润性癌的相对风险

无风险增加 [a]
- 腺病，除了硬化性腺病
- 导管扩张
- 缺乏复杂性特征的纤维腺瘤
- 纤维化
- 乳腺炎
- 不伴有非典型性的增生
- 囊肿，肉眼或显微镜下
- 简单的大汗腺化生
- 鳞状上皮化生

轻微风险增加（1.5~2.0）
- 复杂性纤维腺瘤
- 中度或旺炽性增生，无非典型性
- 硬化性腺病
- 无非典型增生的孤立性乳头状瘤

中度风险增加（4.0~5.0）
- 非典型导管增生
- 非典型小叶增生

a. 相对风险是通过与未做过乳腺活检的女性进行比较而确定的
资料基于 Fitzgibbons 等[130]的研究

（十三）平坦上皮非典型性为一种前驱病变

平坦上皮非典型性被认为属于柱状细胞病变范畴，其组织学特征是终末导管小叶单位具有一层至数层的立方或柱状上皮细胞，具有低级别单形性细胞学非典型性，包括圆形细胞核和小核仁。Rosen 是最早描述平坦上皮非典型性与小叶原位癌密切相关的作者之一，可伴有或不伴有小管癌。为了纪念这一描述，使用"Rosen 三联征"特指平坦上皮非典型性与小叶原位癌和低级别浸润性癌共

表 10-5　几种乳腺病变发生乳腺癌的相对风险和前驱作用的证据

	任何一侧乳腺发生癌的相对风险度	前驱作用的证据
平坦上皮非典型性	×2.0	• 最少 • 低级别肿瘤家族的病变
放射状硬化性病变	×2.0	• 未明确 • 一些克隆性证据
乳头状肿瘤	×2.0（无非典型性） ×3.0（大于 5 个病灶） ×4.0（有非典型性）	• 未明确 • 一些证据表明在部分良性和恶性乳头状肿瘤中存在常见的遗传学改变
纤维上皮性肿瘤	×1.5 ～ 2.0 ×2.0 ～ 3.0（复杂性纤维腺瘤）	• 未明确 • 一些证据表明在部分纤维腺瘤和叶状肿瘤中存在共同的遗传学改变

改编自 Allison K，Mooney K. The spectrum of risk lesions in breast pathology: risk factors or cancer precursors? In：Amersi F，Cahoun K，eds. *Atypical Breast Proliferative Lesions and Benign Breast Disease*. Cham，Switzerland：Springer；2018：1–19. Copyright ©2018 Springer International Publishing AG，part of Springer Nature.

存[131]。平坦上皮非典型性经常与邻近病变相关的观察结果，后来扩展到 ER 阳性肿瘤家族的其他成员，包括非典型导管增生、非典型小叶增生和 ER 阳性低级别导管原位癌。平坦上皮非典型性与这些其他 ER 阳性病变的遗传相似，明确地将平坦上皮非典型性列为 ER 阳性肿瘤家族的病变以及 ER 阳性乳腺癌发展的分子途径中。然而，平坦上皮非典型性未来发展乳腺癌的风险，似乎明显低于非典型导管增生或非典型小叶增生。在一项研究中，单纯平坦上皮非典型性与未来双侧乳腺癌发展风险约为 2.0（95%CI 1.23～3.19），这几乎与乳腺活检中包含无非典型性的增生性疾病的女性未来双侧乳腺癌的发展风险相同（RR=1.90，95%CI 1.72～2.09，P=0.76）[132]。

平坦上皮非典型性可能代表最早可检测到的克隆性，而非特异性的前驱病变，比较基因组杂交和其他技术已显示柱状细胞病变的形态和分子连续性，从柱状细胞变到平坦上皮非典型性，包括遗传学改变和重现性 16q 缺失，这些特征与低级别原位癌和浸润癌相似。然而，仅与平坦上皮非典型性相关的癌的风险非常低，因此可以合理地假设，这些病变的绝大多数要么消退，保持稳定，要么缓慢进展为显著病变。

（十四）导管原位癌进展为浸润性癌

没有前瞻性研究概述导管原位癌的自然病程。尽管如此，至少有 3 篇关于"良性"切除活检的报道，在几十年后的回顾分析中诊断为导管原位癌。Rosen 和 Sanders 等报道了这种曾经低诊断和未经治疗的低级别导管原位癌病变的相对长期的结局，并发现分别有 52% 和 39% 的患者，在切除活检后平均 10～15 年发展为同侧浸润性癌[133, 134]。Collins 等发现了 13 例在切除活检中过去未被诊断的导管原位癌，这些患者中有 6 名（46%）在切除活检后平均随访 9 年后被诊断出患有同侧浸润性癌[135]。这些漏掉导管原位癌诊断的女性发生浸润性乳腺癌的比值比为 13.5（95% CI 3.7～49.7）。当然，切除活检的导管原位癌边缘状态是未知的。一些早前未被识别的导管原位癌可能没有被完全切除。

一份基于监测、流行病学和最终结果数据库（SEER）的报告，平均随访 7.5 年，发现在 146 名未接受导管原位癌手术切除的女性中有超过一半（57%）发生了同侧浸润性癌[136]。导管原位癌进展为浸润性癌的间接证据来自基于人群的研究，这些研究表明，乳房 X 线筛查的增加、导管原位癌和早期浸润性癌的检测和治疗的增加与浸润性乳腺癌和乳腺癌相关死亡率的降低有关[137]。这与前瞻性研究中观察到的时间过程一致，前瞻性研究表明，即使经过十多年的随访，接受保乳手术治疗的导管原位癌局部复发仍在继续[138, 139]。最近一项对 2003—2007 年在英国接受筛查的超过 500 万名女性进行的调查研究中，据估计，每 3 例经筛查发现的导管原位癌病例中，就有 1 例可预防浸润性癌的发生[140]。

这些发现有助于论证（如果仍然存在的话）导管原位癌能够并且确实进展为浸润性癌，其检测和治疗降低了浸润性癌的发生率。

三、乳腺增生性改变

活检证实的良性增生或纤维囊性改变，以前称为"纤维囊性病变"，已被确定为有乳腺癌发展风险的形态特征之一。主要的研究方法是通过对活检标本的诊断在术后多年进行回顾性研究并重新分类，同时进行随访分析。很少有研究将初始诊断分类与后续结果相关联进行前瞻性分析。大多数研究人员分析了由数百到数千名患者组成的群体[141-145]，少数研究人员处理了经过精心挑选的、规模较小的病例系列[146-148]。从这些报道中可以得出一些观察结果和结论。有关非典型导管增生和非典型小叶增生的更多信息，请分别参见第 9 章和第 31 章。

- 与这些病变相关的癌前风险相比，增生性改变的病因学受到的关注较少。

由于增生性改变与癌的发展有关，我们有理由推测这两种情况可能具有共同的易感因素。以下发现就为此提供了佐证，活检证实乳腺增生性疾病的风险因未生育、生产晚和绝经晚而显著增加，而这些因素也与乳腺癌风险增加有关[149-152]。早先提到的饮食相关的乳腺癌风险因素，例如大量摄入肉类脂肪[152]和咖啡因[152-154]，也与乳腺增生性疾病的更大风险有关[154]。据报道，膳食纤维含量与良性增生性乳腺疾病的风险呈负相关[155-157]。

尚未发现乳腺增生性改变与乳腺癌家族史之间存在一致的关联[149, 158]，尽管一项研究报道称，有阳性家族史的女性发生非典型增生的频率略高于无家族史的女性[159]。肥胖或体重过重[150, 160]和使用口服避孕药[150, 151, 158]是与良性乳腺疾病风险降低相关的因素。

电离辐射是导致乳腺癌的一个原因，有文献报道在经历核弹暴露的剂量、多次诊断性 X 射线检查或对良性疾病放疗后发生乳腺癌[161-163]。核弹辐射暴露与幸存者乳腺增生性改变（尤其是非典型增生）的发生率之间也存在显著的正相关[164]。后一种关联在 40—49 岁暴露的女性中最强。暴露于核弹辐射后患乳腺癌的风险增加主要发生在 40 岁之前暴露的女性中。

- 切除和粗针穿刺活检是目前确定个体是否存在具有预后意义的非典型增生的最可靠方法。细针穿刺细胞学和乳房 X 线检查是有用的辅助方式。

尽管通过微创细胞学取样提供了新的机会，但粗针穿刺活检已在很大程度上取代细针穿刺，作为一种对不可触及的乳房 X 线检查检测到的乳腺病变进行取样的方法[165-167]。这些病变的乳房 X 线表现通常不能预测特定的组织病理学异常，但存在非典型导管增生并不罕见。如果通过粗针穿刺活检获得的样本得出非典型导管增生的诊断，则需要进行手术活检，因为在约 25% 的病例中发现这些异常与乳腺癌有关（参见第 9 章和第 11 章）。

细针穿刺已经应用于对已知有乳腺癌病史的家庭中的无症状女性进行的研究。Skolnick 等[168]使用 4 个象限的细针穿刺物，对来自 20 个家庭（至少有 2 名一级受影响的亲属）的 77 名女性与 31 名对照者进行了比较。以细胞学诊断为中至重度导管增生或非典型增生为特征的增生性乳腺疾病，在乳腺癌患者的亲属中发生的频率（35%）明显高于对照组（13%）。遗传学分析表明，遗传易感性是导致乳腺增生性改变和家族性乳腺癌的原因。Khan 等[169]做了一项类似的研究，使用细针穿刺来评估 32 名患有散发性乳腺癌的女性和 38 名无乳腺癌的对照受试者的对侧乳腺。从汇集的四个象限抽吸物制备的细胞涂片观察，在乳腺癌患者的对侧乳腺样本中，增生性变化和非典型增生的频率明显更高。总体上有 40% 的样本由于细胞数量不足而被认为不合格。细胞数量低在对照样本中更为常见，并且与肥胖和年龄 > 50 岁有关。这些研究的一个重要局限性是没有进行手术活检来确认细胞学解释和增生性改变的组织学特征。

乳房 X 线检查模式已被作为研究乳腺癌风险的指标。Wolfe[170]在 20 世纪 70 年代提出了与风险依次增加有关的四类分类法。引入了基于受各种模式影响的体积比例估计值的分类，以改进乳房 X 线检查的风险评估[171, 172]。对 Wolfe 乳房 X 线检查表现模式与特定组织病理学发现之间关联的研究并未得出一致的发现。一些研究者报道了增生性上皮病变和影像学表现模式之间存在显著相关[173, 174]。在一项研究中，随访纳入筛查计划的女性发现，与没有乳房 X 线密度的女性相比，具有最高乳房 X 线密度的女性后续发生原位癌或非典型增生的风险增加了 9.7 倍[173]。他们还发现，在密度最高的女性组中，不伴有非典型增生的风险增高了 12.2 倍。Urbanski 等[174] 报道了一种趋势，即在术前同时进行乳房 X 线检查显示出最大的乳房 X 线"发育不良"的女性中，非典型增生的发生率更高。相反，Moskowitz[175] 和 Arthur 等[176] 发现同时进行的活检中乳房 X 线检查与组织病理学改变之间没有相关性。

不幸的是，由于乳房 X 线检查技术、乳房 X 线检查分类和病理回顾方面的巨大方法学差异，上述乳房 X 线检查研究和其他关于类似的研究没有可比性。一些研究中指出，纤维间质似乎是致密乳房 X 线检查实质模式的主要成分[177, 178]。值得注意的是，与绝经后女性相比，绝经前的增生性上皮性病变伴随着更大程度的间质密度增加。

• 少数活检分类为非增生性或增生性改变，随后发展为一侧乳腺癌。

在已发表的报道中，即使进行了 20 年或更长时间的随访，先前接受过乳腺活检，但后来发展为乳腺癌的女性的总体比例也很少超过 10%。Bodian 等[179] 在 9.1%（139/1521 例）增生性改变患者和 6.5%（18/278 例）非增生性活检患者，后续检测到乳腺癌。总体而言，发展为乳腺癌的患者占 8.7%。在涉及至少 1000 名患者的其他报道中，乳腺活检

为良性，随后患乳腺癌的患者分别占比为 2.2%[180]、2.9%[141]、4.1%[181]、4.6%[182] 和 4.9%[146]（表 10-6）。后续患乳腺癌的患者比例随着随访时间的延长而增加，在随访少于 5 年的组中最低[183]，在随访超过 10 年时最高[141, 175, 176]。这一观察结果与随着年龄的增长患乳腺癌的风险增加是一致的。与之相反，也有证据表明与增生性改变相关的相对风险可能会随着时间和年龄的增长而减弱或降低[184]。

既往活检有增生性改变的女性，发生乳腺癌的比例超过未活检的正常对照，但只有一小部分具有增生性病变的患者发展为癌。乳腺增生性改变是几个所谓的可归类的危险因素之一，该列表还包括乳腺癌家族史、产次、初潮年龄、初生年龄等。美国癌症协会于 1982 年发表的一项调查发现，不超过 30% 的乳腺癌女性具有任何已知的可归类危险因素[185]。来自 1995 年报道的美国第一次全国健康和营养检查调查的数据表明，研究队列中约 47%（95%CI 17%～77%）的乳腺癌可归因于已知的危险因素（初生年龄 20 岁以后或未生育、乳腺癌家族史和高收入），并推测美国有近似于 41%（95%CI 2%～80%）的乳腺癌[186]。因此，对仅限于具有"癌前"增生性改变的女性进行预防乳腺癌的干预，可能对乳腺癌的总体发病率和死亡率的影响相对较小，除非能够确定适用于更多个体的其他治疗适应证，以选择女性进行预防性化疗。

表 10-6 活检证实非典型增生患者乳腺癌的发生率

参考文献	随访时间（平均年数）	患者总数	乳腺癌患者数（%）	非典型增生患者数（总患者中的非典型增生 %）	伴有乳腺癌的非典型增生患者数	非典型增生患者的比例（%）	乳腺癌患者的比例（%）
Kodlin 等[180a]	–	2931	64（2.2）	4（1.7）	3	6.1	4.7
Carter 等[141]	8.3	16 692	485（2.9）	1305（7.8）	67	5.1	13.8
Dupont 和 Page[181]	17	3303	135（4.1）	232（7.0）	30	12.9	22.2
Krieger 和 Hiatt[146a]	16	2731	135（4.9）	52（1.9）	5	9.6	3.7
Bodian 等[179]	21	1799	157（8.7）	342（19）[b]	33	9.6	21
				272[c]	25	9.1	15.9
				70[d]	8（5.3）	11.4	5

a. 非典型增生定义为 Black 和 Chabon 4 级[213]；b. 下方的数据代表 342 例中的一部分；c. 增生伴轻度非典型性；d. 增生伴中度至重度非典型性

· 单侧活检证实的增生性改变后发生癌变的风险影响双侧乳腺。

Davis 等[187] 在回顾 297 名"囊肿性疾病"患者中注意到了他们患双侧乳腺癌的风险。该作者还列出了 11 份已发表报道的数据，其中至少包括 100 名"囊肿性疾病"的患者，显示 0.7%~4.9% 的患者随后发展为癌，其中 50% 的癌发生在对侧乳腺。

Krieger 和 Hiatt[146] 发现，在良性活检后诊断出的乳腺癌中，只有 56% 发生在先前活检为良性增生性改变的乳腺中。后续乳腺癌不受先前增生性改变类型或活检年龄的显著影响。后续发生同侧癌的平均间隔（11.2 年）小于对侧癌（14 年）。Page 等[144] 报道，44%（8/18 例）非典型导管增生、31%（5/16例）非典型小叶增生患者，后续在对侧乳腺发生了癌。Connolly 等[188] 也描述了相似比例的对侧乳腺受累。

Tavassoli 和 Norris[148] 报道，在 14 名患有导管增生或非典型导管增生病变的女性中，发现 10 人（占 71%）患有同侧乳腺癌。虽然这种不寻常的偏向性分布在相对较小的病例系列中可能是偶然事件，但它更可能反映了作者使用大小标准定义非典型增生的方法，该标准可以导致部分病变本应归为导管原位癌，如同非典型导管增生一样，与同侧发生癌的最大风险增加有关。

这些来源不同的数据表明，在一侧乳腺中检测到增生性改变后，两个乳腺之间的癌症风险几乎相等。上皮增生似乎是一种紊乱的标志，可能会不同程度地影响整个乳腺上皮。双侧乳腺继发癌的风险与增生性病变相关，这与导管原位癌后同侧乳腺发生浸润性癌的强烈趋势形成鲜明对比。这种不同侧的差异反映了影响乳腺上皮的基本病理生理变化，即从上皮增生到非典型增生，最终导致浸润性乳腺癌。

· 发生乳腺癌的机会受非形态学因素的影响，这些因素可能会改变与良性增生性改变相关的风险水平。

不能脱离临床背景来看待个别患者活检的病理结果。Carter 等[141] 的一项研究证明，诊断时的年龄是一个附加因素，作者发现与正常女性相比，46 岁以下活检为非典型增生的患者，后续乳腺癌发生率增加了 6 倍。在 46—55 岁的伴非典型增生的

女性中，该比率增加了 3.7 倍，在 55 岁以上的女性中增加了 2.3 倍。London 等[142] 也观察到年龄与风险之间存在负相关，与绝经后受试者相比，经活检证实为非典型的绝经前女性的相对风险增加了 2.6 倍。Page 等[145] 报道，非典型小叶增生相关风险与年龄呈负相关，在 45 岁之前进行活检的女性中风险最大。在后一项研究中，仅在 45 岁以上进行活检时的患者中，观察到风险增加归因于非典型导管增生。

女性一级亲属中的乳腺癌病史，是非典型增生女性患者的一个特别强的附加风险因素。Page 等[144] 以及 Dupont 和 Page[189] 发现，与没有该因素的风险相比，具有乳腺癌家族史的女性与非典型小叶增生和非典型导管增生相关的风险增加了一倍以上。London 等[142] 发现，与家族史相关的风险在非典型增生患者中最为明显。乳腺癌家族史女性活检中非增生性病变的相对风险并不增加。

Ahmed 等[190] 将患有乳腺癌且先前乳腺穿刺活检良性的女性与之前未进行过活检的一组乳腺癌患者进行了比较。在既往接受过乳腺活检良性的女性中，流行病学研究显示，这部分患者更常见于有乳腺癌家族史和绝经后使用激素的人群。两组间乳腺癌诊断时的年龄没有显著差异，并且在生殖因素（初潮年龄、首次妊娠年龄或妊娠次数）方面也没有显著差异。先前乳腺活检良性的患者更可能患有小叶癌、较小的肿瘤和较少的腋窝淋巴结转移癌，尽管淋巴结受累的总体频率没有显著差异。ER 阳性肿瘤的发生率在两组之间没有明显差异。既往良性乳腺疾病患者的 10 年无病生存率明显优于无良性乳腺疾病病史的患者。

· 了解非典型导管增生的分子病理学，增强我们对乳腺高危病变的了解。

最近关于非典型导管增生分子遗传学特征的研究，强调了准确分析局灶性病变的困难，可能受诊断差异的影响。然而，在所有研究中，16q 缺失是非典型导管增生中最常见的细胞遗传事件，其次是1q 获得。此外，这些研究表明，大多数非典型导管增生携带一种或多种细胞遗传学异常[191, 192]。

在基因组改变方面，非典型导管增生的特点是晚期基因组变化特征，包括非整倍体、LOH、染色体重排、抑癌基因及其他基因的 DNA 甲基化，以

及非典型导管增生与邻近良性乳腺组织的基因表达差异。这些变化通常与同时发生的乳腺癌一致。这种非典型导管增生基因的改变，也存在于大多数散发性乳腺癌中，表明未来发生异时性乳腺癌的风险很高。

了解非典型增生基因组变化的概况，将增加我们对高风险乳腺病变的了解，促进确定预防乳腺癌的新靶点，并阐明致癌过程。

• 在接受过良性乳腺活检的女性中，发生后续癌的风险与先前活检的组织学成分有关。

1978 年，Page 等[145]指出，"与一般人群中的女性相比，有硬化性腺病的女性后续患乳腺癌的风险并不高"。随后，同样的研究人员报道称，硬化性腺病是一个累加因素，增加了有乳腺癌家族史女性的风险[193]。另一些研究中，进行独立评估时，硬化性腺病与风险增加有关[148, 180, 182, 189, 193, 194]。其中一些调查人员报道说，相对较小的患有非典型增生和硬化性腺病的女性群体的风险增加更多[147, 188, 190]。Bodian 等[179]报道了高的相对风险与腺病相关，但伴或不伴有非典型增生的腺病患者之间的风险没有显著差异。

除非典型增生以外的其他增生性病变相关的相对风险的记录较少。风险增加与乳头状大汗腺化生[144]、"粉染细胞"（pink cell）化生[194]以及组织学检测到钙化有关。

1996 年，Page 等[195]报道了大汗腺改变与乳腺癌风险关系的详细分析。根据增生模式将病变细分为三类，即简单型、复杂型和高度复杂型。与美国第三次全国癌症调查的预期频率相比，在具有简单型（RR=1.39）和复杂型病变（RR=1.30）的女性中，后续发生癌症的相对风险略有增加，并且由于存在高度复杂型大汗腺改变而明显增加（RR=3.14）。进一步的分析表明，非大汗腺组织中的非典型增生导致了与大汗腺改变相关的风险。排除共存非典型增生的患者后，简单型、复杂型和高度复杂型的大汗腺改变的相对风险分别为 1.29、0.90 和 2.0。尽管这些相对风险均无"统计学"上的显著增加，但高度复杂型病变的相对风险仍明显高于其他两类，且具有复杂大汗腺改变并同时存在非典型增生患者的95% 置信区间（RR=3.14，95%CI 1.3～7.6），与不合并非典型增生的患者（RR=2.0，95%CI 0.77～7.4）

几乎相同。

上述研究中，被认为具有高度复杂型大汗腺改变的患者表现出后续癌的最大相对风险，可能是由于将大汗腺导管原位癌的患者包含在其中所致。作者通过他们的观察意识到了这一点，"即高度复杂型乳头状大汗腺的生长方式与 McDivitt 等[196]指出的导管原位癌的生长方式相接近"。下面对高度复杂型乳头状大汗腺改变和大汗腺导管原位癌之间区别的进一步解释："通常情况下，当乳头状大汗腺改变 < 2mm 时，鉴别诊断没有什么问题。当病变大小为 4～8mm 以上或 > 25% 的细胞核具有大汗腺改变时，可以诊断为某种形式的非典型或低级别导管原位癌。我们相信这些相对简单的规则促进了该领域的观察者间的一致性，但没有实际理由将简单型乳头状大汗腺改变与复杂型乳头状大汗腺改变区分。此外，高度复杂型乳头状大汗腺改变的发生仅在避免过度诊断交界性病变方面具有实际重要性，而事实并非如此"。该报道没有明确区分高度复杂型乳头状大汗腺改变和大汗腺导管原位癌，作者自己提出，他们所纳入的一些"高度复杂型乳头状大汗腺改变"病变可能被解释为导管原位癌。在此基础上，Page 等[195]描述的高度复杂型乳头状大汗腺改变应与简单型和复杂型乳头状大汗腺改变区分开来，并且大部分高度复杂型乳头状大汗腺改变组中，相对风险的增加可能归因于一部分应诊断为大汗腺型导管原位癌。

1998 年，美国病理学家学会癌症委员会（CAP）根据已发表的数据，定义了与乳腺增生性病变相关的乳腺癌的相对风险[130, 197]（表 10-4）。

• 与其他增生性病变相比，非典型增生的相对风险更高。

伴有非典型增生的女性发生乳腺癌的比例最高，无非典型性增生改变的女性居中，无增生性改变发生癌的比例最低（表 10-4 至表 10-6）。

在 Bodian 等[179]研究的 1799 份活组织检查中，有 152 份（85%）发现了增生性改变。70 例样本中存在中度至重度非典型性，占所有病例的 3.8%，占增生性改变样本的 4.6%。随访显示，与 Connecticut 肿瘤登记处数据所代表的一般人群相比，有任何增生性改变的女性（RR=2.2）发展为癌的相对风险，高于活检无增生性的女性（RR=1.6）。在增生性改变组中，中至重度非典型性的相对风险为 3.0、轻度非典型性的为 2.3 和无非典型增生的为 2.1。相对风险的这些差异没有统计学意义，但与对照相比，每种增生类别的相对风险都明显增加。导管和小叶增生性改变相关的相对风险相似，但伴有重度非典型性的导管病变的风险（RR=3.9），明显高于重度非典型性的小叶病变（RR=2.6）。因为导管或小叶重度非典型性的病例总数仅为 70 例，而该组发生了 5 例癌，由于病例数量很少，即使具有统计学意义，这种区别在临床上可能并不重要。

Page 等[144] 发现，与无增生性活检的女性相比，患有非典型导管增生和非典型小叶增生的女性的相对风险分别为 4.7 和 5.8。与具有乳腺癌家族史的无增生性活检女性相比，患有非典型导管增生且有乳腺癌家族史的女性的相对风险进一步增加[144]。London 等[142] 发现非典型增生的相对风险为 3.7，明显高于无非典型增生性（RR=1.6）和无增生性（RR=1.0）活检样本。伴有非典型增生的绝经前女性的相对风险为 5.9，高于绝经后患者相对风险 2.3。

Ma 和 Boyd[198] 对调查非典型增生与乳腺癌风险之间关系的研究进行了荟萃分析。1960—1992 年间的 15 份报道满足了作者对纳入研究的要求，总样本量为 182 980 名女性。与对照组相比，非典型增生女性发生癌的总体比值比为 3.67（95%CI 3.16～4.26）。

• 无论非典型性的定义如何，大多数良性乳腺活检后的癌发生在没有非典型增生的女性中。

如表 10-6 所示，在先前活检证实为非典型增生的女性，后续发生癌的比例为 3.7%～22.2%。超过 75%～90% 的乳腺癌，发生在没有活检证实之前有非典型增生女性。这一结论也得到了几项病例对照研究的支持[142, 143, 199, 200]。在这些报道中，仅 14.7%[199]～22.2%[92] 的乳腺癌发生于在之前活检证实有非典型增生的患者，2.2%[200]～10.5%[142] 的未发生癌的对照组中存在非典型增生。

• 在小部分良性乳腺活检中诊断出非典型增生。非典型性的诊断比例受标准定义条件的严格性影响，很少超过研究样本的 10%。

在表 10-6 中列出的研究中，非典型增生的发生率为 1.7%～7.8%。只有 Bodian 等[179] 的报道中发现有 19% 的活检中存在非典型增生。然而，后者

大部分为轻度非典型增生，70 例中至重度非典型标本仅占该研究所有活检标本的 5.3%。

• 尽管试图精炼和改进非典型增生定义的特异性，但对这些病变的解释仍存在很大差异。

1916 年，Bloodgood[201] 对外科医生和病理学家都怀疑的病变引入了"交界性"一词，他说"如果女性较早来就诊，我们会发现交界性群体很大"。在这个预言性的声明中，Bloodgood 预测到了经过数十年努力改善乳腺癌早期检测和诊断所取得的现状。所谓的交界性增生性病变，作为主要的诊断和治疗问题的出现是多种因素的结果。这些因素包括广泛使用乳房 X 线检查（这使得在临床上检查到许多这些异常成为可能），将患乳腺癌的风险增加与乳腺增生性改变相关联的流行病学研究，以及对预防乳腺癌的兴趣日益增长。

Bloodgood 测试了病理学家之间对交界性病变诊断的一致性程度，并报道了他的试验结果如下："我向许多病理学家提交了 60 多例交界性病例，发现没有一个病例对病变是良性还是恶性有一致性意见。这并不反映病理学家的诊断能力；这只是简单表明，目前乳腺存在某些交界性病变，仅从显微镜下表现来看，显然难以达成一致的诊断"[201]。

5 年后，Bloodgood 报道了以下关于增生性病变诊断的结论："在乳腺病变中，当优秀的病理学家对恶性肿瘤诊断存在分歧时，患者可以存活；一旦达成共识，会有很大比例的患者死于癌症"[202]。

如 Bodian 等[203] 的一篇报道所示，诊断"交界性"病变的问题仍然存在。为了评估诊断的可重复性，随机选择 63 例病例重复两次出现在 1799 份活检组织中，让病理医师在不知情的情况下做出诊断，结果 5 例导管原位癌或浸润性癌的诊断和 10 例小叶瘤变 / 小叶原位癌的诊断一致；其余 17/48 例诊断不一致。19%（9/48 例）对增生的存在有不同的解释，导致评估的一致性非常低，仅为 0.29。在 39 例经两次复查均诊断为增生的病例中，增生的类型（导管型或小叶型）有 11 例不同。在同一研究人员的另一项分析中，91%（219/240 例）最初由一位病理学家诊断为无非典型增生的病例，另一位病理学家的诊断一致，其余 21 例被重新归类为轻度或中度非典型性。作者得出结论，"这些标准的可重复性存在很多问题，因此在对交界性条件的特

异性特征进行精确的风险估计时要谨慎，尤其是具体到某一患者时"[203]。

评估增生性病变和癌组织学诊断可重复性的最大和最复杂的尝试之一是在意大利进行的[204]。该项目涉及 16 名在意大利 10 个城市的大学或社区医院执业的病理学家。"在讨论了一般标准的初次会议之后"，向参与者传阅了一组切片（包含 82 张）。每个病例都被归入诊断类别，使用之前美国的一次共识会议上概述的分组，进行了轻微修改[205]。这项研究采用的诊断类别为不伴非典型性的非增生性或增生性改变、非典型导管增生和非典型小叶增生、导管或小叶原位癌及浸润癌。为了进行分析，与专家组最常报告的诊断共识进行比较。与共识诊断一致的总体 kappa 值为 0.72。浸润性癌（0.89）和无非典型性的良性病变（0.77）达成了高度一致。原位癌的一致性"相对较好"（0.69），而非典型增生的一致性"较差"（0.33）。

一项与 Palli 等[204] 报道的类似研究是在美国进行的，由来自医学院和社区医院的 10 名病理医生参加[206]。每位参与者复审了一组包含 31 张代表导管、小叶和乳头状病变的切片，10 例（32.3%）（kappa 值为 0.347）乳腺癌的诊断总体一致，17 例（54.8%）（kappa 值为 0.789）的病变类型（导管、小叶和乳头状）诊断一致，8 例（25.8%）（kappa 值为 0.537）的诊断总体一致。

在观察者可重复性问题方面，病理医生与他们的临床同事之间没有明显不同。病理学家将特定的显微镜下改变分类为增生、非典型增生或原位癌的决策过程，类似于放射科医师解读 X 线或临床医生提供患者的临床表现和诊断测试的过程。在这些情况下做出的诊断或治疗决策是基于应用于特定患者数据的经验做出的判断。在常规诊断环境中，根据一个或多个标本的所有切片的病理变化来解释特定病变。诊断有时会受到出现相关改变的影响。因此，在基于所选切片的各种研究环境中描述的可重复性水平和观察者间的分歧，并不直接适用于常规诊断病理学。也有可能是多种因素，包括是否考虑 IHC 染色、是否额外切片和是否参考相关影像学资料，均会影响病理学家对乳腺活检诊断的一致性程度[207]。

• 病理学家可以接受"培训"，以降低其对"交界性"病变诊断的分歧程度，但仍然存在一定程度的不确定性。

Schnitt 等[208] 证明，6 名病理学家在接受培训以采用商定的特定诊断标准后，再诊断一系列导管增生性病变时，其中 58% 诊断完全一致。参与者在诊断之前，先研究一组常见的组织学切片，并学习增生性病变的书面定义。经过培训后，6 位病理学家中有 5 位将 24 例标本中的 16 例诊断为非典型增生或原位癌，在 33% 的病例中，非典型增生和原位癌的诊断不一致。

Dupont 等[199] 评估了在一个部门共同工作"多年"的病理学家之间的诊断重复性。研究人员先看一组常见切片以统一诊断标准。两位病理学家在 63% 的病例中诊断一致，达到了作者描述的 0.39 的 kappa 统计数据，这"表明一致程度超出随机抽查的水平"[199]。在这些近乎理想的情况下，两位病理学家仍然对 37% 的标本的解释意见不一致。

在非典型导管增生与导管原位癌难以区分的情况下，诊断一个"交界性"病变会导致临床处理上的混乱；尽管如此，有人提出将那些即使在"专业的"和经验丰富的乳腺病理学家中诊断导管非典型增生或导管原位癌的重复性都很差的病变[209]，诊断为"交界性"非典型导管增生 - 导管原位癌。

新兴使用的数字病理和人工智能允许病理学家之间实时共享"数字"切片。该技术增加了观察者间的一致性[210, 211]。

• 目前对于应该采用的标准以及如何应用这些标准来区分增生、非典型增生和原位癌还未达成共识。

缺乏共识不仅体现在前面描述的观察者可重复性问题上，还体现在不同研究者采用的定义上。几十年来，病理学家一致认为，非典型增生性病变表现出原位癌的部分但并非全部特征，但对于非典型性的存在和严重程度的具体标准，尤其是病变的定性和定量方面，已经出现了差异[143-145, 148, 199, 212-214]。一种定义将非典型导管增生描述为"具有非坏死性导管原位癌的细胞学和结构特征，并且这些变化可能累及两个或多个导管或小管……但……所累及的导管 / 小管的总直径小于 2mm"[148]。其他人要求由具有适当细胞学特征的细胞"至少完全占据 2 个管腔"，但在其定义中不包括测量大小[144]。在导管原位癌的非坏死性变异和增生中常见的微乳头状和筛状结构生长模式的定义也存在差异。

鉴于上述增生性病变在定义和诊断可重复性方面的问题，有学者建议，应该放弃区分非典型增生和原位癌的努力，而在诊断类别中将病变合并，称为乳腺上皮内瘤变或导管上皮内瘤变。这种方法的先例可以在子宫颈中找到，其中宫颈上皮内瘤变描述了包括非典型增生和原位癌在内的一系列增生性改变。

子宫颈和乳腺之间存在重要的临床差异，限制了将上皮内瘤变的概念应用于乳腺病变。宫颈可采用直接观察和非切除取样方法，这些方法允许将病变的特定细胞学和组织学特征与临床进展联系起来。在乳腺中，目前缺乏等效的非切除性、非破坏性采样技术，因此无法观察和表征单个增生性上皮病变的演变。此外，乳腺增生性病变和原位癌之间似乎存在临床差异，尤其是发生在导管中的病变。在活检证实的增生性改变后，随后双侧乳腺发生浸润性癌的风险几乎相等，而导管原位癌后的癌往往发生在同侧乳腺。导管原位癌后继发浸润性癌的发生率高于通常诊断为非典型导管增生的病变。目前，对于乳腺而言，保留术语"增生""非典型增生""原位癌"的术语是明智的，因为这些类别在一般术语中与癌变是一个与多阶段过程的概念相对应。我们不应放弃这个概念，而应寻求能够提高我们区分这些增生性改变能力的标志物。有关此问题的更多讨论，请参见第 9 章。

• 如果该类别包括大量增生性病变诊断为原位癌的患者，则归因于非典型增生的后续乳腺癌风险可能会被夸大。

1978 年，Page 等[145] 报道，在活检分类为非典型导管增生和描述为"普通"导管增生之间，后续发生乳腺癌的风险没有明显差异。为了提高他们对增生性导管病变评估的鉴别能力，这些研究者重新定义了非典型导管增生，通过"……有意识地……排除复杂和实性旺炽性增生的例子，并仅将那些具有导管原位癌特征的病例识别为非典型导管增生"[184]。修订标准的应用导致与符合非典型增生新定义的病变相关的风险明显增加。本章前面讨论的 Page 等[195] 对乳头状大汗腺改变的研究，也例证了调整形态学定义可以使风险预测发生变化。如前所述，这种方式，可能将低级别原位癌归为非典型增生，从而产生病例分类不清的风险。

Bodian 等[179] 指出，如果导管原位癌的特征仅限于单个导管，则无法满足将病变归类为非典型增生的要求，因为导管原位癌涉及单个导管的病例往往接受乳房切除术治疗，因此无法纳入本研究中。他们推测，他们与 Dupont 和 Page[184] 的结果之间的主要区别与"……病理学家识别不同程度增生的阈值有关"，并且在他们的机构中诊断原位癌的阈值可能较低。

• 当与特定的遗传或生物化学标志物综合起来分析时，诊断"异型性"和原位癌的形态学标准（这意味着乳腺癌的风险增加）可能会得到改进。

正如 London 等[142] 所说，"非典型增生具有最高风险的特异性特征仍不清楚"。目前没有实验室检测可作为乳腺原位癌或区分增生与原位癌的"金标准"或标志物[215]。但一些涉及增生性病变的有趣观察表明，最终将发现它们之间的显著差异。

对导管原位癌和增生性导管病变的细胞学形态学分析显示出中等差异，该技术可能是一种有用的定量方法，用于评估与各种增生相关类型的风险[216, 217]。Ozaki 和 Kondo[218] 研究了有孔的导管增生和筛状导管原位癌中的细胞核分布模式，他们计算了组织切片中最长核直径与视野的夹角。在导管原位癌中，细胞核排列方向更常是多向的，反映了"朝向腺腔的垂直核排列方式"，而增生性病变的细胞核分布更单向，形成"复杂的流水样模式"。细胞学的形态学分析可以与数字成像技术相结合，对组织病理切片进行实时检查。这些结果倾向于支持当前的组织学标准来区分这些病变组。

使用 5- 溴脱氧尿苷（5-bromo deoxyuridine, BrdU）体内标记对增生和原位癌中的细胞增殖进行的研究发现，无非典型性的增生和非典型增生的增殖分数之间没有显著差异[219]。BrdU 标记在原位癌和浸润癌中明显增加。当通过流式细胞学检查时，在非典型增生中发现的 DNA 非整倍性（13%）比在不伴非典型增生中的（7%）更常见[220]。其他报道分别显示了非整倍体在非典型增生性病变为 30% 和 36%、导管原位癌为 30% 和 72%[216, 221]。FISH 在导管原位癌和小叶原位癌中检测到类似频率的非整倍体[222]。在后一项研究中，没有 1 例增生性病变表现出染色体增加，只有 1 例腺病的例子有 7 号染色体单倍体的证据。

对癌基因在乳腺癌发生中的作用的研究表明，ras 癌基因的激活发生在该过程的早期阶段[223, 224]。另外，IHC 在增生性病变中很少检测到 HER2 的表达[225-227]。尽管如此，使用 MTSVI-7 细胞系的研究表明，HER2 的表达可以干扰体外形态发生[228]。转染 HER2 的细胞未能形成与 HER2 表达成反比的特征性聚集体，这种组织聚集功能的丧失与 $\alpha_2\beta_1$ 整合素表达降低有关[229]。

在正常乳腺上皮中观察到 HER2 弱的膜免疫组织化学染色，对应于单基因拷贝的非扩增水平[230-232]。两项病例对照研究调查了良性乳腺活检中 HER2 免疫反应性与后续癌症风险的相关性。Rohan 等[233] 比较了 71 名后来发展为癌的女性的先前良性活检标本和 291 名未发展为癌的女性的良性活检标本。在来自研究患者的 71 例良性活检中的 3 例（4.2%）和 291 例对照活检中的 14 例（4.7%）中检测到 HER2 的膜染色。在良性乳腺活检中通过 IHC 检测到 HER2 的女性随后发生癌的 OR 为 0.65（95%CI 0.27～1.53），表明风险没有增加。

Stark 等[234] 的第二项病例对照研究，使用 IHC 并分析了从档案组织中提取的 DNA，用于 HER2/neu 扩增检测。来自病例（后续发展为癌症的女性）和对照（无后续癌症）的良性组织样本，均未在 10% 或更多的细胞中显示出 HER2 的反应性。在本研究中，良性乳腺活检中 HER2/neu 扩增而非 IHC 表达与乳腺癌风险增加相关（OR=2.2，95%CI 0.9～5.8）。在具有 HER2/neu 扩增和增生性良性改变（典型或非典型）的女性中，风险显著升高（OR=7.2，95%CI 0.9～60.8）。30% 的后续癌中存在 HER2 的免疫反应性。这些数据表明，良性乳腺组织中的 HER2/neu 扩增可能是后续癌变的危险因素，并且这种效应可能与现有的良性改变类型相互作用。

在 Eriksson 等[220] 的研究中，109 例导管原位癌中有 12% 检测到 p53 核表达，而 89 例良性或增生性组织样本中没有检测到。Mommers 等[235] 在 124 例导管增生病例中，发现有 10 例（8%）出现 p53 核反应性，而轻度、中度和旺炽性增生病变之间的染色频率没有明显差异。一项大宗的活检研究显示，248 例良性标本中有 16% 的细胞核 p53 染色[236]。在纤维腺瘤中观察到最高阳性反应率（30%），而以"纤维囊性疾病"为特征的病变只有 8% 呈阳性。后一种标本没有根据存在的增生性改变类型进行细分。随访显示，12% 的 p53 阳性良性活检患者和 7% 的 p53 阴性患者随后发生癌变，这一差异无统计学意义。

将 p53 突变和过度表达与乳腺癌风险增加联系起来的数据有多个来源。Rohan 等[233] 进行的病例对照研究，使用 IHC 检测良性活检中 p53 的过度表达，研究来自 71 名后来发展为乳腺癌的女性作为研究组，和 288 名随后没有发展为癌的作为对照组。10 例（14%）研究组和 19 例（6.6%）对照组存在 p53 的免疫反应。先前乳腺活检中 p53 免疫反应的存在与随后发生癌变的风险增加有关（OR=2.55，95%CI 1.01～6.40）。当较大比例的细胞呈阳性（< 10% vs. ≥ 10%）以及 p53 反应性与典型和非典型增生共存时，风险更高（OR=4.62，95%CI 1.02～20.94）。良性活检和随后的癌中 p53 表达之间没有一致性关系。在 66.7% 的病例中两者均为阴性，在 9.8% 的病例中均为阳性。

Kamel 等[237] 利用细针穿刺获取肿瘤高危女性细胞学标本，进行 p53 免疫组织化学染色。该队列包括有乳腺癌家族史、既往对侧癌史或既往活检显示非典型增生或原位癌的女性。29% 的患者检测到 p53 反应性，并与非典型增生的存在高度相关。在随后的随访期间发现患有导管原位癌或浸润性癌的 7 名女性中，有 5 名在其细针穿刺标本中存在 p53 阳性细胞。当通过 PCR 研究显微切割的肿瘤样本时，只有一例随后的癌具有 p53 突变。

前述研究表明，在良性乳腺组织中通过 IHC 检测 p53 与随后发生癌变的风险增加有关，并且这种效应与增生的存在相互作用以进一步增加风险。p53 基因突变在 BRCA1 携带者的乳腺癌中发生的频率高于非携带者的肿瘤[238]。

采用高分辨率熔解曲线（high-resolution melting，HRM）、DNA 序列分析和 p53 免疫组织化学染色在 140 例非浸润性乳腺癌（包括普通型增生、非典型导管增生和导管原位癌）和 240 例非浸润性乳腺病变中研究分析 p53 突变[186]。HRM 和测序分析分别在 0% 的普通型增生、12.7% 的非典型导管增生和 21.6% 的导管原位癌病例中检测到 p53 突变阳性。p53 蛋白 IHC 表达未在普通型增生中检测到，在 14.6% 的非典型导管增生和 31.4% 的导管原位癌病例中检测到。从普通型增生到非典型导管增生再到导管原位癌，p53 突变和蛋白质积累逐渐增加（$P < 0.05$）。作者得出结论，p53 突变和 p53 积累可能代表乳腺癌发生的早期事件 [239]。

bcl-2 基因编码一种抑制细胞凋亡并参与控制细胞增殖的蛋白质。该基因的名称来自 B 细胞淋巴瘤。数字 2 是指它是滤泡性淋巴瘤染色体改变中描述的第二种蛋白质。采用 IHC 研究时，几乎所有正常的导管上皮细胞和导管增生中都发现了 bcl-2 [220, 221, 224]。一项研究报道，正常和增生性病变（典型和非典型）之间的反应强度没有差异，但其他研究报道了 16% 的增生性病灶染色减弱，强度差异与增生程度（轻度、中度、旺炽性）无关。在导管原位癌中，bcl-2 反应性与分化程度有关，在低级别病灶 [220] 和非粉刺性病变 [221] 中最高，在粉刺性导管原位癌中明显降低 [220, 221]。这些观察结果表明 bcl-2 反应性丢失不是增生性病变演变和导管原位癌发展的早期事件。其他基因如 Fas（参与促进细胞凋亡 [240]）和 survivin（一种细胞凋亡抑制剂 [241]）在增生性乳腺病变中的作用很少受到关注。

一些参与细胞周期调控其他方面的基因也在乳腺增生性病变中进行了研究。CyclinD1 参与控制 G1 到 S 期的进展。过度表达 CyclinD1 的细胞显示从 G1 到 G0 的细胞周期蛋白减少。Zhu 等 [242] 通过差异 PCR 和 IHC 研究，显微切割标本的 CyclinD1 在良性增生性病变和癌中的扩增和蛋白的过表达。分别在 15% 的正常组织、19% 的无非典型性的上皮增生、27% 的非典型导管增生，以及 35% 的导管原位癌中检测到 CyclinD1 基因扩增。对应 IHC 检测到的过表达率分别为 13%、13%、57% 和 50%。表明在没有组织学可检测异常的情况下，CyclinD1 表达是可变的，并且 CyclinD1 表达改变和扩增的频率往往随着增生异常的严重程度而增加。

原位杂交检测到，在伴或不伴非典型性的增生性病变中，cyclinD1 mRNA 表达增加的比例相同（18%）。在导管原位癌中发现过表达率明显更高：低级别病变为 76%，高级别病变为 87% [243]。一项通过 IHC 检测到的 cyclinD1 过表达的研究报道称，总体表达率为 6%，轻度、中度和旺炽性增生之间无显著差异 [235]。这些数据似乎表明，在从增生到导管原位癌的转变过程中，cyclinD1 过表达的增加比 Zhu 等 [242] 的上述研究更突然。总而言之，这些研究表明 cyclinD1 的扩增和过表达与导管原位癌的相关性比与增生性病变的相关性更强。已显示 cyclinD1 表达与 ER 阳性乳腺癌的预后较差相关 [244]。

生长因子是在组织中局部产生的一组物质，可调节细胞发育并可能导致癌变。表皮生长因子（epidermal growth factor，EGF）是一种参与正常乳腺和肿瘤细胞增殖的蛋白质。EGF 的活性是由其与跨膜受体、表皮生长因子受体或 EGFR 的相互作用诱导的。关于 EGFR 在增生性乳腺病变中表达的信息很少。EGFR 存在于所有良性组织中，尽管当进行生化测量时，其表达水平似乎低于 EGFR 阳性乳腺癌 [245]。归类为良性或纤维囊性的样本中 EGFR 水平略高于脂肪和纤维组织样本。IHC 研究已在良性或正常乳腺组织样本中检测到相当广泛的 EGFR 表达 [246, 247]。通过各种方法研究，约 45% 的乳腺癌中检测到 EGFR 阳性 [248]。癌组织和非癌组织之间的表达存在显著差异，与 ER 相关。EGFR 在癌中的表达与 ER 表达呈负相关，在 ER 阴性肿瘤中更为常见 [245, 246, 249, 250]。另外，在非癌性乳腺样本中，EGFR 表达与 ER 直接相关 [245, 248, 249]。这些表达差异的机制及其与增生性乳腺疾病的关系尚未得到充分探讨。

ER 阳性可见于非肿瘤性乳腺组织。特定类型的良性病变在阳性比率上没有明显差异 [251]。Khan 等 [252] 比较了患有和未患有乳腺癌的女性良性乳腺组织中 ER 和 PR 的 IHC 表达。良性上皮（未根据增生活性进一步分类）中的 ER 阳性与乳腺癌的存在之间存在显著相关。在分析的不同年龄组中，ER（+）和 PR（-）的良性上皮患者与并发癌的相关性最强。

ER 在调节雌激素对乳腺上皮发育和生长的影响方面起着关键作用。在临床上，这部分是由于观察到使用激素替代疗法与良性乳腺疾病的风险之间的关联，在一项研究中，使用激素替代疗法 8 年后，良性乳腺疾病的相对风险为 1.70（95%CI 1.06～2.72）[253]。使用激素替代疗法的女性中出现的癌症，往往比不使用激素替代疗法的女性中出现的肿瘤更小、分化更好，并且增殖性更低[254]。这些差异可归因于这些预后因素与 ER 阳性肿瘤有关，而与 ER 阴性肿瘤无关。增殖降低主要见于在诊断时接受激素替代治疗的肿瘤患者中。这一发现与使用激素替代疗法的乳腺癌患者死亡率降低的观察结果一致，在诊断时接受治疗的女性中死亡率降低幅度最大[255]。

乳腺增生性病变和乳腺癌的细胞极性发生了组织学改变。增生的特征是细胞数量增加，部分或全部填充导管或小叶的腺腔。增生性病变中细胞分布的常见异常模式包括细胞相对于基底膜的不均匀定位、细胞以多层方式聚集、新形成的次级管腔周围的细胞极向以及描述为"旋转"或"流动"的细胞排列方式。

最近对与细胞黏附和极性相关的蛋白质的研究发现，这些物质的改变可作为鉴别增生性改变和评估癌变风险的标志[256]。与细胞极性和"顶端连接复合体"相关基因的表达模式证实非典型增生和导管原位癌是致瘤多步骤过程的一部分[257]。

细胞表面的层粘连蛋白受体是重要的非整联蛋白，可黏附到层粘连蛋白上，后者是基底膜的组成成分之一[258]。其参与了上皮细胞围绕正常管腔周围的过程。在导管原位癌的基底膜区观察到层粘连蛋白的局部损失[259]。肌上皮细胞似乎通过促进基底膜完整性[260]和旁分泌因子抑制肿瘤浸润、转移以及可能的癌前上皮改变的进展来发挥肿瘤抑制作用[261]。

值得注意的是，单个细胞的顶端和基底外侧膜区具有独特的生化和生理特性[262]。这些膜结构域的存在和分布在增生性病变中发生了改变。大多数增生细胞聚集在远离基底膜的地方并趋向于充满腺腔。顶端膜分化可能维持在增生性病变表面增生的上皮中的次级管腔周围。然而，增生性病灶的实质部分内有相当数量的细胞没有暴露于管腔内或基底膜。

Fodrin 是一种参与维持细胞极性的结构蛋白。定位于正常终末导管和小叶内导管的细胞膜基底外侧，以及在以腺体增生为特征的病变（如硬化性腺病）中，单个腺体内的细胞数量几乎没有增加。在细胞数量增加的增生性上皮中，整个细胞膜周围均发现了 fodrin[263]。在乳腺癌和结肠癌中观察到 fodrin 细胞膜的环周染色[263, 264]。

整合素是一个由 α 亚基和 β 亚基组成的复杂蛋白质家族，参与细胞外基质和细胞间黏附蛋白的结合。它们在各种正常组织和肿瘤中的表达非常复杂[265]。目前可用的数据表明，了解整合素的分布可能有助于区分增生性病变和癌。整合素在纤维腺瘤中的表达与正常乳腺组织中的水平相似，而在乳腺癌中表达降低[266-268]。Zutter 等[268] 观察到，FISH 检测到的整合素 mRNA 表达水平与分化程度相关，在低分化癌中最低，在高至中分化肿瘤中处于中等水平。其他人也报道了 α4 和 β6 亚基在癌和良性乳腺组织中的表达减少[269]。所检查的标本不包括"旺炽性上皮增生"的例子，但作者认为 α4β6 表达的丢失可能是癌前病变的标志[269]。在某种程度上，整合素表达的下调可能与基底膜失去接触有关。

增殖的上皮细胞可产生血管生成因子，并在周围组织中诱导血管生成，这种能力已在乳腺增生性病变以及已确诊的癌中得到证实[270, 271]。Bose 等[272] 报道，与正常导管相比，某些类型的导管原位癌的特点是导管周围血管生成量显著增加。Heffelfinger 等[273] 报道，伴有浸润性癌的乳腺正常组织导管周围，血管分布高于不伴浸润性癌的正常组织。增生病灶周围的血管比正常组织中的血管多，血管分布的程度与病变的严重程度（增生、非典型增生或原位癌）成正比。这些观察结果表明增生性病变能够诱导血管生成，并且血管生成不只是与癌相关。产生血管生成因子的能力与乳腺增生性病变和原位癌的形态学分类的相关程度仍有待确定。

还有证据表明，基质蛋白的改变可能伴随着乳腺的增生性改变和癌性转化。可通过对一种基质糖蛋白细胞黏合素（tenascin）的研究来证实。某些形式的细胞黏合素起着抗黏附分子的作用。基质细胞主要产生两种低分子量（190kDa）和高分子量（330kDa）细胞黏合素异构体[274]。抗粘连特性主要存在于后一种异构体中，这是在一些纤维腺瘤、叶状肿瘤和浸润性癌的活化基质中发现的主要类型[274, 275]。大多数良性病变和非典型增生相关的间质主要表达 190kDa 形式。Jones 等[269] 报道发现，乳腺癌中整合素和细胞黏合素表达呈负相关。在正常和增生乳腺组织的间质与癌的间质进行比较时，还观察到纤连蛋白分布也存在差异[276]。在良性标本中未发现与癌相关的特异性癌胚亚型，这一观察结果表明这些标志物的表达与癌性转化有关。

许多研究检查了不同的细胞角蛋白在乳腺增生性病变和乳腺癌中的表达情况。使用 IHC 染色，包括 CK5/6 和鸡尾酒混合制剂，如利用 CK5、CK14、CK7、CK18 和 p63 混合而成的 ADH-5，即使不是提高了诊断的准确性，也有望提高观察者间的可重复性[277, 278]。正常（管腔）上皮细胞可对抗体 CK7、CK8、CK18 和 CK19 发生反应[279–281]。据报道，这些抗体不会在肌上皮（基底）细胞中染色，后者对 CK5、CK6 和 CK14 发生反应[279, 280]。正如预期的那样，小管癌对 CK18 和 CK19 的抗体有反应，但对 CK5/14 复合物没有反应，而后者在硬化性腺病中有反应[279]。增生性导管病变保留了肌上皮成分，并与两种类型的抗体发生反应，但导管原位癌中的染色模式取决于肌上皮的保留程度[279]。Moinfar 等[282] 研究了 34βE12（CK-K903）（一种针对高分子量细胞角蛋白 CK1、5、10 和 14 的抗体）在正常乳腺上皮、增生性病变和导管原位癌中的反应性分布。与正常上皮中的上皮细胞相比，34βE12 在肌上皮细胞中的反应性更强，且在更大比例的肌上皮细胞中存在。在增生性改变中也观察到类似的染色模式，而非典型增生和导管原位癌的特征是完全或几乎完全丢失上皮 34βE12 的反应性。有关"ADH5"的讨论，请参见第 11 章。

在 Moinfar 等[282] 的研究中，非典型导管增生和导管原位癌 CK 免疫组织化学染色模式的相似性，可能是（也可能不是）定义这些病变的标准的结果，而不是内在生物学特征的表现。如果"病变具有低级别导管原位癌的细胞学表现，而没有可识别的导管原位癌结构特征，或者细胞学和结构特征均提示但不足以诊断导管原位癌，且累及一个或多个导管的部分，则病变归为非典型导管增生。有些病例的非典型导管增生在细胞形态上与导管原位癌相同，只是总横截面直径在数量上＜2mm，因此不足以得出原位癌的诊断"。根据这个定义，非典型导管增生与导管原位癌的区别并不在于增生性病灶外观的结构表型差异，而主要是定量标准的结果。

• 鉴于癌的克隆性，区分癌与增生的定量标准在生物学上没有意义，尽管病灶大小可能在临床上与诊断和治疗有关。

因此，可能会受 Moinfar 等[282] 和 Page 等[195]

关于大汗腺病变研究结果的误导，他们认为非典型增生和低级别导管原位癌之间几乎没有区别，并建议将这两组合并。这些研究人员通过在非典型增生中加入小的导管原位癌，很可能污染了非典型增生组，从而掩盖了可能存在的任何病理生物学差异。在这种情况下应用生物标志物，如 Moinfar 等[282] 不可避免地显示非典型增生和导管原位癌组之间的反应模式几乎没有差异，因为前一类包括作者自己声明的具有癌定性特征的病例。这种研究乳腺"癌前"病变的方法，更可能满足关于这些异常表型特征的先入为主的概念，而不是有助于对其病理生物学相关的临床要素的理解。

• 正如本章前面所推荐的，乳腺上皮的分子特征可能与组织病理学表型一样重要，甚至更重要。在这些情况下，目前大部分关于乳腺增生性病变分类的争议与临床实践的相关性较小。如果在没有异常组织病理学表型的细胞中发现与转化相关的重要分子变化，这将可能尤其反映了真实状况。如果癌变可以发生在这样的细胞中，最多只有一个非常短暂的阶段，与现在称为"增生"和"非典型"的变化相对应。

乳腺肿瘤转化过程的核心难题涉及许多因素。本章总结的迄今为止的证据表明，单一关键标志物或分子改变，不可能一跃成为评估与乳腺增生性病变相关的癌症风险的金标准。相反，重要信息很可能来自在组织、血液或两者中检测的一组分子指标[283]。有越来越有效的化学预防药物作为手术替代品，结合未来与生物标志物相关的癌症风险研究的数据，可能会完善风险评估的组织病理学标准，并确定非形态学的风险标志物。归根结底，这种发展是必然的，因为如此才能让相对较少的女性，接受可以用于组织病理学风险评估的"良性"组织活检。如果基于乳腺癌的临床检测，而不是基于组织病理上增生性病变这类中间风险标志物，那么开发可靠的风险生物标志物可能会更加成功。这是因为临床对这些变化进行分层的许多标准并不仅限于组织病理学形态，还包括与治疗决策相关的因素，如病变范围。

将来基因改变[284, 285] 和组织微环境，可能会成为乳腺癌发生过程中易于评估的因素[286]，而由此可能会改变预防或治疗的策略。

第 11 章　导管原位癌
Ductal Carcinoma *In Situ*

Syed A. Hoda　著

高　雪　译　闫庆国　校

导管原位癌（ductal carcinoma in situ, DCIS）是一种局限于乳腺导管小叶系统内的恶性非浸润性上皮肿瘤。导管原位癌的肿瘤细胞表现出一系列细胞学特征，可以排列成多种结构模式。这种形态的异质性在个别病例中很明显。此外，导管原位癌在临床和影像学方面均有异质性。

在新版 AJCC 肿瘤分期系统中[1]，不论范围多大，导管原位癌都归为 pTis。导管原位癌主要是一种导管疾病，但通常会累及终末导管小叶单位和小叶，这一过程称为"小叶癌化"。需要注意，在 AJCC 系统中，任何类型的小叶原位癌（即经典型、旺炽性型或多形性型）均未归为 pTis。

一、历史背景

导管原位癌（导管内癌的同义词）是 20 世纪初，对肿瘤镜下研究十分感兴趣的外科医生对临床上遇到的肿瘤给出的定义。"原位"（*in situ*）拉丁语是"在其位置"，1932 年，Broders 首次使用它作为非浸润性癌的术语[2]。首先研究导管原位癌的学者是 Warren 等[3]，Warren 是在波士顿执业的外科医生，从"异常复旧"或囊性疾病的研究中得出结论，癌可能是由增生性导管病变转变而形成的。

"正是在这种情况下，我们最容易发现异常复旧和癌并存。当上皮不再局限于囊腔，而是突破基底膜并浸润相邻结构时，可以观察到这种转化阶段。"

20 世纪初，另外两名外科医生对乳腺导管增生性病变进行了临床和病理基础研究，分别是伦敦国王学院医院的 Lenthal Cheatle 先生和巴尔的摩的约

翰·霍普金斯医院 Joseph Bloodgood 先生（因乳房切除术而闻名的 Halsted 的学生）。因为他们的文章很少引用自身以外的文献，所以很难从他们已发表的文章中确定 Bloodgood 和 Cheatle 的相互影响程度。大西洋当时比现在显得宽广得多，被大西洋分隔开的同时代的两个人，采取各自独立的方法，来区分乳腺的良性和恶性病变。

Cheatle 对全乳腺区域进行了详细的研究，检查各种病变与癌的关系。Bloodgood 的方法是分析了约翰·霍普金斯医院数十年患者的病例。因此，他能将许多病变的形态与临床随访联系起来。

导管原位癌的早期描述，概述了该疾病的主要结构模式。微乳头状导管原位癌在 1920 年和 1921 年分别由 Cheatle[4] 和 Bloodgood[5] 描述，然而两位都没有使用该术语。Bloodgood[6] 也提出注意区分"交界"病变和导管原位癌的问题。Cheatle 将微乳头状增生称为泪滴状，并指出癌附近导管中出现"车辐状"结构。今天，人们将"车辐状"结构描述为筛状结构。Muir[7] 认为"筛状"一词来源于 Schultz-Brauns[8] 的一篇关于乳腺癌的文章，该文收录在 1935 年 Henke 和 Lubarsch 的手册中。

在 Bloodgood 发表的图片[9] 中，可以看到明显的"粉刺样"坏死（该术语通常指伴有很多腺泡内坏死的实性高级别导管原位癌）和筛状导管原位癌。这是一种归为"粉刺样癌"的肿瘤，随附描述一个有趣的历史小插曲：

"41 年前，也就是 1893 年，我协助 Halstead 医生探查一例临床诊断的乳腺良性肿瘤。患者 67 岁，大约 11 个月前发现一个小肿瘤……我们把它切开、

挤压，从它的表面挤出许多灰白色的颗粒状圆柱体，我当时称其为粉刺样。从外观上诊断为恶性肿瘤，并做了根治性手术。手术后，患者生存 19 年，86 岁死亡[9]。"

Bloodgood 认识到两种类型的"粉刺样腺癌"，他称之为"单纯的粉刺样腺癌和伴有部分区域完全进展的粉刺样腺癌"，前者完全是导管内的，后者部分区域有浸润。他观察到具有粉刺样特征的大的肿瘤更可能是浸润性癌。随访发现，30% 的淋巴结阴性伴有浸润性"粉刺样腺癌"的患者，会进展到转移并因此死亡。

Bloodgood[9] 在 1934 年的一篇论文中报道了一位有明显临床进展的患者。1896 年，患者仅接受切除治疗一年后，在初始手术部位出现了复发癌。随后进行根治性乳房切除术，淋巴结阴性，患者生存超过 15 年，无复发。由于"纯粉刺样肿瘤"明显可以治愈，Bloodgood 首选"粉刺样腺癌"（comedoadenoma）这一术语。"当可触及的肿瘤很小，可以通过切开正常乳腺组织，完全切除病变且能缝合伤口，而不破坏乳腺的对称性[9]。"这是对导管原位癌保乳手术最早的描述之一。

Bloodgood 使用细针穿刺细胞学技术诊断乳腺肿瘤，特别是"当发现纯粉刺样肿瘤累及大部分或整个乳腺时，老年女性可以通过细针穿刺活检，避免进行癌症的完整手术"[9]。然而，他发现不能用细针穿刺活检区分导管原位癌和浸润性癌。在一位有 1.5cm 病变的女性病例中，"探查肿瘤之前已经做过细针穿刺，从染色的细针穿刺的细胞检查中，我们只能诊断恶性肿瘤，而没有认识到它是一个粉刺样肿瘤[9]。"

1938 年，Lewis 和 Geschickter[10] 报道 40 例因粉刺样癌接受治疗的患者，8 年治愈率达 85%，大多数 5 年生存者在 10 年内都保持良好状态。包括 8 例最初只接受局部切除治疗的女性。8 例女性患者中有 6 例，在 1～4 年内出现复发癌。然而，作者没有区分完全导管内的病变和伴有浸润性癌的病变。

1980 年之前，人们对导管原位癌的组织病理学亚型几乎没有临床兴趣。这种情况源于以下事实：几乎所有的患者都接受了乳房切除术治疗，并且观察到的病变很少由单一生长模式组成，正如

Cheatle[11] 观察到的，"整个切片显示所有这些变化都可能发生在同一疾病中。"

那些对导管原位癌的历史感兴趣的人，会发现 Fechner 的综述是有价值的[12]，Fechner 认为导管原位癌在最近几十年中发病率和患病率呈指数级增长。关于导管原位癌各个方面的概念仍在继续发展。确实，一些观察者难以接受导管内肿瘤细胞增生为"癌"，因此提倡使用术语"导管上皮内瘤变"（ductal intraepithelial neoplasia）及其首字母缩略词 DIN，并指出由于 N 和 M 分期不适用于这些病变，因此不应将它们放入肿瘤区域性淋巴结转移和远处转移 TNM 分期系统中[13]。DIN 术语尚未得到广泛接受，并且已被最新的世界卫生组织乳腺肿瘤分类所淘汰[14, 15]，或许这反映了该论点的内在不足。虽然如此，仍有学者尝试将低级别乳腺导管原位癌重新命名为"惰性上皮源性病变"[16]。"惰性"一词削弱了这种导管原位癌的临床意义，尽管后者在组织病理学表现为低级别，但临床表现并不总是惰性[17, 18]。

二、临床表现

直到大约 50 年前，导管原位癌几乎总是描述为可触及的肿块。不太常见的是，该疾病可表现为乳头 Paget 病或乳头溢液。目前临床中，约有 85% 的导管原位癌可以通过影像学检查发现，最常见的是乳房 X 线检查发现钙化。因此，在具有有效乳腺筛查系统的国家中，更容易诊断出导管原位癌。据统计，每 1000 张乳房 X 线片中可检出一例导管原位癌[19]。因为筛查的影响，美国的导管原位癌发病率从 1973—1975 年的每年 1.87/10 万，增加到 2005 年的每年 32.5/10 万[20]。

包括美国在内的西方国家，目前导管原位癌约占所有乳腺癌的 15%[21]。据美国癌症协会估计，到 2020 年，美国女性将有 276 480 例新发浸润性乳腺癌病例。此外，还将有 48 530 例导管原位癌新发病例，相当于每天约 130 例新发病例[22]。相比之下，SEER 数据库显示，1993 年（超过 25 年以前）导管原位癌新发病例估计为 23 275 例[23]。

1996 年公布的 SEER 数据库显示，自 1983 年以来，导管原位癌发病率显著增加[24]。在 2019 年公布的，包括 SEER 数据库在内的 18 个基于人口的登

记处（约占美国人口的 30%）的数据显示，2000—2014 年导管原位癌的总体发病率稳定（P=0.24）[25]。在 20—44 岁和 45—55 岁的年龄组中，导管原位癌的发病率分别每年增加 1.3%（P=0.001）和 0.6%（P=0.02）。尽管白人女性的导管原位癌发病率稳定，但在非洲裔美国女性和其他种族女性中，导管原位癌发病率每年分别增加 1.6%（P < 0.001）和 1.0%（P=0.002）。除 40—49 岁的女性和非裔美国女性外，乳房 X 线筛查与导管原位癌的发病率显著相关。在这些人群中，筛查以外的因素可能会导致导管原位癌增加。

尽管，在过去几十年中导管原位癌的发病率急剧上升，但这种上升趋势在各组织学类型中并不一致：低级别导管原位癌，最近发病率上升是由影像学检查增加所致；而高级别导管原位癌的发病率基本保持稳定[20]。

三、风险因素

关于导管原位癌流行病学危险因素的数据有限[26, 27]，而且似乎存在年龄差异，但总体而言，导管原位癌和浸润性癌的风险因素相似[26]。表明两者具有相同的病因，患病风险随着年龄的增长而增加，其中浸润性癌与年龄的相关性更强。

导管原位癌的风险因素包括乳腺癌家族史[20]。未产妇、头胎晚育、绝经期和绝经后高体重指数、绝经后雌激素替代治疗和高乳腺密度等因素也是重要的风险因素[28]。最近发布的一项针对 263 788 名年龄在 40—69 岁的英国生物样本库研究中，有 1016 名女性在平均 7 年的随访中发生了导管原位癌[29]。多变量分析表明，年龄、体力活动、身高、乳腺癌家族史、绝经状态、产次、初潮和首次活产之间的年数与导管原位癌风险相关。未使用激素替代治疗的绝经后女性体重指数 ≥ 30kg/m² 与导管原位癌风险的增加相关。该研究是迄今为止最大的一项研究，证实了导管原位癌和乳腺浸润性癌的风险因素相似，并强调绝经后女性的身高和肥胖因素可能增加导管原位癌的风险。

遗传性乳腺癌易感基因中的胚系突变与导管原位癌和浸润性乳腺癌的高风险有关[30]。在 50 岁前诊断为导管原位癌的女性中，有 13% 发现 BRCA 突变[31]。在对非德系犹太女性导管原位癌患者的最大数据分析中，BRCA1/2 突变的患病率为 5.9%[32]。年龄 < 50 岁且有乳腺癌个人和家族史的女性患乳腺癌风险明显高于年龄 > 50 岁的女性。

BRCA 突变携带者患导管原位癌的风险是非携带者的 6 倍[33]。在 76 个已知的乳腺癌易感基因位点中，多达 67% 的位点显示导管原位癌与浸润性乳腺癌存在相同的关联性，有力地证明了在这一人群中，导管原位癌和乳腺浸润性癌具有共同的遗传易感性[34]。

四、乳房 X 线检查

乳房 X 线检查是一种高度敏感的检测乳腺导管原位癌的诊断方法[35]。在目前的临床工作中，绝大多数导管原位癌的病例是通过乳房 X 线检查筛查出的。通常，高级别导管原位癌表现为多形的、线状（"铸状"）或分支状钙化（图 11–1）。低级别导管原位癌通常显示出无定形的点状和颗粒状钙化[36, 37]。导管原位癌中钙化主要为线状、颗粒状或混合型，出现频率大致相同。钙化可以聚集、分散，或分散在聚集的病灶周围。在一个或多个导管中呈线状分布的分支状钙化可能由管状或颗粒状的细小颗粒组成。大多数导管原位癌都有五个或更多的钙化沉积[38]。圆形、椭圆形、界限分明的钙化在导管原位癌中不常见。在年龄 < 50 岁的女性中，钙化更可能是导管原位癌的乳房 X 线检查指标，而在年龄 > 50 岁的女性中，并存的软组织异常更为常见[38]。

在乳房 X 线检查中，高级别导管原位癌比低级别导管原位癌更易出现钙化。在一些低级别导管原位癌的病例中，大多数钙化发生在邻近的良性腺体中。与乳房 X 线检查的钙化范围相比，导管原位癌实际病灶可以较小、较大或相同，特别是在低级别病变中，钙化并不总能把导管原位癌"映射出来"。尽管有这些细微差异，乳房 X 线表现的钙化分布，通常仍被指南用于评估导管原位癌的范围。但与组织病理学评估所确定的范围相比，测量结果常会低估病变的范围[39]。当通过乳房 X 线和组织病理学测量病变范围时，主要是筛状或微乳头型导管原位癌与高级别实性导管原位癌之间的差异更常见。在 44% 的纯筛状 – 微乳头状病变中、12% 的纯粉刺样癌中和 50% 的两种类型混合的病例中都发现有

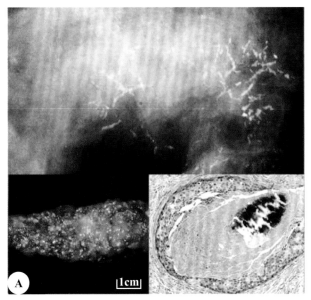
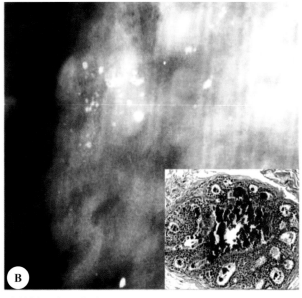

▲ 图 11-1　导管原位癌放射 – 病理联系

A. X 线检查显示分支线性钙化，经活检发现是伴有坏死的高级别导管原位癌（"粉刺样"型）。左图为典型的"粉刺样"外观。右图为高级别导管原位癌的导管横断面，中央有坏死和钙化。B. 在筛状导管原位癌（插图）部位聚集圆形的点状钙化。插图来自 X 线检查中显示的病例

20mm 以上的差异[39]。

钙化的乳房 X 线表现与导管原位癌的组织学有一定关系，但 Stomper 和 Connolly[40] 指出，"他们两者存在相当多的重叠，但主要的组织学亚型无法根据微钙化类型进行精准预测"。尽管如此，对钙化的影像学分析在区分粉刺样型导管原位癌和非粉刺样导管原位癌方面仍取得了一些成功[41]。线性钙化是坏死的标志，而颗粒状钙化与无坏死导管原位癌有关[42]。HER2 阳性的导管原位癌比 HER2 阴性的导管原位癌更有可能通过乳房 X 线发现钙化[43]。乳房 X 线钙化大小、X 线或临床上明显的肿块与实性型导管原位癌和浸润显著相关[44]。

通过放射和病理学方法查出多灶性导管原位癌的可能性，与两者确定的病变范围有关[45, 46]。在大于 2.0cm 的病变中，多病灶导管原位癌的发生率，明显高于较小病灶的导管原位癌。Carlson 等[37] 报道多病灶导管原位癌的大小（3.1cm），明显大于非多病灶导管原位癌的大小（1.95cm）。

当病变提示良性肿瘤或浸润性癌结构时，会出现导管原位癌的异常乳房 X 线表现。这些表现中，在导管原位癌乳房 X 线检查中伴随软组织肿块出现的比率不到 10%[47-51]。在一系列研究中，8% 的导管原位癌乳房 X 线表现为无钙化的放射状病变[51]，

3.6% 的导管原位癌表现为放射状影[48]。在病变谱系的另一端，可以在影像学上明确的良性病变中发现导管原位癌，如导管原位癌累及纤维腺瘤[49]。罕见情况下，导管原位癌会在影像学显示"致密"或"不对称"而活检时偶然发现[35, 38, 52, 53]。

乳腺筛查的间隔，会影响乳房 X 线检查到的导管原位癌的临床特征。在一项研究中，每年检查一次的女性导管原位癌范围（平均 1.69cm，范围 0.3～7.7cm），明显小于每隔一年（平均 2.27cm，范围 0.4～10cm）或三年检查一次的女性（平均 3.49cm，范围 0.6～10cm）[37]。发生微小浸润性癌的比例，随检查时间间隔的延长而增加，但差异无统计学意义。

五、超声检查

除非导管原位癌伴随肿块（回声靶目标），否则超声检查结果常不明显且非特异。因为超声波对钙化的检测灵敏度较低，导致对导管原位癌的检查效果较差。

伴有钙化的"导管改变"是最常见的超声表现，大约在 1/3 的高级别导管原位癌病例可发现钙化[50]。另外，需要注意，在超声检查中，只有较大的钙化沉积（至少 1cm 的沉积）才被视为"强回声斑"。

在约 1/3 的低级别导管原位癌中，最常表现为边缘不清楚的不规则低回声肿块。

六、磁共振成像

磁共振成像（MRI）作为导管原位癌的诊断和处理的辅助技术正在迅速兴起。MRI 上的病灶检测是注射造影剂后与注射前图像对比发现乳腺实质增强。增强主要由血管生成导致，因此，该技术对检测高级别导管原位癌更有效。MRI 对浸润性癌的敏感性（高达 98%）高于对导管原位癌的敏感性（60%～80%）[53, 54]。

MRI 在导管原位癌评估中有两个主要作用：评估疾病范围和筛查高危患者[55-57]。该技术还可用于预测乳房 X 线钙化的恶性潜能，检测隐匿性（同侧或对侧）癌，检查致密乳腺组织并评估胸壁受累情况[58-63]。

在 MRI 上，导管原位癌通常表现为节段性或线性非肿块性强化，伴有延迟的峰值增强。经 MRI 检查后切除的导管原位癌很少，如果有切除的病例，那么患者在 X 线或大体检查中会发现明显病变[58-62]。

MRI 对导管原位癌评估敏感性超过 60%，而乳房 X 线的敏感性约为 55%，超声的敏感性约为 45%[64]。与单独乳房 X 线检查或超声检查相比，MRI 检查可能使高危人群的癌症检出率增加一倍[54, 65]。由于 MRI 对其他隐匿性重要疾病（包括所谓的"其他部位癌"）的检出率较高，因此导管原位癌患者术前 MRI 检查与乳房切除术之间有很强的相关性[66]。标准乳腺 MRI 检查扫描时间 45min 左右，生成数百张图像，专家花费大量时间诊断，价格昂贵。快速 MRI 采集时间为 3min，阅读时间 < 1min[67]。

七、可触及的导管原位癌

高级别导管原位癌中，可见明显的导管周围纤维化伴显著慢性炎细胞浸润和间质水肿。因此可触及乳腺肿块。

据报道，在乳房 X 线检查广泛使用之前，50%～65% 导管原位癌女性中存在明显肿块[68-71]。Pandya 等[70] 比较了 Lahey 诊所（1969—1985 年）之前和"强化筛查"之后（1986—1990 年）筛查到

的导管原位癌特征。乳房 X 线检查发现的导管原位癌比例从 19% 增加到 80%，而触诊发现的病例从 54% 减少到 12%。

临床工作中，大多数导管原位癌病例是无法触及的[72]。高达 25% 的病例，乳房 X 线检查阴性[35]。不可触及的病变可由影像学、Paget 病、乳头溢液发现，或者在对可触及的良性肿瘤进行活检时偶然发现[72]（图 11-2）。对"可疑"钙化进行的活检，约 25% 病例显示为癌，主要是导管原位癌[73, 74]。

八、冰冻切片评估

由于广泛采用术前粗针穿刺活检，避免了术中冰冻切片检查诊断乳腺病变。然而，在某些外科手术过程中，仍要求做术中冰冻切片检查。包括评估保留乳头的乳房切除术中的切缘[75]。

可以通过术中冰冻切片检查诊断导管原位癌，但如果遇到困难，就应该延迟诊断，等待石蜡切片诊断[76]。除非有特殊临床情况，否则术中冰冻切片检查不适用于乳房 X 线检查中无法触及病变的诊断。一项导管原位癌研究显示，在术中冰冻切片检查诊断的 50% 病变中，良性占 36%，延迟占 8%，非典型增生占 5%，诊断为浸润性癌只有 1 例[77]。因为用于术中冰冻切片检查诊断的组织有限，所以在广泛组织取材制成石蜡的切片中，约 20% 的术中冰冻切片检查诊断为导管原位癌，发现浸润性癌成分[78]。

已证明术中冰冻切片检查评估切缘，可以降低再手术率。但是，由于"乳腺冰冻组织受冰冻技术的影响"，特别是"脂肪含量高"的乳腺组织受影响更明显。因此，除了在诊断"导管非典型增生"方面存在困难外，冰冻切片诊断导管原位癌也具有很大局限性[79]。用术中冰冻切片检查评估肿块切除术标本切缘（和保留乳头的乳房切除术中的乳头边缘）时，必须考虑导管原位癌可能跳跃性生长的特点[80, 81]。

九、诊断年龄

在多项研究中，诊断导管原位癌的女性平均年龄在 50—59 岁，这与浸润性导管癌女性的平均年龄相近[48, 60, 61]。导管原位癌组织学亚型与年龄分布没有显著差异[72]。

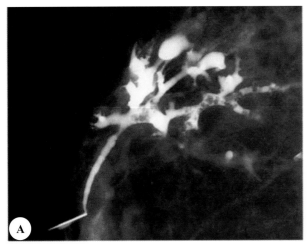

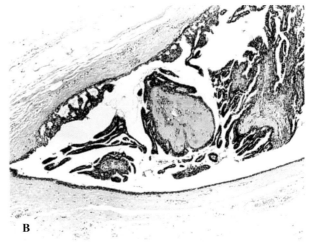

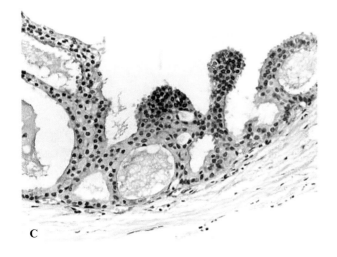

▲ 图 11-2　导管原位癌

A. 84 岁女性患者乳头血性溢液，乳头导管造影。在左下方可以看到空心的乳腺导管，导管中白色显示缺损部位，代表导管乳头状病变。B. 导管内乳头状导管原位癌和周围的微乳头状癌。C.微乳头状导管原位癌

2020 年，在美国诊断的每 5 例浸润性乳腺癌的病例中就有 1 例导管原位癌[22]。30 岁以下女性患导管原位癌风险极小，40 岁以下女性患导管原位癌风险低。此后，风险在 40—50 岁稳步增加，在 50 岁以后风险增加缓慢，在 60 岁以后达到平稳期。对于 50—64 岁的女性，导管原位癌的发病率估计为每 10 万人中有 88 人患病[82]。

保乳治疗和乳房切除手术后较高的复发率，与年轻时发现导管原位癌有关，40 岁以下的导管原位癌患者复发率较高。2019 年纪念斯隆－凯特琳癌症中心进行的一项研究显示，40 岁以下的女性在乳房切除手术后 10 年的局部复发率为 4.2%[83]。2011 年，Tunon-de-Lara 等报道，低龄是与肿瘤的组织学和临床特征无关的复发风险因子[84]。

BRCAPRO 是从统计学得出的分数，用于根据家族史评估个体携带 BRCA1 和 BRCA2 基因的胚系有害突变率。患有导管原位癌且有卵巢癌家族史的或 BRCAPRO 得分超过 10% 的女性，无论诊断年龄为几岁，BRCA1/2 突变阳性率均为 27%[85]。

十、双侧

导管原位癌通常为单侧发生，但是少数乳腺导管原位癌患者可同时发生对侧乳腺或后续发生原位癌（或浸润性癌）[86, 87]。随着 MRI 在同侧导管原位癌诊断后的广泛应用，可能会增加隐匿性导管原位癌的检出率[63]。

2017 年，Miller 等报道了 1978—2011 年 2759 例导管原位癌患者的研究[88]。所有患者均在纪念斯隆－凯特琳癌症中心接受保乳治疗，其中 151 例（5.5%）出现对侧乳腺癌，344 例（12.5%）出现同侧乳腺肿瘤复发。5 年和 10 年 Kaplan-Meier 对侧癌的发生率分别为 3.2% 和 6.4%。总体而言，10 年同侧复发率比对侧癌发生率高 2.5 倍，比不接受放疗高 4 倍。在同侧复发的患者中，发生对侧癌的十

年风险（8.1%）与整个队列的风险（6.4%）相似。

2019 年公布的另一项同组研究人员的研究表明，导管原位癌和小叶原位癌共存患者与单独发生导管原位癌的同侧复发风险相似，但发生对侧癌的风险增加了 1 倍[89]。该研究包括 1888 例患者，其中 1475 例（78%）导管原位癌，413 例（22%）同时患有导管原位癌和小叶原位癌。导管原位癌和小叶原位癌组与单独导管原位癌组同侧复发风险相似，但对侧发生癌风险增加 1 倍。中位随访时间为7.2 年（范围 0～17 年），有 307 例患者后续发生乳腺癌，其中 207 例同侧复发，100 例对侧出现癌。两组同侧复发的 10 年累积发生率相似：单纯导管原位癌组和导管原位癌与小叶原位癌共存组分别为 15.0% 和 14.2%（对数秩和检验，P=0.8）。导管原位癌与小叶原位癌共存组对侧的 10 年累积发生率更高，为 10.9%，而单独导管原位癌组为 6.1%（对数秩和检验，P < 0.001）。

过去几十年中，有几个小组报告了双侧导管原位癌。1992 年，Registry 肿瘤登记处一项基于人群的病例研究发现，217 例乳腺导管原位癌患者中，22% 患者对侧乳腺存在原位癌或浸润性癌[90]。此外 17% 的导管原位癌患者还发生非乳腺恶性肿瘤。Ashikari 等[68] 报道的 112 例导管原位癌患者中，16例（14%）同时发生对侧癌，17 例（15%）曾行乳房切除术。另一项导管原位癌的研究报道，对侧乳腺继发癌的总发生率为 12.5%[69]。Brown 等[91] 发现 10% 单侧乳腺导管原位癌患者，发生对侧浸润性癌。

Urban 报道了对侧乳腺的系统评估，他对 70%的病例进行了对侧乳腺活检（通常是随机的）[92]。1966—1968 年接受导管原位癌治疗的 16 例女性，发现 3 例（19%）曾接受过对侧乳房切除术，没有同时双侧性癌患者。Ringberg 等[93] 对单侧癌患者行双侧乳房切除术。23 例单侧乳腺导管原位癌患者对侧疾病的分布情况如下：2 例（9%）小叶原位癌，3 例（13%）导管原位癌，2 例（9%）浸润性癌。Griffin 等对 25 例同侧非粉刺样导管原位癌患者进行双侧乳房切除术的研究显示，3 例（12%）患者发生对侧导管原位癌[94]。Schuh 等[95] 报道，52例导管原位癌患者中，7 例（13%）因乳腺癌接受过对侧乳房切除术。在其余 45 例女性中，3 例同

时发现双侧癌（占 7%），其中包括 2 例对侧乳腺浸润性癌和 1 例小叶原位癌。Schwartz 等[96] 报道47 例经乳房切除术治疗的触诊阴性导管原位癌患者中，3 例（6%）在临床上检查出对侧乳腺导管原位癌。Silverstein 等[87] 在 208 例单纯导管原位癌或微小浸润癌患者中，22 例（11%）发现双侧同时或异时性多发癌，其中 5 例（2.4%）发现双侧导管原位癌。

Ciatto 等[35] 在 350 例导管原位癌患者中，44 例（13%）报告了对侧癌，包括 9 例（3%）同时双侧导管原位癌，9 例（3%）同时浸润性癌，2 例（6%）异时浸润癌和 5 例（1.4%）异时导管原位癌。在排除同时性对侧癌后，作者根据乳腺癌风险年数计算出异时对侧癌的发生率为 8.5%，是正常人群中单侧乳腺癌预期风险（1.5%）的 5.6 倍。

Habel 等[97] 在华盛顿州的人口癌症登记中心研究了患有导管原位癌的女性对侧癌的发生情况。作者在 1974—1993 年，对 1929 例单侧乳腺导管原位癌女性患者进行研究，发现对侧浸润性癌的发生率是对照人群的 2 倍。

导管原位癌患者对侧乳腺发生浸润性癌的比例为 4.3%，明显低于小叶原位癌患者[98]。Habel 等[97] 也记录了类似的观察结果。他们发现与对照人群相比，患有同侧导管原位癌的女性对侧发生浸润癌的相对风险（RR）为 1.8（95%CI 1.4～2.4），患有小叶原位癌的女性发生对侧浸润癌的相对风险为 3.0%（95%CI 1.7～5.1）。在单侧乳腺导管原位癌患者中，大多数因对侧乳腺浸润性癌而死亡[35, 68, 99]。据报道，对侧浸润性癌死亡的病例占 3.6%[41]、1.9%[72] 和1.0%[35]，而在其他两项研究中，接受保乳手术的患者因同侧乳腺浸润性癌复发而死亡的病例分别为140 例中 2 例（1.4%）[35] 和 61 例中 2 例（3.2%）[48]。

上述综述明显提示，关于单侧乳腺导管原位癌患者发生双侧病变的数据，受到与信息收集方式有关的方法学问题的影响。临床上，同时性对侧癌发生率 < 10%，其中至少一半是导管原位癌。在普通人群中，异时后续发生的乳腺癌比初始原发导管原位癌发生率更高，相对风险约为 2。对侧继发浸润性癌是导致女性乳腺癌相关死亡的主要原因。保乳治疗后因同侧浸润性乳腺癌复发而死亡的人数则相对较少。

十一、大体病理

在临床中，除一些乳头状和高级别实性型导管原位癌外，很少可触及肿块。前者可能表现为界限清楚的肿块，后者偶尔形成质硬结节可能与纤维炎性间质反应有关（图 11–3）。非粉刺样型和非乳头型导管原位癌大体通常不明显。

伴有坏死的高级别实性型导管原位癌（即粉刺型），大体可能形成境界清楚的棕褐色肿块，肉眼可见白色至黄色斑点，由坏死物质（粉刺样）组成，当病灶受到压迫时，坏死物从切面挤出。病灶内大量钙化，切割时可产生沙砾感。虽然这些特点可提示这种类型的癌，但是在导管扩张和活动性乳腺炎等某些情况下，也会出现类似的大体改变。

导管原位癌的大多数亚型都是基于组织病理学特征，但一些研究者建议注意大体明显的病变和微观病变的区别。Gump 等[100] 在最初的活检中，研究了一个机构治疗的 70 名患者，最初的活检中诊断导管原位癌。其中 54 例（77%）归为依据"大体"就可诊断的癌，那是因患者表现为可触及的肿块、乳头溢液或 Paget 病。大多数患者（54 例中有 48 例，占 89%）有肿块。16 例（23%）乳腺导管原位癌触诊阴性，是通过乳房 X 线检查发现钙化或偶然发现。大体可疑导管原位癌，经穿刺活检诊断导管原位癌后，有 6 例（12%）在随后的切除手术中发现

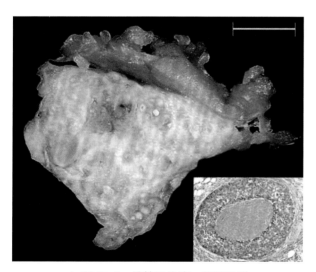

▲ 图 11–3　**导管原位癌，粉刺样型**
切除活检标本，大体显示大量圆形、淡黄色粉刺样坏死灶。插图：另一例伴有中央坏死的高级别乳腺导管原位癌的切面。对应大体标本切面显示"粉刺样"外观。标尺 =1cm

浸润癌，但在显微镜下偶然发现导管原位癌的患者中未发现浸润癌。

Andersen 等[101] 提出了一种基于解剖分布的更复杂的分类。他们提出三种类型的生长模式，单独发生或组合发生。"局灶性"病变累及"一个或几个小叶和（或）导管"，可长至 5mm。"弥散性"导管原位癌累及乳腺 5～10mm 的区域或整个乳腺。而"肿瘤形成"类型则由 60～70mm 相连的腺体组成，可触及明显肿块。局灶性和弥漫性的导管原位癌通常不能触及。一项基于人群的病例回顾研究显示，35 例导管原位癌患者中，18 例（51%）有微灶性病变，弥漫型为 13 例（37%），而形成大体肿瘤的导管原位癌为 4 例（11%）[102]。

十二、切除活检标本的取材

导管原位癌最常见的手术方法是切除活检。应当记录标本三维大小和重量。切除高级别导管原位癌，连续切片可显示质硬结节状切面，有牙膏状（"粉刺样"）物从导管中挤出；低级别导管原位癌则显示不清晰的纤维化或一些结节样外观，或大体不明显，通常仅存在金属夹或放射性标志物愈合的活检部位。凝胶或聚合物或胶原蛋白栓（粗针穿刺活检后金属夹标记时放置，以最大限度减少金属夹的移动和组织出血）通常非常明显。

对导管原位癌进行切除活检（经粗针穿刺活检诊断之后），应广泛取材进行组织病理学检查。通常，较小的组织（5cm 以下）应全部取材。较大组织（5cm 以上），应在穿刺活检部位和（或）金属夹定位的位置、整个纤维化区以及任何大体明显可见的病变处取材。回顾术前影像学检查和 X 线片，对指导组织取材也是有用的。在大体描述中，记录病变占总组织的大致百分比也是有用的。通常不应使用导管原位癌切除活检取出的组织进行研究，除非需进行某些精心设计的试验。关于这一专题的详细讨论，请参见第 44 章。

十三、显微镜下病理

（一）一般组织病理学特征

许多导管原位癌可能起源于终末导管小叶单位。Wellings 等[103] 的显微切割研究为这一结论提供了最有力的证据。扩张的终末导管小叶单位有时类似于

初级或次级节段性导管，但低倍镜视野下可见许多腺体结构和伴随的小叶内间质，提示小叶起源。

导管原位癌起源终末导管小叶单位这一概念也有例外。例如，它不能很好地描述仅局限于中央乳管的导管原位癌，因为发生在中央乳管的导管原位癌有时与 Paget 病或乳头溢液有关。偶尔，随机切片可显示一个或多个节段导管中的导管原位癌病灶，即使病变用连续切片检查，也没有发现明显的小叶连接。因此，来自终末导管小叶单位或较大导管的起源和两者区别的临床意义仍未明确。

保乳疗法广泛应用之后，显微镜下导管原位癌的分类成为人们关注的热点。保乳治疗成败的相关因素，不仅有生长方式的差异，还有更细微的细胞学特点。男性导管原位癌的组织学模式谱系与女性无明显区别。男性乳头状导管原位癌所占比例较高，粉刺样型导管原位癌的发生率则低于女性。

在常规组织病理学切片中，导管原位癌一般局限于导管内，并可累及小叶内腺泡。用免疫组织化学研究层粘连蛋白或Ⅳ型胶原时，显示导管原位癌的基底膜完整或者局灶性不连续[104-106]。核分裂象的存在与否，并不是导管原位癌的诊断特征，因为在正常和增生上皮中，罕见情况下核分裂象也可以见到。但是，每 10 个高倍视野中发现一个或多个核分裂象可能提示导管原位癌。非典型导管增生是一种局灶性低级别的非典型上皮增生，常累及微小腺体簇。尽管非典型导管增生，可以显示出低级别导管原位癌的一些细胞学和结构特征，但不足以诊断导管原位癌。

（二）导管原位癌中的肌上皮细胞

位于导管周围的肌上皮细胞通常会保留，但在导管原位癌中可能会减弱，并且偶尔增生（图 11-4）。除了出现在乳头状瘤或实性乳头状导管原位癌中的某些癌外，肌上皮细胞一般不伴随导管原位癌肿瘤上皮的增生。

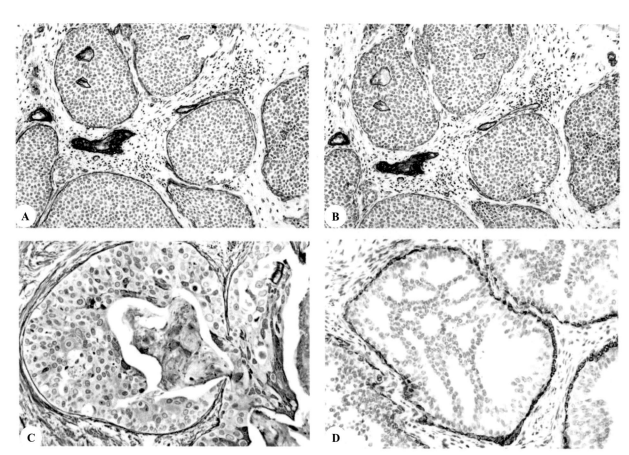

▲ 图 11-4　导管原位癌基底膜和肌上皮细胞

A 和 B 来自同一病例。A. Ⅳ型胶原蛋白免疫组织化学染色显示基底层（棕黄色）。上部两个导管内的血管及间质内小血管周围也有反应。B. 显示层粘连蛋白 Laminin 阳性反应与Ⅳ型胶原分布基本相同。C. 网状纤维染色显示突出的基底膜（蓝色）。D. 该筛状导管原位癌病例肌上皮细胞 SMA 阳性

肌上皮细胞的免疫组织化学标记包括 SMM-HC、SMA、CD10、CK5/6、calponin、p63 和 p40。后两个是核标记。与低级别导管原位癌和良性病变中肌上皮的标记相比，高级别导管原位癌这些标志物的表达可能较低。相反，肌上皮细胞在微腺性腺病和某些良性大汗腺病变中显示不出来。因此，不能仅依靠肌上皮细胞的缺乏来确定浸润性癌[107]。

随着研究的不断深入，发现相对于良性腺体，原位癌中肌上皮细胞的功能活性发生了显著改变。实验证据表明，肌上皮细胞可能对导管原位癌产生旁分泌肿瘤抑制作用，抑制肿瘤侵袭[108]。肌上皮细胞的肿瘤抑制能力包括抑制侵袭[109]和血管生成[110]。在体外，肌上皮细胞已被证明具有抑制乳腺癌细胞生长和诱导细胞凋亡的能力[111]。这些抑制肿瘤的特性部分归因于肌上皮细胞表达蛋白酶抑制剂 maspin[112]。肌上皮细胞表达的其他抑癌基因包括 CK5、SMA 和 caveolin-1[113]。相反，最近的研究表明，在某些情况下，与肿瘤相关的肌上皮细胞可能发生改变，以发挥促肿瘤作用[114]。这些改变包括过表达趋化因子 CXCL12 和 CXCL14，它们与癌细胞结合并增强其侵袭性[115]。CXCL12 及其受体 CXCR4 可能促进乳腺癌细胞的生长和转移[116, 117]。

Nelson 等[118]详细描述了组织微环境与导管原位癌相互作用的机制，以及肌上皮细胞、纤维母细胞和免疫细胞对疾病进展的影响。

（三）导管原位癌中的细胞类型

人们通常很少关注导管原位癌中细胞类型的差异，但需要识别并用特定的名称描述某些特殊的细胞形态。通常与小叶癌有关的印戒细胞形态也可出现在导管原位癌中（最常见的是乳头状和筛状型）（图 11-5）。印戒细胞具有偏位的细胞核，细胞核紧靠胞质黏液空泡，黏液空泡中出现微小分泌物。细胞质内黏蛋白有时使癌细胞的胞质呈弥漫浅蓝色，而不形成明显的空泡。有时，细胞质中的非特异性透明小孔可被误认为印戒空泡。这些细胞质空泡，有时是糖原积累，与黏蛋白的染色剂不反应，它们不会缩进细胞核，在管腔中没有明显的分泌物。黏液卡红、过碘酸希夫染色（PAS）或阿尔辛蓝染色显示印戒细胞的细胞质黏蛋白阳性，是诊断癌症的有力证据。这些细胞只有在罕见情况下出现在导管增生性病变中。

在所有导管原位癌的组织学类型中，都可出现大汗腺细胞形态（图 11-6）。大汗腺导管原位癌的细胞具有丰富的细胞质，其胞质从颗粒状、嗜酸性到空泡或透明，有不同程度的核多形性，有时表现为明显的核仁。详细见第 19 章，大汗腺癌的讨论。

透明细胞导管原位癌是一个定义不明确的导管原位癌变型，通常会在实性型和粉刺样型中遇到（图 11-7）。某些透明细胞的导管原位癌由排列成"镶嵌状"结构的肿瘤细胞组成，每个肿瘤细胞边界清楚（图 11-7 和图 11-8）。透明细胞导管原位癌是一组病变，包括大汗腺型。存在单一透明细胞群，高度提示导管原位癌。偶尔透明细胞导管原位癌的黏液卡红染色会显示强阳性。其他透明细胞病变包括小叶原位癌以及脂质丰富、糖原丰富或肌上皮的原位癌。

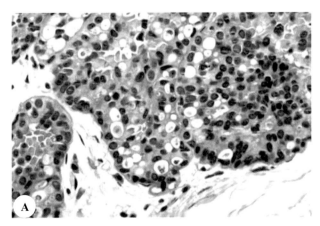
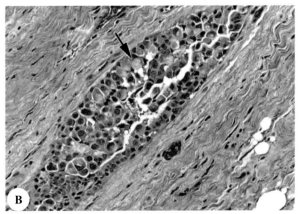

图 11-5　两例导管原位癌伴印戒细胞

A. 导管原位癌一些细胞质空泡含有浓缩分泌物；B. 罕见的导管原位癌细胞显示细胞质空泡化（箭）

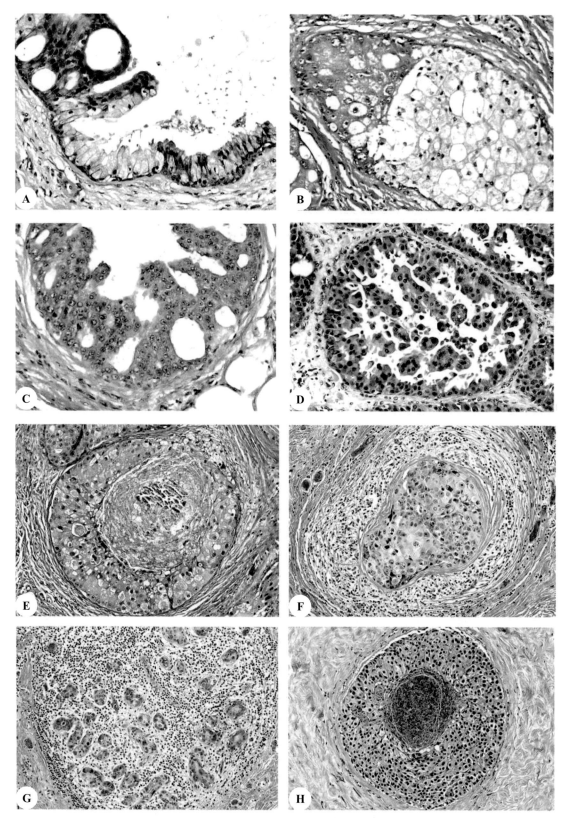

▲ 图 11-6　导管原位癌，大汗腺细胞型

A. 微乳头状导管原位癌，大汗腺细胞型，部分细胞透明。B. 实性导管原位癌，大汗腺细胞型，部分细胞透明。C. 微乳头状导管原位癌，大汗腺细胞型，高核级。D. 微乳头状导管原位癌，大汗腺细胞型，中等核级。E. 实性导管原位癌，大汗腺细胞型，伴坏死。F 和 G. 实性大汗腺细胞型导管原位癌，具有高核级和小叶受累（G）。注意导管周围（F）和小叶内（G）淋巴细胞浸润（即肿瘤浸润性淋巴细胞）。H. 实性大汗腺细胞型导管原位癌，伴中央坏死

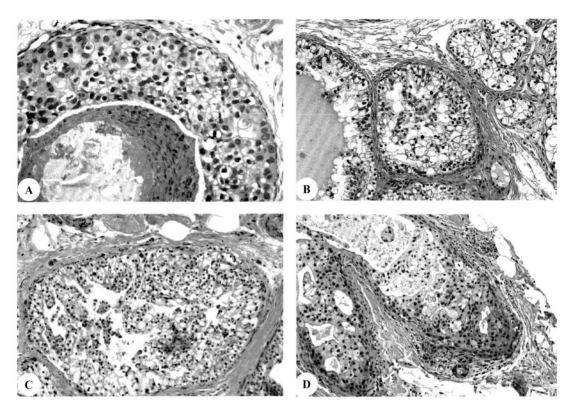

▲ 图 11-7 透明细胞导管原位癌

A. 实性导管原位癌伴坏死和钙化。B 和 C. 中等核级导管原位癌。D. 筛状导管原位癌。注意某些细胞的大汗腺型细胞质特征

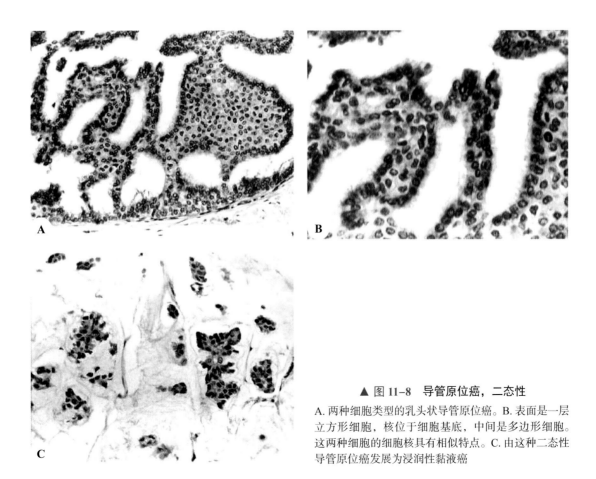

▲ 图 11-8 导管原位癌，二态性

A. 两种细胞类型的乳头状导管原位癌。B. 表面是一层立方形细胞，核位于细胞基底，中间是多边形细胞。这两种细胞的细胞核具有相似特点。C. 由这种二态性导管原位癌发展为浸润性黏液癌

梭形细胞导管原位癌可能表达神经内分泌标志物，如 CgA、Syn 和 NSE[119, 120]。梭形细胞导管原位癌中细胞的涡旋生长模式模仿"流水样结构"，"流水样结构"通常是普通型导管增生中的特征。梭形细胞导管原位癌经常与筛状导管原位癌共存。

小细胞导管原位癌是非常罕见的。生长模式通常为筛状和实性结构，或这些结构的混合型。当某种结构单独存在时，可以用免疫组织化学 E-cadherin，对实性结构的小细胞导管原位癌和小叶原位癌加以区别。"神经内分泌"导管原位癌是小细胞癌的一种弱侵袭性变型，其特征通常是实性生长和梭形细胞，细胞质呈细颗粒状，免疫组织化学神经内分泌标志物阳性，增殖指数比小细胞癌低。

导管原位癌的细胞组成通常是形态单一的，如筛状、实性和微乳头状导管原位癌。单一形态意味着导管原位癌细胞在细胞学形态上具有整体的一致性，尽管各细胞由于肿瘤细胞切面的缘故，在细胞质数量、核大小等方面可能存在微小差异。细胞和细胞核的形状可能因导管的一个或另一部分是否存在拥挤而发生改变。在判断导管细胞增生是否单一形态时，不考虑肌上皮细胞的存在或形态。

由两种明显不同细胞亚群组成的导管原位癌的二态变异型是不常见的。大多数二态性导管原位癌是乳头状癌（见第 14 章）。图 11-8 显示二态性乳头状癌，具有少量浸润性黏液癌的成分。

导管原位癌可以表现出相当大的肿瘤异质性，不单只有一种细胞学、组织结构特征及免疫组织化学表型[72, 121, 122]。约一半的导管原位癌病例中，发现了混合的病理组织学结构[123]。经常出现的一些组织结构组合，如乳头和微乳头、微乳头和筛状、实性和筛状[123]。其中，导管原位癌伴有微乳头状和筛状结构最常见。组织结构变化可能随着病变范围的增加而增加。粗针穿刺活检组织可能无法代表单个病例的不同生长方式。导管原位癌的组织学诊断应按结构范围多少递减的顺序列出组织学类型，将主要组织结构类型放在第一位。

已知的导管原位癌病例，细胞学特征（尤其是细胞核特征）往往比结构模式更均一。某些生长

模式和细胞学特点的组合更常见，例如由低核级细胞组成的微乳头状导管原位癌，高核级细胞组成的粉刺样型导管原位癌。异质性表现为实性生长模式的导管原位癌出现低核级形态，某些微乳头型导管原位癌病例中发现高核级（图 11-9）。两种或两种以上结构模式存在不同细胞学特征，是极不寻常的（图 11-10）。在对传统组织学结构分类讨论之后，制订导管原位癌分类应在组织学结构基础上考虑各种核级、坏死等异质性因素。

（四）结构分类

1. 微乳头状导管原位癌

微乳头状导管原位癌（micropapillary ductal carcinoma in situ）由内衬一层肿瘤细胞的导管组成，这些细胞每隔一小段距离会出现微小的乳头状结构或突向导管腔内的弓形结构。当没有微乳头或微乳头结构不明显时，由于肿瘤细胞贴附于基底膜上，所以这种类型导管原位癌描述为扁平、扁平微乳头或"附壁"（图 11-11）[124]。微乳头结构形态多样，可以从微小凸起、小丘状到细长的凸起（图 11-12）。微乳头缺乏纤维血管轴心，由细胞学形态均一的肿瘤细胞组成。肿瘤上皮是由明确的纤维血管间质支撑的病变，即使生长方式主要是微乳头结构，仍应归类为乳头状癌（图 11-13）。弓形结构通常称为罗马桥（或罗马拱门），是在相邻球茎结构之间或肿瘤细胞堆中形成的微小腔隙。在筛状导管原位癌中的窗孔结构类似管腔形成（图 11-14）。与微乳头一样，拱形结构是微乳头状导管原位癌的一个特征，而不是筛状导管原位癌诊断特征。有时微乳头和筛状结构可以融合存在（图 11-15）。一些微乳头状导管原位癌形成复杂的球茎状结构，但没有演变成筛状生长（图 11-16）。

微乳头分支在组织切片的不同切面有所不同。一些微乳头垂直于其长轴切开，而其他微乳头则平行长轴切开，从而在管腔内形成看似分离的细胞簇和不规则细胞巢（图 11-16）。低核级微乳头状导管原位癌的导管腔内通常没有细胞碎片或炎症细胞。当导管原位癌出现柱状细胞增生时，会发生颗粒状、晶体状或层状钙化（图 11-11）。

在微乳头状导管原位癌中，癌细胞形态相对一致，但在个别病例中可发生细胞学异质性。最常见

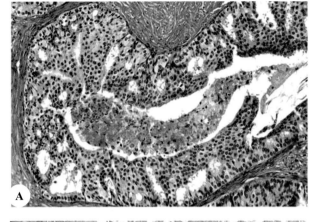

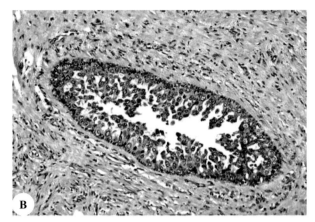

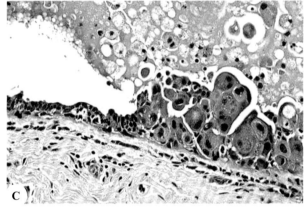

▲ 图 11-9　导管原位癌，组织学结构和细胞学级别不一致

A. 低核级的筛状导管原位癌伴坏死；B. 微乳头状导管原位癌，中等至高核级；C. 扁平微乳头（"附壁"）导管原位癌，具有大汗腺细胞特点和高核级

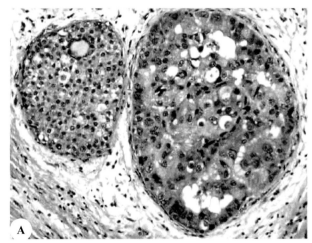

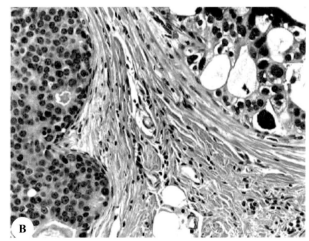

▲ 图 11-10　导管原位癌，多种核级

A. 左边较小的导管显示实性导管原位癌，癌细胞低核级，右边较大导管显示筛状导管原位癌含坏死，癌细胞高核级；
B. 左边的导管显示实性导管原位癌，癌细胞中等核级，右边的导管显示筛状导管原位癌，含钙化，癌细胞高核级

的是，微乳头状导管原位癌由低级别细胞形态大致相同的细胞组成，核质比高，细胞核致密深染（图 11-12、图 11-14 和图 11-15），细胞核的大小通常变化很小，且在微乳头基部和尖端细胞间的染色质密度一致，表面细胞核可能稍小而深染；而与这些形态特性具有明显差别是微乳头状增生的特征（请

参阅第 9 章）。在导管边缘、乳头和拱桥结构，肿瘤细胞通常排列成一层，厚度很少超过 3 个细胞。微乳头之间的上皮细胞核通常相对于基底膜呈厚薄不均匀分布（图 11-12、图 11-14 和图 11-16）。微乳头之间反复出现的非肿瘤上皮是微乳头状增生而不是微乳头状癌的一个特征。

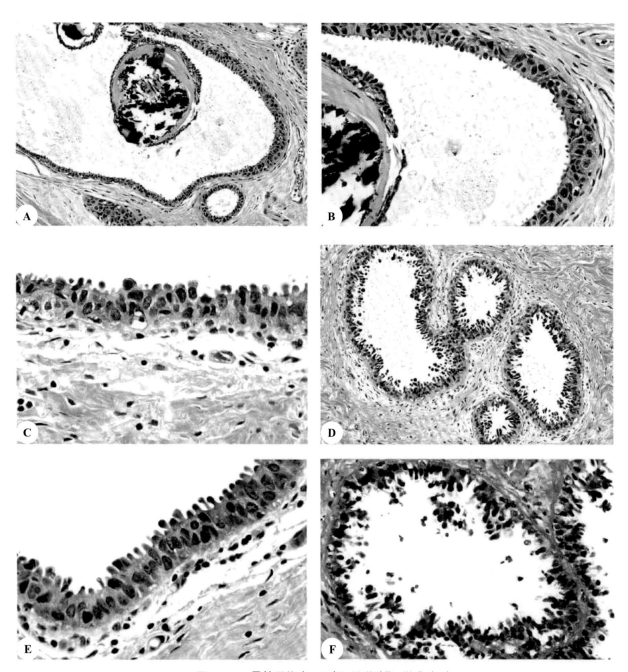

▲ 图 11-11　导管原位癌，平坦（"附壁"）微乳头型

A. 囊状扩张导管内有乳头状结构，其内存在破碎钙化，通常与柱状细胞病变有关；B. 导管原位癌呈细胞核多形性，在导管内无序分布，伴钙化；C. 平坦的癌上皮显示顶端大汗腺型胞质突起；D 至 F. 其他平坦、"附壁" 导管原位癌的病例

低级别微乳头状导管原位癌中很少出现核分裂。癌细胞往往非常拥挤和重叠，以至于无法识别单个细胞的边界和细胞质。偶尔会出现细胞质较丰富，腔缘有顶浆突起的情况。这种类型有一种变型，肿瘤细胞的细胞核包含在被挤到导管腔中的胞质泡中。在一些小管癌附近，可发现低级别微乳头状导管原位癌。这些病例通常有多灶柱状细胞增生伴非典型，也可伴有小叶原位癌（有关 Rosen 三联

征的讨论，请参阅第 9 章）。在微乳头状导管原位癌中罕见鳞状上皮化生（图 11-17）。微乳头状导管原位癌出现透明细胞变并不常见（图 11-18）。

少数微乳头状癌由中等或高核级细胞学特征的细胞组成（图 11-9、图 11-16 和图 11-19）。这种类型的癌细胞比传统微乳头状病变中的细胞更大、胞质更丰富、核也相应地更大，核仁明显。可看到有丝核分裂象，并且细胞常有大汗腺

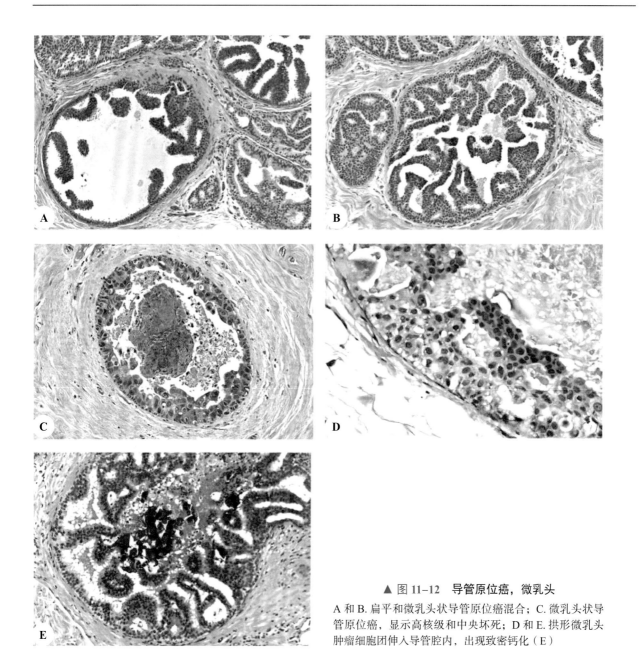

▲ 图 11-12　导管原位癌，微乳头

A 和 B. 扁平和微乳头状导管原位癌混合；C. 微乳头状导
管原位癌，显示高核级和中央坏死；D 和 E. 拱形微乳头
肿瘤细胞团伸入导管腔内，出现致密钙化（E）

形态。细胞学上高级别微乳头状导管原位癌比低
级别导管原位癌更常见钙化，导管腔内可见坏死
碎屑。

　　一项机构间的研究发现，高核级微乳头状导
管原位癌较低、中等核级导管原位癌更容易过表达
HER2，具有更高的核增殖指数，表现为坏死和微
浸润，病灶范围更广[125]。此外，同一系列的研究
发现高核级是微乳头状导管原位癌保乳手术后，局
部复发风险升高的唯一相关因素。另外，还命名了
两种类型的微乳头状癌：囊性高分泌型导管原位癌
（见第 24 章）和平坦型微乳头状癌。

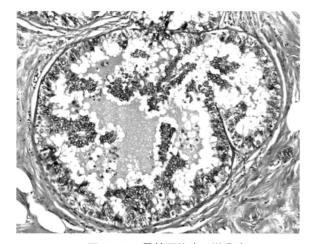

▲ 图 11-13　导管原位癌，微乳头

一些上皮乳头具有纤细的纤维血管轴心

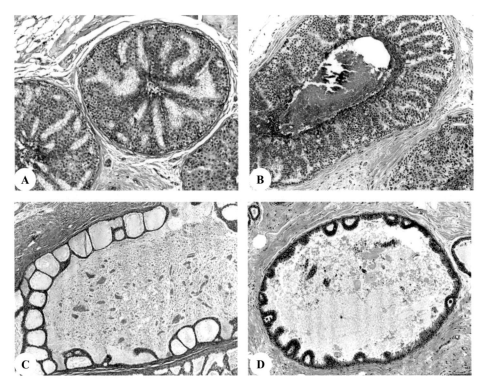

▲ 图 11-14　导管原位癌，微乳头

导管内微乳头生长形成筛状（A 和 B）和罗马桥（C 和 D）结构

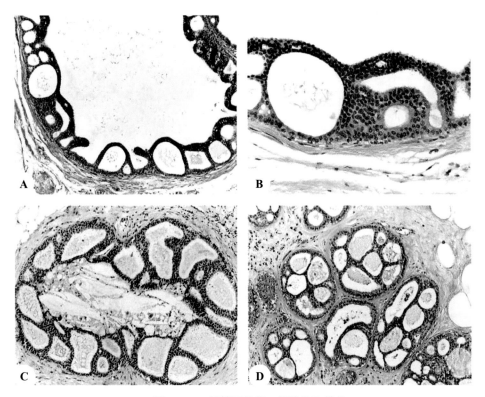

▲ 图 11-15　导管原位癌，微乳头和筛状

A. 突出的微乳头拱桥和继发的筛状微腔；B. 此为 A 的放大视野，显示低核级；C. 导管腔的大拱桥结构，其中含组织细胞；D. 微乳头状导管原位癌中可出现典型筛状结构的导管原位癌［图 A 经许可转载，引自 Rosen PP. The pathology of breast carcinoma. In：Harris JR，Hellman S，Henderson IC，Kinne DW, eds. Breast Diseases. Philadelphia, PA：J.B. Lippincott；1987：150. 图 C 经许可转载，引自 Rosen PP, Oberman HA. *Tumors of the Mammary Gland*（AFIP Atlas of Tumor Pathology, 3rd series, vol. 7）Washington，DC：American Registry of Pathology；1993：147. Figure 232. ］

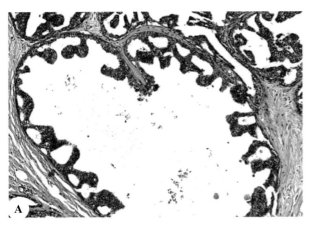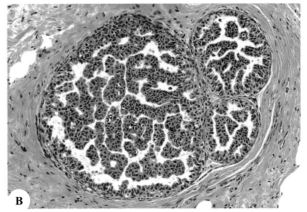

▲ 图 11-16　导管原位癌，微乳头

A. 相对不复杂的微乳头状导管原位癌，伴大汗腺细胞形态；B. 旺炽性微乳头状导管原位癌，许多上皮呈球茎状充填在导管腔

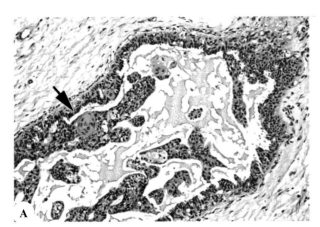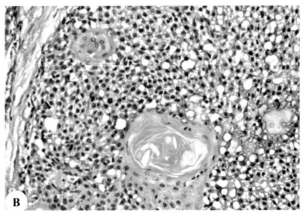

▲ 图 11-17　导管原位癌，鳞状上皮化生

A. 微乳头状癌上皮局灶鳞状上皮化生（箭）；B. 实性导管原位癌中鳞状上皮化生

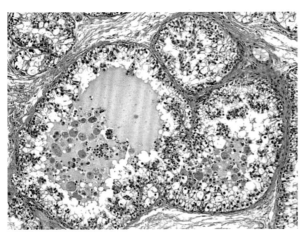

▲ 图 11-18　导管原位癌，微乳头透明细胞型

伴透明细胞的微乳头状导管原位癌

平坦型微乳头状癌（所谓的"附壁"癌），是指缺乏完全发育的上皮球茎结构，细胞学上表现为微乳头状导管原位癌的病变（图 11-11）。完全由平坦微乳头状导管原位癌构成的病变并不常见，更常见的是导管内包含一个或多个上皮球茎或罗马桥结构。没有钙化或坏死的平坦微乳头状导管原位癌很容易被忽视，特别是在低倍镜下。平坦微乳头状导管原位癌最常见于柱状细胞增生背景，主要见于 35—55 岁的女性，病变可以是多灶、多中心和双侧的。当平坦上皮增生显示相对小到中等大小细胞，高级别圆到椭圆形核，斑块状染色质时，应诊断为平坦微乳头（"附壁"）导管原位癌。这种肿瘤细胞一般均匀一致，细胞核位于中央，核仁不明显。所谓"平坦上皮非典型性"（在大多数情况下等同于

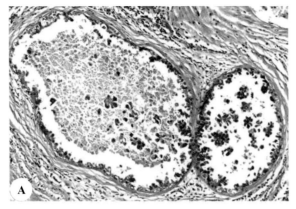

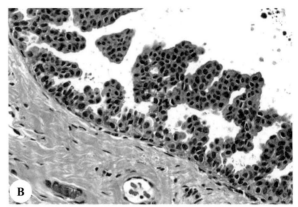

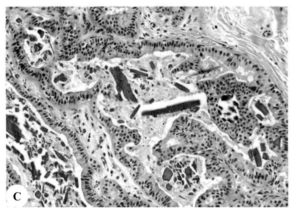

▲ 图 11-19　导管原位癌，微乳头

A. 恶性细胞具有高核级，导管内有细胞碎片和中央坏死；B. 大汗腺细胞形态和中等核级；C. 罕见的微乳头状导管原位癌，中等核级和晶体

非典型柱状细胞增生）和低级别导管原位癌具有高度同源的分子和基因组特征[126]；而这些数据也反映了在形态学和分子标准上难以区分这两种病变和保守诊断低级别导管原位癌的愿望。在柱状细胞增生中往往会出现独特的结晶、骨化和叠状钙化，乳房 X 线检查相应会有所表现。柱状细胞增生患者可伴有小管癌，小叶原位癌和浸润性小叶癌以及微乳头状导管原位癌。

2. 筛状导管原位癌

筛状导管原位癌（cribriform ductal carcinoma *in situ*）是一种有窗孔的上皮增生，由肿瘤性上皮形成微管腔，桥接大部分或全部导管腔。筛状导管原位癌可见于从主导管到终末小叶单位内的所有主要导管系统。累及小叶上皮（所谓的小叶癌变）或侵入乳头的主输乳管并不常见。筛状导管原位癌的显著扩张导管可误认为腺样囊性癌或复杂乳头状瘤。

极少数情况下，导管原位癌会累及与增生性导管病变相关的胶原小体病（图 11-20）。因为胶原小体可模拟筛孔，此结构类似筛状导管原位癌。胶原小体可以通过适当的免疫组织化学染色确认，该染色可以突出肌上皮细胞（在胶原小体的周围）或基底膜成分（在"胶原小体"中）。小叶原位癌也可以出现在胶原小体病中。胶原小体中导管原位癌和小叶原位癌的区别取决于病变的细胞学特征，可以用 E-cadherin 或 p120 免疫组织化学染色来证实。另外，病变附近并存的小叶原位癌或导管原位癌也会对诊断有所帮助。

筛状导管原位癌中的次级微管腔呈圆形或卵圆形，微管腔边缘光滑，被立方细胞包围（图 11-21）。微管腔的分布是可变的。某些情况下，微管腔分布在整个导管内或集中在导管中心。通常，微管腔完全出现在导管周围（类似珍珠项链）通常提示是导管增生，但筛状导管原位癌在导管中心被坏死破坏时也可能出现这种现象（图 11-22）。筛状导管原位癌的特征是微管腔由均匀分布在整个导管中的均一细胞群组成，微管腔内可有分泌物、少量变性或坏死细胞和点状钙化。

筛状导管原位癌的微管腔之间及其周围肿瘤细胞带描述为"僵硬"，该术语是指多边形细胞一致性、不重叠分布，不同于导管增生中重叠的椭圆形细胞形成的流水样结构（图 11-23），在微管腔周围细胞有极向产生"僵硬"外观。典型的筛状导管原

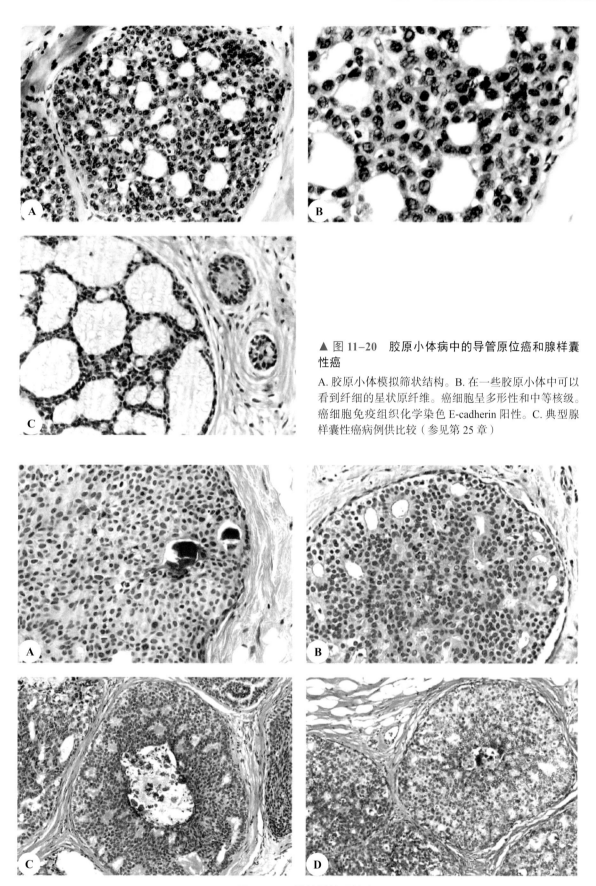

▲ 图 11-20　胶原小体病中的导管原位癌和腺样囊性癌

A. 胶原小体模拟筛状结构。B. 在一些胶原小体中可以看到纤细的星状原纤维。癌细胞呈多形性和中等核级。癌细胞免疫组织化学染色 E-cadherin 阳性。C. 典型腺样囊性癌病例供比较（参见第 25 章）

▲ 图 11-21　筛状导管原位癌

A. 微腔形成最少，有钙化，低核级；B. 膨胀管腔中，可见相对圆形的微腔，肿瘤细胞具有低至中等核级；C. 中央和周围微腔有点状坏死和钙化；D. 轮廓不规则的微腔，有点状坏死伴钙化

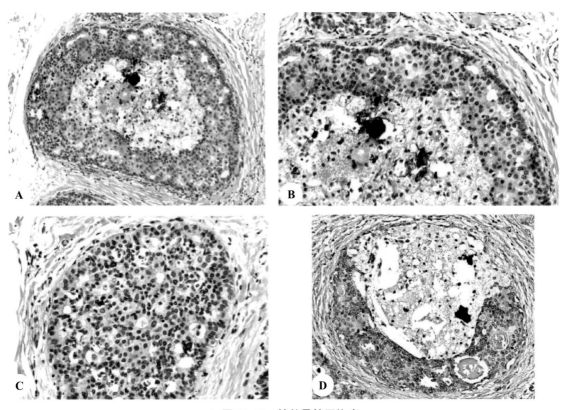

▲ 图 11-22　筛状导管原位癌

A. 导管外周的微管腔，部分呈裂隙状，中央管腔突出，有细胞退化和钙化；B. 放大图，显示管腔内退化的肿瘤细胞；C. 来自同一标本的另一个导管，具有经典的筛状结构；D. 具有经典筛状结构的导管原位癌，导管充满组织细胞和钙化

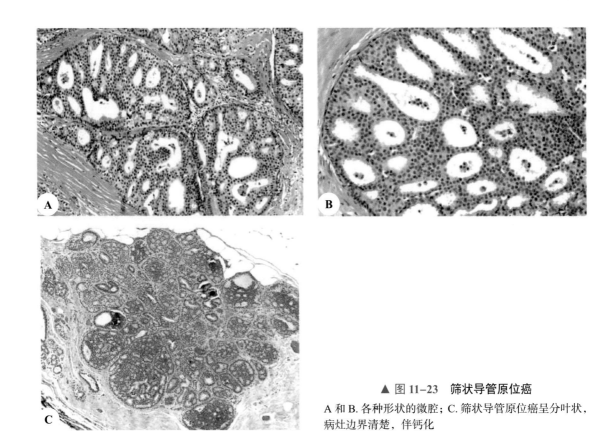

▲ 图 11-23　筛状导管原位癌

A 和 B. 各种形状的微腔；C. 筛状导管原位癌呈分叶状，病灶边界清楚，伴钙化

位癌是由单一形态的立方形至低柱状低核级的细胞组成，核仁不明显或不存在，核分裂象少见，细胞质通常稀疏。大汗腺变型由低至中等核级，具有丰富嗜酸性颗粒细胞质的细胞组成（图 11-24）。筛状微管腔中有分泌物，但不是所有的筛状微管腔中都有，分泌物内可含有钙化。坏死、核分裂活性和高核级的筛状导管原位癌罕见，其微管腔往往不那么明显（图 11-25）。癌的筛状结构可见于导管原位癌

或浸润性癌，后者是罕见的肿瘤，其特征是浸润性生长（参见第 26 章）。

在某些情况下，很难区分导管原位癌的筛状型和其他结构亚型，选择有时是随意的。筛状导管原位癌的上皮细胞中不存在纤维血管间质和肌上皮细胞，肌上皮细胞可能在受累导管的周围连续存在（图 11-4）。实性乳头状导管原位癌（其中有明显的纤维血管轴心）偶有模仿筛状导管原位癌的窗

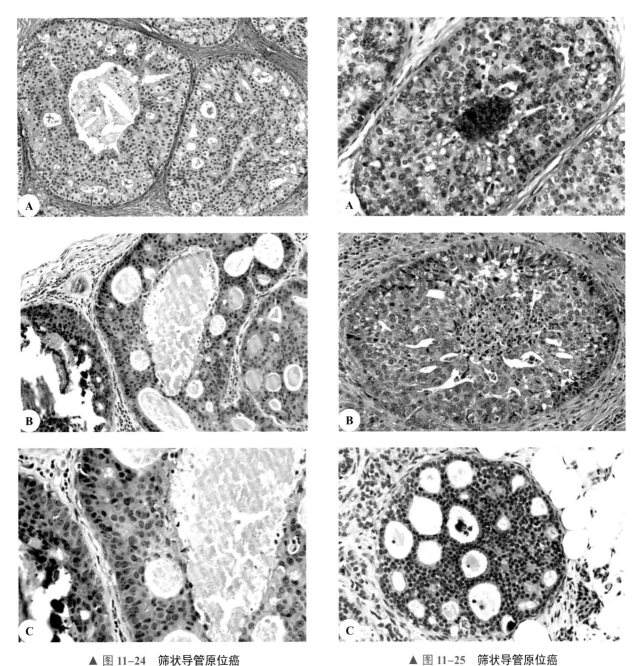

▲ 图 11-24　筛状导管原位癌

A. 大汗腺细胞特征；B 和 C. 低至中等核级，伴有坏死和钙化

▲ 图 11-25　筛状导管原位癌

A 和 B. 病变导管显示中央点状坏死，高核级，微腔形状不规则；C. 导管原位癌，筛状型，伴浸润性癌

孔结构。实性乳头状导管原位癌的间质成分可能不明显，容易忽视。当微乳头状导管原位癌中有明显的次级管腔形成时，会出现诊断难以区分的情况（图 11–15）。该病变可包含整个导管腔的大部分。通常，微乳头状导管原位癌的生长模式是朝向导管的圆周内，而在筛状导管原位癌中，微管腔在整个导管中分布更为均匀，没有朝向导管周围的方向性。

当导管内细胞增生几乎完全实性，且微管腔稀少时，分类困难（图 11–26）。筛状导管原位癌的鉴别诊断包括腺样囊性癌、浸润性筛状癌、胶原小体病和导管上皮非典型增生等其他病变。应用 CK– 肌球蛋白双重免疫组织化学染色或 ADH5（BioCare，Concord，CA）鸡尾酒染色法会有所帮助。后者是 CK5/14（"基底"标记）、CK7/18（"腺上皮"标记）和 p63（肌上皮核标记）的组合，大多数情况下可以轻松确认浸润性癌。ADH5 还可有助普通型导管增生与非典型导管增生 / 导管原位癌诊断，提高医生诊断的一致性；然而，这种免疫组织化学染色在设定预期情况下的有用性尚待确定 [127]。

3. 粉刺样导管原位癌

粉刺样导管原位癌（comedo ductal carcinoma *in situ*）描述为多形性细胞实性生长，具有高级核、中央坏死、钙化、在某些情况下（并非全部）核分裂象很多（图 11–27）。尽管"粉刺样"一词不言自明，并且已在导管原位癌中使用了近九十年，但"即使在经验丰富的乳腺病理学家中"，其诊断仍存在很大的差异 [128]。

粉刺样导管原位癌中肌上皮细胞层受到不同程度的影响，很少被癌细胞增生所覆盖而消失。某些情况下，肌上皮细胞增生，细胞核深染，在肿瘤上皮细胞和基底膜之间形成明显的环形。这种导管周围环常伴随基底膜本身的突出，以及管周的促纤维间质增生。ADH5 免疫组织化学染色或鸡尾酒抗体 SMM-HC 和 p63 的"混合"，对于检测高级别导管原位癌中的肌上皮特别敏感 [129]。出现这种导管周围反应的某些导管周围出现弹力纤维变性。新生血管很少表现为基底膜外部分或完整的毛细血管环 [106]（图 11–28）。导管周围间质中有不同程度的炎细胞浸润，在一些病例中，浸润的炎细

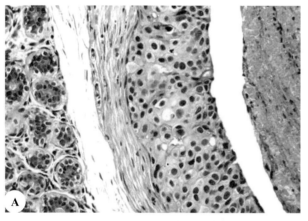

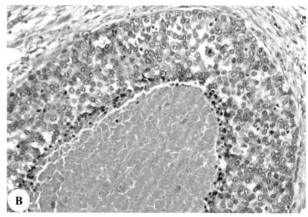

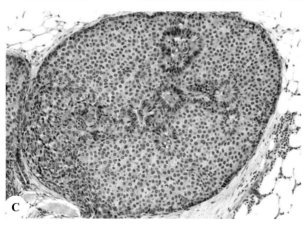

▲ 图 11–26　**导管原位癌，实性和实性乳头型**
A 和 B. 具有中等核级细胞的这些导管内存在中央坏死。微小细胞间隙显示微腔（A）。C. 非浸润性实性乳头状癌；来自文献的典型病例，外轮廓光滑圆整，有多个纤维血管轴心

胞由淋巴细胞和吞噬细胞组成，数量从零星几个到许多个不等。在部分导管壁被破坏的病灶中，导管的坏死内容物排到间质，可引起明显的肉芽肿性炎（图 11-29）。钙化也可从导管内移到间质，这可能是没有明显浸润，而导管原位癌间质中存在钙化的

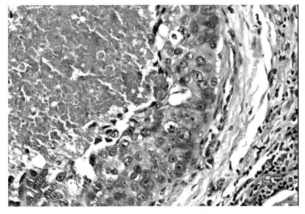

▲ 图 11-27 "粉刺样"导管原位癌
可见中央坏死、钙化和明显的高级核

机制。此类病灶可见厚厚的嗜酸性条带的基底膜成分（图 11-30）。

区分粉刺样坏死和导管阻塞发生炎症反应的分泌物积聚很重要。两种情况都易于形成钙化。细胞坏死很少见于导管阻塞，当存在坏死时，退化的细胞通常是组织细胞。粉刺样癌中的导管内容物由坏死癌细胞组成，表现为"鬼影"细胞和细胞核碎片，很少或没有炎细胞。

周围的活细胞与坏死灶之间有明显的界线（图 11-28 和图 11-30）。可能是由于存活的癌细胞和细胞碎片之间形成了一个空隙，这是组织处理过程中细胞碎片收缩的结果。存活区内缘的濒死细胞核固缩，胞质边界模糊，导管中央就会见到坏死癌细胞（"鬼影细胞"）的轮廓。

导管原位癌可以显示点状或粉刺样类型的坏死。散在的单个分散的凋亡并不构成坏死。点状坏死的特征是核碎裂的小簇细胞伴无定形碎片。粉刺

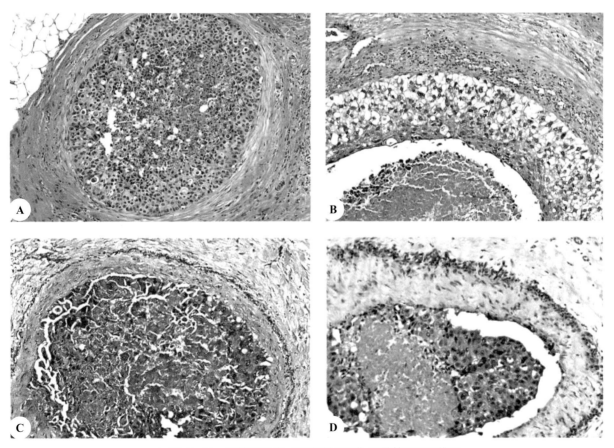

▲ 图 11-28 导管原位癌，"粉刺样坏死"伴导管周围纤维化
A. 中央坏死的实性导管原位癌和导管周围同心圆纤维化；B. 导管周围新生血管出现在粉刺样导管原位癌和周围同心圆纤维化之间，形成的一个明显区带；C 和 D. 基底膜明显增厚，在导管原位癌和新生血管之间的区域、导管周围形成一个宽的衣领样区带

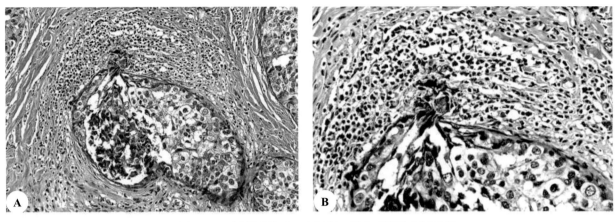

▲ 图 11-29　导管原位癌，高级别，局灶可疑微小浸润癌
导管周围的淋巴细胞反应集中在该导管上部边缘可能发生微小浸润的部位

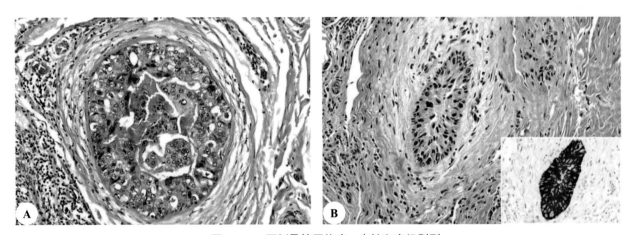

▲ 图 11-30　两例导管原位癌，实性和高级别型
A. 实性导管原位癌呈点状坏死。请注意，其周围的纤维带是厚的基底膜。B. 实性导管原位癌伴导管周围纤维化。ADH5
免疫组织化学染色显示导管周围完整的肌上皮细胞。导管原位癌伴少量淋巴细胞浸润

样型坏死的特征是大量坏死细胞的"鬼影"轮廓与嗜酸性的颗粒状坏死碎片混合在一起，通常在受累导管的中央有粗大的钙化。在低倍镜下，点状坏死并不明显；而粉刺样坏死很容易在低倍镜下发现。

真正的粉刺样坏死是高核级导管原位癌的标志，在中等核级的导管原位癌中很少遇到，并且可能与实性、筛状和微乳头状结构有关。就其本身而言，分泌物和组织细胞都不构成粉刺样坏死。需要注意，多形性小叶原位癌和偶发的旺炽性小叶原位癌可显示粉刺样坏死。美国病理医师学院认为导管原位癌有 6 种类型，即筛状、微乳头状、乳头状、实性型、粉刺样型和 Paget 病（即导管原位癌累及乳头皮肤）。基于前面的讨论，将粉刺样型包含在这种组织结构分类中是值得商榷的。虽然美国病理医师学院确实指出中央性坏死通常与高核级有关，

但也可发生在低至中等核级的导管原位癌。应当注意，低级别导管原位癌与中央坏死的联系极为罕见。切除活检中遇到的此类坏死，大多数源自先前粗针穿刺活检部位的碎片。

营养不良性钙化可见于某些导管原位癌导管的坏死中心。在某些病例，钙化呈细颗粒状并与细胞碎片混合，而另一些病例，钙化会形成更坚固的不规则碎片（图 11-27）。粉刺样癌中的钙化几乎总是由钙盐，主要是磷酸钙组成，而不是草酸钙晶体（通常在良性大汗腺病变中发现）。草酸钙钙化也已在大汗腺导管原位癌中描述过[130, 131]。在常规 HE 染色的切片中，无论在粉刺样型还是其他类型导管原位癌中，磷酸钙钙化呈紫红色至紫色，在组织学处理过程中大钙化可以发生断裂，并且切片机刀片可将碎片从导管中以物理方式挤入周围的间质中。肿

瘤上皮也能同时发生移位。这种人为导致的假象通常很容易识别，因为移位的钙化通过的组织路径有一个或多个线性划痕。

非钙化晶体是嗜酸性的、非钙化的蛋白质沉积，通常发生在各种类型的导管原位癌中（图 11-19 和图 11-31）。它们似乎是由某些导管原位癌中坏死碎片的蛋白质结晶形成的。在良性导管中很少形成晶体[132]。

形态测定学分析表明，导管直径与实性导管原位癌中的坏死有关[133]。在一项研究中，坏死导管的平均直径为 470μm，而实性非坏死导管原位癌的平均直径为 192μm[133]。事实证明，直径 180μm 对于区分有无坏死的导管非常重要。直径大于 180μm 的导管中有 94% 发生坏死，较小导管中 34% 发生坏死。围绕中心坏死存活癌细胞的边缘平均直径为 105μm，只有不到 10% 的病例超过 180μm。这些观察结果表明，中央坏死是导管内中央部位肿瘤无血管化、导管中央直径过大而导致灌注缺失发生的。

理论上，导管原位癌中粉刺样坏死为低氧部分，这种类型的导管原位癌具有相对的抗辐射性，并且在保乳疗法后局部复发的风险高[134]。

细胞凋亡，即基因程序性细胞死亡，也可导致粉刺样型和其他类型的乳腺导管原位癌坏死。导管原位癌细胞凋亡的证据来自形态学，由末端脱氧核苷酸转移酶 dUTP 末端标记（TUNEL）染色来证明核碎裂。凋亡的形态学标准包括核固缩、染色质浓聚、核碎裂，以及无炎症。Bodis 等[135] 报道，在 19 例导管原位癌病例中，坏死灶中存在 TUNEL 阳性染色，具有细胞凋亡特征。在无坏死的低级别导管原位癌中未发现 TUNEL 染色。p53 的免疫反应与细胞凋亡或坏死没有显著相关性。Harn 等[136] 研究了导管原位癌、浸润性和转移性乳腺导管癌中细胞凋亡的分布。在导管原位癌中 TUNEL 方法测定的细胞凋亡标记指数显著高于浸润性或转移性癌。

对 bcl-2 表达的研究，为改变细胞凋亡的调控可能导致导管原位癌坏死提供了进一步证据。位

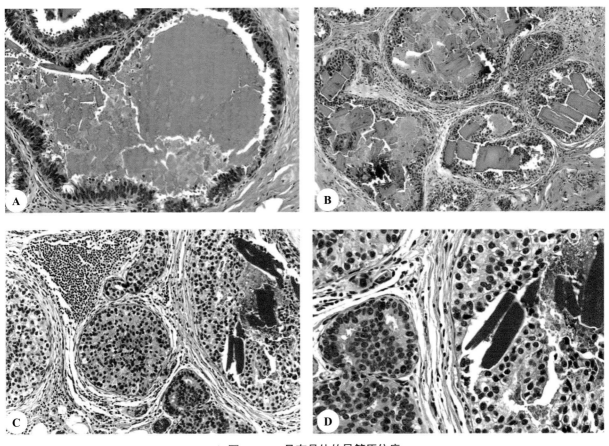

▲ 图 11-31　具有晶体的导管原位癌

A. 在导管坏死碎片中形成晶体（左上方）。B. A 所示标本的另一部分存在许多晶体。C 和 D. 在另一病例中，有晶体的筛状和微乳头状导管原位癌。另请参见图 11-19C

于 18 号染色体上的 *bcl-2* 基因通过抑制凋亡，在调节生长中发挥重要作用。导管原位癌中细胞 Bcl-2 的表达与雌激素受体（ER）、HER2 和 p53 表达呈负相关[137]。导管原位癌病理学特征常伴坏死，是通过下调凋亡抑制基因 *bcl-2* 形成的（图 11-32）。Sneige 等[138] 将导管原位癌中央坏死的发生率与核分级相关联。他预测，中央坏死在高核级（80%）病灶比中等核级（35%）或低核级（22%）病灶更常见。

导管周围明显纤维化有时可能与导管原位癌的广泛闭塞有关，Muir 和 Aitkenhead[139] 将这一过程称为"愈合"（图 11-33）。残余导管结构通常表现为圆形疤痕，该疤痕由环状胶原层和弹性组织组成。导管中央可含有一些残留癌细胞、组织细胞和钙化。导管周围性乳腺炎的终末期疤痕可能与闭塞性粉刺样癌难以区分。在对 425 例乳腺进行研究之后，Davies[140] 得出结论："导管过度松弛，闭塞和纤维斑块不仅限于癌变的乳腺。"这三种主要导管病变的发生率不受显微镜下细微变化的影响，在"正常"和癌性乳腺中并没有明显差异。极端情况下，也可能代表机体对肿瘤或其产物反应的结果，由于发生明显的炎症反应，导管原位癌被炎症掩盖，可能误诊为乳腺炎。

4. 实性低级别导管原位癌

实性低级别导管原位癌（solid low-grade ductal carcinoma *in situ*）是由肿瘤细胞填充大部分或全部导管腔形成的（图 11-34）。没有微腺腔和乳头状结构，但可能存在钙化。坏死不是实性导管原位癌

的显著特征，但受影响的导管中可能存在微小坏死灶（图 11-35）。实性高级别导管原位癌（粉刺样癌）患者常局部伴有实性导管原位癌。与实性导管增生相比，实性低级别导管原位癌的多角形细胞为典型的单一类型，细胞核低至中等级别。细胞质可具有透明、颗粒状、双嗜性、嗜酸性和顶浆分泌等多种特征。实性导管原位癌所累及的导管周围存在肌上皮细胞。

小叶原位癌，特别是旺炽性和多形性的小叶原位癌可能会被误认为导管原位癌；的确，对于旺炽性小叶原位癌的一种描述是"缺乏 E-cadherin 表达的实性导管原位癌"[141]。其他有助于区分小叶原位癌和导管原位癌的免疫组织化学染色包括 p120、β-catenin 和高分子量 CK[142]。

5. 乳头状导管原位癌

乳头状导管原位癌的特点是存在纤维血管间质，具有一种或多种上述结构（见第 14 章）。

6. 梭形细胞和小细胞导管原位癌

一些梭形细胞导管原位癌是乳头状导管原位癌的变型，但在非乳头状导管原位癌中也可以看到梭形细胞生长（图 11-36）。小细胞导管原位癌与浸润性小细胞癌有关（见第 21 章）或者作为单独的病变（图 11-37）。

7. 导管原位癌在硬化性腺病中

导管原位癌在硬化性腺病（sclerosing adenosis，SA）中出现时，硬化性腺病的假浸润形态可被误认为浸润性癌[143-146]（图 11-38）。大多数患者处于绝经前。由于硬化性腺病基本上是由小叶形态变化形成的病变，因此该表现可视为导管原位癌累及小叶的一种形式。该病通常是局灶性而非弥漫发生，当增生上皮具有导管原位癌的结构和细胞学形态时即可诊断。生长模式通常为实性和筛状（图 11-38 和图 11-39）。器官样结构可能是腺病中的小叶结构扩张形成的。钙化可存在于腺病或作为导管原位癌的一部分。导管原位癌可以局限于硬化性腺病，也可以在邻近组织中出现[144]。硬化性腺病的结构可以通过基底膜染色（如 PAS，网状蛋白 reticulin 或层粘连蛋白 laminin）或免疫组织化学染色（如 SMM-HC、p63、calponin、CD10、SMA）来识别肌上皮细胞[144, 146]。SMM-HC 和 p63 在这种情况下非常有用，因为两者都能避免与肌纤维母细胞产生交叉反

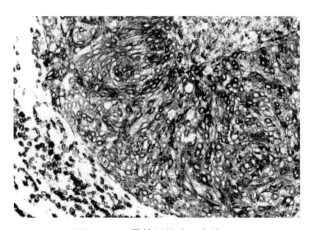

▲ 图 11-32　导管原位癌，表达 BCL2

导管原位癌细胞细胞质和膜呈 BCL2 免疫反应阳性。注意导管周围淋巴细胞质染色

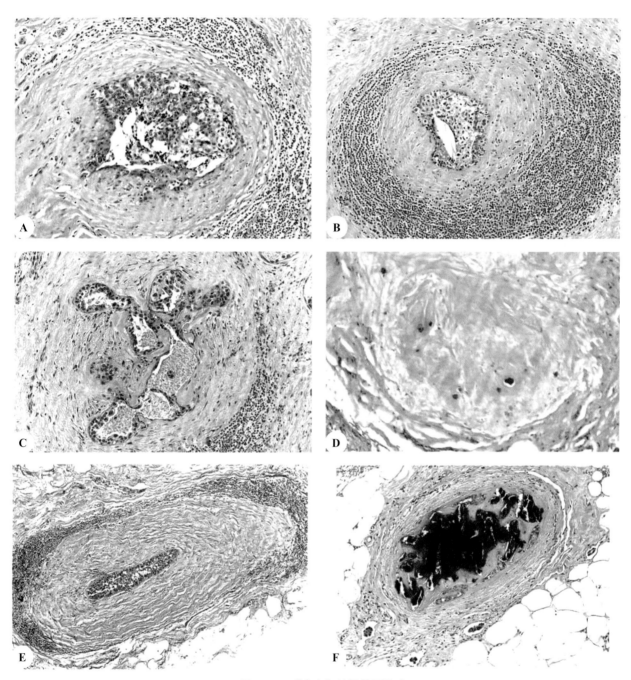

▲ 图 11-33　"愈合"的导管原位癌

A 至 D 来自单个标本。A. 导管周围明显纤维化，慢性炎症细胞浸润。B 和 C. 导管周围明显纤维化伴淋巴细胞反应。C 示上皮细胞成分相对减弱。D. 导管原位癌"愈合"的部位出现伴有钙化的密集瘢痕。E. 可见导管周围纤维化伴导管原位癌残留。F. 同心圆纤维化形成致密钙化瘢痕并硬化包裹癌细胞。注意肿瘤细胞累及导管周围淋巴管血管。本例其他部位未发现浸润性癌

应（图 11-39）。罕见情况下，浸润性癌有腺病样模式，很难与硬化性腺病中的导管原位癌区分。这种情况，肌上皮的染色很有用。除非浸润性成分明显生长在硬化性腺病之外，并且其结构模式不同于腺病，否则很难诊断硬化性腺病中发生的浸润性癌（图 11-40 和图 11-41）。当导管原位癌位于硬化性腺病内时，CK 和肌动蛋白（actin）的双重免疫组织化学染色有助于识别微小浸润（图 11-42）。Moritani 等[147] 对 24 例导管原位癌累及硬化性腺病的研究发现，大多数仅累及硬化性腺病的导管原位癌为"非高级别"，而不局限于硬化性腺病的导管原位癌多为高级别。

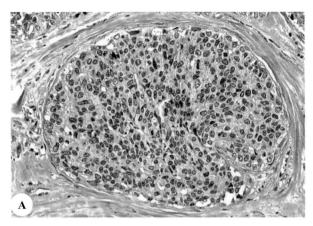
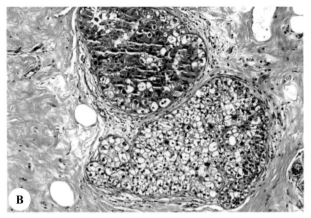

▲ 图 11-34　导管原位癌，实性

A. 导管内充满致密生长的中等核级的癌细胞；B. 实性大汗腺型导管原位癌伴透明细胞变

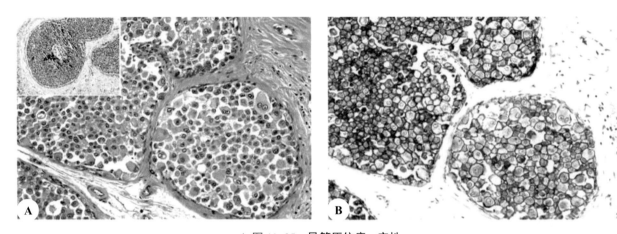

▲ 图 11-35　导管原位癌，实性

A. 实性大汗腺型导管原位癌，黏附性消失。深色部分可见中央坏死（左上插图）。在诊断中应考虑与组织病理学表现类似大汗腺型的多形性小叶癌的鉴别。B. A 中的导管原位癌 E-cadherin（细胞膜）强阳性，支持导管分化

　　在不伴癌的情况下，硬化性腺病中可出现腺体被挤压到神经里的现象[148]。腺病中存在导管原位癌时并不表示浸润。在导管原位癌不伴硬化性腺病的病例中也观察到神经内出现良性腺体[149, 150]。

　　8. 放射状硬化性病变中的导管原位癌

　　已发现导管原位癌可以发生在放射状硬化性病变（radial sclerosing lesion）内和其附近，即所谓的放射状瘢痕（图 11-43 和图 11-44）。放射状硬化性病变显示由病变的整体结构及其与良性增生性病变（如导管增生和大汗腺化生）共同构成。星状生长模式的导管原位癌可以表现为放射状硬化性病变（图 11-45）。在粗针穿刺活检标本中获得的放射状硬化性病变标本不完整，很难评估导管原位癌或浸润，可能诊断为非典型导管增生。粗针穿刺活检

部分取材的病灶诊断为无非典型增生放射状硬化性病变，并不排除在随后的切除标本中发现癌的可能性。Bianchi 等[151] 对 49 例经粗针穿刺活检诊断放射状硬化性病变的病例（均无非典型上皮增生）进行研究发现，在随后进行切除活检的病例中发现3 例导管原位癌和 1 例浸润性小叶癌。但是在Resetkova 等[152] 一项针对 19 例经粗针穿刺活检诊断放射状硬化性病变随后切除病灶的研究中，没有发现报告"升级"为浸润性或原位癌的病例。临床和影像学随访另外 61 例粗针穿刺活检诊断放射状硬化性病变的患者，无明显疾病进展。作者得出结论，使用较大的针头（11G 或 9G）进行与影像学检查相关的充足取材，可以避免粗针穿刺活检诊断放射状硬化性病变后进行病灶切除[152]。

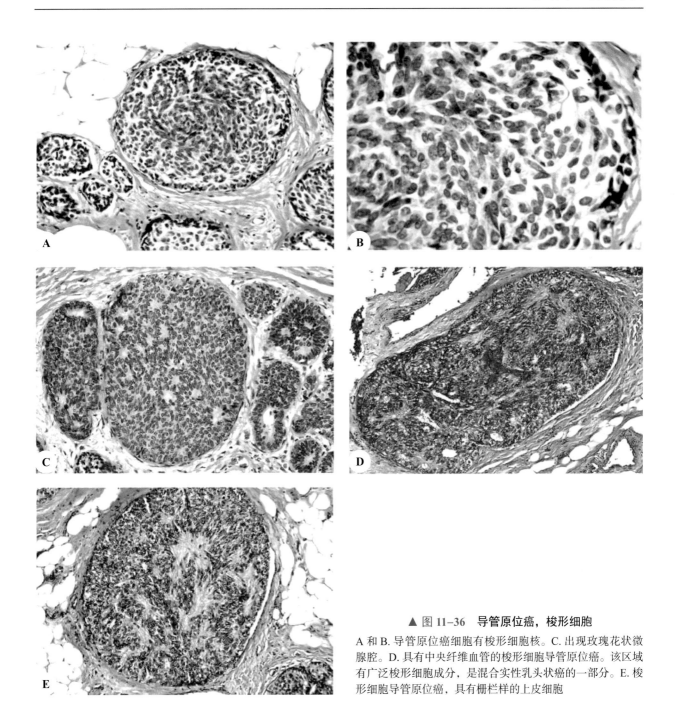

▲ 图 11-36　导管原位癌，梭形细胞

A 和 B. 导管原位癌细胞有梭形细胞核。C. 出现玫瑰花状微腺腔。D. 具有中央纤维血管的梭形细胞导管原位癌。该区域有广泛梭形细胞成分，是混合实性乳头状癌的一部分。E. 梭形细胞导管原位癌，具有栅栏样的上皮细胞

9. 同时存在导管原位癌和小叶原位癌

当具有这些组织学特征的癌灶单独或"碰撞"出现时，可同时出现导管原位癌和小叶原位癌。小叶原位癌是具有典型表型的小叶病变，仅局限于终末导管小叶单位，可与典型特征的粉刺样、乳头状、筛状导管原位癌区分（图 11-46 ）。某些情况下，特别是当导管和小叶中增殖细胞形态一致，细胞学表现为低至中等核级时，区别不明显（图 11-47 ）。

诊断这些病例面临的困难是，应将其完全归为导管原位癌"小叶癌化"，还是归为小叶原位癌累及导管，E-cadherin 染色是有帮助的。筛状结构提示导管原位癌。具有大汗腺分化的细胞与导管分化更一致。一些病例即使考虑了所有特征，仍无法进行分类，此时，也可以诊断导管原位癌合并小叶原位癌，并附上诊断问题的描述（图 11-48 ）。

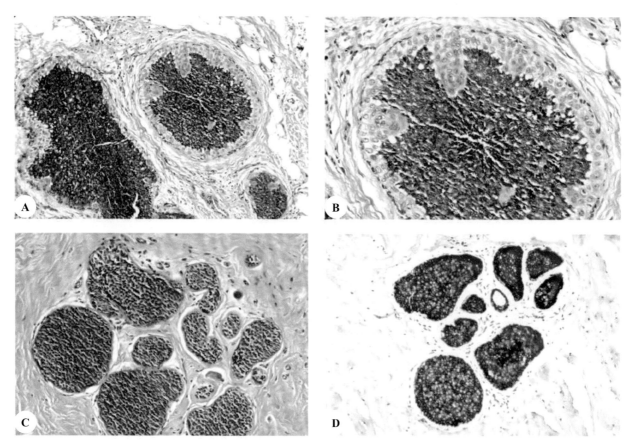

▲ 图 11-37　导管原位癌，小细胞

A 和 B. 这种特殊的导管原位癌，由中央近合体的未分化小细胞和外周的多边形细胞组成；C. 小细胞导管原位癌累及小叶；D. C 中的癌细胞 E-cadherin 强免疫反应，提示为导管型

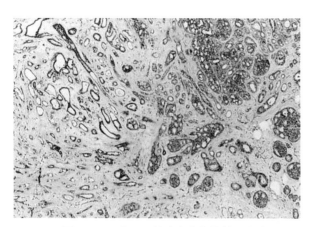

▲ 图 11-38　在硬化性腺病中的导管原位癌

筛状癌位于右侧，硬化性腺病分布广泛

10. 在单个导管小叶单位中同时存在导管原位癌和小叶原位癌

在单个导管小叶单位中并存的导管原位癌和小叶原位癌，构成了非浸润性癌的罕见镜下形态[153]。该诊断取决于在单个导管中发现两种细胞学和组织结构明显不同的癌。在这些合并病变中，典型细胞学的小叶原位癌通常存在于小叶中以及类似 Paget 病样分布在导管上皮中（图 11-49 和图 11-50）。在导管原位癌中常见由多形性细胞组成的乳头状、实性或筛状结构。已发现共存的原位病变与浸润性导管癌和浸润性小叶癌相关。这种原位癌的模式应与导管原位癌累及小叶鉴别，即所谓"小叶癌化"。对于后一种情况，非肿瘤性小叶上皮被导管原位癌细胞取代。如前所述，E-cadherin 染色可用于鉴别小叶原位癌和导管原位癌。

计算机图像分析系统，用于通过结构和细胞学分类诊断各种良性、交界和恶性导管病变的数字化软件正在开发中[154]。

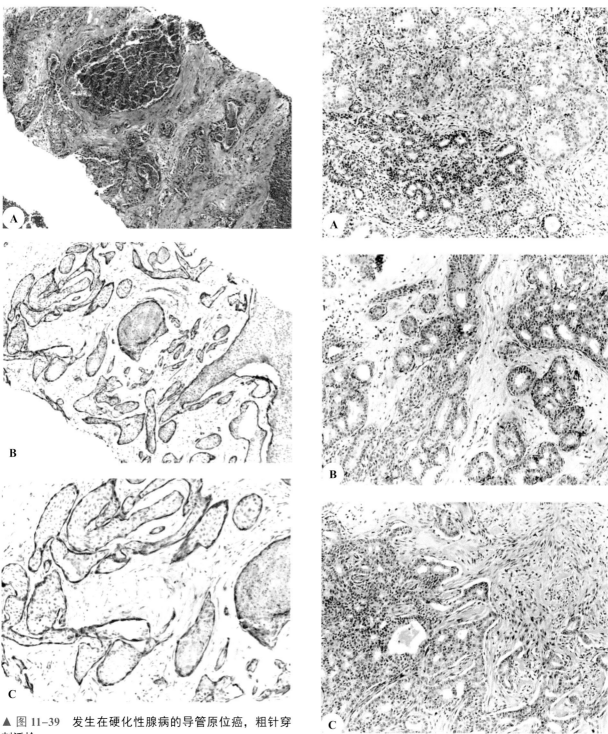

▲ 图 11-39 发生在硬化性腺病的导管原位癌，粗针穿刺活检

A. 导管原位癌累及硬化性腺病。癌细胞群类似浸润性癌细胞。B 和 C. 在对应于 A 的部分中，平滑肌肌球蛋白重链（B）和平滑肌肌动蛋白（C）免疫组织化学染色显示肌上皮细胞包裹癌细胞群

▲ 图 11-40 导管原位癌在硬化性腺病中伴有浸润

A. 导管原位癌（上方）在硬化性腺病中；B. 导管原位癌累及硬化区；C. 起源于硬化性腺病的浸润性筛状癌

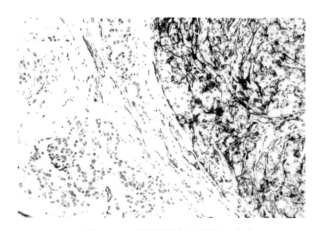

▲ 图 11-41　浸润性癌伴硬化性腺病

图片右侧显示硬化性腺病中的乳腺导管原位癌［平滑肌肌球蛋白重链（SMM-HC）免疫组织化学染色］。硬化性腺病左侧显示间质中的浸润癌，SMM-HC 阴性，没有肌上皮细胞

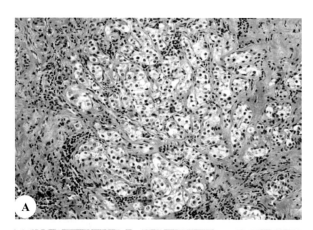

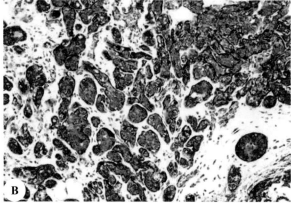

▲ 图 11-42　硬化性腺病中的导管原位癌

A. 硬化性腺病中的大汗腺型导管原位癌可被误认为浸润性癌；B. 细胞角蛋白（CK）（红色）和平滑肌肌动蛋白（SMA）（棕色）免疫组织化学染色显示，所有细胞角蛋白阳性的上皮细胞周围存在 SMA 阳性的肌上皮细胞

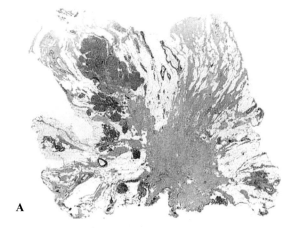

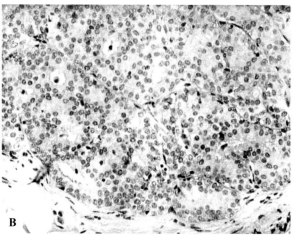

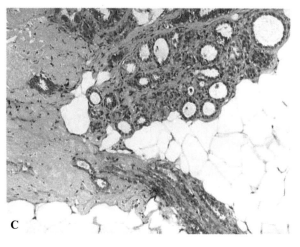

▲ 图 11-43　导管原位癌，邻近放射状硬化性病变

A. 组织学全切片显示，左上方暗色区域为导管原位癌，较浅染色区为不含癌的星状放射状瘢痕；B. A 左上方放大图，为筛状导管原位癌；C. 硬化性腺病和弹性组织变性，形成放射状硬化性病变

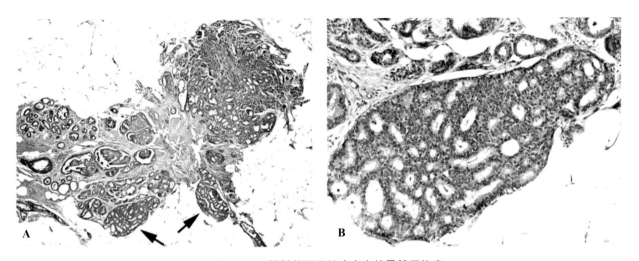

▲ 图 11–44　放射状硬化性病变中的导管原位癌

A. 放射状硬化性病变中的筛状型导管原位癌（箭）和导管增生；B. A 中所示导管原位癌的放大图

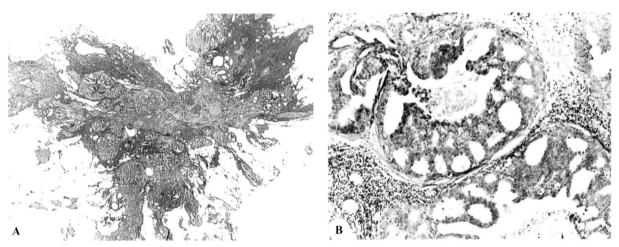

▲ 图 11–45　导管原位癌，放射状形态

A. 星状病变，具有硬化性中心；B. 筛状导管原位癌存在于整个肿瘤中

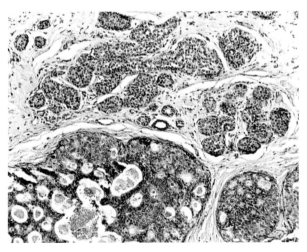

▲ 图 11–46　同时发生筛状导管原位癌和小叶原位癌

经许可，引自 Rosen PP. Coexistent lobular carcinoma in situ and DCIS in a single lobular-duct unit. *Am J Surg Pathol*. 1980；4：241–246.

（五）神经内分泌分化的导管原位癌

导管原位癌中的神经内分泌分化可表现在细胞学和组织学上。细胞学特点，导管原位癌的小细胞或梭形细胞形态提示神经内分泌分化，可见到颗粒状、透明或印戒细胞的胞质特征。组织结构特点，实性乳头状或小梁状排列均可提示此类肿瘤。部分神经内分泌导管原位癌病例显示假菊形团、栅栏和条带状结构。神经内分泌分化的免疫组织化学标志物包括 PGP9.5、CD56、嗜铬素和突触素（Syn）。目前，尚不清楚导管原位癌中神经内分泌分化的临床意义[155]。

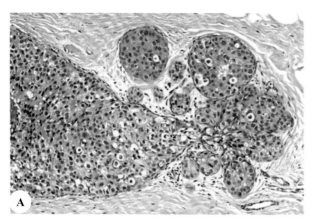
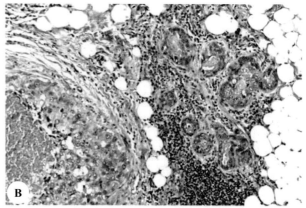

▲ 图 11-47　导管原位癌小叶癌化
实性导管原位癌累及小叶腺泡

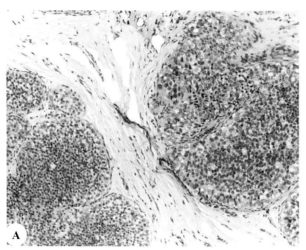
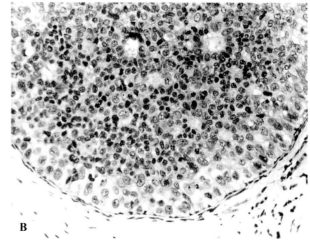

▲ 图 11-48　导管原位癌，伴小叶特征
A. 导管癌（右）和扩大膨胀的小叶腺泡（左）。B. 存在形态相对较小和较大的恶性细胞群。导管中由较小细胞组成的区域形成微管腔。整体病变对 E-cadherin 免疫反应阳性

如前所述，罕见情况下，导管原位癌有非同寻常的细胞出现，如印戒细胞、小细胞、透明细胞或鳞状细胞[156]。目前，这种罕见类型的导管原位癌预后虽仍未确定；但是，这类导管原位癌的病理报告应说明其结构类型、核分级和坏死。

（六）Paget 病

临床发现导管原位癌可与乳头 Paget 病并存。后者代表导管原位癌从下面的乳腺组织沿着乳腺导管蔓延到表皮，通常表现为多形性浸润的恶性细胞。这些细胞通常对 CK7、HER2 和 GATA3 免疫反应阳性。偶尔会形成很明显的微小腺体。Paget 病总是存在导管原位癌，有时甚至是浸润性癌。关于 Paget 病的详细讨论，请参见第 30 章。

（七）分级

高级别导管原位癌发展为浸润性癌的平均时间为 5 年，低级别导管原位癌发展为浸润性癌的平均时间超过 15 年，前者明显低于后者[157, 158]。导管原位癌分级也可用于预测保乳疗法后乳腺癌复发的风险。当存在与导管原位癌相关的浸润性癌时，这两种成分的核级往往趋于相同[159, 160]。导管原位癌的评分方案包括两类方案（高级别和其他）和三类（高、中、低级别）方案。

在过去的几十年中，导管原位癌常被分为"粉刺样"或"非粉刺样"类型。通常，"粉刺样"癌表现为导管原位癌的实性型，具有大量多形性细胞，细胞高核级，并伴有大量中央坏死。应使用高倍镜

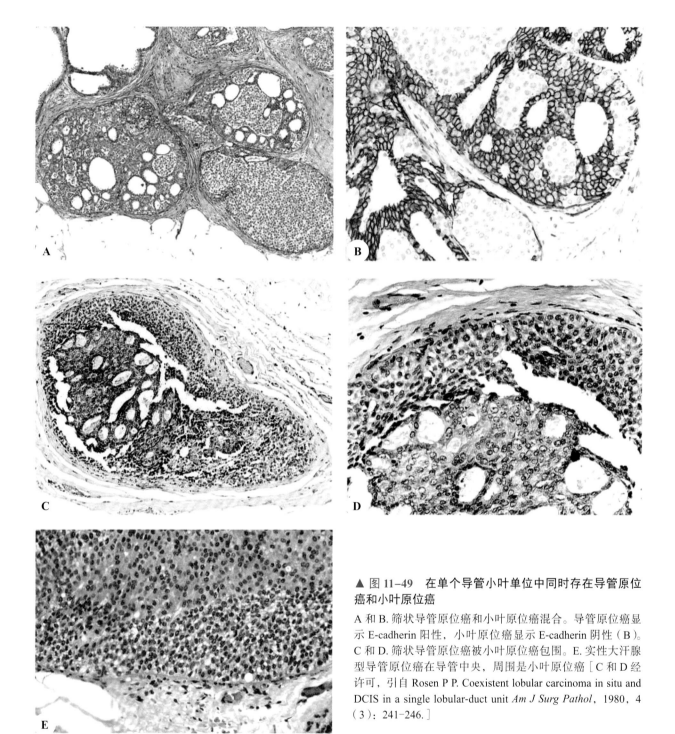

▲ 图 11-49　在单个导管小叶单位中同时存在导管原位癌和小叶原位癌

A 和 B. 筛状导管原位癌和小叶原位癌混合。导管原位癌显示 E-cadherin 阳性，小叶原位癌显示 E-cadherin 阴性（B）。C 和 D. 筛状导管原位癌被小叶原位癌包围。E. 实性大汗腺型导管原位癌在导管中央，周围是小叶原位癌［C 和 D 经许可，引自 Rosen P P. Coexistent lobular carcinoma in situ and DCIS in a single lobular-duct unit *Am J Surg Pathol*，1980，4（3）：241-246.］

（40 倍）比较导管原位癌细胞与正常上皮细胞或红细胞的大小。"粉刺样"一词是指当切除的肿瘤被挤压时，从病变导管切开表面挤出的坏死细胞碎片（即类似于寻常痤疮中的"粉刺"）。在乳房 X 线检查时代，统称"非粉刺样"导管原位癌代表所有其他类型的导管原位癌。非粉刺样导管原位癌较为少见，通常触及不到，其范围较小，组织学类型也不同（包括筛状、微乳头和乳头状），由低核级细胞组成，无坏死。导管原位癌的粉刺样型和非粉刺样型由各种不同的生长模式和核级组合而成。

有人建议将大汗腺型和微乳头状导管原位癌列为单独类型，不包括在三级分级方案中[161]。该提议源于个别分级标准不一致，难以将这些病变归为三个等级之一。但是，在工作中发现，具有大汗腺

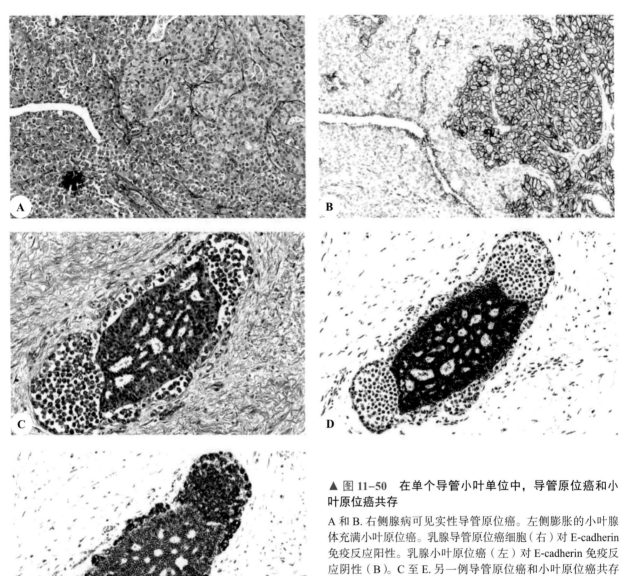

▲ 图 11–50　在单个导管小叶单位中，导管原位癌和小叶原位癌共存

A 和 B. 右侧腺病可见实性导管原位癌。左侧膨胀的小叶腺体充满小叶原位癌。乳腺导管原位癌细胞（右）对 E-cadherin 免疫反应阳性。乳腺小叶原位癌（左）对 E-cadherin 免疫反应阴性（B）。C 至 E. 另一例导管原位癌和小叶原位癌共存于一个导管中。筛状导管原位癌位于中心，经典型小叶原位癌黏附力差的细胞位于两端（C）。E-cadherin 在导管原位癌细胞膜中阳性，在小叶原位癌中阴性（D）。p120 在导管原位癌细胞膜中阳性，在小叶原位癌细胞质中阳性（E）。p120 染色的差异是细微的，在低倍镜下难以区别

或微乳头特征的导管原位癌组织病理学变化，与非大汗腺和非微乳头状导管原位癌相同，因此不建议单独描述。关于大汗腺病变，核分级应与良性大汗腺细胞化生中的细胞核进行比较。在大汗腺型和非大汗腺型导管原位癌中，组织学结构和坏死的分布没有差异。微乳头状导管原位癌的核级和坏死会有所变化（如本章所述），与其他结构类型的导管原位癌没有区别。

通常，粉刺样癌是高级别实性导管原位癌。但是，某些低级别导管原位癌，也可罕见出现粉刺

样坏死。高核级常伴有坏死，而乳头状、微乳头和筛状导管原位癌中很少见到坏死[159]（图 11–19、图 11–25 和图 11–51）。筛状、实性或乳头状导管原位癌伴中度核级时，属于中等级别导管原位癌（图 11–9、图 11–11、图 11–21 和图 11–26）。由均匀一致细胞组成的任何结构的导管原位癌，伴有轻微的非典型性或坏死，均可归为低级别（图 11–2、图 11–4、图 11–7、图 11–15、图 11–21、图 11–43 和图 11–52）。导管原位癌通常根据最高核级进行分类[162]。极少情况下，高级别和低级别结构会在

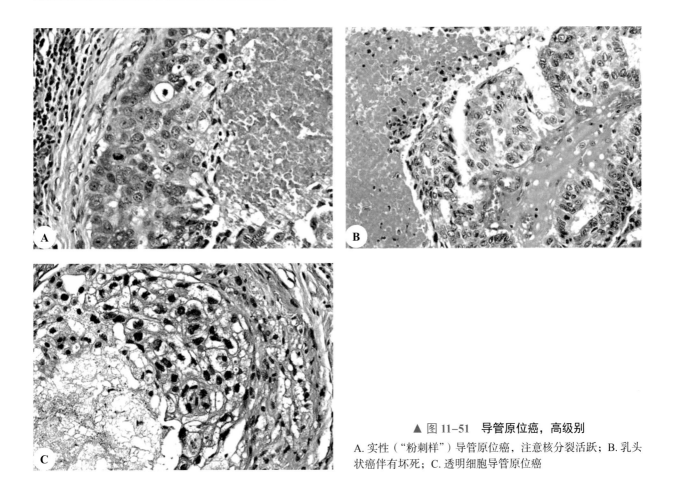

▲ 图 11-51　导管原位癌，高级别

A. 实性（"粉刺样"）导管原位癌，注意核分裂活跃；B. 乳头状癌伴有坏死；C. 透明细胞导管原位癌

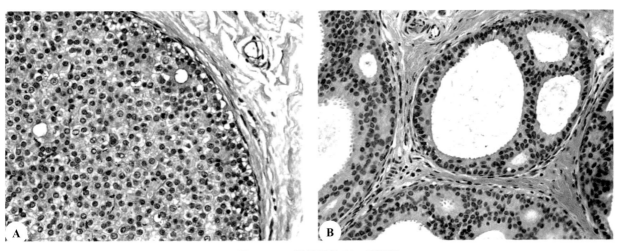

▲ 图 11-52　导管原位癌，低级别

A. 实性导管原位癌；B. 筛状结构

一个病例甚至在一个导管内同时出现（图 11-10 和图 11-53 ）。一些高级别导管原位癌表现为基底样免疫表型，即对雌激素受体（ER）、孕激素受体（PR）和 HER2 无反应。推测这种导管原位癌是浸润性导管癌基底样型的前体病变。Bryan 等[163] 在 66 例高

核级导管原位癌中，发现 4 例（6%）基底样免疫表型。这些导管原位癌表达基底型的 CK 和（或）表皮生长因子受体（EGFR）明显高于非基底样免疫表型的高级别导管原位癌。

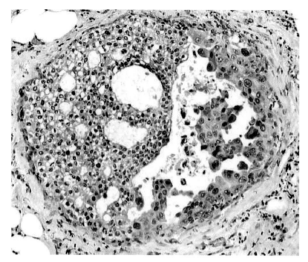

▲ 图 11-53　导管原位癌，在一个导管内分别显示低核级和高核级

请参见图 11-10 所示

（八）导管原位癌分类系统

Silverstein 等[164] 提议根据核分级（高或非高）和是否存在坏死作为预后指标的一部分对导管原位癌进行分类。考虑到这些变量，将预后分为三个类别：第 1 组，非高核分级，无坏死；第 2 组，非高核级，有坏死；第 3 组，高核级，有或没有坏死。Van Nuys 预后指数（Van Nuys prognostic index，VNPI，稍后将详细讨论）包括年龄、切缘状态、肿瘤大小和这些细胞组织学分级[165]。随访显示，保乳手术治疗后，Van Nuys 预后指数与乳腺复发风险显著相关。

分级是评估导管原位癌保乳疗法有效性另一种分类的组成部分。包括先前引用的内容，至少提出了六种分类[166]。这些分类是基于以下一些或全部特征：组织结构、核是否存在坏死、病变大小和细胞极向。大多数分类都强调核的分级、坏死和组织结构。

导管原位癌核级的评估应根据以下顺序依次排列：核分裂、核仁、坏死、核多形性和核大小。其中，核多形性和核大小是最重要的。低核级的导管原位癌，核分裂很少见。导管原位癌中发现多个核分裂，通常提示高级别病变。

高级别导管原位癌常表现为以下特征：ER 和 PR 表达缺失，非整倍体，高增殖率，血管生成，对 HER2、p53 的免疫反应和 bcl-2 异常表达。相反，低级别导管原位癌常具有以下特征：表达 ER 和 PR，

缺乏非整倍体，低增殖率，血管生成很少，不存在 HER2 和 p53 的表达以及 bcl-2 正常表达。中级别导管原位癌生物标志物的表达模式往往是混合的。

无论分级系统如何，导管原位癌的分级与相应的浸润性成分（如果存在）存在显著的相关性[166]。分级类别还与导管原位癌的生物学特征显著相关，尤其是高级别和低级别的病变。

没有任何一种单一的导管原位癌分级系统在预测保乳手术成功方面有明显优势，也没有一个系统得到普遍认可。1997 年召开的共识会议没有赞同任何单一的分类系统，但建议导管原位癌的病理报告应提供大多数分级方案中认为必要的特征描述信息[167]。三个基本信息要素是核级、坏死和组织学结构。

即使组织结构的差异很大，每种情况下的核分级也往往相对恒定[159]。但是，在导管原位癌中很少遇到某种程度的核级异质性。在 1997 年的共识报告中，核级分为三种级别（表 11-1）。病理报告应报告最高核级，当存在异质性时，应说明不同核级的相对比例。坏死定义为"存在鬼影细胞和核碎裂"（表 11-2）。确定的五种组织学结构类型分别是：粉刺样、筛状、乳头状、微乳头和实性结构。共识明确指出，粉刺样是指"基底膜内上皮细胞实性生长，并伴有中央（区域性）坏死"。这种病变通常具有高核级，但并非总是如此。1997 年的共识报告建议纳入诊断的其他要素包括病变"大小"（范围，分布）和切缘状态，但没有提出评估肿瘤大小或切缘的详细方法。

（九）评分系统中观察者间的差异

临床工作中应用评分系统时，观察者之间的差异是一个重要的考虑因素。可以预见，将中级别与低级别分组在一起的导管原位癌两级评分系统，改善了观察者间诊断的一致性[168]。一些研究显示，与核级和坏死相比，组织结构的描述（如筛状、微乳头状和粉刺样）重复性较差[138, 161, 166-168]。这反映了在单一病例中，可能会遇到组织结构的异质性，而核级别往往是一致的。如果将坏死范围作为区分粉刺样病变的因素，那么对于坏死的描述也会引起分歧[167]。坏死的范围通常描述为有坏死、局部坏死或无坏死。在 Van Nuys 分类系统中，只将"区域性"坏死作为导管原位癌分类的一个标准。在该分

表 11-1 共识委员会关于导管原位癌核分级的建议

低核级（NG1）
- 外观单一形态
- 导管上皮细胞核大小，或 1.5~2.0 倍正常红细胞大小
- 染色质弥漫、细腻
- "偶见核仁和核分裂"
- 细胞通常有极向

高核级（NG3）
- "多形性明显"
- 通常超过 2.5 倍导管上皮细胞核大小
- 染色质空泡状，分布不规则
- "核仁明显，常见多个核仁"
- "核分裂可以很明显"

中等核级（NG2）
- "核既不是 NG1 也不是 NG3"

经 The Consensus Conference Committee 许可，引自 Consensus Conference on the classification of ductal carcinoma *in situ*. Cancer. 1997; 80: 1798–1802.

表 11-2 共识委员会关于报告导管原位癌坏死的建议

粉刺样坏死："导管中央区坏死，当导管纵向切片时，通常呈线性分布"
点灶状坏死："非区域性坏死"（如果纵向切开坏死灶，不显示线性分布）

经 The Consensus Conference Committee 许可，引自 Consensus Conference on the classification of ductal carcinoma *in situ*. Cancer. 1997; 80: 1798–1802.

类系统中，偶尔脱落或单个坏死的细胞不作为导管原位癌分类标准。

Sneige 等[138]对 6 名病理学家诊断的 125 例导管原位癌，根据 Lagios 的标准（表 11-3）评估核分级，进行观察者间重复性的研究。43 例（35%）报告核级完全一致，45 例（36%）报告 6 名病理学家中有 5 名意见一致。区分 1 级和 2 级以及 2 级和 3 级的广义 kappa 系数分别为 0.29 和 0.48（标准误为 0.02）。作者认为这些一致意见的概率是公平和适度的。各个病理学家和核级别共识之间的配对相关性的 kappa 值范围从 0.44 到 0.76，其中 5/6 的值大于 0.60，表示"实质性的"一致。

与 Lagios 和 Holland 分类系统相比，Van Nuys 分类系统在导管原位癌分级上的共识更普遍[169]。Pinder 等[170]发现了一种"预后非常差"的导管原位癌亚型。这种"非常高级别"的导管原位癌类型具有高核级，实性结构（50% 以上）和广泛的粉刺样坏死（50% 以上）。在临床试验中，这种"新颖"的导管原位癌分类比单独的"细胞核级"分类对同

侧乳腺复发提供了更好的预后判断[170]。

判断导管原位癌级别仍然是一门不太精确、相当主观的科学。各种公布的分级方案有显著差异（表 11-1、表 11-3 至表 11-5）。这些差异不仅体现在判断级别时要考虑的特征，也体现在给定变量的标准。最近 Cseni 和 Sejben 强调了导管原位癌分级中的不一致之处[171]。在一个仅对低级别（即非高级别）导管原位癌进行认真随访的时代，必须对导管原位癌进行准确分级。一些研究此问题的试验正在进行。因此，不一致的导管原位癌分级不仅影响个别病例的处理，而且可能影响研究结果。

初步研究显示使用基于微阵列的比较基因组杂交（CGH）和其他相关技术评估导管原位癌的分子"级别"有希望。这种分子图谱分析有改善导管原位癌临床评估的潜力，并且越来越成为可能[172]。

十四、血管生成

对导管原位癌患者乳腺组织中毛细血管微血管分布的研究表明，导管周围血管增多与部分但并非全部导管原位癌有关。最可靠的信息来自组织切片，用血管标志物（如Ⅷ，CD31 或 CD34）进行免疫组织化学染色发现，与正常乳腺组织相比，在导管原位癌部位微血管体积增大[173]。已有报道，单纯增生的微血管密度是正常导管的 22 倍[174]，导管原位癌伴浸润性病变周围有新生血管形成[175]。Guidi 等研究 55 例单纯导管原位癌病例中，21 例（38%）导管周围新生血管形成[176]，且血管生成与组织学亚型、坏死、增殖指数或 HER2 表达无关。这些作者还观察到，间质纤维组织增生明显时，粉刺样导管原位癌间质血管增多。

其他研究者还研究了导管原位癌的组织结构与导管周围新生血管之间的关系。Heffelfinger 等[177]研究了不同条件下，紧邻导管基底膜的毛细血管分布情况。在正常导管和增生导管之间（0.187 vs. 0.836），以及正常导管、增生导管和导管原位癌作为一组，血管分布平均数均显著增加（1.525）。Bose 等[106]用Ⅷ因子和 CD34 免疫组织化学染色，分析粉刺样和非粉刺样型导管原位癌的血管生成。小的毛细血管在结缔组织中多见，但在正常导管周围基底膜区稀少。与导管原位癌相关的新生血管，仅限于导管原位癌导管中的基底膜区域

表 11-3　Lagios 导管原位癌核分级系统

	低级别	中级别	高级别
核级	1 级	2 级	3 级
直径	＜ 2 倍红细胞大小	2 ～ 2.5 倍红细胞大小	＞ 2.5 倍红细胞大小
多形性	没有	较一致	明显
染色质	弥漫	粗颗粒	空泡
核仁	没有	不明显	明显 a
核分裂	罕见 b	少见	常有 b

a. 如果多形性和核分裂显著，则 3 级不需要核仁；b. 原文有误，译者已修改
经许可，改编自 Lagios MD. Duct carcinoma in situ: pathology and treatment. *Surg Clin North Am*. 1990; 70: 853–871. © 1990 Elsevier.

表 11-4　美国病理医师学院（**College of American Pathologists**）导管原位癌分级

特　征	低级别（Ⅰ）	中级别（Ⅱ）	高级别（Ⅲ）
细胞大小	1.5 ～ 2 倍红细胞 / 导管上皮细胞核大小	中等	＞ 2.5 倍红细胞 / 导管上皮细胞核大小
多形性	没有	中等	显著
染色质	细腻、弥漫	中等	空泡、不均匀
核仁	偶见	中等	多个，明显
核分裂	偶见	中等	多见
排列方向	极向朝向管腔	中等	通常是无极向的

经许可，引自 Protocol for the Examination of Resection Specimens from Patients with Ductal Carcinoma *In Situ* (DCIS) of the Breast. Breast DCIS Resection 4.3.0.2: February 2020. © College of American Pathologists.

表 11-5　英国国家卫生服务部 / 乳腺筛查计划导管原位癌分级指南

特　征	低级别	中级别	高级别
排列方向	极向朝向管腔	中等	很少有极向
细胞大小	1 ～ 2 倍红细胞大小	中等	＞ 3 倍红细胞大小
多形性	没有	中等	显著
染色质	细腻、弥漫	中等	空泡、不均匀
核仁	偶见	中等	多个，明显
核分裂	偶见	中等	多见

改编自 UK-NHS/BSP。可从 www.nhs.uk 网站获得，于 2020 年 4 月 1 日访问

（图 11-54）。在 80% 的导管原位癌中发现了血管生成的证据，导管原位癌周围围绕新生血管环。粉刺样导管原位癌周围经常发现完整的新生血管环（图 11-28 和图 11-54）。Guidi 和 Schnitt[178] 证实最大的导管周围新生血管数量与粉刺样癌、HER2 表达和高增殖指数有关。Engels 等[179] 观察到高级别导管原位癌可能促进导管之间间质血管的增多。

研究发现血管生成模式可能与发生导管原位癌的导管肌上皮细胞层命运有关。肌上皮细胞更可能在低级别导管原位癌中持续存在，在高级别或粉刺样导管原位癌中常明显减弱或缺失。有人认为，肌上皮细胞可能在导管原位癌发生、发展中发挥抑制作用[110, 180, 181]。几项证据似乎支持这一假说。体外和原位组织研究显示，肌上皮细胞表达大量的蛋白

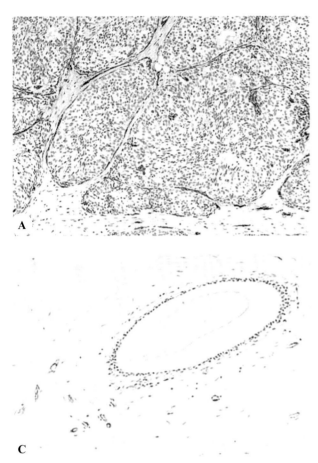

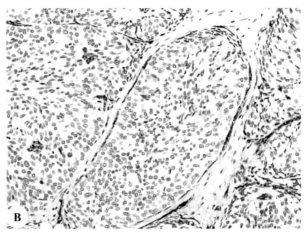

▲ 图 11-54 导管原位癌，血管生成

A 和 B. 部分低核级的实性导管原位癌被 CD34 免疫组织化学染色阳性的毛细血管包围；C. 毛细血管散在间质中，不聚集在正常导管周围

酶抑制剂，包括 maspin，protease nexin Ⅱ 和 α$_1$- 抗胰蛋白酶，并且这些抑制性蛋白集中在导管周围基质中[182, 183]。这些基质金属蛋白酶抑制剂的作用是降低肿瘤侵袭力和减少血管生成[111, 182]。肿瘤细胞表达血管生成蛋白（如血管内皮生长因子 VEGF）的能力，可能调节与导管原位癌相关的血管生成。原位杂交检测显示高级别导管原位癌、明显较高的微血管计数与较强的 VEGF mRNA 表达相关[184]。Vasohibin-1 是血管生成的负反馈调节剂。在一项研究中，新生血管的状态可以通过 Vasohibin-1 mRNA 的表达来确定，高级别导管原位癌高表达 Vasohibin-1[185]；然而，不同级别导管原位癌中血管生成程度的数据并不一致[186]。

十五、辅助检查

导管原位癌的治疗方法差异很大[187, 188]。预后和预测标志物有助于个性化治疗。已经研究了导管原位癌多种生物标志物。Lari 和 Kuerer[189] 回顾了 622 篇主要研究的综述，报道了 25 种导管原位癌

传统和新兴生物标志物及其相关复发风险。这些研究从 2000 年底开始，历时 10 年，包含 6252 名患者，包括激素受体、增殖标志物、细胞周期调控标志物等，尚未发现任何前瞻性验证研究，综述中包含的各种研究均受到手术、放射线和内分泌治疗变化的限制。尽管如此，该综述依然提供了相当多的信息。对于三种最常见的导管原位癌生物标志物，ER 的平均表达率为 68.7%，PR 的平均表达率为 59.6%，HER2 的平均表达率为 40.1%。目前，ER 是唯一具有重要临床意义的生物标志物，已证明选择性雌激素受体调节剂（selective estrogen receptor modulators，SERM），可以降低 ER 阳性导管原位癌患者的局部复发风险[190, 191]。

（一）雌激素受体和孕激素受体

大约 75% 的导管原位癌病例 ER 阳性，PR 阳性率较低。这不仅表明该因素具有独立的预后意义，而且表明辅助雌激素调节治疗可以降低同侧导管原位癌复发风险。在一项 Ⅲ 期临床试验中，ER 阳性的原位癌女性被随机分配接受低剂量他莫昔芬

或安慰剂治疗。经过中位 5.1 年的随访，他莫昔芬降低了新的导管原位癌或浸润性癌的发生率（风险比为 0.48，95%CI 0.26～0.92）[192]。单一机构的回顾性研究数据也支持，未接受内分泌治疗的 ER 阳性导管原位癌患者复发率更高[193, 194]。

近来，美国临床肿瘤学会（ASCO）和美国病理医师学院（CAP）都批准了对所有导管原位癌病例 ER 和 PR 状态进行常规评估[195]。因为没有数据支持 PR 检测对于导管原位癌的预测或预后价值，2020 年 2 月 ASCO/CAP 指南将 PR 检测列为可选项[196]。这些由多学科国际专家小组发布的指南评价了导管原位癌中 ER 和 PR 检测的临床实践指南。这些建议可以归纳如下：①建议进行 ER 检测以评估内分泌治疗的潜在益处；②如果 0% 或低于 1% 的导管原位癌细胞核具有免疫反应，则认为 ER 阴性；③大于 10% 至 100% 核阳性的导管原位癌应解释为 ER 阳性；④如果 1% 至 10% 的导管原位癌细胞核具有免疫反应性，则视为 ER 低阳性。

因为导管原位癌通常是显微镜下的病变，所以在免疫组织化学方法出现之前，很少有关于激素受体表达的信息。采用均质化组织样本的生化分析包含相当大比例的非肿瘤组织，因此，大多数导管原位癌标本报告激素受体表达阴性。在一项研究中，导管原位癌中 ER 的细胞质蛋白中位数为 5fmol/mg，显著低于浸润性导管癌的中位数 11fmol/mg[197]。

1990 年，Barnes 和 Masood[198] 对导管原位癌中的 ER 进行了免疫组织化学研究。在单纯导管原位癌中，75% 的导管原位癌细胞核表达 ER，73% 的导管原位癌伴浸润性导管癌细胞核表达 ER，而在 36 例非典型导管增生中 100% 表达 ER。与其他类型相比，粉刺样导管原位癌表达 ER 较少（图 11-55）。相同的 ER 表达模式常见于具有这两种成分癌的导管内和浸润癌。55 岁以上女性肿瘤中 ER 阳性率高于年轻患者。

1992 年，Bur 等[199] 对 ER 免疫组织化学进行了更详细的分析。他们先将导管原位癌分出 80%ER 阳性，然后发现非粉刺样的病变受体阳性率（91%）显著高于粉刺样病变（57%）。与 ER 缺失相关的细胞学特征是细胞大、细胞核多形性和坏死。他们还验证了早期的观察结果，即 ER 免疫反应在癌的导管内和浸润性部分几乎总是相同。

Holland 等[200] 使用裸鼠异种移植，在裸鼠体内研究人体乳腺组织导管原位癌对雌激素的反应。移植前 ER 阴性的粉刺样导管原位癌增殖率很高，当异种移植暴露于雌激素后，这一增殖率保持不变，没有增加。相反，ER 阳性的非粉刺样导管原位癌在暴露于雌激素后，增殖率增加。这些结果提示 ER 阴性的导管原位癌是非雌激素依赖的，雌激素调节疗法可能对这些患者无益。

导管原位癌中激素受体的表达，可能是保乳治疗后局部复发的重要因素。Roka 等[201] 报道，高核级和无 ER 表达的导管原位癌的复发率明显较高。然而，并非所有高级别导管原位癌都缺乏 ER 表达。Collins 和 Schnitt[202] 发现，12%（14/114 例）ER 阳

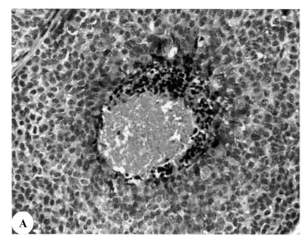
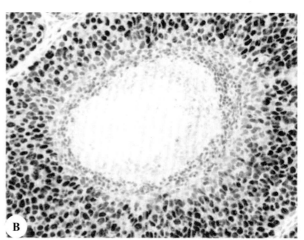

▲ 图 11-55 导管原位癌，雌激素受体（ER）

具有中等核级和中央坏死的实性导管原位癌，呈 ER（B）弥漫性强核免疫反应。在坏死中心周围濒临死亡的细胞中，核免疫反应丢失

性的导管原位癌中，有高核级和过表达的 HER2 蛋白。在 74 个低级别和中级别导管原位癌病例中均未发现 ER 和 HER2 同时表达，这些病例均表达 ER 而缺乏 HER2 过表达。

在导管原位癌中 ER 和 PR 的"阳性"判断可能存在一定问题[203]。ER 和 PR 免疫反应主要有 3 种评分方法。第一种是简单的百分比法，即不考虑细胞染色强度的简单比例法。第二种是组织化学"H"法，即细胞三种染色程度的细胞百分比之和，结果范围为 0～300。第三种是 Allred 方法，染色强度得分在 1～3 分；以非线性方式划分细胞染色百分比得分在 1～5 分，最终得出分数在 2～8 分。Allred 和"H"评分方法包括评估染色强度，而简单百分比的方法没有评估染色强度。如果有证据表明这种评估在浸润性癌中有价值，那么最理想的方法是同时使用 ER 染色比例和强度的评分方法评估导管原位癌。据报道，使用"H"评分评估浸润性癌的 ER 和 PR 时，观察者间的一致性非常好，因为它"连续测定肿瘤激素受体含量"，而 Allred 系统只有"有限的动态范围"[204]。

Sloane 项目（以已故皇家利物浦医院的 John Sloane 教授的名字命名，他对导管原位癌的病理学特别感兴趣）的数据显示，中级、低级别导管原位癌几乎总是 ER 阳性，而高级别导管原位癌的 69% 的病例呈 ER 阳性[205]。

导管原位癌常使用与浸润性乳腺癌相似的 ER 判读临界值（即 1% 以上的肿瘤细胞核阳性）。但是，此阈值并不是基于证据得出。此外，ER 和 PR 的表达程度并不能预测治疗的反应。英国乳腺筛查指南建议导管原位癌使用小于 5% 的细胞染色判读标准，对浸润性癌使用 Allred 评分[205]。在一项关于导管原位癌多种表型的研究中，已将 Allred 评分 3 分作为阳性的临界值。Baqai 和 Shousha[206] 回顾了 56 例纯导管原位癌患者。将 ER 阳性定义为超过 10% 的细胞核染色为深棕色（Allred 评分 > 4 分，"H"评分 > 20 分）。88% 的高级别导管原位癌为 ER 阴性。总之，导管原位癌病例中 ER（和 PR）报告至少应包括免疫反应的肿瘤细胞核的百分比和反应强度。

（二）HER2

最近发表的一项来自一家机构的大型研究显示，9% 的导管原位癌 HER2 蛋白过表达（3+），而 15% 的导管原位癌 HER2 蛋白表达不确定（2+）。使用显色原位杂交（CISH），最终确定 20%HER2 状态为阳性[207]。此前发表的免疫组织化学研究表明，在 42%～61% 的导管原位癌中，HER2 的膜免疫反应为 3+（0～3+）[208-212]（图 11-56）。据报道，通过显微切割分离并采用聚合酶链反应（PCR）研究的导管原位癌标本中，40%～48% 的标本 HER2 基因扩增[213, 214]。Ho 等[214] 发现在粉刺样导管原位癌患者中，HER2 扩增率显著高于非粉刺样导管原位癌（69% vs. 18%），高核级病变高于低核级病变（63% vs. 14%）。HER2 表达出现在 85%～100% 的粉刺样癌中，并与这些病变细胞学的核多形性有关[208, 212, 215]。

大多数研究者尚未在"小核"的微乳头和筛状导管原位癌中检测到 HER2[208, 212, 216]。Bartkova 等[208] 实际测量核的大小，观察到 94% 的导管原位癌由大核（20μm）细胞组成，HER2 阳性；而在小核（10μm）细胞中未观察到 HER2 蛋白膜反应。细胞核大小处于中位（15μm）的导管原位癌中有 71% 存在免疫反应，细胞核大小混合的导管原位癌中有 91% 存在免疫反应。在这个系列中，少数乳头状和具有大核的附壁导管原位癌对 HER2 有免疫反应。其他研究证实，在 85% 的微乳头或附壁导管原位癌伴大核或多形性核中发现 HER2 免疫反应[217]。乳头 Paget 病及其相关乳头深部导管原位癌，超过 80% 的病例肿瘤细胞 ER 阴性、HER2 阳性[218]。

HER2 的免疫反应性在非整倍体核的导管原位癌中比二倍体的癌更常见，这与报道的 HER2 与核的大小关系密切有关[211, 215]。而且，HER2 免疫反应性与高增殖率之间也有很强的相关性[215, 219]。

在浸润性乳腺癌患者的血清中可检测到 HER2 细胞外结构域，这一发现与癌组织中免疫组织化学检测到的过表达有关[220]。血清 HER2 分析可能是判断微小浸润导管癌的有效方法[221, 222]。

用免疫组织化学替代基因检测，将不到 10% 的导管原位癌诊断为基底样表型。在常规 HE 染色切片中，这些罕见的 HER2 阴性高级别导管原位癌病例与 HER2 阳性高级别导管原位癌很难区分。Livasy 等[223] 研究了 245 例纯导管原位癌病例，发现 19 例（7.7%）符合基底样表型［ER（-），

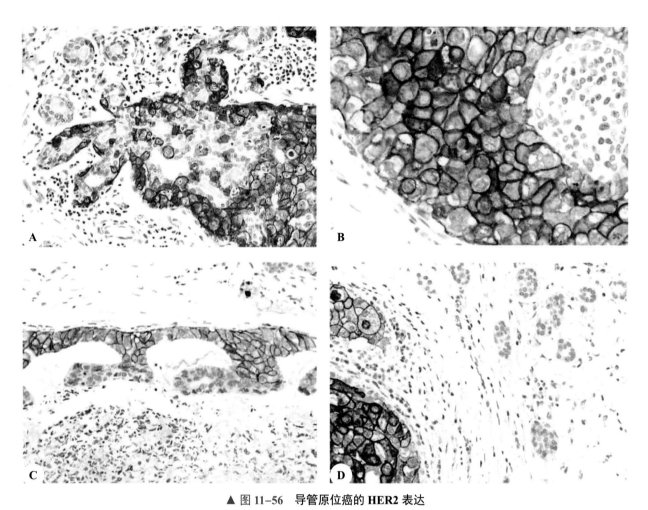

▲ 图 11-56　导管原位癌的 HER2 表达

A. 导管原位癌中 HER2 膜免疫反应阳性，累及小叶，但在非肿瘤性上皮细胞中为阴性；B. HER2 阳性的实性高级别导管原位癌；C. HER2 阳性的微乳头状导管原位癌，有高核级和坏死；D. 分化好的 HER2 阴性浸润性癌（右）和 HER2 阳性实性导管原位癌（左）

HER2（−）和 EGFR 或 CK5/6（＋）]。这一小亚群的导管原位癌显示了许多典型的与 HER2 阳性导管原位癌相关的特征，包括高 Ki67 指数、p53 表达和粉刺样坏死的组织学特征。Thike 等 [203] 对 241 例三阴性浸润癌中的导管原位癌成分进行检查，发现 151 例（62.6%）导管原位癌是高核级，236 例（97.9%）导管原位癌也是三阴性。

根据 CK14、EGFR 和 34βE12 的免疫反应定义的基底表型，在同一病例的原位和浸润性癌成分中的表达率为 68%。由此作者得出结论，三阴性导管原位癌可能是对应的浸润性癌的前体，大多数与基底样导管原位癌相关的浸润性癌也同样表达基底样表型。

有些矛盾而值得注意的是，高级别导管原位癌中 HER2 表达比高级别浸润性癌更为普遍。

（三）p53

研究人员使用针对野生型和突变型 p53 蛋白的单克隆抗体，检测导管原位癌的核反应率分别为 10% [224]、18.5% [225]、19.2% [216]、25.2% [226] 和 37% [227]（图 11-57）。一些研究中，p53 的表达与大细胞或多形性细胞类型和粉刺样导管原位癌显著相关 [216, 219, 224-226]，但其他研究未发现分级或组织学亚型与 p53 表达 [227] 或 p53 突变 [214] 相关。在小细胞导管原位癌中很少发现 p53 蛋白核阳性 [226]。O'Malley 等 [224] 在 17 例囊性乳头状癌中未发现 p53 有反应。当存在 p53 突变时，大多数情况下，对同一肿瘤的导管内和浸润性癌样本进行检查，p53 突变是相同的 [228]。另一项研究中，导管原位癌和浸润性导管癌同时存在 p53 突变，将该患者增生性病变进行显微切割，未发现 p53 突变 [228]。

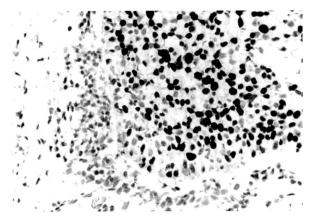

▲ 图 11–57　导管原位癌，p53

在这例中等核级的导管原位癌中，几乎所有的肿瘤细胞核都有明显的 p53 免疫反应。导管原位癌周围的淋巴细胞为 p53 阴性

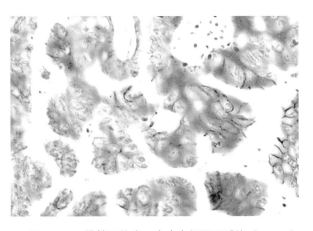

▲ 图 11–58　导管原位癌，表皮生长因子受体（EGFR）

在这例导管原位癌中 EGFR 膜免疫反应的细胞之间形成纤细的串珠线。背景细胞质也有明显染色

表达 p53 的癌倾向于 ER（－）和 PR（－）[219, 226]，其增殖率高于中位数，具有相对较高的 MIB1 标记指数[219]。对 PCR 产物直接测序进行分子分析显示，突变型 p53 蛋白会在粉刺样导管原位癌中积聚[162]。尽管某些研究显示 p53 和 HER2 与大细胞导管原位癌或粉刺样导管原位癌相关，但在任何癌症亚群中，p53 和 HER2 都没有明显的共表达趋势[210, 214, 224, 229]。

（四）nm23 和 EGFR

nm23 基因产物在一些细胞培养系统和人浸润性乳腺癌中与低转移有关[230]。nm23 的细胞质免疫反应见于正常乳腺上皮和大多数非浸润性癌[231]。粉刺样癌不伴浸润性癌比粉刺样癌伴浸润表现出更强的 nm23 反应性[231]。这些观察结果表明，粉刺样导管原位癌中 nm23 表达降低，可能是浸润性特征的标志。

生长因子及其受体与导管原位癌的形态和预后的关系尚未广泛探讨。如前所述，EGFR 表达与基底样表型导管原位癌相关（图 11–58）。

（五）E-cadherin

E-cadherin 是上皮细胞表达的细胞间黏附分子。*E-cadherin* 基因突变导致表达缺失与小叶原位癌和浸润性小叶癌有关。E-cadherin 的表达在导管原位癌中可能会降低，但很少缺失。在少数小叶癌病例中，E-cadherin 染色可能显示减弱或不连续或胞质阳性（有时呈"点状"模式）。此类"异常"染色

模式可能是由于存在非功能性 E-cadherin 蛋白而引起，不应将其解释为阳性染色。

Vos 等[232] 研究 150 例导管原位癌，在 11% 病例中检测到 E-cadherin 表达下降。一项研究表明，高级别病变 E-cadherin 的表达明显低于低级别病变[233]。Bankfalvi 等[234] 还报道了高级别导管原位癌中 E-cadherin 的表达降低，并证实小叶癌中 E-cadherin 表达缺失。高级别导管原位癌中细胞间黏附性降低可能导致了这些病变相对较高的微小浸润发生率。

（六）多倍体和增殖率

通过流式细胞技术发现，导管原位癌中非整倍体发生率在 21%～71%[235-240]。这些信息的临床相关性和需求已经逐年降低。利用胸腺嘧啶脱氧核苷标记和流式细胞技术研究表明，粉刺样癌的增殖率明显高于筛状、微乳头状导管原位癌[210, 241]。经分析显示，所有乳头状导管原位癌均为二倍体[239]。筛状导管原位癌常常是二倍体，低 S 期细胞百分比（SPF）[238, 240]。Sataloff 等[240] 报道，微乳头状导管原位癌是典型二倍体，并且 SPF 很低。Visscher 等[242] 利用 FISH 技术在 7～10 个导管原位癌样本中检测到染色体非整倍体。与"管腔"型导管原位癌相比，HER2 阳性和三阴性导管原位癌，更易表现 DNA 非整倍体[243]。目前，通常用免疫组织化学分析导管原位癌中的增殖活性（图 11–59）。Albonico 等[216] 报道粉刺样病变中具有最高的增殖指数（PI）。其他

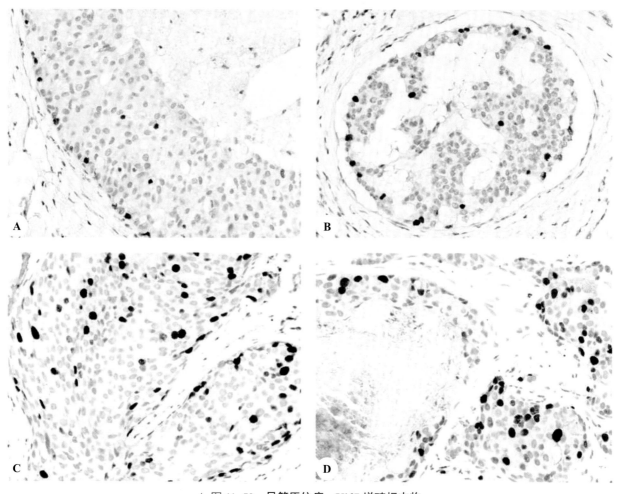

▲ 图 11-59　导管原位癌，Ki67 增殖标志物

A. 低核级的筛状导管原位癌基底区极少数肿瘤细胞核有 Ki67 反应阳性。B. 在中等核级微乳头状导管原位癌中，不到 10% 的细胞中有 Ki67 反应阳性。此例中，阳性细胞主要局限于基底区。C. 在实性导管原位癌中，约 10% 的肿瘤细胞 Ki67 反应阳性。D. 在坏死的实性高级别导管原位癌中，大约 1/3 的肿瘤细胞 Ki67 反应阳性（左）

类型导管原位癌的 PI 则低得多：实性 14.4%、乳头状 13.4%、筛状 4.5% 和微乳头状 0%。

　　导管原位癌可采用"核级 + 增殖指数"（N+P）系统进行分级。N+P 方法利用增殖指数的自动评估方法，该方法已被证明是可重复的导管原位癌和浸润性癌分级系统[244]。免疫组织化学检测增殖率高的导管原位癌，HER2 阳性，具有更高的复发风险，与分级和年龄无关[245]。增殖率通常与细胞凋亡相关，高级别导管原位癌的凋亡率（凋亡指数）高于低级别病变[246]。

十六、细胞遗传学和分子遗传学

　　在显微切割技术发展之前，由于分离这些微观病变上皮的技术很难，所以很少有关于导管原位癌遗传学研究的报道。通过显微切割从含有导管原位癌的众多导管中，分离并提取导管原位癌的 DNA，为遗传学改变的分子分析提供了样本。Radford 等[247] 使用这种方法，报道了 29% 的导管原位癌中 17p 杂合性缺失（LOH）。在导管原位癌亚型（粉刺样与非粉刺样）或核级之间，未观察到 LOH 发生率有显著差异。另一项研究显示，15 例病例中有 5 例 17p13.1 号染色体上发现 LOH[248]。另据报道，导管原位癌中 11p15 的 LOH 比例很高[249]。Chuaqui 等[250] 也报道，在 27.3%（6/22 例）导管原位癌在 11q13 发现了 LOH。所有伴有 LOH 的病变均为高级别病变。9%（1/11 例）导管上皮非典型增生病变有 LOH。综上所述，LOH 经常发生在导管原位癌的早期，并且 LOH 位点可能是一个或多个肿瘤抑制基因的基因位点[251, 252]。

　　Stratton 等[253] 在无浸润性癌的导管原位癌中，

检测到 28% 的病例有 16q LOH，29% 的病例有 17p LOH。在伴有浸润癌的导管原位癌中，发现 16q（55%）和 17p（52%）染色体上存在更高频率的 LOH。对同一患者的导管原位癌和浸润性癌分析，并非总是显示相似的 LOH 模式[254-257]。导管原位癌与浸润性导管癌的预后标记也存在很强的相关性，通常具有类似的 ER、PR、HER2、p53、EGFR 和 cyclin D1 表达模式。Barsky 等[258] 研究表明导管原位癌往往具有浸润性癌的许多生物学特性，他们提出假设，原位癌和浸润性癌最显著的区别是肌上皮细胞的抑制作用。

一项关于 1 号染色体改变的研究表明，来自一个导管原位癌标本的不同导管中的细胞可能有不同的遗传模式[254]。Marsh 和 Varley[259] 也报道了相似的观察结果，他们在一位患者中，显微切割多个导管，分析位于 9p 的 LOH。在 13 例病例中 12 例发现 LOH。在所有亚型（粉刺样、实性、筛状和微乳头）中至少检测到一种标记缺失，并且在粉刺样和筛状病变中缺失最为广泛。导管原位癌中的 LOH 模式存在于其相应的部分浸润癌中，而不是全部。Aubele 等[260] 用显微切割技术，在广泛导管原位癌伴微小浸润性癌病例中，用比较基因组杂交（CGH）技术，检测到导管原位癌中"影响每个肿瘤的 6～19 个不同染色体区的多重基因变化（平均 13.6±5.4）"。"除了在浸润性癌中更常见的 3p 和 12q DNA 增加，在超过 1/3 的浸润性病变中发现的染色体改变与相应的导管原位癌中的染色体改变基本相同"。

Waldman 等[261] 报道了一项令人瞩目的导管原位癌分子遗传学研究，使用 CGH 检测原发灶和后续发生乳腺癌局部复发中染色体的改变。对 18 例患者的配对样本进行研究，所有复发均为导管原位癌，在初次治疗后的 16 个月至 9.3 年发现复发。17 例配对样本间染色体变化的平均一致率为 81%（范围为 65%～100%），配对病变在形态上相似。仅有一对样本不一致，分别有 2 个和 20 个改变。这些发现表明，在"复发"病例中，17 例为持续性癌，第 18 例患者很可能有两个独立导管原位癌病灶。初始病变中 CGH 改变的平均数（8.8）低于复发导管原位癌的（10.7），一致程度与复发时间无显著相关。

对非典型导管增生、导管原位癌和浸润性癌相匹配样本进行分析，发现频率相似的一致性等位基因失衡，表明非典型导管增生和导管原位癌是浸润性癌的非特异性前体。非典型导管增生和低级导管原位癌的特点分别是 16q 和 17p 经常性缺失，1q 增加。高级别导管原位癌中的遗传变异模式是各种各样的，只有 16q 罕见缺失。目前的数据表明，高级别导管原位癌（ER 阴性和 HER2 阳性的表达"基底"标记和基因组异常）可能是新出现的，或者与尚未识别的前体病变，如大汗腺病变或类似微腺性腺病的病变有关[262]。

迄今为止，尚无法确定导管原位癌的基因特征，用于预测复发或浸润性癌[263]。Livasy 等[223] 在 8% 的导管原位癌中发现"基底样"特征（即 ER 阴性、HER2 阴性、EGFR 阳性和 CK5/6 阳性），与不良预后变量（包括高级别细胞核、p53 过表达和增殖指数升高）相关[223]。基底样导管原位癌（应用免疫组织化学 CK5/6 阳性和 EGFR 阳性的三阴性标志物替代基因表达谱分析）与其他类型相比，局部复发和发生浸润性癌的风险增加了一倍，但统计学无意义。在这项针对 392 例患者的研究中，32 例（占 8.2%）是基底样型[264]。

在导管原位癌和浸润性乳腺癌中，某些关键基因的扩增（包括编码 ER 的 ESR1，编码 cyclin D1 的 CCND1 和编码螺旋 – 环 – 螺旋 / 亮氨酸拉链蛋白的 MYC）未发现明显差异[265]。这表明这些基因与癌症发展有关，但可能与浸润性癌的发生无关。

尝试使用免疫组织化学标志物，替代导管原位癌分子分型的研究显示了一些不同的结果。总体来说，大多数研究显示了以下关键发现：腔面 A 型（Luminal A，ER+、PR+、HER2−）是导管原位癌中最普遍的亚型，其次是 HER2 阳性型、腔面 B 型（Luminal B，ER+、PR+、HER2+）和三阴亚型[266]。与浸润性癌相比，HER2 阳性和腔面 B 亚型在导管原位癌中发生率更高。浸润性癌中比导管原位癌更常见的是腔面 A 型。导管原位癌中的分子亚型通常与级别相关，即低级别导管原位癌主要由腔面型（ER+）组成，大多数高级别导管原位癌通常由 HER2 阳性和三阴亚型组成。腔面 B 型和 HER2 阳性型的导管原位癌复发率明显升高。

表观遗传学是指由基因表达的修饰引起的改

变，而不是遗传密码本身改变所引起的变化。与表观遗传学相关的信号通路，以及解释和维持这些信号的分子机制，可能对理解导管原位癌的基础病理学及其向浸润性癌演进至关重要。最近，DeVaux 和 Merschkowitz 对乳腺癌演进中的表观遗传变化类型进行了综述[267]。

随着导管原位癌的分子病理学持续发展，其中一些发现可能具有临床意义[268, 269]。目前，将这些变化总结如下：导管原位癌和同时伴发的浸润性导管癌的基因组具有一致性[270]。低级别导管原位癌和浸润性导管癌的典型特征是 16q 缺失和 1q 获得，而高级别导管原位癌通常显示 5p、8q、17q 和 20q 获得。11q13、17q12 和 17q22~q24 扩增；和 8p、11q、13q 和 14q 缺失[271, 272]（表 11-6）。浸润性导管癌中观察到的基因甲基化在导管原位癌中也有报道，并与高级别核、ER 阴性和 HER2 阳性相关[273, 274]。

表 11-6　导管原位癌的特征性细胞遗传学改变

低级别导管原位癌	染色体 16q 和 17p 缺失
	染色体 1q 获得
高级别导管原位癌	基因组不稳定
	染色体 11q、14q、8p 和 13q 缺失
	染色体 17q、8q 和 5p 获得

改编自 Pang JM, Gorringe KL, Wong SQ, et al. Appraisal of the technologies and review of the genomic landscape of ductal carcinoma *in situ* of the breast. *Breast Cancer Res*. 2015; 17: 80.

十七、粗针穿刺活检

除非特殊情况，否则术中冰冻切片检查不适用于无法触及的乳房 X 线检查的粗针穿刺活检病变[275]。粗针穿刺活检石蜡切片评估导管原位癌分级常是准确的，但也存在组织学结构和细胞学异质性，随病变范围增加而增加。

在粗针穿刺活检标本中钙化和坏死碎片可能发生移位，坏死和钙化很少是标本中导管原位癌的唯一成分（图 11-60）。这种情况下，应连续切片。即使在连续切片中未检测到癌细胞成分，只显示移位钙化（即鬼影细胞和核碎片），也应考虑进行切除活检，因为这些钙化可能发生在导管原位癌中。导管原位癌移位的片段嵌在脂肪或间质中，可能被误认为浸润癌（图 11-61）。

导管原位癌"愈合"和终末期导管周围乳腺炎，均可导致难以区分的钙化瘢痕性导管结构（图 11-62）。当在粗针穿刺活检标本中发现这种类型结构时，应准备多个 HE 染色连续切片并行 CK 免疫组织化学染色以寻找小灶状癌。在这些病例中发现局限上皮异常可能诊断为非典型导管增生。对于这些情况，需要进行切除活检。

在粗针穿刺活检标本中，区别浸润性癌和各种硬化性病变是很有挑战性的。当导管原位癌出现在硬化性病变中，就更加困难而复杂（图 11-63）。重要的是要考虑到这种潜在的诊断陷阱，用免疫组织化学染色来确定标本中肌上皮细胞的分布。在粗针穿刺活检标本中获得的硬化性病变不完整，很难评

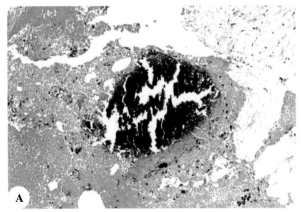
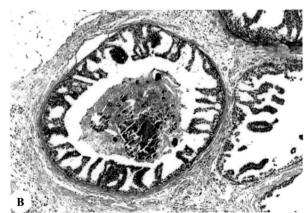

▲ 图 11-60　导管原位癌，粗针穿刺活检
A. 粗针穿刺活检发现破碎钙化，周围有坏死碎屑和稀疏的非典型细胞；B. 切除病变显示微乳头状导管原位癌伴钙化

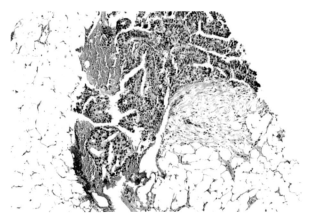

▲ 图 11-61　导管原位癌上皮移位，粗针穿刺活检
乳头状癌的碎片嵌在脂肪中，不是浸润性癌

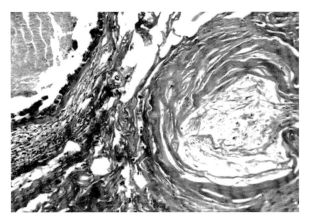

▲ 图 11-62　导管原位癌伴瘢痕，粗针穿刺活检
同心的胶原蛋白层可能是"愈合的"导管原位癌形成的瘢痕。左侧显示薄层导管原位癌的扩张导管

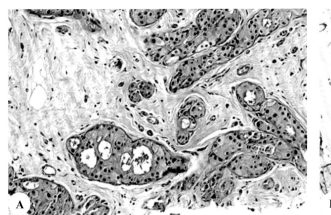

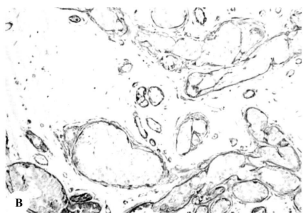

▲ 图 11-63　大汗腺型导管原位癌，在硬化性腺病中，粗针穿刺活检
A. 大汗腺型导管原位癌累及腺病，类似浸润性癌；B. 与 A 对应的部分，经平滑肌肌动蛋白（SMA）免疫组织化学染色，显示所有腺体周围肌上皮细胞

估是否为导管原位癌或浸润性癌，这些病例可报告为非典型导管增生。

即使仅对钙化进行手术，且在后续的乳房 X 线检查中没有钙化，也不能依靠粗针穿刺活检标本来测量导管原位癌病变的范围。粗针穿刺活检标本很少能提供完整的病变标本，因此无法从多个部位重新复原导管原位癌病灶来测量单一病灶的范围。当随后进行切除活检中没有残留导管原位癌时，在粗针穿刺活检的病理报告中描述导管原位癌的"最大线性范围"，可能有助于评估疾病的范围[276]。最大线性范围可用于填写 CAP 要求的导管原位癌汇总检查表，但需注意，要和影像学检查结果相符。

粗针穿刺活检标本中导管原位癌诊断并不能排除浸润性癌的可能。据报道，在粗针穿刺活检诊断为导管原位癌后，进行切除活检，浸润性癌的发生率为 15%～27%[277-283]。诊断无浸润的导管原位癌，真空辅助粗针穿刺活检方法比自动粗针穿刺活检系统更可靠[279]。

粗针穿刺活检中导管原位癌的诊断可影响后续手术范围。Dillon 等[284] 报道指出，术前经粗针穿刺活检诊断为导管原位癌患者的再手术率为 36%，而未接受粗针穿刺活检的患者再手术率为 65%（P=0.0007）。此外，通过评估浸润性导管癌中导管原位癌的比例，提示粗针穿刺活检有助于实现肿块切除术中切缘阴性。粗针穿刺活检标本中有很高比例的导管原位癌，可预测患者在后续肿块切除术中切缘阳性的风险[285]。

十八、细胞学诊断

导管原位癌细针穿刺标本往往比浸润性癌的细针穿刺标本细胞少，前者更可能导致诊断组织不足[286]。当影像学检查发现触诊阴性的异常影像，进行细针穿刺时，尤其容易发生诊断组织不足。这种情况，无法通过细针穿刺获得诊断标本，是切除活检的指征。不建议使用细针穿刺细胞学评估乳房X 线检查发现的钙化[287]。

当细针穿刺标本诊断癌时，不能准确区分导管原位癌和浸润性导管癌[286, 288]。影像学检查是有用的，但由于取样的局限性，无法排除细针穿刺手术附近部位是浸润性癌或微小浸润性癌。与浸润性癌相比，导管原位癌更可能发现混合的良性上皮细胞和组织细胞。浸润性癌更有可能出现单个或成群癌细胞与纤维脂肪组织紧密混合。

细针穿刺细胞学可以对导管原位癌进行分类，

区分粉刺样和非粉刺样导管原位癌[288-290]。"粉刺样"型吸出物，即高核级的实性导管原位癌，通常由多形性、松散粘连的细胞组成，细胞高核级、核仁明显，有时可见核分裂，常出现钙化或无钙化的坏死碎片。非粉刺样导管原位癌标本往往有更多具有黏附性的三维细胞簇和单个或小群分布的分散细胞（图 11-64）。细胞核常为低至中等核级，核仁不明显。非粉刺样导管原位癌的吸出物，坏死和炎症细胞背景很少见。

尽管上述细胞学特征能够区分经典病变（如高核级的实性导管原位癌和低核级导管原位癌），但大多数低核级的导管原位癌特征并不明确。对于这样的病例，导管原位癌的组织病理学检查更为准确[291]。

十九、导管原位癌范围

最新 AJCC 分级系统将导管原位癌归为 "pTis"，

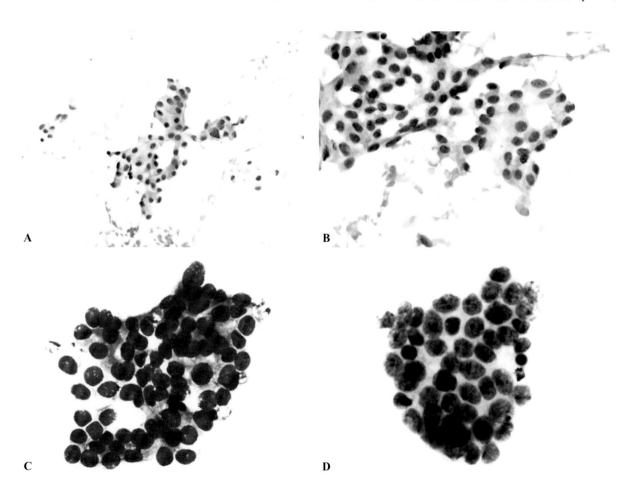

▲ 图 11-64　导管原位癌，细针穿刺细胞学检查

A. 在细针穿刺涂片中，具有微腔的不规则平铺细胞；B. 在上皮细胞中可见三个相邻的微腔（即筛状特征），呈低核级细胞学；C 和 D. 低核级的上皮簇 ThinPrep（C）和 Diff-Quik 染色（D）

其范围不会改变分期。大多数病例，高级别导管原位癌在孤立的导管系统中呈线性、连续进展。低级别导管原位癌常是多灶性和多中心性的，即肿瘤演进过程中"跳过"导管和小叶。跨越的范围可长达1.0cm。这些发现不仅使得导管原位癌范围的确定复杂化，也使导管原位癌边缘的评估复杂化[292]。

导管原位癌范围可以从一根导管或 0.1cm 以内到广泛累及乳腺多个象限[293]。CAP 指南对导管原位癌标本进行检查时规定："导管原位癌的平均范围或中位范围为 14～27mm，但范围可以从 1mm 到乳腺所有 4 个象限都广泛累及[294]。"较大的导管原位癌标本不能全部取材时，可能增加"漏诊浸润病灶"的概率。尽管准确测量导管原位癌的范围可能"徒劳无益"[295]，但其范围的评估对于治疗很重要。众所周知，估计导管原位癌的总范围不可靠，只有单个切片上存在导管原位癌时，才能通过测量显微镜下范围，准确评估导管原位癌的大小[295, 296]。

乳房 X 线检查发现的"钙化病灶"范围有助于估计导管原位癌的范围，这种方法有可能低估导管原位癌范围而高估的可能性较小。在一项研究中，33 例经穿刺活检诊断的导管原位癌患者，组织病理学病灶平均大小为 25.6mm，MRI 为 28.1mm，乳房X 线检查为 27.2mm。组织病理学与 MRI 测量的病灶大小相关系数为 0.831，组织病理学与乳房 X 线检查测量的病灶大小相关系数为 0.674。相关系数在乳房 X 线检查随导管原位癌核级别的增加而增加，随 X 线检查乳腺密度的降低而增加[297]。尽管术前影像在确定导管原位癌范围方面有局限性，但标本的 X 线检查可以改善这些估计值[298]。

如前所述，如果病变局限于一组连续导管（单病灶），尤其是当该病变局限于切除活检部位的单个组织蜡块时，有可能通过显微镜确定病变的大小。一些作者已将小于 2mm 的病灶从导管原位癌诊断中排除，因此报告这一类较小的病变较混乱[123, 299]。

大部分导管原位癌为多病灶，不局限于单个可触及的病变或单个组织块内的显微镜下病变。需要注意的是，局限于一个组织块的导管原位癌最大径不能超过 2.5cm。

Lagios 等[300] 研究导管原位癌患者的乳房切除术标本，发现大于 2.5cm 的病变，多中心性和隐匿性浸润的发生率明显增高。基于这些研究，2.5cm

被认为是患者选择保乳手术治疗的一个重要的大小标准。Lagios[301] 对导管原位癌的测量表示怀疑，认为"导管原位癌的测量仍然是一个问题，因为导管原位癌的范围和微钙化范围（目前唯一使用的术前测量方法）的关联极易变化。"

实际上，在单一病灶的导管原位癌病例，每个组织切片的平均厚度（通常为 3mm）乘以按顺序取材的组织切片的数量，可以大致判断病灶的近似范围。组织切片的平均厚度在 2～4mm，取决于两个因素，即标本纤维或脂肪含量和取材技术。在随机取材的切除活检或乳房切除术的标本中，导管原位癌涉及的切片数量（或至少带有导管原位癌的切片比例）是一种粗略且不准确的测量方法。很少情况下，病变累及两个直径相对的切缘（如前和后）以及中间组织时，则可以评估导管原位癌的范围；评估结果与标本的总体大小相关。

许多患者的导管原位癌标本进行过多次诊断（如粗针穿刺活检，然后切除病灶和重新切除各种切缘）。根本不可能在两个或多个标本中准确测量导管原位癌，得到单个测量值。

"广泛的"导管内成分（extensive intraductal component）或"广泛的"导管原位癌（extensive intraductal carcinoma）不应被视为广泛播散的导管原位癌（widespread DCIS）的同义词，因为这些术语有不同的临床病理学含义。仅当导管原位癌伴浸润性癌，且其中的导管原位癌占肿瘤的 25% 以上，并超出肿瘤体积累及邻近乳腺实质时，才应使用"广泛的"导管原位癌。

总之，手术标本进行连续切片（与影像学检查最相关），对于准确评估导管原位癌的范围至关重要。一些复杂因素可能会影响这项工作，包括发生导管原位癌的乳腺三维结构、二维组织病理学切片内在局限性、导管原位癌大体表现可能有欺骗性、一些多病灶和（或）多中心的病例，以及导管原位癌在多个标本中存在（包括先前的粗针穿刺活检，偶尔后续的再切除）。

二十、多中心性和多灶性

多中心性导管原位癌的定义已经发展了数十年。多中心性（multicentricity）的概念是由 Cheatle 和 Cutler[11]、Cheatle[302] 和 Charteris[303] 在对乳房切除术标本全器官切片进行观察后提出的。当病灶与临床发现的肿瘤有分隔时，认为癌是多中心性的。Lagios 等[304] 将多中心性定义为"在乳腺内孤立存在的癌灶，与临床或乳房 X 线检查明显的病变（即参考肿瘤）是分隔开的"。

多中心性导管原位癌目前定义为存在于多个象限中的导管原位癌[305-308]。这一定义排除了它在常规乳房肿瘤切除术标本中的应用，除非用于相隔 5cm 或其他尺寸的导管原位癌。传统认为，多中心性导管原位癌发生率约为 25%，范围在 0%～75%，反映了该术语定义的差异。实际上，多中心性是指乳腺明显不同区域的癌灶，通常存在于 2 个或 2 个以上象限。需要注意，解剖学定义的乳腺四个象限没有明显边界，所以将乳腺划分为四个象限没有组织病理学基础（请参阅第 1 章）。

多中心性应与单个癌灶累及导管和小叶内腺体（通常局限于一个区域或一个象限）区分，后一种情况通常称为多灶性。一种常用于判定多灶性的标准取决于导管原位癌的组织学切片数量。例如，Fisher 等指出"从不同组织块制成的两个或多个切片中，仅一个部位的导管原位癌被认为是单灶性。单灶性若在两个或两个以上不同组织块中存在，则被认为是多灶性。"根据这一定义，美国国家外科辅助乳腺和肠道项目 B17 试验数据显示，541 例可评估的导管原位癌标本中，有 329 例（60.8%）归为多灶性（multifocality）导管原位癌[298]。

Silverstein 等[309] 认为以下情况下是多灶性导管原位癌：在乳房切除术标本中发现"距原发灶部位超过 2cm 的孤立病灶"。根据这一标准，乳房切除术后检查的 98 例乳腺中有 41 例（41%）存在多灶性。多中心性癌定义为不同象限的癌，出现在 15%的乳腺中。当导管原位癌分为粉刺样和非粉刺样类型时，多灶性和多中心性与导管原位癌的组织学类型无显著相关[309]。Hardman 等[305] 在 27% 的粉刺样型癌患者乳房切除术标本中发现多中心性癌。据报道在不同类型的乳腺导管原位癌中，有 33%[23] 和 37%[306] 的导管原位癌乳房切除术出现多中心性病变。一部分"多灶性"导管原位癌（尽管很少）可能是伪影引起的，这是二维观察三维立体疾病过程中产生的固有问题。

为了规避这些技术问题，一些研究者从解剖学上划分癌的分布，以便在某种程度上区分单中心和多中心性病变[96, 306-308]。Silverstein 等[310] 认为如果两个病灶之间的距离超过 2.0cm，则归为多中心性导管原位癌。Schwartz 等[96, 311] 研究了接受乳房切除术的导管原位癌患者多中心性发生率。多中心性定义为"在活检部位以外的区域或象限中存在浸润性导管或小叶癌，微小浸润性导管癌或导管原位癌。如果病变位于中心位置，只有在距乳头和乳晕边缘外 5cm 周围发现其他癌灶时，才视为多中心性癌[96]。"在 50 例乳腺中 18 例（36%）[96] 和 11 例乳腺中[311]4 例（36%）发现多中心性病变。因为乳头溢液（71%）或 Paget 病（50%）发现的多中心性病变，比通过乳房 X 线检查（38%）发现的更常见[96]。

根据主要的生长方式分类，微乳头状导管原位癌通常是多中心性的（86%）高于乳头状（33%）或粉刺样导管原位癌（42%）[96]。在 5 例筛状和 7 例实性导管原位癌中未发现多中心性病变。Bellamy 等[86] 还发现，多中心性病变在微乳头状导管原位癌中比其他组织结构的导管原位癌更常见。这些发现提示，微乳头状导管原位癌通常是多中心性的。然而英国斯隆计划（Sloane Project）对 8000 多个病例进行回顾性研究，未能证实这一观点[312]。

如果提供进行组织学诊断的标本是局限于主要病变区域的切除活检，则该标本不适合确定患者是否有多中心性癌。根据一些定义，检测多中心性，不能只对一个象限进行切除术。实际上，在随机抽取的乳腺标本切片中，不可能明确区分多灶性和多中心性病变。较小的切除活检标本连续切片，有助于绘制疾病范围，只要可行，就应该使用这种方法。先进的技术，例如立体解剖和大体显微镜 – 放射学相关研究，是确定真正多中心性和多灶性更可靠的方法，但是这些技术对于常规的诊断工作而言，既费时、费力又费钱。

随着 MRI 的广泛使用，越来越多的多灶性和多中心性导管原位癌被检查出来。在一项对 285 例新诊断导管原位癌患者的研究中，进行 MRI 检查评估疾病范围，结果显示 16 例（5.6%）存在乳腺其他部位孤立的浸润性癌，即多中心性或对侧乳腺癌[313]。对 19 项研究（n=2610）的荟萃分析表明，在未经传统评估的浸润和（或）原位癌病例中，

MRI 检查到 16% 例有其他部位癌灶［浸润和（或）原位］[314]。

综上所述，多中心性导管原位癌是指在乳腺明显不同的区域（通常在两个或多个象限中）存在，而多灶性导管原位癌局限于一个象限中，在空间上导管原位癌的多灶性之间距离更近，中间有一些正常乳腺组织。由于每个术语的临床含义不同，形容词"多中心性"和"多灶性"不应互换使用[315]。

对于某些多灶性和多中心性导管原位癌患者，采取保乳手术治疗是可行的，应与多学科团队协商制订手术方案[316]。

二十一、微小浸润癌

基因组和表型的相似性，以及其他临床和病理学证据，均支持导管原位癌是浸润性导管癌的非特异性前体这一结论。微小浸润癌（microinvasive carcinoma）在 AJCC-UICC TNM 分期系统中缩写为 T1mi，是浸润性乳腺导管癌最早的表现和分期，符合该标准的浸润性癌浸润范围的上限为 0.1cm（即 1mm）。

超微结构研究已经发现导管原位癌导管基底膜中有不连续病灶[317, 318]，并且在免疫组织化学研究的组织中也报道了类似现象[319]。在高级别导管原位癌中，基底膜的断裂更为常见。当光学显微镜观察不到浸润时，通过电子显微镜可观察到癌细胞穿过基底层的间隙[320]。

采用免疫组织化学研究微小浸润部位基底膜的完整性（图 11-65）。Barsky 等[104]用层粘连蛋白（laminin）和Ⅳ型胶原蛋白抗体，发现微小浸润区基底膜断裂和破碎（图 11-66）。Ⅳ型胶原被Ⅳ型胶原酶（一种金属蛋白酶）降解。正常和增生导管中不存在这种活性酶，其在粉刺样癌和浸润性癌中存在差异[321]。这些研究和其他的一些观察结果都表明，癌细胞形成潜在Ⅳ型胶原酶并将其转化为活性形式的能力，是与侵袭性表型相关的重要属性。正如本章前面提到的，肌上皮细胞似乎也在抑制导管原位癌的侵袭中发挥重要的作用[183]。肌上皮细胞的一个重要功能是合成蛋白酶抑制剂，这些蛋白酶

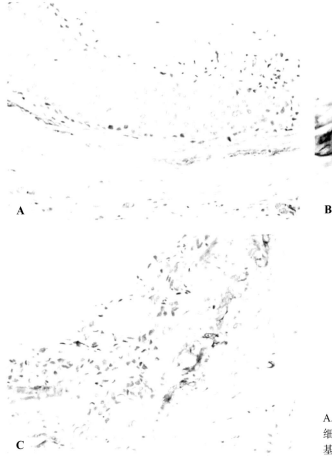

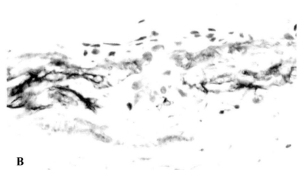

▲ 图 11-65 导管原位癌，基底膜

A. 层粘连蛋白免疫组织化学染色显示基底膜棕黄色；B. 癌细胞所在基底膜断裂；C. 与导管原位癌连续的癌细胞穿过基底膜

抑制剂可抵消导管原位癌细胞产生的金属蛋白酶的促进侵袭作用。肌上皮细胞的另一个重要功能是与基底膜一起，作为导管原位癌和导管周围基质之间潜在的屏障。

Ⅳ型胶原分子由独特的α链亚基组成。交联的α链形成大分子网络，是基底膜的主要结构成分。用α（Ⅳ）链特异性抗体和原位杂交研究表明，α链的表达取决于肌上皮细胞的存在[322]。在浸润性癌中可以观察到Ⅳ型胶原α-链亚基间断表达或缺失[322, 323]。

层粘连蛋白分子也由α、β和γ链亚基交联组成。使用链特异性抗体的免疫组织化学研究显示，浸润性癌中大多数亚基不连续或缺失表达，而β-2链则无表达[323]。

微小浸润癌应与小浸润癌区分开，小浸润癌是指直径小于1.0cm的浸润性病变[324-326]。组织学诊断微小浸润有争议的一面是对导管壁界限不清，基底膜不清的解释。在这些区域，尽管肿瘤上皮仍与导管内肿瘤连接[327]，但肿瘤上皮似乎从导管壁突出，与间质直接接触[327]。这一发现通常会做"可疑微小浸润"或"不能排除微小浸润"等不确定的诊断。回顾性研究没有证据显示这些不确定的发现与转移风险明显相关，但它们可能解释了导管原位癌患者前哨淋巴结中检测到微转移的原因。

微小浸润一词，被认为是浸润性细胞不在导管原位癌的导管或小叶内分布（图11-67和图11-68）。在原位癌的切面，假微小浸润常会形成紧密的肿瘤细胞群，这些肿瘤细胞边界光滑，被周围肌上皮细胞层包围。这些"器官样"病灶分布在特化的导管周围或小叶内间质内，免疫组织化学染色会对其诊断有所帮助。

肌上皮细胞免疫组织化学标记的选择"取决于多种因素，包括其诊断的实用性、有效性，实验室资质和明确的诊断标准[328]。"

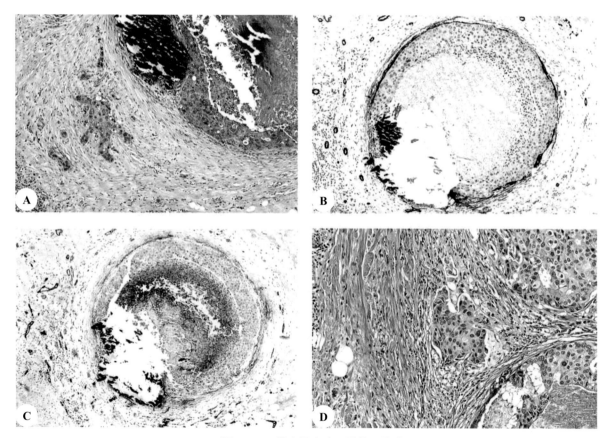

▲ 图 11-66　微小浸润癌和导管原位癌
A. 导管原位癌，粉刺样型，有钙化和坏死（右），伴有微小浸润癌（左）。B. 层粘连蛋白（Laminin）免疫组织化学染色显示不同厚度的多层基底膜。左下方区域基底膜不完整，该区域与A对应部分所示的微小浸润癌相邻。C. CD34 免疫组织化学染色显示在左侧微小浸润区域最大导管周围的新生血管。D. 另一例微小浸润癌。特征是微小浸润癌细胞团簇轮廓不规则，存在相关的间质反应

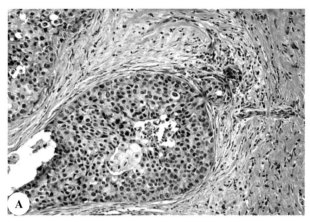

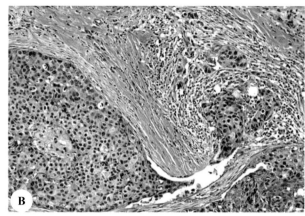

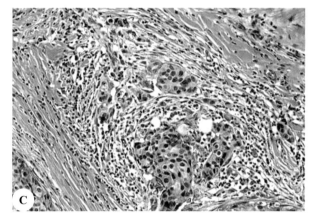

▲ 图 11-67　微小浸润癌和导管原位癌

A. 癌细胞从实性导管原位癌的导管中突出，注意间质反应，包括指向突出癌的微小血管。这一切面，可能是大导管的次级小导管的切面，微小浸润不明确，不能诊断浸润。基底膜、肌上皮和上皮细胞免疫组织化学染色有助于分析此类病灶。B 和 C. 与 A 同一病例病灶，间质中突出的上皮有更大的破坏力，包括间质中孤立的细胞簇（B），为微小浸润提供了更有力的证据

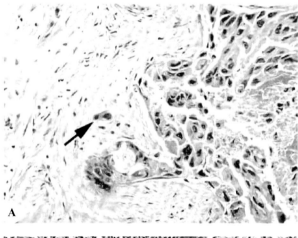

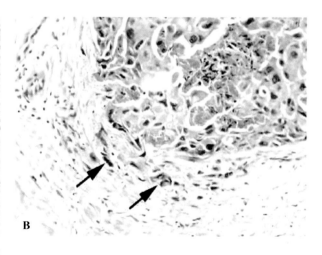

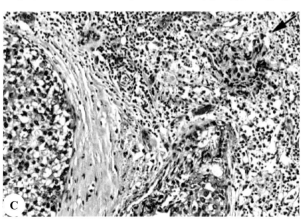

▲ 图 11-68　微小浸润癌和导管原位癌

A. 两个孤立的癌细胞（箭）位于导管原位癌的导管周围间质中；B. 基底膜破坏坏明显，导管周围间质中可见癌细胞（箭）；C. 更大的微小浸润灶（右上）伴非特异性淋巴细胞反应（箭）

在诊断病理学中常用的免疫组织化学染色方法检测肌上皮标志物如下（按字母顺序）。

ADH5，请参见下文。

Calponin 抑制乳腺肌上皮细胞中肌球蛋白的 ATPase 活性，高度敏感、但不具有特异性，因为它在肌纤维母细胞的亚群中有反应。

CD10 是一种内肽，对肌上皮细胞相对敏感。

CK5、CK10、CK14 和 CK17 在肌上皮细胞中表达。CK-K903（34βE12）对肌上皮细胞不特异，但可用于诊断化生性梭形细胞癌。

H-caldesmon 是一种在肌上皮细胞中（主要在导管周围）表达的 SMA 结合蛋白。

Maspin 是一种丝氨酸蛋白酶抑制剂，在肌上皮细胞的细胞质和细胞核中表达。

P- 钙黏着蛋白（P-cadherin）是对肌上皮细胞高度敏感的细胞黏附分子。它在肌纤维母细胞中不反应。

p40（deltaNp63）是 p63 的亚型之一，对肌上皮细胞的敏感性与 p63 一样，并显示核阳性（另请参见 p63）。

p63 是 p53 同源物，对肌上皮细胞高度敏感，并在细胞核中表达。

S-100 蛋白可在一定比例的良性和恶性乳腺上皮细胞以及肌上皮细胞中表达，因此不可用。

SMA 抗体可检测肌上皮细胞中的肌动蛋白丝，但其特异性很差，因为 SMA 也显示肌纤维母细胞。

SMM-HC 检测乳腺肌上皮细胞中的平滑肌成分，而不检测肌纤维母细胞。

CD10 从末端导管到腺泡肌上皮细胞均匀表达，而 caldesmon 在大导管的肌上皮细胞中有免疫反应，但通常不在小叶内导管和腺泡中表达[329]。实际上，SMM-HC 和 p63 是诊断微小浸润癌最有用的免疫组织化学染色。Shousha 等报道，在较高级别导管原位癌中 CD10 表达降低或缺失[330]。

明确的微小浸润性导管癌，肿瘤细胞孤立或呈小簇分布，形状不规则，类似于一般浸润癌，没有分化方向（图 11-66 至图 11-69）。有时小叶内或导管周围间质在微小浸润的密度低于周围其他部分。当发生导管周围和间质炎症细胞反应时，很难发现间质中的癌细胞。在明显导管周围淋巴细胞浸润的部位可怀疑微小浸润（图 11-70）。微小

浸润灶可引起肉芽肿反应[331]，肿瘤细胞可类似于组织细胞，此时，需要进行 CK 免疫组织化学染色以确认微小浸润。对上皮和肌上皮细胞使用复合双重或多重免疫组织化学染色（如 SMM-HC/CK、SMA/CK、ADH5），可以很好地显示微小浸润灶[332]（图 11-42）。ADH5 是一种鸡尾酒标记，包括 CK8/18（将细胞质染成粉红色的低分子量"腔上皮"CK）、CK5/14（将细胞质染成棕色的高分子量"基底"CK）和 p63（肌上皮和"基底"标记，将细胞核染成棕色）[333]，并突出显示上皮细胞（在细胞质中染成粉红色）和肌上皮细胞（肌上皮细胞核染成棕色，同时细胞质也成棕色）。因此，很容易在 ADH5 染色后识别微小浸润癌（图 11-69）。此外，普通型导管增生与阳性的"基底"染色细胞有关，并以"马赛克（镶嵌）"模式与阳性的"腔上皮"染色细胞混合。大多数非典型导管增生和低级别导管原位癌病例为"基底"阴性和"腔上皮"阳性。

微小浸润常与高级别导管原位癌相关，但也可能发生在其他类型的导管原位癌中[48]。建议对所有高级别导管原位癌病例和大于 2cm 的其他类型导管原位癌进行详细的组织学切片检查。进行常规 HE 染色，辅以免疫组织化学染色，是发现微小浸润的最佳方法。这样的病例，应确保最小限度地修蜡块并保留诊断组织。怀疑微小浸润时，在蜡块过度切片之前，应尽早做免疫组织化学染色（包括 CK、肌上皮标志物和激素受体）。进行免疫组织化学染色诊断微小浸润癌时，必须至少准备一张 HE 切片[334]。

穿刺过程中发生移位的癌细胞需要与浸润性癌鉴别（图 11-71）。微小呈线性排列的癌细胞簇，通常与肉芽组织、脂肪坏死和含铁血黄素沉积有关，提示创伤性移位。对导管原位癌进行粗针穿刺活检后，未发现浸润，但出现血管或淋巴管内癌细胞可能与腋窝淋巴结中的癌细胞有关[335]（图 11-72）。

由于乳腺标本受到机械压迫，可能发生与针道无关的导管原位癌人工移位。Shabihkhani 等对此进行研究。他们发现 16 例导管原位癌人工移位病例与针道改变无关[336]。所有长度 > 4mm 的导管原位癌人工移位均呈线性模式，并以非小叶分布累及乳腺间质。免疫组织化学不能显示导管原位癌人工移位周围的肌上皮细胞（7 例）。导管原位癌人工移位

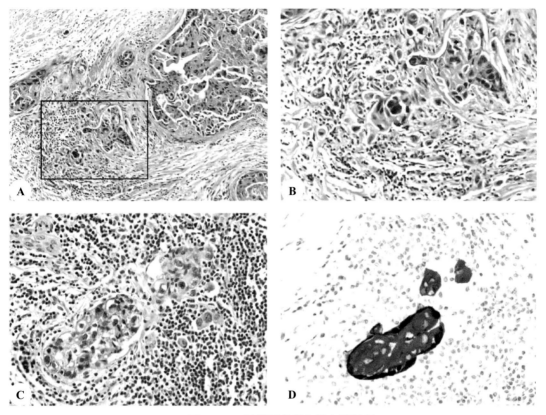

▲ 图 11-69 导管原位癌和微小浸润癌

A. 在反应性间质中有成群的癌细胞和单个癌细胞。B. 放大图（A 中的方框），显示个别癌细胞被炎症反应遮盖。C 和 D. ADH5 免疫组织化学染色突出微小浸润癌。注意导管原位癌细胞周围肌上皮细胞层 p63（核）和 CK5/14（细胞质）棕色染色。微小浸润癌细胞 CK7/CK18 染呈红色，周围没有肌上皮细胞层围绕

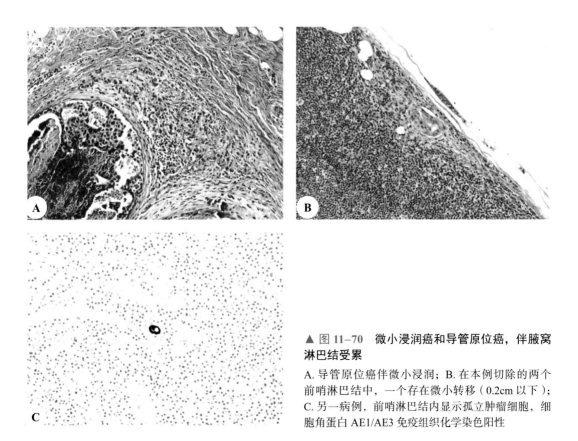

▲ 图 11-70 微小浸润癌和导管原位癌，伴腋窝淋巴结受累

A. 导管原位癌伴微小浸润；B. 在本例切除的两个前哨淋巴结中，一个存在微小转移（0.2cm 以下）；C. 另一病例，前哨淋巴结内显示孤立肿瘤细胞，细胞角蛋白 AE1/AE3 免疫组织化学染色阳性

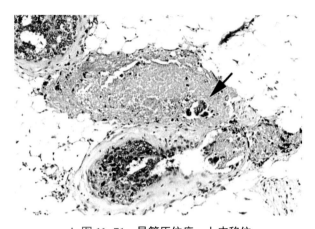

▲ 图 11-71 导管原位癌，上皮移位

导管原位癌旁纤维蛋白聚集处见癌碎片（箭）。箭下方明显显示导管破裂。该患者在手术切除之前进行了细针穿刺活检

缺乏间质反应，显示退行性改变。对 9 例患者进行随访（平均 7 年）均未发生转移。

如果在粗针穿刺活检标本中发现导管原位癌，则需要对切除病变的部位进行组织学检查，以排除浸润性癌。已有几项研究描述了粗针穿刺活检标本中导管原位癌的特征，这些特征可以提示后续手术切除乳腺中存在浸润癌[284, 285]。Renshaw[281] 报道，切除活检标本中的浸润性癌与筛状 / 乳头状结构、伴坏死的导管原位癌和超过 4mm 的累及小叶的病变显著相关。Huo 等[337] 还发现小叶累及可预测浸润。研究认为粗针穿刺活检标本中导管原位癌的其他特征可预测浸润，包括影像学检查发现肿块[284, 337, 338]、高核级[339-341]、广泛钙化[339, 340] 和明显触及的病变[340]。

在一些病例中，微小浸润的组织病理学诊断是困难的，易与模拟导管原位癌生长模式的浸润性癌相混淆（图 11-73）。这种现象最容易出现在乳腺以外部位的转移（如腋窝淋巴结）中，而在内脏转移则较不常见。Cowen[342] 在 1980 年描述了这种现象。Cowen 和 Bates[343] 后来的研究中报道了 391 例腋窝转移的患者，其中 35 例（9%）在淋巴结中发现了具有导管原位癌样外观的转移性癌。其中 2 例，在原发肿瘤中未发现导管原位癌成分，但在其他病例，转移中的"假导管内"癌类似于原发灶中的导管原位癌。

Barsky 等[344] 报道 200 例腋窝淋巴结中，发现 21% 例导管原位癌样转移，将这些病灶称为"回复体"导管原位癌，反映这种现象的假设，是转移潜

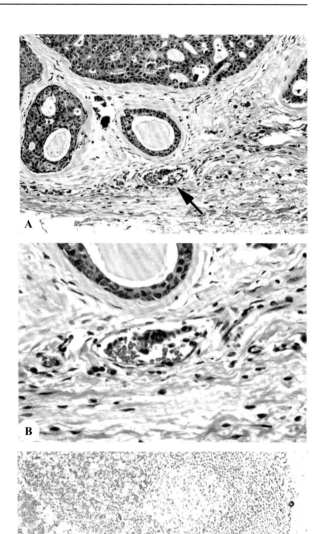

▲ 图 11-72 导管原位癌伴有淋巴管癌栓

A 和 B. 在进行粗针穿刺活检诊断导管原位癌之后，对该患者进行切除活检。标本包含筛状导管原位癌，此处显示邻近血管内有癌细胞（箭）。C. 前哨淋巴结边缘窦中有孤立的肿瘤细胞，细胞角蛋白 AE1/AE3 阳性

能被局部因素抑制或逆转的一种表现。作者观察到原发性和"回复体"导管原位癌在结构模式，核的大小（通过数字图像分析确定）以及预后标记 p53、HER2 和 Ki67 的表达方面完全一致。"回复体"导管原位癌的特征是层粘连蛋白和Ⅳ型胶原蛋白有免疫反应，显示外周基底膜，但缺乏肌上皮细胞。这种浸润性癌与原位癌相似的形态学，可能使微小浸润癌的诊断复杂化。Cowen 和 Bates[343] 得出结论：

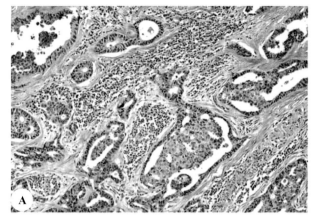

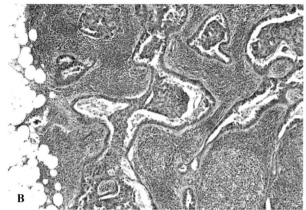

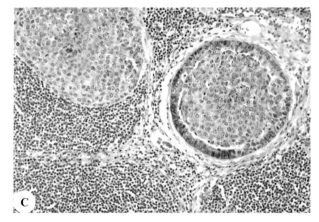

▲ 图 11-73　浸润性导管癌伴导管原位癌

A. 广泛的乳腺癌中出现这种像导管原位癌的组织，免疫组织化学染色显示，一些腺体结构周围缺乏肌上皮细胞和基底膜，提示浸润性癌；B 和 C. 腋窝淋巴结转移癌，类似原发性浸润癌的导管原位癌样形态

"由于浸润性乳腺癌可以模拟导管原位癌生长，因此一些组织学诊断为导管原位癌的乳腺癌，实际上可能是浸润性的。"这种现象可能是导致罕见的腋窝淋巴结转移的原因，尤其是乳腺病灶是导管原位癌，没有明显浸润，而前哨淋巴结显示阳性结果的病例。

由于原位癌和浸润性导管癌组织结构的相似性导致的诊断困难，可能因研究结果显示浸润性癌细胞群周围存在基底膜成分，而变得更为复杂（图 11-74）。Arihiro 等 [345] 在 71 例癌中，发现 54% 的浸润性癌有层粘连蛋白免疫反应。层粘连蛋白的存在与小管形成有关。这些发现与 Nadji 等 [346] 报道的数据有关，与低级别组织学和低核分级显著相关。

综上讨论，很明显在某些情况下，即使使用现有的免疫组织化学染色法，也很难确定微小浸润的存在。根据经验，在此提出一些指导建议：

1. 导管原位癌最有说服力的证据是在肿瘤性腺体周围存在肌上皮细胞，p63 免疫组织化学染色最可信。必须使用一种以上的抗体免疫组织化学染色，因为并非所有试剂都具有同等的反应性。

2. 缺乏适当标志物的免疫反应通常意味着肌上皮细胞不存在，它们有时可能严重减弱和难以识别。肌上皮细胞缺失可发生在部分导管原位癌中，某些良性（如囊性大汗腺病变）和非浸润性肿瘤（如某些乳头状结构）中。就其本身而言，肌上皮细胞的缺失并不表明是浸润性癌，对这一发现的解释取决于对相应 HE 切片中病变的所有组织学评估。

3. 每当对可疑的微小浸润进行免疫组织化学染色时，都应准备一张新的连续 HE 切片。这是有必要的，因为病变组织的结构会随着再次切片而发生变化。

4. CK 免疫组织化学染色对于评估任何怀疑微小浸润部位的病灶都必不可少。由于癌细胞的可变反应，建议至少使用两种不同的 CK 染色剂（如 CK7 和 CK AE1/AE3）。CK 染色显示上皮细胞分布，并能识别上皮细胞与组织细胞。

5. 基底膜成分，层粘连蛋白和 IV 型胶原蛋白的免疫组织化学染色有时会有所帮助。两种成分均无反应表明浸润性癌的可能性很大，尤其是在缺乏肌上皮细胞的情况下。PAS 或网状纤维染色也能在这

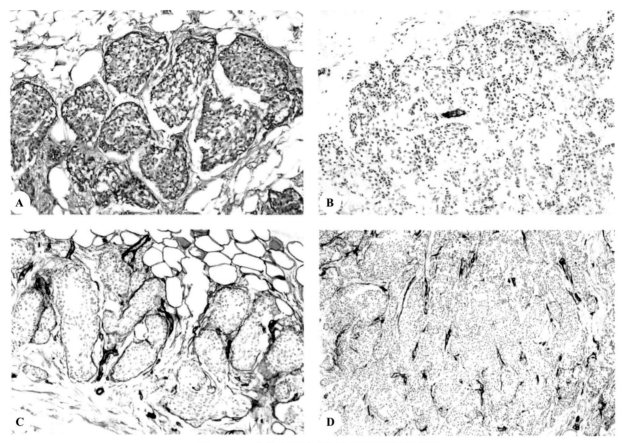

▲ 图 11-74　有基底膜层成分形成的浸润性导管癌

所有图像中都有相同的肿瘤。A. 具有巢状蜂窝结构的癌浸润脂肪组织。在一些圆形肿瘤细胞簇的周围，有类似于肌上皮细胞的受压细胞。B. 平滑肌肌动蛋白（SMA）免疫组织化学染色在小的中央血管中有反应，但在癌周围没有反应，表明没有肌上皮细胞。C. 癌细胞巢周围有层粘连蛋白反应带围绕。D. 部分癌细胞巢被Ⅳ型胶原包围。一些Ⅳ型胶原的反应与血管有关

种情况及微腺性腺病的诊断中提供帮助。

　　6. 在肌上皮细胞缺失的情况下，有一种或两种基底层成分反应的诊断是最困难的。如果需要评估整个病变，尽可能提供多张 HE 切片（请参阅第 2 条）。层粘连蛋白和Ⅳ型胶原蛋白的存在有助于原位癌的诊断。但是，必须考虑浸润部位形成基底层的可能。目前可用的常规诊断技术，不能在所有情况下准确区分浸润部位形成的基底层和原位癌的基底膜。

　　当存在多个微小浸润灶时，尚无公认的方法来评估其总体范围，这些病例视为导管原位癌伴微小浸润。但是，应报告微小浸润灶的数量。浸润灶大于 1mm 则诊断为浸润性导管癌，并根据最大浸润范围进行报告（和分期）。

（一）微小浸润的临床意义

　　较早发表的有关微小浸润性导管癌的报道使用了不同的定义。因此，在比较这些研究的数据时必须考虑到定义的差异。

　　Solin 等[347] 将"微小浸润"一词限定为"最大浸润范围小于 2mm 或浸润癌少于肿瘤的 10%。"在以此方法定义的 39 例微小浸润患者中，有 2 例（5%）发现了腋窝淋巴结转移。大多数（67%）为粉刺样癌，但在筛状、乳头状、微乳头和实性导管原位癌类型中也发现了微小浸润。中位随访 55 个月后，1 例患者（7%）发生了远处转移，9 例患者（24%）保守治疗后出现乳腺局部复发。

　　Silverstein 等[87] 认为如果"发现一到两个可能浸润的最大直径不超过 1mm 的病灶，或者病理学家不确定是癌累及小叶的切面还是浸润"时，用"微小浸润"术语。在 208 个病例中，有 28 例（13%）发现如此定义的微小浸润。大多数微小浸润性病变为粉刺样癌（28 例中有 21 例，占 75%），占粉刺

样导管原位癌的 20%。在 28 例微小浸润癌患者中，有 1 例（4%）发生腋窝淋巴结转移。

Silver 和 Tavassoli[348] 在一项对 38 例患者的研究中，将微小浸润定义为"浸润癌的单个浸润灶≤ 2mm，或最多达 3 个浸润灶，每个浸润灶的最大径≤ 1mm"。38 例中有 31 例（82%）"粉刺样"型导管原位癌，7 例（18%）乳头状或其他类型的导管原位癌。所有患者均行乳房切除术合并腋窝淋巴结清扫术，未发现腋窝淋巴结转移。平均随访 7.5 年，没有患者出现乳腺癌复发。

de Mascarel 等[349] 将微小浸润性导管癌分为 1 型（单个肿瘤细胞）和 2 型（肿瘤细胞簇）。1 型病例和一些 2 型病例 T 分期为 T1mi。在 20 例 2 型病例中，6 例为 T1mi，14 例为 2～10mm 的浸润灶。59 例 1 型患者行腋窝淋巴结切除，没有淋巴结转移。另外，在腋窝淋巴结活检的 139 例 2 型微小浸润患者中，有 14 例（10%）发生了淋巴结转移。据报道 72 例 1 型微小浸润患者中有 2 例（3%）发生远处转移，171 例 2 型微小浸润患者中有 12 例（7%）发生远处转移。1 型微小浸润癌患者的生存率与单纯导管原位癌患者相似，并且明显优于 2 型微小浸润癌患者。

在目前已经有定义微小浸润癌患者的数据，为 T1mi（小于 1mm）的情况下，Jimenez 和 Visscher[350] 将微小浸润癌定义为一个病灶小于 5mm，或多个病灶总直径小于 10mm，并描述 75 例微小浸润癌患者。59% 的病例有两个或多个组织学上分离的浸润灶。25 例（33%）微小浸润癌，由小于 1mm 的孤立细胞簇组成。69 例行腋窝淋巴结清扫后，发现 5 例（7%）为隐匿性转移癌，其中 2 例患者浸润灶小于 1mm（T1mi），第三例浸润灶小于 1.1mm。

Walker 等[351] 比较了乳房 X 线检查有症状（通常表现为肿块或乳头溢液）患者的导管原位癌的临床和病理学特征。在 92 例经 X 线检查中发现 5 例（5%）有微小浸润（T1mi），74 例有症状的病例中发现 10 例（13.5%）有微小浸润（T1mi）。15 例导管原位癌伴微小浸润病变中，除 1 例外，其余病变最大径均大于 2cm。大多数导管原位癌伴微小浸润呈粉刺样生长或有坏死，核分级高。

Prasad 等[352] 采用肌动蛋白和 CK 双重免疫组织化学染色方法，在 109 例最初诊断微小浸润或怀疑微小浸润的患者中，确定了 21 例微小浸润（T1mi），其中导管病变 18 例，小叶病变 3 例。18 例导管病变中 16 例（89%）是高核级、有坏死，13 例（72%）为粉刺样型。在 15 例患者进行的腋窝淋巴结活检中，发现 2 例转移性癌，每例分别有 1 个淋巴结转移。18 例患者中有 1 例在接受保乳手术和放疗后同侧乳腺癌症复发，另 1 例在接受乳房切除术后出现胸壁浸润性导管癌复发。2 例患者中位随访 28 个月后均无全身转移。

迄今为止，Ross 等报道了仅有的规模相对较大的 16 例微小浸润性小叶癌，13 例患者的腋窝淋巴结活检（包括 9 例前哨淋巴结标本）均为阴性，并且平均随访 24 个月，所有患者均存活，无复发或转移证据[353]。与旺炽性、多形性或大汗腺型多形性小叶原位癌相关的微小浸润可能被误认为微小浸润性导管癌。

上述数据表明，与乳房 X 线检查发现的低级别导管原位癌相比，微小浸润更有可能与临床肿物明显的高级别导管原位癌有关。当检测到微小浸润时，腋窝淋巴结清扫术中淋巴结转移率≤ 10%，全身转移率≤ 5%。

Sopik 等[354] 研究了微小浸润癌相关的死亡率。从 1990—2013 年 SEER 数据库中 525 395 名首次原发导管原位癌或 pT1N0 浸润性癌患者，确定 161 394 例女性导管原位癌，13 489 例 pT1mi（≤ 0.1cm）女性，153 56 例 pT1ab 女性浸润癌（0.1～1.0cm）和 196 656 例 pT1c 女性浸润癌（1.1～2.0cm）。20 年统计 pTis 期的（即导管原位癌）乳腺癌特异性死亡率为 3.8%，pT1mi 为 6.9%，pT1ab 为 6.8%，pT1c 为 12.1%。微小浸润癌（相对于导管原位癌）相关的校正死亡风险比为 2.00（95%CI 1.76～2.26，$P < 0.0001$）。作者得出结论，pT1mi 比 pTis 更接近于 pT1a 和 pT1b 期的浸润性癌。

（二）前哨淋巴结活检

根据 2017 年发布的 ASCO 指南，接受乳房切除术的导管原位癌患者可以进行前哨淋巴结活检，而接受保乳手术治疗的导管原位癌患者则不应进行前哨淋巴结活检[355]。

导管原位癌累及腋窝淋巴结并不常见。这种累及很可能是由于与导管原位癌相关的浸润性癌未检查到，或由于不同类型的穿刺操作（如细针穿刺、粗针穿刺活检和钢丝定位等）导致癌细胞人为移位。在这种情况下，明显的淋巴结受累非常罕见。

近来，对大范围高级别导管原位癌或行导管原位癌乳房切除术的患者，常规进行前哨淋巴结活检[356]。由于已发布的指南和临床实践差别很大，将不再严格执行指南。据报道，导管原位癌累及淋巴结的发生率为 0.5%～1.5%[283]；在高级别和广泛的导管原位癌中，前哨淋巴结阳性率可能更高。在 2006 年以前的十年多时间里，欧洲肿瘤研究所（European Institute of Oncology）治疗的 854 例导管原位癌病例，12 例（1.4%）发现前哨淋巴结受累，包括 7 例微转移（小于 0.2mm）和 4 例孤立肿瘤细胞（isolated tumor cells，ITC）[357]。在随后进行腋窝淋巴结清扫术的 11 例中，均无淋巴结受累[358]。

Zavotsky 等[359] 在 14 例导管原位癌患者中，发现 2 例（14.3%）前哨淋巴结中有转移性癌。随后腋窝淋巴结清扫未见其他淋巴结转移。Dauway 等[360] 研究 9 例 T1mi 患者，其中 3 例（33%）用 CK 免疫组织化学检测到前哨淋巴结微转移，在腋窝淋巴结清扫术中未发现其他转移。这些研究者还报道，86 例导管原位癌中，5 例（6%）前哨淋巴结中有转移，其中 4 例淋巴结转移通过 CK 免疫组织化学检测到。5 例患者中 4 例为"粉刺样"导管原位癌，第 5 例是低级别微乳头和筛状病变，最大径 9.5cm。4 例行腋窝淋巴结清扫术未发生转移。

其他一些研究也发现在 pTis 和 pT1mi 期病例中前哨淋巴结转移癌的情况。Wilkie 等[361] 在 559 例导管原位癌患者中，发现 27 例（5%）前哨淋巴结阳性。27 例阳性前哨淋巴结中，经免疫组织化学检测发现的有 19 例（70%）。51 例 pT1mi 期女性患者中，7 例（14%）前哨淋巴结阳性，其中 5 例（71%）经免疫组织化学发现。

Katz 等[362] 报道，110 例导管原位癌中，8 例（7.2%）显示前哨淋巴结阳性，其中 4 例的淋巴结仅免疫组织化学呈阳性。2 例行腋窝淋巴结清扫，未发现其他淋巴结转移。在 21 例 pT1mi 期女性患者中，有 2 例（9.6%）前哨淋巴结阳性，其中 1 例仅通过免疫组织化学检测发现。HE 切片阳性前哨淋巴结患者的全腋窝淋巴结清扫中发现另外一个阳性淋巴结。

Sakr 等[363] 研究发现 39 例导管原位癌患者中有 4 例（10%）出现前哨淋巴结阳性，14 例 pT1mi 期患者中有 1 例（7%）出现前哨淋巴结阳性。前哨淋巴结受累主要是孤立肿瘤细胞或微转移。Leidenius 等[364] 发现 74 例导管原位癌患者中有 5 例（7%）前哨淋巴结阳性，包括 3 例有孤立肿瘤细胞的女性。前哨淋巴结阳性的导管原位癌（中位数为 50mm，范围为 45～60mm）明显大于前哨淋巴结阴性的导管原位癌（中位数为 18mm，范围为 1～110mm）。5 例前哨淋巴结阳性患者中只有 1 例可明显触诊到病变。

最近更多的研究报道了 T1mi 病变累及前哨淋巴结发生率较低。Flanagan 等[365] 发现 pT1mi 中前哨淋巴结宏转移的概率（1%）与导管原位癌相当，Magnoni 等[366] 结果表明，在 pT1mi 期患者中进行前哨淋巴结活检可能没有用。Gooch 等[367] 研究发现，淋巴管受累是决定那些 pT1mi 期患者从前哨淋巴结活检中受益的最重要因素。

Huo 等[368] 报道了经粗针穿刺活检诊断导管原位癌的患者前哨淋巴结活检结果。103 例患者中的前哨淋巴结，其中 4 例（4%）淋巴结阳性，3 例患者切除活检标本为浸润性癌，前哨淋巴结转移灶最大径为 0.5～6mm。第 4 例导管原位癌患者中的一个前哨淋巴结中只有孤立肿瘤细胞。

从上述导管原位癌患者的前哨淋巴结研究得出以下结论：

• 纯导管原位癌患者中发现前哨淋巴结阳性率为 10% 或更低。这些病例中的转移灶可能是微转移或孤立肿瘤细胞。对于高级别、肿块形成和较大的病变，前哨淋巴结阳性的风险更大。

• 导管原位癌伴微小浸润（T1mi）通常有高达 15% 的前哨淋巴结受累风险，但一些研究中报道的风险频率与单纯导管原位癌的前哨淋巴结受累风险重叠。

• 在腋窝淋巴结清扫术中很少发现其他淋巴结转移，当导管原位癌伴微小浸润时淋巴结转移发生率稍高。

• 前哨淋巴结活检是粗针穿刺活检标本中诊断导管原位癌的患者初次手术治疗的一部分，如果对肿块切除标本中最有可能发现浸润性癌的患者进行手术，那么前哨淋巴结阳性率将更高。出现这种

"升级"诊断的风险因素包括：高级别导管原位癌、坏死、小叶累及、在导管原位癌部位可触及的或 X 线检查有肿块和影像学检查更大的病灶（中位大小 2.5cm vs. 1.5cm）。

在导管原位癌患者骨髓中发现已播散的肿瘤细胞。一组研究[369]中有 13%（34/266）的发生率，另一组研究中有 21.1%（4/19）的发生率[370]。导管原位癌出现骨髓播散的临床意义与浸润性癌出现这种改变一样，意义尚不明确。

二十二、切缘

在导管原位癌的乳腺保乳手术中，完全切除并达到临床意义的切缘距离一直存在争议。累积证据表明，阴性切缘比阳性切缘能更好地预防导管原位癌复发；然而，最佳切缘距离仍然是一个有争议的问题。放疗可能无法弥补那些切缘阳性或接近切缘的患者没有进行再切除手术的不足，而宽切缘不可避免地会损害美容效果和患者乳腺外形[371, 372]。2016 年 SSO-ASTRO-ASCO 发布的最新指南（基于荟萃分析和大量数据集）推荐，建议安全切缘使用 2mm 无导管原位癌的边缘，然后进行全乳放疗[373]。

2016 年发布的指南详细介绍了切缘评估的各种相关问题，并解释了选择 2mm 为切缘临界值的依据。该指南从本质指出：①对于接受肿块切除术和放疗的导管原位癌女性，2mm 的切缘可以将局部复发风险降到最低；②当接受乳腺肿块切除术和放疗时，更宽的阴性切缘并不能改进导管原位癌的局部防治；③再次切除以获得阴性切缘应该个体化分析；④不建议再次进行手术以获得大于 2mm 的切缘。

此后，美国国立综合癌症网络，美国乳腺外科学会和 St. Gallen 国际专家共识小组批准了 SSO-ASTRO-ASCO 指南，并且这些准则在全世界获得了认可。据报道，这些指南发布以来，外科医生不太可能对导管原位癌和导管原位癌伴微小浸润癌进行再切除以获得 2mm 以上的切缘，更有可能的是再切除以获得 2mm 的切缘[374]。

显微镜检查组织学切片，对确定导管原位癌与切缘距离是必要的。肉眼检查大体标本不可靠，使用冰冻切片检查，虽然可行，但在大多数实验室是不切实际的[79, 81]。用墨汁标记的切缘如果出现导管原位癌，报告为"阳性"切缘[375]。边缘处有累及小叶腺泡（小叶癌化）的导管原位癌应报告切缘"阳性"[376]。

切缘阳性的范围与导管原位癌残留风险增加有关。CAP 将导管原位癌切缘阳性量化为"局灶"："在一张切片内边缘＜1mm"或"最小 / 中等"，在局灶和广泛之间或"广泛"，切缘≥15mm 或 5 个及以上低倍镜视野和（或）8 个及以上组织块出现导管原位癌，此建议令人费解[377]。CAP 并未概述这些不同标准的科学依据。但是，指出应报告导管原位癌到各个切缘的距离。

切除活检和乳房切除术的两个特殊切缘，即后部（深部）和前部切缘，应特别提及。深切缘可能在筋膜平面上。通常超出筋膜后部不太可能存在乳腺组织，但仍可能存在少许乳腺组织。同样，如果前切缘紧邻皮肤，那么不太可能有乳腺组织超出前切缘。这些情况不用进行再切除。

可以通过放射状（垂直）或离断切面来评估肿块切除术的切缘。离断切面通过获取术后活检腔表面的标本进行评估。在显微镜下发现的任何导管原位癌均表明切缘阳性[162]。纵向（垂直）切面确定切缘距肿瘤范围（宽度）有很大的优势。还提出了一种新的纵向和离断切面联合切缘评估的方法，但这是一种烦琐而不切实际的方法[378]。第二次（活检腔表面）切缘的取材已成为评估切缘的常用技术[379]。这些辅助切缘，通常是六个面的切缘（如一个立方体），外科医生分开取。该技术可以将肿块切除后行再切除术的需求减少一半[380]。

初次积极的切除方法，即大范围切除，可以避免切缘阳性，降低复发风险或需要额外手术的风险；但是，这种方法可能会影响术后的良好美容效果。目前，是否需要放疗取决于导管原位癌的手术切缘是否足够宽。因此，阴性切缘和可接受的外观效果，两者的要求明显相反，需要加以平衡。适当切除的决定因素之一可能是"切除体积"，可以客观地以标本与癌的比率（S：C）来评估[381, 382]。在一些导管原位癌病例中，达到阴性切缘难以实现。在 1/4～1/3 的病例中，持续出现切缘阳性的重要风险因素包括多灶性和淋巴结阳性。在这些病例中，多次再切除活检获得阴性切缘，被认为是在多种手术中，乳房切除术的"安全"替代方法[383]，尽管这些手术最终也有可能仍要进行乳房切除术。

部分情况下很难确定在烧灼的手术切缘增生的导管上皮细胞是增生还是肿瘤。此时，用高分子量 CK（CK5/6 和 K903）进行免疫组织化学染色可能会有所帮助，因为非典型导管增生和导管原位癌对高分子量 CK 呈阴性，即使在有明显烧灼效应的上皮细胞中也是如此[384]。

导管原位癌的最佳切缘范围一直是变化的。1999 年，导管原位癌的"共识会议"提议以 10mm 距离为肿瘤安全切缘的上限[208]。10 年后，St. Gallen 的专家达成"共识"，即避免对于较大的（如 1cm）切缘的需求[385]。在过渡时期，提出了各种逐渐减小的最佳切缘范围，即 3mm、2～3mm、2mm 和 1mm[386-389]。尽管在导管原位癌手术的各种指南中都采纳阴性切缘的建议，但基于美国国家外科辅助乳腺和肠道项目 B1 和 B24 实验，学者们对是否有必要获得广泛阴性切缘提出了质疑，这些实验仅要求肿瘤切缘不接触墨水。在这项研究中，随访 15 年，接受放疗和不接受放疗的 2612 例患者中只有 72 例（2.8%）死于乳腺癌[390]。2012 年，Morrow 等[391]得出结论："更大并不是更好"，并提出染墨表面没有肿瘤的切缘是令人满意的。最近，Pilewski 和 Morrow 重新审视了导管原位癌与切缘相关的复杂问题[392]。

随着外科和肿瘤学实践的发展，以及对影响局部复发的病理生物学因素的深入了解，SSO-ASTRO-ASCO 指南关于导管原位癌切缘的问题可能会进行修订。病理学家应客观地报告病理结果，即将墨迹中存在导管原位癌报告为"阳性"，并记录导管原位癌到各个切缘的最近距离。应避免使用含糊不清的术语（如"邻接""附近""近似"和"分离"）。

创新的方法，例如为了增强肿瘤定位，放置放射性"示踪夹"，从而帮助确保足够的切缘距离[393, 394]和在导管原位癌保乳手术过程中使用射频消融术进行术中切缘评估[395]，较早地表现出了应用前景。

二十三、肿瘤浸润淋巴细胞

肿瘤浸润淋巴细胞（tumor-infiltrating lymphocyte, TIL）已成为浸润性乳腺癌的一种前景良好的预后和预测指标，主要表现在 HER2 阳性和三阴性亚型，其在导管原位癌中的意义仍在研究中[396]。然而，目前在导管原位癌中评估 TIL 的方法尚无共识[397]。

Toss 等研究了导管原位癌中肿瘤浸润淋巴细胞的 7 种不同评分方法，以确定与最佳预后价值相关的最优可重复方法。在各种方法中，肿瘤浸润淋巴细胞接触导管基底膜或与导管基底膜相距一个淋巴细胞宽度与预后有最强的相关性，一致性最高（群间相关系数 =0.95）。密集的肿瘤浸润淋巴细胞与低龄、临床症状、体积大、核分级高、粉刺样坏死、ER 阴性和较短的无复发间期相关（P=0.002）。在多变量生存分析中，密集的肿瘤浸润淋巴细胞是保乳治疗患者较短无复发间期的独立预测因子（P=0.002）[398]。

二十四、治疗和预后

导管原位癌治疗的目标是消除这种疾病，防止局部复发和阻止浸润性癌的发展。导管原位癌处理的主要手术方式包括病变切除术和乳房切除术。前一种选择主要利用单独切除或切除加放疗。

（一）乳房切除术

20 世纪下半叶之前，导管原位癌的标准治疗方法都是乳房切除术。在引入改良乳房切除术之前，该手术是经典的根治性乳房切除术。即使在广泛采用改良的根治性乳房切除术之后，仍常规进行全腋窝淋巴结清扫术，发现仅在个别情况下才发生腋窝淋巴结转移[23, 24, 69, 70]，这些手术达到至少 99% 的治愈率[24, 69, 70, 349]。手术后，有 1% 或更少的患者发生系统性复发，复发源于未发现的对侧癌或浸润性病灶[68, 69, 399, 400]。因为局部复发率低，且在乳房切除术标本中，大约 5% 的病例在术前活检中显示仅有导管原位癌，术后发现了术前未被怀疑的浸润癌[78, 401]，因此认为该手术是合理的。

乳房切除术仍然是导管原位癌患者的一种治疗选择，但在 2000 年导管原位癌治疗共识会议，很少建议进行乳房切除术[275]。建议进行乳房切除术的情况如下：

• "大范围的导管原位癌，病变不能通过可接受的切除术切除病变……同时仍保留了美容上可接受的乳腺。"

• "同一乳腺中有多个导管原位癌区域，无法通过单个切口切除。"即多中心性。

• "因其他医疗问题，如胶原血管疾病或事先治疗胸部而不能接受放疗，且不适合单独切除治疗的患者。"

20 年后，乳房切除术的适应证没有变化。但是，患者的知情、偏好已成为越来越普遍的因素。

胸壁局部复发是经乳腺全切术治疗导管原位癌的少见并发症。一项荟萃分析报告显示，仅乳房切除术后局部复发率为 1.4%（95%CI 0.7～2.1）[402]。在一项更新的荟萃分析中，包括 1974—2013 年发表的至少 10 年的随访研究，同组研究人员报告乳房切除术后 10 年导管原位癌的局部复发率为 2.6%，其中 86% 是浸润性的[403]。在这项分析中，乳房切除术后 10 年乳腺癌特异性死亡率为 1.3%。复发性病变可能是导管原位癌[404]或浸润癌[405]。其中一些复发伴有残留的乳腺实质，这可能是持续性的导管原位癌的原因[406]。大多数关于导管原位癌乳房切除术后，局部复发的描述都没有讨论是否存在与复发相关的乳腺实质。无论原发灶是原位病变还是浸润性病变，在描述任何局部复发部位的标本报告中，都必须寻找并提及残留乳腺组织，这一点至关重要。

残留乳腺组织的复发性癌是原发性癌或新发癌残存的原因，并且比常见的乳房切除术疤痕中真正局部复发预后好得多。在大多数情况下，根据病变的大小和是否存在浸润，可以通过局部切除加上放疗和（或）全身化疗适当地治疗残存乳腺组织中的复发性癌[99, 407]。在一份报告中显示，导管原位癌乳房切除术后，局部复发浸润性癌患者的 5 年和 10 年生存率分别为 83% 和 63%[405]。该结果支持下面结论，即在许多此类患者中，胸壁复发是残存癌的表现，而不是全身转移的证据。

罕见情况下，导管原位癌保留乳头乳晕乳房切除术后，出现乳头保留部位的复发。其中一个例子，浸润性癌在皮下乳房切除术配合乳头放疗后 17 年复发[408]。Price 等[409]报道了另一例保留乳头的皮下乳房切除术后复发。另一种不寻常的复发类型是导管原位癌患者接受改良乳房切除术后 8 年，在皮下引流部位有两个浸润性癌灶[406]，复发部位未见

乳腺实质，提示在手术中脱落的导管原位癌细胞可能在引流部位残留并引起了复发癌。

由于乳腺全切术和盐水假体重建后，残余乳腺组织经乳房 X 线检查发现钙化，检出导管原位癌复发[404]。Helvie 等[410]报道了 6 例患者在横行腹直肌（TRAM）皮瓣重建术后，乳房切除术部位复发浸润癌。所有患者最初均有广泛的导管原位癌，4 例接受了保留皮肤的乳房切除术。5 例复发病灶明显可触及。4 例接受腋窝淋巴结清扫的患者中 2 例有淋巴结转移。这项研究没有提及乳腺组织是否与复发性癌相关。

（二）保留乳头的乳房切除术

保留乳头的乳房切除术在对导管原位癌需要乳房切除术中越来越流行。越来越多的证据支持保留乳头的乳房切除术对肿瘤安全而被广泛使用[411]。对 2003—2015 年 199 例接受保留乳头的乳房切除术和立即行乳腺再造术的纯导管原位癌患者进行回顾性研究，中位随访 97 个月，10 年局部复发率为 4.5%，乳头复发率为 3%[412]。单变量分析显示，高核级、ER 阴性和 HER2 阳性与乳头复发相关。

（三）保乳疗法

尽管普遍依赖乳房切除术，但早在 20 世纪 30 年代就已研究出包括切除手术和放疗在内的替代疗法。Bloodgood[9]回顾了粉刺样型导管原位癌病例，发现"纯粉刺样癌的显著特征是无一例与腋窝淋巴结转移有关，也无一例患者死于癌症。"他描述了 4 例"纯的"或"无浸润的粉刺样癌"患者，"完全切除并术后放疗"3 年后保持良好状态。他从这些观察结果得出结论："当肿瘤较小且显示纯粉刺样癌时，仅切除肿瘤就足够了[9]。"

20 世纪 60—70 年代发表的导管原位癌综述中提及，偶尔患者会接受局部切除治疗。Farrow[413]报道了 25 例仅采用局部切除术治疗的患者，未说明导管原位癌的组织学特征。25 例女性患者中，5 例在切除后 1～8 年，同侧乳腺进一步发展为癌。病变"在初始局部切除部位之内或附近"。1971 年，Ashikari 等[68]提到了 2 例患者，其中一例拒绝手术，另一例患者有医学禁忌证，他们接受了局部切除术治疗并且没有复发。Westbrook 和 Gallager[69]报道的 64 例导管原位癌患者中，4 例由于患者偏好或并

发症而在穿刺活检后仅接受了放疗。

Winchester 等[414] 报道了美国导管原位癌治疗的变化趋势。1997 年，她分析了 1985—1993 年诊断的 39 000 多例女性患者的数据。采用保乳手术治疗的比例从 31% 增至 54%，总共 33.4% 的患者在 8 年期间没有接受乳房切除术。1985 年，在进行保乳手术的患者中，38% 的患者同时接受放疗。到 1993 年，54% 的患者同时接受放疗。乳房切除术中 49% 的患者进行了腋窝淋巴结清扫术，但手术率从 1985 年的 52% 下降到 1993 年的 40%。

Joslyn[415] 回顾了 1973—2000 年美国不同地区的 SEER 数据，记录导管原位癌治疗的趋势。在所有接受调查的地区中，保乳手术率均有所上升，1997—2000 年，从犹他州（Utah）的 49.5% 上升到康涅狄格州（Connecticut）的 76.9%。诊断时年龄小于 45 岁的女性接受保乳手术治疗的比例，显著低于 45 岁以上的女性。保乳手术外加放疗的女性乳腺癌死亡率，明显比单独保乳手术的女性低。

总之，随机临床试验和美国国家大数据库一致显示，在保乳手术后接受乳腺放疗的患者中，导管原位癌同侧局部复发减少了约 50%，这似乎与年龄、分级、坏死、范围等无关。使用选择性雌激素受体调节剂方法治疗，如他莫昔芬和雷洛昔芬，可以进一步降低接受过切除和放疗患者的局部复发可能。局部低级别导管原位癌可以通过单独肿块切除得到有效的治疗。提出了关于预测放疗反应的分子分析，尚有待验证[416]。

1. 仅进行手术切除保乳的回顾性数据

一些回顾性报告记录了单独局部切除术治疗导管原位癌的长期随访结果。最初认为患者是良性病变，活检中发现导管原位癌病灶。Kiaer[417] 在一项对乳腺增生性病变的回顾中，发现 8 例导管原位癌，这是最早的系列研究之一。随访显示，这 8 例患者中有 6 例死于乳腺癌，患者在第一次手术后的 1 年半至 16 年出现了临床表现[418]。Millis 和 Thynne 报道的一组病例中，9 例接受导管原位癌局部切除术治疗的患者中，有 2 例出现了乳腺癌复发[418]。

另一组回顾性研究，在 1940—1950 年的 8609 例活检中，发现 10 例低级别乳头状导管原位癌或微乳头状导管原位癌[419]。经过平均 21.6 年的随访，70%（7/10 例）的患者平均间隔 9.7 年后同侧乳腺中发生后续癌。其中 6 例为浸润性癌，4 例又进一步发展为转移性癌，2 例是致命的。随后的研究中，该组研究扩大到 15 例患者，其中 8 例（53%）后续发生乳腺癌[420]。

Harvey 和 Fechner[421] 回顾了 1962—1966 年 879 例乳腺活检，报告为良性。他们确诊了 6 例先前未确诊的乳头状导管原位癌患者，其中 4 例随访不到 5 年，2 例随访不到 2 年，所有患者均情况良好。

Page 等[422] 对 1950—1968 年的 11 760 例活检进行回顾性研究，仅发现 28 例切除术治疗的导管原位癌女性诊断低级别筛状和微乳头型导管原位癌。随访至少 3 年，25 例女性患者中，7 例同侧乳腺发生浸润性癌。后续发生的癌都位于原始导管原位癌位置或附近。后续发生的浸润性癌是预期发生率的 11 倍。这些研究人员的第二份报告平均随访近 30 年，发现 28 例女性中有 9 例（32%）同侧乳腺后续发生浸润性癌[423]，是预期的 9.1 倍（95%CI 4.73~17.5），该组病例中位随访 31 年。进一步调查显示，28 例中的 11 例（39.3%）为浸润性癌，8 例后续发生的癌在最初活检后的 15 年内诊断，另有 3 例分别在间隔 23 年、29 年和 42 年后被发现。

Eusebi 等[424] 在对 1965—1971 年进行的 4397 例活检的回顾性研究中，发现了 28 例以前未诊断导管原位癌的病例。其中 21 例病变是微乳头状癌、4 例筛状型、1 例乳头状、2 例粉刺样型。2 例患者同侧复发，其中 1 例初次诊断粉刺样癌，在活检后 5 年复发为浸润性癌；另 1 例在活检 8.8 年后发现复发性微乳头状癌。在本组病例中，观察到后续发生乳腺癌的比例是预期风险的 4.3 倍（90%CI 1.1~11.1），非微乳头状导管原位癌（5.4 倍）略高于微乳头状导管原位癌（3.9 倍）。

2007 年，护士健康研究（Nurses' Health Study）报告了 1877 例良性活检的回顾性研究数据[157]。在 13 例标本中发现了以前未诊断的导管原位癌（0.7%），其中 4 例低核级、6 例中等核级、3 例高核级。2~18 年后，13 例患者中 10 例（77%）同侧乳腺诊断癌。4 例导管原位癌最初活检诊断良性，2~6 年后诊断导管原位癌，6 例在 4~18 年后发现浸润性癌，3 例经 21~27 年随访无后续发生的癌。

与非增生性纤维囊性变的女性相比，后续发生癌的比值比（odds ratio，OR）是 20.1（95%CI 6.1～66.5），而浸润性癌则是 13.5（95%CI 3.7～49.7）。

2. 仅进行切除保乳的前瞻性数据

在临床试验之前，关于保乳切除术治疗导管原位癌的前瞻性数据很少。1982 年，Lagios 等[300] 报道，15 例局部切除导管原位癌的患者中，3 例（15%）平均随访 44 个月，同侧乳腺复发。1989 年报道 79 例患者，平均随访 48 个月[425]，8 例患者出现复发性癌，其中 4 例完全是导管原位癌，4 例是浸润性癌。8 例乳腺复发病例中，7 例是粉刺样癌或筛状癌伴粉刺样坏死。第 8 例复发与"导管原位癌伴间变形态"有关。1994 年报道了有关该研究的更多信息[426]，平均随访 106 个月后，保乳术的局部失败率 14.7%。一半复发病例为"微浸润癌"，其余为导管原位癌。对照原发导管原位癌组织学特征，显示高核级伴粉刺样坏死的导管原位癌复发率为 30.5%，中等核级伴导管原位癌的复发率为 10%。低级别导管原位癌患者无乳腺癌复发。

Fisher 等[427] 对 22 例导管原位癌患者平均随访 39 个月，发现通过单独切除活检治疗的乳腺复发率为 23%。这些患者已加入一项浸润性癌的临床试验，其中一项随机治疗是单独切除术，在后续病理学检查中，将诊断纠正为导管原位癌。也有类似报道 29 例导管原位癌女性患者，在随机分配接受放疗的回顾性研究中，2 例（7%）复发。Ciatto 等[48] 报道，55 例仅接受局部切除或象限切除术治疗女性中，7 例（12.7%）发生同侧乳腺浸润性癌。患者于 1968—1988 年在意大利佛罗伦萨例行常规检查或乳房 X 线检查发现导管原位癌，但未说明随访时间。

几项基于人群单独外科切除手术的前瞻性分析，来自丹麦的系列研究包括 112 例女性，平均随访 53 个月[428]。浸润性癌复发 5 例（4.4%），导管原位癌复发 19 例（17%）。初始病变范围为 1～80mm，中位大小为 10mm。可疑复发的病理学特征是大的细胞核、大于 10mm 的病变和粉刺样坏死，与组织学结构亚型（实性、微乳头或筛状）无关。乳头状病变很少，但其无论是否存在粉刺样坏死，复发率都高。在 112 例病变中，除 3 例外，其他均发现生长模式的异质性。切缘状态仅能在约 1/3 的病例中评估，不能成为一个很好的复发预测因素。33% 的

阴性切缘病例出现复发。对瑞典 Malmo 诊断的 132 例导管原位癌患者回顾性研究显示，仅接受保乳手术的 21 例女性中，在中位随访 7 年后，14%（3 例）发生同侧乳腺浸润性癌[429]。

另外两项研究报道了在局部乳房 X 线检查中发现导管原位癌并仅通过手术切除肿瘤的女性随访情况。Arnesson 等[430] 报道了 38 例用乳房 X 线技术检测到病灶的女性，她们仅接受了切缘阴性的"象限切除"治疗。中位随访 60 个月后，13%（5 例）复发，其中包括 2 例浸润性癌和 3 例导管原位癌。与复发相关的原发灶大小为 3～15mm。这 2 例浸润性病变之前原发灶诊断是筛状导管原位癌，复发性导管原位癌原发灶是粉刺样癌。Carpenter 等[431] 报道了经乳房 X 线和临床检查发现病变的 28 例女性。治疗包括象限切除术或区段切除术，没有提供切缘状态的数据。中位随访 38 个月后，在首次切除的区域中，有 5 例乳房 X 线检查发现微钙化，其中包括 1 例浸润性癌和 4 例导管原位癌。他们得出的结论是复发癌的发生与原发灶的大小、切除的活检标本大小或多灶性无显著相关性。

Schwartz 等[432] 选择对于经乳房 X 线检查发现的无法触及或偶然发现且钙化区域的乳房 X 线直径不超过 25mm 的导管原位癌仅行切除治疗的患者进行研究。在 51% 的病变中出现了一定范围的粉刺样癌，占主要类型的 29%。41% 的病例中至少存在两种导管原位癌类型。对于切除的切缘状态并没有进行研究。中位随访 47 个月，15.3%（11/70 例）女性患者同侧乳腺复发，包括 3 例浸润性癌和 8 例导管原位癌。所有导管原位癌复发都是由于出现新钙化，而经乳房 X 线检测到。在 11 例复发病变中 10 例为粉刺样癌，1 例乳头状癌，所有复发的导管原位癌均为粉刺样型。导管原位癌的导管横切面数目在原发灶与复发病变之间无相关性。

Hetelekidis 等[433] 报道了另一组单独切除术治疗的临床研究。该组病例由 59 名女性组成，几乎所有女性乳房 X 线检查都发现了病变。切除后 5～132 个月，10 例（17%）乳腺局部复发，中位间隔为 37 个月，5 年复发率为 10%。4 例复发病灶为浸润性，6 例为导管内病变。8 例在之前切除肿瘤的部位复发。高核级、病变超过 5 个显微镜低倍（4×）视野和肿瘤距离切缘小于或等于 1mm 是

与局部复发相关的因素。病灶大小是唯一具有统计学意义的复发指标。对于核分级差的病变，局部复发率为 18%，而当核分级中等或分化良好时，局部复发率小于 10%。范围小于 5 个低倍镜视野的导管原位癌复发率为 3%，而更广泛的病变的复发率为 17%（P=0.02）。阴性和接近切缘的病变局部复发率分别为 8% 和 25%。

上述前瞻性研究表明，在某些情况下，导管原位癌可通过保乳手术切除成功治疗。虽然这些患者大多数不会出现乳腺癌复发，但约 20% 的复发性病变是浸润性的，因此会增加转移扩散的风险。

3. 仅进行保乳手术后乳腺复发的危险因素

许多关于保乳手术的报告显示，导管原位癌的病理学特征有助于单独切除手术治疗的成功。Badve 等[434] 通过病例对照研究检验了五种组织学分类方法对预测单独切除手术后乳腺局部复发的价值。这项研究包括 43 例复发患者，以及 81 例未复发而年龄匹配的患者作为对照组，复查切除活检切片。复发中位时间为 39 个月，无复发对照组中位随访时间为 68 个月。没有一种分类系统在预测局部复发方面显示出明显优势。导管原位癌与复发最密切相关的特征是组织学分级差，存在坏死和核分级高。

Goonewardene 等[435] 研究了 166 例导管原位癌单独切除治疗的女性，将坏死作为局部复发风险因素的意义，平均随访 6.5 年，40 例（24%）患者复发，其中 12 例复发浸润性癌。原发导管原位癌中有 70% 的复发病例和 83% 的复发浸润性癌病例中存在大量坏死，只有 25% 的导管原位癌出现坏死而无复发。

MacDonald 等[436] 对 1972—2004 年仅进行手术切除治疗的 445 例导管原位癌患者进行回顾性研究。在这些非随机选择的患者中，70 例（17%）女性发生了乳腺局部复发，其中 26 例（6%）为浸润癌。91%（72/79 例）乳腺复发肿瘤与原发导管原位癌病灶位于同一象限。所有患者中位随访时间为 57 个月，乳腺癌复发的中位时间为 26 个月。1 例患者死于转移性乳腺癌，另有 23 例因其他原因死亡。局部复发的重要风险因素是切缘距离 < 10mm，年龄小于 40 岁和高核级。如果切缘距离 < 10mm，则乳腺癌复发的风险比比切缘 > 10mm 的高 5.39 倍。

Wong 等[437] 在一项单组前瞻性试验中，报道了单独进行手术治疗的结果，导管原位癌的最终切缘距离至少为 10mm。该研究仅限于根据以下标准选择的患者：主要为 1 级或 2 级；乳腺 X 射线检查的病变小于或等于 2.5cm；在再次切除标本中，肿瘤最终切缘达到或超过 10mm，或没有导管原位癌。中位随访 40 个月，8.2%（13/158 例）参与研究的患者乳腺癌复发。4 例复发（31%）是浸润性癌，其余复发是导管原位癌。10 例复发（77%）与原发导管原位癌病灶在同一象限。患者每年发生乳腺癌的复发率为 2.4%，预计 5 年乳腺癌复发率为 12%。

当仅通过切除术治疗导管原位癌时，上述数据表明，病变大小 > 2.5cm、坏死、高核级和小于 10mm 的切缘是导致乳腺癌复发的因素。然而，正如 Wong 等[437] 证明的那样，在仅进行切除手术的情况下，即使有超过 10mm 的切缘，也有可能出现局部乳腺癌复发。

（四）导管原位癌 Oncotype DX 评分

随着技术的进步，精准医学的新时代来临，导管原位癌可以进行分子分析了。分子分析包括可用于评估风险分级的分子生物学标志物二代 DNA 和 RNA 测序。Shee 等研究了这些新兴的生物标记[438]。乳腺导管原位癌的 Oncotype DX 评分是评估浸润性癌的 21 基因分析之中的 12 个基因，应用在东部肿瘤协作组 5194 试验的 327 名患者的数据中[439, 440]，结果得到了 0～100 的 "导管原位癌评分"。"评分" 量化了 10 年复发的风险，并将风险分为低、中和高风险组。该测试是一种 12 个基因的检测方法，是针对浸润性乳腺癌 Oncotype DX 评分中乳腺癌 21 基因分析方法的子集，可以在病变组织中使用手工显微切割法，对福尔马林固定石蜡包埋组织进行检测。该测定法中大多数基因与增殖有关。随着评分的增加，10 年局部复发风险也不断增加，这些结果将有助于制订治疗决策[441]。

低、中和高评分组的复发率分别为 10.6%、26.7% 和 25.9%。在加拿大的一项研究中也发现了类似的结果，其中低、中和高风险组的 10 年同侧乳腺肿瘤复发率分别为 12.7%、33.0% 和 27.8%[442]。同侧浸润性癌复发率分别为 8%、20.9% 和 15.5%。年龄 > 50 岁、导管原位癌最大径 < 1cm、但导管

原位癌评分较高的患者，10 年同侧复发率相对较低，是 14.6%。相反，导管原位癌最大径＞ 2.5cm、导管原位癌评分较低的年轻患者 10 年同侧复发率较高，达到 30.6%[443]。这些数据表明，尽管导管原位癌评分有助于评估局部复发风险，但其他临床和病理学变量更具预测性[444]。

（五）保乳手术加放疗

在一些对切除手术加放疗的患者进行的前瞻性研究和比较单独切除术与切除加放疗结果的随机试验数据显示，放疗与切除术联合应用，可以改善导管原位癌保乳治疗后的局部控制情况。20 世纪 80 年代发布的最初报告，描述的选定患者中位随访约 5 年后，放射保乳治疗的复发率≤ 10%[445-447]。Bornstein 等[448] 报道了 38 例患者，8 年乳腺癌复发率为 27%。8 例复发患者 5 例为浸润癌，其中 1 例为转移癌。Solin 等[449] 报道了 259 例在美国和欧洲的 9 家机构中接受治疗的女性，发现 10 年精算的放疗失败率为 16%。28 例复发病例中 50% 是浸润性癌，4 例患者是转移性癌。随后，Solin 等[450] 报道了包括来自 10 家机构 1003 名患者的扩大队列研究的随访报告，中位随访时间 8.5 年(范围 0.2～24.6 年）。82 例（8.2%）患者初次复发肿瘤仅限于放射乳腺。另外 1 例患者发生血管肉瘤（0.1%），2 例乳腺复发的性质未知。放疗 15 年同侧乳腺复发率和全身转移率分别为 19% 和 3%。82 例初次复发的乳腺癌组织学如下：浸润性导管癌 46 例（57%）、导管原位癌 34 例（41%）和其他 2 例（2%）。手术切缘阴性或治疗时年龄已达 50 岁及以上的女性，放射后同侧乳腺复发的风险显著降低。

两项大规模随机试验比较了单独切除和切除加放疗后乳腺的局部控制情况。美国国家外科辅助乳腺和肠道项目 B17 研究显示，在肿块切除后加上放疗可减少 50% 的乳腺复发[451]。单独手术的 12 年乳腺癌复发风险为 31.7%，手术加放疗的 12 年乳腺癌复发风险为 15.7%。欧洲癌症研究和治疗组织进行的一项类似的随机试验结果显示，单独手术后 4 年乳腺癌复发率为 16%，而手术加入放疗 4 年乳腺癌复发率为 9%[452]。欧洲癌症研究和治疗组织最新研究结果显示，中位随访时间为 10.5 年，单独手术 10 年无乳腺癌复发率为 74%，而手术后接受放

疗的 10 年无乳腺癌复发率为 85%[332]。放疗可使复发性导管原位癌和浸润性癌风险分别降低到 48% 和 42%[453]。在两个治疗组中，与乳腺癌复发显著相关的病理学特征是中等至分化差的级别和筛状或实性生长。

东部肿瘤协作组和中北部癌症治疗组的一项前瞻性试验，确定导管原位癌患者低风险亚群可以免除放疗[389]。1997—2002 年临床试验入组条件，包括切缘＞ 3mm 且无残余乳腺钙化灶、低或中级别导管原位癌最大径小于 2.6cm，或者高级别导管原位癌最大径小于 1.1cm。在为期 6.2 年的中位随访中，565 例低级别或中级别组患者的 5 年同侧乳腺事件发生率为 6.1%（95%CI 4.1%～8.2%）。中位随访时间 6.7 年，105 例高级别组患者复发率为 15.3%（95%CI 8.2%～22.5%）。低级别导管原位癌且切缘大于等于 3mm 患者，5 年无放疗的同侧乳腺事件发生率很低。高级别病变患者的复发率要高得多，提示高级别病变仅进行切除是不够的。

虽然根据患者和疾病的特点来个性化地调整治疗方案，可以最大限度地提高患者的治疗效果，但每千名接受放疗的女性预防事件的数量通常小于 10%[454]。放疗增加了保乳的成功概率，但是这种积极作用在一定程度上可能被以下因素抵消：复发、新发现的原发癌或各种放疗相关并发症[455]。

使用 MammoSite（Hologic，Boxborough，MA）进行近距离放疗已替代乳腺癌治疗中的全乳照射（包括三维适形外照射束）[456, 457]。无论使用哪种放射方式，均显示相似的结果。对手术残腔的放疗改善了导管原位癌的局部控制[458]。参见下面有关加速部分乳腺照射（accelerated partial breast irradiation，APBI）的讨论。

放射线导致的乳腺上皮细胞学变化，有时可能会带来诊断困难。需要注意的是，复发性疾病表现出的组织病理学特征通常与主要病变相似[459]。因此，对之前已确诊的导管原位癌进行组织病理学复查，对所有"复发"的最佳评估至关重要。

- 保乳手术加放疗后乳腺癌复发风险因素

与单独手术后乳腺癌复发风险增加相关的因素，对于手术加放疗后的复发也有重要意义。导管原位癌伴坏死或粉刺样型导管原位癌，会导致保乳手术加放疗发生复发的风险特别高。Solin 等[460] 发

现在核级分化差的导管原位癌中时，坏死是一个重要的风险因素。Kuske 等[461]报道，粉刺样癌患者（75%）的局部控制明显低于非粉刺癌患者（98%），但未给出"粉刺样"导管原位癌的定义。在美国国家外科辅助乳腺和肠道项目 B17 比较单独切除和切除加放疗的试验中，决定两种治疗方式增加局部复发风险的相关特征是任何组织学类型、阳性或不确定的切缘、多灶性、中度至明显的淋巴细胞浸润、存在中度至显著的粉刺样坏死[462]。而病变的大小（10mm 以下或 10mm 及以上）并不是乳腺癌复发有统计学意义的预测指标。在多变量分析中，坏死是两组治疗中唯一具有统计学意义的复发的独立风险因子。

多种因素与复发风险有关。这些因素包括低龄（45 岁以下）、病变范围更大、病变级别更高、有坏死和阳性切缘。Silverstein 等[463]将这些因素（可能具有不同的意义）组合成一个预后指数，现在称为南加州大学 Van Nuys 预后指数（表 11-7）。

Van Nuys 预后指数的开发目的是对导管原位癌患者进行分层，以区分最可能通过保乳术治疗成功的女性以及那些可能因为乳腺癌复发风险相对较高而进行乳房切除术的女性。根据导管原位癌的大小、导管原位癌与切缘之间的距离和基于坏死、核分级的病理分型三个变量的评估，原始 Van Nuys 预后指数的评分为 3～9 分。原始 Van Nuys 预后指数是各个变量的得分总和。Van Nuys 预后指数减少了对核分级的依赖，并且还涉及二元而不是三元决策点，从而减少了观察者之间的差异。

导管原位癌患者的随访分为三类 Van Nuys 预后指数（分别为评分 3 分、4 分，评分 5 分、6 分、7 分和评分 8 分、9 分），三种 Van Nuys 预后指数之间显示无复发生存率存在显著差异，最好的预后与评分最低相关。根据患者手术外是否接受放疗，在 Van Nuys 预后指数组内进行分层。Van Nuys 预后指数 3、4 组的放疗患者与未放疗的患者无显著差异，但放疗可能对中级 Van Nuys 预后指数组有益。即使进行放疗，Van Nuys 预后指数 8、9 组的复发也"难以接受地"频繁发生[463]。根据这些观察结果，建议分类为 Van Nuys 预后指数 3、4 组的导管原位癌女性，行单独切除术治疗，Van Nuys 预后指数 5～7 组应采用切除加放疗，如果 Van Nuys 预后指数为 8

或 9，建议进行乳房切除术。

回顾性研究尚未证实 Van Nuys 预后指数可作为导管原位癌局部控制的预后指南[464-466]。在接受 Van Nuys 预后指数进入临床应用之前，应进行前瞻性随机试验验证，这一点特别重要，因为它源自于数据库。缺乏一致的治疗方案是一个主要问题，以下引用研究小组的描述[467]："1988 年以前，建议所有选择保乳术的导管原位癌患者增加乳腺放疗。大多数患者接受了该建议，少数患者拒绝接受，未进行放疗，但进行仔细的临床随访。从 1989 年开始，乳腺中心的医生不再坚信放疗对导管原位癌的总体价值，并且为所有活检切缘阴性（uninvolved biopsy margins）（活检切缘 ≥ 1mm）的保乳患者取消放疗而进行仔细的临床随访。许多患者接受了这种选择，部分患者拒绝，仍接受了乳腺放疗。外院导管原位癌患者转诊到我院放射肿瘤科医生进行放疗，按照其转诊医生的意见接受放疗。"其他不受控制的变量，包括不同放疗的时间和不一致的加强治疗[467]。

表 11-7　南加州大学 / Van Nuys 预后指数（USC/VNPI）评分系统

评　分	1	2	3
大小（mm）	≤ 15	16* ～ 40	≥ 41
切缘（mm）	≥ 10	1 ～ 9	< 1
病理学分级	非高级别	非高级别	高级别
坏死	(−)	(−)	(+/−)
年龄（岁）	≥ 61	40—60	≤ 39

经 Oxford University Press 许可，改编自 Silverstein MJ, Lagios MD. Choosing treatment for patients with ductal carcinoma in situ: fine tuning the University of Southern California/Van Nuys Prognostic Index. *J Natl Cancer Inst Monogr*. 2010; 2010（41）: 193-196.
*.译者注：原著有误，已修改

病变大小是南加州大学 /Van Nuys 预后指数中包含的原始三个变量之一。正如本章其他部分所讨论的，没有一种可靠的或公认的方法来测量导管原位癌的大小或范围，尤其是使用南加州大学 /Van Nuys 预后指数评分系统所要求的精度。在局限于单个组织块的病变中，可以区分小于 15mm 和大于 15mm 的病灶，但区分 15mm 和 40mm 之间、大于 40mm 的病灶非常不可靠。如果导管原位癌分布在单次活检标本的多个组织块中或者导管原位癌分布在多次活检标本中，则无法精确测量大小。通过计数 4× 显微镜物镜累及范围或导管原位癌载玻片的数量来确定病变范围的方法，无法提供南加州大学 / Van Nuys 预后指数的测量值[468, 469]。这可能导致很多患者无法确定南加州大学 / Van Nuys 预后指数，或是计算得出的南加州大学 / Van Nuys 预后指数准确性值得商榷。

1998 年，Van Nuys 中心发布的一份更新报道，并未根据南加州大学 /Van Nuys 预后指数对患者进行分类[470]。707 例非随机患者研究队列中，包括 208 例行肿块切除加放疗的女性组和 240 例行单独切除术的女性组。每组均有 36 例女性乳腺癌复发，分别占 17% 和 15%，并且每组约一半的复发是浸润性癌。6 例患者诊断为远处转移，其中 5 例最初曾接受肿块切除术加放疗进行治疗。整组病例中有 5 例（0.7%）死于乳腺癌，其中肿块切除术加放疗组中有 4 例患者死于乳腺癌。35 例浸润性癌复发患者，中位随访时间为 127 个月（从最初诊断到浸润性癌复发 58 个月，复发后增加 69 个月）。在 35 例乳腺浸润性癌复发患者中，远处转移率为 27.1%，乳腺癌 8 年死亡率为 14.4%。

多年来，随着南加州大学 /Van Nuys 预后指数不断发展。1995 年，提出使用核分级和坏死相结合的 Van Nuys 分类作为预测局部复发的工具。1996 年版本的南加州大学 /Van Nuys 预后指数（南加州大学 /Van Nuys 预后指数 –1996）是基于导管原位癌的大小、病理分级和切缘制订的。修改后的南加州大学 /Van Nuys 预后指数 –2003 将年龄作为评估的第四个要素，尽管年龄的引入可能并未引起治疗方式的任何重大改变。

2010 年，南加州大学 /Van Nuys 预后指数进一步做了细微调整，将患者人数增加到 15 年前的三倍进行观察[471]，保留了五个可量化的预后因素（大小、切缘距离、核分级、粉刺样坏死和年龄），但对建议进行了修订。根据包括早在 1979 年接受治疗的患者累积的数据得出结论：要在 12 年达到局部复发率小于 20%，对评分为 4 分、5 分或 6 分的患者和评分为 7 分、切缘 ≥ 3mm 的患者行单独切除术是合适的。对于评分为 7 分、切缘 < 3mm；评分为 8 分、切缘 ≥ 3mm 患者；评分为 9 分、切缘 ≥ 5mm 患者行切除加放疗将达到相同的效果。建议评分为 8 分、切缘 < 3mm 的患者；评分为 9 分、切缘 < 5mm 的患者和所有评分 10 分、11 分或 12 分的患者进行乳房切除术。

如前所述，南加州大学 /Van Nuys 预后指数没有证据基础，其制订和修定是基于一个机构病例数相对较小的回顾性研究，治疗不是随机分配的。事实上，很明显治疗方案在每一次数据再分析中都进行了修订，并且在信息收集的最初三十年中缺乏一致性。用于创建南加州大学 /Van Nuys 预后指数数据点的改变和某些测量结果的不可靠，这些因素是谨慎接受南加州大学 /Van Nuys 预后指数分类作为治疗决策基础的原因。尤其是 MacAusland 等对来自美国的 222 例经乳房 X 线检查发现导管原位癌患者进行研究，报道了 5 年同侧复发率在南加州大学 /Van Nuys 预后指数评分系统三组之间没有区别[472]。英国的一项研究报道，南加州大学 /Van Nuys 预后指数将 78% 的患者分为中度复发组，缺乏指导治疗的能力[465]。

为了提高南加州大学 /Van Nuys 预后指数 –2003 的预后价值，我们尝试用遗传学分级指数（GGI，一种用 97 个基因衡量组织学肿瘤分级的方法）来取代核分级，从而产生南加州大学 /Van Nuys 预后指数 –GGI 指数[473]。这种不寻常的（而且相当不切实际的）尝试将形态学和分子信息结合在一起，尚未得到广泛应用。文中还提出了南加州大学 /Van Nuys 预后指数用于评估乳房切除术后复发风险的新方法[474]。

二十五、纪念斯隆 – 凯特琳癌症中心 MSKCC 列线图

美国纽约市纪念斯隆 – 凯特琳癌症中心根据 10 个预测因素建立了列线图，以评估保乳治疗后的复发风险，该 10 个预测因素来自 Cox 多变量分析，回顾性数据来自于该中心 1681 例接受导管原位癌保乳手术患者[475]。对同侧复发风险影响最大的因素包括年龄、乳腺癌家族史、切缘状态、切除术次数、辅助放疗或内分泌治疗和治疗时间。需要注意的是，肿瘤的大小和任何常用的生物标志物（ER、PR 和 HER2）都没有作为变量包括在内，是此类决策工具的第一个列线图[475]。最近一项在独立数

据集中验证该列线图发现，它高估了某些患者亚组中的复发风险[476]，而另一项研究发现列线图可以很好地预测 5 年和 10 年的局部复发[477]。MSKCC（Memorial Sloan-Kettering Cancer Center）列线图已在另一组独立人群中得到验证[478]。列线图的主要优点在于它整合了容易获得的患者和疾病特征，并根据各种治疗方法提供复发风险评估。MSKCC 列线图可从 www.nomograms.org 免费获得。

表 11-8 比较了三种最有用的导管原位癌预后"工具"，包括 MSKCC 列线图、导管原位癌的 Oncotype DX 评分和南加州大学 /Van Nuys 预后指数，它们均可在临床上使用。

（一）乳房 X 线检查发现的乳腺导管原位癌的保乳治疗

以乳房 X 线检查为基础，对导管原位癌保乳与放疗的数据进行研究的专业分析很少[468, 469]。仅有的数据显示，最后切除切缘阴性的患者，10 年乳腺复发率范围是 4%～7%，而切缘阳性或切缘接近肿瘤的女性乳腺复发率则高达 30%。复发时间在切缘阳性的患者（中位数 3.6 年）比切缘阴性（中位数 4.3 年）或切缘不确定（中位数 5.2 年）的患者更短[468]。在 X 线检查发现的导管原位癌患者中，病理特征如核级、坏死和结构（粉刺样与非粉刺样）与局部复发风险无显著相关。缺乏与病理学特征的相关性表明在保乳疗法后乳腺局部复发的风险因素分析中，检查方式对患者的分层十分重要。

导管原位癌患者的诊断年龄（45 岁以下与 45 岁及以上）是保乳手术后局部复发的重要预测因素[309]。在本研究中，接受治疗的 45 岁以下的女性 10 年保乳局部失败率为 23.4%，45 岁及以上的女性为 7.1%。作者无法将 Van Nuys 预后指数用于其分析，因为 58% 的病例无法确定肿瘤大小。对导管原位癌的病理学研究揭示了一些可能导致年轻女性局部复发的因素[479]。这些因素包括较小的活检标本诊断和更多具有高核级和坏死的病变。

（二）加速部分乳腺照射 APBI

据统计，约 200 万诊断乳腺癌的女性中，大约 2/3 可以从放疗中获益。传统的常规分割放疗一般需要 25～33 次，历时 5～7 周。但是大分割放疗被越来越多的放疗中心所采用，一般只需要 15～20

表 11-8 导管原位癌预后评估工具

预后指数	影响因素及评分情况	工具的局限性
Oncotype DX 评分	7 个靶基因[a]	费用
	5 个靶基因	仅 ER（+）导管原位癌
	评分：0～100 分，预测 10 年复发	无临床因素
MSKCC 列线图	诊断年龄	无分子因素
	家族史	无表型因素
	临床症状	
	辅助性放疗	
	辅助性内分泌治疗	
	核级	
	坏死	
	切缘	
	手术切除次数	
	外科手术后年数	
	评分预测 5～10 年复发率	
USC-VNPI	导管原位癌范围：< 15mm；16～40mm；> 41mm	无验证结果
	切缘距离：> 9mm；1～9mm；< 1mm	单中心研究
	病理学分级	无分子因素
	年龄：< 40 岁，40—60 岁，> 60 岁	
	评分：4～6，切除术；7～9，切除术 + 放疗；10～12，乳房切除术	

a. *PR*、*Ki67*、*STK15*、*Survivin*、*Cyclin B1*、*MYBL2*、*GSTM1*
MSKCC. 纪念斯隆 – 凯特琳癌症中心；USC-VNPI. 南加州大学 /Van Nuys 预后指数
经许可，改编自 Parikh U，Chhor CM，Mercado CL. Ductal carcinoma *in situ*：the whole truth. *AJR Am J Roentgenol*. 2018；210（2）：246–255. ©2018 American Roentgen Ray Society.

次放疗，历时 3～4 周。大多数乳腺癌在切除的肿瘤区域（"肿瘤床"）周围复发，致使临床应用加速部分乳腺照射（accelerated partial breast irradiation，APBI），其中放疗 10 次：5～8 天，每天两次。在一项对 2135 名随机接受加速部分乳腺照射或全乳放疗的女性，进行平均 8.6 年的随访研究中，加速部分乳腺照射与全乳放疗组的同侧乳腺肿瘤复发率

分别为 3.0%（95%CI 1.9～4.0）和 2.8%（95%CI
1.8～4.0）[480]。每天两次的治疗方案，导致晚期正
常组织出现副作用（包括加速部分乳腺照射所致的
不良外观）增加。

（三）并发小叶原位癌和非典型增生性病变与保乳

Adepoju 等[481]研究了经保乳治疗的导管原位
癌合并非典型导管增生、非典型小叶增生和小叶原
位癌与乳腺癌复发风险之间的关系。约 9.3% 的患
者伴微小浸润癌，约 70% 的患者除手术切除外还接
受了放疗。随访时间为 0.3～29 年（中位时间为 8.6
年）。80 名患者并发明显的增生性病变，包括非典
型导管增生（54 例）或非典型小叶增生或小叶原位
癌（10 例）。在随访过程中，43 例（14%）乳腺癌
复发，其中 90% 通过乳房 X 线检查发现。接受放
疗女性的保乳局部失败风险（8.4%）显著低于未接
受放疗的女性（29.5%），接受放疗的中位时间（10
年）明显比未接受放疗（4.9 年）的更长。伴非典
型导管增生或非典型小叶增生或小叶原位癌对乳腺
导管原位癌复发没有显著影响。然而，这些病变与
对侧癌的发生率显著相关，在导管原位癌相关的非
典型导管增生的女性中，对侧癌的发生率是 4.4 倍。
当同侧乳腺存在非典型导管增生时，进展为对侧癌
的 15 年累积风险为 19%，而无非典型导管增生为
4.1%（P＜0.01）。非典型小叶增生、小叶原位癌
与导管原位癌同时存在的 15 年累积风险同样有差
异（分别为 22.7% 和 6.5%），但无统计学意义。

二十六、治疗的荟萃分析

一项已发表的荟萃分析，比较了三种方法治
疗导管原位癌患者的复发率[402]。乳房切除术、肿
块切除术加放疗和单独肿块切除术总复发率分别为
1.4%（95%CI 0.7～2.1）、8.9%（95%CI 6.8～11.0）
和 22.5%（95%CI 16.9～28.2）。每组的浸润癌复发
比例分别为 76%、50% 和 43%。与没有放疗的女性
相比，乳腺肿块切除术后的复发率高了近三倍，这
尤其令人震惊，因为低级别病变、阴性切缘、病变
相对较小的患者通常建议单独切除。作者观察到，
"对于存在坏死、高级细胞学特征或粉刺样型患者，
采用保乳手术加放疗，在局部控制方面得到了最大

的改善"。

二十七、导管原位癌中选择性雌激素受体调节剂的应用

选择性雌激素受体调节剂（特别是他莫昔芬）
在治疗导管原位癌中的作用，已在 UK/ANZ 导管
原位癌试验以及美国国家外科辅助乳腺和肠道项目
B24 试验中进行了研究。UK/ANZ 比较放疗和他莫
昔芬治疗导管原位癌的试验显示，经 53 个月的随
访，加他莫昔芬后所有乳腺事件均显示无显著意义
的减少，相对风险降低了 22%[482]。

美国国家外科辅助乳腺和肠道项目试验显示，
在导管原位癌中使用他莫昔芬和放疗是有益的，主
要原因是减少了同侧复发性浸润癌[483]。接受乳
腺肿块切除术加放疗，7 年局部复发风险从未使
用他莫昔芬的 11.1% 降低到使用他莫昔芬的 7.7%
（P=0.02）。所有（同侧和对侧）乳腺癌事件的风险
从 16.9% 降低到 10.0%（P=0.0003）。导管原位癌
患者接受放疗，然后随机分配为他莫昔芬（20mg/
d）或安慰剂组。经过 6 年的随访，他莫昔芬组与
安慰剂组相比，所有新发乳腺癌事件均显著减少。
在最近发表的有关美国国家外科辅助乳腺和肠道项
目 B24 试验的随访研究中，中位随访时间为 14.5
年[484]，在肿块切除和放疗的患者中，他莫昔芬辅
助治疗将同侧及对侧导管原位癌复发和（或）进展
为浸润性乳腺癌的风险降低了约 50%，而且获益仅
限于 ER 阳性导管原位癌（定义为 Allred 评分≥ 3
分的患者）。使用此临界值，76% 的导管原位癌 ER
阳性，对 PR 结果预测相对较差。因此，用他莫昔
芬治疗 ER 阳性的导管原位癌患者（与安慰剂相比）
后续发生的乳腺癌 10 年风险比（风险比为 0.49，
P＜0.001）和随访风险比（风险比为 0.60，
P=0.003）显著降低，在多变量分析中仍显著性降
低（风险比为 0.64，P=0.003）。在同侧和对侧后续
发生的乳腺癌结果相似，但不太显著。因此，选择
性雌激素受体调节剂治疗将常规应用，经适当选择
的 ER 阳性导管原位癌患者。根据美国国家外科辅
助乳腺和肠道项目 STAR 试验数据，雷洛昔芬对绝
经后女性的保护作用小于他莫昔芬[485]。

需要注意，新辅助治疗，即在浸润性癌切除之
前使用药物，如内分泌治疗、化疗或抗 HER2 治疗，

对浸润性癌比伴导管原位癌治疗更有效。

二十八、临床试验

在过去的 30 年中，临床试验有助于临床应用浸润性乳腺癌的治疗原则，来治疗导管原位癌（如手术、有无放疗和内分泌治疗）。这些进展出现了良好的生存结果和乳腺复发率每年从 0.5% 至 1% 的变化，这类复发事件中将近一半是导管原位癌。目前的临床研究主要集中在导管原位癌患者的特征上，这些患者以较少的治疗，取得较好的效果。Han 等[486] 回顾了过去和正在进行的导管原位癌的主要临床试验。

导管原位癌的综合治疗方案应考虑包括手术、放疗和内分泌治疗在每个患者中的作用。近年来，越来越多的学者支持将这种方法降级用于最小的导管原位癌（通常较小，低级别和筛查发现的）。正在进行的多项前瞻性随机临床试验，旨在确定这种低风险的导管原位癌，仅通过监测影像保守地对其进行治疗[487]。试验的标准在许多方面都有重叠。所有试验均包括筛查发现钙化的女性，不包括有症状的导管原位癌、乳腺癌家族或遗传风险因素和既往浸润性乳腺癌病史的患者。对所有参与这些研究的患者密切监测至关重要。

尚未针对导管原位癌进行主动监测。全世界有三项国际试验，即 LORIS、LORD 和手术与监测和内分泌治疗的比较（Comparison of Operative versus Monitoring and Endocrine Therapy，COMET），它们评估了粗针穿刺活检后，是否可以通过密切监测来治疗具有良好生物学特性的导管原位癌，并仅在疾病进展时进行治疗（表 11–9）。这些试验将确定是否存在一些低风险的导管原位癌女性，从切除中没有显著获益，因此可以通过严密监测安全进行治疗[488, 489]。

"低风险"导管原位癌试验（"the low-risk" DCIS trial，LORIS）是一项手术与主动监测相比较的 Ⅲ 期临床试验，将确定通过主动监测而不是手术来治疗经筛查发现的或无症状、低级别和中级别导管原位癌女性是否合适[490]。LORD 研究是由荷兰乳腺癌研究小组（Dutch Breast Cancer Research Group）和欧洲癌症研究和治疗组织领导的一项随机试验。标准治疗将与真空辅助微钙化活检的无症

表 11–9　粗针穿刺活检诊断导管原位癌主动监测与手术治疗随访的研究试验

试　验	基本的资格认证标准	主要研究结果
COMET[a]	• 新的导管原位癌诊断 • 没有导管原位癌既往史 • 年龄 ≥ 40 岁 • 无手术禁忌证 • 最近的诊断：< 90 天 • 必需的实验值	• 随访 2 年出现新的浸润性癌 • 每组同侧浸润性癌发生率
LORIS[b]	• 女性，年龄 ≥ 46 岁 • 筛查检测 / 偶然的 • 非高级别导管原位癌 • 最近的诊断：< 90 天	• 主动监测对比手术治疗 • 同侧浸润性乳腺癌生存时间
LORD[c]	• 女性，年龄 ≥ 45 岁 • 任何更年期状态 • 仅限钙化相关的导管原位癌 • 粗针穿刺活检中的单纯低级别导管原位癌 • 标记位置 • 放射 – 病理联系 • ASA 评分：1 ～ 2 分	

a. COMET. 低风险导管原位癌手术治疗和内分泌治疗的比较，Alliance Foundation 试验（www.clinicaltri-als.gov）；b. LORIS. 低风险导管原位癌试验（英国伯明翰大学癌症研究临床试验小组，Cancer Research United Kingdom Clinical Trials Unit, University of Birmingham）；c. LORAD，低风险导管原位癌，欧洲癌症研究与治疗组织（European Organization for Research and Treatment of Cancer, EORTC）。ASA. 美国麻醉医师学会
改编自 Parikh U，Chhor CM，Mercado CL. Ductal carcinoma *in situ*：the whole truth. *AJR Am J Roentgenol*. 2018；210（2）：246–255. ©2018 American Roentgen Ray Society.

状、筛查发现的单纯低级别导管原位癌女性的主动监测进行比较[491]。同样，低风险导管原位癌的 COMET 试验目标是收集证据，以帮助患者考虑低风险导管原位癌的治疗选择范围，从标准治疗到主动监测[492]。

尽管这些试验目的很好，但必须谨记，形态学低级别的导管原位癌可能复发浸润性癌甚至转移癌。Koh 等研究了 1994—2010 年，在新加坡总医院诊断的 195 例低级别导管原位癌病例[18]，比较了筛查发现的和有症状的低级别导管原位癌患者的临床病理参数和随访数据。在 195 例中，经筛查发现的低级别导管原位癌 123 例（63.1%），有症状的 72 例（36.9%）。经筛查的病例比有症状的病例出现钙化频率高（*P* < 0.001），且钙化较小（*P*=0.018），所有病例均为 ER 阳性和 HER2 阴性。平均随访

时间和中位随访时间分别为 107.8 个月和 109.6 个月。6 例患者同侧复发，1 例发生远处转移。1 例发生乳腺癌相关的死亡。阳性切缘（P=0.023）与较高的同侧复发风险以及较差的无病生存率显著相关（P=0.010）。

二十九、治疗建议总结

目前，导管原位癌患者的标准治疗是保乳手术和放疗或乳房切除术。然而，临床实践中对导管原位癌的处理存在着巨大的差异，包括需要获得切缘、乳房切除率的差异、腋窝淋巴结的取样、放疗和选择性雌激素受体调节剂的使用以及随访。

患者的生存是大多数恶性肿瘤的终点，是评估各种治疗方案的指标。然而，在导管原位癌中生存期几乎没有用处，因为无论如何治疗，导管原位癌中乳腺癌特异性生存率均超过 95%[493]。因为导管原位癌本身的低死亡率，所以在 2009 年 NIH 共识声明中，建议从"导管原位癌的描述中取消让患者产生焦虑的术语'癌'[494]。"最常见的评估数据终点是原位或浸润性疾病复发，尤其是同侧，也包括对侧乳腺。通常，在导管原位癌病例中，大约一半的局部复发是浸润性癌。因此，导管原位癌治疗的主要目标是降低局部复发的风险。

某些疾病的较高发病率可以通过多种治疗建议来评估，这些治疗建议可用于任何导管原位癌患者。在目前的临床实践中，导管原位癌通常是通过对无症状女性进行常规筛查，发现乳房 X 线检查异常而得以诊断。这种情况下，大多数患者的疾病范围相对有限，符合保乳的条件（即最大限度地保留无病乳腺）。常见的保乳治疗方案，包括单纯肿块切除术、肿块切除术加放疗或乳房切除术。选择性雌激素受体调节剂是全身治疗主要选择。通常，大多数导管原位癌患者不需要进行乳房切除术，大多数美国和其他地区的患者都选择保乳[495]。

导管原位癌的治疗方案是根据临床和病理结果与患者协商后提出的。重要的考虑因素包括临床表现（如可触及的、偶然的或乳房 X 线照片），通过乳房 X 线检查的范围，大体或显微镜下测量的病变大小，肿块切除术的切缘状态和导管原位癌的组织学特征，如核分级、生长模式（如筛状、粉刺样、实性或乳头状）和是否存在坏死。由于这些特征和

其他特征有许多不同组合，使问题变得复杂。

大量的研究表明，切缘状态、以核分级为表现的组织学代表导管原位癌的生物学特征、坏死的存在与否，是保乳术后无论有或无放疗，乳腺局部复发的最重要预测指标。肿块大小与病变范围密切相关，从而影响切缘状态。例如，Cheng 等[496] 报道，导管原位癌病变在小于 1.0cm、1.0~2.4cm 和 2.5cm 及以上的患者中，肿块切除术切缘阳性率分别是 15%、28% 和 69%。至少部分生物学特征反映在导管原位癌的组织学表现上，通过影响生长速率（和在一定程度上影响临床复发的时间）和肿块切除术后残留导管原位癌的放射敏感性，对治疗的成功产生复杂的影响。因此，未完全切除的残余高级别（粉刺样）和低级别（筛状）导管原位癌患者，接受相同治疗，乳腺癌复发绝对风险可能相似，但在临床检测复发的时间上可能不同（尤其是浸润性病变）和对放疗或抗雌激素的反应有所不同。为了对这些因素之间的相互作用进行可靠的评估，需要对不同亚型导管原位癌，接受正规治疗的大型患者群进行 10 年以上的随访。

本章详细介绍的回顾性和前瞻性随机研究表明，切除手术后进行放疗可将乳腺癌的复发率降低约 50%。降低导管原位癌患者复发率对总生存率的影响程度仍有待确定。一项对女性浸润性乳腺癌进行放疗和保乳术的随机研究荟萃分析表明，降低乳腺癌复发可能会提高生存率[497]。

在保乳疗法中加入选择性雌激素受体调节剂，可减少 ER 阳性导管原位癌女性乳腺复发[498]。一项随机的美国国家外科辅助乳腺和肠道项目 B24 试验结果显示，肿块切除加放疗联合他莫昔芬治疗，7 年乳腺癌复发风险为 7.7%，只行肿块切除加放疗治疗 7 年乳腺癌复发风险为 11.1%[451]。

导管原位癌患者通过保乳手术加放疗可以使乳腺癌的复发率降低约 50%，从而使导管原位癌患者受益匪浅。放疗通常适用于以下任何情况：高级别导管原位癌、切缘接近（许多资料描述为 10mm 及以下）和 50 岁以下的患者。可以为 ER 阳性导管原位癌患者加选择性雌激素受体调节剂治疗。对于年龄大于 50 岁的女性、切缘足够（许多资料定义为 10mm 以上）且组织学低级别、无坏死，应考虑省略放疗。这种类型的导管原位癌可能是 ER 阳性

的，因此可以接受他莫昔芬的辅助治疗。然而，如 Wong 等[437] 所述，这种方法并非没有风险，每位患者每年随访，乳腺癌复发率为 2.4%，预计 5 年乳腺癌复发率为 12%。

乳房 X 线检查，是保乳手术加或不加放疗和（或）他莫昔芬治疗临床随访的重要组成部分[278]。在 162 例女性患者研究中，33 例（20%）在初始治疗后 6～168 个月（中位时间为 26 个月）同侧癌复发[499]。分析 20 例复发癌患者的乳房 X 线检查显示，17 例（85%）复发是完全通过钙化发现的，其形态与 82% 病例初始切除前的钙化形态相似。仅 65% 的复发病例是导管原位癌，而 35% 的复发病例是浸润性癌。对非典型导管增生或小叶原位癌与导管原位癌并发的女性，应特别注意对侧乳腺的乳房 X 线检查随访。常规 MRI 筛查在保乳治疗导管原位癌女性随访中的作用仍有待确定。

有些患者即使适合保乳术，可能还会选择乳房切除术。对导管原位癌病变广泛，不能通过可接受的美容外科手术获得阴性切缘的患者，首选乳房切除术。这些患者中有很多（但不是全部）在乳房 X 线检查发现了分散的钙化。对于大多数单一局限性导管原位癌患者，根据其病理学和临床表现结果，如果切缘阴性，病变不是坏死和高核级的粉刺样类型和病变较小（许多资料定义为 1.0cm 以下或 2.5cm 以下），肿块切除术加或不加放疗都足够。如果导管原位癌的核分级高伴坏死，且切缘不确定或阳性，则无论病灶大小，均建议行肿块切除术后加放疗。

切缘评估仅是导管原位癌完整切除的指导，而不是精确的测量。Silverstein 等[500] 证实了这一观点，他们比较了在初始切除活检标本中切缘阳性和阴性的患者，再次切除标本的结果。如果初始切缘为阳性，残留导管原位癌的概率显著增加，但 43% 初始切缘阴性的患者，在再次切除术中发现癌。如果主要病灶≥2.5cm，则残留导管原位癌的风险也较高（76%），但是对于 2.5cm 以下的病灶，57% 的再切除患者也发现残留癌。Goldstein 等[501] 分析了肿块切除术与随后再次切除之间，导管原位癌数量的定量关系。该研究基于 98 例导管原位癌肿块切除术后再次切除的患者。52 例（53%）再切除标本中残留导管原位癌。再次切除术中发现导管原位癌相关

的特征包括：导管原位癌累及病灶切缘或导管原位癌累及终末导管小叶单位和广泛的导管原位癌（以病变切片数量代表）。首次切除中，1～2 张切片有导管原位癌时，62% 的再次切除中未检出导管原位癌，而初始活检中 6 张以上切片存在导管原位癌时，100% 的再次切除中发现导管原位癌。

必须再次强调，导管原位癌定量方法不精确。没有任何一种测量导管原位癌范围的方法得到广泛认可。Lagios[300] 观察到，"定量或更好地评估导管原位癌的范围，应该是乳房 X 线和病理学家协作，但更多的是虚构的实践，而不是可靠的事实。"由此和 Schnitt 等总结了其他原因[502]，建议用来确定导管原位癌治疗的分类（如 Van Nuys 预后指数）取决于提供精确的病变范围，最多只能看作是一般指南，而不是制订治疗决策的严格标准。

大多数导管原位癌患者不需要进行腋窝淋巴结清扫术[503]。在乳房切除术过程中，可能会在乳腺腋尾部发现一些低水平位置的腋窝淋巴结。如果导管原位癌病变广泛，特别是具有明显导管形态扭曲的粉刺样类型，由于担心未发现的浸润，建议谨慎进行前哨淋巴结活检。Haigh 和 Giuliano[504] 研究 87 例导管原位癌患者，其中 4 例（4.6%）腋窝前哨淋巴结检测到微转移。Cox 等[505] 报道 150 例患者中 11 例（7.3%）腋窝前哨淋巴结中发现微转移。如 Haigh 和 Giuliano 所指出的[504]，"如果检测到转移，则可以认为病灶有微小浸润。"

如本章前面所述，文献中描述的大多数微小浸润性导管癌患者的治疗方法是乳房切除术。乳房切除术后总体转归相对较好，但由于定义微小浸润标准不同，这些研究没有直接可比性。另有几份报告，描述了保乳治疗的患者，治疗效果与乳房切除术同样。这些和其他已发表的报道表明，过去各种定义或目前 TNM 分期系统（T1mi）中所描述的微小浸润，对乳腺局部控制的保乳效果，可能没有独立的影响。微小浸润相关的导管原位癌特征（如高级别、坏死和病变的大小）是决定治疗的关键因素。多个微小浸润灶的意义尚未明确。许多患者在考虑全身治疗之前，通常会通过标记前哨淋巴结活检发现微转移，从而决定腋窝淋巴结分期[505]。

随着乳腺癌分子生物学研究的进展和新的特异性靶向治疗途径的发展，学者们制订了对浸润性乳

腺癌基于分子的个体化治疗方案。对乳腺癌演进的分子病理学知识的加深了解，是基于分子"量身定制"治疗的基础[506]。目前为止，这些进展尚未影响导管原位癌的实际治疗。然而，ER 和 PR 的常规检测，以及 HER2 和基因特征检测的应用，预示着这种治疗导管原位癌方法的出现[507]。

目前，治疗导管原位癌的新方法正在研究中。根据 Espina 和 Liotta 的假设，"导管原位癌细胞在缺氧、营养依赖的导管内中存活可能促进遗传不稳定性和浸润性表型的去抑制。"因此，"了解潜在的生存机制，例如自噬可能在导管原位癌病变中发挥作用，为癌变前阶段阻止浸润提供策略[508]。"正在研究导管镜在检测隐匿性导管内病变和导管镜引导下的肿瘤切除术方面的潜在作用，并可能发明更有针对性的肿块切除术[509]。

导管原位癌治疗的持续发展[510]，至少在一部分病例中，仍然是一个"难题"[511]。各种列线图[483]和分子标记研究[512]将在治疗中发挥越来越重要的作用。各种形式的放射学筛查的发展和改进，将会优化导管原位癌的检测[513, 514]。

三十、结论

1. 通过适当的保乳手术或乳房切除术，无论是否放疗，导管原位癌的死亡率都很低（不超过 5%）。

2. 导管原位癌的局部复发率逐年下降。这种下降可能因为放射技术的提高而使疾病得以早期发现。

3. 约 50% 的导管原位癌复发为浸润性癌。浸润性癌核级别通常与导管原位癌的核分级相似。

4. 保乳手术后。

(1) 低龄（40 岁以下）与较高复发风险（尤其是浸润性癌复发）相关。

(2) 保乳手术后，放疗将局部复发风险降低了一半。放疗的副作用不常见，但可能很严重。

(3) 保乳手术后，雌激素调节治疗可将 ER 阳性导管原位癌局部复发风险降低约 30%。这种治疗的副作用比较常见，会降低依从性。

(4) 保乳手术后，计算个性化风险预测的工具可能有助于估计复发风险。

(5) 为患者提供咨询，并讨论各种形式治疗方案的风险和益处，是导管原位癌的最佳治疗方法。

(6) 导管原位癌的治疗正朝着降级的方向发展。最近的一些综述概述了这一概念和相关概念[515-521]。

三十一、导管原位癌的病理报告

每例导管原位癌的病理报告应包括核级（每例的最高核级）、坏死（点状或粉刺样）和结构类型。钙化（伴导管原位癌、良性腺体或两者兼有）和任何其他重要的疾病过程是值得注意的。在切除活检中，应记录病变范围和切缘距离的估计值。至少应包括 ER 检测结果（优选粗针穿刺活检组织进行）。

第 12 章　浸润性导管癌：根据形态学和生物学标志物评估预后

Invasive Ductal Carcinoma: Assessment of Prognosis with Morphologic and Biologic Markers

Raza S. Hoda　Syed A. Hoda　著

薛德彬　译校

浸润性导管癌（invasive ductal carcinoma，IDC）是最大的一组乳腺恶性肿瘤，约占乳腺癌的 75%[1,2]。这组肿瘤以前使用过多种术语，包括单纯癌、硬癌、导管癌伴纤维化等。非特指（not otherwise specified，NOS）或非特殊型（no special type，NST）浸润性导管癌是一种通用术语。这些名称非常有用，因为它们能区分大多数浸润性导管癌和其他罕见的"特殊"型导管癌，如小管癌、髓样癌、化生性癌、黏液癌和腺样囊性癌。越来越多的证据表明，其余 25% 的浸润性乳腺癌不仅有特殊表型，还有特殊的遗传学特征。例如，腺样囊性癌有 t（6;9）*MYB-NFIB* 易位，分泌性癌有 t（12;15）易位并形成 *ETV6–NTRK3* 融合基因，小叶癌有 *CDH1* 基因失活[3,4]，并表现为 E-cadherin 免疫反应性缺失。

2012 年乳腺肿瘤 WHO 分类[5]用非特殊型癌代替浸润性导管癌，因为编者认为，"导管"这个术语沿用了传统但不正确的概念，即特指这些肿瘤起源于乳腺导管上皮，从而与起源于乳腺小叶的小叶癌相区分（此观点亦无依据）。尽管如此，WHO 分类仍然大度地保留了浸润性小叶癌这一术语，更不用说非典型导管增生（atypical ductal hyperplasia，ADH）和导管原位癌（ductal carcinoma *in situ*，DCIS）。目前尚无有力证据表明有必要对浸润性导管癌诊断术语的做出任何改变，在出现更有力的证据之前，推荐使用浸润性导管癌。除非另有说明，这里使用的术语"浸润性导管癌"是指"浸润性导管癌，非特指/非特殊型"（关于这个问题的进一步评论见引言部分）。

一、具有混合组织学特征的浸润性导管癌

非特指浸润性导管癌包括一组组织学上差异明显的肿瘤，这些肿瘤可能至少部分程度地表现特殊型乳腺癌的一种或多种特征，但不足以构成某种单纯型特殊肿瘤。例如，含有小管癌、髓样癌、乳头状癌或黏液分化的有限成分（一般定义为小于10%）的浸润性导管癌。当粗针穿刺活检标本中存在混合生长模式时，应做描述性诊断，等切除活检做最终诊断。某些特定组织学类型的肿瘤具有相对良好的预后，但此现象仅适用于那些完全或大部分由特定成分构成的肿瘤。当这些特定成分并非广泛存在时，该肿瘤最好归入广义的浸润性导管癌组，其预后可能取决于浸润性导管癌的主要组分。浸润性导管癌与原发性或继发性 Paget 病合并时归类为浸润性导管癌。

回顾研究 1000 例乳腺癌，大约 1/3 的浸润性导管癌病例具有一种或多种组合特征[6]。其中一半多一点是浸润性导管癌伴小管癌成分。6% 的肿瘤合并有小叶癌。具有这种混合形态的肿瘤可以表现为"杂合"形态，也可以表现为两种（或多种）明确的组织学类型"混合"模式。Rakha 等[7]的一项研究中描述了"具有导管和小叶特征的混合性乳腺

癌的生物学特征和临床特点"。组织学检查显示，在所有入组病例中有 140 例患者具有"混合性"形态特征，占 3.6%。然而，E-cadherin 染色并不能有效地证实小叶成分存在，因为"缺失或低表达E-cadherin"仅占 70%（47 例）。相关文献均明确提示，有必要使用更多与特定形态特征相关的标志物对混合类型的浸润性导管癌进行重新评估，从而对这类异质性病变进行更有意义的亚分类。

二、浸润性导管癌中的导管原位癌

浸润性导管癌常与导管原位癌共存。在具有这两种成分的肿瘤中，导管原位癌和浸润性导管癌的肿瘤细胞核级别之间存在明显关联[8]，表明肿瘤的重要预后特征可能在其浸润前阶段就已确立。对单个肿瘤的原位和浸润成分遗传改变的研究也发现，两者的杂合性缺失模式相似，进一步支持了该假设。

小管癌几乎总是起源于微乳头状和（或）筛状型导管原位癌，其特征是低级别细胞核，并且可能并存经典型小叶原位癌。髓样癌的导管原位癌成分通常是实性的，具有高级别细胞核。浸润性低分化导管癌倾向于从实性型导管原位癌发展而来，伴或不伴坏死。粉刺样坏死可能发生在肿瘤的浸润区域，与高级别实性导管原位癌的坏死类似。在此类肿瘤中很难区分导管原位癌和浸润成分。在此类肿瘤的转移性病变中，可能会遇到类似伴中央坏死的导管原位癌的病灶[9]。

中分化浸润性导管癌最常起源于筛状或乳头状导管原位癌。浸润性筛状癌是浸润性导管癌的一种亚型，具有突出的筛状结构。这类肿瘤通常来自筛状型导管原位癌。因浸润性成分类似筛状型导管原位癌的结构，对浸润癌范围的测量变得复杂，并且在转移性病变中亦可能出现具有原位筛状癌模式的病灶。单纯性筛状癌以及筛状和管状成分混合的浸润癌，分级相对较低，预后良好。浸润性筛状癌也可能被误认为腺样囊性癌[10]。更多内容参见本章后面对肿瘤异质性的讨论。

三、评估预后的复杂性

（一）预后和预测因素

乳腺癌在临床和病理方面都是异质性疾病。正

如近 100 年前 Sistrunk 和 MacCarty[11] 所说，"预测所有乳腺癌患者的寿命是不可能的，因为恶性程度差异显著，且人们对疾病的反应也大不相同。"

大量研究试图通过临床和病理参数来评估乳腺癌的预后，近年来出现了一些关于使用不同研究团体的各种预后和预测因素的建议[12-14]。这些关于预后和预测因素的建议反映了出版时的认识水平。部分因素是被各种组织和机构推荐的，而另一些则没有；然而，这些建议不一定一致。有时，报道中关于某个因素的结论并不明确，并且会随着时间的推移而演变。2007 年[12]，美国临床肿瘤学会（ASCO）发布的建议，对基于流式细胞术的增殖标志物的讨论证明了这点。总之，该文件指出"数据不足以推荐使用 DNA 含量、S 期或其他基于流式细胞术的增殖标志物将患者进行预后分组"。很明显，这一结论至少部分是基于对"流式细胞术测定 S 期的技术差异"的担忧，但"如果流式细胞术测定的 S 期是使用经过验证的方法确定的，在具有使用该技术经验的实验室中，似乎 S 期比例（S-phase fraction，SPF）升高与更差的结果相关"。与 2007 年美国临床肿瘤学会相反，该推荐未指定用于标志物分析的样本类型，同年，Rakha 和 Ellis[13] 强调了粗针穿刺活检样本用于评估选定标记（包括流式细胞术）以确定增殖活性的可靠性。尽管如此，流式细胞术已经过时，已被通过免疫组织化学确定的增殖指数所取代。

预后因素可用于评估疾病康复或其复发的可能性（如肿瘤的大小），而预测因素可用于帮助预测特定肿瘤对特定治疗的反应（如 HER2）。由于近 3/4 的乳腺癌是浸润性导管癌，这些肿瘤的特征对乳腺癌的实验室、临床或病理研究有相当大的影响[14]。多基因表达检测（包括 Oncotype DX）的预后价值将在第 45 章中讨论。

（二）种族

与预后相关的种族（race）数据，主要比较了非洲裔美国人和白人患者。总体上，非洲裔美国女性的浸润性导管癌发病率低于白人女性；然而，40 岁以下非洲裔美国女性的发病率似乎高于同年龄组的白人女性，而 40 岁以上女性的发病率则相反[15, 16]。非洲裔美国患者肿瘤更大，伴肿瘤坏死，常为三阴性，即 ER、PR 和 HER2 阴性。Edwards 等[17] 分析

了超过 115 000 例乳腺癌患者的美国国家数据库，与白人相比，非洲裔美国女性治愈的可能性较低，并且这些未治愈的女性确诊后的生存期较短。

2014 年的研究数据表明，白人女性的乳腺癌发病率最高，其次是非洲裔美国人、亚裔 / 太平洋岛民、西班牙裔和美洲原住民印第安人[18]。乳腺癌发病率和死亡率方面的种族差异可能有几种原因，包括生物学因素、社会经济因素、获得乳房 X 线筛查和及时治疗的机会。在美国，西班牙裔和非洲裔美国人常初诊时即晚期。总而言之，虽然白人（准确地说是非西班牙裔白人）女性罹患乳腺癌的可能性更大，但非洲裔美国女性更有可能致死[19]。

（三）异质性

Heimann 和 Hellmanas[20] 总结了乳腺癌异质性（heterogeneity of breast carcinoma）问题，如下所述。

"相似分期的患者具有不同临床结局，最符合乳腺癌不是同质性疾病，而是具有不同生长和转移能力的一系列疾病状态……肿瘤需要形成关键的属性：生长、浸润、转移和血管生成……认识肿瘤异质性的重要性，在于确定某个肿瘤在演化谱中的位置。这种定位可以通过使用诸如肿瘤大小、核分级和患者年龄等临床特征以及通过检查血管生成、转移能力和增殖来实现。与这些主要肿瘤表型相关的肿瘤进展程度确定之后，才可能为每位患者制定个体化治疗方案。"

在随后的报道中，Heimann 和 Hellman[21] 分析了来自约 1500 名接受乳房切除术而未接受全身治疗的患者的数据，中位随访时间 145 个月。分析显示，复发风险（"转移性"或 M）和复发时间（"恶性程度"或 V）取决于肿瘤大小和淋巴结状态。在不同的随访期间计算出的复发风险百分比显示，复发时间与复发风险随着时间的推移呈反比关系（表 12-1）。在淋巴结阳性患者中，大部分复发风险发生在随访的前 10 年，10 年后仅剩下 5%～10%。在淋巴结阴性组中，10 年后仍有 30% 的复发风险。每个阶段组都有一个可忽略不计复发风险的治愈组，尽管"治愈"患者的比例随着肿瘤体积的增大和淋巴结受累的增加而减少。

Blamey 等[22] 报道了类似的研究，他们检查了肿瘤分级、大小和淋巴结状态。该研究包括 4500 名患者，其中 1756 人死于乳腺癌。以对数形式呈现的生存曲线揭示了两个组成部分。曲线的第一部分是相对快速的下降，持续时间由肿瘤分级决定（1 级，28 年；2 级，12 年；3 级，7 年）。此后，在每条曲线中都达到了一个拐点，然后缓慢下降，

表 12-1　乳腺癌诊断后 2 年、5 年、10 年和 15 年的远处复发风险百分比 *

肿瘤大小	淋巴结数	患者数	复发患者数	总风险度	分布百分比（%）			
					2 年	5 年	10 年	15 年
全部	0	796	177	0.30	20	50	70	85
	1～3	434	232	0.62	45	75	95	99
	＞4	360	276	0.86	45	75	90	99
≤ 2cm	0	367	56	0.20	15	40	65	80
	1～3	115	36	0.36	20	65	100	100
	≥4	60	43	0.81	30	70	QNS	QNS
＞2cm	0	428	121	0.38	10	50	75	87
	1～3	317	195	0.70	50	75	90	98
	≥4	300	233	0.89	45	75	90	98

根据 Kaplan-Meier 曲线计算。QNS. 数量不足（＜ 40 名患者）

*. 译者注：原著表格有误，已修改

经许可，引自 Heimann R, Hellman S. Clinical progression of breast cancer malignant behavior: what to expect and when to expect it. *J Clin Oncol.* 2000; 18（3）: 591–599. © 2000 American Society of Clinical Oncology.

所有级别都平行。作者观察到，对于 1 级、2 级和 3 级肿瘤患者，90% 的复发分别发生在 9 年、7 年和 5 年内。乳腺癌死亡率也受分级影响，在 1 级、2 级和 3 级肿瘤患者中，90% 分别发生在 40 年、13 年和 8 年。在这项研究中，组织学分级被证明是肿瘤大小和淋巴结状况之外的决定肿瘤转移和恶性程度的关键因素。

在肿瘤之间（即不同肿瘤类型间）和每个肿瘤内（即肿瘤内空间上）可以观察到肿瘤异质性。在原发癌及其各自的复发或转移之间也可以观察到异质性（即时间上的肿瘤内异质性）。据估计，原发癌及其转移灶之间 ER、PR 和 HER2 状态的平均差异似乎分别为 20%、33% 和 8%[23]。很明显，空间和时间上的肿瘤内异质性需要更深入的研究，特别是在精准（个性化）医学时代。

（四）遗传因素

遗传因素（genetic factors）方面，大多数遗传性乳腺癌与 BRCA1/BRCA2 致病基因变异有关。致病性 BRCA1 和 BRCA2 变异携带者患乳腺癌的终生风险分别约为 65% 和 45%，而卵巢癌风险估计分别为 39% 和 11%[24]。与非 BRCA 相关的乳腺癌相比，BRCA 相关的乳腺癌更可能具有高组织学分级、缺乏 ER、PR 和 HER2，并表现出高增殖率[25-29]。与 BRCA2 致病性变异乳腺癌相比，BRCA1 致病性变异乳腺癌显示浸润性更强的临床病理特征。总体而言，BRCA1 相关癌的特征是基底细胞样组织学和免疫组织化学表型，这在 BRCA2 癌中较少遇到。在 BRCA1 相关癌中，已经描述了相对较高的肺和脑转移率以及较低的骨转移率。在 BRCA2 相关乳腺癌中，骨和软组织转移更常见[24, 30]。

特定基因（如 BRCA1 和 BRCA2）突变对预后的影响因素仍在积极研究中。与 BRCA2 相关癌相比，BRCA1 相关癌具有更高频率的髓样癌、高组织学分级、高核分裂指数、显著的淋巴细胞浸润和坏死[31]。Bane 等[32] 将 157 例 BRCA2 相关癌与 314 例与 BRCA1 或 BRCA2 突变无关的癌进行了比较，发现 BRCA2 相关癌是高级别、明显更频繁地表达腺管肌酸激酶（luminal creatine kinases），并且发生 HER2 过表达的概率较低。Armes 等[27] 在一项基于人群的研究中，比较了 BRCA1 和 BRCA2 相关乳腺癌的组织学特征。这些病例来自一组 40 岁以下女性乳腺癌患者。值得注意的是，70% 的 BRCA1 突变携带者和 40% 的 BRCA2 突变携带者在一级或二级亲属中没有乳腺癌家族史。与同年龄 BRCA2 突变携带者相比，BRCA1 突变携带者的肿瘤级别更高，核分裂更旺盛，组织学更可能归类为髓样癌或非典型髓样癌。BRCA2 突变携带者患多形性小叶癌的概率增加；肿瘤组织学的其他方面与对照组没有显著差异。亦无随访数据。

对原发和局部复发病变中进行杂合性缺失分析，提示了癌进展差异的遗传基础。Regitnig 等[33] 研究了 26 名患者的原发和复发肿瘤标本，发现原发灶检出的所有杂合性缺失也存在于局部复发病灶中，但复发病灶中"总杂合性缺失"显著增加。

Robson 等[26] 发现，尽管 BRCA 相关肿瘤的特征相对不利，但与 BRCA 无关肿瘤相比，BRCA 相关肿瘤中 EGFR、组织蛋白酶 –D、bcl-2、p27、p53 或 cyclin D 的表达没有显著差异，BRCA 相关肿瘤的无复发生存率（RFS）或总生存率（OS）也没有显著差异。其他研究人员发现，与散发性乳腺癌相比，BRCA1 癌中 p53 突变概率增加，而 HER2 异常的概率降低[31]。

在后续的研究中，Robson 等[28] 发现，与 BRCA 突变状态未知的年轻女性相比，BRCA 胚系突变不会显著增加乳房肿块切除 + 放疗保乳术后同侧乳房的复发风险。BRCA 胚系突变患者 5 年和 10 年内发生对侧乳腺癌的风险为 11.9% 和 37.6%，约 10% 会伴发卵巢癌。

据报道，与散发性或非遗传性癌相比，BRCA1 相关浸润性乳腺癌与导管原位癌并发的概率明显更低[25]。此结果与 BRCA1 相关肿瘤研究中观察到纯导管原位癌的低发生率一致[29]。与散发性肿瘤相比，BRCA2 相关肿瘤的导管原位癌发生率没有显著差异[25]。

BRCA1/BRCA2 相关乳腺癌的治疗与 BRCA（–）乳腺癌的治疗类似，包括手术、放疗和化疗。各种临床试验研究了多聚腺苷二磷酸核糖聚合酶（PARP）抑制剂对 BRCA1/BRCA2 相关乳腺癌的治疗[24]。已显示 PARP 抑制剂奥拉帕尼（olaparib）和他拉唑帕尼（talazoparib）可改善患者的中位无进展生存期[24, 34, 35]。他拉唑帕尼已被美国食品药品管理局（FDA）批准用于罹患有害或疑似有害的胚系 *BRCA* 突变 HER2 阴性局部进展期和转移癌患者。

美国国立综合癌症网络（NCCN）指南建议，对 35—40 岁或完成生育后的胚系 *BRCA1/2* 突变携带者，进行双侧预防性乳房切除术和双侧输卵管卵巢切除术以降低风险。据报道，这些措施可将患乳腺癌的风险降低 90%[36]。

（五）双侧乳腺癌

异时性（即非同步性、间隔性发生）对侧浸润性乳腺癌的真实发生率尚不清楚，估计在 2%～12%[37]。根据 2019 年乳腺肿瘤 WHO 分类，同步（即同时发生）对侧浸润性乳腺癌的发生率为 2%[38]。鉴于对所有新诊断的乳腺癌进行增强影像检查的实践越来越多，同步浸润性乳腺癌的发病率可能会上升。

1983—2011 年有 113 名患者被诊断为 0～Ⅱ期乳腺癌，8 名患者患有双侧乳腺癌，其中 7 名为异时性患者、1 名为同步性患者。乳房超声、乳房 X 线检查、计算机断层扫描（CT）和磁共振成像用于诊断复发、局部和远处转移。双侧乳腺癌诊断的平均时间间隔为 8.1 年[39]。

Berg 等[40] 在使用磁共振成像或正电子发射乳房 X 线检查（PEM）的研究中，在 4.1%（15/367）女性的对侧乳房中发现了癌。磁共振成像检测到 14 例（93%），正电子发射乳房 X 线检查中发现了 11 例（73%）。在接受乳房切除术治疗的女性中，与双侧病例中较高分期的肿瘤相比，单侧和双侧乳腺癌的预后无明显差别[41, 42]。几项研究分析了同时患有双侧乳腺癌的女性接受保乳治疗的结果，发现与接受双侧乳房切除术或单侧保乳治疗的女性相比，总生存率没有差异[43-45]。与单侧癌患者相比，双侧癌患者单侧或双侧乳房发生多中心肿瘤的频率更高（19% vs. 3%）[46]。

一些报道指出，与单侧乳腺癌女性患者相比，双侧乳腺癌的患者在诊断时年龄更大，而异时性双侧乳腺癌的患者往往更年轻[47, 48]。双侧乳腺癌比单侧乳腺癌患者的阳性家族史更常见[43, 49]。Lee 等[45] 报道 28% 的单侧乳腺癌患者、40% 的双侧乳腺癌患者具有乳腺癌家族史，具有显著统计学差异。在某些病例中，可能发现遗传易感性，譬如在一级亲属

有乳腺癌患者的女性中，其他恶性肿瘤的发生率为 70%。在这一系列患者中未报道是否进行了 *BRCA* 突变检测。

双侧乳腺癌的遗传易感性，是评估单侧乳腺癌患者长期预后的潜在干扰因素。*BRCA1* 基因突变的女性特别容易患对侧乳腺癌，50 岁时累积风险接近 50%，70 岁时累积风险接近 64%[50]。据计算，在 *BRCA2* 突变携带者中，50 岁和 70 岁时，对侧患癌的风险分别为 37% 和 52%[51-52]。同侧乳腺癌的诊断年龄是一个关键因素，如果在 50 岁之前诊断过同侧乳腺癌，那么在随后 10 年内罹患对侧乳腺癌的风险为 40%[50]。Metcalfe 等[53] 报道，对于 *BRCA1* 和 *BRCA2* 突变携带者，在 49 岁之前诊断出患有同侧乳腺癌，且未接受他莫昔芬或卵巢切除术治疗的女性中，随后发生对侧乳腺癌的 10 年风险分别为 43.4% 和 34.6%。

2013 年，Mavaddat 等[54] 报道了来自英国的 978 名 *BRCA1* 和 909 名 *BRCA2* 携带者的患癌风险。基线时，这些病例中有 988 人既未患乳腺癌，也未患卵巢癌，1509 名女性未患卵巢癌，651 人患单侧乳腺癌。在 70 岁时，*BRCA1* 携带者患乳腺癌平均累积风险估计为 60%（95%CI 44%～75%），卵巢癌为 59%（95%CI 43%～76%），对侧乳腺癌为 83%（95%CI 69%～94%）；*BRCA2* 携带者患乳腺癌的相应风险为 55%（95%CI 41%～70%），卵巢癌为 16.5%（95%CI 7.5%～34%），对侧乳腺癌为 62%（95%CI 44%～79.5%）。

在无 *BRCA1* 或 *BRCA2* 突变的家族性乳腺癌女性中，也发现对侧乳腺癌风险的增加。在一项对 204 名家族性非 *BRCA1/BRCA2* 相关浸润性乳腺癌患者的研究中，Shahedi 等[55] 发现对侧乳腺癌的 20 年累积风险为 27.3%（95%CI 15.0%～37.8%），明显高于预期的 4.9%。患对侧乳腺癌的风险，50 岁之前初诊患者为（41.6%），50 岁初诊患者为（10.1%）。他莫昔芬辅助治疗已被证明可降低 *BRCA1/BRCA2* 突变携带者患对侧癌的风险[56]。阿那曲唑辅助治疗也有可能有效减少有乳腺癌遗传易感性的女性后续发生对侧乳腺癌[57]。

越来越多的单侧乳腺癌女性选择接受对侧预防性乳房切除术。监测、流行病学和最终结果（SEER）数据表明，从 1998—2003 年，对侧预防

性乳房切除术从 4.2% 增加到 11%，对侧预防性乳房切除术增加了 150%[58]。从 1995—2005 年，纽约州癌症登记处此类手术的记录翻倍[59]。关于对侧乳腺癌风险的认知很可能促成了这种做法[60]。

四、肿瘤检测和筛查方法

放射学技术的不断进步，提高了肿瘤检出率，主要是由于图像质量的提高。肿瘤检测的方法影响了预后和无病生存率（DFS）。在广泛开展乳房 X 线筛查之前，通过临床检查发现的肿瘤，其复发率比自我触诊发现者显著降低[61]。不管是否进行体格检查，使用乳房 X 线检查筛查乳腺癌均可降低人群的乳腺癌死亡。与未经筛查的对照相比，1985 年纽约健康保险计划进行的一项研究数据显示，参加年度乳房触诊和乳房 X 线检查计划的女性，因乳腺癌导致的死亡率降低了 30%[62]。1997 年的一份更新报道显示，与对照组相比，40—64 岁入组筛查的女性，18 年后的乳腺癌死亡率降低了近 25%[63]，40—49 岁入组筛查的女性，18 年后的乳腺癌的病死率降低了 14%。

Tabar 等[64] 证明，瑞典每隔 2 年和 3 年进行一次乳房 X 线筛查，死亡率降低了近 30%。后来对瑞典两县研究的一项分析显示，在 40—49 岁年龄组中，接受和未接受筛查的女性乳腺癌死亡率存在 13% 的差异[65]。在 50—74 岁年龄组中，死亡率差异为 35%，接受筛查组患者的预后更好。筛查对年轻组死亡率的影响相对较小，这归因于间歇性筛查未能在该研究中更早地发现高级别的肿瘤，因此建议对 50 岁以下的女性进行更频繁的筛查[66, 67]。

美国乳腺癌诊断示范项目使"所有阶段的病死率……筛查检测到的病例，比未检测到的病例"减少了 50% 以上[68]。20 年的随访也记录了筛查对预后的有利影响[69]。

与有临床症状的乳腺癌相比，通过乳房 X 线筛查发现的乳腺癌往往更小、级别更低，并且淋巴结转移更少[70-76]。与临床特征明显的乳腺癌相比，筛查发现的乳腺癌 HER2 和 EGFR 的免疫组织化学表达无差异[71]。

有报道称，在筛查间隙发现的"间隔"癌，比筛查发现的肿瘤具有更差的预后特征，例如高 S期、非整倍体、体积更大、ER 表达更低[74, 77, 78]，小

管癌更少，浸润性小叶癌、髓样癌和较高级别癌更多[79]。尽管这些观察结果表明间隔期癌（interval carcinomas，IC）的临床病程比筛查发现的癌更差[80]，但后续研究并未一致显示间隔期癌女性患者的预后较差[81, 82]。

Vitak 等[78] 使用来自瑞典 Östergötland 县筛查计划的数据分析了流行性、偶发性和间隔检测到的癌症患者。评估筛查获益的终点是全身复发的时间或频率。对于间隔期癌女性和未参与筛查的女性患者，全身复发的可能性显著增加。在最后一次筛查的 1 年内检测到的间隔期癌其复发率更高。这些观察结果支持这样一种观点，即间隔期癌作为一个群体在临床上往往比筛查检测到的肿瘤更具浸润性。

通过使用基于氟脱氧葡萄糖（FDG）的正电子发射断层扫描（PET），有学者获得了有关葡萄糖代谢的信息，这就提示无创性诊断程序，也可能检测出乳腺癌中具有预测意义的生物学特征。癌细胞的糖酵解速率高于正常细胞[83]。正电子发射断层扫描已在多项研究中识别出乳腺癌[84-85]，在鉴别良恶性肿瘤方面成效显著[86-87]，敏感性为 68%～94%，特异性为 84%～97%[87]。正电子发射断层扫描也可评估乳腺癌对术前化疗的反应[88]。Oshida 等[89] 通过正电子发射断层扫描研究了乳腺癌中氟脱氧葡萄糖的差异吸收率（DAR），并在平均随访 41 个月后，计算出差异吸收率与 70 名患者的预后的关系。在多因素分析中，差异吸收率被证明是预测无复发生存率的一个重要的独立指标。

对于无乳腺癌家族史的无症状女性，其发病年龄和乳房 X 线筛查的频率一直存在争议。根据 2015年发布的指南，美国癌症协会"强烈"建议具有罹患乳腺癌平均风险的女性从 45 岁开始定期进行 X线筛查，45—54 岁的女性应每年筛查[90]。其他建议如下：① 55 岁及以上女性应两年或每年筛查一次（有保留的推荐）；②女性应在 40—44 岁开始每年筛查（有保留的推荐）；③女性只要整体健康状况良好且预期寿命大于或等于 10 年（有保留的推荐），就应连续进行筛查。值得注意的是，近年来，磁共振成像已成为筛查"致密"（相对较多纤维和较少脂肪）乳房的首选技术。根据我们的经验，在 40岁以上的女性中，30%～40% 的乳房密度相当均匀，而大约 10% 的乳房密度非常高。

五、复发性癌

浸润性乳腺癌可局部复发（保乳治疗后患侧乳房复发，或乳房切除术后瘢痕复发）、区域复发（同侧腋窝淋巴结或锁骨淋巴结）或远处复发（如转移癌）。

复发间隔（无病生存或无复发间隔）和生存期是预后的基本指标。延迟但不降低总体复发率的治疗可能会增加生存期，而不会降低因疾病引起的总体死亡率。Edwards 等[91] 的报道支持这些概念，该报道分析了近 2000 名患者，以评估从治疗到复发的时间、从治疗到死亡的时间以及从复发到死亡的时间之间的关系。该研究中，复发时间与从复发到死亡的时间没有显著相关性。Touboul 等[92] 分析了 528 名接受放疗保乳治疗的患者，在这组病例中，远处转移的风险与局部复发（locoregional recurrences，LRR）率有关，从治疗开始到局部复发的无病间隔时间影响生存期限。因此，局部复发的时间间隔越短，总生存期越短。预测局部治疗失败和全身转移的因素不同。局部复发与首诊年龄 40 岁及以下、绝经前状态、肿瘤的多样性和广泛的导管内癌（extensive intraductal carcinoma，EIC）显著相关。全身复发则与淋巴结受累、高组织学分级和局部复发显著相关。

乳腺癌复发后存活率受原发肿瘤和复发特征的影响。十多年前，报道的乳腺癌复发后中位生存期为 11～37 个月[93]。全身治疗的进步提高了复发后生存率。与较短的复发后生存期相关的因素包括无复发间隔短、内脏转移、ER 阴性、较大的原发灶、诊断时腋窝淋巴结转移以及初始治疗时未绝经[93-95]。诊断为 I 期的患者初次更可能表现为局部区域的复发，而 II 期患者初次更可能表现为全身性复发。如果排除局部复发，I 期和 II 期患者在全身部位的复发模式相似[96]。全身辅助治疗倾向于增加无病生存期，证据表明接受辅助治疗的患者复发部位较少[97]。

六、局部放疗

对乳房切除术后的胸壁或肿块切除术后的乳房实施放疗，可降低这些部位局部复发的风险。对于乳房切除术后接受胸壁放疗的患者，这种对局部复发的获益是否会转化为总生存率的改善仍然存在争议，而且获益（如果有的话）可能不足以抵消潜在的并发症，如心血管疾病[98-100]。一项研究表明，乳房切除术后，淋巴结阴性患者降低的局部复发导致 10 年生存获益可能为 2%，而腋窝淋巴结有癌转移的女性则为 6%[101]。

为了评估胸壁辐射对心血管的影响，Hojris 等[102] 分析了一组数据，患者在乳房切除术后进行系统性治疗的同时，随机接受或不接受局部放疗，中位随访 10 年后，放疗组的乳腺癌死亡率（44.2%），低于未放疗组（52.5%）。两组因缺血性心脏病导致的死亡率相似。

对 1973—1992 年，接受治疗的美国患者癌症登记数据进行研究，证实患侧和后续放疗是导致心肌梗死和死亡的重要风险因素[103]。该研究没有区分手术方式是肿块切除术还是乳房切除术。与右侧乳腺癌相比，左侧乳腺癌患者致命性心肌梗死（控制年龄）的相对风险（relative risk，RR）为 1.17（95%CI 1.01～13.6）。在 60 岁之前接受治疗的女性的相对风险增加（RR 1.98；95% CI 1.31～2.97），但在 60 岁以上的女性中没有增加。这些数据表明，左侧乳腺癌术后的胸壁放疗，会增加治疗时年龄小于 60 岁的女性患心血管疾病的风险。

Darby 等[104] 对斯堪的纳维亚半岛 1958—2001 年，接受乳腺癌放疗的 2168 名女性进行了一项基于人群的病例对照研究。该研究包括 963 名患有严重冠状动脉事件的女性和 1205 名对照者，对整个心脏的平均剂量的总体平均值为 4.9Gy（范围 0.03～27.72Gy）。主要冠状动脉事件的发生率，随心脏平均剂量的增加呈线性增加，增幅约 7.4%/Gy（95%CI 2.9～14.5，$P < 0.001$），并且没有明显的阈值。这种增加开始于放疗后的前 5 年，并持续到放疗后 30 年。作者得出结论，在乳腺癌放疗期间心脏暴露于电离辐射，会增加随后的缺血性心脏病发生率，与剂量有关，并持续 20 年。

近距离放疗的进步，以加速部分乳房照射（accelerated partial breast irradiation，APBI）技术的发展为例，其对瘤床的控制率至少等于甚至可能高于全乳房照射，并有可能减少对心脏和肺的辐射。术语"加速"是指与 50Gy 分 25 次照射的旧标准相比，总体治疗时间相对较短，即治疗总剂量不变，按 15

天次照射，前 10 天内每天两次，再到每天一次[105]。

七、在保留的乳房或胸壁的局部复发

在接受保乳手术和放疗的患者中，乳房复发时间、全身转移风险和 5 年生存率显著相关。与初始治疗后 4 年以上患者相比，诊断后 2～4 年乳房复发的患者发生全身性转移的风险明显更高[106-107]。保乳后乳房局部复发率（local recurrence in conserved breast）和远处转移率似乎不同。在此类患者中，局部乳房每年复发的频率约为 1% 直到第 10 年，而全身转移的概率在第 2 年时为 5%，此后降低[107]。肿瘤大小和腋窝淋巴结（axillary lymph node，ALN）转移是全身转移的预测因子，但与接受保乳治疗的患者的局部复发无关。

尚未明确乳房或胸壁的复发是否提示肿瘤更有可能出现播散，或成为远处转移的来源。这两种情况并不相互排斥，一种或两种情况可能适用于个别病例。Schnitt 等[108] 描述了一项与该问题相关的研究，在接受肿块切除术而未做放疗的 87 名淋巴结阴性浸润性乳腺癌患者中，有 14 名（16%）复发，中位随访期为 56 个月，肿瘤大小范围为 2～25mm（中位大小，9mm），76% 的肿瘤是单用乳房 X 线检查发现的。所有患者都接受了初始活检部位的再次切除，仅在 2 例再次切除的样本中检测到残留肿瘤，并且最终切缘均为阴性。除了 14 名局部复发患者外，另外 4 名女性有全身转移，她们之前并没有局部复发。在检测到全身转移后，其中 1 名女性观察到乳房复发。而对照组在手术后增加放疗，未发现乳房复发，3 年转移率为 7%。2 组患者均未接受全身辅助治疗。这些数据表明，保守治疗后局部乳房复发和全身转移不一定在时间上相关，可能是独立的事件。保守治疗后的乳房复发通常没有并发全身转移的临床证据，当局部复发不明显时，患者可能会发生全身转移。

ACOSOGZ0010 是一项前瞻性多中心试验，于 1999 年启动，旨在评估早期乳腺癌患者的前哨淋巴结（sentinel lymph nodes，SLN）和骨髓中的隐匿性病灶，通过 HE 染色确定前哨淋巴结阴性患者，探索影响局部复发的因素[109]。参与者包括经活检证实为 T1～T2 乳腺癌且淋巴结临床阴性的女性，她们接受了肿块切除术和全乳放疗。临床

T1～T2N0M0 的患者接受了肿块切除术和前哨淋巴结清扫术。对于 HE 染色前哨淋巴结阴性者，则没有对腋窝进行特殊治疗。在 5119 名患者中 3904（76.3%）名为 HE 阴性前哨淋巴结，中位随访 8.4 年，有 127 例局部复发、20 例区域复发和 134 例远处复发。与局部复发相关的因素是激素受体阴性（$P=0.0004$）、诊断时年龄 ≤ 50 岁（$P=0.047$）。激素受体阳性和接受化疗与局部复发降低有关。当局部复发作为时间依赖因素时，诊断时年龄超过 50 岁、T2 期、高肿瘤分级和局部复发与总生存率降低相关。

八、乳腺癌复发的早期检测

因为患者出现症状或体格检查而检测到复发的病例，大多数都有记录[110, 111]。在初始治疗后的随访期间，通过影像学检查无症状转移，使得在某些（但不是全部）研究[111, 112]中复发的诊断时间缩短了[113-115]。在一项研究中，在随访时间表筛查之外因为有症状而检测到复发者，复发后生存期较短，而按时间表筛查发现的无症状复发者，复发后生存期较长[116]。这可能提示隐匿性复发是较有利的预后特征[111]。对接受乳房切除术治疗的乳腺癌患者进行常规筛查，使用影像学检查到无症状、临床不明显的复发，并未显示其总生存率的改善[111-115]。在回顾了常规影像学在癌症患者随访中的效用后，Kagan 和 Steckel[116] 得出结论，"通过定期对无症状的乳腺癌或结肠癌患者进行早期检测，很少会改变治疗或临床结局。"但是随着更有效的全身治疗方式的研发，上述结论有必要定期重新考虑。

九、预后因素的时间依赖性

有证据表明，某些病理因素的预后重要性在整个随访期间并不统一，但预后因素的时间依赖性尚未充分研究[117-119]。一些因素与短期结果相关，而其他因素似乎会在以后产生影响。肿瘤坏死对预后的主要影响在随访早期就能表现出来[120]，该观察结果完美地诠释了上述观点。在另一项研究中，核分级、淋巴结状态和肿瘤周围淋巴细胞浸润与预后的关系呈时间依赖性[121]。

对 462 名连续治疗患者进行长期随访，Nab 等[122] 发现复发风险从诊断后前 2 年的 10% 逐渐降低到 10 年后的 1%。10 年后，72% 的 T1N0 患者

无复发，其余 79 名无病女性中只有 1 名后来复发。在随访的前 5 年中，淋巴结状态和肿瘤大小的预后意义大致相同。在 5～10 年期间，只有肿瘤大小仍然具有预后意义。

Arriagada 等[123] 每隔 5 年对 2410 名有手术指征的原发性乳腺癌法国女性患者，进行了一组临床病理学预后因素的研究，并进行了至少 25 年的随访。肿瘤大小、组织学分级、腋窝淋巴结转移数量和诊断年龄是前 5 年随访中死亡的风险因素。在 5～10 年的随访期内，肿瘤大小、分级和淋巴结状态对预后的影响下降。10～15 年后，就只有诊断年龄与总生存率显著相关。该分析未将乳腺癌导致的死亡与其他原因导致的死亡区分开来。

Takeuchi 等[124] 在较短的时间内进行了一项类似的研究。涉及 1423 名日本女性，每 2.5 年进行一次分析，持续 7.5 年。最初 2.5 年，影响生存率的重要因素包括肿瘤大小、淋巴结状态、诊断年龄、淋巴管或血管侵犯以及原发肿瘤的激素受体状态。到 7.5 年时，通过多因素分析，证明只有原发肿瘤的肿瘤大小和淋巴管血管侵犯对于预后有意义。

上述研究中，对各种预后因素的时间依赖性研究得出了不同结果，可能反映了治疗、分析方法和其他未知因素的差异。东部肿瘤协作组（Eastern Cooperative Oncology Group，ECOG）主持的多项辅助治疗试验的综合数据分析，以确定该临床环境中复发的年度风险率[125]。复发风险的峰值出现在诊断和开始治疗后 1～2 年，在第 2 年到第 5 年持续下降，此后到第 12 年下降速度更慢。在诊断后的 5～12 年内，复发的平均风险率为每年 4.3%。

十、单因素和多因素分析

乳腺癌预后因素（prognostic variables of the breast carcinoma）的分析通常通过单因素和多因素方法进行。前者是指在经其他因素严格分层后（如分期，月经状态），分别检查每个预后因素受其他因素影响。多因素分析比较了单次分析中包含的各个因素的相对预后价值。在其他因素的背景下评估时，单因素分析中对于预后有意义的因素在多因素分析中可能被证明意义不显著。

也有人尝试整合各评估因素，作为开发预后特征或预后指数的一种手段[126-128]。例如，有一种基

于 S 期比例、PR 状态和肿瘤大小的预后模型，可以区分远处复发风险增加的淋巴结阴性患者与年龄校正生存率类似于对照组的患者[129]。又如，使用肿瘤大小、淋巴结状态和组织学分级的 Nottingham 预后指数（Nottingham Prognostic Index，NPI），可以将患者分为明显不同的预后组[130, 131]。Nottingham 预后指数包括多种分级方法和腋窝淋巴结分期方法[131]。临床和病理生物学预后因素的多样性在临床实践中值得更多关注。在某个具体病例中，所有预后因素的影响可能不是单向的（有利或不利），多因素组合可能与最终临床结局相关[128]。

十一、治疗对预后的影响

手术治疗仍然是局部浸润性乳腺癌的标准治疗，加或不加全身内分泌治疗、化疗或放疗。NSABPB-06 试验的结果表明，与根治性乳房切除术相比，接受部分乳房切除术和放疗的女性的无病生存率和总生存率差别不大[132]。这些结果在多项研究中得到证实，包括 NSABPB-06 试验的 20 年随访[133, 134]。NSABPB-17 试验表明，增加放疗可显著降低原位癌和浸润性乳腺癌的复发率[135]。

尽管几乎所有临床病理评估都使用保乳治疗，但有相对禁忌证，包括存在多中心病灶、较大癌（＞5cm）、广泛的导管原位癌、炎性乳腺癌、无法获得阴性切缘以及胸壁或乳房既往放疗等。

重要的是，要考虑初始治疗对预后因素评估的影响。在 20 世纪 60 年代之前，根治性乳房切除术是最广泛采用的初始治疗形式。对于诊断分期的重要性、肿瘤类型以及与这种治疗形式相关的其他临床和形态学参数，积累了大量数据。随后的几十年治疗方式发生了重大变化，从全乳房切除术转变为部分乳房切除术、象限切除术或肿块切除术，结合放疗和腋窝淋巴结清扫或前哨淋巴结检测。由于对淋巴结转移的女性和许多淋巴结未受累的患者采用新辅助和辅助激素治疗和化疗，预后因素的评估进一步复杂化。

目前，各种治疗方式患者的随访记录表明，在接受乳房切除术及接受保乳手术和放疗的人群中，病理预后因素与生存和全身复发显著相关[136, 137]。常规病理参数对新辅助化疗和辅助化疗的预后影响程度尚不确定。Pinder 等[138] 报道，腋窝淋巴结

如果有淋巴结转移，高级别癌患者对化疗的反应更佳。

十二、发病率和死亡率的变化

根据美国癌症协会的估计，2020 年新发女性浸润性乳腺癌 276 580 例，男性 2620 例；同年，乳腺癌将导致 42 690 名女性和 2620 名男性死亡。此外，在 2020 年，将有 48 530 例导管原位癌女性患者。

根据 NCI 的数据，2017 年美国估计有 3 577 264 名女性乳腺癌患者[139]。NCI 监测、流行病学和最终结果数据显示，乳腺癌的新病例发生率为每 10 万女性 128.5 例，占所有新诊断癌的 15.3%。死亡率为每 10 万女性中 20.3 人，占所有癌死亡的 7.0%。这些比率已经过年龄校正，并基于 2013—2017 年的病例和死亡情况。根据 2015—2017 年的数据，NCI 监测、流行病学和最终结果数据估计，大约 12.9% 的女性将在她们一生中的某个阶段被诊断出乳腺癌。

根据 NCI 监测、流行病学和最终结果数据[140]，从 1973—1992 年，乳腺癌总发病率从每 10 万女性中的 82.5 人上升到 110.6 人，1973—1987 年稳步增长，1988—1992 年期间保持稳定。从 1973—1992 年，死亡率为每 10 万女性中有 26～27 人，1989—1992 年期间下降至 26.2 人。在瑞典，与其他地区相比，马尔莫地区乳腺癌发病率不断上升、病死率下降[141]。

来自 NCI 的数据总结在一份题为《2005—2006 年乳腺癌事实和数据》的报道中[142]，它表明 1975—1980 年女性乳腺癌的发病率是恒定不变的。从 1980—1987 年，发病率每年增加近 4%，到 2002 年持续每年增加约 0.3%。巧合的是，从 1975—1990 年，因乳腺癌引起的死亡率每年上升 0.4%。在 1990—2002 年期间，死亡率每年下降 2.3%。50 岁以下的女性因乳腺癌死亡的年下降幅度（每年 3.3%）大于 50 岁及以上的女性（每年 2.0%）。

根据美国国家癌症研究所的数据，浸润性乳腺癌的发病率从 1980 年的 56.91/10 万增加到 70.04/10 万。截至 2017 年，2008—2017 年死亡率变化百分比为 –1.6%（白人为 –0.8%，非洲裔美国人为 –1.4%）[139]。发病率增加、死亡率下降可以归因于加强筛查和更好治疗的综合效果。一些国家有记录表明，1920 年以后出生的女性，乳腺癌死亡率有所下降[143]。

十三、大体病理

大多数情况下，无法通过临床特征区分浸润性导管癌与其他类型的浸润癌以及一些良性病变。伴有乳头 Paget 病的可触及乳腺癌是例外，这些病例的浸润癌几乎总是导管癌。然而，Paget 病可能源自输乳管非浸润癌（导管原位癌，偶尔为小叶原位癌）[144]。巧合的情况下，可能同时存在另一种浸润性乳腺癌（可能是一种不同的组织学类型，如小叶癌）并可触及病变。

浸润性导管癌通常会形成实性肿块。根据肿瘤组成不同，肿瘤的质地和切面有很大差异。浸润性导管癌极少出现囊性变，但可能是坏死后继发性表现。囊性变有时伴有出血。非囊性坏死区可能质软，瓷白色或出血（图 12-1）。纤维间质较丰富的癌可能质硬至极其坚硬，切面呈灰色至白色。切开时，常有一种粗糙的感觉，就像切开未成熟的梨。当肿瘤间质有明显的弹力纤维变性时，切面略呈黄色。肿瘤中瓷白色条纹通常提示坏死、钙化或弹力纤维变性（图 12-2）。有些乳腺癌呈实性生长，纤维间质少，主要由密集的肿瘤细胞和炎症细胞组成，这些癌往往较软，切面呈褐色。高级别乳腺癌和三阴性癌往往较软。切开时，这些富细胞性肿瘤的切面可能会稍微隆起（图 12-3）。最大范围小于 5mm 的浸润癌，切开时肉眼观察可能不明显，取材时要结合影像学检查。同样，新辅助治疗后，以及真空辅助粗针穿刺活检去除大部分肿瘤后，肉眼观察浸润性导管癌的病变可能不明显。

十四、肿瘤大小

乳腺癌的临床大小（cT）可通过体格检查和（或）影像学检查（乳房 X 线检查、超声和磁共振成像）来测量。在某个具体病例中，应根据最可靠的临床结果来判断临床大小。乳腺癌的病理大小（pT）为肉眼观察和显微镜测量浸润性乳腺癌的最大径。pT 应记录到接近于毫米（mm）级别。当肉眼观察和显微镜测量出现差异时，只要肿瘤最大径的真实平面可以在显微镜下显示出来，就建议通过后者来测量。在切片上测量病理大小的作用是有限的，因为只能测量二维尺寸。因此，取材时必须结合影像学检查。

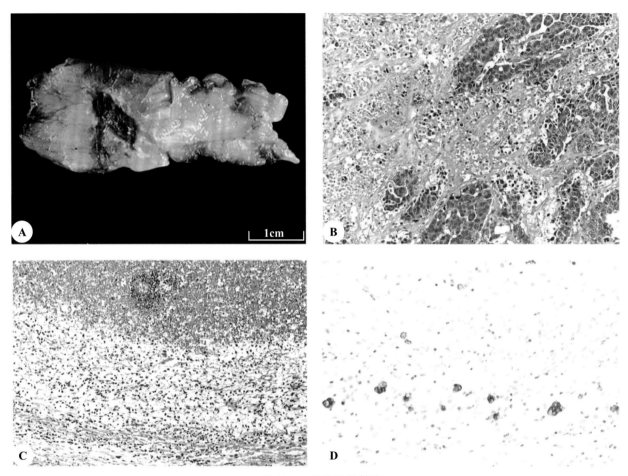

▲ 图 12-1　浸润性导管癌

A. 真空辅助粗针穿刺活检后，可见明确的出血区域，此处浸润性癌含有血凝块和坏死；B. 坏死肿瘤的粉色区域含核碎屑（蓝点），残余癌呈岛状分布；C. 另一例浸润性导管癌，伴有梗死和外周组织细胞；D. CK7 免疫组织化学染色显示 C 中边缘的孤立性癌细胞

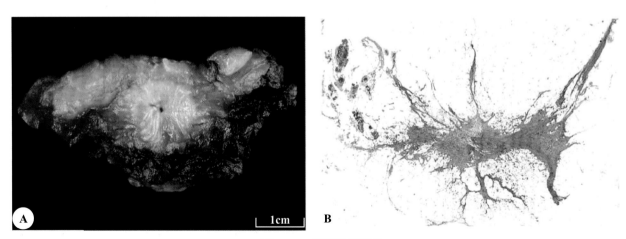

▲ 图 12-2　浸润性导管癌

A. 肿瘤具有星芒状边界和瓷白色坏死条纹。这种大体表现以前称为"硬"癌（来自希腊语 skirrhos，意思是雪花石膏）。B. 星芒状浸润性导管癌的大标本全切片

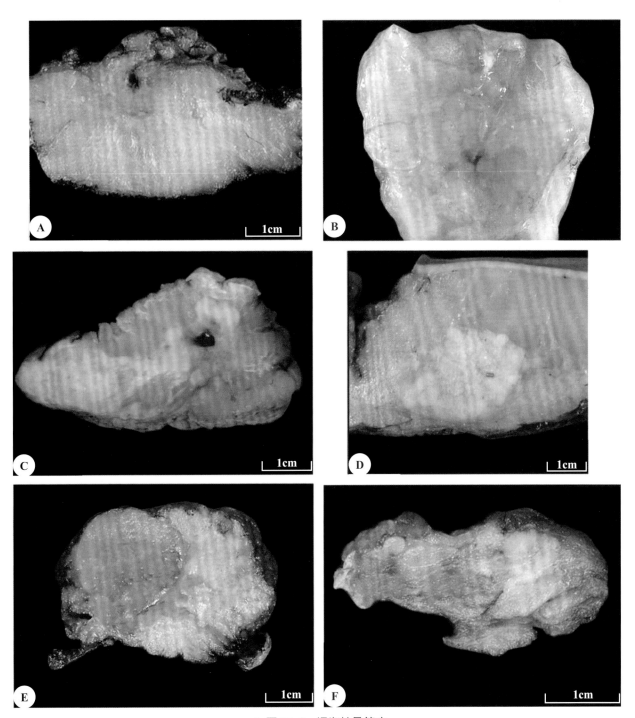

▲ 图 12-3　浸润性导管癌

A. 肿瘤有边界，略高于周围组织。B. 这种具有中央收缩的肉样浸润性导管癌分化较差，并有淋巴细胞浸润。C. 这种不规则形状的浸润性导管癌的出血腔是之前粗针穿刺活检的部位。不同的边缘用不同颜色的墨汁染色。基底缘用橙色墨水标记。D. 浸润性导管癌有边界，在脂肪中很显眼。在肿瘤中有一个标记夹。E 和 F. 浸润性导管癌，呈边界清楚的肿块。曾进行粗针穿刺活检，针道轨迹很明显。这两例肿瘤均为中分化

美国癌症联合会（American Joint Committee on Cancer，AJCC）分期系统第八版[145]，就浸润性肿瘤大小的病理评估提出了具体建议。例如，可以完整地包埋在一个蜡块中的尺寸小的浸润性肿瘤，显微镜测量是确定病理大小的最准确和首选方法；必须包埋在多个蜡块中的尺寸较大的浸润性肿瘤，肉眼观察并测量是确定病理大小的最准确和首选方法。对于任何临床方法或大体病理检查都不明显的较小肿瘤，通过仔细测量和记录用于取材样本的相对位置，来确定哪些部分含有肿瘤，从而确定病理大小。

肿瘤大小是最有意义的预后参数之一。大量研究表明，随着肿瘤大小的增加，患者生存率降低，腋窝淋巴结转移的概率同步增加[146-148]。这种现象不仅适用于原发肿瘤，也适用于按 TNM 分期定义的肿瘤亚型。例如，在 T1 期肿瘤（≤ 2cm）中，当肿瘤以 5mm 分层时，肿瘤大小、淋巴结转移和预后之间存在显著关系[149, 150]。Roger 等[151] 报道，在 534 例患者中，腋窝淋巴结受累的概率与肿瘤大小显著相关（P < 0.0001），其中肿瘤大小 ≤ 0.5cm（T1a）者，受累概率为 3%，大小 0.6~1.0cm（T1b）者为 10%，大小 1.1~1.5cm（T1b）者为 21%，大小 1.6~2.0cm（T1b）者为 35%。乳腺癌监测联盟对 786 846 名 40—89 岁的乳腺癌患者进行乳房 X 线检查的数据显示，0~10mm、11~20mm 和 21~50mm 的肿瘤，淋巴结转移呈阴性的比例分别为 91.8%、78.2% 和 57.9%[152]。

微小浸润癌（T1mi）的单个浸润性病灶范围不超过 1mm。如果只有一个病灶，应该记录下它的精确范围。如果有多个病灶，且每个病灶小于 1mm，则应尽可能地报告病灶的数量。肿瘤病灶大于 1.0mm，但小于 1.5mm 时，应进位至 2.0mm，不应四舍五入至 1.0mm，以避免误判为微小浸润癌[153]。Prasad 等[154] 研究了 21 例微小浸润癌患者腋窝淋巴结受累的概率，包括 18 例导管癌患者和 3 例小叶癌。15 例患者进行腋窝淋巴结清扫（未指明原发性肿瘤类型），其中 2 例各有一枚淋巴结转移。

Abner 等[155] 详细地分析了 T1 乳腺癌患者肿瘤大小和淋巴结状态，他们研究了 118 例接受保乳手术和放疗的患者。22% 的病例中，大体检查测量的肿瘤大小（肉眼大小）等于显微镜下测量的浸润性肿瘤大小（显微镜下大小）。31% 的病例中，前者小于后者，47% 的病例中后者更大。总的来说，21% 的患者有腋窝淋巴结转移。肿瘤的肉眼大小 ≤ 1.0cm 的 N0 患者，10 年无复发生存率为 91%，相比之下，肿瘤肉眼大小 1.1~2.0cm 的患者对应数据为 77%。而显微镜下大小的对应数据分别为 96% 和 72%。结果表明，如果能将 T1 肿瘤完整地包埋在一个蜡块中，显微镜下测量浸润性成分的大小，则预后差异更明显。对监测、流行病学和最终结果数据中乳腺癌肿瘤大小进行分析，结果显示，在 1975—1999 年期间，较小肿瘤的比例逐渐增加[156]。在无淋巴结转移患者中，小于 1cm 的肿瘤比例从 1975—1979 年的不到 10%，上升到 1995—1999 年的约 25%。在淋巴结转移患者中，小于 2cm 肿瘤的比例同时从约 20% 上升到 33%。两组肿瘤比例的变化趋势都具有统计学意义。

在无淋巴结转移的高复发风险（肿瘤 ≤ 2cm 且 ER 阴性；或肿瘤 > 2cm 且 ER 阳性）患者中，增加全身化疗导致 10 年后死于乳腺癌的风险降低 34%，总生存率增加 10.1%[157]。

（一）肿瘤大小和淋巴结状态对预后的影响

为了充分评估早期浸润癌（如 T1N0M0）的预后，必需长期随访。芬兰癌注册处的研究表明，其 20 年总生存率为 54%（95%CI 48%~60%），疾病特异性生存率为 81%（95%CI 75%~87%）[158]。在 T1a~T1b 期肿瘤患者中，修正后 20 年生存率为 92%（95%CI 86%~96%），T1c 组 为 75%（95%CI 64%~86%）。在前 15 年随访中，每年因乳腺癌死亡的风险为 0.70%，随后每隔 5 年，年死亡风险分别上升到 0.80%、1.51% 和 1.19%。同期，每隔 5 年非乳腺癌死亡的风险分别为每年 0.23%、0.45%、0.88%、0.71%。

受累淋巴结数量和肿瘤大小的相互影响是 II 期患者的重要预后指标。Quiet 等[159] 发现，乳房切除术后，一个淋巴结转移的患者及肿瘤 ≤ 2cm 的患者，其无病生存率为 81%，而肿瘤 > 2cm 的患者无病生存率为 59%。

（二）单灶性浸润性导管癌大小的测量

在临床和病理学上，大多数浸润性导管癌患者都是单一的肿块。由于大多数浸润性导管癌形状不对称，一般用最大径来记录测量结果，并四舍五入到毫米。重要的是，切除后的肿块必须完整地交给病理医师，以便通过触摸来评估病变的轮廓。这样，才能在连续切开的某个平面上显示其最大范围。所有测量应在取材之前进行。

浸润癌的最大肉眼大小接近于实际体积。增殖或反应性改变的组织也可能触及肿块。有些肿瘤中浸润癌构成主要肿块，有些总体积相当的其他病变可能存在不同比例的导管原位癌，浸润性成分因而较少[160, 161]。测量浸润癌的大小时，建议根据组织学切片排除导管原位癌。某些病例中，显微镜下测量的肿瘤大小超出了大体测量的肿瘤大小。测量时，肿瘤周边邻近的浸润性成分也应计算在内，特别当肿瘤最大径小于 2cm 时，完整切面可以在同一张切片上呈现出来。如果浸润癌在组织学切片上分布于整个肿瘤，那么即使存在导管原位癌或良性组织的散布区，在整个浸润范围内从点到点的最大尺寸就是所测的肿瘤大小。可以描述浸润癌在切片上所占据面积的百分比。

（三）粗针穿刺活检上的"T"

不太可能准确地评估粗针穿刺活检样本中浸润性乳腺癌的真实大小，因为很难确保粗针穿刺活检样本能代表的肿瘤最大尺寸。当发现粗针穿刺活检样本中有"微小浸润"癌时，切除活检可能发现更大的浸润癌。微小浸润灶可能局限于某个蜡块的多层面切片之一[162]。在某些情况下，结合粗针穿刺活检的结果与乳房 X 线检查的肿瘤尺寸，有助于确认乳腺癌的肉眼大小并评估其轮廓。

对乳房 X 线检查和切除标本中确定的肿瘤大小的回顾研究表明，未发现粗针穿刺活检会影响肿瘤大小的最终测量[163]。该研究评估了 138 例乳房 X 线检查检测为 T1 期浸润性肿瘤，其中 61 例在切除前经粗针穿刺活检取样，77 例在未经粗针穿刺活检的情况下切除。两组乳房 X 线检查大小和病理大小没有显著差异（分别为 2.3mm、1.96mm）。然而，在某些情况下，粗针穿刺活检采样（特别是更大的真空辅助采样）去除了小体积浸润癌的大部分，剩余组织不再能准确反映粗针穿刺活检前的肿瘤大小。在这种病例中，仅使用剩余的浸润癌的大小，作为最终测量结果就会导致分期偏低。应记录

粗针穿刺活检样本和随后进行的切除活检中浸润癌的最大范围。不要将粗针穿刺活检标本和切除活检标本中浸润癌的最大径相加，因为大多数病例会高估肿瘤病理大小。在某些病例中，影像学结果可能比病理测量更准确，两种结果应该互相参考。无论如何，所有的粗针穿刺活检标本中都应报告浸润癌的最大径，这一数据可以确定较高的最终病理大小分期[164]，因为 Edwards 等已经证实 7.5% 病例（222 例患者有 15 例）正是如此。

Rakha 等[165]在 40 395 名接受手术的粗针穿刺活检患者中，发现 174 名（0.43%）没有癌残留。174 例中有 8 例因导管原位癌被误诊为浸润癌。在第 9 例中，脂肪坏死被误诊为浸润癌。在其余 165 例中，经复查粗针穿刺活检和切除活检标本后证实，在初始手术中整个病变已被切除。被粗针穿刺活检完全切除的癌，乳房 X 线检查的中位大小为 6mm（范围 3～30mm）。在这种病例中，在确定 T 分期时应考虑完整粗针穿刺活检样本中，肿瘤的最大尺寸和影像异常病灶的大小。

（四）多灶性或多中心浸润性导管癌的大小测量

少数患者具有临床、肉眼或显微镜下可识别的多灶性肿瘤（即同一乳房象限中的浸润性肿瘤）或多中心肿瘤（即多个象限的浸润性肿瘤）。当临床表现明显时，粗针穿刺活检可能会对多个结节进行采样来确认。

在同时发生的多发性同侧原发癌的情况下，应根据最大肿瘤的最大径来确定病理大小，而不应使用肿瘤大小的总和。第 8 版 AJCC 癌症分期手册有一个例外，"肉眼检查明显分开的肿瘤但非常接近（距离小于 5mm），且组织学类型相同，在综合考虑影像学、肉眼检查和显微镜下检查结果后，它们可能是同一个肿瘤，只不过形状复杂"，这时最大径可以相加[145]。第八版 AJCC 癌症分期手册试图进一步澄清，"若将肉眼可区分的两个肿块相加，需证实由组织分隔的肿瘤具有连续的均匀密度"，"这些标准适用于肉眼可识别、可测量的多个肿瘤，不适用肉眼识别的一个癌伴多个分开的显微镜下（卫星）病灶。沿着同一近似径向轴分布的肿瘤经常相关，起源于同一导管系统"。它既没有解释如何评估由

组织分隔的肿瘤密度，也没有承认肉眼识别某个肿瘤的困难。而且，多发性肿瘤是否沿"径向轴"分布，在日常工作中也很难确定。在这种情况下，建议病理医师根据临床病理进行判断。

Andea 等[166] 的数据表明，与根据最大结节的分期相比，肉眼测量的结节最大径总和更能准确地指导预后。在他们的研究中，根据病理测量计算出的肿瘤体积和表面积，比单个最大病灶的直径，能更好地预测淋巴结状态。当计算所有肿瘤的直径总和时，大小相似的多灶癌和大小不一的多灶性乳腺癌，其淋巴结状态没有显著差异[167]。在对 848 名女性乳腺癌患者的研究中，Coombs 和 Boyages[168] 发现 94 名（11.1%）具有多中心乳腺癌。52.1% 的多中心癌发生腋窝淋巴结转移，仅有 37.5% 的单中心乳腺癌发生腋窝淋巴结转移。当多灶性乳腺癌的肿瘤大小仅基于最大病变时，多灶性癌比同等直径单灶癌更易发生淋巴结转移。当把多灶性乳腺癌大小相加时，这种差异大大减少。

鉴于 Andea[166] 及 Coombs 和 Boyages[168] 的数据，这样的做法更谨慎：病理报告应记录单个最大浸润灶的最大径，以及所有可测量的位置相对较近（譬如 < 5mm）、形成单一临床肿块的最大线性范围。对病理大小的最佳评估，特别是对于较大的肉眼不明确的肿瘤，关键依赖于绘制的组织取样图。

磁共振成像提供了一种临床上客观的方法来确定肿瘤的体积，而不需要基于病理测量的计算。与乳房 X 线检查、超声或临床检查相比，肿瘤范围的磁共振成像测量与病理大小关系更密切[169]。磁共振成像也是在新辅助化疗（neoadjuvant chemotherapy，NACT）中测量肿瘤大小最准确的方法[170]。Partridge 等[171] 用磁共振成像预测了 62 例接受新辅助化疗治疗的患者对治疗的反应及无复发生存率，结果发现与磁共振成像肿瘤直径的变化（$P=0.07$）及临床肿瘤大小的变化（$P=0.27$）相比，磁共振成像测定的肿瘤最终体积的变化更能预测无复发生存率变化（$P=0.015$）。

本书第 41 章对新辅助化疗（y）后浸润性导管癌大小的评估进行了详细讨论，简单总结如下：临床 T 分期应通过临床和影像学结果来确定。此时，病理 T（ypT）的确定应综合影像、大体及显微镜下结果。有时，残余浸润癌在影像或大体评估中可

能并不明显。一般来说，只有全部取材后，在同一张组织切片中，识别出单一实性病灶，这时显微镜下测量才是准确的。如果残余浸润癌范围大于一张切片（即 > 3.0cm），ypT 应通过绘制的取材蜡块位置图定位残余浸润癌病灶。当存在多个残余浸润癌病灶时，应添加修饰符前缀"m"。报告中应体现残留的多个浸润癌病灶的整个范围。此外，新辅助化疗前粗针穿刺活检的肿瘤细胞与新辅助化疗后肿瘤细胞的形态学比较，还有助于临床医生评估新辅助化疗后的反应。

十五、肿瘤的结构或形状

大多数浸润性导管癌的大体检查呈星芒状（毛刺状、浸润性等），有边界（圆形、推挤、包裹性等），或呈现混合的轮廓（图 12-2 至图 12-5）。肉眼观，大约 1/3 的肿瘤有边界。少数肿瘤边界不清。一般来说，肿瘤的大体表现是乳房 X 线检查的重现。然而，大体表现或乳房 X 检查有边界的乳腺癌，在显微镜下可能表现为浸润性生长模式。

一些研究者观察到，通过大体检查或乳房 X 线检查确定的有边界的乳腺癌预后更好[172, 173]。与有边界的肿瘤相比，浸润性肿瘤往往体积更大，更容易发生腋窝淋巴结转移[172-174]。星芒状外观伴局部坏死的肿瘤预后较差[174]。

三维数字乳腺断层合成系统是一种相对较新的成像技术，它可以获得一系列低剂量的投射图像，从而可以对乳房肿块的形状和范围进行最佳的评估[175]。再结合大体检查结果，可以让肿瘤形状得到可靠的评估。

十六、组织病理学的预后因素

浸润性导管癌的组织学表现具有异质性。浸润性导管癌的病理报告应包括本节所描述的各种经过时间检验的预后因素，并尝试用形态学特征来确定每个肿瘤的预后。

十七、分级

乳腺癌的分级（grading of carcinomas of the breast）是对分化的评估。正如 AJCC 癌症分期系统所述，"乳腺癌生物学特征的一个关键指标是肿瘤分化。肿瘤分化的反映和评估，包括增殖指数、分级、激

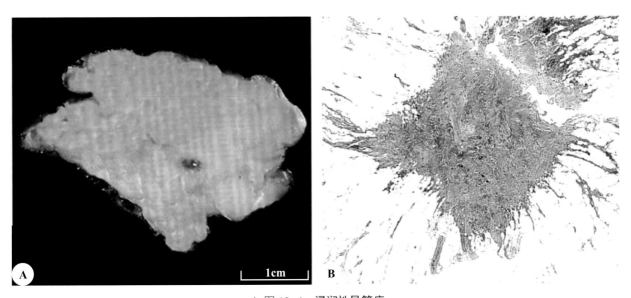

▲ 图 12-4 浸润性导管癌

A. 不规则的星芒状浸润性导管癌, 可见中央愈合的活检部位; B. 星芒状浸润性导管癌的完整切面

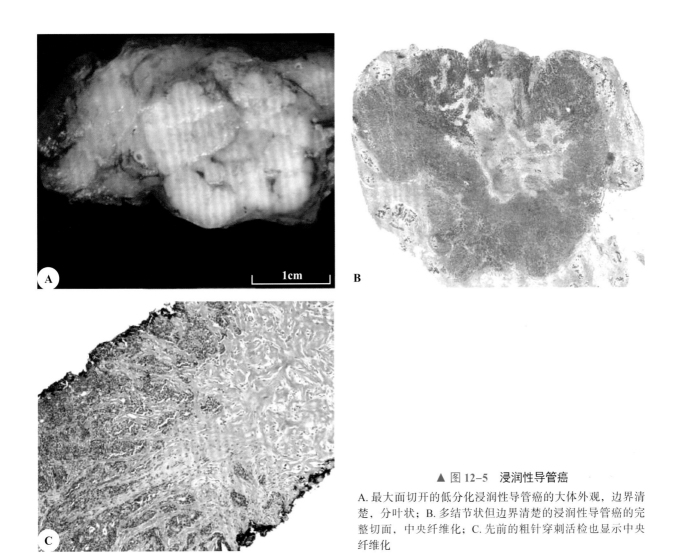

▲ 图 12-5 浸润性导管癌

A. 最大面切开的低分化浸润性导管癌的大体外观, 边界清楚, 分叶状; B. 多结节状但边界清楚的浸润性导管癌的完整切面, 中央纤维化; C. 先前的粗针穿刺活检也显示中央纤维化

素受体状态、癌基因的表达和基因表达谱[145]"。多年来其他多种预后因素涌现，肿瘤分级的预后意义逐渐减弱，尽管如此，它仍然是重要的预后因素，独立于肿瘤大小或阳性淋巴结数量[176]。除非另有说明，否则分级仅指乳腺癌的浸润性部分，不仅适用于浸润性导管癌，而且还适用于所有类型的乳腺癌。

核（细胞学）分级［nuclear（cytologic）grading］通过比较正常乳腺导管上皮细胞核或淋巴细胞核与肿瘤细胞核来进行细胞学评估。使用最广泛的核分级系统由 Black 和 Speer[177] 以及 Cutler 等[178] 提出。该系统使用三级分类法，高分化、中分化和低分化（图 12-6）。目前的分级系统分别采用 1 级、2 级和 3 级，分别对应低、中和高级别核，也分别对应高分化、中分化和低分化的组织学分级。

组织学分级（histologic grading）描述了浸润癌的镜下生长模式，以及分化的细胞学特征。最广泛使用的组织学三种分级系统分别基于 Bloom[179]、Bloom 和 Richardson[180] 以 及 Elston 和 Ellis[181] 所提议的标准。后一种系统也称为 Elston-Ellis 修订的 Scarff-Bloom-Richardson 分级系统或 Nottingham 组合分级系统[182]。评估的参数为：①小管（导管或腺体更准确）形成的程度；②核深染、多形性、核大小；③核分裂指数。

每个参数评为 1～3 分，最终分级取决于各参数评分之和。在低倍镜下评估导管 / 腺体形成，即由极化的恶性细胞围成的开放性腺管。

在高倍镜（40× 物镜）下评估核级别。评估要点如下：1 级核不超过良性上皮细胞核的 1.5 倍大小，核轮廓规则，轻微多形性，染色质均匀，核仁不明显；2 级核为 1.5～2 倍良性上皮细胞核大小，轻微到中等多形性，小核仁；3 级核是良性上皮细胞核大小的 2 倍以上，大小和形状明显不同，空泡状染色质，显著多形性，偶有奇异形核，显著的核仁。

肿瘤细胞核分级要注意以下几点：① 1 级核少见（最常见于经典型浸润性小叶癌的部分病例）；②单个圆形小核仁不是 2 级核升至 3 级核的唯一因素；③偶见奇异核不是 3 级核；④在肿瘤浸润前沿进行核分级（此处肿瘤分化程度可能较低，固定较好）。

Parham 等报道[183]，核分裂指数（mitotic rate）是 Bloom–Richardson 分级系统最重要的特征。他们发现，与 Bloom–Richardson 分级系统相比，基于核分裂指数和有无坏死的分级系统或预后指数能更好地预测临床结局。Jannink 等[184] 比较了 4 种评估核分裂活性的方法后发现：传统的核分裂活性指数（MAI）更可取，因为"应用简便、省时"。在他们的报道中，在肿瘤边缘细胞丰富的区域检测核分裂活性指数，检测面积限定为 0.5cm × 0.5cm，避开坏死、炎症、钙化和大血管区域。当采用标准方案进行检测时，核分裂活性指数是一种可靠的可重复性方法[185, 186]。

有人强调使用标准计数方法的重要性，特别是采用固定的视野大小。Kuopio 和 Collan[187] 证实，在 Bloom–Richardson 分级系统中，分级显著依赖于视野大小和核分裂指数。当每平方毫米（mm²）的核分裂计数在 7～20 时，视野大小的变化对核分裂计数的评分影响最大（在上述分级系统中评为 1 分、2 分或 3 分）。对于某个给定的核分裂指数，视野直径或面积（单位为 mm²）越大，评为 3 分的可能性就越大。为了克服这一困难，用表格列出了不同视野显微镜下每 10 个高倍视野（high-power fields，HPF）的核分裂指数[181, 188]，也开发了每 10 个 HPF 转换为每 mm² 的换算系统[189]。

Ellis 和 Whitehead[190] 列出了 26 种显微镜类型和目镜组合的视野面积（field areas）。在 40× 物镜倍数下，视野面积范围为 0.071mm²～0.385mm²。这些计算中的一个重要参数是视野直径或指数，不同显微镜的视野直径不同，可以从制造商那里获得。Kuopio 和 Collan[187] 设计了一种改进的 Bloom–Richardson 评分系统，用一张表格将核分裂数和视野直径数转换为核分裂评分[187]。2019 年乳腺肿瘤 WHO 分类建议计算每平方毫米核分裂象的总数，而不是 10HPF[38]。这一建议可以规避各种显微镜 HPF 的显著差异（在某些病例中差异高达 6 倍）。

另一个影响核分裂计数的因素是计数视野的选择。最广泛使用的方法是在肿瘤边缘选择细胞丰富的浸润性区域，此处核分裂活性可能最高[158]。另一种核分裂计数的方法是先确定"热点区"（即核分裂密度最高的区域），再从热点区开始随机选择 10 个 40× HPF[184]，已发现这种方法可以获得"最高密度的核分裂象"。

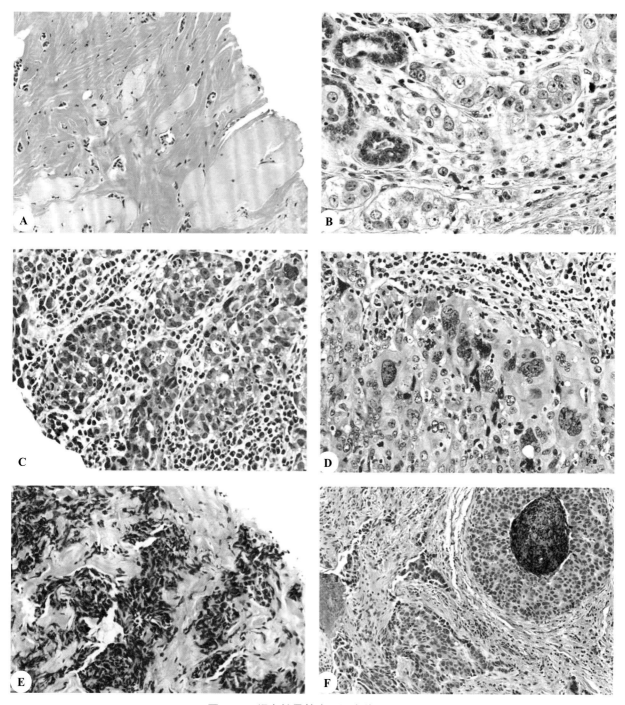

▲ 图 12-6　浸润性导管癌，细胞学（核）级别

A. 具有低级别核（核评分：1）和小管状结构特征的浸润性癌。浸润性腺体周围无肌上皮层（未显示）。B. 该浸润性癌具有中级别核（核评分：2），特征是中度的核多形性和增大。轻微核深染。C. 高级别核（核评分：3）具有明显的核多形性、核增大和核深染。D. 在这种浸润性、低分化的癌中，核异型性非常明显。E. 粗针穿刺活检显示浸润性导管癌挤压明显。在此背景下不应评估核级别。F. 浸润性导管癌和导管原位癌。两个区域的癌细胞均具有中级别核

核分裂象（mitotic figure）的定义也没有标准化。最初的 Bloom-Richardson 分级系统认为核深染是核分裂，但随后修订的 Bloom-Richardson 分级系统引入了识别核分裂的更具体标准。当核深染是唯一的核分裂相关特征时，Nottingham 组织学分级排除了核深染[138]。Van Diest 等[187] 提供了核分裂象的详细规范（表 12-2）。值得注意的是，为了获取与图像分析的可比性，将中期核分裂象计数为两个分开的核分裂，但在常规显微镜下计数时并非如此，而是将中期核分裂象计算为单个核分裂。在粗针穿刺活

表 12-2　核分裂象说明

核　膜	• "缺失，所以细胞一定已经经过了前期。"
核结构	• "必须出现清楚的毛茸茸的核物质延伸（浓缩染色体），要么是凝块状（中期开始），要么位于一个平面（中期 / 后期），要么是分开的凝块状（末期）。规则延伸并有空的中央区，倾向非核分裂象。"
核分裂象	• "两个平行的、明显分开的染色体凝块被计数为分开的核分裂象，然而，很明显这只是一个核分裂象。这是为了以后使用图像分析来自动识别核分裂象。"

经许可，引自 van Diest PJ, Baak JP, Matze-Cok P, et al. Reproducibility of mitosis counting in 2, 469 breast cancer specimens: results from the Multicenter Morphometric Mammary Carcinoma Project. *Hum Pathol*. 1992; 23（6）: 603–607. © 1992 Elsevier.

检标本中，核分裂指数通常被低估，这可能是由于样本较小或技术假象[191]。

核分裂计数时，要记住一些实用要点：①前期的核分裂象一般不应计数（因为凋亡细胞和淋巴细胞可能与前期细胞核非常相似）；②经历核分裂时，细胞应当没有完整的核膜；③有疑问的病例，识别分开的染色体有助于确认真正的核分裂象；④经历凋亡的细胞，相对较小，胞质较深染致密；⑤显示组织学异质性的肿瘤，应选择肿瘤分化最低的区域来评估核分裂象；⑥组织学同质性肿瘤，应着重在肿瘤前沿进行核分裂计数；⑦应避免坏死和肿瘤内纤维化区域。

Baehner 和 Weidner[192] 报道，通过使用核分裂特异性抗体抗磷酸组蛋白 –H3（PHH3），来标记核分裂所有阶段的细胞核，提高了核分裂计数的特异性。抗体增强了对核分裂的识别，其结果计数与传统的核分裂计数和 Ki67 标记高度相关。在浸润癌粗针穿刺活检样本中使用 PHH3 和 MIB-1 免疫组织化学染色，已被证明与随后切除的肿块样本中的核分裂计数有更好的相关性[193]。

组织学分级按传统分为三级：3～5 分为高分化（1 级）；6～7 分为中分化（2 级）；8～9 分为低分化（3 级）（图 12-7）。组织学分级中各参数的相对重要性尚未确定，因此各个参数值在上述分级系统中具有同等权重。

Bloom–Richardson 分级系统的其他变型已有描述。Schauer 和 Weiss[194] 制订的系统将 Bloom–Richardson 分级系统的 2 级细分为两个子类，总共分为 4 级。根据核多型性和核分裂指数而忽略结构分化程度，Le Doussal 等[195] 制订的分级系统分为 5 级。以更严格的参数标准对 Bloom–Richardson 分级

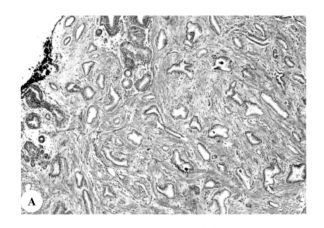

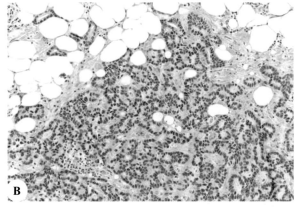

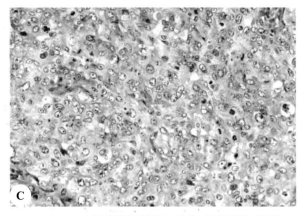

▲ 图 12-7　浸润性导管癌，结构（组织学）级别
A. 组织学低级别（小管）癌，腺腔形成良好；B. 中级别癌，具有复杂腺样生长模式；C. 低级别癌伴实性、非腺样结构

系统进行改良，形成了 Nottingham 组织学分级系统（表 12-3）。

表 12-3　改良的 Bloom-Richardson 组织学分级

- 腺管形成
  1 分：> 75% 的肿瘤有腺管
  2 分：10%～75% 的肿瘤有腺管
  3 分：< 10% 的肿瘤有腺管
- 核大小
  1 分：肿瘤细胞核类似正常导管细胞核（红细胞的 2～3 倍）
  2 分：大小和异型性中等增加
  3 分：核增大，通常呈泡状，核仁显著
- 核分裂计数（40× 物镜下每 10 个高倍视野，视野面积 0.196mm²）
  1 分：0～7 个核分裂象
  2 分：8～14 个核分裂象
  3 分：≥ 15 个核分裂象

经许可，改编自 Robbins P, Pinder S, de Klerk N, et al. Histological grading of breast carcinomas: a study of interobserver agreement. *Hum Pathol.* 1995; 26（8）: 873–879. © 1995 Elsevier.

目前，大多数分级方法都使用上述三级系统，根据肿瘤结构（用腺管形成来描述）、核级别和核分裂计数。核分裂指数通常表示为核分裂数 /HPF（即 40×）。根据特定分级系统的标准，每个参数评为 1～3 分，最终级别取决于三个参数评分之和。Bloom-Richardson 分级和 Nottingham 分级具有相似的预测值，是最常用的方法。

AJCC 癌症分期系统和美国病理医师学会（CAP）要求所有浸润癌都要分级，无论何种类型；推荐 Nottingham 组合组织学分级[145, 176]，即上述 Bloom-Richardson 分级系统。在有症状的浸润性乳腺癌中，约 50% 为低分化，高分化最少见。在筛查检出的浸润性乳腺癌中，中分化最常见（约 50%），高分化和低分化各占 25%（来自纽约 Weill Cornell 医学中心未发表的数据）。

（一）粗针穿刺活检标本的组织学分级

几项研究对比了基于粗针穿刺活检标本的组织学分级，与肿块切除标本的最终组织学分级的准确性。据报道，一致率为 59%～75%[195, 196]。在同一项研究中，肿瘤类型的一致率在 66.6%～81.0%。这些数据表明，基于粗针穿刺活检有限的样本来对浸润癌进行分类和分级的结果应当视为暂时结果。根据粗针穿刺活检样本的诊断进行新辅助治疗时，应牢记这一点。肿瘤异质性和对核分裂指数的低估

（见上下文），是粗针穿刺活检和切除活检标本之间分类和分级不一致的最常见原因，但是观察者之间和观察者自身的差异性也是影响因素。

（二）分级的可重复性

在观察者之间对确定肿瘤分级的指标进行评估，以研究组织学分级的主观性[190, 197, 198]。据报道，腺管形成的 kappa 值为 0.64，表明观察者之间对该指标的评估水平相当一致，而核分裂计数（kappa=0.52）和核多形性（kappa=0.40）的一致性较低[190]。另有报道，研究整体修订的 Bloom-Richardson 分级观察者之间的一致性，其 kappa 值分别为 0.73[199]、0.70[197] 和 0.43[198]。技术因素如固定方法，可能对观察者一致性水平有显著影响，在一项研究中，用 B5 固定的组织比用中性甲醛固定的组织影响更显著[199]。

浸润癌的结构（如实性或筛状），会对核级别的评估产生偏差；然而，在分级系统中对腺管形成、核多形性和核分裂指数的独立评估可以规避这个潜在的问题[200]。值得注意的是，肿瘤分级的重复性在一定程度上取决于多个因素，包括组织固定，以及切片的厚度和切片染色。

Schumacher 等[201] 恰当地总结了组织学分级的临床重要性，他认为"肿瘤分级能够区分预后很好的患者亚组和预后很差的患者亚组。大多数仍属于中间组。这就需要其他预后因素来将患者进一步分为不同的预后组。"

（三）分级和预后

高级别肿瘤，即细胞增殖迅速的肿瘤，化疗更可能见效。Pinder 等[138] 在国际乳腺癌研究组一项涉及 465 名患者的试验中，分析了组织学分级作为预后因素和化疗反应预估指标的意义。Bloom-Richardson 分级系统和 Nottingham 分级系统之间有很强的相关性，尽管 Nottingham 分级中有更高比例的肿瘤被归类为 1 级，而 Bloom-Richardson 分级中有更高比例的肿瘤被划为 3 级。作者称"两种分级系统之间在总生存率和无病生存率方面没有观察到明显的差异。"

肿瘤的组织学级别和核级别在某个指定的（但不是所有）浸润性导管癌中一致[202]。核级别和增殖指数之间存在显著相关性，有人认为核级别可用于

预测肿瘤是否具有高 S 期比例 [203]。大量研究表明，与低级别癌相比，高级别（即低分化）浸润性导管癌经乳房切除术治疗后，腋窝淋巴结转移、≥ 4 个淋巴结阳性的发生率较高，全身复发率更高，死于转移癌的人数也更多 [121, 149, 177—180, 204—207]。在按疾病分期进行分层的患者中，已证实核级别和组织学级别是预测预后的有效指标，尤其是没有腋窝淋巴结转移的患者 [149, 195, 206]。当结合高级别核时，腺管缺失是一个特别不利的组织学特征。

分级对 Ⅱ 期患者的预后影响尚不清楚。某些作者观察到了与低级别癌相关的良好结果，并报道了其显著相关性 [205, 206]。然而，这些分析没有考虑基于肿瘤大小和受累淋巴结数量的分期。在经过缜密筛选的一系列 Ⅱ 期 T1N1M0 患者中，组织学级别和核级别与预后均无显著相关性 [150]。另外，对浸润性乳腺癌根治术后存活 25 年的患者进行病例对照分析，结果发现，与按肿瘤大小、淋巴结转移数量和确诊年龄配对的对照组相比，长期存活患者中组织学级别为 1 级的比例（43%）明显更高 [208]。在接受辅助化疗的 Ⅱ 期患者中，组织学级别是影响预后的重要因素 [209]，尤其是那些接受长期而不是围手术期治疗的患者 [131]。级别更高的肿瘤患者化疗失败率更高。分级的不利影响与淋巴结状态、肿瘤大小、激素受体和其他一些预后因素无关。在接受内分泌治疗的全身复发患者中，组织学级别也是其预测治疗反应的一个重要指标 [210, 211]。肿瘤的组织学类型（导管型、小叶型或其他）与治疗反应没有显著的相关性。

无论临床分期如何，组织学分级不仅与复发率和浸润性导管癌致死率显著相关，还与乳房切除术后的无病间隔期和总生存期显著相关 [121]。较高级别乳腺癌导致早期治疗失败，而较晚复发则多见于较低级别癌。因此，如果分层中不考虑这一因素，患者肿瘤级别分布不均将显著影响随机试验的结果。这种影响在研究初期最为显著。

保乳治疗后乳腺癌复发风险升高的几个相关因素（瘤体较大、初诊年龄较小和 ER 阴性）也与肿瘤级别较高相关。尽管一些研究者发现分级与乳腺癌复发存在显著相关性 [212—214]，但其他研究认为分级不是乳房复发的显著预测因素 [215—217]。在预后相对有利的 Ⅰ 期癌患者中，采用肿块切除术不加放

疗，观察到肿瘤级别是复发时间的重要影响因素。中位随访 58 个月后，高级别癌的复发出现得更快，频率更高 [108]。据报道，结合淋巴结分期和肿瘤大小，赋予每个参数相同权重，形成 Nottingham 预后指数后，Nottingham 分级系统的预后价值更高 [218]。Kalmar 预后指数采用与 Nottingham 预后指数相同的因素，其肿瘤级别权重更高（1.57），肿瘤大小（0.31）和淋巴结分期（0.79）权重较低 [219]。

（四）将分级纳入分期

Schwartz 等从 NCI 监测、流行病学和最终结果项目获得乳腺癌的 T、N 和组织学级别，并用聚类算法计算每种组合的 10 年生存率 [176]。根据 AJCC 定义，T、N 和级别的组合共有 36 种。不论阳性腋窝淋巴结数目或原发浸润癌范围，对于每一个 T 和 N 的组合，组织学级别升高都与 10 年生存率持续下降相关。尽管肿瘤更大、淋巴结受累更多，但高、低级别癌绝对生存率之间的差异仍然存在。在这项发表于 2014 年的研究中，作者认为尽管肿瘤大小和淋巴结状态不同，组织学级别仍然对总生存率具有预后价值。这项研究在一定程度上推进了第八版 AJCC 乳腺癌肿瘤分期系统将肿瘤分级纳入其预后分期组 [145]。肿瘤分级可能会越来越多地与增殖指数、生物标志物和基因组特征相结合（如基因组分级指数），以提供最佳预后信息。

十八、坏死

肿瘤坏死（tumor necrosis）（图 12-8）的独立预后意义已被广泛研究 [221, 222]。然而，其定义和分类存在分歧。有意义的坏死量及其在肿瘤的导管内和浸润性成分的相对分布也是有争议的。有证据表明，肿瘤坏死的预后意义是时间依赖性的。例如，Gilchrist 等 [120] 通过 10 年的随访，肿瘤坏死（定义为"在中等放大倍数下，一张浸润癌切片中存在任何尺寸的融合性坏死"）是复发时间和总生存率的重要预测因子。然而，这种效果仅在随访的前 2 年显现出来。对于 10 年以上无病生存的患者，原发性肿瘤中的坏死不再是重要的预后因素。

罕见情况下，瘤体大片坏死，甚至几乎没有残存的活细胞成分（图 12-1）。这种情况可见于普通浸润性导管癌，也可见于特殊肿瘤类型，如乳头状

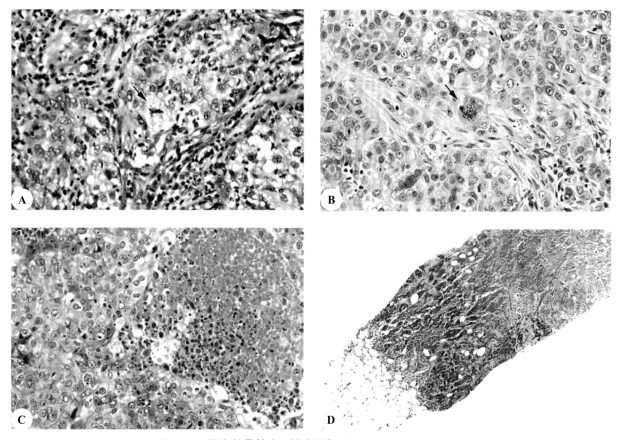

▲ 图 12-8　浸润性导管癌、核分裂象（A 和 B）和坏死（C 和 D）

A. 低分化浸润性癌可见一个前期核分裂象；B. 图中箭示病理性核分裂象；C 和 D. 切除活检（C）和粗针穿刺活检（D）中的低分化浸润性癌伴坏死

癌（见第 14 章）。Jimenez 等[223] 研究了 34 个"中央坏死性癌"。这些肿瘤是典型的局限性单中心病变，平均大小为 2.5cm。组织学检查显示中央坏死，周围有一圈狭窄的高级别癌。94% 的肿瘤 ER 和 PR 均为阴性。24 例（71%）患者出现疾病进展（定义为复发或死亡）。Yu 等[224] 研究了一组 33 例中央坏死性癌，均为高级别。33 例中 29 例（87.9%）表达基底样标志物，12 例表达肌上皮标志物。中位无进展生存期为 15.5 个月。12 例出现局部复发和（或）远处转移。这些数据进一步支持广泛坏死是浸润性乳腺癌的预后不良特征，可能反映了生长速度快，以至于在很大程度上超过了维持肿瘤的血管生成速度。这种肿瘤在增强磁共振成像上表现为环状强化，在肿瘤的囊性坏死部位表现为高强度强化 T_2 加权像[225]。

中央坏死性癌在磁共振成像上有明显的表现，在肉眼和显微镜下均表现为基底样免疫表型，增殖率高，预后差。这些特征被认为是独特的，足以表明这一组应被归类为一种特殊类型的乳腺癌[226]。

目前，新辅助化疗是治疗三阴性癌的常规选择；然而，新辅助化疗后的病理完全反应尚未显示与磁共振成像评估的肿瘤内坏死相关[227]。

十九、凋亡、bcl-2、端粒酶和坏死

凋亡（apoptosis）是程序性的细胞死亡。这个过程是生理性的，高度调控的，涉及单个细胞。相反，坏死是病理性的、未成熟的、不受调控的、随机的细胞死亡。凋亡涉及单个细胞，而坏死涉及连续的细胞群。细胞凋亡是细胞死亡的重要机制，也可能在肿瘤坏死中起一定作用。

在常规 HE 染色切片中，凋亡细胞的特征是染色质和细胞质的浓缩，以及细胞内和细胞外的微小染色质碎片。可以通过计算凋亡细胞的数量来确定凋亡指数（apoptotic index，AI），方法同核分裂计数[228]。在一项对 288 种癌的研究中，凋亡指数与肿瘤级别、核分裂指数、激素受体和 p53 的表达显著相关[228]。高水平凋亡指数与低分化癌、高核分裂

指数、激素受体阴性及 p53 表达缺失有关[203]。在另一项研究中，细胞凋亡水平随着肿瘤大小的增加而增加[229]。Shen 等报道[230]，使用末端脱氧核苷酸转移酶（TdT）介导的 dUTP 缺口末端标记法（TUNEL）测定，导管原位癌中凋亡细胞出现的平均频率高于浸润癌，而导管原位癌的增殖率较低，这提示细胞凋亡可能有助于维持导管原位癌的稳定状态。相反，浸润癌具有较高的 Ki67 增殖指数和较低的凋亡率。

bcl-2 是位于 18q21 的 *bcl-2* 基因家族的一员，在研究 B 细胞淋巴瘤（故称为 BCL）t（14;18）染色体易位时首次发现。该家族的单个基因对细胞死亡有抑制或促进作用。包括 *bcl-2*、*Bcl-x* 和 *MCL1* 在内的一组基因，可抑制程序性细胞死亡（凋亡）；而其他基因，如 *Bax* 和 *Bak*，则促进细胞死亡。这种拮抗功能在乳腺上皮分化中起重要作用，在乳腺肿瘤中可能也发挥了类似的作用[231]。*bcl-2* 参与肿瘤发生的机制是通过抑制凋亡，从而赋予表达 *bcl-2* 的细胞生存优势。*bcl-2* 表达增强的细胞寿命延长，可能导致增殖性病变的细胞数量增多，从而增加了这些细胞获得致癌性基因改变的风险。p53 诱导细胞凋亡和 G_1 期停滞，下调 *bcl-2*，同时上调 *Bax* 促进细胞凋亡[232, 233]。

免疫组织化学研究发现 bcl-2 定位在细胞质。在正常乳腺组织中，小叶上皮的表达最高，在月经周期中期达到峰值[234]。Siziopikou 等研究的所有非典型导管增生和小叶原位癌病例均能检测到 bcl-2 的表达[235]。在导管原位癌中，bcl-2 的表达与病变级别相关，与 Bax 的表达呈负相关[236]。低级别导管原位癌以 bcl-2 染色为主，中级别病变多同时表达两种蛋白，高级别导管原位癌以 Bax 表达为主。研究报道 58%[237]、64%[238]、68%[239]、75%[240] 和 79%[241, 242] 的乳腺癌中检测到 bcl-2 表达（图 12–9）。相比之下，Alsabeh 等[241] 在胃癌和肺癌中仅检测到 5.6% 和 8.3% 的表达，而且这些肿瘤的染色通常不如乳腺癌强。bcl-2 表达与 ER 和 PR 的存在显著相关[237, 239–245]。有人发现，bcl-2 表达与 EGFR、HER2 以及 p53[238, 242–247] 呈负相关，而其他研究者报道与 p53 或转化生长因子 α（TGF-α）无显著相关[240, 241, 248, 249]。

bcl-2 与乳腺癌增殖活性的关系尚不清楚。Alsabeh 等[241] 报道，bcl-2 在增殖指数较低的乳腺

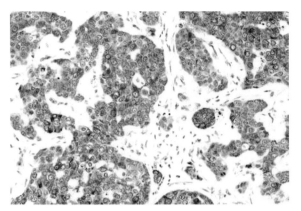

▲ 图 12–9　浸润性导管癌表达 bcl-2
浸润性中分化乳腺癌，细胞质 bcl-2 阳性

癌中表达频率明显更高。Joensuu[250] 等观察到 bcl-2 在核分裂计数低的肿瘤中表达更为频繁。Silvestrini 等[248] 发现 bcl-2 染色与胸腺嘧啶核苷指数（一种增殖标志物）呈负相关。Gee 等[243] 发现 bcl-2 和 Ki67 之间没有关联。大多数研究者报道，bcl-2 的表达在低级别癌中更常见[237, 239, 241, 246, 250, 251]。诊断时的肿瘤分期和腋窝淋巴结状态与 bcl-2 免疫反应性无显著相关[238–240, 250, 251]。综合 Ki67/bcl-2 的免疫组织化学形成了一个"稳定"的增殖指数，已证实该指数是 ER 阳性肿瘤的预后指标[252]。

bcl-2 的预后预测价值仍不确定。由于 bcl-2 能阻断细胞凋亡，它所诱导的低水平细胞凋亡可能导致恶性细胞在癌组织中聚集，从而对预后产生不利影响。Zhang 等报道[253]：① bcl-2 的表达与更好的激素治疗反应相关；②无论淋巴结状态如何，bcl-2 的表达都是一个有利的预后因素。Berardo 等[254] 发现 bcl-2 高表达与无病生存率和总生存率的改善显著相关，在多因素分析中，bcl-2 的表达与更高的无病生存率相关。Gee 等[242] 发现 ER 阳性和 bcl-2 阳性肿瘤患者对包括抗雌激素在内的内分泌治疗特别敏感。Van Slooten 等[251] 发现淋巴结阴性患者中 bcl-2 的表达与围术期化疗（5–FU、阿霉素和环磷酰胺）的反应之间没有关联。Bonetti 等[255] 报道，bcl-2 阳性率≥ 40% 的乳腺癌，肿瘤细胞对化疗有较高的反应性。

端粒酶（telomerase）是一种将端粒 DNA 添加到染色体末端的聚合酶[256]。这个过程可以防止复制过程中染色体末端的缩短。在正常细胞中，复制的 DNA 会失去部分末端片段（端粒），随着细胞反

复分裂，端粒长度缩短到一个临界点，标志着分裂的停止，随后是细胞衰老。端粒酶活性的增加与端粒修复有关，可能通过抑制衰老和死亡的正常进程而成为永生化的标志物。

在乳腺癌组织中，79%[257]、82%[258, 259]和85%[260]的病例分别检测到端粒酶活性。据报道，端粒酶活性与淋巴结状态、肿瘤大小和激素受体状态没有关联[257]，但其他人没有证实这些观点[258]。在纤维腺瘤[261]和其他良性病变中检测到端粒酶活性[259]，但在正常组织中没有。Landberg 等[260]指出端粒酶高活性与 cyclin D1 或 cyclin E 或两者的过度表达相关，同时和 p53 过度表达相关[262]。Roos 等[262]研究表示，高端粒酶活性的肿瘤在淋巴结阴性的患者中预后不良，而在淋巴结阳性的患者中不然。然而 Carey 等[258]报道，无论淋巴结状态如何，通过端粒酶活性都无法预测生存率。

采用分子分析法测定组织中端粒 DNA 含量。正常组织的端粒含量随着年龄的增长而下降[263]。乳腺癌组织中端粒含量与非肿瘤组织中端粒含量的比值在 21%～93%，平均为 61%[263]。乳腺癌组织中端粒含量与肿瘤大小、淋巴结状态和无病生存率呈负相关。因此，与低端粒含量相比，高端粒含量与较小的肿瘤、腋窝淋巴结阴性以及生存率增高相关。通过定量聚合酶链反应（qPCR）和定量逆转录聚合酶链反应（qRT-PCR）评估发现，端粒酶高表达的肿瘤对化疗的反应较差，但对内分泌治疗的反应较好[264]。

综上所述，多种因素在控制乳腺癌细胞的寿命中都起着重要作用。近年来发现其他相关的过程，包括胀亡（oncosis）、焦亡（pyroptosis）和自噬（autophagy）。了解这些复杂的途径可能有助于开发新型的化疗药物[265]。

二十、肿瘤浸润淋巴细胞

单个核的淋巴样细胞（即淋巴细胞和浆细胞）浸润肿瘤，称为肿瘤浸润淋巴细胞（tumor-infiltrating lymphocyte，TIL）。这些免疫细胞在肿瘤内浸润代表了宿主对肿瘤的免疫反应（图 12-10）。浸润癌中肿瘤浸润淋巴细胞的范围，在某些情况下具有预后和预测意义。尤其在三阴性和 HER2 阳性浸润性导管癌中，肿瘤浸润淋巴细胞的增加与临床结局

改善以及对新辅助治疗的反应增强有关[266-270]。在 HER2 阳性和三阴性乳腺癌（triple-negative breast carcinoma，TNBC）中，高达 75% 的病例出现肿瘤浸润淋巴细胞，高达 20% 的病例表现为密集浸润。通常来说，在 ER 阳性乳腺癌病例中肿瘤浸润淋巴细胞的程度较低[271]。

肿瘤浸润淋巴细胞的量化在观察者之间有差异；然而，遵守已发布的评分指南是有帮助的。2014 年，一个国际肿瘤浸润淋巴细胞工作组，提出了评估浸润性乳腺癌肿瘤浸润淋巴细胞的建议[270]，认为应遵循以下总原则：应在较高倍镜下（20× 或 40× 放大，使用 10× 目镜）观察肿瘤最具代表性的部分。一张 4～5μm 厚的 HE 染色切片应当足以评估。首选切除活检标本的切片进行评估，新辅助治疗前，也可使用粗针穿刺活检样本切片。应在肿瘤之间的（而非瘤内）间质进行肿瘤浸润淋巴细胞评分。不应包括透明变性区域、愈合的活检部位、坏死灶和挤压假象。应排除导管原位癌和正常小叶周围的肿瘤浸润淋巴细胞或肿瘤边界外的肿瘤浸润淋巴细胞。应评估淋巴细胞和浆细胞（单个核的免疫细胞），中性粒细胞和嗜酸性粒细胞应忽略不计。值得注意的是，出现肿瘤周围淋巴滤泡和"三级淋巴结构"，这无疑是主动免疫反应的表现，不包括在肿瘤浸润淋巴细胞的正式评估中。三级淋巴结构指具有生发中心的淋巴滤泡，是 T 细胞启动、B 细胞活化和分化为浆细胞的部位。应避免肿瘤浸润淋巴细胞"热点"。如果肿瘤浸润淋巴细胞存在异质性，应报告平均得分。肿瘤浸润淋巴细胞评分仅以间质面积的百分比表示，即以间质面积为分母计算间质肿瘤浸润淋巴细胞的百分比，免疫细胞的面积除以肿瘤内间质的面积。2014 年，国际肿瘤浸润淋巴细胞工作组未就临床相关肿瘤浸润淋巴细胞评分提出正式推荐[270]。

Denkert 等将肿瘤间质组织中 0%～10% 的免疫细胞定义为低肿瘤浸润淋巴细胞，11%～59% 定义为中等肿瘤浸润淋巴细胞，≥ 60% 定义为高肿瘤浸润淋巴细胞[266]。在三阴性肿瘤中，肿瘤浸润淋巴细胞的增加也与较高的总生存率相关［0.92（0.86～0.99），P=0.032］，但在 HER2 阳性乳腺癌中没有这种相关性［0.94（0.86～1.02），P=0.11］，与腔面型 HER2 阴性乳腺癌的总生存率缩短相关

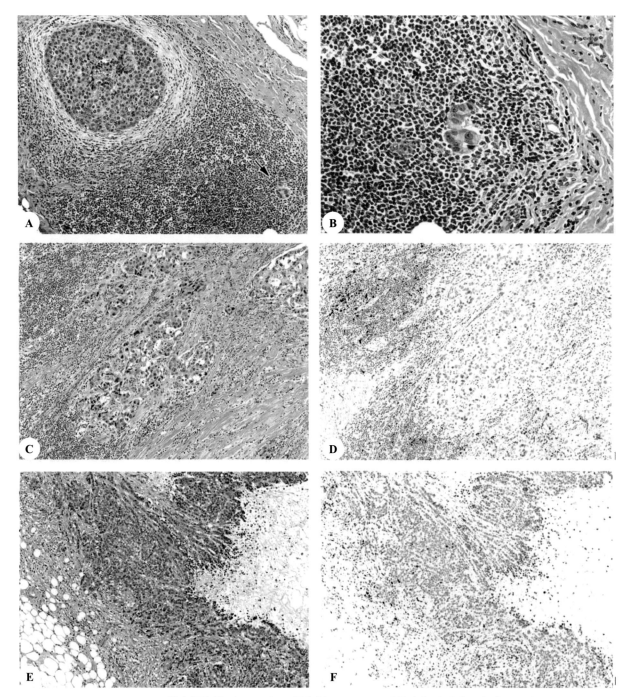

▲ 图 12-10　微小浸润性（A 和 B）和浸润性（C 和 D）导管癌相关肿瘤浸润淋巴细胞

A 和 B. 微小浸润性导管癌（箭）和导管原位癌，有明显淋巴细胞浸润（肿瘤浸润淋巴细胞）。导管原位癌周围淋巴细胞浸润较少。C 至 F. 浸润性导管癌的肿瘤浸润淋巴细胞。没有坏死的浸润性（"三阴性"）癌（C）。与浸润性癌相关的免疫细胞对应病灶 PD-L1 染色阳性（25%～30%）（D）。伴有中央坏死的浸润性低分化（"三阴性"）癌（E）。与浸润性癌相关的免疫细胞相对应病灶显示 PD-L1 阳性比例较低（5%）（F）

[1.10（1.02～1.19），P=0.011]。肿瘤浸润淋巴细胞升高可预测所有分子亚型对新辅助治疗的反应，也与 HER2 阳性和三阴性肿瘤的生存获益相关。由于肿瘤浸润淋巴细胞评分在免疫治疗时代可能具有更重要的意义，因此需要对肿瘤浸润淋巴细胞进行可靠、易用且可重复的评估。另请参阅本章后面对 PD-L1 的讨论。

研究者们对浸润性导管癌相关炎症细胞的兴趣并不新奇，早在肿瘤浸润淋巴细胞命名法引入前便有。以下是对既往文献主题的概述。

以浆细胞为主的肿瘤与髓样癌或具有髓样特征的癌有关[272]。具有髓样特征的浸润性导管癌可能比浸润性导管癌预后稍好，但差异无统计学意义[273]。大多数淋巴细胞突出的非髓样浸润性导管癌倾向于低分化，具有局限性轮廓而非浸润性轮廓。Marginean 等[273] 指出，有明显的炎症和合体状分布的低分化癌，提示一种预后良好的基底样癌亚型，这两个特征提供了"髓样"癌的简化定义。尽管髓样癌的良好预后通常归因于相关的免疫细胞反应，但对于非髓样浸润性导管癌是否也能得出同样的结论尚不清楚。一些学者发现具有"宿主反应"的癌预后相对较好[121, 178]，但其他人却未发现显著差异或预后较差[222]，浸润性导管癌中免疫细胞的存在，似乎不会影响淋巴结阴性乳腺癌的死亡率[274]。一项研究表明，免疫细胞的反应对预后影响与淋巴结状态、肿瘤分级和 HER2 阳性率有关[275]。一项针对 1597 例未接受系统性辅助治疗浸润癌患者研究显示，平均随访 9.5 年，"显著炎症"与高组织学分级、更高的生存率相关[276]。

针对浸润性导管癌中淋巴细胞的研究表明，它们大部分是 T 细胞[277-279]，主要由 T4（CD4+ 辅助细胞）和 T8（CD8+ 细胞毒性抑制细胞）细胞组成[278, 279]。Whitford 等[280] 也报道了 T8 细胞的优势。通常，在良性或癌性乳腺组织中发现的 B 细胞很少，但在癌组织中 B 细胞的比例往往相对增加[281]。Parkes 等[282] 已经证明，血液中存在表达高水平免疫球蛋白 κ 链 mRNA 的浆细胞与较差的预后相关。

浸润性导管癌内部以及周围的肥大细胞浸润与预后没有显著关联[283]。利用 c-kit（CD117）作为肥大细胞标志物，Dabiri 等[284] 在包含 348 例浸润性乳腺癌组织的微阵列中，发现了 93 例（26.7%）肿瘤中存在间质肥大细胞。肥大细胞阳性病例的分布与淋巴结状态无明显关系。据报道，白细胞介素 –4 对乳腺癌细胞的生长和凋亡具有抑制作用[285]。

二十一、PD-L1

三阴性乳腺癌约占所有乳腺癌的 15%。典型的三阴性乳腺癌对传统的治疗方式耐药，临床疗效较差。针对程序性死亡受体 1/ 程序性死亡配体 1（programmed death 1/programmed death ligand 1，PD-1/PD-L1）的免疫检查点抑制剂对非小细胞肺癌有效，目前正成为一种治疗三阴性乳腺癌的有效方法。

PD-L1 是一种跨膜蛋白，通过结合抑制性受体 PD-1 和 B7.1 来下调免疫应答。PD-L1 也称为 B7 同源物 1（B7H1）或 CD274。T 细胞活化后，PD-1 在 T 细胞上表达。PD-L1 与 PD-1 结合后抑制了 T 细胞增殖、细胞因子产生及细胞溶解活性，引起 T 细胞功能受损。B7.1 是一种在抗原呈递细胞和活化 T 细胞上表达的分子。PD-L1 与 T 细胞以及抗原提呈细胞上的 B7.1 结合可下调免疫应答，包括抑制 T 细胞活化和细胞因子的产生。PD-L1 在免疫细胞和肿瘤细胞中均有表达。通过抑制 PD-L1 的表达来阻断 PD-L1/PD-1 通路，是增强肿瘤特异性 T 细胞免疫的一种策略。总之，消除对抗肿瘤免疫反应的抑制是针对 PD-L1/PD-1 通路的单克隆抗体发挥作用的机制[286]。

瑞士巴塞尔罗氏公司于 2016 年开发了 Ventana PD-L1（SP142）检测，用于增强肿瘤浸润免疫细胞染色的视觉对比度。作为一种伴随诊断检测，它可以帮助确定适合接受免疫治疗剂阿替利珠单抗（atezolizumab）（Tecentriq，瑞士巴塞尔罗氏公司）+ 化疗（纳米白蛋白结合型紫杉醇）的三阴性乳腺癌患者。美国食品药品管理局于 2019 年批准上述检测和阿特利珠单抗用于 PD-L1 阳性转移性三阴性乳腺癌的初始治疗。Ventana PD-L1 检测是一种定性免疫组织化学方法，使用兔单克隆抗体 PD-L1 SP142，用于评估使用福尔马林固定的石蜡包埋组织。阿特利珠单抗是一种能与 PD-L1 结合的单克隆抗体。阿特利珠单抗可以通过抑制 PD-L1 激活 T 细胞。

PD-L1（SP142）是 IMpassion130 试验中应用的注册实验，后者是第一个三阴性乳腺癌有阳性结果的免疫治疗 III 期研究。本试验数据显示，当转移性三阴性乳腺癌中有 1% 以上的免疫细胞表达 PD-L1 时，临床一线联合使用阿特利珠单抗和白蛋白结合型紫杉醇治疗，可改善其无进展生存率和总生存率[287]。

阿替利珠单抗联合纳米白蛋白结合型紫杉醇

推荐使用经过验证和批准的 PD-L1 抗体 SP142 和可重复的评分系统，仅评估"肿瘤区域"内的免疫细胞，忽略坏死区。评分代表了肿瘤浸润淋巴细胞中 PD-L1 染色的免疫细胞所占百分比，而不是肿瘤细胞；然而，观察者之间的差异是一个重要的问题[288]。

针对三阴性乳腺癌中 PD-L1（SP142）的研究显示了相对一致的结果[289, 290]。Wang 和 Liu 对 223 例三阴性乳腺癌进行了 PD-L1（SP142）免疫组织化学检测，并评估其在肿瘤细胞和肿瘤浸润淋巴细胞中的阳性率[289]。PD-L1 在肿瘤细胞和肿瘤浸润淋巴细胞中的表达率分别为 8.5% 和 25.1%。肿瘤浸润淋巴细胞中 PD-L1 的表达与肿瘤级别和肿瘤浸润淋巴细胞的范围有关。肿瘤细胞 PD-L1 的表达与预后无关；然而，肿瘤浸润淋巴细胞中 PD-L1 的表达与不良预后相关，是总生存率的独立预后因素［风险比（HR）=0.867，P=0.029］。

二十二、淋巴管血管侵犯

淋巴管是由内皮细胞排成的脉管通道，它没有支持的平滑肌或弹性层（图 12-11）[291-292]。在乳腺组织中很难区分淋巴管和静脉，因此，通常使用概括性术语"淋巴管血管"，癌栓多常见于淋巴管，而不是血管。

Hoda 等回顾了在 HE 染色切片中诊断淋巴管浸润时必须考虑的问题[293]。大多数淋巴管不包含红细胞，但毫无疑问，一些毛细血管被误认为是淋巴管。当不使用免疫组织化学染色，在 HE 染色切片中鉴别淋巴管血管侵犯（lymphovascular involvement，LVI），即淋巴管腔内癌栓，在瘤周比在瘤内组织中更可靠，因为瘤内组织很可能形成类似淋巴管腔的收缩假象（表 12-4）。真正的淋巴管血管侵犯通常与它们所在腔隙的形状不吻合。当肿瘤与腔隙形状吻合时，更可能是收缩间隙。通常在真淋巴管周围可以看到内皮细胞核；如果没有则很可能是收缩假象。一些淋巴管毗邻小血管，但不是常规现象。由于免疫组织化学大大提高了检测浸润性乳腺癌内部及周围淋巴管血管侵犯的能力，在大多数病例中，上述鉴别淋巴管血管侵犯的方法应辅以免疫组织化学检查。

因不恰当的组织处理而造成组织收缩，在浸润癌的癌巢周围可能形成空隙假象，这就是所谓的皱缩或收缩假象（图 12-12）。收缩假象主要由福尔马林固定延迟或"冷缺血"时间引起[294]，在导管

癌中比在小叶癌或同时具有导管和小叶特征的癌中更常见[295]。这种假象的存在降低了乳腺癌淋巴管血管侵犯的诊断一致性[296]。值得注意的是，浸润性微乳头状癌（透明间质空隙内的细胞簇）的组织病理学可能与淋巴管血管侵犯类似，尽管大多数此类肿瘤确实有真性淋巴管血管侵犯。Acs 等[295] 发现淋巴结阴性患者的收缩假象与淋巴管血管侵犯之间存在显著的相关性。此外，淋巴结阴性且有收缩假象的患者，发生远处转移的概率明显高于无收缩假象的患者。这些发现使研究者认为收缩假象可能反映了肿瘤 - 间质相互作用的重要方面，可能与淋巴管的形成有关，而不仅仅是一种被动现象。浸润癌累及假血管瘤样间质增生可促进淋巴管血管侵犯形成。事实上，有人提出，假血管瘤样间质增生代表"淋巴管腔前体"与"真"淋巴管相联系[297]，从而构成有利于肿瘤扩散的乳腺内淋巴迷路的一部分[298]。

肿瘤内是否存在血管通道和淋巴管血管生成，尚有争议。有学者已经观察到乳腺癌内淋巴管生成受限或缺失，肿瘤周围淋巴管密度明显大于肿瘤内基质[299-301]。Aleskandarany 等概述了淋巴管血管侵犯的分子机制[302]。

（一）免疫组织化学染色检测淋巴管血管癌栓

内皮细胞的免疫组织化学染色（如Ⅷ因子、CD34 或 CD31 和血型抗原）有助于识别淋巴管血管侵犯。血管内皮染色最强，淋巴管内皮较弱或阴性[303-305]。在收缩假象空隙中，肿瘤细胞对血型抗原呈强染色，可能与抗原弥散到周围间质有关[304, 306]。CD34 和 CD31 可与肌纤维母细胞反应，勾勒出收缩假象、非血管性间隙及假血管瘤样间质增生中的空腔。Ⅷ因子抗原并没有在所有内皮被覆的毛细血管或淋巴管中得到一致证实。

D2-40 是一种针对淋巴管的单克隆抗体，对正常组织和癌间质中淋巴管内皮具有高度特异性[306-309]。D2-40 在淋巴管瘤[307, 308]、血管肉瘤[307, 308] 和一些血管瘤的内皮细胞中具有反应性[308]。在 Kaposi 肉瘤[307, 308] 和 Dabska 肿瘤（即血管内乳头状血管内皮细胞瘤）中也观察到 D2-40 的反应性[308]。某种非肿瘤性脉管，如 D2-40（＋），CD31（－）和（或）CD34（－），则很可能是淋巴管腔。相反，如果

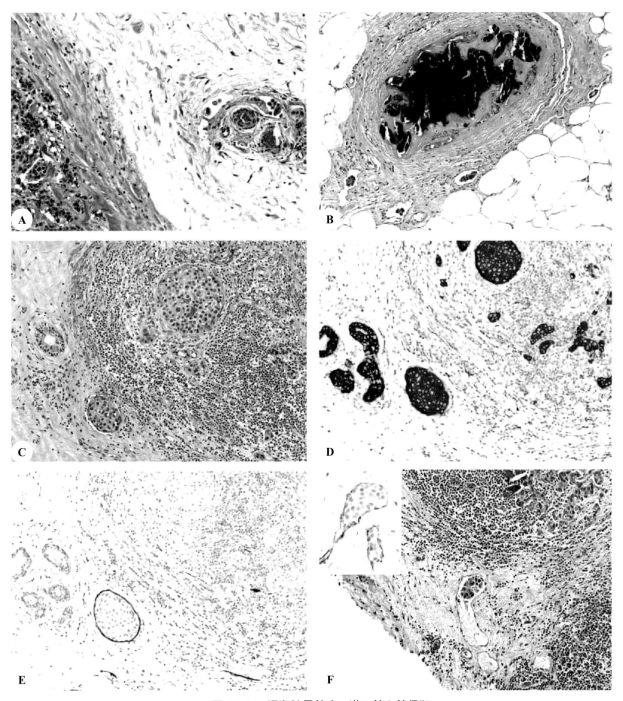

▲ 图 12-11　浸润性导管癌，淋巴管血管侵犯

A. 淋巴管癌栓与浸润性导管癌相邻；B. 新辅助化疗后的淋巴管癌栓，浸润性癌灶有密集的硬化和钙化；C 至 E. 浸润性导管癌和导管原位癌周围邻近的淋巴管可见癌栓；D. ADH5 染色支持原位癌和浸润癌的诊断；E. 淋巴管内皮细胞 CD31 阳性；F. 粗针穿刺活检标本显示在扩张的淋巴管血管腔内有一簇癌细胞，紧邻浸润性导管癌。插图显示 CD31 阳性内皮细胞

表 12-4　淋巴管血管侵犯的诊断标准

- 肿瘤侵犯淋巴管血管的重点部位在瘤周，而不在瘤内
- 癌栓与其所在空隙的形状通常不会完全吻合。否则，很可能是收缩假象
- 淋巴管血管腔有内皮细胞核衬覆。如果没有内皮细胞核，那么很可能是收缩假象
- 较大的淋巴管腔位于血管（动脉和静脉）附近

经 McGraw Hill LLC 许可，引自 Rosen PP. Tumor emboli in intramammary lymphatics in breast carcinoma: pathologic criteria for diagnosis and clinical significance. *Pathol Annu*. 1983; 18（Pt 2）: 215–232.© Clearance Center, Inc.

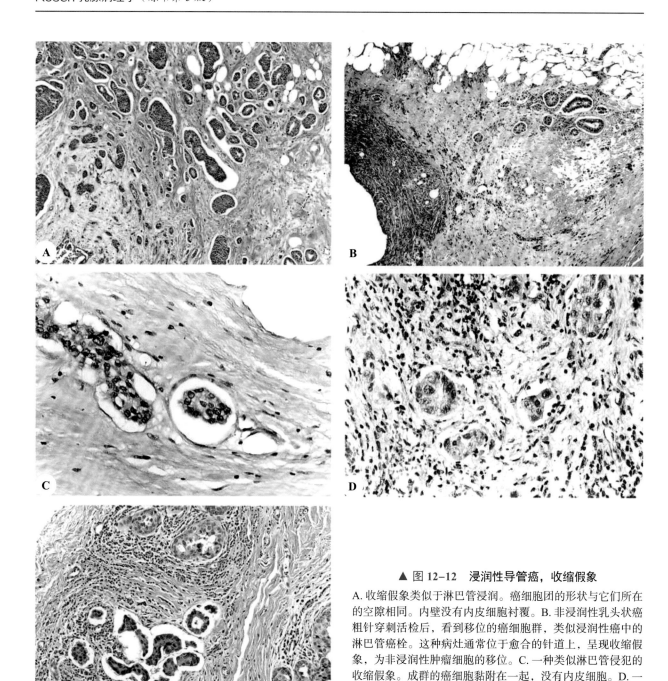

▲ 图 12-12　浸润性导管癌，收缩假象

A. 收缩假象类似于淋巴管浸润。癌细胞团的形状与它们所在的空隙相同。内壁没有内皮细胞衬覆。B. 非浸润性乳头状癌粗针穿刺活检后，看到移位的癌细胞群，类似浸润性癌中的淋巴管癌栓。这种病灶通常位于愈合的针道上，呈现收缩假象，为非浸润性肿瘤细胞的移位。C. 一种类似淋巴管侵犯的收缩假象。成群的癌细胞黏附在一起，没有内皮细胞。D. 一团癌细胞，类似浸润性癌中的淋巴管癌栓。这种病灶为收缩假象。E. 浸润性微乳头状癌的微小病灶，类似脉管内癌栓。邻近导管中可见平坦型微乳头状（附壁性）导管原位癌

D2-40（-），CD31（+）和（或）CD34（+），则很可能是血管腔。在一项使用 CD34 和 D2-40 抗体的研究中，van den Eynden 等[310] 能够定位血管［D2-40（-），CD34（+）］和淋巴管［D2-40（+），CD34（-），或 CD34（+）］内的癌栓。能清楚地区分肿瘤内和肿瘤周围的淋巴管血管侵犯。腋窝淋巴结转移与瘤周淋巴管血管侵犯有关，而与瘤内淋巴管血管侵犯无关。

已证明针对内皮透明质酸受体 -1（LYVE-1）的单克隆和多克隆抗体，可用于检测乳腺癌中的淋巴管血管侵犯[311, 312]。目前，D2-40、LYVE-1 和其他内皮标志物如（Fli-1 和 ERG）可用于诊断组织中淋巴管血管侵犯不明确的个别病例。同时制备 HE 染色切片，以确保免疫组织化学染色切片与组织学形态完全对应。对所有乳腺癌标本检测淋巴管或血管内皮标志物，可能仅限于研究目的，其结果尚无

长期随访研究。不提倡将肾母细胞瘤 1（WT1）作为内皮标志物，因为伴随的肌上皮细胞反应性可能产生问题[313, 314]，尤其是当肌上皮持续存在于导管或小叶原位癌周围时。当怀疑是这种情况时，p63 的核阳性可以区分对 WT1 均有免疫反应的肌上皮细胞和内皮细胞。实际上，D2-40 免疫组织化学染色也可以标记肌上皮细胞；然而，这种染色在较大的腺体中更为明显，与淋巴管内皮细胞中观察到的染色相比，这种染色不均匀且染色强度较低[315]。此时 p63 免疫组织化学染色可能也有帮助。

（二）淋巴管血管癌栓的预后

只观察 HE 切片，大约 15% 的浸润性导管癌伴有瘤周淋巴管血管侵犯。其中大多数患者有淋巴结转移，但常规 HE 切片淋巴结阴性的患者中，有 5%～10% 的浸润性导管癌周围的乳腺中发现淋巴管癌栓。淋巴结阴性浸润癌患者应用免疫组织化学染色检查组织时，淋巴管血管侵犯发生率较高。

Mohammed 等[316] 对 1005 例淋巴结阴性肿瘤进行了 CD34、CD31 和 Podoplanin/D2-40 免疫组织化学染色，检测血管和淋巴管侵犯。总体而言，218 例（22%）病变中发现有某种形式的脉管侵犯，其中包括 211 例（97%）淋巴管侵犯，5 例（3%）血管侵犯。值得注意的是，仅有 2 例同时存在淋巴管和血管侵犯。

一些研究表明，对淋巴结阴性的乳腺切除术[149, 222, 317-321] 或保乳手术患者[322]，在常规 HE 切片中检测到瘤周淋巴管血管侵犯，提示预后不佳。这种不利影响在 T1N0M0 的女性中最为明显。在一项对 378 例 T1N0M0 癌患者的 10 年随访研究中，在辅助化疗时代之前，通过常规 HE 切片发现的 30 例淋巴管血管侵犯患者中，33% 死于疾病。348 名没有淋巴管血管侵犯的女性中，只有 10% 的人死于乳腺癌[149]。另一项比较 T1N0M0 患者类似亚群的研究发现，32% 的淋巴管血管侵犯患者及 10% 的对照组复发[222]。肿瘤大于 2cm（T2N0M0）的 I 期患者中，淋巴管血管侵犯患者的转移率也较高[292, 304, 321]。淋巴结阴性且伴有瘤周淋巴管血管侵犯的患者在确诊 5 年后往往发生转移，而且几乎都是全身性转移。淋巴管血管侵犯并不预示经乳腺切除术治疗的淋巴结阴性患者局部复发，但与保乳治疗后乳腺复发的

风险增加相关[322]。Liljegren 等[323] 报道称，在有瘤周淋巴管血管侵犯和无瘤周淋巴管血管侵犯女性患者的比较中，保乳治疗后乳腺癌复发的相对风险为 1.9（95%CI 1.1～3.5）。

在淋巴结阴性患者中，D2-40 免疫组织化学染色检测到的淋巴管血管侵犯也与远处（而非局部）复发的风险显著相关。Arnaout-Alkarain 等[324] 使用 D2-40 免疫组织化学染色，检测 303 例淋巴结阴性女性浸润癌患者的淋巴管血管侵犯，平均随访 7.6 年。其淋巴管血管侵犯检出率为 27%，主要位于癌周。与未发现淋巴管血管侵犯的患者相比，用这种方法检测到淋巴管血管侵犯的患者，有更高的远处复发率和更短的生存期。Mohammed 等[316] 还报道，在单因素和多因素分析中，免疫组织化学染色检测到的淋巴管血管侵犯与无病间隔较短、转移率较高和生存率降低显著相关。淋巴管血管侵犯病灶数目与复发或生存率降低之间无明显关系。

淋巴管血管侵犯对某些淋巴结阴性患者预后的影响存在争议[325, 326]。一些研究已经证实，淋巴管血管侵犯在淋巴结阴性乳腺癌中具有独立的预后意义，包括 ER 阴性和三阴性患者[327, 328]。一项研究发现，55 岁以上可手术的 T1N0M0～T2N0M0 期浸润癌女性患者，通过 D2-40（＋）以及 p63（－）评估为淋巴管血管侵犯，且 PHH3 免疫组织化学染色显示有高增殖率（≥ 13），即可确定为具有远处转移高风险的亚组[329]。因为淋巴管内皮细胞的细胞核是 p63（－），与肌上皮细胞核 p63（＋），核染色缺乏 p63 证实为淋巴管。

在前哨淋巴结标记出现之前进行的一项研究数据表明，淋巴结阴性患者中淋巴管血管侵犯的不利影响，可能不是因为其在腋窝淋巴结内的隐匿性转移。在 28 例初始分类为 T1N0M0 伴淋巴管血管侵犯的乳腺癌患者中，连续切片发现 9 例有淋巴结转移。隐匿性淋巴结转移组的复发率并不比真正的淋巴结阴性组高[326]。

淋巴管血管侵犯对淋巴结转移患者预后的意义尚不确定。在辅助化疗前接受乳房切除术的 T1N1M0 患者中，淋巴管血管侵犯对随访 10 年的无病生存率无显著影响[150]。一组研究人员发现，淋巴管侵犯对接受辅助化疗的患者 10 年的无病生存率无独立影响[330]。研究也报道，在接受辅助化

疗的 II 期患者中，辅助治疗试验显著降低总生存率和无病生存率[331]。在那不勒斯大学接受辅助治疗的 863 名淋巴结阳性患者，淋巴管血管侵犯是显著的不利预后因素[321]。这种影响与淋巴结转移的数量、肿瘤大小或分级无关。

肿瘤周围淋巴管血管侵犯的识别，也开始在腋窝前哨淋巴结阴性患者治疗中发挥作用。已证明在接受完全腋窝淋巴结清扫术的患者中，剩余淋巴结中发现转移癌的概率与原发肿瘤大小、前哨淋巴结转移大小以及瘤周淋巴管血管侵犯与否显著相关[332, 333]。一项研究表明，肿瘤 ≤ 1cm、无淋巴管血管侵犯、前哨淋巴结转移 < 2mm 的患者，未发现有非前哨淋巴结转移[332]。另外，有 58% 的患者，存在肿瘤大于 1cm、有淋巴管血管侵犯、前哨淋巴结转移 > 2mm，发现非前哨淋巴结转移。

（三）分期和淋巴管血管侵犯

为了在临床和分子相关分期亚组中评估淋巴管血管侵犯的预后价值，Rakha 等[326]对 3812 例可手术的（pT1~pT2，N0~pN3M0）乳腺癌患者进行了一项连续系列研究，这些患者在单机构按标准方案治疗，并进行长期随访。在所有序列和不同亚组的乳腺癌中，淋巴管血管侵犯均与乳腺癌特异性生存率（breast carcinoma-specific survival，BCSS）和无远处转移生存率（distant metastasis-free survival，DMFS）密切相关。多因素分析表明淋巴管血管侵犯是可手术乳腺癌患者，TNM 分期为 pT1a~pT1c/pN0 和 pT2/pN0 以及各种分子类型的患者 BCSS 和

DMFS 的独立预测因子。在淋巴结阴性肿瘤患者中，淋巴管血管侵犯可作为一个高风险指标，其对生存带来的不利影响相当于一个或两个淋巴结受累（pN0~pN1）或瘤体大小类别的升级（pT1~pT2）。作者建议应将淋巴管血管侵犯纳入乳腺癌分期体系。

值得注意的是，新辅助化疗术后无浸润癌残留患者，淋巴管内乳腺癌残留与不良预后相关，包括治疗后淋巴结阴性的患者[334-336]。对于这组独特的病例，没有合适的 TNM 分期。

（四）血管侵犯

血管侵犯的定义为肿瘤细胞进入动脉腔或静脉腔（图 12-13），几乎总是与淋巴管侵犯同时出现[316, 337]，可以在 HE 染色切片中通过有弹力纤维支撑的平滑肌壁来识别血管。可能需要使用组织化学染色[如地衣红或 Verhoeff–vanGieson（VVG）染色]，它选择性地染色弹性组织，以此来检测血管壁中的弹力纤维成分。在含有导管原位癌成分的浸润癌中，由于弹力纤维通常沉积在导管周围，因此弹性组织染色的结果可能难以与血管浸润区分。肌动蛋白或平滑肌肌球蛋白的免疫组织化学染色有助于确定血管壁中的平滑肌成分。

HE 染色切片中检测到的血管侵犯频率，为 5%~50%[149, 150, 222, 338-340]。众多有分歧的观察结果反映了在患者数量评估、被研究人群的临床和病理特征以及血管浸润判断方法上的差异。CD31、CD34 和 D2-40/podoplanin 等免疫组织化学染色的数据表

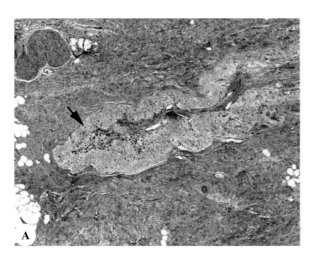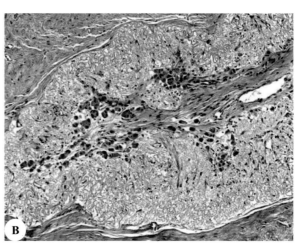

▲ 图 12-13　浸润性导管癌，血管侵犯
A. 新辅助化疗后，在血栓形成和部分再通的血管中，可见血管内癌细胞（箭）；B. 血管内癌细胞的高倍镜观

明，血管侵犯的真实频率可能在 3% 左右，血管侵犯作为一个独立的预后因素的意义很难确定，因为它很少发生，而且几乎总是与淋巴侵犯共存。鉴于这些观察，以前发表的研究如果仅基于 HE 切片结果即认为血管侵犯的患者复发更频繁，则该结果不再可靠，因为不良结果可能是由淋巴管侵犯引起。

E-cadherin 的免疫反应性为浸润性导管癌和导管原位癌的导管分化提供了事实证据（图 12–14）。与血管外浸润成分相比，血管侵犯与乳腺和其他部位癌组织的血管内 E-cadherin 表达的增加有关[341]。浸润癌的实质和血管内癌组织间的差异表明，癌细胞在进入循环系统后，其生物学特性可能发生改变。

（五）淋巴管血管侵犯的量化

淋巴管血管侵犯的定量尚未标准化。Colleoni 等[342] 将局灶性淋巴管血管侵犯定义为一个肿瘤区存在一个病灶，中度侵犯为一个肿瘤区存在多个病灶，广泛侵犯为在一个以上的肿瘤区域存在一个或多个病灶。无论淋巴管血管侵犯的数量如何，具有这一特征的肿瘤患者明显比没有淋巴管血管侵犯的患者更可能出现腋窝淋巴结阳性。在淋巴结阴性的乳腺癌患者中，无论淋巴管血管侵犯的数量多少，远处转移风险均会增加。

二十三、血管生成

作为一种预后指标，乳腺癌相关的血管生成一直备受关注。肿瘤[343] 和癌前病变[344, 345] 诱导血管增生的能力已被证实。在血管生成前，浸润性病变的早期扩张受生长速率和凋亡之间平衡的调控，这是在原发肿瘤和微转移部位的实验研究中观察到的现象[346]。血管生成表型的获得归因于血管生成因子的过表达，如血管内皮生长因子（vascular endothelial growth factor，VEGF），也称为血管通透性因子（vascular permeability factor，VPF）和碱性纤维母细胞生长因子（basic fibroblast growth factor，bFGF）。VEGF 和 bFGF 对血管生成有协同作用[347]。

几种血管生成因子的来源已经被确定。乳腺间质纤维母细胞产生 VEGF，这种蛋白的表达在缺氧条件下上调[348]。血管生成相关蛋白可以存在于基质中，由炎症细胞（如巨噬细胞）产生。基质细胞组织蛋白酶 –D 数量和基质血管密度之间的显著相关性表明，基质蛋白酶的上调可能促进了浸润[349]。

免疫组织化学可检测到乳腺癌细胞质中 VEGF[350]。在细针穿刺活检获取的浸润性导管癌样本中，通过 RT-PCR 和 Southern blotting 检测 VEGF mRNA 的表达，Anan 等[351] 发现其与 CD31 标记的新生血管的形成显著相关。无论是细针穿刺活检标本还是手术切除标本，VEGF mRNA 表达均与血管新生高度相关（r=0.874）。Lee 等研究发现，虽然不同肿瘤类型间的微血管密度（microvessel density，MVD）无明显差异，但浸润性导管癌中 VEGF 蛋白和 mRNA 的表达均高于浸润性小叶癌[352]，这就提示其他血管生成因子可能在浸润性小叶癌中发挥更大的作用。在同一乳腺癌病变中，免疫组织化学检测到的 VEGF 浓度与肿瘤的微血管密度相

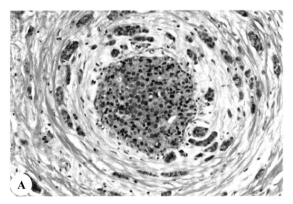
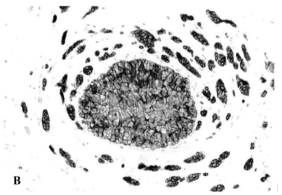

▲ 图 12–14　类似小叶癌的导管癌

A. 浸润性导管癌和导管原位癌，类似浸润性小叶癌和小叶原位癌；B. E-cadherin 免疫组织化学显示肿瘤细胞膜阳性，支持导管分化

关[350]。也可通过下调血管生成抑制剂，如血栓反应蛋白[353, 354] 和血管生成抑制素[355] 来促进血管生成。肿瘤抑制基因 *TP53* 可能在控制血小板反应蛋白的表达中起作用[354]。

肿瘤的生长增加不仅与新生血管形成所致的灌注增加有关，而且还与生长因子的旁分泌促核分裂效应有关[354]，如内皮细胞产生的胰岛素样生长因子 1（insulin-like growth factor 1，IGF-1）以及血小板源性生长因子（platelet-derived growth factor，PDGF）[356]。一些表达 VPF mRNA[357] 的乳腺癌，其肿瘤细胞附近的血管内皮细胞中可检测到 VPF 受体（VEGF）的表达。VEGF 和 bFGF 的抗体可以抑制肿瘤生长[358, 359]。乳腺癌的部分细胞可具有促血管生成的表型，获得这种表型可能是乳腺癌演进的一个重要标志。

（一）血管生成的测量

通过对乳腺癌血管生成的病理研究，检测肿瘤血管生成与乳腺癌已知预后标志物和预后的相关性，使用内皮细胞标志物对石蜡包埋的组织切片进行免疫组织化学染色，如 ERG、Ⅷ因子［抗人血管性血友病因子（anti-VWF）］、CD34 和 CD31（图 12–15）[360]。但这些使用血管分化标志物的对比研究，没能一致确定测量血管生成的最佳方法。一项研究数据表明，CD31 最敏感，能提供最高的血管计数[360]。尽管不同抗体的染色结果具有可比性，然而，也有人报道"CD34 和抗 VWF 的染色效果优于 CD31"[361]，Ⅷ因子和 Ki67 双重免疫组织化学染色可显示增殖活跃的血管[362]。

采用人工方法，在预先确定区域中血管密度最大的病灶（即所谓的热点）中记录血管数[363, 364]。检测热点的一个重要问题是血管的异质性。Martin等[365] 研究了乳腺癌的血管异质性，通过血管造影，将放射结果与同一肿瘤的组织学切片中的微血管密度比较。血管造影显示了两种基本的血管分布模式：吻合型和放射型。X 线图像中的微血管密度与 CD34 免疫组织化学染色评价血管分布相关。对 147

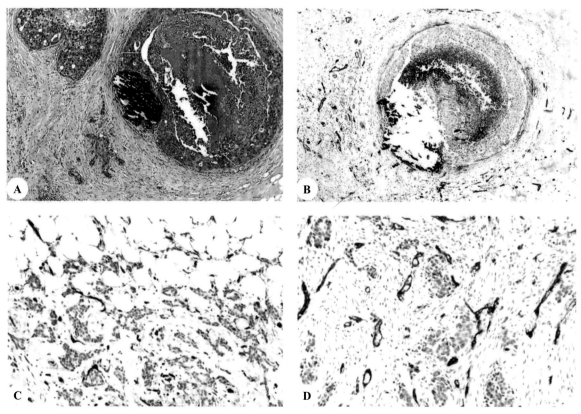

▲ 图 12–15　浸润性导管癌的血管生成

A. 微小浸润癌（左下）伴高级别导管原位癌，可见钙化；B. 在 A 导管原位癌的平行切片中，CD34 免疫组织化学染色显示微小浸润癌（左）区域比导管周围的其他区域血管更丰富；C. 在浸润性导管癌的边缘有血管生成；D. 肿瘤内血管生成（均为 CD34 抗体）

个浸润性导管癌的 3 个肿瘤区域（中央、中间和外周）进行的微血管密度分析显示，肿瘤的外周血管更加丰富[366]。作者总结道："必须仔细扫描每个病例中所有的可用肿瘤区域以找到最佳的位置。基于有限的样本（如粗针穿刺活检或肿瘤的一个部分）计数可能会产生误导"[367]。

微血管计数的方法是：比较高于和低于一个给定的微血管平均值的病例，或者比较每个标准化视野微血管高于或低于平均值的病例（200 倍或 400 倍视野）[362, 364, 368-372]。报告血管数量的推荐方法包括 Chalkley 计数和在一个或多个热点确定的微血管密度[373]。虽然 Chalkley 计数旨在作为微血管密度的替代估计，但它基本上只反映了 CD34 免疫组织化学染色血管的相对面积估计，并通过一个没有单位的指数来表达。

在一项研究中，对微血管计数的连续数值分析显示，超过 80 条微血管是"将患者分为预后相对较好和较差组的最佳临界值"。微血管密度主观评分的 1～4 级也被采用[364]。图像分析已被用来确定血管标志物的内皮区域或表面区域[368, 374, 375]。

（二）血管生成和预后

一些研究表明，高微血管密度与浸润性导管癌分化较差有关[349, 360, 363, 375-378]，并且腋窝淋巴结转移的可能性更大[358, 364, 376, 379, 380]。一些作者发现，高微血管密度与更大的肿瘤体积[358, 376, 378, 381]、HER2 表达[379]、ER 阴性[349, 352, 361]，以及诊断年龄小于 50 岁有关[371]。其他报道血管计数和原发肿瘤分级[352, 368, 371, 374, 382, 383]、大小[349, 362, 363, 371, 374, 375, 379, 381, 384]、淋巴结状态[349, 371, 374, 382, 383]、p53[350, 369, 370, 374, 377, 378] 或 ER[369, 370, 378, 379] 和 HER2[334, 358, 360, 369, 374, 377, 378] 的状态之间没有显著的关系。

一些研究报道血管生成是一个独立的预后指标。在淋巴结阴性乳腺癌和淋巴结阳性乳腺癌患者中，高微血管计数均与不良预后相关[361, 369, 370, 375, 376-385]。在一项他莫昔芬辅助治疗试验中，由 Chalkley 计数确定的血管新生被证明是一个重要的预后因素[380]。然而，其他研究没有发现这种关系[361, 369, 370, 375, 376, 385, 386]。在疾病进展的早期，原发性乳腺癌中 CD34（+）内皮细胞的定量和微血管密度的测量与骨转移有很强的相关性[387]。

方法学的差异可能是目前已有的研究未能在"血管生成与预后因素或预后之间的关系"上达成共识的一个重要因素。这些技术差异包括使用不同的标志物来标注血管，不同的计数方法，不同的定量方法，以及肿瘤不同部位微血管分布的可变性。Hansen 等[388] 在抗 CD34 染色的组织切片中，使用 4 种不同的血管计数方法检测观察者变异性。计算方法分别为 Chalkley 计数法、1 个热点微血管密度估计法、3 个热点微血管密度平均值法和其中 1 个热点微血管密度值最高法。每种方法的系统内变异系数约为 20%（14%～23%）。Chalkley 方法获得的观察者间变异系数（8%～9%）低于微血管方法（30%）。目前，组织切片中血管生成的免疫组织化学评估需要进一步标准化，才能作为能被接受的独立预后因素。新兴的血管生成的定量自动化技术在这方面提供了希望[389]。此外，使用钆增强磁共振成像评估患者肿瘤血管分布的努力尚未获得一致的结果[390, 391]。

（三）血管生成蛋白与预后

在浸润性乳腺癌中，VEGF 和其他血管生成相关蛋白已被评为独立的预后标志物。Linderholm 等[392] 对 525 例连续的淋巴结阴性患者的肿瘤细胞内 VEGF 水平进行了测定。发现 VEGF 水平与 ER 呈负相关，与肿瘤大小、分级直接相关。VEGF 水平高于中位数的患者预后明显较差。Eppenberger 等也报道了 VEGF 与预后的相似关系[393]。

（四）抗新生血管疗法

研究表明，肿瘤对大多数传统化疗的反应可能与血管生成无关。因此，血管生成明显的肿瘤对辅助治疗的反应并不比新生血管水平低的肿瘤更敏感[378, 394]。Paulsenetal[395] 报道微血管密度与局部晚期癌对阿霉素的反应性无关。

许多类型的抗血管生成治疗可以使用[396]。贝伐单抗（Bevacizumab）是一种重组人源单克隆抗体，靶向已知的 VEGF-A（VEG 因子 A）亚型，是唯一被证明在转移性乳腺癌临床获益的抗血管生成药物。酪氨酸激酶（tyrosine kinases，TK）是具有多种活性的细胞信号蛋白，多种 TK 参与了血管生成，包括 VEGFR。血管生成型酪氨酸激酶抑制剂（TK inhibitors，TKI）已经发展成为一种治疗癌的策略。

舒尼替尼（Sunitinib）、索拉非尼（Sorafenib）、帕唑帕尼（Pazopanib）和阿西替尼（Axitinib）是 TKI 中显示有抗血管生成作用的药物。最后，在较长时间内频繁使用低剂量的传统方案（即节律疗法），也被证明可以干扰乳腺癌中的新血管生成。

实验证据表明，抗血管生成治疗可能增强化疗疗效和抑制肿瘤床的血管新生[397-400]。15 年前，靶向 VEGF-A 的单克隆抗体贝伐单抗进入临床实践，它是第一个靶向治疗和第一个被批准的血管生成抑制剂。贝伐单抗是一种新的抗肿瘤治疗方法的开始，它仍然是最广泛的抗血管生成治疗方法[401]。在一项随机Ⅲ期试验中，贝伐单抗联合化疗被证明比单纯化疗更有益，该试验涉及既往治疗过的转移性乳腺癌患者[402]。Wedam 等[403] 对 21 例炎性乳腺癌和局部晚期乳腺癌患者进行贝伐珠单抗联合化疗治疗。采用末端脱氧核苷酸转移酶（TdT）介导的

dUTP 缺口末端标记法对肿瘤进行周期检测，发现使用单药贝伐单抗治疗后，肿瘤凋亡明显增加，加入化疗后继续增加。在一项研究中，三阴性乳腺癌患者在新辅助化疗中加入贝伐珠单抗，显著提高了病理完全缓解率[404]，但其他研究发现贝伐单抗仅对激素受体阳性的患者有显著的益处[405]。基于乳腺癌相关血管进行基因表达分析，尝试发现新的抗血管生成靶点药物的研究也正在进行中[396,406]。

二十四、神经周围侵犯

各种器官的癌都可表现出浸润周围神经的能力，一些病例有浸润神经周围和神经内的倾向。在浸润性乳腺癌很少观察到神经周围侵犯（perineural invasion，PNI）（图 12–16），部分原因可能是乳腺组织中大的神经并不像前列腺或胰腺组织中那么多，在大约 1% 的浸润性乳腺癌中可以发现神经周

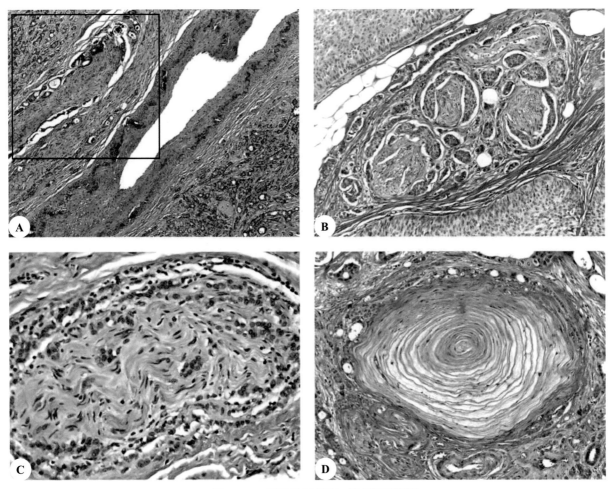

▲ 图 12–16　浸润性导管癌，神经周围侵犯

A. 乳腺癌侵犯神经周围（方框）；B. 乳腺癌在神经周围形成厚圈；C. 乳腺癌存在于神经周围且侵犯神经束；D. 乳腺癌在乳头附近的环层小体神经感受器周围

侵犯[407]。它往往发生在高级别肿瘤，常位于上外象限或接近乳头。神经周围侵犯常与脉管癌栓相关；然而，它尚未被证明有独立的预后意义。不能仅根据神经侵犯诊断浸润性癌，因为硬化性腺病和导管原位癌也可出现神经侵犯[408]。

二十五、基质的特点

基质微环境被认为是浸润癌进展的一个重要因素，是一个活跃的研究领域。浸润性导管癌相关性间质可表现为不同程度的淋巴细胞浸润、纤维母细胞增生、结缔组织、透明化和弹力纤维增生。髓样癌几乎不含纤维间质，而"硬癌"以明显的纤维化为特征。

尽管新出现的证据表明乳腺癌的"纤维化灶"（定义为肿瘤内大于 1mm 的反应性间质形成区域，伴或不伴凝固性坏死）预后较差[409]，浸润性导管癌间质的特征是否是一个独立的预后因素尚不清楚。乳腺癌间质特征与其他预后意义重要的结构之间有

很强的相关性。例如，包含轻微间质反应的肿瘤往往具有以下特征：有边界、高级别核、组织学低分化和显著的淋巴浆细胞反应，这类乳腺癌 ER 常阴性。另外，间质有致密纤维化的乳腺癌（没有坏死）更有可能呈放射状，中分化，很少有淋巴浆细胞反应，多为 ER 阳性。浸润癌的生长模式可被间质的结构确定，尤其是在假血管瘤样间质增生中生长时（图 12-17）。

对浸润性导管癌中间质的特征或成分的评估，主要集中在评估弹力纤维的数量方面。基质弹力纤维可以用地衣红或 VVG 染色检测，免疫组织化学可以用抗弹力纤维成分的抗体检测[410]。虽然正常乳腺间质中弹力纤维极少，但良性增殖性病变时，导管周围可沉积大量的弹力纤维[411, 412]。导管原位癌周围也有类似的现象，特别是当它出现在肿瘤浸润性区域中时（图 12-18）。

弹力纤维的细胞来源尚不确定。与纤维母细胞相比，体外培养的乳腺癌细胞分泌的弹力纤维相对

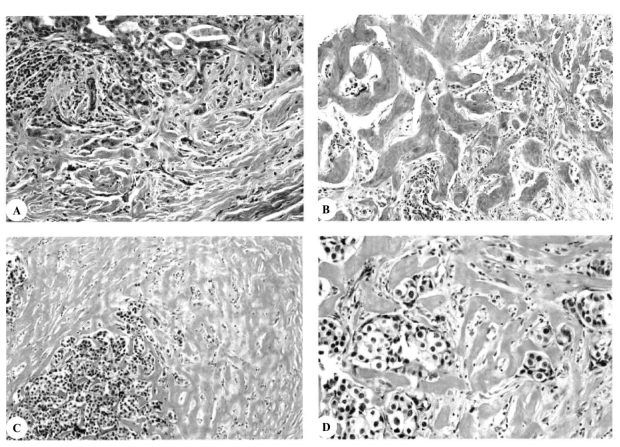

▲ 图 12-17　假血管瘤样间质背景中的浸润性导管癌
A. 中分化癌（左上）浸润假血管瘤特征的间质；B. 部分浸润性导管癌浸润假血管瘤样间质，类似浸润性小叶癌；C 和 D. 浸润性导管癌在假血管瘤样间质中呈线性生长

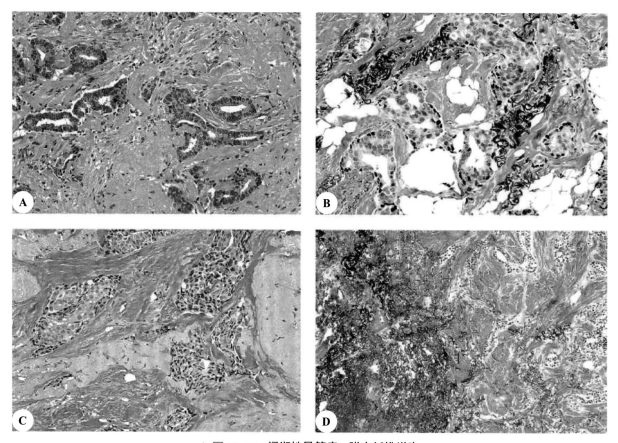

▲ 图 12-18　浸润性导管癌，弹力纤维增生

A 和 B. 在分化良好的浸润性导管癌中，原纤维弹性变性与胶原纤维混合；C 和 D. 在 van Gieson 弹力纤维染色（B 和 D）中，浸润性癌的胶原中可见黑色的粗弹力纤维

较少[413, 414]。在超微结构水平，已发现弹力纤维原纤维与肌纤维母细胞有关[415]。由于弹力纤维能在良性增殖性病变中出现，因此它不是癌细胞的特定产物。与乳腺癌相关的弹力纤维与凝集素的结合比血管的弹性更强，这表明它们是新形成的[416]。与癌相关的弹性组织中检测到的血浆蛋白酶抑制剂，包括 α_1- 抗胰蛋白酶、α_1- 抗凝乳蛋白酶和 C_1 酯酶抑制剂[416]。这些物质可抑制弹力纤维酶，有助于未成熟弹力纤维的积累。

已有多种分级方案用于定量评估弹力纤维变性的情况。在最近的报道中，弹力纤维变性的比例为 17%～23%，而在相同的研究中，12%～55% 的肿瘤表现为很少或没有弹力纤维变性[417, 418]。

丰富的弹力纤维变性与 ER 阳性率显著相关[417-419]。弹力纤维变性作为独立预后因素的重要性仍然存在争议。尽管一些研究者将明显的弹力纤维变性描述为一个良好的预后特征[420, 421]，其他人则发现弹性纤维状态与预后无关[416, 417, 422]，或者丰富的弹力纤维变性对结果有负面影响[423, 424]。

在浸润性导管癌中，肌纤维母细胞的增殖程度不同，肌动蛋白和 CD34 的免疫组织化学染色可显示肌纤维母细胞。免疫组织化学染色显示肌上皮细胞表达 Calponin 或平滑肌肌球蛋白重链（SMM-HC），而在肌纤维母细胞中则为弱阳性或无反应（图 12-19）。

二十六、广泛的导管原位癌作为预后标志

导管原位癌的模式和分布，作为浸润性导管癌患者的预后因素已经引起了人们的注意。导管原位癌与浸润性成分的相对比例各不相同，从显微镜下所见而大体无法明显测量（图 12-20）到完全由浸润癌组成的肿瘤。

虽然导管原位癌在原发肿瘤内及周围的分布，似乎与肿块切除术和放疗后的复发风险相关[425]，但对行保乳治疗或乳房切除术的女性患者的系统

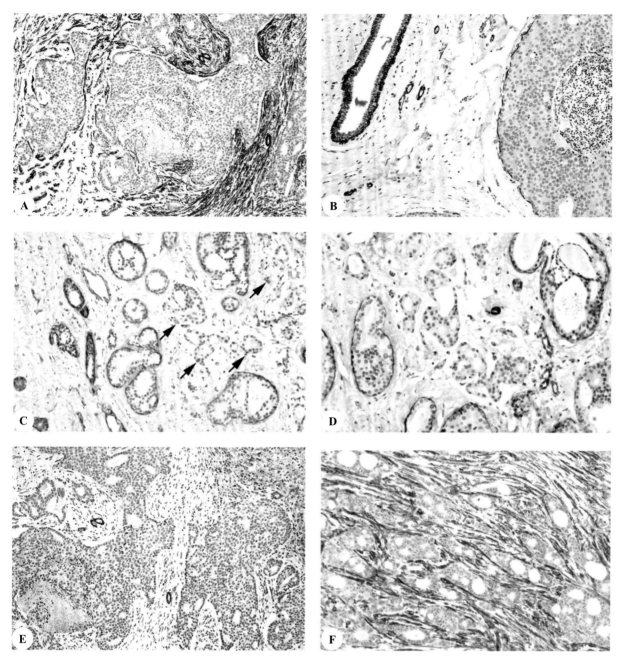

▲ 图 12-19 浸润性导管癌中肌纤维母细胞和肌上皮的免疫组织化学染色

A. SMA 显示浸润性导管癌间质中肌纤维母细胞增生。在某些区域，基质反应类似肌上皮。B. SMM-HC 染色显示正常导管（左）和导管原位癌（右）的肌上皮细胞。基质反应仅限于小血管。C. Actin 标记正常导管和导管原位癌。高分化浸润性导管癌缺乏肌上皮染色（箭）。D. Actin 存在于导管原位癌周围的肌上皮和血管中。高分化浸润性导管癌（中）缺乏肌上皮。E. 浸润性导管癌中不存在肌上皮细胞，肌纤维母细胞对 SMM-HC 抗体不反应。F. 中分化浸润性导管癌间质 SMA 阳性

性复发风险没有影响[426, 427]。粉刺型导管原位癌的女性患者，或在肿块外存在广泛性导管原位癌（extensive intraductal carcinoma，EIC）（即导管原位癌超出主瘤体之外，并且至少占肿瘤的 25%），经肿块切除术和放疗后，复发更常见。广泛性导管原位癌引起的局部复发风险增加，其最大的可能是在

切缘或切缘外有癌组织残留。阴性切缘的患者，广泛性导管原位癌的存在，并不会增加保乳治疗后乳房局部复发的风险[428-430]。

含有广泛性导管原位癌的肿瘤经常有钙化，有助于在乳房 X 线检查中确定病变的范围。钙化灶超过 3cm 的病变发生广泛性导管原位癌的可能性明显

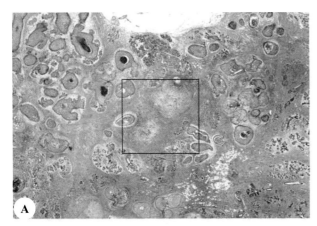

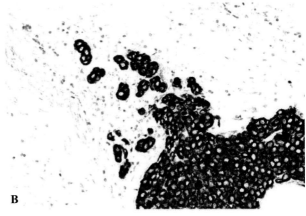

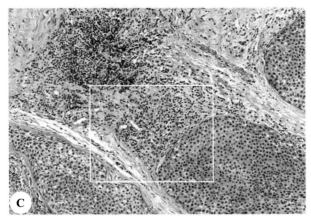

▲ 图 12-20　浸润性导管癌的广泛导管原位癌成分

A. 导管原位癌中的浸润性癌（方框）。肿瘤形成明显的肿块。浸润癌有两小灶（方框内右上、左下），最大径均为 1.5mm。导管原位癌成分为实性伴中央坏死。导管原位癌占据肿瘤的大部分，比浸润性癌延伸的范围更广泛。B 和 C. 一例微小浸润性导管癌（1mm 以下）伴导管原位癌。CK AE1/AE3 免疫组织化学染色使微小浸润癌更容易辨认（B）而 HE 切片不太明显（C）。注意淋巴细胞浸润使微小浸润癌更加模糊。几乎所有病例中，微小浸润性导管癌都伴广泛性导管原位癌，即导管原位癌占肿瘤主体 25% 以上并延伸至肿瘤范围之外

高于钙化灶范围较小的病变（90% vs. 54%）[431]。在大多数病例中，乳房 X 线检查显示的节段性分布，与癌细胞的导管内连续性播散有关。对 X 染色体连接磷酸甘油激酶（phosphoglycerokinase，PGK）基因的研究也支持了这一观点，研究发现在 3 例导管原位癌中[432]，单个病例的多个区域的导管原位癌病灶，其基因表达模式呈单克隆性；同时对经显微切割获得的导管原位癌和其配对的浸润性成分进行分子分析，发现它们的染色体变化相似[433]。

利用计算机图形三维重建技术，研究了浸润性导管癌周围导管受累的模式[434]。导管原位癌通常从浸润性肿瘤向导管—小叶系统连续延伸，延伸方向主要是小叶中心而不是外围。延伸往往局限在一个导管系统，但是邻近导管节段的扩散确实可通过导管吻合支发生。

Jing 等[435] 研究了广泛性导管原位癌浸润癌的生物学特征。导管原位癌成分通常与浸润性肿瘤具有相同的 HER2 和 p53 免疫组织化学表达模式。HER2 过表达在广泛性导管原位癌病例中更为常见，而这些肿瘤明显有更多的淋巴管血管侵犯。

总之，浸润性乳腺癌患者中广泛性导管原位癌的存在，并不影响患者的总生存率或无复发生存率[436]。浸润癌周围的非典型导管增生的存在，似乎与放疗保守手术后乳腺癌复发风险的增加无关，与 5 年和 10 年生存率也没有显著相关性[437]。

二十七、其他组织学因素

一组其他组织学因素可能是潜在的预后指标，其中包括肿瘤细胞产生的黏液的量和类型、肿瘤间质的黏多糖含量、肿瘤细胞的糖原含量、肿瘤中钙化的存在以及乳腺相关的良性或非典型性增生的影响[437]。在大多数情况下，这些特征与放疗保乳手术后的整体预后或复发风险没有很强的相关性。

二十八、肿瘤生长速度

（一）肿瘤生长速度的临床评估

乳腺癌的生长速度（growth rate of the breast carcinoma）是通过系列乳房 X 线检查得出的。Tabar 等[64] 报道了"逗留时间"（即中位潜伏期），在该乳腺癌筛查试验中，年龄 40—49 岁女性的平均潜伏

期为 2.46 年，50—59 岁女性（3.75 年）和 60—69 岁女性（7.29 年）的中位潜伏期较长。作者认为，和年长组患者相比，40—49 岁年龄组患者肿瘤的进展速度更快，"去分化"到低分化癌的数量更多，肿瘤体积更大，淋巴结转移率更高。

"间隔期癌"（interval carcinomas，IC）是指筛查阴性，在筛查间隔期，由临床诊断的肿瘤。Vitak 等报道[78]，与筛查发现的癌相比，间隔期癌在 40—49 岁和 50—59 岁的女性中发生的概率高于 60 岁及以上的女性。与筛查出的肿瘤相比，间隔期癌的不利特征有统计学意义：体积更大，淋巴结转移率更高，Ⅰ 期肿瘤更少，ER 阴性者更多。

生长速度的评估是根据一系列乳房 X 线检查来确定的，这些女性在前期 X 射线检查"阴性"后，随后乳房 X 线检查发现癌。在复查时，如果前期阅片时发现异常，但认为不重要，此部位在后来却发现乳腺癌，则之前 X 线检查结果被认为是"假阴性"。Peer 等[438] 使用连续乳房 X 线照片的数据，估计筛查为阴性时发生的间隔期癌的生长速度。以肿瘤倍增时间（doubling time，DT）表示生长速度，进入筛查的小于 45 岁的女性患者，其肿瘤生长速度（天数的几何平均值为 80，95%CI 44～147），显著快于 50—70 岁年龄组（几何平均值为 157，95%CI 121～204）或 70 岁以上女性组（几何平均值为 188，95%CI 120～295）。

"倍增时间"指的是肿瘤尺寸增大一倍所需的时间（以天为单位），受肿瘤的类型和分级影响。一般来说，大多数研究估计的浸润性乳腺癌的倍增时间在 50～200 天，三阴性乳腺癌最短，ER 阳性乳腺癌最长[439, 440]。

一些研究发现，未按年龄分层时，肿瘤的倍增时间分别为 220[441]、174[442] 和 115 天[443]。Daly 等[444] 分析了 25 名在筛查时未被诊断的乳腺癌患者，后被证明是假阴性的 X 线检查结果。X 线检查假阴性乳腺浸润癌的平均大小为 16.7mm（范围：7～30mm）。

在一项回顾性研究中，Nakashima 等[445] 对 265 例在诊断和手术期间接受连续超声检查的浸润性乳腺癌患者，进行了倍增时间评估，倍增时间是根据体积变化指数增长模型计算的。经连续超声检查，95/265 例（36%）肿瘤体积没有变化，170 例（64%）

肿瘤体积增加（平均间隔时间：56.9 天）。与 ER（+）/HER2 阴性肿瘤相比，三阴性乳腺癌体积增幅更大（40% 比 20%，P=0.001），倍增时间缩短（124 天 vs. 185 天，P=0.027）。在 ER（+）/HER2 阴性（P=0.002）、ER（+）/HER2 阳性（P=0.011）及除三阴性肿瘤外的所有组织学高级别的乳腺癌（$P < 0.001$）中，体积增加的乳腺癌的 Ki67 指数高于体积稳定的乳腺癌。倍增时间小于 90 天的三阴性乳腺癌，Ki67 指标高于倍增时间大于 90 天的三阴性肿瘤（P=0.008）。在 ER（+）/HER2 阴性乳腺癌中，倍增时间短的乳腺癌组织学分级高于倍增时间长的乳腺癌（P=0.022）。

（二）流式细胞术测定 S 期指数和倍体

通过流式细胞术检测，大多数研究中的多数乳腺癌的 DNA 值呈双峰分布，超过 50% 的细胞处于超二倍体范围[446]。具有近二倍体 DNA 分布的肿瘤倾向于 ER 和 PR 阳性，而受体阴性则与非整倍性有关[446]。病理研究表明，肿瘤细胞核的细胞学分级与流式细胞术分析的 DNA 倍性密切相关[447]。低级别肿瘤通常表现为近二倍体 DNA，而非整倍体在高级别细胞核的肿瘤中最为明显[448]。

由胸腺嘧啶标记指数（thymidine labeling index，TLI）确定的细胞在 DNA 合成中的增殖比例与预后显著相关[449]。高胸腺嘧啶标记指数与更高的复发频率、早期复发和复发后较短的生存时间有关[450]。由于肿瘤分级、S 期比例和倍体之间密切相关，难以确定任何一个作为独立预后因素的意义[451]。

文献报道，非整倍体与长期预后有显著关系，常存在远处转移和较低生存率。多年来，通过流式细胞术来分析乳腺癌已被免疫组织化学增殖标志物取代；然而，随着术中流式细胞术的出现，该检测可能有应用前景[452]。

（三）免疫组织化学与分子评估预后

尽管多基因检测在早期乳腺癌患者的治疗计划中至关重要，免疫组织化学仍然是辅助检测的主要手段。在多种多基因检测中，*Oncotype* DX 研究最广泛，并证实最有效。

Cuzick[453] 报道了 4 种广泛应用的免疫组织化学检测（ER、PR、HER2 和 Ki67）指标，所包含的预后信息类似于 *Oncotype* DX 检测。结果显示，第一组 1125 例 ER 阳性的乳腺癌患者，这些患者来自阿那曲唑、他莫昔芬单用或联合（Arimidex，Tamoxifen，Alone or in Combination ATAC）试验，且未接受辅助化疗，接受 Oncotype DX 检测，同时有足够的组织检测 ER、PR、HER2 和 Ki67，研究终点为远处复发。另一组 786 例患者，建立了一个使用经典预后因素和 4 种免疫组织化学标志物（免疫组织化学 4 评分）的预后模型并进行了评估。免疫组织化学 4 评分的计算使用了一个数学公式，该公式权衡了半定量的表达值，并将其合并为单一风险评分。使用同样的组织样本，发现免疫组织化学 4 评分中的信息与 Oncotype DX 中的信息相似。这 4 种免疫组织化学评分的预后价值在第二组病例中得到进一步验证。在经典预后因素存在的情况下，所有 4 个免疫组织化学标志物都提供了独立的预后信息。

（四）5- 溴脱氧尿苷

5- 溴脱氧尿苷（BrdU）是一种胸腺嘧啶类似物，在细胞周期 S 期掺入 DNA。患者体内给药后 BrdU 的摄取[454-456] 或者用 BrdU 进行新鲜活检组织的体外培养[457, 458] 后，在组织切片上进行 BrdU 免疫组织化学染色检测[459-462] 或进行多参数流式细胞术[455]。结果与胸腺嘧啶标记法获得的结果相当[459, 462]。在 20 世纪 90 年代中期之前，BrdU 和胸腺嘧啶掺入技术一直被认为是细胞增殖的金标准。目前，BrdU 标记虽然偶尔用于研究，但已不再用于临床实践。

（五）Ki67

利用细胞增殖相关蛋白抗体，已经开发了多种免疫组织化学检测方法，这些试剂提供了对某一时刻细胞增殖的静态测量而不是增殖率。其中之一是 Ki67，一种衍生自针对霍奇金淋巴瘤细胞系核成分的小鼠单克隆抗体[463]。Ki67 标记整个细胞周期增殖的细胞核抗原，在细胞周期中静止的细胞不表达 Ki67[464]。Ki67 增殖指数与 S 期比例（用流式细胞术[465-468]、胸腺嘧啶标记指数[469]、BrdU 指数[470]、MIB-1 标记[471] 和核分裂计数[465, 472] 检测）在乳腺癌中有密切的相关性。

由于 Ki67 标记发生在整个细胞周期的非 G_0 期的细胞，阳性细胞的比例较高，通常约为胸腺嘧啶标记指数期的两倍（胸腺嘧啶标记指数或 BrdU 阳

性）。然而，Ki67 阳性可能不能准确反映某些病例中的增殖活性。Ki67 的表达可能很低，以至于在 DNA 复制的开始无法检测，特别是在长 G_1 期的细胞中[473]。由于生长条件欠佳或药物治疗（如他莫昔芬）导致增殖受损或受阻的细胞，免疫组织化学仍然可能检出 Ki67 抗原。当抑制增殖的条件改变时，BrdU 标记决定的生长分数和 Ki67 阳性之间的差异就会增强。据报道，乳腺癌细胞核中 Ki67 阳性与核仁形成区数量呈正相关[474, 475]。

乳腺良性病变 Ki67 阳性细胞的平均值（3%～4%）明显低于乳腺癌[469, 476]。多年来，通常认为乳腺癌 Ki67 ≤ 10% 代表低增殖指数，> 10% 为高增殖指数[477]。然而，2009 年的胸腺嘧啶标记指数 Saint Gallen 共识指南设置 Ki67 阈值来指导临床治疗，Ki67 < 15% 是"单用内分泌治疗的相对指征"，16%～30% "对治疗决策没有帮助"，> 30% 是"内分泌治疗 + 化疗的相对指征"[478]。

Ki67 的阈值的规定似乎有相当的主观性，因为缺乏标准化的评估标准，忽视了标本处理的变化因素，更不用说实验室间的差异。2017 年，Focke 等发表的研究中强调这些差异，他们在 70 个配对样本中测试了计数方法和计数者之间偏倚等问题[479]。该研究发现，Ki67 的中位指数为 0.65%～33.0%（$P < 0.0001$）；以低增殖指数（< 14%）定义腔面 A 型；高增殖指数（≥ 14%）定义 HER2 阴性腔面 B 型，后者占比为 17%～57%（$P < 0.0001$），表明实验室之间差异显著。值得注意的是，2013 年 Saint Gallen 共识认为，胸腺嘧啶标记指数 Ki67 在 20%～25% 更适合定义腔面 B 型[480]。2017 年该共识认为腔面 A 和腔面 B 型的区别可以通过多基因检测，比 Ki67 更合适[481]。

Ki67 增殖指数与大多数肿瘤的级别显著相关，在低分化癌、有坏死的浸润性导管癌和三阴性乳腺癌中最高[465, 468, 476, 482, 483]。Trihia 等[484] 报道称"Ki67 检测是一种有价值的工具，用于分级系统的核分裂计数时，它是很好的客观替代品"。浸润性小叶癌和黏液癌具有低至中度 Ki67 增殖指数，而髓样癌超过 50%。ER 和 PR 阴性肿瘤往往具有较高的 Ki67 增殖指数[476, 485]。一些研究报道，Ki67 增殖指数与无病生存率和总生存率呈显著负相关[471, 472, 477, 486-489]。通过对筛查发现的肿瘤和间隔期

癌进行比较，发现间隔期癌比筛查发现的肿瘤具有更高的 Ki67 增殖指数和核分裂指数[490]。

尽管有上述讨论，2016 年美国临床肿瘤学会（ASCO）乳腺癌临床实践指南不建议使用基于免疫组织化学的 Ki67 增殖指数来指导辅助化疗[491]。很明显，基于免疫组织化学的 Ki67 指数的临床应用应当有所保留，只有在考虑到检测结果的差异、不断变化的标准和不断改进的指南之后才能使用，特别是当结果处于"观察的中间范围"时[492]。

（六）MIB-1

MIB-1 抗体可以检测 Ki67 抗原，它针对 Ki67 抗原的重组部分[493]。尽管 Keshgegian 和 Cnaan[494] 的报道没有发现 Ki67 表达和 MIB-1 免疫反应性之间有显著相关性，有研究报道两者有显著相关性。Pinder 等[495] 报道高 MIB-1 标记与低分化癌、肿瘤较大、较早复发和预后差有关。Thor 等[458] 发现浸润性导管癌中 MIB-1 标记（平均 32.2%；中位 28.6%；范围 0%~99%）显著高于浸润性小叶癌（平均 17.8%；中位 20.8%；范围 2%~52%）。高 MIB-1 标记也与 50 岁前确诊、ER 阴性、PR 阴性、肿瘤分级高、肿瘤体积大、腋窝淋巴结转移相关。Arber 等也报道了 MIB-1 标记与无病生存率之间有很强的相关性[496]。

顺便提及，用于测量 Ki67 表达的 MIB-1 抗体不应与调节凋亡的 *MIB1* 基因混淆。

（七）胸腺嘧啶标记指数

增殖细胞核抗原（proliferating cell nuclear antigen，PCNA）/cyclin 是一种非组蛋白核蛋白，可作为 DNA 聚合酶的辅助因子，在细胞周期的 G_1 期和胸腺嘧啶标记指数期晚期表达，染色定位于细胞核。增殖细胞核抗原阳性率与流式细胞术测定的 S 期比例显著相关，非整倍体癌的增殖细胞核抗原阳性率高于二倍体癌[497]。增殖细胞核抗原染色与肿瘤大小、组织学级别和核分裂指数显著相关[498]。另有研究证实其与核分裂指数有关，但未发现与肿瘤大小或腋窝淋巴结状态有明显关系[499]。在一项研究中，增殖细胞核抗原评分高的患者，预后比评分低的患者差[499]，但另一项研究认为增殖细胞核抗原的表达不是预后的重要指标[500]。Jurikova 总结了增殖细胞核抗原及其他增殖标志物在目前临床实践中的分子生物学意义[501]。

分裂素（mitosin）是在细胞周期的 G_1 晚期、S、G_2 和 M 期形成的核磷酸化蛋白，但在 G_0 期不存在。Clark 等[502] 研究了 386 个淋巴结阴性乳腺癌中有丝分裂素的免疫组织化学表达，发现其高表达与 S 期比例、ER 和 PR 阴性及预后不良有关。

二十九、细胞核形态计量学

细胞核形态计量学（nuclear morphometry）是一种定量检测肿瘤细胞核大小和形状的方法。所研究的核参数包括直径、面积和周长。有的研究还包括核分裂活性计数。组织病理切片[503, 504]和细针穿刺涂片均可以用于检测。原发性肿瘤的核形态计量学[505-507]与腋窝淋巴结转移[508]的预后相关性已有研究。与预后有统计学相关性的形态计量特征是核面积[503, 504, 506, 508, 509]。核直径是计算面积所用的参数，与核分裂指数一样[504]，与预后显著相关[505, 507]。在平均核面积、平均核直径、核分裂指数和预后之间观察到了负相关的关系。同时评估核级别和组织学级别，在一些研究中具有预后意义[503, 508]。在乳腺癌的预后评估方面，肿瘤细胞核的形态计量学并不优于更容易获得的常规组织学分级，但可以增强后者的作用[510]。

三十、基底样 / 三阴性表型乳腺癌

2000 年，Perou 等[511] 的开创性研究表明，在转录组水平上乳腺癌不是单一的疾病。术语"转录组"（由"转录"和"基因组"组成）是指细胞中所有基因信息的集合。Perou 等发现了一种重要的乳腺癌，称为"基底样癌（basal-like carcinoma）"，其特点是缺乏 ER 和 HER2 表达，增殖率高，表达"基底"（肌上皮）细胞特征的基因（"基底"是相对于乳腺腺上皮的"腺管"上皮细胞而言），因此命名为"基底样"。基底样乳腺癌随后被进一步分为几个亚组[512]。

一般来说，基底样组表达高分子量 CK，其主要与乳腺肌上皮或"基底"层细胞相关，但并非"基底"层细胞的特有表型[513]。研究者特别关注包括 CK5、CK5/6、CK14 和 CK17 在内的所有"基底 CK"，因为它们主要定位于肌上皮细胞。表达基底 CK 的细胞可能出现在乳腺的腺腔面和肌上皮层，

因此不能推断具有基底免疫表型的乳腺癌起源于肌上皮细胞。术语诸如基底癌或基底样癌是指某些 CK 的表达及其他特征，而不是指组织起源。值得注意的是，这些乳腺癌通常不表达大多数非 CK 肌上皮标志物，如 calponin、CD10、maspin、MSA、p63、p75、p- 钙黏蛋白、SMA 和 SMM-HC[514]。大多数（但不是全部）"基底样"癌不表达 ER、PR 和 HER2（即三阴性），并表达 EGFR 和 p53。同样，大多数（但不是所有）的三阴性乳腺癌，在转录组学上属于基底样癌[515]。例如，分泌性癌、腺样囊性癌、低级别腺鳞癌、高细胞乳头状（极向反转）癌都是三阴性，但不是基底样。

目前，研究者对于用哪一个或哪些免疫组织化学标志物鉴定基底样癌，观点尚不一致。有些研究者只用一种 CK，其他研究者则认为至少表达两种 CK，还有些研究要求三阴性和（或）表达另一种标志物如 EGFR，才能称为基底样癌。必需记住，基底样癌缺乏明确定义。

基底样癌多发于绝经前女性，在非洲裔女性中更常见，在乳房 X 线筛查中常表现为间隔期癌。组织学上，基底样癌大多数是浸润性导管癌，组织学级别高，具有推挤性边缘，明显的炎症细胞浸润（图 12-21）[516]，易发生中心性坏死和纤维化。大多数浸润性三阴性乳腺癌的原位成分也是三阴性（一项研究中占 97.9%），其在基底样癌中占相当大的部分[517]。在细针穿刺细胞学标本中，三阴性乳腺癌主要表现为"淋巴细胞、不清楚的细胞边界和合胞体细胞簇、管状 / 导管状细胞簇、细胞质空泡和细胞多形性。"[518]

El-Rehim 等[519] 研究了 CK 在浸润性乳腺癌中的表达，其中近 75% 为普通导管型。分析了样本中腺上皮相关 CK（CK7/8、CK18、CK19）和基底相关 CK（CK5/6、CK14）的表达。结果发现了 4 种免疫反应类型：表达一个或多个腺上皮 CK 的腺管型（71.4%），同时表达腺上皮 CK 和基底 CK 的复合表型（27.4%），仅表达基底 CK 的基底样表型（0.8%），以及腺上皮 CK 和基底 CK 都不表达的表型（0.4%）。几乎所有乳腺癌都表达腺上皮 CK，其中少数也表达基底 CK。这些发现与 Bryan 等[520] 研究的导管原位癌中只有 6% 具有三阴性基底细胞样表型的观察结果一致。另外基底样表型与 BRCA1

相关癌之间存在关联[521-523]，基底样表型与 BRCA2 相关癌中不常见[523]。

Fulford 等[524] 描述了高级别浸润性导管癌中与基底样表型相关的组织学特征。在该研究中，以 CK14 阳性来确定基底样表型，占比为 19.4%（88/453）。基底样表型的核分裂计数更高。亦发现较多其他特征，包括部分或完全的推挤性边缘而不是浸润性边缘，以及中央瘢痕、坏死和显著的淋巴细胞浸润。具有基底样表型的浸润性导管癌通常不表达 ER、PR 或 HER2，而 p53 和 EGFR 表达增多[525]。ER（−）、HER2 阴性、CK5/6（+）和 EGFR（+）的组合对基底样癌的诊断敏感性为 76%，特异性为 100%[526]。

基底样表型与预后的关系一直是人们关注的焦点。1987 年，Dairkee 等[527] 报道，CK5 和 CK17 的表达与早期复发和生存率降低有关。Banerjee 等[528] 将基底样癌患者与年龄、淋巴结状态和肿瘤级别与相同条件配对的非基底样癌患者进行比较，基底样表型通常表达以下几种 CK（CK5/6、CK14 和 CK17）之一。基底样癌的局部和全身复发率明显增高，无病生存期明显缩短，总生存率明显降低。基底样表型与化疗反应之间的关系已经取得进展，Banerjee 等[528] 报道，蒽环类药物对基底样肿瘤的疗效低于对照。另一些研究报道，新辅助治疗在基底样癌患者中取得了更大的成功[529, 530]。Haffty 等[531] 报道，基底样表型与无病生存率显著降低和总生存率较差相关。

约 75% 的乳腺癌（特别是大汗腺型）表达雄激素受体（androgen receptor，AR），高达 50% 的三阴性乳腺癌表达 AR。AR 在多个信号通路中起重要作用；然而，其临床意义还有待研究。有新的证据表明，抗雄激素疗法（如比卡鲁胺、恩扎鲁胺和阿比特龙）可作为化疗无反应的患者的替代方案[532]。

应该注意到，在各种研究[525-527] 中使用了不同的标准来定义基底样表型，并且三阴性乳腺癌可以被视为一个"可操作性"的诊断术语，其包含广泛的形态学特征，可以显示多变的临床行为，但多为高级别，预后差[533]。

乳腺癌的分子分类提供了改善其预后的可能性；然而，乳腺癌传统的以组织病理学为基础的肿

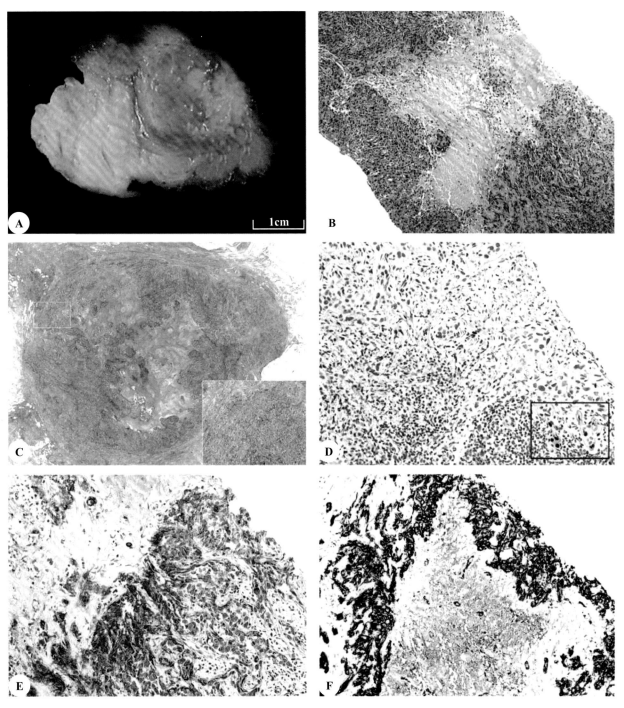

▲ 图 12-21　基底样（"三阴性"）癌

A. 有边界的肉质状肿块的切面。B. 粗针穿刺活检显示低分化浸润性导管癌，有大片中央无细胞区（坏死后纤维愈合）。C. 切除活检显示浸润性癌的推挤性边缘。肿瘤周围有少量慢性炎症细胞浸润。浸润性癌 ER、PR 和 HER2 均阴性。D. 非肿瘤性乳腺导管细胞核 ER 阳性（内对照）。E 和 F. 浸润性癌 CK5/6（E）和 EGFR（F）阳性。CK5/6 和 EGFR 被认为是基底样免疫表型乳腺癌的标志物

瘤分类在可预见的未来不太可能被取代[534]。尽管有大量的各种数据，乳腺癌患者的预后评估仍然主要基于基本的形态学观察。生物学因素在预后评估和针对个别肿瘤特点的个体化治疗中发挥着越来越重要的作用。事实上，在评估预后方面，"分子分型目前发挥的作用，并不优于肿瘤形态学和基本免疫组织化学所发挥的作用"这一论断是相当正确的（但不是完全正确）[535]。

值得注意的是，转移性三阴性乳腺癌的起源很难确定，因为这些 ER 阴性的乳腺癌可能是低分化的，可以模仿多发性非乳腺原发肿瘤。在这种情况下，使用 SOX10 和 GATA3（在大多数三阴性乳腺癌阳性），可能会有帮助[536]。

三十一、ER 和 PR 检测

乳腺癌激素受体（ER 和 PR）检测是预测内分泌治疗是否获益的标准。因此，ER 和 PR 表达情况是每一个原发、复发和转移性乳腺癌病理评估的关键因素。可靠的 ER 和 PR 检测尤其重要，因为其结果影响后续治疗。在目前的实践中，几乎只使用免疫组织化学检测（图 12-22），未批准其他检测方法。免疫组织化学检测可以应用于几乎所有解剖病理样本，包括粗针穿刺活检小样本、存档组织样本和细胞学样本。

ER 在浸润性乳腺癌中的阳性率为 79%～84%[537-540]。肿瘤 ER（+）比 PR（+）稍多。约 50% 的浸润性乳腺癌 ER 和 PR 同时阳性，约 25% 浸润性乳腺癌为 ER（+）、PR（-），约 20% 为 ER 和 PR 均阴性[541-543]。低级别浸润癌（包括小管癌、高分化浸润性导管癌和经典型浸润小叶癌）通常为 ER（+）和 PR（+），大多数中分化浸润癌也是如此。低级别浸润癌的一些罕见类型，包括低级别腺鳞癌、腺样囊性癌和分泌性癌，通常为 ER（-）。一般来说，绝经后女性的乳腺癌 ER 阳性率较高。2/3 的 50 岁以下女性和约 3/4 的 50 岁以上女性的浸润癌是激素受体（+）。在美国白人和亚裔美国人中，ER 的检出率一直高于非洲裔美国人或西班牙裔美国人。筛查发现的乳腺癌 ER 阳性率高于临床发现的乳腺癌。一般来说，男性乳腺癌比女性更可能是 ER（+）。

ER 和 PR（尤其是 ER）都是较弱的预后因素，但两者（尤其是 ER）都是内分泌治疗反应的强预测因素。术后未接受全身治疗的 ER（+）肿瘤患者的 5 年复发率，比 ER（-）肿瘤患者低 10%。临床

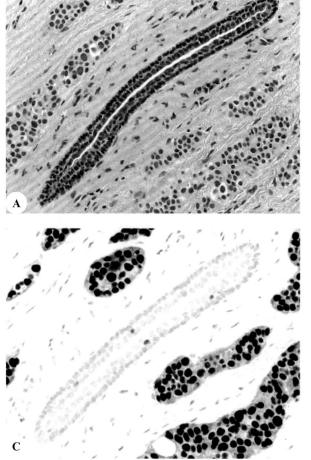

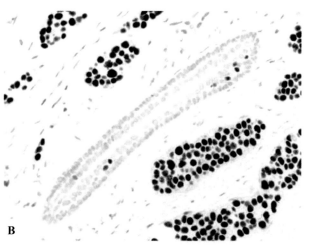

▲ 图 12-22　低级别浸润性导管癌 ER 和 PR 阳性
浸润性癌 ER（B）、PR（C）弥漫强阳性。注意中央良性导管上皮的表达模式

试验证明，ER 对于选择性 ER 调节剂（如他莫昔芬）治疗，有很强的预测价值[544]。ER（+）和 PR（+）浸润性乳腺癌显示出最佳的临床反应[545]。相反，已经证实 ER（−）乳腺癌不会从内分泌治疗中获益[546]。

激素治疗以 ER 信号通路为靶点，或通过选择性 ER 调节剂作用于受体本身，或通过降解受体的拮抗剂［如富维司群（Fulvestrant）］，或通过阻断 ER 的方法（如芳香化酶抑制剂或卵巢去势术）。辅助激素治疗可使 ER（+）乳腺癌患者的复发率降低 50%。约 1/3 的 ER（+）转移性疾病患者对激素治疗有反应，约 1/4 的患者病情稳定。虽然 ER 阳性并不总是保证对内分泌治疗有反应，但 ER 阴性乳腺癌几乎总是对此类治疗缺乏反应[547-548]。ESR1 基因获得性体细胞突变对应的蛋白配体结合结构域，对芳香化酶抑制剂的长时间暴露产生耐药性[549]。这些突变未显示与 ER 免疫反应性降低相关[550]。

乳腺癌激素受体检测除了提供预测价值外还有多种用途，即大多数治疗指南将乳腺肿瘤分为 ER（+）和 ER（−）两类。这些结果也有助于评估预后、有助于 AJCC 预后分期分组，并有助于确定转移性肿瘤是否为乳腺来源。外科病理医师非常清楚，ER 状态不能预测肿瘤转移潜能，尽管它通常预示着较缓慢的病程和较长的复发时间间隔。ER（+）肿瘤易向骨、软组织和泌尿生殖器官转移，而 ER（−）肿瘤优先转移到内脏器官和脑[551-555]。

ER 是一种被雌激素激活的核转录因子。它控制正常、增生和肿瘤性乳腺上皮细胞的发育和分化。ER 在较小比例的导管细胞和较大比例的小叶上皮细胞中表达。ER 有两种形式：由 ESR1 基因编码的 ER-α（主要形式）和由 ESR2 基因编码的 ER-β。两种 ER 的相对水平可能对乳腺癌的发生发展有一定的影响，但目前还不确定[556-558]。

PR 是一种雌激素相关基因，其表达提示 ER 通路功能正常。虽然 PR 在预后和预测中的作用相对不太确定，有数据表明 PR（−）浸润癌预后相对较差。如前所述，ER（−）/PR（+）的乳腺癌对激素治疗有反应[559-563]。因此，建议对所有浸润性乳腺癌进行常规 PR 检测。

与 ER 一样，不管是浸润癌还是原位癌，只要肿瘤细胞核的免疫反应性小于 1%，均被认为是 PR（−），在过去曾使用多个 PR 阳性阈值[564]。PR 与 ER（和其他标志物）组合结果应用于各种预后评估工具，如 4 种免疫组织化学指标评分和 AJCC 第 8 版预后分期分组[453]。

（一）美国临床肿瘤学会 / 美国病理医师学院（ASCO/CAP）激素受体检测指南

ASCO/CAP 乳腺癌 ER 和 PR 检测指南于 2010 年首次发布，并于 2020 年更新，其主要目的是改进其检测技术和结果解读[565, 566]。乳腺癌，包括浸润性和原位癌，1%～100% 的肿瘤细胞核表达 ER 和 PR 判读为阳性，0%～1% 判读为阴性。根据美国 2020 年更新的 ASCO/CAP 指南，ER 阳性率 ≥ 1% 且 < 10% 判读为低阳性。

激素受体阳性的阈值逐年降低，从最初的 > 10% 到目前的 > 1%[567]。这导致了越来越多的浸润性乳腺癌被认为 ER（+），因此有机会从抗雌激素治疗中获益。此外，ER 检测变得更加准确和精细，检测方法从对大量新鲜肿瘤（和任何相关的良性）组织进行生化检测，演变为基于免疫组织化学的检测，即对石蜡包埋、福尔马林固定、显微镜下确诊的肿瘤组织进行 5μm 厚的切片检测。此外，目前用于免疫组织化学检测的 ER 抗体克隆的敏感性远高于早期免疫组织化学试剂（如 SP1 比 1D5）。

多项研究表明，在过去的标准生化实验和目前的标准免疫组织化学测定 ER 有较高的一致率[568-572]。已经证实，ER 的生化（液基检测，LBA）阈值大于或等于 10fmol/mg，在乳腺癌中具有预测价值。这种程度的生化阳性与肿瘤中 ER 免疫组织化学检测 ≥ 1% 阳性相一致，支持目前美国 ASCO/CAP 指南规定的免疫组织化学 ER 阳性率超过 1% 作为阈值[573]。

乳腺癌检测到 ER（−）和 PR（+）结果可能是技术问题[574]，一旦遇到这种组合，建议重复检测。然而，真正的 ER（−）和 PR（+）肿瘤可能是一种罕见的生物学表型，也许可以提供内分泌治疗[575, 576]。根据 2020 年美国 ASCO/CAP 指南，导管原位癌的 PR 检测属于可选项。

（二）ER 和 PR 的定量

1999 年，Harvey 等[567]报道，低至 1% 的肿瘤细胞表达 ER，即使弱阳性，也足以预测内分泌治疗有益。20 年来，阈值一直未变。2004 年，Mohsin 等[577]建议对 PR 也采取类似的阈值。

虽然 ER 和 PR 检测结果通常判读为阳性或阴性，但内分泌治疗的反应率可能与 ER 和 PR 的表达水平有关，因此，需要对 ER 和 PR 结果进行定量检测。按照惯例，染色比例（肿瘤细胞核染色的百分比）和染色强度（分为 3 级）都需要报告。理想情况下，ER 和 PR 结果报告应注明比例（即核阳性细胞占浸润癌细胞的大致百分比）和强度（即核染色的平均强度，评分 1~3）。有两种正式的报告方法：Allred 评分法和"H"评分法；然而，美国大多数实验室报告肿瘤细胞核的染色比例和染色强度。

Allred 评分[578]是两个数字之和，第一个数字代表阳性肿瘤细胞的百分比（0 代表 0，1 代表 < 1%，2 代表 1%~10%，3 代表 11%~33%，4 代表 34%~66%，5 代表 67%~100%），另一个数字代表染色强度（0 代表无，1 代表弱，2 代表中等，3 代表强）。总分 0~2 分判读为阴性，总分 3~8 分判读为阳性。

"H"（组织）评分及其修订[579, 580]是阳性细胞百分比与染色强度因子之积。染色强度因子 1 表示弱，2 表示中等，3 表示强，"H"评分的最大值为 300。低于 50 分通常判读为阴性；但有人认为低于 10 分是阴性，10~100 分是弱（+）[581]。因此，"H"评分提供了肿瘤中 ER 和 PR 含量的连续测量。Cohen 等[582]报道了病理医师之间对于乳腺癌激素受体半定量评分与"H"评分的高度一致性，并建议"广泛采用"这种方法。

（三）"低阳性"ER

根据 2020 年美国 ASCO/CAP 指南，"低阳性"ER 是指在浸润性和原位乳腺癌中 ER 的免疫组织化学表达为 1%~10%。本组乳腺癌临床病理方面的数据来源于非随机回顾性研究[566]，这些研究提示内分泌治疗对该组至少部分患者有益。因此，认为低阳性 ER 病例适合内分泌治疗。这些肿瘤多为较高级别，代表一组异质性肿瘤，其基因表达谱最接近 ER（-）癌。目前认为，对 PR 使用"低阳性"术语没有临床意义。

2020 年美国 ASCO/CAP 指南建议实验室采用特定的标准操作程序，以确保低 ER（+）或 ER（-）的结果是可靠的、可重复的，而不是假低阳性或假阴性。这些程序包括但不限于设置对照、观察者之间的结果相关性、对同一组织块或另一组织块进行重复检测，甚至使用图像分析。

免疫组织化学染色的一些技术假象可能类似低 ER（+）。使用 1D5 克隆的 ER 可能显示微弱的点状核阳性，可能类似低度的 ER 阳性[583]，并且边缘假象（组织切片或粗针穿刺活检边缘的肿瘤细胞呈技术假象性质的弱阳性）也可能类似 ER 低阳性。

"低阳性"ER 病例的主要临床问题是抗雌激素治疗是否有效（2020 年美国 ASCO/CAP 指南建议"可能获益"）。另一个临床难题是，如果 PR 和 HER2 也是阴性，这些肿瘤是否属于三阴性。理想情况下，这些病例的临床处理应在全面的临床病理评估和多学科会诊后，采用个性化治疗方案[572, 584-591]。

（四）导管原位癌的激素受体检测

美国国立综合癌症网络（National Comprehensive Cancer Network，NCCN）和美国 ASCO/CAP 指南建议所有导管原位癌病例进行 ER 检测[566, 592]。大约 75% 的导管原位癌病变是 ER（+），在大多数病例中观察到强阳性。几乎所有 ER（-）导管原位癌都是高级别核。建议通过检测导管原位癌 ER，来确定内分泌治疗对降低未来乳腺癌风险的潜在益处。尽管 PR 检测经常与 ER 检测"捆绑"在一起，但没有数据显示 PR 在导管原位癌中的临床相关性。因此，导管原位癌的 PR 检测属于可选项。

理想情况下，ER 和 PR 结果报告应包括比例（导管原位癌细胞核阳性的大致百分比）和强度（核染色的平均强度，评分 1~3 分）。导管原位癌细胞核染色 < 1%，判读为 ER 或 PR 阳阴性；1%~100% 判读为阳性。对于 ER（而不是 PR），如果 1%~10% 的肿瘤细胞核染色，则报告为低阳性。

针对导管原位癌患者接受激素治疗的较早期研究显示，他莫昔芬组中较少女性发生后续乳腺癌：UK/ANZ 研究报告数据为 18%，对照组为 14%[593]；NSABPB-24 研究报告了 13.4%，对照 8.2%，差异有统计学意义[594]。后续的研究中随访 8.7 年，使用他莫昔芬后，ER（+）导管原位癌组发生后续乳腺癌的概率减少 50%，而在 ER（-）导管原位癌组几乎没有减少[595]。

最近的研究也表明，使用包括他莫昔芬在内的激素调节疗法，可以降低 ER（+）导管原位癌中的新发生导管原位癌和浸润性乳腺癌的发生率。此外，已有文献证明 ER（+）导管原位癌患者未经内分泌治疗的复发风险较高[596-601]。值得注意的是，NSABPB-24 试验表明，在肿块切除和放疗后的导管原位癌患者中，辅助使用他莫昔芬能显著获益[598]。接受他莫昔芬治疗的 ER（+）导管原位癌组在 10 年（HR=0.49, P < 0.001）和总随访时间（HR=0.60, P=0.003），后续乳腺癌的发生率显著下降，多因素分析仍有显著性差异（HR=0.64, P=0.003）。在 ER（−）导管原位癌组没有观察到明显获益。

Villanueva、Calhoun 和 Collins 等回顾了 ER 和 PR 检测在原发性导管原位癌中过去、现在和新发现的作用[600, 601]。

（五）复发性或转移性乳腺癌的 ER 和 PR 的检测

一般情况下，复发性导管原位癌与原发导管原位癌具有相同的 ER、PR 免疫表型；因此，复发病灶的再检测可以为临床医生提供持续性有潜在意义的预测和预后数据。然而，肿瘤复发或转移的激素受体（和 HER2）状态并不总是与相应的原发肿瘤的状态相关。这种明显的不一致性可能有多种因素，包括异质性癌转移中的克隆选择、肿瘤的适应性转化、肿瘤的去分化或技术错误。从 ER（+）到 ER（−）的转变率为 20%～30%；相反，从 ER（−）到 ER（+）转变较少见[602-605]。正如 ER 那样，显著比例的 PR（+）肿瘤在复发或转移后 PR 表达缺失。

在复发或转移的情况下，重新评估激素受体和 HER2 状态是谨慎的做法，因为其结果比原发性肿瘤可能更有预测价值。在一项研究中，74% 的 ER（+）原发肿瘤且复发肿瘤也为 ER（+）的患者对内分泌治疗有反应，而 ER（+）原发和 ER（−）转移的患者只有 12% 有反应[606]。在新辅助化疗或内分泌治疗完成后进行的肿块切除术或乳房切除标本也应进行重新检测。

（六）ER 的其他检测方法

免疫组织化学是目前唯一可用的预测内分泌治疗获益的标准测试。几十年前，生物化学分析一直是 ER 检测的主要手段。mRNA 和基因表达谱可能代表了未来 ER 检测。目前，后者既不实用，也不经济。

常规发布的一些基于 mRNA 的检测报告，如 Oncotype DX 包含 ER 结果。不过，目前此类报告尚未批准这些平台使用。然而，对他莫昔芬与不使用内分泌治疗的 NSABPB-14 试验进行回顾性研究显示，Oncotype DX 分析中检测到的 ER（16 个基因中）mRNA 的高表达，是 ER（+）患者是否从他莫昔芬获益的最强预测因子[607]。然而，预测内分泌治疗潜在获益的表达阈值尚未确定。尽管如此，Oncotype DX 和其他基因表达检测的结果，正在用作 ER（+）病例中化疗加内分泌治疗的预测性检测[608, 609]。基于 ER mRNA 检测的主要缺点，与早期生化检测一样，是瘤周良性乳腺组织可能会污染检测结果。阴性 ER mRNA 结果（如 Oncotype DX）不能否定 ER（+）免疫组织化学结果，反之亦然。

（七）激素受体阳性癌的组织学研究

ER（+）和（或）PR（+）浸润性乳腺癌可以是任何级别的几乎所有类型癌（即导管癌、小叶癌、黏液癌、乳头状癌等）。然而，大多数 ER（+）和（或）PR（+）浸润癌是低或中级别。ER 低（+）或 ER（−）肿瘤通常级别较高，组织学类似于低分化 HER2 阳性和三阴性浸润癌[610]。

某些良性乳腺病变通常呈 ER（−），其中包括大汗腺化生和微腺性腺病。此外，包括低级别腺鳞癌和分泌性癌在内的少数类型的低级别浸润癌会出现特征性的 ER（−）。值得注意的是，与 BRCA2 胚系突变相关的浸润癌为 ER（+）[611]。

三十二、HER2

HER2（人表皮生长因子受体 2）在正常乳腺上皮细胞表面呈低水平表达。在大约 20% 的浸润性导管癌中，HER2（ERBB2）基因扩增，导致 HER2 蛋白过表达，进而促进细胞的增殖和迁移。由于 HER2 基因扩增与 HER2 在 mRNA 和蛋白水平上的表达水平直接相关，因此，可以在任何一个水平上确定 HER2 状态[612]。HER2 基因的扩增是获得性分子改变促进肿瘤维持和生长的典型例子。

HER2 通过改善生长信号、促进血管生成、促进核分裂和增强浸润能力，在维持多种肿瘤通路中发挥作用。通过抗 HER2 抗体（即曲妥珠单抗，Trastuzumab）或通过 HER2 酪氨酸激酶活性小分子抑制剂（即拉帕替尼，Lapatinib），抑制 HER2 膜信号转导，与改善原发癌和转移癌患者的疾病结局相关。评估 HER2 的主要临床目的是筛选能够从抗 HER2 靶向治疗中获益的患者[613, 614]。由于靶向治疗的获益和 HER2 的评估之间的关系很明确，因此在所有新诊断的原发性浸润性、复发性或转移性乳腺癌中检测 HER2（连同 ER 和 PR）是至关重要的[612]。

大约 20% 的浸润性乳腺癌 HER2 阳性（图 12–23）。在没有辅助治疗的情况下，HER2 基因扩增是预后不良的标志，独立于淋巴结状态、肿瘤大小、分级和激素受体状态[612, 615-617]，与转移率增加、复发时间缩短和总生存率减少有关。

（一）HER2 检测

在目前的临床实践中，使用免疫组织化学和原位杂交（ISH）技术来确定 HER2 的状态。免疫组织化学检测 HER2 蛋白过表达。福尔马林固定石蜡包埋组织的适用于多种原位杂交技术，包括荧光原位杂交（FISH）、显色原位杂交（CISH）和银染增强原位杂交（SISH）。

免疫组织化学和原位杂交检测都很复杂，结果的阐述更为复杂。为了提高 HER2 检测的性能和实用性，美国 ASCO/CAP 在 2007 年发布了指南[618]，

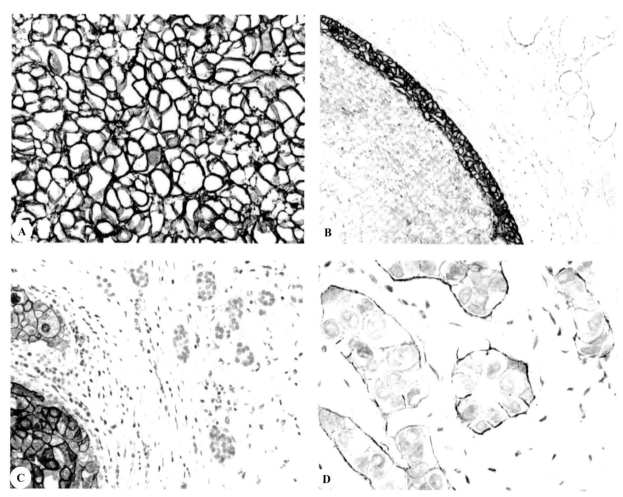

▲ 图 12–23 导管癌 HER2 免疫组织化学

A. 显示高级别浸润性癌细胞 HER2 3+［以（0～3+）评估］，即在这种实性浸润性癌中有强的膜染色（"鸡笼样"）。B. 显示伴有坏死的高级别导管原位癌 HER2 3+。注意相邻良性萎缩性乳腺组织染色阴性。C. 显示高级别实性导管原位癌 HER2 3+，相关的高分化浸润性导管癌为阴性。D. 浸润性微乳头状癌，基底外侧细胞膜呈清晰的线状免疫组织化学染色。有人认为，这种染色模式表明 HER2 阳性，但在这种情况下，原位杂交是必要的

并在 2013 年更新。2018 年 "重点更新" 了一些美国 ASCO/CAP 建议[619]，主要用于处理罕见的 HER2 检测结果[612]。最新版强调免疫组织化学和原位杂交结果的正相关性，并建议通过增加步骤以消除原位杂交测试中的不确定类别。HER2 检测的最重要问题及其判读将在下一节概述。

根据美国 ASCO/CAP 的建议，应首先进行 HER2 的免疫组织化学检测。如有需要，再进行原位杂交检测。关于免疫组织化学，未观察到染色，或≤ 10% 的肿瘤细胞只有不完整的、几乎不可察觉（微弱）的膜染色时，免疫组织化学评分为 0。认为该肿瘤为 HER2 阴性。> 10% 的肿瘤细胞观察到不完整的、勉强可见的（微弱）膜染色时，评分为 1+，并认为该肿瘤为 HER2 阴性。> 10% 的肿瘤细胞观察到弱到中等强度的完整膜染色时，评分为 2+，并认为该肿瘤为 HER2 不确定。随后应在同一样本上使用反馈性原位杂交检测，或在其他样本上使用免疫组织化学或原位杂交检测。> 10% 的肿瘤细胞膜完整的强染色时，评分为 3+，并认为该肿瘤为 HER2 阳性。

高估 HER2 免疫组织化学染色强度可能导致错误评分，包括 0 评为 1+、1+ 评为 2+ 和 2+ 评为 3+，这些具有重要的临床和病理意义[620]。2019 年乳腺肿瘤 WHO 分类建议采用 "放大法则" 来评估染色强度："使用 10× 目镜，如果 2× 至 5× 物镜下染色显著，可以判读为强阳性；10× 至 20× 物镜下可以观察到，则为弱到中等；只能在 40× 物镜下观察到，则为弱 / 勉强可见。"[38]

用美国 ASCO/CAP 推荐的双探针（针对 17 号染色体长臂上的 HER2 位点，17 号染色体的着丝粒作为内对照）进行原位杂交检测，产生两个数据：每个癌细胞的 HER2 信号，以及 HER2 与对照染色体计数探针（CEP）17 的比值。正常 HER2 拷贝数为 2，正常 HER2/CEP17 比值应小于 2。值得注意的是，至少计数 20 个癌细胞，以确定 HER2 拷贝数和 HER2/CEP17 比值。如 2018 年美国 ASCO/CAP 指南所述，基于双探针的乳腺癌荧光原位杂交检测可得出五组结果。

第一组显示每个细胞 HER2 信号升高（≥ 4.0），HER2/CEP17 比值≥ 2.0。这是明确的 HER2 阳性组，20%～25% 的乳腺癌属于这组。第五组显示每个细胞的 HER2 信号低（< 4.0），HER2/CEP17 比值< 2.0。这是明确的 HER2 阴性组，70%～75% 的乳腺癌属于这组。

重要的是要记住，第二、三和四组都是罕见的，在所有乳腺癌中不到 5%。第二组具有低 HER2 拷贝数（< 4.0），但有高 HER2/CEP17 比值（≥ 2.0）。一般而言，这些病例中着丝粒对照信号丢失，需要进一步检查才能最终判读。第三组与第二组相反，具有高 HER2 拷贝数（≥ 6.0）和低 HER2/CEP17 比值（< 2.0）。一般而言，这些病例中 17 号染色体异常（显示 17 号染色体的大片区域共同扩增或真正的多倍体），同样需要进一步检查才能最终判读。第四组具有高 HER2 拷贝数（≥ 4.0 至< 6.0），但有低 HER2/CEP17 比值（< 2.0）。在少见原位杂交类别（第 2 组至第 4 组）中，HER2 状态的最终判读很大程度上取决于免疫组织化学和进一步检查。这种情况下，重复检测或更换样本检测可能是合适的。由于缺乏临床结局的数据，不应将替代探针作为标准方法。进一步检查和重新判读可能会很复杂，这些病例的工作程序应遵循 2018 年美国 ASCO/CAP 指南。

免疫组织化学和原位杂交技术各有利弊。免疫组织化学技术相对简单，价格低廉，大多数实验室都很熟悉，可制成永久切片；然而，它的准确度只有 90% 左右，依赖于多个分析因素，并且受到观察者之间差异的影响。原位杂交技术对不稳定的分析前因素相对不敏感，且较复杂和昂贵，需要专门的设备和专业知识，并且不是永久信号。在基于显色原位杂交的 HER2 检测不存在保存永久信号的问题。在最佳理想情况下，免疫组织化学检测的 HER2 蛋白表达与原位杂交检测的 HER2 基因扩增具有良好的相关性。

美国 ASCO/CAP HER2 指南代表了两个领先的美国肿瘤学和病理学组织联合发布实验室检测标准，以帮助优化临床管理的实例。该指南强调，免疫组织化学和原位杂交在初次筛查和二次确认中仍然是很好的检测方法，并重申需要尽量减少分析前、分析中和分析后的影响因素，以及确保使用经过试剂性能验证的和人员能力验证的检测程序。

有新的证据表明，2018 年美国 ASCO/CAP HER2 指南取消 HER2 荧光原位杂交不明确病例后，

HER2 荧光原位杂交阴性病例增加，HER2 荧光原位杂交阳性病例略有下降[621]。

（二）HER2 的异质性

HER2 异质性可能导致荧光原位杂交和免疫组织化学检测结果不一致。关于 HER2 的肿瘤异质性，可能有以下几种情况：①在单个肿瘤中存在组织学上不同的两种细胞群，一种 HER2 阳性，另一种 HER2 阴性；②所有组成细胞在组织学上似乎是一致的，但孤立性 HER2 阳性癌细胞簇散在分布于肿瘤内。经荧光原位杂交检测，5%～50% 浸润癌细胞的 *HER2/CEP17* 比值大于 2.2，提示 HER2 基因异质性存在。CAP 概述了乳腺癌 HER2 检测中处理遗传异质性的策略[622]。

约 3% 的乳腺癌在没有 *HER2* 基因扩增的情况下，出现 HER2 蛋白质的过度表达。免疫组织化学检测到一些乳腺癌 HER2 3+，但没有 *HER2* 基因扩增，是由于评估 *HER2/CEP17* 比值时存在 17 号染色体的多倍体[623, 624]。

（三）其他 HER2 检测算法和检测方法

考虑到免疫组织化学假阳性和假阴性结果是不可避免的（尽管很少），有些实验室使用 HER2 原位杂交作为初始测试。在这些情况下，小于 5% 的乳腺癌病例荧光原位杂交结果不确定或检测失败，免疫组织化学可作为第二位的检测方法。

实时定量 RT-PCR 和基于微阵列的 RNA 表达谱，可用于确定 *HER2* mRNA 的表达状态，如 21 基因 *Oncotype* DX 用 qRT-PCR 技术来检测并报告肿瘤的 ER、PR 的状态。HER2 的其他检测方法（包括血清水平和基因表达阵列）还处在研发初期。

（四）复发癌和转移癌中的 HER2 状态

在原发肿瘤中确定的 HER2 状态，在转移癌或复发癌中可能会发生改变，也可能不改变[625, 626]。与激素受体一样，这种不一致可能有多种因素。由于 HER2 状态是重要的预测因素，只要能获取样本，所有复发癌和转移癌都应重新评估 HER2 状态。

（五）HER2 阳性乳腺癌的组织学

组织学评估不能可靠地预测 HER2 状态。然而，一般来说，HER2 阳性浸润性导管癌分化较差，腺体形成少，核多形性显著，核分裂指数高，胞质嗜

酸性。HER2 阳性肿瘤的增殖指数高，但低于三阴性乳腺癌。

三十三、ER、PR 和 HER2 检测中的技术考量

标本大小影响组织固定。一般来说，在福尔马林中放置相同的时间，粗针穿刺活检标本比切除活检标本固定得更好。较大的标本必须在切除后 30 分钟内放入固定液中，应将标本≤ 5mm 连续切开。生物标志物检测最可靠的固定剂仍然是 10% 中性缓冲福尔马林。组织固定的持续时间至少为 6h，最多为 72h。必须记录冷缺血时间（即切除到固定之间的时间）、固定剂类型和样品置于固定液中的时间。进行生物标志物检测应使用新切的组织切片，不建议使用存放 6 周以上的白片。

对所有生物标志物测试进行验证、认证和标准化都是必不可少的。应遵循监管机构的指南和建议。实验室还应参与内部和外部质控。影响生物标志物免疫组织化学评价的因素可分为分析前、分析中和分析后。分析前因素包括固定类型、固定时间和固定方法；分析中的因素包括分析验证、设备校准、试剂质量、程序方法、抗原修复技术和对照物的使用；分析后因素包括结果的解读和报告。值得注意的是，组织固定不良是生物标志物检测中最常见的错误来源。

当对照组低于标准或获得意外结果时，例如，低级别癌出现 ER（−）或 HER2 阳性，应质疑生物标志物检测的结果。未经重复检测并保证质控的情况下，任何非预期的染色结果都不应报告。处理不当、挤压明显的标本不应用于生物标志物检测。不应评估粗针穿刺活检标本边缘增加的染色强度和细胞比例（所谓的边缘效应）。在检测微小浸润癌和异质性肿瘤（指组织学和免疫组织化学）时应谨慎[627]。病理医生应注意在某些情况下，可能观察到少见的生物标记染色模式。例如，ER 1D5 克隆[583] 呈微弱的斑点状核阳性，在乳腺浸润性微乳头状癌[628] 中 HER2 呈基底侧染色（图 12–23D）。如果内对照（正常乳腺导管）呈 ER/PR 染色阴性或 HER2 膜染色明显，就不能签发免疫组织化学报告。后续切除标本显示更高级别癌时，应重复 ER、PR 和 HER2 检测。

理想情况下，玻片上放置的阴性和阳性外对照应包括已知的 ER 低表达（1%～10%）样本。这很重要，因为存在多种分析前、分析中和分析后影响因素以及异质性表达，低 ER 表达的病例难以评估和判读。子宫颈外口和子宫颈管内膜切片［其鳞状上皮和腺上皮均为 ER（＋）和 PR（＋）］以及扁桃体作为 ER/PR 检测外对照。扁桃体的鳞状上皮和生发中心细胞中散在的滤泡树突状细胞显示弱而明显的 ER（＋），而扁桃体套区的 B 细胞应为 ER（－）。扁桃体组织不应观察到 PR 的核染色。强烈建议进行外部能力验证或其他替代性评估。每个病例的生物标志物检测判读都要考虑组织学相关性。

当出现以下几种情况：①样本中的肿瘤细胞数量不足；②存在明显的技术假象；③外对照和（或）内对照不起作用；④存在干扰检测可靠性的任何其他因素时，应视该标本的生物标志物为不可判读。

三十四、AJCC 预后分期

自 1977 年建立以来，AJCC 癌分期系统主要基于解剖学标准，如肿瘤大小、淋巴结状态和转移状态。在第八版中，该系统增加了"预后分期"以保持"临床相关性"。这一变化的前提是"肿瘤生物学对预后和治疗反应至关重要"[145]，分期的目标是评估预后。

多年来越来越明显地认识到，预后的判断不能仅仅基于解剖学因素，还应结合生物标志物和多基因检测等重要生物因子的功能。后者通过检测 mRNA 的表达水平来分析多个基因的表达。已证实这些检测方法是准确可靠的，并在临床试验中得到验证。在目前的肿瘤学实践中，多基因检测不仅揭示了宝贵的预测信息，而且还提供了预后信息。

AJCC 预后分期系统整合了关键生物标志物及一种商业化的多基因检测（*Oncotype* DX）的结果。例如，一个相对较大的浸润癌，直径为 5cm，ER（＋），HER2 阴性，淋巴结阴性，*Oncotype* DX 复发评分低，为 10 分，AJCC 预后分期组为 I 期，AJCC 解剖学分期组为 II 期。在这种情况下，"分期降级"完全是某个有利生物因素所具备的功能。可以肯定的是，AJCC 分期系统将朝着结合肿瘤临床相关基因特征的方向进一步发展，以便对每种肿瘤进行"个性化"的管理。有关此主题的详细讨论参见第 45 章。

第13章 小管癌
Tubular Carcinoma

Edi Brogi 著

巩 丽 译　郭双平 校

小管癌（tubular carcinoma，TC）是乳腺癌的一种特殊亚型，150多年前首次被认识[1]。之所以称其为"小管"，是因为它是由类似正常乳腺导管的单层上皮细胞构成的浸润性小管所构成[2, 3]。

大多数小管癌体积相对较小，常为T1期。淋巴结转移少见，远处转移罕见。总体来说，小管癌的预后很好。

【临床表现】

1. 发生率和症状

小管癌占所有乳腺癌的2%，尽管有一些研究报告其发病率可高达4%[4-20]。大多数小管癌是通过乳房X线检查到的。因此，随着乳房X线筛查的开展，小管癌的发病率上升[7]。一些小管癌表现为可触及的包块。

罕见情况下，发生在浅表部位的小管癌可固定在皮肤上，产生收缩现象[21]。小管癌一般位于乳腺周边，因此乳头溢液非常罕见[22]。此外，Paget病很少与小管癌有关。

2. 影像学

乳房X线检查，大多数小管癌表现为不规则星芒状包块或乳腺结构扭曲，伴或不伴钙化（图13-1）。一项关于检测方法与50岁以上女性患者乳腺癌组织学类型的研究，发现41例小管癌中有83%是经乳房X线检查发现的，12%是患者自己发现，只有5%是通过临床检查发现[23]。英国一项关于21 382例50—64岁女性乳腺癌的研究[24]表明，在9259例经筛查确诊的乳腺癌中，小管癌占8.4%；在筛查后一段时间检测到的5413例乳腺癌中，小管癌占2%；

在未参加乳房X线筛查项目的6710例乳腺癌中，小管癌占2.1%。

小管癌的X线表现，包括有或无钙化的包块、密度局灶性不对称和腺体结构扭曲变形[21]，但这些改变并不是小管癌特有的。有研究表明，不可触及的小管癌在X线片上平均大小为0.8cm，可触及的小管癌为1.2cm[25]。此外，大多数小管癌呈毛刺状，且常伴有钙化[21, 26]。

小管癌的影像学鉴别诊断包括放射状硬化性病变（radial sclerosing lesion，RSL）和浸润性导管癌（invasive ductal carcinoma，IDC）。小管癌和放射状硬化性病变在乳房X线上均呈星芒状，因此无法区分[27, 28]。超声检查对诊断小管癌有一定的帮助，特别是对乳房X线上不明显的小病变[21, 29]。一项MRI检查评估12例小管癌[30]，发现在T_2加权像上，小管癌是高密度的病变，内部可有或无分隔。较低的表面扩散系数值有助于区别小管癌和良性乳腺病变（分别为0.8mm²/s与1.25mm²/s）。很少单独行MRI检查[17]，但MRI检查有时可以识别多灶性疾病[30, 31]。

有些小管癌可能是隐匿的，一项对31例小管癌的回顾性研究[21]，发现41%的病例无明显的临床表现，16%的病例乳房X线检查和6%的病例超声检查均为隐匿性。在另一项研究中，为了减少乳腺癌发生风险，进行对侧乳房切除术的2718名乳腺癌患者，有40例是隐匿性癌，其中小管癌占5%[32]。

3. 年龄

小管癌可发生于任何年龄女性（24—92岁），但在围绝经期或绝经后女性中更常见[7, 8, 10, 13-15, 22, 33-39]，

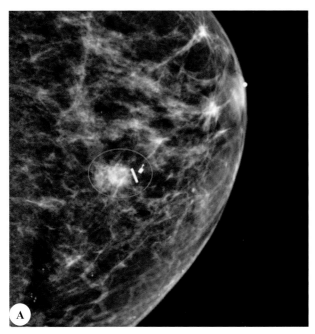
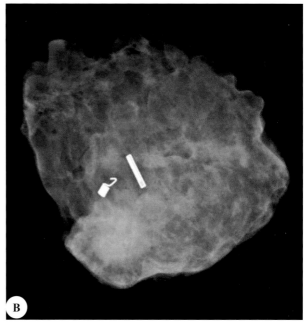

▲ 图 13-1　小管癌的影像学

A. 乳房 X 线检查显示乳腺中下区域有一个可触及的肿块，其旁可见一个线圈活检夹和一个 ^{125}I 放射性粒子；B. 显示 A 中肿瘤手术切除标本的 X 线检查，呈结节状，其上有一个线圈活检夹和一个 ^{125}I 放射性粒子

75% 的小管癌在 50—79 岁被诊断[15]。对美国 1992—2007 年诊断为小管癌的 4477 例患者[4]，通过对监测、流行病学和最终结果数据库（Surveillance, Epidemiology, and End Results, SEER）分析，发现 50—79 岁者占 73.6%、40—49 岁者占 17.5%、超过 80 岁者占 6.9%，而 30—39 岁者只占 2%[16]。1988—2009 年 SEER 数据分析报道，小管癌患者诊断时的中位年龄为（60.6±11.8）岁[8]。

在不同的研究中，使用激素替代疗法的绝经后女性发生小管癌的风险可增加 2 倍[40]、3 倍[41]，甚至 4 倍以上[19]。与小管癌风险增加相关的其他特征包括月经初潮年龄≤ 12 岁、无生育和≥ 55 岁自然绝经[19, 41]。小管癌也可发生于男性[34, 35, 42]，不到男性乳腺癌的 1%[42-44]。

4. 种族特点

小管癌在白种人 / 高加索女性中更为常见。一项来自于美国五大城市多中心人群的病例对照研究表明，80.5% 的小管癌发生在高加索 / 白人女性[41]。一项基于 SEER 数据的流行病学研究发现，90% 的小管癌患者都是非西班牙裔白人女性[16]，而其余患者几乎平均分布在非裔美国人（3.6%）、亚裔 / 太平洋岛民（3.5%）、西班牙裔白种人（2.3%）和美国印第安人 / 阿拉斯加土著人（0.5%）。同样，在另一项基于 SEER 的研究中[8]，96% 的小管癌患者是白种人[8]，只有 4% 是非裔。

5. 家族史

在一级亲属有乳腺癌家族史的患者中，40% 可发生小管癌，但这种联系可能反映了与所选定的特定人群有关，其中包括许多因为有家族史而接受过乳房 X 线筛查的女性[45]。一项澳大利亚对有乳腺癌家族史的女性筛查研究，发现小管癌发生的相对风险（relative risk, RR）为 1.71[46]。其他研究也发现，一级亲属有乳腺癌的患者，发生小管癌的风险略有增加[19, 41]。特别是绝经前女性，其一级亲属为乳腺癌者，患小管癌的风险增加 3 倍，但绝经后女性患小管癌的发生率却与此无关[41]。对于接受保乳治疗的 I/II 期小管癌和浸润性导管癌患者，有乳腺癌家族史者分别为 45% 和 36%，但没有统计学意义[33]。

【大体病理】

大体上，小管癌界限不清，质地较硬。剖开时，病变通常呈星芒状和浸润性。有时切面收缩，与周围非肿瘤组织相比略有凹陷（图 13-2）。大多数肿瘤呈灰白色，伴有广泛硬化时，可为棕褐色或苍白色。此外，尽管大体形态提示小管癌，也必须

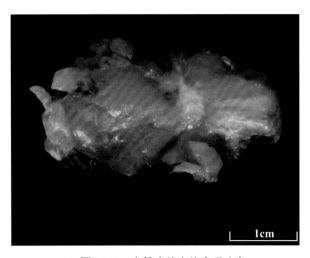

▲ 图 13-2　小管癌的大体病理改变

一例小管癌的切面呈星芒状，与周围非肿瘤组织相比，似乎有轻微的收缩和凹陷

通过显微镜观察以除外良性硬化性病变，如放射状瘢痕或非特殊类型浸润性癌。

● 大小

一般来说，小管癌在发现时体积相对较小。大多数小管癌的直径小于等于 2cm，但也可高达 4～4.5cm [22, 38, 47]。偶尔可见大于 5cm，这可能是由于多灶性病变的合并。Liu 等 [33] 报道 71 例小管癌，97% 的病例都小于 2cm。

一项最近的系列研究发现，52% [48]～60% [9, 14] 的小管癌 ≤ 1cm，中位大小为 10mm [9, 48, 49]。Rakha 等 [14] 研究 102 例小管癌，59% 的病例大小 < 1cm，37% 病例大小为 1～2cm，只有 4% 的病例大小 > 2cm。Colleoni 等 [50] 分析了 83 例小管癌，其中 56 例（67%）< 1cm，24 例（29%）大小为 1～2cm，2 例（2%）为 2～5cm，只有 1 例肿瘤大小不清楚。另外一项对 307 例小管癌的研究显示 [37]，57% 的病例大小 < 1cm、69 例（22.5%）为 1～2cm、23 例（7.5%）为 2～5cm，只有 1 例 > 5cm。

【镜下病理】

光镜下，小管癌由无序排列的小腺体和小管组成，呈星芒状，边缘有浸润。腺体和小管形态单一，内衬单层有极向的肿瘤性上皮。"小管"癌是指全部肿瘤细胞直接沿着肿瘤性腺腔排列 [51]。尽管过去采用的小管所占百分比不同，但目前大多数作者一致认为，小管癌的诊断至少有 90% 的肿瘤由单层的形态单一的小管所组成（图 13-3），局部复层或

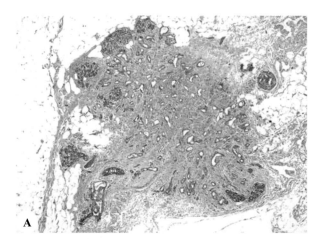

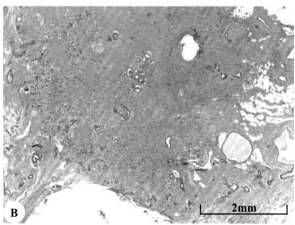

▲ 图 13-3　小管癌的显微镜下病理改变

两例小管癌的低倍镜图。小管成分占肿瘤的 90% 以上，腺体呈明显的无序分布，注意弹力纤维性间质

稍微复杂的结构小于 10% 的肿瘤也可符合小管癌的诊断。小管成分占 50%～90% 的乳腺癌，称为"混合性"小管癌；小管成分小于 50% 的浸润性导管癌，则为具有"小管特征"的浸润癌，后两组肿瘤中小管成分所占比例和非小管成分的分化程度差异很大。

小管癌的三维模型显示，它是由细而短的单个细胞索状连接成网的小管所组成 [52]。小管癌的腺体呈圆形或卵圆形，或形状不规则，成角（图 13-4）。低倍镜下，最易观察到的形态学特点是腺体的直径各不相同，但常有大而明显的管腔。上皮呈立方形或柱状，细胞核圆形或卵圆形，往往位于基底部，有低级别异型性。同一病变内的肿瘤细胞通常是均匀的，但个别腺体内衬上皮细胞的高度可能会有一些变化，即细长的柱状细胞与几乎扁平的细胞毗邻（图 13-5），胞质一般比较丰富，嗜双色，但也可以缺乏胞质。尽管不是特有的改变，胞质空泡或腔

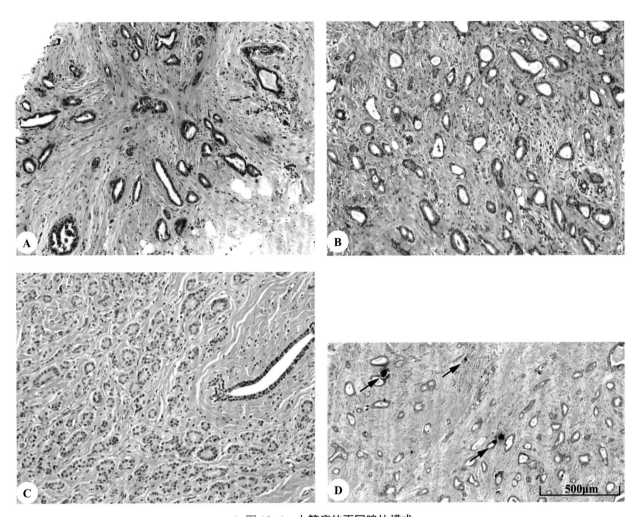

▲ 图 13-4　小管癌的不同腺体模式

A. 粗针活检标本显示肿瘤主要由成角的腺体构成；B. 中等细胞密度间质中可见卵圆形和成角腺体；C. 圆形腺体，该模式类似于微腺性腺病；D. 小管癌腺体内可见钙化（箭）

缘"胞突"很常见（图 13-5），核仁不明显，常靠近核膜，核分裂象罕见（核分裂评分通常为 1），无坏死。以嗜酸性胞质和（或）顶端胞质内颗粒为特点的大汗腺分化并不常见[47]。罕见的情况下，小管癌由胞质透明的细胞组成，局部腺腔内可有黏蛋白（图 13-6）。

小管癌间质可富含肌纤维母细胞、弹力纤维组织和疏松的黏液样基质[53, 54]（图 13-7）；且往往比高分化导管癌的间质更丰富，分布更广泛。弹力纤维很常见，但并非所有病例都存在，也可能与非小管癌[55]和一些良性的硬化性病变[56]，尤其是放射状硬化性病变有关。一些小管癌的间质弹力纤维玻璃样变（图 13-7）。

显微镜下，小管腔内和（或）大多数小管癌间质中可见钙化（图 13-4 和图 13-8）。导管原位癌、非典型导管增生与小管癌毗邻的伴或不伴非典型的柱状细胞变中也可发生钙化（图 13-8）。侵犯淋巴管和血管极其罕见[12]。在一些病例中，淋巴血管腔内的癌栓可能与之前穿刺活检有关（图 13-9），侵犯神经非常罕见（图 13-10），小管癌不引起明显的淋巴细胞反应。

1. 与小管癌相关的前驱病变

21%～84% 的小管癌中可发生导管原位癌[4, 5, 8, 34, 35, 57–60]。典型导管原位癌主要表现为微乳头和（或）筛状结构，或混合型[34]（图 13-8）。

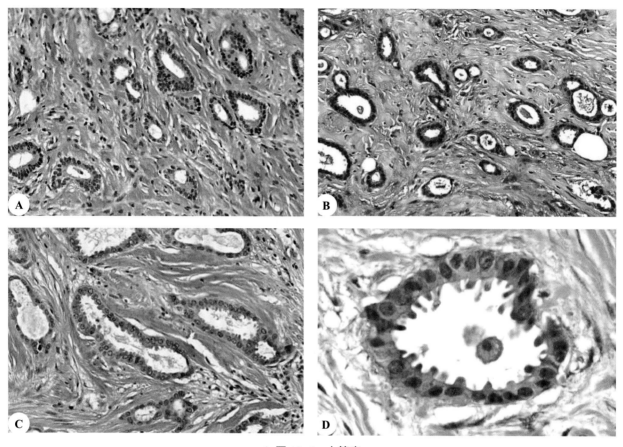

▲ 图 13-5　小管癌

A 和 B. 肿瘤性腺体呈圆形或卵圆形，有序分布，类似于微腺性腺病，注意间质中肌纤维母细胞增生和弹力纤维，这不是微腺性腺病的特征；C. 相邻小管，甚至在同一小管内，腺上皮细胞高低不平，扁平细胞与柱状细胞相邻，一些上皮细胞中可见局灶性顶泌胞质突起；D. 高倍镜下，显示腺体胞质顶端的球状突起，称为"顶泌胞质突起"

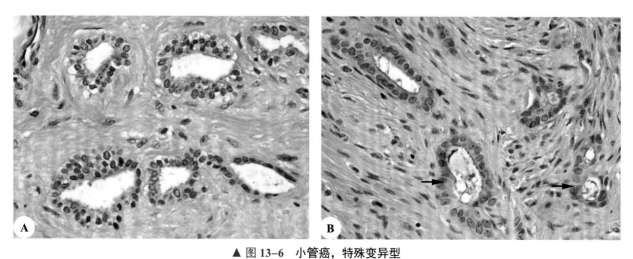

▲ 图 13-6　小管癌，特殊变异型

A. 小管癌的腺体细胞质透明，类似于微腺性腺病；B. 小管癌腺腔内可见黏蛋白（箭）

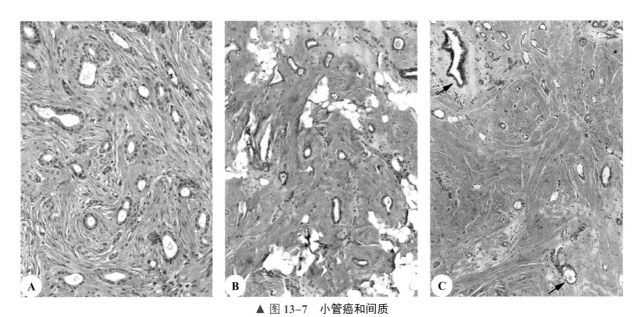

▲ 图 13-7　小管癌和间质

A. 小管癌腺体间存在细胞性和促纤维增生性间质；B. 小管癌腺体间间质细胞较少，呈灰色、弹力纤维变性；C. 间质细胞少，注意局部间质呈灰色、弹力纤维增生，但大部分间质是嗜酸性和硬化的，可见少量良性的腺体（箭）

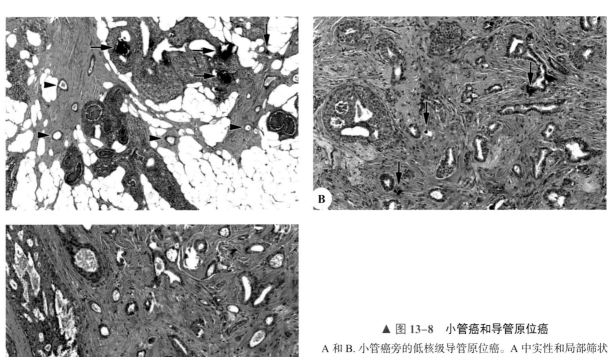

▲ 图 13-8　小管癌和导管原位癌

A 和 B. 小管癌旁的低核级导管原位癌。A 中实性和局部筛状低核级导管原位癌间可见少数不明显的小管癌（箭头）。一些导管原位癌含有钙化（A，水平箭），微小钙化与肿瘤腺体或间质有关（B，垂直箭）。C. 筛状和微乳头状导管原位癌紧邻小管癌

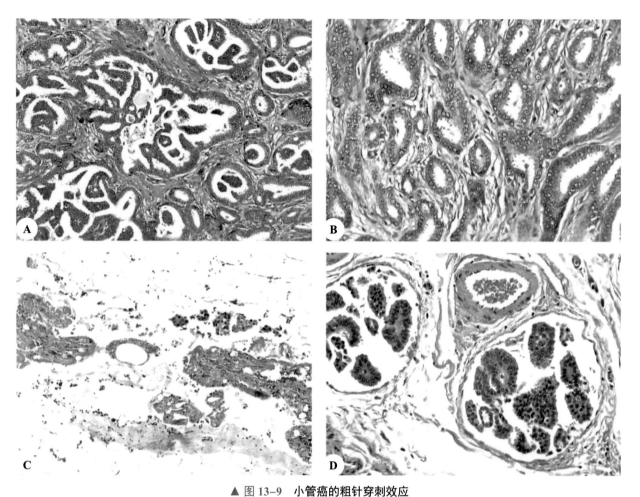

▲ 图 13–9　小管癌的粗针穿刺效应

A. 导管内成分为微乳头状癌；B. 小管癌；C. 针道内移位的上皮细胞伴出血；D. 扩张的血管腔中可见癌细胞簇，可能来自导管内乳头状癌

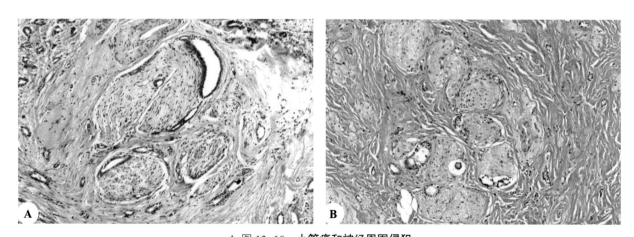

▲ 图 13–10　小管癌和神经周围侵犯

A. 神经周围明显的肿瘤侵犯，在神经束内可见一个肿瘤性腺体；B. 另一例神经周围侵犯的小管癌

在一些小管癌中未发现导管原位癌，而与非典型导管增生或柱状细胞变有关（图 13-11）。柱状细胞变是终末导管小叶单位（terminal duct lobular unit，TDLU）上皮细胞的改变，常与非典型导管增生、低核级导管原位癌、小管癌和低级别乳腺肿瘤谱系的病变有关。它们与小管癌的密切关系首先被 Rosen 所认识，他非正式地将柱状细胞变称为"管前"（pretubular）增生[61]。柱状细胞变累及的 TDLU 腺泡膨胀，圆形到卵圆形，内衬柱状细胞。核圆形到卵圆形，核膜光滑，染色质均匀分布，具有低级别核异型性。核仁常不明显，若有核仁则常邻近核膜。导管和小导管腺腔边缘的顶泌胞质突起很常见，但这种改变也可见于其他导管病变。柱状细胞变伴非典型性也称为"平坦上皮非典型性"（flat epithelial atypia，FEA）。在柱状细胞变伴非典型性

的病变，如果存在圆钝的微乳头或局部筛状结构，可符合局灶性非典型导管增生。柱状细胞变伴非典型性的细胞形态与小管癌的肿瘤细胞非常相似（图 13-11）。柱状细胞变累及的 TDLU 腺腔内常含有致密的分泌物，可发生钙化，这种钙化在乳房 X 线上表现为微小的点状聚集性钙化，其意义尚不确定（伴和不伴非典型性的柱状细胞变讨论和说明详见第 9 章）。在柱状细胞变背景中可发生低核级、筛状或微乳头结构的导管原位癌，而高核级导管原位癌罕见[59, 62]。

柱状细胞变通常与经典小叶原位癌（lobular carcinoma *in situ*，LCIS）、非典型小叶增生（atypical lobular hyperplasia，ALH）（图 13-12 和图 13-13）以及小管癌和小管小叶癌（见本章小管小叶癌的描述）有关[8, 59, 61, 63, 64]，这个复合体被称为"Rosen

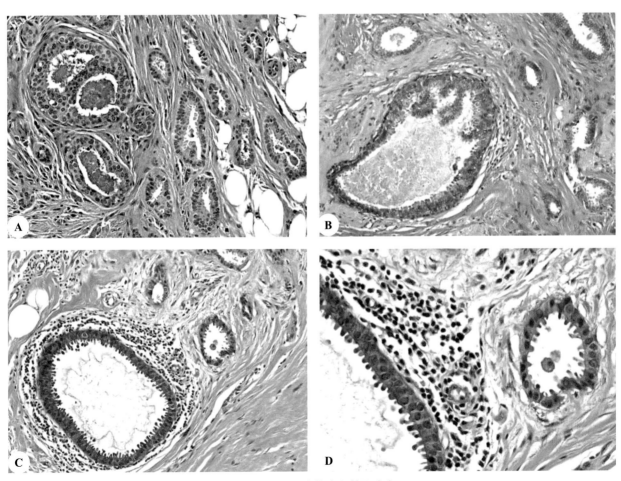

▲ 图 13-11　小管癌和前驱病变

A. 紧邻小管癌的局灶性非典型导管增生；B. 小管癌附近的微乳头状非典型导管增生；C 和 D. 两张放大图，显示在小管癌附近，一个扩张的腺泡内衬平坦型柱状细胞，有低级别异型性，非典型柱状上皮所累及的腺泡周围环绕一圈小淋巴细胞；D. 显示非典型柱状细胞和小管癌的肿瘤性上皮细胞形态学非常相似，两者均有顶泌胞质突起

三联征"[65]（图 13-13）。一项研究显示，8/14 例（57%）小管癌与柱状细胞变伴非典型性（FEA）有关，7/14 例（50%）伴有微乳头状非典型导管增生，3/14 例（21%）伴有低核级导管原位癌，4/14 例（29%）伴有小叶瘤变；而大小相当、分化良好的非小管癌中，只有 11%（2/18 例）与柱状细胞变非典型性（FEA）有关[57]。Rakha 等[14] 观察到小管癌与柱状细胞变（93%）的相关性高于普通型导管增生（18%）或高核级导管原位癌（1%）。Aulmann 等研

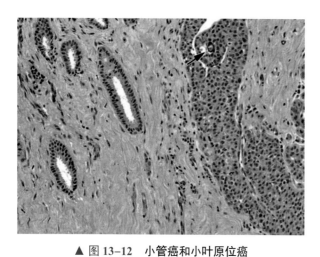

▲ 图 13-12　小管癌和小叶原位癌

经典小叶原位癌紧邻小管癌，小叶原位癌病灶有微小钙化（箭）

究显示，89%（24/27 例）小管癌与柱状细胞变有关，其中 22 例柱状细胞变伴非典型性；同时，10 例（37%）有低核级导管原位癌，3 例有小叶瘤变（11%）[59]。Romano 等[8] 发现，小管癌中 12 例（63%）有柱状细胞变伴非典型性，11 例（58%）有导管原位癌，2 例（10%）有小叶原位癌；而 44%（24/54 例）Ⅰ 级浸润性导管癌有导管原位癌，1 例（2%）有小叶原位癌，未发现柱状细胞变伴非典型。

0.7%～40% 的小管癌常伴有经典小叶原位癌[5, 8, 34-36, 57, 58]，而且经典小叶原位癌和（或）非典型小叶增生常与小管癌毗邻（图 13-12 和图 13-13）或发生在同侧或对侧乳腺的其他部位。小叶原位癌和（或）非典型小叶增生与小管癌的相关性很常见（图 13-12 和图 13-13）。很少出现与放射状硬化性病变相关的小管癌[66-68]。

2. 多灶性小管癌和对侧乳腺癌

乳房 X 线检查，大多数小管癌表现为单发性肿块。然而，研究发现，10%～20% 的患者可以有多灶性小管癌，位于一个或多个象限内，但每一个病灶都是独立生长[29, 58, 69]。这些病灶并不是乳腺内转移，因为没有发现相关的淋巴管内癌栓，而且单个癌性区域也常存在导管原位癌。

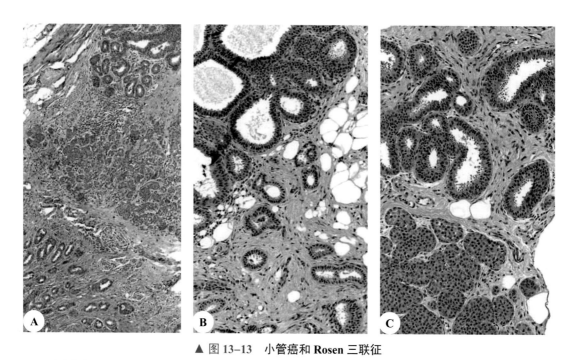

▲ 图 13-13　小管癌和 Rosen 三联征

A. 显示小管癌（底部）、经典型小叶原位癌（中间）与柱状细胞变（顶部）紧密共存；B 和 C. 同一病例的图片，小管癌紧邻柱状细胞变伴非典型性（B），后者邻近经典型小叶原位癌（C），所有三种病变均显示相似的低级别核非典型性

关于多灶性小管癌的发生率和预后相关的信息有限，且难以解释，确定真正的多灶性小管癌也有一定的挑战。在多病灶小管癌的研究中，尚不清楚导管原位癌是否与小管癌相关或作为一种独立的癌存在。在一些系列研究中，小叶原位癌被归为原位癌。但是目前，与间质浸润无关的经典小叶原位癌却被当作一种高风险病变进行处理。早期研究报道，10%～56% 的小管癌患者在同一侧乳腺的其他象限，有独立的原位癌和（或）浸润性癌[5, 34, 36, 45, 70]。其中，在手术切除的 120 例小管癌[34]，6 例（5%）有第二个独立的浸润性癌病灶、4 例（3.3%）有多灶性导管原位癌、3 例（2.5%）有小叶原位癌。Mitnick 等[29] 发现，7% 的小管癌患者同时有浸润性小叶癌。Sheppard 等[71] 报道，17 例小管癌中有 6 例（35%）出现浸润性导管癌单病灶、6 例（35%）出现导管原位癌、2 例出现小叶原位癌（原著者注：在本研究中，小管癌被定义为至少有 80% 的小管成分）。Green 等[72] 研究显示，18/90 例小管癌为同侧多灶性癌，没有一例是双侧乳腺癌。Gunhan-Bilgen 和 Oktay[21] 发现，1/32 的小管癌为多灶性，另一例对侧乳腺为浸润性小叶癌。

小管癌患者对侧乳腺癌的发生率为 0%～38%，包括同时性和异时性[21, 22, 33-36, 45, 49]。最常见的对侧癌是浸润性导管癌，双侧小管癌并不常见[21, 22, 36]。一项关于 146 例小管癌的研究发现，2 例有同时性的多个原发灶，但肿瘤类型及其部位均未描述[9]。

【鉴别诊断】

1. 微腺性腺病

小管癌可由直径相对一致的圆形或卵圆形腺体组成，这一点与微腺性腺病（microglandular adenosis，MGA）相似[73, 74]，特别是 1cm 以下的肿瘤（图 13-4）。微腺性腺病可以呈局限性或弥漫性浸润性生长，而小管癌往往呈局部浸润性生长。微腺性腺病的腺体一般较小，圆形或卵圆形，不成角（图 13-14）。上皮呈典型的立方形，胞质淡染到透明，细胞高度相对一致。相反，小管癌的上皮细胞则呈典型的柱状，有顶泌胞质突起，有时也可

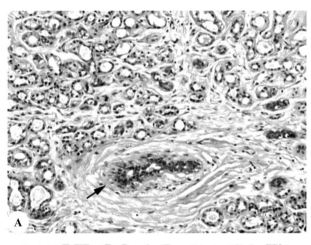

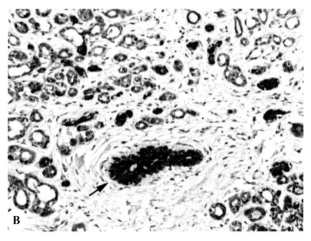

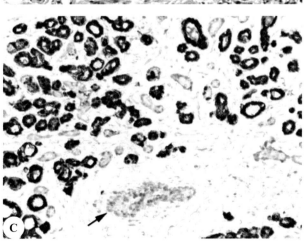

▲ 图 13-14 微腺性腺病

A. 微腺性腺病的腺体呈圆形至卵圆形，内衬不明显的扁平至立方形上皮，可见一个正常导管（箭）；B. ADH5 混合抗体（p63 及基底细胞角蛋白 CK5 和 CK14 呈棕色，腺上皮细胞角蛋白 CK7 和 CK18 呈红色）免疫组织化学染色，显示微腺性腺病的腺体周围无肌上皮细胞，而正常导管周围存在肌上皮（箭）；C. 微腺性腺病上皮 S-100 阳性，正常导管上皮阴性（箭），而肌上皮呈弱阳性

由立方到扁平的细胞组成。在小管癌中，柱状细胞和扁平细胞有时共存于同一个腺体（图 13-5）。微腺性腺病的腺腔轻度开放，但无明显扩张，常含有致密均匀的嗜酸性分泌物，可发生钙化。小管癌和微腺性腺病都没有肌上皮细胞，可以通过肌上皮标志物，如 p63、calponin 和 SMA 进行免疫组织化学染色，以及商品化的混合性抗体同时检测上皮和肌上皮抗原（图 13-14）来证明。在 HE 染色切片上，很容易观察到微腺性腺病腺体周围的基底膜。网状纤维和 PAS 组织化学染色、Ⅳ 型胶原或层粘连蛋白免疫组织化学染色，可突出显示微腺性腺病腺体周围的基底膜；而在 9 例小管癌的肿瘤性腺体周围未检测到层粘连蛋白、Ⅳ 型胶原或基底膜蛋白聚糖[75]。也有其他研究表明小管癌的肿瘤性腺体周围，常缺乏层粘连蛋白[76]和Ⅳ型胶原蛋白[77]。然而，需要注意的是，在一些浸润性癌，特别是分化好的浸润性癌，也会检测到减弱的、不完全和（或）局灶性破坏的基底膜[78]。因此，小管癌和微腺性腺病之间的区别不应仅仅依赖于识别腺体周围的基底膜。对一些疑难病例，可通过免疫组织化学染色检测 S-100 蛋白来鉴别，微腺性腺病 S-100 阳性（图 13-14），小管癌 S-100 阴性。此外，ER 和 PR 在小管癌中通常呈强阳性，而在微腺性腺病为阴性[79]（见第 7 章）。

2. 硬化性腺病与放射性硬化性病变

在一些病例，必须要鉴别小管癌与硬化性腺病（sclerosing adenosis，SA）。硬化性腺病是一种以小叶为中心的增生性病变，往往累及相邻多个小叶。低倍镜下，由于腺体和小管呈漩涡状排列，被硬化性腺病累及的单个小叶几乎总能被识别。高倍镜下，硬化性腺病呈紧密排列的螺旋状结构，这些结构主要由拉长的腺体组成，管腔不明显。病灶内有少数圆形、卵圆形或成角腺体，但管腔不像小管癌那样广泛开放。而且，在所有硬化性腺病的腺体和小管周围都有梭形肌上皮细胞，基底膜通常也很明显（见第 7 章）。

小管癌无小叶中心结构，通常呈星芒状，边缘有浸润。小管癌的成角腺体往往被间质隔开，分布在促结缔组织增生或弹力纤维间质中。在常规 HE 染色切片上，小管癌的腺体缺乏肌上皮，周围也无基底膜。

放射状硬化性病变由腺病、导管增生或乳头状瘤组成，通常伴有囊肿（见第 5 章）。这些成分在不同病变中所占的比例有不同，有些放射状硬化性病变主要由腺病或乳头状瘤组成。间质弹力纤维增生是许多放射状硬化性病变的一个特征，特别在腺病不是其主要成分的病变。虽然在常规 HE 切片上肌上皮通常很明显，但有时在致密硬化区域可能明显减弱和（或）局部不明显。在疑难病例，可借助免疫组织化学染色观察是否有肌上皮细胞[77]。p63 是一种核蛋白，是最特异的肌上皮抗原；在乳腺组织中，p63 几乎全部表达于肌上皮核，与间质肌纤维母细胞不会发生交叉反应。其他大多数肌上皮标志物（calponin、SMA、CD10、CK5、CK5/6 和 SMM-HC）都是细胞质蛋白，它们与硬化性腺病和小管癌相关的肌纤维母细胞有不同程度的交叉反应（图 13-15），并可能在硬化性病变的肌上皮表达显著减弱[80]。因此，为了更好地判定和鉴别，建议使用一组在硬化性病变中减弱最少的肌上皮抗原，包括 p63、calponin 和（或）SMA[80]。这在粗针穿刺活检样本判定时尤其重要，因为周围组织的背景信息可能有限或无法获取。一种商业化的抗体混合物，包括 p63、CK5 和 CK14 以及腺上皮细胞角蛋白 CK7 和 CK18，可同时检测周围有肌上皮的乳腺腺体和缺乏肌上皮在间质浸润的肿瘤性腺体（图 13-16）。同时，还应复切 HE 切片同时观察[81]。

偶尔，小管癌发生在靠近乳头主乳管或乳晕下区域，需与乳头旺炽性乳头状瘤病（乳头导管腺瘤）鉴别。在这种情况下，如果存在 Paget 病，则支持小管癌的诊断（图 13-17）。Paget 病很少与未累及乳头的小管癌相关，除非同时存在导管原位癌。

3. 高分化浸润性导管癌

在高分化浸润性导管癌中，腺体的生长模式主要为管状，但为较复杂的腺体模式，即有两层或两层以上的细胞，可占整个病变的 10% 以上。非小管腺体有微乳头状簇、腔内搭桥或流产的筛状排列（图 13-18）。偶见核分裂象，细胞多形性较明显，肿瘤上皮几乎都呈中等核级。与高分化导管癌相关的导管原位癌更可能是筛状而非微乳头状型。

4. 小管小叶癌

具有浸润性小叶癌和小管癌两种成分的乳腺癌称为小管小叶癌（tubulolobular carcinoma）（图 13-19）。

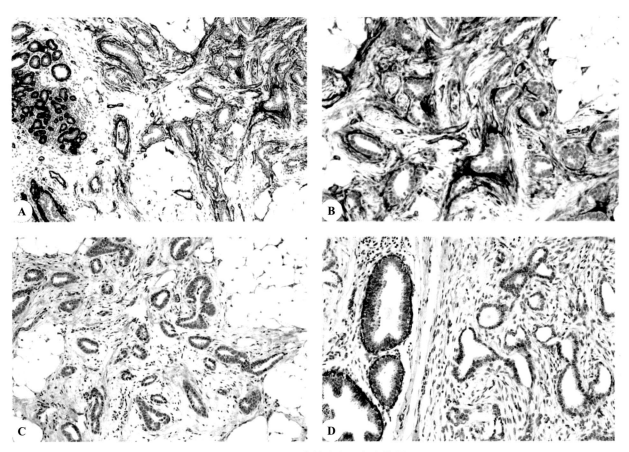

▲ 图 13–15　小管癌和肌上皮抗原

　　A. 平滑肌肌动蛋白（SMA）免疫组织化学染色，显示腺病（左）小叶腺体周围肌上皮细胞和小管癌（右）中肌纤维母细胞阳性；B. 高倍镜下，A 中小管癌间质肌纤维母细胞阳性；C. 同一肿瘤中平滑肌肌球蛋白重链（SMM-HC）免疫组织化学染色阴性；D. 在另一个标本中，导管周围的肌上皮细胞 SMM-HC 阳性（左），而小管癌为阴性（右）

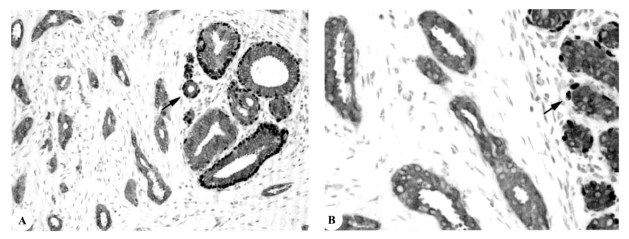

▲ 图 13–16　小管癌和肌上皮抗原

　　两例小管癌的 ADH5 混合抗体免疫组织化学染色（p63 和基底细胞角蛋白 CK5 和 CK14 呈棕色，管腔角蛋白 CK7 和 CK18 呈红色），肿瘤腺体呈红色，缺乏肌上皮（无棕色），少数正常腺体（箭）染色模式可作为内对照

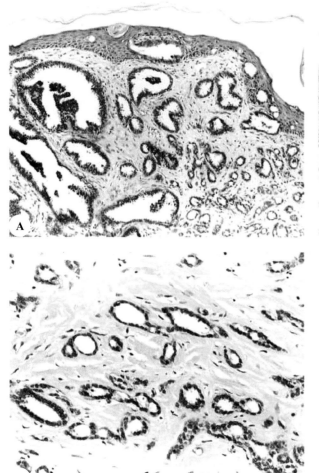

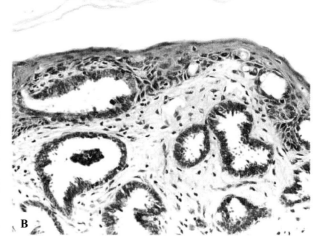

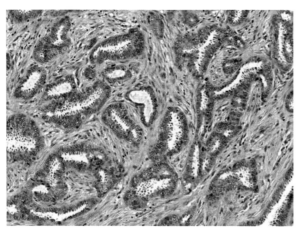

▲ 图 13-17　乳头的小管癌

A. 乳头的小管癌浸润性腺体延伸至表皮；B. 由小管癌腺体组成的 Paget 病；C. A 中右下角放大图，可见典型的癌性腺体

▲ 图 13-18　高分化浸润性导管癌

此例结构复杂，腺体融合

通常发生在女性，但也有少数男性病例报道[82]。肿瘤大小 0.3～2.5cm（平均约 1.3cm）[72, 83, 84]，小管和小叶比例不同。对 11 例小管小叶癌的研究表明，小管癌和小叶癌比例接近的有 3 例（27%），以小叶癌形态为主的有 5 例（46%），另外 3 例（27%）小管癌形态更明显[84]。

小管小叶癌较小管癌更常为多灶性。有两项研究报道，多灶性小管小叶癌的发生率分别为 19%[83] 和 29%[72]，而多灶性小管癌的发生率只有 10%[83] 和 20%[72]。

一些作者认为，小管小叶癌是小管癌的一种变异型；也有人认为是浸润性小叶癌的一种变型。根据乳腺低级别上皮性肿瘤的统一概念，小管小叶癌被认为是浸润性癌这一形态学谱系的一种变型[63, 64]。其三维模型显示，小管小叶癌由小管组成，小管则是由单细胞条索连接成网，呈线状排列，但小管小叶癌中的单细胞索比小管癌中的更长更明显，这可能解释了其类似浸润性小叶癌区域的原因[52]，与小管癌相关的同一前驱病变也被发现与小管小叶癌有关[72, 83-85]。相比小管小叶癌，导管原位癌与小管癌更相关，而小管小叶癌更可能仅伴有经典小叶原位癌[72, 83]。

小管小叶癌患者腋窝淋巴结（axillary lymph node，ALN）转移率高于小管癌[72, 83, 84]，约占腋窝清扫患者的 30%[72]（图 13-19）。多灶性小管癌和小管小叶癌似乎更容易发生腋窝淋巴结转移，可能是因为多灶性肿瘤体积较大。早期研究报道，导管癌合并混合性小管癌患者，腋窝淋巴结转移率为 21%[4] 和 29%[36]。研究报道，21% 的 II 期浸润性导管癌合并混合性小管癌的患者，有 3 个以上淋巴结转移，小管小叶癌的淋巴结转移灶也表现为混合性癌形态[36]（图 13-19）。

大多数小管小叶癌表达 ER 和 PR，不表达 HER2[83, 84]。有研究报道，18/19 例（95%）小管小叶癌 ER 阳性、15/19 例（79%）PR 阳性、15/19 例（79%）HER2 为 0 或 1+，但未说明 4 例 HER2 为 2+ 病例的 HER2/neu 基因扩增情况[84]。

有三项研究报道，几乎所有的小管小叶癌 E-cadherin 阳性，支持它具有导管癌免疫表型，因为浸润性小叶癌通常 E-cadherin 阴性[83-85]。E-cadherin 免疫反应在浸润性小管和浸润性小叶成分，甚至在以小叶癌为主要生长模式的小管小叶癌中均可检测到。另有研究发现 α-catenin 和 β-catenin 在小管小叶癌中的表达率分别为 50% 和 62.5%[85]。Esposito 等[84] 发现小管小叶癌和小管癌中 α-catenin、β-catenin 和 χ-catenin 均为膜阳性，浸润性小叶癌中 β-catenin 和 χ-catenin 胞质阳性，而 α-catenin 阴性；此外，所有小管癌和小管小叶癌显示 E-cadherin 膜阳性，而浸润性小叶癌中 E-cadherin 通常为阴性。Wheeler 等[83] 研究发现，25/27 例小管小叶癌对高分子量细胞角蛋白 K903 有免疫反应，一些作者认为该抗体是与小叶癌表型相关的一种标志物[86, 87]，但这种反应的特异性受到了质疑。总的来说，小管小叶癌的混合性免疫表型，反映了该肿瘤的导管和小叶癌组织成分，大多数证据支持导管癌表型。

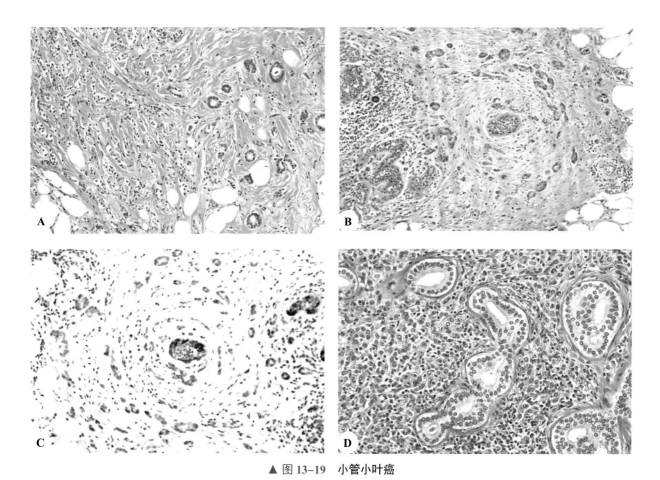

▲ 图 13-19 小管小叶癌

A. 小叶癌呈线性和印戒细胞样生长（左），小管癌为圆形腺体（右）；B 和 C. 小管小叶癌围绕导管生长（中间），小管癌和浸润性小叶癌均为 E-cadherin 阴性（C），图片中央的导管周围和小叶内腺体可见局灶性 E-cadherin 阳性（右），导管腔内 E-cadherin 阴性细胞代表小叶原位癌；D. 淋巴结转移性小管小叶癌显示小管癌和小叶癌区域

目前发现，小管小叶癌患者的预后相对较好，介于小管癌和浸润性小叶癌之间。

【穿刺活检】

由于小管癌的诊断要求至少 90% 的肿瘤由单层细胞构成的简单腺体组成，因此粗针穿刺活检样本中纯小管形态，并不能保证其余病变具有相同的形态，故不能明确做出小管癌的诊断。如果在粗针穿刺活检标本提出小管癌的诊断，谨慎的做法是在报告中注明，此例乳腺癌的最终分类应取决于对粗针穿刺活检和切除标本的综合分析。

在粗针穿刺活检标本中，由于无法获取周围乳腺组织的背景信息或非常有限，小管癌与上述良性病变的鉴别诊断尤其困难。

【免疫组织化学】

小管癌中 ER 和 PR 通常呈弥漫性阳性，而 HER2 阴性（图 13-20）。超过 90% 的小管癌表达 ER [8, 9, 11–14, 33, 38, 49, 50, 58, 88, 89]。Jorns 等 [90] 比较了 27 例小管癌、16 例混合性导管癌 / 小管癌、27 例高分化浸润性导管癌及其毗邻的正常乳腺实质中 ER 染色的强度和百分比。结果表明，即使 ER 在这三种类型癌中的表达都很高，也只有 79% 的小管癌细胞 ER 阳性，而混合性导管癌 / 小管癌阳性细胞为 87%，高分化导管癌达到 94%，其差异具有统计学意义。此外，小管癌中 ER 阳性率更接近毗邻的正常上皮细胞中 ER 染色的百分比。因此，作者推断："小管癌中 ER 的低表达可能是肿瘤高分化的结果，进一步支持其生物学的差异" [90]。在 69%～87% 的小管癌中检测到 PR 核阳性 [8, 13, 14, 33, 38, 50, 88, 89, 91]。

小管癌也表达 AR。Collins 等研究发现所有小管癌都表达 AR [92]。Rakha 等 [14] 也检测到 81% 的小管癌表达 AR。也有研究发现，66% 的混合性导管

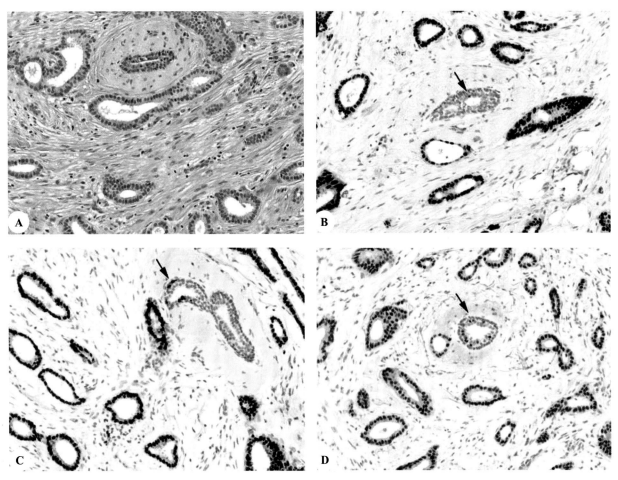

▲ 图 13-20　小管癌对 ER、PR 和 AR 的免疫反应性
所有的图片来自同一病例，小管癌腺体（A）显示细胞核 ER（B）、PR（C）和 AR（D）弥漫强阳性，个别良性腺体（箭）对同一抗原显示出不同程度的着色

癌和小管癌 AR 阳性[93]。

小管癌不表达 HER2、无 *HER2/neu* 基因扩增。Oakley 等[94] 报道荧光原位杂交（fluorescence *in situ* hybridization，FISH）检测 55 例小管癌，均无 *HER2/neu* 基因扩增。Rakha 等[14] 报道所有小管癌 HER2/neu 和 p53 均为阴性。同样，Poiree 和 Munzone 等研究大宗病例的小管癌，也未发现 HER2 阳性[13, 95]。在一些系列研究中，罕见 HER2 阳性的小管癌[8, 38]。虽然有研究报道 3/27 例（11.11%）小管癌被归类为 HER2/neu 阳性，但未阐明 HER2/neu 阳性的评估标准[33]。考虑小管癌缺乏任何 HER2 靶向治疗，以及其温和的组织形态和惰性的生物学行为，故携带 *HER2/neu* 基因扩增或其蛋白过表达的可能性很小。因此，对于形态学诊断小管癌而 HER2/neu 阳性的病例都应该进行重新评估[12]。

小管癌低核分裂与低 Ki67 阳性率相关。Rakha 等报道[14]，82% 小管癌的 Ki67 指数较低（< 10%），18% 为高增殖指数（> 10%）。

【电子显微镜检查】

电子显微镜下，尽管肿瘤性腺体内可发生轻微的复层，但小管癌仍显示典型的单层细胞，肌上皮细胞稀少或缺失[96, 97]，基底膜通常是缺乏的、不完全或不连续[96, 97]。在肿瘤腺腔内细胞表面可见微绒毛，肿瘤细胞由许多桥粒和发育良好的终板连接（terminal bars）。细胞质中含有线粒体、粗面内质网和张力丝，后者分布在核周。偶尔，可见胞质分泌空泡。间质中存在胶原和弹力纤维。

【细胞学】

细胞学上，小管癌为轻至中度核异型性的腺上皮细胞，细胞通常排列成相对紧密的簇状、成角，4～10 个细胞为一小簇和分散的单个细胞[98, 99]。在一些细胞簇中，肿瘤细胞可形成腺腔结构，但很少形成管状和局灶筛状结构。管状结构通常被描述为有棱角或具有类似于伸展的手指、袖子或试管的轮廓。肿瘤细胞核略增大，为红细胞的 1.5～2 倍，核膜光滑、染色质均匀，有时有微小的核仁。可发生小的层状钙化。背景可见双极的间质细胞核，但未发现肌上皮与肿瘤性小管混合。小管癌细针穿刺标本中，散在 actin 阳性的双极细胞可能是间质肌纤维母细胞，也可能是促结缔组织增生性间质小碎片。

小管癌的细胞学鉴别诊断，包括纤维腺瘤和伴或不伴非典型的增生性改变。纤维腺瘤的细针穿刺（fine-needle aspiration，FNA）标本，含有散在的双极肌纤维母细胞和大量的肌上皮细胞，或以分散的单细胞存在，或与良性上皮细胞簇混合存在。良性乳腺实质增生的抽吸取物中细胞更多样，包括导管腺上皮细胞、肌上皮细胞和大汗腺细胞。

Cangiarella 等[100] 观察了 21 例细针穿刺标本小管癌的诊断特点：包括中等到高细胞密度，成角的细胞簇，边缘锐利，周围是卵圆形上皮细胞，散在的单个异型性小的细胞，双核细胞缺失或少见。Lamb 和 McGoogan[101] 比较了 31 例临床特征重叠、大小相当的小管癌与 22 例放射状硬化性病变的细胞学特点，结果表明仅根据细胞学样本区分这两种病变极其困难。其中，25 例小管癌（81%）被诊断为恶性或可疑、2 例（6%）为良性、4 例（13%）无细胞。9 例（41%）放射状硬化性病变的细胞学标本，最初被误诊为可疑或诊断为癌，而 46% 被诊断为良性，3 例（13%）无细胞。Shabb 等[102] 报道，只根据细针穿刺样本，对 4 例小管癌做出了不确定或错误的诊断，并建议发现"僵硬的管状结构"应考虑到小管癌。1999 年，Mitnick 等[29] 报道，粗针穿刺活检诊断小管癌的准确性高于细针穿刺标本，这在今天仍然是正确的。细针穿刺标本显示印戒样细胞和小管癌特征，提示小管小叶癌[103]。

【遗传学检查】

小管癌最常见的染色体异常是 16q 缺失，这种改变也可以出现于其他低级别乳腺上皮性肿瘤病变，包括非典型柱状细胞变、非典型导管增生、低核级导管原位癌、非典型小叶增生、经典小叶原位癌、高分化浸润性导管癌、小管小叶癌和浸润性筛状癌[64]。Aulmann 等[59] 报道，小管癌的 LOH 除了发生于 16 号染色体长臂，还可发生于染色体 8p21、3p14、1p36 和 11q14。此外，伴非典型柱状细胞变和低核级导管原位癌的小管癌，也发生高度同源的等位基因缺失。Riener 等[104] 通过比较基因组杂交（comparative genomic hybridization，CGH）技术，发现 23 例小管癌中有 86% 的病例发生 16q 染色体上的 *CDH13* 位点缺失，*CDH13* 基因编码钙黏蛋白家族中的一个细胞表面糖蛋白[104]。虽然小管癌和高分化浸润性导管癌有许多相同的基因改变，但比较转录组分析结果表明，这两种肿瘤仍有一些差异，特别是 ESR1、CREBBP1 和 NCOR1 信号在小管癌中上调，而这几个基因都属于驱动 ER 信号通路的一部分。此外，参与磷脂酰肌醇信号通路的酶 INPP4B 也高表达[105]。尽管如此，目前尚未发现小管癌特征性的基因改变或融合基因。

小管癌与低分化浸润性导管癌无相关性。但尚不清楚未被检测出的小管癌，是否可以演变为分化较差的 ER 性乳腺癌。Waldman 等[106] 通过 CGH 和激光显微切割技术，对 18 例小管癌进行了分析，结果发现每个肿瘤平均有 3.6 个染色体发生改变。与一组非小管型浸润性导管癌相比，整体上小管癌的染色体改变显著少，尤其是 16q 获得明显少。因此，作者认为小管癌是一种"具有独特基因型的浸润性乳腺癌，可能不会进展为侵袭性更强的导管癌亚型"[106]。

对于 ER 阳性 /HER2 阴性且无淋巴结转移的小管癌，通过 RT-PCR 进行 21 基因分析获得了低至中等复发风险评分（recurrence score，RS）。Turashvili 等[107] 研究显示，10 例小管癌的中位复发风险评分为 14 分（范围 9~23 分），6 例小管癌的复发风险评分 < 18 分，4 例小管癌有呈中等复发风险评分。2010—2013 年 SEER 数据库，关于 225 例小管癌的复发风险评分数据研究表明，67% 小管癌的复发风险评分 < 18 分，32% 的复发风险评分为 18~30 分，只有 1%（2 例）的复发风险评分较高[108]。如果用于检测 ER 阳性 /HER2 阴性癌的标本包括了活检部位，那么该活检部位的细胞核分裂指数、反应性细胞间质和炎症细胞可能使复发风险评分假性升高[109]。在这种情况下，检测粗针穿刺活检标本中的小管癌可提供更可靠的信息。

【淋巴结转移】

小管癌发生淋巴结（lympha node，LN）转移率为 0%~13.5%[8-11, 13, 16, 20, 33, 38, 39, 48, 58, 60, 69, 110-114]，虽然也有报道转移率高达 20%[49]，一项对 680 例患者的荟萃分析显示，单纯性小管癌的腋窝淋巴结转移率为 6.6%，而"混合型"小管癌为 25%[60]。

受累的淋巴结通常位于腋下（水平 Ⅰ），且数目较少（1 个或 2 个）[9, 17, 18, 20, 60, 112, 113]，3 个以上淋巴结发生转移不常见[13, 38, 58, 69, 112]。Livi 等[37] 报道 307 例接受腋窝淋巴结分期的患者中，46 例（15%）有淋巴结累及，其中 41 例患者淋巴结转移小于 3 个，只有 5 例（1.6%）淋巴结转移 ≥ 3 个。

一些研究者发现小管癌的大小和淋巴结受累之间存在相关性。Fedko 等[112] 报道，在已知淋巴结状态的 93 例小管癌中有 5 例（5.4%）发现淋巴结转移，其中 2 例为宏转移，3 例为微转移，另外 2 例为孤立性肿瘤细胞［pN0（i+）][112]。所有病例中，发生淋巴结转移的小管癌均大于 0.8cm（0.9~1.5cm）。Bradford 等[111] 报道，大于 1.0cm 的小管癌，有 13.3% 发生腋窝淋巴结转移。回顾性研究法国 9 个不同机构 234 例小管癌的前哨淋巴结（sentinel lymph node，SLN）活检标本[48]，发现 6/234 例（2.5%）为宏转移、15/234 例（6.4%）有微转移、2/234 例（0.8%）为孤立性肿瘤细胞［pN0（i+）]。该研究中小管癌的中位大小为 9.59mm（1~22mm）[48]，但有前哨淋巴结转移（宏或微转移）的小管癌中位大小为 12.17mm，而无淋巴结转移的小管癌中位大小为 9.39mm（P=0.005）。多变量分析显示，肿瘤 > 10mm 是唯一与淋巴结转移显著相关的参数（P=0.007），特别是有宏转移的小管癌，均大于 1cm[48]。

一项包括 20 项 680 名小管癌患者的荟萃分析发现，6.6% 的患者腋窝受累，小管癌大小 < 1.0cm 者，无淋巴结转移，故作者建议对于肿瘤大小在 1cm 以下的小管癌患者，可以不做前哨淋巴结活检[60]。Min 等[11] 通过多变量分析发现，小管癌大于 1cm 与淋巴结受累的风险比相关，肿瘤细胞核级也是一项有统计学意义的参数。Ramzi 等[10] 通过术前超声发现，小于 1.5cm 的小管癌只有 5.7%（3/53 例）发生淋巴结转移，并且建议如果粗针穿刺活检标本以小管生长模式为主，则可不进行前哨淋巴结活检。Cabral 等[115] 也报道了淋巴结受累与小管癌大于 1.5cm 之间的相关性。

尽管如此，粗针穿刺活检样本中以小管生长为主的模式，并不能保证该肿瘤就是小管癌；而且，尽管不常见，一些小于 1cm 的小管癌仍有淋巴结转移。Green 等[72] 研究显示，3 例小于 1cm 的小管癌，包括一例 0.4mm 的小管癌，在发现时就有淋巴结转移。其他系列研究中，也有小于 1cm 的小管癌发生淋巴结转移的报道[11, 17, 39]。

目前，前哨淋巴结绘图是临床腋窝淋巴结阴性者分期的首选。根据患者的一般状况和其他并发症，65 岁以上的小管癌患者可能免于前哨淋巴结活检。如果肿瘤大于 1cm，且有多灶性浸润性病变或有其他迹象提示腋窝淋巴结转移，都应进行前哨淋巴结活检[48]。前哨淋巴结活检也常用于小管小叶癌的腋窝分期。

• 淋巴结转移的病理学

小管癌的淋巴结转移是指重现原发性肿瘤的小管生长模式。转移灶可能累及淋巴结被膜或实质（图 13-21）。Cserni[116] 报道了 8 例高分化癌，其中包括 3 例小管癌罕见的腋窝受累模式，即淋巴结周围（微）转移灶向被膜外延伸（图 13-22）。在这种情况下，淋巴结转移灶向被膜外的延伸一般不引起差的预后[116]。

小管癌的淋巴结转移可能与良性腺体的包涵体相似，但肿瘤性腺体周围缺乏 p63 和（或）calponin 阳性的肌上皮支持转移性癌的诊断。累及腋窝淋巴结的输卵管黏膜异位症，也可能与转移性小管癌非常类似[117, 118]。通过免疫组织化学染色检测肌上皮可能会引起误诊，因为输卵管黏膜异位症没有肌上皮层，但纤毛细胞和嵌入的"插入细胞"（cpeg cell）是输卵管黏膜异位症的基本特征（图 13-23）。如果形态学考虑输卵管黏膜异位症，则可通过 WT-1 和 PAX8 免疫组织化学染色核阳性来证实[117]。小管癌和输卵管黏膜异位症的 ER 和 PR 均呈阳性[118]，但小管癌同时表达 GATA-3，而输卵管黏膜异位症不表达 GATA-3、GCDFP15 或乳腺珠蛋白（mammaglobin）。

【治疗和预后】

大多数小管癌都属于 I 期，382 例 T1N0M0 乳

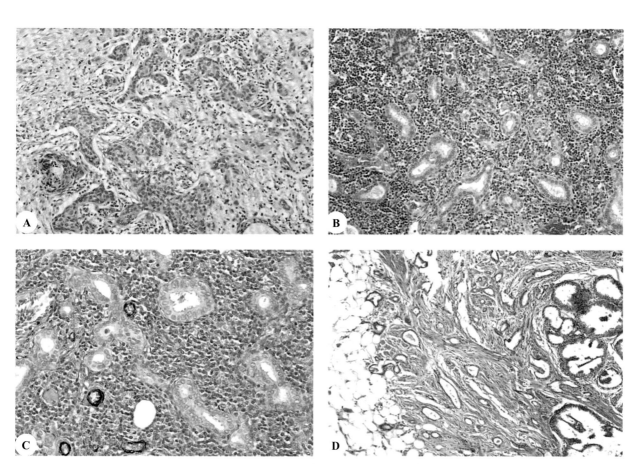

▲ 图 13-21 淋巴结内转移性小管癌

A. 对中分化浸润性导管癌进行了肿物切除术；B. 前哨淋巴结检查见转移性小管癌，其他所有的淋巴结都没有转移性癌；C. 淋巴结内小血管 SMA 阳性，但转移性癌腺体周围为阴性；D. 对肿瘤切除标本进一步取材，发现一个孤立的、不太明显的小管癌，这样就恰好解释了为什么淋巴结转移癌为小管癌。所有的图片都来自同一病例

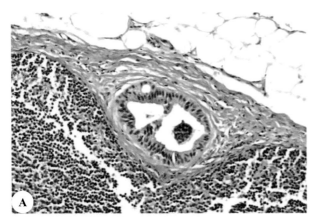

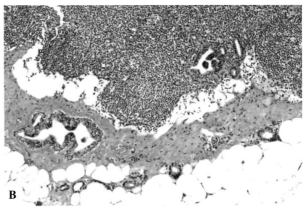

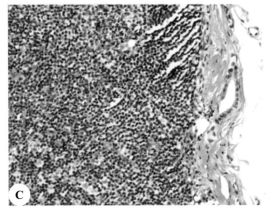

▲ 图 13-22　转移性小管癌，淋巴结受累的模式可能与良性包涵腺体类似

A. 淋巴结被膜中的转移性癌组织；B. 淋巴结皮质中的转移性癌，癌组织延伸至被膜外，在转移性小管癌患者中，这种现象一般不导致患者预后变差；C. 淋巴结被膜中可见单个的转移性腺癌

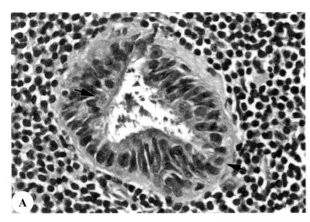

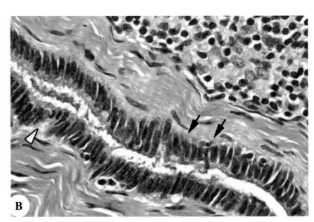

▲ 图 13-23　腋窝淋巴结内的输卵管黏膜异位与转移性小管癌类似

A. 少数细胞有纤毛和终板（箭）；B. 可见核分裂（白箭头）而怀疑转移性癌，但细胞具有输卵管黏膜异位腺体特征性的终板和纤毛（箭）

腺癌，5% 为小管癌[119]。当按照大小进一步划分时，在 1.0cm 以下的乳腺癌中小管癌占 9%，而在 1.1～2.0cm 的乳腺癌中小管癌仅占 2%[119]。荷兰注册中心数据（Netherlands registry data）显示，3456 例小管癌患者中 I 期、II 期、III 期、IV 期病例分别占 70%、26%、2%、1%[7]。根据 1992—2007 年 SEER 数据，90.5% 小管癌的女性患者为 I 期、8.9%

为 II 期、0.4% 为 III 期、0.2% 为 IV 期[16]。对一系列 T1N0 期、经改良或根治性乳腺切除治疗的小管癌乳腺癌患者随访，中位随访时间为 18 年，无一例复发[120]。

目前，对于大多数单灶性小管癌患者均采用保乳治疗。根据 SEER 数据，1992—2007 年诊断为小管癌的患者，有 82.4% 接受了保乳手术（breast-conserving surgery，BCS），仅 17% 的患者进行了乳房切除术，其余 0.5% 的患者信息不太清楚[16]；大约 2/3（64.3%）的患者接受了辅助放疗[16]。在此流行病学研究中，与 50 岁以上的 ER 或 PR 阳性的浸润性导管癌患者相比，小管癌患者特异性死亡率的风险比为 0.58。Liu 等[33] 也报道，接受保乳治疗的小管癌患者远处转移率（1% vs. 13%）和乳腺癌特异性死亡率（1% vs. 10%）均低于浸润性导管癌患者。然而，这两项研究都没有对最初的诊断进行仔细的组织病理学检查，这可能导致了将少数死亡病例误认为是小管癌引起的。当小管癌的组织学诊断，仅限于肿瘤全部或几乎全部由小管成分构成时，其预后良好[14, 33, 37, 50, 88, 112, 120]。

目前，大多数接受保乳手术的小管癌患者接受辅助放疗。对 1992—2007 年 6465 例小管癌患者的 SEER 数据[121] 分析发现，进行肿瘤切除术的患者中，3624 例（56.1%）接受过放疗，1525 例（23.6%）未做过放疗，65 岁以下女性患者 5 年总生存率（overall survival，OS）分别为 95% 和 90%，10 年总生存率获益为 3%。多变量分析显示，放疗也是 65 岁以上女性总生存率更长的一个重要预测因素。然而，对 2010—2013 年 1475 名 65 岁以上接受保乳手术治疗的 pT1N0 的小管癌患者 SEER 数据分析发现，并不能从放疗获益[91]。接受放疗的患者，乳腺癌特异性中位生存期（breast cancer–specific survival，BCSS）为 161 个月，未放疗患者为 165 个月，对应的 BCSS 率分别为 98.5% 和 98.8%。

几项对接受保乳手术治疗的小管癌患者随访表明，放疗患者平均复发率约为 3%，而未放疗患者平均复发率约为 10%[9, 12, 14, 17, 33, 37, 39, 69, 91, 112–114, 122]。在一项对小管癌患者的回顾性研究中[37]，中位随访时间为 8.4 年，接受保乳手术的大多数患者 218/270 例（81%）都进行了放疗，只有 52/270 例（20%）的患者未进行放疗。虽然，两组患者的局部复发率相近（3.7% vs. 3.8%），但未放疗的患者是根据预后良好的特征所选择，包括年龄大于 60 岁、肿瘤大小 < 2.0cm 和无淋巴管血管侵犯。

在一个系列研究中，21 例接受保乳手术和放疗的小管癌患者无复发，中位随访时间为 9.4 年[123]。在保乳的情况下，行辅助放疗的患者也没有复发[9, 39]。在一项前瞻性研究中，没有广泛性导管原

位癌或淋巴管血管侵犯的 6 例 I 期小管癌，进行了至少 1cm 切缘的广泛切除，且未行辅助放疗或全身治疗[124]。在此研究中，虽然未提供小管癌的具体大小，但均为 ≤ 2cm 的单发性浸润性癌。6 例小管癌患者中有 3 例（50%）在 5 年内出现局部复发。Hansen 等[113] 研究显示，接受保乳手术和放疗的小管癌患者（包括 4 例淋巴结转移），只有 1%（1/94 例）在 87.7 个月时局部复发；相反，24%（5/21 例）未放疗的患者在 26～124 个月内局部复发。所有复发病例均为浸润性癌，包括 1 例小管癌、1 例小管小叶癌、1 例浸润性小叶癌和 3 例浸润性导管癌。对 151 例小管癌患者的回顾性分析显示[12]，114 例术后放疗的患者 10 年生存率为 85.9%，而未放疗的患者为 76.3%。这些结果支持对保乳手术的小管癌患者可实施辅助放疗。多灶性小管癌、同时存在广泛性导管原位癌或有其他浸润性病变的患者，切除后应进行放疗，否则可能需要切除乳腺。65 岁以上的女性患者有时可以不做放疗。

Livi 等[37] 报道，307 例经组织学确诊为小管癌的患者，均于 1976—2001 年在意大利一家大学医院接受了治疗，中位随访时间为 8.4 年，只有 12%（37/307）的患者实施了乳房切除术。大多数（80%）保乳手术的患者同时也做了辅助放疗，35%（108/307）的患者使用他莫昔芬治疗，只有 21 名患者（7%）接受了化疗，包括 71%（15/21）的淋巴结转移患者。而且，12 例患者在中位随访 4.1 年后局部复发，其中包括胸壁 2 例、乳腺内 9 例（3 例与原发灶在同一象限，5 例在另一象限，1 例多中心）、锁骨上窝 1 例[37]。此外，67%（8/12）局部复发者为 60 岁以下女性患者。

Rakha 等[14] 比较了 102 例经组织学证实的小管癌和 212 例 I 级浸润性导管癌的随访结果和局部复发情况，发现有 7 例（6.9%）小管癌患者出现局部复发，中位随访时间为 127 个月。这些患者最初都进行了大范围局部切除，其中 2/7 例患者进行了辅助放疗，但均未行辅助全身治疗，最终没有患者死于本病。相反，53 例（25.1%）I 级浸润性导管癌患者出现局部复发，9% 死于该病。在此本研究中，尽管分析仅限于 ≤ 1cm 的肿瘤，但小管癌患者的无病生存期（DFS）和乳腺癌特异性中位生存期明显高于 I 级浸润性导管癌患者。多变量分析显示，肿

瘤的组织学类型和大小是无病生存期的独立预测因子[14]，淋巴管血管侵犯、淋巴结转移和 ER 状态均无显著性差异。

小管癌患者很少进行辅助化疗，除非淋巴结受累或小管癌体积大或呈多灶性[9, 11, 18, 37, 69, 112]。年轻患者一般选择更激进的治疗。在不同系列中，全身激素疗法的使用率差异很大，分别为 8%[15]、9%[14]、29%[17]、33%[112]、35%[37]、40%[69]、41%[33]、47%[8]、87%[50] 和 93.7%[38]。在德国斯图加特一家医院接受治疗的 189 名小管癌患者[12]，51.3% 患者实施了抗激素治疗（主要是他莫昔芬），22 例（11.6%）进行了化疗。在这项研究中，与未行任何治疗的小管癌患者相比，这两个治疗组均与生存优势无关。而且，小管癌患者的生存期很好，与同一年龄组德国普通女性人群相当。作者还指出，放疗对生存有利[12]。虽然不同治疗组的临床病理特征类似，但该研究是回顾性，故不能排除选择偏差[12]。

总的来说，大多数研究证实严格按照组织形态学标准诊断的小管癌预后良好，未发现小管癌导致患者死亡[14, 36, 37, 88, 120, 125]。几名因转移性乳腺癌死亡的双侧癌患者，可能是由于一侧乳腺有小管癌而对侧为分化较差的癌[14]。相比之下，混合性小管癌患者复发的比例高达 32%，其中 6%～28% 的患者死于转移性乳腺癌[5, 22]。

小管癌预后良好，且没有证据表明可从辅助化疗获益，但多灶性肿瘤或大小＞ 3cm 者，有腋窝淋巴结转移者，或者同侧或对侧乳腺有分化较差的癌患者，可能从辅助化疗获益。因为小管癌中 ER 高表达，小管癌患者似乎是激素治疗的一个理想的候选者，但关于辅助激素治疗有益的信息仍然有限，而且存在一定程度的争议。激素辅助治疗通常指对于绝经后女性患者，使用包括他莫昔芬或芳香化酶抑制药在内的治疗。

第14章 乳头状癌
Papillary Carcinoma

Frederick C. Koerner 著

王成勤 译　郭双平　薛德彬 校

乳头状癌（papillary carcinoma）是一种少见类型的导管癌，肿瘤细胞围绕分支状的纤维血管轴心呈乳头状生长，常突向管腔内。肿瘤的生长模式有所不同，取决于管腔的大小、乳头轴心的复杂性和肿瘤细胞增殖的程度，以及周围纤维组织反应的程度。管腔大者包含整个乳头状结构，称为囊内乳头状癌（intracystic papillary carcinomas）。而在另一个极端，有些乳头状癌排列呈非常密集的乳头状，衬覆厚层癌细胞。如果未注意分支的间质支架，可能无法识别其乳头本质，这种类型的乳头状癌称为实性乳头状癌（solid papillary carcinomas，SPC）。包裹性乳头状癌（encapsulated papillary carcinoma，EPC）这个术语用于那些肿瘤边缘有明显纤维包膜的乳头状癌。这些术语的滥用，难以确定这三种病变的基本临床和病理特征，难以澄清它们之间及其与简单命名的乳头状癌的关系。另外，一种新描述的乳头状乳腺癌，特征是存在高柱状肿瘤细胞，类似于高细胞性甲状腺乳头状癌，似乎确实代表一种独立类型的乳头状癌。这种病变通常称为类似于高细胞亚型甲状腺乳头状癌的乳腺肿瘤（breast tumor resembling the tall cell variant of papillary thyroid carcinoma）。

【临床表现】

有关乳头状癌的发病率，文献数据不完全可靠。基于少数患者和非标准化诊断标准的早期研究显示，乳头状癌占全部乳腺癌的 1%～2%[1, 2]，最近的数据亦显示其发病率较低。监测、流行病学和最终结果（SEER）数据显示，在 1973—1998 年诊断为乳腺癌的 383 146 名患者当中，乳头状癌仅占 0.6%[3]。Liu 等[4]报道，在 2000—2011 年诊断的 41 765 例乳腺癌病例中，乳头状癌占 0.7%。而 2004—2017 年在中国天津 29 317 例乳腺癌病例中，只有 0.38% 为乳头状癌[5]。2015 年 4 月发布的监测、流行病学和最终结果（SEER）数据显示，2003—2012 年 233 171 名女性乳腺癌病例中包含 0.22% 浸润性乳头状癌[6]。此外，乳头状癌在男性乳腺癌病例中的占比较大，在 1973—1998 年监测、流行病学和最终结果（SEER）数据库的 2537 例男性乳腺癌中，乳头状癌占 2.6%[3]，丹麦男性乳头状癌占比为 2.7%（187 例）[7]，美国 AFIP 数据显示，男性乳腺癌（113 例）中乳头状癌占 8%[8]。

乳头状癌患者年龄多数为 50 岁以上[6]，年龄范围为 20—103 岁[9]，研究显示患者平均年龄在 20 世纪 70 年代有所下降[4, 5, 9, 10]。男性患者年龄范围和女性相同。Fisher 等指出[1]，乳头状癌在"非白种人"中更常见，来自监测、流行病学和最终结果（SEER）的数据也支持这一发现[6, 11]。

患者最常见的首发症状为肿块，其次为乳头溢液、乳头或皮肤凹陷，偶有疼痛或压痛[12, 13]。除非病变累及输乳窦，很少发生 Paget 病的症状[14]。症状通常持续几周或几个月，最长可达 12 年[12]。少数病例为影像学检查所发现[15, 16]。

乳头状癌发生于左、右侧乳腺的概率大致相同，好发部位不明确，可发生于乳房上象限[17]的下半部分[2]和中央区[18]。有双侧同时发生乳头状癌的报道[19, 20]。

体格检查通常表现为界限清楚、轮廓规整、可移动的肿块，容易误认为囊肿或纤维腺瘤。大肿块表面的皮肤可能出现红斑或破溃，乳头的改变并不常见。

【影像学表现】

浸润性乳头状癌的影像学表现多种多样。乳房X 线检查常显示呈节段分布的高密度多结节影[21, 22]，有时累及一个象限[21, 22]。孤立的肿块也很常见[23]。肿块可呈圆形、椭圆形或分叶状，通常呈不规则形状[23]。边界清楚[22, 25]或不清楚[23, 26]。大多数乳头状癌钙化不明显，钙化灶一般位于导管内，呈点状[25]。有个案报道[17]钙化灶呈“杆状”。硬化或陈旧性出血区可能形成粗大、不规则的钙化。

典型的超声表现为界限清晰的肿块，实性或囊实性，不均质，低回声，后方回声增强[17, 22-24]。当超声表现为不平行、回声晕、后方回声增强和钙化时，更可能提示乳头状癌而非乳头状瘤[27]。

浸润性和非浸润性乳头状癌的 MRI 表现并没有显著差异[28]。肿瘤多呈椭圆形或圆形，边界规则或不规则[29]。在 T_1 和 T_2 加权像上强度不一，增强扫描结果也不一致。可能呈囊性和实性，也可能有附壁结节[29]。一位 63 岁男性患者的影像学表现为囊性肿块和突入囊腔内的附壁结节[30]。

【大体病理】

乳头状癌的肉眼表现各异（图 14-1），一般直径为 2~3cm；不到 10% 的病例超过 5cm[6]。通常边界清楚，甚至呈包裹状（图 14-2）。因纤维化程度不同，质地软到中等硬度。切面呈棕褐色或灰白色。由于乳头状结构质脆易碎，细针穿刺活检或粗针穿刺活检可能会导致出血，从而使肿瘤颜色呈深棕色或红色。

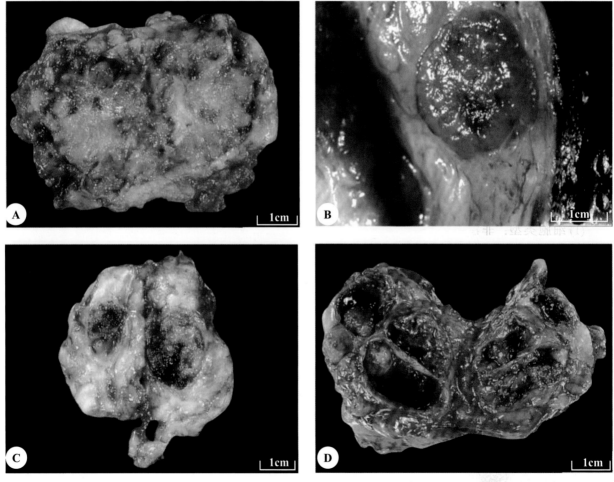

▲ 图 14-1　四例大体表现不同的乳头状癌

A. 实性肿块，略呈分叶状，中央纤维化；B. 肿瘤呈实性、褐色、界限清楚、膨胀性生长肿块，不伴囊性成分；C. 灰红色肿块突入囊腔；D. 肿瘤有多个囊腔，内含乳头状结节

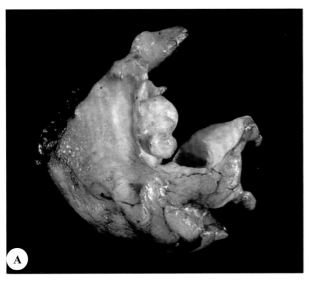

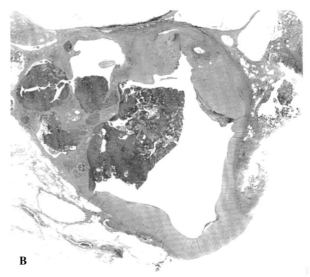

▲ 图 14-2　两例包裹性乳头状癌

A. 纤维结缔组织形成囊壁包裹乳头状癌；B. 全标本包埋组织切片，完整地显示乳头状癌周围有厚的纤维性囊壁包裹

【镜下病理】

乳头状纤维血管轴心表面被覆增生的肿瘤细胞是诊断乳头状癌的必要条件。无论非浸润性或浸润性，无论肿瘤大小（图 14-3），均可见这种生长模式。乳头状结构通常形成松散的团块，突入囊腔内（图 14-4），肿瘤细胞显著增生，乳头结构拥挤，甚至形成实性肿块（图 14-5）。

1. 非浸润性乳头状癌

与乳头状瘤作对比，很容易归纳出非浸润性乳头状癌（noninvasive papillary carcinoma）的组织学特征。表 14-1 是 Kraus 和 Neubecker[31] 总结的鉴别要点。

(1) 细胞类型：非浸润性乳头状癌的肿瘤细胞为恶性导管上皮细胞，而乳头状瘤的上皮由良性腺上皮和肌上皮构成。与乳头状瘤特征性整齐排列的双层上皮相反，大多数乳头状癌的肿瘤细胞呈无序的聚集性生长（图 14-6），表现出结构复杂性和异型性（图 14-7）。少数乳头状癌偏离了这种共性，有时称为排列有序的乳头状癌（orderly papillary carcinoma）（图 14-8）。肿瘤细胞只有 1 层或 2 层，呈高柱状，垂直于间质轴心，使得肿瘤细胞显得排列规则。细胞核卵圆形，位于基底部，类似正常乳腺腺细胞的极向排列。这些特征导致 "假良性" 外观，并可能导致误诊。但是如果注意到肿瘤细胞的细胞异型性及其他特点，有助于

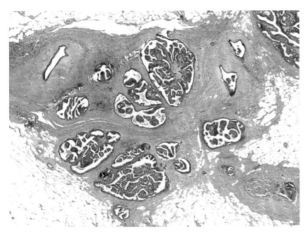

▲ 图 14-3　一例较小的乳头状癌

病灶虽然小，但该病灶代表了乳头状癌

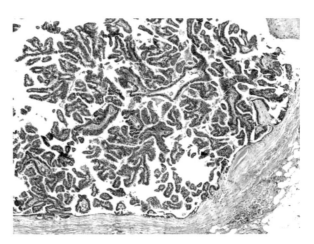

▲ 图 14-4　乳头状癌的典型结构

排列杂乱的乳头形成松散的团块，突入囊腔内

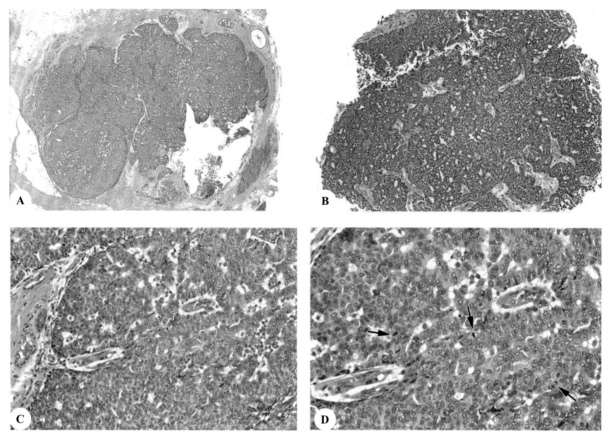

▲ 图 14-5　实性乳头状癌

A. 界限清楚的多结节状致密的肿瘤，缺损区为粗针穿刺活检所致；B. 粗针穿刺活检可见纤维血管轴心；C 和 D. 高倍镜下显示间质轴心，肿瘤细胞形成微小腔隙（C），可见核分裂（箭）（D）

表 14-1　乳腺乳头状病变的诊断标准

组织学特征	乳头状瘤	乳头状癌
细胞类型	腺上皮与肌上皮	只有腺上皮
细胞核	染色质正常	深染
大汗腺化生	常有	常缺乏
腺样结构	复杂	多筛孔状
间质	明显	不明显或者缺乏
邻近导管	导管增生	导管癌
伴随硬化性腺病	有时存在	常缺乏

经 John Wiley & Sons, Inc. 许可，改编自 Kraus FT, Neubecker RD. The differential diagnosis of papillary tumors of the breast. *Cancer*. 1962；15：444-455. Copyright © 1962 American Cancer Society.

把排列有序的乳头状癌和乳头状瘤区分开来。

　　某些乳头状癌含有立方形细胞，含有丰富的透明或弱嗜酸性胞质（图 14-9）。这些细胞往往只是分布在基底膜附近，形成小簇状聚集或大片状排列，类似肌上皮细胞。当数量很多时，可在表面的柱状上皮下方形成实性和筛状区域，从而形成类似癌的 Paget 样扩展现象。尽管这些透明细胞和腺上皮细胞的胞质特征不同，但两者的细胞核相似。这两种细胞都表达细胞角蛋白，多角形细胞不表达 SMA 或 p63，这种模式称为二态性乳头状癌（dimorphic papillary carcinoma）[12]。

　　非浸润性乳头状癌中，肌上皮细胞是不明显的（图 14-10），而乳头状瘤的肌上皮细胞形态一致，均匀地分布于整个肿瘤的腺上皮下方。乳头状病变的部分区域存在肌上皮细胞不能排除癌的诊断[32-35]。含有大量肌上皮细胞的非浸润性恶性乳头状肿瘤，最常见的情况是癌累及并取代乳头状瘤（见后述）[36]。肌上皮细胞丰富的区域代表乳头状瘤的残余。肌上皮细胞可以勾勒出乳头状瘤内残存的腺体，或位于腺上皮下方。

　　超微结构研究尚未发现可以区分乳头状瘤和乳头状癌可靠依据。乳头状瘤的腺上皮细胞的管腔面

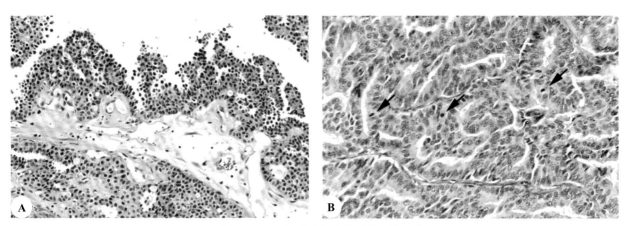

▲ 图 14-6　两例乳头状癌排列紊乱的上皮

癌细胞排列成无结构的层次和细胞簇，相对于间质轴心，细胞没有方向性，B 箭示核分裂象

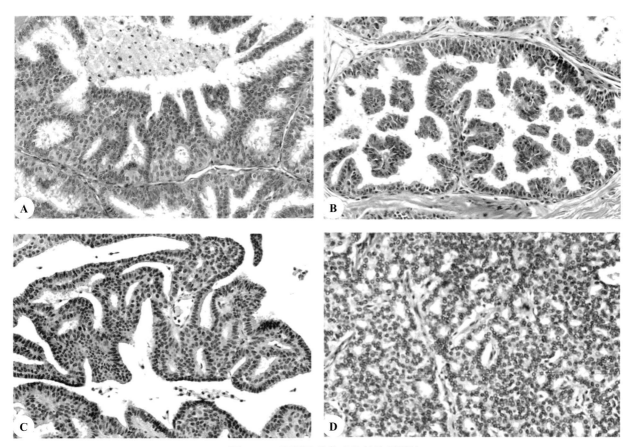

▲ 图 14-7　四例乳头状癌的结构异型性

A. 肿瘤细胞增生成多层，增生的细胞内部形成筛孔；B. 癌细胞形成微乳头状细胞簇；C. 肿瘤细胞呈小梁状排列；D. 肿瘤细胞形成小筛孔状结构

有丰富的、良好的微绒毛，而乳头状癌的微绒毛较少且发育不良[37]。乳头状瘤有大量肌上皮细胞；而乳头状原位癌的肌上皮数量要少很多。

(2) 细胞核：乳头状癌的恶性细胞表现出普通导管原位癌（ductal carcinoma in situ，DCIS）的细胞学特征。虽然细胞学特征，因乳腺癌的级别不同而异，但所有级别的共同表现包括细胞增大、核增大、核深染和高核质比。低级别乳头状癌细胞形态均匀，核分裂象少见。高级别乳头状癌少见，细胞多形性明显，有大量核分裂象[38]，乳头状瘤通常没有核分裂象。因此，核分裂象超过1/10HPF 可提示乳头状癌的诊断。

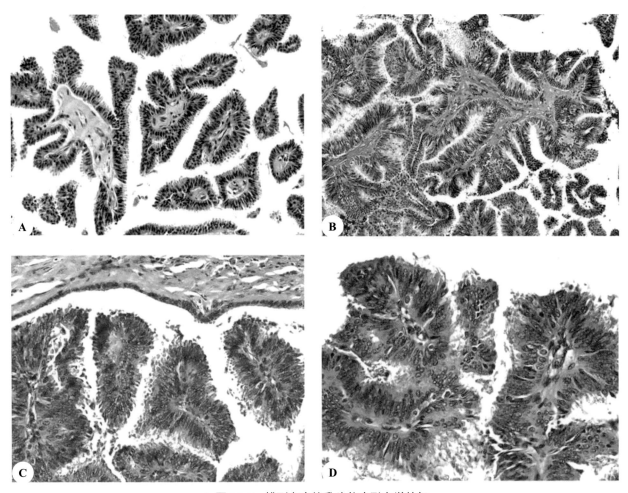

▲ 图 14-8　排列有序的乳头状癌形态学特征

A. 第一例，癌细胞只有一层，围绕轴心有序排列；B. 第二例，1～2 层肿瘤细胞围绕树枝状的间质排列；C 和 D. 第三例，肿瘤细胞核位于基底，顶端有细胞质突起，虽然肿瘤细胞排列有序，但有细胞异型性

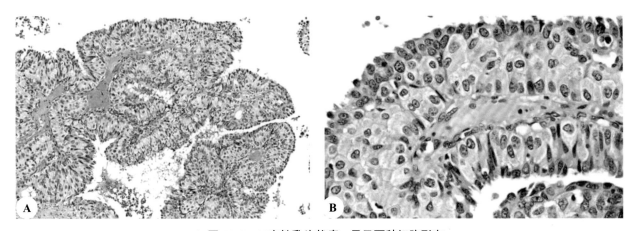

▲ 图 14-9　二态性乳头状癌，显示两种细胞形态

A. 乳头表面被覆薄层的体积小的癌细胞，其下方是细胞质淡染的体积较大的癌细胞；B. 立方形癌细胞位于表面，柱状或多角形癌细胞位于中间，下方为间质

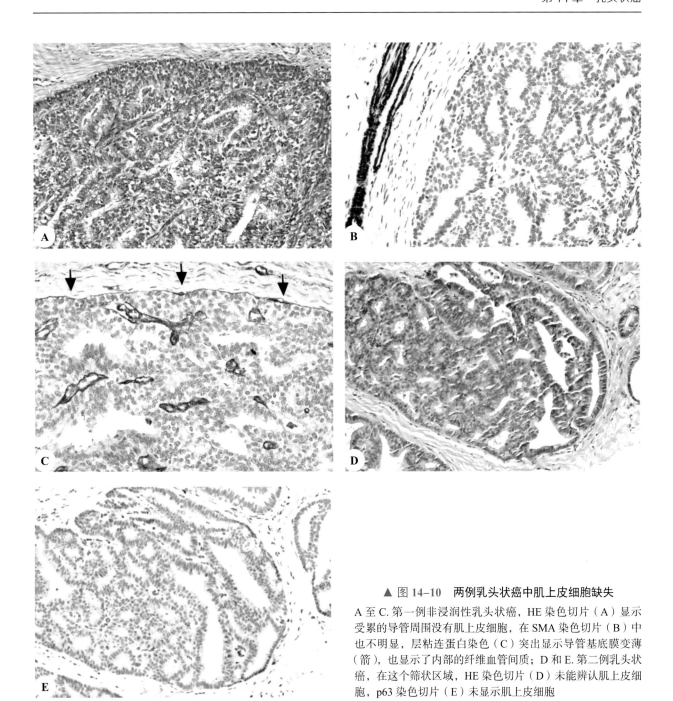

▲ 图 14–10 两例乳头状癌中肌上皮细胞缺失

A 至 C. 第一例非浸润性乳头状癌，HE 染色切片（A）显示受累的导管周围没有肌上皮细胞，在 SMA 染色切片（B）中也不明显，层粘连蛋白染色（C）突出显示导管基底膜变薄（箭），也显示了内部的纤维血管间质；D 和 E. 第二例乳头状癌，在这个筛状区域，HE 染色切片（D）未能辨认肌上皮细胞，p63 染色切片（E）未显示肌上皮细胞

（3）大汗腺化生：许多乳头状瘤可见典型的、形态温和的大汗腺细胞，而乳头状癌则不然。乳头状癌的腺腔面有时出现分泌性胞质突起，胞质可能呈嗜酸性。不要把这些特征当成大汗腺细胞分化的确凿证据，因为真正的大汗腺细胞具有特征细胞核和众所周知的细胞质特征。乳头状癌的肿瘤细胞可能显示大汗腺性质。Papotti 等[32] 发现 50% 的乳头状癌存在 GCDFP-15 阳性大汗腺细胞。然而，与那些没有大汗腺特征肿瘤细胞一样，这些肿瘤细胞表现出明显的细胞异型性证据。出现典型的大汗腺细胞

为排除乳头状癌的诊断提供了强有力的证据，但缺少这些细胞并不一定支持乳头状癌的诊断。

（4）腺体模式：Kraus 和 Neubecker[31] 引入了复杂性腺体模式（complex glandular pattern）这个术语，用于描述乳头状瘤增生的腺体呈紧密的背靠背排列。作者注意到这种密集的腺体很像癌的筛状结构，经常会产生混淆。低级别导管原位癌的筛状结构确实常见于乳头状瘤。为了区分乳头状瘤的复杂性腺体模式与乳头状癌的筛孔结构，要注意寻找腺体周围的间质成分。癌细胞聚集区的筛孔结构没有

周围的间质支持，而复杂性腺体模式的每个腺体周围都有薄层胶原束和纤细的毛细血管。

（5）间质：乳头状癌的间质往往没有乳头状瘤的间质那么明显，但也有例外。在许多乳头状癌中可以观察到散在的乳头状结构，后者具有致密的纤维组织轴心[39]，偶有乳头状癌包含宽大的硬化性间质轴心（图 14-11）。因此，病变内间质特征本身不是一个可靠的诊断特征。

乳头状肿瘤周围常有瘢痕形成，良性腺体和隐藏原位癌的腺体都可能陷入瘢痕内。这种表现很像浸润癌，因而难以识别微小浸润。

（6）邻近导管上皮增生：遇到排列有序的乳头状肿瘤，并有诊断困难时，仔细观察邻近的增生上皮往往有助于确诊。在邻近的导管或小叶中出现乳头状、筛状或粉刺状癌，通常提示乳头状病变中也包含癌。通过观察乳头状肿瘤所在的导管壁上皮增生的情况，也有助于明确乳头状肿瘤中上皮细胞的性质。

（7）并存硬化性腺病：据 Kraus 和 Neubecker 研究，几乎一半乳头状瘤病例的周围组织呈现硬化性腺病[31]，并突入导管，有时类似乳头状瘤。硬化性腺病通常不与乳头状癌共存。

（8）辅助表现：产生黏液不是乳头状瘤的固有特征。显示神经内分泌特征的乳头状癌常产生黏液，但大多数普通乳头状癌并无明显的黏液分泌。产生黏液的乳头状瘤更少见。因此，出现黏液可能更支持诊断乳头状癌而不是乳头状瘤。黏液卡红、AB 和 PAS 等染色可显示 HE 染色切片中不容易观察到的黏液（图 14-12）。

乳头状癌的钙化常位于恶性细胞围绕形成的腔隙内。乳头状癌和乳头状瘤的间质轴心都可以形成钙化灶。因此，乳头状肿瘤轴心的钙化灶不能提供可靠的诊断信息。

2. 乳头状瘤伴上皮细胞非典型增生

许多非浸润性恶性乳头状肿瘤其实是乳头状瘤被癌（最常见的是导管癌）所占据。出现残留的乳头状瘤（图 14-13），或肿块内癌细胞与良性腺上皮或肌上皮细胞相混合（图 14-14），提示存在潜藏的乳头状瘤。存在乳头状瘤并不妨碍对恶性细胞群为主的肿瘤的识别，也不干扰恶性肿瘤的诊断。应该像评估未被乳头状瘤累及的导管或小导管的上皮细胞一样，来评估乳头状瘤轴心被覆的上皮细胞。如果上皮呈现癌的细胞学特征和结构特征，那么诊断恶性就是恰当的。诊断困难在于非典型细胞群很少。正如病理医师在普通情况下对于区分非典型导管增生和导管原位癌的标准有分歧一样，当乳头状瘤出现非典型细胞，可能也产生诊断分歧。Page[40] 等提出了 0.3cm 大小的阈值，而 MacGrogan 和 Tavassoli 提出了乳头状瘤横切面 30% 的比例[41]。这两种方法都没有被广泛接受，这两个数值也没有证据支持。第 5 版乳腺肿瘤 WHO 肿瘤分类的作者[42] 也没有就这个问题发表意见，但他们指出"第 4 版 WHO 作者更倾向使用基于大小 / 范围的标准，

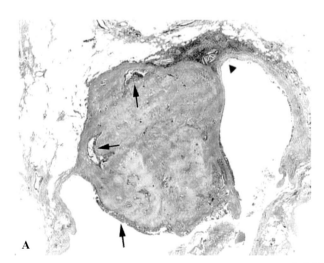
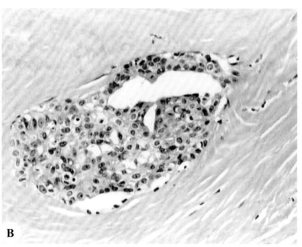

▲ 图 14-11　乳头状癌的间质硬化现象

A. 全标本包埋组织切片显示囊性乳头状癌已缩小为纤维性结节，其中有少量肿瘤性腺体，表面有一层薄的残余的癌细胞（箭）；B. 一个癌性腺体位于纤维化的肿瘤内

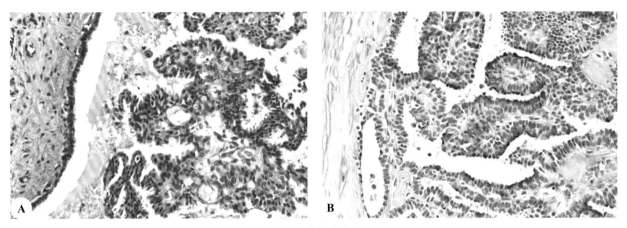

▲ 图 14-12　乳头状癌中黏液的分泌

A. 癌细胞胞质内有蓝色黏液空泡；B. AB-PAS 染色示黏液呈蓝色

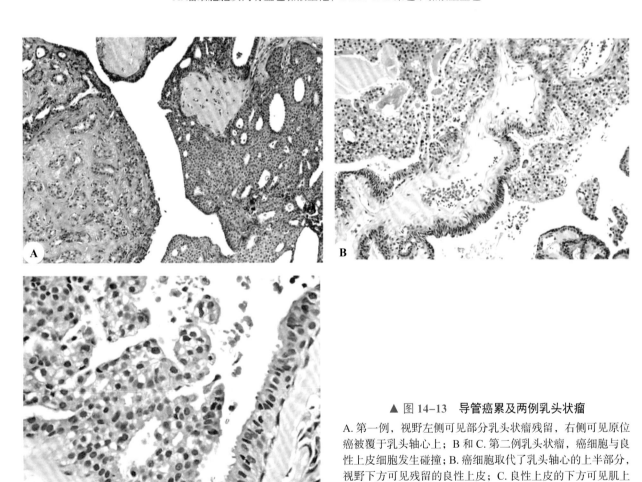

▲ 图 14-13　导管癌累及两例乳头状瘤

A. 第一例，视野左侧可见部分乳头状瘤残留，右侧可见原位癌被覆于乳头轴心上；B 和 C. 第二例乳头状瘤，癌细胞与良性上皮细胞发生碰撞；B. 癌细胞取代了乳头轴心的上半部分，视野下方可见残留的良性上皮；C. 良性上皮的下方可见肌上皮细胞（视野右侧）

而不是比例标准"[43]。为了诊断低级别导管原位癌累及乳头状瘤，建议观察一个或多个低倍视野，这些视野的上皮细胞群具有低级别导管原位癌的结构和细胞学特征。出现坏死或中重度细胞异型性的情况下，无论肿瘤细胞群的大小或范围如何，诊断中级别或高级别导管原位癌都是恰当的。人们通常关

注肿瘤细胞群中肌上皮细胞的数量，但这一特征对确诊上皮细胞的恶性性质方面没有作用。

如果出现小叶肿瘤的细胞学特征（失黏附性、非极化的非典型细胞），可以诊断为小叶肿瘤。必要时，E-cadherin 的免疫组织化学染色可支持诊断。常用于区分非典型小叶增生或小叶原位癌的标准不

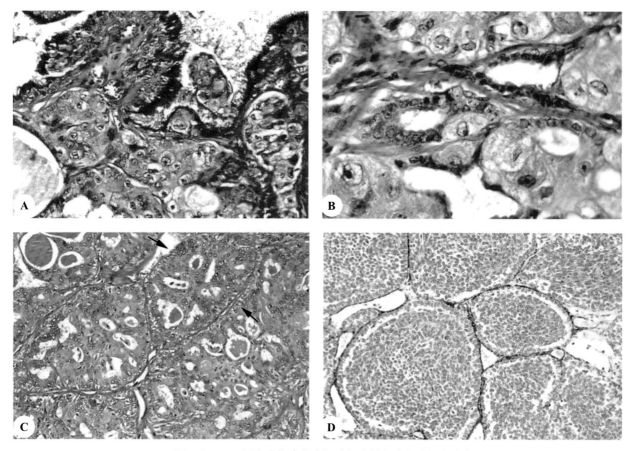

▲ 图 14-14　三例乳头状瘤中癌细胞与良性上皮细胞混杂存在

A 和 B. 第一例，恶性大汗腺细胞位于良性上皮细胞下方；C. 第二例，排列成筛状结构的癌细胞位于肌上皮细胞（箭）上方；D. 第三例，SMA 免疫组织化学染色显示实性癌细胞巢周围原有的肌上皮细胞

适用于乳头状瘤累及的上皮增生。

3. 浸润性乳头状癌

浸润性乳头状癌（invasive papillary carcinoma）的细胞学和结构特征通常类似于非浸润性乳头状癌；然而，也有例外。例如，浸润性成分可能部分或完全表现为黏液癌，这种情况通常为伴有神经内分泌分化的乳头状癌。普通的原位乳头状癌可伴有浸润性神经内分泌癌、浸润性筛状癌（图 14-15）或小管癌。浸润性乳头状癌的细胞通常表现为低级别或中级别，核分裂象和坏死均少见，但高级别癌则不然。2015 年 4 月发布的监测、流行病学和最终结果（SEER）数据显示，在 414 例已分级的浸润性乳头状癌中，高级别肿瘤仅占 18.4%[6]。

大多数乳头状癌有明确的浸润特征，但在某些情形下，可能难以识别浸润性细胞。某些乳腺癌伴反应性间质细胞和慢性炎细胞浸润，可能导致小簇的非浸润癌被卷入或扭曲。在乳头状癌边缘，平行

于反应性间质的可疑癌细胞团，通常是陷入的原位癌或乳头状瘤残余，而不是浸润癌。另外，不规则细胞簇分隔间质细胞，常提示浸润（图 14-16）。免疫组织化学染色检测肌上皮细胞有助于揭示这些可疑细胞簇的性质。此外，细胞角蛋白染色可以标记出隐藏在间质和炎细胞中的孤立性浸润癌细胞（图 14-17）。癌细胞蔓延至乳腺实质内和脂肪内，通常是最容易发现的浸润证据（图 14-18）。粗针穿刺活检或细针穿刺活检会留下出血和肉芽组织增生的针道，可能引起非浸润性癌细胞移位到反应性间质中（图 14-19）或将其带入毛细血管内或淋巴管内（图 14-20），不要把这些病灶误认为浸润癌。与穿刺操作有关的上皮移位现象详见第 44 章。

浸润性乳头状癌的癌细胞簇非常容易出现收缩假象，癌细胞簇似乎位于空隙内。在这种情况下，很像淋巴管癌栓。淋巴管内皮细胞标志物免疫组织化学染色可以证实它们不是淋巴管侵犯。

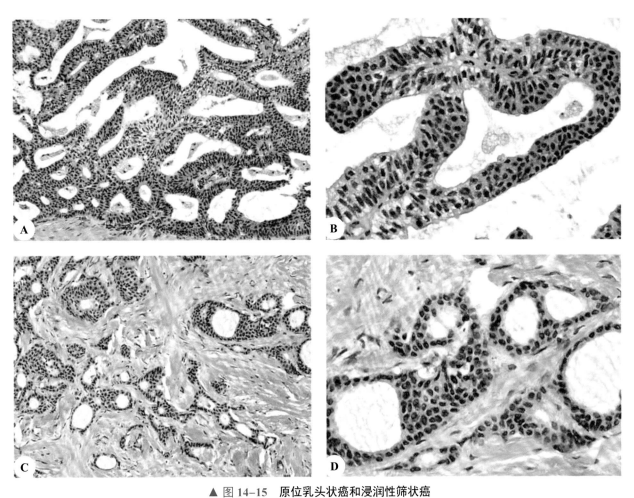

▲ 图 14-15　原位乳头状癌和浸润性筛状癌

A 和 B. 原位乳头状癌的癌细胞核深染，细胞质嗜酸性；C 和 D. 相关的浸润性筛状癌的细胞学特征与原位癌细胞相同

【细胞学】

细胞病理医师遇到貌似乳头状病变的细针穿刺活检标本时，将面临两个挑战。其一，根据细针穿刺标本分类为乳头状病变，实际上不是乳头状病变，第 5 章详细讨论了这一问题。其二，病理医师发现很难区分乳头状瘤、非典型乳头状病变和乳头状癌。因此，对于细针穿刺活检实用性众说纷纭。如 Gomez-Aracil 等[44] 声称："我们认为乳头状癌可以通过细胞学诊断，并与乳头状瘤区分开来"。Kumar 等[45] 及 Michael 和 Buschmann 也认同这个观点[46]。相反，Masood 等的研究[47] 显示 21 例肿瘤中有 3 例细胞学检查诊断为乳头状瘤，而切除标本诊断则为微乳头状导管原位癌。Prathiba 等也提出[48] "仅凭细胞形态学特征不足以明确乳头状病变的诊断"，这一点得到了 Tse 等[49] 及 Jeffrey 和 Ljung[50] 的呼应。

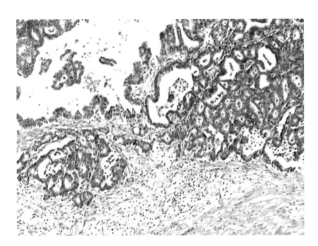

▲ 图 14-16　可疑浸润癌的不规则恶性细胞簇

左下方癌细胞簇的形状不规则，邻近的间质细胞结构被破坏，提示这些腺体是浸润性的

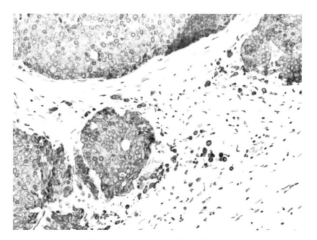

▲ 图 14-17　微小浸润性乳头状癌

CAM5.2 免疫组织化学染色突出显示浸润性癌细胞

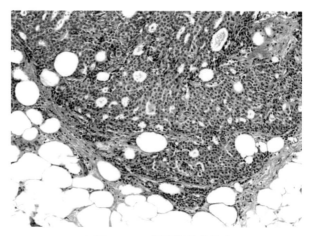

▲ 图 14-18　浸润性乳头状癌

略呈微筛孔状结构的癌组织浸润脂肪

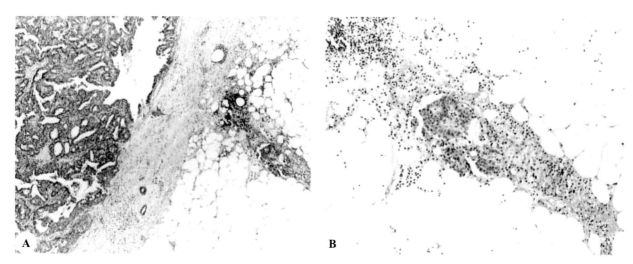

▲ 图 14-19　细针穿刺活检导致癌细胞移位

A. 乳头状癌周围有纤维化区域，可见穿刺针道（右侧），在这个切面未显示穿刺针穿过肿瘤；B. 癌细胞位于针道内的炎症细胞之间

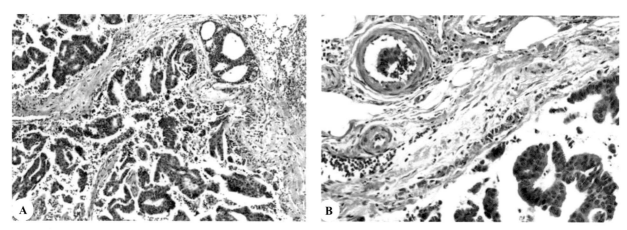

▲ 图 14-20　乳头状癌的穿刺活检导致癌细胞进入间质和血管

　A. 穿刺活检引起的炎症和出血背景中有分散的恶性细胞团浸润；B. 癌细胞从破碎的癌组织（下方）脱落并进入血管（上方）

尽管观点不同，上述作者均赞同细针穿刺活检标本的某些细胞学特征可以提示乳头状癌的诊断。这些特征分为 4 类，即总体细胞密度、细胞簇的数量和细胞学特征、单个细胞的数量和细胞学特征，以及乳头状片段的特征[49]。与乳头状瘤相比，乳头状癌涂片中通常含有更多数量的单细胞、细胞簇和三维乳头状片段[51-58]。纤细的乳头状片段的中央为含有毛细血管的细长的纤维血管轴心[53]，表面被覆一群排列杂乱、形态单一的上皮细胞。这些乳头状片段呈现复杂结构，其中含有细小的乳头轴心并伸向不同的方向[46]。

乳头状瘤同时包含腺上皮细胞和肌上皮细胞，而乳头状癌几乎全部为非典型腺细胞[51, 59]，通常呈低柱状到高柱状。Dei Tos 等[53] 强调上皮细胞群的形态一致并呈柱状："当遇到乳腺的乳头状病变时，这种单一的细胞形态强烈提示恶性病变……在我们所有的病例中都有低柱状到高柱状细胞。上述表现加上其他特征，可以作为诊断乳头状肿瘤的有用标记"。Naran 等[56] 的观察结果支持这一结论。Weigner 等发现细胞失黏附性是非典型或恶性乳头状肿瘤的重要标志[60]。

细胞病理医师可能发现很难识别单个细胞和细胞簇的异型性。细胞簇内的细胞可能核深染，并显示紊乱的细胞层次[52]。在 Naran 等[56] 研究的 11 个病例中，每个病例都含有中等、核大小不一，并有空泡状圆形裸核。Gomez-Aracil 等[44] 观察了 15 例，每例都有核异型性。核呈圆形或卵圆形，增大，轻度核大小不一，偶尔深染，核膜轻度增厚，并有小核仁。Nayar 等[61] 观察了 2 例乳头状癌，细胞核深染拉长。Jeffrey 和 Ljung[50] 发现 5 例中有 3 例为轻度异型性，其余 2 例异型性更明显。另一方面，Kline 和 Kannan[54] 发现，只要仔细观察就能识别核不规则现象。Kumar 等[45] 注意到高柱状和低立方形细胞形成栅栏状排列的条带，"像一串香蕉"。许多柱状细胞质含有明显的、位于细胞两极的嗜酸性颗粒。然而，其他学者的病例中没有观察到类似的颗粒[44, 48, 62]。乳头状癌通常不像乳头状瘤那样含有很多大汗腺细胞或双极裸核[60]。如果乳头状癌表现为黏液分化，则可能出现印戒细胞和细胞外黏液。这些特征可能是诊断梭形细胞、嗜银性和产黏液的乳头状癌的线索[63]。

乳头状瘤的梗死可能导致类似乳头状癌的细胞学改变。Dawson 和 Mulford[52] 研究了 2 例梗死性乳头状瘤，在炎症和坏死背景中观察到明显的细胞核异型性。

免疫组织化学染色可能有助于细针穿刺活检标本的诊断。Chang 等[64] 报道在乳头状癌中，Ki67 阳性细胞的比例明显高于乳头状瘤[65]。而 34βE12、p63 和细胞角蛋白（CK）的染色结果提供的诊断信息有限。乳头状瘤和其他良性病变中 p63 阳性和 34βE12 阳性的细胞多于癌。有作者指出"恶性病变这两种标记均呈阳性（34 例中有 1 例），良性病变这两种标记均呈阴性（22 例中有 2 例），都是极其罕见的"。通过免疫组织化学染色检测 calponin 显示肌上皮细胞，可以在某些病例中提供诊断线索[66]。

尽管如此，细胞学诊断乳头状病变的准确性似乎仍然不被接受。Tse 等[49] 报道了诊断乳头状瘤的准确率为 65%，假阳性率为 23%，诊断乳头状癌的准确率为 45%，假阴性率为 27%。

【免疫组织化学】

许多关于乳头状病变的免疫组织化学研究的重点，是区分乳头状癌和乳头状瘤。几项研究检测了 CK 的表达，大多是高分子量 CK 或基底样 CK（CK5/6、CK14 和鸡尾酒 34βE12）。Tan 等[67] 报道，CK5/6 染色对于区分乳头状癌和乳头状瘤的敏感性和特异性，高于 CK14 或鸡尾酒 34βE12。另一方面，Maeda 等[68] 发现与鸡尾酒 34βE12 鉴别这两种病变优于 CK5/6 或 CK14。Tse 等采用 ≥ 50% 上皮细胞呈中到强度染色作为阈值，发现 CK14 "在识别乳头状瘤内良性上皮细胞增生的特异性可达到 100%"[69]。从这些结果中可以看出，这些蛋白的表达，特别是 CK5/6，在大多数乳头状癌中明显减少或缺失，但 CK5/6 局灶性弱阳性不排除乳头状癌的诊断。如果考虑将乳头状肿瘤诊断为乳头状癌但上皮细胞强表达高分子量 CK，那么需要重新考虑诊断。使用 CK5/6 染色来识别肿瘤细胞群时，必须记住，传统的大汗腺细胞不表达 CK5/6。CK5/6 染色的缺失可能导致将大汗腺细胞误认为肿瘤细胞[70, 71]。

也有研究肌上皮细胞的存在和分布，用来区分乳头状癌和乳头状瘤。Raju 等[72] 检测了 SMA、

34βE12、CK 和 S-100 的表达，发现 SMA 染色阴性可将所有 18 例乳头状癌与所有 25 例乳头状瘤区分开。Papotti 等[32] 使用抗肌动蛋白抗血清，观察到类似的结果。Hill 和 Yeh[73] 发现 4 种浸润性乳头状癌均没有 calponin、SMM-HC 或 p63 染色，而所有 23 例乳头状瘤都有。Tse 等[69] 用 SMA、p63、CD10 和 CK14 染色来标记 68 例乳头状癌和 100 例乳头状瘤中的肌上皮细胞。结果发现 9 例浸润性乳头状癌中只有 2 例有肌上皮细胞，而在 100 例乳头状瘤中有 99 例存在肌上皮细胞。Ichihara 等[74] 在大多数"非典型乳头状瘤"和约 1/2 的乳头状瘤中发现了肌上皮细胞，Tse 等[69] 在约 1/3 的导管内乳头状癌和 2/3 被导管原位癌累及的乳头状瘤中发现了肌上皮细胞。Moritani 等[75] 发现 21 例实性乳头状癌中有 6 例含有与乳头状瘤类似的肌上皮细胞层。这些观察结果表明，肌上皮细胞的存在并不排除乳头状癌的诊断。在检查 p63 染色时，病理医师也必须记住，少数乳头状癌细胞本身也可以表达 p63[76, 77]，我们可以通过细胞的大小、形状和位置将这些 p63 阳性癌细胞与肌上皮细胞区分开来。

通过免疫组织化学染色，来显示上皮细胞和肌上皮细胞的分布或标记上皮细胞增殖的特性，可以帮助病理医师对有疑问的病例做出正确的诊断。如 Ichihara 等[74] 依次使用 CK 与 CK 34βE12 和 p63，证实了 8 例"非典型乳头状瘤"和 15 例乳头状瘤，并将这些肿瘤与 10 例常见的伴有普通型导管增生的乳头状瘤中的 9 例区分出来。Douglas-Jones 等[78] 用 CK5/6、calponin 和 p63 检测了 129 例粗针穿刺活检标本，将一组（四名）病理医师的诊断一致性从 44% 提高到 91%。整体加权 kappa 值从 0.696 上升到 0.954。使用 CK5、p63 和 CK8/18 鸡尾酒抗体，Reisen-bichler 等[35] 从 24 例乳头状瘤中区分出 18 例乳头状瘤。当 Grin 等[79] 结合 CK5 和 ER 染色时，发现非典型增生表现出 ER 的高表达和 CK5 的低表达，而乳头状瘤表现出相反的结果。使用这一观察结果，可以识别 14/15 例非典型乳头状肿瘤和 15/15 例乳头状瘤。

Tse 等[69] 回顾了区分乳头状癌和乳头状瘤最常用的免疫组织化学染色的性能，并用流程图说明了其使用和判读方法。

有 2 项研究报道[80, 81]，乳头状癌中只有少量细胞表达 CD44s，而乳头状瘤的大多数上皮细胞表达 CD44s。然而，其他研究没有证实这一结果[77]。一项研究报道[82]，只有 9% 的乳头状癌强表达 CD133，而 97% 的乳头状瘤强表达 CD133。两项研究发现乳头状癌细胞中 cyclin D1 的表达比例高于乳头状瘤[83, 84]。在 Wang 等[84] 报道，乳头状癌低表达 CK5/6 和高表达 cyclin D1，而乳头状瘤相反。流式细胞术对于区分乳头状癌和乳头状瘤没有帮助[85]。

病例报道或小样本研究显示，乳头状癌表达 CEA 和 EMA[86, 87]，一例肿瘤强表达 CD34[88]。大多数乳头状癌不表达 EGFR、caveolin 1、caveolin 2 或 nestin[89]。

乳头状癌通常表达 ER[55, 89-92] 和 ER 调节蛋白 PR[89, 90, 92]、bcl-2、cathepsin D 和 cyclin D1。大多数癌不表达 HER2，但在一项研究中，有 6% 乳头状癌 HER2 阳性[6]。由大汗腺细胞组成的肿瘤一般不表达 ER、PR 或 HER2[90, 93, 94]。

大多数乳头状癌有较低的胸腺嘧啶标记指数[95, 96]、增殖细胞核抗原指数[97] 或 Ki67 增殖指数[55, 83, 89, 93, 98]；而高级别癌有较高的增殖细胞核抗原指数[97]，且可以表达 p53[89, 97]。8 例乳头状癌中有 6 例表现为低度非整倍体，1 例为四倍体，最后 1 例为二倍体[59]。

【遗传学检查】

从乳头状瘤和乳头状癌分离出 DNA 进行分析，证实两者既有相似性也有差异性。Di Cristofano 等[99] 报道，两者都检测到 16p13 和 16q21 位点的杂合性缺失，只有癌检测到 16q23 位点杂合性缺失。其他研究分析了 16p13 基因几个位点[100]，发现 6/10 例伴旺炽性增生的乳头状瘤、8/10 例起源于乳头状瘤的乳头状癌及 2/6 例乳头状瘤存在杂合性缺失。此外，还发现 8/12 例囊性乳头状癌、7/11 例低级别浸润性导管癌存在 16q 基因的杂合性缺失，但在 11 例乳头状瘤中未发现[101]。1 例囊内乳头状癌没有 16q 杂合性缺失[102]。Oikawa 等[103] 发现乳头状癌的基因组改变比乳头状瘤更多见，其中染色体 3p21.31、3p14.2 和 20q13 区域变化最为频繁。在一项研究中，约 2/3 的乳头状癌出现 *PIK3CA/AKT* 通路突变，而乳头状瘤出现这种突变的频率较低[104]。

通过微阵列的比较基因组杂交（CGH），对 63 例乳头状癌进行研究[89]，发现这些乳头状癌属于腔面型。其次，乳头状癌的基因拷贝数变化，少于相同级别且 ER 表达相似的非特殊类型浸润性导管癌。虽然两组之间的一般模式改变没有差异，但乳头状癌的 1q 全臂获得以及 6q、17p、19p 和 22q 全臂缺失均低于浸润性导管癌，而 19p 获得更高。此外，乳头状癌与低级别、ER 阳性非特殊类型乳腺癌一样，常有 PIK3CA 基因突变。最后，实体型、包裹型和普通型乳头状癌的基因表达谱相似。因此，作者认为这三种乳头状癌"可能是同一类乳腺癌的组织学变异亚型"[89]。

一项关于乳头状癌与导管原位癌或浸润性导管癌共存的研究表明，乳头状癌的分子变化与导管原位癌的相似程度高于浸润性导管癌[105]。

乳腺乳头状癌没有甲状腺乳头状癌的 RET 基因重排的证据[106]。

【不同变异型】

1. 囊内乳头状癌

自 19 世纪中叶以来，医生们就知道囊内乳头状癌（intracystic papillary carcinoma）的存在，但直到 100 年后，Gatchel 等[107] 和 Czernobilsky[108] 分别发表了来自梅奥医学中心和宾夕法尼亚大学医院的病例研究，才有了完整的定义。Czernobilsky 描述了这种乳头状癌的特征："……一个大的，通常是被纤维囊壁包裹的孤立性出血性囊肿，乳头状腺癌的主体突向囊腔内，囊内壁也有腺癌。"虽然先前的其他作者没有提供更多的形态学细节，但他们报道的病例似乎代表了文献中所描述的病变。相比之下，大多数当代作者并没有坚持囊内乳头状癌要存在原始描述中的形态学特征。因此，许多最近声称囊内乳头状癌的报道，可能表述了少量囊性成分的乳头状癌。

如果站在纯粹主义者的立场，就会发现囊内乳头状癌是一种罕见的乳腺癌。在两项研究中，它占乳腺癌的 0.5%[107, 108]。文献中包含了大约 95 个有据可查的病例描述。患者年龄为 38—94 岁[109]，平均年龄 65.2 岁。近 80% 为女性患者。几乎所有男性囊内乳头状癌患者年龄都在 50—80 岁，而女性患者的年龄既可以更年轻也可以更年长。肿瘤累

及左、右侧乳房的概率相同。患者常因肿块增大而就诊。除非肿块迅速扩大，否则大多数人都没有疼痛[102]，但少部分人感觉不适或沉重[87, 110]。乳头溢液也是多数患者就诊的原因，有 2 名男性出现了乳头凹陷[87, 111]。癌细胞可以固定并浸润皮肤，甚至形成皮肤溃疡[108, 109]。1 名 75 岁男性患者，肿瘤形成了一个引流性结节，持续 5 年，直到他摔倒才就诊[87]。有时症状持续时间为几周，但通常持续数月至数年。Czernobilsky 等报道[108]，症状平均时间间隔是 4.8 年。

体格检查可能发现肿块，大多数轮廓清楚、可移动，质地从软到硬。一些病例肿瘤的囊性特征很明显[57, 112, 113]，一篇报道中描述为球状[113]。肿瘤最大径为 1.5[114]~20.0cm[110, 115]，平均大小为 6.6cm。女性的肿瘤往往比男性的大 1cm 左右（平均大小 5.9cm vs. 4.8cm）。McKittrick 等[109] 报道 3 例肿瘤占据整个乳房，Mastoraki 等[115] 报道了另一例这样的病例。2 例患者在同一乳房发现 2 个肿块[109, 116]。

乳房 X 线检查，大多数囊性乳头状癌清晰可见[111, 116-119]，但有 2 例边界稍模糊[114]，另 2 例呈分叶状[17, 120]。仅少数病例发生钙化[114]。超声显示复杂的、囊性为主的肿块，后方回声增强，有一个或多个附壁结节[116]。有研究显示肿瘤呈结节状生长[118]。囊内乳头状癌通常只有一个囊肿，但也可以多囊[26, 102, 111, 117, 121]。CT 检查表现为囊肿[122]，并可能有囊内的肿块[102]。MRI 检查能够同时显示囊性和实性成分[26, 98, 111]，还能清楚地显示浸润性区域[26]。动态 MRI 可能提示肿瘤为恶性[98, 123]。囊肿充气造影术可显示囊内肿瘤及囊壁[121, 124]。

肉眼观，完整肿块的平均大小为 6.3cm。然而，已报道肿瘤最大径可达 20cm[110]。Czernobilsky[108] 描述了典型的肉眼外观："在大多数情况下，囊肿被厚厚的纤维壁包裹。几乎所有囊肿都有一个显著特征，囊腔内和囊壁上存在深棕色血块，通常表现为典型的巧克力样囊肿。肿瘤或多或少呈乳头状、易碎，突入到囊腔内……这些囊肿的内表面通常是粗糙的，被肿瘤、陈旧出血和肉芽组织的混合物所覆盖"（图 14-21）。最近的几个病例报道描述了典型的囊内乳头状癌的外观[110, 125-128]。没有典型特征的肿瘤不足以诊断为囊内乳头状癌。必须记住，乳头状肿瘤形成大的囊肿并不能确诊为囊内乳头状癌，

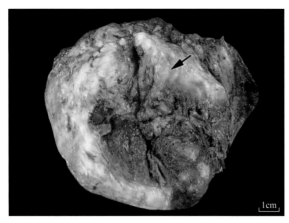

▲ 图 14-21　囊内乳头状癌伴局灶浸润

这个剖开的囊性肿瘤含有褐色凝血块，箭下方可见黄褐色附壁结节，这标志着浸润灶

因为乳头状瘤也可以有相同的肉眼表现。Yamamoto 等[129] 列出了 10 例此类乳头状瘤病例的临床细节，个案报道描述了另外 11 例[51, 70, 116, 122, 130-134]。一例乳头状瘤完全由大汗腺细胞构成[70]。

显微镜下，囊内乳头状癌具有普通乳头状癌的细胞学和结构模式。大多数是低或中级别肿瘤，但也有高级别病例[107, 108]。细胞可以显示大汗腺特征[93, 94]。因此，囊内乳头状癌的诊断取决于特殊的大体表现和生长方式，而不是一系列组织学特征。Foote 和 stewart[135] 在 1946 年提出了这一观点，当时他们写到"囊内乳头状癌是乳头状癌的一种变异型，与其说组织学分类不如说是肉眼分类"。癌细胞除了生长在扩张的囊内和囊壁上，还经常延伸到邻近的导管，并可能侵犯囊肿周围的乳腺实质[108, 109]。

对于较大的囊性乳头状癌应仔细观察。囊肿壁由纤维组织和炎细胞组成，局部内衬上皮。通常可见癌细胞沿着囊壁或在囊壁内生长。重要的是，要仔细观察囊壁增厚部位，即使只存在非常微小的乳头状病灶或结节，也要广泛地取材。

细针穿刺活检显示囊性乳头状癌的囊内成分，通常呈"暗棕色"[136] 或明显的血性液体，但也可以抽出淡黄色的液体[137]。抽吸后，液体常重新积聚，有时很快。液体内可能含有恶性肿瘤细胞[111, 114]，但更多情况下，细胞学检查不能明确诊断[126, 137]。

2. 包裹性乳头状癌

在一项关于乳头状病变的肌上皮细胞染色模式

的研究中，Hill 和 Yeh[73] 提出了"包裹性乳头状癌"（encapsulated papillary carcinoma，EPC）这个术语，"其周边缺少基底细胞（肌上皮细胞），……由大的、膨胀性乳头状病变构成，具有推挤性的边界和纤维化边缘"。Collins 等[138] 报道了 22 例，每例都表现为"孤立的、离散的、界限清楚的肿瘤，显微镜下由分支的乳头轴心组成，被覆形态学单一的立方形或柱状上皮细胞，并有纤维化的边缘"。研究者们在这些肿瘤的边缘没有发现肌上皮细胞，他们建议使用"包裹性乳头状癌"这一术语，用于"被纤维包膜包围的局限性乳头状癌，外周没有肌上皮细胞层"。许多当代作者，包括 WHO 乳腺肿瘤分类的作者，都采纳这一术语[139]。

从文献中来看，包裹性乳头状癌的临床和影像学特征与传统的乳头状癌没有区别。肉眼观，通常为界限清楚、柔软、易碎、红色或褐色结节，中央可有囊肿。显微镜下可见乳头状癌边缘被结缔组织包裹，后者可能由反应性纤维母细胞、慢性炎细胞或致密的、少细胞的胶原束构成。大多数肿瘤为 1 级或 2 级，但 3%[140]～9.5%[89] 的病例为高级别。高级别癌通常表现为拥挤生长的实性乳头状团块，间质轴心覆盖多层多形性癌细胞，核分裂象可高达 70/10HPF[141]，并有非典型核分裂象，常有坏死。

有报道完全由大汗腺细胞组成的包裹性乳头状癌[142, 143]。包囊性乳头状癌的生物学性质一直备受争议。因为癌细胞巢的圆形轮廓类似于扩张的导管和腺泡，许多观察者发现很难将这些特征视为浸润性。随着时间的推移，人们的思想发生了变化。WHO 肿瘤分类的编者表示："目前认为，包裹性乳头状癌是一种自限性、惰性浸润癌，其预后类似于原位癌"[139]。这些作者还建议，"如果纤维包膜外没有明显的浸润，包裹性乳头状癌应根据其核级别进行分级并分期为 pTis（导管原位癌）……在存在明显浸润癌的情况下，只根据明显浸润性成分的形态特征和病理学大小来确定 Nottingham 分级和肿瘤分期。只评估明显浸润性成分的激素受体状态。"这些准则可能并不适用于所有情况。作者们建议具有"核多形性、核分裂活跃和（或）三阴性或 HER2 阳性表型的癌，应该按浸润性乳腺癌进行分级、分期和治疗[139]。"但目前尚未证实这些建议是合理的。

目前，归入包裹性乳头状癌的肿瘤是否与曾经称为乳头状癌的肿瘤有无根本区别，仍有待观察。

3. 具有神经内分泌特征的实性乳头状癌

Cross[144] 和 Azzopardi 等[145] 最早注意到这种具有神经内分泌特征的实性乳头状癌（solid papillary carcinoma with endocrine features）。一项来自日本的研究发现，在两家机构治疗的乳腺癌中，这种乳腺癌分别占 1.1% 和 1.7%[146]。除 5 例外[147-149]，其余患者均为女性，其中有两姐妹罹患实性乳头状癌[146]，患者年龄 20[149]—105 岁[147]。几个系列研究的患者平均年龄为 57[148]—72.3 岁[150]。在包含 414 例的研究报道中，平均年龄为 65.1 岁。约 75% 的病例发生于 60—80 岁，其余平均分布在年轻人和年长人之间。患者通常会因为出现无痛性肿块就医。这种癌通常只发生在一侧乳房，但也有双侧乳房发生的报道[20, 147, 150, 151]。左、右乳房受累的概率大致相同。半数以上的患者有血性乳头溢液[68]，少数病例这是唯一症状[150-152]。肿块可以出现在乳房的任何位置，但乳晕下区域似乎更常见。一项研究中，30 例肿瘤中有 16 例发生在乳晕下[153]。大多数报道没有描述症状的持续时间，一位 74 岁女性的肿块已存在 3 年，在此期间缓慢变大[154]。乳房 X 线检查发现了一些无症状病例[150, 153, 155, 156]。

在影像学检查中，乳房 X 线检查和超声检查往往无法发现这一肿瘤。在一项针对 30 个病例的研究中，这两种检查的肿瘤检出率分别仅有 20% 和 50%[153]。这两种检测技术都没有特异性发现，病变

明显时，肿瘤呈块状，囊性和实性。钙化可能很明显。相比之下，MRI 灵敏度更高，典型的肿瘤在 T_2 加权像上表现为高信号，并伴有导管扩张。非肿块性强化的肿瘤表现为线性分布，而肿块性强化的肿瘤呈椭圆形或圆形。在体格检查中，为可移动的实性肿块。皮肤和乳头通常没有变化。

切除的肿瘤通常表现为边界清楚，多结节，肉眼观察不像普通的乳腺癌。肿瘤的直径 0.2[150]～15.0cm[147]。大多数小于 2.0cm，236 例病例的平均大小为 2.42cm。肿瘤为肉样或质实，但不坚硬。颜色常为黄色、粉色和棕褐色；出血可导致红色或深褐色。胶样病灶也有描述[157]。

组织学上，非浸润性和浸润性成分显示相同的细胞学特征。癌细胞形成界限清楚的圆形结节（图 14-22A）。肿瘤细胞通常表现为轻度异型，略大于正常细胞。肿瘤细胞呈卵圆形至梭形；有时候以梭形细胞为主[152, 156, 158]；其他病例中这些梭形细胞与实性或筛状排列的细胞混合存在[156]。细胞核形态通常类似于增生性病变，形状轻微不规则、有褶皱和核沟；染色质颗粒状；还有均匀的小核仁，细胞核可类似于普通的低级别导管原位癌。胞质通常呈嗜酸性或嗜双色性，细颗粒状（图 14-22B）。少数病例表现为中级别和高级别细胞学特征[147, 159]，很少出现粉刺样坏死。有时，核分裂可活跃，有（1～26）/10HPF，平均 4.5/10HPF[147]。黏液分泌也很常见，细胞内黏液可以形成胞质内多个微小液泡（图 14-23），少数情况下聚积成胞质内大的黏液

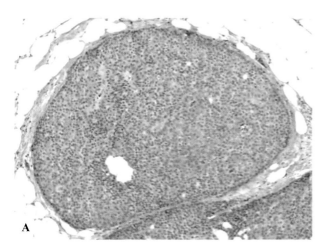
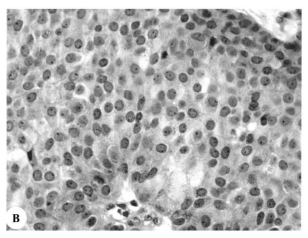

▲ 图 14-22　伴神经内分泌分化的实性乳头状癌

A. 肿瘤细胞形成边界清楚的圆形结节；B. 肿瘤细胞具有嗜双色性细颗粒状细胞质，少数细胞含有细胞质内空泡

泡，形成印戒样细胞（图 14-24）。在肿瘤内邻近纤维血管轴心以及肿瘤与周围乳腺实质的交界处还可见细胞外黏液（图 14-25）。不要将这些黏液湖当成浸润性黏液癌的证据，除非黏液湖含有脱落的肿瘤细胞并延伸到相邻的间质，提示浸润（图 14-26）。乳头轴心的间质变化较大，可以是包绕扩张的毛细血管的纤细的胶原纤维，也可以是由无细胞的透明变性胶原构成的宽而钝的轴心。偶尔，实性区域被突出的纤维血管间质分割成肿瘤细胞条带或小梁。实性乳头状癌的少见变异型，包括富含糖原的透明细胞癌（图 14-27）、梭形细胞癌[156]（图 14-28），以及具有黏液表皮样特征的癌（图 14-29）。

大多数实性乳头状癌有神经内分泌分化特征。免疫组织化学检测显示 CgA、Syn 或 NSE[75, 146, 150, 151]

（图 14-30A 和 B）呈阳性表达，嗜银染色也为阳性[146]（图 14-30C），或存在致密核心颗粒[151]。

超微结构研究[144, 151, 152, 160, 161] 显示，细胞富含胞质、神经分泌颗粒、溶酶体和黏液颗粒。

有时，实性乳头状癌的细胞核类似于增生性导管上皮，难以区分实性乳头状癌与乳头状瘤伴普通型导管增生，CK5/6 免疫组织化学染色有助于诊断。Rabban 等[162] 报道 14 例实性乳头状癌，癌细胞均不表达 CK5/6，而残留的非肿瘤上皮细胞、肌上皮细胞和增生性导管细胞均表达 CK5/6。另一项研究发现，34βE12 染色结果也有助于解决这一困难[68]。

识别具有神经内分泌分化的实性乳头状癌的浸润，常常存在问题。结节周围存在完整的一圈肌上皮细胞层，支持原位实性乳头癌的诊断。在实

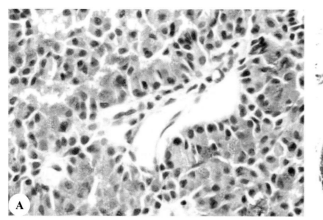
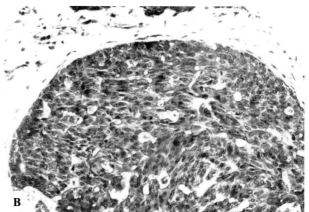

▲ 图 14-23　两例伴神经内分泌分化的实性乳头状癌，黏液卡红染色

黏液的存在导致细胞质呈现红色，B 中细胞呈梭形

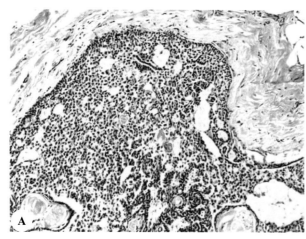
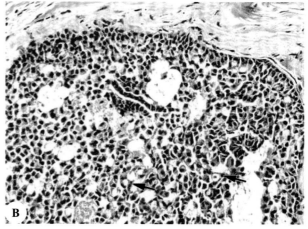

▲ 图 14-24　具有神经内分泌分化的实性乳头状癌中的印戒细胞

细胞质透明的细胞（B，箭）黏液卡红染色强阳性，嗜银染色局灶阳性

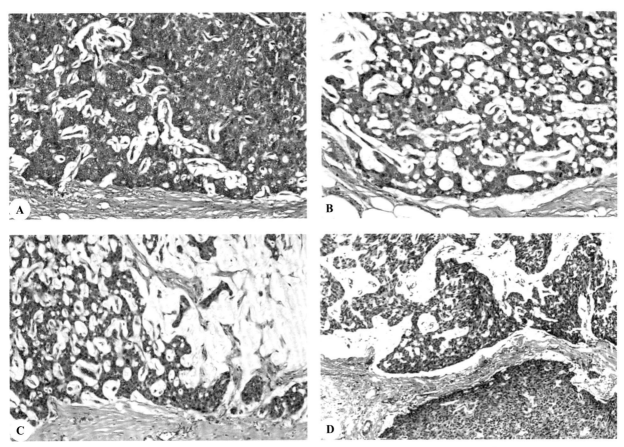

▲ 图 14-25　两例伴神经内分泌分化的实性乳头状癌，出现细胞外黏液积聚

A 至 C. 来自同一肿瘤，显示细胞外黏液的逐步积聚；A. 细胞外黏液集中在纤维血管轴心的周围，而不是腺腔内；B. 更多的黏液聚集在肿瘤和间质之间（下方），几乎所有的黏液湖中均可见血管；C. 右侧黏液湖内可辨认潜在乳头的血管轴心，肿瘤边界清楚（下方）；D. 另一例伴神经内分泌分化的实性乳头状癌，细胞外黏液将肿瘤划分为不规则的细胞巢，但肿瘤具有清楚的边界，不支持浸润性黏液癌的诊断

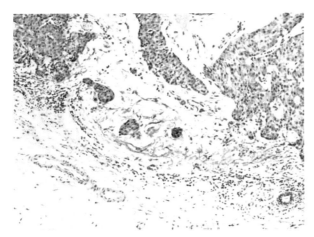

▲ 图 14-26　具有神经内分泌分化的实性乳头状癌伴浸润性黏液癌

在肿瘤周围的间质中，可见小巢癌细胞漂浮于黏液湖中，代表浸润性黏液癌（黏液卡红染色）

性乳头状癌中，周围肌上皮细胞局灶性缺失甚至完全缺失，导致"不确定是否浸润"[163]。最令人信服的浸润证据是在生长方式改变的区域缺失肌上皮（图 14-31）。比如，出现典型的筛状癌、小管癌或黏液癌的区域，就可以明确诊断为浸润癌。另一种少见浸润方式类似穿刺过程中产生的上皮移位，其特征是在脂肪或间质中存在成簇的癌细胞，而没有浸润癌常见的间质反应（图 14-32）。这些浸润灶紧邻脂肪细胞或胶原性间质（较少见），类似人为假象造成的上皮移位。支持浸润而非上皮移位的特点是缺乏先前手术或穿刺的证据，如出血、脂肪坏死、针道或组织破坏等。也许，最明显的特征是癌细胞和正常组织的密切混合。癌细胞簇内可见单个脂肪细胞，或癌细胞包绕在脂肪细胞周围（图 14-33）。

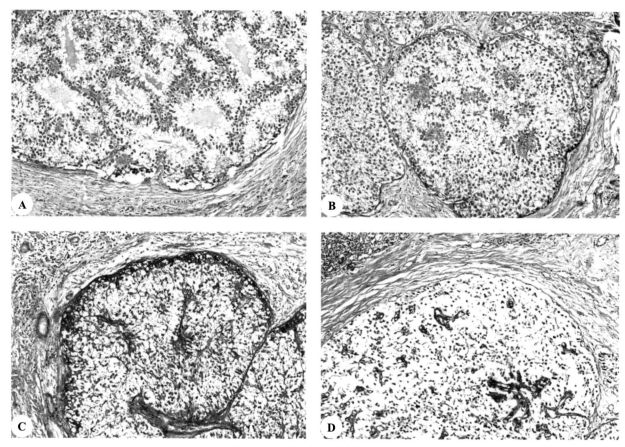

▲ 图 14-27　富含糖原的实性乳头状癌

A. 在纤维血管间质周围，可见细胞质透明的柱状细胞勾勒出腺腔的轮廓，腺腔内含有分泌物；B. 另一个区域显示实性区；C. 肿瘤细胞内容物呈 PAS 染色阳性；D. 淀粉酶处理后 PAS 染色消失，证明内容物为糖原（所有图像来自同一肿瘤）

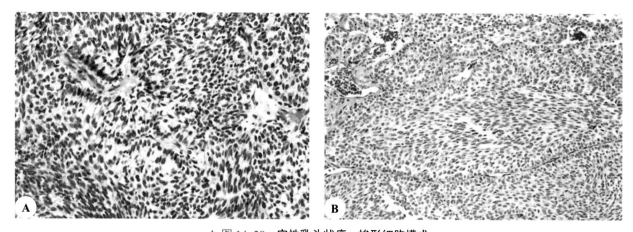

▲ 图 14-28　实性乳头状癌，梭形细胞模式

A. 梭形细胞沿着乳头轴心呈栅栏状排列；B. 梭形细胞呈流水样排列

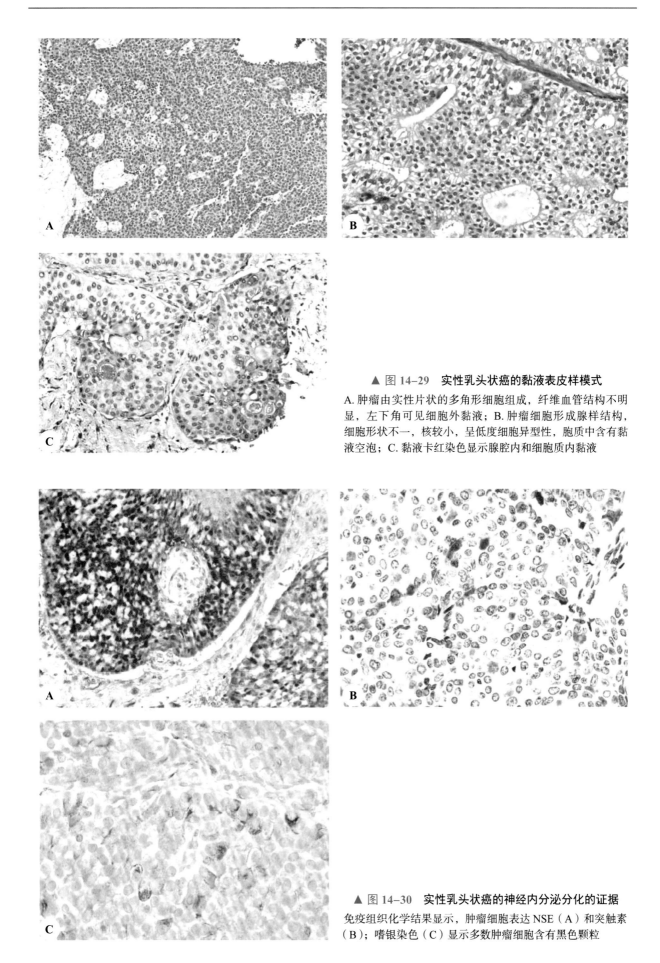

▲ 图 14-29　实性乳头状癌的黏液表皮样模式
A. 肿瘤由实性片状的多角形细胞组成，纤维血管结构不明显，左下角可见细胞外黏液；B. 肿瘤细胞形成腺样结构，细胞形状不一，核较小，呈低度细胞异型性，胞质中含有黏液空泡；C. 黏液卡红染色显示腺腔内和细胞质内黏液

▲ 图 14-30　实性乳头状癌的神经内分泌分化的证据
免疫组织化学结果显示，肿瘤细胞表达 NSE（A）和突触素（B）；嗜银染色（C）显示多数肿瘤细胞含有黑色颗粒

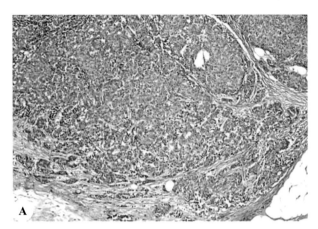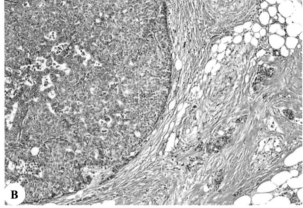

▲ 图 14–31　伴神经内分泌分化的浸润性实性乳头状癌

A. 在肿瘤的周围，缺乏实性乳头状生长模式，腺体延伸到反应性的间质中（左下和中心），形成不规则的细胞巢（右下）；B. 肿瘤结节外的纤维脂肪组织可见浸润性癌细胞巢（右）

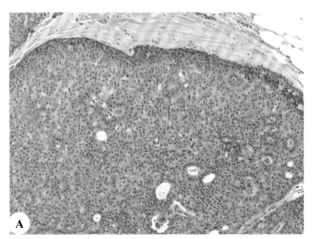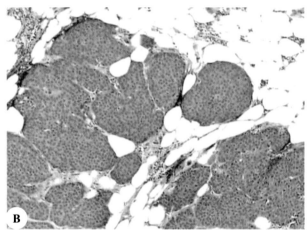

▲ 图 14–32　伴神经内分泌分化的原位和浸润性实性乳头状癌

A. 这个区域为非浸润性；B. 浸润癌延伸到脂肪，但不引起间质反应，这种表现类似粗针穿刺活检导致的上皮移位，但没有出现因穿刺或手术而导致的组织结构紊乱、出血或脂肪坏死

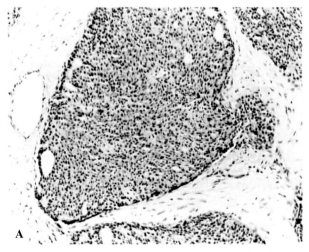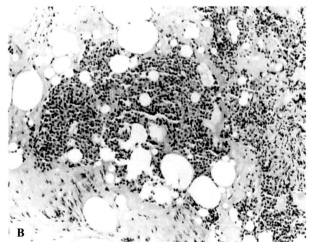

▲ 图 14–33　伴神经内分泌分化的原位和浸润性实性乳头癌

A. 肿瘤的这个区域是非浸润性的，向间质突出的上皮细胞团并不是浸润癌；B. 肿瘤边缘的脂肪和纤维间质中不规则的浸润癌巢代表真正的浸润，该患者术前未进行粗针穿刺活检

具有神经内分泌分化的实性乳头状癌常与其他类型的浸润癌，包括黏液癌、混合性黏液和导管癌、浸润性导管癌和神经内分泌癌共存。它们的发生率是不同的。例如，在 Nassar 等[147] 的系列研究中，单纯性或混合性胶样癌占 50%；但 Tan 等的研究中只有 20%[159]，其中近 80% 是浸润性导管癌；Otsuki 等[146] 将 15 例肿瘤的 33% 分为黏液癌，其余为神经内分泌癌。实性乳头状癌合并的比较少见类型的乳腺癌，包括浸润性小叶癌[147, 163, 164]、小管癌[147, 165] 和包裹性乳头状癌[155]。

通过细针穿刺活检、乳头溢液涂片或直接刮取获得的细胞学涂片，表现为松散的细胞聚集和完整的单个细胞[154, 157, 166]。Yamada 等[167] 总结了 20 个病例，发现肿瘤细胞呈多角形或立方形，核圆形或卵圆形，大小略有不同，染色质淡染。胞质呈不同程度的嗜酸性，核偏位，呈浆细胞样。可见纤细的毛细血管，对应于组织切片中纤细的纤维血管轴心。

实性乳头状癌显示出一致性的激素受体状态、致癌基因和增殖指数。ER 几乎总是阳性（图 14-34），大多数 PR 阳性[146, 147, 150, 151]，但是一般没有 HER2 过表达[146, 147, 151, 154]。有报道，实性乳头状癌不表达 p53[151, 154]。但 Otsuki 等报道，20 例肿瘤中有 10 例表达 p53[146]，阳性细胞比例为 2%～29%。Rupp[168] 等报道，肿瘤细胞不表达 CK7，但表达 CAM5.2、GATA3 和 NY-BR-1。Ki67 增殖指数一般小于 10%，多数小于 5%[20, 151, 154]。

与不产生黏液的实性乳头状癌相比，伴有细胞

外黏液的实性乳头状癌和伴有黏液癌的实性乳头状癌的 WT1 表达率更高[148]。

4. 伴有极向翻转的高细胞癌

2003 年，Euusebi 等[169] 描述了 5 例乳腺癌，其细胞组成类似于甲状腺乳头状癌的高细胞亚型，作者建议将其诊断为"类似高细胞亚型甲状腺乳头状癌的乳腺肿瘤"。随后的 12 篇文章使用了这个术语，并补充描述了 63 个病例[170-181]。而 WHO 肿瘤分类的编写者们倾向于将这种病变称为"伴有极向翻转的高细胞癌"（tall cell carcinoma with reversed polarity）[182]。

这种肿瘤没有特征性的临床表现。病例报道的 59 例患者均为女性，年龄范围 45[173]—85 岁[178]。平均年龄为 63.7 岁。患者通常因为肿块而就诊，影像学检查发现 9 例[175, 178-180]，其中 2 例在对侧乳房中有浸润性导管癌[169, 175]。大多数报道中没有描述症状间隔的时间，但一名女性表示肿块已存在 10 年[173]，另一名女性的肿瘤似乎在 7 年期间复发了两次[175]。左右两侧乳房发生肿瘤的概率相同，未见关于乳房内最常见位置的描述。一名女性左侧乳房有两个肿瘤[176]，其中一个肿瘤位于"腋窝旁"区域[178]。文献只有很少的影像学描述。Foschini 等[178] 写道："在乳房 X 线检查或超声检查中，病变大多被认为良性，因为它们的边缘是正常的"。Chang 等[170] 指出，超声"显示圆形、轻度低回声肿块，边缘有微分叶状……并且没有声影"。关于该肿瘤体格检查的报道很少。

少数病例报道描述了肿瘤的大体表现。肿瘤界限清楚，质实，呈黄褐色、白色和（或）灰白色[172, 173, 179, 180]。一个肿瘤有囊性区域[173]。肿块最大径范围 0.6[176-178, 181]～5.0cm[173]，平均大小为 1.5cm。

组织学检查显示，肿瘤呈多个分叶状聚集，癌细胞排列成实性、乳头状和腺样结构，类似甲状腺滤泡（图 14-35）。腺腔内通常含有胶样、均匀的、强嗜酸性物质，边缘呈扇贝样。乳头状结构紧密排列，导致癌细胞呈实性聚集，纤细的纤维结缔组织穿过癌组织，而滤泡样结构的扩张会进一步形成囊肿。肿瘤细胞呈柱状至立方形，核形态温和，胞质呈嗜酸性颗粒状，胞质常聚集在细胞基底部。细胞核可呈光滑的椭圆形或圆形，有棱角的轮廓、褶皱或切迹，染色质呈淡染的细颗粒状。有些细胞核透

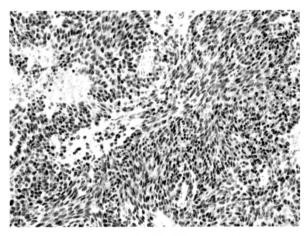

▲ 图 14-34 实性乳头状癌 ER 染色
几乎所有的癌细胞核都有 ER 着色

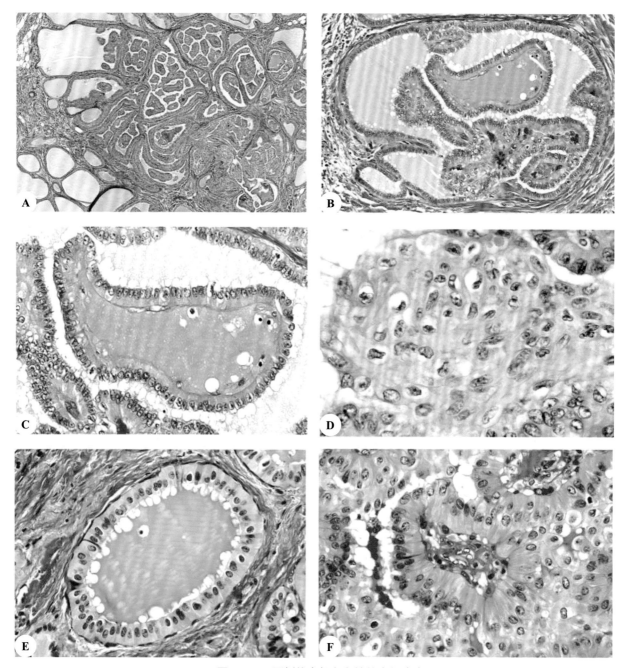

▲ 图 14-35　两例伴有极向翻转的高细胞癌

A 至 D. 这例浸润癌形成乳头状结构和含有嗜酸性物质的腔隙（A）。B. 嗜酸性物质呈扇贝形，类似甲状腺胶质。C. 构成腺样结构的癌细胞表现出极向翻转。细胞核靠近腔缘顶端的细胞膜，细胞的基底部为细胞质。D. 这些肿瘤细胞具有不规则的、有切迹的和皱褶的细胞核，淡染的颗粒状染色质和小核仁。E 和 F. 第二例癌，浸润癌的腺腔内含有扇贝样嗜酸性物质（E）；F. 细胞核圆形或卵圆形，轮廓光滑；有淡染的颗粒状染色质和不明显的小核仁，少数细胞核有嗜酸性假包涵体

明，还有些细胞核可能含有嗜酸性假包涵体。大多数病例核级为 1 级，核分裂指数低[180]，有文献报道核分裂象 < 2/10HPF[178]。坏死不是肿瘤的特征。间质中可有泡沫细胞聚集。上皮细胞巢内或分泌物内可见颗粒状钙化和沙砾体形成[169, 170, 173, 178]。

　　许多细胞核靠近腺腔面，称为"极向翻转"。

这种现象可能只见于小灶，但它几乎存在于所有病例，是这类肿瘤的特征。"极向翻转"这个术语可能不太准确，因为 E-cadherin 和 MUC1[177] 染色分别显示，这些分子表达在细胞的侧面和顶端的正确位置。因此，细胞核位于腔缘附近仅代表核的错位，可能是位于基底的细胞质中线粒体的堆积导致

的[178]，而不是整个细胞的极向改变。

在其他类型的乳头状乳腺癌中看到这种细胞特点。Toss 等[183] 观察了 75 例常见的乳头状癌，并对 10 例类似高细胞亚型甲状腺乳头状癌的乳腺肿瘤的细胞学和组织学特征进行了归纳。发现分别有81%、75%、51%、42%、38% 的病例存在核重叠、嗜酸性颗粒状胞质、核沟、核透明和高细胞形态。在大多数病例中，这些特征只出现在局部。在综合考虑了所有的发现后，作者得出结论，75 例乳腺癌中只有 2 例需重新分类，归为"类似高细胞亚型甲状腺乳头状癌的乳腺肿瘤"。

区分这种类型的乳腺癌与转移性甲状腺癌可能会遇到问题。在这方面，Euusebi 等[169] 写道："如果没有甲状腺转录因子 1（TTF-1）和甲状腺球蛋白（TG）的免疫组织化学帮助，鉴别诊断几乎是不可能的"。Zhong 等[176] 指出，在高细胞亚型甲状腺乳头状癌中没有发现实性生长和极向翻转，而巨细胞、透明核、沙砾体在乳腺高细胞乳头状癌中少见。虽然数据有限，但免疫组织化学染色和基因检测到的 IDH R172 突变，可能对表现为传统形态学特征的乳头状癌病例有提示作用，从而成为一个敏感而特异的诊断方法（见后述）。

免疫组织化学染色结果较为一致。肿瘤细胞不表达 TTF-1 或 TG。除了极少数例外，肿瘤细胞均表达 CK7[170, 173, 180]，许多肿瘤表达 CK5/6。只有很少肿瘤检测过 CK20 并且阴性[170, 173, 175, 176]。许多肿瘤呈 EMA 局灶阳性[169-171, 173]。GCDFP-15、GATA3 和 mammaglobin 的着色情况各不相同，通常呈某种程度的阳性[170, 178, 180]。p63 和平滑肌球蛋白重链（SMM-HC）呈局灶阳性[170, 173, 175, 176]。少数病例的CK19 或 CK14 的染色结果并不一致。在一项研究中[180]，所有 9 例肿瘤都有 calretinin 着色。另一项研究中，9/10 例肿瘤中表达 calretinin[181]。

大多数伴有极向翻转的高细胞癌不表达 ER 或PR，而那些表达 ER 或 PR 的肿瘤往往只显示小部分细胞核的染色[170, 176-178, 180, 181]。在一项研究中，11例病变中有 8 例表达了 AR，但大多数情况下阳性细胞的比例低于 10%[181]。其他报道提到，少数肿瘤罕见细胞表达 AR[169-171, 175, 177]。大多数病例不表达 HER2[177, 178, 180]，其中 1 例 HER2 染色为 1+[176]。Ki67 增殖指数通常低于 10%[176-180]。肿瘤中具有异

常浸润能力的细胞多为非整倍体，其 S 期比例为12%[171]。

这种类型的乳头状癌有重现性的分子遗传学改变。最常见的是 IDH2 R172 热点体细胞突变或互斥的 TET2 体细胞突变，同时有 PIK3 通路基因调控蛋白的突变。二代测序结果显示，42/48 例出现IDH2 突变，28/48 例出现 PIK3 突变[174-177, 180, 181]。而在以下几种肿瘤中均未发现 IDH2 突变，包括 37例实性乳头状癌[174, 176, 180, 181]、6 例浸润性微乳头状癌、11 例包裹性乳头状癌、10 例乳头状瘤、6 例伴普通型导管增生的乳头状癌和 3 例伴局灶上皮非典型增生的乳头状癌[180, 181]。在单个病例中检测到 ATM、MET 突变，可能还有 KIT 的突变[175]。一项研究对该肿瘤进行了转录组分析[180]，揭示了蛋白多糖途径的富集。伴有极向翻转的高细胞癌没有 RET 原癌基因[184] 或 BRAF 基因突变[171]。结果表明，伴有极向翻转的高细胞癌的分子改变与甲状腺乳头状癌发生过程中起作用的分子改变不同。此外，由于 IDH2 单核苷酸突变在其他普通乳腺癌中少见[177, 181]，这一分子特征似乎表明，具有极向翻转的高细胞癌，是乳腺癌的一种独特亚型。

初步研究表明，免疫组织化学染色可以揭示某些突变的存在。使用突变 IDH1/2 的抗体，发现 9例癌中有 6 例染色较强，1 例染色微弱[180]。对 15例肿瘤的研究显示[181]，其中 14 例与一种针对 IDH R172S 的单克隆抗体反应性较强，该单克隆抗体也能检测 R172T 突变。该队列研究的一例癌存在 IDH R172I 突变，但与 IDH R172S 抗体无反应。这些发现表明，通过免疫组织化学染色或分子遗传学研究来检测 IDH 突变，可以对诊断疑难病例提供有说服力的证据。然而，即使未能检测到 IDH 的异常，也不能完全排除伴有极向翻转的高细胞癌的诊断。有些不常见的病例并没有 IDH2 突变[177]，免疫组织化学染色也不能揭示所有的基因突变。

【治疗和预后】

诊断术语的变化、识别浸润的分歧、许多报道缺乏病理细节的描述、患者的评估和治疗的巨大差异，再加上随访时间较短等因素，使得无法对乳头状癌患者的治疗提出详细的建议。Zheng 等[6] 研究了监测、流行病学和最终结果（SEER）数据库

中 524 名患者的数据，提供了一个新的视角。作者的研究结果证实浸润性乳头状癌和传统浸润性导管癌之间有一些显著差异。浸润性乳头状癌主要影响年长女性；肿瘤体积较小，级别较低，激素受体通常呈阳性；淋巴结转移率低于经典型乳腺癌。一旦校正这些差异，多因素分析并未能证明浸润性乳头状癌的生存率优于浸润性导管癌。因此，作者的结论是浸润性乳头状癌患者的治疗方式，应该与预后特征相配对的传统浸润性导管癌患者的治疗方式相同。考虑到腋窝淋巴结转移率低和临床结局良好，可能没有必要对这些病例进行腋窝淋巴结评估 [185, 186]。

乳头状癌患者的良好预后似乎是毋庸置疑的。两项基于人群的研究中，无病生存率为 87.95% [4] 和 97.2% [5]。其他类似研究中，5 年疾病特异性生存率为 97.5% [6]，5 年相对生存率为 97.3% [10]。一项对 2649 名乳头状癌患者的分析显示，早期病变、淋巴结阴性和白种人的生存率更高 [9]。放疗的使用也提高了生存率。

在病例报道和小样本系列报道描述的约 600 例患者中，有 6.3% 出现局部复发，在术后 6 个月至 8 年复发 [92]。在这些女性中，有 9 人患了同侧浸润性导管癌，很可能是异时性第二原发癌 [12, 91, 92, 187, 188]。剔除这些病例，乳头状癌的复发率约为 5%。乳头状癌并存导管原位癌可能提示局部复发风险提高，但有不同观点。Carter 等 [13] 和 Solorzano 等 [189] 赞同这一观点，而其他人 [12, 15, 92] 不赞同。

少数患者发生腋窝淋巴结或全身转移。包括非浸润性肿瘤和其他浸润性肿瘤在内的基于人群的研究显示，腋窝淋巴结转移率分别为 1% [5] 和 5.5% [9]。Zheng 等 [6] 的数据显示浸润性乳头状癌患者的淋巴结转移率为 13.2%，Liu 等 [4] 报道了相同人群中 17.25% 的患者有淋巴结转移。小样本系列和病例报道了 400 多例非浸润性和浸润性乳头状癌，25 例（6.1%）在就诊时有腋窝淋巴结转移，4 例为微转移 [92, 187, 190]，一名女性患者 3 个前哨淋巴结中分离出了肿瘤细胞 [92]。作者将其中的 4 例肿瘤分为包裹性 [187, 190] 或囊内乳头状癌 [191]。约 600 名女性中有 10 名（1.6%）发生了全身转移 [12, 15, 91, 92, 187-189]，其

中 4 例转移癌为乳头状癌 [12, 15, 92, 189]，2 例转移癌为普通型浸润性导管癌 [187]，另外 4 例转移癌的组织学特征不清楚 [12, 91, 188]。看似无浸润的乳头状癌也会发生全身转移 [15, 92, 140, 189]，而且是在明显没有腋窝转移或局部复发的情况下，发生了全身转移 [4, 12, 189]。

一般来说，罕见因普通型乳头状癌而死亡。在 Liu 等 [4] 对 284 例浸润性乳头状癌患者的研究中，11 例死于乳腺癌，这 11 名患者中有 7 名死于异时性浸润性导管癌。因此，有 1.4%（4/284 例）死于乳头状癌。

实性乳头状癌患者的预后相对较好，特别是原位肿瘤。在一组大约 110 例明确的非浸润性实性乳头状癌中，只有一名女性发生了原位癌的复发 [151]，其他患者均无复发。但是如果存在浸润癌成分，前景就不那么乐观了。浸润癌患者可有腋窝淋巴结转移、胸壁复发、全身转移和死亡。在 9 项研究中，93 名女性中有 12 人腋窝淋巴结转移 [91, 146, 147, 150, 154, 163, 186, 192, 193]，4 名女性患者的淋巴结内同时存在普通型浸润性导管癌的转移 [148, 159, 163]。淋巴结转移也出现在似乎缺乏浸润性成分的肿瘤中 [186]。8 名女性出现胸壁或乳房内复发 [147, 152, 163, 186]，一名女性"在 13 个月后出现了新的原发灶（单纯导管原位癌）" [91]。实性乳头状癌的复发出现于术后 2 [186]～10 年 [147]。9 名女性患者出现全身扩散 [147, 149, 150, 163]，其中一名女性腋窝淋巴结有转移，但 7 名没有 [147, 149, 150]，7 名有浸润癌的患者死于肿瘤 [147, 149]，死亡发生在确诊后的 1 [149]～10 年 [147]。6 例原发肿瘤的浸润性成分小于 0.5～2cm [147]。1 例实性乳头状癌伴浸润性导管癌，患者死于浸润癌 [159]。

由于所研究的病例数量少，随访时间短，伴有极向翻转的高细胞癌患者的预后较少报道。考虑到这些因素，这类患者似乎有较好的临床过程。只有 3 例发生转移。其中 1 名女性在就诊时乳房内淋巴结就有癌 [173]；1 例就诊已有腋窝淋巴结转移的患者，32 个月后发生颅骨转移 [171]；第三名女性在原发癌切除 5 年后，出现局部复发和腋窝淋巴结转移 [178]。据报道，目前尚无患者死于肿瘤的报道。大多数随访时间小于 4 年，仅少数患者的随访时间超过 10 年 [178]。

第 15 章　髓样癌
Medullary Carcinoma

Frederick C. Koerner　著

薛德彬　译校

　　髓样癌（medullary carcinoma）的诊断名称已经使用了将近一个世纪。最初，外科医师和病理医师将其用于形成巨大实性肿块、大体检查呈乳头状或肉质外观的癌。早期用于描述这类乳腺癌的其他术语包括"囊性新乳腺癌"（cystic neomammary carcinoma）[1] 和"巨大腺癌"（bulky adenocarcinoma）[2]。随着外科标本的组织学研究变得普遍，病理医师发现，具有这些大体特征的癌呈现不同的组织学表现。到 20 世纪中叶，"髓样癌"一词受到偏爱，纽约市纪念医院的研究人员描述并阐明了这种类型乳腺癌的组织学特征 [2, 3]，并将其与其他类型乳腺癌区分开来。经典文献的作者将髓样癌定义为一种边界清楚的癌，由低分化细胞组成，生长在稀少的间质中，并伴有明显的淋巴样浸润。1975 年，Fisher 等 [4] 引入了"非典型髓样癌"（atypical medullary carcinoma）一词，指具有髓样癌的部分组织学特征、但缺乏一个或多个关键特征的癌。

　　在过去的 20 年中，髓样癌的诊断名称似乎已经失宠。许多病理医师，包括大型转诊中心的病理医师，对组织学标准的认识及其在日常实践中的应用感到不确定。在形态学标准的应用方面，该诊断可重复性差，并且该诊断的临床结局不确定，使得病理医师更不愿意将其归类为髓样癌。第 5 版乳腺肿瘤 WHO 分类的编辑和撰稿人断言，显示髓样模式的癌代表"富含（肿瘤浸润淋巴细胞）的非特殊型浸润性乳腺癌谱系的一端，而不是一种独特的形态学亚型"，并提议使用"具有髓样模式的非特殊型浸润性乳腺癌"的诊断名词 [5]。当代基因组研究有望进一步了解髓样癌，此时放弃髓样癌的诊断名词似乎是没有根据的。基因组研究可能会发现一种分子特征，用于识别具有髓样特征且预后相对较好的一组癌；该研究可能揭示髓样癌形成的基础是一致的基因改变，并可能阐明髓样癌具有良好临床行为的分子机制。病理医师拥有这些信息，才能研究这些肿瘤的组织学特征，并可能完善髓样癌的定义标准。在研究人员从基因水平探索完成这组肿瘤之前，似乎最好继续将某些特征明确的癌归类为髓样癌。

【临床表现】

　　在大多数系列研究中，髓样癌在乳腺癌中所占比例不到 5%[6-14]。尽管有报道称其发生率高达 7%[15-18]，但其发生率 ≤ 2% 似乎更为可能 [12, 13]。在监测、流行病学和最终结果数据库的 19 900 名患者中，髓样癌占 278 例（1.4%）[19]，在 1978—1999 年由国际乳腺癌研究组主导的 13 项试验中，12 409 例乳腺癌患者中有 127 例髓样癌（1%）[20]，在美国癌症数据库中，922 846 例乳腺癌患者中有 3688 例髓样癌（0.43%）[21]。

　　所有年龄段的成年人都可能罹患髓样癌。年轻至 21 岁 [22] 和年长至 95 岁 [6] 的患者都有报道。髓样癌患者往往比普通型浸润性导管癌患者更年轻 [21]。大多数系列研究中，平均年龄为 45—54 岁。对 ≤ 35 岁的 159 名乳腺癌女性进行的研究发现，11% 为髓样癌 [23]。髓样癌很少发生在男性。2004—2013 年，在美国癌症数据库 4687 例髓样癌患者中，男性占 14 例 [21]。

髓样癌在日本女性中的检出率相对高于美国白人女性 / 高加索女性[24-26]，在非洲裔美国女性中的检出率高于美国白人 / 高加索女性[19, 21, 27-30]。对 50 岁以上乳腺癌女性的数据分析表明，与非西班牙裔白人 / 高加索女性面临的风险相比，非洲裔美国女性和某些亚裔和西班牙裔女性髓样癌的风险升高。波多黎各女性的风险最高，是非西班牙裔白人女性 / 高加索女性的 7.7 倍，美洲本土女性的风险是非西班牙裔白人女性 / 高加索女性的 4.7 倍[31]。Maier 等[6] 还注意到"非高加索女性"的髓样癌较多。

患有髓样癌的女性中，其母亲乳腺癌的发生率高于患有其他类型癌的女性，其姐妹乳腺癌的发生率很低[32]。据报道，在 117 例患有髓样癌的女性中，7 名患者（6%）有乳腺癌家族史[33]。与小管癌或普通型浸润性导管癌患者家族相比，详细分析髓样癌患者的家族[34]，未发现肿瘤性疾病（包括乳腺癌）的风险增加。

髓样癌的症状和体征与普通型乳腺癌相同。大多数患者因短时间内发现肿块而就诊。左侧、右侧乳房发生髓样癌的概率相同，其位置分布与普通型乳腺癌没有区别。一项研究中，约 20% 的女性有疼痛症状[33]。很少提及乳头溢液。多中心性肿瘤发生于 1%[33]～10%[35] 的女性。髓样癌少见于双侧乳腺

癌患者，但 1%～12% 的髓样癌患者有对侧乳腺普通型癌[8, 33, 35]。双侧乳腺髓样癌（同时或异时发生）非常少见[6, 22]。

体格检查，髓样癌类似普通型乳腺癌。由于存在淋巴结反应性增生，髓样癌患者即使没有淋巴结转移，同侧腋窝淋巴结往往增大。

【影像学检查】

髓样癌的放射图像通常显示均匀密度的圆形或椭圆形肿块，边界模糊或分叶状。肿瘤通常不含钙化[36]。髓样癌可能被误认为是纤维腺瘤[7, 37]。超声检查的结果有所不同。髓样癌最常见表现为低回声肿块，回声结构不均匀，边缘稍分叶或模糊，后方增强[36]。髓样癌发生囊性变性后可出现复杂的回声模式[37, 38]。磁共振成像检查，髓样癌在 T_1 加权像上呈等信号或低信号，在 T_2 加权像上呈等信号或高信号。肿块通常呈卵圆形或分叶状，边界光滑，边缘强化。时间 – 强度曲线显示增强的初始快速上升和平台或消退模式[36, 39]。Kopans 和 Rubens[40] 及 Tominaga 等[39] 认为放射学检查不能区分髓样癌和有边界的非髓样癌（图 15-1 和图 15-2）；然而，在放射学检查中，边缘不规则或锯齿状的肿块不太可能是髓样癌。

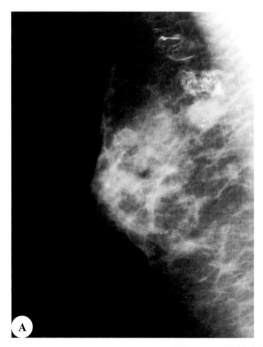
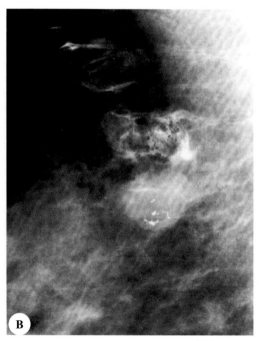

▲ 图 15-1　髓样癌的乳房 X 线检查图像
A. 肿瘤形成一个有边界的椭圆形肿块；B. 癌含有粗糙的钙化，定位染料使肿瘤成像更清楚

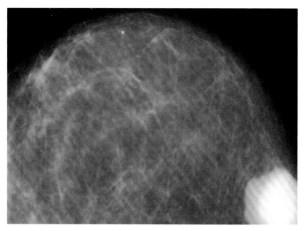

▲ 图 15-2　有边界的非髓样癌的乳房 X 线检查图像

这例有边界的肿瘤组织学检查显示浸润性导管癌伴髓样特征

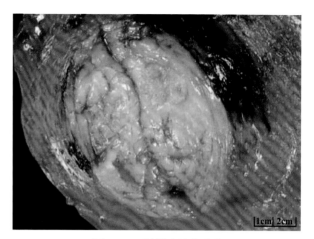

▲ 图 15-3　髓样癌的大体表现

肿瘤边界清楚，内部结构呈结节状

【大体病理】

随着时间的推移，Foote 和 Stewart 所描述的大体特征并没有得到改进："它们通常相当巨大，直径 4cm、5cm 和 6cm，有时这些尺寸会加倍。肿瘤呈圆形或球状，切割时阻力小，虽然没有包膜，但肿瘤边界清楚，边缘光滑。在切面上，肿瘤突出周围组织的水平，质地软，具有意外的白粉笔样条纹。在癌完全存活的地方呈灰白色，但肿瘤很容易自发出血和坏死，因此可能呈现斑驳的色泽"[3]。

在 Moore 和 Foote 的报道中[2]，肿瘤最大径 1~14cm，平均 4.1cm。后来的几项研究报道，平均大小为 2.0~3.2cm[8, 15, 21, 22, 33]。一名 82 岁女性患者临床隐匿性髓样癌仅 0.7cm，却引起腋窝淋巴结肿大因而就诊[41]。这些较小的髓样癌既没有显示晚期疾病的临床症状（如皮肤溃疡和胸壁固定），也没有早期描述中的巨大体积。

典型的完整髓样癌表现为中等硬度的分叶状肿块，边界清楚，肿瘤内部呈结节状（图 15-3 和图 15-4）。某些病例，特别是具有显著囊性病灶的髓样癌，外周纤维化很像包膜（图 15-5）。当炎症浸润超出癌周时，边界可能模糊，尤其是体积较小的髓样癌[42]；因此，大体表现边界清楚并不是诊断髓样癌所必需的。某些浸润性非髓样癌与典型髓样癌一样边界清楚（图 15-6）。髓样癌的结节状内部结构由纤维间质条带分隔的癌细胞岛融合而成（图 15-7）。肿瘤主体（主要结节）相邻的组织中可能形成次要结节（图 15-8）。一种少见的髓样癌变异型仅由一簇离散的肿块组成，称为结节变异型髓

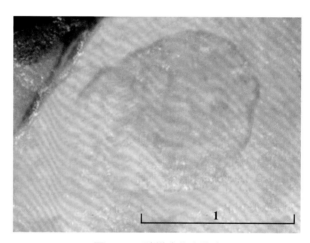

▲ 图 15-4　髓样癌的大体表现

肿瘤边界清楚，由结节状粉褐色和黄色组织组成，突出于脂肪性乳腺组织上方［经许可，引自 Rosen PP, Oberman HA. *Tumors of the Mammary Gland*（AFIP Atlas of Tumor Pathology，3rd series，vol. 7）. Washington，DC: American Registry of Pathology；1993：182. Figure 279.］

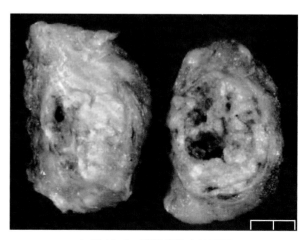

▲ 图 15-5　髓样癌的大体表现

肿瘤边界清楚，内部结构呈结节状，囊性变明显，纤维性假包膜包裹着肿瘤的下缘

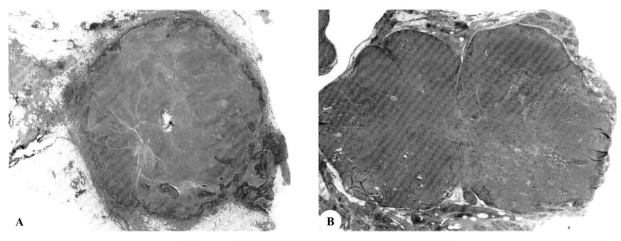

▲ 图 15-6 　两例局限性非髓样癌的全标本包埋组织切片

A. 肿瘤表现为广泛的中央梗死和外周淋巴细胞聚集；B. 双叶状浸润性导管癌局部外周淋巴细胞浸润，表现为模糊的、不连续的、薄的蓝色区域

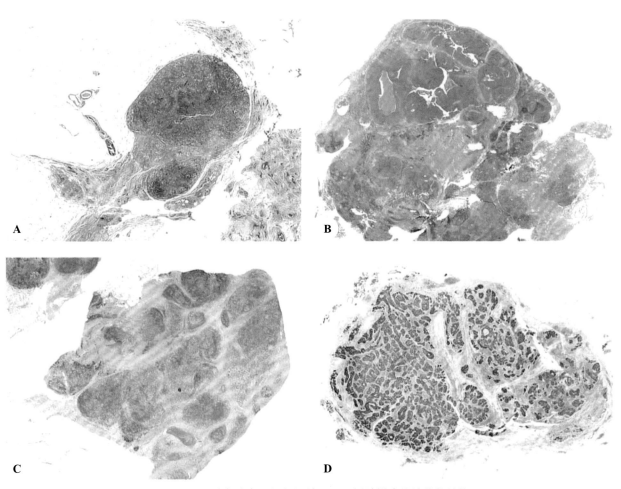

▲ 图 15-7 　全标本包埋组织切片显示三例髓样癌的结节状结构

A 至 C. 这三例髓样癌由纤维结缔组织条带分隔的恶性细胞岛组成；D. CK AE1/AE3 免疫组织化学染色突出显示恶性细胞形成的结节

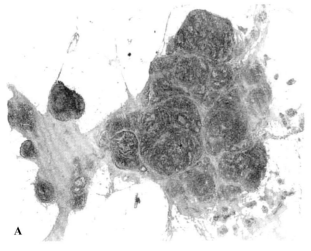

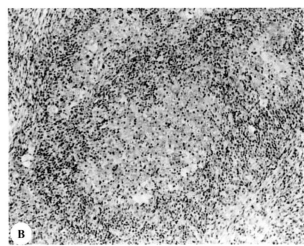

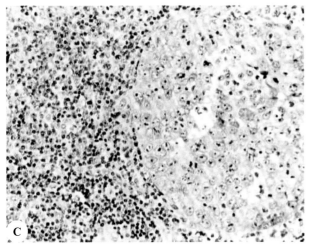

▲ 图 15-8　髓样癌的周围结节

A. 除了融合的结节形成主要肿块外，视野左侧可见较小的有
边界的肿瘤岛；B 和 C. A 所示的周围结节中，低分化的癌细
胞聚集成合体状，被慢性炎症细胞包围。癌细胞簇可与淋巴
细胞混合（B），癌细胞簇也可轮廓很清楚（C）

样癌（nodular variant of medullary carcinoma）[14]。

　　髓样癌的构成组织呈浅棕色至灰色，比普通乳
腺癌软，往往隆起于周围实质上方，而不是从周围
实质回缩。1956 年，Richardson 指出，"肿瘤组织看
起来比其他类型的乳腺癌更潮湿、更具嫩肉感"[16]。
出血和坏死时有发生，即使＜ 2cm 的髓样癌也是如
此；然而，坏死的程度与肿瘤的大小直接相关。随
着坏死程度增加，肿瘤形成囊性病灶的可能性也增
加（图 15-9）。显著囊性变常发生在＞ 5cm 的肿瘤
（图 15-5）。坏死组织有时呈干酪样颗粒状。当组织
的叶状突起进入囊性髓样癌的腔内时，肿瘤的外观
可能类似囊性乳头状癌（图 15-10）。

【镜下病理】

　　髓样癌定义为以下组织病理学特征的综合：肿
瘤内部和肿瘤周围有显著的淋巴浆细胞浸润，显微
镜下边界清楚，成片的合体细胞样生长，低分化的

核级别，高核分裂指数。不遵守这些标准会导致髓
样癌的过度诊断并失去相对有利的预后[6, 8, 22, 42-44]。
归类为非典型髓样癌的肿瘤必须表现为合体细胞样
生长模式，但与髓样癌不同的是，它们表现出以下
一种或多种形态学变异：①肿瘤周围呈浸润性生
长；②稀疏或减少的淋巴浆细胞反应；③高分化的
核级别；核分裂指数低；④明显的腺样、小梁状或
乳头状生长伴纤维化。

　　据报道，髓样癌在观察者之间和观察者内部的
诊断一致性具有显著差异[43, 45, 46]。为了提高病理医
师之间的诊断一致性，有学者提议对诊断标准进行
修订[47-49]。文献中大型研究未发现这些修订标准
的优越性[50, 51]。试图降低髓样癌诊断的明显不一致
性，重点应该是增加病理医师、熟悉诊断标准及其
应用，而不是在没有证据指导改变的情况下改变标
准。在可疑情况下，肿瘤不应归类为髓样癌。

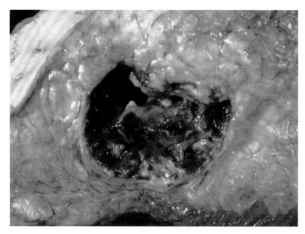

▲ 图 15-9　囊性髓样癌的大体表现
这例癌含有几个空洞

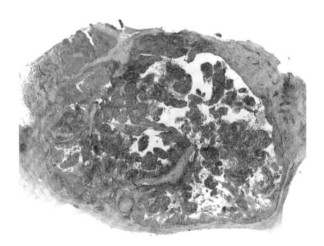

▲ 图 15-10　全标本包埋组织切片显示髓样癌囊性变
囊性变使癌呈乳头状外观

1. 淋巴浆细胞浸润

淋巴浆细胞反应必须累及肿瘤周围并蔓延至整个肿瘤。肿瘤内部淋巴浆细胞浸润往往局限于合体细胞区之间的纤维血管间质。少数髓样癌几乎没有间质，淋巴浆细胞与癌细胞密切混合[15]（图 15-11）。病理医师有时把这种病变称为淋巴上皮瘤样癌。可能会发现这种肿瘤与淋巴结转移癌难以区分，特别是位于乳腺外侧的肿块。此处存在未受累的淋巴结支持转移癌，而附近存在原位癌则支持原发癌。

在肿瘤周围，淋巴浆细胞浸润的数量可能不同，但在癌与乳腺实质的交界处和邻近组织中至少应出现中等强度的淋巴浆细胞浸润。在常见病例中，炎症反应包围原位癌占据的邻近导管和小叶（图 15-12）。炎症细胞往往也包围较远的导管

和小叶，这些导管和小叶并没有可辨认的肿瘤细胞（图 15-13）。髓样癌常见这些继发性外周改变，如果没有，应质疑髓样癌的诊断。

淋巴浆细胞浸润可能几乎全是淋巴细胞或浆细胞，但最常见的是这两种细胞的混合[15]（图 15-14）。Bassler 等[15] 报道，髓样癌周围主要是淋巴细胞，而中央主要是浆细胞。但并非每个病例都是如此。非髓样浸润性导管癌也可发生致密的淋巴细胞浸润，因此，淋巴细胞浸润并没有诊断意义。另一方面，浆细胞为主的浸润支持髓样癌的诊断。髓样癌中可发现少量中性粒细胞、嗜酸性粒细胞和单核细胞，尤其是与坏死或囊性变有关，但它们从不占主导地位。罕见情况下，淋巴细胞浸润在肿瘤内或其周围形成生发中心（图 15-15）。因此，不能根据生发中心的存在作为淋巴结转移癌的证据。

2. 镜下边界清楚

"显微镜下边界"是指浸润癌边缘的表现。髓样癌的边缘必须是光滑的圆形轮廓，使得肿瘤似乎将乳腺实质推挤到一边，而不是浸润。脂肪小叶和纤维组织条带被夹在融合的癌结节之间（图 15-16），而不是癌细胞浸润在脂肪细胞或胶原束之间。当髓样癌的炎症浸润延伸到邻近的实质时，肿块的边缘可能是浸润性而不是推挤性。如果癌细胞本身仍然局限于合体细胞样肿块内，这种方式的炎症扩展并不排除髓样癌的诊断（图 15-17）。另一方面，如果癌细胞与炎症细胞混合，并且浸润脂肪细胞之间和胶原束之间，则应避免诊断为髓样癌（图 15-18）；非髓样浸润性癌往往呈小梁状、树突状或分散的生长模式，缺乏髓样癌所特有的黏附性合体细胞样结构。

3. 合体细胞样生长

"合体细胞样生长"是指由细胞边界不清的癌细胞组成的宽大、不规则的片状或岛状结构（图 15-19 和图 15-20）。合体细胞样结构为主的癌，如果仅很少小梁状、腺样、腺泡状或乳头状生长方式，仍然可以将其视为髓样癌（图 15-21）。这些区域可有纤维化或减少的淋巴浆细胞浸润，因此不同于典型的组织学特征。有研究报道，总生存率和无复发生存率与合体细胞样成分的程度相关。合体细胞样生长占 75% 和 90% 的患者，生存率没有差异；但其占比小于 75% 的患者生存率下降；占比 ≤ 50%

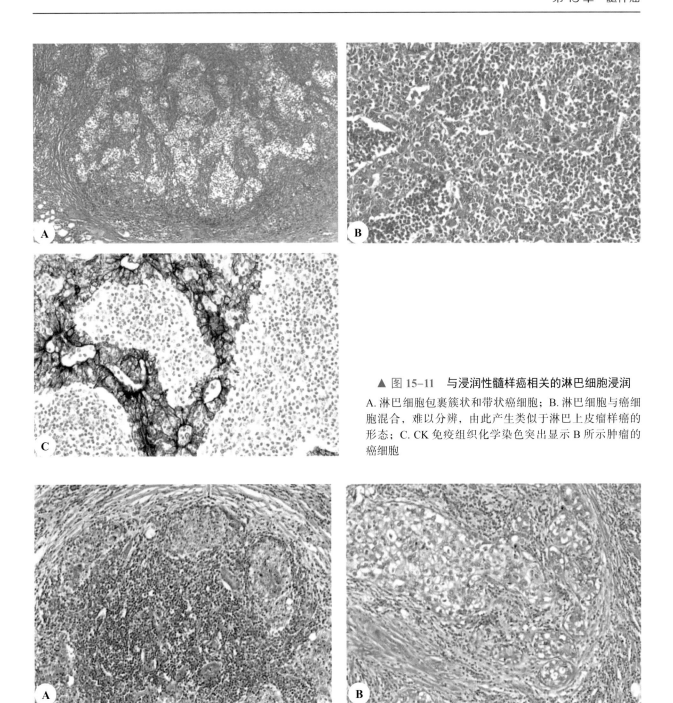

▲ 图 15-11　与浸润性髓样癌相关的淋巴细胞浸润

A. 淋巴细胞包裹簇状和带状癌细胞；B. 淋巴细胞与癌细胞混合，难以分辨，由此产生类似于淋巴上皮瘤样癌的形态；C. CK 免疫组织化学染色突出显示 B 所示肿瘤的癌细胞

▲ 图 15-12　与原位髓样癌相关的淋巴细胞浸润

A. 在髓样癌周围的小叶中，癌细胞已经取代大部分正常上皮，残留少数深染核的非肿瘤细胞，小叶内和小叶周围可见明显的淋巴细胞反应；B. 原位癌累及小叶内小导管和腺泡，淋巴细胞包围这些结构

的患者生存率最差[52]。这些数据表明，目前要求至少 75% 的癌组织显示合体细胞样结构，才能考虑髓样癌的诊断是合理的。

4. 核级别和核分裂象

高级别核和高核分裂指数是相关特征。肿瘤细胞具有多形性核，染色质粗糙，核仁明显（图 15-22）。许多细胞含有核固缩或核分裂象（图 15-23）。

Richardson[16] 观察到"……核分裂象低于 4/HPF 是很少见的，而且异常核分裂象很常见"。

髓样癌常有以下辅助特征：高级别导管原位癌（DCIS）、鳞状上皮化生、假肉瘤样化生和坏死。出现这些次要组织病理学特征有助于确认髓样癌的诊断，但诊断髓样癌并不依赖于这些特征的存在。

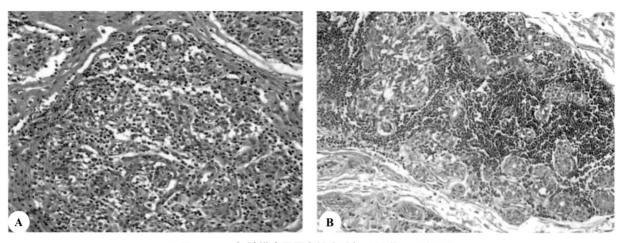

▲ 图 15–13　与髓样癌周围良性小叶相关的淋巴细胞浸润
淋巴细胞反应围绕髓样癌周围的良性小叶，小叶腺泡不含恶性细胞

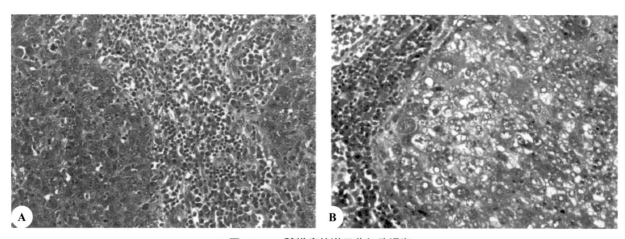

▲ 图 15–14　髓样癌的淋巴浆细胞浸润
A. 浸润的细胞为浆细胞和淋巴细胞；B. 浆细胞为主的浸润

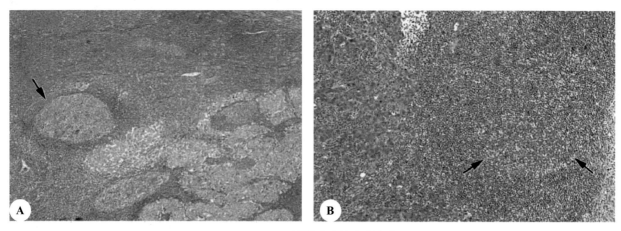

▲ 图 15–15　髓样癌中的生发中心
A. 在成片的合体细胞样癌细胞周围，致密淋巴细胞浸润，形成生发中心（箭）；B. 淋巴细胞包围松散聚集的癌细胞，形成生发中心（箭）

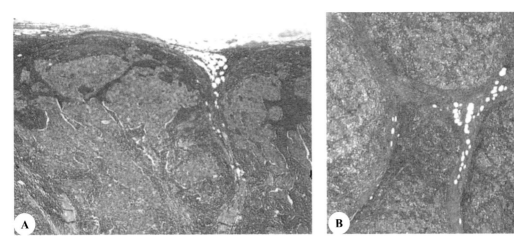

▲ 图 15-16 髓样癌的边界

纤维脂肪间质夹在癌结节之间，但每个结节都有清晰的边界

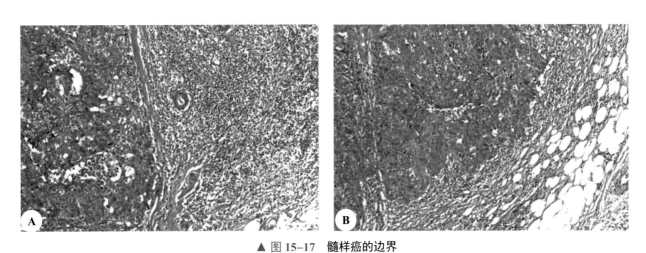

▲ 图 15-17 髓样癌的边界

A. 癌细胞形成合体细胞样肿块，周围环绕慢性炎症细胞；B. 癌细胞局限于肿块内，而炎症细胞延伸至脂肪组织内

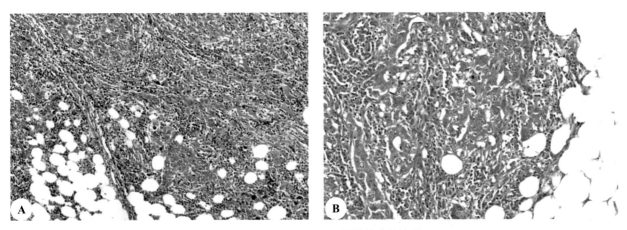

▲ 图 15-18 非髓样浸润性导管癌的边界

A. 癌细胞在脂肪细胞周围蔓延，形成一种浸润性生长方式，这种生长方式未见于髓样癌；B. 癌和淋巴细胞浸润脂肪的模式不符合髓样癌

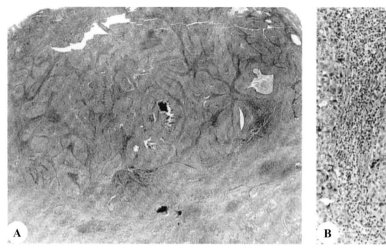
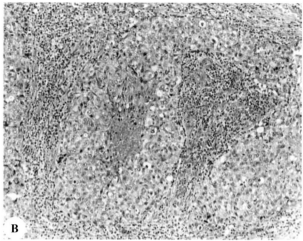

▲ 图 15-19　髓样癌的合体细胞样生长

A. 癌细胞呈蛇形缠绕的片状和条带状生长；B. 细胞岛内的癌细胞似乎没有明确的边界，似乎由一整片细胞质及其中的细胞核组成，中央的细胞坏死，A 中的深染灶代表坏死灶中形成的钙化

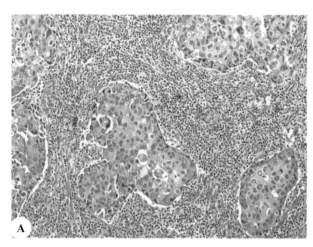
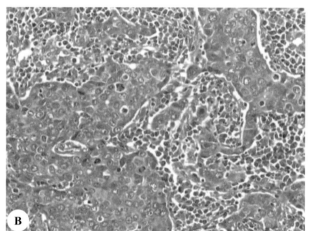

▲ 图 15-20　髓样癌的合体细胞样生长

癌细胞生长呈条带和簇状生长，与周围的淋巴细胞浸润有明显界限；然而，癌细胞边界无法辨认

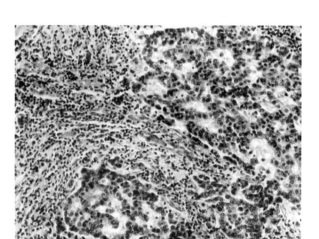

▲ 图 15-21　髓样癌的腺样分化

髓样癌中可见到这种孤立的腺体分化

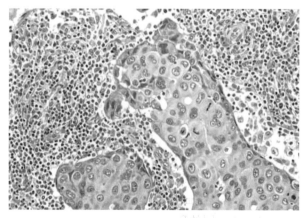

▲ 图 15-22　髓样癌的高级别核

恶性细胞具有多形性核、明显的核仁和核分裂象

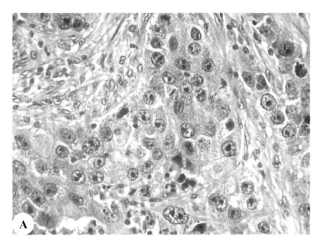
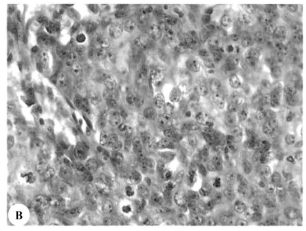

▲ 图 15-23　髓样癌的高级别核

A. 可见癌细胞核大，核仁明显；B. 可见颗粒状染色质，有多个核仁，核分裂象和核固缩多见

5. 导管原位癌

许多髓样癌的外围发现导管原位癌（图 15-24）。导管原位癌通常呈粉刺样或实性生长模式，但很少含有钙化。非浸润癌细胞通常蔓延至腺泡内，从而在小叶内形成原位癌灶（图 15-25A 和 B）。随着肿瘤体积的增加，导管内和小叶内的癌灶发生率升高，并且非浸润癌成分常有显著的单核炎症细胞浸润，正如浸润性成分一样。炎症浸润可能非常致密，以至于掩盖导管原位癌向小叶的细微蔓延；然而，仔细观察就会发现，这些小叶含有与浸润癌成分相同的、具有高级别核的癌细胞。

与髓样癌相关的原位癌频繁发生，这与一种广泛接受且经常重复的观点相冲突，这种观点认为髓样癌无导管原位癌是关键特征之一[4]。这种错误观点可能来自《肿瘤病理学图谱》（*Atlas of Tumor Pathology*）第二辑，McDivitt 等写道："当肿瘤仍在导管内时，髓样癌的细胞学模式是很罕见的"[53]。作者似乎在陈述髓样癌很少存在纯粹的非浸润性（导管内）形式。对这句话的误解可能导致了只要存在导管原位癌就不符合髓样癌的诊断的断言。Ridolfi 等[42]对这一论点进行了专门研究，并得出结论："仅仅因为导管内区域而被定性为非典型的髓样病变患者，其存活率非常高。因此，具有髓样癌细胞学特征的导管内和（或）小叶内癌可能应当作为髓样癌的一项特征"。Wargotz 等[22]和 Marginean 等[49]得出了相同的研究结论。在这些研究的基础上，我们必须得出结论，存在导管原位癌并不排除

典型髓样癌的诊断。

在主要肿块周围，在导管内和小叶内的原位癌呈膨胀性生长，导致形成继发性结节，就像髓样癌的卫星结节（图 15-25C 和 D）。在肿瘤边缘的结节之间，可能存在脂肪和乳腺间质。不要将这些有间质分隔的非浸润性生长的边缘癌灶误认为浸润的证据。这些结节融合，合并到扩张的主要肿块中，可以解释髓样癌的结节状大体表现。

在罕见的情况下，可能会遇到完全由导管原位癌组成的病变，表现为典型髓样癌周围所见的导管原位癌的组织学特征。这种纯粹非浸润性生长的癌灶呈现髓样癌的高级别细胞学特征、粉刺样生长模式和致密的淋巴浆细胞反应，后者可能遮盖导管边缘。目前还没有确切的证据表明这些病例是原位髓样癌，但可以从一些少见的髓样癌病例中推断这种可能性，这些髓样癌病例主要由导管原位癌组成，只有微小浸润性成分。

6. 化生

少数髓样癌发生化生性改变，通常只涉及病变的一小部分。鳞状化生（图 15-26）见于 16% 的髓样癌[42]，而骨、软骨和梭形细胞化生（图 15-27）更少见。奇异形上皮巨细胞是化生改变还是退变改变，目前尚不清楚（图 15-28）。

7. 坏死

坏死通常是发生在合体细胞样细胞群的中心的（图 15-29），也可能发生在鳞状化生区域。显微镜下，坏死灶的扩张首先形成小裂隙，然后形成巨大

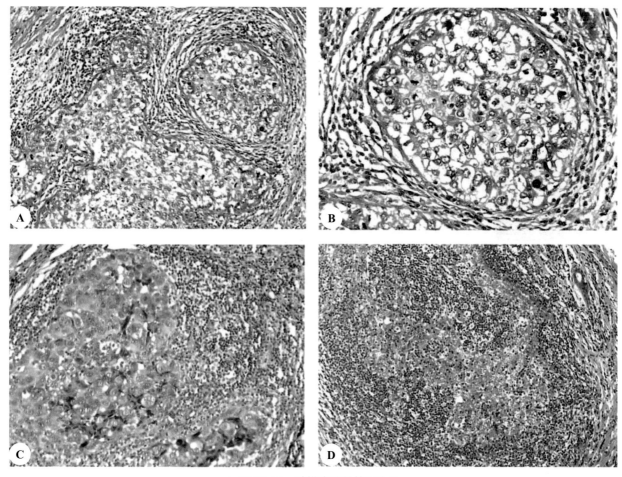

▲ 图 15-24　髓样癌的导管内生长

A. 癌细胞在髓样癌周围的一个导管内生长（右上部分）；B. 高倍显示 A 所示的导管，导管内非浸润性细胞具有髓样癌的细胞学特征；C. 被淋巴细胞包围的轮廓清晰的癌灶，原先可能是导管原位癌，但基底膜已经不再明显；D. 像这样的癌灶很难区分是非浸润癌还是浸润癌，在这些区域，免疫组织化学染色也不能证实基底膜成分

的、肉眼可见的空洞。

　　髓样癌的超微结构研究没有得到一致的发现[54-57]。因此，不能用于确定髓样癌的诊断，也不能用于区分典型髓样癌和非典型髓样癌。

　　粗针穿刺活检标本不能确定髓样癌的诊断，因为这种方法提供的样本有限。恰当的处理方法是在报告中提出髓样癌的可能性，并提示最终分类取决于手术切除标本的评估。

【细胞学】

　　通过细针穿刺活检获得的样本通常细胞量非常丰富（图 15-30），不同程度地显示三项特征：多形性大细胞、奇异形裸核和淋巴细胞[58]。癌细胞体积大，分化差，呈单个细胞分布和合体细胞样片状分布[59]。癌细胞大小通常为 15～25μm，细胞学特征包括：核大，多形性，核仁显著，含有中等量

或大量细胞质。也会出现巨大的奇异形裸核。背景主要是大量淋巴细胞、浆细胞和中性粒细胞。髓样癌往往缺乏普通型浸润性导管癌常见的三维细胞簇和腺泡形成[59]。囊性肿瘤可见明显的血液和坏死碎屑[60]。囊性肿瘤的炎性碎屑可能遮盖退变的肿瘤细胞，导致误诊为脓肿或炎性囊肿。细针穿刺活检涂片所见可以提示髓样癌的诊断，但细针穿刺活检标本不可能区分典型髓样癌与具有髓样特征的浸润性导管癌。

【免疫组织化学】

1. HLA-DR

　　文献中有关人类白细胞抗原 DR 型（HLA-DR）在髓样癌中的染色结果的资料有限。已发表近 150 例病例中[14, 61-63]，几乎均为阳性染色。少数所谓的髓样癌呈阴性，而少数非髓样癌呈阳性，因此在评

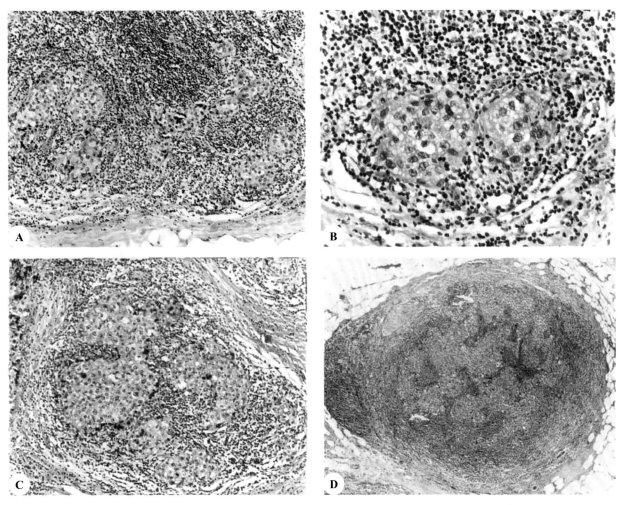

▲ 图 15–25　髓样癌沿小叶蔓延的演变

A. 癌细胞在髓样癌相邻小叶的腺泡中生长；B. 放大显示 A 右下角的两个腺泡内的癌细胞；C. 扩张的腺泡和小导管内充满合体细胞样癌细胞，形成蔓行的巢状；D. 一个完好的继发性结节，可能来自一个或多个如 C 所示的扩张小叶

估具体病例的染色结果时必须谨慎。然而，Reyes 等 [14, 64] 的研究结果表明，如果癌细胞不是 HLA-DR 染色阳性，应该重新考虑髓样癌的诊断。

2. 细胞角蛋白

大多数髓样癌表达角蛋白，AE1/AE3 染色阳性。研究者检测了髓样癌中是否存在特殊的角蛋白分子，如 CK4、CK5/6、CK7、CK14、CK8/18、CK19 和 CK20 [65-68]，但结果有显著差异。例如，Tot [67] 报道 25% 的典型髓样癌 CK5/6 染色阳性，但 Vincent-Salomon 等 [68] 的研究组中 94% 的病例表达 CK5/6。

由于染色结果有差异，很难发现一致性免疫表型模式；然而，有两个结论似乎是可靠的。首先，CK8/18 是髓样癌中最常表达的细胞角蛋白，它在 84% [66] ～100% [67] 的病例中表达。在 12% [67] ～55% [68] 的髓样癌可检测到 CK14，但髓样

癌很少表达 CK20 [67]。其次，不能依靠细胞角蛋白的表达来区分髓样癌和非髓样癌。例如，Larsimont 等 [69] 研究了 CK19 在髓样癌和非髓样癌中的表达。12 例髓样癌中无一例表达 CK19，而 23/29 例高级别非髓样癌和全部 12 例低级别癌均表达 CK19。与此相反，其他研究人员在髓样癌和低分化非髓样癌中没有观察到 CK19 表达的显著差异 [67, 70, 71]。研究结果的差异可能是由于不同的研究中使用了不同的抗体 [70]，也可能是由于肿瘤细胞群的差异造成的。例如，Tot [67] 发现 10 例中的 4 例原发性髓样癌与转移癌的角蛋白染色有差异。

3. 波形蛋白

波形蛋白（vimentin）在髓样癌中的表达率为 18% [72] ～78% [73]。Holck 等 [72] 发现，与普通浸润性导管癌相比，髓样癌和伴髓样特征的导管癌中更频

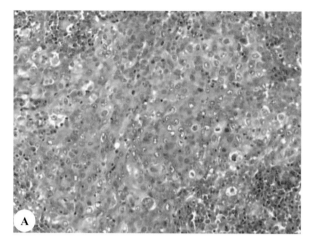

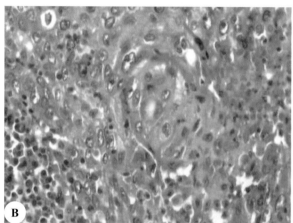

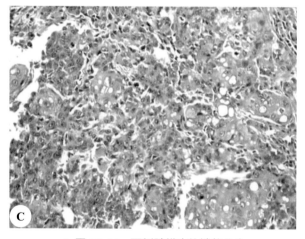

▲ 图 15-26　两例髓样癌的鳞状化生

A. 细胞质嗜酸性提示鳞状分化；B. A 所示肿瘤的另一个区域，显示一个尚未完全形成的角化珠；C. 第二例肿瘤的较大区域显示鳞状化生

繁地表达波形蛋白；然而，差异并没有统计学意义。Flucke 等[65] 报道了相似的发现。在 Holck 等的研究中，是否表达波形蛋白并没有预后意义[72]。

　　4. 其他细胞标志物

　　髓样癌常表达上皮膜抗原（EMA）、E-CAD-

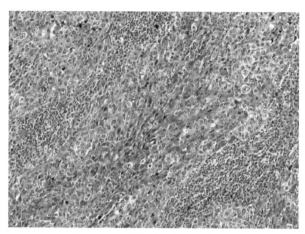

▲ 图 15-27　髓样癌中的梭形细胞改变

有些癌细胞呈梭形［经 John Wiley & Sons, Inc. 许可，引自 Ridolfi R，Rosen PP，Port A，et al. Medullary carcinoma of the breast. A clinicopathologic study with 10-year follow-up. *Cancer*. 1977；40（4）：1365-1385. Copyright © 1977 American Cancer Society.］

HERIN[74] 和 GATA3[75]。少数病例表达乳腺球蛋白（mammaglobin）或大囊肿病液体蛋白 15（GCDFP-15）[64, 75]，但有些作者认为乳腺球蛋白的表达不支持髓样癌的诊断[14]。仅有少数髓样癌病例检测了是否存在其他蛋白，如 p63、AP-2α、AP-2γ、CD56、CD138[65]、aurora B、bcl-2、cyclin D1、muc 1[66]、c-kit[68]、β₂- 微球蛋白（β₂ microglobulin）[61] 和 β-catenin（染色定位于细胞膜）[74]。这些零星研究未充分证明上述蛋质的表达模式可用于区分髓样癌和非髓样癌。

　　5. 激素受体和生长因子受体

　　这些受体的染色结果不一致。在几项研究中，只有不到 10% 的髓样癌病例表达 ER 或 PR[66, 76–79] 或 HER2[65, 66, 80, 81]。近期研究表明 ER 阳性率更高。在欧洲、美国和澳大利亚进行的 13 项临床试验中，127 例髓样癌有 19% 为 ER 阳性[20]。在监测、流行病学和最终结果数据库[82] 的 2489 例中，22% 的病例表达 ER；而在美国癌症数据库[21] 的 3688 例中，21.8% 的病例表达 ER。在中国进行的两项研究[33, 83] 中，32% 的病例检测到 ER 染色。方法学差异可能是上述结果不一致的原因。在 4 项研究中，11.0%[21]～20.5%[33] 的肿瘤过表达 HER2[21, 33, 79, 83]。

　　6. 基底细胞相关蛋白

　　髓样癌表达波形蛋白、CK5/6 和 CK14，导致有些研究人员进一步检查与基底细胞 / 肌上皮细胞相关的其他蛋白在髓样癌中表达的可能性，如 P- 钙黏蛋

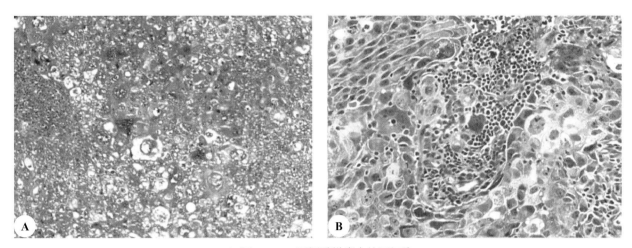

▲ 图 15-28　两例髓样癌中的巨细胞
许多癌细胞非常大，并有数个多核细胞，某些细胞核呈奇异形，染色质深染程度深

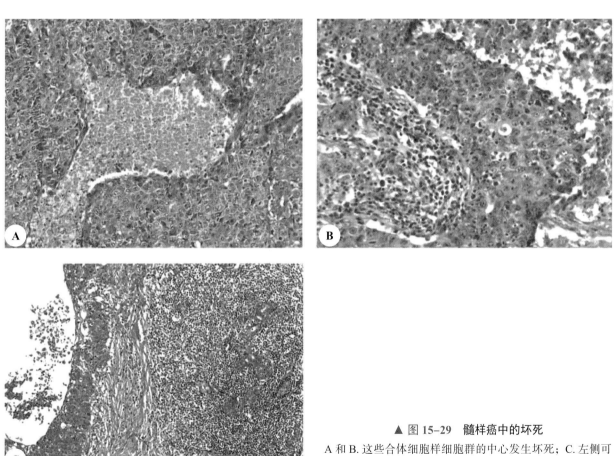

▲ 图 15-29　髓样癌中的坏死
A 和 B. 这些合体细胞样细胞群的中心发生坏死；C. 左侧可见广泛坏死形成的空洞

白（P-cadherin）、EGFR、SMA 和 S-100 蛋 白[65, 66]。Jacquemier 等[66] 发现 97% 的髓样癌和 64% 的 3 级浸润性导管癌表达 P- 钙黏蛋白。Flucke 等[65] 也观察到 87% 的髓样癌表达 P- 钙黏蛋白，但未发现髓样癌和非髓样癌有 P- 钙黏蛋白表达的差异。

42%[65]～71%[66] 的髓样癌表达表皮生长因子受体。Jacquemier 等[66] 观察到 71% 的髓样癌表达 EGFR，只有 37% 的浸润性导管癌表达 EGFR。Vincent-Salomon 等[68] 报道了类似的结果。25%[65]～34%[66] 的髓样癌表达 SMA。Jacquemier 等[66] 发现 44% 的

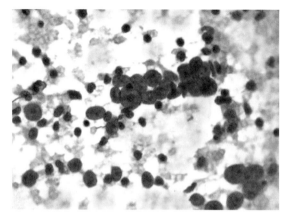

▲ 图 15-30　髓样癌细针穿刺活检标本涂片

细胞学检查显示低分化癌细胞，单独或成群出现，背景中有淋巴细胞

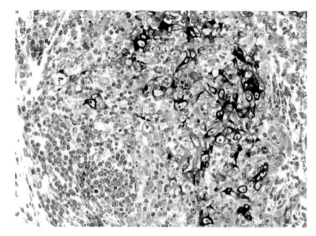

▲ 图 15-31　髓样癌的 S-100 染色

许多肿瘤细胞呈 S-100 阳性

髓样癌表达 S-100 蛋白（图 15-31），但只有 24% 的高级别导管癌表达 S-100 蛋白。Rodriguez Pinilla 等[84] 观察到，伴髓样特征的浸润性导管癌比普通型高级别浸润性导管癌（62.9% vs.18.9%）更常见基底样癌的免疫组织化学特征。

7. p53

几项髓样癌的专门研究[66, 68, 73, 74, 81, 83, 85-87] 及其他一些仅包括少数髓样癌病例但无明确诊断标准的研究[88, 89] 表明，大多数髓样癌检测到 p53 在细胞核积聚（图 15-32A）。p53 阳性率范围为 46%[90]~87%[85]，两组研究[73, 85] 注意到大多数癌细胞呈 p53 阳性。在两项研究中[66, 87]，p53 在髓样癌中的阳性率明显高于普通高级别浸润性导管癌，另一项研究[73] 记录了两组癌之间的差异，但没有报道这种差异显著性的统计检验结果。两项研究[90, 91] 未检测到髓样癌和非髓样癌之间 p53 表达的差异。伴髓样特征的浸润性导管与真正的髓样癌[66, 85-87] 相比，前者 p53 积聚率可能较低，但差异可能未达到统计学意义。两项研究[86, 87] 均未发现核 p53 阳性对无病生存率或总生存率具有预后意义。

p53 积聚通常表明 p53 基因存在突变。在未复核诊断的情况下，对少数归类为髓样癌或普通型乳腺癌的肿瘤进行了研究，发现 39% 的髓样癌和 26% 的普通型乳腺癌中存在 p53 基因突变[89]。在一组精心挑选的髓样癌和伴髓样特征的浸润性导管癌研究中，100% 的髓样癌存在 p53 基因突变，但伴髓样特征的浸润性导管癌突变率只有 25%[85]，后者符合普通型浸润性导管癌的 p53 突变率。随后一项研究发现，

77% 的髓样癌存在 p53 基因突变[68]。这些研究表明，大多数髓样癌存在 p53 基因突变和蛋白积聚。

综上所述，这些观察结果表明，髓样癌属于基底样乳腺癌家族，所检测的标志物不能区分髓样癌和非髓样基底样癌。

8. 生长速率

通过胸苷掺入法[92]、流式细胞术[93, 94] 或 MIB1 免疫组织化学染色[66, 81, 89]（图 15-32B）检测，髓样癌在乳腺癌中的生长速率最高。一项研究包括了 55 例髓样癌，MIB1 评分 5~60，平均值为 34.7[74]。通过末端脱氧核苷酸转移酶 -dUTP 缺口末端标记（TUNEL）检测法，髓样癌具有高凋亡指数[90, 95]。

髓样癌通常过表达 cyclin E。Berglund 等[96] 发现，87% 的髓样癌中存在高水平的 cyclin E。乳腺癌细胞系中 cyclin E 的过表达增加了与细胞增殖相关基因的活性。功能分析显示细胞黏附增加，运动能力减弱，浸润性降低，以及细胞骨架蛋白改变。研究人员推测，这些发现可能是髓样癌呈现推挤性边缘的原因。

9. 淋巴浆细胞浸润

髓样癌的良好预后可能与炎症细胞浸润有关[97]，几个研究组对炎症细胞类型进行了分类。淋巴细胞主要是外周 T 细胞[63, 98, 99]。癌周围组织中 CD4 阳性 T 细胞多于 CD8 阳性 T 细胞，而肿瘤中 CD8 阳性细胞多于 CD4 阳性细胞[100]。髓样癌和非典型髓样癌的特征是活化的细胞毒性淋巴细胞数量增加[95, 101-103]。产生 IgG 的浆细胞是髓样癌中最常见的浆细胞类型[62, 66, 104, 105]，但少数病例可以观察

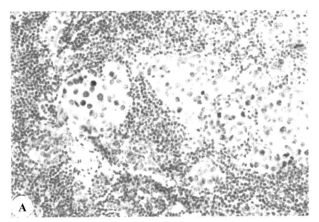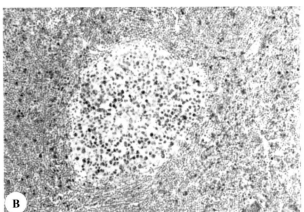

▲ 图 15-32　髓样癌的 p53 和 Ki67 染色结果

A. 少数肿瘤细胞核呈 p53 染色；B. Ki67 染色显示高增殖指数

到大量产生 IgA 的浆细胞[104, 105]。在一项研究中，B
细胞克隆靶向抗原是 β- 肌动蛋白，它暴露在经历
凋亡的癌细胞表面[106]。淋巴浆细胞浸润含有很少
的自然杀伤（NK）细胞[62, 63, 99, 102]。髓样癌含有许
多 HLA-DR 阳性淋巴细胞[62, 63]。

10. Epstein-Barr 病毒

髓样癌具有异常丰富的淋巴浆细胞反应，其显
微镜下特征类似于淋巴上皮癌。然而，一项研究对
10 例髓样癌进行免疫组织化学、原位杂交和聚合酶
链反应，未能检测到 Epstein-Barr 病毒（EBV）的
证据[107]。Gaffey 等[99] 检测 16 例髓样癌的 DNA，
未发现 EBV 遗传物质的证据。

【遗传学检查】

髓样癌通常是非整倍体或多倍体[93, 108]。细胞遗
传学检测，少数髓样癌中存在 18 三体[109, 110]，但在
其他类型乳腺癌中也发现了这种改变[111]。髓样癌
常见遗传物质的缺失和获得[112]，但它们按经典标
准[112, 113] 或其他标准分类时，似乎没有显示微卫星
不稳定性[114]。

BRCA1 相关乳腺癌与髓样癌具有一些共同特
点，包括诊断时较年轻、组织学低分化、淋巴细
胞浸润、激素受体缺乏和 p53 改变频繁。一项关
于 BRCA1 相关乳腺癌的研究显示，32 例肿瘤有
6 例（19%）为髓样癌，其发生率明显高于对照组
非 BRCA1 相关肿瘤[115]。Marcus 等[116] 报道，在有
BRCA1 突变家族史的癌中，髓样癌占 13%，伴髓
癌特征的浸润性导管癌也占 13%。在 Lakhani 等的
研究中[117]，髓样癌占 BRCA1 突变癌的 11%，乳腺

癌连锁联盟（Breast Cancer Linkage Consortium）[118]
观察到，在 BRCA1 突变患者中，髓样癌或非典型
髓样癌占 13%。两项研究[119, 120] 检测到较低的发生
率，与散发性乳腺癌没有显著差异。

与其他类型乳腺癌患者相比，髓样癌患者更容
易发现 BRCA1 突变。Malone 等[121] 在 21 例髓样癌
患者中发现 5 例（24%）BRCA1 突变，在 285 例非
髓样癌患者中发现 17 例（6%）BRCA1 突变。该研
究中所有患者均接受 BRCA1 检测，是因为具有乳
腺癌家族史或早期发生乳腺癌。Osin 等[122] 在 25 例
髓样癌中发现 6 例（25%）BRCA1 突变。在同一研
究中，35 例髓样癌中有 24 例（67%）免疫组织化
学染色未能检测到 BRCA1 蛋白，而 30 例对照组中
只有 2 例（6%）完全没有染色。Iau 等[123] 在 14%
的典型髓样癌中发现 BRCA1 突变。在未获知患者
临床数据和家族史的情况下，Eisinger 等[115] 检测了
18 例髓样癌，发现 2 例有 BRCA1 无义突变（11%），
这是普通人群中观察到的频率的 7 倍，这 2 例均无
遗传性乳腺癌的家族史。11% 的检出率高于以早
发癌作为基因检测标准时的检出率。这些发现提
示，髓样癌更常发生于 BRCA1 突变女性，而髓样
癌的存在有时预示着 BRCA1 突变。后一项观察结
果表明，髓样癌的诊断可以作为 BRCA 检测的一个
指标[124]。

一项关于 BRCA1 启动子甲基化状态的研究[125]
发现，12 例髓样癌中有 8 例存在超甲基化，提示
表观遗传学机制可能是某些髓样癌中 BRCA1 蛋白
缺失的原因。

3 项遗传学研究表明，髓样癌代表基底样癌的一种特殊亚型。Vincent-Salomon 等[68] 使用高密度阵列比较基因组杂交比较了髓样癌和非髓样基底型浸润性导管癌。研究发现，这两种类型乳腺癌既有共同的基因组改变，如 1q 和 8q 获得和 X 缺失，也有不同的基因改变。与非髓样基底型浸润性导管癌相比，髓样癌显示频繁的 10p、9p 和 16q 获得，4p 缺失，以及 1q、8p、10p、12p 扩增。

Bertucci 等[81] 使用全基因组寡核苷酸微阵列，比较了髓样癌和普通型浸润性导管癌的基因表达谱。研究发现，95% 的髓样癌的表达谱类似于基底样癌；然而，髓样癌和基底样癌的表达谱并不相同。与基底样浸润性导管癌相比，髓样癌有 269 个基因高表达和 265 个基因低表达。这些过度表达的基因集中在与免疫应答、外源性凋亡途径以及抗原处理和递呈相关的基因群体。免疫应答基因群体中的许多基因调节 T 细胞，基于 Th1 的免疫表型是髓样癌的特征。低表达基因包括参与细胞骨架结构和重塑的基因、编码平滑肌特异性蛋白的基因以及参与细胞浸润的基因。最后，研究人员观察到在髓样癌中过度表达的基因中，位于 12p13 和 6p21.3 区域的基因显著过度表达。这些发现使研究人员能够识别一种基因表达特征，可用于区分髓样癌和其他基底样乳腺癌。中位随访时间 41 个月，根据该基因表达标签识别的髓样癌患者的无病生存率，高于普通型基底样癌。利用这一基因表达标签有助于病理医师识别预后较好的形态学表现，从而完善髓样癌的组织学诊断标准。

Romero 等[126] 利用转录组学和遗传学分析研究了髓样癌和三阴性非髓样乳腺癌。与三阴性非髓样相比，髓样癌有 92 个基因高表达和 154 个基因低表达。最强的过表达基因是 BCLG。数据还表明，髓样癌中杂合性缺失的发生率高于三阴性非髓样癌。作者认为，髓样癌是一种独特的实体，属于 Lehmann 等[127] 定义的 BL1 亚群，免疫途径活化和 DNA 修复改变可将髓样癌与三阴性非髓样癌区分开来。

【治疗和预后】

早期报道中，乳腺癌患者的外科治疗通常包括乳房切除术；然而，保乳治疗被证明是一种令人满意的替代方法[79, 128-131]。辅助化疗的指征有争议。尽管某些髓样癌患者可能不需要辅助化疗，但质疑诊断特异性的临床医师，可能会推荐像普通型浸润性导管癌患者那样的全身治疗。

多数接受治疗的髓样癌患者无复发生存。在早期发表的文章中，Moore 和 Foote[2] 指出，他们所研究的髓样癌患者只有 11.5% 在 5 年内死于肿瘤。随后半个世纪的研究完善了诊断标准，并证实了髓样癌的良好预后[8-10, 16, 18-22, 33, 42, 79, 83, 126, 132-135]。但有些研究并未发现髓样癌女性患者的预后较好[6, 136]，没有遵守髓样癌的诊断标准可以解释这些结果差异。在一项研究中，校正肿瘤大小和淋巴结状态后，髓样癌女性的高生存率消失[83]。

髓样癌患者腋窝淋巴结转移的发生率往往低于普通浸润性导管癌患者[8, 9, 11, 19, 21, 22, 42, 134]。肿瘤体积小、淋巴结阴性的髓样癌患者，预后尤其良好。三项研究[22, 42, 79] 报道无病生存率为 90% 或更高。当出现淋巴结转移时，通常累及 3 枚或更少的淋巴结[8, 22, 79, 86, 133, 134]。随访 10 年和 20 年，Ⅱ 期 T1N1M0 髓样癌的生存结果非常好。尽管 Ⅱ 期髓样癌患者的预后优于相同分期的非髓样癌患者，但肿瘤大小和淋巴结状态仍然是无病生存率的重要决定因素[134]。髓样癌大于 3cm 和 4 个或 4 个以上淋巴结受累的患者有较高的复发率，与普通浸润性导管癌患者的复发率没有差异[42]。

复发往往发生在髓样癌患者病程的早期。很少有女性在确诊后 5 年或更长时间内复发或死亡[18, 20, 22, 42, 134]，这种情形适用于 Ⅰ 期和 Ⅱ 期疾病患者。对监测、流行病学和最终结果登记的 163808 例髓样癌患者[132] 进行分析，发现 2908 例（3%）为 Ⅰ 期，1654 例（2.4%）为 Ⅱ 期。Ⅰ 期和 Ⅱ 期髓样癌患者的"治愈率"分别为 82% 和 64%。Ⅰ 期和 Ⅱ 期未治愈死于癌的患者，中位生存时间分别为 4 年和 3 年，这些生存时间比其他类型的乳腺癌短。髓样癌初次复发多为全身性复发，但即使采取根治性或改良根治性乳房切除术，也有局部复发的报道。不论最初转移至什么部位[134]，全身性复发后，患者生存期往往很短，尽管切除孤立性转移癌后，少数患者可以获益[22]。

第16章 化生性癌
Carcinoma with Metaplasia

Edi Brogi 著

王鸿雁 译 闫庆国 校

一、化生性癌

【概述】

大多数乳腺癌具有明确的上皮形态，并表现出腺癌的特征。少数癌全部或部分由不具有明显上皮形态和腺体生长模式的细胞组成，这些癌被称为化生性癌（metaplastic carcinoma）。化生一词（源自希腊语动词 metaplasein，即塑造成新的形式）指一种细胞类型转变为另一种细胞类型。化生可以是良性改变，也可以发生于恶性细胞，如化生性癌中的表现。1906 年，Lecene[1] 首次描述了一种类似化生性癌的癌。1973 年，Huvos 等[2] 最早发表了有关乳腺化生性癌的研究。

1. 良性化生

乳腺上皮的良性化生十分常见，大汗腺化生是迄今为止最常见的化生性改变。鳞状化生可能发生在非肿瘤性上皮增生的情况下，如良性囊肿和男性乳腺发育症；以及良性肿瘤中，如乳头状瘤和叶状肿瘤（phyllodes tumor）的导管内（图 16-1）。导管或小叶中的修复上皮也可在愈合部位发生鳞状化生（图 16-1）。

异源性骨或软骨样化生可发生在放射状硬化性病变、腺肌上皮瘤、陈旧性脂肪坏死部位，而在正常的脂肪性乳腺组织中很少[3]。硬化性乳头状瘤中发生的软骨样和骨化生可能表现出类似于唾液腺混合瘤的形态。纤维腺瘤间质中很少发生良性软骨样、脂肪或骨化生[4]。

2. 恶性化生

在乳腺癌中，化生一词是指肿瘤表现出与腺体分化不同的显微镜下结构改变，其中包括鳞状化生和具有梭形细胞、软骨样和骨等的异源性间质

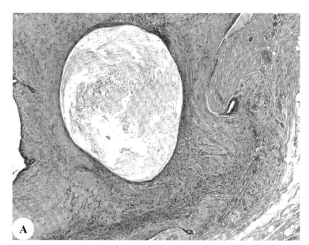
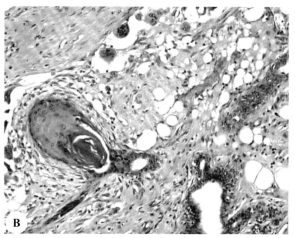

▲ 图 16-1　**A.** 良性叶状肿瘤中充满角蛋白碎片的鳞状囊肿；**B.** 修复上皮中的鳞状化生，在愈合的活检部位，左侧的导管发生鳞状化生

化生。这些表型改变是正常乳腺上皮细胞和肌上皮细胞不典型的基因型特征（见"遗传学与分子检测"）。

乳腺癌的化生改变范围，可从一个典型乳腺癌的孤立镜下病灶到完全由化生改变替代腺体生长。乳腺癌化生改变的发生率可能会因为病灶不明显而被忽视或者忽略以致低估，尤其是梭形和鳞状化生。而异源性成分，如骨、软骨样或横纹肌样化生似乎更容易被注意到。Fisher 等 [5] 在 3.6% 的浸润性癌中发现有鳞状化生。Kaufman 等 [6] 报道的 12 045 例乳腺癌中有 26 例（0.2%）出现异源性化生。化生改变在低分化的非特殊类型浸润性癌中更常见，只有极少数的化生性癌与其他类型乳腺癌，如浸润性微乳头状癌 [7] 或恶性腺肌上皮瘤 [8-10] 有关。

3. 术语

化生性癌是一种具有向非典型鳞状或间叶成分（如梭形细胞、产基质的或骨等）分化的浸润性乳腺癌。化生性癌的诊断应具备普通型浸润性癌和（或）导管原位癌，或有（高分子量）细胞角蛋白（CK）和（或）p63 明确表达的上皮起源证据 [11]。

化生性癌一词得到了 2019 年世界卫生组织（WHO）乳腺肿瘤分类专家小组的一致认可 [11]。癌肉瘤是一种恶性肿瘤，其中癌和肉瘤成分可分别起源于上皮和间叶。目前，癌肉瘤的诊断还需要有上皮和间叶恶性肿瘤并存但又不相关的基因组学证据来支持。因此，癌肉瘤一词不能代替化生性癌。

肌上皮癌一词是指具有肌上皮分化的乳腺梭形细胞癌（spindle cell carcinoma）[12]。正如本章后面所讨论的，梭形细胞化生性癌（metaplastic spindle cell carcinoma）表现出肌上皮或基底细胞样免疫表型，即所谓的肌上皮癌，因此无须使用后一个术语。

有学者建议将具有微浸润或无浸润性癌成分的化生性癌归类为肉瘤或假肉瘤 [13]，但免疫组织化学（IHC）或基因组学证据均不支持该观点。

根据 2019 年 WHO 乳腺肿瘤分类 [11]，化生性癌包括以下几种。

- 低级别腺鳞癌（lowgrade adenosquamous carcinoma）。

- 纤维瘤病样化生性癌（fibromatosis like

metaplastic carcinoma）。

- 梭形细胞化生性癌。

- 化生性鳞状细胞癌（metaplastic squamous carcinoma）。

- 伴异源性间质分化的化生性癌。

- 混合性化生性癌。

有关不同类型化生性癌的详细内容，见显微镜下病理学部分。由于低级别腺鳞癌具有独特的形态，其临床行为也不同于其他类型的化生性癌，因此在本章末尾将单独讨论。鳞状细胞癌将在第 17 章讨论。

【临床表现】

1. 发病率

化生性乳腺癌是一类罕见的肿瘤。尽管确切的发病率很难评估，但据估计它们仅占所有乳腺癌的 1% 以下。在大型数据研究中，它们分别占所有乳腺癌的 0.1% [14]、0.23% [15]、和 0.24% [16]。

化生性癌常见于女性。男性中曾报道过低级别腺鳞癌的罕见病例 [17, 18]。Wargotz 等 [19] 报道的梭形细胞癌患者中有一位是男性。其他一些关于男性化生性癌的报道有些疑问。报道中一名巴基斯坦男性的三阴性化生性乳腺癌可能并非发生于乳腺实质，因为在所提供的图像中，肿块主要位于胸壁偏外侧 [20]。报道中没有另外三名患者的肿瘤组织学图像 [21, 22]。

2. 年龄与种族

诊断时的年龄范围与非化生性癌相似，但大多数化生性癌女性患者为绝经后年龄 [2, 6, 13, 14, 16, 19, 22-49]。2001—2003 年美国国家癌症数据库中，女性化生性癌患者的平均年龄为 61.1 岁 [16]。2010—2014 年美国国家癌症数据库的中位年龄为 62 岁（52—72 岁）[50]，2010—2014 年监测、流行病学和最终结果（SEER）数据库的中位年龄为 63 岁（22—90 岁）[51]，均显著高于中位年龄 61 岁 [50, 51] 和同一研究中非特殊类型浸润性癌女性患者的中位年龄 59.7 岁 [16]。在 2004—2013 年 SEER 数据库中的 5211 名女性化生性癌中 [52]，50 岁及以下者 1180 人（22.6%），51—64 岁者 1789 人（34.3%），65 岁及以上者 2242 人（43%）。与西方国家的类似研究相比，一些来自亚洲国家的研究中，女性化生性癌的平均年龄和中位年龄似乎相对年轻（49—52 岁）[39, 53-56]。

据研究，有 72%～81% 的化生性癌发生在白人女性中[14, 16, 31, 42, 45, 51, 57, 58]，非裔美国女性占 12～17%[14, 16, 31, 42, 45, 51, 58]，西班牙裔女性中占 5%～11%[16, 31, 42]。

3. 遗传易感性

少数化生性癌患者为 BRCA1 胚系突变携带者。3 名女性为具有上皮和肉瘤样双相形态的化生性癌[59-61]，另外 3 名女性为伴黏液软骨样化生的化生性癌[62, 63]。2 例女性化生性癌为 BRCA2 胚系突变携带者；1 例患者新辅助化疗后病理完全缓解，但其肿瘤形态不明确[64]。中国某癌症中心对接受治疗的 90 例女性化生癌的研究中，4 例患者有乳腺癌家族史或 BRCA 基因突变[55]。在患有神经纤维瘤病 1 型 / von Recklinghausen 病的女性中，具有梭形细胞形态的化生性癌的病例已有过报道[9, 65-70]。

4. 症状

化生性癌通常表现为在短时间内迅速生长的可触及的肿块[37, 40, 53, 62, 71-73]，很少疼痛[53]。肿块较大时，由于与皮肤或胸壁固定及出现皮肤溃疡可使得病变复杂化[19, 62, 73]。大多数肿瘤是单侧的，但极少数患者也有双侧化生性癌[6, 74]。乳头溢液很少见[19, 40, 74-76]，但有时可以是血性的并伴有疼痛[15]。

【影像学检查】

化生性癌在乳房 X 线检查上表现为高密度肿块（60%～85%）、不规则形（30%～50%）或圆形至椭圆形（30%～50%）。肿块边界较清晰和（或）呈小分叶状边缘，或者具有毛刺状不清楚的边缘[27, 71, 77-79]。5%～50% 的化生性癌中可出现微小钙化[27, 71, 72, 78, 79]。钙化表现为点状、无定形或多形性，常见于伴有骨或软骨化生区域的癌中[62, 80, 81]（图 16-2）。有些情况下，钙化可能是出现在导管原位癌中，而不是化生性癌中。

超声检查中，化生性癌具有复杂的回声（81%）或低回声区（85.8%），不规则形或椭圆形（57%～60%），后方回声增强（50%），小分叶状边缘（41%）和血管增多[27, 71, 77-79]（图 16-2）。一组研究显示，11 例化生性癌中只有 2 例肿瘤方向非平行于皮肤，这是一种提示恶性肿瘤的超声特征，而 5 例肿瘤的生长方向平行于皮肤，这一超声特征通常与良性肿瘤相关[78]。Shin 等[80] 所研究的伴黏液软骨样化生的化生性癌方向也平行于皮肤。

磁共振成像（MRI）最常见的征象表现包括不均匀强化肿块（图 16-2）、形态不规则和边缘不清晰（60%～75%）、边缘强化（60%～94%）、T₂ 高信号（60%～100%）和动态增强曲线上造影剂退出延迟（70%）[27, 71, 77]。后者特征与存在坏死[77, 81] 和软骨样区域有关[80]。在伴有骨肉瘤样化生的乳腺癌中观察到有锝亚甲基二磷酸盐的高摄取[80, 82, 83]。^{18}F-氟脱氧葡萄糖正电子发射断层扫描（PET）显示肿瘤高代谢（图 16-2）。

具有囊性区域的化生性癌通常含有鳞状成分。具有梭形细胞或伴黏液软骨样化生的癌往往有环形边界，而边界不规则的通常与浸润性上皮成分有关。

在对 43 例化生性癌和与之大小、肿瘤分级相匹配的 43 例非特殊类型浸润性癌进行影像表现比较的研究中[72]，乳房 X 线检查显示化生性癌较少表现为形状不规则（16% vs. 74%）、小分叶状或毛刺状边缘（19% vs. 56%）和钙化（25% vs. 51%）。总体而言，化生性癌的影像学表现比非特殊类型浸润性癌更为偏良。

【大体病理】

化生性乳腺癌的肿瘤大小不一，为 0.5～24cm[2, 6, 13, 15, 16, 19, 25, 26, 28, 32, 33, 35, 37, 40, 41, 56, 73, 84]。不同类型化生性癌的平均和中位大小（3～4cm）往往明显大于非特殊类型浸润性癌，包括非化生性三阴性乳腺癌[33, 39, 54, 85]。在一项研究中，梭形细胞化生癌和具有梭形细胞化生区域的癌的平均大小分别为 5.2cm 和 5.5cm，这两个值都远大于全部化生性癌的中位大小（3.7cm）[25]。Pezzi 等[16] 的研究中，892 例化生性癌中有 29.5% 为 T1 期肿瘤，49.6% 为 T2 期肿瘤，20.4% 为 T4 期肿瘤。大多数化生性癌大体表现为质地坚硬、结节状、境界清楚，但有些病变具有浸润性边界（图 16-3）。可出现囊性退行性变的区域，特别是在伴鳞状化生的肿瘤中。伴黏液软骨样化生的癌切面常呈灰白色、有界限不清的透明结节区。这些癌，尤其是伴骨化生的化生性癌，可能广泛钙化，在切时有沙砾感，或者有明显的骨质结构，需要脱钙。在一些化生性癌中可以看到出血区域，包括伴有破骨细胞样巨细胞的化生性癌[43]，以及有血管异常的肿瘤（图 16-4）。

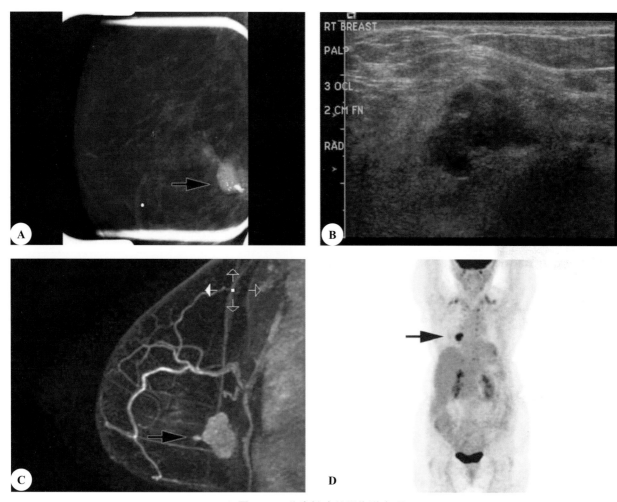

▲ 图 16-2　化生性癌的影像学表现

所有图像都来自一名 66 岁女性患者的右侧乳腺的同一个化生性癌。A. 乳房 X 线内外斜位的点压放大摄影片显示右乳后部有一个 2.6cm 的高密度不规则肿块（箭），其伴有粗糙和多形性钙化灶；B. 超声图像显示右侧乳腺不规则、模糊、低回声肿块，内部回声灶代表钙化；C. 数字减影 T_1 加权对比增强磁共振成像显示，在靠近胸壁的乳腺后部有不规则的、不均匀强化肿块（箭）；D. ^{18}F- 氟脱氧葡萄糖正电子发射断层扫描的最大密度投影图像显示，肿瘤中有强的高代谢（箭），放射性示踪剂的生理分布正常（图片由 Kimberly Feigin，MD，Memorial Sloan Kettering Cancer Center 提供）

【镜下病理】

切除的肿瘤均应进行组织学检查，以明确化生性癌的诊断和分类。由于这些肿瘤形态学异质性极高，因此化生性癌亚型的精准分类具有挑战性。化生性癌可以只有一种形态的化生（单相化生性癌）或有两种及以上不同的化生形态。乳腺癌的化生程度可表现为肿瘤完全由化生成分构成及仅在普通型浸润性癌中有局灶化生改变。目前，尚无明确的肿瘤化生的阈值百分比可作为化生性癌的归类依据。无论是单相或混合性化生性癌，还是仅伴局灶性化生的非特殊类型浸润性癌，重要的是识别并确认存在化生及类型，而无须计算每种化生性成分的百分比。

2019 年 WHO 乳腺肿瘤分类明确了化生性癌包括以下形态变异[11]。

- 低级别腺鳞癌（见本章末尾部分）。
- 纤维瘤病样化生性癌。
- 梭形细胞化生性癌。
- 化生性鳞状细胞癌（见第 17 章）。
- 伴异源性间质分化的化生性癌。
- 混合性化生性癌。

每一种化生性癌都在显微镜下病理部分有详细的描述。低级别腺鳞癌具有独特的两种形态和临床行为，将在本章末尾的单独一节中讨论。鳞状细胞癌在第 17 章讨论。

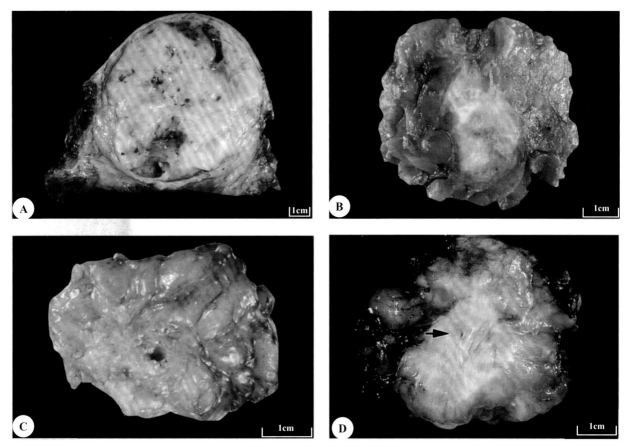

▲ 图 16-3　化生性癌的肉眼观

A. 显示边界清楚的肉质肿瘤有囊性区和出血灶；B. 边界清楚的伴梭形细胞和鳞状化生的癌，切面呈致密纤维状；C. 化生性癌，梭形细胞和伴囊肿形成的鳞状细胞癌；D. 梭形细胞化生性癌的切面呈致密纤维状，与邻近组织界限相对清楚，出血灶标志着先前的活检部位（箭）

导管原位癌可与化生性癌伴发，对导管原位癌的识别有助于支持后者的诊断（图 16-4 和图 16-5）。较早的研究中，在 11%[6]~65%[43] 的病例中发现有导管原位癌。当前研究发现，42%~47% 的病例在化生性癌附近存在导管原位癌[48, 49, 86]。一项研究[49]显示，导管原位癌高级别者占 87.4%、中级别为 10.3%、低级别为 2.3%。在另一项研究中[48]，12/14 例（86%）有高级别导管原位癌，2 例有中级别导管原位癌，导管原位癌主要表现为实体性，McCart-Reed 等[49] 研究的 347 例中 2.7% 为粉刺型小叶原位癌。

淋巴管血管侵犯在化生性癌中很少见。在一项由 Rakha 等[86] 的多中心研究中，西方 / 欧洲队列的 276 例化生性癌中 22% 存在淋巴管血管侵犯，亚洲队列的 88 例化生性癌中有 19% 存在淋巴管血管侵犯。McCartReed 等[49] 研究报道，347 例化生性癌中 21.2% 有淋巴管血管侵犯。

化生性癌的周围和肿瘤内常伴有慢性炎症（图 16-6）。由成熟淋巴细胞形成的中度炎症在伴有鳞状和梭形细胞化生性癌中尤其常见，但在伴有异源性成分的癌中也可见到。McCartReed 等[49] 的研究中，347 例化生性癌中 24 例（7.3%）淋巴细胞浸润显著、84 例（25.6%）有中等量淋巴细胞浸润、214 例（65.2%）有少量浸润，6 例（1.8%）无淋巴细胞浸润。

1. 纤维瘤病样（梭形细胞）化生性癌

"乳腺纤维瘤病样化生性癌的特征是 95% 以上的肿瘤由温和的梭形细胞组成，胞质淡嗜酸性，细胞核细长两端呈锥形，染色质分布均匀，埋陷于不同程度的胶原化间质内[11]。"局灶性高分化浸润性癌可能占肿瘤的 5%，但梭形细胞和上皮成分都不应有高级别的核。肿瘤细胞具有异质性。细胞密集区和细胞稀少区相毗邻并与纤维化区域混杂在一起，纤维化可以很广泛，以至于看似细胞

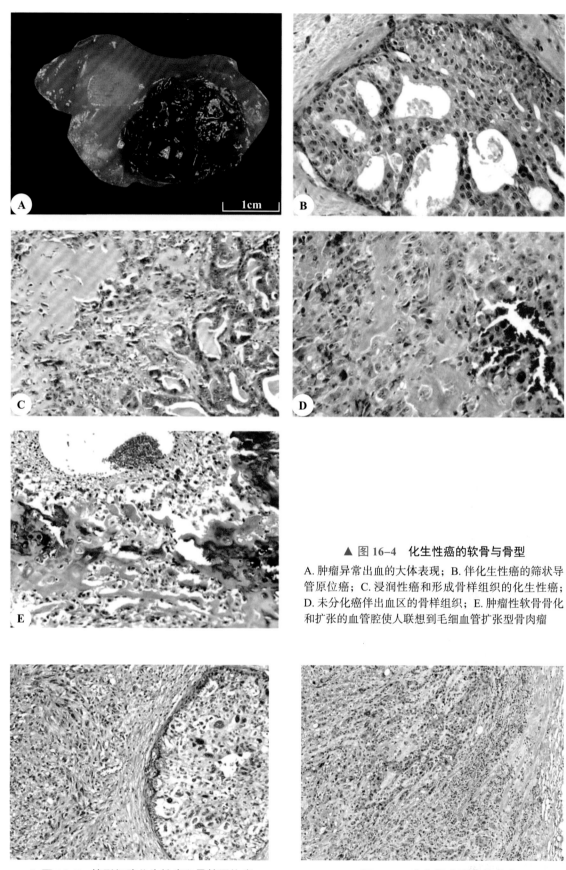

▲ 图 16-4　化生性癌的软骨与骨型

A. 肿瘤异常出血的大体表现；B. 伴化生性癌的筛状导管原位癌；C. 浸润性癌和形成骨样组织的化生性癌；D. 未分化癌伴出血区的骨样组织；E. 肿瘤性软骨骨化和扩张的血管腔使人联想到毛细血管扩张型骨肉瘤

▲ 图 16-5　梭形细胞化生性癌和导管原位癌

高级别梭形细胞化生性癌与具有高级别核与局灶性坏死的实体性导管原位癌相毗邻

▲ 图 16-6　化生性癌周围的炎症

伴软骨样基质的化生性癌周围有大量淋巴细胞聚集，肿瘤中也有一些小淋巴细胞散在分布

很少甚至几乎无细胞，尤其是在肿瘤的中心部位（图 16-7）。梭形肿瘤细胞随机排列成短而紧密的交错束状（图 16-8）。细胞边界不清，胞质稀少，核细长。仔细观察可发现散在的不典型梭形细胞，其特征是细胞核增大和深染。没有高级别的核。核分裂少见，大多数情况下为不足 2/10HPF 至（3～5）/10HPF[87-89]。Wargotz 和 Norris[19] 在 19 例具有 1 级核（占 70%）或 2 级核的梭形细胞癌中发现有（0～11）/10HPF（均数为 3/10HPF，中位数为 1/10HPF）。

异型性和核分裂在细胞丰富区更为明显。局部梭形细胞胞质更丰富和（或）更致密（"上皮样细胞"[87]），鱼贯样排列成短而细的条索，看上去类似于"毛细血管网"，但无红细胞（图 16-8）。这些排列成条索的"上皮样细胞"免疫组织化学标记 CK 阳性，尤其是高分子量 CK 呈强阳性（图 16-8）。在肿瘤周围，梭形细胞浸润至脂肪组织中可能看起来像脂肪坏死。

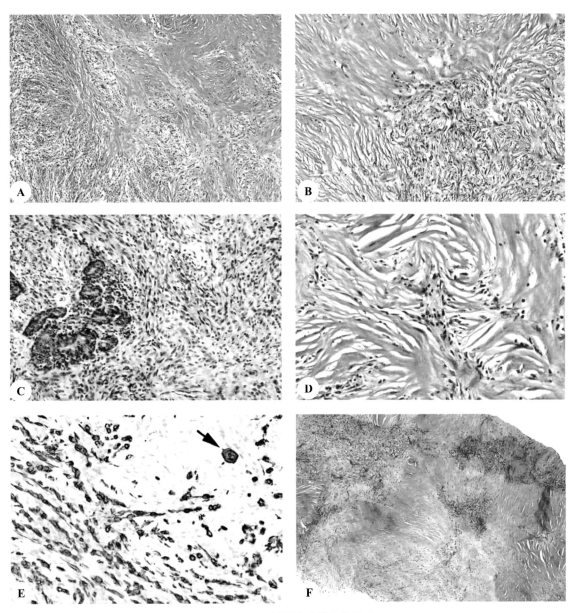

▲ 图 16-7　纤维瘤病样化生性癌

A. 有散在淋巴细胞浸润的梭形细胞区与右侧胶原化瘢痕疙瘩相融合；B. 席纹状（storiform）的细胞和瘢痕疙瘩交界处的放大图像；C. 靠近小叶的席纹状梭形细胞成分的放大图像；D. 显示瘢痕疙瘩区的席纹状结构；E. 梭形细胞区域 34βE12（K903）免疫组织化学染色强阳性，瘢痕疙瘩区一个小的鳞状细胞团染色阳性（箭）；F. 这例粗针穿刺活检样本为具有"低级别""纤维瘤病样"形态的梭形细胞化生性癌，显示细胞密集区与细胞稀少区相毗邻

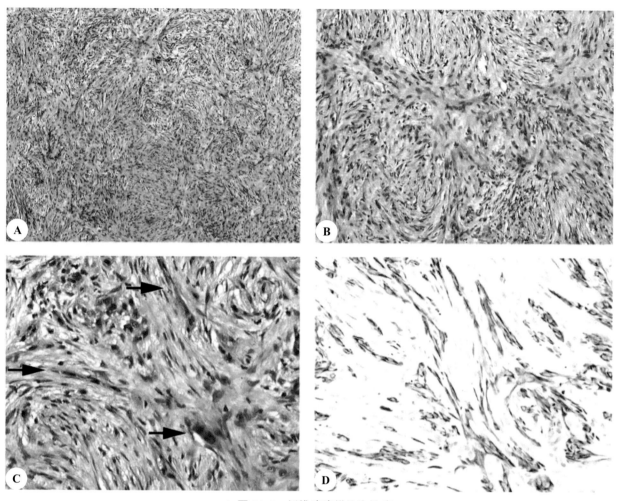

▲ 图 16-8　纤维瘤病样化生性癌

A. 肿瘤由短束的非典型梭形细胞组成，呈席纹状排列；B 和 C. 局灶肿瘤细胞胞质致密、嗜酸性，排列呈"上皮样簇"（箭）席纹状模式；D. 梭形肿瘤细胞角蛋白 34βE12 阳性

可能存在普通型浸润性癌的上皮样形态，但不应超过肿瘤的 5%，有轻度细胞非典型性[87, 88]（图 16-9）。浸润性上皮成分可以是鳞状或分化良好的非特殊类型浸润性癌（图 16-10 和图 16-11）。浸润性小叶癌很少见[32]（图 16-12）。纤维瘤病样化生性癌周围可有低级别导管原位癌[87, 88]、经典型小叶原位癌[88]（图 16-12）或非典型导管增生（atypical ductal hyperplasia）[32, 87]。肿瘤周围的导管常表现为普通型导管增生伴微乳头状模式（图 16-13）。纤维瘤病样化生性癌周边常裹入少量的良性导管和小叶（图 16-13）。这种生长模式不同于来源于乳房外的转移性肉瘤，后者通常破坏乳腺上皮结构，而非裹入。

纤维瘤病样（梭形细胞）化生性癌 [fibromatosis-like metaplastic（spindle cell）carcinoma] 被认为与乳头状瘤[88, 90]（图 16-14）、复杂硬化性病变（complex sclerosing lesion）[74, 87] 和乳头腺瘤[74, 91] 有关。一些病例中，肿瘤表现为肿块和（或）乳头溢液[74]。

慢性炎症散在分布于癌组织及其周围。很少会有广泛分布和几乎能掩盖肿瘤的炎症，易于与炎性假瘤或结节性筋膜炎鉴别。

纤维瘤病样化生性癌是一种罕见的化生性癌，其发病率无法确切评估。在 Rakha 等[86] 的一项研究中，19 例纤维瘤病样化生性癌 占 6 个欧洲研究机构 227 例化生性癌的 7%，而来自亚洲两个中心的 100 例化生性癌中未发现纤维瘤病样化生性癌。在亚太联盟的研究中，347 例化生性癌中只有 7 例（2%）是纤维瘤病样化生性癌。

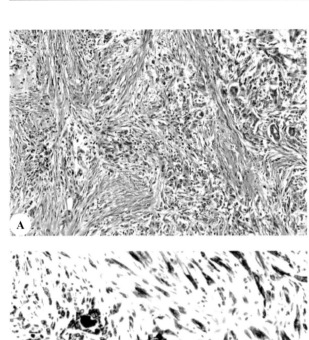

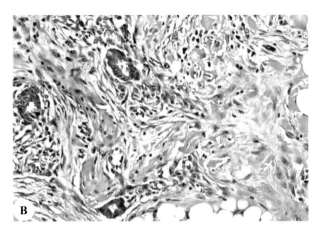

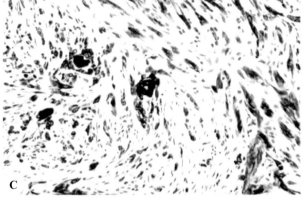

▲ 图 16-9　纤维瘤病样化生性癌伴腺癌

A. 梭形肿瘤细胞具有席纹状模式，可见小的癌性腺体（右上方）；B. 梭形细胞化生性癌中的高分化腺癌；C. 梭形细胞和腺体细胞 CK7 阳性

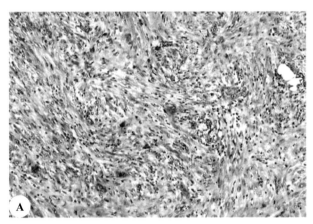

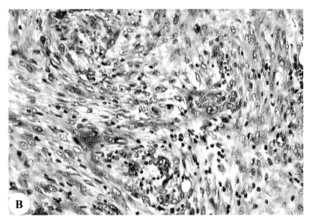

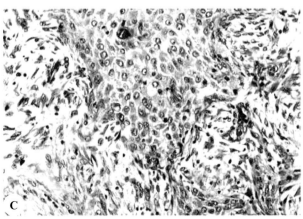

▲ 图 16-10　纤维瘤病样化生性癌伴局灶性鳞状化生

此标本来自一名 84 岁女性的乳晕下肿瘤，肿瘤导致乳头内陷。A 和 B. 恶性梭形细胞肿瘤具有席纹状模式，并有少量淋巴细胞浸润；C. 癌中的鳞状分化

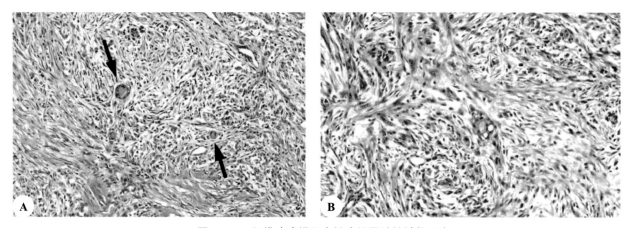

▲ 图 16–11　纤维瘤病样化生性癌伴局灶性鳞状化生

A. 小团鳞状细胞（箭）是这个席纹状梭形细胞肿瘤有上皮分化的唯一证据，淋巴细胞散在分布（中下方）；B. 鳞状细胞
簇与梭形细胞混合的放大图像

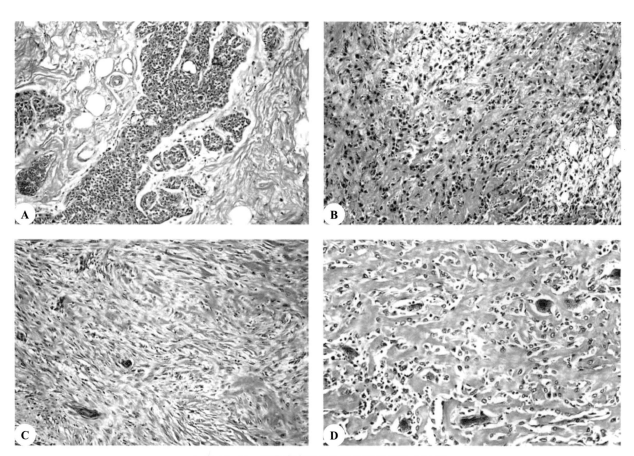

▲ 图 16–12　纤维瘤病样化生性癌伴浸润性小叶癌

所有的图像都来自同一标本。A. 导管和小叶腺体内的小叶原位癌；B. 浸润性小叶癌，经典型；C. 伴局灶鳞状分化的梭
形细胞化生性癌；D. 假血管瘤样化生的生长模式

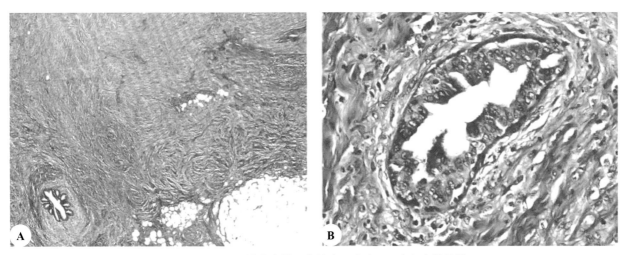

▲ 图 16–13　纤维瘤病样化生性癌，肿瘤周围裹入良性导管

A. 在梭形细胞化生性癌的周围可见残留的良性导管，转移性肉瘤通常没有这种特征，注意右侧肿瘤呈席纹状生长；B. 肿瘤周围的良性导管表现为具有男性乳腺发育症样形态的普通型导管增生

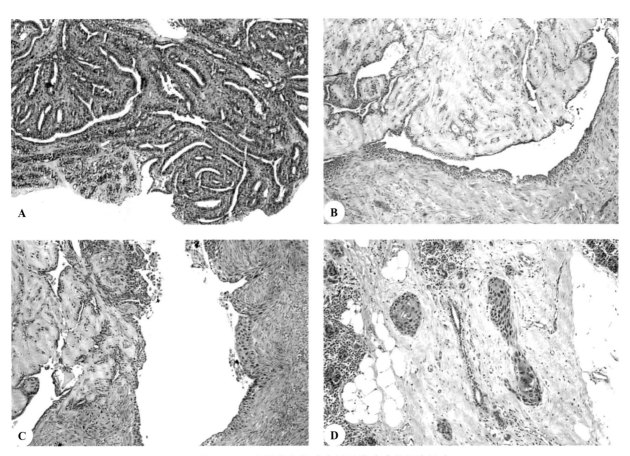

▲ 图 16–14　囊性乳头状瘤中的纤维瘤病样化生性癌

所有图像均来自同一患者。A. 粗针穿刺活检样本显示 8mm 肿块处有乳头状瘤，没有进行手术切除，随访 1 年左右，乳房 X 线检查显示同一部位病灶增大；B. 切除的标本中有一个硬化的囊性乳头状瘤；C. 伴局灶小鳞状巢团的纤维瘤病样化生性癌似乎源自囊肿表面上皮的鳞状化生（右侧），图示为梭形细胞癌；D. 乳头状病变附近的间质内有少量浸润的鳞状巢团

Wargotz 和 Norris[19] 于 1989 年发表的文献中就包括了具有纤维瘤病样化生性癌组织学特征的梭形细胞癌病例，他们注意到其特征性的细胞密度低、低级别核和与纤维瘤病形态学相似。1999 年，Gobbi 等[87] 对 30 例纤维瘤病样化生性癌的形态学特征进行了全面的描述。Sneige 等[88] 在 2000 年报道了 24 例纤维瘤病样化生性癌。后两个研究仍是迄今为止报道的关于纤维瘤病样化生性癌最大的研究数据[87, 88]。纤维瘤病样化生性癌中的 30% 和 60% 呈结节状或以结节为主，40% 和 70% 呈浸润性模式[87, 88]。其中一项研究中 30 例肿瘤的核级别均较低[87]，另一项研究 24 例中有 19 例（80%）核级别较低[88]，但 24 例肿瘤中有 5 例（20%）为中级别核[88]。60%[87] 和 90%[88] 的肿瘤细胞密度低（< 25% 的肿瘤细胞密度和 > 75% 的胶原），肿瘤细胞密度中等（50% 肿瘤细胞和 50% 胶原）的病例分别为 30%[87] 和 12%[88]。仅有 1 例纤维瘤病样化生性癌的肿瘤细胞密度大于 75%，胶原少于 25%[87]。在 66%[87] 和 21%[88] 的病例中，存在局灶低级别的鳞状或腺性成分。

一项研究[87] 中的大多数纤维瘤病样化生性癌（25/30 例，83%）病例和 Wargoz 等[19] 报道中的 5 个病例最初被误诊。最常见的初始诊断是纤维瘤病，其他诊断包括低级别纤维肉瘤、结节性筋膜炎、炎性假瘤、伴有非典型导管增生、导管原位癌和乳腺炎的纤维腺瘤、伴有鳞状化生或不典型性或癌的复杂硬化性病变、反应性纤维化、活检部位伴纤维化、慢性乳腺炎、炎性假瘤和免疫性疾病。一项 30 例肿瘤的研究中[87]，只有 5 例（17%）在首诊时被确诊为化生性癌。这些观察结果着重说明了纤维瘤病样化生性癌具有欺骗性的温和的外观。当看到乳腺中由温和的梭形细胞病变形成的肿块时，建议用 IHC 染色对高分子量 CK 和 p63 进行详尽检查，以排除纤维瘤病样化生性癌的可能性[92]。

如果切除不完全，纤维瘤病样化生性癌可能复发，并可能出现局部侵袭性病程。极少数情况下，纤维瘤病样化生性癌可以远处转移，尤其是肺[32, 88, 89, 93]（图 16-15），还有少数患者死于该疾病[32, 88, 89]。尽管如此，纤维瘤病样化生性癌并不像伴高级别形态的梭形细胞化生性癌那样具有侵袭性。

2. 梭形细胞化生性癌（中等或高核级）

梭形细胞化生性癌（metaplastic spindle cell carcinoma）主要或全部由非典型梭形细胞组成，具有中至高度的核非典型性，从鲱鱼骨样的长束到席纹状模式的短束，排列模式多种多样[13, 19, 37, 53, 76, 89, 94]。肿瘤边界可以是推挤性或浸润性的（图 16-16）。肿瘤细胞的密度通常很高，但可有异质性，有中等密度细胞的病灶。大多数或至少在肿瘤的某些部位有高度非典型性。核分裂容易见到，通常数量较多（图 16-16）。可出现大片坏死区或斑片状坏死灶[13]（图 16-17）。大多数梭形细胞化生性癌是完全由梭形细胞组成的单相性肿瘤，与高级别纤维肉瘤非常相似。在 19 例梭形细胞超过 80% 的梭形细胞化生性癌中，11 例由单相性梭形细胞组成，其中 1 例伴有导管原位癌（图 16-5），8 例伴非特殊类型浸润性癌[53]。在 22 例上皮成分少于 5% 的化生性"肉瘤样"癌中[13]，19 例肿瘤以中至高级别梭形细胞为主，1 例肿瘤类似于恶性纤维组织细胞瘤，另 1 例由多形性细胞组成。

局灶的非特殊类型浸润性癌或鳞状化生在肿瘤周围更明显。其他形式的异源性化生，如黏液软骨样或骨化生[13, 19] 可发生于局部，但是不常见（图 16-18）。仅少数几个报道详细描述了有导管原位癌和其形态特征。Carter 等[89] 报道了 22 例具有 80% 以上梭形细胞成分的梭形细胞化生性癌（13 例高级别和 9 例中级别），发现 4/22 例（18%）周围有导管原位癌，包括 3 例高核级梭形细胞化生性癌和 1 例中等核级梭形细胞化生性癌。Zhu 等[53] 研究的 19 例中 1 例有高核级、实体型导管原位癌（图 16-5）。另一研究显示[13]，22 例梭形细胞化生性癌中的 10 例（45%）与导管原位癌有关。Krings 和 Chen[48] 研究了 5 例梭形细胞化生性癌，发现 2 例高核级肿瘤周围有导管原位癌；其中一例为具有高核级、粉刺样坏死的实体性和筛状型导管原位癌，另一例为中等核级的微乳头状、乳头状和筛状型导管原位癌。如果存在导管原位癌，往往发生在肿瘤周围区域[19]。

梭形细胞化生性癌所表现出的高度非典型性使之能与纤维瘤病样化生性癌相鉴别。在主要由中度非典型梭形细胞构成的化生性癌中发现任何高级别成分时，则应归类为梭形细胞化生性癌。一些以中

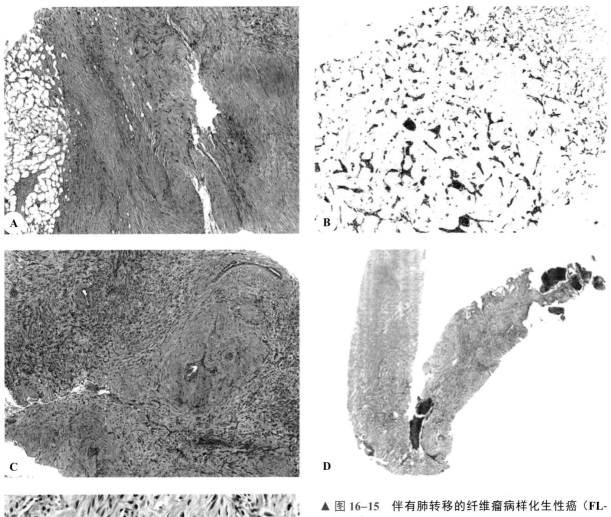

▲ 图 16-15　伴有肺转移的纤维瘤病样化生性癌（FL-MSpCC）

所有图像均来自同一患者。A 和 B. 一名 53 岁女性乳腺肿块粗针穿刺活检显示，在胶原间质背景中温和的梭形细胞浸润性增生，另一机构最初诊断是脂肪坏死。B. 在 A 所示的粗针穿刺活检材料中，许多 CK5/6 阳性细胞呈线性和条索状排列。此项检查是在复查行第二次活检（C）时做的。C. 活检 1 年后，对乳腺肿块进行再次活检，表现为类似于 A 的温和的梭形细胞增生，但看起来细胞更丰富，诊断为纤维瘤病样化生性癌，行肿块切除，患者做了辅助放疗和化疗。D 和 E. 又过了 1 年，患者出现了呼吸系统症状，发现一个肺结节，肺肿块的粗针穿刺活检显示细胞稀少区（左侧）和细胞密集区（右侧）（D），增生的梭形细胞为低核级，形态上符合纤维瘤病样化生性癌转移，免疫组织化学检查支持诊断（未显示）

等核级为主的梭形细胞化生性癌侵袭性可能不如肿瘤中有高度非典型性的梭形细胞化生性癌。在一项研究中[89]，核分裂在具有中等级别核的梭形细胞化生性癌有（2～7）/10HPF，与同一研究中的高级别核梭形细胞化生性癌有（16～143）/10HPF 相比，更接近纤维瘤病样化生性癌的（1～4）/10HPF。在另一个研究中[13]，高、中级别核的梭形细胞化生性癌合并分析，发现预后较差。一些研究者发现梭形细胞成分超过 80% 或 95% 的梭形细胞化生性癌显示出更具侵袭性的临床病程[13, 34, 53]。过去用于这些肿瘤的术语包括肉瘤样癌或伴有肉瘤样化生的癌。癌肉瘤一词并不等同于梭形细胞化生性癌（如本章引言所述），不应用于这些肿瘤。肌上皮癌是具有肌上皮分化的梭形细胞化生性癌。如果构成肿瘤的

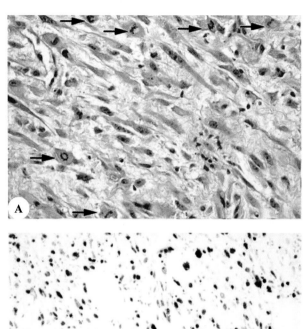

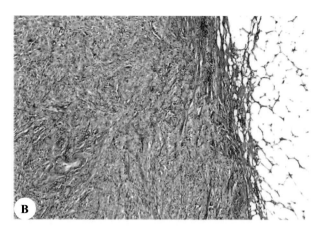

▲ 图 16-16　梭形细胞化生性癌
A. 肿瘤由高核级梭形细胞组成，有较多核分裂（箭）；B. 与周围组织的界限相对清晰；C. Ki67 免疫组织化学染色，超过 50% 的肿瘤细胞阳性

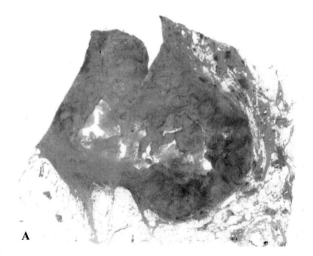

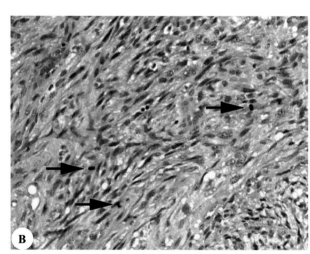

▲ 图 16-17　梭形细胞化生性癌，坏死和空洞
A. 癌形成界限清楚的结节状肿块，肿瘤中心坏死，部分呈囊性；B. 仔细观察发现梭形肿瘤细胞具有中至高度非典型性，核分裂易见（箭）

梭形细胞为中等至高核级，则被归类为梭形细胞化生性癌。

梭形细胞化生性癌罕见，不同研究中报道的发生率也不同。梭形细胞化生性癌在亚太联盟化生性乳腺癌研究的 347 例化生性癌中占 8.1%[49]。另一个多中心的研究，西方 / 欧洲队列 276 例化生性癌

中梭形细胞化生性癌占 34%，亚洲队列 88 例化生性癌中梭形细胞化生性癌占 24%[86]。单中心的研究，梭形细胞化生性癌占所有化生性癌的 8.1%[35]、18%[46]、20%[95]、22%[47] 和 34.4%[55]。

对于所有化生性癌，诊断梭形细胞化生性癌需要有明确的上皮成分［非特殊类型浸润性癌和（或）

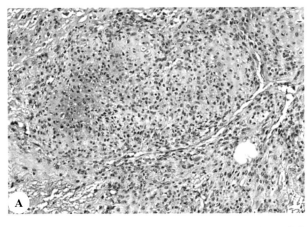

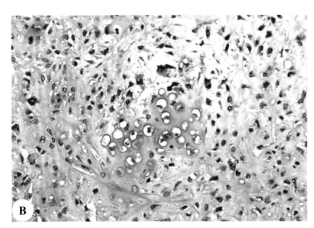

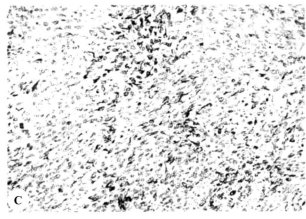

▲ 图 16-18　化生性癌，梭形细胞伴软骨样分化
A. 梭形细胞癌局灶软骨样分化；B. 发育良好的软骨病灶的放大图像；C. 梭形细胞区 CK 34βE12 阳性

导管原位癌〕和（或）上皮分化的 IHC 证据（另见免疫组织化学部分）。在缺乏这些中的一个或多个证据的情况下，区分梭形细胞化生性癌和伴间质过度增生的恶性叶状肿瘤和高级别肉瘤是原发于乳腺还是其他部位转移来源，可能很具挑战性（见"高级别核梭形细胞肿瘤的鉴别诊断"）。

梭形细胞化生性癌的淋巴结转移并不常见。在 13 例接受了腋窝淋巴结评估的患者中，只 1 例（1.3%）有淋巴结转移，而同一研究中，非特殊类型浸润性癌患者的淋巴结阳性率为 21.7%[53]。

3. 梭形细胞化生性癌和纤维瘤病样化生性癌的鉴别诊断

梭形细胞形态的化生性癌的鉴别诊断因肿瘤细胞的核级而异。

• 由低核级梭形细胞组成的肿瘤

纤维瘤病样化生性癌的鉴别诊断包括纤维瘤病、结节性筋膜炎和其他低级别的、形成肿块的梭形细胞病变，如肌纤维母细胞瘤和假血管瘤样间质增生。纤维瘤病往往发生在 20—50 岁的女性，而纤维瘤病样化生性癌更常见于围绝经期和绝经后女

性，但这种差别不是绝对的。纤维瘤病是由排列成宽束的肌纤维母细胞组成。无核的非典型性，核分裂少见。在低级别的导管原位癌旁发现有低级别梭形细胞肿瘤，倾向后者为纤维瘤病样化生性癌，但在纤维瘤病内或附近通常不存在导管原位癌。β-catenin 核阳性是纤维瘤病的一个特征，但化生性癌也可有局灶表达，尤其是梭形细胞化生性癌[96] 和纤维瘤病样化生性癌[97]。一些良性和交界性叶状肿瘤也会有 β-catenin 核表达[96, 98, 99]。基于这些发现，在评估乳腺低级别梭形细胞增生时，不能将 β-catenin 核阳性视为纤维瘤病的依据。β-catenin 的 IHC 染色应包括在一组的诊断标志物当中，包括 CD34（在纤维腺瘤和大多数叶状肿瘤中表达，但在纤维瘤病和化生性癌中阴性）、CK5/6 和（或）CK14（纤维瘤病为阴性，叶状肿瘤中通常阴性，但在纤维瘤病样化生性癌中强表达）、p63（纤维瘤病、良性和交界性叶状肿瘤中为阴性，但在纤维瘤病样化生性癌中为阳性，恶性叶状肿瘤中偶见局灶阳性）。Lacroix Triki 等[96] 在一些叶状肿瘤和化生性癌中未发现 CTNNB1（β-catenin 编码基因）突变，

β-catenin 呈现核表达[96]。

结节性筋膜炎通常发生在皮下组织，但有时也可发生在乳腺实质。大多是 20—40 岁的女性。临床表现为肿块迅速增大，可伴有疼痛。尽管生长迅速，但肿瘤通常小于 5cm[100]。结节性筋膜炎是一种肌纤维母细胞性病变。细胞以"组织培养"方式杂乱分布。核分裂可能易见，但无非典型核分裂。早期间质呈黏液样，在更成熟的病变中富含胶原。间质中常见外渗的红细胞。组成结节性筋膜炎的梭形细胞 SMA 阳性，CD34、角蛋白和 S-100 阴性，β-catenin 核阴性。结节性筋膜炎被认为是由 MYH9-USP6 基因融合引发的一过性肿瘤（transient neoplasia）[101]。用 USP6 断裂探针进行荧光原位杂交（FISH）分析，检测 USP6 重排的灵敏度为 85%，特异性为 100%，可作为结节性筋膜炎的确诊依据。这种病变通常会自发消退。因此，如果活检诊断为结节性筋膜炎，则无须立即手术切除，对患者应进行临床和影像学随诊，监测病变的消退情况。

在粗针穿刺活检材料中，假血管瘤样间质增生和肌纤维母细胞瘤，尤其是脂肪瘤的变异型，可能与纤维瘤病样化生性癌相似，反之亦然（图 16-12）。

- 由高核级梭形细胞组成的肿瘤

在没有任何相关上皮成分（如局灶鳞状形态、非特殊类型浸润性癌或导管原位癌）的情况下，高核级梭形细胞化生性癌的鉴别诊断包括伴间质过度增生的恶性叶状肿瘤、原发性乳腺纤维肉瘤和高级别多形性肉瘤，以及源自乳腺外的转移性梭形细胞肉瘤。

通常，IHC 检查需要评估 CK 和 p63（支持上皮分化的抗原）的表达情况（见"免疫组织化学"）。偶尔，叶状肿瘤的间质细胞，包括恶性叶状肿瘤，CK 可能有局灶阳性[102]。已有报道恶性叶状肿瘤中出现 p63 和 p40 局灶阳性[103, 104]。这些发现可能具有误导性，尤其是当只有粗针穿刺活检材料时。在粗针穿刺活检材料中仅有 CK 和 p63/p40 局灶弱表达的情况下，对于无明显上皮成分或叶状结构、只有梭形细胞形态的恶性病变，应谨慎分类，在报告中应提及梭形细胞化生性癌和恶性叶状肿瘤，它们依次是鉴别诊断中最常见的两个肿瘤。肿瘤的确切

分类通常需要对手术切除标本进行评估。梭形细胞化生性癌与恶性叶状肿瘤的鉴别诊断对临床治疗和预后有着重要意义。目前，梭形细胞化生性癌患者在最终手术前通常接受新辅助化疗，而在初次治疗中，恶性叶状肿瘤患者不接受辅助化疗。此外，梭形细胞化生性癌和恶性叶状肿瘤的转移潜能有很大的不同。一些研究者认为，分析一组基因的基因组变化可能有助于区分可疑病例中的梭形细胞化生性癌和恶性叶状肿瘤[105]。有 2 例罕见的叶状肿瘤复发为梭形细胞化生性癌病例，在复发病例中，恶性梭形细胞作为唯一的成分[106] 或者与恶性叶状肿瘤共存[107]。分子研究发现，这两例叶状肿瘤和复发的梭形细胞化生性癌具有相似的突变谱，表明两者之间存在克隆关系。

4. 伴异源性间质分化的化生性癌

伴异源性间叶分化的化生性癌（metaplastic carcinoma with heterologous mesenchymal differentiation）的特征是主要分化为具有间叶的成分，包括软骨黏液样化生（图 16-19 和图 16-20），骨化生（图 16-4），以及横纹肌肉瘤、脂肪肉瘤和血管肉瘤化生，这些都不太常见。有报道一例罕见的伴神经外胚层化生的化生性癌[108]。同一肿瘤内可能共存有不同类型的异源性间质化生。例如，以软骨黏液样基质为主的化生性癌有时可能存在骨化生灶。间质成分表现出一系列的改变，从轻微细胞非典型性到明显的肉瘤形态。1989 年，Wargotz 和 Norris 首次在文章中描述了产生基质的化生性癌的形态学特征，"所有的肿瘤都有明显的癌与软骨 / 骨组织毗邻，并且缺乏中间的梭形细胞[109]"（图 16-21）。产生基质的化生性癌的诊断一直将此作为必备条件，直到 2019 年 WHO 乳腺肿瘤分类专家取消了这一要求，称"一些病例有局灶的中间性梭形细胞，而这一特征不应排除诊断产生基质的癌。在这类肿瘤中，软骨样或骨样 / 骨分化与软骨样或骨样基质的存在是必不可少的[11]。"伴异源性间质分化的化生性癌常保留上皮成分，上皮成分可能是腺性的（图 16-21）或低分化。鳞状化生少见（图 16-22）。黏液样化生常见于腺癌和软骨样化生之间的过渡区。

虽然梭形细胞化生是间质化生的一种形式，但主要由梭形细胞组成的癌可单独分类（见"纤维瘤病样化生性癌和梭形细胞化生性癌"）[11]。

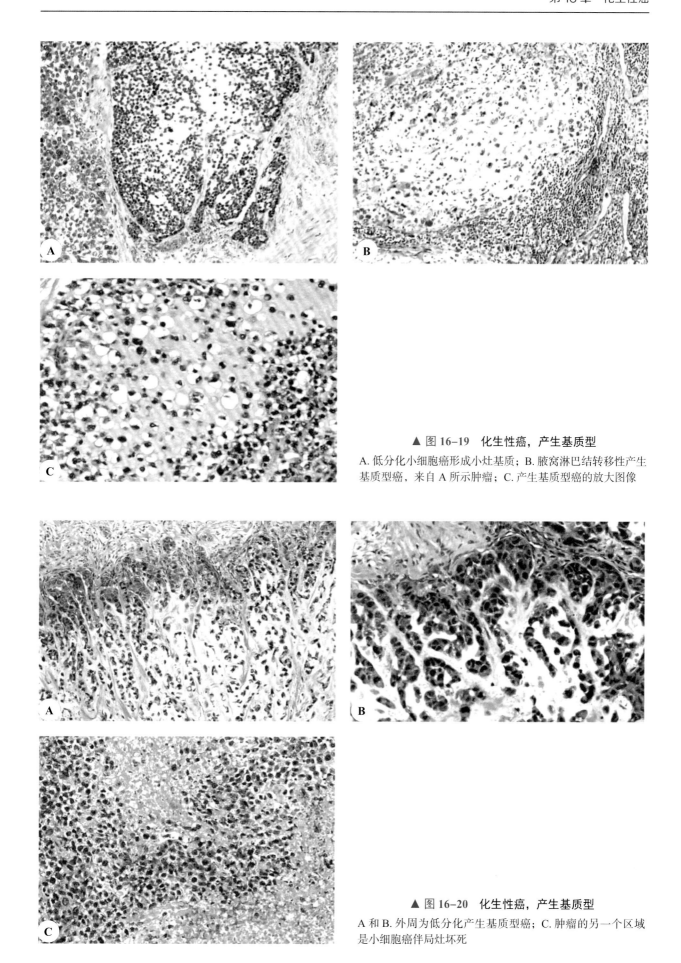

▲ 图 16-19 化生性癌，产生基质型

A. 低分化小细胞癌形成小灶基质；B. 腋窝淋巴结转移性产生基质型癌，来自 A 所示肿瘤；C. 产生基质型癌的放大图像

▲ 图 16-20 化生性癌，产生基质型

A 和 B. 外周为低分化产生基质型癌；C. 肿瘤的另一个区域是小细胞癌伴局灶坏死

伴有软骨黏液样基质的产生基质的化生性癌是伴异源性化生的化生性癌最常见的形式（图 16-19、图 16-20 和图 16-23）。在单机构的所有化生性癌

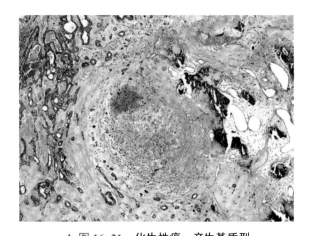

▲ 图 16-21　化生性癌，产生基质型

这张图显示了与伴异源性间质分化的化生性癌相邻的腺癌（左侧）、软骨样化生（中间）和骨化生（右侧），三种不同成分的过渡区不存在中间性梭形细胞

中 分 别 占 14%[47]、24%[95]、24.5%[55]、32%[46] 和 46%[35]。一项多中心研究中，西方 / 欧洲队列的 276 名患者中，产生基质的化生性癌占 29%，亚洲队列的 88 名患者中，产生基质的化生性癌占 27%[86]。一项对 347 例化生性癌的多机构研究中[49]，只有 13 例癌被归类为具有完全的异源性成分（包括 7 例为骨基质，1 例为软骨样基质，5 例为其他形式的异源性化生）。2 名伴有软骨黏液样化生的化生性癌的女性为 BRCA1 胚系突变携带者[62]。

骨化生是间质化生的第二种常见形式，但以骨化生为主的化生性癌非常罕见[109-111]。这些肿瘤表现为巨大的结节状实性钙化肿块。在一项研究中[110]，骨化生占 3 种肿瘤的 40%～60%。2 种肿瘤中发现相关的梭形细胞成分，另一种肿瘤有局灶性软骨样成分。文献中报道了一种囊性出血性化生性癌，在骨样间隔之间有广泛的骨化生和红细胞聚集，类似毛细血管扩张性骨肉瘤[112]。可能需要广泛

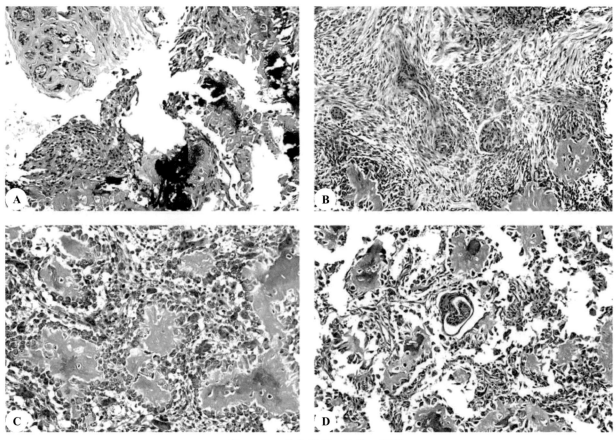

▲ 图 16-22　化生性癌，软骨 – 骨型

A. 粗针穿刺活检样本显示零碎骨组织和乳腺实质；B. 切除标本的活检可见梭形和鳞状化生，有骨样组织形成（下方）；C. 肿瘤大部分由骨化的骨样组织组成，有丰富的骨母细胞和散在的破骨细胞；D. 骨组织中可见孤立的腺鳞状分化灶

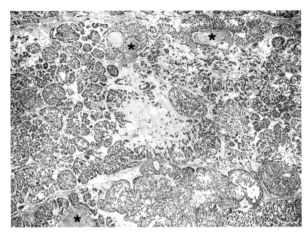

▲ 图 16-23　伴有黏液软骨样基质的化生性癌

癌细胞密集，有少量散在的坏死灶（＊）和局限的黏液软骨样基质（中心）

取材寻找非特殊类型浸润性癌或导管原位癌成分，以支持伴骨化生的化生性癌诊断。一些原发性乳腺骨肉瘤可能是化生性癌伴广泛的骨化生[113-115]。

　　大多数具有异源性成分的化生性癌是界限清楚的或结节状的，偶有浸润性边界。产基质的化生性癌中的癌成分通常为低分化、具有基底细胞样特征，鳞状或大汗腺化生少见（图 16-20）。Gwin 等[62] 报道的 21 例软骨样化生性癌中，38% 的病变也有鳞状分化灶，但在另外两项研究中没有发现鳞状成分[29, 116]。一些肿瘤可能有类似多形性腺瘤的区域[117]。具有丰富的黏液样和细胞稀少基质的化生性癌看起来可能类似于黏液癌，尤其是在材料有限的情况下（图 16-24 和图 16-25）。间质中黏蛋白呈阳性，但与黏液癌相比，肿瘤细胞不含细胞内黏蛋白。软骨样基质与硫酸软骨素一样具有硫酸化酸性黏多糖的组织化学特点。

　　少数研究[29, 62, 111, 118] 详细分析了产生基质的化生性癌的形态学表现。异源性成分占肿瘤的 20%～100%。一项研究中[29]，软骨黏液样或软骨样基质占肿瘤体积的 40% 以上者 9 例（28%），占肿瘤体积的 10%～40% 者 9 例（28%），占肿瘤体积的 10% 以下者 14 例（44%）。23/34 例（72%）基质中的肿瘤细胞具有轻度非典型性。1 例肿瘤还含有局灶性骨基质（＜ 5%）。50% 的病例有微浸润癌，33% 的病例为多发结节伴推挤性边界（图 16-26），17% 的病例有周围浸润。19 例（59%）肿瘤出现坏死（图 16-26），6 例（19%）肿瘤中央坏死占

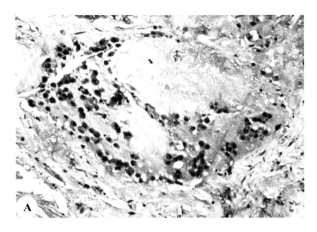

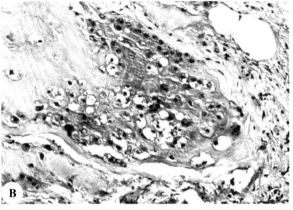

▲ 图 16-24　伴有黏液的产生基质的化生性癌

这些区域癌细胞边界不清，类似浸润性黏液癌

到肿瘤的 50% 以上，周边有一圈存活的癌细胞（图 16-27）。94% 的病例中，所有的肿瘤至少局部都有上皮性成分，由高级别非特殊类型浸润性癌组成。导管原位癌的发生率为 14%（3/21 例）[62]～28%（118 例）（图 16-26 和图 16-28）。淋巴管血管侵犯检出率分别为 15%（111 例）和 25%[29]。产生基质的化生性癌有时可与微腺性腺病相移行[116, 119-124]，这种腺病可能是一些产生基质的化生性癌的前体病变。

　　少数研究描述了不同寻常的产生基质的化生性癌病例，其特征是中央细胞稀少并大面积坏死或纤维化，周边为细胞密集的高级别癌混合有黏液样至透明的基质，有时会使用不同的术语[29, 109, 125-128]（图 16-27）。这些产生基质的化生性癌显示基底样免疫特征，并且常有肌上皮分化[125, 126, 129]（图 16-27）。临床上，它们表现有肺和脑的转移[125, 126]。

　　两组研究发现，分别有 28%[29] 和 43%[62] 的病例导管原位癌与产生基质的化生性癌相关。Gwin 等[62] 提出导管原位癌为实性、筛状、微乳头状

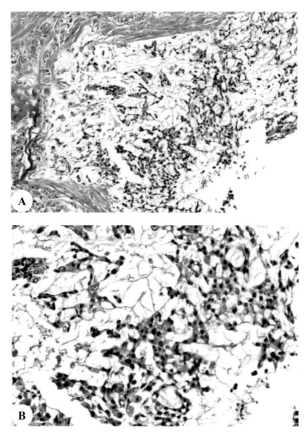

▲ 图 16-25　产生基质的癌，胸壁复发

产生基质的模式类似于黏液癌

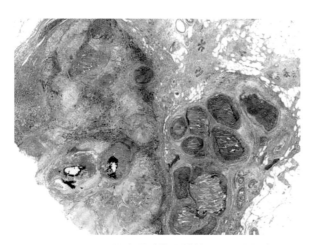

▲ 图 16-26　伴有黏液软骨样基质的化生性癌

此癌有结节状轮廓，伴有黏液软骨样基质的化生性癌（左侧）有大面积坏死和钙化，导管原位癌很少出现在结节内（右侧），导管原位癌有粉刺样坏死伴钙化

或粉刺样型，具有中等或高核级（图 16-26 和图 16-28）。导管原位癌很少有基质形成区域。在一项研究中[109]，26 例化生性癌中 7 例有导管原位癌，其中 2 例产生基质。一些产生基质的化生性癌与微

腺性腺病有关[116, 121-123]。一项研究[62]显示导管原位癌和浸润性成分中没有微钙化。

伴有骨或软骨样化生的化生性癌中可有非肿瘤性多核破骨细胞样巨细胞[6, 37, 43, 130, 131]（图 16-29），并倾向于聚集在血管周围。淋巴结转移率分别为 5.8%[109]、21%～23%[29, 111, 118] 和 45.5%[62]（图 16-30）。产生基质的化生性癌淋巴结转移率与非特殊类型浸润性癌相比较低或相近[111]。只有 22% 的伴软骨黏液样或骨样基质的化生性癌有淋巴结转移，而不产生基质的化生性癌 36% 有淋巴结转移[111]。在一组病例中[62]，60% 的淋巴结转移呈软骨黏液样形态（图 16-30），但另一研究中[29]，6 例回顾性病例中有 4 例淋巴结转移完全为癌的形态，其中 1 例为产生基质的癌，其余病例为伴局灶性软骨黏液样基质的癌。同样，远处转移的肿瘤可能再现原发性化生性癌的异源性间质形态或完全为上皮形态[62]。

5. 混合性化生性癌

虽然有些化生性癌是单相的，但大多数表现为两种或两种以上的化生形态的组合，比例也不尽相同。也可能存在普通型浸润性癌，通常由非特殊类型浸润性癌组成。建议对化生性癌广泛取材，以确保不遗漏所有成分，并且所有的成分，包括非化生性浸润性癌，都应记录在诊断报告中[11]。在亚太联盟研究的 347 例化生性癌中，混合性化生性癌占 72.4%，有 32 种不同的形态组合，其中 12 例表现独特[49]。大多数肿瘤（64.9%）有两种成分，12.5% 的病例有四种或四种以上成分。混合性化生性癌（mixed metaplastic carcinoma）中最常见的形态是非特殊类型浸润性癌（74%），其次是鳞状细胞形态，然后是梭形细胞形态。软骨样化生和骨化生很少与梭形细胞或鳞状化生并存。梭形细胞与软骨样、横纹肌样和骨化生呈显著负相关[49]。梭形细胞与鳞状细胞的相关性明显高于非特殊类型浸润性癌。目前，虽然混合性化生性癌中各形态成分的相对百分比并不需要报告，但建议对所有成分进行详细说明。

一些混合性化生性癌在其他典型的非特殊类型浸润性癌中可能显示鳞状化生区域。核分裂通常为中到高，并且可能出现坏死区域。不建议使用"高级别腺鳞癌"术语来描述具有中至高度非典型性的

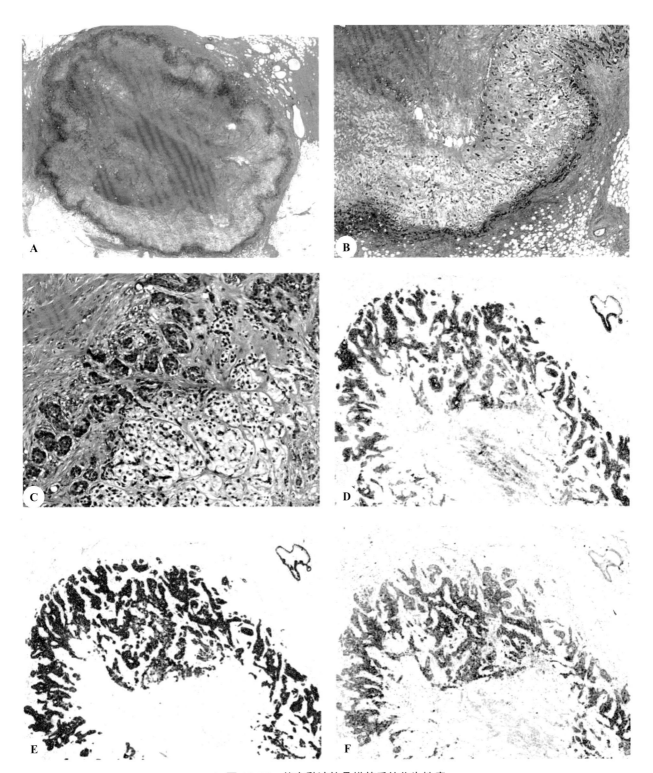

▲ 图 16-27 伴有黏液软骨样基质的化生性癌

A. 肿瘤形成一个典型同心排列的结节。由于先前的活检导致坏死 / 纤维化的中心出血，该区域占据肿瘤大部分，周围有一条灰色的、细胞稀少的基质带，边缘有一细胞密集区；B. 坏死 / 纤维化周围富含基质的组织放大图像；C. 与肿瘤周围密集的基底样细胞相比，基质内细胞相对较少；D. 肿瘤细胞免疫组织化学 CK 34βE12 强阳性；E. CK14 阳性；F. S-100 阳性，该肿瘤 p63 为阴性

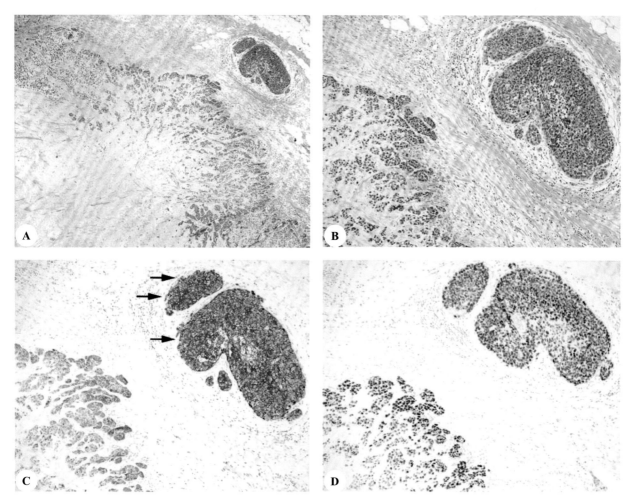

▲ 图 16-28　伴有黏液软骨样基质的化生性癌和导管原位癌

A. 肿瘤主要由无细胞黏液样基质和纤维组成，周围有基底样细胞，导管原位癌累及两个导管，呈实体型（右上方）；B. 化生性癌的肿瘤细胞（左下方）具有基底细胞样形态，与导管原位癌的细胞（右上方）相似；C. ADH5 免疫组织化学染色显示了导管原位癌周围的肌上皮细胞（CK5、CK14 和 p63 呈棕色），化生性癌表达基底样角蛋白（棕色），而导管原位癌细胞主要表达管腔型细胞角蛋白（CK7 和 CK18 呈红色），肌上皮层局部被癌破坏，提示早期微浸润（箭）；D. 化生性癌和导管原位癌显示 Sox10 蛋白强而弥漫的表达

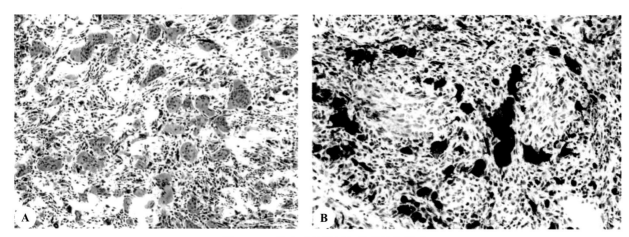

▲ 图 16-29　伴有破骨样巨细胞的化生性癌

A. 肿瘤无软骨和骨分化；B. 巨细胞和一些间质细胞表达组织细胞标志物 KP-1

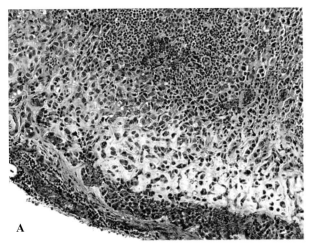

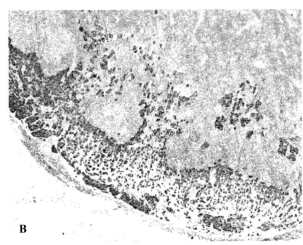

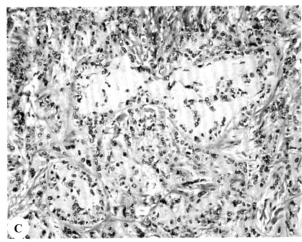

▲ 图 16-30　产生基质的癌，淋巴结转移
A. 淋巴结转移性产生基质的化生性癌；B. CK 34βE12 染色显示转移灶；C. 引起 A 和 B 所示转移的原发性产生基质的化生性癌

鳞状和腺性成分的肿瘤（图 16-31），因为它可能与低级别腺鳞癌相混淆，后者具有独特的两种低级别形态和显著更好的预后（见"低级别腺鳞癌"）。

除了前面描述的化生形态（梭形细胞化生、异源性间质化生和鳞状细胞化生）外，值得一提的是有些不常见的化生形式和形态表现也会发生在一些化生性癌中。一些伴有梭形和鳞状细胞化生的化生性癌可能具有假血管瘤样或棘层松解的模式[132-134]。棘层松解的出现是由于肿瘤上皮成分的变性，这些成分嵌在大量的梭形细胞间质中，形成复杂的吻合假血管腔[135]（图 16-32 和图 16-33）。这些腔隙被衬的细胞表达 CK，包括 CK 34βE12（K903）（图 16-32 和图 16-33），对内皮标志物不着色。CK5（一种基底样 CK）阳性也有报道[132]。

具有（化生）绒毛膜癌区域的癌也有报道[136-142]（图 16-34），并且与人绒毛膜促性腺激素（hCG）和（或）人胎盘催乳素的产生相关。在这些乳腺癌中，显微镜下所见的绒毛膜癌区域 β-hCG 呈强

阳性。有绒毛膜癌灶的癌非常罕见，可以发生在任何年龄，且没有特殊表现。大多数具有绒毛膜癌分化的化生性癌表现为乳腺肿块[136-138, 140, 143]。大体上，肿瘤通常质软并有出血。肿瘤大小为 1.0～10cm[138]。组织学上，癌分化差，可有肉瘤样区域。绒毛膜癌成分由具有高核/质比、核染色质粗和不规则突出核仁的大细胞组成。常有多核巨细胞。确认其与非特殊类型浸润性癌、无绒毛膜癌形态的化生性癌或乳腺原位癌的关系可支持原发于乳腺。然而，在 1 例乳腺切除肿块的导管原位癌附近有绒毛膜癌，但这两个病灶形态不同，似乎毫无关联[144]。少数患者有淋巴结转移[139]。鉴别诊断包括转移性绒毛膜癌。在这些情况下，除了既往有葡萄胎或绒毛膜癌病史的临床信息外，重要的是要排除同时或近期妊娠，包括可能的流产史或妊娠中断史。由于绒毛膜癌虽然具有侵袭性，但其特点是对化疗反应良好，因此及时诊断出转移性疾病对于避免不必要的手术和确保及时恰当的治疗至关重要。

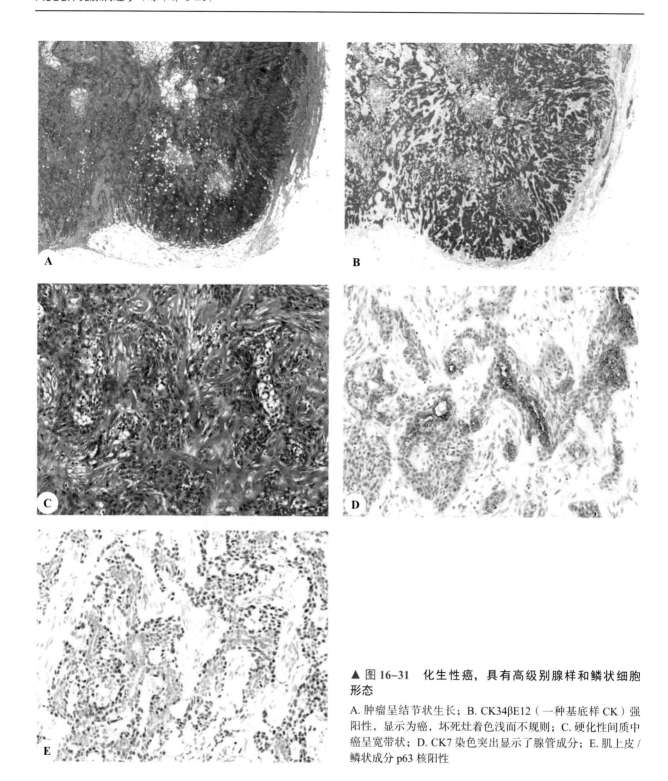

▲ 图 16-31　化生性癌，具有高级别腺样和鳞状细胞形态

A. 肿瘤呈结节状生长；B. CK34βE12（一种基底样 CK）强阳性，显示为癌，坏死灶着色浅而不规则；C. 硬化性间质中癌呈宽带状；D. CK7 染色突出显示了腺管成分；E. 肌上皮 / 鳞状成分 p63 核阳性

由于这种癌罕见，随访资料是有限的。2 名女性发生远处转移并死于该疾病[136, 141]，1 名患者有广泛的转移，在诊断时对化疗无反应[138]，其他接受手术和化疗的患者在 1～4 年的随访中没有疾病证据[138, 139]。在 5%～21% 无绒毛膜癌化生的非特殊类型浸润性癌中，IHC 染色可显示有单个癌细胞 α-hCG 和 β-hCG 阳性[145]。显微镜下 hCG 阳性细胞在形态

上与同一肿瘤中的 hCG 阴性癌细胞无法区分。这些偶尔出现 hCG 阳性的细胞似乎没有预后意义，文献中也无对其功能作用的描述[145]。

多核破骨细胞样巨细胞可见于伴有骨或软骨样化生的化生性癌[6, 37, 43, 130, 131]，但也可与无软骨 – 骨化生的恶性梭形细胞混合存在[43]（图 16-29）。这种形态的化生性癌通常不出现间质出血，也无在伴破

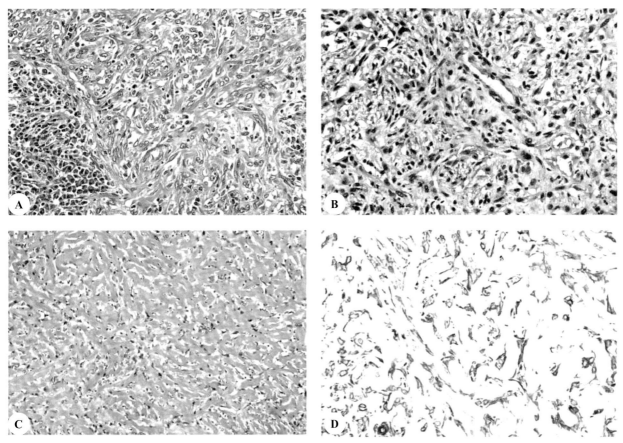

▲ 图 16–32　化生性癌，棘层松解性

A 和 B. 在这个相对致密的肿瘤中形成了界限不清的间隙，注意 A 中浆细胞的聚集（左侧）；C. 呈现一种更像血管瘤形态的假血管瘤；D. CK34βE12 免疫组织化学染色突出显示了假血管瘤结构

骨细胞样癌中所见到的明显腺癌（见第 23 章）。破骨细胞样巨细胞可聚集在原发肿瘤和腋窝淋巴结转移灶及远处部位的薄壁血管周围。Lee 等[146] 研究了伴破骨细胞样巨细胞化生性癌中的 p53 基因。他们在肉瘤样成分和相关的导管原位癌中发现 p53 强阳性和相同的 p53 基因点突变，但破骨细胞样巨细胞中没有此表现。基于此，作者得出结论，癌细胞和肉瘤样成分来自一个共同的祖细胞，巨细胞是反应性成分。

6. 化生性乳腺癌的转移

化生性癌的转移灶可以完全由腺癌组成，完全由化生成分组成，也可以由两种成分混合组成（图 16-15、图 16-19、图 16-30 和图 16-35）。伴有鳞状化生的肿瘤常在前哨淋巴结和其他部位发生鳞状分化的转移。另外，一些伴有异源性化生的肿瘤，前哨淋巴结转移可完全由腺癌或仅由异源性成分构成。与淋巴结转移相比，胸壁和内脏部位的复发肿瘤中异源性成分更为常见[6, 37]（图 16-25）。一位患者的转移瘤中曾描述有上皮和异源性成分的多种组合[6]。原发肿瘤中异源性成分的类型和数量与其在转移瘤中的表现并不相一致。有报道，伴软骨样化生的乳腺癌皮肤转移与软骨肉瘤无法区别[147]。骨转移的伴软骨样或骨化生性癌尤其难与原发性软骨或骨肉瘤鉴别（图 16-36）。在类似的病例中，重要的是要让病理学家知道患者先前的乳腺化生性癌病史，以便对骨肿瘤活检材料进行适当的 IHC 评估。如果可能的话，还建议对原发化生性乳腺癌进行复检，以评估其形态的相似性。

【细胞学】

通过细针穿刺获得的乳腺肿块材料中如果存在上皮和化生成分，可能疑为化生性癌[117, 148-152]。当抽吸物中的上皮成分不明显时，很可能提示间质

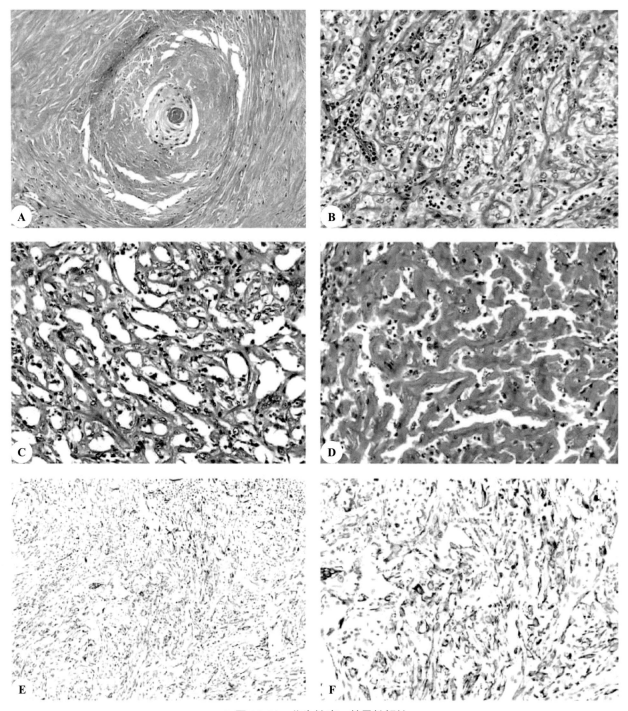

▲ 图 16-33　化生性癌，棘层松解性

A. 分化良好的化生性鳞癌，周围致密的胶原是肿瘤形成过程中的一部分；B. 部分肿瘤形成小梁状模式，少许淋巴细胞浸润，散在肿瘤细胞变性；C. 肿瘤广泛变性形成血管瘤样外观；D. 血管瘤样化生性癌中的致密间质；E. CK AE1/AE3 弥漫阳性；F. CK34βE12 弥漫阳性

或纤维上皮性肿瘤[153-157]。当辨识出明显的腺癌和鳞状或异源性成分时，诊断化生性癌就更有把握了。产生基质的化生性癌的细针穿刺显示在黏液样背景下有立方到卵圆形的肿瘤细胞[158-160]。基质 Papanicolaou 染色呈淡绿色，May-Giemsa 染色呈紫红色，肿瘤细胞可能嵌入基质当中。

Lui 等[161] 评估了 19 例化生性癌的细针穿刺结果。观察到各种化生成分之间的形态重叠。对双重（dual）形态、明确的肿瘤性鳞状细胞、软骨样间质和局灶梭形细胞形态的癌的识别有助于化生性

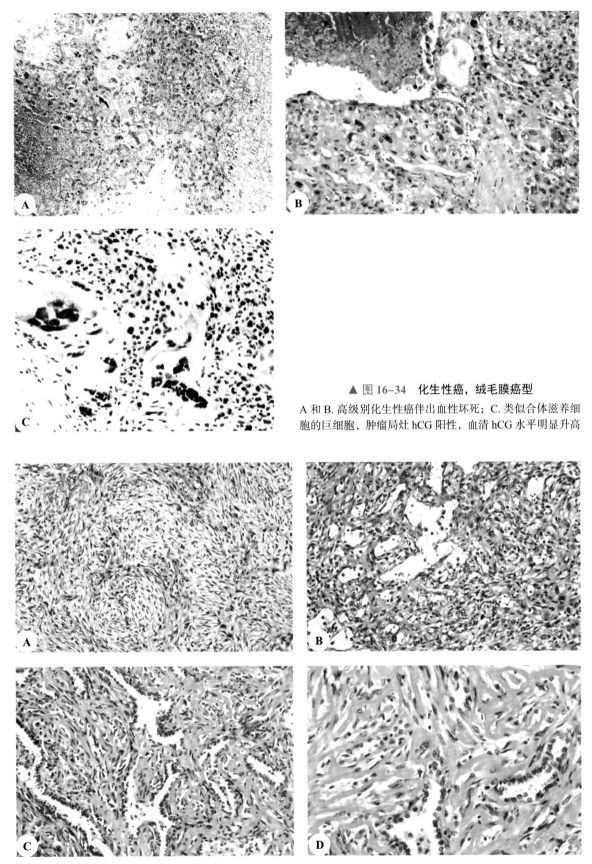

▲ 图 16-34　化生性癌，绒毛膜癌型

A 和 B. 高级别化生性癌伴出血性坏死；C. 类似合体滋养细胞的巨细胞，肿瘤局灶 hCG 阳性，血清 hCG 水平明显升高

▲ 图 16-35　肺转移性梭形细胞化生性癌

A. 典型的原发乳腺梭形细胞化生性癌，具有席纹状结构；B. 原发肿瘤中的血管瘤样区；C 和 D. 肺转移性梭形细胞化生性乳腺癌，癌中的肺泡上皮形成腺管结构，并与假血管瘤样成分混合

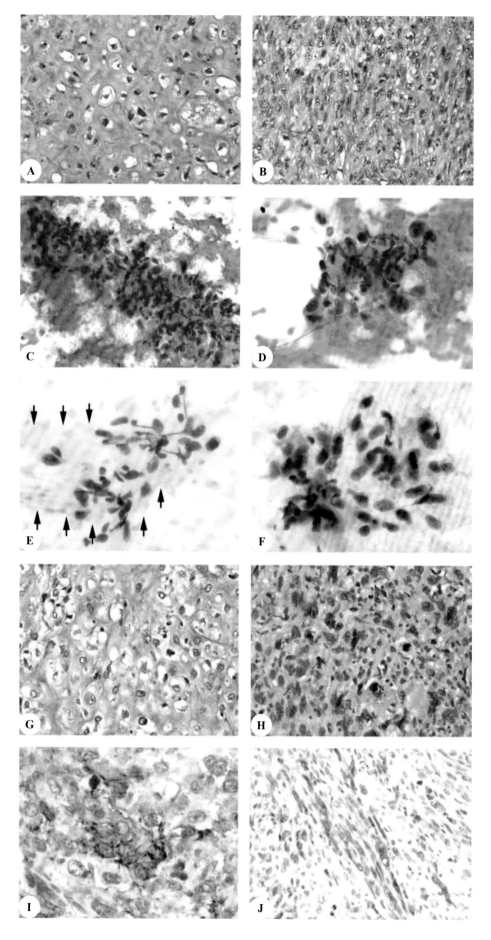

◀ 图 16–36　骨转移性软骨样和梭形细胞癌

A. 原发化生性乳腺癌中的软骨样区域；B. 原发肿瘤呈梭形，高核级；C 和 D. 这个细针穿刺标本取自坐骨 5cm 的溶骨性病变，具有高度非典型性的梭形和上皮样细胞呈松散簇状；E. 涂片中可以看到灰色黏液基质样物质的细微迹象（箭）；F. 褪色的涂片进行 CK 34βE12 染色呈弱阳性；G 和 H. 随后从溶骨性病灶中获得的组织样本有软骨样（G）和梭形细胞（H）区域，与原发化生性乳腺癌的形态非常相似；I 和 J. 骨转移灶 EMA（I）和 calponin（J）阳性，支持上皮来源

癌的诊断，但这些并不常见，而且往往难以确切找到。在伴异源性化生的化生性癌的抽吸物中可见破骨细胞样巨细胞[162]。Joshi 等[75] 在最初采用细针穿刺取样的 10 例化生性癌中报告了类似的结果。根据对细针穿刺材料的回顾，10 例肿瘤中只有 1 例得到了正确诊断。其余 9 例的细胞学诊断包括导管癌（5 例）、低分化癌（2 例）、大汗腺样癌和叶状肿瘤（各 1 例）。化生性癌细胞学鉴别诊断中的其他良恶性病变可能包括乳头状瘤伴鳞状化生（可能继发于梗死）、叶状肿瘤伴上皮增生、原发性乳腺肉瘤和转移性肿瘤。

化生性癌转移的细胞学样本显示类似的形态学特征（图 16-36）。了解化生性乳腺癌的既往病史对避免误诊十分重要。在可能的情况下，应复查先前的材料，如果材料足够，则应做一组 CK 免疫组织化学染色。对可疑病例，在进行外科手术之前，谨慎的做法是要求更多的组织进行诊断，如粗针穿刺活检样本。

【免疫组织化学】

化生性癌表现出对上皮和间质标记不同的免疫反应模式，很可能反映了肿瘤个体不同的基因改变。化生性癌中具有上皮和（或）间质表型的细胞共表达上皮［CK 和上皮膜抗原（EMA）］、肌上皮（p63 和 calponin）和间质（vimentin）抗原已被多项研究所报道[19, 73, 129, 163-167]。这些观察结果支持了肿瘤的上皮性质（图 16-8、图 16-15、图 16-27、图 16-31、图 16-36、图 16-37 至图 16-39）。

1. 细胞角蛋白

化生性乳腺癌对不同的 CK 表现出不同的反应性，建议使用包括基底样 CK 在内的一组 CK[89, 168]。广谱细胞角蛋白混合物 MNF116、角蛋白 34βE12（K903）、CK5/6、CK14 和 CK17 都是标记化生性癌上皮分化的有用指标。MNF116 与基底样 CK5、CK6、CK17 和低分子量 CK8 反应，也可能还与 CK19 反应。CK5/6、CK14、CK17 和 34βE12 是高分子量 CK，也称为基底样 CK，因为它们在复层上皮的基底层表达。正常乳腺肌上皮细胞也表达基底样 CK。

Carter 等[89] 报道 29 例具有梭形细胞形态的化生性癌（13 例为高核级，9 例为中等核级，7 例

为低核级）中，27 例（93%）呈广谱细胞角蛋白 MNF116 阳性。CK14 是第二敏感的标志物，10 例中有 9 例（90%）阳性。Dunne 等[163] 的一项研究表明，在 18 例化生性癌中 11 例（61%）的肉瘤区有角蛋白 34βE12 表达，7/18 例（39%）表达 CK5，6/18 例（33%）表达 CK14。在 Reis Filho 等[169] 的研究中，化生性癌 56/65 例（86.1%）CK5/6 阳性，53/65 例（81.5%）CK14 阳性。Carpenter 等[170] 在 18 例化生性癌中发现 9 例（50%）CK5/6 阳性，其中 3 例为软骨样基质，3 例为鳞状和肉瘤样形态，2 例仅为肉瘤 / 梭形细胞形态，1 例为纤维瘤病样化生性癌。相比之下，角蛋白 AE1/AE3 仅在 28%[163] 和 41%[89] 的梭形细胞化生性癌中有表达。同样的研究中，28%[163] 和 40%[89] 的梭形细胞化生性癌表达 CAM5.2。其他 CK 在化生性癌中少有表达。Dunne 等[163] 报道 18 例化生性癌中仅 3 例（16%）CK7 和 CK19 阳性。另一种上皮标记物 EMA 在 43% 的梭形细胞化生性癌中呈阳性[89]。

产生基质的化生性癌角蛋白 AE1/AE3 的阳性率为 38%[62]～93%[171]。另一项研究中[171]，所有（100%）产生基质的化生性癌均表达 CK17；93% 表达 AE1/AE3；89% 表达 MNF116；80% 的肿瘤细胞表达 CK5/6、34βE12 和 CK8/18；CK14、CK7 和 CK19 阳性率在 60%～76%。McCart Reed 等[49] 的分析表明，与 AE1/AE3 阴性肿瘤相比，化生性癌中 AE1/AE3 的表达与预后显著改善相关。

在大多数化生性癌中，可能一种 CK 因弥漫阳性而很容易被观察到，但当详细检查其他 CK 的免疫组织化学染色片时，有可能会发现孤立的阳性细胞或小灶阳性，若不仔细观察似乎为阴性。这是一个重要的佐证（图 16-37 至图 16-39）。化生性癌中的破骨细胞样巨细胞 vimentin 阳性，有时组织细胞标志物也阳性，但 EMA 或 CK 阴性（图 16-29）。在所有病例中，产生基质的化生性癌 EMA 阳性率为 79%（图 16-36），S-100 阳性率为 79%[171]（图 16-40）。

2. E- 钙黏蛋白

McCart Reed 等[49] 将化生性癌中 E- 钙黏蛋白（E-cadherin）的表达分为正常、阴性或异常。E-cadherin 的异常表达被定义为胞膜呈不完全线状 / 点状染色或弥漫性胞质染色。E-cadherin 在具有鳞

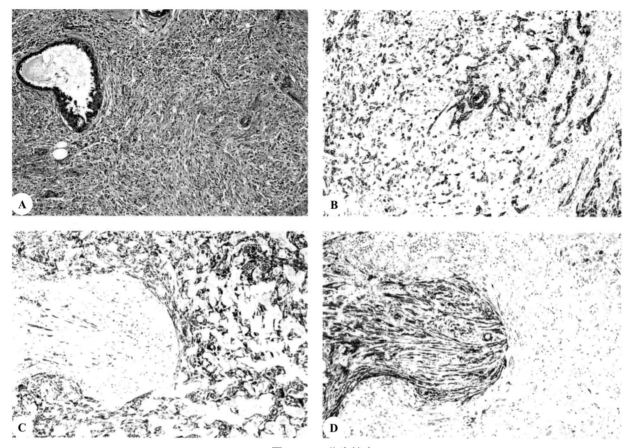

▲ 图 16–37　化生性癌

A. 增生的导管周围有梭形细胞化生性癌；B. 有些细胞显示 CK AE1/AE3 阳性，但并非全部细胞都阳性。C. SMA 染色，在一处阴性区周围显示为阳性；D. 与 C 为同一切片，CK AE1/AE3 染色显示在 C 中的肌动蛋白阴性区域为阳性

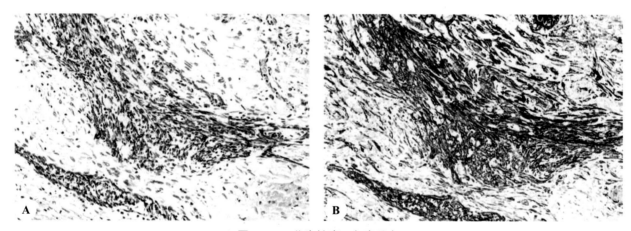

▲ 图 16–38　化生性癌，免疫反应

梭形细胞化生性癌连续切片显示 CK 和肌动蛋白共表达。A. CK AE1/AE3 阳性；B. 与 A 相同区域呈 SMA 阳性

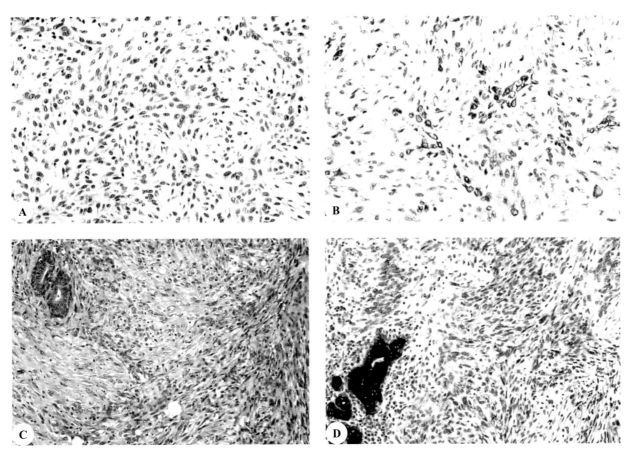

▲ 图 16-39 化生性癌，免疫组织化学染色

A. 肿瘤呈席纹状结构并有血管瘤样生长迹象；B. CK 阳性染色突显了血管瘤样病灶；C. 小导管周围有梭形细胞化生性癌；D. CK7 在导管中的阳性强于化生性癌

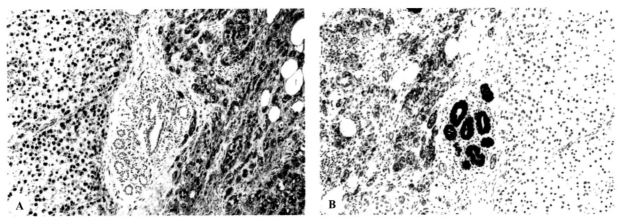

▲ 图 16-40 化生性癌，免疫反应

A. 腺癌（右侧）和产生基质的癌（左侧）中 S-100 蛋白核阳性，腺癌区细胞质染色较强；B. CK AE1/AE3 仅表达于腺癌（左侧）和正常小叶（中央）

状成分的化生性癌（包括纯化生性鳞状细胞癌）中的正常表达率为 5%～10%。90% 的梭形细胞化生性癌中 E-cadherin 阴性。约 70% 的化生性癌中有 E-cadherin 的异常表达，主要在鳞状细胞癌和非特殊类型成分中，而在梭形细胞或软骨黏液样病灶中很少（图 16–41）。E-cadherin 阴性和异常表达在化生性癌中的发生率明显高于非特殊类型浸润性癌和三阴性癌。与 E-cadherin 阴性肿瘤相比，E-cadherin 表达异常的化生性癌患者生存率呈上升趋势。

3. 肌上皮标志物

大多数化生性癌的肌上皮标志物免疫反应阳性[89, 165, 170]。p63 是 p53 的一种同源基因，发现于肌上皮和鳞状细胞的细胞核中，腺上皮细胞中很少[172, 173]。常在乳腺化生性癌中表达[89, 165, 170, 172, 174]。

15 例化生性癌中 p63 强阳性 13 例（86.7%），包括所有伴梭形细胞和（或）鳞状分化的癌和 1/3 例伴软骨样基质的化生性癌[165]。174 例非化生性浸润性癌中只有 1 例（0.6%）p63 阳性。同一研究中[165]，p63 在 14 例叶状肿瘤和 5 例原发性乳腺肉瘤中均无表达。p63 对化生性癌诊断的敏感性和特异性分别为 86.7% 和 99.4%[165]。其他研究报道梭形细胞化生性癌中 p63 阳性率分别为 57%[89]、68%[170]和 70%[175]。一组研究显示[103]，8/13 例（62%）梭形细胞化生性癌（均为 Nottingham Ⅲ 级癌）和 8/14 例（57%）恶性叶状肿瘤有 p63 表达。同一研究中，6/13 例（46%）梭形细胞化生性癌和 2/14 例（14%）

恶性叶状肿瘤有 p40（p63 的 deltaNp63 亚型）的表达。所有化生性癌均为 CK 阳性，14 例恶性叶状肿瘤中有 3 例（21%）为 CK 阳性。一些肉瘤中也有 p63 染色阳性的报道。在一组包括 2 例未分化肉瘤、1 例叶状肿瘤和 1 例血管肉瘤在内的 4 例乳腺肉瘤中[170]，有 1 例（25%）显示局灶性 p63 阳性，但作者没有说明哪一例是阳性[170]。Kallen 等[176]报道 p63 在一些非乳腺成骨细胞肿瘤（包括骨肉瘤）中有表达。同一作者[177]发现 21 例恶性血管肿瘤中，5 例（23.8%）有 p63 阳性细胞，其中 2 例 p63 阳性细胞占肿瘤细胞的 60% 以上，1 例血管内皮细胞瘤和 2 例血管肉瘤 p63 阳性率低于 10%。血管性肿瘤中偶尔可见到局部 CK 和（或）EMA 表达，特别是上皮样血管内皮瘤和血管内皮细胞瘤[178]以及其他肉瘤。CD10 阳性也见于血管性肿瘤[179]。因此，乳腺的 p63 阳性梭形细胞病变疑似是化生性癌时，如果肿瘤出现出血，则应考虑使用血管性标志物，如 ERG、CD34、CD31 或 FLI1。

Jo 和 Fletcher[180]应用 IHC 对 650 例非乳腺软组织肿瘤的全部切片进行 p63 表达评估，发现其表达非常有限。大多数软组织肿瘤 p63 阴性，包括所有血管肉瘤、脂肪性肿瘤、隆突性皮肤纤维肉瘤、孤立性纤维性肿瘤、神经鞘瘤、神经纤维瘤、胃肠道间质瘤和平滑肌肉瘤。p63 在软组织肌上皮瘤和肌上皮癌，以及良性和恶性梭形细胞肿瘤（细胞性神经鞘瘤、软组织神经束膜瘤、Ewing 肉瘤 / 周围

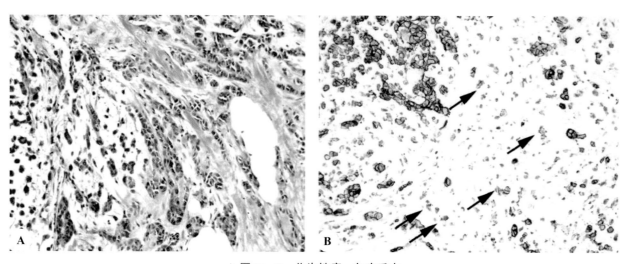

▲ 图 16–41 化生性癌，免疫反应

A. 伴黏液软骨样基质的化生性癌；B. 有的肿瘤细胞 E-cadherin 膜染色正常，有的细胞 E-cadherin 阴性（中心部位），有的细胞 E-cadherin 表达异常，细胞膜有不完全线状 / 点状染色和弥漫性细胞质染色（箭）

神经外胚层肿瘤、弥漫型巨细胞瘤、软组织巨细胞瘤）核阳性。许多其他梭形细胞肿瘤（低度恶性纤维黏液样肉瘤、恶性周围神经鞘瘤、骨外黏液样软骨肉瘤、黏液纤维肉瘤、近端型上皮样肉瘤、滑膜肉瘤、胚胎性横纹肌肉瘤、促结缔组织增生小圆细胞肿瘤、非典型纤维黄色瘤和梭形细胞黑色素瘤）中 p63 罕见表达、弱表达或局灶表达。所有这些软组织肿瘤在乳腺极为罕见，但它们可能主要发生在小叶外间质或从乳腺外转移至乳腺。一般来说，化生性乳腺癌中肿瘤细胞的 p63 表达率较高，并且比肉瘤或恶性叶状肿瘤中的染色更强。除了极少数例外，化生性癌对 CK 也表现出更高的反应性。可能会遇到只有稀疏 p63 和 CK 表达的不明确的梭形细胞肿瘤。区分化生性癌和肉瘤，必须对所有组织学和 IHC 特征进行全面分析。总的来说，在没有普通型浸润性癌和导管原位癌的情况下，乳腺梭形细胞肿瘤弥漫和明确表达 p63 支持上皮分化和化生性癌的诊断[11]。

其他肌上皮标志物如 CD10、myosin 和 maspin，虽然始终不如 p63，但在许多化生性癌的梭形细胞成分中也有表达[163, 175, 181]。据报道，65%[175] 和 71%[89] 的梭形细胞化生性癌中有 SMA 表达。一例有横纹肌肉瘤成分的 desmin 阳性[89]。

2006 年，Leibl 和 moinfar[182] 报道了 7 例乳腺肿瘤，他们将其归类为"非特殊类型肉瘤"。所有肿瘤 CK 均阴性，CD10 和 vimentin 均阳性。3 例肿瘤表达 CD29 和 SMA，2 例表达 p63 和 calponin。5/7 例（71%）肿瘤表皮生长因子受体（EGFR）呈膜强阳性。接受腋窝淋巴结评估的 3 例局部淋巴结均为阴性。1 例最大的肿瘤（11cm）和腋窝淋巴结阴性的患者发生了肺转移，而 5 例无病生存。CD29 是一种细胞黏附受体，也称为整合素 $-\beta_1$。虽然最初认为这种标志物对肌上皮细胞特异，但发现 CD29 / 整合素 $-\beta_1$ 可识别乳腺导管和小叶基底层的上皮 / 肌上皮干细胞群[183]。Leibl 和 moinfar[182] 报道的肿瘤很可能起源于肌上皮或与之混合的乳腺干细胞。因此，将这些病变命名为肉瘤并不适合，它们可能是没有检测到 CK 表达的化生性癌。

S-100 表达于乳腺肌上皮细胞和一些乳腺癌中。一些化生性癌中表达 S-100，尤其是伴软骨黏液样基质[109] 的化生性癌（图 16-27 和图 16-40）和

4%～50% 的梭形细胞化生性癌[19, 89]。Dunne 等[163] 发现 18 例化生性癌中 55% 有 S-100 表达。4 例产生基质的化生性癌均为 S-100 阳性，2 例 90% 以上细胞表达，1 例 10%～50% 细胞表达，1 例 10% 以下细胞有表达。3 例具有梭形细胞形态的癌 S-100 阳性率不到 10%。3 例混合性化生性癌中有 2 例软骨样和梭形细胞病灶中 10%～50% 的细胞呈 S-100 阳性。两个独立研究（共 34 例）中，所有伴黏液软骨样基质的化生性癌均有 S-100 阳性表达[62, 116]，在另一项研究中，14 例中有 79% 的病例 S-100 阳性[171]。

4. 激素受体和 HER2

化生性癌通常为三阴性。根据美国国家癌症数据库收集的 2001—2003 年的流行病学资料[16]，892 例化生性癌中 ER 阳性 72 例（11.7%）。Hennessy 等[31] 和 Lester 等[34] 报道的化生性癌中 ER 阳性分别为 6%（6/100）和 8%（3/37）。一组研究中[31]，只有 2%（2/100 例）的化生癌是 HER2 阳性。在这些研究中，关于 ER 和 HER2 状态的信息是基于临床的报告，没有包括任何关于阳性反应程度和细胞分布的详细情况。

在 Carpenter 等[170] 的研究中，伴鳞状和梭形细胞化生的化生性癌有 10% 的细胞呈 ER 阳性，伴梭形细胞形态的癌显示 HER2 染色为不确定性（2+）。65 例化生性癌（包括 26 例伴鳞状化生的肿瘤）的研究中[169] 仅有 2 例肿瘤 ER 呈阳性：梭形细胞化生性癌在梭形细胞成分中有 ER 表达；另一个病例中，伴鳞状化生的化生性癌中非特殊类型浸润性癌成分有 ER 表达。4/19 例（21%）伴鳞状化生的癌和 1/7 例伴异源性化生的癌（14.3%）有 PR 表达，且表达仅局限于鳞状病灶。IHC 显示 3 例伴鳞状化生的癌 HER2 染色强度分别为 1+（阴性）、2+（不确定性）和 3+（阳性）。通过对 HER2 不确定病例的 FISH 分析，未检测到 *ERBB2/neu* 扩增。Lee 等[33] 报道 67 例化生性癌中 58 例（86.5%）为三阴性，9 例（13.4%）为 ER、PR 或 HER2 阳性［3 例 ER 和（或）PR 阳性，5 例 HER2 阳性，1 例 ER 和 HER2 阳性］。Krings 和 Chen 的研究显示[48]，28 例化生性癌中 26 例（93%）呈三阴性，1 例鳞状和梭形细胞混合性癌仅在鳞状成分中 HER2 阳性，1 例鳞状细胞癌 ER 阳性。

在亚太联盟化生性癌（包括纯鳞状细胞癌）的研究中[49]，178 例肿瘤中有 29 例（16.3%）ER 阳性，176 例中有 29 例（16.5%）PR 阳性。162 例肿瘤中，20 例（12.3%）IHC HER2 阳性，117 例中有 11 例（9.4%）FISH 检测 *ERBB2/neu* 扩增。与非特殊类型浸润性癌 Ⅱ 级和 Ⅲ 级中 ER、PR 和 HER2 阳性 / 扩增率相比，这些百分比显著降低。

23 例梭形细胞化生性癌中，2 例肿瘤细胞雄激素受体（AR）阳性率分别为 10% 和 15%[184]。

伴软骨样基质化生性癌的三阴性率为 77% 到 100%[29, 62, 116, 171, 185]，ER 和（或）PR 低表达率为 5%～15%[29, 116, 171]。超过 98% 的病例 HER2 阴性[171]。Gwin 等[62] 所研究的 21 例患者均为 AR 阴性。Zhai 等[186] 评估的 18 例化生性癌中，仅有 2 例（11.1%）是 AR 阳性，梭形细胞癌中 40% 的细胞和鳞状细胞癌中 5% 的细胞呈中等强度染色。

上述结果表明，化生性癌的异源性间质成分常为 ER、PR 和 HER2 阴性，但偶见其中一种或多种抗原的局灶阳性，并且往往局限于普通非特殊类型浸润性癌和（或）鳞状成分。尽管大多数化生性乳腺癌是三阴性的，但应像其他类型的乳腺癌一样常规评估 ER、PR 和 HER2。

5. 表皮生长因子受体

表皮生长因子受体（EGFR）是 *ErbB* 受体家族的跨膜酪氨酸激酶受体。EGFR 的激活触发下游信号通路，调节细胞增殖、分化、迁移、血管生成和存活。已发现一些恶性肿瘤中 EGFR 的过表达继发于基因扩增或 *EGFR* 激活突变，并与不良的临床结局有关。在乳腺中，EGFR 在大多数伴鳞状分化的化生性癌中过表达[132, 187, 188]，并且这些肿瘤的上皮和梭形细胞成分均表达 EGFR[188]。一项研究中[187]，腋窝淋巴结和骨转移的鳞状分化病灶中也有 EGFR 表达。Reis Filho 等[166] 证实，在 23%[189] 和 37%[166] 经 IHC 检测为 EGFR 阳性的化生性癌中有 *EGFR* 基因扩增。所有 EGFR 扩增的癌都有梭形细胞形态或鳞状分化。另一研究报道了产生基质的和异源性化生性癌中有 EGFR 的表达[188]。对 27 例化生性癌进行 EGFR 拷贝数分析[190] 发现 8 例肿瘤 *EGFR* 拷贝数高，1 例是 *EGFR* 扩增所致，7 例是 7 号染色体异常所致，最常见于梭形细胞化生性成分。在一项对 21 例产生基质的化生性癌的研究中[62]，88% 的

病例 EGFR 过表达。化生性癌中没有发现 *EGFR* 激活突变[189-191]。大多数可用的抗体可以检测到 EGFR 的免疫反应，与 EGFR 突变状态无关[189, 192]。Wen 等[193] 通过采用 E746-A750del 和 L858R EGFR 激活突变特异性抗体进行 IHC 分析，在 303 例三阴性乳腺癌（包括 4 例化生性癌）中未发现有 EGFR 激活突变，目前没有证据支持使用靶向特异性 *EGFR* 酪氨酸激酶 – 激活突变的药物治疗化生性乳腺癌。

McCart Reed 等[49] 应用 IHC 检测了 165 例化生性癌（包括 23 例化生性鳞状细胞癌），约 75% 有 EGFR 表达。70% 的梭形细胞癌中有 EGFR 过表达，通常分布于鳞状或 NST 成分中。EGFR 的过表达与乳腺癌特异生存率降低显著相关。值得注意的是，11 例 AE1/AE3 阴性和 EGFR 阳性的化生性癌患者中有 5 例在确诊后 2 年内死亡。

6. 波形蛋白

波形蛋白（vimentin）的中间丝表达于间质细胞。成人乳腺中，肌上皮也表达 vimentin，而腺 / 腔细胞为阴性。大多数乳腺浸润性癌 vimentin 阴性，与腺 / 腔基因型和表型一致，但 vimentin 阳性见于大多数基底样癌[194] 和化生性癌。McCart Reed 等[49] 的研究中，仅有 6 例化生性癌 vimentin 阴性，其中 5 例 E-cadherin 异常表达，1 例既有正常也有异常染色。vimentin 和 p63 的共表达（后者具有强而弥漫的染色）预示着预后较差。

7. 化生性癌是基底样和低 Claudin 型癌

据 Nielsen 等[195] 报道，由 IHC 标记 EGFR 和（或）CK5/6 阳性的三阴性癌具有基因阵列表达谱的特征。上述免疫表型具有 100% 的特异性和 76% 的敏感性。Reis Filho 等[169] 描述了 65 例化生性乳腺癌，其中 59 例（91%）为三阴性、CK5/6 和（或）EGFR 阳性免疫表型，支持它们分类为基底样乳腺癌。随后的研究中[196, 197]，Claudin-low 型癌是在基因组分析的基础上确定的。Claudin-low 型肿瘤是一种三阴性癌，其特点是预后差，低表达或缺失管腔标志物（如 CK7 和 CK18）、高度富集上皮 – 间质转化标志物（如 Snail 和 Twist）、免疫应答基因和肿瘤干细胞的特征。化生性癌显示 Claudin-low 型癌的基因组和表达谱（见遗传学和分子研究部分）。

8. 乳腺癌干细胞

肿瘤干细胞被认为能够无限地自我更新。研究

人员发现乳腺中含有可能对肿瘤发生、维持、更新和转移至关重要的干细胞[198]，并可能参与了乳腺上皮间质转化的过程。有不同的标志物用于鉴别乳腺癌干细胞[183, 198]。乙醛氧化脱氢酶 1（ALDH1）被公认是干细胞标志物之一，是一种负责细胞内乙醛氧化的解毒酶[198]。应用 IHC 方法证实了化生性乳腺癌中存在 ALDH1 阳性乳腺癌干细胞的富集群[199, 200]。一项研究中[200]，27 例化生癌中 16 例（59%）检出 ALDH1 阳性细胞，其中包括 71% 的具有梭形细胞的癌、39% 的具有鳞状成分的癌、83% 的具有软骨样成分的癌和 100% 的具有骨成分的癌。另一研究显示[199]13 例化生癌中 4 例（30.8%）ALDH1 阳性。

CD44 是一种细胞表面黏附受体，介导细胞与细胞和细胞与间质的相互作用。在鳞状上皮的基底层和包括乳腺在内的各种脏器的腺上皮中强表达。CD44 在乳腺癌[200]和其他脏器中表达。据报道，CD44$^+$/CD24$^-$/low 表型可识别乳腺癌干细胞[198]。Gerhard 等[199]的一项研究中，13 例化生性乳腺癌中 CD44$^+$/CD24$^-$/low 细胞占肿瘤细胞的 10% 以上。CD44$^+$/CD24$^-$/low 免疫表型在所有类型的肿瘤细胞中都有表达，包括腺上皮细胞、鳞状上皮细胞、梭形和软骨样细胞。化生性癌中乳腺癌干细胞的存在至少部分地解释了这些肿瘤的化疗耐药特性。

9. 上皮间质转化相关蛋白

上皮间质转化是上皮细胞获得间质样特性以促进肿瘤生长和侵袭的过程（另见"基因改变"）[201]。Snail 蛋白是一类参与胚胎发育和上皮间质转化过程的转录因子家族[201, 202]。Snail 通过下调 E-cadherin 启动子减少细胞黏附，从而促进侵袭，并有助于获得梭形细胞表型。Snail 还能延长细胞周期，这一能抵抗细胞死亡的特性，增强了恶性细胞形成转移灶的能力[202]。在 12 例伴软骨样基质的化生性癌中[30]，91.6% 的细胞核和（或）细胞质中有 Snail 表达，并且与 E-cadherin 的表达呈负相关。Snail 在软骨样和恶性上皮细胞中均有表达。其中一例肿瘤显示软骨样细胞的胞核和胞质都有 Snail 表达，但肿瘤上皮细胞仅呈胞质阳性。据 Nassar 等[36]报道，尽管化生性癌中 Snail 有高敏感性（100%），但其诊断特异性仅为 3.8%，因为它在其他梭形细胞病变中也呈阳性，包括 4/4 例（100%）肌纤维母细胞瘤，

14/14 例（100%）叶状肿瘤和 7/8 例（87.5%）假血管瘤样间质增生。

层粘连蛋白 5（Laminin 5）[203]是一种通过形成半桥粒参与上皮细胞与基底膜结合的蛋白质，并参与创伤修复过程中上皮细胞迁移。它由 α3、β3、和 χ2 链组成，其中 β3 和 χ2 链是 Laminin 5 特异性的。Carpenter 等[170]评估了 25 例化生性乳腺癌（包括 7 例纯鳞状细胞癌）中 laminin 5 的 β3 和 χ2 链。24/25 例（96%）有 5%～100% 的细胞检测到这两条链，包括鳞状、软骨样和梭形细胞病灶等所有化生成分；如果存在腺性肿瘤细胞，也呈阳性。在 24 例阳性病例中，有 21 例两条链的免疫反应模式相似，其中 2 例 χ2 链和 1 例 β3 链分布更多。Laminin 5 染色在肿瘤 - 间质界面处较明显，在细胞外基质中缺失。β3 和 χ2 链分布于正常肌上皮细胞的细胞质，有时也见于基底膜下方的间质中。Laminin 5 检测伴鳞状化生的癌的敏感性与 p63 和 CK5/6 相当，但对产生基质的癌的敏感性高于这两种标志物，对梭形细胞化生性癌敏感性中等。作者还报道了 12 例高级别三阴性非化生性乳腺癌中有 5 例 Laminin 阳性，但 4 例肉瘤是阴性的（2 例未分化肉瘤、1 例转移性恶性叶状肿瘤和 1 例血管肉瘤）。这些结果表明 Laminin 5 可能是诊断化生性癌的敏感和特异的标志物。然而，Laminin 5 的诊断功效，特别是在有限的粗针穿刺材料中，需要进一步验证。

αB- 晶体蛋白（αB-crystallin）是 *CRYAB* 在染色体 11q22.3～q23.1 上编码的一种热休克蛋白。它是脊椎动物眼睛晶体蛋白的一个组成部分。氧化应激和热休克诱导 αB - 晶体蛋白的表达具有细胞保护作用，至少在一定程度上仅次于抑制细胞凋亡。乳腺癌中，αB - 晶体蛋白由新辅助化疗诱导，并与化疗抵抗有关[204]。Moyano 等[205]发现 45% 的基底样乳腺癌表达 αB - 晶体蛋白，而非基底样癌仅为 6%，且多变量分析结果表明 αB- 晶体蛋白与预后不良有关，与肿瘤分级、淋巴结受累、ER 和 HER2 状态无关。在两组研究中，化生性癌的 αB - 晶体蛋白表达率分别为 68%[206]和 86%[207]。其中一组研究[206]显示，所有化生性和非化生性成分的细胞质中都检测到了 αB - 晶体蛋白。αB - 晶体蛋白或 CK14 在 33 例化生性癌中的表达率为 84%，而在 44 例高级别非特殊类型浸润性癌和 28 例间叶性梭

形细胞肿瘤中的表达率仅为 14% 和 7%。然而，另一组研究[208] 中，5 例化生性癌中仅有 1 例 αB – 晶体蛋白阳性。

尽管这些标志物中的一些指标对化生性癌显示出高度的敏感性，但在粗针穿刺材料中的诊断价值尚未得到验证。

GATA3：在一项针对不同脏器原发癌的研究中[209]，91% 的非特殊类型浸润性癌和 100% 的浸润性小叶癌表达 GATA3。ER 阳性乳腺癌中 GATA3 表达最高。据 Cimino-Mathews 等[210] 观察，13 例化生性癌中 7 例（54%）有 GATA3 表达（图 16–42），并认为该指标阳性可能有助于提示化生性癌远处转移灶的乳腺起源。然而，GATA3 阳性也见于其他癌种，包括 50% 的涎腺癌[209, 211]。

SOX10：SOX10 是一种神经嵴转录因子，对黑色素瘤具有高度特异性。良性乳腺肌上皮和上皮细胞[212] 以及乳腺癌中也有表达，其在三阴性癌中的检出率为 37.5%～80%[212-216]。Cimino-Matthews 等[215] 发现，13 例化生性癌中 46% 表达 SOX10，包括 5/6 例产生基质的化生性癌（图 16–28）和 1/3 例梭形和鳞状混合性化生性癌。另一研究[217] 显示，20 例乳腺化生性鳞状细胞癌中 45% 表达 SOX10，而起源于其他脏器（包括肺、宫颈、食管、皮肤和口腔黏膜）的鳞状细胞癌 SOX10 阴性。对上述染色模式的认识对于来源不明的恶性肿瘤的诊断，特别是对转移性肿瘤的诊断非常重要。

10. 程序性死亡配体 1

程序性死亡配体 1（PD-L1）是一种免疫调节分子，与活化 T 细胞、B 细胞和髓细胞上的 PD-1 结合，进而调节免疫反应的激活或抑制。在乳腺癌中，*PI3K/ PTEN* 和 *RAS-MAPK* 通路中的致癌改变引起 PD-L1 上调，导致免疫逃避。癌或免疫细胞中 PD-L1 的表达被认为是肿瘤对免疫检查点抑制剂反应的预测指标。几项研究中，PD-L1 在化生性癌中的表达率为 30%～66%[218-223]，明显高于非特殊类型浸润性癌（8.2%）[220] 和三阴性癌（9%）[218]。21 例梭形细胞化生性癌的 IHC 染色有 7 例（33%）癌细胞 PD-L1 表达高于 1% 的阈值，其中 3 例 50%～100% 梭形细胞弥漫表达 PD-L1[184]。研究发现，仅有 2 例梭形细胞化生性癌[184] 和 4/6 例化生性癌（形态未进一步说明）[221] 的免疫细胞表达 PD-L1。

【电子显微镜检查】

电子显微镜通过显示肿瘤中不同类型细胞的许多共同的超微结构特征支持化生性癌中异源性成分的上皮起源。大多数研究中[6, 109, 224–228]，研究者们证实了存在介于上皮和异源性成分之间超微结构特征的细胞。然而，伴骨化生的乳腺癌上皮和间质成分之间没有发现中间细胞[229]。有不同程度的肌上皮细胞存在，偶尔构成病变的主要成分[19, 109]。

【遗传学检查】

1. 基底样、Claudin-Low 和间质型癌

2000 年，Perou 等[230] 确定了乳腺癌不同的内

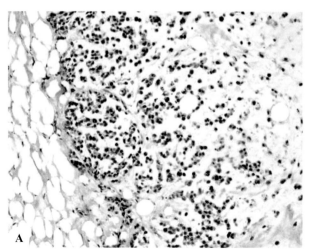
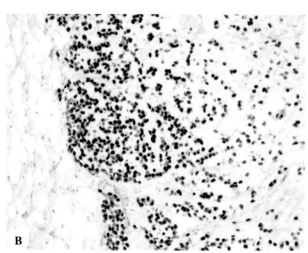

▲ 图 16–42　化生性癌，免疫组织化学
A. 伴黏液软骨样基质的化生性癌；B. 癌细胞显示 GATA3 核强阳性

在基因表达谱，将乳腺癌分为腔面（Luminal）型、HER2 过表达型和基底样型。除少数例外，基底样癌无 ER 和 HER2 相关基因的表达，但是过表达增殖和基底样相关基因。基底样基因，如编码基底样角蛋白 CK5、CK6、CK14 和 CK17 的基因，由复层上皮基底层细胞表达。乳腺肌上皮细胞也表达大多数基底样基因。化生性乳腺癌通常为三阴性、CK5/6 和（或）EGFR 阳性表型[169]。Nielsen 等通过基底样基因阵列分析发现，在乳腺癌中，这种表型有 100% 的特异性和 76% 的敏感性[195]。Reis Filho 等[169]报道了在 91% 的化生性癌中具有基底样免疫表型。Weigelt 等[231]研究证实了在 20 例化生性癌中 19 例（95%）有基底样基因表达谱，进一步支持了化生性癌属于基底样癌的分类。

对小鼠和人乳腺肿瘤的基因表达谱进行无监督聚类分析，确定了乳腺癌的另一种分子亚型，即 "Claudin-low" 型[197]。Claudin 是一个参与细胞间黏附的蛋白家族，高表达于上皮形态的癌中。Claudin-low 型肿瘤的特征是低或失表达管腔 / 腺管分化标志物（如 E-cadherin）；上调间质性抗原（如波形蛋白）；富集上皮间质转化标志物；调节免疫应答基因以及肿瘤干细胞[196, 199, 232]。虽然 Claudin-low 型肿瘤在广义上仍被视为 "基底" 样癌，但是它们形成一个富含干细胞的独特亚群[196, 233]。大多数 Claudin-low 型癌分化差，形态学分级高，富含炎症细胞[197]。而具有类似特征的癌转移潜能高，预后差[233-235]。化生性癌的形态学、免疫表型和遗传学特征与 Claudin-low 型肿瘤一致[199, 232]。

2011 年，Lehman 等[236]分析了 21 个乳腺癌基因表达谱数据库，并确定了三阴性癌的 6 种亚型。间充质型和间充质干细胞型三阴性乳腺癌的特征是上皮间质转化相关基因表达增加，生长因子通路和 PI3K/MTOR 通路激活。化生性癌集中于这两组。

2. 上皮 – 间质转化

上皮间质转化是一个多步骤的且可逆的过程[201]。上皮细胞通过失去细胞间连接、改变细胞与基质的黏附、重组细胞骨架，从而失去腺体的形态，获得间质特性，如梭形细胞形态、间质性表型、迁移增强、抗凋亡，以及产生细胞外基质成分的能力。上皮间质转化发生在胚胎形成的生理过程中，又是组织损伤后再生修复过程的一部分。上皮

间质转化也被认为在所有癌中短暂出现，促使间质浸润，淋巴和血行播散以及远处种植。在成人组织中，发育转录因子和激活通路参与协调上皮间质转化。Snail、Slug、锌指 E 盒结合同源异形盒 -1（ZEB1）、Twist、Goosecoid 和 FOXC2 是参与上皮间质转化启动的转录因子。它们部分通过抑制多种上皮相关抗原的转录发挥作用，如 E-cadherin/β– 连环蛋白（β-catenin）复合物参与上皮细胞形态的维持。β-catenin 在细胞核内的聚积常与胞膜 E-cadherin 的功能丧失有关，并导致对上皮间质转化的易感性增加[237]。E-cadherin 的失活促进细胞骨架的重建和前后极性的获得，两者都与细胞运动有关。肿瘤附近细胞外基质释放的肿瘤生长因子 β（TGF-β）通常起到抑癌作用，但在某些情况下，它可以通过诱导 Smad3/4 表达和活化激活素受体激酶 5（ALK-5）来促进上皮间质转化[201]。Morel 等[238]的研究表明，在 K-ras 癌基因激活的转基因小鼠的乳腺上皮中，上皮间质转化促进因子 Twist 和 ZEB 的过度表达促进了小鼠 Claudin-low 型乳腺癌的发展。体外乳腺腺上皮细胞中上皮间质转化诱导物的过度表达促使其获得上皮间质转化特征，包括间质标志物如 vimentin 的显著阳性，以及上皮分化标志物如 E-cadherin 的表达降低。上皮间质转化诱导物的表达类型和水平决定了上皮细胞向间质细胞转化的程度。ZEB1 的过度表达足以促进上皮间质转化，主要是通过获得梭形细胞形态和抑制 E-cadherin 的表达，即使在没有促有丝分裂因子的情况下也是如此。相反，过度表达 ZEB2 或 TWIST1 的腺上皮细胞为中间表型，即使 vimentin 阳性，也能维持 E-cadherin 表达和上皮形态。基因阵列分析显示，过度表达 ZEB1 和（或）RAS 的乳腺腺上皮细胞的基因表达谱与 Claudin-low 型肿瘤相似，而过度表达 TWIST1 或 ZEB2 和（或）RAS 的基因表达谱与基底样肿瘤相似。Twist 和 ZEB 蛋白可以抑制 TP53 和 RB 依赖的通路。

化生性乳腺癌具有上皮间质转化特性。Taube 等[239]研究显示，在化生性乳腺癌中，上皮间质转化相关基因过表达，包括 Goosecoid、Snail、Twist 和 TGF-β1，而 E-cadherin 和 β-catenin 相关信号通路的的基因表达下调。上皮间质转化的调节因子，ZEB1[200] 和 Snail[30, 36] 在这些肿瘤中也上调。过表

达 Snail 可下调细胞周期蛋白中的 cyclin D2 的表达，该蛋白在抑制细胞死亡中具有重要作用。

Lien 等[240] 利用基因阵列技术检测了 34 例导管癌和 4 例伴肉瘤样或骨软骨样化生的化生性乳腺癌的基因组特征。无监督聚类将两类肿瘤类型分开，进一步分离成不同形态的化生性癌。监督分析确定了独特的基因图谱。化生性癌的特征是细胞 / 细胞基质黏附和细胞外基质重塑 / 合成（ADAMT5、HTRA3、MXRA8 和 TIPM3）、黏附（AGC1、EDIL3 和 PKD2）和基质蛋白（COL16A1、COL18A1、LUM、P4H8、SPARC、THB1 和 THB2）相关的基因表达增加。其他基因与生长发育有关，包括软骨发育（HOXA7、MSX1、POSTN、AGC1、PRRX1、SFRP2、SFRP4 和 TBX2）。一些鉴别基因也在转染了 Snail 的 MCF7 细胞中表达上调，并且在体外表现出上皮间质转化，这表明上皮间质转化在化生性乳腺癌的发病机制中起着至关重要的作用[240]。Mani 等[241] 报道，在永生化乳腺上皮细胞中诱导上皮间质转化，使细胞获得间质特征和乳腺癌 – 起始细胞 / 肿瘤干细胞的特性。作者在化生性癌中发现具有相似特性的细胞，以及 ALDH1 阳性和 CD44+/CD24-/low 乳腺癌干细胞水平的增加。其他研究也证实了化生性癌中存在乳腺癌干 / 肿瘤起始细胞[199, 200, 239]。这些资料提示乳腺癌干细胞可能参与了上皮间质转化过程。一项研究显示，化生性乳腺癌中未检测到 CTNNB1（β-catenin）基因的 3 号外显子突变[232]。

3. 染色体改变

化生性癌表现出不同于其他乳腺上皮性肿瘤的染色体得失方式。Hennessy 等[232] 对 28 例化生性乳腺癌（19 例为肉瘤样形态，9 例为鳞状化生）和近 500 例乳腺癌的基因组和信使 RNA（mRNA）阵列图谱进行了比较分析。化生性乳腺癌表现为 1p 和 5p 染色体远端获得和 3q 缺失，这在其他类型的乳腺癌中很少见，而 1q 获得和 16q 缺失通常见于低级别乳腺癌，在化生性癌中并不常见。与基底样癌相比，化生性癌更常见 1p、11q、12q、14q、19p、19q、22q 扩增和 1q、2p、3q 和 8q 缺失。化生性癌中 5q、9q、15q、16p、17p、17q、19p、19q、20q 和 22q 的保留也高于基底样癌。总的来说，化生性乳腺癌中染色体改变方式与普通型乳腺癌或非化生性基底样癌不相同，这表明化生性乳腺癌代表了乳腺肿瘤中具有不同遗传学特征的亚型。这些观察结果在随后的研究中得到了证实。

4. 致病突变

化生性癌中检测到体细胞突变的数目是不同的。一些研究显示，化生性癌中体细胞的突变数目为 0～40[219]，平均有 29 个突变[49]。Krings 和 Chen[48] 报道平均每例有 9.2 个突变（范围 1～51），不同的化生性癌亚型之间没有差异。Ng 等[185] 发现，每例突变的中位数为 103（范围 15～344），与 TCGA 的三阴性非特殊类型浸润性癌的突变率相当（中位数 76，范围 14～233）。其中一些差异可能是由于使用了不同年份的档案组织标本，或由于冷缺血时间和固定时间不同所引起。所有研究都发现了乳腺癌驱动基因的突变率较高。

TP53 突变检出率为 32%[232]、43.5%[184]、55.6%[186]、64%[48]、65%[219]、69%[185] 和 70%[49]。化生性癌中 TP53 突变率显著高于 METABRIC[242] 和实时 TCGA 外显子数据库中汇编的乳腺癌数据（3375 例）。

化生性癌在 PIK3CA 通路中有着频繁的致病基因突变。一组研究显示[48]，61% 的病例中发现有 PIK3CA/PIK3R1 基因突变。PIK3CA 基因突变检出率为 29%～47%[49, 185, 186, 219, 232]。有研究报道[232]，化生性癌中 PIK3CA 突变率为 47%，显著高于三阴性癌中的 8.3%。PTEN 基因突变在化生性癌中检出率为 11%～23%[49, 185, 186]。11% 的病例[185] 中检测到 ARID1A、PI3K 和 FAT1 突变，5.6% 的病例检测到 AKT1 突变[186]。与三阴性非特殊类型浸润性癌相比，化生性癌中 PI3K/AKT/MTOR 通路（57% vs. 22%）和 WNT 通路中相关基因（51% vs. 28%）的突变率明显更高[185]。McCart Reed 等[49] 观察到 TP53 和 PTEN 或 TP53 和 PIK3CA 发生共突变，30 例肿瘤中有 3 例（10%）发生 TP53、PIK3CA 和 PTEN 共突变。综上所述，这些发现证明了 TP53 和 PIK3CA 作为驱动基因在化生性癌发病机制中的作用。同时也表明，靶向 PI3KCA/MTOR 通路的药物可能适合某些化生性乳腺癌患者[243]。

Krings 和 Chen[48] 发现 25% 的化生性癌中存在 RAS-MAPK 通路异常，而非化生性三阴性癌分别只有 14% 和 7%。5 例伴软骨样基质的化生性癌中无 PI3K 和 RAS-MAPK 异常及 TERT 启动子突变，与之相比，不产生基质的癌突变率分别为 100%、

39% 和 39%。Ng 等[185] 在 16 例伴软骨样基质的化生性癌中也未发现 PIK3CA 突变，但有 2 例检测到 PIK3R1 突变。伴软骨样基质的化生性癌中 25% 存在 CHERP 突变，19% 存在 CD84 突变。

两项研究分别显示[48, 219]，25% 和 30% 的化生性癌中有 TERT 启动子突变，且集中于梭形细胞化生性癌和伴鳞状或梭形 / 鳞状分化的化生性癌中（47%）[48]。一项研究[48] 中的 5 例梭形细胞化生性癌均无 TP53 突变；但另一项研究[184] 发现，在 23 例梭形细胞化生性癌中，26% 的患者有 TP53 突变，同时该研究证明，43.5% 的梭形细胞化生性癌有 PIK3CA 突变，13% 的梭形细胞化生性癌有 PTEN 突变。17% 的肿瘤中发现有包括 HRAS Q61 在内的 HRAS 的突变。ER 阴性的腺肌上皮瘤和腺肌上皮瘤相关的三阴性癌中也有 HRASQ61 突变，其中一些是梭形细胞化生性癌[8]。17% 的梭形细胞化生性癌中可检测到 NF1 突变。有报道神经纤维瘤病 I 型 /von Recklinghausen 病患者中发生梭形细胞化生性癌[9, 65-70]。McCart Reed 等[49] 的研究发现，13%（4/30）的化生性癌中有 NF1 突变。

5. 肿瘤浸润淋巴细胞

肿瘤浸润淋巴细胞在肿瘤突变负荷（tumor mutation burden）至少为 15 个突变 / 例的化生性癌中更为常见，但肿瘤浸润淋巴细胞在高肿瘤突变负荷的肿瘤中占 40%，而在肿瘤突变负荷低达 2.7 个突变 / 例的化生性癌中占 20%，差异并不显著[243]。McCart-Reed 等[49] 发现，与无淋巴细胞浸润及少量浸润的化生性癌相比，伴有中至轻度淋巴细胞浸润的化生性癌的乳腺癌特异生存率比率没有显著差异。Tray 等[219] 对 126 例化生性癌研究中未发现存在微卫星不稳定性。

6. 同源重组缺陷

少数乳腺化生性癌患者为 BRCA1 胚系突变携带者[55, 59-64]。BRCA1 的下调除胚系突变外，还可能与其他机制有关。Turner 等[244] 在 27 例具有基底样免疫表型的化生性癌中证明，BRCA1 下调的次要原因是启动子的甲基化（63%）。Weigelt 等[231] 在 20 例化生性乳腺癌中发现 BRCA1 介导的 DNA 损伤反应和 G2/M DNA 损伤检查点的下调。BRCA1 引起的生长抑制依赖于参与 TP53 调控的视网膜母细胞瘤（RB）蛋白的磷酸化。对于非 BRCA1 胚系突

变携带者个体，DNA 改变可能源于 RB 和 BRCA1 调控 DNA 损伤通路的部分失活。体外研究表明，TWIST 和 ZEB1 这两种上皮间质转化的强诱导剂，均能有效抑制乳腺癌细胞系中 TP53 和 RB 依赖的通路，从而抑制细胞由于原癌基因引起的衰老和凋亡[245]。Weigelt 等[231] 报道在化生性乳腺癌中，PTEN 和 TOP2A 显著下调。由 Ng 等[231] 研究的 16 例伴软骨样基质的化生性癌中有 8 例（50%）显示 HRD/BRCA 相关的突变特征。以上机制均可能与化生性癌的致病有关。化生性癌广泛的基因改变可能是这种肿瘤形态异质性的原因。这些观察结果在一定程度上解释了化生性癌与非化生性癌相比而言对化疗相对耐药。

【治疗】

1. 手术

虽然在过去的 20 年中，保乳治疗（即乳腺保乳手术或 BCS）和辅助治疗也用于治疗化生性癌患者，但乳房切除术仍然是最常见的外科手术[15, 16, 42, 50, 53, 55, 64, 84, 85, 222, 246]，可能是因为大多数情况下肿瘤大于 5cm，然而一些研究中部分乳房切除术更为常见[56]。

2. 淋巴结状态

与大小和受体状态相似的非化生性乳腺癌相比，化生性乳腺癌的淋巴结转移相对较少。在对 2000 年至 2010 年 SEER 数据库中登记的 2338 例化生性癌患者的分析中[247]，淋巴结状态为 N0 占 86.4%，N1 占 5.8%，N2 占 5.4%，N3 占 2.4%。淋巴结转移率明显低于非特殊类型浸润性癌（N0 为 66.9%、N1 为 21.8%、N2 和 N3 分别为 7.8%、3.5%）。临床淋巴结阴性患者中，前哨淋巴结活检是目前腋窝淋巴结分期的首选方法[248]。ACOSOG Z0011 试验中不包括化生性癌患者，目前尚不清楚在接受保乳治疗和辅助放疗的化生性癌患者中，发现最多有两个前哨淋巴结有转移者，是否应进行腋窝淋巴结清扫。在接受乳房切除术的患者中，如果发现有前哨淋巴结受累，通常需腋窝淋巴结清扫。淋巴结转移患者的预后明显差于淋巴结阳性的非化生性癌。在一项研究中[24]，比较所有接受辅助化疗的淋巴结阳性三阴性乳腺癌患者的预后，淋巴结阳性的化生性癌患者 3 年无病生存率仅为 44.4%，而淋巴结阳

性的三阴性非特殊类型浸润性癌患者的 3 年无病生存率为 72.5%。

3. 激素治疗和 HER2 靶向治疗

大多数化生性癌是三阴性癌，无须激素治疗。一些化生性癌显示激素受体低表达，在 1% 和 10%～15%，但激素治疗往往无效。一项源自 2338 例化生性癌患者的研究数据显示[247]，激素阳性和激素阴性化生性乳腺癌患者的 5 年生存率相似（65.7% vs. 63.5%），激素治疗不能提高生存率。

混合性化生性癌的鳞状和（或）非特殊类型浸润性癌成分和一些罕见的梭形细胞癌可能 HER2 呈阳性，但采用 HER2 靶向治疗的化生性癌患者数量有限，其疗效无法评估[46, 64]。

4. 放疗

许多研究证明辅助放疗对化生性癌患者的生存有显著益处。Tseng 和 Martinez[42] 对 1988 年至 2006 年间 SEER 数据库中的 1501 名患者进行了研究，肿瘤分为化生性癌（57.3%）（68.7% 为高级别）和腺鳞癌（18.1%）及癌肉瘤（11.7%）。肿瘤大于 2cm 者为 68.7%，淋巴结有转移者为 22.5%。大多数患者（55.5%）行乳房切除术，41% 行保乳治疗，2.9% 未切除肿瘤。总的来说，580 例（38.6%）患者进行了放疗。所有患者的 10 年乳腺癌特异生存率和总生存率（OS）分别为 53.2% 和 68.3%。多变量分析显示，放疗改善了总生存率（60.3%）和疾病特异性总生存率（71.7%），并降低了疾病相关的死亡风险。随后的研究证实了这些发现。特别是 2000 年至 2014 年 SEER 数据库中对 460 例化生性癌患者的分析显示，所有患者的 5 年乳腺癌特异生存率为 57.5%，但接受过乳房切除术后放疗的患者为 62.3%，而未进行放疗的患者为 50.3%。多变量分析中，乳房切除术后放疗不仅对高危肿瘤患者（T1～4N2～3 和 T4N0～1）有益，并且对中危肿瘤患者（T1～2N1 和 T4N0～1）也有益[249]。另一项研究[58] 也证实了包括老年女性在内的辅助放疗的生存获益。在淋巴结阳性和淋巴结阴性患者中都观察到化疗的生存获益[58, 249]。

5. 化疗

化疗是治疗化生性癌的常规方法。大多数患者使用蒽环类药物或蒽环类药物和紫杉类或多柔比星和异环磷酰胺方案。

以卡铂为基础的治疗已用于一些化生性癌患者。一组报道显示，中位随访 8.5 年时，9 名接受卡铂类化疗的患者全部存活，而接受传统化疗的 14 名患者中只有 57.1% 存活[93]。尽管从这个小型研究[93] 和个别病例报道[250] 中无法得出明确的结论，但这些结果提示，对于一些原发化生性癌患者，以卡铂为基础的化疗可能比标准化疗方案更有效。

6. 新辅助化疗

化生性癌患者可在手术前进行新辅助化疗[26, 31, 33, 35, 38, 251]。Hennessy 等[31] 研究了 21 例接受蒽环类新辅助化疗的化生性乳腺癌女性患者，其中 5 例还接受了紫杉类治疗，1 例接受了异环磷酰胺治疗。有 2 例（10%）达到病理完全缓解，1 例（5%）临床完全缓解（complete clinical response，CR），4 例（20%）临床部分缓解。Nagao 等[251] 研究了一组乳腺癌患者新辅助化疗的反应与组织学亚型的关系，包括 9 例化生性癌（4 例梭形细胞癌，4 例产生基质的癌，1 例伴软骨/骨化生的癌）和 5 例鳞状化生的癌。结果显示，与普通乳腺癌相比，尽管进行了新辅助治疗，但梭形细胞或鳞状化生的癌体积增大。这些发现与 Rayson 等[40] 在乳腺癌患者接受常规新辅助化疗治疗时的研究结果一致。伴有化生性癌的临床反应明显比普通癌差，并且 50% 的化生病例发生进展。化生性癌组的复发或死亡发生率明显较高。有报道 1 例化生性乳腺癌对治疗肉瘤的以异环磷酰胺为基础的新辅助化疗方案有反应[252]。

一项单机构回顾性研究中[46]，97 例化生性癌中 29 例（30%）接受了新辅助化疗。29 例中 17 例（59%）为产生基质的，11 例（38%）为鳞状，1 例（3%）为梭形细胞。29 例中，5 例（17%）获得病理完全缓解，其中 3 例为产生基质的化生性癌、1 例为产生基质的癌与非特殊类型混合、1 例为单相的梭形细胞癌。在 5 例病理完全缓解的肿瘤中，有 1 例为 HER2 阳性，并用 HER2 靶向治疗，但作者没有明确其形态学亚型。5 例病理完全缓解患者中的 1 例在 1 年后有产生基质的化生性癌远处转移，41 个月后死于该疾病。单变量分析中，产生基质形态（纯型或与非特殊类型浸润性癌混合）是与病理完全缓解相关的唯一变量。另一组研究[64] 也报道有 11%（2/18 例）的患者（混合性导管/梭形细胞癌化生性癌和化生性鳞状细胞癌）呈现病理完全缓解，而 5/18 例（27.8%）在新辅助治疗期间肿瘤增大，其中 2 例同时发生远处转移。中位随访 28.9 个月，8/16 例（50%）出现局部复发（1 例）或远处转移（7 例），6 例死于该疾病。

7. 新的治疗策略

新的治疗策略基于新近研究探索中科学的不断进步，特别是对于标准治疗失败的 IV 期患者[243, 253]。23 例 IV 期化生性癌采用 mTOR 抑制剂替西罗莫司联合脂质体多柔比星治疗。应用 PI3K/AKT/mTOR 通路治疗的 CR 或部分缓解率为 25%（6 例）[254]。目前，PIK3CA 抑制剂的使用仅限于临床试验中的患者或具有致病性 PIK3CA 突变的癌症患者[255]。对标准治疗无效的局部晚期或 IV 期 PD-L1 阳性化生性癌患者，用免疫检查点抑制剂进行免疫治疗是另一种新的治疗策略。在某些尚未查证的病例中观察到病情明显好转[256]，但还需要更多的数据支持。

【预后】

尽管化生性癌是三阴性癌，但总的来说，其预后比非化生性三阴性癌差。He 等[14] 对 2010—2014 年 SEER 数据库进行分析，比较了三阴性化生性癌（763 例）与非三阴性化生性癌（349 例，其中 69 例 HER2 阳性）和非化生性三阴性癌（21 321 例）的结果。三阴性化生性癌与非化生性三阴性癌和非三阴性化生性癌相比，乳腺癌特异生存率和总生存率明显更差，尽管后两组结果相似。在三阴性化生性癌患者中，放疗与乳腺癌特异生存率和总生存率显著增加相关。其他研究也有类似的结果。化生性癌患者的 5 年总生存率在 53%～58.4%[28, 31]，10 年总生存率为 53.2%[42]。其他研究中病死率分别为 12.5%[26]、23.9%[38]、29.7%[35]、32%[28]、32.8%[33] 和 33%[32]。几乎所有死于该疾病的患者都发生了远处转移，最常见的部位是肺和骨。

化生性癌是一种罕见的肿瘤，所有报道都是回顾性的研究，病例数量相对有限。此外，大多数研究只提供了很少的肿瘤形态学信息，这些肿瘤的形态异质性使其分类和分析变得尤为复杂。一些化生性癌可能已被纳入大型前瞻性研究，但它们通常被纳入三阴性癌组；因此，目前尚无关于化生性癌的前瞻性资料。

流行病学研究和回顾性研究中与化生性乳腺癌患者乳腺癌特异生存率和总生存率降低相关的预后因素包括患者年龄较大[14, 45, 46]、肿瘤体积大[14, 45, 46, 49, 86] 和淋巴结阳性[14, 45, 46, 86]。

在 McCart Reed 等[49] 的研究中，与显著预后差相关的免疫表型特征包括 CK 表达缺失，尤其是 AE1/AE3 失表达和 EGFR 过表达。具有四种或四种以上形态成分的混合性化生癌与仅有两种或三种形态成分的癌相比，乳腺癌特异生存率显著降低。除纤维瘤病样化生性癌和梭形细胞化生性癌外，组织学分级在化生性乳腺癌中的预后价值尚不确定，前者似乎比后者具有相对较小的侵袭性。然而，纤维瘤病样化生性癌的远处转移已有报道[32, 88, 89, 93]（图 16–15），少数纤维瘤病样化生性癌患者死于该疾病[32, 88, 89]。

流行病学研究只提供了有限的化生性癌类型的信息，不可能确切地梳理出每个特定形态亚型的临床细节、局部和全身治疗以及随访数据。反之亦然，单机构研究的形态学资料详细，但所囊括的病例数有限。因此，有关特殊亚型化生性癌预后的资料很少。尽管有限，但一些肿瘤特异性数据可用于（高级别）梭形细胞化生性癌和产生基质的化生性癌。纤维瘤病样化生性癌的可用资料很少。

1.（高级别）梭形细胞化生性癌

也有称梭形细胞化生性癌为肉瘤样化生性癌。Hennessy 等[31] 报道了 1985—2001 年在单一机构治疗的 100 例双相分化的乳腺肉瘤样癌患者的调查结果。在 94 例确诊为局限性病变的患者中，64% 的患者行乳房切除术，29% 的患者行保乳治疗。淋巴结转移率为 28%。49 例（54%）患者接受了辅助放疗，其中 26 例接受了乳房切除术（6 例为阳性 / 近切缘），23 例接受了保乳治疗（4 例为阳性 / 近切缘）。89 名有随访资料的患者中 34 人死于该疾病。5 年总生存率为 64%。在接受或未接受化疗 / 放疗的患者中，生存率无统计学差异。与 T1 期肿瘤患者相比，淋巴结阳性患者（HR=2.51）和 T4 期患者（HR=18.33）因疾病死亡的风险更大。91 名有随访资料的患者中 44 例（48.3%）出现复发，其中远处转移 22 例，局部复发和远处转移 6 例，仅局部复发 16 例。无复发生存的中位时间为 74 个月，任何疾病复发后的中位生存期为 14 个月。82 例接受了化疗，其中 21

例接受了新辅助治疗。总的来说，肉瘤样化生性癌的预后较差，略差于高级别激素受体阴性的非特殊类型浸润性癌。没有关于 HER2 状态的资料。

Lester 等[34]报道了 47 例肉瘤样梭形细胞化生性癌患者的后续研究。肉瘤样癌定义为上皮成分少于 5% 的梭形细胞化生性癌。将梭形细胞化生性癌患者与年龄、肿瘤分期、分级和治疗（化疗和放疗）相匹配的三阴性乳腺癌对照组进行了比较。72% 的化生成分完全由梭形细胞组成，2 例呈恶性纤维组织细胞瘤样形态，1 例有多形性肉瘤样成分，1 例有局灶性骨和破骨细胞样巨细胞。22 例（47%）患者主要采用保乳外科治疗，25 例（53%）行乳房切除术。36 例接受了淋巴结评估的患者中，8 例（22%）有淋巴结宏转移；1 例有微转移，1 例有孤立性肿瘤细胞（ITC）。化疗 38 例，放疗 32 例，激素治疗 5 例。对 43 例患者进行了临床随访：12 例（28%）局部复发，17 例（40%）远处转移，9 例（21%）同时有局部复发和远处转移。17 例（40%）患者死于该疾病。5 年无病生存率为 45%。年龄大于 50 岁和淋巴结宏转移是 Ⅰ～Ⅲ期患者无病生存率显著降低的相关因素。肿瘤出现 95% 以上的化生性成分与 Ⅰ～Ⅱ期患者无病生存率降低有关。肿瘤大小是唯一与 Ⅰ 期患者预后不良相关的独立因素。与对照组相比，任何分期的化生性癌患者的无病生存率均降低。对于 Ⅰ～Ⅲ期患者，5 年无病生存率为 45%，对照组为 74%；对于 Ⅰ～Ⅱ期患者，5 年无病生存率为 53%，对照组为 87%。

一项对 19 例梭形细胞化生性癌的研究，在 13 例接受了淋巴结评估的患者中仅 1 例（1.3%）有淋巴结受累[53]。对 7 例患者进行了随访，随访时间为 6～33 个月。1 例被诊断为广泛的骨转移，1 例发生肺转移，第 3 位患者为胸壁复发。与年龄和肿瘤分期相匹配（而不是受体状态）的非特殊类型浸润性癌患者相比，梭形细胞化生性癌患者的生存期明显缩短。与其他类型化生性癌相比，（高级别）梭形细胞化生性癌的生存率也显著降低[86, 257]。在 McCart-Reed 等[49]的分析中，单相梭形细胞癌和伴梭形细胞特征的混合性癌有相似的结果。

2. 产生基质的化生性癌

仅有少数关于产生基质的化生性癌［黏液软骨样和（或）骨样基质］的研究报道。在 Chhieng

等[118]的研究中，32 例患者中 24 例做了乳房切除术，8 例做了局部切除术。26 例腋窝淋巴结清扫患者中 23% 有淋巴结转移。32 例中有 29 例进行了临床随访。6 例（21%）患者在最初治疗的 2 年内出现局部复发或远处转移，其中 4 例死于该疾病。5 年总生存率为 60%。与肿瘤大小和淋巴结状态（而不是受体状态）相匹配的非特殊类型浸润性癌相比，产生基质的化生性癌预后更为良好，尽管差异无统计学意义（图 16-43）。

Gwin 等[62]研究了 21 例伴软骨样分化的化生性癌。在 10 例有手术资料的患者中，4 例行乳房切除术，6 例行保乳治疗。11 例进行淋巴结评估的患者中 5 例（45.5%）淋巴结受累，3 例为单纯软骨样病灶转移。有临床随访资料的 8 例均接受了辅助化疗，7 例（87.5%）并且接受了放疗。患者中位生存期是 38.6 个月（范围 2～156 个月）。8 例中有 5 例发生远处转移，3 例死于该疾病。其中 2 例分别在 11 个月和 12 个月时发生转移，1 例在 35 个月时局部复发，2 例分别在 2 个月和 156 个月时无病生存。有多部位的癌复发，包括 2 例对侧乳腺癌。

Downs-Kelly 等[29]研究了 32 例产生基质的化生性癌，其中 1 例有局灶性骨样基质。14 例行乳房切除术（6 例乳房切除术后放疗），18 例行保乳治疗（16 例接受了辅助放疗）。所有肿瘤切缘均为阴性（间距至少 2mm）。7 例（22%）有淋巴结转移。8 例（25%）肿瘤中有淋巴管血管侵犯。12 例接受了新辅助化疗（9 例也接受了辅助化疗），18 例仅接受了辅助化疗。中位随访时间为 29 个月（范围 3～98 个月）。8 名患者在中位时间 25 个月（11～50 个月）后死于该疾病。7 例出现局部复发（平均 25 个月），其中 4 例进行了乳房切除术。在多变量分析中，淋巴管血管侵犯是预测局部复发的唯一独立因素。10 例发生远处转移（平均 28 个月），转移至肺（6 例）、肝（2 例）、臀部软组织和软脑膜（各 1 例）。多变量分析中，肿瘤分期和淋巴管血管侵犯是无病生存率的唯一独立预测因子。与 64 例年龄、肿瘤分期和分级（而不是受体状态）相匹配的非特殊类型浸润性癌相比，产生基质的化生性癌患者的局部和远处无复发生存率显著降低。

3. 纤维瘤病样化生性癌

关于这种罕见肿瘤的资料非常有限。在 Gobbi

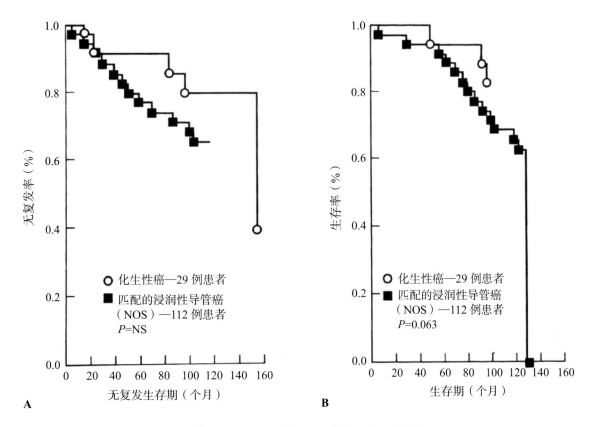

▲ 图 16-43　伴骨软骨化生性癌患者的生存分析

将化生性癌患者与肿瘤分期相匹配的浸润性导管癌患者进行比较。两组无复发生存期和总生存率无显著差异。A. 复发；B. 生存。NOS. 非特殊型；NS. 差异不显著（经许可，引自 Chhieng C, Cranor M, Lesser ME, et al. Metaplastic carcinoma of the breast with osteocartilaginous heterologous elements. *Am J Surg Pathol*. 1998；22：188-194.）

等[87] 的研究中，没有评估肿瘤切缘状态，也没有患者接受放疗。18 例有随访资料的患者中有 8 例（44%）在初次手术后 6～88 个月局部复发。8 例中有 1 例复发两次，第一次复发在初次手术后 88 个月，第二次复发在 9 个月后。组织学上，复发的比原发肿瘤细胞更丰富。有随访资料的 18 例患者均未出现远处转移或死于该疾病。Sneige 等[88] 报道了 24 例形态相似的肿瘤。初次手术治疗包括局部切除（7 例）或乳房切除术（13 例），4 例资料不详。15 例接受腋窝淋巴结清扫的患者未发现淋巴结转移。16 例有随访信息，平均随访时间为 33 个月（范围 8～90 个月）。切除手术后的 6 例患者中有 2 例在 5 个月和 32 个月时局部复发。最初接受乳房切除术治疗的 2 名患者在初诊后两年内发生了组织学上与原发纤维瘤病样化生性癌相似的肺转移。

Kurian 和 Al-Nafussi[32] 报道了 5 例形态类似纤维瘤病 / 结节性筋膜炎的化生性癌的临床病理特征。其中一例与浸润性小叶癌有关，另一例与非典型导管增生有关。5 例中有 4 例接受了乳房切除术，1 例进行了广泛的切除。1 例有淋巴结转移。2 例（40%）患者发生肺转移并死于该疾病。Carter 等[89] 也报道了 29 例梭形细胞化生性癌，其中 7 例为低核级，7 例低级别梭形细胞化生性癌中有 4 例复发，2 例在初次手术后 12 个月和 21 个月死于该疾病，2 例随访 35 个月和 42 个月时仍存活。因此，文献回顾发现，这类肿瘤的确既会局部复发又会发生远处转移，需要进行相应的治疗。尽管如此，这类肿瘤的侵袭性似乎不如具有高或中级别形态的梭形细胞化生性癌。

二、低级别腺鳞癌

低级别腺鳞癌（low-grade adenosquamous carcinoma）具有独特的两种形态，其临床表现与其他所有化生性癌不同。低级别腺鳞癌是一种罕见的化生性乳腺癌，其形态与皮肤腺鳞癌相似。自 1987 年 Rosen 和 Ernsberger[258] 首次描述以来，已有近 150 例这类肿瘤的系列研究报道[74, 91, 259-267] 和病例报道[260, 268-279]。4 例乳腺低级别腺鳞癌诊断为汗管瘤样鳞状细胞肿瘤[280]。1 名 49 岁女性低级别腺鳞癌患者是 BRCA1 胚系突变携带者[270]，1 名 54 岁女性患者携带 BRCA2 胚系突变[281]。少数低级别腺鳞癌患者有乳腺癌家族史[263, 267]，有的患者有同侧乳腺癌的个人史[263, 267]，还有一些有双侧同时性或异时性低级别腺鳞癌[264, 273, 278]。

【临床表现】

几乎所有报道的低级别腺鳞癌都是女性患者，常发生在围绝经期或绝经后，但报道中也有年仅 19 岁[268] 和 20 岁[263] 的患者。在 30 例低级别腺鳞癌患者中，4 例（13%）年龄大于 80 岁。Van Hoeven 等[264] 的研究中 32 名患者平均年龄为 57 岁。报道的 2 名低级别腺鳞癌男性患者分别为 73 岁和 47 岁[17, 18]。其中一例肿瘤长径 5cm 且激素受体阳性[17]；另一例肿瘤长径 1.5cm[18]。

低级别腺鳞癌常表现为可触及的肿块，但一些肿瘤是通过乳房 X 线检查发现的[267]。往往位于乳腺外上象限或乳晕后方。乳头溢液非常罕见[263]。2 名为妊娠期患者[263]。乳房 X 线检查可以发现低级别腺鳞癌[267]，但结果是非特异性的（图 16-44）。超声检查一个 5cm 的肿瘤报告为不确定[268]。MRI 显示强化的肿块[275]。一名被诊断为左侧乳腺低级别腺鳞癌伴钙化的 68 岁女性患者，经 MRI 发现右乳有一低级别腺鳞癌[278]。2 处肿瘤都位于乳晕后方。患者有双侧乳头内陷 3 年。

【大体病理】

大体检查，低级别腺鳞癌呈黄褐色结节状、质硬、边界不清（图 16-45）。低级别腺鳞癌通常比其他类型的化生性癌小，大小为 0.35[267]～8.6cm[264]。Van Hoeven 等[264] 研究中的肿瘤平均大小为 2.8cm。最近一组研究中[267]，肿瘤中位大小为 1.5cm，平均大小为 2.2cm（范围 0.35～7.0cm）[267]。

【镜下病理】

显微镜下，一些肿瘤具有高度侵袭性，呈放射状生长模式（图 16-46），而有些肿瘤局部或整体有边界（图 16-47）。在胶原间质背景中，癌由小导管和实性细胞巢组成，表现为数量不等的腺管

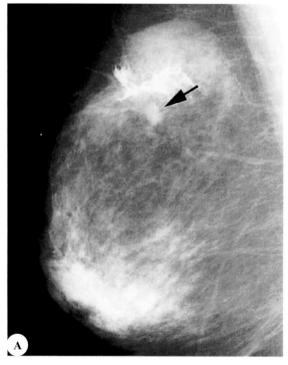
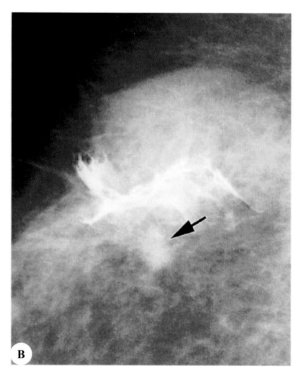

▲ 图 16-44　低级别腺鳞癌的影像学

在乳腺上半部分可见一肿瘤，其呈椭圆形星状辐射密度影（箭），边界不清，位于用于定位病变的注射染料下方

和表皮样分化，在正常导管和小叶间浸润性生长（图16-47至图16-49）。肿瘤整体均可见在正常导管间和小叶内浸润的趋势（图16-46和图16-50）。低级别腺鳞癌的特点是正常小叶和小叶间浸润的上皮成分有促纤维增生性间质包绕（图16-50）。此特征还有助于区别低级别腺鳞癌和复杂硬化性病变。低级别腺鳞癌可能与放射状硬化性病变/复杂硬化性病变[91, 263, 266, 268, 273]、导管内硬化性乳头状瘤[74, 264, 267]或乳头旺炽性乳头状瘤病/乳头导管腺瘤[74, 263]有关（图16-46）。罕见的低级别腺鳞癌与腺肌上皮瘤[264, 282, 283]（图16-51）和纤维腺瘤[266, 267]或良性叶状肿瘤[266]相关。一例2cm大小的低级别腺鳞癌发生在10年前曾进行过良性病变切除的乳腺活检部位残留金属丝碎片周围。作者没有明确说明被切除的是哪类良性乳腺病变[279]。

鳞状化生表现为不同的形态，包括广泛的表皮样生长、汗管瘤样分化和在显著腺管结构中出现孤立而不明显的鳞状病灶（图16-44至图16-46）。鳞状分化的比例从极低（腺体的5%~10%）到大量（70%~80%）[264]。大的角化囊肿不常见，但有时可见含有角质碎片与钙化的微囊。鳞状病灶周围常有独特的呈层状排列的梭形细胞并与上皮融为一体（图16-47、图16-48和图16-50）。低级别腺鳞癌很少向高级别梭形细胞和鳞状化生性癌[261, 262, 280]或化生性高级别腺鳞癌[267]转变。可有导管原位癌，有时伴大汗腺特征，但可能很难与浸润性癌区分开。

【穿刺活检与环钻活检】

粗针穿刺活检样本中诊断低级别腺鳞癌是极具挑战性的，因为肿瘤的细微形态和在有限的材料中难以判断其浸润[262]。偶尔，杂乱的汗管瘤样鳞状条索和导管样结构周围的梭形细胞呈层状排列能提示诊断（图16-52）。然而，一些粗针穿刺样本中的肿瘤性上皮簇仅由少数（2~5个）细胞组成，细胞质呈无折光的致密嗜酸性，并与透明或弹力纤维间质混合，有助于复杂硬化性病变的诊断。一般来说，在看到粗针穿刺样本中具有不寻常特征的硬化性病变时，最好要考虑与低级别腺鳞癌进行鉴别。间质呈层状特征是考虑低级别腺鳞癌的重要诊断线索。有些粗针穿刺病例，低级别腺鳞癌被诊断为汗

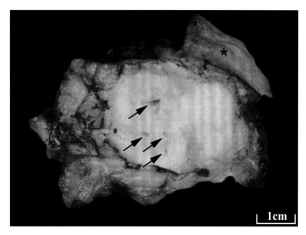

▲ 图16-45 低级别腺鳞癌的大体病理

肿瘤切面黄褐色，略呈分叶状，有纤维性外观。肿瘤内有少量囊肿（箭），肿块位于乳晕下方，局部延伸至真皮深部，需要切除部分表面皮肤（＊）

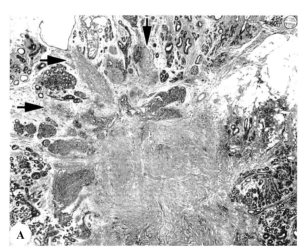

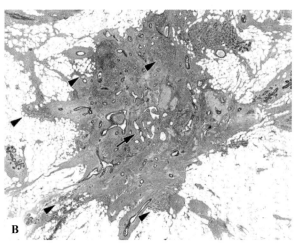

▲ 图16-46 低级别腺鳞癌

A. 肿瘤类似于放射状瘢痕，但中心硬化区由均质化间质组成，没有明显陷入的小管，此外，癌放射状浸润于肿瘤周围正常腺体之间（箭）；B. 这例肿瘤也类似于放射状瘢痕，注意肿瘤中心扩张的导管（箭），肿瘤周围许多淋巴细胞排列成分散的结节状（箭头）

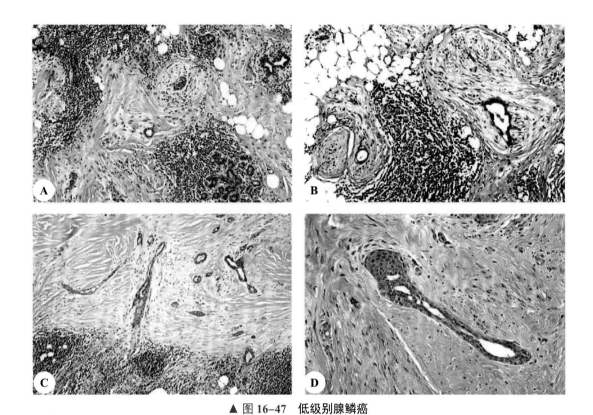

▲ 图 16-47　低级别腺鳞癌

A. 乳腺间质靠近小叶（下方）和导管（右上方）处有肿瘤浸润，注意肿瘤性上皮周围间质的特征和淋巴细胞反应；B. 癌侵犯脂肪；C. 边界清楚的低级别腺鳞癌伴致密胶原间质和外周淋巴细胞反应；D. 肿瘤中的腺鳞状分化如 C 所示

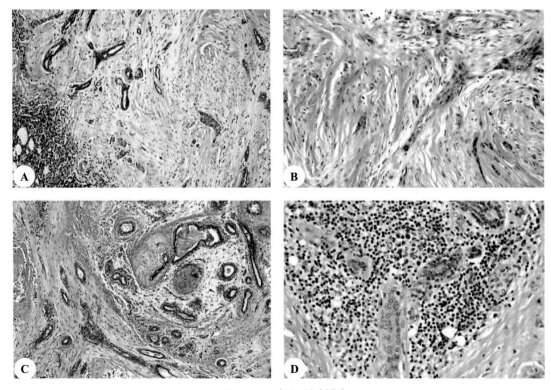

▲ 图 16-48　低级别腺鳞癌

A. 一些肿瘤有显著的胶原成分，注意边界处的淋巴细胞浸润（左下方）；B. 梭形细胞与上皮细胞的混合类似梭形细胞化生性癌；C. 肿瘤侵入小叶及其周围的表现，病灶主要为腺管，有一个鳞状结节；D. 低级别腺鳞癌侵入小叶的放大图像，肿瘤性腺体的上端垂直于 6 点钟方向，有核分裂象

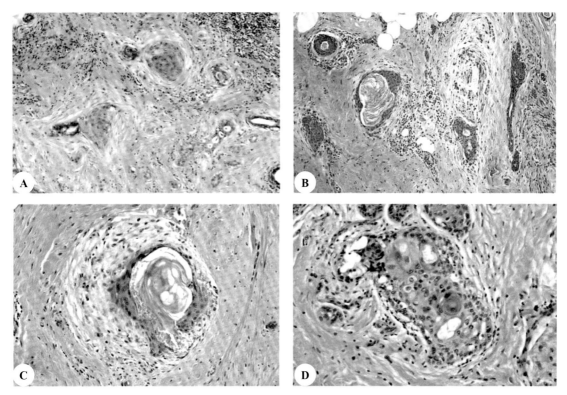

▲ 图 16-49　低级别腺鳞癌，显示鳞状分化的各种模式

A. 实性鳞状病灶；B 和 C. 伴有囊性变的角化灶；D. 形成角化珠

管瘤样腺瘤[263] 或纤维腺瘤[266, 274]，但最常见的是类似硬化性病变，如放射状瘢痕或硬化性乳头状瘤。在小腺体突出的情况下，低级别腺鳞癌也可类似小管癌，但与后者相反，腺体周围有肌上皮包绕，至少局部如此。

某些情况下，皮肤环钻活检可获取靠近乳头的浅表肿瘤样本。这些病例中，低级别腺鳞癌的鉴别诊断包括汗管瘤样腺瘤。皮肤汗管瘤样腺瘤病变表浅，主要位于真皮。它可能发生在乳头导管开口附近，但并不是真正的浸润性生长，也从不侵及下方的乳腺实质。肿瘤细胞缺乏细胞非典型性，核分裂很少见。低级别腺鳞癌通常发生在乳腺实质内，虽然部位浅表者可累及真皮，尤其是乳头区域。低级别腺鳞癌具有浸润性生长模式，至少表现为局灶细胞非典型性，可有核分裂，以及一些囊性腺体内的凋亡和局灶性坏死。低级别腺鳞癌常与散在的慢性炎症有关。

【细胞学】

由于低级别腺鳞癌罕见，其细胞学特征仅在个例或小型研究中有所描述[260, 269, 271–273, 281]。低级别

腺鳞癌涂片中常有少至中等量的细胞，但有 1 例报道涂片内有大量的细胞[272]。上皮细胞簇具有不同的形态。有形状像逗号或蝌蚪的成角的小团簇，有时伴有鳞状化生。其他细胞簇包含均匀的小到中等大小的细胞，趋于围成一个微小的腺腔。这些细胞簇的外层是扁平或立方形的，不明显。背景中有双极梭形细胞，通常是良性病变的标志。拉长的细胞也单独或成小团出现[260]。当在细针穿刺材料中看到两种分化特征时要考虑低级别腺鳞癌可能。如果材料可做 IHC，IHC 染色也有助于证实鳞状分化[260, 272]。

仅凭细针穿刺材料很少能明确诊断低级别腺鳞癌，但在有低级别非典型性的鳞状细胞时可能会引起怀疑。有 1 例低级别腺鳞癌的细针穿刺材料最初被疑为小管癌[281]。

【免疫组织化学】

Kawaguchi 和 Shin[263] 描述了 30 例低级别腺鳞癌中上皮和肌上皮标志物的免疫反应模式，包括 4 例发生在乳晕后方的肿瘤，1 例最初被误诊为汗管瘤样腺瘤，3 例同时存在梭形细胞化生性癌。25 例

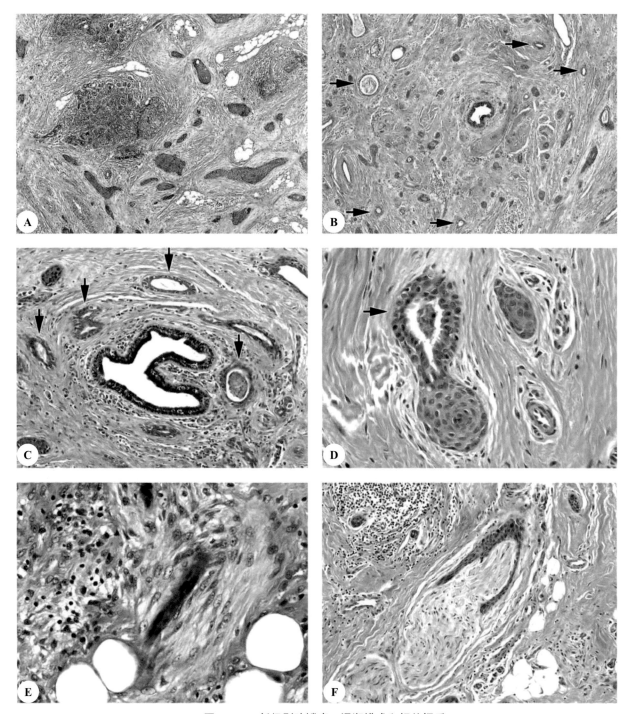

▲ 图 16-50　低级别腺鳞癌，浸润模式和相关间质

A. 低级别腺鳞癌巢团围绕着一个正常的小叶，小叶有淋巴细胞浸润，间质的特点是有中等量细胞的纤维化带和少量淋巴细胞；B 和 C. 正常导管周围有小腺体和鳞状巢团，一些肿瘤性上皮形成管腔状结构（箭），局部淋巴细胞聚集；D. 鳞状和腺管状分化，肌上皮层很明显（箭）；E. 平行于致密嗜酸性鳞状 / 肌上皮成分的富细胞间质呈层状排列；F. 低级别腺鳞癌侵犯神经周围的罕见病例

肿瘤的上皮细胞簇至少有一种 CK 染色（图 16-53），包括 AE1/AE3、CK5/6、34βE12 和 CAM5.2。每例肿瘤中的一些上皮细胞簇 CK 呈阴性，然而没有任何一种角蛋白在一个病例的所有上皮细胞簇中全部呈阴性。角蛋白 AE1/AE3、CK5/6 和 CK7 分别在 57%、58% 和 50% 病例中的上皮细胞簇中央着色，但在角蛋白 34βE12（35%）和 CAM5.2（10%）中不常见。除 3 例与梭形细胞化生性癌相关的病

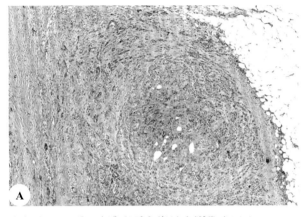

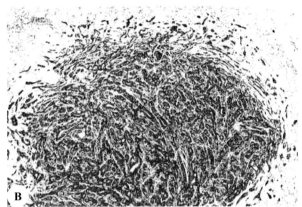

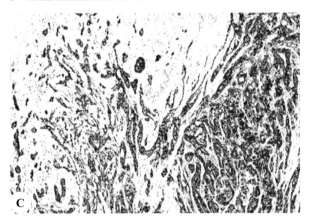

▲ 图 16-51　起源于腺肌上皮瘤的低级别腺鳞癌

A. 腺肌上皮瘤的结节由具有上皮和肌上皮层的小管组成，从结节中心向外呈半螺旋状排列，结节周围小管变细，呈浸润性生长。B. ADH5 免疫组织化学染色显示腺肌上皮瘤的双层结构，由上皮（CK7 和 CK18 呈红色）和肌上皮（CK5、CK14 和 p63 呈棕色）组成。在病变周围，低级别腺鳞癌由上皮细胞细条索组成，主要表达 CK5 和 CK14，也有表达 p63。C. 腺肌上皮瘤的双层小管（右侧）形成低级别腺鳞癌中的细条索和小腺体（左侧）

例外，1 例间质细胞中也显示 CK7 阳性，这不是由于存在上皮细胞。同一病灶中 AE1/AE3、CK5/6 和 34βE12 为阴性。在其他 3 例中，上皮样间质细胞 CK7 阳性，其中 1 例梭形细胞 34βE12 和 SMA

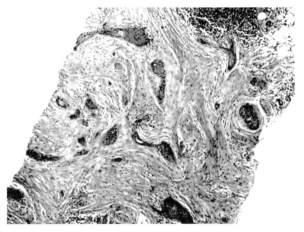

▲ 图 16-52　低级别腺鳞癌，粗针穿刺活检

低级别腺鳞癌的典型特征在粗针穿刺活检样本中很明显，注意上方边缘有小叶内淋巴细胞浸润

阳性。另一项研究，5 例低级别腺鳞癌中也发现基底样标记 CK5/6、CK14 和 CK17 呈强阳性[261]。低级别腺鳞癌的间质梭形细胞常很少或无 CK 表达（图 16-53）。

在 28 例中，只有 3 例（11%）是在所有上皮巢周围都有肌上皮标志物 p63、平滑肌肌球蛋白重链、SMA、CD10 和 calponin 的完整环周染色[263]。28 例低级别腺鳞癌中有 10 例（36%）同时存在完整、不连续和缺乏肌上皮标志物的环周染色，所有病例中只有 CD10 显示恒定表达。在 5 例侵及乳头和乳晕后方的肿瘤中，肌上皮标志物的表达模式也不一致。除 3 例并存梭形细胞癌的肿瘤外，间质细胞无 p63 表达。10/19 例（53%）的平滑肌肌球蛋白和 4/7 例（57%）的 calponin 呈层状间质染色。SMA 偶有表达。1 例上皮样间质细胞 SMA 阳性，CK7 和 34βE12 同样阳性。23 例肿瘤中有 17 例（74%）的 p63 呈腺腔染色，但其他肌上皮标志物均无类似的染色模式，提示 p63 阳性与鳞状相关而与肌上皮分化无关。另一项研究中[267]，低级别腺鳞癌的腺管成分在 50% 以上的细胞中表达 CK7、CK14、E-cadherin 和 EZH2。鳞状成分 CK14、E-cadherin、CK7、CK5/6、EZH2、p63 和 PTEN 呈阳性。与肿瘤相关的梭形细胞 SMA 和 PTEN 呈弥漫性阳性，EZH2 呈弱阳性。一些梭形细胞也表达 CK5/6、CK14、CK7 和 p63。

低级别腺鳞癌通常为 ER、PR 和 HER2 阴性。Batallion 等[267]在 13 例低级别腺鳞癌中未发现有

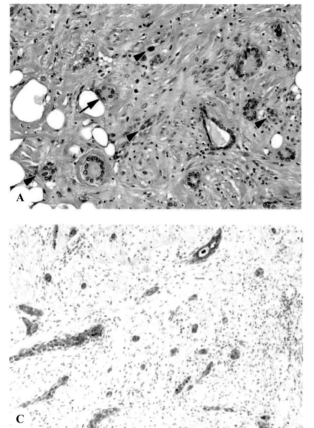

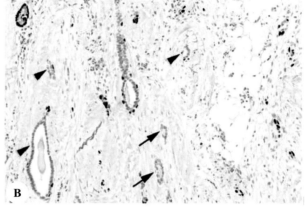

▲ 图 16-53　低级别腺鳞癌，免疫组织化学

A. 少数肿瘤腺体呈圆形或泪滴状，一个小腺体紧靠脂肪细胞（箭），也可见散在的小簇和单个肿瘤细胞（箭头）。B. 少数肿瘤腺体缺乏肌上皮（箭），还有一些仅有局灶性 p63 阳性的肿瘤性肌上皮 / 基底细胞（箭头），p63 在一些小的实性癌团中表达，支持鳞状 / 肌上皮表型。正常腺体有连续的肌上皮层（左上角）。C. CK 34βE12 仅表达于腺管成分，梭形细胞中散在的小肿瘤巢团呈阴性

AR 表达。Ki67 增殖指数的平均值和中位数分别为 11% 和 10%（范围 2%～20%）[267]。一组研究[261] 报道 4/5 例上皮有 EGFR 表达。2 例 EGFR 3+ 仅限于上皮。第三例中，EGFR 3+ 也出现在从低级别腺鳞癌过渡到高级别腺鳞癌的肿瘤间质成分中。

总之，目前常用的试剂，低级别腺鳞癌的上皮和肌上皮标志物的免疫表达模式并不一致。熟悉这种肿瘤的形态特征及其不同的免疫表达模式对于这种罕见肿瘤的准确诊断是必要的。p63 的 IHC 染色在低级别腺鳞癌的诊断中特别有用，因为它显示了小腺体和小管周围的肿瘤性肌上皮细胞表达的不一致性，并突出了实性小巢团或小鳞状囊肿内衬的肿瘤性鳞状上皮（图 16-53）。

【遗传学检查】

由于病例数量少，有关低级别腺鳞癌基因组改变的分析有限。Geyer 等[261] 使用比较基因组杂交（CGH）分析了 2 例低级别腺鳞癌，其中 1 例纯低级别腺鳞癌显示 6p、7pq 和 8q 染色体获得与 1p、6p、6q、8p 和 9q 的丢失，无基因扩增。EGFR 基因和 CEP7 的显色原位杂交显示肿瘤上皮细胞簇和周围间质中的肿瘤细胞的 7 号染色体增加了一个拷贝数。另 1 例肿瘤有低级别和高级别的腺鳞形态区域，显示更为复杂的遗传改变，在 7 号染色体上显示出具有两个扩增峰的"风暴"模式。染色体获得见于 1q、5q、7p、8q、12p、14q、16p、16q 和 18pq；1p、3q、8p、9p、12q、17p、17q、22q 和 Xpq 中均检测到染色体缺失，其中包含 EGFR 基因的 7p11.2 位点和 7q11.2 位点均有高水平扩增。显色原位杂交显示肿瘤上皮细胞和少数的邻近间质细胞 EGFR 扩增。不仅在与高级别癌相关的梭形细胞中有 EGFR 的扩增，在与低级别癌相关的梭形细胞中也可见到[261]。同时 IHC SMA 和显色原位杂交 EGFR mRNA 显示，肿瘤上皮细胞团中有 EGFR mRNA，少数梭形间质细胞中有大量基因簇和 SMA 的共表达。这些发现表明，一些与低级别腺鳞癌相关的梭形间质细胞也是肿瘤，可能是上皮成分的上皮间质转化产物。在某一病例中，低级别腺鳞癌与高级别梭形细胞癌相关，两种肿瘤都有共同的基因组改变，这支持了高级别癌源自低级别腺鳞癌的观点[261]。

Batallion 等[267] 发现 10 例低级别腺鳞癌中 7 例有 PIK3CA 突变，包括 1 例 KIT 突变和 1 例 GNAS 突变。另有 1 例低级别腺鳞癌发生 CDKN2A 和 PTEN 共突变。10 例低级别腺鳞癌均无 TP53 突变。

【治疗和预后】

低级别腺鳞癌淋巴结受累非常罕见。一名患有低级别腺鳞癌的 40 岁女性，肿块 3.5cm，33 个淋巴结中 1 个有转移癌。患者做了乳房改良根治术，没有给予辅助治疗，无疾病复发报告，但随访时间不到 1 年[264]。另一组研究中[263]，1 名前哨淋巴结活检患者在 4 个淋巴结中有散在的上皮细胞簇，被认为是继发于人工移位。另外 1 名患者前哨淋巴结中也有 ITC[284]。

手术治疗的目的是完全切除肿瘤，并且切缘干净。在当前的研究中，大多数患有低级别腺鳞癌的女性接受手术切除，而乳房切除术并不常见。

通常进行辅助放疗。Batallion 等[267] 对 13 例低级别腺鳞癌患者进行了回顾性研究，患者年龄在 54—81 岁，肿瘤大小为 1.0～7.0cm。切除肿瘤 12 例，仅 1 例 2.5cm 的肿瘤行乳房切除术。12 例保乳治疗术后仅有 3 例未接受辅助放疗。13 例中 5 例接受化疗。随访时间 3～17 年，无局部复发或远处转移。目前，只有一篇系统性疾病的文献报道：一名患有低级别腺鳞癌的 33 岁女性，肿块 8.0cm，在就诊时已有肺部转移[264]。尽管低级别腺鳞癌不具有远处转移的潜能，但可以局部复发，并可能具有局部侵袭性。最初仅接受活检切除治疗的 8 名女性中，有 4 人在首次治疗 1～3.5 年后出现同侧乳腺复发，需要进行乳房切除术[264]。1 名患者发展为局部侵袭性胸壁复发，并在最初诊断后 8.4 年死于该疾病。1 例粗针穿刺活检样本的肿瘤最初被误诊为乳头汗管瘤样腺瘤，5 年后复发，形成 4～5cm 的肿块，需进行乳房切除术[263]。目前尚不清楚是否只有原发肿瘤未完全切除的患者才出现局部复发。低级别腺鳞癌的治疗与其他类型的浸润性乳腺癌相似，包括保乳治疗。大多数患者接受辅助放疗。化疗在低级别腺鳞癌中的作用尚不明确。

第 17 章 鳞状细胞癌
Squamous Cell Carcinoma

Syed A. Hoda 著

薛德彬 译校

乳腺鳞状细胞癌（squamous cell carcinoma，SCC）是一种少见的化生性癌。最新版乳腺肿瘤WHO 分类将化生性癌定义为"一组异质性浸润癌，其特征是肿瘤上皮向鳞状细胞和（或）间叶样成分分化，后者包括但不限于梭形细胞、软骨样细胞和骨细胞[1]。"由于其独特的病理和临床特征，本章将鳞状细胞癌（包括梭形细胞和鳞状细胞分化的乳腺癌）与其他类型化生乳腺癌分开讨论。关于其他类型化生性癌（包括低级别腺鳞癌）的讨论见第 16 章。

乳腺原发性鳞状细胞癌应当位于乳腺实质，但也可能继发性累及皮肤。必须排除原发性皮肤鳞状细胞癌延伸到下方乳腺组织的病例。在乳腺中遇到具有鳞状分化的乳腺癌时，临床上应排除来自乳腺外原发部位的转移性鳞状细胞癌。

大多数乳腺鳞状细胞癌显示单纯性鳞状细胞分化或混合性鳞状细胞和梭形细胞分化，常出现明显角化。少数乳腺鳞状细胞癌至少部分表现出低级别腺样分化（即低级别腺鳞癌）或高级别腺样分化（即高级别腺鳞癌）。极少数乳腺鳞状细胞癌含有异源性成分，如软骨样和骨样组织。

【乳腺鳞状细胞癌的起源】

将近一个世纪前，首次报道了乳腺鳞状细胞癌[2-4]，然而其组织起源仍然不确定。单纯性鳞状细胞导管原位癌（pure squamous ductal carcinoma *in situ*，DCIS）病例已有报道[5]，其中部分病例伴局部鳞状分化的浸润癌[6]；然而，鳞状细胞导管原位癌很少与浸润性鳞状细胞癌相关。一些单纯性乳腺鳞状细胞癌可能起源于良性鳞状化生[7]。后者可发生于囊肿的上皮[8]，也可能发生于原位或异位输乳管、增生性导管和小叶（图 17-1 和图 17-2），以及乳头状瘤[9]。很少情况下，部分乳腺中单个导管或多个导管的上皮可能发生广泛的鳞状化生[9,10]。鳞状化生有时也会出现于纤维上皮病变[11,12]和男性乳腺发育症，通常累及部分导管上皮的孤立鳞状化生病灶，此处导管上皮也增生[13]。

Reddick 等[10]用免疫组织化学和电子显微镜研究了乳头状瘤中的鳞状化生，并提出化生改变起源于肌上皮细胞。一名患者乳腺脂肪坏死附近的导管和小叶上皮发生弥漫性鳞状化生，在活检后随访 3年状态良好[14]。鳞状化生也可能发生于其他炎症或坏死性病变的附近，如炎症或梗死的乳腺组织[15]、梗死性乳头状瘤[16]、腺肌上皮瘤（图 17-3）、愈合的活检部位（图 17-4）。在放疗后出现的活检部位鳞状化生，细针穿刺活检或粗针穿刺活检有非典型细胞，可能被误认为癌[17]。Shousha[18] 描述了一名 70 岁女性患者有最大径 2cm 的多房性乳腺囊肿，主要内衬角化性复层鳞状上皮，其中含有单个或小团黏液性腺细胞（图 17-5）。化生鳞状上皮可能嵌入发炎的囊肿壁，难以与浸润癌区分。诊断通常取决于鳞状上皮的细胞学评估。

粗针穿刺活检操作导致皮肤鳞状上皮移位至乳腺内，并在愈合组织中持续存在，形成表皮包涵体囊肿[19]。输乳管鳞状化生在乳晕下脓肿的发病机制中起重要作用[20]，并与乳腺鳞状细胞癌相关[21]。

在人乳腺组织器官培养过程中，胰岛素可增强鳞状化生[22,23]。化学致癌物可在小鼠乳腺[24]和前列

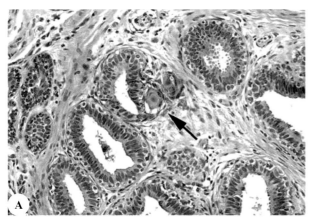
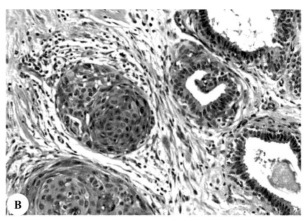

▲ 图 17-1　正常乳腺中的鳞状化生

A. 数个导管之一出现鳞状分化小灶（箭）；B. 良性鳞状上皮完全累及 2 个导管

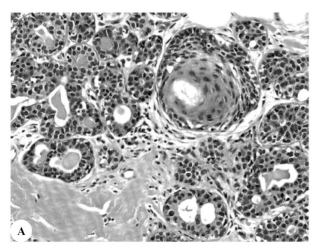
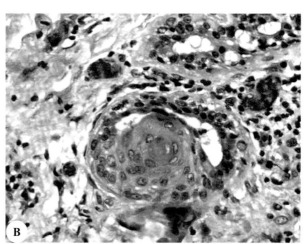
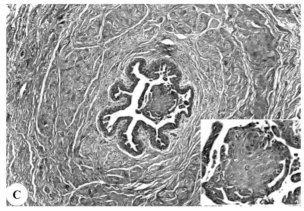

▲ 图 17-2　乳腺鳞状分化

A 和 B. 乳腺小叶腺泡的鳞状分化；C. 腋窝区异位乳头输乳管内鳞状化生，插图显示细节

腺[25] 的体外培养中引起角化性鳞状化生。在一项研究中，从月经周期早期获得的组织比月经周期晚期采集的标本更难发生鳞状化生，表明激素对鳞状化生有影响[26]。

乳腺鳞状细胞癌和良性鳞状化生的组成细胞，均表达 p63 和高分子量细胞角蛋白。有学者认为，这种免疫表型的相似性，为乳腺鳞状细胞癌的

发病机制提供了关键证据，认为鳞状细胞癌是起源于 p63/CK15/CK14 阳性祖细胞的特殊型基底样肿瘤[27]。

据报道，多个鳞状细胞癌病例发生于隆乳手术填充物的包膜内、复发性或长期存在的乳腺囊肿内以及慢性窦道内[28]。所有与隆乳相关的鳞状细胞癌病例均发生在 50 岁以上、填充物 / 假体放置后

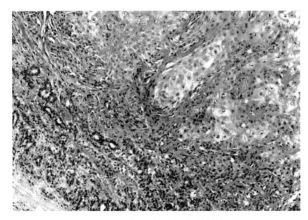

▲ 图 17-3　腺肌上皮瘤中的鳞状化生

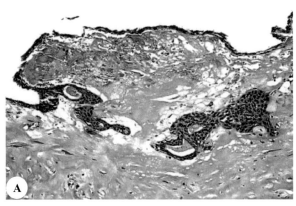

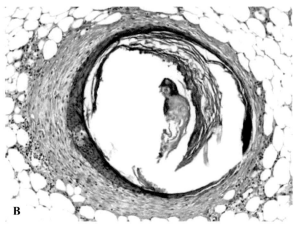

▲ 图 17-4　活检后改变

A. 在部分愈合的活检腔面和下方组织中的一个导管内衬薄层鳞状上皮；B. 另一例切除活检标本，皮肤移位进入脂肪乳腺组织，类似鳞状化生，移位的表皮形成囊肿，并被反应性增生的纤维"包裹"，这名患者在 3 周前接受粗针穿刺活检

很多年（15～35 年）的女性[29-33]（表 17-1）。这种现象与许多填充物周围形成的滑膜化生的关系尚未确定。

【临床表现】

乳腺鳞状细胞癌通常表现为可触及的肿块，没有特征性的临床特征，据报道许多病例表现为脓肿[33-43]。罕见病例伴有乳头溢液[44, 45] 或 Paget 病[41]。

所有报道的乳腺原发性鳞状细胞癌的病例都是女性，文献中没有发现男性病例。根据加州癌症登记处 1988—2005 年诊断为乳腺癌的数据，鳞状细胞癌平均诊断年龄为 64 岁[46]。其他研究报道，鳞状细胞癌平均诊断年龄为 52 岁[47]、54 岁[48] 和 55 岁[49, 50]，范围为 24—91 岁[44, 47, 50-52]。Anderson 癌症中心的一项研究中，诊断为鳞状细胞癌的患者中 64% 为白人 / 高加索人，21% 为非洲裔美国人，15% 为西班牙裔[47]。据报道，乳腺原发性鳞状细胞癌与家族性癌症综合征无关。硫唑嘌呤免疫抑制治疗与皮肤和口腔鳞状细胞癌的发病率增加有关。据报道，一名 35 岁女性因克罗恩病接受硫唑嘌呤治疗后，出现乳腺鳞状细胞癌[53]。有报道，乳腺原发性鳞状细胞癌更常见于左侧乳腺[51]，但其他研究中未提及鳞状细胞癌主要发生于哪一侧乳腺。

体积较大的肿瘤可能出现胸壁固定和侵犯皮肤的并发症。肿瘤出现皮肤扩散和溃疡时，可能难以区分皮肤起源和乳腺原发性病变继发性累及皮肤[54]。当肿瘤主体位于乳腺，且临床病史表明乳腺肿块先于皮肤病变时，可以考虑为乳腺癌。值得注意的是，来自同侧手部皮肤的转移性鳞状细胞癌，可以转移到乳腺并类似乳腺原发性鳞状细胞癌。近年来报道了 2 例此类病例，均表现为乳房外侧部孤立性肿块[55, 56]。

【影像学检查】

乳腺鳞状细胞癌通常表现为肿块性病变。乳房 X 线检查表现为边缘不清或部分清晰，但未见特异性表现[57, 58]。X 线检查可检出钙化。囊性肿瘤在超声检查中通常明显可见[7]。囊性鳞状细胞癌是由于中央坏死，磁共振成像呈现高 T_2 信号强度[59, 60]。

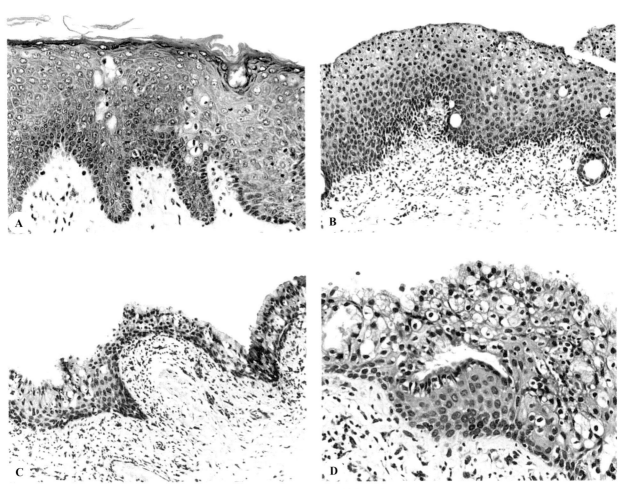

▲ 图 17-5 囊肿的鳞状化生

A. 良性化生上皮的表层角化细胞含有透明角质颗粒；B. 鳞状上皮化生，右侧有一个残留腺体；C. 良性化生性鳞状上皮位于残留的腺性导管上皮下方；D. 腺上皮和鳞状上皮混合（图片由 S. Shousha，MD 提供）

表 17-1　乳腺假体相关的鳞状细胞癌报道病例

第一作者 （文献序号）	年龄（岁）	美容 / 重建	填充物类型	间隔： 隆乳术至 SCC	治 疗	随 访
Paletta 等[29]	52	美容	硅酮	15 年	乳房切除术	12 个月无病
Kitchen 等[30]	52	美容	硅酮	25 年	乳房切除术	未报道
Zomerlei 等[31]	58	美容	硅酮	约 25 年	乳房切除术	未报道
Olsen 等[32]	56	美容	生理盐水	18 年	乳房切除术，化疗	＜ 2 年，局部区域转移
Olsen 等[32]	81	重建 a	硅酮	约 35 年	乳房切除术	5 个月远处转移，1 年死于疾病
Buchanan 等[33]	65	美容	硅酮	35 年	根治性乳房切除术	8 年无病

a. 良性疾病术后

【大体病理】

乳腺鳞状细胞癌往往比其他类型乳腺癌的体积更大一些。据报道，肿瘤大小 1~12.5cm，20%[49]~40%[61] 的肿瘤直径≥ 5cm。在一项包括 31 例单纯性鳞状细胞癌的系列研究中，61% 的肿瘤大小分期（T 分期）为 T2（> 2cm），12% 为 T3（> 5cm）[47]。

乳腺鳞状细胞癌的切面被描述为"珍珠样"和"有光泽"[1]。囊性变并不少见（图 17-6）。大于 2cm 的肿瘤更常见囊性变，空洞充满坏死的鳞状细胞和炎性碎屑[62, 63]。当病变主要由角化上皮组成时，肿瘤往往更柔软和颗粒状更明显。

【镜下病理】

在确定乳腺原发性鳞状细胞癌的诊断之前，必须排除乳腺外鳞状细胞癌的转移[50, 63, 64]。乳腺转移性鳞状细胞癌最常见的原发部位是皮肤、肺、子宫颈和头颈部[65]。虽然临床上可能已经知道患者曾有乳腺外原发性恶性肿瘤，但这种信息有时并没有告知病理医师，特别是如果原发部位没有明显的肿瘤或其他肿瘤最近没有治疗。

囊性变在乳腺转移性鳞状细胞癌中并不少见。乳腺鳞状细胞癌可能起源于囊肿和（或）导管的原位鳞状细胞癌并且以鳞状分化为主，以此与各种化生性癌区别。

单纯性乳腺鳞状细胞癌特征性表现为实性和囊性病变。囊腔内衬鳞状细胞，具有不同程度的核多形性。肿瘤性鳞状细胞常有明显角化（图 17-7），肿瘤细胞呈不规则巢状、条索状和片状结构浸润间质。常见明显的促结缔组织增生性间质反应和显著的急慢性炎症细胞混合性浸润。部分肿瘤细胞呈现胞质透明（图 17-8）。局部可能发生鳞状上皮向梭形细胞假肉瘤样和棘层松解性生长方式的转化[66, 67]（图 17-9 至图 17-11）。棘层松解性鳞状细胞癌可显示不规则的假血管肉瘤样裂隙，裂隙内衬非典型鳞状细胞。鳞状分化可以通过 p63 和 HMW CK（如 34βE12/K903、CK14 和 CK5/6）来证实。梭形细胞成分可能被反应性间质所掩盖，在坏死和（或）角化区域，炎症细胞浸润尤其明显（图 17-7 和图 17-12），这可以解释鳞状细胞癌在临床上印象通常为脓肿。

浸润性鳞状细胞癌很少伴有鳞状细胞导管原位

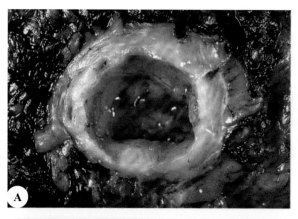

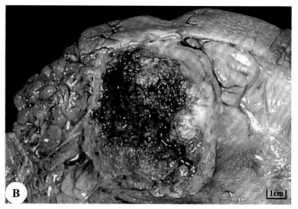

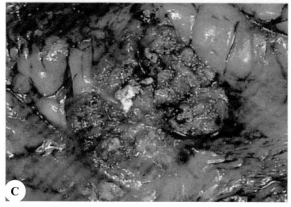

▲ 图 17-6　鳞状细胞癌，大体表现

A. 囊性肿瘤，组织的外表面已用墨水染色以界定切缘；B. 这例肿瘤呈部分囊性，鳞状细胞癌的结节状病灶突入囊腔内；C. 实性肿瘤，退变的角质呈白色病灶（B 图片由 Roger Adlesberg，MD 提供）

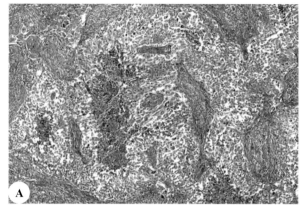

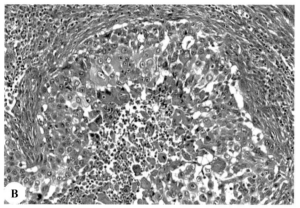

▲ 图 17–7　鳞状细胞癌

图片来自同一肿瘤。A. 癌细胞由宽束状和条带状角化细胞组成，伴中央坏死和混合性炎症；B. 肿瘤细胞含有丰富的嗜酸性胞质，坏死细胞染色深

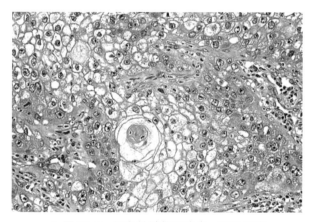

▲ 图 17–8　浸润性鳞状细胞癌，透明细胞

癌。伴随鳞状细胞癌的导管原位癌有时充分角化[6]，在肿瘤上皮中，尤其是在囊性鳞状细胞癌的囊壁中，可以看到透明角质颗粒（图 17–13）。导管原位癌的鳞状分化有时不太明显（图 17–14）。罕见情况下，原位鳞状细胞癌发生于恶性叶状肿瘤上皮中

（图 17–15）[68]。

Pai 等研究了 56 例具有鳞状分化的乳腺浸润性化生性癌[69]，其中 28 例肿瘤显示 100% 鳞状成分（单纯性鳞状细胞癌），28 例鳞状分化程度较低（混合性鳞状细胞癌）。单纯性鳞状细胞癌表现为囊性变，体积较大。混合性鳞状细胞癌无病生存率为 64%，单纯性鳞状细胞癌为 39.8%。据观察，鳞状细胞分化程度影响无病生存率，鳞状成分少于 40% 的鳞状细胞癌预后"最佳"，而鳞状成分多于 90% 者预后较差（P=0.024）。基于这一结论，作者合理地提议对所有乳腺鳞状细胞癌的鳞状成分进行量化。

【细胞学】

细针穿刺活检标本无法区分原发性肿瘤和转移性鳞状细胞癌，粗针穿刺活检标本也不太可能区分两者，除非偶然幸运地取到导管原位癌成分。建议切除活检以确诊乳腺鳞状细胞癌，但细针穿刺活检标本可以识别鳞状细胞分化[7, 62, 63, 70]。能够识别大量恶性鳞状细胞时，这些标本不难诊断[71]。无核和角化过度的鳞状细胞提示表皮包涵囊肿，但也可能见于乳腺高分化鳞状细胞癌的细针穿刺活检标本。鳞状细胞癌中局部病灶可能分化非常好，甚至在粗针穿刺活检或细针穿刺活检标本中无法区分于良性鳞状上皮。有学者提议，出现"流水样排列、自噬现象（cannibalism）、核仁增大和坏死背景"有助于诊断乳腺鳞状细胞癌[72]。转移至肺的乳腺鳞状细胞癌，细胞学表现可类似肺原发性鳞状细胞癌[73]。

在放疗后肿块切除部位的血肿细针穿刺活检标本中，可有类似鳞状细胞癌的非典型鳞状细胞，尽管这种情况下非典型鳞状细胞的数量往往比鳞状细胞癌少。对于这类病例，必须采取谨慎的方法，应要求临床提供更多标本进行最终评估[17]。

【免疫组织化学】

CK 染色可用于检测囊性病变的浅表浸润。因为约 70% 的病例中鳞状上皮呈 p63 阳性[49]。所以，对于伴有鳞状分化的导管原位癌，p63 不能用于识别肌上皮。p40 是 p63 的氨基末端截短异构体，可作为 p63 的替代品。在检测肺癌鳞状分化方面 p40 优于 p63[74]。

鳞状细胞癌通常呈 ER 和 PR 阴性[7, 47, 49-51, 75]。呈 ER 和 PR 阳性的病例具有二倍体 DNA 含量和

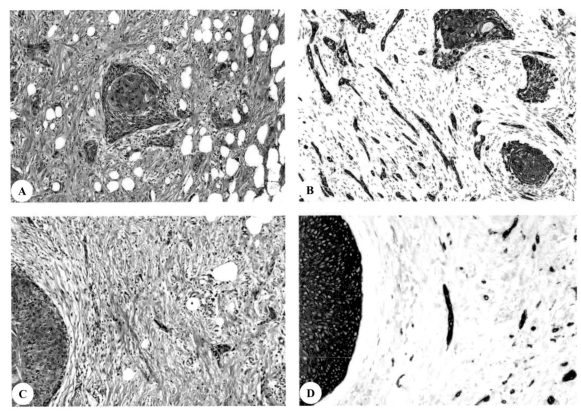

▲ 图 17-9　浸润性鳞状细胞癌，梭形细胞

A. 浸润性角化型癌周围有癌细胞小巢，这些癌细胞小巢位于增生的梭形细胞背景中；B. 免疫组织化学染色显示梭形细胞表达抗体 K903（34βE12）；C. 在导管内鳞状细胞癌旁的梭形细胞间质中，可见少量不明显的浸润性鳞状细胞癌；D. K903 免疫组织化学染色突出显示导管原位癌附近的浸润癌

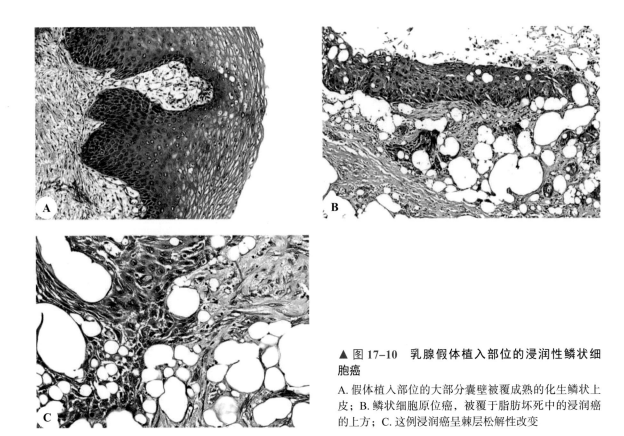

▲ 图 17-10　乳腺假体植入部位的浸润性鳞状细胞癌

A. 假体植入部位的大部分囊壁被覆成熟的化生鳞状上皮；B. 鳞状细胞原位癌，被覆于脂肪坏死中的浸润癌的上方；C. 这例浸润癌呈棘层松解性改变

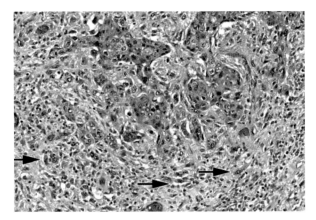

▲ 图 17-11 浸润性鳞状细胞癌，梭形细胞

高级别浸润性鳞状细胞癌的肿瘤细胞转变为高级别梭形细胞化生性癌（箭）

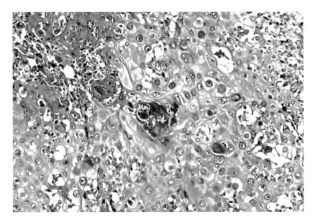

▲ 图 17-12 浸润性鳞状细胞癌的角化性坏死细胞伴有炎症

在局灶性肿瘤坏死区域，固缩的角化细胞伴有急性炎症和凋亡碎屑

高 S 期比例[49]。据报道，在单纯性鳞状细胞癌中，不到 10% 的病例呈 HER2 免疫组织化学染色阳性（3+）[47, 49]。鳞状细胞癌常显示表皮生长因子受体（epidermal growth factor receptor，EGFR）阳性[47, 49, 75]。在一项研究中，30 例单纯性鳞状细胞癌中有 5 例呈 EGFR 强阳性（3+）；在伴有鳞状分化的癌中，87% 呈较弱的 EGFR 阳性[75]。Grenier等[49] 报道，在 11 例单纯性鳞状细胞癌中，81% 的病例具有大于 10% 的细胞呈 EGFR 阳性，而浸润性导管癌有 12% 的病例 EGFR 阳性。EGFR 免疫反应性与基因扩增和（或）激活突变相关的程度尚未确定。CK5/6 表达见于 63%[49]～89%[75] 的单纯性鳞状细胞癌，CK-K903（34βE12）与此相似。

Hayes 等[6] 详细描述了 3 例鳞状细胞导管原位

癌的免疫表型，其中 1 例具有浸润癌伴鳞状化生灶。3 例导管原位癌均为 EGFR（+）和三阴性，即 ER（-）、PR（-）和 HER2 阴性，p63 均（+），尽管有 1 例仅为局灶性染色。所有病例均有不同程度的 CK14 阳性。3 例鳞状细胞导管原位癌中有 2 例呈 CK7、SMA 和 EMA 阳性，但阳性染色的分布并无特异性模式。虽然研究的鳞状细胞导管原位癌病例数量有限，但其免疫特征提示上皮和肌上皮双重分化。

【电子显微镜检查】

超微结构研究证实了乳腺鳞状细胞癌的鳞状特征[66]，但部分细胞可见细胞内小管，是这些肿瘤仍然保留腺体特征的证据。Stevenson 等[76] 分析了乳腺鳞状细胞癌的超微结构，并报道在同一肿瘤中存在分离的鳞状细胞和腺细胞，或在同一细胞中同时存在两种组织学特征，提示乳腺鳞状细胞癌可能代表连续的、不同程度的鳞状化生，在单纯性鳞状细胞癌中鳞状化生最明显。

【遗传学检查】

尽管乳腺单纯性鳞状细胞癌通常呈 EGFR 免疫组织化学染色阳性，但 EGFR 基因的扩增程度仍未确定。在一项研究中，2 例鳞状细胞癌中 EGFR 基因的平均拷贝数为 2.35。其中 1 例有 50% 细胞检出 7 号染色体三体[77]。一项研究包括 23 例伴梭形细胞和鳞状细胞混合形态的化生性癌，其中 53% 病例的鳞状细胞成分用显色原位杂交技术检出 EGFR基因扩增，但未发现 EGFR 激活突变[78]。另一项研究利用从乳腺鳞状细胞癌淋巴结转移灶建立的人类细胞系进行的体外实验，发现依赖于表皮生长因子（epidermal growth factor，EGF）的细胞活力增强，这可能与肿瘤浸润性增强有关[79]。

Oikawa 等报道了 5 例乳腺鳞状细胞癌具有肿瘤间和肿瘤内分子遗传学的异质性。其中 3 例也有浸润性或非浸润性导管癌成分。有 1 例的分子遗传学特征表明鳞状细胞癌成分起源于导管成分[80]。

一项研究中，通过聚合酶链反应（polymerase chain reaction，PCR）分析，在 14% 的乳腺鳞状细胞癌中检出人乳头瘤病毒（human papillomavirus，HPV）的遗传物质[49]，结果符合 HPV 在非特殊型乳腺癌中的总体流行率[81]。

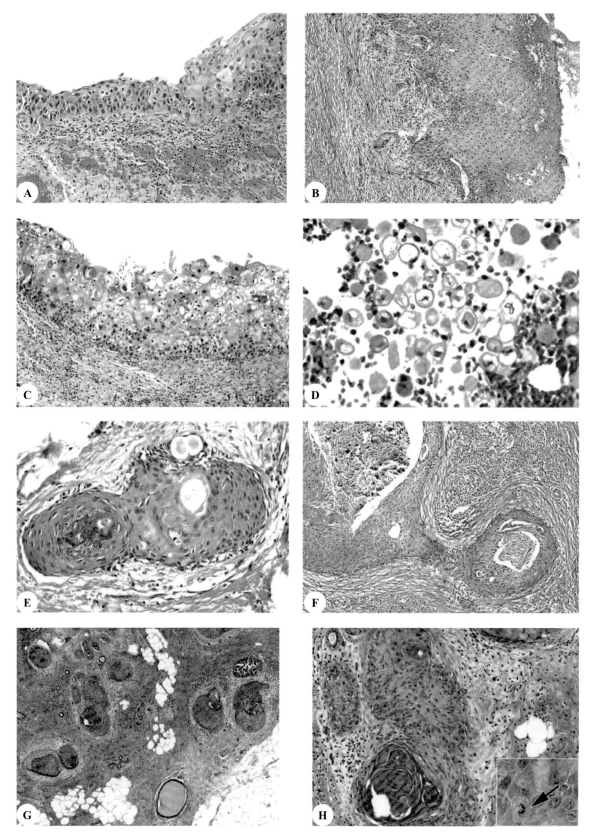

▲ 图 17-13　原位鳞状细胞癌

A 和 B. 两个囊性病变内衬癌细胞，上皮深部可见浅表浸润（B）；C. 角化型囊性原位鳞状细胞癌，高级别核；D. 放大显示 C 所示囊肿中央的退变鳞状细胞；E. 导管原位癌伴有透明角质颗粒，图上缘附近可见少量残存的导管腔；F. 导管原位癌囊性变伴钙化性角质碎屑；G 和 H. 导管原位癌伴明显角化，插图显示肿瘤性鳞状上皮的核分裂象

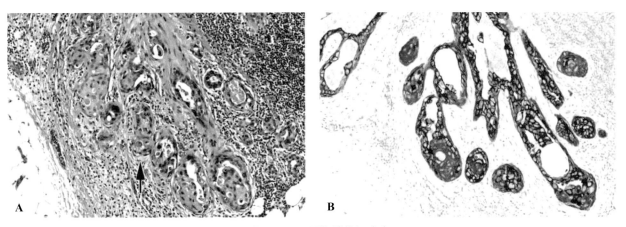

▲ 图 17-14　原位鳞状细胞癌

A. 这例导管原位癌具有鳞状分化（箭）；B. 基底型角蛋白（CK5 和 CK14，棕色）突出显示鳞状分化，而其余导管原位癌仅有腺腔面细胞表达 CK7 和 CK18（红色），这种免疫组织化学表达模式和肿瘤形态表明局灶性鳞状分化，未见细胞核表达 p63（CK5/14、p63 和 CK7/18 鸡尾酒抗体多重染色）

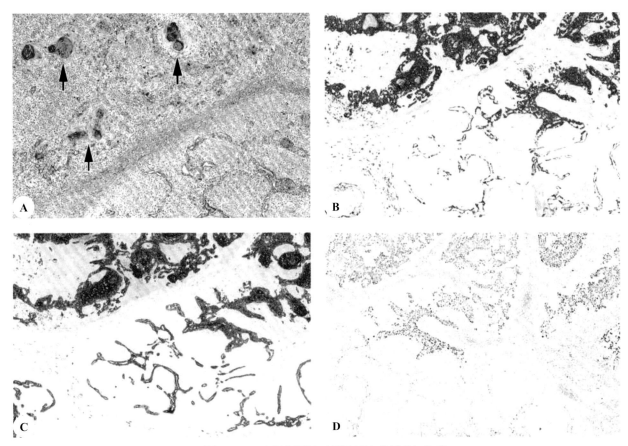

▲ 图 17-15　高级别恶性叶状肿瘤中的鳞状细胞癌

A. 鳞状细胞癌出现于高级别恶性叶状肿瘤中，注意角化灶（箭）；B 至 D. 免疫组织化学染色，CK14（B）、角蛋白 34βE12（C）和 p63（D）突出显示原位和浸润性鳞状细胞癌

其他类型乳腺化生性癌细胞遗传学和分子改变的进一步讨论见第 16 章。

【治疗】

文献中关于乳腺原发性鳞状细胞癌患者的治疗和随访的信息往往不一致或不完整。许多已发表的报道要么没有明确区分伴梭形细胞和鳞状分化的化生性癌与单纯性鳞状细胞癌，要么没有提供详细的临床随访信息。

直到 21 世纪之初，几乎所有乳腺鳞状细胞癌患者都常规进行同侧腋窝淋巴结清扫[44, 47]，在世界部分地区仍然如此[82]。关于鳞状细胞癌患者前哨淋巴结活检的可行性，目前还没有具体的资料，但没有明显的反对理由。在 2 项基于人群的大型研究中，20%[47] 和 31.6%[46] 的患者有淋巴结转移，9% 的患者在诊断时有远处转移[46, 47]。在共计 90 例患者的 3 项单机构研究中，每个机构均有 50% 的病例发现淋巴结转移[47, 49, 75]，但在另一项包括 10 例患者的系列研究中，没有 1 例出现淋巴结转移[52]。腋窝淋巴结转移灶通常有鳞状分化[66]（图 17-16）。腋窝淋巴结中有时出现良性鳞状包涵体，通常可以与转移癌区分开来，因为它们缺乏细胞异型性（图 17-17）。

大多数乳腺鳞状细胞癌采用乳腺切除术治疗，因为就诊时肿瘤通常较大[44, 47, 52]。在 3 个系列研究中约 1/3 患者采用广泛切除活检加辅助放疗的保乳疗法[44, 47, 50]。

在过去 10～20 年中，1/3[44]～2/3 患者使用了辅助放疗[47, 48]。1 名单纯性鳞状细胞癌患者接受了多西紫杉醇、阿霉素和环磷酰胺新辅助治疗，肿瘤

从 2cm 缩小至 0.5cm[75]。在一项系列研究中，5 名患者接受了基于蒽环类药物的新辅助化疗，2 名患者随后接受放疗，这两名患者中有一名在治疗过程中出现疾病进展[47]。一名鳞状细胞癌患者接受了氟尿嘧啶、表柔比星和环磷酰胺新辅助治疗，但不清楚肿瘤是否为纯鳞状细胞癌，也没有提供肿瘤反应的信息[48]。Tsung[83] 报道的一名患者接受相同的化疗方案，但在乳房切除术后 3 周出现局部复发。此时接受紫杉特尔和顺铂化疗，肿瘤完全消退。另一名患者接受顺铂和氟尿嘧啶治疗，术后 28 个月也无病生存[84]。这些零星病例报道提示顺铂可能是治疗乳腺鳞状细胞癌的有用药物，但没有明确的数据可用。

【预后】

据 2009 年报道，在监测、流行病学和最终结果基于人群的研究中，初诊时无区域转移或远处转移的 93 名患者，10 年累积生存率为 81%；而有区域转移或远处转移的患者，10 年累积生存率为 46.9%[46]。这些生存数据明显低于诊断时分期相同的乳腺非鳞状细胞癌。

1998—2013 年，Yadav 等诊断了 445 例乳腺鳞状细胞癌，更新了美国国家癌症研究所的监测、流行病学和最终结果经验[85]。诊断时中位年龄为 67 岁。1998—2013 年经年龄校正后总发病率为每年 0.62/100 万。大约一半肿瘤为低分化。诊断时最常见分期为 Ⅱ 期。多数病例为 ER（-）和 PR（-）。1/3 患者接受保乳手术，50% 以上患者接受乳房切除术。约 1/3 病例接受了放疗。1 年和 5 年疾病特

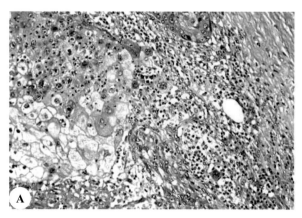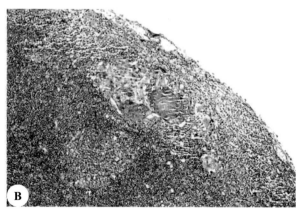

▲ 图 17-16　转移性鳞状细胞癌
A. 浸润癌伴高级别核和坏死；B. A 所示肿瘤转移至腋窝淋巴结

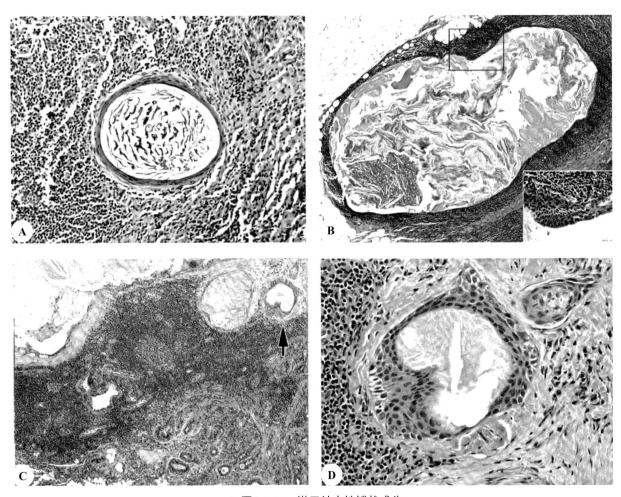

▲ 图 17-17　淋巴结良性鳞状成分

A. 淋巴结内有一处微小（1mm）的良性鳞状上皮囊肿；B. 淋巴结内有一处较大的（7mm）良性鳞状上皮囊肿，插图显示囊肿内衬上皮的细节；C. 淋巴结的异位乳腺实质有局灶性鳞状化生（箭），在图片的下边缘附近，也有一处泡沫状组织细胞聚集，提示硅酮性淋巴结炎；D. C 所示囊肿伴鳞状化生的放大

异性生存率分别为 81.6% 和 63.5%。研究表明乳腺鳞状细胞癌的生存率较低。年龄较大、肿瘤或淋巴结分期较高是生存率低的独立预测因素。

Liu 等报道了 1985—2013 年天津医科大学的 29 例（0.086%）乳腺鳞状细胞癌[86]。肿瘤中位大小为 4.50cm，41.4% 有腋窝淋巴结转移。中位总生存期为 39 个月（范围 7～144 个月），5 年生存率为 34.5%。中位无复发生存期为 32 个月（4～144 个月），5 年无复发生存率为 27.6%。单因素分析显示，出现症状与就诊之间的时间间隔（P=0.017）、辅助化疗（P=0.044）和 T 分期（P=0.048，T1 与 T2、T3、T4 期相比）是总生存率的重要预后因素。

法国 3 家转诊医院进行的回顾性（1996—2014年）多中心研究中，Benoist 等发现 12 名乳腺鳞状细胞癌（伴轻微肉瘤样成分）患者[87]。患者的平均

年龄为 71.6 岁，所有病例均为单灶性，半数病例为囊性病变。肿瘤平均大小 4.3cm。25% 有腋窝淋巴结受累。与三阴性乳腺癌患者相比，乳腺鳞状细胞癌患者年龄更大（71 岁 vs. 57 岁，P=0.003），肿瘤体积更大（43mm vs. 25mm，P=0.032），局部复发更早（3 个月 P vs.38 个月，P=0.014）。

早期的研究表明，乳腺鳞状细胞癌患者与相同分期乳腺腺癌患者的预后没有明显差异[61, 65]。然而，在最近的报道中，与分期配对的浸润性导管癌相比，单纯性鳞状细胞癌无复发生存率较低，预后较差。在 2 个机构的乳腺鳞状细胞癌患者中，6%[47]～10%[75] 的患者出现肺和（或）肝转移。

Anderson 癌症中心的系列研究发现，31 例单纯性乳腺鳞状细胞癌患者中，近 40% 的患者出现局部复发，其中 4/12 例（33%）患者的同侧乳腺、6/12

例（50%）患者的胸壁、同侧腋窝和对侧锁骨上淋巴结分别受累[47]。中位无复发生存期为 20 个月（范围 1～108 个月），只有 26% 的患者在初诊后 5 年内没有复发。中位随访时间 50 个月，22/31（71%）最初局限性病变患者出现复发或转移。中位生存期为 37 个月（12～108 个月），5 年生存率为 40%，预计 10 年生存率为 26%。初诊时分期较高与总生存率较差相关，但研究发现与诊断时年龄、种族和初始手术类型无关[47]。在其他研究中，鳞状细胞癌的 5 年生存率分别为 63%[88] 和 52%[49]。Yamaguchi

等[89] 报道，8/22 例（36%）的单纯性鳞状细胞癌患者发生远处转移。转移部位包括肺、肝、肾上腺、子宫和皮肤。

在 Anderson 癌症中心治疗的另一组 21 例乳腺鳞状细胞癌患者中，与总生存率相关的唯一具有统计学意义的特征是患者年龄（> 60 岁）和肿瘤角化（至少局灶性角化）[50]。尽管一些致死病变具有显著的梭形细胞成分或坏死和棘层松解等特征[67]，没有这些特征也可以发生转移。

第 18 章　黏液癌及相关疾病 *
Mucinous Carcinoma

Edi Brogi　著

陈永林　译　　闫庆国　薛德彬　校

一、黏液癌

黏液癌（mucinous carcinoma）是由悬浮在丰富的细胞外黏液中聚集成簇的肿瘤上皮细胞所构成。黏液癌曾称为胶样癌[1-5]、胶体癌[6]或黏液样癌[7-9]。

150 多年前人们已经认识到了黏液癌特有的组织学形态[2, 10, 11]，最早期的文献报道，这种肿瘤生长缓慢，预后良好[1]。随着时间的推移，人们提出了区分预后良好的黏液癌和产生黏液的浸润癌的标准[3, 4, 6]。2003 年，Komenaka 等[12]研究了一系列"黏液成分占至少 90%"的癌，排除了 Rosen 在2001[13]年定义的"肿瘤中含有高核级别非黏液性成分"。他们发现完全符合上述定义标准的单纯黏液癌预后较好。这个诊断标准在今天依然有效。因此，单纯黏液癌是由悬浮在丰富黏液中成簇排列的低核级别和（或）中等核级别的癌细胞簇构成，黏液成分至少占肿瘤的 90%。

黏液癌可能在细胞密度和上皮 – 黏液比例方面存在很大差异。没有证据表明这些差异会影响单纯黏液癌的整体良好预后[14, 15]，但是黏液成分较少的癌的预后可能受到这些差异的影响[15]。

在混合型黏液癌中，黏液成分占肿瘤的 50%～90%。黏液成分少于 50% 的浸润性导管癌（即非特殊型浸润癌）最好称为伴有局灶黏液分化。区分含有不同组织学类型的癌和单纯黏液癌很重要。尽管遗传学证据表明混合型黏液癌的黏液成分与单纯黏液癌密切相关，但混合型黏液癌最好按照非特殊型浸润癌处理。尽管如此，在病理报告中注明存在黏液成分是很重要的，因为罕见情况下，黏液性成分成为混合型黏液癌转移的唯一来源。

【临床表现】

1. 发病率

单纯黏液癌占所有乳腺癌的 1%～3%。根据监测、流行病学和最终结果（SEER）数据分析，1992—2001 年黏液癌的发病率为 2.3%（3248 例黏液癌 /139 310 例浸润性乳腺癌）[16]，1992—2007 年为 2%（6561 例黏液癌 /319 463 例浸润性乳腺癌）[17]。一项挪威的研究表明，1955—1999 年黏液癌的发病率为 1.5%（348/22 867 例）[18]。回顾 1989—2003 年荷兰癌登记处的数据[19] 发现 3482 例黏液癌，占同期记录的 121 656 例原发性乳腺癌的 2.8%。在英国的一项大型研究中，随访 27 397 例 50—64 岁女性，结果 330/27 397 例（1.2%）女性患有黏液癌[20]。

在一系列的组织学回顾中，单纯或接近单纯黏液癌的发病率范围是 1%～2%[21-24]。来自不同国家（美国、波兰、中国和摩洛哥）单中心的系列研究显示，单纯性黏液癌占所有乳腺癌的0.8%～1.3%[12, 25-28]，但在坦桑尼亚一家医学中心治疗的所有乳腺癌中黏液癌占 5.2%[29]。

一些非黏液癌局部可能有间质黏液，但它们发生的频率难以估计。在一些统计资料中，伴有一定程度黏液分化的癌的发生率高达 3.6%[15, 22]。

---

* 译者注：本章层级根据原文内容有所调整。

2. 年龄

黏液癌可以发生在乳腺癌的大部分年龄段，但单纯黏液癌女性患者的平均年龄往往大于非黏液癌患者[19, 22, 23, 30-33]。

单纯性黏液癌多见于绝经后女性。分析了1992—1998 年 93 317 例 50 岁及以上女性（年龄是判断绝经期的最合理的标准）的最终结果数据证实单纯黏液癌占 2.7%[34]。1973—2002 年 SEER 资料[31]中 11 422 名患有黏液癌女性患者的中位年龄和平均年龄分别为 71 岁和 68.3 岁（范围是 25—85岁），两者均显著高于非特殊型浸润性的癌（中位年龄和平均年龄，61 岁）。大多数（66.3%）黏液癌患者的年龄是 65 岁或 65 岁以上，15.5% 的患者是55—65 岁，18.2% 的患者是 55 岁以下。对 1992—1999 年 4921 例黏液癌患者的 SEER 分析表明，黏液癌的发病率随着患者年龄的增加而稳步升高，与ER 的状态无关[35]。另一项研究中发现[36]，18544例乳腺黏液癌患者中 68.8% 患者在诊断时年龄大于60 岁。荷兰癌登记处[19]记录的黏液癌患者年龄为70 岁或 70 岁以上的占 59%，50—69 岁的占 28%。只有 13% 的患者年龄小于 50 岁。一项法国多中心研究[37]显示 245 名患有黏液癌女性的中位年龄为65 岁（范围是 27—92 岁）。

Komenaka 等[12]研究了 65 名患有单纯黏液癌的女性，占 1980—1998 年同一机构治疗的 7676 名乳腺癌患者中的 0.8%。诊断时的平均年龄为 67 岁（年龄范围是 31—93 岁），85% 的患者是绝经后。Scopsi 等[22]发现，大于 50 岁的患者中单纯性黏液癌患者的比例明显高于患有局灶黏液分化的癌或非黏液癌患者。在 75 岁及以上的女性中，单纯性黏液癌占乳腺癌的 7%[38]，而在 35 岁以下的女性中，单纯性黏液癌仅占 1%[38]。大多数研究发现，单纯性黏液癌和混合黏液癌的女性患者的年龄分布和中位年龄没有显著差异[7, 39, 40]。但有一组报道显示，单纯性黏液癌患者的年龄明显比混合性黏液癌患者的年龄大（平均年龄分别为 75 岁和 65 岁）。

与西方国家报道的黏液癌患者的年龄分布相比，韩国关于单纯性黏液癌患者的平均年龄有两组数据，分别为 44 岁[40]和 45 岁[41]，明显低于非黏液性肿瘤患者的平均年龄（47 岁）[40, 41]。

两项研究[42, 43]发现，约 78% 的绝经后黏液癌患者从未使用激素替代疗法，不到 30% 的患者在诊断前或在诊断时使用激素替代疗法。联合使用雌激素和孕激素替代治疗的女性中黏液癌的发生率降低[44]，但仅使用雌激素替代治疗的女性中黏液癌的发病率没有变化。Work 等[43]发现黏液癌与口服避孕药、月经初潮晚和胎次呈负相关，但与晚生育第一胎呈正相关。

高体重指数女性脂肪组织中的炎症与芳香化酶水平升高有关，可能在乳腺癌发病机制中发挥作用[45]。在一项研究中[42]，体重指数超过 26.6kg/m² 的女性受试者中，黏液癌患者占 46.4%，而非特殊型浸润癌患者占 33.4%，但作者没有评论这一发现是否具有统计学意义。Li 等[46]发现体重指数和黏液癌的发生之间没有相关性，但身高超过 160cm 的女性患黏液癌的相对风险（RR）增加了 2.5 倍。

男性也可能发生黏液癌。在 1973—2002 年[31]，男性黏液癌的总发病率为 0.5%，但在 1985—2000年上升到 2%[47]。在一项对 759 例男性原发性浸润癌的组织学回顾研究中[48]，21 例（2.8%）为单纯黏液癌，26 例（3.4%）为混合型黏液癌。

3. 遗传易感性

目前，还没有证据表明黏液癌的发生与遗传基因有关。一项基于 1994—1998 年数据[46]的研究发现，黏液癌的发生与乳腺癌一级亲属之间没有关联。然而，在韩国的一系列研究中[40]，9% 的单纯黏液癌患者和 6.1% 的混合型黏液癌患者有乳腺癌家族史。没有证据表明黏液癌与 BRCA1 或 BRCA2 胚系突变有关[49]。Lacroix-Triki 等[50]没有发现乳腺黏液癌与微卫星不稳定（Lynch 综合征的特点）有关的证据。

4. 种族

在西方国家，黏液癌在白人女性中最为常见[17, 31, 43, 51]。一项对 1973—2002 年的 SEER 数据[31]分析发现，患有黏液癌的女性中 85.2% 的患者是白人，7% 是非洲裔美国人，7.8% 是其他或不明种族。随后对 1992—2007 年 SEER 数据[17]分析表明，78.5% 的黏液癌女性是非西班牙裔白人，7.1% 是非洲裔美国人，9.1% 是亚洲 / 太平洋岛屿上的居民，4.1% 是西班牙裔白人，0.7% 是美国印第安人 / 阿拉斯加土著人，0.4% 是其他种族居民。在一个单中心的系列研究中也发现了相似的结果[51]。来自美国、加拿大和澳大利亚的数据[43]分析后发现，黏液癌在白人中发病率是 54%，在非裔中是 11%，在西班牙人中是 11%，在亚洲人中是 19%，在其他种族中是 4%。

分析 1992—1998 年绝经后女性（≥ 50 岁）的 SEER 数据[34]，黏液癌的发病率在非西班牙裔白人女性中是 2.7%，西班牙裔白人和非洲裔美国人是 2.6%，但在亚洲 / 太平洋岛女性是 3.4%，在美洲土著女性中是 1.5%。种族在癌变发生过程中所起的作用是复杂的，难以估计的，因为它跨越了遗传基因改变以及可能的文化因素。

5. 症状

单纯黏液癌的初始症状通常是质软的乳腺肿块，但有些单纯黏液癌是通过乳房 X 线检查发现的[32, 52-54]。一项研究中[42]，56 例单纯黏液癌有 44.6% 是自检发现，37.5% 是乳房 X 线检查发现，17.9% 是临床查体发现。在另外一些系列研究中，以明显肿块为症状的患者所占比例为 76%[54]、87%[55] 和 96%[12]。乳头溢液[32, 55]、Paget 病[56] 和疼痛也会出现，但都不是常见的临床表现。较大的病变可能累及皮肤和胸壁。黏液癌在乳腺内的解剖分布与其他类型的乳腺癌没有本质的区别，约有 50% 的肿瘤发生在外上象限[31]。

黏液癌也可发生在腋窝或外阴等浅表部位的异位乳腺组织，这可能需要进行细针穿刺[57, 58]。这些少见部位的原发性乳腺黏液癌的鉴别诊断包括原发于其他部位的转移性黏液癌和原发于汗腺的黏液癌。识别周围良性乳腺导管病变和（或）小叶病变和（或）导管原位癌（ductal carcinoma in situ）有助于正确诊断起源于异位乳腺组织的黏液癌。

6. 影像学检查

黏液含量高的肿瘤在乳房 X 线（图 18-1A）和超声检查（图 18-1B）上呈分叶状或有边界[53, 54, 59-64]。

在乳房 X 线检查中，80% 以上的单纯黏液癌病例呈占位性病变（图 18-1A）[53-55, 59-63]。边缘往往不清楚或稍呈分叶状，但也可能边缘模糊或有边界[63, 65]。3%～20% 的单纯黏液癌病例有钙化灶[32, 60, 63]。在一个系列研究中[63]，30 例单纯型黏液癌中有 7 例（23.3%）检测到钙化，并且 7 例中有 5 例（71.4%）是因为钙化而考虑到乳腺癌。钙化灶是以聚集性（42.8%）或节段性（28.6%）分布，细小的多形性

钙化灶（42.8%）或细小的线性钙化灶伴或不伴分支（28.6%）[63]。钙化不是单纯黏液癌特有的乳房 X 线表现[55, 60, 66]。在某些病例中，钙化可能更多见于乳腺导管原位癌[66, 67] 或与黏液癌周围的黏液囊肿样病变[68]。与混合型黏液癌相比，单纯黏液癌通常没有毛刺状边缘，也很少引起结构的扭曲[54, 63, 67]。

在一个系列中[42]，只有 37.5% 的黏液癌是通过乳房 X 线检查首次发现的。在另一项研究中[41]，乳房 X 线检查对单纯型黏液癌的灵敏度只有 76.5%，而对混合型黏液癌是 100%。一些单纯黏液癌在乳房 X 线检查中无法发现。据文献报道，乳房 X 线检查无法发现的单纯型黏液癌占 5%～21%[53, 55, 60, 62, 67]。

因为纤维化和浸润性生长，导致混合型黏液癌在乳房 X 线检查时边缘不规则[63, 65, 67]。在 Chaudhry 等[63] 的研究中，28 例病例中有 89.3% 的混合型黏液癌在乳房 X 线检查时表现为肿块，48% 的病例边缘毛刺状，28% 的病例边缘模糊。毛刺状边缘通常与黏液成分较少和淋巴结转移率较高有关。在混合型黏液癌中，100% 的病例通过 X 线检查可以发现钙化灶，约 20% 的病例钙化累及混合型黏液癌的非黏液成分[32, 55, 61, 62, 67, 69]。混合型黏液癌可以通过乳房 X 线检查被发现[55]。

在超声检查中（图 18-1B），黏液癌与乳腺脂肪是同等回声[65]，因此可能难以发现。在一项研究中[41]，超声检查对单纯黏液癌的灵敏度是 94.7%，对混合型黏液癌的灵敏度为 100%。另一研究中[62]，在超声检查阴性病例中有 11/28 例（39%）通过乳房 X 线检查找到了单纯黏液癌的证据。肿瘤大小范围是 5～20mm，平均 11mm。在同一项研究中，共有 13/34 例（38%）的单纯黏液癌首次在乳房 X 线或超声检查时未被发现，从而延迟了诊断。然而，作者评论说延迟诊断没有对临床造成影响，因为在手术切除时没有发现一位患者有淋巴结的转移。单纯黏液癌的超声鉴别诊断可能包括纤维腺瘤，特别是黏液样纤维腺瘤[70, 71] 和一些良性囊肿样病变。极少数情况下，鉴别诊断可能包括产生基质的化生性癌和中央因坏死或纤维化而出现无细胞区域的高级别癌[72]。

在磁共振成像中（图 18-1C），单纯黏液癌在 T_2 加权图像上具有逐渐增强的强化模式和很高的信

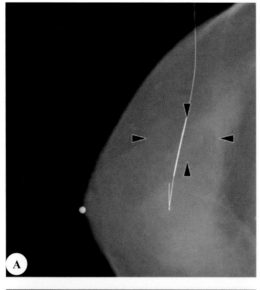

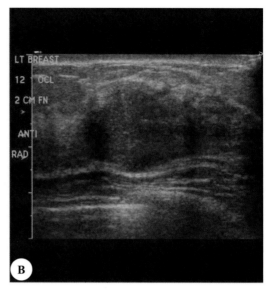

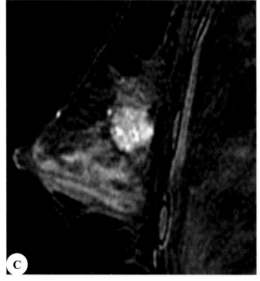

▲ 图 18-1　三例黏液癌的放射学表现

A. 乳房 X 线图像，粗针穿刺后定位，显示一个不规则、不均质的 3cm 实性肿物（箭头），用金属丝的较粗部分定位；B. 超声图像，显示一个椭圆形低回声的实性肿物，大小为 1.5cm，边界不规则；C. 磁共振成像（MRI），矢状位脂肪抑制 T_2 加权成像，显示呈分叶状 T_2 高信号、边缘增强的 2.3cm 肿块，周围乳腺致密，伴有中等背景强化

号强度[73, 74]。在一项研究中[75]，单纯黏液癌和混合型黏液癌的早期强化模式随肿瘤细胞的密度而变化，而且在细胞稀疏的肿瘤中更加缓慢。一些研究者报道，黏液癌和纤维腺瘤的磁共振成像特征没有明显的区别[76, 77]。为了解决这个问题[71]，在另外一项研究中发现，单纯型黏液癌中的延迟不均匀强化明显比纤维腺瘤更常见。结合边缘不规则和延迟不均匀强化，对诊断黏液癌的敏感性为 96.3%，准确性为 87.8%，而内部分隔强化的特异性为 90.9%。

【大体病理】

触摸切除肿物，黏液癌的质地取决于病变中纤维间质的数量。当间质稀疏时，肿瘤质软。切面呈典型的凝胶状，湿润，并且有光泽（图 18-2）。即使是相对纤维化的肿瘤也是如此。大多数单纯黏液癌有清楚的大体边界，周围组织因瘀血而呈紫红色，使边界更明显。囊性变少见。

大小

黏液癌大小不等，从直径不足 1cm 到大于 15cm。1973—1998 年 SEER 数据库[31]中 11 400 个黏液癌的平均大小为 2.2cm，中位数为 1.6cm，83.2% 的肿瘤不超过 3.0cm。相同分期的黏液癌明显小于非特殊型的浸润癌，淋巴结受累趋势也是如此。一项来自丹麦全国乳腺癌患者的研究发现，16% 的黏液癌大于 5cm[21]。在法国，245 例黏液癌的多中心研究[37]显示，黏液癌大小的中位数为 1.5cm（范围 1.74～2.16cm）。

在最近一系列组织学的回顾研究中，单纯黏液癌的大小范围为 0.1～12.0cm[12, 26, 51, 78]。在部分系列研

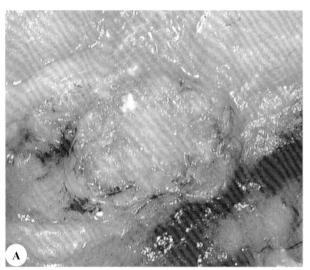
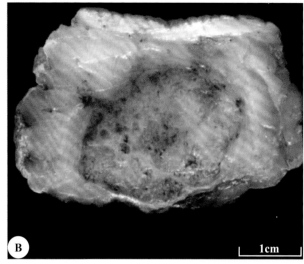

▲ 图 18-2　黏液癌的大体表现

A. 有边界的均质肿瘤，呈分叶状轮廓；B. 最大径为 2.5cm 的黏液癌位于皮肤下方，呈圆形结节状肿块，切面有光泽，黏液样，并有小的囊肿（经许可转载，引自 Rosen PP. Mucocele-like tumors of the breast. *Am J Surg Pathol*. 1986；10：464-469.）

究中，肿瘤大小的中位数为 1.6～3.0cm [12, 26, 30, 33, 39, 51, 79]。大部分（50%～80%）单纯黏液癌是 pT1，11%～40% 是 pT2，5%～9% 是 pT3。在一项研究中，单纯黏液癌的平均大小是 1.6cm（范围 0.1～6.0），较大的肿瘤与淋巴结受累显著相关。无淋巴结转移的单纯黏液癌平均大小为 1.5cm，有淋巴结转移的黏液癌平均大小为 2.6cm。

在许多研究中，单纯黏液癌明显小于混合型黏液癌 [26, 67]。在芬兰的一个系列研究中，仅有 22% 的单纯黏液癌大于 5cm，而混合型黏液癌的这一比例高达 48% [23]。在几个独立的系列研究中，黏液癌的平均大小分别为 2.3cm [40]、2.17cm [7] 和 1.65cm [39]，明显小于同一项研究中混合型黏液癌的大小（平均大小分别为 2.9cm [40]、3.25cm [7] 和 2.5cm [39]）。在 Bae 等 [40] 的研究中，黏液癌和混合型黏液癌大小的中位数分别为 2.0cm 和 2.5cm。单纯黏液癌中 pT1 期肿瘤占 55.6%，pT2 期肿瘤占 41.1%，pT3 期肿瘤占 2.8%，pT4 期肿瘤占 0.5%，而混合型黏液癌中 pT1 期肿瘤占 45.3%，pT2 期肿瘤占 47.2%，pT3 期肿瘤占 7.5%。然而，在其他研究中，单纯黏液癌和混合型黏液癌的大小没有显著差异 [25, 33, 81]。

【镜下病理】

单纯黏液癌是由悬浮在细胞外黏液中的低级别核和（或）中级别核的癌细胞所构成，癌细胞排列

成簇状、带状和（或）聚集成更大的细胞团，黏液在肿瘤中的占比至少为 90%（图 18-3）。黏液和肿瘤上皮的相对比例因病例而异，但在任何一个特定肿瘤中细胞数量是相对稳定的（图 18-3 和图 18-4）。罕见情况下，单纯黏液癌因细胞含量非常少，可能需要多次切片才能检测到癌细胞（图 18-5）。

病变中间质黏液为 50%～90% 的癌被归为混合型黏液癌（图 18-6 和图 18-7）。如果间质黏液占肿瘤的比例小于 50%，应在诊断报告中描述其成分，但没有具体的名称。

在一项研究中 [15]，单纯（"非混合"）黏液癌的细胞外黏液比例从不足 70% 到接近 100%，平均比例为 83.5%，而混合型黏液癌的细胞外黏液的平均比例明显较低（68.3%），范围是 32%～97%。细胞外黏液比例较高的癌其生存率明显延长 [15]。在单纯黏液癌中，丰富的细胞外黏液，特别是形成凝胶的黏蛋白，可能阻碍了肿瘤血管化、淋巴管血管穿透和淋巴结转移 [82, 83]，因此这些肿瘤具有相对惰性的生物学行为和良好预后（见"免疫组织化学"）。

与单纯黏液癌的诊断标准一致，黏液丰富但核级别高的癌不应分类为单纯黏液癌，因为在诊断时可能出现了淋巴结转移，临床行为不太可能像具有低或中等核级别的单纯黏液癌那样呈惰性 [24]。在癌细胞团内可能出现局灶性小管和（或）腺体结构（图 18-3）。在单纯黏液癌中，肿瘤细胞排列方式多

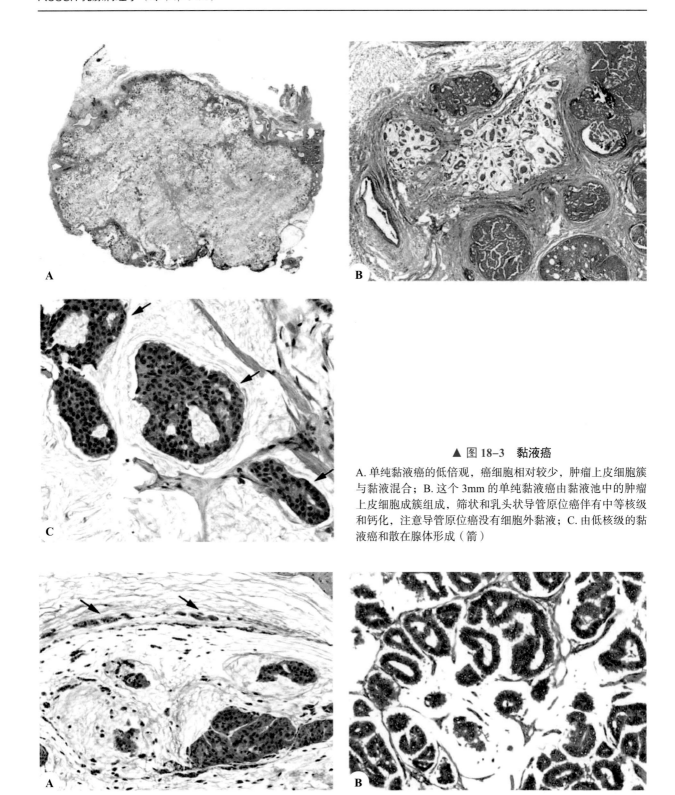

▲ 图 18-3　黏液癌

A. 单纯黏液癌的低倍观，癌细胞相对较少，肿瘤上皮细胞簇与黏液混合；B. 这个 3mm 的单纯黏液癌由黏液池中的肿瘤上皮细胞成簇组成，筛状和乳头状导管原位癌伴有中等核级和钙化，注意导管原位癌没有细胞外黏液；C. 由低核级的黏液癌和散在腺体形成（箭）

▲ 图 18-4　黏液癌

A. 细胞量中等的黏液癌，黏液中可见毛细血管（箭）；B. 细胞丰富、具有腺样结构的黏液癌

样（图 18-4 和图 18-8），包括条索状和小梁状、巢状、乳头状和微乳头状，也可能出现含筛状结构的大片癌细胞，其轮廓清楚或模糊。这些排列方式中的一部分等同于导管原位癌的结构模式。坏死灶极

为罕见。

　　大多数单纯黏液癌都是中到高分化。在 1972—2002 年 SEER 数据库中的 11 422 例黏液癌中[31]，53% 为高分化，38% 为中分化，9% 为低分化或间

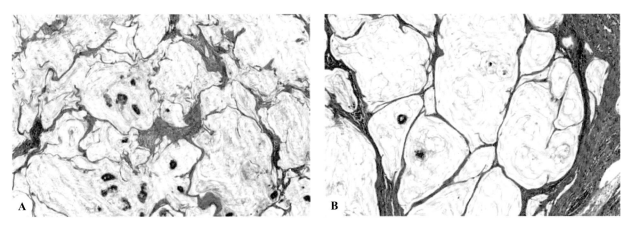

▲ 图 18-5　黏液癌

A. 部分癌由不含肿瘤细胞的黏液组成，肿瘤细胞簇位于图像的中央和下部；B. 几乎无细胞的黏液癌，仅有极少量的肿瘤细胞簇

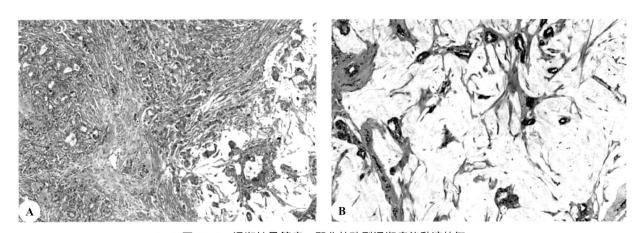

▲ 图 18-6　浸润性导管癌，即非特殊型浸润癌伴黏液特征

A. 低分化非特殊型浸润癌（左）伴有灶性间质含有黏液的癌（右）；B. 同一肿瘤中出现黏液癌的典型形态的病灶

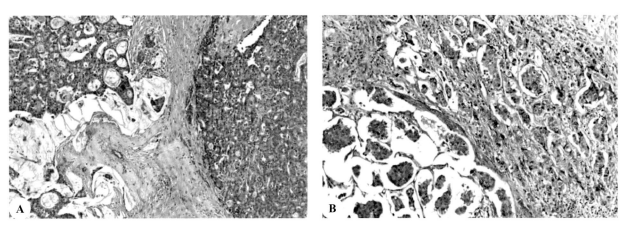

▲ 图 18-7　浸润性导管癌，即非特殊型浸润癌伴黏液特征

两例浸润癌，出现有限的、离散的黏液生长区域

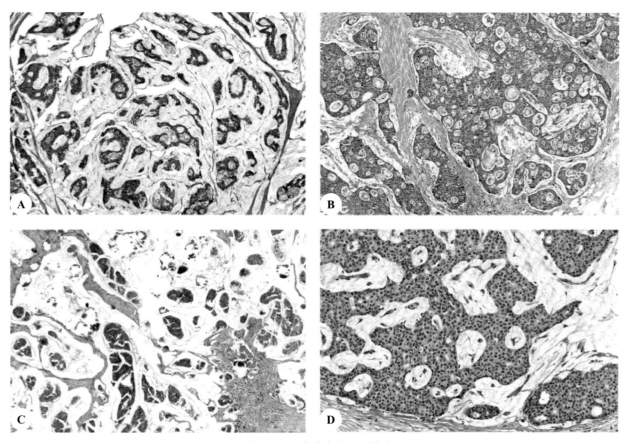

▲ 图 18-8　黏液癌的不同模式

A. 小梁状和筛状模式；B. 实性和筛状模式；C. 乳头状和微乳头状细胞簇和钙化；D. 实性小梁模式伴神经内分泌特征，黏液中可见大量毛细血管

变性。在一系列组织学回顾中[14, 39, 51]，45%～60% 的单纯黏液癌是高分化，35%～55% 的单纯黏液癌是中分化。低分化黏液癌的病例占 0%～5%。

70% 以上的单纯黏液癌具有推挤性边界[60]（图 18-3、图 18-9 和图 18-10）。由于肿瘤突向邻近的乳腺实质内，使一些肿瘤可能具有不规则或多结节的轮廓（图 18-9）。当评估单纯黏液癌的边缘状态时，重要的是寻找可能被人为烧灼变得模糊或与邻近脂肪混在一起的被横向切断的突起部分。此外，当评估已知是黏液癌患者的手术切除标本的切缘状态时，即使横断的黏液中缺乏肿瘤细胞，只要可以排除人为污染，在墨水标记区域出现黏液就相当于切缘阳性。在明确存在单纯黏液癌的情况下，肿瘤的大小由黏液成分的范围决定，包括少细胞或无细胞的黏液区域（图 18-10）。

在黏液癌中识别淋巴管内癌栓可能非常困难。悬浮在黏液中的癌细胞簇通常具有类似于淋巴管内癌的外观（图 18-11），有时黏液与癌细胞簇可能一起出现在血管腔内（图 18-12）。免疫组织化学对内皮细胞标记的染色可能有所帮助，如 D2-40、ERG 和 CD31。因为 D2-40 通常在肌上皮细胞表达较弱，所以对肌上皮细胞抗原（如钙调蛋白）进行免疫组织化学染色是有用的，可以排除人为将导管原位癌细胞从含黏液的导管壁上脱落而产生的一种非常类似于淋巴管血管侵犯的假象。

钙化可能发生在上皮细胞簇或黏液中，在乳头状和（或）微乳头状的癌细胞簇中更为常见（图 18-8）。钙化灶的大小和外观各不相同，在上皮细胞中常为不规则粗颗粒状，在黏液中通常体积较小，细颗粒状。

黏液癌中肿瘤浸润淋巴细胞（tumor-infiltrating lymphocytes）[84] 比较少（中位数为 0%；平均 3.4%，根据 Salgado 标准对肿瘤浸润淋巴细胞进行量化）。在一项研究中[84]，仅有 5/30 例（16.7%）的黏液癌中肿瘤浸润淋巴细胞大于 10%。

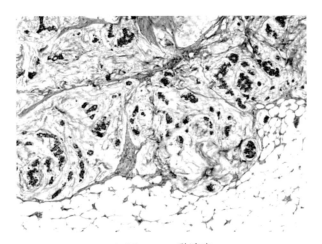

▲ 图 18-9　黏液癌

这例黏液癌在邻近的乳腺脂肪组织内有许多结节状突起

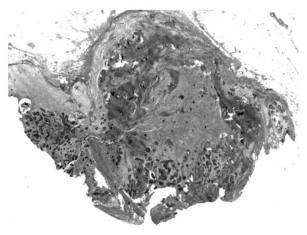

▲ 图 18-10　黏液癌

黏液癌细胞稀疏，细胞外有丰富的黏液。在这种病例中，肿瘤的大小是通过细胞外黏液所占的最大范围来测量的，包括细胞稀疏区和无细胞区

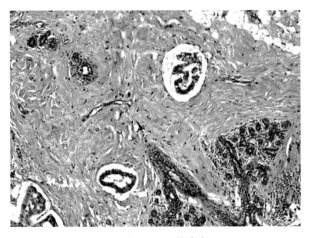

▲ 图 18-11　黏液癌

浸润性黏液癌中，这些离散的、边界清晰的病灶很像血管腔内的肿瘤。图中央上方含有黏液癌的空隙似乎衬覆内皮细胞。内皮细胞抗原如 D2-40 和 ERG 的免疫组织化学染色有助于淋巴管血管侵犯的鉴别诊断

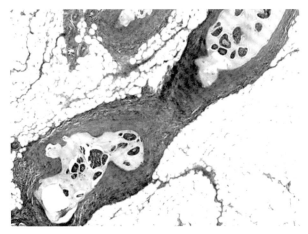

▲ 图 18-12　血管腔内的黏液癌

在腋窝软组织血管腔内可见黏液与癌栓混在一起

1. A 型、B 型和 AB 型黏液癌

Capella[85] 等研究了 35 例单纯黏液癌，并根据上皮细胞的生长方式和一些相关特征定义了其亚分类的标准。他们描述了两种主要类型（A 型和 B 型）和中间类型（AB 型）。根据定义，每种类型的肿瘤至少含有 33% 的细胞外黏液，但 A 型黏液癌中的黏液含量（60%～90%）（图 18-13A 和 B）比 B 型黏液癌中的黏液含量（33%～75%）（图 18-13C 和 D）更丰富。A 型黏液癌的上皮细胞呈"小梁状、缎带状或彩带状或环状生长方式"[85]。B 型黏液癌的上皮细胞排列成"簇状、孤立或吻合的片状结构"[85]，这种结构在 A 型黏液癌中并不常见。筛状结构在两种类型的肿瘤中均可出现。与 A 型黏液癌相比，B 型黏液癌细胞有更多的颗粒状细胞质，胞质内通常含有丰富的黏液，甚至形成印戒细胞。少数 A 型黏液癌中可见胞质呈"泡沫"状的细胞，但在 B 型黏液癌中找不到这种细胞。14 例 B 型黏液癌中有 10 例用 Grimelius（图 18-14）和 Bodian 染色可以看到嗜银颗粒，而 15 例 A 型黏液癌中用任何方法都没有检测到嗜银颗粒。A 型黏液癌的患者比 B 型黏液癌患者年轻（分别为 61.4 岁和 75 岁）。AB 型黏液癌占病例的 20%，这些"不确定"的特征"表明它是 A 型、B 型黏液癌两个主要群体之间的过渡形式"[85]，但关于这些病例只提供了很少的信息。作者推断 A 型黏液癌对应通常的单纯黏液癌。建议将 B 型黏液癌视为具有神经内分泌分化的黏液癌变异型。

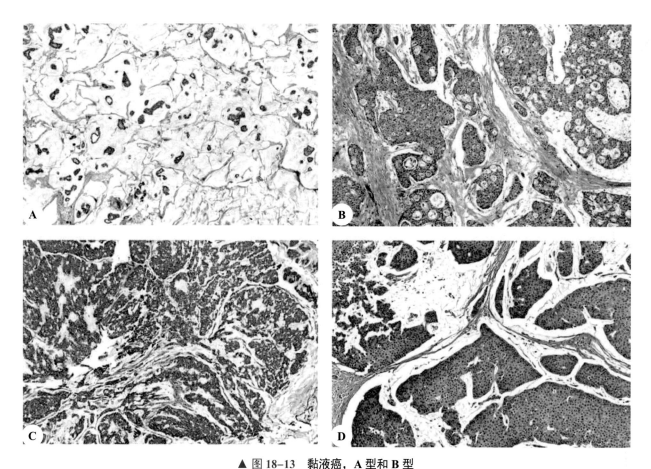

▲ 图 18-13　黏液癌，A 型和 B 型

A 和 B. A 型黏液癌通常细胞含量低（A），细胞外黏液丰富；C 和 D. B 型黏液癌通常细胞含量多，细胞外黏液少

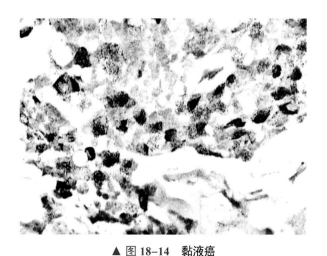

▲ 图 18-14　黏液癌

Grimelius 染色显示在实性癌细胞巢上有成簇的黑色嗜银颗粒

Scopsi 等[22]证实在 B 型黏液癌中存在嗜银颗粒，但这一发现与患者年龄和月经状况、肿瘤大小或腋窝淋巴结转移状况无显著关系。在这项研究中，A 型或 B 型的分类没有预后意义。

Ranade 等[39]研究了 37 例 A 型单纯黏液癌和 8 例 B 型单纯黏液癌。A 型单纯黏液癌患者的平均年龄为 75 岁。肿瘤平均大小为 1.4cm。组织学上，65% 的 A 型黏液癌为高分化，35% 为中分化；没有 1 例具有高级别的形态。有 1 例患者发现淋巴管血管侵犯。在 37 例 A 型黏液癌患者中 3 例有淋巴结转移：1 例患者 44 岁，另外两例患者都是 46 岁。3 例有淋巴结转移的病例中有两例具有微乳头状结构。37 例 A 型黏液癌中有 2 例（5.5%）HER2 阳性。B 型黏液癌患者的平均年龄为 55 岁。肿瘤平均大小为 1.9cm。组织学上，50% 的 B 型黏液癌为中分化、25% 为高分化，另外 25% 为低分化。在 8 例女性患者中，有 2 例（25%）检测到淋巴管血管侵犯和淋巴结转移，年龄分别为 44 岁和 82 岁。8 例 B 型黏液癌中有 2 例（25%）HER2 阳性。Ranade 等[39]报道的一些发现（如患者年龄和肿瘤大小）与 Capella 等[85]报道的不同。在另外两个系列研究中均发现 A 型和 B 型黏液癌之间患者的年龄和肿瘤的大小均没有显著差异[26, 40]。来自中国的两个系列研究发现 A 型单纯黏液癌患者的中位年龄（46 岁）[86] 和平均年龄（50.6 岁）[26]，显著低于西方国家报道的 A 型单纯黏液癌患者的年龄，但是对于 B 型单纯黏液癌患者没有观察到年龄差异（中位年龄 74 岁[86]；平均年龄 58 岁[26]）。在一项研究中[40] 发现 B 型黏液癌患者的淋巴结转移率明显高于 A 型黏液癌患者（分别为 53% 和 11%），但另一项研究[26] 发现在淋巴结受累方面两者没有差别。Kashiwagi 等[87] 报道 B 型黏液癌的复发率高于 A 型黏液癌，但病例数量有限（B 型黏液癌只有 1/16 患者复发，而 32 例 A 型黏液癌中无一例复发）。

总的来说，A 型单纯黏液癌似乎比 B 型单纯黏液癌具有更多利好的特征，但没有研究明确证明其在预后方面有显著差异。A 型或 B 型黏液癌的分类目前没有临床意义，在常规诊断报告中很少提及。

值得注意的是，B 型黏液癌与产生黏液的乳腺癌伴神经内分泌分化在形态学和基因组上有很大的重叠，包括与实性乳头状癌相关的黏液癌（见"遗传学与分子检测"）。

2. 与实性乳头状癌相关的黏液癌

部分黏液癌起源于实性乳头状癌（图 18-15）。这些肿瘤通常是具有 B 型黏液癌形态的单纯黏液癌，可能具有神经内分泌特征或明确的神经内分泌分化（见第 20 章）。遗传学的证据也支持 B 型黏液癌与具有神经内分泌分化的癌之间有密切的关系[88, 89]

3. 伴有微乳头病灶的单纯黏液癌

已有报道描述了具有微乳头的单纯黏液癌（图 18-16）[27, 39, 86, 90-97]。微乳头由紧密结合的小簇或环状结构组成。许多上皮细胞簇四周的空隙充满黏液。黏液中散在的沙砾体样钙化很常见[66, 67, 90, 98-100]（图 18-16）。

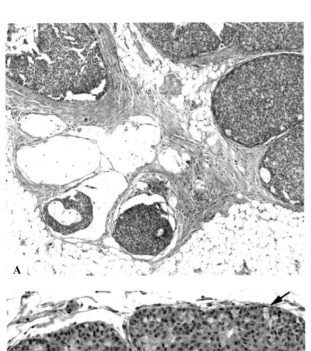

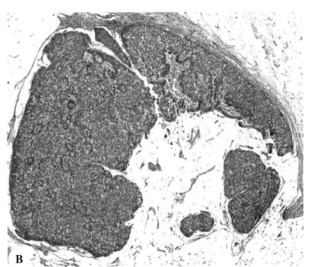

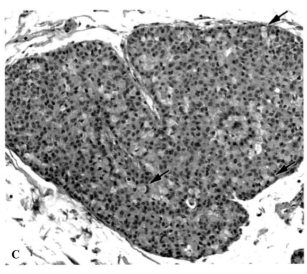

▲ 图 18-15 黏液癌，起源于实性乳头状癌

A. 实性乳头状原位癌（右上）和局灶性黏液癌（左下）；B. 起源于实性乳头状癌的黏液癌；C. 一大片具有实性乳头状结构的黏液癌，肿瘤细胞有丰富的细胞质内黏液，许多显示印戒细胞形态（箭）

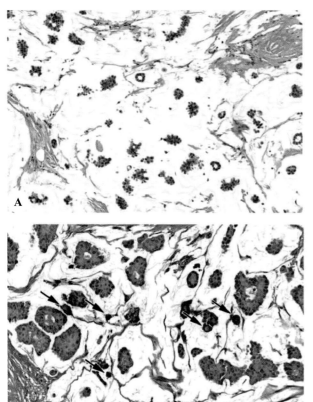

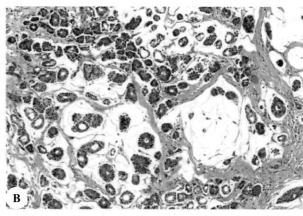

▲ 图 18-16　黏液性微乳头状癌

A 和 B. 微乳头状排列的肿瘤细胞与黏液混合在一起；C. 沙砾体钙化（箭）

上皮膜抗原（epithelial membrane antigen，EMA）表达在微乳头的外表面，证实了上皮细胞的极向反转[39, 91, 97]，类似于浸润性微乳头状癌。许多研究[83, 101-104]表明运用 MUC1 染色可以检测到乳腺黏液癌的细胞极向反转，但在一些系列研究中发现它仅限于 A 型黏液癌[105]或一部分 A 型黏液癌[106]。Liu 等[27]通过 MUC1 免疫组织化学染色不但证实了单纯黏液癌中微乳头成分的极向反转，而且也提到这种染色模式并不局限于微乳头病灶，在大多数单纯黏液癌中也可以见到。此外，一些浸润性微乳头状癌的微乳头细胞簇周围的空隙有时可能含有黏液。Luna-More 等[107]报道了 15 例浸润性微乳头状癌中有 4 例伴有黏液，"这 4 例中有 2 例黏液分泌量与胶样型黏液癌相似"（见第 29 章）。

在 5 个系列研究的单纯黏液癌中，20%～66.6%的病例发现有微乳头成分[27, 39, 79, 91, 97]。在两个独立的系列研究中发现微乳头成分大于 50%的单纯黏液癌分别占全部单纯黏液癌的 25.2% 和 20%[27, 79]。伴有微乳头成分的单纯黏液癌的女性患者明显更年轻（在 3 个独立的系列研究中分别为 47 岁 vs. 60

岁[39]；42 岁 vs. 46 岁[79]；46 岁 vs. 57 岁[27]）。伴有和不伴有微乳头成分的黏液癌大小相似（平均大小分别为 2.5cm 和 1.65cm[39]；大小中位数分别为 2.9cm[79] 和 2cm[27, 79]）。与无微乳头成分的单纯黏液癌相比，微乳头成分大于 50%的单纯黏液癌有更高的核级别、更高的组织学分级、淋巴管血管侵犯更常见、淋巴结转移率更高（分别为 47% vs. 23%[79] 和 35.1% vs. 3.8%[27]）。在另一个系列研究中[92]，15 例伴有微乳头特征的单纯黏液癌为中等核级别（87%），但 13% 的病例为高核级别。核分裂是"低至中等"，只有 2 名患者的核分裂数超过 10/10HPF。9/15 例（60%）患者有淋巴管血管侵犯，33% 的患者有淋巴结转移。伴有黏液和微乳头形态的淋巴结转移癌在组织学上与原发肿瘤相同[27, 90, 92]。也有报道在淋巴结转移癌中只出现微乳头状结构[27, 79]，一些肿瘤也就更有可能成为产生黏液的浸润性微乳头状癌的典型。在一个系列研究中[92]具有随访资料的 13 例患者中有 1 例在乳房切除术后 9 个月出现了胸壁的复发。

Liu 等[27]比较了在中国一家癌症中心治疗的

134 例伴有微乳头形态大于 50% 的单纯黏液癌、397 例单纯黏液癌和 281 例浸润性微乳头状癌的形态学特征和长期随访。伴有微乳头形态的单纯黏液癌女性患者年龄（中位年龄 46 岁）明显小于单纯黏液癌患者（中位年龄 57 岁）或浸润性微乳头状癌患者（中位年龄 54 岁）。伴有微乳头成分的单纯黏液癌的大小中位数（2.2cm）明显小于浸润性微乳头状癌（2.5cm），但与单纯黏液癌的大小中位数（2.0cm）相近。伴微乳头成分大于 50% 的单纯黏液癌核级别中 1 级的病例占 75.4%，2 级的病例占 20.9%，3 级的病例占 3.7%，与单纯黏液癌核级别的分布相似（1 级 77.8%，2 级 21.7%，3 级 0.5%），但与浸润性微乳头状癌的核级别分布显著不同（1 级 5%，2 级 78.6%，3 级 16.4%）。浸润性黏液性微乳头状癌的淋巴结转移率为 35.1%，而浸润性微乳头状癌的淋巴结转移率为 80.8%。HER2 在黏液微乳头状癌中过表达和（或）扩增的比例为 11.9%，而单纯黏液癌和浸润性微乳头状癌中 HER2 过表达和（或）扩增的比例分别为 3.8% 和 28.8%。乳房切除术是最常见的外科处理方式（77.6% 的微乳头结构大于 50% 的单纯黏液癌患者接受手术切除，72.5% 的单纯黏液癌和 95% 的浸润性微乳头状癌患者接受手术切除）。大多数患者接受了包括内分泌治疗在内的新辅助治疗（94% 的微乳头成分大于 50% 的单纯黏液癌患者接受新辅助治疗，91.7% 的单纯黏液癌和 87.5% 的浸润性微乳头状癌患者接受新辅助治疗）和化疗（92.5% 的微乳头成分大于 50% 的单纯黏液癌患者接受化疗，89.9% 的单纯黏液癌和 95.4% 的浸润性微乳头状癌患者接受化疗）。平均随访 60 个月（范围 2～118 个月），伴微乳头成分大于 50% 的单纯黏液癌患者的预后明显比单纯黏液癌患者差，但又明显好于浸润性微乳头状癌的患者。7 例（5.2%）伴有微乳头成分大于 50% 的单纯黏液癌患者出现局部复发，12 例（9%）出现远处转移，7 例（5.2%）死于该疾病。患有单纯性黏液癌的女性中没有一人出现局部复发或死于该病，并且只有 1 例患者发生远处转移。相反，34 例（12.1%）患有浸润性微乳头状癌的女性患者发生局部复发，108 例患者（38.4%）发生远处转移，30 例患者（10.7%）死于该病。在 Sun 等[79] 的研究中，伴有微乳头成分大于 50% 的单纯黏液癌女性患

者的无病生存期比没有微乳头成分的单纯黏液癌女性患者低。通过多因素分析，唯有高级别核是与无病生存率和远期无病生存率降低显著相关的独立因素。在另一项中位随访时间为 68 个月的研究中[86]，75 例仅含 1 级或 2 级细胞核的伴微乳头成分的单纯黏液癌女性患者中无一例发生局部复发或远处转移，其中包括 28 例单纯黏液癌女性患者的微乳头成分在 50%～90% 或以上。在这项研究中，肿瘤大小与淋巴结转移有关[86]。

4. 伴有印戒细胞的黏液癌

印戒细胞（signet ring cells）的病理学特征是胞质内有丰富的黏液，这些黏液要么集中在胞质内导致细胞核凹陷和移位到细胞一侧，要么均匀分布在整个细胞质中。具有丰富细胞外黏液的癌只表现为印戒细胞形态的极为罕见（图 18-17）。印戒细胞可以在一些具有神经内分泌特征的单纯黏液癌和 B 型单纯黏液癌中找到（图 18-15），并且可能以单个细胞的形式存在，或者更常见的是，在实性的细胞簇内可见散在的印戒细胞。在 102 例单纯黏液癌的系列研究中，Shet 和 Chinoy[97] 发现了 7 例实性乳头状癌，它们是由排列成实性上皮细胞簇的印戒细胞和黏液混合而成。Kuroda 等[108] 报道了另一个相同病变的病例。

【鉴别诊断】

1. 伴有印戒细胞和细胞外黏液的浸润性小叶癌

浸润性小叶癌的印戒细胞变异型罕见情况下可能含有细胞外黏液，但不符合黏液癌的诊断标准。浸润性小叶癌的这种变异型只有小样本和散发病例的报道[141-150]。所有患者均为女性，年龄范围为 38—87 岁[141-150]（图 18-18）。

2. 囊性高分泌病变

乳腺囊性高分泌病变，包括囊性高分泌改变、囊性高分泌增生和囊性高分泌癌（见第 24 章），因为在囊性扩张的导管腔内含有分泌物，可能貌似黏液囊肿样病变，但管腔的内容物不同。在组织切片中，黏液呈浅灰色至蓝色，半透明，而囊性高分泌病变中的分泌物呈均匀的凝胶状嗜酸性物质，类似甲状腺胶质[151-153]。显微镜检查，浓稠的高分泌物质通常有平行的断裂线，形成"百叶窗"碎裂效应的特征图案。

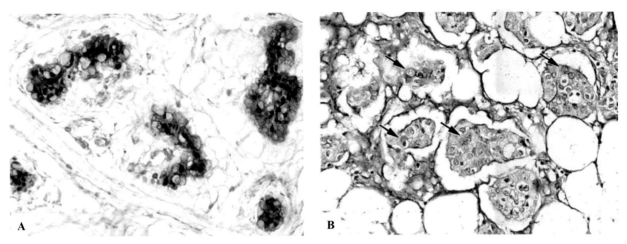

▲ 图 18-17　伴有印戒细胞的黏液癌

A. 丰富的细胞质内黏液导致肿瘤细胞核凹陷和细胞核偏向细胞一侧；B. 少数印戒细胞胞质内含有黏液（箭）（黏液卡红染色）

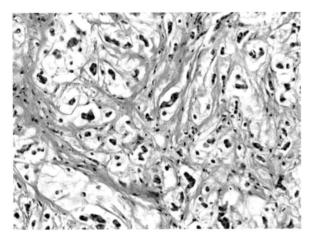

▲ 图 18-18　伴有印戒细胞和丰富细胞外黏液的浸润性小叶癌

由悬浮在细胞外黏液池中微小的细胞簇和单细胞组成，癌细胞胞质内含有黏液，形成印戒细胞形态

3. 分泌性癌

分泌性癌是一种罕见的特殊型乳腺癌，管腔内可见分泌物，有时还可见细胞内分泌物[154, 155]（见第 22 章）。有时需要和黏液癌鉴别。后者的特征是肿瘤性的上皮细胞簇悬浮在黏液中，而分泌性癌的腺体含有双染性或淡染至嗜酸性的管腔分泌物，通常呈泡沫状。

4. 可能类似黏液癌或间质黏液的其他乳腺病变和发现

乳腺间质可能有黏液样的物质，称为黏液沉着症。乳房结节性黏液沉积症是一种极为罕见的疾病，通常发生在年轻女性的乳晕下方，病理特征为黏液样肿块，显微镜下由松散的梭形细胞组成[156-158]。

黏液样间质很像黏液，可发生在黏液样纤维腺瘤、黏液瘤和具有明显黏液样改变的神经纤维瘤等病变中。所有这些病变，特别是黏液样纤维腺瘤（图 18-19），当仅用有限的粗针穿刺活检或细针穿刺标本评估疾病时可能误诊为黏液癌[159, 160]。叶状肿瘤和多形性腺瘤中也可见黏液性 - 黏液样间质[161]。

腺样囊性癌的基质成分，特别是实性或基底细胞样腺样囊性癌的细胞巢和细胞岛周围的纤细、富含酸性多糖的淡蓝色间质（图 18-20），有时可能类似黏液。化生性癌的黏液样和细胞稀疏的间质局部也可能误认为黏液，但化生性癌通常比黏液癌具有

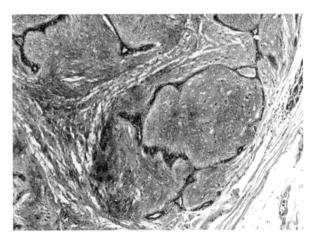

▲ 图 18-19　黏液样纤维腺瘤

细胞稀疏的黏液样间质呈淡蓝色至紫色，可能与间质黏液相似，但纤维腺瘤特有的导管拉长、受压和导管内生长模式很容易辨认

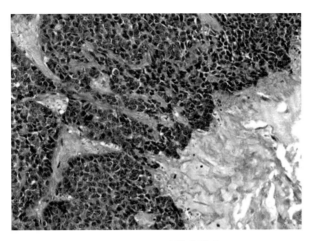

▲ 图 18-20　腺样囊性癌

实性和基底型，癌旁的间质在坏死区域表现出局灶性灰蓝色基质样物质，可能类似于间质黏液

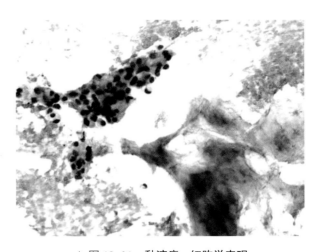

▲ 图 18-21　黏液癌，细胞学表现

癌细胞形成不规则的黏附性细胞簇（左）和黏液（右），周围是红细胞

更大的核异型性。鳞状细胞癌的间质富含硫酸化黏多糖，类似于黏液癌的黏液[162]。黏液表皮样癌以黏液细胞和细胞外黏液为特征，类似于涎腺中的黏液表皮样癌[163]。

含有黏液成分的乳腺外恶性肿瘤偶尔可能会转移到乳腺，与乳腺黏液癌非常相似（见第34章）。在这些病例中，了解患者既往的临床病史和进行适当的免疫组织化学检查有助于鉴别诊断。GATA3在大多数原发性乳腺癌中都有表达[164]，包括乳腺黏液癌[165]，而其他部位原发的癌，除极少数以外，GATA3均为阴性[164]。Tot[166]报道了唯一一例的转移性脊索瘤病例，有丰富的黏液间质，类似于乳腺原发性黏液癌。

乳腺假体材料也可能类似于细胞外黏液。聚丙烯酰胺是一种有毒物质，在一些国家被注射到乳房中用于隆乳，它与无细胞的黏液非常相似。正确的诊断线索包括颜色质地略有不同，中心光折射的证据，特别是出现异物巨细胞反应[132]，但反应性变化并不都是很明显。获得完整和准确的临床病史是最重要的。超声检查时凝胶材料也可能类似于无细胞黏液。

【细胞学】

根据细针穿刺获得的材料诊断黏液癌可能会被怀疑。黏液癌的细胞学特征包括细胞量非常丰富、大量单个细胞或小簇细胞，轻至中度核异型性，大量黏液背景，其中可能含有毛细血管（图18-21和图18-22）。

背景中的黏液在风干快速染色涂片中显示异染性。Romanowsky型/Giemsa染色能更好地检测黏液。单层制备（译者注：即液基制片）可以识别黏液，但是细针穿刺样本的处理可能使一些黏液丢失，限制了它的识别。巴氏染色也适用于黏液癌的细胞学诊断，尽管它是检测黏液最不敏感的染剂[167]。黏液需要与可能的类似物区分开来，特别是在超声检查中使用的凝胶，或用于覆盖载玻片的蛋白，如白蛋白。溶解的血液、组织液和坏死碎片也可能类似黏液，尽管这种情况很少见。黏液癌的细针穿刺样本识别阳性或可疑恶性细胞的比例占病例数的84.4%[168]，但诊断准确率只有27.2%～56%[169]。相比之下，粗针穿刺活检诊断黏液癌的敏感性和准确性接近100%[135, 169]。

细胞学样本中存在黏液不足以诊断黏液癌。其他癌的穿刺物也可能出现黏液，包括混合型黏液癌、伴局灶黏液分化的浸润癌和黏液性导管原位癌。产生黏液的乳腺良性病变的细针穿刺标本也可能看到黏液，包括伴或不伴有上皮异型性的黏液囊肿性病变。偶尔，水肿或黏液样纤维腺瘤的黏液样物质细针穿刺涂片后类似黏液癌的黏液[159, 170, 171]。在黏液样物质中发现梭形间质细胞提示纤维腺瘤。在Shield等[172]的一项研究中，手术切除50例在细针穿刺中发现黏液的乳腺病变，结果证实38例是癌（28例为黏液癌，7例为混合型黏液癌，3例为导管原位癌），2例是非典型导管增生，4例是良性黏液囊肿性病变，3例是纤维腺瘤，1例是叶状肿瘤，

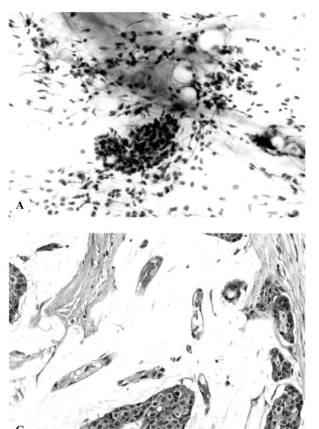

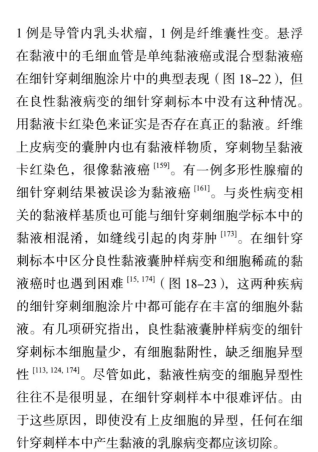

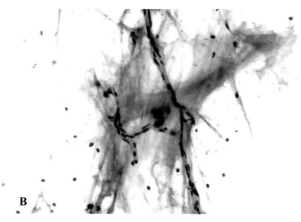

▲ 图 18-22　黏液癌，细胞学表现

A. 细针穿刺标本，显示黏附性和分散的肿瘤细胞伴有黏液；B. 另一例细胞学标本，显示黏液癌的黏液中有毛细血管，这个区域没有癌细胞；C. 注意在单纯黏液癌的组织切片中，黏液中间有毛细血管

1 例是导管内乳头状瘤，1 例是纤维囊性变。悬浮在黏液中的毛细血管是单纯黏液癌或混合型黏液癌在细针穿刺细胞涂片中的典型表现（图 18-22），但在良性黏液病变的细针穿刺标本中没有这种情况。用黏液卡红染色来证实是否存在真正的黏液。纤维上皮病变的囊肿内也有黏液样物质，穿刺物呈黏液卡红染色，很像黏液癌[159]。有一例多形性腺瘤的细针穿刺结果被误诊为黏液癌[161]。与炎性病变相关的黏液样基质也可能与细针穿刺细胞学标本中的黏液相混淆，如缝线引起的肉芽肿[173]。在细针穿刺标本中区分良性黏液囊肿样病变和细胞稀疏的黏液癌时也遇到困难[15, 174]（图 18-23），这两种疾病的细针穿刺细胞涂片中都可能存在丰富的细胞外黏液。有几项研究指出，良性黏液囊肿样病变的细针穿刺标本细胞量少，有细胞黏附性，缺乏细胞异型性[113, 124, 174]。尽管如此，黏液性病变的细胞异型性往往不是很明显，在细针穿刺样本中很难评估。由于这些原因，即使没有上皮细胞的异型，任何在细针穿刺样本中产生黏液的乳腺病变都应该切除。

在黏液癌的细针穿刺标本中含有砂粒体的已有报道[90, 98, 100]。这些肿瘤可能代表具有黏液和微乳头状形态的癌。

【免疫组织化学】

1. 黏蛋白

黏蛋白是可以向细胞外分泌的（包括 MUC2、MUC5AC、MUC5B 和 MUC6），或者是细胞膜上与跨膜部位结合的（包括 MUC1、MUC4 和 MUC16）高分子量糖蛋白。黏蛋白编码基因的调节和蛋白的表达是复杂的过程，在良性和非典型乳腺上皮及黏液癌和非黏液癌中均有所不同[175]。

MUC2[175] 是一种形成凝胶的肠型分泌黏蛋白，在大多数（80%～100%）乳腺黏液癌中表达[83, 101, 104, 106, 176, 177]。通过免疫组织化学和原位杂交，O'connell 等[104] 发现黏液癌中 MUC2 表达增加，而非黏液癌中没有增加。黏液癌附近的增生上皮和导管原位癌中 MUC2 表达也增加。胞质内 MUC2 见于 100% 的单纯黏液癌和 70% 的相关导管原位癌以及所有的混合型黏液癌的黏液和非黏液成分[178]。相反，MUC2 在良性乳腺上皮中表达缺失[82, 83, 101, 177]，在非黏液性乳腺导管癌中低表达（4%～30%）[83, 101, 104, 106, 176, 178]。

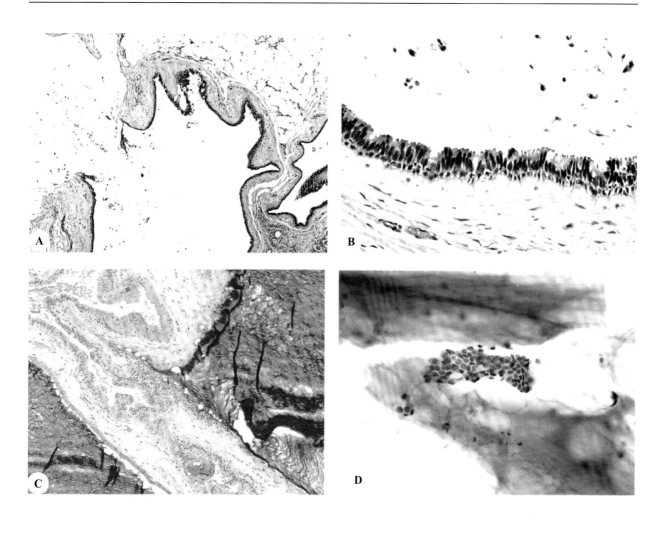

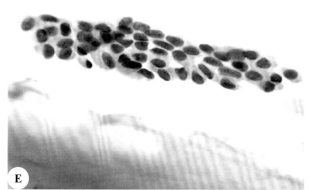

▲ 图 18-23　黏液囊肿样病变，细胞学表现

A. 囊肿破裂，黏液外溢（左上）；B. 囊肿内的柱状细胞上皮，有肌上皮细胞层；C. 黏液卡红染色显示囊肿内（左）和间质内（右）有丰富的黏液；D 和 E. 细针穿刺标本含有扁平的良性上皮细胞，周围有黏液

Tanaka 等在 6 例黏液囊肿样病变的良性和非典型 / 肿瘤上皮中检测到胞质内 MUC2 的表达，包括 3 例无异型性的黏液囊肿样病变，2 例有伴有非典型导管增生的黏液囊肿样病变，1 例伴有导管原位癌的黏液囊肿样病变。在 12/15 例（80%）黏液柱状细胞变中发现 MUC2 在胞质内表达[129]。MUC2 是组成单纯黏液癌中包绕细胞簇周围细胞外黏液的一部

分，可能影响肿瘤的浸润，从而导致乳腺黏液癌呈惰性[83, 101]。其他关于单纯黏液癌预后较好的理论包括肿瘤细胞负荷减少，特别是少细胞变异型，血管生成减少以及细胞外 MUC2 阳性的黏液诱导细胞毒性 T 淋巴细胞活性增加[104]。Nguyen 等[84] 证实 MUC2 异常 DNA 甲基化是黏液癌可能产生细胞外黏液的一个原因（见“遗传学与分子检测”）。

MUC6[175] 是一种胃、幽门腺分泌的黏蛋白，在正常乳腺上皮中不存在[101]，但在超过 50% 的乳腺黏液癌中表达[82, 101, 104, 106, 176]。在一项对 6 例黏液囊肿样病变的研究中（3 例无异型性的黏液囊肿样病变，2 例伴有非典型导管增生的黏液囊肿样病变，1 例伴有导管原位癌的黏液囊肿样病变）[177]，MUC6 仅在伴有非典型导管增生或导管原位癌的黏液囊肿样病变的上皮中呈弱阳性，而在 3 例无异型性的黏液囊肿样病变和相邻的正常乳腺上皮中呈阴性。基于这些发现，作者推测 MUC6 的免疫组织化学染色可用于鉴别良性 / 无非典型的黏液囊肿样病变和伴有非典型 / 恶性的黏液囊肿样病变，但这一观点还需要进一步验证。

MUC1[175] 是一种膜结合黏蛋白。它存在于乳腺腺上皮细胞的细胞膜顶端，包括普通型导管增生、非典型导管增生、导管原位癌和浸润癌的上皮细胞都可以检测到。O'Connell 等[104] 发现 MUC1 在黏液癌中表达降低，而在非黏液癌中表达增加。Kato 等[178] 在 14/16 例（88%）单纯黏液癌（图 18–24）的游离面和 60% 的导管原位癌中发现 MUC1。在 7 例混合型黏液癌中，5 例（71%）在黏液成分的游离面检测到 MUC1，2 例（28%）在非黏液成分的游离面检测到 MUC1。10 例没有黏液成分的非特殊型浸润癌中只有 2 例在肿瘤细胞游离面可见 MUC1 染色阳性。MUC1 几乎没有其他的糖基化形式，用免疫组织化学方法检测 MUC1，由于使用不同的抗 MUC1 抗体和不同的酶消化方法，可能是不同的研究结果略有不同的原因。MUC1/CORE 是 MUC1 的非糖基化的形式，而 MUC1/HMFG-1 是完全糖基化的形式。这些糖基化形式与胃癌[179] 和结直肠癌[180] 的预后较差有关。Matsukita 等[101] 使用一组抗 MUC1 抗体发现在 15 例单纯黏液癌中 MUC1/CORE 和 MUC1/HMFG-1 明显低于 40 例非黏液的浸润癌。单纯黏液癌中 MUC1/CORE 的染色

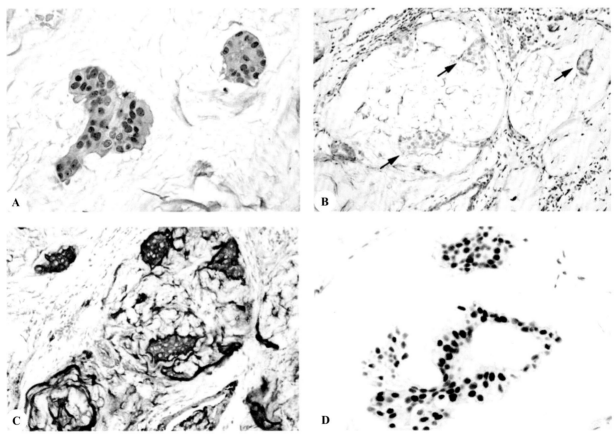

▲ 图 18-24　黏液癌的免疫组织化学

所有图像源于同一病例。A. 两簇中等核级的黏液癌，周围有黏液包绕；B.MUC1 微弱地表达在少数细胞的顶端表面，尽管不是全部表达，这也显示出极向反转（箭）；C.EMA 也表达在黏液癌细胞簇的外表面，但这一例的染色突出显示了细胞质及周围的黏液；D. 黏液癌细胞核表达 WT1

在 24% 病例中呈中等强度的阳性，在 52% 的病例中呈弱阳性，而在非黏液癌中 48% 病例呈中等强度的阳性，50% 的病例呈弱阳性。在黏液癌中 18% 的病例 MUC1/HMFG-1 染色呈中等阳性，47% 的病例呈弱阳性，而在非黏液癌中 78% 的病例呈中等阳性，20% 的病例呈弱阳性。MUC1/CORE 和 MUC1/HMFG-1 糖化形式的低表达可能是黏液癌相对惰性行为的原因之一。MUC1 在单纯黏液癌中的染色模式类似于浸润性微乳头状癌[83, 103]，并在两种类型的癌中都显示出肿瘤细胞的"极向反转"。上皮膜抗原也有相似的染色模式[103]（图 18-24 和图 18-25）。在黏液癌的上皮细胞簇周围未发现层粘连蛋白和基底膜[83]，这一结果与肿瘤细胞的极向翻转相一致。

MUC5 是一种形成凝胶的分泌蛋白，包括 MUC5AC 和 MUC5B[175]。MUC5AC 是一种胃型黏蛋白。O'connell 等[104] 研究显示，MUC5 在单纯黏液癌中的表达高于非黏液癌。黏液癌周围增生的上皮、非典型导管增生和导管原位癌也显示 MUC5 表达增加。但是 Pereira 等[181] 在 3 例单纯黏液癌中只发现有 1 例表达 MUC5AC，5 例浸润性导管癌中有 4 例表达 MUC5AC，这表明 MUC5AC 并不是在黏液癌中特异性表达。在同一项研究中[181]，MUC5AC 在 29 例病例中的 28 例非肿瘤性乳腺上皮细胞中不表达，在 15 例普通型导管增生上皮中不表达，在 2 例导管原位癌中的 1 例上皮细胞不表达。在 Matsukita 等[101] 的研究中，MUC5AC 在黏

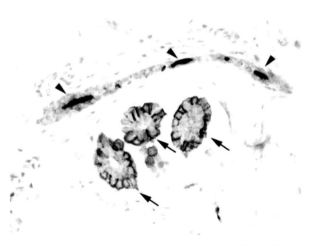

▲ 图 18-25　黏液性微乳头状癌的上皮细胞膜抗原染色
在这个病例中，三个肿瘤细胞簇的外表面表达 EMA，说明极向反转（箭）。图像上半部分水平排列的正常管腔上皮显示典型的管腔内染色模式（箭头）

液癌和非黏液癌中的表达均较低。Kim 等[105] 报道 MUC5AC 在 58 例单纯 A 型黏液癌中 91.4% 的病例是阴性，在 20 例 B 型黏液癌中为 95% 的病例阴性，在 36 例黏液囊肿样病变和 13 例实性乳头状癌中 100% 病例阴性。在同一研究中[105]，MUC5B 在 19% 的 A 型黏液癌和 40% 的 B 型黏液癌中是膜、浆阳性，而仅在 11% 的黏液囊肿性病变中阳性。13 例实性乳头状癌中 6 例呈 MUC5B 阳性，7 例阴性（53.8%）。Sonora 等[182] 报道 MUC5B 在导管原位癌和浸润癌中的表达高于正常乳腺上皮，但他们的研究只包括 4 例黏液癌。

用标准黏液卡红组织化学染色法检测黏液癌细胞内黏液的含量各不相同。尽管一些黏液癌可能有簇状的印戒细胞（图 18-17），但通常只有一小部分肿瘤细胞用黏液卡红组织化学染色发现含有黏液。这一观察结果表明肿瘤细胞持续向细胞外间隙释放黏液，要么像黏液癌一样直接进入间质，要么进入有黏液性导管原位癌的管腔。尽管黏液囊肿样病变中存在丰富的黏液，但黏液卡红染色通常仅在伴有癌的病例中显示细胞内黏液。

2. 激素受体、HER2 和 Ki67

黏液癌通常是激素受体阳性。回顾性分析了 1992—2007 年 6561 例黏液癌的 SEER 数据[17]，结果 84% 的病例是 ER+/PR+，12.7% 的病例是 ER+/PR-，0.5% 的病例是 ER-/PR+，2.8% 病例是 ER-/PR-。

此激素受体在 70%～100% 的单纯黏液癌中表达[27, 30, 32, 39, 79, 81, 86, 88, 183]。PR 在 65%～85% 的单纯黏液癌中表达[27, 30, 32, 39, 50, 79, 81, 86]。Lacroix-Triki 等[50] 证明 36 例单纯黏液癌中 100% 的病例表达 ER，85.7% 的病例表达 PR。在非嗜银和嗜银的黏液癌、混合型黏液癌以及 A 型和 B 型黏液癌中有相同的 ER 和 PR 染色模式。

雄激素受体（AR）在黏液癌中的表达在不同的研究中有所不同。在一项研究中[184]，雄激素受体仅在 5/301 例（1.7%）黏液癌中阳性表达。Cho 和 Hsu[78] 报道雄激素受体在黏液癌中的表达明显比普通浸润癌低（分别为 21.7% 和 51.4%），但 ER 的表达比较高（分别为 78.3% 和 52.4%）。雄激素受体阳性的黏液癌中只有 3/20（15%）例 ER 和（或）PR 阳性，而普通浸润癌中有 50% 的病例阳性。在一

项对 37 例 85 岁或 85 岁以上女性乳腺癌的研究中，Honma 等[185] 在 50% 的黏液癌中检测到雄激素受体，这与同一研究中大汗腺癌雄激素受体的表达率相似。de Andrade Natal 等[186] 发现 18/40（45%）例单纯黏液癌雄激素受体阳性。然而，Collins 等[187] 和 Alvarenga 等[188] 报道了雄激素受体在黏液癌中的阳性表达率分别为 80.5% 和 92%。Sapino 等[189] 注意到伴有神经内分泌和大汗腺分化的所有黏液癌病例（9/9 例）中雄激素受体呈弥漫性阳性，而没有大汗腺分化且伴神经内分泌分化的黏液癌中只有 3/16 例（19%）雄激素受体阳性，不足 5% 的细胞呈弱阳性。雄激素受体表达率的差异在一定程度上可能是由于使用不同的抗体和染色方法。

大多数单纯黏液癌呈 HER2 阴性，但有一小部分可能过度表达 HER2。Ranade 等[39] 报道 9% 的单纯黏液癌呈 HER2 阳性。在 Lacroix-Triki 等[50] 的研究中，一例 HER2（2+）染色不明确的黏液癌通过显色原位杂交证实 HER2 扩增。Diab 等[30] 报道了小于 5% 的单纯黏液癌呈 HER2 阳性。很少有 HER2 阳性的"单纯黏液癌"的系列报道[190-192]。这些癌往往体积较大，淋巴结转移率较高，可能是激素受体阴性，并且比 HER2 阴性的单纯黏液癌预后更差。然而，在这些研究中，大多数 HER2 阳性的癌具有高级别核。在一个系列研究中[191]，12 例 HER2 阳性的"单纯黏液癌"中有 91.7% 的病例有高级别核，而 107 例 HER2 阴性的单纯黏液癌中只有 2 例（1.9%）有高级别核。在另一项研究中[192]，HER2 阳性的"单纯黏液癌"的核级别没有明确说明。根据定义[13, 193]，单纯黏液癌的核级别应该是低或中等核级别。无论黏液数量的多少，核级别高的癌不应归类为单纯黏液癌，因为它们不具有与单纯黏液癌相同的良好预后。

在混合型黏液癌中，ER 和 PR 的表达往往低于单纯黏液癌[25, 39, 87, 186]。在许多系列研究中，HER2 在混合型黏液癌的表达和（或）扩增高于单纯黏液癌[25, 39, 81, 87, 186]。同样，非特殊型浸润癌中的激素受体表达率低于黏液癌，而 HER2 阳性和（或）过表达率往往比较高。

Kato 等[178] 报道 Ki67 阳性肿瘤细胞的百分比在 20/26（77%）黏液癌中较低，在 6/26（23%）黏液癌中呈中等。在 35 例单纯黏液癌的系列中[88]，

91.4% 的病例 Ki67 指数低（< 10%），5.7% 的病例为中等，只有 1 例（2.9%）病例 Ki67 指数高（> 30%）。在 Sun 等[79] 的研究中，134 例（83.2%）单纯黏液癌中 Ki67 指数小于或等于 15%，24 例（14.9%）病例 Ki67 指数在 16%～50%，只有 3 例（1.9%）病例 Ki67 指数大于 50%。Colleoni 等[194] 对 143 例黏液癌的分析显示，75 例（52.5%）Ki67 指数低于 14%，60 例（42%）Ki67 指数在 14%～30%，8 例（5.5%）Ki67 指数高于 30%。de Andrade Natal 等[186] 研究的所有 17 例 A 型黏液癌中 Ki67 指数小于 14%，但 5/23 例（22%）B 型黏液癌的 Ki67 指数大于 14%。Alvarenga 等[188] 所研究的 27 例黏液癌中 Ki67 阳性肿瘤细胞的平均百分比和中位百分比分别为 16.8% 和 15%。根据激素受体、HER2 状态和 Ki67 增殖指数，大多数黏液癌根据免疫组织化学分子分型分为腔面型。在一项研究中，35 例单纯黏液癌中有 97.1% 的病例有腔面型肿瘤的免疫组织化学表达模式。大约 85% 的单纯黏液癌为腔面 A 型[37, 186]，7%～9% 的单纯黏液癌为腔面 B 型[37, 186]。

3. 神经内分泌分化及其他标志物

多年来，人们发现黏液癌细胞中存在嗜银颗粒，在 25%～50% 的黏液癌中检测到具有神经内分泌分泌颗粒超微结构特征的胞质颗粒[22, 23, 85, 195, 196]。含有这些颗粒的黏液癌多见于年长女性，肿瘤细胞常呈团块状、片状或小梁状生长，有时提示呈神经内分泌生长模式。Fentiman 等[7] 发现在单纯黏液癌中 grimelius 染色阳性率高于混合型黏液癌。一些黏液癌颗粒可能含有免疫组织化学可检测到的血清素、生长抑素和胃泌素[197]。这些肿瘤对 NSE 也呈阳性[22, 197]。Scopsi 等[22] 报道在他们的系列研究中所有嗜银黏液癌中发现了 NSE、突触素和嗜铬粒蛋白 A 和 B。在同一项研究中，研究者在 75% 的非嗜银颗粒蛋白阴性的肿瘤中检测到 NSE 反应性，在 39% 的非嗜银颗粒蛋白阴性肿瘤中检测到突触素反应。

Coady 等[198] 研究发现，几乎所有的嗜银黏液癌中均有 S-100 和 CEA 表达。约 50% 混合型黏液癌为癌胚抗原阳性，但几乎不表达 S-100。所有非嗜银单纯黏液癌均缺乏 S-100，只有 1 例癌胚抗原阳性。在三个独立的研究中，嗜银颗粒的存在对单

纯黏液癌或伴局灶性黏液分化的非特殊型浸润癌的预后没有显著意义[21, 22, 198]。

Ohashi 等[199] 研究了 20 例单纯黏液癌和 17 例混合型黏液癌，根据突触素和嗜铬粒蛋白 A 的表达将其分为高或低神经内分泌分化。19 例（11 例单纯黏液癌和 8 例混合型黏液癌）为低神经内分泌分化。患者平均年龄 55.7 岁。肿瘤平均大小 2.08cm。大多数肿瘤核级别低（16/19 例，84%），9 例（47%）有淋巴管血管侵犯，仅有 1 例患者（5.3%）有淋巴结转移。绝大多数（14/19 例，74%）肿瘤为腔面 A 型，2 例（10.5%）为腔面 B 型，1 例（5.3%）为 HER2 过表达型，2 例（10.5%）为三阴性。患有高分化神经内分泌癌的患者年龄较大（平均年龄 69.2 岁），肿瘤较大（平均大小 2.69cm）。癌由 9 例黏液癌和 9 例混合型黏液癌组成。14 例（77%）核级别低。6 例（33%）有淋巴管血管侵犯，2 例（11%）有淋巴结转移。

Charfi 等[200] 研究了 15 例乳腺神经内分泌癌，其中 10%～90% 的肿瘤具有黏液分化。所有患者均为女性，中位年龄为 68.1 岁（范围 37—78 岁），11 例（78%）为绝经后女性。肿瘤平均大小为 3.74cm（范围 1.2～16cm）。所有癌的增殖指数都比较低，核分裂不超过 10/10HPF。7 例为高分化癌，8 例为中分化癌。15 例肿瘤中有 10 例突触素和嗜铬素 A 阳性，4 例仅突触素阳性，1 例仅嗜铬粒蛋白 A 阳性。随访 3～6 个月，3 例患者死于该病。1 例患者在 96 个月时仍存活并伴有转移。10 例患者无疾病生存（随访 15～125 个月）。

de Andrade Natal 等[186] 报道，突触素在 B 型黏液癌中的表达（12/23 例，52%）高于 A 型黏液癌中的表达（2/16 例，12.5%）。在同一系列研究中，23 例 B 型黏液癌中有 2 例（8.6%）检测到嗜铬素 A，17 例 A 型黏液癌中无一例检测到嗜铬素 A。没有提供临床随访信息。

胰 岛 素 瘤 相 关 蛋 白 1（insulinoma-associated protein 1，INSM1）和骨同源盒（orthopedia home-obox，OTP）是两个新的与神经内分泌分化有关的转录因子[201-203]，根据突触素（85.7%）和（或）CD56（71.4%）的阳性染色[204]，INSM1 和 OTP 的表达仅在 7 例神经内分泌分化的乳腺癌中被评估。INSM1 在 7 例癌组织中的阳性表达率为 71.4%。

7 例肿瘤中均未表达 OTP。作者没有提供 7 例神经内分泌分化乳腺癌的详细形态学描述。

WT1 是一种与卵巢浆液性癌相关的核转录因子，在乳腺黏液癌中也有表达（图 18–24D）。在 Domfeh 等[205] 的研究中，21/33（64%）的单纯黏液癌和 11/33（33%）的混合型黏液癌中检测到 WT1。7 例（33%）单纯黏液癌弱表达 WT1，13 例（62%）中等表达，1 例（5%）强表达。WT1 在混合型黏液癌中黏液成分和非黏液成分中的表达相似。WT1 染色与肿瘤低分级（P=0.01）和低细胞密度（P=0.01）显著相关。在另一项研究中[88]，WT1 在单纯黏液癌中阳性表达率为 63.7%（21/33），而在非特殊型浸润癌中阳性表达率仅为 3%（1/33）。

Wendroth 等[165] 研究的所有 23 例黏液癌均为 GATA3 阳性。Qazi 和 Gregor[206] 研究的 4 例黏液癌为 GATA3 阳性，SOX10 阴性。Lacroix-Triki 等[88] 报道，cyclin D1 在 8/34（23.5%）的单纯黏液癌低表达，另外 8/34（23.5%）的病例中等表达，18/34（53%）病例高表达。皮层肌动蛋白是一种促进肌动蛋白聚合和产生分支点的蛋白质，在 6/32（18.7%）黏液癌低表达，在 22/32（68.8%）黏液癌中等表达，在 4/32（12.5%）黏液癌高表达。Bcl-2 在 32/34（97.1%）的病例中表达。所有黏液癌均表现出 E-cadherin 在细胞膜上呈连续线性表达。在同一项研究中[88]，所有黏液癌对基底细胞的标志物 CK5/6、CK14、CK17 和 EGFR 均为阴性。Shao 等[207] 也发现黏液癌中无 CK5/6、CK14 和 CK20 的表达。大多数黏液癌表达 CK7（90.8%）、CK8（98.9%）、CK18（98.9%）和 CK19（98.9%）。但也有一组研究发现在 6/22（27%）的黏液癌表达 CK5/6，在 6/25（24%）的黏液癌表达 CK14[208]。

两个独立的研究组[88, 208] 报道了 22% 的黏液癌中有平滑肌肌动蛋白（SMA）的表达。Kryvenko 等[109] 发现在 15 例单纯黏液癌中（10 例 A 型黏液癌，4 例 B 型黏液癌，1 例 AB 型黏液癌）p63 核染色阳性。p63 阳性的肿瘤细胞不表达 calponin，排除了它们由混合肌上皮细胞组成的可能性。

大多数黏液癌（32/35 例，94.1%）呈 p53 阴性[88]。Diab 等[30] 在不到 5% 的黏液癌中检测到 EGFR 阳性。尽管由于结肠和卵巢等器官中的 MSI 引起 DNA 错配修复改变而继发的癌常表现为黏液特征，但 Lacroix-Triki 等 [88] 使用 4 种 MSI 标志物（MSH2、MSH6、MLH1 和 PMS2）进行免疫组织化学染色，在 35 例乳腺黏液癌中未发现 MSI 的证据。对 9 例乳腺黏液癌的 PCR 分析进一步证实了上述结果。

【电子显微镜检查】

细胞内黏液 [9, 209-211] 可以通过电子显微镜来证实。已经在超微结构水平描述了黏液癌中存在的几种细胞质颗粒 [9]。在含有嗜银颗粒的肿瘤中可见小的（100～500nm）和大的（0.5～1.5μm）致密核心颗粒，但在几乎所有非嗜银病变中都没有这种颗粒，这与 Capella 等的研究结果一致 [85]。黏液癌的肿瘤细胞含有大量核周分布的胞质丝 [85, 210]，也可能表现为以微绒毛和细胞间连接为特征的管腔分化 [9, 210]。没有基底膜和肌上皮细胞 [210]。

【遗传学检查】

流式细胞术检测到 96% [212]、93% [84] 和 78% [30] 的单纯黏液癌为二倍体。相比之下，在一项研究中，19 例黏液分化的浸润癌中只有 42% 是二倍体 [212]。在 Diab 等 [30] 的一项研究中，985 例黏液癌的 S 期细胞比例在 83% 的病例中偏低，10% 的病例处于中等水平，7% 的病例处于高水平。

Weigelt 等 [89] 通过全基因组寡核苷酸微阵列分析研究了 18 例单纯黏液癌（A 型 10 例和 B 型 8 例），6 例神经内分泌癌（定义为半数以上的肿瘤细胞神经内分泌标志物阳性）和 91 例分级配对的非特殊型浸润癌。采用无监督层次聚类分析，除 3 例 A 型黏液癌外，所有黏液癌和神经内分泌癌均聚在一起，并与非特殊型浸润癌分开。B 型黏液癌与神经内分泌癌紧密交织，而 A 型黏液癌更加紧密聚集成簇（$P < 10^{-6}$）。与非特殊型浸润癌相比，黏液癌和神经内分泌癌 ESR1、BCL2、ERBB4、TFF3、CDKN1A（P21）和编码角蛋白 18 的基因表达上调，HER2/ERBB2 和编码基质金属蛋白酶、胰岛素样生长因子结合蛋白、层粘连蛋白、基底角蛋白 5 和 14 的基因表达下调。进一步分析发现，A 型黏液癌、B 型黏液癌和神经内分泌癌的基因表达存在差异，A 型黏液癌中细胞外基质（即胶原蛋白和纤维蛋白）、TGFB1、角蛋白 7 和典型的"整合素信号"通路部分基因表达上调。

Lacroix-Triki 等 [88] 应用高分辨率比较基因组杂交（CGH）研究了 15 例单纯黏液癌、7 例混合型黏液癌和 30 例分级和 ER 配对的非特殊型浸润癌的显微切割标本。对混合型黏液癌的黏液成分和非黏液成分进行显微切割和分别分析。作者发现，单纯黏液癌和混合型黏液癌具有不同于分级和 ER 配对的非特殊型浸润癌的遗传畸变。单纯黏液癌的遗传不稳定性相对较低，染色体改变的中位数为 19.5%，这在 A 型和 B 型肿瘤中相似。大多数黏液癌（60%）具有基因组改变的"单一"模式，40% 的黏液癌表现为"火爆"模式。在 11q13.2–11q13.4（2 例）和 20q13.2（2 例）的重复扩增通过 FISH 来验证，在这些位点发现的基因特异性探针包括 CTTN（皮层肌动蛋白）、CCND1（cyclin D1）和 ZNF217（锌指蛋白 217）。无监督层次聚类分析显示，除了 3 种肿瘤（一种 CCND1 扩增的 A 型黏液癌，一种 B 型黏液癌，一种 AB 型黏液癌）以外，单纯黏液癌是均一且优先聚集在一起的，可以与非特殊型浸润癌分离。黏液癌中 1q 和 16p 的增加和 16q 和 22q 的丢失比分级和 ER 配对的非特殊型浸润癌少见，这种差异在低级别肿瘤中最为显著。Ⅰ级和Ⅱ级黏液癌始终缺乏同时存在的 1q+ 和 16q-，而 57% 相似级别的非特殊型浸润癌同时存在两种染色体改变。除 2 例外，混合型黏液癌的黏液成分和非黏液成分均聚集在一起，且两者都与黏液癌聚集在一起，提示混合型黏液癌在遗传学上更接近于单纯黏液癌而不是非特殊型浸润癌。未发现基因组扩增的特征模式，即 HER2 和 FGFR1 在一例单纯黏液癌和两个混合型黏液癌中扩增，CCND1 在两例单纯黏液癌和两例混合型黏液癌中扩增，ZNF217 在两例单纯黏液癌和一例混合型黏液癌中扩增。

Pareja 等 [213] 和 Nguyen 等 [84] 研究了 55 例黏液癌（分别为 25 例 [213] 和 30 例 [84]）的基因组改变。Pareja 等 [213] 发现 GATA3（23.8%）、KMT2C（19%）和 MAP3K1（14.3%）经常发生突变。他们还发现了两个重现性的非特征性但可能有潜在致病性的融合基因，即 3/31 的病例（9.7%）中的 OAZ1-CSNK1G2 和 2/31 的病例（6.5%）中的 RFC4-LPP。Nguyen 等 [84] 发现 ZNF217（19.4%）（Lacroix-Triki 等 [88] 也报道过）和 FGFR1/ZNF703（9.5%）扩增，RB1（38.1%）、CDH1（23.8%）、BRCA2（38.1%）、

TP53（23.8%）、*MAP2K4*（23.8%）、*EGFR*（28.6%）和 *PGR*（23.8%）缺失。

Pareja 等[213] 比较了 5 例混合型黏液癌中显微切割的黏液和非黏液成分的基因组改变。克隆分析表明，同一肿瘤的黏液成分和非黏液成分是相关的，非黏液成分是由黏液成分经过克隆进化而产生的。

Nguyen 等[84] 发现黏液癌和 ER+/HER2- 非特殊型浸润癌的基因甲基化的差异具有统计学意义。黏液癌中 *MUC2* 显著低甲基化，与 MUC2 黏液表达增加相关。相反，非黏液癌中 *MUC2* 甲基化与 MUC2 蛋白表达呈负相关。这些研究发现表明，*MUC2* 的不同甲基化可能是黏液癌产生细胞外黏液的一种调控机制。

磷脂酰肌醇 -4，5- 二磷酸 3- 激酶催化亚基 α（PIK3CA）是上皮细胞信号转导的关键分子。继发于 *PIK3CA* 突变的 PIK3CA 通路改变在乳腺癌中很常见。Kehr 等[214] 对 29 例单纯黏液癌和 9 例有黏液分化的浸润癌进行了一组点突变的 *PIK3CA* 基因分型。在条件许可的情况下，他们也研究了导管原位癌、增生或黏液癌附近的柱状细胞变。通过对 3 例浸润性病变和 15 例导管原位癌 / 增生性病变进行直接测序，检测 *PIK3CA* 热点突变。作者在 35% 的非特殊型浸润癌中发现了 *PIK3CA* 点突变，但在黏液癌中没有发现。在 3/14 的导管原位癌、2/3 的非典型导管增生、2/3 的普通型导管增生、1/5 的黏液癌附近柱状细胞变中也检测到 *PIK3CA* 的热点突变。作者推测，尽管黏液癌没有 *PIK3CA* 的突变，但 *PIK3CA* 突变可能在与黏液癌相关的导管内上皮增生的发病机制中发挥作用。两个独立的研究[84, 213] 已经证实，与分级和 ER/HER2 相配对的非特殊型浸润癌相比，黏液癌的 *PIK3CA* 和 *TP53* 突变率明显降低，同时 1q 获得和 16q 缺失较少。研究没有对相关的前驱病变进行评估。

两组[79, 96] 研究了微乳头成分大于 50% 的单纯黏液癌的基因组改变。Pareja 等[96] 分析了 5 例肿瘤，发现了基因组改变的异质性模式。没有发现 *TP53* 和 *PIK3CA* 突变，但有 1 例肿瘤显示 *CUX1* 缺失，这种改变可能导致 PIK3CA 通路激活。根据基因组改变的模式，Pareja 等[96] 得出结论，3 例肿瘤在基因组上与单纯黏液癌相似，而 2 例肿瘤更接近浸润性微乳头状癌。Sun 等[79] 研究了 21 例单纯黏液癌，包括 10 例微乳头成分大于 50% 的黏液癌和 11 例不含微乳头的黏液癌。所有肿瘤都有相似的低突变负荷和重现性 6q14.1-q27 缺失和 8p11.21-q24.3 获得。无微乳头成分的黏液癌中 *TTN*（27.3%）和 *PIK3CA*（18.2%）突变频繁。*GATA3*（20%）、*TP53*（20%）和 *SF3B1*（20%）在微乳头成分大于 50% 的黏液癌中反复突变。PI3K-Akt、mTOR 和 ERBB 激活通路在有微乳头状成分的黏液癌中比在没有微乳头状成分的黏液癌中更频繁地被解除调控[79]。基于这些发现，Sun 等[79] 得出结论，微乳头成分大于 50% 的黏液癌与单纯黏液癌的遗传学是不同的。需要更多的研究来更好地理解单纯黏液癌、微乳头状成分大于 50% 的单纯黏液癌和浸润性微乳头状癌之间的关系。

Ross 等[215] 研究了 22 例 Ⅳ 期单纯黏液癌转移样本的基因组改变。总共鉴定出 132 个基因组改变（平均每个肿瘤 6 个），其中 53 个可能与临床有相关性（平均每个肿瘤 2.4 个）。8/22 例（36%）病例有 *FGFR1* 或 *ZNF703* 扩增。与原发性黏液癌相比，转移性黏液癌中 *ERBB2* 扩增或突变显著增加（*P*=0.03）。其他 20 个有临床意义的基因突变包括 *PIK3CA*（15 例）和 *BRCA1*、*TSC2*、*STK11*、*AKT3* 和 *ESR1*（各 1 例）。

【治疗】

过去，黏液癌患者大多采用乳房切除术治疗，局部切除多为年长患者[30]。在最近的一系列研究中，15%～80% 的黏液癌病例采用保乳手术[12, 32, 37, 40, 41, 51, 194]。在同一组病例中，乳房切除术的比例为 19%～80%[12, 32, 37, 40, 41, 51, 194]。

黏液癌的腋窝淋巴结转移率非常低[4, 6, 21-23, 33, 79, 80, 196, 216]。肿瘤的大小与淋巴结转移显著相关[31, 51]。回顾 1988—1993 年 T1a 期和 T1b 期肿瘤患者的 SEER 数据[217]，黏液癌的淋巴结转移率为 2.9%；58 例 T1a 期黏液癌患者为淋巴结阴性，256 例 T1b 期黏液癌患者中仅有 3.5% 为淋巴结阳性。在一项研究中[51]，有淋巴结转移的黏液癌的平均大小为 2.7cm，明显比没有淋巴结转移的黏液癌（平均大小 1.5cm）大。31 例小于 1cm 的黏液癌患者无淋巴结转移。

在患有黏液癌的患者中，淋巴结阴性率为70%～97%[6, 25, 27, 32, 37, 39-41, 51, 87, 194, 196]。单纯黏液癌的患者可以通过前哨淋巴结活检进行腋窝淋巴结分期。大多数单纯黏液癌患者是在 I 期或 II 期。

混合型黏液癌和含黏液成分的浸润癌的淋巴结转移率高于单纯黏液癌。尽管如此，在大多数研究中，多数患者的淋巴结是阴性的[6, 22, 25, 80, 195, 216]。

大多数接受保乳手术治疗的黏液癌患者也接受辅助放疗。在对 11 400 例黏液癌的 SEER 数据进行回顾性研究[31]，在单因素分析中，辅助放疗与较小的生存优势相关，但在多因素分析中则没有相关性。在两个机构的联合系列研究中，10 名接受保乳手术和辅助放疗的黏液癌患者无病生存，中位随访时间为 79 个月[218]。1970—1990 年，1008 名女性在耶鲁大学接受了保乳手术及辅助放疗，其中包括 16 名黏液癌患者[219]。中位随访时间为 11.2 年，无局部复发；1 名患者在诊断后 11 年出现全身性复发。

在最近的研究中，21.4%[25]、35.4%[41]、64%[40, 51]、70%[12]、74.8%[194] 和 90%[220] 的黏液癌患者接受了保乳手术和辅助放疗。

在 Barkley 等[51] 的研究中，111 例黏液癌中有 5 例（4.5%）复发（1 例局部复发，3 例远处转移，1 例局部复发和远处转移）。仅局部复发的患者接受了局部切除和放疗。3 例远处转移的患者接受了乳房切除术、辅助内分泌治疗和化疗。发生局部复发和远处转移的患者接受了辅助内分泌治疗，但没有接受化疗。在 Lim 等[221] 的一项中位随访时间为 86 个月的研究中，9 例黏液癌小于 2cm 且距切缘为 1cm 的患者中，有 1 例（11%）未接受辅助放疗，并出现局部复发。总的来说，这些结果证实了保乳手术后辅助放疗是大多数早期黏液癌患者适合的治疗方案[220]。

对 1990—2010 年 ≥ 65 岁早期黏液癌患者的SEER 数据进行分析，随着时间的推移，保乳手术后辅助放疗的使用率显著下降（1990—2003 年的 71.1% 下降到 2004—2010 年的 59.5%）。患者年龄的增加与减少放疗显著相关，但接受化疗的女性同时接受放疗的比值比为 2.2。分析证实，辅助放疗与显著改善的 10 年乳腺癌特异性生存率有关（分别为 97.6% 和 94.5%）。

对黏液癌患者常使用激素治疗。40%～87% 的黏液癌患者[32, 40, 41, 51, 194, 220] 和96.1% 的混合型黏液癌患者[40] 使用了激素治疗。Barkley 等[51] 指出，54% 的黏液癌患者仅接受激素治疗，30% 的患者联合化疗。

化疗似乎不适合大多数早期的单纯黏液癌患者。Rosen 等[222] 研究了淋巴结阴性的黏液癌患者仅行乳房切除术的治疗结果，中位临床随访时间 18 年。这项研究发现，辅助化疗对淋巴结阴性、直径小于 3cm 的单纯黏液癌患者并没有获益。因此，在西方国家的 4 项大型研究中，只有 3%～23% 的黏液癌患者接受辅助化疗[37, 51, 194, 220]。Vo 等[220] 也发现在黏液癌患者没有从化疗中获益。在亚洲国家的一系列研究中，辅助化疗的使用频率更高，为41%～90%[27, 32, 40, 41, 79]。然而，单纯黏液癌患者接受全身化疗的频率明显低于混合型黏液癌患者（分别为 40.8% 和 75%）[40]。

在一项对 1990—2016 年韩国乳腺癌登记中心登记的 2988 例单纯黏液癌患者的长期随访研究中[223]，淋巴结转移和 ER 呈阴性状态与明显较差的乳腺癌特异性生存显著相关。该研究中，1416 例（47.4%）患者接受了辅助化疗，其中包括 1182 例为 ER 阳性和 348 例（29.4%）淋巴结转移阳性的黏液癌患者；1252 名（42%）患者没有接受辅助化疗；其余317 名（10.6%）患者的信息不详。中位随访时间为100 个月（范围 2～324 个月），无论淋巴结是否转移，ER 阳性的黏液癌患者接受辅助化疗后乳腺癌特异性生存和总存活率没有增加。T1 期未接受辅助化疗的患者比接受辅助化疗的患者具有更长的乳腺癌特异性生存时间，但化疗改善了 T3 期患者的总存活率；然而，所有这些发现都没有统计学意义。作者得出结论，在治疗大多数 ER 阳性的黏液癌时，辅助化疗可以省略[223]。这些结果证实了 Rosen 等在 1992 年的研究结果[222]。黏液癌对新辅助化疗仅有很小临床和病理反应也支持化疗对黏液癌的疗效有限。在 Nagao 等[224] 的一项研究中，接受新辅助化疗的 12 例黏液癌的临床疗效明显低于同一系列的非特殊型浸润癌。与治疗前相比，治疗后黏液癌的平均肿瘤体积缩小甚微，没有一例达到病理学指标下的完全反应。多因素分析证实了黏液样形态与新辅助治疗不良反应之间的显著相关性。Didonato 等[225] 研究了 7 名黏液癌患者，他们在手术治疗前接受了新辅助化疗。7 例患者均为女性，平均年龄 41 岁（29—69 岁），包括 5 例 ≤ 40 岁的女性患者。3 例为局部晚期黏液癌，另外 3 例为 HER2 阳性。临床上，肿瘤在治疗后并没有明显缩小，少数肿瘤在化疗期间似乎还在增大。新辅助治疗后的病理检查显示有大量的黏液池，黏液池内没有细胞（1 例）或肿瘤细胞密度小于 1%（3 例）或 5%～10%（3 例）。

Baretta 等 [226] 报道了 2 例 HER2 阳性癌，在 HER2 靶向治疗后有残留黏液相关疾病。其中 1 例 ER 阳性、PR 阳性和 HER2 阳性（三阳性）的混合型黏液癌在临床上表现为炎性乳腺癌伴肝转移。化疗和 HER2 靶向治疗使得肝病变得到缓解，但是化疗后的乳房切除术标本含有丰富的细胞外黏液和大量残留的存活浸润癌。另一例广泛转移的 ER 阴性、PR 阴性、HER2 阳性的非特殊型浸润癌最初对 HER 靶向治疗和化疗有反应，但后来在不同的部位产生了混合反应。肺转移瘤活检发现 HER2 阳性癌伴有丰富的间质黏液。基于这些发现，作者假设细胞外黏液，特别是富含 MUC4 的黏液，可能在 HER2 靶向治疗耐药性的发生中起作用。

【预后】

大规模流行病学研究和组织病理回顾性研究结果表明 [1, 4-6, 17, 19, 22, 23, 27, 31, 32, 36, 37, 40, 41, 51, 79, 194, 212, 220, 227]，黏液癌的预后相对较好。

与混合型黏液癌或非特殊型浸润癌的患者相比，黏液癌患者在乳房切除术后的 5 年和 10 年无复发生存期明显更好 [4, 6, 22, 216, 227, 228]。在较早的研究中，黏液癌患者乳腺根治术后 5 年的无病生存率是 84% [21] 和 87% [4]。Komaki 等 [80] 报道，单纯黏液癌患者接受乳腺根治术后 10 年无病生存率为 90%，而混合型黏液癌患者 10 年无病生存期为 60%。在另一个系列研究中，单纯黏液癌和混合型黏液癌的 15 年无病生存率分别为 85% 和 63% [23]。在一项 61 例接受乳腺肿块切除术的黏液癌患者的研究中 [220]，90% 的病例接受了辅助放疗，41% 的病例接受激素治疗，13% 的病例接受化疗。局部和区域复发率均为 5%，低于非特殊型浸润癌患者的复发率（分别为 8% 和 10%）。5 年和 10 年的无病生存期分别为 91.6% 和 75.3%。黏液癌患者 5 年总生存率为 91.8%，10 年总生存率为 75.3%。在对黏液癌

和混合型黏液癌较长期的随访研究中发现黏液癌的 10 年无病生存期在 70%～90%，明显高于混合型黏液癌的 40%～68% [7, 15, 22, 23, 25, 26, 41, 87, 216]。但是有一组研究发现黏液癌与混合型黏液癌患者之间的 5 年无病生存期和总生存率没有显著性差异 [81]。

对 1973—2002 年 11 422 例单纯黏液癌患者的 SEER 数据的分析表明 [31]，5 年、10 年、15 年和 20 年乳腺癌特异性生存率分别为 94%、89%、85% 和 81%，而 338 479 名非特殊型浸润癌患者的 5 年、10 年、15 年和 20 年乳腺癌特异性生存率分别为 82%（5 年）、72%（10 年）、66%（15 年）和 62%（20 年）。然而，本研究未发现总生存率有显著差异。Scopsi 等 [22] 报道，25 例淋巴结阴性的黏液癌患者无因疾病死亡的病例。在同一项研究中，当比较淋巴结转移的黏液癌患者和非黏液癌患者时，总生存率没有显著差异。在 1997—2005 年在欧洲一家中心接受治疗的一系列患者中 [194]，143 名黏液癌的女性患者的 5 年无病生存期为有 93%，总生存率为 96.3%。ER、PR、HER2 状态相似的黏液癌与非特殊型浸润癌的无病生存期无显著差异。在这项研究中 [194]，黏液癌患者的总生存率比 ER+/PR+ 和 HER2- 非特殊型浸润癌患者更差（HR=2.96，95%CI 1.26～6.95，P=0.01）。确诊时的年龄越大和与年龄相关的并发症可能对黏液癌患者的总生存率有负面影响。

与大多数类型乳腺癌相关的主要预后因素也适用于黏液癌。在一些研究中，淋巴结状况是多因素分析中最重要的预后因素 [31, 37, 223]。其他重要参数包括诊断时患者年龄、肿瘤大小、PR 状态和核级别。肿瘤体积较小和没有淋巴结转移的患者，复发的可能性最小 [51]。在一项影响乳腺癌致死率的多因素分析中 [229]，黏液亚型是一个与降低患者死亡率显著相关的独立参数。通过对黏液癌与其他亚型乳腺癌的资料比较分析，作者认为："黏液癌患者的癌细胞向外周扩散并导致死亡的概率约为导管癌的一半 [229]。"

有文献记录了接受乳房切除术治疗的乳腺黏液癌患者出现晚期全身复发的情况 [1, 14, 222, 230]。早在 1938 年，Geschickter [1] 就报道 59 名"胶样癌"患者中有 14 人在确诊后 6～18 年内复发，并指出"治疗后 5～10 年症状消失并不一定意味着永久治愈"。Clayton [14] 报道称，乳房切除术后死于"胶样癌"的

患者的中位生存期为 11.3 年。复发最长的时间间隔为 25 年[231]和 30 年[232]。然而，一些研究并没有发现体积较小的单纯黏液癌导致女性患者晚期复发[15, 233]或晚期死亡[23]。

在一项 111 例黏液癌患者的研究中[51]，64% 的患者接受了保乳手术和辅助放疗。14 例（13%）患者有淋巴结转移。中位随访时间为 63 个月（范围为 2～116 个月），无乳腺癌相关死亡的病例。有 1 例出现局部复发，3 例有远处转移，1 例有局部复发和远处转移。在本研究中，患者复发与否在肿瘤大小，淋巴结状态，ER、PR 和 HER2 状况，辅助化疗，放疗或内分泌治疗方面没有显著差异[51]。相反，在 Diab 等[30]和 Vo 等[220]的研究中，淋巴结阳性黏液癌患者明显比淋巴结阴性患者更容易复发。Komenaka 等[12]研究表明，转移的腋窝淋巴结数量是患者死亡的唯一重要的预测因素。Di Saverio 等[31]也证实了这一结果，他们在对 11 422 名单纯黏液癌患者进行了 20 年随访的大型回顾性分析后发现，淋巴结转移是预后较差的最显著的预测因素。

远处转移灶的分布与其他类型的浸润癌没有什么区别。可能的转移部位包括骨[14]、肺[14]、肝和脑，以及非腋窝淋巴结等（图 18-26）。黏液癌的一种非常罕见的致命并发症是黏液栓塞引起的脑梗死[234, 235]。在过去曾有文献报道，但最近没有病例报道。

Ross 等[215]研究了 22 例 Ⅳ 期黏液癌的分子改变。形态学检查显示，所有癌均为单纯黏液癌，无一例有微乳头状或印戒细胞特征。患者初诊为黏液癌的中位年龄是 57 岁（范围 32—79 岁）。对 11 例患者的转移灶组织标本进行了分子分析。转移部位包括淋巴结[3]、胸壁[2]、肝脏[2]、软组织[2]、骨[1]、胸膜[1]。

二、导管原位癌

60%～90% 的单纯黏液癌与导管原位癌有关，导管原位癌通常位于肿瘤的周围[7, 109, 110]（图 18-27）。偶尔，可以发现从导管原位癌到单纯黏液癌的移行（图 18-28）。在 Kryvenko 等[109]的一项研究中，导管原位癌出现在接近 49/71（69%）的 A 型黏液癌、24/35（68.9%）的 B 型黏液癌和 15/24（62.5%）的混合型黏液癌。在 84/88（95%）导管原位癌病例中发现导管原位癌的导管扩张并被黏液填充（这种模式称为"黏液性导管原位癌"）（图 18-27 和图 18-28）。实性和筛状型导管原位癌是 66/84（79%），其中发生在 A 型黏液癌的是 32 例，发生在 B 型黏液癌的是 21 例，发生在混合型黏液癌的是 13 例。导管原位癌少见的结构模式，包括筛状和乳头状，并且乳头状的形态都与 A 型和 B 型黏液癌有关。微乳头状黏液性导管原位癌、平坦黏液性导管原位癌和非黏液性导管原位癌仅见于 A 型黏液癌的周围。30/88（34%）呈低级别核，49/88（56%）呈中级别核，只有 9/88（10%）呈高级别核。在 A 型黏液癌周围的导管原位癌多数为低至中等核级别，而在 B 型和混合型黏液癌周围的导管原位癌多数为中等或高核级别。17% 的乳腺导管原位癌存在粉刺样坏死（图 18-27），所有病例中只有 1 例有

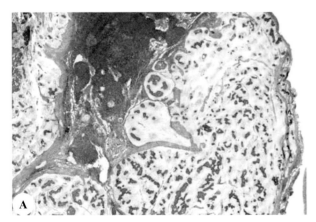
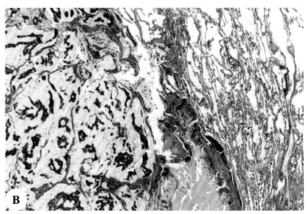

▲ 图 18-26　黏液癌转移
A. 淋巴结转移性黏液癌；B. 肺转移性黏液癌

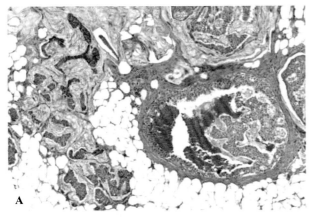

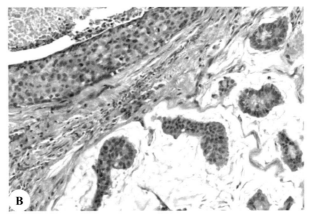

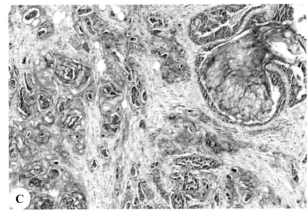

▲ 图 18-27　导管原位癌和黏液癌

A. 黏液癌旁有一个含有黏液的导管原位癌（右下）。B. 黏液癌旁边的导管原位癌有中央坏死灶（左上）。导管原位癌的细胞内黏液很明显。C. 在导管原位癌的管腔（右上角）和黏液癌内，黏液染成洋红色（黏液卡红染色）

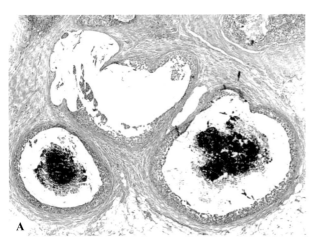

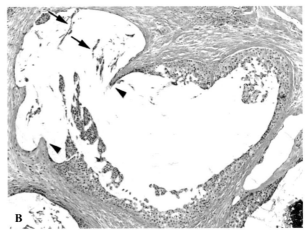

▲ 图 18-28　含黏液的导管原位癌和早期黏液癌

A. 导管原位癌出现在一些充满黏液的大导管中，两个导管内的黏液中粗大钙化很明显，图像中央的一个大导管显示导管原位癌发展成黏液癌的早期病灶；B. 与 A 中相同的导管显示导管原位癌（图像的右侧和中心）转变成黏液癌的早期病灶（图像的左侧），黏液癌的出芽病灶表现为黏液向基质中的球状突起，没有肌上皮（未显示），并含有分离的癌细胞簇和少量毛细血管（箭），箭头示穿透导管壁的浸润灶

筛状和实性结构。在另一个系列研究中[110]，37/40（92.5%）的黏液癌周围可见导管原位癌。它的分布是从局灶性到广泛，65% 的病例呈筛状结构，54% 的病例为实性结构，30% 的病例为微乳头状结构，

11% 的病例为平坦结构。30% 的病例可见伴有坏死的导管原位癌。32% 的病例核级别比较低，57% 的病例为中等核级别，11% 的病例为高核级别。86% 的导管原位癌中发现腔隙内有黏液，70% 的导管原

位癌中含有血管。与腔内黏液新生血管关联度最高的导管原位癌类型为实性和筛状。该研究的作者推测，单纯黏液癌周围的导管原位癌的导管黏液内的新生血管，可能构成了间质浸润的中间步骤，肿瘤细胞首先侵入导管内，诱导黏液和血管化间质，然后浸润到周围的纤维结缔组织。在没有明显浸润的情况下，导管原位癌所涉及的导管腔内的黏液新生血管化不是间质浸润的证据（图 18-29）。

当在间质黏液附近发现导管原位癌而没有明显的黏液癌时，诊断可能会出现问题。黏液外溢到黏液性导管原位癌周围的间质中可能是继发于先前手术、创伤，或可能是组织样本处理过程中造成的，或者是反映了间质浸润过程中的早期步骤。因此，发现没有癌细胞的间质黏液并不一定是产生黏液的浸润癌的证据。在有些病例中，有必要进行多次重新切片和（或）进行细胞角蛋白的免疫组织化学染色（即 CK7 或 AE1/AE3）以确定黏液中是否存在上皮细胞，并将其与组织细胞区分开来。肌上皮标志物的免疫组织化学染色可能使与导管、小叶壁上脱落的上皮细胞簇混在一起的肌上皮细胞更加明显，如 calponin 或 p63。在这种情况下，缺乏任何肌上皮细胞并不是间质浸润的充分证据，特别是如果黏液和上皮簇与先前手术后继发的反应性间质改变混合在一起。除非有令人信服的证据表明上皮移位是可能继发于先前的干预，否则在黏液中发现癌细胞，诊为黏液癌是正确的。大多数情况下，与间质浸润相关的黏液池有圆形到球形的轮廓、新生

血管，以及混合的炎细胞和纤维母细胞（图 18-28）（见"黏液囊肿样病变"）。

三、黏液囊肿样病变

黏液囊肿样病变（mucocele-like lesion）最早是由 Rosen 在 1986 年描述并命名的[68]，它由含有黏液的囊肿组成，这些囊肿容易破裂并将分泌物释放到相邻的间质中。由此产生的组织学图像类似于口腔小唾液腺来源的黏液囊肿。值得注意的是，黏液囊肿样病变的命名是描述性的，对病变的生物学并没有特殊的含义，病变生物学是由黏液囊样病变中的上皮细胞的性质所决定的。因此，黏液囊肿样病变的最终诊断报告需要指出上皮是良性、非典型还是明显的肿瘤性。

【临床表现】

迄今为止，所有黏液囊肿样病变患者都是女性，年龄范围 27—80 岁[68, 111-117]。在 5 个当代的系列研究中，平均年龄范围 54.6—57.5 岁[111, 112, 114-116]。Meares 等发现[118]，1967—2001 年在梅奥医学中心接受乳腺活检证实为良性病变的 13 412 名女性中，有 102 人（0.7%）为黏液囊肿样病变。确诊时年龄在 45 岁以下的女性占 16.7%，45—55 岁的女性占 41.2%，55 岁以上的女性占 42.2%。102 例黏液囊肿样病变中有 80% 以上是乳房 X 线检查之后发现的。

在当代的研究中，黏液囊肿样病变很少表现为一个可触摸到的肿瘤[112]，因为该病变有钙化发生，所以经常是通过乳房 X 线检查发现的。出现乳头溢

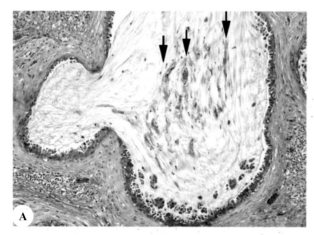
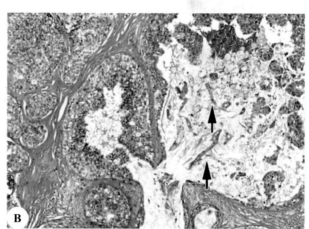

▲ 图 18-29　伴有黏液的导管原位癌
黏液的新生血管（箭）存在于导管原位癌的管腔内，黏液中有成簇的癌细胞

液是非常罕见的。在其他病变的手术切除标本中，一些黏液囊肿样病变可能在显微镜下偶然发现。

【影像学检查】

由于该病变与钙化有关，大多数黏液囊肿样病变是通过乳房 X 线检查发现的（图 18–30）。在 60%～93% 的病例中只发现钙化[111, 113–116, 119–122]。8%～34% 的病例出现伴或不伴钙化的肿块[111, 113–116, 118–122]。在乳房 X 线检查中，黏液囊肿样病变很少表现为结构

扭曲[111, 116]或与钙化相关的非特异性密度[119]。在 Carkaci 等[114]的一项研究中，在 8 例伴有导管原位癌的黏液囊肿样病变中的钙化呈簇状 / 聚集成粗颗粒，大小不一致；67% 伴有非典型增生的黏液囊肿样病变中的钙化呈簇状 / 聚集在一起，有轻微的多形性；53% 没有非典型增生的黏液囊肿样病变中钙化灶呈簇状 / 聚集成粗颗粒，大小不一致。超声检查显示低回声、圆形或分叶状、实性或囊性病变，

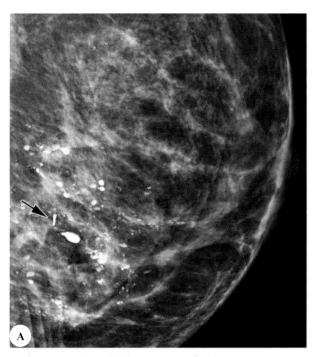
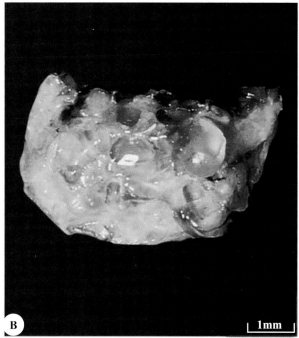
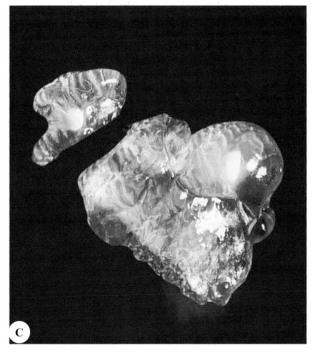

▲ 图 18–30　黏液囊肿样病变，乳房 X 线检查和大体表现

A 和 B 为同一病例的两幅图像。A. 乳房 X 线检查显示，在至少 5cm 的范围内，乳房下半部有无数簇状细小多形性钙化灶，也可见不透射线的金属夹，这是先前穿刺活检的证据（箭）（与图 18-34 中的情况相同）；B. 肿瘤由许多充满透明凝胶状物质的囊肿组成；C. 肿瘤中有大量透明的胶状物（B）

有时边界不清[123-125]。在极少数情况下，黏液囊肿样病变可能不被超声所发现[125]。

【大体病理】

根据黏液囊肿样病变的大小，多个聚集的囊肿可能非常明显，这些囊肿内含有黏稠的、透明的、黏液样物质（图 18-30）。

【镜下病理】

黏液囊肿样病变是由充满黏液的囊肿聚集而成。在没有非典型增生的良性黏液囊肿样病变中，囊壁内衬的上皮通常是扁平、变薄或立方状至局灶性低柱状（图 18-31 至图 18-33）。在伴有非典型增生的黏液囊肿样病变中，囊壁内衬上皮趋向于低柱状至柱状，具有微乳头状或小乳头状成分，表现出从柱状细胞非典型增生 / 平坦上皮非典型性到非典型导管增生（atypical ductal hyperplasia）的一系列增生谱系的改变（图 18-34 和图 18-35）。黏液囊肿样病变中的钙化灶可能出现在上皮内，也可能出现在囊腔或间质的黏液中（图 18-31 和图 18-34 至图 18-37）。部分黏液囊肿样病变存在导管原位癌病灶或与黏液癌相连续（图 18-37 至图 18-39）[68, 117, 126]。

黏液囊肿样病变可能是因为无关病变而获得的标本中偶然发现的（图 18-40），可能因为多个小叶病灶融合而在临床上检测到肿块（图 18-41）。根据早期的描述[127, 128]，Verschuur-Maes 和 Van Diest[129]描述的柱状细胞变的黏液样变，包括不同程度扩张的腺泡内充满黏液，有时候黏液被挤出释放在间质中。Rosen 描述了一例起源于 42 岁女性囊性乳头状

瘤的黏液囊肿样病变[68]。Kikuchi 等[130]报道了一例曾被乳房 X 线检查和超声误诊为纤维腺瘤、细针穿刺误诊为黏液癌的黏液囊肿样病变。

不管是否存在上皮非典型增生或导管原位癌，黏液囊肿样病变中靠近充满黏液的囊肿周围间质中经常可以找到黏液。它可能是邻近黏液囊肿样病变或良性黏液囊肿因为先前的粗针穿刺活检、创伤、或对组织样本的粗暴处理等人为破坏而继发引起的。在缺乏黏液癌形态学特征的情况下，典型黏液囊肿样病变附近的间质黏液通常是透明的，不含上皮细胞，也没有毛细血管、肌纤维母细胞或纤维间隔。黏液经常含有明显颗粒状的钙化灶和散在的组织细胞，可能存在炎性细胞。相反，黏液癌的黏液中含有成簇的肿瘤细胞、纤细的毛细血管、极少的肌纤维母细胞和菲薄的纤维间隔[131, 132]。当在手术切除或粗针穿刺活检标本中发现没有上皮的透明间质黏液时，应观察多个层面切片以排除黏液癌的可能。另外手术切除标本的组织切片尽可能包含整个标本，所有切片都应在显微镜下检查。

在某些病例中，间质黏液池中可能存在从导管壁脱落的条状或簇状上皮细胞。在这种情况下，将细胞稀疏的黏液癌与挤出黏液的良性黏液囊肿样病变的鉴别可能非常有挑战性。在黏液池中发现形态温和的上皮细胞和柱状上皮细胞排列成丝带或条带样，这有利于提示是人为分离。免疫组织化学证实在上皮细胞簇中存在的肌上皮细胞与黏液混在一起，或者肌上皮细胞沿着充满黏液的导管腔周边排列，脱落的上皮细胞（后者可能移位到黏液中）也

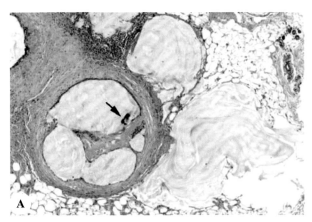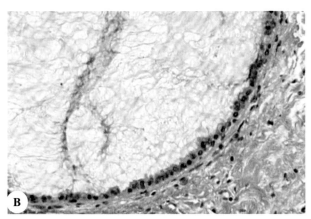

▲ 图 18-31　没有非典型增生的黏液囊肿样病变

A. 含有黏液分泌和极少量钙化（箭）的囊肿内衬一层扁平上皮细胞，脂肪中存在无细胞的黏液，注意间质反应和淋巴细胞浸润，这是典型的黏液囊肿样病变；B. 黏液囊肿样病变囊壁内衬扁平、低柱状上皮，有序排列

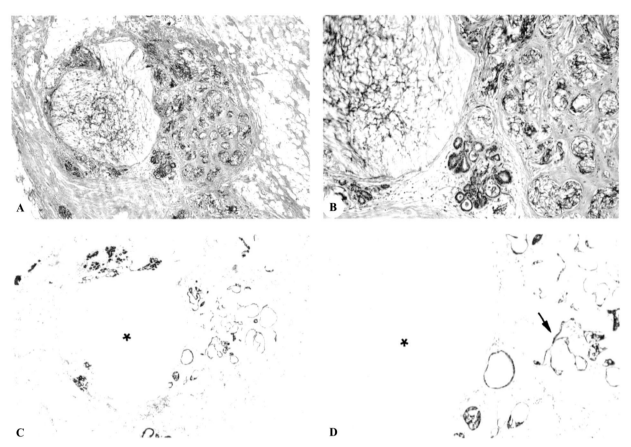

▲ 图 18-32　没有非典型增生的黏液囊肿样病变

A. 少数含有黏液分泌物的小叶内衬一层扁平上皮，间质中存在无细胞的黏液池；B. 没有发现有异型的上皮细胞，间质黏液是透明的，没有上皮细胞，黏液中没有毛细血管；C 和 D. ADH5 免疫组织化学染色（CK7 和 CK18 呈红色，p63、CK5/6 和 CK14 呈棕色）显示间质黏液池中无上皮细胞，整个病变中肌上皮细胞很明显，排除了间质浸润，一些腺泡显得"扩张"（D，箭示腺泡扩张，黏液被挤出），间质无细胞的黏液（＊）区域表现为透明空隙，可能貌似脂肪、组织破裂的区域或血管腔

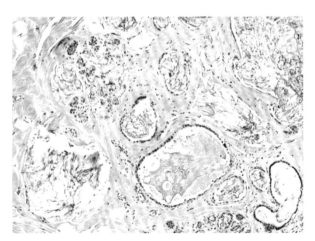

▲ 图 18-33　没有非典型增生的黏液囊肿样病变

黏液囊肿样病变内衬无异型性的扁平、低柱状上皮，有序排列

有利于提示这是人为剥离（图 18-32 和图 18-33）。尽管如此，有时候不可能明确区分是人为剥离，还是黏液癌的（微）浸润，尤其当上皮具有非典型时。在这种情况下，建议采用保守的诊断方法，描述显微镜下所见结果，避免诊断为黏液癌，并建议影像学密切随访。

Hamele-Bena 等[117]回顾了 49 名女性患者手术切除标本中的 53 例黏液囊肿样病变。患有双侧黏液囊肿样病变的 4 名女性患者中有 2 例为良性，另外 2 例为癌。患者平均年龄为 48 岁（范围是 24—79 岁），良、恶性病变患者的年龄分布无显著差异。25 例黏液囊肿样病变是良性，28 例是恶性（14 例导管原位癌，14 例为浸润癌）。恶性黏液囊肿样病变比良性黏液囊肿样病变更容易见到粗大的钙化灶（图 18-37），也更容易被乳房 X 线检查所发现。在

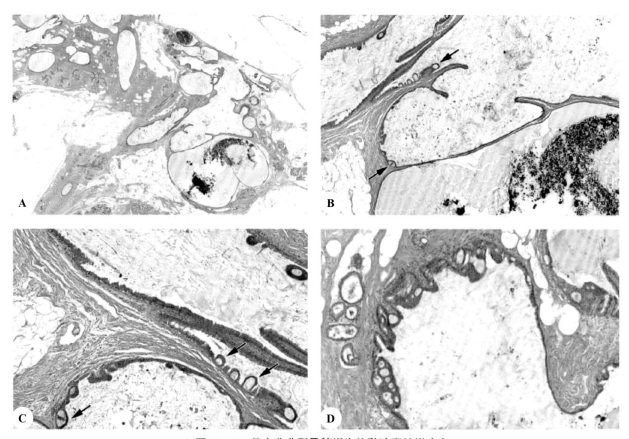

▲ 图 18-34　伴有非典型导管增生的黏液囊肿样病变

所有图像来自同一病例（同图 18-30A 病例）。A. 低倍镜下黏液囊肿样病变的表现。许多囊肿充满黏液，少数囊肿含有磷酸钙沉积物；B 和 C. 低倍（B）和中倍（C）镜下显示黏液囊肿内衬上皮呈局灶非典型结构，有少数罗马桥结构（箭），囊肿内可见大量颗粒状钙化（B）；D. 其他非典型导管增生的病灶

14 例恶性黏液囊肿样病变中，癌的成分是以微乳头为主和局部呈筛状结构的导管原位癌（图 18-37 至图 18-39）。其他恶性黏液囊肿样病变大多与黏液癌有关。Weaver 等[133]对 23 例黏液癌进行了研究，其中 15 例邻近导管充满黏液且没有上皮增生（65%），9 例导管充满黏液且有导管增生（39%），5 例导管充满黏液而有非典型导管增生（22%）。Kulka 和 Davies[134]描述了 2 名患有非典型导管增生的黏液囊肿样病变的女性，其中 1 名患者同侧患有独立的非黏液浸润癌（非特殊型）。Ro 等[126]描述了含有非典型导管增生、导管原位癌区域的黏液囊肿样病变和局部黏液癌有关。在一些病例中，乳房 X 线检查发现的钙化灶在组织学切片上位于囊腔的黏液内。用免疫组织化学方法研究黏液癌和各种黏液囊肿样病变的分泌情况，结果相同。囊腔和间质中的黏液主要由中性非硫酸黏液组成（在 pH=2.7 时，PAS/ 淀粉酶、黏液卡红和阿尔新蓝染色呈强

阳性；在 pH=0.9 时，AB 染色呈弱阳性）。Leibman 等[121]研究了一家机构 30 例未触及的黏液囊肿样病变，这些病例都是在 4 年间通过乳房 X 线检查发现的。17 例黏液囊肿样病变为良性，8 例伴有非典型导管增生，5 例伴有导管原位癌。Carkaci 等[114]回顾了 44 例黏液囊肿样病变的影像学表现，包括 29 例（66%）无上皮非典型增生的黏液囊肿样病变，7 例（16%）为伴有非典型增生的黏液囊肿样病变，8 例（18%）为伴有导管原位癌的黏液囊肿样病变。大多数患者没有症状，只有 3 名患者可触及乳腺肿块（2 名患者为伴有导管原位癌的黏液囊肿样病变，1 名患者为伴有非典型导管增生的黏液囊肿样病变）。乳房 X 线检查中，钙化是最常见的表现（27/44 例，61%），8/44（18%）的病变表现为肿块，7/44 的（16%）病变表现为伴有钙化的肿块。8 例伴有导管原位癌的黏液囊肿样病变的钙化灶都是呈簇状 / 大小不一的粗颗粒状，伴有非典型增生黏液囊

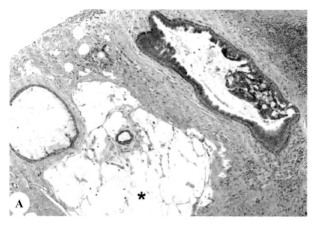

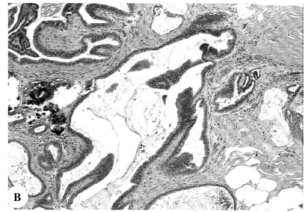

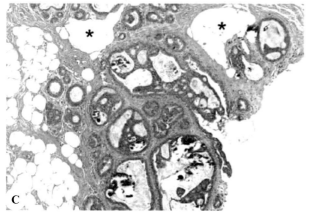

▲ 图 18-35　伴非典型导管增生的黏液囊肿样病变

所有图像来自同一病例。A. 间质黏液灶的周围有微乳头状和筛状非典型导管增生（＊）；B. 柱状细胞增生伴钙化（左）和黏液外渗（右）；C. 在间质黏液（＊）旁边，伴有重度非典型导管增生的黏液囊肿样病变的导管与筛状导管原位癌和钙化灶相邻

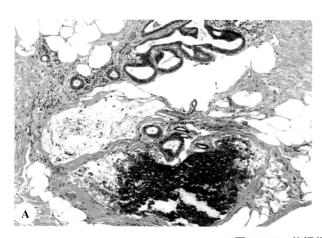

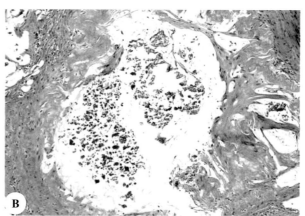

▲ 图 18-36　伴钙化的黏液囊肿样病变

图像来源于两个不同的病例。A. 与上皮柱状细胞变相关的外渗黏液中有粗钙化；B. 在外渗的黏液中有松散的颗粒状钙化

肿样病变的钙化灶呈簇状 / 轻微多形性颗粒状的病例占 67%，没有非典型增生的黏液囊肿样病变的钙化灶呈簇状 / 大小不一的粗颗粒状的病例占 53%。17 例黏液囊肿样病变（3 例伴有导管原位癌，4 例伴有非典型导管增生，10 例没有非典型增生）行超声检查。7 例（41%）发现了肿块，6 例（36%）出现了复杂囊肿，4 例超声没有发现病灶。26 个病灶接受手术切除，包括所有术前粗针穿刺活检诊断为导管原位癌或非典型导管增生的病例。3 例由非典型导管增生升级为导管原位癌，其余所有的诊断都得到了证实。

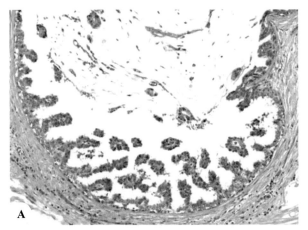

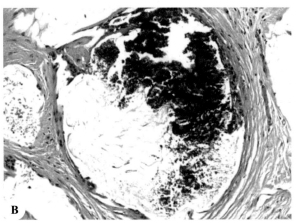

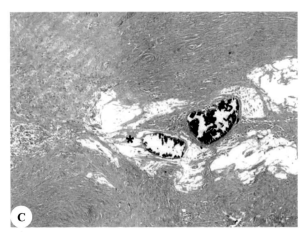

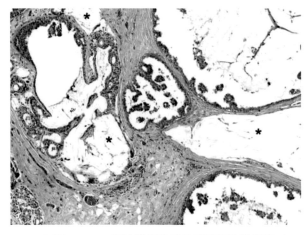

▲ 图 18-38　伴导管原位癌的黏液囊肿样病变

微乳头状导管原位癌，间质中有外渗的黏液（＊），间质黏液中没有癌细胞

▲ 图 18-37　伴导管原位癌的黏液囊肿样病变

所有图像来自同一手术切除标本。A. 微乳头状导管原位癌，注意导管内黏液中的新生血管；B. 在外渗的黏液旁囊肿内有粗大的钙化，左侧在外渗的黏液中存在颗粒状钙化；C. 活检部位附近有间质黏液（＊）伴粗糙钙化

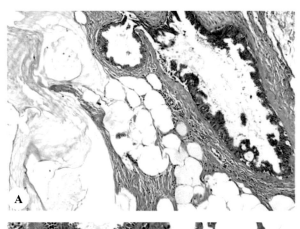

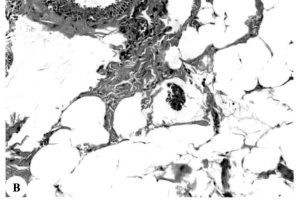

▲ 图 18-39　伴局灶黏液癌的黏液囊肿样病变

两幅图像来自同一病例。A. 脂肪中的黏液（左）和微乳头状导管原位癌（右）；B. 一小簇癌细胞悬浮在被脂肪包围的黏液中

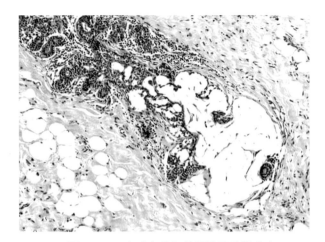

▲ 图 18-40　小叶内发生的黏液囊肿样病变
从终末导管小叶单元溢出的黏液，这是因其他病变进行活检时偶然发现的

Meares 等 [118] 对 102 例良性手术切除活检中证实的黏液囊肿样病变进行了研究。64 例（63%）出现充满黏液的囊肿，形成离散的聚集（类似于 Rosen [68] 所描述的黏液囊肿样病变）。其他黏液囊肿样病变呈现较弥漫的分布，其中 20 例类似囊性乳腺病，11 例类似导管扩张症，7 例兼有上述两种病变。没有上皮非典型增生的黏液囊肿样病变是最常见类型（72/102 例，73%），其中 52% 的病例伴有上皮增生。在 27% 的病例中，黏液囊肿样病变含有非典型上皮或在黏液囊肿样病变外有非典型上皮。9% 的病例出现柱状细胞非典型改变 / 平坦上皮非典型改变，通常出现在黏液囊肿样病变以外。6 例非典型导管增生局限于黏液囊肿样病变内，7 例非典型导管增生位于黏液囊样病变外，11 例同时存在于黏液囊肿样病变内外。8 例有非典型小叶增生，但未累及黏液囊肿样病变。

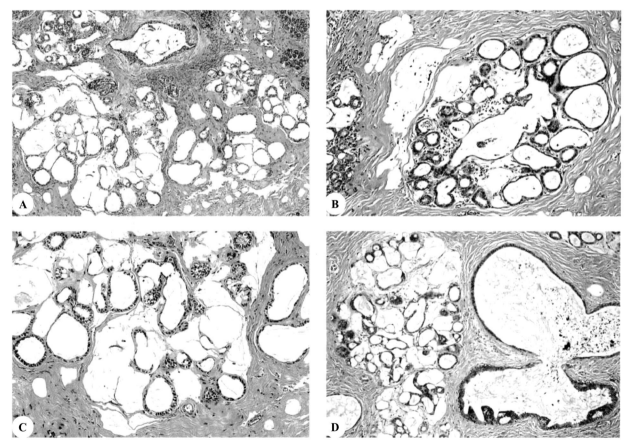

▲ 图 18-41　小叶内黏液囊肿样病变，四幅图像来源于同一个病例
A. 低倍镜下显示大量充满黏液的腺泡和丰富的间质黏液；B. 在这个过程的早期阶段，黏液扩张腺泡和小叶内的终末导管，并在邻近的间质中可见被挤出的黏液；C 和 D. 小叶结构被严重破坏，间质中存在挤压出的黏液，注意黏液囊肿的微乳头状非典型导管增生（右下）也包含颗粒钙化（右上）（D）

【穿刺活检与切除后分期升级】

乳腺的良性、非典型和恶性黏液性病变通常可以通过粗针穿刺活检的标本来诊断[112, 116, 122, 135-139]。单纯黏液癌和混合型黏液癌的确切诊断需要检查手术切除的肿瘤以确保足够的取材。

粗针穿刺活检标本中含有明显的充满黏液的大囊肿，特别是当上皮细胞稀疏，并且黏液中含有丰富的颗粒状钙化灶时，通常怀疑为黏液囊肿样病变（图 18-34 至图 18-37）。当粗针穿刺活检标本显示非典型导管增生，或者临床表现为肿块性病变[120]，或者粗针穿刺活检标本的影像学和病理结果不一致时，并存导管原位癌和（或）浸润癌的风险增加。由于这些病例罕见，粗针穿刺活检标本诊断不伴有非典型的黏液囊肿样病变的病例，手术切除后产生升级率的信息也是有限的。此外，已发表的系列研究不包含或无法确保所有的相关细节，特别是关于放射学和病理学一致性的信息。

在粗针穿刺活检标本中发现缺乏上皮细胞的间质黏液是非常罕见的。在一个回顾性研究中，4297 例乳腺粗针穿刺活检标本中仅有 0.32% 病例存在这种情况[135]。在外渗黏液中存在细小的毛细血管、纤细的纤维束或肌纤维母细胞，应当怀疑粗针穿刺活检标本来自黏液癌周围的可能性，并促使进一步评估（见"镜下病理"）。

Renshaw[135] 评估了 15 例粗针穿刺活检内有间质黏液的乳腺病变在切除后的结果。粗针穿刺活检诊断为良性的 7 个病变在切除后均被确认为良性，而 8 个有癌的病变均被确认为恶性。Wang 等[136] 对 32 例粗针穿刺活检诊断为黏液性病变的患者进行了类似的研究。29/32（91%）的随访切除标本证实了粗针穿刺活检标本的诊断；其余 3 例（9%）的切除标本未发现残留的黏液病变。粗针穿刺活检诊断为良性或非典型病变的 7 例均未升级为癌。作者得出结论是"粗针穿刺活检对于乳腺黏液性病变的诊断准确性是非常可靠的"，随访切除含有间质黏液且无异型性的病变是不必要的。Begum 等[139] 分析了 27 例在粗针穿刺活检组织间质含有黏液病变，并对手术切除标本进行随访，得出了相似的结论。本系列中唯一升级的一例病例是影像结果与病理结果不一致。Edelweiss[138] 和 Sutton 等[137] 也发现，放射 - 一致

病理一致的病变在切除后没有升级为癌，这些病变间质中的黏液没有上皮细胞，粗针穿刺活检也没有异型性的上皮细胞。

在 Carder 等[120] 的一个系列报道中，10 例粗针穿刺活检诊断为黏液囊肿样病变（4 例有异型细胞，6 例无异型性细胞）的病灶被手术切除。非典型黏液囊肿样病变切除后，发现 1 例是黏液癌，2 例是导管原位癌，1 例证实有非典型导管增生。6 例不伴有非典型的黏液囊肿样病变切除后，发现 2 例是非典型导管增生，4 例无非典型。在 Leibman 等[121] 的一系列研究中，15 名患者经粗针穿刺活检诊断为黏液囊肿样病变（8 个病灶伴有上皮异型性，17 个病灶无异型性）。对 4 例具有异型性的黏液囊肿样病变进行后续手术切除，其中 3 例（75%）为导管原位癌。8 例无异型性的黏液囊肿样病变后续手术切除，结果导管原位癌 1 例，良性乳腺实质无异型性病变 3 例，其余 4 例没有相关资料。作者的结论是对于粗针穿刺活检诊断为良性的黏液囊肿样病变，建议手术切除。然而，在这项研究中，8 例无异型性的黏液囊肿样病变手术切除标本的信息是不完整的，另外 7 例粗针穿刺活检诊断为无异型性的黏液囊肿样病变的患者仅被建议进行临床和影像学随访。

Carkaci 等[114] 研究了 44 例粗针穿刺活检诊断为黏液囊肿样病变的病例，包括 29 例（66%）无异型性的黏液囊肿样病变，7 例（16%）伴有异型性的黏液囊肿样病变，8 例（18%）伴有导管原位癌的黏液囊肿样病变。随访切除的标本中均未发现浸润癌。切除 3 例伴有异型性的黏液囊肿样病变均发现导管原位癌。切除 9 例无异型性的黏液囊肿样病变均没有升级为非典型导管增生或癌。在同一项研究中[114]，18 例在粗针穿刺活检诊断为无异型性的黏液囊肿样病变的患者未接受手术切除，随后进行了临床和影像学随访。在平均随访 2.5 年（范围 1~8 年），没有发现癌的证据。

在 Ramsaroop 等[119] 的一项研究中，5/12 病例经过粗针穿刺活检诊断为黏液囊肿样病变在切除标本中诊断为癌（4 个导管原位癌和 1 个浸润癌）。导管原位癌呈低至中等核级别，其中 1 例为高分泌型。作者没有说明升级病例的粗针穿刺活检是否在影像和病理上一致，或是否存在上皮非典型。

在 Jaffer 等 [115] 的一个系列研究中，粗针穿刺活检诊断的 45 个黏液囊肿样病灶后续切除后发现有 1 例（2.2%）为导管原位癌，7 例（15.5%）为非典型导管增生。作者没有详细说明伴或不伴上皮非典型的粗针穿刺活检的数量和在手术切除标本中对应的结果，无法评估不伴有非典型的黏液囊肿样病变手术切除后诊断结果升级率。此外，作者承认，唯一升级为导管原位癌的病变粗针穿刺活检的病理结果"与可疑钙化灶的发现并不完全相关"[115]。

Verschuur-Maes 和 Van Diest [129] 研究了 20 例终末导管小叶单元出现黏液并有柱状细胞变的粗针穿刺活检标本，17 例无上皮异型性，3 例伴有非典型导管增生。有黏液柱状细胞变的 20 例粗针穿刺活检占研究期间总粗针穿刺活检（4164 例）的 0.5%。间质出现黏液的病例占 18/20（90%）。19 例粗针穿刺活检靶向乳腺 X 检查发现的钙化灶，在其余的病例中放射学靶向的是乳腺摄片钙化的密度。手术切除 3/20 个病灶未发现癌的迹象（2 例为非典型导管增生，1 例为无异型性乳腺良性组织）。

Rakha 等 [122] 报道了多家机构粗针穿刺活检诊断的 54 例无上皮异型性的黏液囊肿样病变的手术切除结果（37 例手术切除和 13 例真空辅助切除活检）。最终诊断为良性不伴有异型性的是 45 例（83%），伴有异型性的是 7 例（13%，6 例伴有非典型导管增生，1 例伴有平坦上皮非典型性），2 例（4%）是低级别导管原位癌。作者报道了病变的影像学表现，但似乎在研究时没有重新评估所有粗针穿刺活检标本的放射与病理结果的一致性，因为至少有 4 例在粗针穿刺活检诊断为无异型性的黏液囊肿样病变（包括 2 例在手术切除后诊断为非典型导管增生）时术前影像怀疑或诊断为恶性病变。

Zhang 等 [116] 也研究了 32 例粗针穿刺活检诊断为黏液囊肿样病变的病例，包括伴有异型细胞的 10 例（31%），无异型细胞的 22 例（69%）。随访切除 19 例无异型性的黏液囊肿样病变，其中 1 例（5%）为低核级的导管原位癌，宽度为 5mm，3 例（16%）为非典型导管增生，剩下的 15 例（79%）为无异型性的良性病变。9 例伴有异型性或导管原位癌的黏液囊肿样病变手术切除以后 3 例升级为浸润癌（2 例黏液癌和 1 例是伴有黏液特征的非特殊型浸润癌）。

总之，粗针穿刺活检诊断为异型性的黏液囊肿样病变升级为癌（浸润癌或导管原位癌）的比率与粗针穿刺活检诊断的非典型导管增生升级为癌的比率相似。根据最近的文献回顾，粗针穿刺活检中诊断为无异型性的黏液囊肿样病变的病灶手术切除后，在影像病理结果相一致的病例中，约 15% 的病例发现了非典型导管增生 [120, 135, 136, 138, 139]。升级为癌的比例为 0%~5%，大部分升级为局灶性低级别导管原位癌 [114, 120, 135-139]。这些系列的回顾强调了在评估乳腺粗针穿刺活检病变时需要密切结合临床、影像和病理，以及对于影像和病理结果不一致的病例进行手术切除的价值。总的来说，研究结果表明，如果影像和病理结果一致，在粗针穿刺活检中无异型性的黏液囊肿样病变即使无须手术切除也是安全的 [135-139]。如果标本表现为非典型增生或影像学和病理结果不一致，建议对粗针穿刺活检诊断的黏液囊肿样病变进行切除活检。

【长期随访】

在 Hamele-Bena 等 [117] 研究的 49 例黏液囊肿样病变患者中，15 例良性黏液囊肿样病变患者和 22 例恶性黏液囊肿样病变患者有完整的随访信息。后一组患者接受手术切除或乳房切除术，未接受辅助治疗。在为期 3.7 年的中位随访期间，1 例患有良性黏液囊肿样病变的患者在同侧发生了另一处黏液囊肿样病变，1 例患有黏液囊肿样病变相关浸润癌的患者发生同侧浸润癌的复发。与黏液囊样肿病变有关的癌无转移的病例，也没有死亡的病例。

Fisher 和 Millis[140] 报道在伴有非典型导管增生的黏液囊肿样病变切除后 1 年发现导管原位癌和黏液癌。Yeoh 等 [124] 研究了 13 例黏液囊肿样病变的患者，包括 7 例伴有非典型导管增生的患者。随访时间范围为 1 个月至 3.8 年，无复发的报道。

在 Carkaci 等 [114] 的系列研究中，18 例粗针穿刺活检诊断为无异型性的黏液囊肿样病变没有接受手术切除，随后通过临床和影像学检查进行随访观察。平均随访时间 2.5 年（范围 1~8 年），未发现癌的证据。

在 Meares 等 [118] 的研究中，102 例良性黏液囊肿样病变患者的中位随访时间 11.8 年（范围 0.7~31.1 年）。13 例患者发展为乳腺癌。其中 3 例黏液囊肿样病变不伴有上皮增生，6 例伴有上皮增生，4 例伴有非典型性增生。大多数病变具有"典型"黏液囊肿样病变的结构（12/13）和增生的柱状上皮（11/13）。13 例乳腺癌中，9 例为浸润癌（6 例为导管癌，2 例为小叶癌，1 例为混合性癌），4 例为导管原位癌。约 50% 的乳腺癌（46%）是对侧发生。与良性乳腺活检对照人群中乳腺癌的标准化发病率相比，患有黏液囊肿样病变的女性比无黏液囊肿样病变的女性患乳腺癌的风险更高（患有黏液囊肿样病变的女性 SIR 为 2.28，95%CI 1.21～3.91，无黏液囊肿样病变的女性 SIR 为 1.63，95%CI 1.54～1.773），即使分析仅限于 40 岁前诊断为黏液囊肿样病变的女性，差异也没有统计学意义。

四、囊性乳头状黏液癌

囊性乳头状黏液癌（cystic papillary mucinous carcinoma）是一种极少见的黏液癌（图 18-42 和图 18-43），也称为黏液性囊腺癌（mucinous cystadenocarcinoma）。2019 年乳腺肿瘤 WHO 分类中采用了黏液性囊腺癌这一术语[193]。它含有多发性分泌黏液的扩张的囊肿，囊内衬覆微乳头状癌、乳头状癌和筛状癌。黏液上皮可有轻微的非典型细胞核或表现出更明显的核异型性，常伴有胞质内黏液缺失[127, 230, 236-251]。

所有报道的病例都是 41[243]—96 岁[237] 的女性患者。其中多数患者来自亚洲国家[230, 237, 238, 240, 241, 243, 244]。

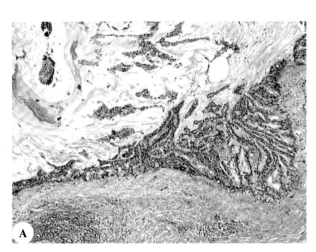
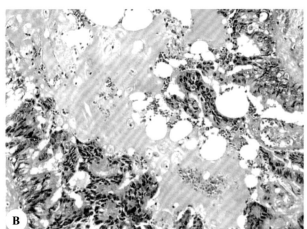

▲ 图 18-42 囊性乳头状黏液癌（又称黏液性囊腺癌）
乳头状癌围绕充满黏液癌的囊肿

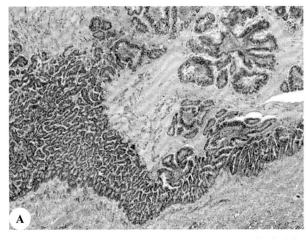
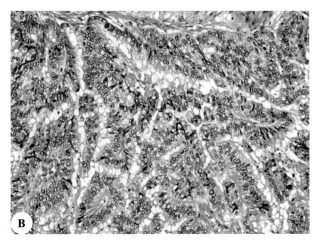

▲ 图 18-43 囊性乳头状黏液癌（又称黏液性囊腺癌）
肿瘤由乳头状结构组成。细胞呈柱状，核级别中等，细胞质丰富，蓝灰色，充满黏液。细胞外黏液也存在

肿瘤的大小范围 0.8～19cm[236]，大多数肿瘤超过 2cm。黏液性囊腺癌的黏液囊肿周围缺乏肌上皮细胞，支持浸润性质[230, 236, 242, 250]。偶尔，观察到非特殊型浸润癌[230, 238] 区域和肉瘤样化生[236] 的病灶与这些肿瘤相混合，但没有记录单纯黏液癌的常见形态。少数病例出现鳞状细胞分化[236, 237, 250]。有些病例中发现了灶状导管原位癌[230, 236, 238, 241-243, 246, 247, 250, 251]。一位患者 8 年前有同侧导管原位癌伴微小浸润癌病史；回顾先前资料发现，导管原位癌伴形态学类似黏液性囊腺癌的 5mm 癌灶[250]，故认为这次是局部复发。

【免疫组织化学】

与大多数乳腺黏液癌相比，乳腺黏液性囊腺癌的 ER 和 PR 均为阴性[127, 230, 236-238, 240, 241, 243, 244, 249, 250]。文献中只有 1 例呈 ER 阳性（95% 的细胞染色）[239]。1 例肿瘤同时检测 ER-α 和 ER-β 均为阴性[237]。

大多数肿瘤也是 HER2[127, 230, 236-238, 240, 243, 244, 249, 250] 阴性。文献中只有 2 例 HER2 阳性和（或）扩增[241, 246]。

目前，只有 1 例黏液性囊腺癌检测了 GATA3 且结果为阴性。黏液性囊腺癌附近有导管原位癌，排除了转移性疾病的可能性[250]。据报道 mammaglobin 呈局灶性阳性[250]，但 GCDFP-15 阴性[250]。与以 MUC4 和 MUC6 表达为特征的乳腺单纯黏液癌相比，黏液性囊腺癌这两种黏蛋白均为阴性，但 MUC5 为阳性[251]。黏液性囊腺癌通常是 CK7 阳性[241, 243, 250]，而 CK20[241, 243, 244, 250] 和 CDX2[241, 243, 250] 阴性。有 1 例检测了 CA19-9、WT-1 和 PAX8[250]，结果均为阴性。嗜铬素和突触素也呈阴性（个人观察）。CK20 和 CDX2 的免疫组织化学染色可能有助于排除来自胰胆管或胃肠道的转移性黏液癌。CK5/6[243, 244, 249] 和 EGFR[243, 249] 也有极少数阳性病例报道。少数病例检测了 p53，一些作者报道为阳性[237, 238]，另一些报道为阴性[230, 243]。

考虑到激素受体表达谱不同寻常，在没有相关导管原位癌的情况下，诊断黏液性囊腺癌要谨慎，只有在进行彻底的免疫组织化学检查，结合临床和影像学的相关检查，回顾患者的既往史，排除来自卵巢或胰胆管的转移性黏液癌之后，才能诊断。

目前，还没有关于这种罕见癌的基因改变的信息。

【治疗和预后】

尽管囊性乳头状黏液癌具有浸润性，且就诊时肿瘤体积大，但预后相对较好，只有极少数患者有淋巴结转移[236, 237, 243, 249]。随访信息有限，大多数病例随访时间不到 1 年。患者要么存活，要么死于其他原因。一名 51 岁的女性在初次诊断后 96 个月出现同侧乳腺局部复发[250]。

第 19 章　大汗腺癌

Apocrine Carcinoma

Edi Brogi　著

薛德彬　译校

大汗腺是腋窝、肛门生殖区和眼睑的正常皮肤附属器，这些部位可发生皮肤大汗腺癌。乳腺也可发生伴有大汗腺形态的良性和恶性病变。

乳腺大汗腺细胞的起源有争议。乳腺中常见的良性大汗腺细胞一般称为"大汗腺化生"，暗示它们通过化生过程从良性乳腺上皮细胞发展而来[1]。然而，一些作者认为大汗腺细胞是退化的上皮细胞[2]或终末分化的上皮细胞[3, 4]。但在胎儿乳腺组织中检测到具有功能性大汗腺特征的细胞[5]，表明大汗腺分化是正常乳腺腺细胞的一个亚群，在成人乳腺中发现的大汗腺增殖性病变可能是由于这种亚群成分的增生，而不是来自非大汗腺型细胞的化生改变[6]。

大汗腺细胞的特点是细胞质丰富，强嗜酸性、透明、颗粒状或空泡状，细胞核大，有明显核仁。相当一部分乳腺癌在某种程度上出现这些形态学特征，如多形性浸润性小叶癌、浸润性微乳头状癌和黏液癌，但术语"大汗腺癌"（apocrine carcinoma）应保留，用于所有或几乎所有（＞90%）上皮具有大汗腺形态的肿瘤。一些作者将大汗腺癌的诊断限于呈现大汗腺形态并且与大汗腺化生具有相同的 ER 阴性和 AR 阳性免疫表型的肿瘤[7, 8]。有学者描述了分子大汗腺癌，包括三阴性癌的 AR 阳性分子亚型，称为腔面雄激素受体（luminal androgen receptor，LAR）亚型[9]。需要整合形态学、免疫表型和基因组数据以进一步完善诊断标准，获得更加一致的乳腺大汗腺病变定义。本章回顾有关乳腺大汗腺癌的文献，说明所提供的数据是否适用于根据形态学和（或）免疫组织化学标准选择的病例系列。

【临床表现】

1. 发生率

由于诊断标准不一致，文献中大汗腺癌的发生率各不相同。分析 2002—2013 年监测、流行病学和最终结果数据，260 596 名患者中有 840 名（0.32%）罹患大汗腺癌[10]。在 Tanaka 等[11]的系列研究中，57 例浸润性大汗腺癌（定义为大汗腺形态＞80%）占 10 年内手术切除的 2055 例乳腺癌的近 3%。在欧洲的一家治疗中心[12]，连续的 6971 例乳腺癌中，72 例（1%）形态学符合大汗腺癌，但只有 44/6971 例（0.6%）具有"纯大汗腺免疫表型"（ER 和 PR 阴性，AR 阳性），而 25/6971 例（0.4%）表达 ER 和（或）PR 或 AR 阴性（"大汗腺样"免疫表型）。当大汗腺癌的诊断仅限于 90% 以上细胞具有大汗腺形态且 ER 和 PR 阴性的肿瘤时，大汗腺癌在浸润性乳腺癌中的占比为 1%[10, 12-16]。对 2010—2013 年监测、流行病学和最终结果数据库中的三阴性乳腺癌进行分析，确定了 199 例（1%）具有大汗腺形态的癌[17]。在 2004—2012 年美国癌症中心数据库中登记的 89 222 例原发性三阴性乳腺癌患者中，1486 例（0.2%）为大汗腺型乳腺癌[18]。

2. 年龄

大汗腺癌可发生于任何年龄，范围 19—90 岁，但大多数患者是绝经后女性，比非大汗腺型导管癌患者的年龄大 5—10 岁[11-13, 15-20]。两项研究中，浸润性大汗腺癌患者的平均年龄分别为 58.5 岁[11]和 67.4 岁[18]，明显高于非大汗腺型浸润性导管癌女性的平均年龄。

在一项研究系列中[21]，17/643 例（2.6%）男性原发浸润癌中大汗腺形态占比不到肿瘤的 50%，不足以诊断大汗腺癌。

3. 遗传易感性

发生大汗腺癌的风险因素的资料非常有限。Cowden 病患者的乳腺病变（*PTEN* 胚系突变）可能具有大汗腺形态[22, 23]，但大汗腺癌与 Cowden 综合征没有特异性联系。Bannau 等[24] 报道，携带 *PTEN* 胚系突变的患者中 15 例乳腺癌的分子特征与 Farmer 等[7] 报道的分子型大汗腺癌的分子特征有显著重叠。在一项研究中[24]，15 名 Cowden 患者中 4 例（27%）浸润性导管癌具有大汗腺形态，1 例（6.6%）为浸润性微乳头状大汗腺癌，另外 2 例（13%）为浸润性导管癌。非大汗腺型癌包括 6 例（40%）非特殊型浸润性导管癌，1 例（6.6%）浸润性小叶癌和 1 例（6.6%）导管原位癌（DCIS）。

4. 症状和影像学

除了诊断时较为年长，大汗腺癌的临床特征和影像学特征与非大汗腺型导管癌相似[25]。大多数浸润性大汗腺癌患者表现为肿块。疼痛、Paget 病、乳头溢液及其他症状是浸润性或原位大汗腺癌相对少见的初始表现。

在正电子发射断层扫描 / 计算机断层扫描成像（PET/CT）研究中[26]，评估了 498 例原发性乳腺癌的 ^{18}F- 氟脱氧葡萄糖（^{18}F-FDG）摄取值，与浸润性小叶癌或黏液癌相比，浸润性大汗腺癌（21 例，占该研究中所有肿瘤的 4.2%），具有最高的平均最大标准化摄取值（SUV_{max}）（12.4 ± 7.2），而非特殊型浸润性乳腺癌的平均最大标准化摄取值范围最广。

偶尔，大汗腺型导管原位癌表现为肿块性病变[27]，但通过乳房 X 线检查而发现者更为常见。大汗腺癌在乳腺中的分布与其他乳腺癌没有区别，大多数病变位于外上象限。在诊断时大汗腺癌分期与非大汗腺型导管癌也没有明显区别。

一项研究系列中[15]，29 例三阴性大汗腺癌中有 28 例为单灶，但是一些乳腺大汗腺癌患者可能有对侧乳腺的非大汗腺型癌。Dellapasqua 等[12] 报道，形态学和免疫表型定义的单纯性大汗腺癌患者，发生对侧乳腺癌的风险增加（HR=4.12，95%CI 1.22～14）

（*P*=0.02）。双侧大汗腺癌非常少见。Schmitt 等[28] 研究了一名 74 岁患者的双侧同时发生的大汗腺癌，并证明它们是独立的原发性肿瘤。右侧乳腺浸润性大汗腺癌 HER2 阴性，p53 阳性，携带 p53 突变。左侧浸润性大汗腺癌 HER2 阳性，p53 阴性，无 p53 突变。Moritani 等[29] 评估了 24 例导管原位癌与硬化性腺病的关系。一名患者一侧乳房具有高级别大汗腺型导管原位癌累及硬化性腺病，而对侧乳房中非大汗腺型导管原位癌和硬化性腺病是分开的。

【大体病理】

大汗腺癌没有特殊的大体形态特征。浸润性大汗腺癌质韧至质硬，常有浸润性边界。肿瘤切面一般灰色或白色。一些良性富细胞性大汗腺病变呈褐色至棕色，这种表现在大汗腺癌中通常不明显。极少数肿瘤呈囊性或髓样外观（图 19-1）。大汗腺型导管原位癌有时呈现明显的粉刺样坏死。

【镜下病理】

1. 恶性大汗腺的组织学

大汗腺癌的显著特征是肿瘤细胞的细胞学形态，而结构特征无特异性。在黏液癌[30]、具有小管癌特征的癌[13, 31] 和浸润性小叶癌[6, 32] 中均发现大汗腺细胞形态（见第 31 章和第 32 章）。Lin 等[33] 研究了一系列 HER2 阳性浸润性乳腺癌，并确定 67/96 例（69.8%）非特殊型浸润性乳腺癌、2/3 例（66.7%）黏液癌、1/2 例（50%）印戒细胞癌和 1 例多形性浸润性小叶癌具有大汗腺特征。

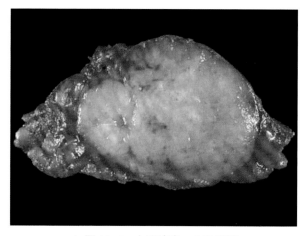

▲ 图 19-1 大汗腺癌，大体表现
浸润癌边界清楚，切面呈肉质髓样外观

大汗腺细胞形态表现在细胞核和细胞质，与良性大汗腺细胞的细胞核相比，肿瘤性大汗腺细胞核增大且多形性（图 19-2）。核膜深染、不规则。核级别不会超出大汗腺癌的细胞学特征谱系。与大汗腺化生相比，低级别大汗腺核通常轻度增大，因染色质较密集而深染。核仁常存在，但不明显（图 19-2）。高级别大汗腺核特征是变化多端（图 19-2 和图 19-3）。有些细胞核明显增大，多形性，有一个或多个大核仁，核仁可以是圆形、椭圆形或泪滴状。其他高级别大汗腺核有深嗜碱性染色质和污浊状染色质，内部结构不清晰。在其他情况下，染色质粗，遮盖核仁。常见双核，核大小不一，相邻的细胞核直径相差 3 倍或更大。

在大多数病例中，大汗腺细胞的细胞质呈嗜酸性，致密均匀，或稍呈颗粒状。细胞质空泡化常见于非典型大汗腺增殖性病变，而大汗腺癌通常最为明显（图 19-2 和图 19-3）。一些大汗腺肿瘤细胞偶见淡蓝色黏液样细胞质，肿瘤性腺体的腺腔内有局灶性黏液分泌。一些大汗腺癌可见胞质内黏液积聚，并可能产生印戒细胞形态（图 19-4）。

细胞边界往往很清晰（图 19-4）。一些大汗腺癌富含肿瘤浸润淋巴细胞（图 19-4）。

2. 浸润性大汗腺癌

浸润性大汗腺癌（invasive apocrine carcinoma）可表现为浸润性导管癌的常见生长模式，但常为低分化（图 19-4 和图 19-5）。在两项研究中，40%[12] 和 83%[34] 伴大汗腺形态的浸润癌是高级别。大汗腺癌通常由小至中等大小的癌巢组成。高级别

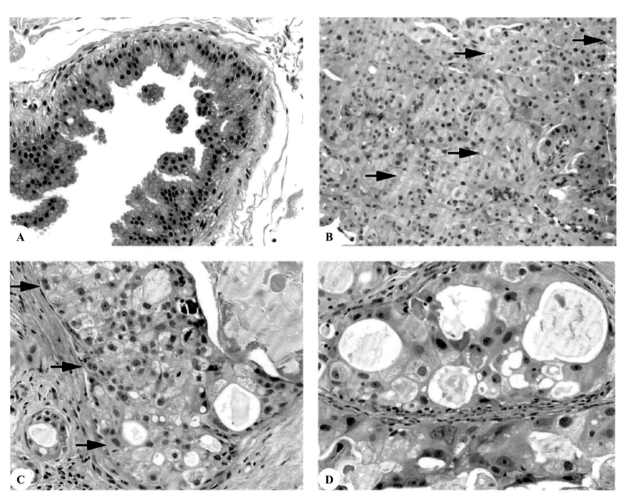

▲ 图 19-2 大汗腺细胞胞核

A. 大汗腺化生细胞胞核圆而均匀，小核仁被深染的染色质所掩盖，有大量嗜酸性细胞质；B. 大汗腺癌伴低级别核，细胞核的大小和形状略有不同，比大汗腺化生的细胞核大，注意一些散在的细胞质内空泡（箭）；C. 大汗腺癌伴中级别核，细胞核增大，核大小差异更大，局灶性双核（箭），局部细胞质淡染，细胞质内空泡明显；D. 大汗腺癌伴高级别核，核大小变化明显超过 3 倍，部分肿瘤细胞具有丰富的淡染空泡状细胞质，腺腔明显

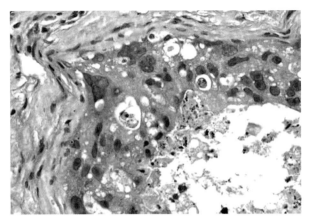

▲ 图 19-3　大汗腺型导管原位癌，高级别

这种实性大汗腺型导管原位癌具有大而深染的细胞核，并有核仁，有很少双核细胞，导管腔内可见退变细胞和坏死碎屑

肿瘤常见结缔组织增生性间质和中等至丰富的肿瘤浸润淋巴细胞（图 19-4）。浸润性大汗腺癌的一种少见变异型由多边形大细胞组成，含有丰富的泡沫状或嗜酸性细胞质，并呈组织细胞样形态（图 19-6）[35]。大囊肿病液体蛋白 15（GCDFP-15）是一种大汗腺分化的标志物（见免疫组织化学部分），免疫组织化学和原位杂交证实，这些病变中存在 GCDFP-15 mRNA 和蛋白表达[35]。Gupta 等[36]在 3/11 例浸润性组织细胞样癌中，检测到至少局部表达和（或）弱表达 E-cadherin，尽管这种免疫组织化学特征提示导管癌表型，但作者并未评估 p120以排除浸润性小叶癌中 E-cadherin 异常染色的可能性。

在不同的研究中，淋巴管血管侵犯的发生率有所不同。Tanaka 等[11]报道，大汗腺癌的淋巴管血管侵犯发生率（10/57 例，17.5%）明显低于非大汗腺型浸润性导管癌（502/1583 例，31.7%）（P=0.02）。然而，Dellapasqua 等[12]在 72 例大汗腺癌中，发现35% 的瘤周淋巴管血管侵犯，接近该研究中非大汗腺型浸润性导管癌的淋巴管血管侵犯的发生率。小样本研究中大汗腺癌的淋巴管血管侵犯发生率较高，达 38%[14]～56%[37]。然而，D'Amore 等[38]仅在 4/34 例（12%）大汗腺癌中发现淋巴管血管侵犯。当分析仅限于三阴性癌时，2004—2012 年美国癌症数据库中，744 例三阴性大汗腺癌中 26% 有淋巴管血管侵犯，而三阴性非大汗腺型浸润性导管癌为

23.7%[18]。另一研究[39]，也发现三阴性大汗腺癌和非大汗腺癌的淋巴管血管侵犯率没有显著差异，但淋巴管血管侵犯率较低，分别为 8.7% 和 7%。

高级别浸润性大汗腺癌常伴有高密度肿瘤浸润淋巴细胞（图 19-4），而低级别浸润性大汗腺癌很少如此。程序性细胞死亡配体 1（PD-L1）是一种与免疫逃避有关的抗原，可能是 PD-1/PD-L1 抑制药免疫治疗的敏感性指标。研究报道[40]，在 3/11 例（27%）伴大汗腺特征的浸润癌和 4/11 例（36%）肿瘤中浸润的混合性免疫细胞中，检测到 PD-L1 表达。另一项研究报道，伴大汗腺形态和 AR 表达的三阴性癌具有低密度肿瘤浸润淋巴细胞[41]。

Seal 等[42]研究了 5 例大汗腺型乳头状肿瘤，肿瘤大小为 1.2～4.5cm，使用一组广泛的肌上皮标志物，在纤维血管轴心和肿瘤外围未发现肌上皮。综合免疫表型、细胞非典型性和（或）核分裂，作者将这些病变分类为"大汗腺癌的包裹性乳头状变异型"（encapsulated papillary variants of apocrine carcinoma）。Kuroda 等[43]也报道了类似的肿瘤，其特征是肿瘤体积相对较大，缺乏肌上皮和非常温和的大汗腺细胞形态（图 19-7）。在某些病例中，也存在传统的间质浸润[44]。

3. 大汗腺型导管原位癌

大汗腺型导管原位癌（apocrine ductal carcinoma in situ）的结构，类似于非大汗腺型导管原位癌，包括粉刺型、微乳头型（图 19-8）、实性（图 19-9）、筛状（图 19-10）和乳头状（图 19-11）。低核级别大汗腺型导管原位癌有时在细胞学上很难与大汗腺化生鉴别，但它表现出广泛的实性和（或）乳头状生长和（或）复杂而僵硬的结构模式，这些生长方式和结构模式是低级别导管原位癌的特征。在谱系的另一端，高核级别大汗腺型导管原位癌，有明显的核多形性和显著核仁，核仁常不规则或有多个核仁，并且常伴有粉刺样坏死。高级别大汗腺型导管原位癌很像高级别非大汗腺型导管原位癌，但前者往往有更丰富的嗜酸性、颗粒性或空泡状细胞质。高级别大汗腺型导管原位癌中致密的嗜酸性胞质可能提示鳞状细胞分化，但形态学上没有鳞状细胞角化。中等核级别大汗腺型导管原位癌通常表现为典型的大汗腺细胞学。

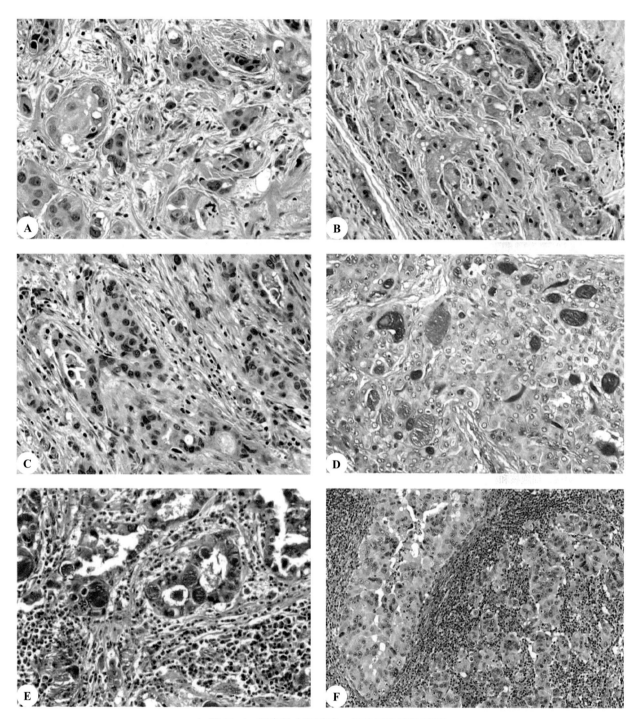

▲ 图 19-4　浸润性大汗腺癌，细胞质和腺体特征

A. 这例高级别浸润性大汗腺癌的一些癌巢中的癌细胞含有大量的淡染细胞质，其他癌巢由较小的细胞组成，细胞质较少但更致密，与周围间质分界清楚，可见一个非典型核分裂象（右下）；B. 一些浸润癌细胞有明显的细胞质空泡；C. 一些浸润性腺体的腺腔内含有淡蓝色黏液，但未见间质黏液；D. 腺腔和肿瘤细胞中可见显著的嗜碱性黏液；E. 这例形成腺体的浸润性大汗腺癌中，细胞质内黏液呈洋红色（黏液卡红染色);F. 这例浸润性大汗腺癌（右）与大汗腺型导管原位癌（左）相邻的间质中有密集的淋巴细胞浸润

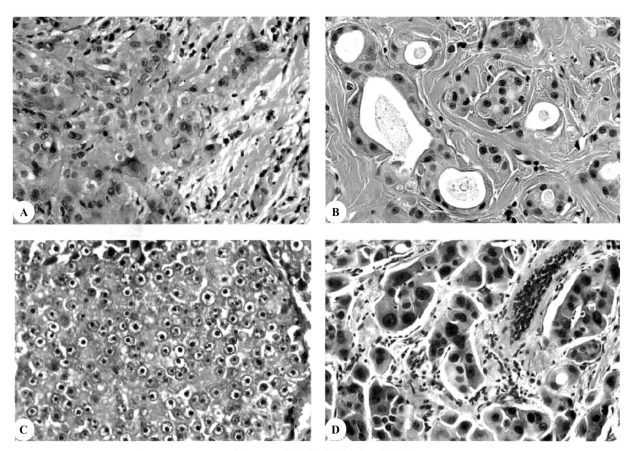

▲ 图 19-5　浸润性大汗腺癌，核级别

A. 低级别核，细胞核和核仁通常是圆形的，仅有轻微的大小差异，明显浸润至邻近组织（右）；B. 中级别核，细胞核大小不一，少数染色质空亮，核仁显著；C 和 D. 高级别核，细胞核明显增大，核仁显著，致密的染色质遮盖了核仁（D）

大汗腺型导管原位癌常有钙化。低级别大汗腺型导管原位癌常见小点状钙化，而高级别大汗腺型导管原位癌常在坏死背景中出现粗糙的、多形的、不均匀的钙化。中或高核级别大汗腺型导管原位癌累及导管时，常见导管周围纤维化和炎症等反应性改变。大汗腺型导管原位癌周围间质中的泡沫状组织细胞不要误认为浸润癌细胞。在某些病例中，复杂性乳头状病变中发生的大汗腺型导管原位癌伴有良性增生成分（图 19-12）。大汗腺型导管原位癌延伸至小叶是常见现象（图 19-13）。

大汗腺型异型增生有时累及硬化病变的上皮，如硬化性腺病。Moritani 等[29] 研究了局限于硬化性腺病的导管原位癌（A 型）和导管原位癌累及硬化性腺病和邻近乳腺实质（B 型）的构型、形态学和免疫表型特征。13 例（7%）局限于硬化性腺病的导管原位癌中，只有 1 例为高级别实性粉刺型大汗腺癌，ER 阴性、PR 阴性、HER2 阳性。导管原位癌最大径 1.6cm，位于最大径 4.5cm 的硬化性腺病病灶内。与之相反，5/11 例（45%）延伸至硬化性腺病区域以外的导管原位癌具有大汗腺形态，所有导管原位癌均具有高核级别，至少有局灶性筛状结构，3 例呈实性。所有 5 例大汗腺型导管原位癌均为 ER 和 PR 阴性，2 例导管原位癌为 HER2 阳性，2 例 HER2 阴性，其余导管原位癌为不确定的（2+）HER2 染色。大汗腺型导管原位癌的大小为 2.7～4.2cm，而相关硬化性腺病的大小为 0.6～4.0cm。

与良性大汗腺病变相比，大汗腺型导管原位癌累及的导管和小叶周围更容易出现纤维化和慢性炎症，尤其是具有中或高级别核的导管原位癌。累及硬化性病变的大汗腺型导管原位癌很像浸润癌。在这种情况下，使用肌上皮标志物的免疫组织化学染色，特别是联合使用腺上皮细胞角蛋白染色，有助于排除间质浸润。

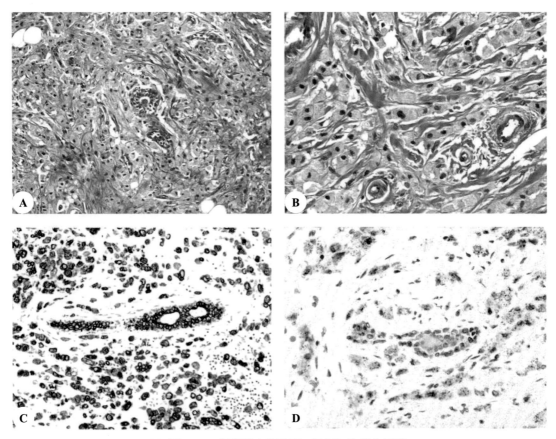

▲ 图 19-6　浸润性大汗腺癌，组织细胞样变异型

A 和 B. HE 染色显示一例浸润性大汗腺癌伴组织细胞样形态，癌细胞成行或成片生长，含有丰富的泡沫状至嗜酸性细胞质；C. 肿瘤细胞呈角蛋白 AE1/AE3 强阳性；D. GCDFP-15 呈颗粒状弱阳性

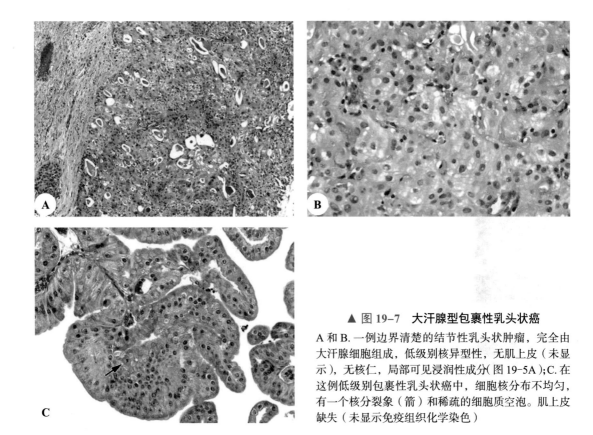

▲ 图 19-7　大汗腺型包裹性乳头状癌

A 和 B. 一例边界清楚的结节性乳头状肿瘤，完全由大汗腺细胞组成，低级别核异型性，无肌上皮（未显示），无核仁，局部可见浸润性成分（图 19-5A）；C. 在这例低级别包裹性乳头状癌中，细胞核分布不均匀，有一个核分裂象（箭）和稀疏的细胞质空泡。肌上皮缺失（未显示免疫组织化学染色）

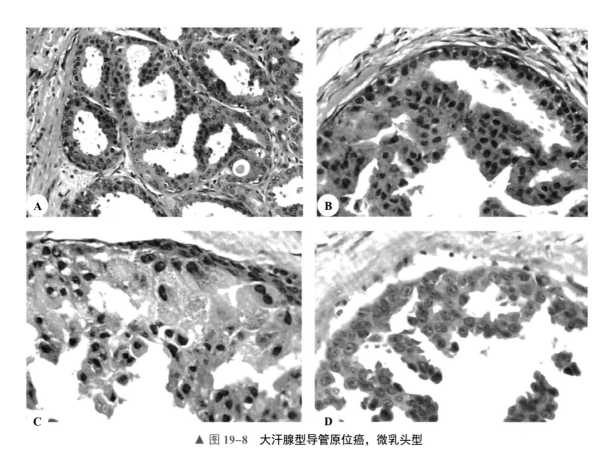

▲ 图 19-8　大汗腺型导管原位癌，微乳头型

A 和 B. 低级别核，轻微核多形性，无核仁；C. 中级别核，中度核多形性，细胞质含量不等；D. 中至高级别核，有核仁

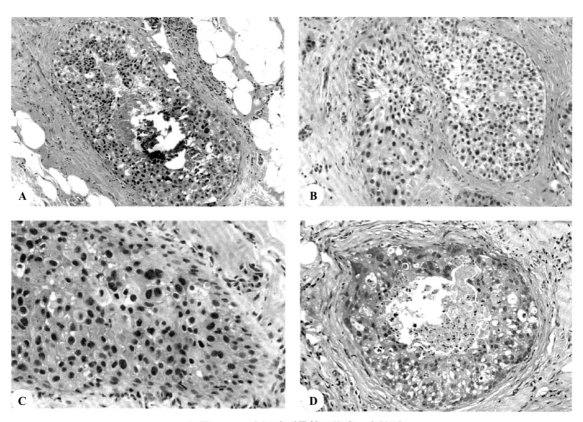

▲ 图 19-9　大汗腺型导管原位癌，实性型

A. 中央坏死，钙化，中级别核；B. 中级别核和低级别核；C. 低至高级别核；D. 中心坏死，钙化，多形性核

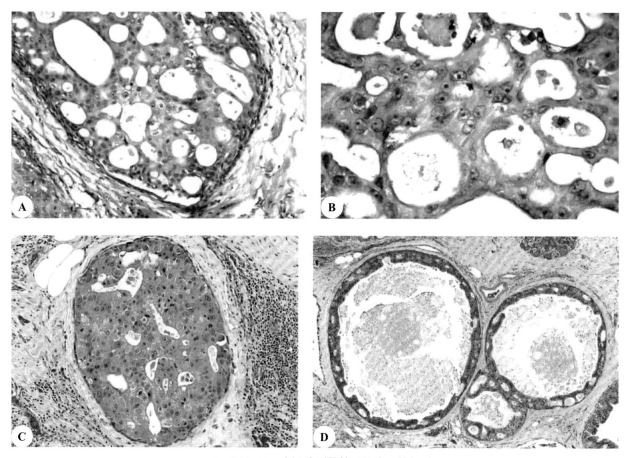

▲ 图 19-10　大汗腺型导管原位癌，筛状型

A 至 C. 中级别核，部分细胞核有显著核仁；D. 筛状型导管原位癌累及囊性扩张的导管

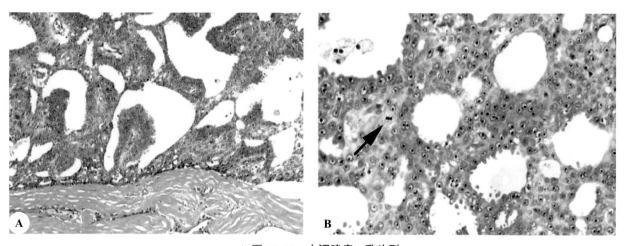

▲ 图 19-11　大汗腺癌，乳头型

A. 大汗腺癌的乳头状结构；B. 乳头状癌中的筛状区域，箭示核分裂象，注意显著的核仁

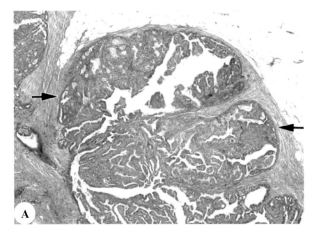

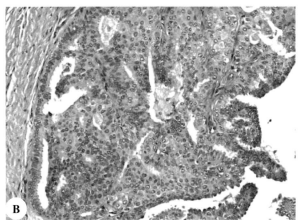

▲ 图 19–12　大汗腺型导管原位癌累及硬化性乳头状瘤

A. 硬化性乳头状瘤的一些乳头状叶状结构被大汗腺型导管原位癌（箭）累及；B. A 中箭示导管原位癌区域的放大

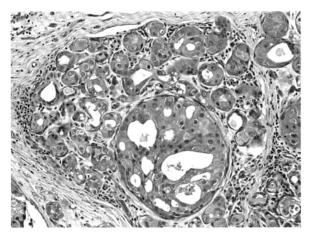

▲ 图 19–13　大汗腺型导管原位癌延伸至小叶

大汗腺型导管原位癌伴低级别核和筛状结构，充满一个增大的小叶内小导管，并延伸至腺泡

在无细胞异型性的大汗腺病变中，肌上皮标志物免疫组织化学染色阴性，对浸润癌没有诊断意义。一些研究者描述了组织学和细胞学良性的囊性和乳头状大汗腺病变，很少或未检测到肌上皮[45-47]。Cserni[46] 描述了 2 例大汗腺乳头状病变，未检测到肌上皮。Tramm 等[47] 发现，在无细胞异型性的情况下，围绕大汗腺化生（特别是乳头状病变）的 p63 阳性肌上皮存在较大间隙（图 19–14）。calponin 免疫组织化学染色对检测大汗腺化生中的肌上皮细胞更为可靠，尽管有些病变 calponin 阴性而 p63 阳性。值得注意的是，这些报道中大汗腺病变相对较小（2～3mm）。当大汗腺乳头状病变相当大，且显示某种程度的细胞异型性和核分裂活性时，应考虑包裹性乳头状大汗腺癌的鉴别诊断（图 19–7）。含有大汗腺型导管原位癌的导管周围通常能检测到肌上皮的免疫组织化学表达。

这些知识很重要，因为肌上皮稀少或缺失可能会误导诊断。在评估大汗腺病变，尤其是乳头状大汗腺病变时，确定大汗腺增生性病变是否有任何程度的细胞异型性和结构异型性是至关重要的，诊断时必需综合考虑这些因素。此外，当排除浸润癌时，应使用包括 p63 和 calponin 在内的一组肌上皮免疫标志物。

4. 非典型大汗腺病变

非典型大汗腺增生性病变（atypical apocrine proliferation，AAP）通常发生在硬化性病变中，如乳头状瘤、放射状瘢痕和硬化性腺病（图 19–15 至图 19–17）。在这种情况下，非典型大汗腺细胞在细胞学上类似低或中级别大汗腺型导管原位癌的细胞，但非典型大汗腺增生性病变没有导管原位癌的膨胀性生长、复杂结构和（或）坏死。诊断大汗腺型导管原位癌的结构模式，与非大汗腺型导管原位癌结构模式相同，特别是在硬化性腺病或放射状瘢痕背景中。Carter 和 Rosen[48] 描述了具有非典型大汗腺硬化性乳腺病变，其特征是核非典型性、不同程度的细胞质透明和罕见的核分裂象。在大多数病例中，非典型大汗腺增生性病变与导管原位癌区别的依据是缺乏导管原位癌的特征性结构模式。Seidman 等[49] 使用类似的标准来定义非典型大汗腺腺病（atypical apocrine adenosis，AAA）。只有极少数病例中细胞显著异型，即使缺乏特征性的结构也足以诊断大汗腺型导管原位癌。

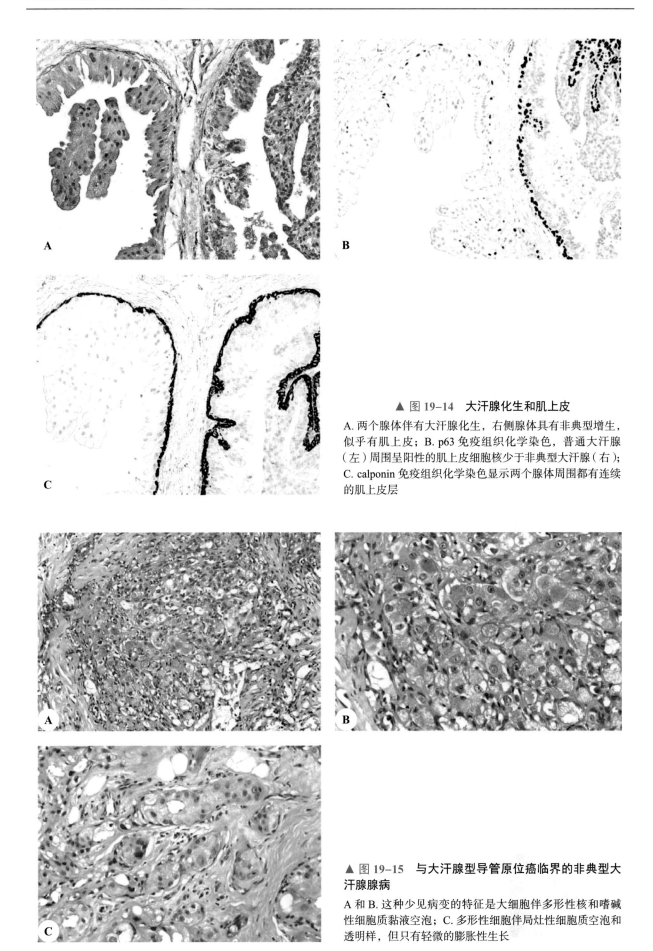

▲ 图 19-14　大汗腺化生和肌上皮

A. 两个腺体伴有大汗腺化生，右侧腺体具有非典型增生，似乎有肌上皮；B. p63 免疫组织化学染色，普通大汗腺（左）周围呈阳性的肌上皮细胞核少于非典型大汗腺（右）；C. calponin 免疫组织化学染色显示两个腺体周围都有连续的肌上皮层

▲ 图 19-15　与大汗腺型导管原位癌临界的非典型大汗腺腺病

A 和 B. 这种少见病变的特征是大细胞伴多形性核和嗜碱性细胞质黏液空泡；C. 多形性细胞伴局灶性细胞质空泡和透明样，但只有轻微的膨胀性生长

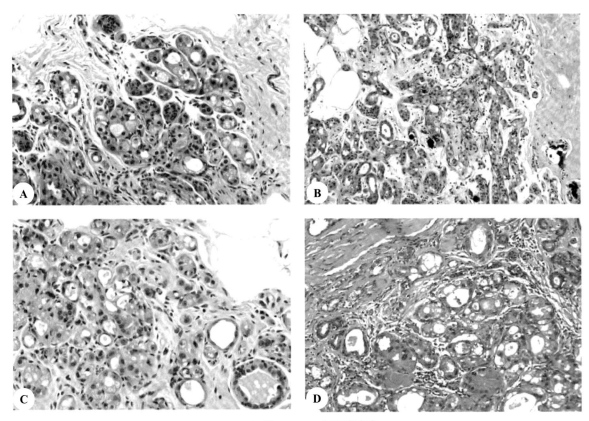

▲ 图 19-16 大汗腺腺病

A. 大汗腺腺病；B. 大汗腺腺病和钙化；C 和 D. 非典型性伴腺体扩张

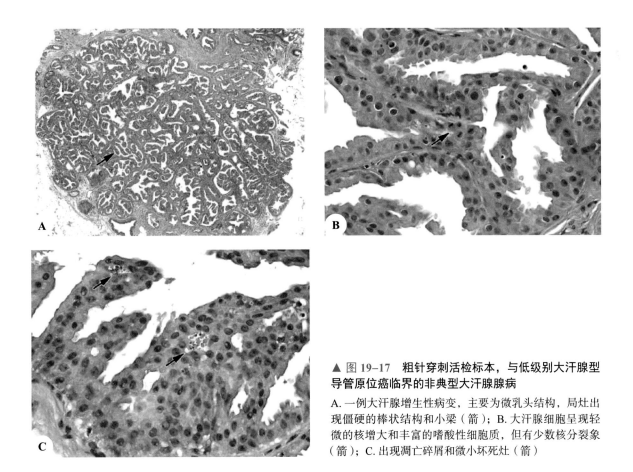

▲ 图 19-17 粗针穿刺活检标本，与低级别大汗腺型导管原位癌临界的非典型大汗腺腺病

A. 一例大汗腺增生性病变，主要为微乳头结构，局灶出现僵硬的棒状结构和小梁（箭）；B. 大汗腺细胞呈现轻微的核增大和丰富的嗜酸性细胞质，但有少数核分裂象（箭）；C. 出现凋亡碎屑和微小坏死灶（箭）

根据 Tavassoli 和 Norris 的观点[50]，小于 2mm 的大汗腺导管病变，不论细胞学和结构特征，最好归类为非典型大汗腺增生（atypical apocrine hyperplasi，AAH）。细胞学相似，大于 2mm 的导管大汗腺增生性病变可以定性为大汗腺型导管原位癌。O'Malley 等[51]结合细胞学和大小标准来定义大汗腺病变的"交界性"组。具有"交界性"细胞学特征，且大于 8mm 的病灶归类为大汗腺型导管原位癌。具有癌细胞学特征的大汗腺增生，无论大小，也归类为大汗腺型导管原位癌，但如果小于 4mm 则定性为"局限性"导管原位癌。"交界性"或非典型大汗腺增生为小于 8mm 的病灶，缺乏大汗腺癌的特征性细胞核非典型性（不规则核膜、粗糙染色质以及大核仁或多个核仁）（关于 AAH 和大汗腺型导管原位癌的更多讨论，见第 9 章和第 11 章）。

非典型大汗腺腺病和粗针穿刺活检：粗针穿刺活检中的非典型大汗腺腺病，不论病理和影像检查结果是否一致，都应手术切除，以进行全面的和明确的评估。有研究报道，手术切除的非典型大汗腺腺病，没有升级为癌的病例[52, 53]。然而，Chang Sen 等[54]发现相当高的升级率，研究了 24 例粗针穿刺活检标本，其中 20 例有非典型大汗腺腺病，4 例为大汗腺化生伴非典型性，患者都没有已知的同侧乳腺癌。患者中位年龄为 58 岁（42—88 岁）。所有病例放射 – 病理检查均一致。手术切除后，4/20 例非典型大汗腺腺病患者发现癌，包括 1 例小（0.2cm）浸润性导管癌（2 级，ER 和 PR 阳性，HER2 阴性，AR 未评估）和 3 例大汗腺型导管原位癌。所有 4 例升级病变在超声检查中均表现为肿块，其中 3 例乳房 X 线检查发现钙化。4 例大汗腺化生伴非典型性在切除后均未升级。根据研究结果，作者建议对粗针穿刺活检中的任何非典型大汗腺腺病进行手术切除，无论放射 – 病理是否一致。

5. 大汗腺化生

大汗腺化生是终末导管小叶单位乳腺上皮的良性改变，常见于囊肿，常有乳头状或微乳头状结构（图 19-14 和图 19-18）。在大汗腺化生伴杯状细胞化生是非常罕见的（图 19-19）。大汗腺囊肿可能含有乳房 X 线检查可检测到的草酸钙脱水晶体（也称为 Weddellite 钙化）[55]（图 19-20）。草酸钙沉积通常发生在大汗腺囊肿中。一例报道提到并发小叶原位癌（经典型小叶原位癌）[56]。1 例罕见的浸润性导管癌伴有草酸钙结晶[56]，但这种相关性是非常罕见的。偶尔，大汗腺化生伴有磷酸钙沉积（图 19-20）（见第 5 章大汗腺化生的描述）。

有研究者提出，一些大汗腺癌可能从先前存在的良性大汗腺上皮逐步发展而来[57]，但几乎从未遇到过这种过渡，而原发性大汗腺癌似乎更为常见。

大汗腺型导管原位癌的临床病程，似乎与非大汗腺型导管原位癌相同。治疗包括手术切除和放疗或乳房切除术。如果有至少 1% 的大汗腺型导管原位癌细胞表达 ER，可选择激素治疗。

【细胞学】

大汗腺癌的细胞学标本往往是高度富于细胞，有明显的核多形性、大核仁和细胞碎屑[58]。肿瘤细胞可有双核，并且有明显的细胞质边界。硬化性腺病和放射状瘢痕[48]中非典型大汗腺化生的细胞学形态可能很像大汗腺癌，但细胞量通常有限，并混杂无非典型的上皮细胞和肌上皮细胞。应谨慎评估这些发现，特别是乳房 X 线检查发现的非肿块性病变的穿刺标本。一项细针穿刺活检研究包括 3 例含有非典型大汗腺腺病的肿块性病变，其中一例细胞学判读为良性，另一例为纤维腺瘤，第三例怀疑癌[59]。含有退变大汗腺化生细胞的细针穿刺活检标本可能误认为可疑癌，特别是液基制片中大汗腺上皮的非黏附性更明显[60]。高级别大汗腺癌的细胞学鉴别诊断包括鳞状细胞癌，伴神经内分泌分化的癌也可能类似低级别大汗腺癌。在非上皮性肿瘤中，鉴别诊断包括颗粒细胞瘤[61]。青少年女孩大汗腺癌的鉴别诊断可能包括转移性腺泡状软组织肉瘤[62]。

【电子显微镜检查】

在超微结构水平，大汗腺癌细胞含有丰富的细胞器，包括大小不同的线粒体[63]，常有不完整的嵴，以及不同数量的嗜铬性细胞质分泌颗粒[6, 13]。许多肿瘤细胞还含有与嗜铬颗粒大小相同的空囊泡。

【免疫组织化学】

大多数浸润性大汗腺癌呈 ER 和 PR 阴性，一些作者认为诊断大汗腺癌需要 ER 和 PR 的失表

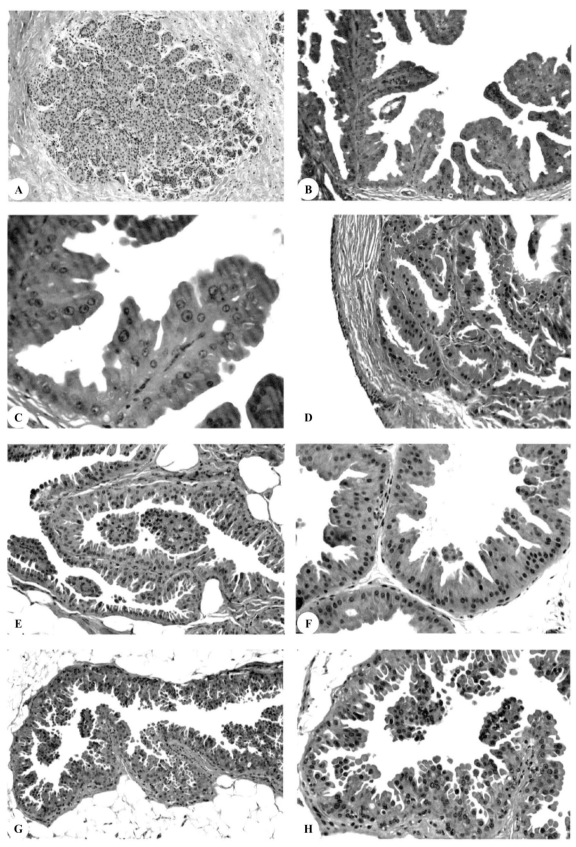

▲ 图 19–18　大汗腺化生

A. 小叶中的大汗腺化生可能误认为是小叶原位癌；B 和 C. 囊性乳头状大汗腺化生，乳头状结构具有纤维血管间质，细胞核多位于基底部，核分布相对均匀；D. 复杂性乳头状大汗腺化生；E. 乳头状大汗腺化生；F. 微乳头状大汗腺增生；G 和 H. 非典型微乳头状大汗腺增生，细胞核分布紊乱

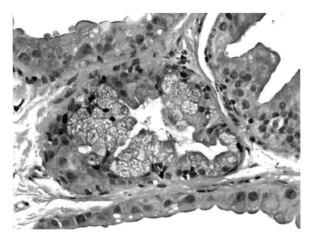

▲ 图 19-19　大汗腺化生伴杯状细胞化生

一例罕见的大汗腺化生伴充满黏液的杯状细胞

达 [6, 12, 13, 19, 34, 64-66]。据报道，大汗腺型导管原位癌也是 ER 和 PR 阴性 [27, 50, 66]。一组研究发现，使用 ER-α 时，浸润性大汗腺癌呈低频 ER 表达；而使用 ER-β 时，免疫组织化学（immunohistochemistry，IHC）和 mRNA 分析，近 75% 的浸润性大汗腺癌表达 ER-β [67]。Vranic 等 [68] 报道，在 18/19 例（94.7%）浸润性单纯性大汗腺癌中，表达 ER-α 的一种异构体 ER-α36，而 ER-α 最常见的异构体 ER-α66 呈阴性，PR 阴性。免疫组织化学显示，ER-α36 呈细胞质和细胞膜定位。

AR 表达于浸润性大汗腺癌 [34, 64, 66, 69]、大汗腺型导管原位癌 [27, 66] 和良性大汗腺病变 [66]。睾酮促进体外大汗腺乳腺细胞系的增殖，抗雄激素氟他胺可抑制这种作用 [70]。体外研究表明，与其他类型的浸润性乳腺癌相比，大汗腺癌对睾酮前体的代谢增强 [71]。Doane 等 [72] 鉴定了一组 ER 阴性乳腺癌，其特征是 AR 调节转录。对 AR 阳性转移性三阴性乳腺癌患者施用 AR 拮抗剂（即恩扎鲁胺和比卡鲁胺）与增加无进展生存率和总生存率相关 [73]。然而，不仅大汗腺癌，一些非大汗腺型癌也表达 AR [74]。一般来说，大多数 ER 阳性乳腺癌表达 AR，只有约 50% 的 ER 阴性乳腺癌也是 AR 阴性 [74]。一项研究显示，有大汗腺形态的乳腺癌在 ER 阴性 AR 阳性乳腺癌中具有高度代表性 [75]，包括 4/5 例 ER 阴性 HER2 阳性乳腺癌和 2/3 例三阴性 AR 阳性乳腺癌。

针对绝经后 ER 阳性乳腺癌患者，通过多因素分析，AR 表达与乳腺癌特异性死亡率（HR=0.68，95%CI 0.47～0.99）和总死亡率（HR=0.70，95%CI

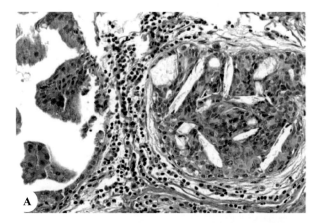

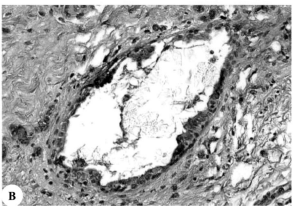

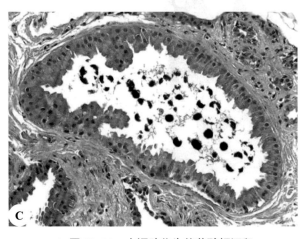

▲ 图 19-20　大汗腺化生伴草酸钙沉积

A. 乳头状大汗腺化生旁的增生导管中出现草酸钙结晶沉积；B. 大汗腺囊肿中半透明的草酸晶体具有典型的"碎玻璃"外观；C. 大汗腺囊肿的腔内出现磷酸钙沉积

0.53～0.91）显著降低相关 [76]。然而，在同一研究中，ER 阴性和 AR 阳性绝经后乳腺癌患者，如大汗腺癌，增加了乳腺癌的特异性死亡率（HR=1.59，95%CI 0.94～2.68；P=0.08）。

一些作者认为，兼有大汗腺形态和大汗腺化生特征性免疫表型（ER 和 PR 阴性、AR 阳性）的肿瘤才是"纯大汗腺癌"（图 19-21）。至少有 2 个研究组[12, 77]进一步根据 ER 和 AR 免疫表型将具有大汗腺组织学的癌，分为"纯"大汗腺癌（ER 阴性 /AR 阳性）和"大汗腺样"癌。后面一组包括大部分 ER 阳性和 AR 阳性的癌，但也包括 ER 阳性 /AR 阴性或 ER 阴性 /AR 阴性的肿瘤。近 50% 的"纯大汗腺癌"呈 HER2 阴性，50% 呈 HER2 阳性[12, 77]。Alvarenga 等[34]发现，15/24 例（62.5%）具有大汗腺形态的癌 HER2 阳性，其中 8 例 ER 和 PR 阳性，Ki67 增殖指数大于 14%（免疫组织化学检测为腔面 B 亚型）。Ki67 阳性细胞的平均百分率为 48.4%，中位百分率为 42.5%。82% 的肿瘤 Ki67 增殖指数大于 14%，其余肿瘤 Ki67 增殖指数 ≤ 14%。Tsutsumi[19]报道，23/44 例（52%）具有大汗腺形态和 ER 阴性 /AR 阳性的癌过表达 HER2。在 LinV 等[33]的一项研究中，41 例 ER 阴性、AR 阳性、HER2 阳性

癌的平均 Ki67 增殖指数为 44.7% ± 23.71%，33 例（80.5%）癌具有大汗腺形态。

Leal 等[27]发现，从低、中大汗腺型导管原位癌到高级别大汗腺型导管原位癌，Ki67 增殖指数显著增加，尽管各组间 Ki67 增殖指数的范围有明显重叠。

1. 大汗腺分化相关性抗原

部分病例中，免疫组织化学检测大汗腺抗原表达可用于确认大汗腺表型，但对大汗腺癌的形态学诊断并非必需。具有大汗腺细胞学的导管原位癌和浸润癌，GCDFP-15 检出率高[6-8, 13, 57, 78]，而无大汗腺形态的癌 GCDFP-15 表达率仅有 23%[78]。Kasashima 等[37]报道 46/48 例（96%）大汗腺癌呈GCDFP-15 阳性。至少在一项研究中，GCDFP-15 的表达与预后没有相关性[78]。Sapino 等[79]检测了

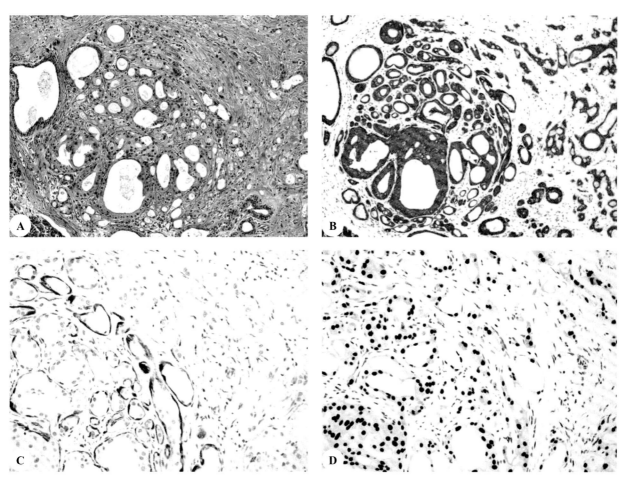

▲ 图 19-21　雄激素受体在大汗腺癌中的表达

A. 浸润性和原位大汗腺癌；B 和 C. ADH5（B，CK8 和 CK17 呈红色；p63、CK5 和 CK14 呈棕色）和 calponin（C）免疫组织化学染色显示浸润癌中肌上皮缺失（右），突出显示大汗腺型导管原位癌中残留的肌上皮（左）；D. 雄激素受体在大汗腺型浸润癌和导管原位癌的细胞核中表达

一组乳腺癌，它们至少表达一种神经内分泌标志物，但缺乏任何大汗腺形态，其中 21/50（42%）的病例至少 50% 的肿瘤细胞检测到 GCDFP-15。GCDFP-15 在神经内分泌癌中的表达与诊断时较年长、免疫组织化学表达 AR 及 5 年随访后的良好预后呈显著相关性。

除 GCDFP-15 外，也鉴定了在大汗腺病变中表达增加的其他抗原。通过蛋白质组学分析，研究者确定 15- 羟基 - 前 - 塔格兰丁脱氢酶（15-PGDH）[80]、羟乙基 - 葡糖酰辅酶 A 还原酶（HMG-CoA 还原酶）[80] 和酰基 -CoA 合成酶中链家族成员 1 [81] 为良性和恶性大汗腺上皮病变中表达的大汗腺细胞的生物标志物。同样的研究者还发现，psoriasin、S-100A9 和 p53 在大汗腺型乳腺癌中表达上调 [80]，而在良性大汗腺细胞中 ER、PR 和 bcl-2 均为阴性 [82]。

在一项评估 Cowden 综合征患者乳腺癌的研究中 [24]（见 "遗传学与分子检测"），γ- 谷氨酰转移酶 1（GGT1）的阳性免疫反应与大汗腺形态和大汗腺分子亚型密切相关。所有（15/15 例，100%）Cowden 乳腺癌均为 AR 阳性，但只有 27% 为 ER 阴性。基于这些发现，可以得出结论，并非所有发生于 Cowden 综合征患者的乳腺癌都是单纯性大汗腺癌。

大约一半的大汗腺癌具有三阴性免疫表型。在 Choi 等 [83] 的一项研究中，19/122 例（16%）三阴性乳腺癌显示大汗腺形态。12 例（9.8%）癌具有大汗腺免疫表型 [定义为 AR 和（或）GGT1 阳性]，但这些癌中只有 8 例（66.7%）具有大汗腺形态。23/122 例（18.9%）三阴性癌呈 GGT1 阳性，7/122 例（5.7%）呈 AR 阳性。与非大汗腺型三阴性癌相比，大汗腺型三阴性癌 [AR 和（或）GGT1 阳性] 显示 Ki67 指数较低（P=0.004），组织学分级较低（P=0.109），预后较好（P=0.147），无病生存率期和总生存期更长。

5α- 还原酶催化睾酮转变为具有生物活性的雄激素。Kasashima 等 [37] 检测了 30/48 例（62.5%）具有大汗腺形态的浸润癌中 5α- 还原酶的表达。与 5α- 还原酶阴性的大汗腺癌相比，5α- 还原酶阳性的大汗腺癌体积更大，组织学分级更高，淋巴管和血管侵犯更频繁，无复发生存期更短。在 5 例无间质浸润的大汗腺导管原位癌中未检测到 5α- 还原酶

的免疫表达。

Bundred 等 [84] 发现，乳腺囊肿液、良性大汗腺细胞和 36% 的浸润性乳腺癌具有锌 α₂- 糖蛋白的免疫反应，但没有说明这些癌是否具有大汗腺形态。锌 α₂- 糖蛋白的免疫表达与肿瘤大小、淋巴结状态、分级或激素受体表达无显著相关性，但锌 α₂- 糖蛋白阳性癌患者的生存期和无病间隔期显著缩短。

除 GCDFP-15 外，以上提到的其他大汗腺抗原目前没有任何诊断应用。

2. 非大汗腺型抗原

两项独立研究共包括 21 例大汗腺癌，其中大多数（90% 以上）病例检测到 GATA3 表达 [85, 86]，在 23 例具有大汗腺免疫表型 [定义为 AR 和（或）GCDF-15 阳性] 的三阴性癌中检测到 73.9% 的病例表达 GATA3 [87]。另一组研究 [88] 在 49 例具有大汗腺形态的乳腺癌中发现 GATA-3 表达，但 GATA-3 H 评分显著低于非大汗腺型乳腺癌，而 GCDFP-15 H 评分显著高于非大汗腺型乳腺癌 [88]。Celis 等 [82] 研究的 47 例大汗腺癌（33 例浸润癌和 14 例导管原位癌）均为 GATA3 阴性。

Tajima 等 [86] 在大汗腺化生和 5/10 例大汗腺癌中检测到 uroplakin Ⅱ 的强表达，在其他 5 例中检测到中度（3 例）或弱（2 例）表达。Vitkovski [88] 报道，在 49 例大汗腺癌中，66.7% 的病例呈细胞质颗粒状表达 napsin A，其中 7 例呈强阳性。

大汗腺癌总是细胞角蛋白阳性。Shao 等 [89] 报道，8/8 例（100%）具有大汗腺特征的浸润癌呈 CK7、CK8 和 CK18 阳性，7/8 例（87.5%）呈 CK19 阳性。值得注意的是，4/8 例（50%）具有大汗腺特征的浸润癌为 CK20 阳性，与非大汗腺型癌呈 CK20 阴性形成鲜明对比。具有大汗腺特征的癌中，无 1 例基底细胞角蛋白 CK5/6 和 CK14 阳性。Vranic 等 [90] 在 37 例伴大汗腺形态的浸润癌中（包括 27 例 ER 阴性、PR 阴性和 AR 阳性的癌）未发现 CK14 的表达，而 CK5/6 仅在 4/37 例（11%）的大汗腺癌中检测到（所有 4 例均为 ER 阴性、PR 阴性和 AR 阳性）。Tajima 等 [86] 证实了 CK7 的表达，但在 10 例大汗腺癌中未发现 CK20、p63、p40 和 34βE12 的表达。Alvarenga 等 [91] 报道所有 21 例大汗腺癌呈 CK19 阳性。

在 38%～68% 的大汗腺癌中发现了 p53 的免疫反应，但在良性大汗腺增生中没有发现 [27, 92]。

Moriya 等[92] 发现，37% 的大汗腺型导管原位癌表达 p53，只有 14% 的浸润性大汗腺癌表达 p53，低分化、高级别核的大汗腺癌 p53 阳性率较高。p21 和 p27 在良性大汗腺病变中的表达率分别为 36.8% 和 66.7%，在大汗腺癌中的表达率分别为 63.6% 和 52.4%。在 Tsutsumi 的一项研究中[19]，p53 过表达在组织学定义的大汗腺癌（33/44 例，75%）中比在非大汗腺型癌（22/47 例，47%）中更常见。

Vranic 等[77] 检测到表皮生长因子受体（EGFR）蛋白在 55 例大汗腺癌中的表达率为 62%，在纯大汗腺癌中的表达（76%）高于大汗腺样肿瘤（29%）（P=0.006）。在单纯性大汗腺癌中，EGFR 和 HER2 蛋白的表达呈负相关（P=0.006，r=-0.499）。在随后的一项免疫组织化学研究中[90]，37 例大汗腺癌中 EGFR 表达率为 41%，HER2 过表达率为 32%。83% 的肿瘤失表达 PTEN。其他研究组也报道了 EGFR 在 AR 阳性三阴性癌[69] 和"分子大汗腺"癌中的表达[93]。

S-100 蛋白在大汗腺癌中通常呈阴性或仅局灶阳性。Celis 等[80] 报道了 S-100-A9 在一些大汗腺异型增生或癌中的表达。

【鉴别诊断】

乳腺大汗腺病变与皮肤转移性肿瘤在形态学上无法区分，并有非常相似的免疫组织化学特征，尽管已经报道了细微的差异[94]。CK5/6 弥漫染色倾向于皮肤癌，而 CK5/6 缺乏或仅呈散在阳性在乳腺癌中更为常见[94]。EGFR 弥漫阳性也倾向于汗腺癌，尽管约 22% 的乳腺癌[95] 和高达 40% 的乳腺大汗腺癌[90] 可能呈 EGFR 局灶阳性。至少 10% 的细胞表达乳腺球蛋白倾向于乳房起源。D2-40（podoplanin）呈基底部分布的染色模式提示皮肤大汗腺癌，而腺腔面染色强化的特殊染色模式倾向于乳腺转移[96]。同样，大汗腺癌表达钙网蛋白倾向于乳腺来源而不是皮肤来源[97]。然而，这些标志物都没有特异性。尽管 p63 通常在皮肤癌中表达，在乳腺大汗腺癌呈阴性或仅局部阳性[86, 90]，但大多数皮肤大汗腺癌呈 p63 阴性。获知详细的临床病史和比较相关的先前资料（只要有），也有助于诊断。

乳腺或其他部位的转移性肾细胞癌（metastatic renal cell carcinoma）可能类似乳腺大汗腺癌。免疫

组织化学表达 CK7、AR 和 GCDFP-15 支持大汗腺癌，但普通（透明细胞型）肾细胞癌阴性。透明细胞型肾细胞癌表达 CAIX、PAX2、CD10、EMA 和 RCC 抗原[98]。偶尔，单个核炎症细胞浸润可以掩盖癌，尤其是伴有肉芽肿反应的病例。细胞角蛋白的免疫组织化学染色可以突出显示这些肿瘤的上皮成分。在大多数病例中，可以通过形态学或肌上皮标志物的免疫组织化学染色来确定在乳腺中存在导管原位癌，从而支持乳腺起源。

大汗腺型导管原位癌累及硬化性腺病（apocrine DCIS involving sclerosing adenosis）可能类似浸润性大汗腺癌。大汗腺型导管原位癌常表现为小叶内蔓延和 Paget 病样播散（图 19-13），并且常累及硬化性腺病。硬化性腺病具有潜在的小叶中心性模式和漩涡模式（swirling pattern），加上硬化性腺病周围无间质反应，而是呈嗜酸性间质，通常足以排除浸润癌（图 19-22）。必要时进行肌上皮标志物的免疫组织化学染色。

在小导管和小叶中以 Paget 病样生长为主的大汗腺型导管原位癌（apocrine DCIS with predominantly pagetoid growth）可能很像多形性小叶原位癌（pleomorphic LCIS）。在这种情况下，E-cadherin 染色显示肿瘤性大汗腺细胞和良性上皮呈细胞膜阳性。相比之下，在经典型小叶原位癌和多形性小叶原位癌中，E-cadherin 失表达。如果怀疑 E-cadherin 在小叶原位癌中呈异常表达，可加用 p120 染色（见第 31 章）。

大汗腺病变的放疗后改变可能引起诊断问题。同侧乳腺癌接受保乳手术和辅助放疗后，乳腺活检可能难以解读，因为放疗后非肿瘤上皮的细胞学改变很像大汗腺癌。在这些病例中，只要可行，回顾和比较治疗前的癌形态学特征与治疗后标本中改变的上皮形态学特征，对诊断很有帮助（见第 41 章）。放疗后继发的细胞学改变往往局限于散在细胞，而真正的非典型增生 / 原位癌常有某种程度的增殖和扩张。

嗜酸细胞肿瘤（oncocytic neoplasms）可能类似大汗腺癌。偶尔，传统上归类为大汗腺的肿瘤是真正的嗜酸细胞肿瘤，其特征是在超微结构水平上有非常丰富的线粒体。Damiani 等[99] 描述了 3 例乳腺嗜酸细胞癌，对抗线粒体抗体呈强免疫反应，但

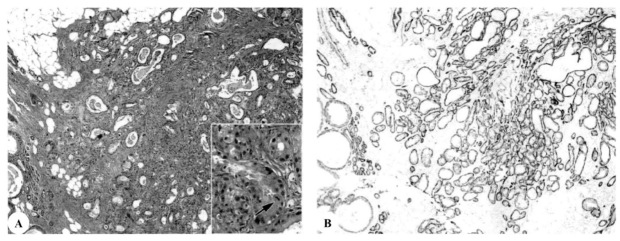

▲ 图 19-22　大汗腺型导管原位癌累及硬化性腺病
A. 大汗腺型导管原位癌累及硬化性腺病的腺体和小导管，导管原位癌的局部放大（插图）显示一个核分裂象（箭）；
B. calponin 免疫组织化学染色突出显示肌上皮围绕腺体

对 GCDFP-15 无免疫反应，而 GCDFP-15 在大多数大汗腺癌中呈阳性。术语"嗜酸细胞癌"应当限用于具有适当免疫组织化学和（或）超微结构特征的病变。

浸润性大汗腺癌的临床、放射学和显微镜下鉴别诊断包括颗粒细胞瘤（granular cell tumor）（图 19-23）。由于溶酶体含量高，颗粒细胞瘤的肿瘤细胞含有大量颗粒性细胞质。细胞核较小，无异型性。偶尔，颗粒细胞瘤可能类似位于致密胶原间质中的浸润性大汗腺癌或组织细胞样大汗腺癌（图 19-6）。疑难病例可以使用免疫组织化学染色。颗粒细胞瘤呈 CD68 强阳性，角蛋白 AE1/AE3 阴性，而大汗腺癌呈角蛋白 AE1/AE3 阳性和 CD68 阴性。颗粒细胞瘤和大汗腺癌均为 ER 和 PR 阴性，S-100 在颗粒细胞瘤中呈均匀弥漫性阳性，但在大汗腺癌中也可呈局灶性弱阳性。

对于富含脂质的癌（lipid-rich carcinoma），其肿瘤细胞含有大量泡沫状灰色细胞质（见第 27 章），可以类似组织细胞样浸润性大汗腺癌。嗜脂蛋白（adipophilin）是一种胞质内脂质积聚的标志物，Moritani 等[100] 在 10/11 例（91%）浸润性大汗腺癌、14/15 例（93%）大汗腺型导管原位癌和 2/2 例（100%）浸润性富含脂质的癌中检测到嗜脂蛋白，但仅在 38/116 例（33%）非大汗腺型癌（包括浸润癌和导管原位癌）中检测到嗜脂蛋白。基于这些发现，作者推测大汗腺癌和富含脂质的癌可能是相关性肿瘤。

【遗传学检查】

在良性和癌性大汗腺病变中检测到杂合性缺失[57, 101, 102]。基于这些观察，Jones 等[57] 提出，一些良性大汗腺增生可能是克隆性的，在某些病例中可能是癌前病变。作者使用比较基因组杂交比较了大汗腺化生与大汗腺型导管原位癌和浸润癌的染色体改变模式，发现良性和恶性大汗腺病变具有一些相似的遗传学改变，包括 1p、16q、17q 和 22q 的缺失和 1p 和 2q 的获得，提出了在某些病例中大汗腺化生可能是某些大汗腺癌的非必然前驱病变的可能性。然而，这些基因组改变中的一部分也在非大汗腺癌中发现。

通过基因阵列分析，Farmer 等[7] 鉴定了大汗腺癌（包括浸润性多形性小叶癌）的分子亚型。本组肿瘤均为 AR 阳性，ER 阴性。本研究中的大多数分子大汗腺癌具有大汗腺形态，但目前还没有对这种相关性进行过独立验证。分子大汗腺癌包括 HER2 过表达型（ER 和 PR 阴性，HER2 阳性）肿瘤及一些三阴性（ER、PR 和 HER2 阴性）的肿瘤。Doane 等[72] 鉴定了一组 ER 阴性和 PR 阴性的乳腺癌，其特征是 ER 依赖基因的矛盾表达，并证明这些发现是由于 AR 激活。作者没有说明这些乳腺癌是否具有大汗腺形态。

Guedj 等[8] 使用无监督聚类（unsupervised clustering）方法，分析了 355 例乳腺癌的微阵列分析和转录组分析的数据。他们确定了 6 类肿瘤，这些肿瘤

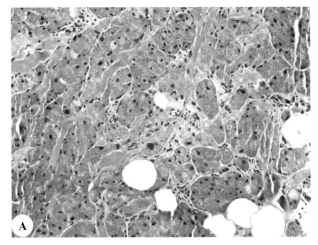

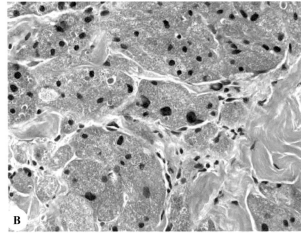

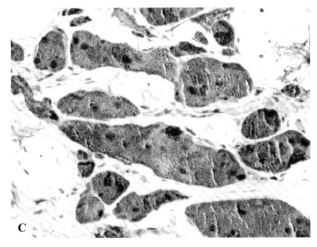

▲ 图 19-23　类似浸润性大汗腺癌的颗粒细胞瘤

A 和 B. 颗粒细胞瘤由大细胞组成，含有丰富的颗粒性细胞质，细胞质和颗粒可能为嗜碱性（如图），也可能为嗜酸性，注意核大小的变化；C. S-100 免疫组织化学染色呈细胞核和细胞质阳性

后来在公开数据的分析中也得到了重复。其中一组由 AR 阳性和 ER 阴性癌组成，遗传学方面类似于 Farmer 等描述的分子大汗腺癌[7]。72% 的分子大汗腺癌病例和 70% 的含有 17q12 扩增肿瘤过度表达 ERBB2/HER2。在所有分子亚型肿瘤中，分子大汗腺癌的非二倍体细胞比例也是最低的。分子大汗腺癌的特点是细胞间黏附和通信、脂质代谢和内分泌（包括胰岛素信号）途径以及 AR、HER2 和 ER 信号途径的激活。磷脂酰肌苷 3 激酶（PI3K）信号途径的激活也被证实。临床上，分子大汗腺癌的骨转移率（57%）低于腔面 A 型、B 型和 C 型癌（54%～78%，取决于具体的腔面亚型），但脑转移的可能性更大（分别为 21% 和 0%～8%）。分子大汗腺癌倾向于早期复发（诊断后 18～60 个月），但无早期复发的患者在后续 100 个月具有稳定的无转移生存。接受新辅助治疗并有遗传学数据的肿瘤中，37% 的分子大汗腺癌病例获得病理完全缓解（pCR）。然而，研究人员没有说明分子大汗腺癌

是否具有大汗腺形态。通过对蛋白组数据的分析，Celis 等[82] 也证实了乳腺癌的分子大汗腺亚型。

Bannau 等[24] 发现，在 PTEN 胚系突变（Cowden 病）患者中，3 例乳腺癌的基因阵列谱与 Farmer 等[7] 鉴定的分子大汗腺癌的分子表达谱存在显著重叠，这两种谱均存在 54 个基因。所有 Cowden 大汗腺癌患者均携带相同的 PTEN 胚系突变（c.209+5G > A）。尽管有很强的相似性，Cowden 乳腺癌和大汗腺癌的基因谱并不完全重叠。

在 Vranic 等[77] 的一项研究中，20/37 例（54%）的单纯性大汗腺癌通过荧光原位杂交（FISH）检出 HER2 过表达，但只有 2/35 例（6%）检出 EGFR 过度表达。20/33 例（61%）单纯性大汗腺癌出现 7 号染色体多倍体，明显高于非大汗腺型癌（3/11 例，27%）（P=0.083）。在这项研究中，7 号染色体的多体性解释了单纯性大汗腺癌中免疫组织化学检测到的 EGFR 蛋白水平的增加。在随后通过对 44 个基因的下一代测序中，对 7 例具有大汗腺形态的浸润

癌进行的分析，Vranic 等[90] 检测到 PTEN（3/7）、PIK3CA（2/7）、TP53（2/7）、KRAS（1/7）和 BRAF（1/7）的突变。一例肿瘤显示移码 PTEN 基因突变，这种突变在 Cowden 综合征患者中很常见。

一些研究者对大汗腺癌特定分子亚型的存在提出了质疑，因为遗传学证据有限，并且与大汗腺形态的相关性也不一致。此外，大汗腺细胞形态可见于多种不同的乳腺癌亚型，如黏液癌、微乳头状癌、小管癌和小叶癌[103]。Patani 等[104] 鉴定了具有肿瘤内形态异质性的浸润性三阴性癌，其中大汗腺癌灶具有不同基因组改变。在这项研究中，具有大汗腺形态的癌灶呈 AR 阳性，但与同一肿瘤的非大汗腺区具有相同的免疫表型特征。尽管如此，大汗腺癌灶的 AR 阳性率低于单纯性大汗腺癌，并且 GCDFP-15 阴性。具有大汗腺形态的癌成分表现为 9p24.3～24.1 和 9p21.1～p11.1 染色体的低水平扩增，以及 9q21.13～q33.3 染色体的低水平丢失。在同一肿瘤的非大汗腺区没有发现这些改变。基于这些发现，作者推测大汗腺分化可能是一种晚期附带现象，因为同一种癌的大汗腺形态成分和非大汗腺形态成分具有共同的遗传学改变。荧光原位杂交分析显示，大汗腺区 85% 的肿瘤细胞 9p21 基因位点平均有 3～4 个拷贝，而非大汗腺区只有 2 个拷贝。值得注意的是，在 Jones 等[57] 的研究中，14 例中仅有 2 例（14%）（1 例导管原位癌和 1 例浸润癌）检测到 9p 获得，在 6/14 例（43%）（4 例导管原位癌和 2 例浸润癌）中检测到 9q 缺失。

三阴性 AR 阳性 MDA-MB-453 细胞系已被用作大汗腺癌的体外等效物[70, 105]。然而，对比分析发现，该细胞系与 8 例大汗腺乳腺癌（7 例浸润癌和 1 例导管原位癌）的基因改变存在本质性差异，提示体外对 MDA-MB-453 细胞的研究结果可能不适用于大汗腺癌[106]。

Lehmann Che 等[107] 研究了 58 例转录定义的分子大汗腺癌。这些肿瘤免疫组织化学检测 AR 阳性率仅为 58%，而 HER2 和 GCDFP-15 的组合阳性率为 94%。

Lehman 等[9] 鉴定了一种 AR 阳性三阴性乳腺癌分子亚群，即腔面雄激素受体（luminal androgen receptor，LAR）癌，占所有三阴性癌的 11%，占所有乳腺癌的 2%。体外培养的腔面雄激素受体癌细胞对 AR 抑制剂敏感。作者发现 AR 阳性三阴性癌的 PIK3CA 激活突变率高于 AR 阴性三阴性癌（分别为 40% 和 4%）[108]。然而，在随后的一项随机 II 期研究中[109]，对三阴性癌患者进行新辅助顺铂和紫杉醇联合或不联合 mTOR 抑制剂依维莫司的治疗，发现高 AR 表达（中位数 63%）与低 pCR 率相关。随访 42 个月，AR 阳性癌（43%）的局部复发率或远处复发率明显高于 AR 阴性癌（15%）[109]，进一步提示腔面雄激素受体阳性癌对依维莫司无反应。

【治疗和预后】

1. 非典型大汗腺病变

目前尚不清楚硬化性病变中非典型大汗腺病变是否是随后发生癌的风险因素。在 Carter 和 Rosen[48] 的一项研究中，平均随访 35 个月后，51 例非典型硬化性大汗腺病变患者中没有一例发生癌。然而，Seidman 等[49] 报道，37 名（10.8%）大汗腺腺病患者平均随访 8.7 年，有 4 名（10.8%）发生癌（3 名同侧，1 名对侧）。发生乳腺癌的总体相对风险是参考人群的 5.5 倍。在这项研究中，所有发生乳腺癌的患者在诊断为非典型腺病时年龄均在 60 岁以上，诊断为癌时的平均年龄为 70 岁。所有癌均在诊断为大汗腺腺病后 4 年或 4 年以上检出。在 60 岁或 60 岁以上女性非典型大汗腺腺病患者中，患癌相对风险是 14 倍。

梅奥医学中心[110] 治疗了 37 例非典型大汗腺腺病患者，中位随访 14 年，3 例（8%）发生癌：2 例分别在随访 4 年和 18 年发生同侧浸润癌；第 3 例在随访 12 年发展为对侧导管原位癌。所有癌均无大汗腺形态。根据目前的资料，非典型大汗腺病变的临床治疗方法与非大汗腺型非典型增生病变相同。选择性雌激素受体调节剂对典型 ER 阴性非典型大汗腺病变的疗效尚未确定。

粗针穿刺活检材料中发现非典型大汗腺腺病需要后续手术切除[54]。

2. 大汗腺型导管原位癌

大汗腺型导管原位癌患者的临床病程一般与非大汗腺型导管原位癌患者相同。在一项研究中[31]，55 例大汗腺型导管原位癌患者中有 33 例（60%）接受了乳腺切除术。一位患者的手术指征似乎完全是导管内病变，在乳房切除术时发现腋窝转移，后来死于全身疾病，而其余 32 位患者在随访期间仍然无病生存[22]。32 例患者（40%）进行了切除活检，22 例患者中有 2 例进行了放疗。3/20 例（15%）乳腺癌复发的患者仅行切除活检。Leal 等[27] 的研究中有 17 例大汗腺型导管原位癌患者可获得随访信息，中位随访时间 37 个月，无一例复发。

3. 浸润性大汗腺癌

浸润性大汗腺癌的预后有争议。以往研究发现，其预后与其他浸润性乳腺癌没有实质性差异。Lee 等[111] 研究了 81 名"汗腺"癌患者，他们在临床上或预后上与"乳腺癌一般组"没有差异。Frable 和 Kay[112] 将 18 名大汗腺癌患者与 34 名配对的对照组进行了比较，发现经乳房切除术治疗后两组之间的生存率没有显著差异。d'Amore 等[38] 研究了 34 例浸润性大汗腺癌患者，Abati 等[31] 研究了另外 17 例，发现经乳房切除术治疗后，大汗腺癌和非大汗腺型癌的无复发生存率和总生存率在统计学上没有显著差异。同样，Tanaka 等[11] 发现 57 例浸润性大汗腺癌患者的无复发生存率和总生存率，与 1583 例非大汗腺型癌患者相比无显著差异。

相比之下，Dellapasqua 等[12] 报道，与非大汗腺癌患者相比，"纯"浸润性大汗腺癌患者（大汗腺形态，ER 和 PR 阴性，AR 阳性）的无病生存率明显更差（HR=1.7，95%CI 1.01～2.86），而"大汗腺样"癌［大汗腺形态，ER 和（或）PR 阳性，AR 阴性］的无病生存率和总生存率类似非大汗腺型癌。

仅分析免疫表型三阴性肿瘤时，大汗腺癌的预后似乎不如其他三阴性癌严重。分析 2010—2014 年监测、流行病学和最终结果数据库，在 19 298 例三阴性乳腺癌中确定了 195 例大汗腺癌（1%）[20]。这些肿瘤更常见于 50 岁以上的女性，体积小于三阴性非特殊型浸润性乳腺癌（pT1 分别为 65.6% 和 46.1%，中位大小分别为 1.7cm 和 2.2cm），大多数为淋巴结阴性（69.2%）。大部分患者（57.4%）行肿块切除术，50.8% 行放疗。与三阴性非特殊型浸润性乳腺癌患者相比，大汗腺癌患者的乳腺癌特异性生存率（HR=0.26；P=0.008）和总生存率（HR=0.56；P=0.054）显著提高。分析 2004—2012

年美国癌症数据库[18]，在 89 222 例三阴性乳腺癌中确定了 744 例三阴性大汗腺癌。尽管在单因素分析中，大汗腺形态与较好的总生存率相关，但多因素分析并未证实统计学意义。

Liao 等[17] 报道，与其他三阴性癌患者相比，三阴性大汗腺癌患者的乳腺癌特异性生存率和总生存率显著提高。Meatini 等[39] 报道，在意大利佛罗伦萨大学医院治疗的 46 例三阴性大汗腺癌的研究中，与非大汗腺型三阴性癌相比，大汗腺癌患者的局部复发率更低，疾病特异性生存率和总生存率更好。

Montagna 等[15] 研究了 29 例三阴性大汗腺癌。24% 的病例有淋巴管血管侵犯，45% 的患者有淋巴结转移。三阴性大汗腺癌患者的 5 年生存率为 92%，而三阴性浸润癌患者的 5 年生存率为 84.1%。5 年无复发生存率为 83.7%，10 年无复发生存率为 67%，而三阴性非特殊型浸润性乳腺癌分别为 77.3% 和 66.9%。多因素分析显示大汗腺癌患者的总生存率和无复发生存率有改善的趋势，但无明确的统计学意义。在 Dreyer 等[113] 对 476 例三阴性患者的研究中，只有 14 例有大汗腺癌，临床结局没有显著差异。

Nagao 等[114] 研究了肿瘤形态亚型与新辅助治疗反应之间的关系。研究中的 5 例浸润性大汗腺癌均未显示任何明显的临床反应，肿瘤体积仅观察到轻微的缩小。所有肿瘤均未获得 pCR。然而，在 10 年的随访中，无一例大汗腺癌患者出现复发或死于疾病，但病例数量太少，无法得出任何结论。

AR 靶向治疗对标准治疗无效的晚期 AR 阳性乳腺癌有一定的前景。少数临床试验报道，对于晚期或转移性三阴性乳腺癌并且至少 10% 的肿瘤细胞表达 AR 的患者[115, 116]，AR 靶向治疗（即恩扎鲁胺和比卡鲁胺）后病情稳定或进展时间较长，但与大汗腺形态的特异相关性尚未研究。

目前，浸润性大汗腺癌的预后主要取决于传统的预后因素，如分级、肿瘤大小和淋巴结状态[10, 16—18, 20, 39]。对于晚期和（或）转移性三阴性癌患者，越来越多地采用 AR 靶向治疗，并取得了一些积极的结果，但这种治疗方法还处于临床试验阶段。

第20章　伴神经内分泌特征的乳腺癌
Mammary Carcinomas with Endocrine Features

Edi Brogi　著

魏　兵　译校

一些乳腺癌可以合成正常乳腺不会产生的激素样物质，如人类绒毛膜促性腺激素[1]、降钙素[2]、促肾上腺皮质激素[3]、甲状旁腺素[4]、去甲肾上腺素[5]、抗利尿激素[6]。这些物质可以通过生化分析检测到，而且常常可以通过肿瘤组织的免疫组织化学进行检测[7]。由原发或转移性乳腺癌产生的激素样物质导致的临床症状非常少见[6]。

罕见情况下，乳腺癌的形态学可以类似于产生相同激素物质的非乳腺肿瘤。伴绒癌分化的乳腺癌就是这种现象的例子[1, 7-9]。在一些病例中，也同时出现导管原位癌（DCIS）[9, 10]，支持其为原发性乳腺癌。

多数（并非全部）伴神经内分泌特征的乳腺癌具有神经内分泌（neuroendocrine，NE）形态和（或）分化。这种现象可以被理解为功能性化生，常与神经内分泌形态学分化相关，较其他经典的化生性癌（如鳞状分化）更微妙。

本章节讨论伴神经内分泌形态和（或）分化、低至中等核级的乳腺癌。表达神经内分泌标志物［如 CgA 和（或）syn］的乳腺癌被称为伴神经内分泌分化的乳腺癌。伴神经内分泌特征的乳腺癌被用于诊断具有神经内分泌形态学但不表达神经内分泌标志物的肿瘤。高级别神经内分泌癌 / 小细胞癌在第 21 章中讨论。

伴神经内分泌形态 / 分化的乳腺癌

伴神经内分泌形态 / 分化的乳腺癌（breast carcinomas with neuroendocrine morphology / differentiation，NE-BC）相对少见。1977 年，Cubilla 和 Woodruff 描述了富于嗜银颗粒、形态学与其他器官的类癌肿瘤相似的乳腺癌。作者推测"乳腺原发性类癌"发生于源自神经嵴并迁移至乳腺导管的嗜银细胞，但他们没能在正常乳腺上皮中找到嗜银颗粒。回顾起来，这些肿瘤是伴神经内分泌分化的乳腺癌，而不是乳腺原发性类癌。

1989 年，Papotti 等[11] 使用 Grimelius 银染色、CgA/B 和 syn 免疫组织化学染色及放射性标记生长抑素的自显影技术分析了 100 例连续性乳腺癌病例。9 例（9%）肿瘤表达 syn、4 例（4%）肿瘤表达嗜铬粒蛋白。周围非肿瘤性乳腺上皮不表达神经内分泌标志物。Bogina 等[12] 通过免疫组织化学评估了 1232 例连续性浸润性乳腺癌的整张组织学切片中 syn 和 CgA 的表达，其中 128 例乳腺癌（10.4%）不同程度表达神经内分泌标志物，弥漫阳性者（≥ 50% 细胞阳性）84 例（6.8%），局灶阳性者（10%~49% 细胞阳性）44 例（3.6%）。128 例乳腺癌中，包括 95 例非特殊型浸润性导管癌、5 例浸润性小叶癌、7 例黏液癌和 21 例实性乳头状癌（SPC）。该研究表达神经内分泌标志物的乳腺癌中没有小细胞癌。

一般来说，表达神经内分泌标志物［CgA 和（或）syn］被认为是神经内分泌分化的必要证据，但并非所有伴神经内分泌形态学的乳腺癌均表达神经内分泌免疫组织化学标记，也不是所有表达神经内分泌标志物的癌都具有神经内分泌特征。除原发性乳腺小细胞癌外，目前没有证据表明乳腺上皮性肿瘤需要常规评估神经内分泌标志物，因为缺乏特定的治疗选项，除非患者罕见地出现由神经内分泌激素导致的临床症状。

伴神经内分泌分化乳腺癌的起源仍存在争议。免疫组织化学染色和电子显微镜检测未能在人类胎儿和成人乳腺中发现神经内分泌细胞[13]。然而，Bussolati 等[14] 在正常乳腺上皮中发现散在的嗜银和 CgA 阳性的细胞，包括 1 例整形手术获得的良性乳腺组织。Kimura 等[15] 在神经内分泌癌（NEC）邻近的良性导管中发现少量 CgA 阳性的上皮细胞，靠近原位癌病灶时，它们的数量增加。作者没有具体说明有多少病例出现这种现象。Kawasaki 等[16] 在 3 名年龄分别为 21 岁、31 岁和 38 岁患者的良性乳腺组织中发现了散在神经内分泌标志物［CgA 和（或）syn］阳性的细胞，这些患者因为同侧导管原位癌或伴神经内分泌分化浸润性乳腺癌行乳房切除术。在一名 72 岁、诊断双侧伴神经内分泌分化导管原位癌患者的乳房切除标本中亦有类似发现[17]。由于这些病例多数存在同侧神经内分泌癌[15-17]，因此不能排除那些与正常乳腺上皮混合、散在分布的具有良性外观的神经内分泌细胞可能是呈 Paget 样生长的小簇癌细胞。其他研究者没有发现具有嗜银 / 神经内分泌分化的正常乳腺上皮[18, 19]。在缺乏明确证据支持肿瘤起源于已经存在的乳腺神经内分泌干细胞的情况下，更被认同的观点是肿瘤性上皮在乳腺癌发生过程中出现不同分化，获得了神经内分泌抗原表达，归属于化生的一种形式。

一个适用于所有器官系统神经内分泌肿瘤的统一分类系统已被提出[20, 20a]。其包括分化好的神经内分泌瘤（neuroendocrine tumor，NET）（在某些脏器被称为类癌）和高级别神经内分泌癌（neuroendocrine carcinoma，NEC），后者含小细胞癌和大细胞神经内分泌癌。上述两分类体系被 2019 年世界卫生组织的乳腺肿瘤分类所采用[20a]。虽然某些具有低 - 中等核级、神经内分泌形态和（或）分化的乳腺癌可以被诊断为乳腺神经内分泌瘤或"原发性类癌"，但这些肿瘤是浸润性癌，需要进行相应的治疗。

然而，低至中等核级伴神经内分泌分化乳腺癌的基因改变与非特殊型浸润性癌并不相同，而与其他脏器的神经内分泌肿瘤存在某些相似性。

【发生率】

根据推测，伴神经内分泌形态 / 分化的乳腺癌约占所有乳腺癌的 1%～2%，但这种乳腺癌亚型的发生率信息尚不完整。神经内分泌形态学可能不易掌握，部分伴神经内分泌形态 / 分化的乳腺癌研究包括了乳腺小细胞癌。

来自芬兰两个独立中心的数据显示[21] 伴神经内分泌形态 / 分化的乳腺癌占所有乳腺癌的 0.1% 和 1.3%。Park 等[22] 在一家三级护理中心 1984—2011 年诊断的 12 945 例乳腺癌中，发现了 120 例（1%）伴神经内分泌形态 / 分化的乳腺癌。Lopez-Bonet 等[23] 在 1368 例乳腺癌中只发现 7 例（0.5%）肿瘤具有神经内分泌形态学以及超过 50% 肿瘤细胞表达神经内分泌标志物。然而，Bogina 等[12] 在 1232 例连续乳腺癌病例中发现 10.4% 的肿瘤在整张切片的神经内分泌标志物（syn 和 CgA）免疫组织化学染色时呈阳性。研究者发现若仅仅基于形态学，则只有约 1/3 的病例（43/128 例，34%）最初被诊断为伴神经内分泌形态 / 特征的乳腺癌，其中 43% 的肿瘤有 50% 以上的癌细胞表达神经内分泌标志物，16% 的肿瘤有 10%～49% 的癌细胞表达神经内分泌标志物。

Kwon 等[24] 的报道中，只有 4 例伴神经内分泌分化的乳腺癌具有神经内分泌瘤 / 高分化"类癌样"形态学。Miremadi 等[25] 进行了 99 例连续乳腺癌病例整张切片的神经内分泌标志物染色，其中 18 例肿瘤呈神经元特异烯醇化酶（neuron-specific enolase，NSE）阳性，13 例 syn 阳性，10 例 CgA 阳性。Makretsov 等[26] 使用免疫组织化学染色评估了 334 例乳腺癌组织芯片（TMA）中 CgA、syn 和 NSE 的表达。19.5% 的肿瘤至少表达一种神经内分泌标志物，3.3% 的肿瘤表达两种或以上神经内分泌标志物。弥漫表达（＞ 50% 细胞）至少一种神经内分泌标志物的乳腺癌包括 5 例非特殊型浸润性癌、1 例黏液癌、2 例伴局灶黏液分泌的浸润性癌和 2 例具有导管 / 小叶特征的癌。没有一例肿瘤显示"类癌样生长方式"。

Ang 等[27] 对 372 例原发性浸润性乳腺癌的组织芯片进行了 CgA 和 syn 染色，并进一步记录上述标记在整张组织切片中的表达。通过这种方法，研究者发现 9/372 例（2.4%）浸润性乳腺癌有超过 50% 肿瘤细胞表达神经内分泌标志物。相同方法应用于 193 例导管原位癌（伴或不伴有浸润性癌）的组织芯片时，19/193 例（9.8%）导管原位癌出现不同程度神经内分泌标志物阳性，13/193 例（6.7%）呈强染色。该项研究中，研究者发现 18 例伴神经内分泌分化的浸润性乳腺癌，包括 5 例浸润性小叶癌。

Lavigne 等[28] 研究了 47 例伴神经内分泌分化的乳腺癌，包括 7 例低分化 / 小细胞癌，其余肿瘤分别是 30 例高分化癌、2 例浸润性小叶癌、5 例实性乳头状癌和 3 例 B 型黏液癌。

2003—2009 年 SEER 数据[29] 分析显示，总共 381 644 例肿瘤中有 142 例伴神经内分泌形态 / 分化的乳腺癌，占全部浸润性乳腺癌的比例不足 0.1%。

【年龄】

1. 浸润性神经内分泌乳腺癌

在最大的一组具有一定实性乳头状形态的癌中[30]，161 例神经内分泌浸润性癌患者的平均年龄和中位年龄分别为 60.9 岁和 62.0 岁（24—88 岁）。另一项含 74 例伴神经内分泌形态 / 分化的乳腺癌研究中[31]，患者诊断时的平均年龄和中位年龄分别为 61 岁和 63 岁。Bogina 等[12] 研究中 128 名患者的中位年龄是 65 岁（33—88 岁）。多数系列研究和病例报道显示伴神经内分泌分化乳腺癌的发病高峰是 60 岁以上的绝经后患者[21, 28, 32-35]。Wei 等[36] 报道的 74 例伴神经内分泌形态 / 分化的乳腺癌患者中，72% 为绝经后，15% 为绝经前，1% 为围绝经期，12% 的绝经状态未知。Roininen 等[21] 的研究类似，39/43 名（91%）伴神经内分泌形态 / 分化乳腺癌女性为绝经后，仅两例（4.7%）为绝经前。Tse 等[37] 研究的 70 岁或以上（70—98 岁，平均 76.8 岁）乳腺癌患者中，68/391 例（17.4%）出现 syn 免疫组织化学染色阳性。然而，在两组[12, 24] 进行神经内分泌标志物染色的大宗连续乳腺癌病例系列中，并未发现神经内分泌分化和患者年龄之间的相关性。部分伴神经内分泌形态 / 分化的乳腺癌可以发生在 40 岁或更年轻女性[12, 16, 22, 28, 35, 38, 39]。1 名患者妊娠期间发现伴神经内分泌形态 / 分化的乳腺癌[40]。男性亦可发生伴神经内分泌形态 / 分化的乳腺癌[12, 22, 29, 34, 36, 41-43]。

来自 M.D. Anderson 癌症中心的 74 例伴神经内分泌分化乳腺癌患者中[36]，80% 患者是白种人，11% 是西班牙裔，7% 是非裔美国人，1% 是亚洲人，1% 种族不详。

2. 神经内分泌型导管原位癌

神经内分泌型导管原位癌更常见于绝经后女性[44]，常常累及乳晕后中央区域。Kawasaki 等[45] 研究中，20 例神经内分泌型导管原位癌患者的平均年龄为 50.4 岁，非神经内分泌型导管原位癌患者平均年龄为 49.6 岁，8/20 例神经内分泌型导管原位癌的发病年龄为 40 余岁。Tan 等[30] 研究中，89 例伴神经内分泌分化导管原位癌患者的平均年龄为 63.5 岁，中位年龄为 66.0 岁（28—94 岁）。

【临床表现】

1. 浸润性神经内分泌乳腺癌

伴神经内分泌形态 / 分化的乳腺癌通常表现为乳房中央和乳晕后方或者外上象限可触及的无痛性包块[22, 31, 46, 47]（图 20-1）。乳头溢液是常见的临床症状，可以呈血性[46, 47]。Kawasaki 等[48] 报道 24/89 例（27%）乳头血性溢液的患者发生伴神经内分泌分化的乳腺癌，包括 8 例浸润性癌。同时出现双侧肿瘤已见报道[5, 39]。1 位患者在化疗期间出现炎性乳腺癌，但在内分泌治疗和姑息性放疗后出现部分缓解[49]。

有文献报道一例呈雌激素受体（ER）和 GATA3 弥漫强阳性的神经内分泌乳腺癌广泛转移，导致患者出现异常的抗利尿激素分泌综合征[6]。

2. 神经内分泌型导管原位癌

乳头溢液是神经内分泌型导管原位癌常见的症状[44]。一项研究中该症状见于 13/20 例（65%）患者[45]；仅 1 例神经内分泌型导管原位癌（6%）表现为肿块形成。

与伴神经内分泌形态 / 分化的乳腺癌类似，神经内分泌型导管原位癌常见于绝经后女性[44]，通常累及乳晕后中央区。Tan 等[30] 研究中，神经内分泌分化见于 89 例导管原位癌［原位实性乳头状癌和（或）导管原位癌］。原位实性乳头状癌常常形成有一定界限、棕褐色至粉红色、质软碎的包块。

【影像学检查】

1. 浸润性神经内分泌乳腺癌

多数伴神经内分泌形态 / 分化的乳腺癌在乳房 X 线片上呈等密度或高密度包块，圆形或椭圆形，有时其轮廓不规则（图 20-1）。包块边缘可以呈毛刺状或模糊不清，略微或部分分叶。钙化不常

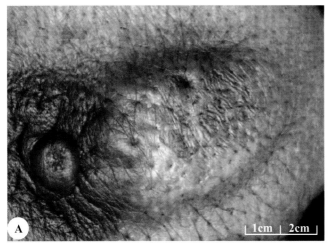

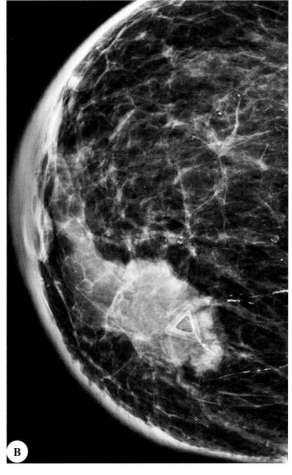

▲ 图 20-1　神经内分泌癌，临床和影像学
A. 一名 84 岁女性在乳头附近的皮下凸起一个可触及的乳房大包块；B. 乳房 X 线检查显示离乳头 2cm 处有一个大而不规则的毛刺状致密肿块（可见放置于肿块表面皮肤上的定位三角形标记）

见 [22, 46, 47, 50]。一例伴神经内分泌形态 / 分化的乳腺癌在乳房 X 线筛查时被发现 [50]，但这种情况非常罕见。2 例肿瘤的乳房 X 线检查呈隐匿性 [46]。

超声检查中，多数肿瘤呈异质性低至等回声信号，缺乏或仅有轻微的后方回声增强 [22, 46, 50]。肿瘤往往不规则或椭圆至圆形（图 20-2）。两个研究中，仅 3/11 例（27%）[46] 和 23/80 例（29%）[22] 伴神经内分泌形态 / 分化的乳腺癌显示不平行于皮肤的定位（一种常见于乳腺癌的超声改变）。肿瘤边缘可以不规则，略分叶，或界限清晰。部分肿瘤在多普勒超声检查时显示血流信号增加。

一例肿瘤的磁共振成像（MRI）显示包块圆形、边缘不规则、对比度均匀增强。注射钆类对比剂后，肿瘤出现早期信号增强，随后出现信号平台期，与恶性肿瘤的表现一致 [22]。

与发生于其他部位的神经内分泌上皮性肿瘤一样，伴神经内分泌形态 / 分化的乳腺癌可在 [111]In-奥曲肽放射性核素扫描时出现阳性信号 [51]。一名 63 岁女性在行奥曲肽 PET–CT 扫描以评估胰腺低级别神经内分泌肿瘤时发现了伴同侧淋巴结转移的 ER 阳性 /HER2 阳性原发性神经内分泌乳腺癌 [52]。

原发性伴神经内分泌分化乳腺癌的放射学鉴别诊断应包括原发于其他部位而后转移至乳腺的神经内分泌肿瘤，特别是胃肠道 [53]。最终确诊通常需要行组织活检和免疫组织化学检测（参见"免疫组织化学染色"）。

2. 神经内分泌型原位癌

与普通型导管原位癌相比，神经内分泌型导管原位癌很少被乳房 X 线检测到，因为它很少出现钙化。Kawasaki 等 [45] 的研究中，神经内分泌型导管原位癌乳房 X 线检查的检出率为 11%，非神经内分泌型导管原位癌的检出率为 54%（P < 0.01）。双侧神经内分泌型导管原位癌病例已有报道 [17, 44, 54]。

【大体病理】

伴神经内分泌形态 / 分化的乳腺癌和伴神经内分泌特征乳腺癌大体上常常有界限，切面灰白色至

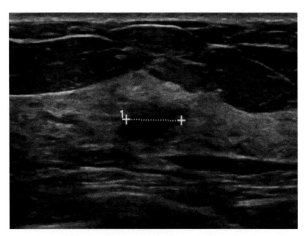

▲ 图 20-2　神经内分泌癌，超声检查改变
对一名 63 岁女性可触及的乳房结节行超声检查，显示有一个不规则、边界不清的低回声肿块，平行于皮肤定位，最大径为 0.8cm

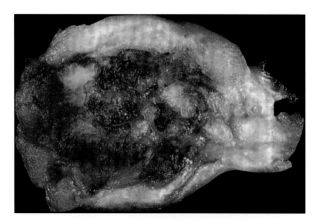

▲ 图 20-3　神经内分泌癌，大体表现
肿瘤形成一个有界限、切面出血的包块

棕褐色，可有出血（图 20-3）。肿瘤通常质软、易脆。肿瘤直径一般为 1～5cm，多数为 1.5～3cm。在一组病例中[31]，肿瘤的平均和中位大小分别为 2.7cm 和 2.2cm（0.8～3.5cm）。Bogina 等研究中[12]，60% 伴弥漫或局灶神经内分泌标志物阳性的乳腺癌是 T1 期肿瘤，28% 是 T2 期肿瘤，12% 是 T3 期肿瘤。研究者发现神经内分泌分化与肿瘤大小超过 5cm 之间存在重要的相关性。Wang 等[29]报道伴神经内分泌形态 / 分化的乳腺癌的平均大小显著超过非特殊型浸润性乳腺癌（分别为 3.2cm、2.3cm）。在部分病例，癌组织呈多灶性（图 20-4）。文献报道的多灶肿瘤占比是 6.9%[22]、10.5%[55] 和 14%[35]。

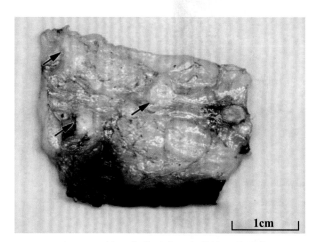

▲ 图 20-4　神经内分泌癌，多灶性，大体表现
散在分布、大小不同的肿瘤结节清晰易见（箭）

【镜下病理】

1. 神经内分泌型乳腺癌和伴神经内分泌特征的浸润性癌

伴神经内分泌形态 / 分化的乳腺癌和伴神经内分泌特征乳腺癌的形态学特点常常重叠。多数伴神经内分泌形态 / 分化的乳腺癌具有巢状（图 20-5）和（或）实性乳头状（图 20-6）生长方式。肿瘤细胞团巢可以有光滑的或不规则的轮廓，大小各不相同。肿瘤团巢常常杂乱无章地分布，但在某些区域，它们可以如拼图块一样相互组合在一起。肿瘤可以形成菊形团或梁索状排列，至少灶性区域可见。脂肪组织浸润常较明显，表现为肿瘤细胞直接毗邻或近乎包绕单个脂肪细胞。此形态学改变的出现可以确立间质浸润的诊断（图 20-5）。

一些癌具有乳头状、实性乳头状排列。典型的实性乳头体积大，其内可见纤细而不明显的纤维血管轴心，轴心中含有薄壁毛细血管（图 20-5 和图 20-6）。伴神经内分泌形态 / 分化的乳腺癌中呈巢状和实性乳头状的浸润癌亚型可能难以识别，因为其可以非常类似于神经内分泌型导管原位癌或实性乳头状导管原位癌[30, 34, 56, 57]（图 20-5 和图 20-6）。与后者相比，浸润性乳头状伴神经内分泌形态 / 分化的乳腺癌是由大小和形状各异、轮廓不规则、周围缺乏肌上皮层的肿瘤团巢和实性乳头构成（图 20-6）。在 Maluf 和 Koerner[58] 报道的一组实性乳头状癌中，11/12 例肿瘤的纤维血管轴心和病灶周缘都缺乏 SMA 的免疫反应。即使缺乏免疫组织化学染色

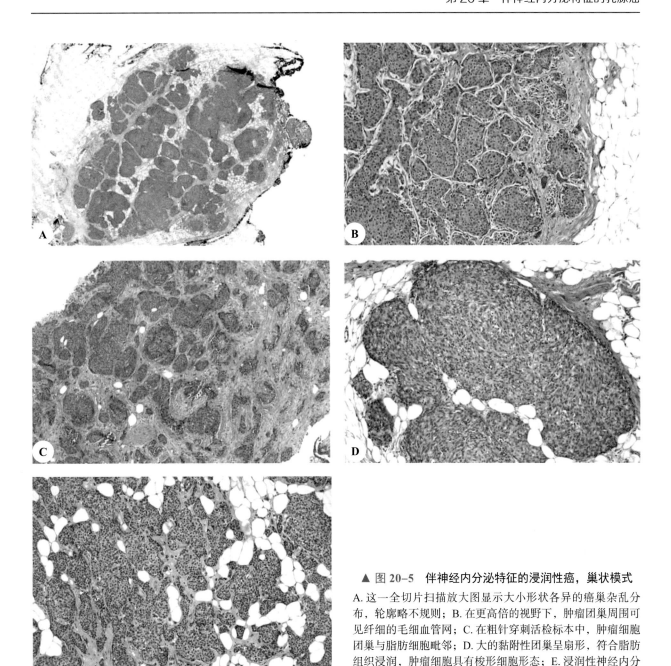

▲ 图 20-5　伴神经内分泌特征的浸润性癌，巢状模式

A. 这一全切片扫描放大图显示大小形状各异的癌巢杂乱分布，轮廓略不规则；B. 在更高倍的视野下，肿瘤团巢周围可见纤细的毛细血管网；C. 在粗针穿刺活检标本中，肿瘤细胞团巢与脂肪细胞毗邻；D. 大的黏附性团巢呈扇形，符合脂肪组织浸润，肿瘤细胞具有梭形细胞形态；E. 浸润性神经内分泌癌的团巢不规则、大小形态各异，明显地浸润邻近脂肪组织，许多癌巢呈扇形

可以显示的肌上皮层，浸润性癌的诊断仅仅适用于如前所述、具有明确间质浸润模式的肿瘤。

　　一些伴神经内分泌形态 / 分化的乳腺癌可出现局灶黏液分泌（图 20-7），常常表现为 B 型 / 富于细胞型黏液癌或具有 A/B 型形态的黏液癌（见第 18 章）。Righi 等 [33] 研究了 89 例伴神经内分泌形态 / 分化的乳腺癌病例。排除 11 例"小细胞"癌后，35/78 例（45%）肿瘤具有实性和黏附性结构，20/78 例（25%）为实性乳头，13/78 例（17%）为富于细胞型黏液癌，10/78 例（13%）呈腺泡状。

Tang 等 [32] 报道的伴神经内分泌形态 / 分化的乳腺癌中 80% 的病例可见乳头结构，64% 可见巢状结构，分别有 3% 的病例呈富于细胞黏液型、梁索状或微乳头状。非特殊型的腺样结构见于 18% 的病例，混合型结构见于 59% 的肿瘤。

　　一般来讲，任何伴有细胞内或细胞外黏液分泌的乳头状上皮增生都应该进一步评估，以排除乳头状伴神经内分泌形态 / 分化的乳腺癌的可能性，特别是绝经后女性患者。伴神经内分泌形态 / 分化的乳腺癌的乳头具有纤细的纤维血管轴心，常常仅

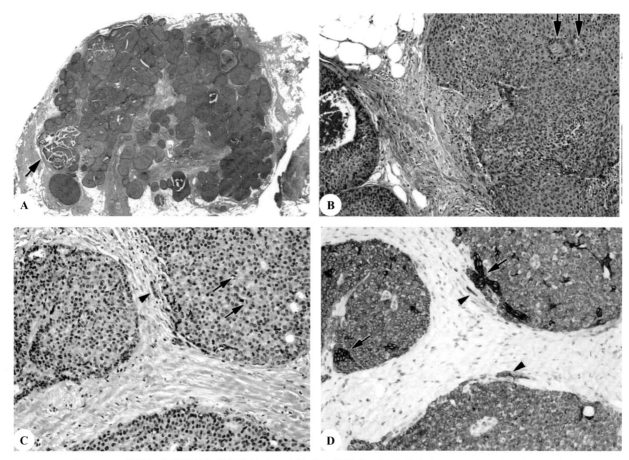

▲ 图 20-6　伴神经内分泌特征的浸润性癌，实性乳头状模式及局灶黏液分泌，所有图片来自同一病例

A. 形成包块的实性乳头状癌的全切片图，肿瘤多数呈实性乳头状生长，但灶性区有明显的黏液分泌（箭）；B. 右侧的实性乳头状浸润性癌边缘不规则，可见少量纤细的纤维血管轴心（箭），左侧可见两个被导管原位癌累及的导管；C. 伴神经内分泌形态癌的实性乳头状大结节，可见少量毛细血管（箭），浸润性边界的轮廓不规则（箭头）；D. ADH5 染色切片显示肿瘤团巢中有少量残留的良性上皮细胞（箭），但肿瘤细胞岛（箭头）不规则缘周缺乏肌上皮证实了间质浸润的形态学诊断（ADH5 染色可见，CK7 和 CK18 呈红色，CK5、CK14 和 p63 呈棕色）

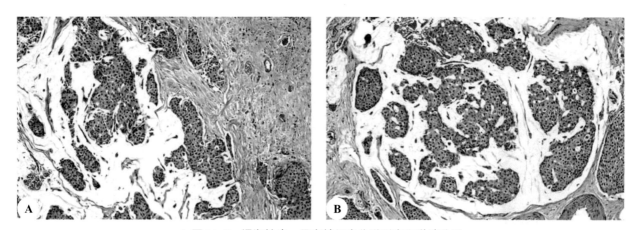

▲ 图 20-7　浸润性癌，具有神经内分泌形态和黏液分泌

A. 具有巢状形态和黏液分泌的浸润性神经内分泌癌；B. 以 B 型黏液癌形态为主、具有神经内分泌细胞学特点的浸润性癌

显示为毛细血管的切面（图 20-6）。某些乳头由玻变、无定形、近乎无细胞的多量间质构成。Lavigne 等[28] 研究了 18 例至少 50% 肿瘤细胞表达至少一种神经内分泌标志物的浸润性乳腺癌。15 例肿瘤是伴神经内分泌分化的浸润性癌，肿瘤主要由位于致密玻变间质中的大圆形实性团巢和（或）梁索构成。2 例肿瘤是 B 型黏液癌，1 例是呈实性生长的浸润性小叶癌。Kelten Talu 等[35] 对浸润性伴神经内分泌形态 / 分化的乳腺癌的形态学模式进行了详细的描述。

目前伴神经内分泌分化浸润性乳腺癌（定义是 > 1% 的肿瘤细胞呈神经内分泌标志物阳性）最大的病例系列是由 Tan 等[30] 报道的 161 个病例。在 41/161 例肿瘤中，原位实性乳头状癌合并伴神经内分泌分化的传统型浸润性癌（32 例导管癌、4 例混合型导管 / 黏液癌、5 例黏液癌）。浸润性癌中组织学 1 级 9 例，2 级 28 例，3 级 2 例。2 例肿瘤太小而无法准确分级。除外原位实性乳头状癌，传统型导管原位癌成分亦可见（6 例实体型、13 例筛状型、2 例微乳头型、1 例乳头型）。

肿瘤细胞呈多角形或浆细胞样，可以因为丰富的胞质内黏液而具有印戒细胞形态。其他形态包括卵圆形、圆形或梭形。肿瘤细胞胞质往往较为丰富（图 20-8），常常呈嗜酸性或颗粒状，或者因为胞质内黏液而呈灰蓝色，或胞质透明、空泡状。核级为低或中等。多数情况下，肿瘤细胞核呈圆形、椭圆形，位于细胞基底部或位于细胞的某一极。肿瘤细胞具有光滑、细致的"胡椒盐"样染色质。核仁通

常缺乏或不明显。罕见情况下，细胞核更大、具有一个明显深染的核仁。当伴神经内分泌形态 / 分化的乳腺癌具有深染基底样和均质的核、高核质比、显示高的核分裂比率和（或）坏死区域时，应考虑小细胞癌的鉴别诊断。

大多数肿瘤中，肿瘤间质细胞稀疏、嗜酸性、均质和致密玻璃样变。间质促纤维反应一般少见，但轻度间质肌纤维母细胞增生伴炎细胞浸润可以出现在某些浸润性癌巢周围，至少局灶区域。肿瘤周间质收缩、基底膜缺失很容易见到。伴神经内分泌形态 / 分化的乳腺癌常常显示突出的血管化，伴有容易识别的血窦和小滋养血管。血湖、红细胞外渗、含铁血黄素沉积、吞噬含铁血黄素的巨噬细胞都很常见（图 20-9）。在一组 74 例伴神经内分泌形态 / 分化的乳腺癌病例中，38% 的肿瘤出现淋巴管血管侵犯[32]。另一项研究的 47 例病例中，25% 显示淋巴管血管侵犯[28]（图 20-10）。3 例肿瘤（6%）出现神经周围侵犯[28]。

2. （神经）内分泌型（导管）原位癌

（神经）内分泌型原位癌（neuro endocrine carcinoma *in situ*，NE-CIS）通常具有原位实性乳头状癌的形态学（见第 14 章），可单独发生或与浸润性神经内分泌癌相关。有时缺乏神经内分泌 / 实性乳头状癌形态特点的导管原位癌也可出现局灶神经内分泌标志物阳性。

1996 年 Tsang 和 Chan[44] 首次使用神经内分泌型导管原位癌名称，他们报道了 34 例，包括 14 例（41%）不伴有浸润性癌的单纯型神经内分泌导管原

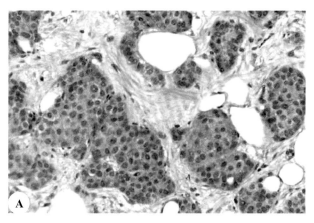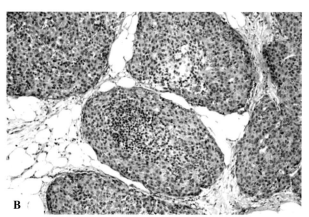

▲ 图 20-8　神经内分泌癌，细胞形态学
A. 肿瘤细胞具有浆细胞样特征和相对丰富的细胞质，灶性区细胞质呈颗粒性、嗜酸性；B. 肿瘤细胞小，低核级

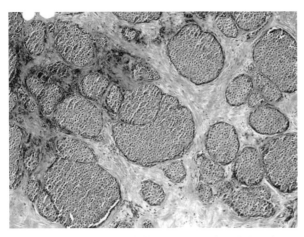

▲ 图 20-9 间质细胞稀疏伴出血的神经内分泌癌

此例神经内分泌癌间质的细胞量少，呈致密嗜酸性，可见出血，尽管此病例的肿瘤团巢显得相对圆而光滑，但它们杂乱、不规则地分布，大小和形状差异很大，这一例浸润性癌就诊时已有淋巴结转移

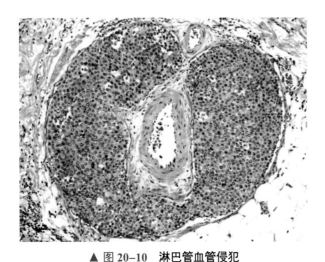

▲ 图 20-10 淋巴管血管侵犯

神经内分泌癌的一个实性大癌栓几乎阻塞了围绕在小动脉周围的整个血管腔

位癌。神经内分泌型导管原位癌的形态学和免疫表型与 Maluf 和 Koerner[58] 描述的原位实性乳头癌（原位实性乳头状癌）重叠。Nassar 等[34] 研究了 19 例缺乏浸润性成分的原位实性乳头状癌、5 例缺乏明确浸润证据的实性乳头状癌，以及 34 例伴有浸润性癌（包括 10 例伴神经内分泌形态 / 分化的乳腺癌）的实性乳头状癌。研究者没有明确说明肌上皮和神经内分泌标志物的表达是否是使用免疫组织化学进行的评估。

形态学上，神经内分泌型导管原位癌常常呈实性和（或）乳头状，膨胀性生长。Maluf 和

Koerner[58] 的系列研究中，至少有 1 例实性乳头状导管原位癌在纤维血管轴心和肿瘤周缘存在 SMA 阳性的肌上皮。实性上皮增生中可见极性化细胞形成散在小而不明显的腺泡结构。纤维血管轴心周围常见细胞排列成栅栏状（图 20-11）。肿瘤细胞形态单一、小到中等大，柱状至卵圆形，有时候呈梭形（图 20-12）。Farshid 等[59] 研究中的所有 8 例伴梭形细胞形态的实性导管原位癌病例均表达 NSE 和 syn，4/8 例（50%）肿瘤有 10% 以上细胞呈 CgA 阳性。伴神经内分泌分化导管原位癌的核异型性通常较小，核染色质细而分散，核仁缺乏或不明显。肿瘤细胞常常含有胞质内黏液，可将细胞核推挤至细胞一侧，导致印戒样细胞形态。局灶黏液可出现在细胞间或间质中，可伴随出现 A 型或更常见的 B 型黏液癌（见第 18 章）。黏液卡红染色可以显示胞质内黏液。Kawasaki 等[45] 在 20/294 例（6.8%）导管原位癌中证实神经内分泌分化。

钙化在神经内分泌型导管原位癌中不常见。一项含 20 例神经内分泌型导管原位癌的研究中[60]，仅 1 例钙化丰富，4 例（20%）见少量钙化，15 例（75%）缺乏钙化。

Tsang 和 Chan[44] 发现神经内分泌型导管原位癌邻近的乳腺实质中易见小乳头状瘤，其常常被癌细胞 Paget 样累及。间质出血、巨噬细胞吞噬含铁血黄素以及反应性纤维化也很常见。并存但缺乏神经内分泌形态学的导管原位癌也可以呈神经内分泌标志物阳性。

Tan 等[30] 研究了 89 例缺乏浸润癌成分的原位癌，包括 55 例原位实性乳头状癌、34 例伴神经内分泌分化但缺乏实性乳头状癌成分的传统型导管原位癌。55 例原位实性乳头状癌中，51% 为低核级，46.9% 为中等核级，仅 2%（1 例）为高核级。10 例原位实性乳头状癌伴随出现导管原位癌，呈实性（2 例）、筛状（9 例）、微乳头状（2 例）和乳头状（1 例）结构。所有病例中，原位实性乳头状癌和邻近导管原位癌的核级均一致。伴神经内分泌分化导管原位癌在 34 例肿瘤中是唯一的原位成分，但 18 例（52.9%）肿瘤至少局灶出现乳头状特征。其他结构模式包括实性（16 例）、筛状（7 例）和微乳头（2 例）。1 例肿瘤出现包裹性乳头状癌。15 例（46.9%）传统型导管原位癌为低核

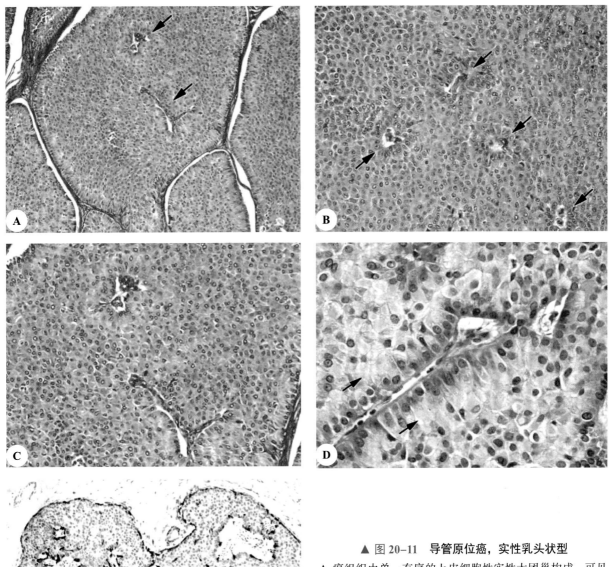

▲ 图 20-11　导管原位癌，实性乳头状型

A. 癌组织由单一有序的上皮细胞性实性大团巢构成，可见 2 个纤维血管核心（箭），提示乳头状结构；B. 实性增生的肿瘤中含有不显眼的毛细血管（箭）；C. 肿瘤性上皮细胞细长至浆细胞样，部分细胞具有颗粒状嗜酸性细胞质，细胞核小、染色质细；D. 肿瘤细胞在纤细的纤维血管轴心周围呈规则的栅栏状排列，很多细胞具有相对丰富的蓝灰色细胞质，符合细胞质内黏液积聚（箭）；E. calponin 免疫组织化学染色显示实性乳头状癌的乳头和病灶周缘具有一层近乎连续的肌上皮层，这一发现确认了原位癌的诊断

级，14 例（43.8%）为中等核级，3 例（9.4%）为高核级；2 例核级未知。该研究中[30]，神经内分泌分化通过 CgA、syn、CD56 和 NSE 的免疫组织化学染色证实。研究者发现，与伴神经内分泌分化但缺乏实性乳头状癌成分的传统型导管原位癌相比，原位实性乳头状癌与 CgA 表达（P=0.001）和黏液分泌（P=0.0037）之间存在显著的统计学相关性。

【细胞学】

从伴神经内分泌形态 / 分化的乳腺癌获取的细针穿刺（FNA）样本常常含有中等 – 高密度的细胞量。Sapino 等[61] 研究中，伴神经内分泌分化乳腺癌的细胞学特征包括僵硬的细胞簇边界、具有浆细胞外观的游离细胞、位于周边的 CgA 阳性胞质颗粒，后者可以通过 Giemsa 染色显示。伴神经内分泌形态 / 分化及伴黏液分泌的乳腺癌的胞质颗粒更少。

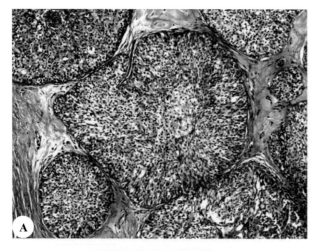

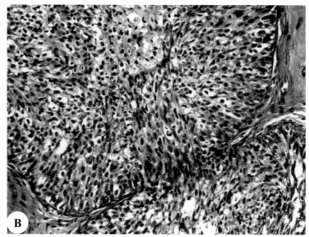

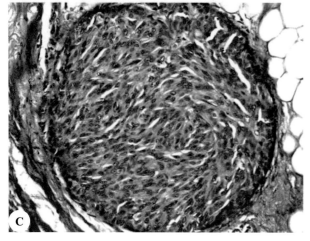

▲ 图 20-12　神经内分泌导管原位癌，梭形细胞型

A 和 B. 导管原位癌具有梭形细胞形态、低核级、细胞形态一致，轻微异型性，一个导管中央出现局灶坏死（左上）；C. 梭形肿瘤细胞形态一致，低度核异型性，导管周缘的肌上皮很明显

在细胞学切片中，肿瘤细胞具有浆细胞样、梭形或印戒细胞形态，低至中等核级。黏液物质可以出现在背景中[61]。细胞黏附性缺失也是一个有用的诊断特征[62]。

【组织化学】

乳腺癌中一种少见的生化和结构化生是出现光学显微镜可见的胞质嗜银颗粒（图 20-13）。这种改变不能被诊断为神经内分泌分化，但常常与之相关，或至少与神经内分泌形态学相关。最常用于显示嗜银颗粒的技术依赖于将氨银还原为光镜可见的颗粒状金属银[63]。通常在中肠类癌中发现的亲银颗粒含有内源性还原物质。嗜银反应（如 Grimelius 染色）中添加外源性还原剂，是因为一些颗粒不含有内源性还原物质。文献报告中乳腺癌嗜银性的比例是 3%~25%[64]。各年龄段的乳腺癌均可出现嗜银性，从 30 岁早期到 80 岁晚期[38, 65, 66]。男性乳腺肿瘤中亦有嗜银性描述[67]。嗜银细胞可见于浸润性乳腺癌、导管原位癌[19, 38] 和转移性肿瘤。浸润性导管癌中报道的嗜银性比例为 15%[65]~71%[64]，浸润性小叶癌为 50%[65]~100%[64]，黏液癌为 8%~80%[65, 68, 69]。嗜银性原位癌倾向于具有独特的实性乳头或器官样生长模式[19, 70]，而传统的筛状和粉刺型导管原位癌通常非嗜银[70]。

【免疫组织化学】

高达 20% 的浸润性乳腺癌通过免疫组织化学染色检测到神经内分泌抗原，其中大多数病例在结构上并不像分化型伴神经内分泌形态 / 分化的乳腺癌 / 类癌肿瘤[24-26, 32]。CgA 和 syn 通常被认为是乳腺和其他脏器最具敏感性和特异性的神经内分泌标志物（图 20-14 和图 20-15）。

Makretsov 等[26] 评估了 334 例乳腺癌组织芯片中 CgA、syn 和 NSE 的表达。19.5% 的肿瘤至少表达一种神经内分泌标志物，3.3% 的肿瘤表达两种或以上神经内分泌标志物。弥漫表达（> 50%）至少

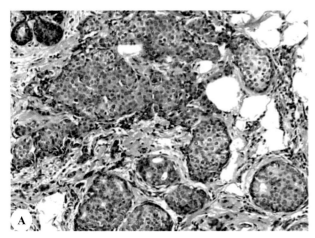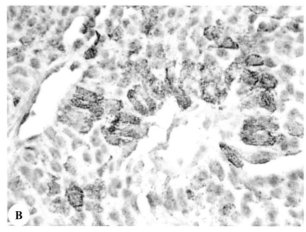

▲ 图 20-13　神经内分泌癌，组织化学

A. 具有神经内分泌形态的中分化浸润性癌，肿瘤细胞具有小而圆的核、特征性的深染细胞质；B. A 中的癌呈嗜银反应阳性

一种神经内分泌标志物的乳腺癌包括 5 例非特殊型浸润性癌、1 例黏液癌、2 例具有局灶黏液分泌的浸润性癌和 2 例具有导管和小叶形态的癌。所有表达神经内分泌标志物的癌均缺乏"类癌样生长"。

Kwon 等[24] 对 1428 例乳腺癌的组织芯片进行了 CgA 和 syn 染色，发现 59 例（4.1%）癌组织呈 1 种或 2 种标志物阳性，并在组织切片的染色中予以证实。表达神经内分泌标志物的癌组织呈异质性形态，包括 54 例非特殊型浸润性癌、3 例黏液癌和 2 例浸润性微乳头状癌。4 例肿瘤具有神经内分泌瘤 / 高分化"类癌样"形态，9 例具有神经内分泌癌 / 低分化癌形态，包括 3 例呈实性乳头状生长的癌，1 例具有小细胞癌形态，另一例具有大细胞神经内分泌形态。

Tang 等[32] 研究了 74 例 50% 以上细胞表达神经内分泌标志物的乳腺癌。研究未纳入乳腺小细胞癌和原位癌成分占优的低级别实性乳头状癌。74 例肿瘤中仅 21 例的初始诊断是经免疫组织化学染色证实的伴神经内分泌分化乳腺癌；2 例肿瘤诊断为伴神经内分泌分化浸润性癌，但未行免疫组织化学染色；其余病例的初始诊断分别为非特殊型浸润性癌（29 例）、伴导管和小叶混合特征的浸润性癌（6 例）、伴黏液分泌的浸润性癌（11 例）、富于细胞型黏液癌（3 例）和浸润性乳头状癌（2 例）。

Bogina 等[12] 通过免疫组织化学评估了 1232 例连续性浸润性乳腺癌的整张组织学切片中 syn 和 CgA 的表达。其中 128 例乳腺癌（10.4%）不同程度表达神经内分泌标志物，弥漫阳性者（≥ 50% 细胞阳性）84 例（6.8%），局灶阳性者（10%～49% 细胞阳性）44 例（3.6%）。128 例乳腺癌中，95 例是非特殊型浸润性癌、5 例是浸润性小叶癌、7 例是黏液癌、21 例是实性乳头状癌。没有小叶癌被初始诊断为伴神经内分泌形态 / 分化的乳腺癌。该研究中表达神经内分泌标志物的乳腺癌中没有小细胞癌。

诊断神经内分泌癌需要的神经内分泌标志物阳性比例随着时间推移而变化。一些肿瘤 50% 以上细胞呈弥漫阳性（图 20-10），另一些肿瘤 10%～49% 的细胞阳性，或仅仅局灶（< 10% 细胞）表达神经内分泌标志物。2019 年 WHO 分类[20a] 确定了 2 种类型的神经内分泌上皮性肿瘤：神经内分泌瘤（NET）和神经内分泌癌（NEC），前者形态学上相当于类癌瘤。目前，针对具有广谱组织学改变的伴神经内分泌形态和（或）分化的乳腺癌，上述分类的适用性和临床相关性尚未深入探索，比如诊断为神经内分泌肿瘤的乳腺肿瘤通常是很明确的浸润性癌，应按照浸润性癌加以治疗。

使用何种免疫组织化学标志物以确认神经内分泌分化也没有明确的共识。与其他脏器一样，Syn 和 CgA 通常被认为是乳腺最敏感和特异的神经内分泌标志物。在对 78 例具有不同形态学和生长模式（不包括小细胞乳腺癌）的伴神经内分泌形态 / 分化的乳腺癌的分析中[33]，CgA 在富于细胞型黏液癌中的阳性率最高（85%），腺泡状生长的伴神经内分泌形态 / 分化的乳腺癌阳性率最低（60%）。同一系列

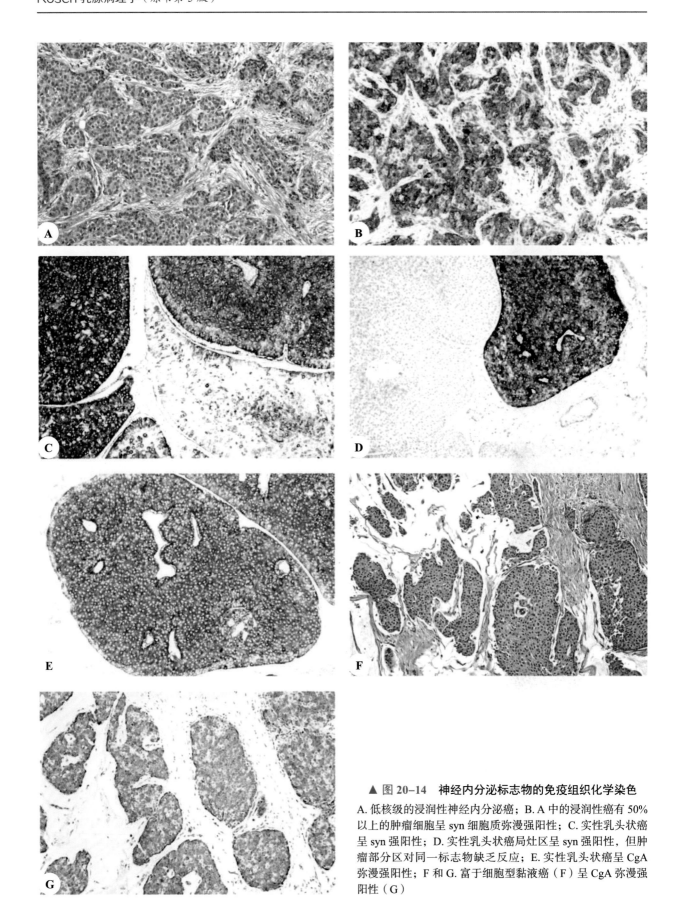

▲ 图 20-14 神经内分泌标志物的免疫组织化学染色

A. 低核级的浸润性神经内分泌癌；B. A 中的浸润性癌有 50% 以上的肿瘤细胞呈 syn 细胞质弥漫强阳性；C. 实性乳头状癌呈 syn 强阳性；D. 实性乳头状癌局灶区呈 syn 强阳性，但肿瘤部分区对同一标志物缺乏反应；E. 实性乳头状癌呈 CgA 弥漫强阳性；F 和 G. 富于细胞型黏液癌（F）呈 CgA 弥漫强阳性（G）

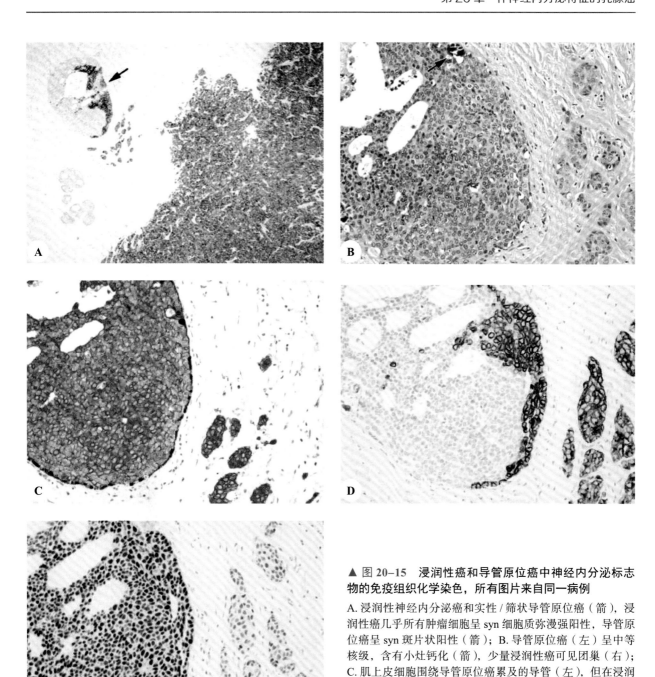

▲ 图 20-15　浸润性癌和导管原位癌中神经内分泌标志物的免疫组织化学染色，所有图片来自同一病例

A. 浸润性神经内分泌癌和实性 / 筛状导管原位癌（箭），浸润性癌几乎所有肿瘤细胞呈 syn 细胞质弥漫强阳性，导管原位癌呈 syn 斑片状阳性（箭）；B. 导管原位癌（左）呈中等核级，含有小灶钙化（箭），少量浸润性癌可见团巢（右）；C. 肌上皮细胞围绕导管原位癌累及的导管（左），但在浸润性癌团巢（右）周围缺失（ADH5 染色可见，CK7 和 CK18 呈红色；CK5、CK14 和 p63 呈棕色）；D. 导管原位癌仅局部呈 CgA 阳性（左），而浸润性癌呈弥漫阳性（右）；E. 雌激素受体在浸润性癌和导管原位癌中表达

中，syn 阳性 /CgA 阴性的免疫表型在不同形态和结构的肿瘤中所占的比例并不相同，从富于细胞型黏液癌的 15% 到腺泡型伴神经内分泌形态 / 分化的乳腺癌的 40% 不等。其他不太特异的神经内分泌标志物包括 NSE 和 CD56。

人神经母细胞特异性转移因子 1（hASH-1 或 ASCL1）、胰岛素瘤相关蛋白 1（INSM1）[71] 和矫形同源盒（OTP）[72] 是参与调节哺乳动物神经和神经内分泌细胞发育的核转录因子。Righi 等[73] 研究中，53/84 例（63%）具有神经内分泌形态学且 50% 以上细胞神经内分泌标志物阳性 [syn 和（或）CgA] 的乳腺癌表达 hASH-1，8/21 例（38%）具有神经内分泌形态学但 50% 以下细胞神经内分泌标志物阳性的乳腺癌表达 hASH-1。hASH-1 的表达不与任何特异的神经内分泌标志物阳性或临床指标相关，但与核分裂计数小于 20/10HPF 以及 Ki67 增殖指数小于 20% 相关。非神经内分泌的浸润性乳腺癌均不表达 hASH-1。

Roy 等[74] 研究中，6/7 例乳腺癌表达 hASH-1（ASCL1），阳性率类似于 syn，而 5/7 例肿瘤表达 INSM1（图 20-16），阳性率类似于 CgA 和 CD56。Rosenbaum 等[71] 在其研究中发现一例具有神经内分泌形态学的乳腺癌表达 INSM-1，4 例缺乏神经内分泌形态学的乳腺癌中一例表达 INSM-1。该研究中，邻近癌的正常乳腺导管上皮细胞缺乏 INSM1 表达。Gonzalez 等[75] 研究中，1/6 例原发性乳腺癌表达 INSM1。鉴于有限的数据，将 INSM1 作为乳腺癌神经内分泌分化标记使用尚未被充分验证。目前，研究未发现 OTP 在伴神经内分泌形态学的乳腺癌中有表达，但研究的病例仅 7 例[74]。

低至中等核级的伴神经内分泌形态 / 分化的乳腺癌常常强而弥漫地表达 ER（图 20-15 至图 20-17）和 PR[21, 28, 30, 33, 76]。Wei 等[36] 报道的 72 例神经内分泌癌中，94.59% 的肿瘤呈 ER 阳性（至少 10% 细胞），79.73% 的肿瘤呈 PR 阳性。Bogina 等[12] 发现神经内分泌分化与 ER（P=0.003）和 PR（P=0.002）表达存在统计学相关性。Righi 等[33] 报道高达 45% 伴神经内分泌形态 / 分化的乳腺癌表达雄激素受体（androgen receptor，AR）[33]。Lavigne 等[28] 则发现只有 15% 伴神经内分泌形态 / 分化的乳腺癌表达 AR，而非特殊型浸润性癌阳性率为 100%。多数（90% 或以上）低至中等级别神经内分泌癌为 HER2 阴性[12, 21, 28, 33, 36, 76]。在一组 47 例神经内分泌癌病例中（30 例高分化，7 例小细胞和 10 例伴神经内分泌分化的浸润性癌）[28]，FOXA1 阳性率为 96%，CK8/18 阳性率为 98%。

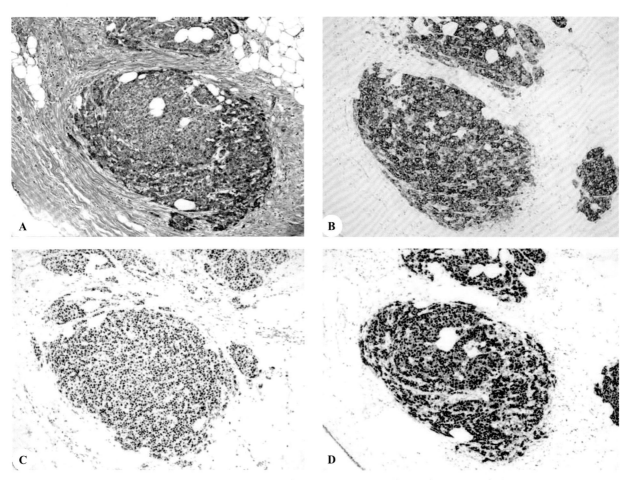

▲ 图 20-16　低级别神经内分泌癌中神经内分泌标志物和雌激素受体的表达
A. 低核级的浸润性神经内分泌癌；B. 浸润性癌的多数细胞呈 syn 胞质强阳性；C. 胰岛素瘤相关蛋白 1（INSM-1）的核染色；D. 浸润性癌中雌激素受体的表达

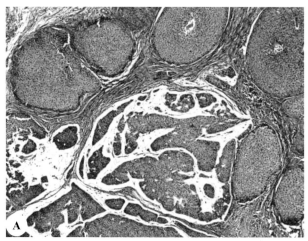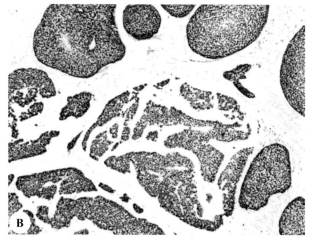

▲ 图 20-17　神经内分泌癌中雌激素受体（ER）的表达

伴局灶黏液分泌的实性乳头状癌（A）呈 ER 弥漫强阳性（B）

Tse 等[37] 评估了 38 例黏液癌中神经内分泌标志物（NSE、CgA 和 syn）的表达。24 例（63%）NSE 阳性，10 例（26%）CgA 阳性，10 例（26%）syn 阳性。总计 28 例（74%）肿瘤至少表达一种神经内分泌标志物，11 例（29%）表达两种，6 例（16%）三种标记均阳性。该研究中[37]，伴神经内分泌分化肿瘤的患者较神经内分泌标志物阴性肿瘤的患者年龄更大。NSE 阳性肿瘤与 NSE 阴性肿瘤的患者年龄（71 岁 vs. 58 岁），以及至少两种神经内分泌标志物阳性的肿瘤与神经内分泌更低表达的肿瘤的患者年龄（77 岁 vs. 62 岁）均存在显著统计学差异。伴神经内分泌分化癌的核级低于缺乏神经内分泌分化的肿瘤。至少两种神经内分泌标志物阳性的肿瘤与神经内分泌更低表达肿瘤的核级存在显著统计学差异（91% vs. 59%）。伴神经内分泌分化肿瘤的淋巴结转移率更低，NSE 阳性肿瘤与 NSE 阴性肿瘤的淋巴结转移率存在统计学差异（淋巴结阴性率分别为 96%、64%）。

部分伴神经内分泌形态 / 分化的乳腺癌可以表达大汗腺抗原。Sapino 等[77] 研究中，19/43 例（45%）肿瘤有 50% 以上的细胞表达 GCDFP-15 和神经内分泌标志物，其中 5/19 例肿瘤具有神经内分泌大汗腺形态和黏液分泌。Richter 等[78] 发现神经内分泌乳腺癌表达 GCDFP-15（6/9 例）、乳球蛋白（4/9 例），以及 ER 和 PR，但 99 例非神经内分泌乳腺肿瘤不表达 GCDFP-15 或乳球蛋白。

Roininen 等[79] 研究的 43 例伴神经内分泌形态 / 分化的乳腺癌均表达 syn，70% 病例 CgA 也呈阳性。15/43 例（35%）肿瘤的 Ki67 低表达（14% 或以下），15/43 例（35%）中等水平表达（15%～30%），11/43 例（25%）高表达（＞30%），2 例（5%）结果未知。研究者对胃胰腺神经内分泌肿瘤中经常检测的抗体（包括 NSE、胸苷酸合成酶、p27、CD56、menin 1 和 SSTR-2A）进行了染色，比较它们在 36 例伴神经内分泌形态 / 分化的乳腺癌和分期、受体状态类似的 45 例非特殊型浸润性癌中的表达。4 例伴神经内分泌形态 / 分化的乳腺癌出现远处转移。与非特殊型浸润性癌比较，伴神经内分泌形态 / 分化的乳腺癌存在 p27 核过表达，66 岁以上伴神经内分泌形态 / 分化的乳腺癌患者亦有过表达（$P=0.002$），然而转移性伴神经内分泌形态 / 分化的乳腺癌中 p27 表达降低（统计学临界）。伴神经内分泌形态 / 分化的乳腺癌中，更高的 CD56 和 SSTR-2A 表达与低 KI67 指数相关。Kaplan-Meier 分析显示，SSTR-2A 胞质阳性与极佳的无远处转移生存相关，而 p27 核表达与更长的乳腺癌特异性生存（BCSS）相关。menin 1 胞质阳性与不良的无复发生存相关。鉴于病例数量有限，未进行多因素分析。另一组[80] 31 例伴神经内分泌形态 / 分化的乳腺癌中，5 例肿瘤强表达 SSTR-2a（16%），6 例中等程度表达（20%），11 例弱阳性（35.5%）。同一研究中[80]，另一种生长抑素受体 SSTR-5 在 6 例（20%）肿瘤中呈中等程度表达，16 例（51%）呈弱阳性。

伴神经内分泌形态 / 分化的乳腺癌不表达基底型细胞角蛋白，如高分子量 CK 34βE12[33]。实性乳头状导管原位癌 CK5/6 阴性但 ER 呈弥漫强阳性。这种染色模式可用于鉴别伴普通型增生的乳头状瘤，因为后者呈 CK5/6 阳性[81]。黏液卡红染色可用于显示胞质内黏液。

【鉴别诊断】

其他部位起源的神经内分泌瘤（NET）/ 类癌转移至乳腺后可以非常类似于乳腺原发的低核级神经内分泌癌[82, 83]。转移性肿瘤常常表现为有界限的乳腺包块。50% 的病例出现单侧孤立性包块[53, 84]。转移性神经内分泌瘤 / 类癌通常起源于胃肠道或肺。上呼吸道、子宫颈、子宫内膜和卵巢也是可能的原发部位[53, 84, 85]。多数病例由女性患者构成，男性也可以受累[84]。在两个系列研究中，转移性神经内分泌肿瘤最初分别有 8/18 例（44%）[85]、3/22 例（14%）被误诊为原发性乳腺癌[84]。Perry 等[85] 报道的 18 例由乳腺外脏器转移至乳腺的神经内分泌肿瘤中，11 例（62%）来自于胃肠道，5 例（28%）来自于肺，2 例来源未知。所有患者均为女性。其中 5 例表现为单侧乳房受累。该研究的 18 例患者中 16 例有既往神经内分泌肿瘤病史，但 6 例患者的这一信息未能提供给病理医师。两名患者之前未诊断过神经内分泌肿瘤。其中一例转移是在针对乳腺钙化的粗针穿刺活检标本中偶然发现。

如果乳腺的上皮性肿瘤具有结节状轮廓、低 – 中等核级和神经内分泌形态学，ER 和 PR 阴性且缺乏原位癌成分，则应排除非乳腺来源的肿瘤。除外 ER 和 PR，免疫组织化学诊断套餐还应包括 GATA-3、CDX2 和 TTF-1，尽管并非所有原发于胃肠道和肺的类癌肿瘤均表达相应的免疫标记[86]。GATA-3 是一种锌指转录因子，表达于良恶性乳腺上皮[87]、良性和肿瘤性尿路上皮[87]、涎腺癌[88]、和少量子宫内膜腺癌[87]。结合临床背景，GATA-3 阳性支持乳腺起源，而缺乏 GATA-3 表达则与之相反[84]。低 – 中等核级的原发性乳腺神经内分泌癌常常强而弥漫地表达 ER 和 PR[78]，然而乳腺外神经内分泌肿瘤的转移灶呈 ER 和（或）PR 阴性，或者仅局灶弱阳性。一项研究中，仅 2/18 例（11%）转移性病变出现 ER 弱阳性[85]。

特定的临床背景下，应进行降钙素的免疫组织化学染色以排除甲状腺髓样癌的转移[89]。GCDFP-15 和乳球蛋白染色可以辅助判定肿瘤的乳腺起源[78]，但乳腺外肿瘤也可能出现某种程度的阳性。Wang 等[90] 发现一些原发于肺的上皮性肿瘤可以表达 GCDFP-15，包括 1/23 例肺类癌。在两个研究系列中[84, 85]，所有乳腺的转移性胃肠神经内分泌肿瘤均表达 CDX2。Lavigne 等[28] 研究中 46/47 例原发性伴神经内分泌形态 / 分化的乳腺癌为 CDX2 阴性，但 1 例癌呈 CDX2 强阳性、ER 弱阳性。该肿瘤周围伴有导管原位癌。类似情况下，在导管原位癌区域出现转移性非乳腺神经内分泌肿瘤的可能性也应该排除。两项研究中分别有 3/5 例（60%）[85]、7/10 例（70%）[84] 肺神经内分泌肿瘤的转移灶表达 TTF-1。该问题在第 34 章也有讨论。

对于有既往乳腺癌病史的患者，累及肺的神经内分泌肿瘤也应该被充分评估。特别的是，肺的小神经内分泌瘤 / 微瘤型类癌往往呈多发性和双侧性，在放射学和组织学上可以模拟乳腺伴神经内分泌形态 / 分化的乳腺癌的转移播散[91]。

【电子显微镜检查】

Capella 等[92] 研究了 24 例具有伴神经内分泌形态 / 分化的乳腺癌形态学、组织化学和免疫组织化学特征的乳腺癌的超微结构特点。他们鉴定了五种神经分泌型的致密核心颗粒（通过 CgA 的超微结构定位给予证实）和 5 种不同的细胞类型。部分细胞含有黏液充填的小泡和神经分泌颗粒，支持并存内分泌和外分泌分化（双向分化细胞）。超微结构上，CgA 和 CgB 与致密核心颗粒相关，syn 和神经内分泌细胞中发现的突触透明小泡相关[92]。Dickersin 等[93] 发现具有实性和乳头状形态的乳腺神经内分泌癌的细胞在超微结构上与其他类型的乳腺癌相似，并形成细胞外微管。只有少数细胞具有细胞内管腔。然而，肿瘤细胞含有多种颗粒，包括"牛眼"样黏液颗粒、大的浆液样颗粒和小的致密核心颗粒。定位于远离管腔或血管旁的致密核心颗粒符合神经内分泌颗粒，但位于顶端和腔缘下的颗粒在类型上看似黏液型颗粒。电子显微镜发现部分肿瘤内存在神经分泌型颗粒[64, 65, 69]。

【遗传学检查】

Weigelt 等[94] 使用比较基因组杂交对比分析了 6 例伴神经内分泌形态 / 分化的乳腺癌和 18 例黏液癌的基因谱。他们发现 B 型黏液癌和伴神经内分泌形态 / 分化的乳腺癌具有几乎不能区分的遗传特征，其与 A 型黏液癌的特征略有不同，但与分级和受体状态匹配的非特殊型浸润性导管癌的特征显著不同。随后研究中，Lacroix-Triki 等[95] 发现 2q37 和 11q13 获得在 B 型黏液癌中更为常见，16p11 的缺失较 A 型黏液癌少。黏液肿瘤缺乏同时出现的 16q 缺失和 1q 增益[95]，这一现象是低级别乳腺上皮性肿瘤的标志性遗传学改变[96]。

Ang 等[27] 评估了 15 例伴神经内分泌形态 / 分化的乳腺癌［定义是 > 50% 的细胞表达 CgA 和（或）syn］的突变谱，包括 11 例原发灶、1 例淋巴结转移灶、2 例肾上腺转移灶和 1 例骨转移灶。除 3 例 ER 阳性 /HER2 阳性肿瘤（2 例原发灶和 1 例淋巴结转移灶）外，多数肿瘤为 ER 阳性 /HER2 阴性。10 例原发性肿瘤和 1 例淋巴结转移灶的 PCR 质谱法检测未发现基因突变。PIK3CA 突变仅见于 3 例肿瘤。PIK3CA N345K 突变见于 2 例伴神经内分泌形态 / 分化的乳腺癌中；1 例原发性伴神经内分泌形态 / 分化的乳腺癌（同时存在 FGFR1 P126S 突变）和 1 例骨转移。1 例肾上腺转移灶出现 PIK3CA E542K 突变和 FGFR4 V550M 突变。1 例原发性伴神经内分泌形态 / 分化的乳腺癌具有 KDR（VEGFR2）的 A1065T 突变。KDR 是一种编码酪氨酸激酶受体的基因，参与血管生成。1 例原发性伴神经内分泌形态 / 分化的乳腺癌及其转移 / 复发灶均存在 HRAS G12A 突变。

Marchio' 等[76] 研究了 18 例超过 50% 肿瘤细胞表达 CgA 和（或）syn、ER 阳性 /HER2 阴性的伴神经内分泌形态 / 分化的乳腺癌。8 例（44%）肿瘤的 Ki67 阳性率为 14% 或更低，7 例（39%）为 15%～30%，3 例（17%）大于 30%。伴神经内分泌形态 / 分化的乳腺癌的体细胞突变量很低，每个病例为 1～11，与腔面 A 型和 B 型浸润性乳腺癌中存在的体细胞突变量没有太大差异。伴神经内分泌形态 / 分化的乳腺癌中最常见的突变基因包括 GATA3、FOXA1、TBX3 和 ARID1A，均见于 3/18 例（17%）

肿瘤。PIK3CA、AKT1 和 CDH1 突变见于 2/18 例（11%）肿瘤。2 例出现 CDH1 突变的病例中有一例是神经内分泌浸润性小叶癌，但另一例呈导管癌形态。没有一例伴神经内分泌形态 / 分化的乳腺癌存在 TP53 突变。与非特殊型浸润性癌相比，伴神经内分泌形态 / 分化的乳腺癌的 PIK3CA 突变率更低（11% vs. 42%），ARID1A（影响染色体重建的基因）的体细胞突变率更高（17% vs. 2%），类似于肺的神经内分泌肿瘤 / 类癌肿瘤。

Lavigne 等[28] 研究了 40 例伴神经内分泌形态 / 分化的乳腺癌，包括 30 例高分化肿瘤（NET）和 10 例伴神经内分泌分化的乳腺癌。除外 1 例肿瘤 ER 阳性 /HER2 扩增，其余病例均为 ER 阳性 /HER2 阴性。仅 3 例（7%）肿瘤存在 PIK3CA 突变，包括 20 号外显子的 H1047R 和 H1047L 激活突变，第三例的 PIK3CA 突变发生于 9 号外显子的催化亚基 p110a。3 例（7%）肿瘤存在 TP53 突变。

综上所述，这些研究发现提示黏液癌和神经内分泌癌的遗传学具有相关性，它们的突变谱与非特殊型低级别导管癌明显不同。

【治疗和预后】

伴神经内分泌形态 / 分化的乳腺癌患者的临床随访数据有限且存在一定程度的矛盾。Miremadi 等[25] 研究了 99 例连续性乳腺癌中神经内分泌标志物的表达，没有发现神经内分泌分化与已经明确的预后因素或患者预后之间存在相关性，包括总生存（OS）和无病生存（DFS）。Makretsov 等[26] 将神经内分泌标志物的表达与长期临床随访进行相关分析，发现 CgA、syn 以及多神经内分泌标志物的共表达缺乏预后意义。单因素分析中，NSE 与改善的 DFS（$P=0.043$）和 OS（$P=0.03$）具有统计学相关性，但在多因素分析中缺乏相关性。

Sapino 等[97] 的研究中，低核级的伴神经内分泌形态 / 分化的乳腺癌具有非常好的预后，生存超过 10 年[97]。Tse 等[37] 发现，与非神经内分泌黏液癌相比，伴神经内分泌分化的黏液癌具有更低的核级、更低的淋巴结转移率和更好的整体预后。

然而，近期的研究表明，神经内分泌癌的预后比非特殊型浸润性癌更差。Wei 等[36] 的系列研究中，31/74 例（42%）伴神经内分泌形态 / 分化的乳腺癌患者出现淋巴结转移，6 例（8%）出现远处转移。作者将研究期间在同一中心治疗的 142 例乳腺癌患者的临床随访与伴神经内分泌形态 / 分化的乳腺癌患者进行比较，同时匹配了患者的性别、种族、年龄 ±3 岁、肿瘤分期、HER2 状态和治疗方式。研究组的中位随访时间为 29 个月（6~260 个月），142 例对照组的中位随访时间为 67 个月（9~125 个月）。伴神经内分泌形态 / 分化的乳腺癌患者较对照组具有更高的局部复发率（10% vs. 3%，$P=0.001$）和远处转移率（22% vs. 4%，$P < 0.0001$）。11 例（15%）伴神经内分泌形态 / 分化的乳腺癌患者在最初诊断 25~260 个月后死于该肿瘤，然而同期非神经内分泌肿瘤患者仅 5.6% 因肿瘤死亡。伴神经内分泌形态 / 分化的乳腺癌的远处转移最常累及骨和肝脏。其他转移部位包括肺、大脑、胸膜、纵隔淋巴结、肾上腺、卵巢、输卵管、结肠、回肠和胰腺。另一组来自中国的研究[98] 也发现，与同一医疗中心治疗的 475 例对照组患者比较，107 例浸润性伴神经内分泌形态 / 分化的乳腺癌患者预后更差。Kwon 等[24] 发现，在单因素和多因素分析中，伴神经内分泌分化乳腺癌患者的 OS 和 DFS 较非神经内分泌分化乳腺癌患者更差，但前者中一例神经内分泌癌具有小细胞形态，"其他肿瘤具有大而深染的核以及活跃的核分裂"，可能是高级别大细胞神经内分泌癌。

对 2003—2009 年 SEER 数据库[29] 中的 142 例原发性伴神经内分泌形态 / 分化的乳腺癌的分析显示，与非特殊型浸润性乳腺癌相比，伴神经内分泌形态 / 分化的乳腺癌的肿瘤更大，组织学级别和临床分期更高，每个分期组别的 OS 和疾病特异性生存更短。此外，神经内分泌分化是一种独立于患者年龄、肿瘤大小、淋巴结状态、组织学级别、ER/PR 状态和治疗的不良预后因素。然而，该研究中 42% 的伴神经内分泌形态 / 分化的乳腺癌是 3 级肿瘤，而对照非特殊型浸润性癌中 33% 是 3 级肿瘤，提示该研究中纳入的多数伴神经内分泌形态 / 分化的乳腺癌可能是低分化癌，如原发性乳腺小细胞癌，其特点是较低至中等核级伴神经内分泌形态 / 分化的乳腺癌具有更侵袭性的生物学行为。

Roininen 等[21] 研究纳入 43 例伴神经内分泌形态 / 分化的乳腺癌患者，包括 4 例初始诊断时已出现骨转移的患者。19 例（44%）患者接受了乳房切除术和腋窝淋巴结清扫术（ALND）、11 例（26%）行肿块切除术和前哨淋巴结（SLN）活检，6 例（14%）行乳房切除术和前哨淋巴结活检。其他患者为非标准的外科处理。32 例（74.4%）患者接受了术后放疗。33 例（77%）患者接受了内分泌治疗，其中 31 例使用了芳香化酶抑制剂。13 例（30%）患者接受了化疗。随访期间，3 名患者出现同侧复发（1 例乳房、1 例腋窝、1 例胸壁）。39 例初始诊断时缺乏远处转移的伴神经内分泌形态 / 分化的乳腺癌患者与对照组 506 例连续性非特殊型浸润性癌患者进行比较，伴神经内分泌形态 / 分化的乳腺癌患者的无复发生存和 DFS 明显较短，但远处 DFS 无差异。两组的 BCSS 无显著差异，但伴神经内分泌形态 / 分化的乳腺癌患者的 OS 更短[21]。鉴于伴神经内分泌形态 / 分化的乳腺癌患者往往比非特殊型浸润性癌女性更年长，前者 OS 更短并不为奇，可能原因是老年患病人群的并发症。该研究中，Ki67 对伴神经内分泌形态 / 分化的乳腺癌没有预后价值。

Lavigne 等[28] 研究包含 47 例神经内分泌癌患者，27 例（59%）接受肿块切除术，9 例（19%）接受乳房切除术，6 例（13%）在肿块切除术后接受了乳房切除术，4 例患者未进行乳房手术或腋窝淋巴结分期。14 例（30%）患者行前哨淋巴结活检，6 例（13%）行前哨淋巴结活检后进行了 ALND，19 例（40%）行 ALND。6 例（13%）伴神经内分泌形态 / 分化的乳腺癌患者接受了新辅助化疗，但残余癌仅显示微弱的细胞毒性反应。13 例（27%）患者接受了辅助化疗，27 例（58%）未接受任何化疗，1 例患者信息缺失。36 例（77%）患者接受了放疗。39 例（83%）患者接受了内分泌治疗，6 例未行内分泌治疗；2 名患者信息缺失。2 名患者（一例是 HER2 阳性的原发性伴神经内分泌形态 / 分化的乳腺癌，另一例是 HER2 阳性的转移性伴神经内分泌形态 / 分化的乳腺癌）接受了 HER2 靶向治疗，但研究者没有提供具体的随访信息。1 例（2%）患者局部复发，12 例（26%）患者远处转移，包括 3 例初诊时已转移的患者。转移部位包括骨、肺、肝脏和胸膜，胰腺和肾上腺转移也被提及。与匹配了患者年龄、肿瘤级别、分期、受体状态的非特殊型浸润性癌比较，低至中等核级神经内分泌癌的 DFS 更短，但 OS 和无进展生存类似。尽管如此，神经内分泌分化在多因素分析中是独立的预后不良因素。

伴神经内分泌形态 / 分化的乳腺癌的 21 基因复发风险评分（RS）信息有限。Turashvili 等 [99] 研究的 3/5 例伴神经内分泌形态的浸润性实性乳头状癌呈低复发风险评分（3～7 分），另外 2 例为中等复发风险评分（19 分和 25 分）。

目前对低至中等核级伴神经内分泌形态 / 分化的乳腺癌患者的治疗是基于肿瘤分期和受体状态，与类似分期和受体状态的非特殊型浸润性癌患者的治疗没有差异。临床腋窝淋巴结阴性的老年患者可避免行前哨淋巴结活检。免疫组织化学染色检测神经内分泌标志物与预后的相关性（见免疫组织化学）及靶向治疗的可能用途尚未得到充分研究。

第 21 章　小细胞癌
Small Cell Carcinoma

Frederick C. Koerner　著

韩　铭　译　闫庆国　张丽英　校

1992 年，Papotti 及其同事[1] 报道了 4 例有肺小细胞癌形态学特征的原发性乳腺癌。由于小细胞癌在其他器官中比在乳腺中更为常见，并且乳腺外小细胞癌也可以播散至乳腺，因此诊断乳腺小细胞癌时需仔细斟酌。只有满足以下两个条件之一，才能对乳腺小细胞癌做出可靠的诊断，即排除乳腺外原发性小细胞癌的存在，或证实乳腺存在原位癌成分。文献中一些所谓的乳腺小细胞癌的病例，并不符合上述任何一个标准，还有少数病例也未能提供足够的细节来证实小细胞癌的诊断。

由于小细胞癌这一术语在使用上的差异，文献中小细胞癌的使用混乱。20 世纪后期数十年中，有些病理学家使用该诊断名词用于描述由小细胞构成的乳腺癌，而不是用于识别具有特定小细胞癌形态学特征的癌。根据这些出版物中提供的插图和组织学描述，大多数病例似乎代表的是其他类型的乳腺癌，如浸润性小叶癌。如此用法在当代诊断实践中已经消失了，但较老的文献中仍然使用混乱。

WHO 肿瘤分类第 5 版的编者将乳腺小细胞癌和大细胞癌归为一组，称为神经内分泌癌（neuroendocrine carcinoma），它代表了神经内分泌肿瘤的 2 种亚型之一[2]。由于乳腺小细胞神经内分泌癌通常显示有其他组织学特征的区域，因此作者提供了以下分类建议：①当小细胞癌成分占肿瘤的 90% 以上时，诊断为小细胞神经内分泌癌（small cell neuroendocrine carcinoma）；②当小细胞癌占肿瘤的 10% 以下时，应根据优势肿瘤的特征进行分类，也可以提及存在小部分小细胞癌；③当小细胞成分占癌的 10%～90% 时，应将其归类为"混合性

浸润性癌（非特殊类型或其他特殊类型）和小细胞神经内分泌癌"，并报告小细胞癌所占的比例。尚没有相关证据能支持上述建议。

【临床表现】

乳腺小细胞癌罕见。自 1992 年首次报道以来，文献中报道的有据可查的病例大约有 54 例。1973—2010 年的 37 年间，SEER 数据库中仅登记了 199 例原发性乳腺小细胞癌[3]。对 1992—2010 年收集的 SEER 数据进行分析显示，女性乳腺小细胞癌发病率为每年 0.18/100 万[4]。Yamamoto 等[5] 在一组包含 665 例乳腺癌的研究中发现有 2 例小细胞癌，其发病率占乳腺癌的 0.3%。在一组 5568 例肺外小细胞癌患者中，221 例（4%）来源于乳腺[6]。

乳腺小细胞癌患者年龄范围为 25—81 岁[7, 8]。病例个案报道和少量病例报道中描述的 58 例患者平均年龄为 51.9 岁。病例个案报道了 2 例小细胞癌[9, 10] 发生于男性，三项基于人群的研究[3, 11, 12] 报道了 7 例男性病例，但未进行详细阐述。左右侧乳腺受累均等。在包括腋窝尾部的乳腺所有区域均可发生小细胞癌[13, 14]。其中一例病例表现为腋窝肿块[15]。几乎所有的患者都是因为出现肿块而就诊，但一名 47 岁女性是在乳房 X 线筛查时发现的肿块[16]。症状通常持续几周或几个月，很少超过 1 年。部分患者肿块生长迅速[7, 8, 13, 17]。少数患者有疼痛症状。这促使一名 54 岁的女性因疼痛检测到乳腺肿块[18]，一名 81 岁的女性检测到多处乳腺和皮肤结节[8]。另有报道一名 25 岁的女性患者[7] 和一名 79 岁的男性患者[10] 均出现乳腺肿块伴有疼痛。累及乳

头的病例极少见[19]。

典型的乳腺小细胞癌肿块边界不清，可移动且质硬。通常为单个孤立性肿块。据报道，一例患者在同侧乳腺的不同象限出现了2个肿块[20]，另一例患者出现"多个皮肤和乳腺实质结节"[8]，第3例患者在 6.0cm×5.6cm 大小的导管原位癌区域内发现了3处浸润性癌，最大径分别为 0.8cm、0.5cm 及 0.3cm[18]。尽管有时会出现上述情况，但如果为多个结节，尤其是双侧结节时，应考虑转移性癌，而不是原发性乳腺癌。小细胞癌通常不伴皮肤的改变，但如果肿瘤体积很大时会出现皮肤相应的改变。例如，一例 12cm 大小的癌导致"皮肤明显的变形、乳头向上回缩、红斑和橘皮样外观"[7]，一例已明显存在13个月的 10cm 大小的癌，导致皮肤溃烂[21]，一例 8cm 大小的癌伴随皮肤红斑和水肿[22]。

据报道，有2例患者在同侧乳腺癌常规治疗后出现小细胞癌[14,23]。遗传学检测显示[14]，其中一例原发肿瘤和小细胞癌含有同一种突变，因此作者得出结论，小细胞癌代表原发肿瘤的复发，而不是新发肿瘤。

只有少数报道的乳腺小细胞癌有乳腺癌家族史[14,17,24,25,]。文献中3例患者的家族史提示可能存在遗传学改变[14,17,24]，其中一例患者检测到 BRCA2 基因突变[14]。

【影像学检查】

小细胞癌的乳房 X 线检查常显示为圆形或不规则形肿块。某些病例肿块轮廓模糊或呈毛刺状[22,26,27]，也有部分病例图像仅显示结构扭曲或局灶不对称的密度影[18]。肿块边界不清，放射科医生常将其描述为微分叶状[1,9,13,17,19,28-31]。少数病例可见钙化灶[18,29,32]。超声检查显示为实性、均匀的低回声肿块[13,29,32,33]，偶尔有轻微的后声增强和微分叶状边界[13,29]。磁共振成像显示肿块早期增强[13,18,19,28,29]，在 T_2 加权像上显示不均匀高信号[34]，T_1 加权像上显示低信号[18,29]。据报道[18]，一例肿瘤与正常组织等信号，影像呈节段性非肿块样强化。另一例有不均匀的边缘强化[34]。PET-CT 扫描显示肿瘤对氟脱氧葡萄糖有显著的亲和力[17,26,34]。影像学检查显示一例肿瘤的大小在12天内增加了1倍[35]。

【大体病理】

小细胞癌的大体表现与普通型乳腺癌没有区别。最大径范围为 0.8~14.5cm[18,36]，平均 3.9cm。病理学家通常将肿瘤描述为不规则形且质硬。有些病例呈均质、分叶状、结节状或黏液样改变[37]。肿瘤呈白色、灰色、棕褐色或上述颜色的过渡色，少数病例呈黄色或粉色。有报道[26]将肿瘤描述为"粉色至淡黄褐色"。部分描述有出血或坏死[19,21,25,36]。

【镜下病理】

乳腺小细胞癌的组织学特征与其他器官的小细胞癌相同。非浸润性成分通常由胞质少、核深染的小细胞组成。肿瘤细胞充满导管，导致导管膨胀，并延伸至终末导管小叶单位（图 21-1）。正如文献报道的4例[1]和9例病例中的5例[15]，非浸润性肿瘤可完全由小细胞构成，或者这些小细胞是原位癌中多种成分之一。如图 21-2 显示两个导管原位癌病灶，其中间变性核、核仁明显的大细胞与小细胞癌特征的细胞相融合。在此类病例中，普通型导管原位癌可呈筛状、实性、粉刺状或微乳头状生长方式[15,36]，也可围绕在小细胞成分周围。

浸润性成分通常由不规则排列的片状或簇状细胞组成（图 21-3）。有时会形成神经内分泌特征的结构，如器官样、小梁状或玫瑰花环样结构（图 21-4），周围环绕纤细的血管和间质。恶性细胞呈小而圆形、多角形或梭形（图 21-5）。细胞核圆形或卵圆形，染色质深而均匀，核仁不明显及少量嗜酸性胞质。细胞核质比高。可见核镶嵌，但在组织切片中不像细胞学标本中那样明显[15]。大多数病例易见核分裂象，部分报道核分裂数可高达 100/10HPF[29]。偶尔细胞核碎裂会导致血管周围细胞核物质沉积（称为"Azzopardi 效应"）（图 21-6）[7,9,36]。血管侵犯多见，常发生凝固性坏死和出血。用 Grimelius 嗜银染色法可得到不同的结果[5,21,27,38]。少数病例用电子显微镜检查显示典型的神经内分泌癌特征[1,9,27]。

有时，浸润性小细胞癌中可合并有普通非浸润性癌。在 Shin 等[15]报道的2例浸润性小细胞癌中，非浸润性癌为实性高级别导管原位癌。在一例 47 岁女性患者中，普通型中级别导管原位癌位于浸润性小细胞癌旁[16]。Hoang 等[36]报道的一例浸润性小细胞癌合并有筛状和粉刺状导管原位癌，另一例患有多形性小叶原位癌的女性患者，10年后在其同侧乳腺切除组织中发现了小细胞癌。

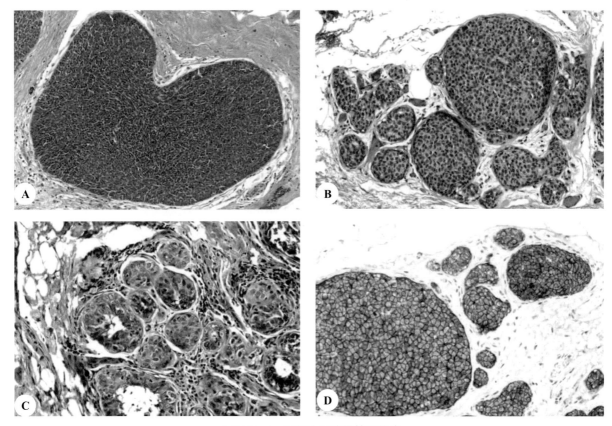

▲ 图 21-1　两例小细胞导管原位癌

A. 小细胞癌充满导管并致其膨胀；B. 另一例小细胞原位癌累及终末导管小叶单位；C. 小细胞癌细胞聚集在几个腺泡内；
D. 癌细胞的 E-cadherin 染色

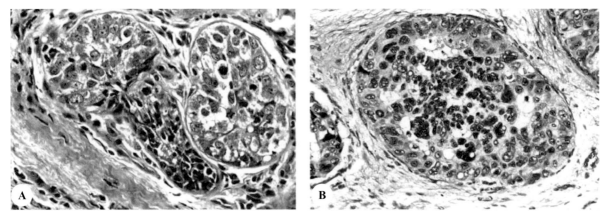

▲ 图 21-2　小细胞导管原位癌合并普通型高级别导管原位癌

在这两例原位癌中，小细胞癌与普通型高级别导管原位癌混合存在

对于某些小细胞癌细胞，有与其他不同特征的癌细胞在缺乏过渡的情况下相互毗邻存在的情况，这种癌称为二态性小细胞癌（dimorphic small cell carcinoma）。这种情况可发生在浸润性和非浸润性小细胞癌中。图 21-7 显示在导管原位癌中小细胞癌与伴有鳞状上皮化生的恶性大细胞同时出现。小肿瘤细胞一致表达 CAM5.2，不同程度表达 34βE12，而大肿瘤细胞不表达 CAM5.2，但 34βE12 强阳性。如图 21-8 至图 21-10 所示，部分二态性浸润性小细胞癌表现出小管小叶状（图 21-8）、鳞状（图 21-9）或腺性特征（图 21-10）。在 Shin 等 [15] 的系列研究中，9 例癌中 4 例有二态性组织

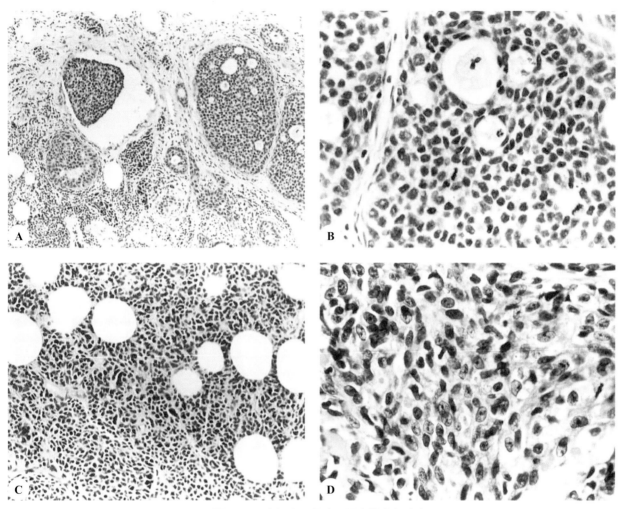

▲ 图 21-3 小细胞原位癌和浸润性小细胞癌

A. 浸润性癌，部分为小细胞型，浸润到邻近呈筛状生长的小细胞导管原位癌附近的间质；B. 非浸润性癌由细胞核深染的小细胞构成；C. 小细胞癌侵犯脂肪组织；D. 浸润性癌细胞核呈多形性，染色质深，核仁中等大小

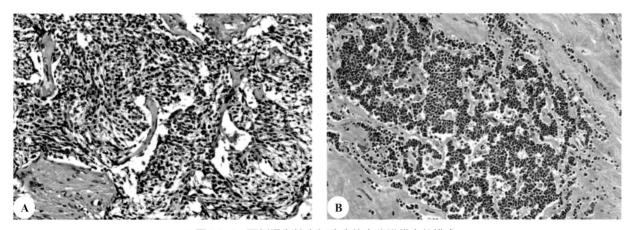

▲ 图 21-4 两例浸润性小细胞癌的内分泌样生长模式

A. 癌细胞排列呈簇状和器官样；B. 另一例小细胞癌排列呈小梁状、神经内分泌样结构（B. 经许可，引自 Shin SJ, DeLellis RA，Ying L，et al. Small cell carcinoma of the breast：a clinicopathologic and immunohistochemical study of nine patients.*Am J Surg Pathol*. 2000；24：1231-1238.）

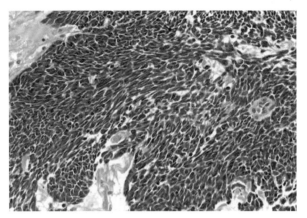

▲ 图 21-5　浸润性小细胞癌的细胞特征
细胞卵圆形、多角形或梭形，细胞核卵圆形，染色质深染，核仁不明显，细胞质稀少、嗜酸性

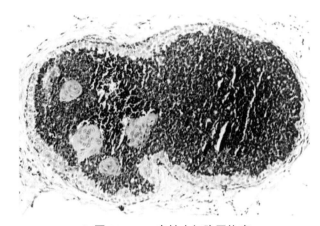

▲ 图 21-7　二态性小细胞原位癌
本例二态性小细胞原位癌包含成簇分布的鳞状上皮化生的大细胞

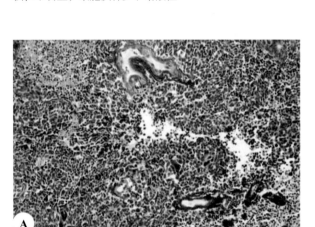

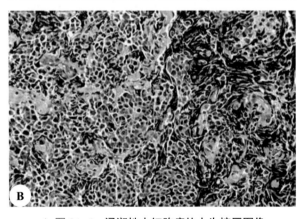

▲ 图 21-6　浸润性小细胞癌的人为挤压图像
易碎的癌细胞受挤压后，细胞核破坏，导致细胞核物质在血管周围沉积

学模式：2 例具有腺性成分，一例显示灶状鳞状上皮分化，另一例由小细胞癌和浸润性小叶癌混合组成。Kawasaki 等 [33] 报道的小细胞癌也表现出鳞状上皮特征。在 Papotti 等 [4] 的系列研究中，第 4 例病例的小细胞成分约占肿瘤细胞群体的 40%，而

剩余肿瘤细胞由胞质嗜酸性的梭形或圆形细胞组成。这些形成的腺泡状结构让人联想到浸润性小叶癌的腺泡亚型。有几组报道描述了小细胞癌可伴随普通型浸润性导管癌 [21, 39, 40]。在 Cabibi 等 [41] 报道的病例中，小细胞癌与实性、基底样腺样囊性癌并存。

小细胞癌的恶性细胞可累及表皮，呈 paget 样形态 [15, 26]，但乳头 Paget 病的临床表现尚未见报道。

乳腺小细胞癌具有其他器官小细胞癌的超微结构特征 [1, 9, 27, 42]。细胞胞质稀少，细胞核内可见直径为 80～250nm 的致密颗粒，以及游离核糖体、线粒体、粗面内质网和高尔基复合体。细胞核的大小和形状不规则，包含沿核膜沉积的不规则聚集的染色质和小核仁。偶尔，邻近的癌细胞会显示不成形的细胞连接或桥粒。

【鉴别诊断】

乳腺小细胞癌的鉴别诊断包括淋巴瘤及相关肿瘤、某些肉瘤及转移癌。对肿瘤细胞的生长方式和细胞学特征、是否浸润等进行评估，再结合相应的免疫组织化学染色结果，可排除恶性淋巴组织增生性病变的诊断。某些病例需要与 Ewing 肉瘤、骨肉瘤、间叶性软骨肉瘤和滑膜肉瘤进行鉴别诊断 [43, 44]。对有疑问的病例，使用免疫组织化学染色和基因检测可排除这些诊断。病理学家必须牢记，乳腺小细胞癌也可 CD99 [23, 36] 染色阳性，CD99 常在某些间叶性肿瘤中表达。

容易与乳腺小细胞癌相混淆的转移性癌包括乳

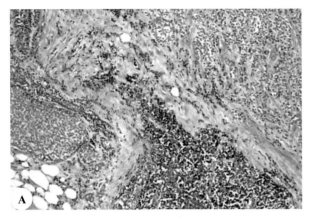

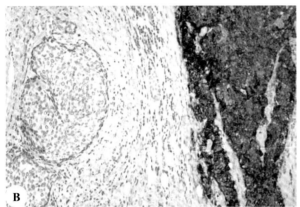

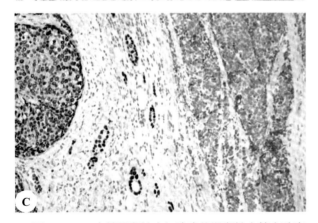

▲ 图 21-8 二态性浸润性小细胞癌伴浸润性小管小叶癌

A. 中下部为浸润性小细胞癌，周围围绕小叶原位癌（左侧）和浸润性小叶癌（右侧）；B. 小细胞癌 CgA 阳性（右侧），而小叶原位癌（左侧）和浸润性小管小叶癌（中心）为阴性；C. 小叶原位癌（左侧）和浸润性小管小叶癌（中心）表达 ER，小细胞癌（右侧）不表达 ER

腺外小细胞癌和 Merkel 细胞癌。乳腺转移性小细胞癌最可能来源于肺小细胞癌。在多数病例中已知存在肺小细胞癌病史。仅个别肺小细胞癌是在乳腺肿瘤出现明显的临床症状后才被发现的。其他器官，如宫颈小细胞癌[45]，以乳腺肿块形式出现是非常少见的。乳腺转移性 Merkel 细胞癌与乳腺小细胞癌

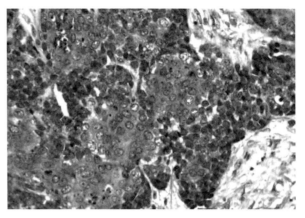

▲ 图 21-9 伴有鳞状特征的二态性浸润性小细胞癌，具有低分化鳞状细胞特征的细胞簇位于小细胞癌内

形态相似，但 CK20 和神经丝蛋白 NF 染色结果可鉴别这两种病变[46, 47]。为了排除任何类型的转移性病变的可能，病理医生应广泛取材以查找原位癌成分。当原发部位存在疑问时，临床医生应在其他器官仔细寻找原发性癌的证据。

【细胞学】

小细胞癌的细胞学标本往往是富于细胞的，胞质稀少的小细胞散在或成簇分布。细胞的大小约是小淋巴细胞的 2 倍[22, 27, 30, 45]。细胞核质比高，并含有均匀的圆形或卵圆形细胞核，染色质细腻，核仁不明显。核铸型是一个显著的特征[45]。细胞涂片上可能表现出"挤压"伪影，是细胞核被破坏所致，通常见于小细胞癌[17]。细胞学检查无法区分原发性癌和转移性癌[45]。

【免疫组织化学】

作为小细胞癌研究的一部分，研究人员对许多蛋白进行了免疫组织化学染色，大多数报道都记录了浸润性细胞的免疫组化特性。Shin 等[15, 37]进行了免疫组织化学的综合研究。将他们的发现与其他已发表的结果结合起来考虑，人们发现，当应用于多个病例时，没有一个常用的标记会产生相同的结果。然而，从这些数据中可以得出几个结论。几乎所有病例都可表达 AE1/AE3，只有 Sebenik 等[30]的细胞学涂片、Hoang 等[36]报道的一例组织切片和 Kitakata 等[29]报道的另一例组织切片未出现 AE1/AE3 阳性反应。肿瘤细胞通常表达 CK7 或 CK19，通常 CAM5.2 也阳性，但大多数不表达 CK20。也有例外情况，Salmo 和 Connolly[38]报道了 1 例小细

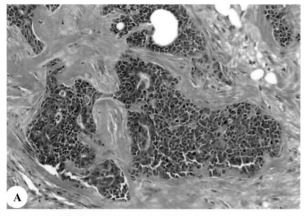

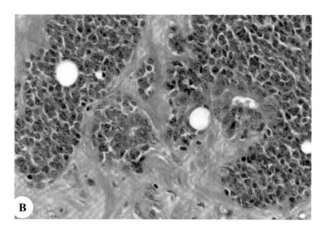

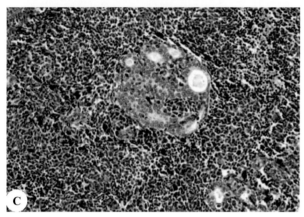

▲ 图 21-10　伴有腺性特征的二态性浸润性小细胞癌
A 和 B. 小细胞癌巢中包含少数排列呈腺样结构的细胞。后者较小细胞癌有更多的细胞质。腺体细胞的细胞质聚集在由这些细胞形成的管腔面。C. 在由单层细胞形成的小腺体上方，有一簇细胞排列呈筛孔状

胞癌不表达 CAM5.2，Christie 及其同事[26] 报道了 1 例小细胞癌表达 CK20。在少数研究的病例中观察到 CK8 的表达[5, 19]；CK5/6 的表达情况各异[19, 24]；34βE12 的表达情况各不相同或阴性[5, 19, 28, 41]。二态性小细胞癌的鳞状上皮成分表达 34βE12[33]。

在提示神经内分泌分化的蛋白中，神经元特异性烯醇化酶 NSE 的表达一致性最好，尽管有 1 例表达阴性[38]。CgA、CgB、CgC、Syn、CD56 和 leu7 的染色结果各不相同，但几乎所有的乳腺小细胞癌至少其中一个抗体阳性[1, 5, 33, 46]。据报道，4 例小细胞癌表达 PGP9.5[38, 46]。研究人员还检测了部分肿瘤中与内分泌细胞相关的其他蛋白的表达，如胃泌素释放肽、5- 羟色胺、生长抑素、降钙素和 ACTH[1, 5, 15]，但未观察到一致的结果。

EMA 染色通常会阳性[5, 23, 27, 29, 42]，而 GCDFP-15 通常不表达[17, 24, 26, 33]。所有进行检测的 18 例小细胞癌均表达 BCL-2[5, 15, 23, 27, 29, 40, 42]。两组研究发现其表达 CD99[23, 36]，另一组研究发现表达 EGFR[24]。除了两个病例外[5, 23]，小细胞癌均表达 E-cadherin[26, 37, 42]。这些研究结果表明，大多数乳腺小细胞癌的组织发

生是乳腺导管，极少数病例具有小叶的免疫表型。

一些研究人员报道了小细胞癌中非浸润性和浸润性成分的染色结果。这两种成分在 2 例肿瘤中显示出相同的染色结果[26, 46]，但在另外 2 例病例中，非浸润性和浸润性细胞表现出不同的染色反应[24, 39]。

由于乳腺中查到的小细胞癌有时是转移癌而不是原发癌，研究人员检测了 TTF-1 和 CD117 在真正的乳腺小细胞癌中的表达情况。文献中描述，37%（10/27 例）乳腺小细胞癌 TTF-1 染色阳性，5 例肿瘤中的 4 例 CD117 阳性[19, 23, 27, 28, 41]。在部分病例中，原位癌和浸润性癌均表达 TTF-1[26, 39]，而在另外一些病例中，原位癌成分不表达 TTF1[24]。这些发现清楚地表明，不能依靠 TTF-1 或 CD117 的表达来区分乳腺原发小细胞癌和转移性小细胞癌。

在已发表的、经过深入研究的小细胞癌中，大约 1/3 的病例表达 ER，PR 的表达比例也类似（图 21-11）。报道有 3 例小细胞癌表达 HER2/neu[5, 10, 48]。在 1 例病例中，非浸润性成分表达 HER2，但浸润性小细胞癌不表达[32]。1 例没有对 AR 染色[7]。

Fukunaga 和 Ushigome[21] 研究小细胞癌的非整倍体 DNA 含量和 S 期比例为 34.9%。Ki67 增殖指数范围为 8%～95%[18, 36]。大部分位于这个范围的中间。

【遗传学检查】

2 例原发性乳腺小细胞癌杂合性缺失分析显示有多种分子改变[36]。在一例病例中，非浸润性和浸润性成分的分子改变相同。另一组测序检测结果显示[49]，8 例中的 6 例存在 TP53 突变，9 例中的 3 例存在 PIK3CA 突变。

【治疗和预后】

大多数病例以肿瘤切除为主要的治疗方法；然而，有 3 例患者只接受了化疗和放疗[7-9]。约 60% 的患者实施了乳房切除术，其余患者采用了保乳手术，随后进行了放疗。一项对 1973—2006 年 SEER 数据库中的患者进行的研究发现，手术治疗可提高患者中位总生存率，但并未改善 5 年或 10 年总生存率[6]，在两项研究中发现，放疗未延长患者的生存期[3, 6]。研究中的多数患者接受了化疗，这些患者通常是在手术后实施化疗，但也有不少患者接受了新辅助化疗[13, 15, 17, 18, 22, 30, 31, 50]。Ochoa 等[7] 的一项研究结果表明，新辅助化疗可能会使局部进展期患者获益。一例个案报道提出，可对 ER 阳性小细胞癌患者使用抗雌激素治疗[51]。

由于病例数量少、治疗方法各异及随访时间短，因此无法就乳腺小细胞癌患者的预后情况得出可靠的结论。有 3 篇文献[7, 35, 52] 列出了许多已发表病例的分期、治疗和预后，但列出的有些病例可能不符合真正乳腺小细胞癌的条件。记住这些局限性，现对病例报道和小样本研究中所述的经验进行归纳：首先，约 60% 患者在就诊时存在区域淋巴结转移；其次，约 25% 患者在间隔 3 个月[26] 至大约 2 年时间内[28] 死于癌症；再次，约 15% 患者在同样间隔时间内出现复发，但仍带病生存；最后，约 60% 患者随访 3～96 个月[15, 25] 没有检测到癌。大多数报道的随访间隔时间都很短。只有 4 例真正的小细胞癌患者接受了 4 年或更长时间的随访。

基于人群的调查结果与个例报道的结果大致一致。最大的基于人群的研究是对 1973—2006 年 SEER 数据库中的 221 个病例的分析[6]。在研究整组数据时，作者计算出中位总生存期为 84 个月，5 年总生存率为 56%，10 年总生存率为 40%，根据就诊时的病变程度对疾病进行分层后，局部、区域和远处疾病患者的中位总生存期，5 年总生存率和 10 年总生存率分别为 147 个月、80%、59%；58 个月，49%，36%；4 个月，12% 和 0%。46% 的患者就诊时有局部疾病，35% 有区域性疾病，19% 有远处疾病。另一项对同一时间段内登记的 SEER 病例数据进行分析发现，局部疾病患者的中位总生存期为 150 个月，区域性疾病患者为 56 个月，远处疾病患者为 7 个月[3]。Cloyd 等[53] 在分析了 2003—2010 年 SEER 数据库中的 73 例病例后，计算出 5 年疾病特异性生存率为 50.5%，总生存率为 32.3%。一项来自泰晤士癌症登记数据库的 167 例患者的研究显示，粗略估计 3 年生存率为 60%[12]，加拿大队列中的 9 例患者的中位总生存期为 40.9 个月[11]。

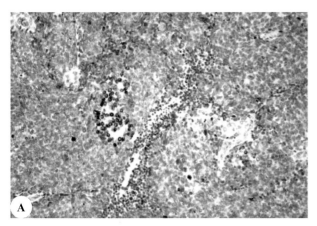
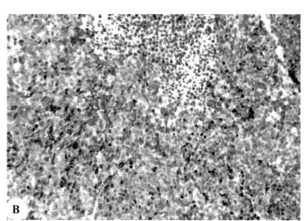

▲ 图 21-11　二态性浸润性小细胞癌中雌激素受体（ER）和孕激素受体（PR）染色
A. 该区域的腺体成分表达 ER，但是小细胞癌不表达；B. 小细胞癌表达 PR

第22章 分泌性癌
Secretory Carcinoma

Frederick C. Koerner 著

唐雪峰 译　闫庆国 校

分泌性癌（secretory carcinoma）这种导管癌的特点是存在丰富的分泌物质，在肿瘤细胞内聚集成液滴，在间质内聚集成池。McDivitt 和 Stewart 于1966 年报道了 7 例年龄为 3—15 岁的患者，首次全面描述了分泌性癌[1]。在文章中的 3 处图注，作者将其称为幼年性癌。6 年后，Oberman 和 Stephens[2]报道了 2 例 25 岁和 56 岁女性发生的分泌性癌。由此作者提出，这些肿瘤的形态学命名使用"分泌性癌"比"幼年性癌"更合适。临床经验显示，分泌性癌发生在成人比在青少年常见，且癌细胞特征在所有年龄的病例均相同。基于以上原因，病理学家已采用分泌性癌这一术语取代幼年性癌。

【临床表现】

分泌性癌是罕见的乳腺癌类型。WHO 乳腺肿瘤分类第 5 版中提到，其发病率在所有浸润性乳腺癌中 < 0.05%[3]。但两项基于人群的研究得出更具体的数值。1998—2011 年的 14 年间，在美国国家癌症数据库的 1 564 068 例成人浸润性导管癌中有 254 例分泌性癌，发病率为 0.016%[4]。Horowitz等[5] 使用监测、流行病学和最终结果（SEER）数据库计算出的发病率为 0.014%。

女性患者年龄范围为 3—91 岁[1, 6, 7]。男性患者年龄范围相似（3.5—79 岁[8, 9]）。文献报道中分泌性癌患者的年龄和性别分布没有一致的结论，但有 2个结果似乎是可靠的，即成年患者比儿童多，女性患者比男性多（图 22-1）。提供更多细节的研究得出了不同的结论。例如，来自病例报道和小样本研究的共计 324 例病例中，患者的平均年龄为 38.2 岁；而在明确性别资料的 331 例患者中，男性占 14%。图 22-1 和表 22-1 总结了 310 例已发表病例的数据情况。50% 的男性患者为 20 岁以下的男孩和年轻人，而女性患者中 80% 为 20 岁以上。1 例分泌性癌发生于 46 岁的男变女变性人，她接受了性质不明的"长期跨性别激素治疗"[10]。

与以上发现相反，SEER 数据库[5] 中 83 例分泌性癌患者的平均年龄为 53 岁，男性仅占 2.4%。该文章的作者指出，这组病例中只有 5 例患者年龄小于 30 岁，2 例小于 18 岁，最小的 11 岁。许多研究者认为，该数据库中儿童患者样本量已经足够大，这使得作者们无法解释儿童和男性患者数量少的原因。另一个更大的数据库，即美国国家癌症数据库[4] 收集了 254 例 18 岁及以上男性和女性分泌性癌患者的数据，发现男性患者的比例与之相似（3.1%）。这可能是由于乳腺癌不常发生于年轻人，尤其是男孩，导致这类病例在文献中报道较多。另外，基于人群的研究中缺乏对诊断的确认，加上其他因素，可能影响了数据的准确性。

分泌性癌可以发生在乳腺的任何部位，左、右乳腺发病率大致相等。青春期前的女孩和男孩最常发生在乳晕下，因为这是她（他）们乳腺组织集中的区域；然而，即使在女性患者，乳腺的中央区域也是最好发的部位。在报道的病例中，大约有1/3 发生在这个区域。乳头附近的肿瘤可引起乳头溢液或乳头收缩[11-14]。分泌性癌可发生在乳腺腋尾部[15, 16] 和腋窝乳腺组织[11, 17, 18]。

大多数患者存在可触及的肿块。肿块通常是无痛的，但许多报道没有提到这个症状。其他症状包

310 例分泌性癌年龄和性别分布图

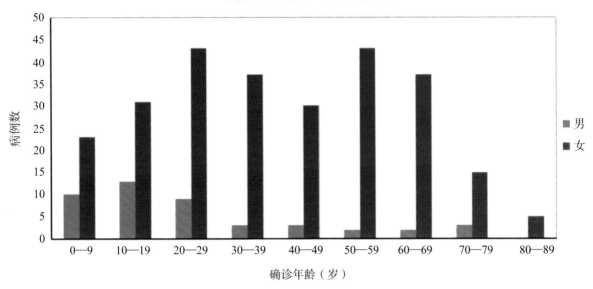

▲ 图 22–1　分泌性癌的年龄和性别分布

图中统计了报道的 45 例男性和 265 例女性分泌性癌患者的年龄分布。注意女性患者占大多数，多为 20 岁以上，而男性患者多数年龄小于 29 岁

表 22–1　310 例分泌性癌患者的年龄和性别分布

年龄段（岁）	男		女	
	病例数	百分比	病例数	百分比
0—9	10	22	23	9
10—19	13	29	31	12
20—29	9	20	43	16
30—39	3	7	37	14
40—49	3	7	30	11
50—59	2	4	43	16
60—69	2	4	37	14
70—79	3	7	15	6
80—89	0	0	5	2
≥ 90	0	0	1	0
合计	45	100	265	100

括乳腺压痛[19] 和乳痛症[10]。乳头溢液，有时略带血色[16, 20-26]。例如，一例 21 岁女性患者有 5 年的左侧乳腺肿块病史，她的乳头有大量"黏稠、黄色、偶尔带血的分泌物"，以至于需要用垫子来吸收这些分泌物[27]。一例 46 岁女性腋窝乳腺组织肿瘤患

者在发病前的 8 年间出现乳头间断溢液[17]。

症状通常持续数周至数月，甚至更长时间。Ozguroglu 等[28] 报道了一例 66 岁女性发现肿块 13 年。一例 41 岁的男性称发现乳腺肿块 40 年，可能为报道的最长时间[29]。一例 73 岁女性患者无症状，在"年度体检"时发现癌[30]，另外在筛查中发现了 11 例女性患者[15, 21-23, 31-33]。

查体见一个边界清楚、可活动、质实至质硬的肿块。皮肤改变很少，但肿瘤体积较大、时间较长可溃烂和出血[28, 34-37]。有一例表现为大的蕈伞状肿块，几乎完全取代了右侧乳腺的中央部分，覆盖的皮肤上出现 5cm 的表面缺损[35]。一例 12 岁男孩患癌 6 年，6cm 大小的癌灶固定在皮肤上，皮肤变薄[38]。

研究者们目前还没有发现可以解释该肿瘤分泌特性的激素异常，也没有发现妊娠与分泌性癌的发生有关。约 40% 的男性分泌性癌伴发单侧[39-42] 或双侧[9, 43] 男性乳腺发育。一例患者在妊娠期发现一个肿块，4 年后切除时证明是分泌性癌[44]。

已有报道幼年性乳头状瘤病（juvenile papillomatosis）与分泌性癌并存[45-48]，但幼年性乳头状瘤病的诊断并非总是令人信服。

【影像学检查】

乳房 X 线检查通常能发现癌灶，表现为分离的肿块，但也有少数病例未能被发现[44, 49, 50]。在大多数病例中，肿块的边界不规则、模糊或呈细毛刺状[51]，提示诊断为恶性。罕见情况下肿瘤的轮廓光滑、清晰、卵圆形或圆形，影像科医生可能会将其误认为囊肿、纤维腺瘤[19, 52, 53]或乳头状肿瘤[22]。只有少数分泌性癌在影像学检查中显示钙化[15, 54-57]。超声检查通常可见略呈分叶状的低回声或等回声肿块，多数为实性，但有 3 例显示囊性区域[6, 58, 59]。Mun 等[22]对 6 例分泌性癌的超声特征进行了描述和说明。

在评估儿童的乳腺肿瘤中很少使用影像学检查。仅有的报道[6, 13, 58, 60-62]表明儿童分泌性癌的影像学所见与成人相同。

【大体病理】

分泌性癌通常形成一个明显的肿块（图 22-2），最大尺寸小于 3cm。报道的肿瘤大小范围为 0.4～16cm[33, 63]，在两项大宗研究中，中位[4]和平均[5]大小分别为 1.99cm 和 2.36cm。大多数癌的边界清楚、光滑，少数边界不清、不规则或呈浸润性。肿块通常为实性、质实、均匀、有光泽，可呈分叶状。在描述中提到几种颜色，主要为灰白色或黄褐色。1 例分泌性癌表现为灰白色至棕褐色，中

央的质地在海绵状至微囊状之间，病变的边缘不清楚，切开时从中央流出无色的黏性分泌物[10]。其他病例还有注意到囊内含有黄褐色黏液样物质[64]和微囊区域充满灰褐色物质[65]。偶尔会出现较大的囊性区域[6, 12, 26, 66]。3 例有大量出血[44, 66, 67]。坏死不是分泌性癌的特征，尽管观察者在一例接受术前化疗的超大的肿瘤中发现有坏死[35]。

有些癌形成 2 个或更多结节[1, 12, 16, 22, 33, 39, 48, 50, 51, 68, 69]。Krausz 等[33]描述了一例病例，约有 20 个结节，单个直径在 1～4mm，以线性排列横跨导管，形成一个 3cm 长的肿块。Mun 等[22]遇到一例由多个 1cm 左右的小结节聚集成大小 5.2cm 的区域。一例 14 岁女孩 16 年后在同侧乳腺又发生了 1 个基因改变上不同的分泌性癌[69]。

【镜下病理】

与其他类型的导管癌一样，分泌性癌经常也有导管内成分。3 篇文献[32, 70, 71]描述了纯的非浸润性分泌性癌病例，Celik 和 Kutun[72]报道了一例主要生长在导管内的分泌性癌。原位癌呈经典的导管原位癌的生长模式。分泌性导管原位癌最常见呈乳头状或微乳头状 / 筛状[70]的生长模式（图 22-3A），但可以观察到实性病灶（图 22-3B 和 C），罕见有粉刺样坏死。

浸润性成分通常排列紧密，呈实性、微囊性、

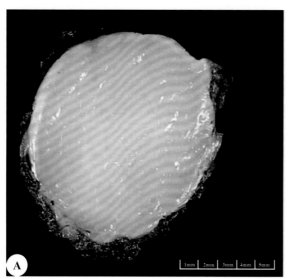
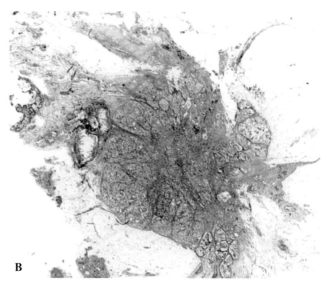

▲ 图 22-2 两例分泌性癌的大体特征

A. 这个病例的癌灶边界清楚、光滑；B. 第二例癌的全标本包埋组织切片显示一个分叶状、部分为星状的肿瘤

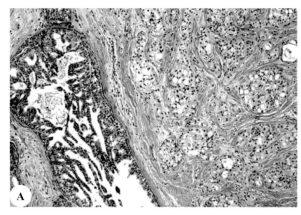
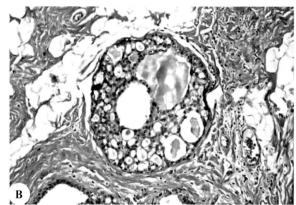
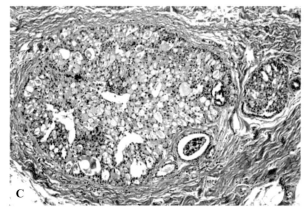

▲ 图 22-3 导管内分泌性癌的生长模式

A. 微乳头状导管原位癌紧邻浸润性分泌性癌；B 和 C. 在这些实性的细胞团簇中形成微囊和微管腔

筛孔状或腺管样（图 22-4A 至 D）。少数肿瘤呈乳头状结构（图 22-4E）。Shui 等[73] 列出的几篇报道中，描述肿瘤呈灶性乳头状结构。3 例以乳头状结构为主[66, 73, 74]。肿块被纤维组织分割成肉眼可见的分叶状（图 22-5）。虽然大体观肿块边界通常很清楚，但镜下组织学观察显示肿块周围有浸润（图 22-6）。肿瘤性腺体或间质中很少发现微钙化灶。

肿瘤细胞的特征从分泌性到顶浆分泌性各不相同。分泌细胞具有淡染至透明、粉染或嗜双色的细胞质，其中含有大量的分泌物。细胞核从小到中等各有不同。染色质从深染、细腻均质至淡染、颗粒状不等。淡染的核常含有小而一致的核仁（图 22-7）。顶浆分泌特征的细胞含有颗粒状、嗜酸性的胞质，以及具有经典型大汗腺细胞的核特征[30, 35]（图 22-8）。肿瘤内通常可见 2 种类型的细胞，但是可能以其中一种占优势。偶尔，肿瘤的大部分由顶浆分泌特征的细胞组成，呈实性模式生长，掩盖了分泌性癌的本质特点（图 22-9）。核分裂象通常很少。大多数癌为组织学 1 级或 2 级，但部分呈实性排列、细胞核多形性明显的癌应分级为 3 级。核分裂象在此类肿瘤中可能很明显。血管侵

犯不常见。坏死不是分泌性癌的特征，但有一例高级别癌伴坏死的报道[69]。

分泌物聚集在肿瘤细胞内、肿瘤细胞形成的腺体内和微囊腔内（图 22-10A 至 C）。在 HE 染色下分泌物呈淡粉染或嗜双色，常含有腔隙，形成"泡沫状"外观。分泌物可被过碘酸希夫反应（PAS）和阿辛蓝染色。淀粉酶消化后 PAS 染色不褪色（图 22-10D），唾液酸酶消化后阿辛蓝染色不褪色。分泌物在 pH 为 1.5 时被甲苯胺蓝染色，反应与黏蛋白不同。以上结果表明，分泌物中含有硫酸化黏多糖和唾液黏蛋白[16]。被结晶紫染成紫色或紫蓝色。微囊区的分泌物与囊性高分泌病变中积聚的物质类似。

分泌性癌的超微结构特征根据癌细胞形成的组织学结构模式不同而异[16, 75-77]。常见的细胞特征包括膜结合的胞质内分泌空泡、胞质内腔隙、细胞间腔隙及细胞外的分泌物。分泌空泡通常看起来是中空的，但它们可以包含被解释为浓缩分泌物的圆形小体[16]。胞质内腔隙有时含有弥漫、散在的颗粒状物质。大的细胞外腔隙占据许多细胞簇，并彼此相通。这些细胞外腔隙内含有弥散的圆形电子致密颗

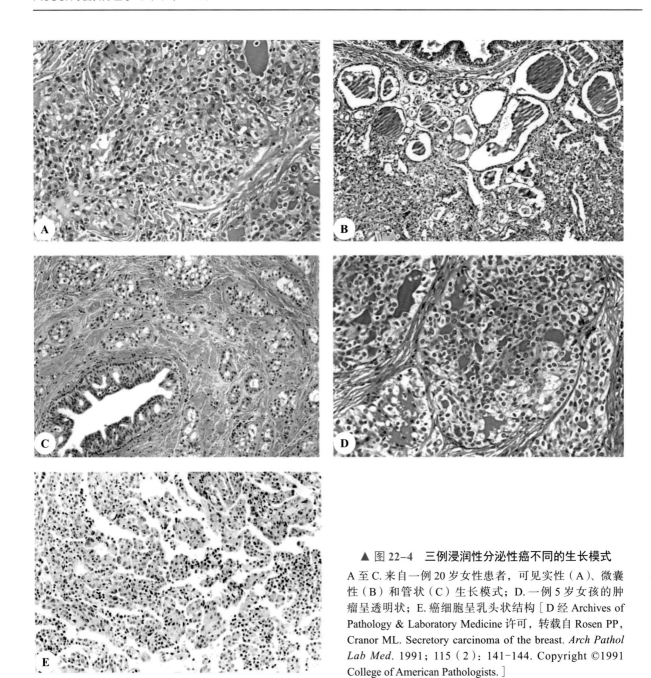

▲ 图 22-4　三例浸润性分泌性癌不同的生长模式

A 至 C. 来自一例 20 岁女性患者，可见实性（A）、微囊性（B）和管状（C）生长模式；D. 一例 5 岁女孩的肿瘤呈透明状；E. 癌细胞呈乳头状结构 ［D 经 Archives of Pathology & Laboratory Medicine 许可，转载自 Rosen PP, Cranor ML. Secretory carcinoma of the breast. *Arch Pathol Lab Med*. 1991；115（2）：141-144. Copyright ©1991 College of American Pathologists.］

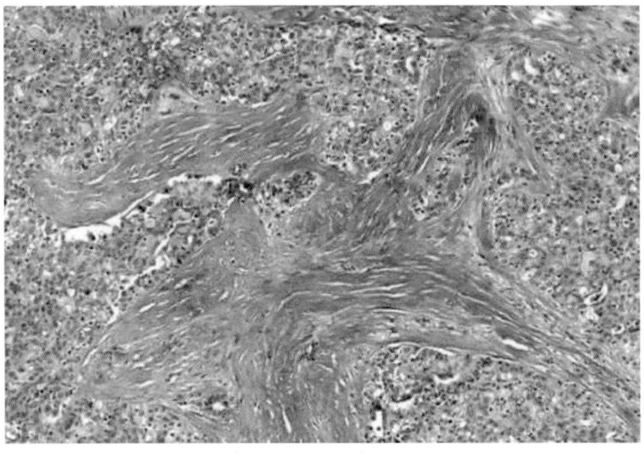

粒物质和圆形电子致密小体，微绒毛从细胞膜表面突入这些腔隙[7, 44, 46, 78-80]。基膜部分包围细胞簇[46]。转移和复发的分泌性癌表现为原发癌的形态学特征[11, 16]。

【鉴别诊断】

如果可供观察的样本量足够，病理医生识别分泌性癌并不困难。可能需要手术切除以提供足够的标本，但在细针或粗针穿刺活检标本可做出怀疑诊断。鉴别诊断包括囊性高分泌性癌（cystic hypersecretory carcinoma）、大汗腺癌（apocrine carc-

▲ 图 22-5　浸润性分泌性癌显示纤维化，纤维结缔组织带横贯肿块中心

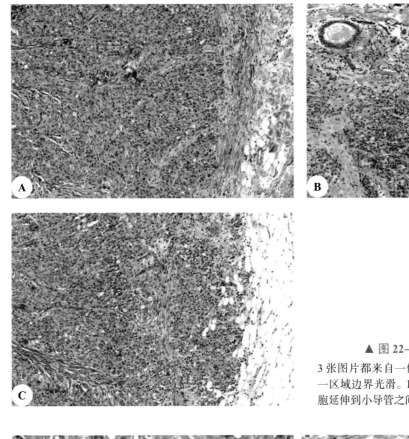

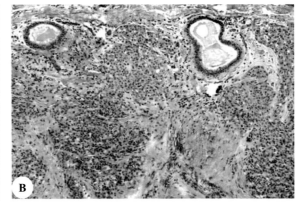

▲ 图 22-6　浸润性分泌性癌的边界

3 张图片都来自一例 8 岁男孩的癌灶边缘。A. 肿瘤的这一区域边界光滑。B 和 C. 在肿瘤边缘的其他位置，癌细胞延伸到小导管之间（B）并浸润脂肪组织（C）

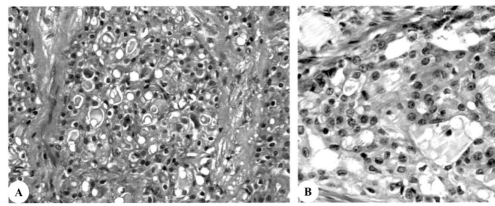

▲ 图 22-7　两例浸润性分泌性癌的核特征

A. 一例 69 岁女性病例，肿瘤的细胞核从圆形到卵圆形不等，染色质深染；B. 一例 10 岁女孩的癌细胞核显示淡染、颗粒状染色质和均匀的小核仁

inoma）和微腺性腺病（ microglandular adenosis ）。导管原位癌是大多数囊性高分泌性癌的唯一或主要组成部分。这种类型的癌表现为扩张的导管和腺泡，衬覆细胞呈中至高核级，并缺乏明显的细胞内空泡（见第 24 章）。如果顶浆分泌细胞在分泌性癌中占主导地位，就会想到大汗腺癌的诊断。但大汗腺癌不会表现出分泌性癌中所见的分泌活性（见第 19 章）。微腺性腺病是由均匀的小而圆的腺体有序增生而成，腺腔开放，衬覆均匀一致的小细胞，细胞

核温和，被基底膜围绕（见第 7 章）。微腺性腺病有时可进展为癌，由于认为由此产生的癌代表着一种特殊的病变，有些病理学家使用腺泡细胞样癌和腺泡细胞癌来命名这种肿瘤。无论选择哪个术语，HE 染色形态学所见及免疫组织化学 S-100 和 CK8/18 染色通常可以区分这两种病变。此外，起源于微腺性腺病的癌并不表现出分泌性癌的特征性 *ETV6* 基因重排[81]。

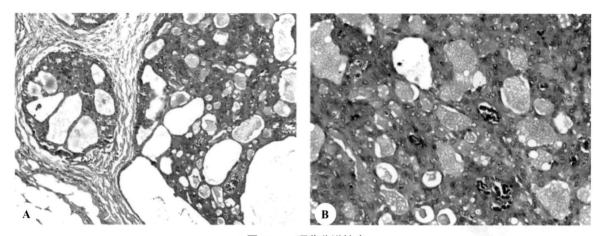

▲ 图 22-8 顶浆分泌性癌

A. 导管原位癌（左）紧邻浸润性分泌性癌结节，呈微囊结构；B. 癌细胞胞质丰富、颗粒状，嗜酸性

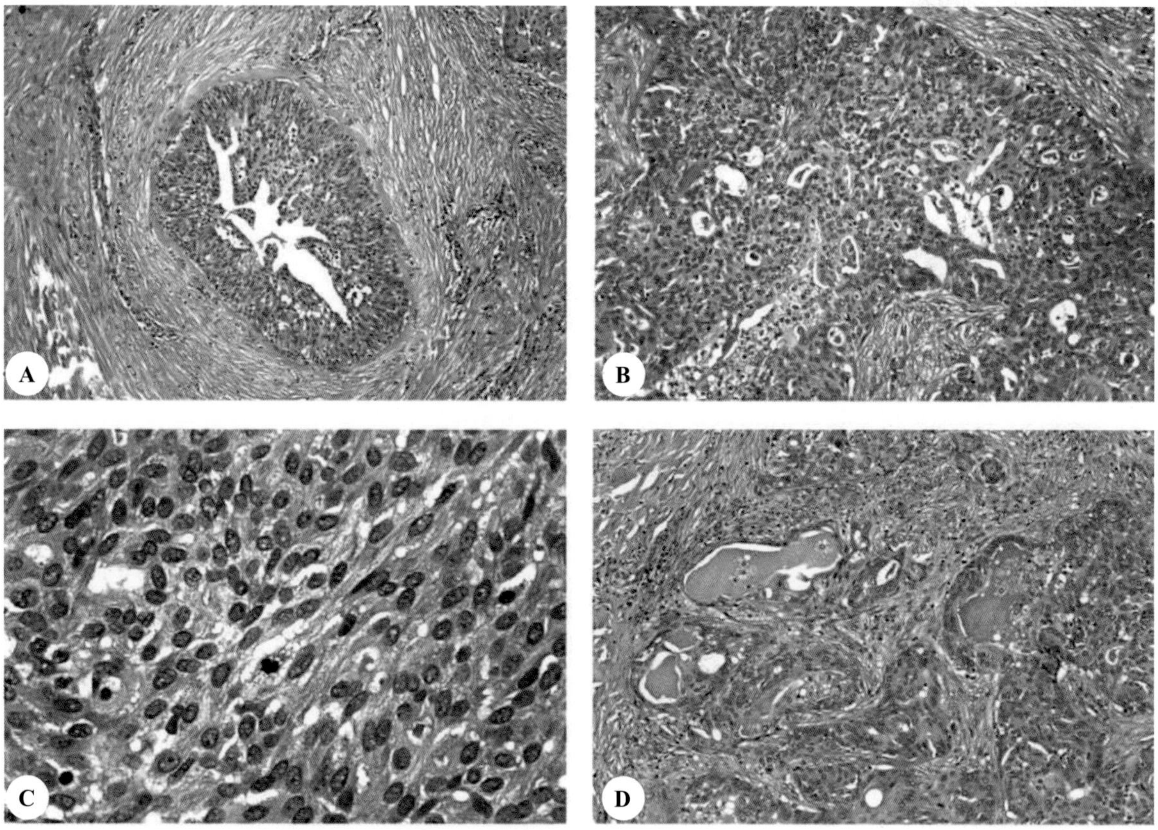

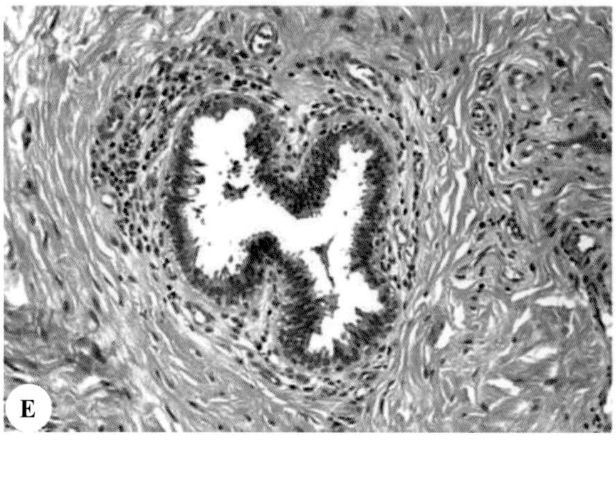

▲ 图 22-9 实性顶浆分泌性癌

肿瘤来自一名 16 岁男孩，并发生了腋窝淋巴结转移。A. 导管原位癌只显示轻微的分泌特征，右上角可见浸润性分泌性癌；B. 浸润性分泌性癌的实性区域含有顶浆分泌细胞质，形成不规则的内含稀薄分泌物的微腺腔；C. 癌细胞显示中度多形性和核分裂象；D. 浸润性的癌巢具有分泌性癌的典型特征，含有分泌物；E. 邻近未受累导管显示轻度男性乳腺发育

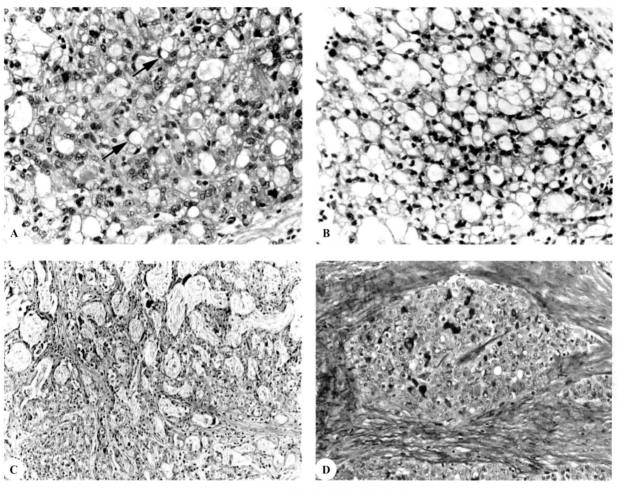

▲ 图 22–10　四例浸润性分泌性癌的分泌物质

A. 分泌物质的积聚使细胞质呈泡沫状。细胞质内大量分泌物聚集，形成印戒细胞（箭）。空腔中也有分泌物聚集。B. 细胞含有丰富的细胞质内分泌物。C. 大量的分泌物形成不寻常的黏液区域。D. 分泌物的 PAS 染色显示不被淀粉酶消化的红色

【细胞学】

　　分泌性癌的细针穿刺标本涂片通常细胞丰富，包含由形态一致的细胞形成的大的分支状具黏附性的片状、松散失黏附的细胞团和完整的单个细胞。背景通常干净，但可见到红细胞和细胞碎片[30, 82-84]或胶样物质[9]。大部分肿瘤细胞看起来均匀，只有轻微不典型性。含有 1～2 个圆形至卵圆形的核[65, 78, 82]，染色质不均匀，核仁大小不一，胞质丰富。细胞核偏位呈浆细胞样[85]。在大多数病例中，少部分细胞表现出更高级别的非典型性，如细胞核大、染色质深或浓聚。胞质边缘可出现磨损感。大小不等的分泌空泡占据胞质，可以形成印戒细胞[9, 78, 82, 84-86]。空泡有时包裹着大而圆、致密的小体，可能是浓缩的分泌物[83, 84, 87]。当空泡小时，胞质呈花边状或泡沫状[85]。细胞质除了含有分泌物质的液泡外，还含有胞质内腔[84]。这在超微结构观察中很明显[7, 77]。有时，在涂片的背景中也能看到分泌物质[78, 88]。

　　Shinagawa 等[75, 84]描述的"葡萄样簇状黏液球结构"，由少量位于中心位置的黏液样物质和被覆上皮组成，通常为 2～3 个上皮细胞，偶尔有更多细胞。该结构大小较一致，细胞含有卵圆形或新月形、温和的细胞核，以及具有圆形、锯齿状、半月形或不规则的黏液聚集。这些细胞未见核分裂象。单个的"单元结构"可能代表组织切片中明显的腺泡。Shinagawa 等[75]认为，类似一串葡萄及相关结构的存在，如葡萄样簇状黏液球结构，是分泌性癌最典型的特征，对于乳腺癌的细胞学鉴别诊断至关重要。另外三份报道也描述或说明了这些结构[6, 46, 56]。

在细胞学标本中区分分泌性癌和其他类型的乳腺癌通常不难。普通型导管癌、小叶癌和黏液癌中的空泡少且小，黏液癌中产生的黏液被姬姆萨染色成淡蓝色，与分泌性癌中粉红色的分泌物明显不同。如果需要鉴别富含脂质和糖原的癌，进行适当的染色可评估这些病变的可能性。分泌性癌的某些针吸标本所见较难与哺乳期或妊娠样改变的标本区别[89]，这些形态上的重叠使得在妊娠或哺乳期的分泌性癌的细胞学诊断比较困难。

【免疫组织化学】

从报道的可靠数据来看，在女性和男性的肿瘤之间，以及在儿童和成人之间，免疫组织化学染色结果均没有差异。有报道 α- 乳清蛋白呈强阳性。癌细胞表达 EMA 和 E-cadherin。除罕见的例外情况[23, 58, 90, 91]，均可表达 S-100（图 22-11A）。8 篇文献[11, 12, 18, 61, 64, 73, 90, 92] 报道癌细胞表达表皮生长因子受体（EGFR）。癌细胞还表达 1 种或多种细胞角蛋白。不同程度表达 CK8/18、CK5/6（图 22-11B）、CK14、CK7、34βE12、AE1、AE3 和混合性细胞角蛋白抗体。CEA 和 GCDFP-15 的染色不确定（图 22-11C）。一

项研究报道，9 例分泌性癌表达溶菌酶[93]，另一项研究中的 3 例也表达[23]。一篇文献报道 7 例患者中有 3 例 p63 核染色[63]，其余 4 例为胞质和分泌物染色；但另一项研究中，6 例均不表达 p63[90]。一组 15 例[11] 和另一组 7 例肿瘤[18] 均表达 mammaglobin。Osako 等[93] 注意到研究中的全部 9 例分泌性癌，都以"空泡状"的模式表达嗜酸性蛋白。文献报道，15 例肿瘤中有 13 例表达 vimentin[12, 38, 61, 90, 92, 94, 95]，以及 6 例肿瘤中有 5 例局灶表达 α-SMA[90]。一篇文献[63] 描述了少数病例表达 MDM2 和 p53，另一篇[55] 报道了 3 例表达淀粉酶、溶菌酶和 α$_1$- 抗胰蛋白酶，还有 1 例溶菌酶、α$_1$- 抗胰蛋白酶和 LeuM1阳性[26]。肿瘤还表达 MUC4[12, 96, 97]，一组 10 例肿瘤均表达 SOX10[12]。两项研究中共 5 例肿瘤表达 CD117[90, 97]。肿瘤不表达内分泌细胞和黑色素细胞分化的蛋白。

多数文献报道分泌性癌不表达 ER 和 PR，传统观点认为分泌性癌属于三阴性乳腺癌。罕见病例通过葡聚糖包裹活性炭饱和吸附法[21, 42, 50, 78, 83, 98] 或免疫组织化学方法[20, 23, 26, 39, 55, 70, 89, 93, 99, 100] 证实存在

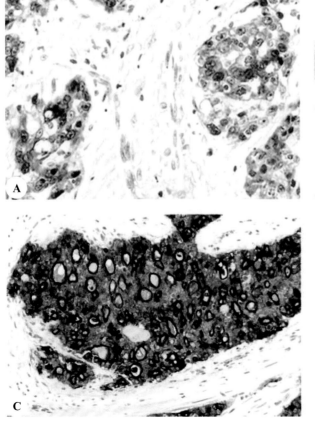

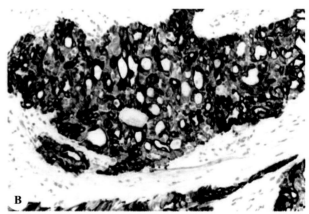

▲ 图 22-11　两例分泌性癌的免疫组织化学染色
A. 一例癌细胞 S-100 强阳性；B 和 C. 另一例癌细胞 CK5/6强阳性（B），多克隆 CEA 阳性（C）

这两个受体（图 22-12）。其他少数病例激素受体水平在临界值附近[18, 31, 59, 61, 69, 90, 101, 102]。有报道 3 例肿瘤不表达 AR[9, 10, 64]，但其他 3 例中的少数细胞却表达[103]。

分泌性癌通常不表达激素受体，这与 Jacob 等[4] 的研究结果相矛盾。在这组 246 例成年女性分泌性癌的研究中，64% 的病例表达 ER，44% 表达 PR。作者无法解释研究结果和其他文献报道差异的原因，但他们指出该研究是第一个基于人群的激素受体数据报道。因此，需要进一步的研究来确定典型的分泌性癌的激素受体表达情况。目前看来，应谨慎地考虑到分泌性癌偶尔会表达 ER 或 PR，不能因此排除分泌性癌的诊断。

分泌性癌很少显示 HER2 扩增或 HER2 过表达。在报道的近 150 例中，只有 2 例显示 HER2 过表达[4, 39]，1 例显示 2+ 染色[39]。

在一项研究中，Ki67 染色指数为 < 1%～34%，平均值为 11.4%[39]；在另一项研究中[11]，15 例的数值为 2%～10%，平均为 6%。另外 8 篇文献也报道了类似的数值[9, 26, 31, 55, 73, 93, 102, 104]，但致命性高级别分泌性癌的 Ki67 指数达到 50%[69]。流式细胞术检测肿瘤为低 S 期细胞比例（S-phase fraction，SPF）的二倍体或近二倍体[78, 89, 98, 105-107]。

【遗传学检查】

1. 染色体异常

少数研究探讨了分泌性癌的遗传学异常。有报道[80] 一例分泌性癌中有 22 号染色体的单倍体异常，但没有其他类似报道。Diallo 等[39] 使用比较基因组杂交技术检测了 8 例分泌性癌，发现其遗传学

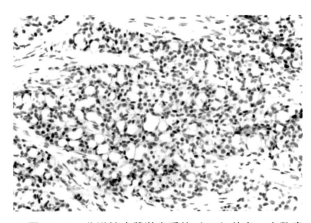

▲ 图 22-12 分泌性癌雌激素受体（ER）染色，少数癌细胞胞核 ER 阳性

改变比普通型浸润性导管癌少。使用同样的方法，Lambros 等[64] 仅检测到少数遗传学改变，并得出结论，分泌性癌具有"单纯型"基因组图谱。另两项研究[18, 69] 得出了同样的结论。

Maitra 和 Tavassoli[59] 对 10 例分泌性癌和 20 例普通型导管癌进行了遗传学检测。两组癌在小片段缺失指数、等位基因缺失指数或微卫星改变频率上没有差异，但在 17p13（p53 基因的位点）杂合性丢失（loss of heterozygosity，LOH）的频率上却有差异。研究人员在分泌性癌中没有发现 LOH，但是他们在 47% 的典型浸润性导管癌中发现了 LOH。所研究的其他 12 个区域在 LOH 频率上没有差异。10 例分泌性癌中有 1 例 p53 基因发生了突变。这一频率低于普通型浸润性导管癌中报道的 25%～40% 的 p53 基因突变率。

3 例分泌性癌的外显子测序和蛋白质组学分析显示，与典型的基底样三阴性乳腺癌（分泌性癌常被归入此类）相比，其分子基因组学和蛋白质组学有显著不同[103]。分泌性癌的基因组突变和蛋白质表达类似于激素受体阳性的乳腺癌。

2. *ETV6-NTRK3* 基因融合

1997 年发表的文献摘要指出，应用 FISH 技术在分泌性癌中发现了 16 号、8 号、12 号和 15 号染色体改变[108]。在一名 6 岁女孩的肿瘤细胞遗传学研究中发现了染色体 12p 和 15q 相互易位，对此作者表示，"我们不能就此得出结论"[58]。这些观察结果预示了 Tognon 等的研究[109]，其在分泌性癌中发现了 *ETV6-NTRK3* 基因融合，该基因已在先天性纤维肉瘤、先天性中胚层肾瘤（细胞型）中检测到。*ETV6* 基因位于 12 号染色体上，编码在正常乳腺上皮细胞中表达的 E26 转化特异性转录因子；*NTRK3* 基因位于 15 号染色体上，编码膜受体酪氨酸激酶。这 2 个基因融合产生酪氨酸激酶蛋白嵌合体，其对纤维母细胞和乳腺导管上皮细胞有强大的转化活性（图 22-13）。利用 FISH、逆转录聚合酶链反应（RT-PCR）产物测序和免疫沉淀，Tognon 等[109] 在 92%（12/13）的分泌性癌和仅 2%（1/50）的浸润性导管癌中发现了该原癌蛋白。仅有 1 例具有该融合基因的普通型浸润性癌中含有分泌性癌特征的区域。对其他分泌性癌和普通型乳腺癌的检测证实了该融合基因在大多数分泌性癌中均存在[110]，而在普通型乳

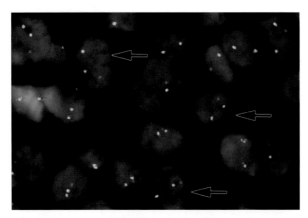

▲ 图 22-13　分泌性癌中 *NTRK3* 基因的 **FISH** 检测

"分离"探针中，*NTRK3* 基因的 3′ 端被标记为红色探针，5′ 端被标记为绿色探针。并排信号（红／绿）和重叠信号（黄）表示完整的基因，而分离的红和绿信号表示断裂的基因。箭指向 3 个核，每个核有一个完整的基因和一个断裂的基因（图片由 Dr. A. John Iafrate 和 Ms Clarice Bo-Moon Chang 提供）

腺癌和其他几种具有类似于分泌性癌特征的病变中均不存在[93]。在一例特殊病例中，分泌性癌细胞中含有融合基因的重复[64]。

在一项研究中，使用识别 TRK 蛋白 C- 端附近保守序列的单克隆抗体（EPR17341）进行免疫组织化学染色，发现 24 例乳腺分泌性癌中有 23 例阳性[111]。大多数病例表现为弥漫的核阳性，1 例仅局部阳性，1 例仅含有少量癌细胞的病例完全未着色。

【治疗】

局部切除是儿童分泌性癌的首选治疗[21]。在对青春期前女孩进行手术时，外科医生应该尽量保留乳腺芽，以免影响腺体发育。除非临床有特殊情况，对于大多数产后女性，常规切除术已足够。由于男性乳腺较小，在任何年龄段行手术切除几乎等同于乳房切除术。前哨淋巴结定位通常用于腋窝淋巴结的取样。

月经初潮前期或青春期患者接受放疗可能会抑制正常乳腺发育，并增加治疗后乳腺新发癌的风险，因此该年龄组的患者几乎从未接受过放疗。成人手术切除后是否能从辅助放疗中获益还有待确定。SEER 数据库研究队列显示，虽然术后放疗的使用率增加，但由于病例数仍然较少，无法进行有意义的分析。一项研究中[5]，14 例切除后未接受放疗的患者中只有 1 例死于乳腺癌（病因特异性生存率为 92.9%），而所有 25 例接受切除和放疗的患者

均存活（病因特异性生存率为 100%）。

由于很少有患者接受全身辅助化疗，并且使用了多种治疗方案[11, 17, 25, 35, 36, 38, 91, 99, 104, 107, 112–114]，因此无法判断该治疗在儿童或成人中的疗效。

最近开发的口服广谱 Trk 抑制药拉罗替尼（LOXO-101）可能对晚期患者有效。Shukla 等[115]报道了一名 14 岁女孩对这种药物的反应。她患有胸壁复发性肿块和对几种标准化疗药物都无效的播散性疾病。作者在报道中指出，左胸肿块显著且迅速缩小……，经过 2 个月的治疗后几乎完全消失；肺转移灶也几乎完全消失。

关于放疗和化疗对复发或转移分泌性癌的疗效尚无定论[33, 112, 113]。

【预后】

分泌性癌多数呈惰性的临床病程，预后很好。一项使用 SEER 数据库的研究显示，10 年病因特异性生存率为 91.4%[5]。美国国家癌症数据库[4] 的数据显示，分泌性癌较普通型乳腺癌预后好。报道中大多数接受乳房切除术的患者无病生存，仅少数出现复发。例如，一名 4 岁女孩行乳房切除术术后 8 个月在手术瘢痕处局部复发[60]；一名 27 岁女性在乳房改良根治术术后 8 年出现胸壁残余乳腺组织复发[105]；一名 52 岁男性乳房改良根治术术后 18 个月在手术部位出现 2 个结节，腋窝出现 3 个结节[113]。大多数只接受单纯切除术的患者在长达 15 年的随访期间也获得无病生存[1, 15, 16, 106, 116, 117]，但有部分病例复发[1, 2, 13, 16, 21, 33, 36, 54, 8, 79, 94, 115, 118, 119]。

在两个几乎全部为女性患者大数据库中，大约 1/3 的患者就诊时腋窝淋巴结有转移[4, 5]。已发表病例中转移率为 28%，而男性患者转移率是该值的 2 倍多（60%）。儿童和成人淋巴结转移率相似（33%），未发现明显性别差异（男、女分别为 38% 和 32%），但儿童病例数很少（25 名女孩和 16 名男孩）。

转移淋巴结通常少于 4 个（图 22-14），但也有例外。例如，一名 20 岁有着 12.5cm 大小癌灶的男性[37] 和一名 61 岁有着 8cm 蕈伞状肿瘤的女性[35]，他们的腋下淋巴结融合成片。一名 17 岁男性的分泌性癌局部复发且有 10 个腋窝淋巴结转移[36]。一名 19 岁男性因为 2cm 的癌灶行乳房切除术，术后 4 个月发现 19 个腋窝淋巴结中有 5 个有转移[99]。

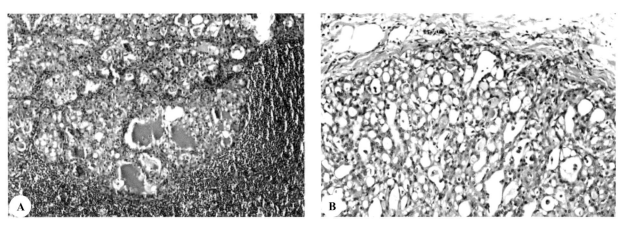

▲ 图 22-14　转移性分泌性癌

淋巴结转移癌（A）表现出与乳腺原发性分泌性癌（B）相同的特征

据报道腋窝淋巴结转移可在初始治疗后长达 10 年才出现[114]。并且，淋巴结转移可能预示着全身转移[16, 35]。

复发通常出现在诊断后几个月至几年内，而且只累及局部，但更长时间后复发和全身转移已有报道。Tixier 等[13] 描述了一名 31 岁女性在原发肿块切除 17 年后出现分泌性癌的局部复发。Oberman 和 Stephens[2] 报道了一名 25 岁女性行乳房切除术 17 年后在手术瘢痕处复发。在共计 181 例女性和 30 例男性的病例报道和小宗研究中，发现 9 例女性[16, 30, 32, 48, 69, 95, 112, 120, 121] 和 4 例男性[32, 33, 37, 113] 在初始治疗后发生全身转移。Hoda 等[32] 总结了病例的临床病理特点。转移出现在手术后的 2.5～240 个月[33, 120]。平均间隔 61.1 个月，平均随访 57.3 个月。另外 2 名女性表现为全身转移[35, 62]。肝、肺和骨是最常见的转移部位，其他器官包括肾、胰腺、皮肤和胸膜。

大多数分泌性癌患者不会因该肿瘤致死，但文献中报道了 8 例致死的病例[16, 30, 33, 37, 48, 69, 95, 112]。Krausz 等[33] 报道了一名 24 岁男性患者行乳房切除术和腋窝放疗 20 年后出现腋窝复发，之后 1 年内死于全身转移。相比之下，有 3 例患者[16, 69, 95] 肿瘤迅速扩散，并在 10～15 个月[16, , 95] 内死亡。

第23章　伴破骨细胞样巨细胞的乳腺癌
Mammary Carcinoma with Osteoclast-Like Giant Cells

Frederick C. Koerner　著

唐雪峰　译　　郭双平　薛德彬　校

良性破骨细胞样巨细胞存在于多种类型的乳腺癌中，由于存在破骨细胞样巨细胞，将这些癌定义为伴破骨细胞样巨细胞的乳腺癌（mammary carcinoma with osteoclast-like giant cells）。自 1979 年报道首例以来[1]，至目前为止，已经报道了近 200 例。但破骨细胞样巨细胞的意义尚未明确，它可能是一种与癌的形态特征无关的现象，也可能是肿瘤的一种潜在生物学特性的表现，代表一组具有独特的发病机制或临床特征的乳腺癌。分子遗传学研究结果支持前一种观点[2]。在 WHO 乳腺肿瘤分类第 5 版中，认为这些肿瘤是呈现"特殊形态学模式"的一种非特殊类型浸润性乳腺癌[3]。尽管如此，最好继续将这些肿瘤归类为伴破骨细胞样巨细胞的乳腺癌，而不是根据背景中乳腺癌的属性归类。将伴破骨细胞样巨细胞的乳腺癌单独命名，有助于研究人员收集病例进行进一步研究。例如，遗传学分析可能揭示导致这种罕见组织学表现的分子改变。

【临床表现】

目前，尚无伴破骨细胞样巨细胞的乳腺癌发病率的报道。根据报道的少量病例估计，发病率为 0.5%～1%[4, 5]。患者的发病年龄为 27—88 岁[6, 7]。Cai 等[8] 列出了 1931—2004 年 45 例患者的临床资料，平均年龄 49 岁。在最大样本量的报道中，患者平均年龄为 43.8 岁[9]。29 例伴破骨细胞样巨细胞的化生性癌患者的平均年龄为 56 岁[10]。

除一例以外[9]，伴破骨细胞样巨细胞的乳腺癌的所有患者均为女性。大多数发生于乳腺外上象限，但乳腺所有区域，包括乳晕下组织及腋尾均可发生，双侧乳腺的发病率相等。一例患者乳腺内下象限有 3 个分界明显的肿物[11]，另一例患者除了在乳腺外上象限有 1 个 3.5cm 的肿物外，在外下象限还有一个较小的结节，作者将这两种情况都认为是乳腺内转移[12]。2 例患者的肿瘤由几个紧密相连的结节组成，形成一个孤立的多结节肿物[7, 13]。作者描述，多灶性病变由直径 0.2～2.2cm 的小结节组成，分布在半径 3cm 的范围内[7]。双侧乳腺原发性伴破骨细胞样巨细胞的癌罕见[9, 14]。

患者通常自己触及明显肿物，少数通过乳腺 X 线检查[6, 11, 15-17] 或常规体检发现[18]。3 例患者有疼痛或压痛[10, 19]，但大多数并无症状[12, 20-22]，3 例患者的肿块大小随月经周期而变化[4, 7]，还可出现乳头分泌物及内陷等相关症状[7, 9, 10]。典型症状时间为一周至几个月，但有 3 例患者在就医前 2～3 年就已发现有肿物[7, 23, 24]。在一项研究中，对 3 例患者 1 年、2 年、6 年前的乳腺 X 线检查结果进行复查，发现肿物位置无变化[5]。2 例是分别于 8 个月前[25] 及 5 年前[23] 切除后复发的肿瘤。

大多数肿块边界清楚，质地较硬，活动度尚可，但也有例外。例如，Iacocca 和 Maia[14] 报道的一例"左侧乳腺内侧增厚，导致左右不对称"，3 例发生于深部组织或皮肤[10, 26]。相应的皮肤改变包括炎症、皱缩、变色、固定和橘皮样外观[10, 26]。1 例发生于腋尾部的肿瘤呈红色[7]。

【影像学检查】

乳腺 X 线检查和超声检查常显示边界清楚的肿块[5, 18, 19, 21, 27-29]。肿瘤边界清楚，常提示良性，如囊肿或纤维腺瘤[5, 21, 30]，或界限清楚的浸润性癌，如髓样癌（medullary carcinoma）[5]。两篇文献中报道肿物呈分叶状[12, 29]；一例显示局灶结构紊乱[15]；部分病例表现为有毛刺、不规则或边界不清的肿物[5, 11, 12, 25, 31]。一例超声检查发现 3 个边缘不规则、内部回声不均匀的复杂肿块[11]，另一例的超声表现类似于叶状肿瘤[12]。超声检查可表现为边缘成角的血管丰富的肿块[17]。一例肿瘤的 MRI 显示"肿瘤边缘血管丰富[19]。"另一例 T_1 加权像中信号强度低于周围乳腺，肿块内早期线性强化，以及使用比对剂增强脂肪抑制成像的低信号强度[27]。

除了极少数病例外[17]，大多数情况不见钙化。通过使用"专门针对性乳腺 X 线检查发现"，仅一例在乳腺 X 线检查中出现不均匀钙化、分散的高密度区域；但组织学观察并未发现钙化，作者解释为大量含铁血黄素沉积所致[27]。

【大体病理】

肿瘤大小为 0.4～10.9cm[6, 14]。Cai 等[8] 报道肿瘤的平均大小为 4cm，但他们的 45 例中有 33 例是在 1990 年之前的病例。2005—2013 年报道的 43 例肿瘤平均大小为 1.7cm[9]。

肿瘤具有独特的大体表现，呈深棕色或红棕色，圆形，略高于周围组织，与周围组织分界清楚（图 23-1）[15]。深红棕色可能提示含大量色素的转移性恶性黑色素瘤，但伴破骨细胞样巨细胞的癌的颜色往往是棕色而不是黑色。Holland 和 van Haelst[5] 在文章中写道，5 例病例大体均为具有特征性的深棕色、边界清楚、规则的圆形肿物，其中 4 例诊断为伴破骨细胞样巨细胞的乳腺癌。根据他们的经验，乳腺肿瘤中唯一具有相似大体特征的是转移性恶性黑色素瘤。但是，红棕色外观和清楚的边界并无特异性。大体检查并不能区分某些实性乳头状癌、界限清楚的缺乏巨细胞的非髓样癌和伴破骨细胞样巨细胞的癌（图 23-2）。

其大体特征常与乳腺癌的经典特征有差别。一些癌的大体以灰色、白色、黄白色及粉红色为主[5, 10, 19, 30, 32]。体视显微镜下发现，肿瘤呈灰色，间质红棕色，这是由于肿瘤富含充血血管和含铁血黄素[23]，间质细胞的密度和分布决定颜色的变化。Boccato 等[33] 报道，肿瘤内有含黄色黏液的囊肿。Douglas-Jones 等报道[34]，肿瘤一侧有 1cm 的

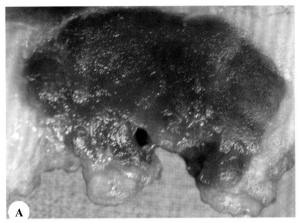

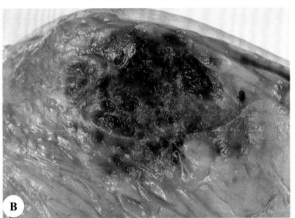

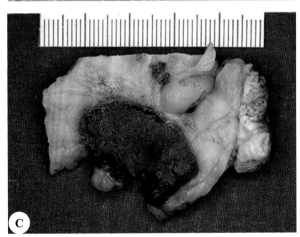

▲ 图 23-1　两例伴破骨细胞样巨细胞的乳腺癌的大体表现

A 和 B. 这两例典型肿瘤呈边界清楚的棕色或红棕色肿物；C. A 所示肿瘤经福尔马林固定后仍为深棕色

囊肿。另一例为部分囊性[35]。肿瘤的边缘不规则或边界不清[5, 8, 10, 23, 26, 36, 37]。坏死不常见，但也有几例发生中心坏死和囊性变[10]。

【镜下病理】

伴破骨细胞样巨细胞的乳腺癌有几种主要的生长模式。大多数是普通型浸润性导管癌（图 23-3），

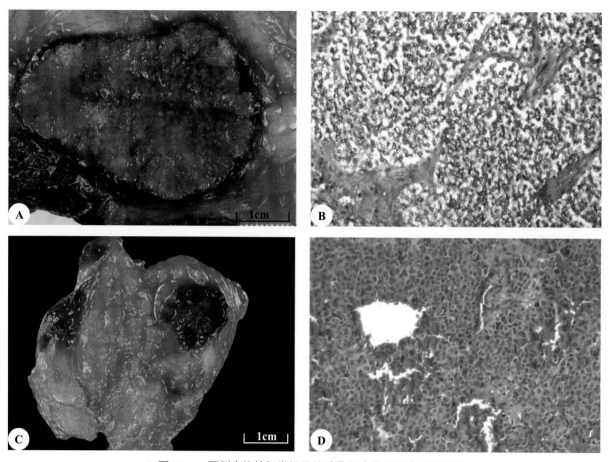

▲ 图 23-2　两例大体特征类似于伴破骨细胞样巨细胞的乳腺癌
A 和 B. 这例界限清楚、隆起的低分化乳腺癌，由于出血形成了红色边界和斑驳的颜色。肿瘤缺乏破骨细胞样巨细胞。
C 和 D. 具有内分泌特征的实性乳头状癌伴出血，表现为边界清楚的暗红色肿物

可能含有少量特殊乳腺癌成分。Zhou 等 [9] 总结了文献中 112 例伴破骨细胞样巨细胞的乳腺癌的类型，筛状癌（图 23-4）比浸润性导管癌常见 [6, 9, 38]，化生性癌也较常见 [1, 7, 9, 10, 19, 20, 33, 39]。少见的生长模式包括高分化癌或小管癌 [7, 40]（图 23-5）、小叶癌 [1, 14, 21, 30, 41, 42]（图 23-6）、鳞状细胞癌 [43, 44]、乳头状癌 [1]（图 23-7）、大汗腺癌（图 23-8）、黏液癌 [23]（图 23-9）、神经内分泌癌 [28, 45] 和单纯性微乳头状癌 [46]。罕见类似于结肠癌的腺样结构（图 23-10）或呈现间变特征（图 23-11），1 例为透明细胞癌。

　　导管原位癌（ductal carcinoma in situ，DCIS）常伴有浸润成分。导管原位癌具有典型结构，通常为筛状、实性或乳头状。导管原位癌可以范围很广，也可以是多灶性的 [47]。导管原位癌病灶中央的坏死可引起钙化 [17]。破骨细胞样巨细胞常与浸润性癌细胞（而不是非浸润性细胞）混合存在 [19]，导管

原位癌中可能无破骨细胞样巨细胞（图 23-11）。只有极少数不伴浸润成分的导管原位癌含有破骨细胞样巨细胞（图 23-12）[16]。

　　破骨细胞样巨细胞的直径为 20～180μm [36]。一项研究显示，破骨细胞样巨细胞为（8～105）/10HPF，平均 48/10HPF [9]。破骨细胞样巨细胞有丰富的细胞质，多个均匀分布且常位于中心的椭圆形细胞核，部分含有小的核仁。据报道，每个巨细胞有多达 40 个细胞核 [5]。巨细胞常位于癌的周边或间质中，也可见于腺腔内 [48]（图 23-7 和图 23-10）。

　　在大多数情况下，间质含有丰富的小血管。使用 CD31 免疫组织化学染色（Chalkley 法）评估 2 例乳腺癌的血管，数值分别为 9.6 和 10.7，几乎是普通型乳腺癌均值（5.67）的 2 倍 [19]。因反复出血，间质通常还含有渗出的红细胞和含铁血黄素（图 23-3、图 23-5 和图 23-6），还有细胞学特征与多核巨细胞相似的单核组织细胞，巨细胞吞噬红细

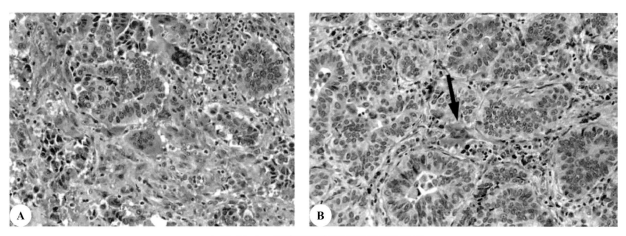

▲ 图 23-3　伴破骨细胞样巨细胞的乳腺癌

A. 散在的多核巨细胞与淋巴细胞、红细胞和间质细胞混合；B. 箭示一个多角形的破骨细胞样巨细胞，间质中有含铁血黄素、淋巴细胞和浆细胞

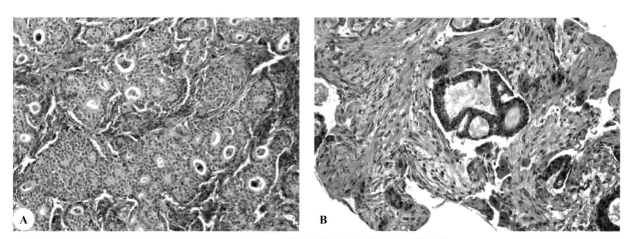

▲ 图 23-4　两例伴破骨细胞样巨细胞的乳腺筛状癌

A. 弥漫性间质出血和含铁血黄素沉积，遮盖了破骨细胞样巨细胞；B. 粗针穿刺活检标本显示破骨细胞样巨细胞和筛状癌

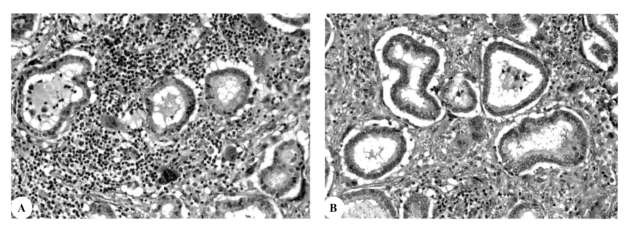

▲ 图 23-5　伴破骨细胞样巨细胞的高分化乳腺癌

肿瘤间质中含有大量淋巴细胞、红细胞和巨细胞

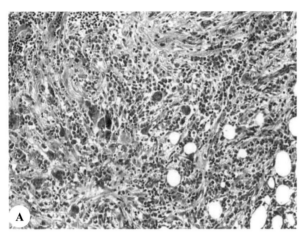

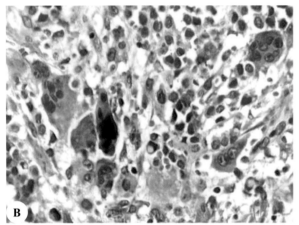

▲ 图 23-6　伴破骨细胞样巨细胞的浸润性小叶癌

A. 破骨细胞样巨细胞与癌细胞混合；B. 间质含有渗出的红细胞、印戒样癌细胞和破骨细胞样巨细胞

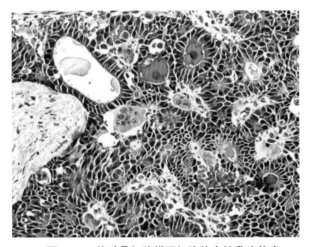

▲ 图 23-7　伴破骨细胞样巨细胞的实性乳头状癌

胞的现象不常见。光镜下，巨细胞中含有的含铁血黄素很少，间质通常有淋巴细胞浸润[23, 49]（图 23-3 和图 23-5）。在少见情况下，间质无出血，而是纤维母细胞增生和胶原化（图 23-13）。

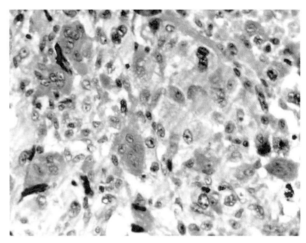

▲ 图 23-8　伴破骨细胞样巨细胞的大汗腺癌

癌细胞具有丰富的嗜酸性细胞质、大的细胞核和显著的核仁

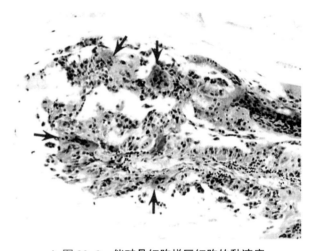

▲ 图 23-9　伴破骨细胞样巨细胞的黏液癌

巨细胞（箭）隐藏于黏液湖中的癌巢内

超微结构检查显示癌细胞具有上皮细胞的特征，如桥粒和腺腔面微绒毛。另外，破骨细胞样巨细胞与伴随的单核组织细胞相似[5, 7, 14, 21, 23, 26, 30, 31, 36, 37, 40, 48, 50-52]。

在转移灶中可以找到破骨细胞样巨细胞[1, 5, 7, 9, 14, 32, 53, 54]（图 23-14）。淋巴结内转移的癌细胞簇中也存在破骨细胞样巨细胞[5]（图 23-15），表明巨细胞可以转移至区域淋巴结和远处。转移灶内可见与破骨样巨细胞和癌细胞相关的红细胞外渗[14]。

【鉴别诊断】

鉴别诊断包括几种非肿瘤性病变[25]。髓系化生的巨核细胞聚集区域，可能被误认为破骨细胞样巨细胞。但髓系化生病灶中也含有许多不同成熟阶段

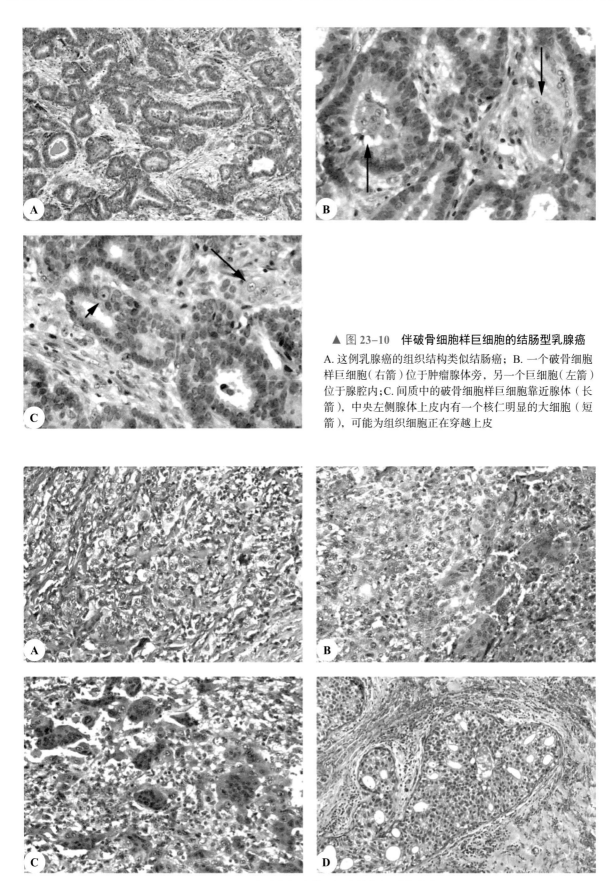

▲ 图 23-10　伴破骨细胞样巨细胞的结肠型乳腺癌

A. 这例乳腺癌的组织结构类似结肠癌；B. 一个破骨细胞样巨细胞（右箭）位于肿瘤腺体旁，另一个巨细胞（左箭）位于腺腔内；C. 间质中的破骨细胞样巨细胞靠近腺体（长箭），中央左侧腺体上皮内有一个核仁明显的大细胞（短箭），可能为组织细胞正在穿越上皮

▲ 图 23-11　伴破骨细胞样巨细胞的高级别乳腺癌

A. 这部分肿瘤没有明显的巨细胞；B. 这个区域的破骨细胞样巨细胞与癌细胞难以区分；C. 大量破骨细胞样巨细胞掩盖癌细胞；D. 伴随的导管原位癌缺乏破骨细胞样巨细胞

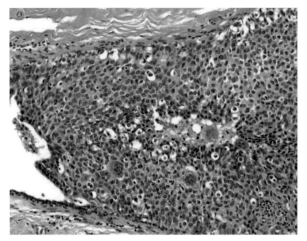

▲ 图 23-12　伴破骨细胞样巨细胞的导管原位癌

的造血细胞，而伴破骨细胞样巨细胞的乳腺癌没有造血细胞。肉芽肿性病变，如结节病和肿瘤导致的炎症反应，也可能含有巨细胞，这些情况下的巨细胞与破骨细胞样巨细胞不同（图 23-16）；此外，在伴破骨细胞样巨细胞的乳腺癌中，未见肉芽肿性炎症。非特殊的多核间质巨细胞偶见于许多相关病变中，但这种细胞缺乏破骨细胞样巨细胞相对丰富的细胞质（图 23-17）。

【细胞学】

细针穿刺活检标本涂片，可提示伴破骨细胞样巨细胞的乳腺癌的诊断。事实上，细针穿刺活

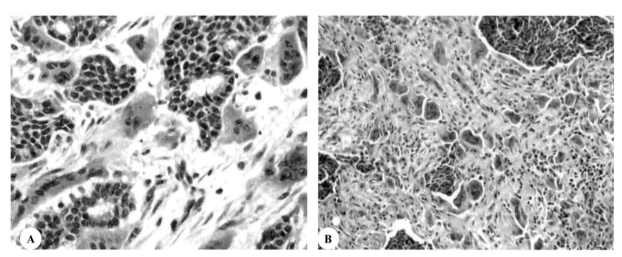

▲ 图 23-13　两例伴破骨细胞样巨细胞的乳腺癌的少见间质表现
A. 间质缺乏红细胞和含铁血黄素；B. 少见的间质纤维化，淋巴浆细胞浸润，无出血和含铁血黄素沉积

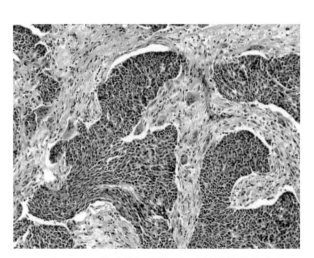

▲ 图 23-14　伴破骨细胞样巨细胞的转移性乳腺癌

肝转移灶的间质中存在破骨细胞样巨细胞

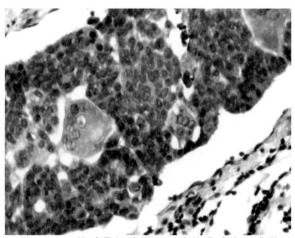

▲ 图 23-15　伴破骨细胞样巨细胞的乳腺癌形成淋巴管癌栓

伴巨细胞的癌位于扩张的淋巴管内

检标本涂片可能比组织切片更容易发现巨细胞[6]。Ohashi 等[55] 报道的 2005 年之前发表的 16 项细胞学研究印证了以上观点，其他几篇文献提供了更多的数据[6, 21, 28, 33, 35, 49, 56]。涂片显示穿刺细胞液含有癌细胞和多核巨细胞，位于血液、含铁血黄素的巨噬细胞、炎症细胞和间质碎片的背景中。细胞团从中等至大，轮廓不规则，形成三维立体结构。上皮细胞大小较一致，细胞核小而圆，染色质细腻，核仁不明显，细胞边界清楚。还可以观察到散在的、完整的单个癌细胞，表现为细胞核增大、深染、染色质粗颗粒，可见小核仁和较高的核质比。在 1 例具有神经内分泌特征的癌中[28]，大部分肿瘤细胞呈浆细胞样，且含有分泌空泡，有的呈嗜酸性，并可

见真正的印戒细胞。小而分散的印戒样肿瘤细胞和混合巨细胞的出现（图 23-18）提示浸润性小叶癌（invasive lobular carcinoma，ILC）的诊断。

破骨细胞样巨细胞的数量不等。据报道，巨细胞的密度高达 20/10HPF[13]。巨细胞的直径为 20～70μm[56]。它们往往位于肿瘤细胞之间，也可以分布在肿瘤细胞周围。破骨细胞样巨细胞呈圆形、椭圆形或形状不规则。胞质丰富，具有分支状突起；细胞核位于细胞中央，形态规则，呈圆形或椭圆形，大小约为小淋巴细胞核的 3 倍，染色质呈颗粒状，核仁小而显著。每个细胞的细胞核数量为 2～70 个或更多[13, 48]。穿刺液中常含有少量单核细胞或双核细胞，其特征与巨细胞相似。在细针穿刺活检标本中很难区分破骨细胞样巨细胞和多核瘤巨细胞[34, 50]。当癌细胞形态温和，巨细胞数量又少时，易被误诊为纤维腺瘤等良性病变[13, 49]。

【免疫组织化学】

癌细胞的免疫组织化学特征取决于乳腺癌的类型。癌细胞表达 EMA[14, 21, 30, 37, 51, 57] 和几种细胞角蛋白（CK7、AE1/AE3、CAM5.2）[11, 14, 21, 30, 51, 56, 57]（图 23-19A）。有报道称肿瘤细胞不表达 S-100[12, 14, 21, 30, 40, 52]，但也有报道称，5 例肿瘤中有 3 例表达 S-100[54]。CEA 染色结果不一致[14, 21, 23, 30, 40, 49]。只有个案报道了上皮细胞、内分泌细胞和间质细胞的染色结果[11, 12, 19, 21, 37, 39, 40, 45, 52]。

大多数肿瘤表达 ER 和 PR。在一组 43 例肿瘤中[9]，所有肿瘤均为腔面型［ER（＋）和（或）PR

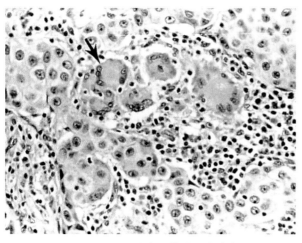

▲ 图 23-16　伴有肉芽肿的乳腺癌
朗汉斯巨细胞（箭）和淋巴细胞浸润的模式不同于伴破骨细胞样巨细胞的乳腺癌。图中没有本病特征性的上皮样肉芽肿

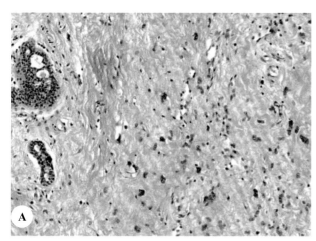
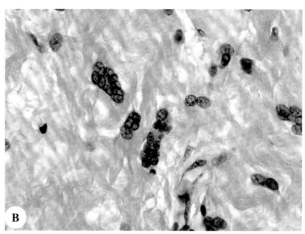

▲ 图 23-17　多核间质巨细胞
A. 这些巨细胞分布于非特化性间质中，不伴有上皮细胞；B. 细胞核重叠、细胞质稀少是多核间质巨细胞的特征

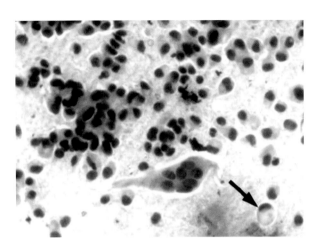

▲ 图 23-18　伴破骨细胞样巨细胞的乳腺癌的细胞学特点
细针穿刺活检涂片显示浸润性小叶癌和破骨细胞样巨细胞。注意右下角的印戒样癌细胞（箭）

（+）], 一些病例高表达 PR[5, 7, 12, 58]。在 66 例病例中，癌组织均无 HER2 过表达[9, 11, 12, 14, 15, 17, 19, 28, 29, 39, 49, 59-61]。Ki67 标记指数为 2%～40%，其中 1 例 DNA 倍体指数为 1%，S 期指数为 2.6[18]。

　　免疫组织化学显示，巨细胞不表达上皮标志物（图 23-19A），说明巨细胞起源于间质。破骨细胞样巨细胞中没有Ⅷ因子和 Ulex 活性，说明不是内皮细胞起源[14, 21, 23, 37, 52]。细胞中还含有 α_1- 抗胰蛋白酶、CD68[4, 11, 14, 15, 19, 24, 25, 28, 30, 39, 46, 56, 57, 60, 62]、溶菌酶、白细胞共同抗原（在部分病例中出现[14, 21, 24, 28, 51]而不是全部[30, 52]）和在组织细胞中发现的其他几种蛋白，证明破骨细胞样巨细胞起源于组织细胞（图 23-19B 和 C）。此外，酸性磷酸酶的存在[7, 22, 40, 63]，特别是抗酒石酸酸性磷酸酶[19, 57]、基质金属蛋白酶 -9[19, 61] 和组织蛋白酶 K[19, 61] 活性的存在，表明巨细胞具有破骨细胞的特征[63]。Ohashi 等[61] 根据 CD86 和 CD163 的染色结果，认为破骨细胞样巨细胞表现为 M2 巨噬细胞表型。

　　2 例肿瘤中的巨细胞不表达 HLA-DR[19]。低表达 Ki67[25]，表明增殖活性低。

【治疗和预后】

　　治疗普遍采用乳房切除术和腋窝清扫，但最近开始保乳手术加放疗[9]。少数病例有腋窝淋巴结转移，

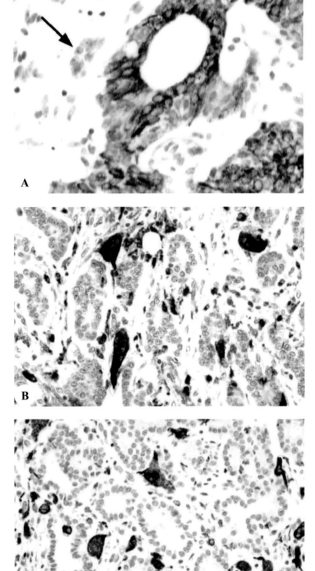

▲ 图 23-19　伴破骨细胞样巨细胞的乳腺癌免疫组织化学染色
A. 癌细胞 AE1/AE3 阳性，但破骨细胞样巨细胞（箭）阴性；B 和 C. 破骨细胞样巨细胞 CD68（B）和 PGM1（磷酸甘油酸变位酶 1）（C）阳性

一组 38 例患者中有 5 例发生了腋窝淋巴结转移[9]。也可转移至肺、眼、肝、头皮、骨骼和其他器官[1, 7, 9, 32]。少数患者出现局部复发[5, 7]。据报道，近 2/3 患者预后较好，但随访时间很少超过 5 年[7, 9, 12, 40]。

第 24 章　囊性高分泌性癌与囊性高分泌性增生

Cystic Hypersecretory Carcinoma and Cystic Hypersecretory Hyperplasia

Syed A. Hoda　**著**

唐雪峰　**译**　　郭双平　薛德彬　**校**

囊性高分泌性癌（cystic hypersecretory carcinoma，CHC）最早是在 20 世纪 80 年代由 Rosen 等首次报道[1, 2]，因其具有不同寻常的病理特征而被单独描述。根据 2019 年发表的文献，仅有 20 例囊性高分泌性癌报道[3]。这种罕见的导管内和浸润性癌并未被 WHO 最新版乳腺肿瘤分类收录[4]。报道的大多数囊性高分泌性癌为非浸润性。一种与囊性高分泌性癌相关的良性增生性病变称为囊性高分泌性增生（cystic hypersecretory hyperplasia，CHH）[2]。

【临床表现】

因为罕见或错误分类为良性病变或其他类型导管原位癌（ductal carcinoma in situ，DCIS），导致囊性高分泌性癌的发病率数据有限。囊性高分泌性癌的发病年龄与乳腺癌总体上相似[5]，最小年龄 34 岁，最大年龄 79 岁[2]。最大宗报道称，平均年龄为 56 岁（范围：34—79 岁）[2]。所有患者都是女性，包括 1 名 40 岁的非洲裔美国人[6]。尚无家族遗传改变或综合征与囊性高分泌性癌相关的报道，也无口服避孕药或激素替代疗法的相关报道。

主要症状通常是可触及肿块。乳头溢液少见，但可能出现乳头溢血[7]。1 例 48 岁女性患者，有浆液性乳头溢液和囊性肿块的病史，确诊为囊性高分泌性导管原位癌合并乳头 Paget 病[8]。

【影像学检查】

在已报道的囊性高分泌性癌病例中，影像学表现各异。一例伴发浸润性癌的病例并未发现明确的肿块，而是发现一个直径为 10cm 的高密度梁状区域，与触诊到的区域相吻合[6]。另一例伴发浸润性癌的病例，表现为多个大小不等的无定形、圆形或以钙化为中心的透亮的毛刺状肿块[9]，类似的钙化也出现在另一例直径为 2.5cm 的囊性高分泌性导管原位癌[9]。还有一例 50 岁患者，乳腺 X 线检查显示"巨大钙化灶"[10]。囊性高分泌性导管原位癌特征表现为不均匀致密的乳腺组织，密度无明显异常增高或微钙化，超声检查显示多个小聚集、无回声、透射性好的小囊肿[11]。

一例囊性高分泌性导管原位癌患者，超声检查发现了成分复杂的囊实性包块，囊性成分逐渐减少，但包块逐渐增大，最终手术切除[12]。仅依赖超声检查可能会误诊为良性病变[11]。另有两例浸润性囊性高分泌性癌患者，乳腺 X 线检查发现毛刺状肿块伴钙化[13]。目前没有关于磁共振成像特点的报道。

【大体病理】

肿瘤直径为 1～10cm，棕黄或灰白，质稍硬，边界不清。囊性高分泌性癌的大体特征是有大量囊肿（图 24-1）。囊肿几乎均是背靠背排列，壁薄，颜色反映了囊肿内容物，大小不一，最大可达 1.5cm，

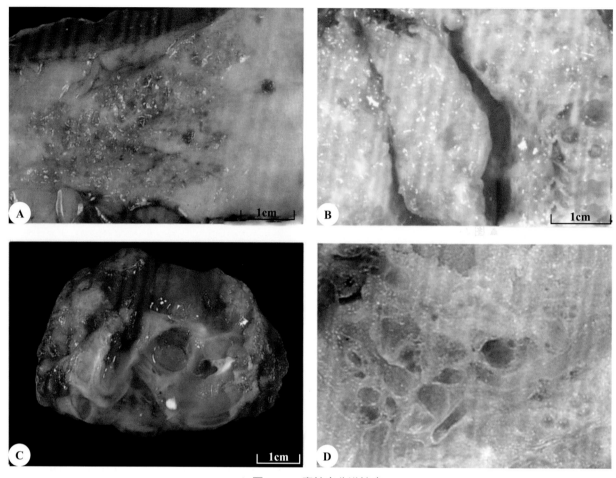

▲ 图 24-1　囊性高分泌性癌

A. 这例是一个分离的肿块，边界不清，可见较多囊肿；B. 囊肿内充满类似甲状腺胶质的棕色分泌物；C. 部分囊肿直径大于 1.0cm；D. 固定标本的切面可见较多囊肿

切面呈黏稠的、胶样、黏液或类似甲状腺胶质[14]。

虽然，囊性高分泌性病变具有独特的大体特征，但肉眼检查不能区分囊性高分泌性导管原位癌和囊性高分泌性增生。伴囊性高分泌性癌的浸润性癌通常有明显的实性肿块。

【镜下病理】

显微镜下，囊性高分泌性病变呈囊性结构，囊内含有嗜酸性分泌物，类似于甲状腺滤泡（图 24-2）。分泌物呈均质状，通常不含细胞，可收缩，形成光滑的或扇贝形的边缘，也可形成平行的线状裂缝（类似于常见的百叶窗），也可以出现大小不等的空泡（图 24-3）。分泌物中有时可见组织细胞（图 24-4）。囊性高分泌性癌和囊性高分泌性增生的囊内分泌物无明显差异。如果囊肿破裂会导致囊内容物外溢，刺激淋巴细胞和组织细胞，引起剧烈炎症反应。

反常的是，在囊性高分泌性增生中，坏死和钙化比在囊性高分泌性导管原位癌中更常见。既往报道的一些囊性高分泌性导管原位癌可能是误诊，或者钙化在与癌相关的另一种病变内。

1. 导管内囊性高分泌性癌（囊性高分泌性导管原位癌）

在导管内囊性高分泌性癌（intraductal cystic hypersecretory carcinoma）/ 囊性高分泌性导管原位癌中，受累的囊肿上皮和导管上皮类似于常见的微乳头状导管原位癌（图 24-5）。导管上皮具有形态学谱系，包括短小的上皮簇至可能延伸到整个导管腔的复杂分支状结构（图 24-6）。然而，在微乳头状导管原位癌中常见的罗马拱桥状结构并不常见，有时也可出现实性导管原位癌（图 24-6）。发生导管原位癌的导管内也可无特征性的胶样分泌物。

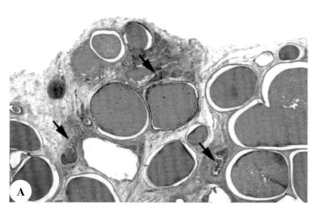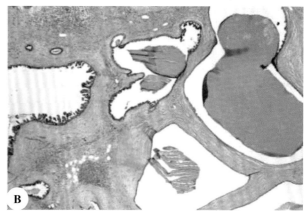

▲ 图 24-2　在囊性高分泌性改变的背景中，可见囊性高分泌性导管原位癌

A. 图中大部分病变由囊肿组成，内衬扁平上皮，以囊性高分泌性改变为特征。分泌物很像甲状腺胶质。少数导管内可见微乳头状导管原位癌（箭）。B. 左侧为微乳头状导管原位癌

细胞学方面，囊性高分泌性导管原位癌细胞核深染，排列拥挤、重叠，胞质稀少。一篇文献报道了 10 例囊性高分泌性导管原位癌[15]，其中 50%为中级别核，另外 50% 为高级别核，肿瘤大小为 0.2～2.7cm，可见核内包涵体和核沟。高级别病变的核分裂活跃。囊性高分泌性导管原位癌通常没有细胞质内分泌物；然而，不规则的细胞边界和顶端胞质突起符合某种程度的分泌活性。在一项报道中，60%（6/10）的病例出现钙化[15]。

2. 囊性高分泌性改变与囊性高分泌性增生

囊性高分泌性病变中，许多囊肿内衬不显著的扁平细胞或单层立方至柱状的细胞（图 24-3 和图 24-4）。如果上皮仅有这种改变，称为囊性高分泌性改变（cystic hypersecretory change）。一般来说，这类病变的细胞具有均匀一致的、形态温和的细胞核。

在囊性高分泌性增生中，细胞呈柱状，胞质顶端常有空泡，但无细胞异型性。囊性高分泌性增生和囊性高分泌性改变常混合存在[2]（图 24-3）。在囊性高分泌增生的基础上，可出现非典型特征，包括上皮细胞拥挤、罕见的核分裂象、核深染和显著核仁。囊性高分泌性增生出现上皮细胞拥挤提示非典型增生（图 24-7）。

与囊性高分泌性增生和囊性高分泌性癌相邻的乳腺小叶常呈现高分泌性改变，腔内分泌物积聚（图 24-8）。在没有充分形成囊性高分泌性病变的情况下，这种小叶异常可孤立出现，可能是囊性高分泌病变的起源。

囊性高分泌性改变和囊性高分泌性增生有时可能是一种细微的改变。不止一次，未完全切除的病变被错误分类为"囊肿性"疾病[1,2]，直到病变复发时，病变的真实性质才变得明显。

3. 相关的浸润性癌

与囊性高分泌性导管原位癌相邻的浸润性癌成分也可能有高分泌特征，尽管细胞形态学几乎没有区别。这种情况下，浸润性癌大多是实性的低分化导管癌[7,11]（图 24-9）。浸润性癌细胞核可呈透明空泡样，类似于甲状腺乳头状癌的"孤儿安妮眼睛"。可见脉管内癌栓[7,16]，可有显著的淋巴细胞反应[7]（图 24-9）。癌细胞内几乎没有分泌现象。2 例患者的腋窝淋巴结转移灶中可见含有嗜酸性分泌物的囊性成分[2]。

Takeuchi 等[17] 报道一例同时有浸润性小叶癌和囊性高分泌性增生的病例。另一例浸润性囊性高分泌性癌患者，在乳腺切除 10 年后，对侧乳腺出现浸润性小叶癌[5]。本书的一位编者还遇到过一例乳腺浸润性小叶癌伴发囊性高分泌性导管原位癌（图 24-10）。

Kelten 等[18] 报道了一例少见的浸润性高级别化生性癌伴异源性（软骨样和骨样）成分。肿瘤直径为 3.5cm，与妊娠样增生（pregnancy-like hyperplasia，PLH）和囊性高分泌性增生密切混合。患者接受改良根治性乳房切除术、腋窝淋巴结清扫和化疗。虽然区域淋巴结未见转移，但患者在术后 23 个月死于全身广泛转移。

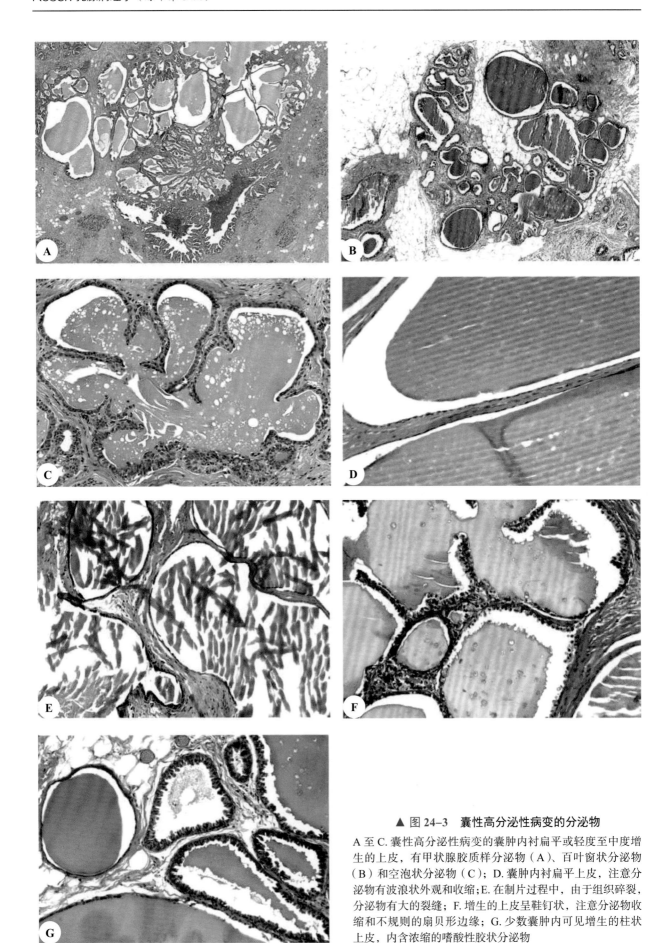

▲ 图 24-3　囊性高分泌性病变的分泌物

A 至 C. 囊性高分泌性病变的囊肿内衬扁平或轻度至中度增生的上皮，有甲状腺胶质样分泌物（A）、百叶窗状分泌物（B）和空泡状分泌物（C）；D. 囊肿内衬扁平上皮，注意分泌物有波浪状外观和收缩；E. 在制片过程中，由于组织碎裂，分泌物有大的裂缝；F. 增生的上皮呈鞋钉状，注意分泌物收缩和不规则的扇贝形边缘；G. 少数囊肿内可见增生的柱状上皮，内含浓缩的嗜酸性胶状分泌物

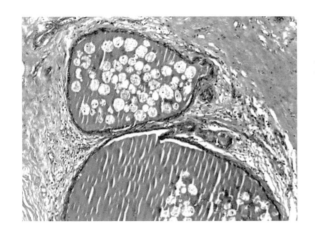

◀ 图 24-4　囊性高分泌性改变
分泌物呈波浪状（百叶窗状），其内
可见组织细胞

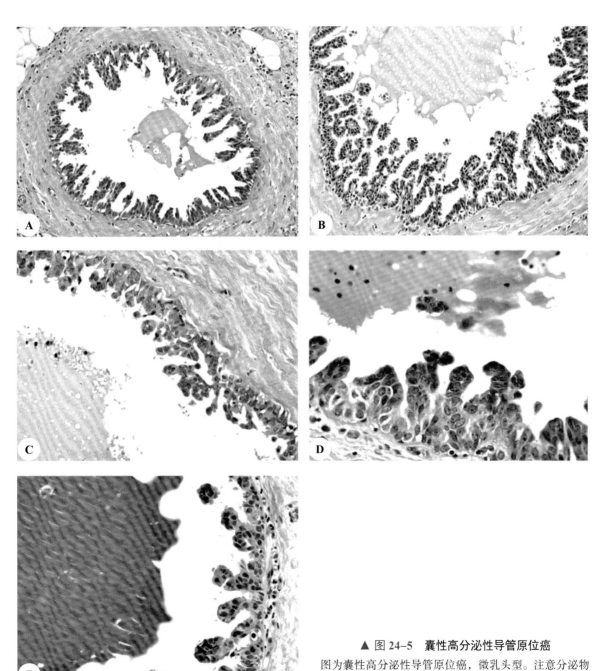

▲ 图 24-5　囊性高分泌性导管原位癌
图为囊性高分泌性导管原位癌，微乳头型。注意分泌物
稀少（A），或分泌物呈波浪状（类似百叶窗）（E）

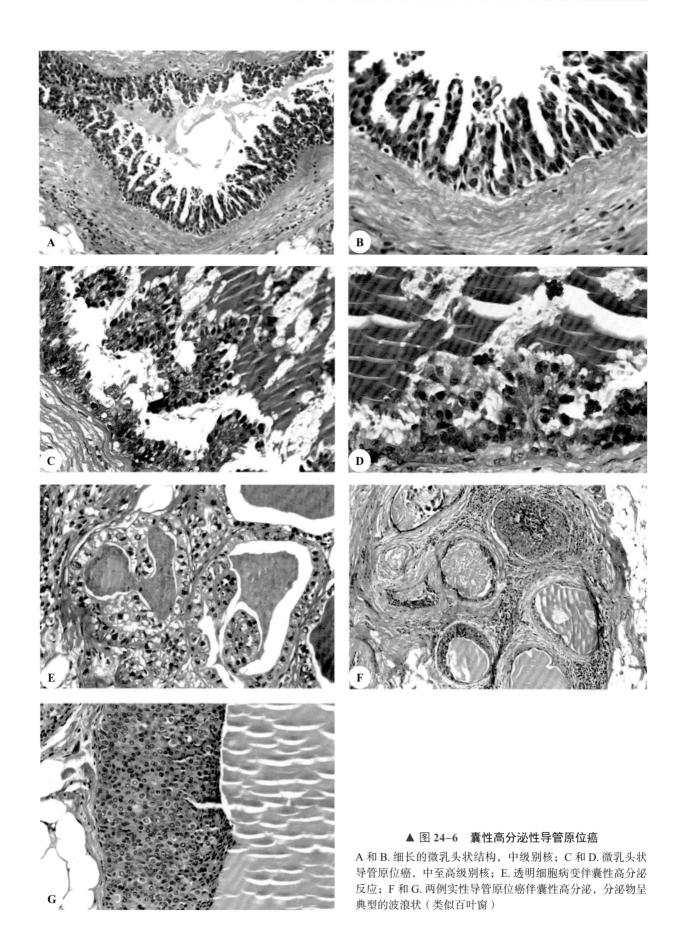

▲ 图 24-6　囊性高分泌性导管原位癌

A 和 B. 细长的微乳头状结构，中级别核；C 和 D. 微乳头状导管原位癌，中至高级别核；E. 透明细胞病变伴囊性高分泌反应；F 和 G. 两例实性导管原位癌伴囊性高分泌，分泌物呈典型的波浪状（类似百叶窗）

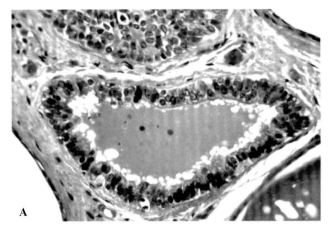

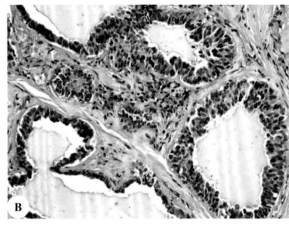

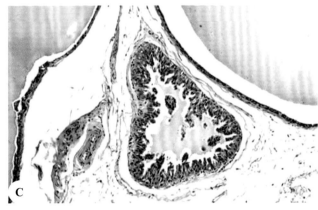

▲ 图 24-7　囊性高分泌性增生伴非典型性

A. 中央的三角形腺体有轻度柱状细胞非典型性；B. 囊性高分泌性增生伴重度非典型性，上皮细胞明显拥挤，极性消失；C. 囊性高分泌性病变伴非典型微乳头状增生（与导管原位癌临界）

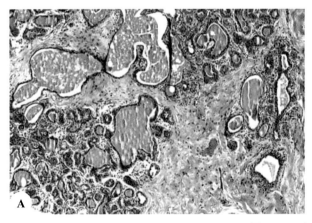

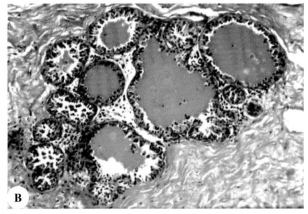

▲ 图 24-8　小叶高分泌性改变

囊性高分泌癌患者的乳腺小叶和导管的改变。A. 小叶腺体和导管扩张伴分泌，分泌物呈现典型的斑点状空泡和平行裂隙；B. 非典型囊性高分泌性增生延伸至小叶内

4. 相关的良性上皮性病变

妊娠样增生（图 24-11）有时与囊性高分泌性增生共存，且两者病变表现有一定的重叠[17-20]。在囊性高分泌性病变中出现的分泌物也可以存在于妊娠样增生的腺体。这两种病变共存时，通常具有明显的细胞和结构异型性，并可能呈现重度异型性。

这种病灶中细胞质空泡化现象可能很明显。罕见情况下，这些异常程度达到囊性高分泌性导管原位癌的诊断标准。Takeuchi 等[17] 发现，妊娠样增生合并囊性高分泌性增生，可以与浸润性小叶癌共存。妊娠样增生与囊性高分泌性改变的关系尚未完全阐明。有关妊娠样增生的其他信息见第 1 章。

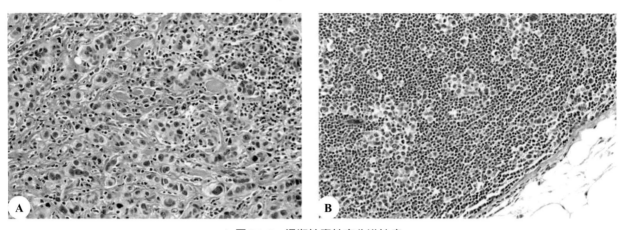

▲ 图 24-9　浸润性囊性高分泌性癌

A. 浸润性低分化导管癌伴淋巴细胞浸润，肿瘤细胞核深染；B. A 显示的癌转移至腋窝淋巴结

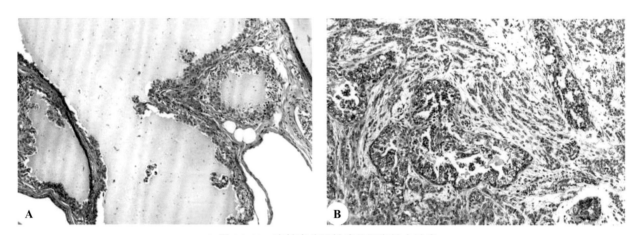

▲ 图 24-10　囊性高分泌性癌伴浸润性小叶癌

A. 囊性高分泌性导管原位癌，微乳头型；B. 肿瘤的另一个区域，乳头状导管原位癌被浸润性小叶癌包绕，浸润性小叶癌过度生长

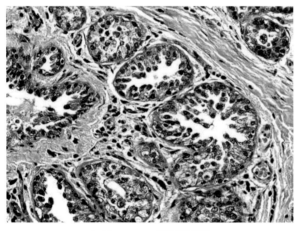

▲ 图 24-11　妊娠样增生

小叶内病变缺乏囊性高分泌的分泌物。注意细胞质空泡和细胞顶端突出的细胞核。这些微乳头结构具有非典型性，可能伴发囊性高分泌性导管原位癌

【电子显微镜检查】

有 3 例囊性高分泌性癌进行了电子显微镜扫描 [2, 7, 10]，肿瘤细胞表面微绒毛基本缺失，分泌颗粒较大，导管腔内有无定形或细小颗粒状物质，未观察到包涵体，分泌囊泡也缺乏极性。这些特征与分泌性癌明显不同，分泌性癌有丰富的胞质内分泌颗粒和胞质内空泡；与黏液癌也不同，后者有丰富的细胞外黏蛋白和胞质内黏蛋白原颗粒。

【细胞学】

如果在细针穿刺活检标本中能识别出特征性的分泌物，则可诊断囊性高分泌性病变 [13, 16, 21]。分泌物可形成致密团块，与组织切片类似（图 24-12）；分泌物中也可见上皮细胞。在细针穿刺活检标本

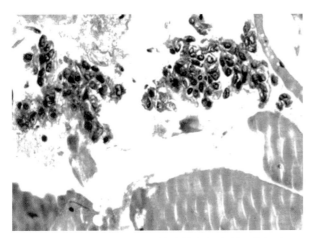

▲ 图 24-12　囊性高分泌性癌的细针穿刺活检标本
标本为具有特征性裂隙的分泌物，癌细胞排列呈乳头状片段

中，囊性高分泌性癌通常表现为肿瘤细胞形成乳头状细胞簇。需要与黏液癌和黏液囊肿样病变相鉴别。

【免疫组织化学和组织化学】

　　导管内和浸润性囊性高分泌性癌的 ER 和 PR 表达不一。一篇文献报道称，在 10 例囊性高分泌性导管原位癌中，8 例 ER（+），其中 4 例 ER（+）/PR（+），4 例 ER（+）/PR（-）；2 例 ER（-）/PR（-），包括 1 例微小浸润癌；所有病例均为 HER2（-）[15]。其他研究也显示受体表达不一致[6, 7]，在 Skalova 等研究的 5 例囊性高分泌性癌中，3 例 HER2 阳性，4 例 AR 阳性[7]，而另一篇报道中仅 30%（3/10 例）AR 阳性[15]。p53 的表达情况也不一致[7]。在一项系列研究中，全部 10 例均不表达基底样癌标志物 CK5 和 CK14，只有 1 例 EGFR 阳性[15]。囊内容物 CEA、α- 乳清蛋白和 PAS 阳性（图 24-13），而 TG 阴性。囊性高分泌性导管原位癌也可出现局部耐淀粉酶 PAS 反应和黏液卡红弱阳性（图 24-13），S-100 和 α- 乳清蛋白可阳性（图 24-13）。

【穿刺活检】

　　如果粗针穿刺活检标本中出现囊性高分泌性增生，即使没有发现细胞异型性，也需要切除活检，因为有限的穿刺样本不能排除乳腺癌。在 67 例诊断为分泌性和（或）高分泌性改变的粗针穿刺活检标本中，Shin 和 Rosen[19] 发现 4 例 40—52 岁的患者伴发囊性高分泌性增生合并妊娠样增生，其中 3 例因发现肿块而进行粗针穿刺活检，第 4 例

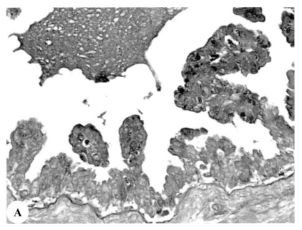

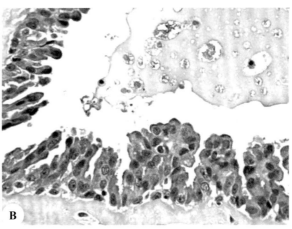

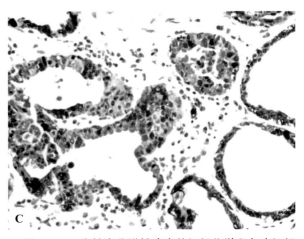

▲ 图 24-13　囊性高分泌性病变的组织化学和免疫组织化学染色

A. 囊性高分泌性癌淀粉酶消化后 PAS 染色仍然阳性；B. 这些细胞呈黏液卡红弱阳性，分泌物空泡呈较强阳性；C. 囊性高分泌性增生，细胞核和细胞质 S-100 染色阳性

因为溢乳而检查。3 例囊性高分泌性增生具有非典型性，2 例有钙化。1 例有上皮异型性的患者选择了双侧乳房切除术，其他 3 例患者没有进一步手术。

【治疗和预后】

囊性高分泌性导管原位癌的临床过程与其他类型的导管原位癌并无不同。平均随访 8 年，其中一例随访 23 年 [2, 7]，接受乳房切除术的患者罕见复发，所有患者均无淋巴结转移。一例接受乳房切除术的导管原位癌患者，18 个月后在手术瘢痕处出现浸润性癌 [7]，肿块切除术后报告有乳房内复发。几位浸润性囊性高分泌性癌的患者有腋窝淋巴结转移 [2, 7]。在 Guerry 等的研究中 [2]，一例患者出现骨转移和局部进展期癌伴囊性高分泌性导管原位癌，进行了联合放化疗，但在确诊 9 个月后患者死于疾病。

囊性高分泌性癌患者的治疗与其他乳腺浸润性癌相似。乳房切除术对大多数囊性高分泌性导管原位癌病例有效。关于少数囊性高分泌性导管原位癌行肿瘤切除，联合或不联合辅助放疗的随访资料有限 [2, 7, 20]。很少有患者接受辅助激素治疗 [20]。一例 78 岁的囊性高分泌性导管原位癌患者接受手术治疗后，在 3 年内复发 [7]。当出现浸润性癌时，应进行前哨淋巴结活检，也应考虑新辅助化疗。

与囊性高分泌性导管原位癌相关的囊性高分泌性增生，可伴非典型性，表明这些过程是相关的，但尚无阶段进展的确凿证据。回顾囊性高分泌性导管原位癌病例的活检，发现了各种病变，包括看似无关的常见增生性改变、囊性高分泌性增生和囊性高分泌性癌。在对 8 例囊性高分泌性增生患者的随访中，发现两例患者后续发生浸润性乳腺癌 [2]，1 例患者对侧乳腺发生致命的、无囊性高分泌特征的浸润性导管癌。另一例患者在活检中发现同时存在导管原位癌与囊性高分泌性增生，在之后的乳房切除术中发现残余囊性高分泌性增生。Bogomoletz [22] 描述了一例 55 岁的女性患者，在切除了 7cm 大小的囊性高分泌性增生病变后 6 年无复发。

第 25 章 腺样囊性癌
Adenoid Cystic Carcinoma

Edi Brogi **著**

唐雪峰 **译** 郭双平 薛德彬 **校**

1859 年，Billroth[1] 提出"圆柱瘤"[与腺样囊性癌（adenoid cystic carcinoma，AdCC）互换使用]，其为间质和上皮细胞组成的圆柱状肿瘤。Ewing[2] 提出涎腺腺样囊性癌。1945 年 Geschickter[3] 用"腺囊性基底细胞癌"来描述形态相似的乳腺肿瘤。Foote 和 Stewart[4] 在 1946 年报道了 3 例乳腺腺样囊性癌。20 年后，梅奥医学中心的 Galloway 等[5] 报道了一组乳腺腺样囊性癌，并回顾了之前报道的 12 例。

【临床表现】

1. 发生率

腺样囊性癌是原发性乳腺癌中最少见类型之一，发病率不到 1%。在 1960—2000 年北加州 Kaiser 医疗中心（Kaiser Permanente Northern California）注册数据库中[6]，近 28 000 例乳腺癌中只有 22 例腺样囊性癌。1988—2006 年加州癌症登记中心（California Cancer Registry）记录了 244 例乳腺腺样囊性癌[7]，占同期所有乳腺癌的 0.058%。回顾 1977—2006 年的监测、流行病学和最终结果数据库，共有 338 例女性腺样囊性癌患者，在这 30 年期间发病率为每年 0.92/100 万[8]，发病率保持不变。对 1998—2008 年美国国家癌症数据库（National Cancer Database）的一项研究发现，在近 73 万例原发性乳腺癌患者中[9]，有 933 例腺样囊性癌（发病率约为 0.012%），美国两大中心的腺样囊性癌发病率分别为 0.1%（1999—2012 年[10] 诊断的 6/5813 例）、0.13%（1994—2016 年诊断的 20/15 749 例；20 例腺样囊性癌中有 1 例是 20 年前诊断病例的局部复发）[11]。在中国一家医疗中心的研究中，发病率为 0.117%（1999—2015 年诊断的 30 680 例乳腺癌中有 36 例腺样囊性癌）[12]。

2. 年龄、性别和种族

腺样囊性癌年龄范围为 19—97 岁[7-22]。诊断时平均年龄分别为 60 岁[23]、61 岁[6, 24] 和 64[25] 岁。中位年龄是 58 岁[26]、59 岁[11, 21]、62 岁[7, 27] 和 66[10, 22] 岁。在三项研究中，分别有 70%[21]、82.5%[8] 和 96%[22] 的腺样囊性癌患者是绝经后女性。在不同的研究中，50 岁以上患者分别占 65%[28]、75%[29]、78%[12, 26]。大多数（82%～87%）女性腺样囊性癌患者是白人[7-9, 21, 25]。监测、流行病学和最终结果数据显示，腺样囊性癌女性患者中有 6% 是非裔[7, 8]。Thompson 等[7] 报道，5.7% 的腺样囊性癌发生于亚太人群，4.4% 发生于西班牙裔女性。

腺样囊性癌在男性和女性青少年中均有报道[19, 30, 31]（图 25-1）。大多数乳腺腺样囊性癌发生于女性，男性也可发生[8, 12, 26, 31-34]。在一组 759 例男性原发性乳腺癌中，腺样囊性癌占 1%[33]。

尚未发现腺样囊性癌与家族性综合征有关。

3. 症状和体征

至少 80% 的病例表现为可触及的、分离的、质硬的肿块[6, 21, 23, 25-27, 35]。部分病例有乳房疼痛[6, 21, 27, 36] 或触痛[36]。患者出现乳房疼痛的比例分别为 14%[21]、20%[11]、27%[35] 和 55%[6]。有些患者有多年乳房疼痛[6, 36]，但未发现肿块或 X 线检查异常[6]。疼痛与神经周围侵犯没有相关性。尽管，腺样囊性癌常发生在乳晕下或乳房中央[8, 23]，但很少出现乳头收缩[6] 或乳头溢液[6, 18, 37]。罕见乳头 Paget 病（图 25-2）。

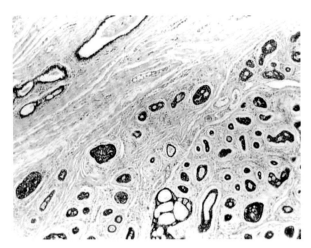

▲ 图 25-1　儿童腺样囊性癌

发生于一名 13 岁男孩的腺样囊性癌。左上角可见幼年性乳腺导管

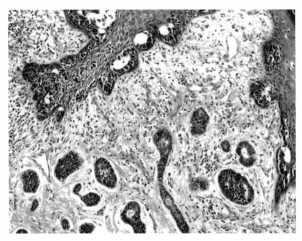

▲ 图 25-2　Paget 病和腺样囊性癌

腺样囊性癌上方的乳头表皮内有癌性腺体分布

大多数患者在就医前不久发现肿瘤，也有时间长达 9 年[18, 23]、10 年[38, 39] 和 15 年[13]。一组病例中位病程为 24 个月，有 6 例肿瘤在诊断前已存在 1 年以上[18]。一例无症状患者是常规体检时偶然发现[35]。

腺样囊性癌通常发生在乳晕区[8, 23, 40] 或外上象限[8, 12, 41]，左、右乳腺发病率相近[6, 8, 41]。英文文献中没有双侧乳腺腺样囊性癌的报道。大多数腺样囊性癌单发，只有罕见的肿瘤由 2 个[21, 42] 或 2 个以上病灶组成[21]。

与普通人群相比，腺样囊性癌患者任何一侧乳腺后续发生乳腺癌，或其他非乳腺部位发生恶性肿瘤的比例并不会增加[8]。腺样囊性癌患者可能发生

其他类型乳腺癌，在一例 59 岁女性腺样囊性癌患者中，同时有对侧乳腺浸润性小叶癌[43]。另一例患者在继对侧非特殊型浸润性乳腺癌之后，发生腺样囊性癌，但间隔时间不明确[6]。

【影像学检查】

乳腺 X 线检查显示界限清楚的分叶状肿块、界限不清的病变或毛刺状肿块[23, 27, 35, 36, 44, 45]。在 1980—2007 年的 61 例腺样囊性癌中，只有 18% 通过乳腺 X 线检查发现[21]；但在 1994—2016 年确诊的 20 例中，有 50% 是通过乳腺 X 线检查首次发现的[11]。后一组 11 例肿瘤的中位大小为 1.5cm（范围为 0.2~4.5cm）。腺样囊性癌通常不伴钙化[35, 45]。一例 78 岁男性在乳晕下发现一个不对称致密病灶[35]。在极少数情况下，乳腺 X 线检查为阴性[18, 23, 35, 45]。由于乳腺组织致密，一例可触及的肿块在乳腺 X 线检查中呈阴性[35]。

对于腺样囊性癌的超声改变，常呈低回声或不均匀的椭圆形或分叶状肿块[35, 36, 45]，很少呈毛刺状外观和不规则轮廓[35, 45]。

Glazebrook 等[45] 和 Tang 等[35] 研究的腺样囊性癌多为不规则的低回声或不均匀的肿块，没有回声晕或后方阴影。Glazebrook 等[45] 报道肿瘤平行于皮肤。多普勒超声检查仅在癌周围和癌内检测到微量血流信号[35, 45]。在一例可触及的肿瘤患者中，乳腺 X 线检查或超声检查均未发现[45]。另一例肿瘤超声表现为 8mm 低回声结节，提示为乳腺内淋巴结[46]。

MRI 检查有助于确定腺样囊性癌的范围，特别是对于致密的乳腺[45]。病灶呈不规则或分叶状，增强后呈快速不均匀强化，持续或稳定的动力学曲线[35, 45]。T_2 加权像显示与相邻乳腺实质等强度信号或广泛高信号。在 T_1 加权像上，显示从肿瘤周围到中央快速的带状强化[47]。Tang 等[35] 描述了明显的内分隔。

【大体病理】

尽管，显微镜下呈浸润性生长模式。但大体上，大多数腺样囊性癌呈界限清楚的结节状外观，常见小的囊性区域。较大的肿瘤，有时肉眼可见囊性变[5, 13, 18]（图 25-3）。病变呈灰色、浅黄色、黄褐色和粉红色（图 25-4）。

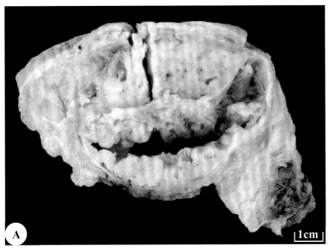
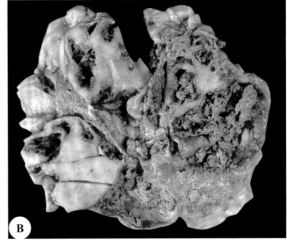

▲ 图 25-3　腺样囊性癌，大体表现为囊性

A. 乳房切除标本，一个大的部分囊性肿瘤占据了大部分乳房；B. 肿瘤发生广泛的囊变，仍存在部分实性区域

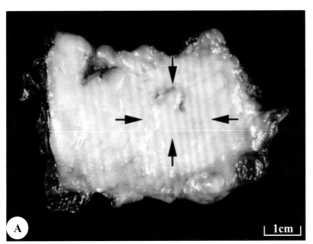
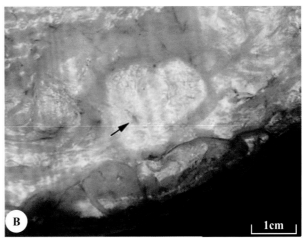

▲ 图 25-4　腺样囊性癌的大体表现

A. 在乳房切除标本的切面上，有一个肉眼观不明显的粉白色区域（箭）。这与大体上腺样囊性癌浸润不明显的特征相一致。肿瘤中有两条出血带，说明曾做过粗针穿刺活检。B. 界限清楚的灰白肿块代表实体型腺样囊性癌伴基底样形态。箭示粗针穿刺部位

　　在加州癌症登记中心的 244 例病例中[7]，肿瘤的大小为 0.1～14cm。腺样囊性癌大小一般为 1mm～8cm（至少）[13]。在较大宗和（或）近期的数据中，肿瘤的平均大小分别为 2.2cm[48]、2.3cm[20] 和 2.4cm[6]。中位大小分别为 1.5cm[11]、1.8cm[8, 9]、1.9cm[22]、2.0cm[21]、2.4cm[13] 和 3.5cm[27]。

　　在加州癌症登记中心已知淋巴结状态的 144 例中[7]，8 例有淋巴结转移的病例，肿瘤平均大小为 3.66cm（范围为 1.4～7cm）；而 136 例无淋巴结转移病例，肿瘤平均大小为 2.2cm。大小 ≤ 1.4cm 的 38 例肿瘤，均无淋巴结转移。

　　具有实性和基底样形态的腺样囊性癌也表现为界限清楚的硬结节（图 25-4），但一般比低级别 / 普通型腺样囊性癌肿瘤要大。Ro 等[41] 研究报道了 12 例腺样囊性癌，分级与肿瘤大小相关：低级别组肿瘤（范围为 1.2～2.5cm）的大小，要小于高级别组肿瘤（范围为 0.7～6.0cm）。Shin 和 Rosen[49] 报道了 9 例腺样囊性癌，基底样实体型肿瘤平均大小为 3.7cm，最大的肿瘤大小为 15cm（范围为 1.1～15cm）。

【镜下病理】

　　腺样囊性癌由腺上皮细胞和基底样 / 肌上皮细胞混合组成，前者形成腺体（腺样成分），后者产

生丰富的基底膜物质（假腺样成分或圆柱瘤样成分）（图 25-5）。在任何肿瘤中，这些成分的分布往往是不均匀的（图 25-6）。一些区域主要由腺体/腺样结构组成，很像原位筛状癌或浸润性筛状癌（图 25-5 和图 25-6）。在肿瘤的其他区域，丰富的基底膜物质形成圆柱瘤样模式，极端情况下可能被误诊为硬化性癌（图 25-7）。腺上皮细胞胞质稀少，排列成小腺腔。肌上皮细胞具有少量淡染至透明的胞质和卵圆形至圆形、深染的细胞核。数量不等的无定形基底膜物质可形成分离的实性结节。核分裂活性往往不明显，一般少于 1/10HPF[41]。

显微镜下，大多数腺样囊性癌呈浸润性生长模式，肿瘤浸润周围乳腺实质，超过肉眼所见结节的范围[18]（图 25-8）。罕见致密的结节状生长（图 25-8）。扩张腺体的腺腔融合可形成微囊性

区域，囊腔足够大时，肉眼和显微镜下可观察到（图 25-8）。

涎腺腺样囊性癌的多种生长模式[50]也可见于乳腺腺样囊性癌[18, 41, 51, 52]，包括筛状（图 25-5）、管状（图 25-9）、网状（小梁状）（图 25-10）、实性和基底样（图 25-11 至图 25-14）。

1. 实性和基底样模式

任何典型的腺样囊性癌，局部都可能出现由基底样细胞形成的几乎融合的无腺腔的实性区域。然而，在一些肿瘤可出现大面积实性和基底样细胞巢，或形成肿瘤的主要成分，这种罕见模式被称为伴基底样特征的实体型腺样囊性癌（solid variant of AdCC with basaloid features）[20, 49, 53-55]（图 25-11 至图 25-14）。

Ro 等[41]建议，根据病变内实性生长成分的比

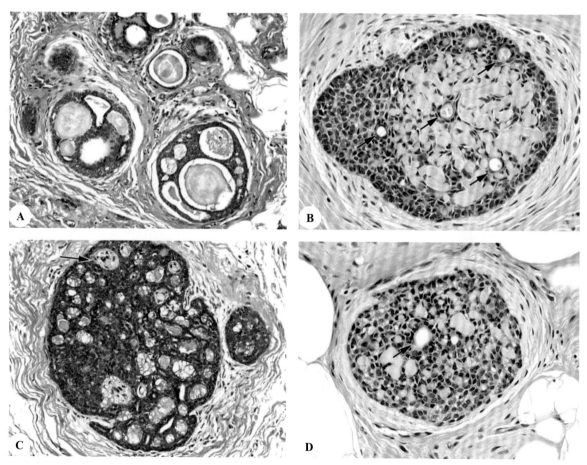

▲ 图 25-5　腺样囊性癌

A. 浸润性腺样囊性癌，有明显的实性粉红色圆柱瘤样结节和含有嗜碱性分泌物的腺腔。B. 可见几乎融合的圆柱瘤样区域，散在分布极少腺腔，腺腔的衬覆上皮有深嗜酸性细胞质（箭）。C. 筛状模式。图上方中央可见与圆柱瘤样结节相连的肌上皮细胞核（箭）。可见类似于胶原小体病的圆柱瘤样结节的嗜碱性变性。D. 筛状结构为主，可见一处清晰的腺腔（箭）

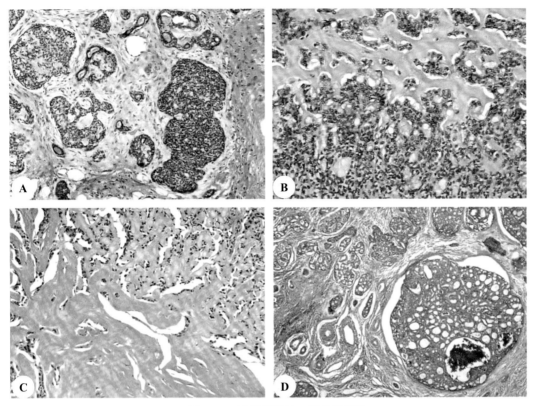

▲ 图 25-6　腺样囊性癌，结构异质性

A. 显示腺样囊性癌典型的（左）和实性的（右）生长模式；B. 图下方为实性生长区域，上方为明显的圆柱瘤样成分；C. 致密的淀粉样间质，细胞成分几乎都是肌上皮细胞；D. 明显的筛状成分，图上缘可见典型的腺样囊性癌成分

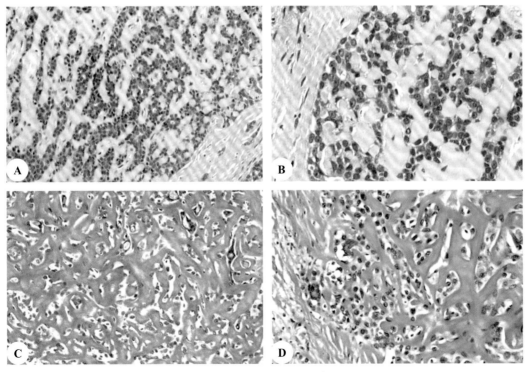

▲ 图 25-7　腺样囊性癌

A 和 B. 圆柱瘤样物质过度生长，挤压了腺体成分。粗针穿刺活检样本可能被误诊为浸润性小叶癌。C 和 D. 肿瘤显示丰富的圆柱瘤样物质，类似于假血管瘤样间质增生

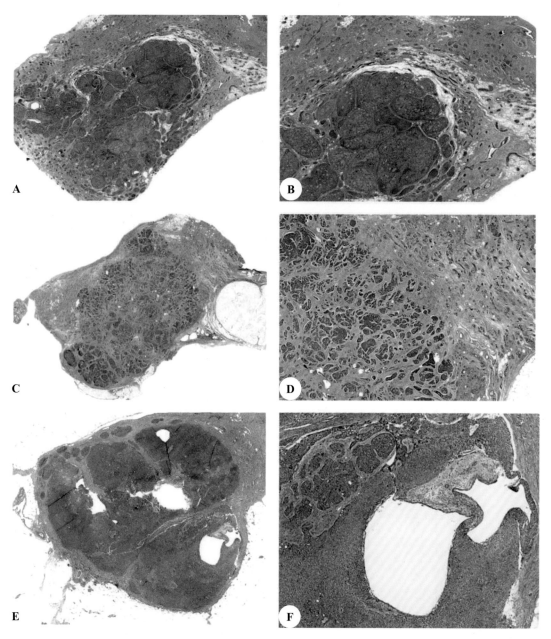

▲ 图 25-8　腺样囊性癌

A. 腺样囊性癌由边界相对清楚的中央结节组成，浸润周围乳腺实质不太明显；B. A 的放大图，显示病灶中心呈结节状和实性生长，肿瘤周围呈不太明显的浸润模式；C. 这例显示边界清楚的中央肿块，图右上和左侧呈小巢状浸润模式；D. C 的中等倍数放大；E 和 F. 与 A 至 D 中显示的一例癌不同，这例是实性伴局部囊性变的肿瘤，形成分离的界限清楚的肿块，没有浸润周围乳腺实质；F. 放大显示 E 中肿瘤内的两个囊腔

例将腺样囊性癌分为 3 级：① I 级，无实性成分；② II 级，实性成分小于 30%；③ III 级，实性成分大于 30%。在高级别病变中，大部分肿瘤细胞胞质稀少，核较大、深染，核分裂象较多（图 25-11 至图 25-14）。在患者年龄、部位、治疗前病程和激素受体状态方面，高级别腺样囊性癌几乎与低级别腺样囊性癌没有区别[18]。Ro 等[41] 报道，具有实性成分的腺样囊性癌（II 级和 III 级）的体积，一般大于 I

级腺样囊性癌。Shin 和 Rosen[49] 研究的 9 例实体型具有基底样形态的腺样囊性癌，均为单中心性。肿瘤细胞中至大，核圆至卵圆形，核深染，核仁不明显，胞质轻度嗜酸性。8 例肿瘤细胞核中度至显著异型，1 例为轻度异型，2 例肿瘤出现坏死。D' Alfonso 等[53] 研究了 31 例腺样囊性癌，根据 Ro 的分级系统，其中 7 例为 I 级、8 例为 II 级、16 例为 III 级。所有 16 例 III 级腺样囊性癌均为实性和基底样形

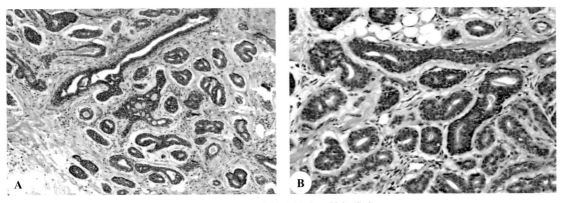

▲ 图 25-9 腺样囊性癌，管状模式

A. 管状模式围绕中央的圆柱瘤样结节和一个长的良性导管；B. 同一肿瘤内单纯的管状模式

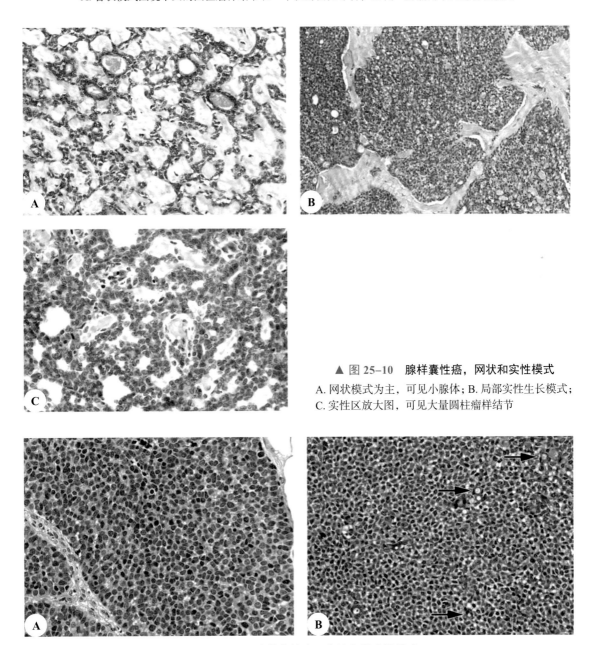

▲ 图 25-10 腺样囊性癌，网状和实性模式

A. 网状模式为主，可见小腺体；B. 局部实性生长模式；
C. 实性区放大图，可见大量圆柱瘤样结节

▲ 图 25-11 腺样囊性癌，实性和基底样模式

A. 高级别的基底样细胞呈实性生长；B. 另一例基底样细胞实性生长的肿瘤，有微小的圆柱瘤样沉积物（箭）

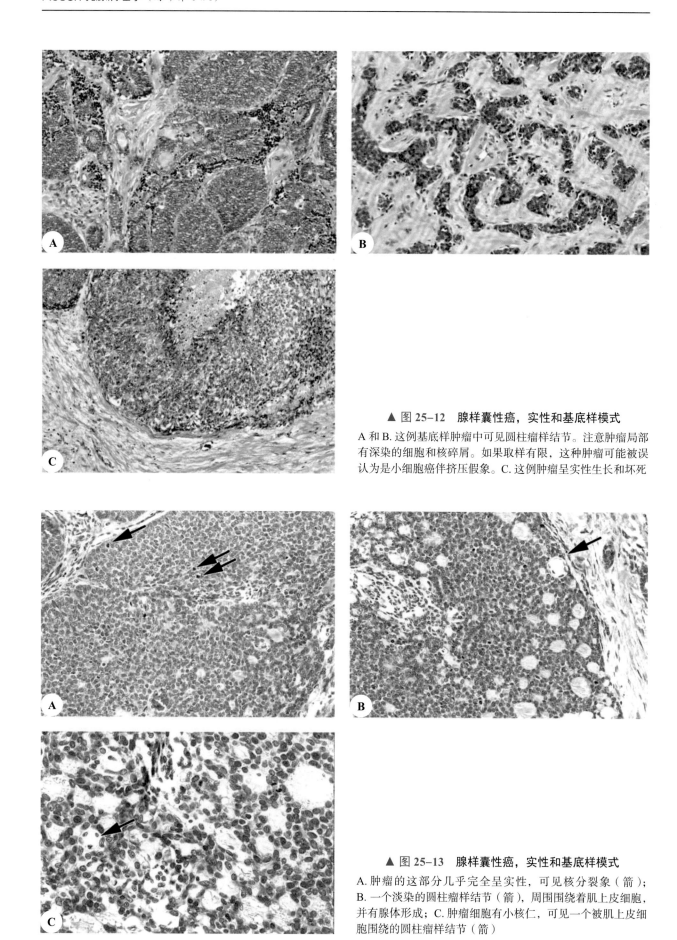

▲ 图 25-12 腺样囊性癌，实性和基底样模式

A 和 B. 这例基底样肿瘤中可见圆柱瘤样结节。注意肿瘤局部有深染的细胞和核碎屑。如果取样有限，这种肿瘤可能被误认为是小细胞癌伴挤压假象。C. 这例肿瘤呈实性生长和坏死

▲ 图 25-13 腺样囊性癌，实性和基底样模式

A. 肿瘤的这部分几乎完全呈实性，可见核分裂象（箭）；B. 一个淡染的圆柱瘤样结节（箭），周围围绕着肌上皮细胞，并有腺体形成；C. 肿瘤细胞有小核仁，可见一个被肌上皮细胞围绕的圆柱瘤样结节（箭）

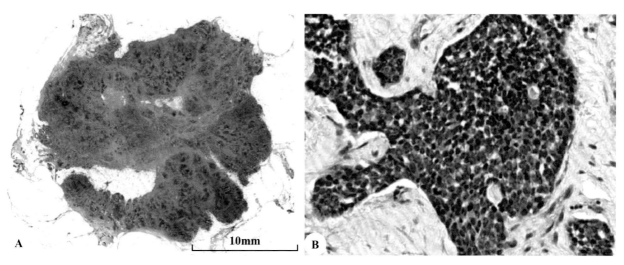

▲ 图 25-14 腺样囊性癌，实性和基底样模式

A. 低倍镜下，腺样囊性癌有实性和基底样模式；B. A 的高倍放大图，显示基底样细胞呈致密的实性增生，细胞质稀少，核深染

态。大多数Ⅲ级肿瘤易见核分裂象，16 例中有 9 例核分裂象超过 20/10HPF。Ⅰ级肿瘤的平均大小为 3.5cm（范围为 0.7～12cm）；Ⅱ级肿瘤平均大小为 2.6cm（范围为 0.7～6.5cm），Ⅲ级实体型和基底样腺样囊性癌平均大小为 2.6cm（范围为 0.6～15cm）。Foschini 等[54] 研究了 6 例体型乳腺腺样囊性癌，大小为 0.9～8cm。核分裂象至少为 8/10HPF。6 例中有 3 例（50%）有淋巴管血管侵犯，2 例（33%）有神经周围侵犯（图 25-15）。

Cabibi 等[56] 报道了一例伴基底样特征的腺样囊性癌的实体型合并"小细胞癌"。Fusco 等[57] 研究了两例基底样腺样囊性癌合并高级别三阴性癌。Noske 等[58] 描述了 1 例高级别基底样癌伴梭形细胞化生性癌、实体型腺样囊性癌和黑色素瘤分化区域。该病例腺样囊性癌的诊断基于形态学和免疫组织化学（CK7、S-100 和 CD117 阳性，CK5 和 CK14 阴性），没有分子遗传学的证据。

2. 腺样囊性癌中的化生模式

罕见情况下，腺样囊性癌有局灶鳞状细胞分化（图 25-16）。1986 年，Tavassoli 和 Norris[59] 描述了 9 例腺样囊性癌伴皮脂腺化生（图 25-17）。Van Dorpe 等[60] 报道了一例起源于腺肌上皮瘤的腺样囊性癌。腺样囊性癌中有腺肌上皮瘤区域（图 25-18）和汗管瘤区域（图 25-19），腺肌上皮瘤区域中的导管结构与涎腺及涎腺肿瘤的闰管相似[59]。乳腺腺肌上皮瘤中也可见皮脂腺化生和汗管瘤样区域，在形态学和遗传上与涎腺的上皮-肌上皮癌有很大重叠，包括不典型或恶性腺肌上皮瘤。涎腺腺样囊性癌几乎不存在皮脂腺化生，而在涎腺上皮-肌上皮癌中并不少见皮脂腺化生。腺样囊性癌和腺肌上皮瘤形态学相似，均是双相上皮/肌上皮肿瘤。上述结果提出一个可能，即与腺样囊性癌相比，伴有皮脂腺化生的乳腺双相性肿瘤可能与腺肌上皮瘤相关，而不是腺样囊性癌。进一步评估伴皮脂腺化生的乳腺上皮/肌上皮双相性肿瘤的遗传学改变，有助于阐明这个问题（参见本章分子遗传学改变部分和第 6 章腺肌上皮瘤部分）。

罕见情况下，腺样囊性癌间质中可发生脂肪分化和肌纤维母细胞增生（图 25-20）[61]。

神经周围侵犯（图 25-15）是口咽部腺样囊性癌的一个常见特征，有时在乳腺腺样囊性癌也可见到。在三项独立研究中，经典形态腺样囊性癌分别有 8%[21]、30%[62] 和 42%[20] 出现神经侵犯，但在其他研究中未观察到[6, 25, 40, 63-65]。Cavanzo 等[13] 指出神经周围侵犯常见，但没有报道其发生率。Ro 等[41] 报道了 12 例腺样囊性癌（包括 1 例Ⅲ级癌），未见神经周围侵犯。Rosen[18] 发现在 23 例腺样囊性癌中，只有 1 例出现神经周围侵犯。Foschini 等[54] 在 6 例基底样腺样囊性癌中，发现 2 例（33%）出现神经周围侵犯，但在 Shin 和 Rosen[49] 报道的 8 例实体型腺样囊性癌中，未观察到神经周围侵犯。

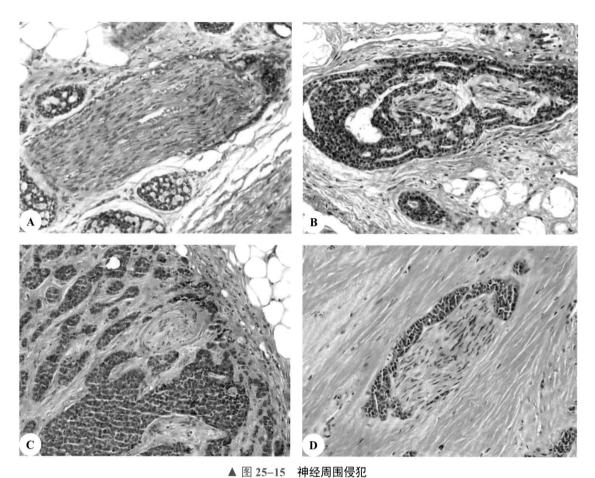

▲ 图 25-15　神经周围侵犯
A 和 B. 一例普通型腺样囊性癌的神经周围侵犯；C 和 D. 两例实性和基底样型腺样囊性癌的神经周围侵犯

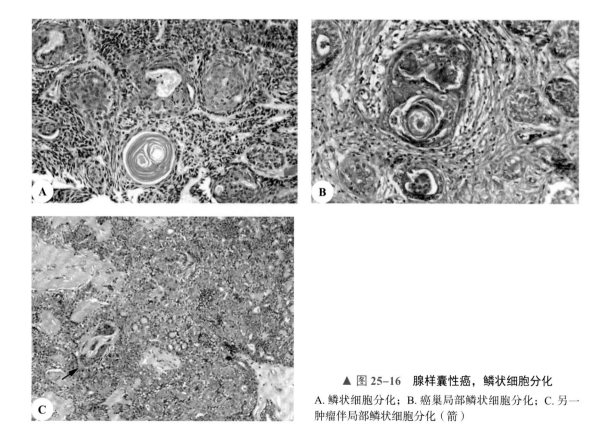

▲ 图 25-16　腺样囊性癌，鳞状细胞分化
A. 鳞状细胞分化；B. 癌巢局部鳞状细胞分化；C. 另一肿瘤伴局部鳞状细胞分化（箭）

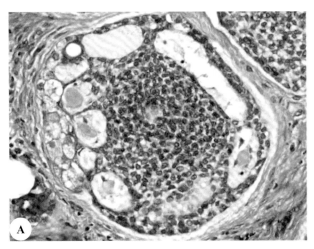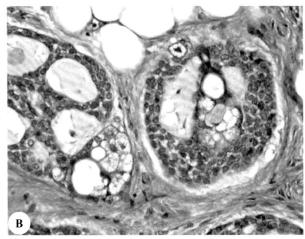

▲ 图 25-17　两例腺样囊性癌伴皮脂腺化生

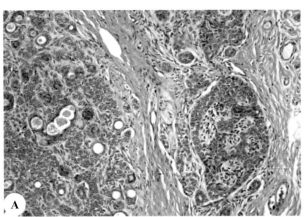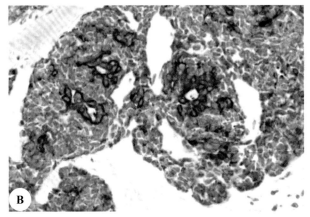

▲ 图 25-18　腺样囊性癌，导管分化

A. 肿瘤的导管结构类似涎腺的闰管，细胞质和细胞核深染；B. 小导管表达 34βE12（K903）

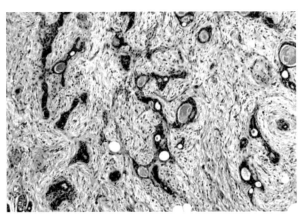

▲ 图 25-19　腺样囊性癌，汗管瘤样分化

腺样囊性癌内的汗管瘤样腺体

淋巴管血管侵犯在普通型腺样囊性癌中极为罕见，一系列研究均没有发现淋巴管血管侵犯[6, 40, 65]。Rosen[18] 在 23 例普通型腺样囊性癌的研究中，只发现 1 例有淋巴管血管侵犯。Foschini 等[54] 报道了 6 例实体型腺样囊性癌，其中 3 例（50%）有淋巴管血管侵犯。但 Shin 和 Rosen[49] 在 8 例实体型腺样囊性癌中，均未观察到淋巴管血管侵犯。在腺样囊性癌中常见癌巢周围的收缩裂隙（一种人工假象），特别是在肿瘤纤维化明显的区域（图 25-21），有时与淋巴管血管侵犯相似，但假脉管间隙没有内皮细胞。

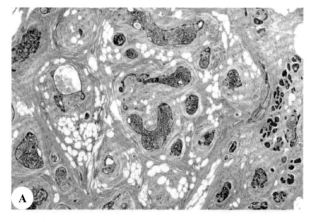

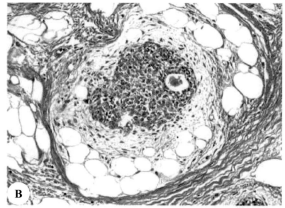

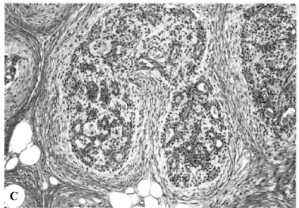

▲ 图 25-20 腺样囊性癌伴少见的间质分化

A. 腺样囊性癌结节周围见梭形细胞和脂肪；B. 肿瘤呈分叶状巢状结构：由脂肪和胶原蛋白围绕形成器官样结构；C. 腺样分化的器官样肿瘤簇，肿瘤边界清楚，内部由脂肪组织和胶原组成器官样结构，提示上述结构是肿瘤的固有成分

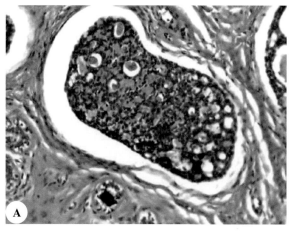

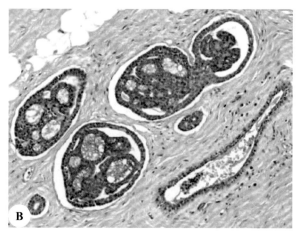

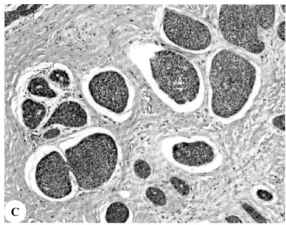

▲ 图 25-21 腺样囊性癌，收缩假象

收缩裂隙内的癌可能被误认为是淋巴管内癌栓。A. 经典的圆柱瘤样和腺样生长模式；B. 筛状生长模式；C. 实性高级别肿瘤

【原位癌】

乳腺腺样囊性癌是否并存原位癌（carcinoma in situ，CIS）具有争议。根据笔者的经验，尽管很难识别，至少部分病例有原位腺样囊性癌（in situ AdCC）（图 25-22）。与浸润性成分相比，原位腺样囊性癌周围缺乏独特的包绕浸润性癌巢的蓝染黏液样间质。部分导管受累也是存在原位癌的证据[66]。在原位癌累及的导管周围，可见一层完整而连续的肌上皮细胞，其分布和细胞密度与相邻非肿瘤性导管中的肌上皮相同。导管原位癌周围连续的肌上皮，可以通过免疫组织化学染色如 calponin 和 p63[66] 检测（图 25-22）。见本章免疫组织化学部分。

腺样囊性癌邻近的小叶和导管可显示腺样囊性特征，有小的圆柱瘤样/腺肌上皮瘤样区域（图 25-23）。

相关的癌

腺样囊性癌患者也可能发生其他类型的乳腺癌，通常发生在对侧乳腺[14, 17, 18, 23]，极少数情况下发生在同一侧乳腺。Acs 等[67] 报道了一系列与微腺性腺病（microglandular adenosis，MGA）/非典型微腺性腺病（atypical MGA）相关的腺样囊性癌（图 25-24）。文献中至少有 4 例实体型腺样囊性癌合并高级别癌（1 例化生性梭形细胞和黑素瘤样癌[58]，1 例小细胞癌[56]，2 例高级别三阴性癌[57]）。笔者遇到过腺样囊性癌合并 ER 阳性小管癌（图 25-25 和图 25-26）和邻近小叶原位癌的罕见病例。

【细胞学】

腺样囊性癌的细胞学标本由小的、深染的上皮细胞组成，胞质稀少，环绕球状和圆柱状基底膜样物[46, 68-70]，后者在 Diff-Quik 或 Giemsa 染色中呈亮红色（图 25-27），而在巴氏染色中呈淡蓝色均质状。与乳腺原发的多形性腺瘤不同，肿瘤细胞围绕着基质沉积物而不存在于其中。腺样囊性癌细胞学的鉴别诊断主要包括胶原小体病[70]、腺肌上皮瘤[71, 72] 和乳腺多形性腺瘤，浸润性筛状癌和筛状型导管原位癌也需要与腺样囊性癌鉴别。

【免疫组织化学】

腺样囊性癌是一种双相性肿瘤，由腺上皮细胞和肌上皮/基底样细胞组成。E-cadherin[73] 和 β-catenin 免疫组织化学染色可以显示腺上皮细胞的结构极性[73, 74]。CK7（图 25-28）、CEA、EMA（图 25-28）、CK5/6、CK8/18 和 CD117[75]（图 25-28）免疫组织化学染色也显示腺上皮细胞[28, 63, 74, 76]。Nakai 等[76] 认为，CK7 和 EMA 是最敏感和最特异的腺样囊性癌腺上皮细胞标志物（图 25-28 和图 25-29），但 Yang 等[74] 报道的 12 例腺样囊性癌中，EMA 仅呈微弱表达。

Azoulay 等[63] 检测到普通型腺样囊性癌的腺上皮细胞共表达 CK5/6 和 CK8/18（图 25-29）。Boecker 等[77] 报道了 6 例乳腺腺样囊性癌的腺上皮表达 CK7、CK8 和 CK18，一些还表达 CK5 和 CK14。Nakai 等[76] 报道了腺样囊性癌的腺上皮表达 CK7 和 EMA，也表达 CK5/6 阳性，CK5/6 是一种基底样角蛋白，通常表达于乳腺肌上皮/基底样细胞。相反，腺样囊性癌的管腔周围（基底/肌上皮）细胞不表达 CK5/6。作者推测 CK5/6 在腺样囊性癌中独特的管腔染色模式有助于其鉴别诊断，因为普通型腺样囊性癌的腺上皮细胞一致性表达 CK5/6。然而，一组研究发现一例实体型腺样囊性癌的腺上皮和肌上皮细胞同时表达 CK5/6[78]。

除外 CK5/6 的特殊表达模式，普通型腺样囊性癌的管腔周围（肌上皮/基底样）细胞不同程度地表达肌上皮标志物，包括 p63[63, 79]、SMA[73, 79]（图 25-28）、maspin[80]，以及 CK14、CK17[64] 和 vimentin[73]。一些学者报道了腺样囊性癌中基底样/肌上皮细胞不表达或局限表达 calponin（图 25-28）[79]、SMM-HC[49, 79]、CD10[76, 81] 和 S-100[76]。Azoulay 等[63] 发现基底样细胞不同时表达 CK5/6 和 p63（图 25-29）。Boecker 等[77] 用三重免疫荧光技术研究了 6 例乳腺筛状腺样囊性癌。大多数情况下，肿瘤由肌上皮分化细胞（CK5、CK14、SMA 和 p63 阳性）和腺细胞（CK7、CK8 和 CK18 阳性）混合组成。腺体的衬覆细胞几乎都是 p63 阴性，但很多表达 CK5 和 CK14。

Foschini 等[54] 研究的 6 例实体型腺样囊性癌，实性区域显示 CK7 异质性表达，而肌上皮抗原阴性。在实体型腺样囊性癌中，CK7 突出显示腺腔细胞，是证实腺样囊性癌双相形态特征的非常有用的标志物[49, 53]（图 25-29 和图 25-30）。

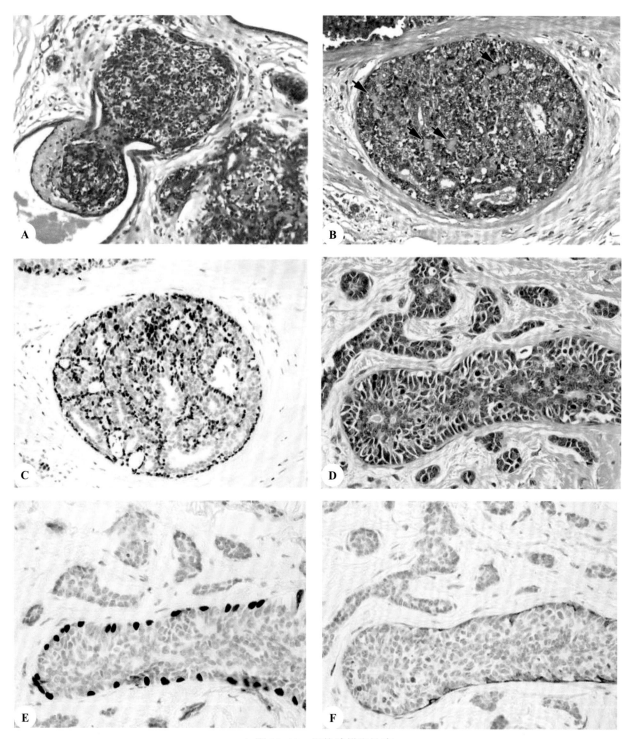

▲ 图 25-22　原位腺样囊性癌

A 至 C. 普通型腺样囊性癌，所有图片为同一病例。A. 在再次切除的标本中发现小灶的导管原位癌，导管原位癌为腺肌上皮瘤样增生，导管周围间质无反应性改变，这一特征有助于区分于浸润性腺样囊性癌。B. 导管原位癌，可见少量散在的小圆柱状基底膜物质（箭）。C. p63 免疫组织化学染色，突出显示 B 的导管原位癌中圆柱状结构和导管周围的肌上皮细胞。与浸润性腺样囊性癌相反，原位腺样囊性导管癌周围的间质无结缔组织增生。D 至 F. 实性基底样腺样囊性癌，所有图片为同一病例。D. 导管（水平方向）被基底膜包围，含有腺上皮细胞和肌上皮细胞组成的双相性肿瘤细胞，这些肿瘤细胞具有中至高级别核，类似于邻近的浸润性癌。E 和 F. 免疫组织化学染色显示导管原位癌周围肌上皮细胞 p63（E）和 calponin（F）阳性，而邻近的浸润性癌巢均为阴性

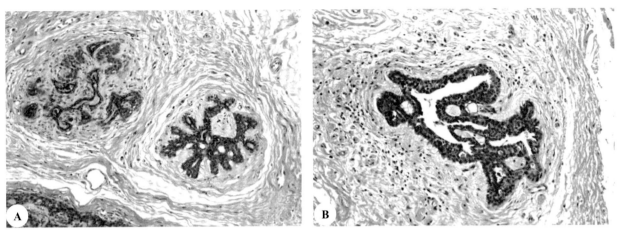

▲ 图 25-23　小叶内腺样囊性特征

A. 腺样囊性癌病例的导管轻度增生伴腺样囊性特征（右），腺样囊性癌成分位于下方；B. 微乳头状增生伴圆柱瘤样小结节

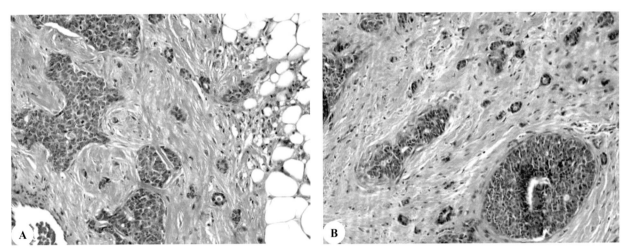

▲ 图 25-24　腺样囊性癌，实性基底样变型，背景为类似于非典型微腺性腺病的浸润性癌

A 和 B 来自同一病例，背景中存在少量无肌上皮的单层非典型腺体

腺样囊性癌的 Ki67 增殖指数变化较大，范围在 4%～70%，在高级别肿瘤中有升高的趋势[28]。在一项研究中[82]，3 例无腋窝淋巴结转移的腺样囊性癌，表现为低增殖活性且不表达 p53 蛋白，而 1 例高增殖活性且表达 p53 的肿瘤，有腋窝淋巴结转移。其他研究则发现，Ki67 增殖指数与核分级或组织学分级并没有明显的关联[40]。一项研究显示，在 10 例普通型腺样囊性癌[42]中，4 例的 Ki67 增殖指数小于14%，5 例在 15%～30%，仅 1 例的 Ki67 大于 30%。Shin 和 Rosen[49] 报道了实体型腺样囊性癌核分裂象活跃，在 5 例肿瘤中超过 5/10HPF。Foschini 等[54] 报道了 6 例实体型腺样囊性癌，实性区的 Ki67 增殖指数为 30%，普通型形态区域仅为 5%。

CD117 是由位于 4q11～12 的原癌基因 c-KIT 编码的跨膜酪氨酸激酶受体，参与调节细胞生长。实际上所有的乳腺腺样囊性癌均表达 CD117[28, 63, 64, 75, 79]，阳性细胞 ≥ 50%。CD117 表现为细胞膜强阳性和细胞质较弱阳性。CD117 阳性通常局限于普通型腺样囊性癌的腺上皮成分（图 25-31），而在基底样型肿瘤中几乎所有细胞都可见 CD117 的表达[75]（图 25-31）。Mastropasqua 等[28] 研究 20 例腺样囊性癌，19 例表达 CD117，但 1 例基底样腺样囊性癌呈 CD117 阴性。胶原小体病不表达 CD117，或微弱表达且局限于腺体成分[79, 81]。乳腺筛状癌也不表达 CD117。Foschini 等[54] 报道了 6 例实体型腺样囊性癌，大多数肿瘤细胞呈 CD117 弥漫强阳性。Alfonso 等[53] 报道了 CD117 染色显示于腺样囊性癌的腺体成分，包括实体型腺样囊性癌。16 例中有 11 例（占 69%）实体型腺样囊性癌 p63 阳性，其中 6 例为管腔周围细胞 / 非腺上皮细胞弥漫性阳性，5 例为局灶性阳性。

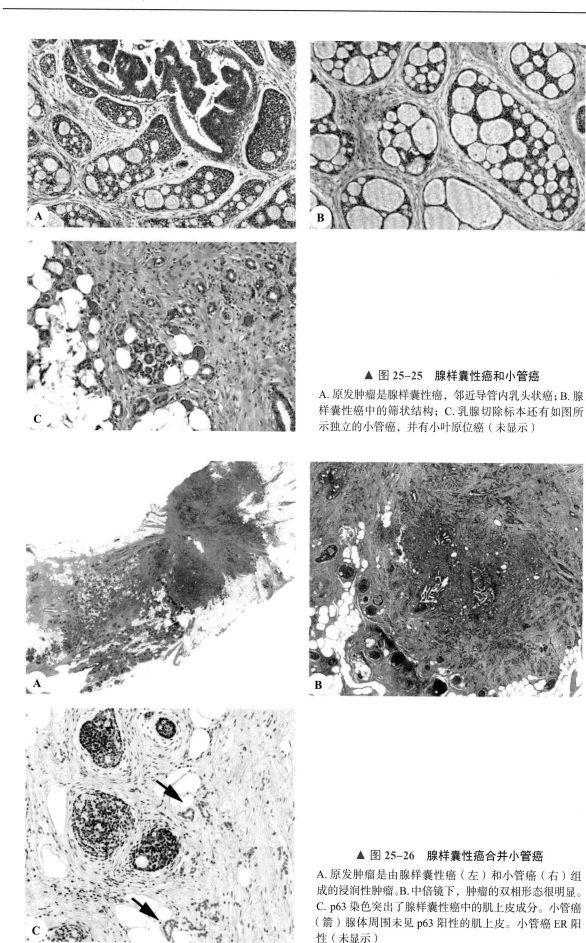

▲ 图 25-25　腺样囊性癌和小管癌

A. 原发肿瘤是腺样囊性癌，邻近导管内乳头状癌；B. 腺样囊性癌中的筛状结构；C. 乳腺切除标本还有如图所示独立的小管癌，并有小叶原位癌（未显示）

▲ 图 25-26　腺样囊性癌合并小管癌

A. 原发肿瘤是由腺样囊性癌（左）和小管癌（右）组成的浸润性肿瘤。B. 中倍镜下，肿瘤的双相形态很明显。C. p63 染色突出了腺样囊性癌中的肌上皮成分。小管癌（箭）腺体周围未见 p63 阳性的肌上皮。小管癌 ER 阳性（未显示）

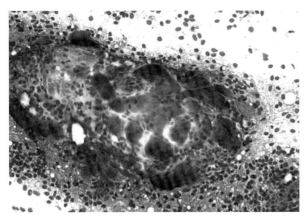

▲ 图 25-27 腺样囊性癌，细针穿刺活检细胞学

细针穿刺活检细胞学标本显示嗜酸性的圆柱瘤样结节被肿瘤性肌上皮包围（Giemsa 染色）

乳腺上皮 / 肌上皮细胞和乳腺癌中通常表达的一些抗原，也可在良性涎腺组织和涎腺原发性癌中表达。GATA3 是一种在良性乳腺上皮、大多数 ER 阳性乳腺癌和部分三阴性乳腺癌中表达的转录因子。根据笔者的经验，GATA3 在乳腺腺样囊性癌表达较弱（图 25-28）。然而，一些涎腺癌呈 GATA3 阳性，包括 22% 的腺样囊性癌[83]。SOX10 是性别决定区 Y（SRY）- 相关高迁移组（HMG）-box10 蛋白，是一个参与胚胎发育和神经嵴发育的转录因子，是涎腺腺样囊性癌公认的诊断标志物[84]。SOX10 在乳腺良性肌上皮和一些三阴性基底样乳腺癌中表达[84]。Yang 等[74] 在乳腺腺样囊性癌中发现 SOX10 核染色（12 例为原发，1 例为转移）。管腔 / 腺上皮细胞和非管腔 / 基底样细胞同时表达 SOX10，阳性细胞比例为 63%～100%。基于这些发现，作者认为 SOX10 是诊断腺样囊性癌的敏感标志物（图 25-29）。然而，无论是 GATA3 阳性还是 SOX10 阳性，都不能用来区分乳腺和涎腺的腺样囊性癌。Wu[78] 报道了实体型腺样囊性癌的腺上皮和肌上皮细胞 SOX10 阳性。

大多数腺样囊性癌的特征性染色体易位产生 MYB-NFIB 融合基因，导致 MYB 过表达。MYB 过表达还有其他机制（参见本章遗传学改变部分）。Brill 等[85] 在来自不同部位的 68 例腺样囊性癌中，发现 56 例 MYB 蛋白过表达（占 82%），其中包括 4 例乳腺腺样囊性癌（图 25-32）。相比之下，在 113 例涎腺非腺样囊性癌肿瘤中，MYB 过表达率

仅为 14%。在具有腺样囊性癌形态学特征的乳腺癌中，发现 MYB 弥漫强阳性支持腺样囊性癌的诊断，但要求 MYB 在肌上皮 / 基底细胞成分中呈弥漫强阳性。Poling 等[86] 认为 MYB 免疫组织化学染色对于腺样囊性癌的诊断，比荧光原位杂交 MYB 扩增分析更敏感。一些高级别三阴性乳腺癌也可显示 MYB 阳性，但与腺样囊性癌相比，它在基底 / 肌上皮细胞中染色通常不太强也不太明显。Poling 等认为[86]，如果 MYB 染色弱或不是主要表达在基底 / 肌上皮细胞，那么对腺样囊性癌没有诊断价值，应考虑其他类型乳腺癌或乳腺良性病变（如胶原小体病）的可能性。Poling 等[86] 的研究显示，在 70% 的胶原小体病和 63% 的基底样三阴性癌中，MYB 呈局灶阳性。在评估高级别基底样乳腺癌时，MYB 阳性染色应当仅作为具有实体型腺样囊性癌形态学特征病例的辅助支持证据。

大多数乳腺腺样囊性癌不表达 ER、PR[10, 52, 53, 63, 64] 和 AR[62, 87]。很少有腺样囊性癌 ER 和（或）PR 阳性的报道[21, 22, 28, 29, 45, 49]。Vranic 等[87] 报道，11 例（72.7%）普通型腺样囊性癌中有 8 例细胞膜和细胞质呈 ER-a36（一种 ER 异构体）阳性。

普通型和实体型腺样囊性癌均为 HER2 阴性[10, 21, 28, 45, 49, 52, 62-64]。基于三阴性状态和基底细胞 CK5/6 和 CK14 的免疫反应阳性[64]，腺样囊性癌被视为 "基底样" 三阴性癌。尽管如此，乳腺腺样囊性癌不同于其他乳腺基底样三阴性癌，因为它具有独特的遗传学改变（见后面遗传学改变部分）[64]。

腺样囊性癌的圆柱瘤样成分由基底膜物质组成。黏液卡红或阿辛蓝等组织化学染色通常只显示腺体内的分泌物。圆柱瘤样成分中与基底膜相关的层粘连蛋白、纤维连接蛋白、非胶原糖蛋白和IV型胶原可以通过免疫组织化学证实[73, 88, 89]。Cheng 等[90] 检测了腺样囊性癌中IV型胶原、层粘连蛋白、硫酸肝素蛋白聚糖和巢蛋白（正常基底膜成分）的分布。癌巢内的圆柱瘤样成分和围绕这些细胞群的基底膜对以上每个分子都呈强阳性。胶原小体病的染色特点与腺样囊性癌中圆柱瘤样结节相似。

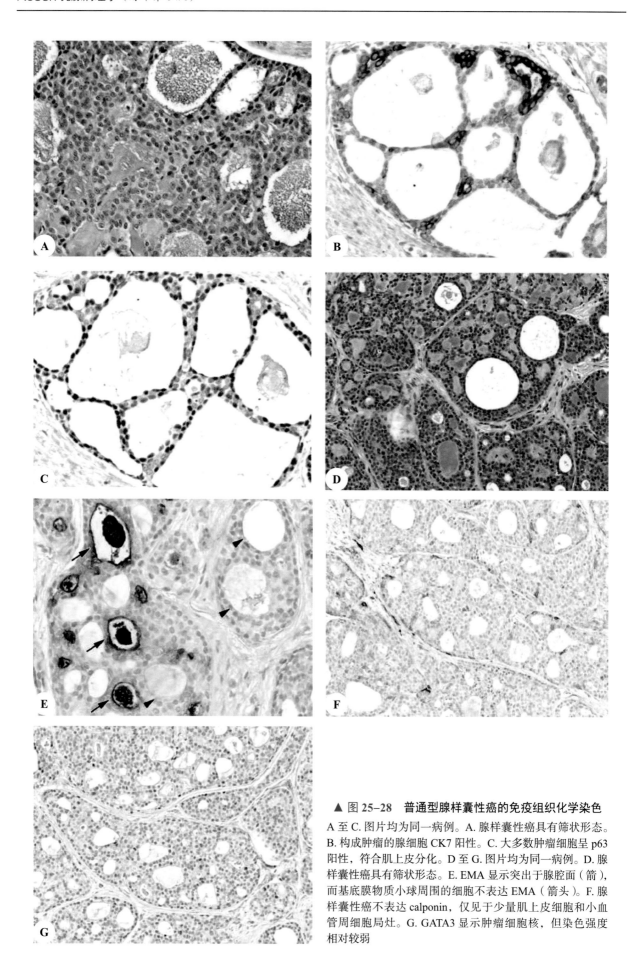

▲ 图 25-28　普通型腺样囊性癌的免疫组织化学染色

A 至 C. 图片均为同一病例。A. 腺样囊性癌具有筛状形态。B. 构成肿瘤的腺细胞 CK7 阳性。C. 大多数肿瘤细胞呈 p63 阳性，符合肌上皮分化。D 至 G. 图片均为同一病例。D. 腺样囊性癌具有筛状形态。E. EMA 显示突出于腺腔面（箭），而基底膜物质小球周围的细胞不表达 EMA（箭头）。F. 腺样囊性癌不表达 calponin，仅见于少量肌上皮细胞和小血管周细胞局灶。G. GATA3 显示肿瘤细胞核，但染色强度相对较弱

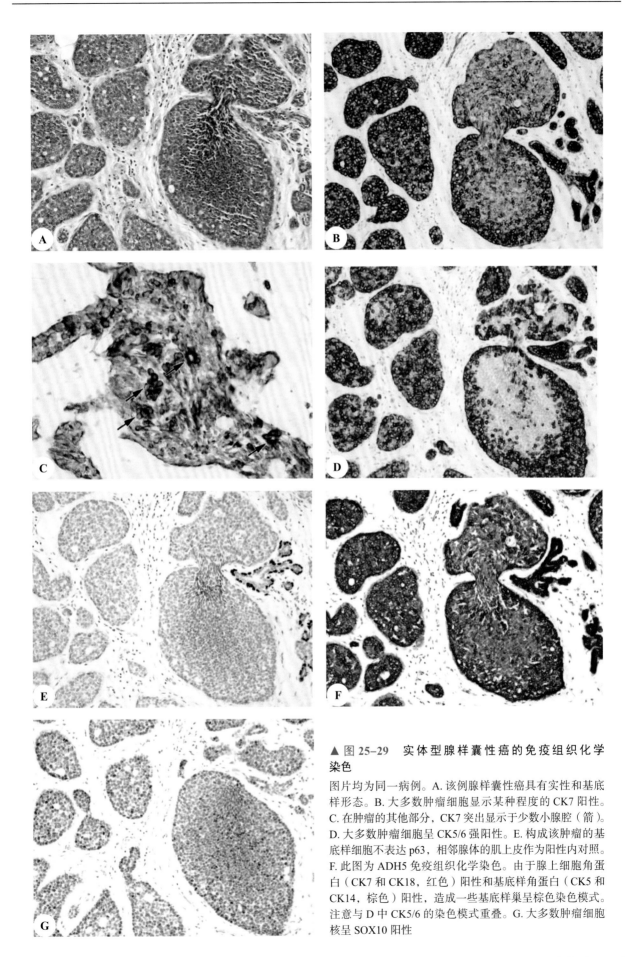

▲ 图 25-29　实体型腺样囊性癌的免疫组织化学染色

图片均为同一病例。A. 该例腺样囊性癌具有实性和基底样形态。B. 大多数肿瘤细胞显示某种程度的 CK7 阳性。C. 在肿瘤的其他部分，CK7 突出显示于少数小腺腔（箭）。D. 大多数肿瘤细胞呈 CK5/6 强阳性。E. 构成该肿瘤的基底样细胞不表达 p63，相邻腺体的肌上皮作为阳性内对照。F. 此图为 ADH5 免疫组织化学染色。由于腺上细胞角蛋白（CK7 和 CK18，红色）阳性和基底样角蛋白（CK5 和 CK14，棕色）阳性，造成一些基底样巢呈棕色染色模式。注意与 D 中 CK5/6 的染色模式重叠。G. 大多数肿瘤细胞核呈 SOX10 阳性

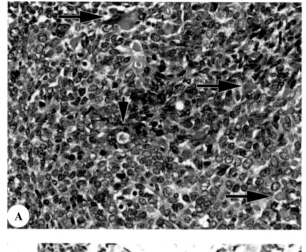

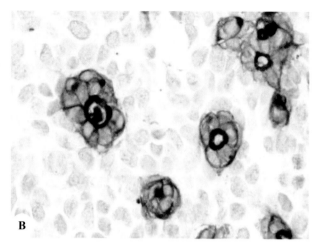

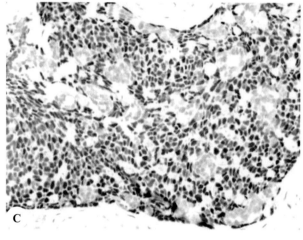

▲ 图 25-30　腺样囊性癌的免疫组织化学

所有图片为同一病例。A. 该例腺样囊性癌呈基底样形态。可见不明显的腺腔（短箭）。有小的圆柱瘤样物质沉积（长箭）。B. CK7 染色突出显示小腺体衬覆的上皮细胞。C. 大部分肿瘤由 p63 阳性基底样细胞组成。注意腺体成分中缺乏 p63 表达

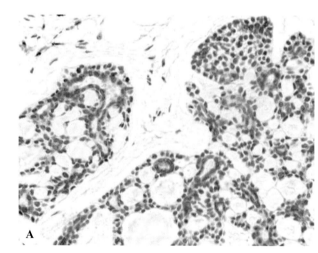

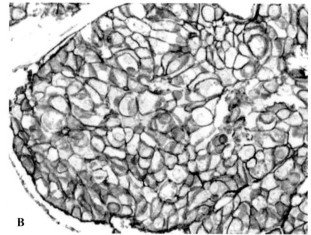

▲ 图 25-31　腺样囊性癌的 CD117 免疫组织化学染色

A. 普通型筛状腺样囊性癌的腺上皮细胞呈 CD117 阳性；B. 基底样型腺样囊性癌的所有肿瘤细胞呈 CD117 强阳性

【电子显微镜检查】

　　电子显微镜下，乳腺腺样囊性癌中细胞类型与来自涎腺和其他器官的腺样囊性癌相同[91]。除了上皮细胞和肌上皮细胞外[15, 38, 41, 65]，肿瘤还包含数量不等的基底样细胞[59, 65]。皮脂腺和腺鳞分化的细胞

也有描述[59]，但是，一些已发表图片涉及与腺肌上皮瘤及其相关肿瘤的鉴别问题。

【鉴别诊断】

　　胶原小体病和腺样囊性癌结构相似，由腺体和基底膜样小球构成，外覆肌上皮细胞（图 25-33）。

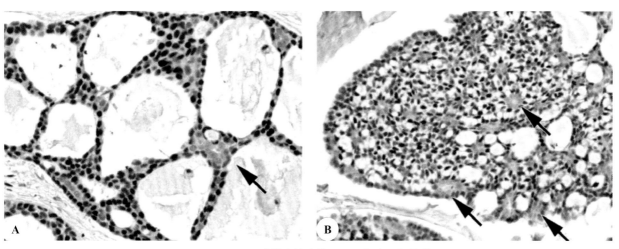

▲ 图 25-32　腺样囊性癌的 MYB 免疫组织化学

两例不同的腺样囊性癌，可见肌上皮 / 基底样细胞 MYB 阳性，腺体成分（箭）呈 MYB 阴性

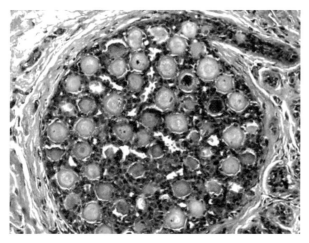

▲ 图 25-33　胶原小体病

注意一些小球体中的同心层状结构和中心环

腺样囊性癌几乎总是表现为可触及的肿块和（或）明显的影像学表现，而胶原小体病通常是在其他乳腺病变中偶然发现，但据报道，胶原小体病的大小也可达 0.9cm[81]。少数情况下，胶原小体病乳腺 X 线检查表现为钙化灶[92]。胶原小体病含有弹性蛋白、PAS 阳性物质和 Ⅳ 型胶原[93, 94]。胶原小体病周围的肌上皮细胞可以用免疫组织化学的肌上皮标志物显示，如 p63、CD10 和 calponin。CD117 在几乎所有的腺样囊性癌中表达，但在胶原小体病的管腔成分中极少表达或不表达[76, 79, 81]，而 calponin 和 SMM-HC 则相反[79, 81]。一项研究显示，70% 的胶原小体病中 MYB 局灶阳性[86]。

一些普通型乳腺癌曾被误诊为腺样囊性癌[13, 25]。在一篇综述中[25]，康涅狄格州肿瘤登记中心（Connecticut Tumor Registry）记录的约 50% 的腺样囊性癌病例是误诊，大多数为具有显著筛状成分的浸润性癌。浸润性筛状癌是一种没有肌上皮和基质沉积的单相性腺癌，需要与筛状腺样囊性癌鉴别，ER 弥漫强阳性支持前者。少数情况下，乳头状瘤伴实性和旺炽性导管增生，特别是伴胶原小体病时，可以与腺样囊性癌相似。

发生于微腺性腺病的高级别癌，可能类似于腺样囊性癌的实性基底样变异型，但前者核分裂象易见[95, 96]。微腺性腺病及微腺性腺病相关癌中肌上皮细胞缺失，p63 呈阴性[97, 98]。5 例微腺性腺病 / 非典型微腺性腺病中未检测到 MYB 阳性和（或）MYB 扩增[86]。Acs 等[67] 描述了 17 例普通型腺样囊性癌与微腺性腺病 / 非典型微腺性腺病并存的病例，这两个病变之间的关系尚不清楚。

高级别腺样囊性癌伴稀疏的腺样和圆柱瘤样区域可能被误认为小细胞癌（图 25-11 和图 25-12），但前者神经内分泌标志物和 TTF1 阴性。Cabibi 等[56] 报道了一例腺样囊性癌合并小细胞癌。很少情况下，实体型腺样囊性癌可能与实性乳头状癌相似，但后者通常 ER 强阳性。

腺样囊性癌中可能存在汗管瘤样成分，因此腺样囊性癌的鉴别诊断还包括乳头汗管瘤样腺瘤，这是一种不伴 Paget 病的良性病变。如果忽视部位和皮肤来源，乳腺皮肤圆柱瘤也可能被误诊为乳腺腺样囊性癌。偶尔，乳头附近的小汗腺螺旋腺瘤也可能与腺样囊性癌相似。

【穿刺活检】

在粗针活检标本中很难识别腺样囊性癌，除非呈典型筛状形态。在某些情况下，圆柱瘤样结构中腺体受挤压，可能被误认为浸润性小叶癌或硬化性癌（图 25-7）。良性病变或其他类型癌的浓染分泌物和间质碎片可能类似圆柱瘤样结构。非典型腺肌上皮瘤 / 癌也需要鉴别诊断。实体型腺样囊性癌也可能与高级别三阴性癌相似。CK7、p63、CK5/6、MYB 免疫组织化学染色很有帮助，至少可以提示实体型腺样囊性癌的诊断（见下面的治疗和预后部分）。

【遗传学检查】

乳腺、涎腺和其他部位原发的腺样囊性癌，由于 t（6;9）（q22～23;p23～24）易位[64, 85, 99]，出现高比例的 MYB-NFIB 融合基因。通过逆转录聚合酶链反应（RT-PCR）检测 MYB-NFIB 融合产物，或通过荧光原位杂交检测 MYB 断裂信号，为腺样囊性癌的诊断提供了分子证据。然而，这两种检测的阴性结果不能排除腺样囊性癌，特别有 MYB 过表达的情形[64, 85]。导致腺样囊性癌中 MYB 扩增的其他机制，包括 MYB 与另一个融合伴侣基因配对或 MYB 样 -1（MYB 基因家族成员之一）的扩增[100]。

尽管乳腺腺样囊性癌因不表达 ER、PR 或 HER2，表达 CK5/6 和 CK14 而被归于三阴性基底样癌，但腺样囊性癌的分子遗传学改变与传统三阴性基底样浸润性癌有很大的不同[64]。在三阴性乳腺癌的大类中，腺样囊性癌因为特定的基因改变目前被归类为"低级别""涎腺样"肿瘤亚组，该亚组还包括黏液表皮样癌、分泌性癌和腺肌上皮瘤[101]。

Da Silva 等[102] 用比较基因组杂交方法，检测了一例 50 岁女性患者共存的乳腺实体型腺样囊性癌、管状腺病和腺肌上皮瘤的全基因组拷贝数变化，未发现任何共同的基因组改变。腺样囊性癌在染色体 16p 和 17q 上有小区域的缺失。

Wetterskog 等[103] 研究了 13 例乳腺腺样囊性癌，发现与乳腺癌相关的已知基因 AKT1、ERBB2 和 PIK3CA 均未发生突变。在 13 例中有 2 例（占 15%）发现了 BRAF 突变，包括 1 个高活性突变体 BRAF V600E 和 1 个中间活性突变体 BRAF G464E。同时，乳腺腺样囊性癌存在 BRAF D594G 激酶死亡热点突变。作者还报道了 1 例涎腺腺样囊性癌的 HRAS Q61K 热点突变。另有研究在 25 例涎腺腺样囊性癌中，发现了 1 例 KRAS 突变[104]。然而 Geyer 等[105] 最近报道了 HRAS Q61R 突变存在于乳腺腺肌上皮瘤，这种突变存在于涎腺的上皮 - 肌上皮癌[106]。这些结果表明，没有 MYB 扩增，但含有 HRAS Q61R 突变的所谓腺样囊性癌，可能是乳腺腺肌上皮瘤或涎腺上皮 / 肌上皮癌。腺样囊性癌和乳腺腺肌上皮瘤的基因组改变需要进一步研究。

Wetterskog 等[103] 研究了 13 例乳腺和 68 例乳腺外腺样囊性癌，没有一例存在激活 KIT 突变，表明腺样囊性癌中没有 KIT 突变，尽管在这些肿瘤中 kit/CD117 蛋白弥漫性强表达。

涎腺普通型腺样囊性癌与乳腺腺样囊性癌在形态学上难以区分，遗传学改变也相似，均有 MYB 扩增和过表达。然而，乳腺腺样囊性癌预后良好，而涎腺腺样囊性癌预后较差。目前没有关于预后差异的解释。Andreasen 等[62] 指出，涎腺和泪腺腺样囊性癌的 microRNA 谱与相应的正常腺体组织有本质上的不同，而乳腺腺样囊性癌的 microRNA 谱与正常乳腺实质的 microRNA 谱没有区别，作者推测 microRNA 谱的差异可能导致了不同部位腺样囊性癌的预后差异。

流式细胞学检测显示 24 例腺样囊性癌中有 22 例（91.4%）为二倍体[22]。

【治疗】

几乎所有接受乳房切除术的腺样囊性癌患者，预后都很好[6, 13-18, 21, 22, 25-27, 29, 32, 36, 38, 41, 65]。乳房切除术后，极少胸壁复发，但极个别出现全身转移[6, 17, 107-110]。目前，除了可能需要乳房切除以获得阴性切缘的大肿瘤外[21, 29]，保乳手术是乳腺腺样囊性癌的首选手术方法[10, 11, 21, 22, 26, 29, 63, 111]。

1980—2007 年，在罕见癌症网（Rare Cancer Network）登记的 61 例腺样囊性癌患者中，41 例（67%）接受了保乳手术，20 例（33%）接受了乳房切除术[21]（表 25-1）。10 例（16%）手术切缘为阳性，50 例（82%）为阴性，1 例未知。术后放疗 40 例（66%），其中保乳术后全乳放疗 35 例，切除后胸壁放疗 5 例，1 例患者接受了近距离放疗。5 例患者（2 例 T4 期，1 例切缘阳性，2 例内上象限腺样囊性癌）接受了乳房切除术后胸壁放疗。11 例患者接受了腋窝淋巴结放疗。放疗指征包括 T4 肿瘤大小、切缘阳性和肿瘤位于乳腺内象限。15 例患者接受辅助治疗，其中化疗 8 例，激素治疗 7 例。中位随访时间为 79 个月（6～285 个月）。5.7%（2/35 例）接受局部切除加放疗的患者出现局部复发，33%（2/6 例）接受单纯肿瘤切除术的患者出现局部复发。3.2%（2 例）患者死于疾病，4 例死于其他原因，包括 2 例死于其他癌症。5 年和 10 年总生存率分别为 94% 和 86%。5 年和 10 年无病生存率分别为 82% 和 74%。

Arpino 等[22] 在 6 例接受肿瘤切除术的患者中没有发现局部复发，其中 5 例还接受了局部辅助放疗。然而，一例接受放疗的患者出现转移，另一例在诊断 72 个月后出现远处转移。

对于接受保乳手术的患者，辅助放疗有利于减少局部复发（表 25-1）。Coates 等[111] 研究了 1988—2005 年监测、流行病学和最终结果数据库中 376 例乳腺腺样囊性癌患者。初次手术包括 227 例（60%）行肿瘤切除术，其余行乳房切除术。227 例中有 120 例（53%）的肿瘤切除术患者和 149 例中有 9 例（6%）的乳房切除术患者接受了辅助放疗。接受手术和辅助放疗的患者比单纯手术治疗的患者有更好的总生存率，单因素分析显示，接受放疗的患者 5 年生存率为 12.4%，10 年生存率为 19.7%。多因素分析证实放疗是一个重要因素，即使在调整患者年龄、肿瘤分期和手术类型后，放疗的总生存率风险比为 0.44。本研究受到数据不完整的局限，包括缺乏切缘情况、复发部位（局部或全身）和淋巴结状态。

Sun 等[29] 研究了 1999—2011 年监测、流行病学和最终结果数据库中 478 例腺样囊性癌患者，其中 154 例（32.2%）接受了单纯乳房切除术，20 例（4.2%）接受了乳房切除术和辅助放疗，107 例（22.4%）接受了肿瘤切除术，197 例（41.2%）接受了肿瘤切除术和辅助放疗。辅助放疗的使用与肿瘤大小、阳性淋巴结和更高的 TNM 分期相关。所有病例 ER 和（或）PR 均为阴性。86 例腺样囊性癌进行了 HER2 检测，其中 84 例（97.7%）为 HER2 阴性，1 例（1.2%）为 HER2 不确定，1 例（1.2%）为 HER2 阳性。中位随访 59 个月（范围为 1～166

个月），23 例（4.8%）患者死于疾病。5 年和 10 年的肿瘤特异性生存率（cause-specific survival，CSS）分别为 93.2% 和 87.5%。然而，对于接受肿瘤切除术和放疗、只接受肿瘤切除术、只接受乳房切除术，以及同时接受乳房切除术和辅助放疗的患者，5 年肿瘤特异性生存率分别为 96.1%、91.8%、90.2%、94.1%。5 年和 10 年生存率分别为 88.7% 和 75.3%。按组分析，接受肿瘤切除术和放疗的患者，比单纯乳房切除术的患者有更好的总生存率（P=0.019）。在多因素分析中，调整肿瘤大小、淋巴结状态和肿瘤分级后，对于接受肿瘤切除术和辅助放疗的患者，肿瘤特异性生存率和总生存率显著优于只行肿瘤切除术的患者（肿瘤特异性生存率风险比为 4.103，总生存率风险比为 2.415），或只行乳房切除术的患者（肿瘤特异性生存率风险比为 4.007，总生存率风险比为 2.743）。

腺样囊性癌的腋窝淋巴结转移相对少见。在 11 项联合研究中，739 例（4%）接受腋窝淋巴结清扫或前哨淋巴结活检的患者中，有 30 例（4%）发生了淋巴结转移[10, 12, 21, 22, 26, 29, 40, 42, 45, 63, 112]。在 1988—2006 年的加州癌症登记中心记录的 144 例已知肿瘤大小和淋巴结状态的腺样囊性癌患者中，只有 8 例（5.5%）有腋窝淋巴结转移[7]。有淋巴结转移的腺样囊性癌平均大小为 3.7cm（范围为 1.4～7.7cm），而无淋巴结转移的腺样囊性癌平均大小为 2.2cm（范围为 0.1～8cm）。虽然没有统计学意义（P=0.06），但肿瘤大小与淋巴结累及可能有关。

有腋窝淋巴结累及的患者通常预后不佳，即使远处转移可能与腋窝淋巴结累及独立发生。2 例乳房切除术时发生淋巴结转移的患者，发生了肺转移并致死[39, 41]。

尽管为三阴性，腺样囊性癌患者却很少接受辅助化疗。在 1998—2008 年美国国家癌症数据库中，933 例腺样囊性癌患者中只有 11.3% 接受了化疗，而同期所有乳腺癌患者中有 45.4% 接受了化疗（P < 0.0001）[9]。根据三项单中心回顾性研究，包括 Azoulay 等[63]（18 例）、Treitl 等[10]（6 例）和 Sarnaik 等[36]（7 例），共 31 例普通型腺样囊性癌均未接受辅助化疗。其他研究报道称，分别有 5.2%（1/19 例）[11]、4.3%（1/23 例）[22]、24.5%（15/61 例）[21] 的患者接受了辅助化疗。

表 25-1 普通型腺样囊性癌的临床病理特征、治疗和预后

作者（年份）	登记时间	患者数	中位年龄（年）	中位大小（cm）	LN（+）	BCS	R-Tx	Ch-Tx	H-Tx	5 年生存率
Sun 等（2017）[29]	SEER 1998—2011	478	105 < 50 岁 / 373 > 50 岁	NA	4.3%	63.6%	41.2% BCS / 4.2% 乳房切除	NA	NA	OS 88.7% / CSS 93.2%
Kulkarni 等（2013）[9]	NCD 1998—2008	933	60	1.8	5.1%	69.8%	47.1%	11.3%	8.9%	OS 88%
Khanfir 等（2012）[21]	RCN 1980—2007	61	59	2.0	0	67%	66%	8（13%）	7（11%）	OS 94% / DFS 82%
Thompson 2011[7]	CTR 1988—2005	244	61.9	LN+3.7 / LN-2.2	4.9%	NA	NA	NA	NA	95.5% RCS
Coates 等（2010）[11]	SEER 1988—2005	376	62（平均）	NA	6.5%	60%	52%	NA	NA	NA
Ghabach 等（2010）[8]	SEER 1977—2006	338	62	1.8	2%	NA	35%	NA	NA	OS 95.1%

单中心回顾性研究系列

作者（年份）	登记时间	患者数	中位年龄（年）	中位大小（cm）	LN（+）	BCS	R-Tx	Ch-Tx	H-Tx	5 年生存率和（或）随访信息
Treitl 等（2018）[10]	1999—2012	6	66	1.35	0/6	4/6（66%）	1/4（25%）	0	1/6	100% NED（中位随访 85 个月）
Welsh 等（2017）[11]	1994—2016	20	59	1.5	0/15	12（60%）	10（50%）	1（5%）	1（5%）	3 例乳房内复发 a（2 年、16 年、17 年）；2 例 DOD（包括 1 例多次局部复发和 1 例远处转移）；1 例发展为对侧腺样囊性癌（7.6 年）
Nizamuddin 等（2016）[20]	2002—2013	7	47（平均）	2.3（平均）	1/3	NA	1 例	2 例	3 例	中位随访时间为 61.25 个月 / 5 例中的 1 例随访 4 个月时现骨转移
Sarnaik 等（2010）[36]	1989—2006	7	49	1.8	0/6（1 N0i+）	4/7（57%）	3 例	0	0	1 例局部复发（4 年）；切除且 XRT, NED（2 年）
Azoulay 等（2005）[63]	1974—2004	16	56（平均）	2.5*	0/9（1 N0i+）	12/15（80%）；1 例未手术	7/12（58%）；1 例仅 XRT（未手术）	0	0	中位随访 6.5 年 / 12 例 NED；2 例局部复发（1 例局部复发、2 例乳腺 11 年和皮肤 14 年时乳腺复发、1 例患者在 14 年时乳腺复发、2 例复发患者切除 +XRTNED；1 例未手术、2 年进展、DOD

a. 同侧复发的 1 例为新原发癌
BCS. 保乳手术；Ch-Tx. 辅助化疗；CSS. 肿瘤特异性生存；CTR. 加州癌症登记中心；DFS. 无病生存；DOD. 死于疾病；H-Tx. 辅助激素治疗；LN. 淋巴结；NA. 未知；NCD. 美国国家癌症数据库；NED. 无疾病证据；OS. 总生存率；RCN. 罕见癌症网；RCS. 相对累积生存率；SEER. 监测、流行病学和最终结果数据库；XRT. 辅助放疗
*. 原文有误，译者已修正

辅助激素治疗也很少使用，这符合腺样囊性癌的三阴性特点。根据美国国家癌症数据库的数据[9]，8.9% 的腺样囊性癌患者接受激素治疗，而 39.8% 的非腺样囊性癌患者接受激素治疗（$P <$ 0.000 1）。Khanfir 等[21] 分析罕见癌症网的数据，发现仅 11.5%（7/61 例）患者使用他莫昔芬。在 4 项回顾性研究中，全部有 44 例女性患者[10, 11, 36, 63]，仅有 2 例（3.9%）接受了内分泌治疗，但在 Arpino 等[22] 的研究中，23 例患者中有 6 例（26%）接受了内分泌治疗。

【预后】

Khanfir 等[21] 的研究显示，35 例接受肿瘤切除术和放疗的患者中，有 2 例（5%）出现了局部复发，而 6 例仅接受肿瘤切除术的患者中，有 2 例（33%）出现了局部复发。乳房切除术后的患者没有复发。复发间隔 21～99 个月。局部复发者均又行乳房切除术，术后 4 例患者均无复发。4 例局部复发的患者肿瘤切缘为阴性。8 例肿瘤切缘阳性患者术后均行放疗，无局部复发。61 例患者中有 4 例（占 6.5%）发生了系统性转移，其中 2 例在最后一次随访时死亡，5 年和 10 年的总生存率分别为 94% 和 86%，无病生存率为 82% 和 74%。

Thompson 等[7] 认为，与普通型乳腺癌患者相比，女性腺样囊性癌患者随访 10 年后有大约 20% 的相对累积生存率优势。

Azoulay 等[63] 报道，1 例仅接受放疗的肿瘤患者 2 年后死于疾病。2 例患者最初接受保乳手术，在 11 年和 13 年后出现局部复发。她们接受手术治疗后分别存活 16 年和 19 年。本研究中没有一例患者发生远处转移。

Sarnaik 等[36] 报道的 7 例患者中，肿瘤中位大小为 1.8cm（范围为 1.3～5.0cm）。一例 5cm 肿瘤的患者最初接受乳房切除术，切缘情况不明，拒绝术后胸壁放疗。4 年后，她的胸壁局部复发，并接受了更广范围的局部切除和放疗。47 个月后未复发或转移。

少数情况下，普通型腺样囊性癌患者可能发生远处转移，通常为肺转移（图 25-34）。肺转移在最初治疗后的 6 年[107]、8 年[110]、9 年[12, 109]、10 年[17] 和 12 年[107, 108] 才被发现。其他的远处转移部位包括骨[41, 113]、肝脏[41, 113]、大脑[108, 113, 114] 和肾脏[107, 114, 115]。

关于具有基底样形态的实体型腺样囊性癌的预后报道有限。与普通型腺样囊性癌相比，实体型腺样囊性癌患者更易累及腋窝淋巴结。在 2 项关于实体型腺样囊性癌的研究中，16 例患者进行了腋窝淋巴结清扫或前哨淋巴结活检，其中 4 例（25%）存在淋巴结转移[53, 54]。在 Shin 和 Rosen 的研究中[49]，20%（2/10 例）发生了淋巴结转移。Santamaria 等[23] 报道的一例实体型腺样囊性癌患者没有腋窝淋巴结转移。

Ro 等[41] 的研究中，5 例 I 级腺样囊性癌患者中没有发生远处转移，6 例 II 级腺样囊性癌患者中有 2 例发生远处转移，1 例 III 级腺样囊性癌患者发生远处转移。3 例有远处转移的患者中，转移性癌

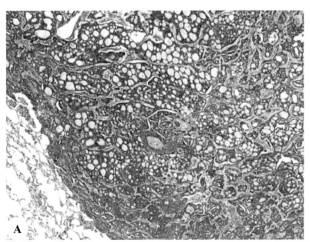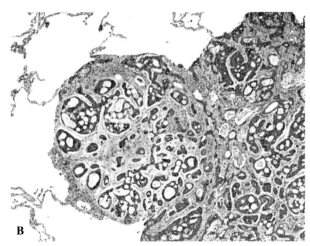

▲ 图 25-34 转移性腺样囊性癌

两例肺转移性腺样囊性癌

在形态学上与原发肿瘤相似。Ro 等[41] 提出的分级方案在一项研究中没有预后意义[40]。有报道称，一例实体型腺样囊性癌合并淋巴结转移和被膜外累及[116]。也有报道称，腺样囊性癌可转化为高级别三阴性癌[57]、小细胞癌[56]，或远处转移至骨[117] 或肺[28, 53]。

总之，乳腺腺样囊性癌预后很好，腺样囊性癌发生全身转移和死亡的风险很低。最近的系列报道预后稍差，可能是因为纳入了一些具有基底样形态而以前没有被识别的腺样囊性癌。与其他类型的乳腺癌一样，如果能保证切缘阴性，建议进行保乳手术。由于肉眼上不易察觉肿瘤向周围组织的浸润生长，可导致切除不完全，引起局部复发，因此在首次手术时应仔细注意评估手术边缘。

关于局部切除后复发的报道称[17, 38, 41]，复发间隔时间为少于 1 年至超过 20 年。现有资料显示，在保乳手术中增加辅助放疗可降低局部复发的可能性，提高总生存率[29, 111]。对于切缘阳性的患者，单纯放疗是否足够尚不清楚，但如果再次手术需切除乳房时，可考虑放疗。

区域淋巴结和远处转移的总体可能性较低，并与肿瘤大小直接相关。临床上未见肿大淋巴结的情况下，同侧腋窝的分期可以依据前哨淋巴结活检。

全身辅助化疗或内分泌治疗对普通型腺样囊性癌患者几乎无效。对于实体型腺样囊性癌患者，全身辅助化疗的作用不明确，需要更多临床随访信息。

第 26 章　浸润性筛状癌
Invasive Cribriform Carcinoma

Frederick C. Koerner　著

薛德彬　译校

浸润性筛状癌（invasive cribriform carcinoma）是一种导管型高分化癌。现有数据不能确定它是乳腺癌的特殊亚型或仅是一种低级别普通型浸润性导管癌。在研究者明确这个问题之前，保留浸润性筛状癌的诊断名称似乎是合适的[1]。

浸润性筛状癌有两种类型，即经典型浸润性筛状癌（classic invasive cribriform carcinoma）和混合型浸润性筛状癌（mixed invasive cribriform carcinoma），应当予以区分。这两种类型筛状癌都要求特征性筛状生长模式至少占据肿瘤的 50%。如果其余成分几乎都表现为筛状或小管状结构，则归类为经典型浸润性筛状癌。如果非筛状成分由小管癌以外的一种乳腺癌类型组成，则诊断为混合型浸润性筛状癌。在浸润性筛状癌中，这两种类型筛状癌的占比几乎相等。

【临床表现】

在最大宗的三项研究中[2-4]，浸润性筛状癌的发病率为 0.4%～6%。Venable 等[3] 报道，1089 例乳腺癌中有 32 例（2.9%）为单纯型或主要为单纯型浸润性筛状癌，30 例（2.8%）为混合型浸润性筛状癌。Page 等[2] 在 1003 例浸润性乳腺癌中发现 35 例经典型浸润性筛状癌（3.5%）和 16 例混合型（1.6%）浸润性筛状癌。Zhang 等[4] 在 12 647 例乳腺癌中发现有 51 例浸润性筛状癌，其中经典型 30 例（0.2%），混合型 21 例（0.2%）。Marzullo 等[5] 在一项 1759 例乳腺癌研究中发现，经典型和混合型（0.2%）浸润性筛状癌均具有相同的低发病率。

浸润性筛状癌在女性的发病年龄为 19—91 岁[3, 5]。在四项不同的研究中，女性患者的平均发病年龄分别为 51 岁[4]、51 岁[6]、55.8 岁[2] 和 57.9 岁[3]。一项研究显示经典型浸润性筛状癌的女性患者发病年龄[2] 比混合型更年轻，但另一项研究并没有证实这一点[4]。4 例浸润性筛状癌男性患者的年龄分别为 64 岁、65 岁、70 岁和 73 岁[3, 7-9]。

双侧乳腺的发病率没有显著差异。在多数病例中，肿瘤表现为多灶性生长。一项研究结中[2]，35 例经典型浸润性筛状癌中有 7 例和 16 例混合型中有 1 例呈多灶性生长。在 Marzullo 等[5] 研究的 5 例患者中，其中 1 例患者[5] 在单侧乳房中有 2 个肿块，大小分别为 1.6cm 和 0.4cm。Zhang 等[4] 报道，51 例浸润性筛状癌中有 7 例为多灶性[4]，其中 6 例为单纯型，1 例为混合型。

患者通常因为触及无痛性小肿块而就诊。1 例女性患者发现乳头出血和肿块[10]。5 例患者因影像学异常而发现肿块[7, 11, 12]。不到 10% 的患者肿块累及乳头[4, 7, 9, 12]。大多数报道没有说明肿块存在了多久，但一项研究中[5]，有 2 例女性患者报告症状间隔时间分别为 8 年和 10 年。一例 51 岁女性患者，在接受硅胶假体隆乳术 20 年后，因发现肿块 9 年后而就诊[13]。

很少有体格检查的报道。少数肿瘤描述为边界不清、不规则、活动或质硬[7, 14]。通常不会出现皮肤改变；但据报道，有 3 例大肿瘤侵犯皮肤，其中 1 例与胸壁粘连[4, 8, 9]。

【影像学检查】

尽管大多数浸润性筛状癌表现为可触及的结

节[12]，但超声检查[11]、计算机断层扫描（CT）[7]及正电子发射断层扫描（PET）[11]均可以显示无法触及的肿瘤。乳腺 X 线检查通常显示高密度的肿块，形状不规则，边缘呈毛刺状[6]。少数肿瘤可见微小钙化，常表现为多形性微小钙化[4, 6, 12]；然而，有 2 例病例的肿块内可见广泛钙化[7, 13]，其中 1 例病例的乳腺 X 线检查仅表现为钙化[6]。超声检查通常表现为低回声、不规则、界限不清的肿块，边缘呈毛刺状[6, 14, 15]，但超声特征多变，并不一致。浸润性筛状癌可能没有普通型乳腺癌特有的肿块后回声[6, 12]，但能产生回声晕[12]。在大多数病例中，磁共振成像呈现不规则的肿块。结节可呈椭圆形或分叶状，非肿块样的强化也有报道[6]。对比增强发现 2 例肿瘤符合癌的影像特征[11, 15]。在一项 23 例癌症的研究中[6]，20 例显示氟脱氧葡萄糖的摄取，其平均最大标准化摄取值为 5.90。

【大体病理】

浸润性筛状癌无特征性大体表现。大多数肿瘤只有几厘米大小，据报道经典型浸润性筛状癌的平均大小分别为 1.9cm[15]、2.4cm[4] 和 3.1cm[2]。其中一例肿瘤患者未经治疗 10 年后生长至 10cm[4]。另一例肿瘤最大径为 12cm，伴有溃疡，并固定于下方组织[8]。Marzullo 等[5] 报道的 1 例肿瘤最大径为 20cm。浸润性筛状癌切面呈灰色、棕色、白色或这些颜色的混合，实性，质硬或坚硬。1 例肿瘤含几个囊腔[8]。

【镜下病理】

浸润性筛状癌的标志性特征是形态一致的高分化癌细胞，形成圆形或多角形肿块，内部形成筛状结构（图 26-1）。在单纯型浸润性筛状癌中，肿瘤细胞仅轻微增大，呈圆形、卵圆形或多边形。核呈圆形或卵圆形，稍不规则，仅有轻度至中度多形性，核仁不明显，染色质细腻分散。细胞质聚集在细胞的一端，核位于另一端，顶端胞质中可含有黏液空泡[10]。两种类型的黏液可在腺腔内堆积。阿尔辛蓝 / 过碘酸希夫（AB-PAS）染色法可显示出两种不同的黏液[10]。肿瘤细胞形成轮廓清晰的圆形或卵圆形腺样腔隙，遍布细胞巢。这些腔隙的边缘沿腔面形成微小绒毛[10, 13]，并由紧密连接相连。核分裂少见[5, 7, 14, 16]，核分裂小于 6/10HPF[5] 或仅有

1/10HPF[16]。一例巨大癌灶的核分裂为 1/10HPF[8]。六胺银染色未见肿瘤细胞含有嗜银颗粒[2]，电子显微镜检查也未见神经内分泌颗粒[3]。免疫组织化学染色未见肌上皮细胞（图 26-1C）。癌细胞形成的腔隙含有 AB 阳性或 PAS 阳性的黏液[5, 10] 或微小钙化[7, 13]。间质呈现不同程度的胶原化。很少见神经侵犯（图 26-2）[2, 3]。经典的浸润性筛状癌的原位成分通常为低级别筛状导管原位癌[2, 3]。

混合型浸润性筛状癌中，有一大块区域的肿瘤细胞呈现中度或重度异型性。这些异型细胞呈实性生长，但也可以保持筛状生长模式，核深染明显或多形性显著[2]。

除了显示筛状生长模式外，浸润性筛状癌还可以显示小管状生长，并可占据病变的很大比例[2-4]。Page 等[2] 发现 35 例经典型肿瘤中有 6 例含有小管状区域。存在小管状区域不宜诊断为小管癌，兼有筛状和小管状病灶的肿瘤，筛状模式占肿瘤的 50% 或以上时，应归类为浸润性筛状癌。当小管状模式占肿瘤的 50% 以上时，如果肿瘤成分的细胞学特征和结构特征都符合，则诊断为小管癌（见第 13 章）[2]。

病理医生必须区分浸润性筛状癌和腺样囊性癌。浸润性筛状癌缺乏腺样囊性癌特有的圆柱瘤样成分。虽然，腺样囊性癌可以形成筛状结构的腺体区域，但这种病灶仅代表腺样囊性癌的一种生长模式（见第 25 章），不能因为存在筛状结构而诊断为浸润性筛状癌。

伴破骨细胞样巨细胞的癌有筛状生长模式[17, 18]，应归类为伴有破骨细胞样巨细胞的癌，而不是浸润性筛状癌。

经典型肿瘤的淋巴结转移灶通常具有筛状结构，而混合型肿瘤的转移灶很可能缺乏筛状结构（图 26-3）[2, 3]。

【免疫组织化学】

癌细胞通常表达细胞角蛋白。一项研究报道称[7]，CEA、S-100 和 GCDFP-15 呈局灶阳性表达。肿瘤细胞不表达 SMA[4, 5]。大多数病例不表达 p63[4]，但是 Cong 等[15] 注意到一例呈 p63 局灶阳性。少数病例进行了嗜铬粒蛋白、突触素或 CD56 染色，均为阴性[5, 15]。Ki67 染色显示低增殖指数。一项研究中，近 3/4 的病例的 Ki67 指数低于 14%[4]，30 例

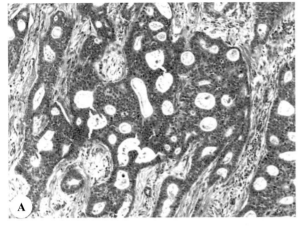

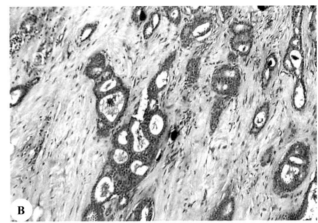

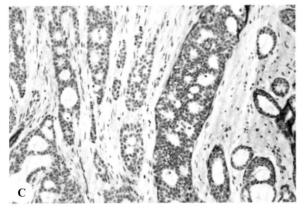

▲ 图 26-1　浸润性筛状癌

A. 浸润性筛状癌形成圆形癌巢, 内有筛状结构; B. 纤维性间质中肿瘤细胞聚集成角或形成小管, 可见钙化; C. 平滑肌肌球蛋白重链免疫组织化学染色显示筛状导管原位癌 (中间右侧) 和先前存在的腺体 (右) 周围有肌上皮, 在浸润性成分中肌上皮缺失 (左)

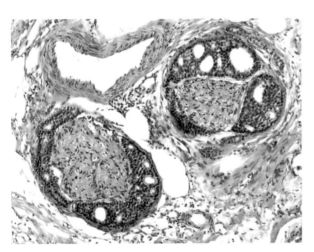

▲ 图 26-2　浸润性筛状癌的神经周围侵犯

成簇的浸润性筛状癌侵犯两处神经

单纯型浸润性筛状癌中有 14 例 Ki67 无任何阳性染色。另一项研究中, Ki67 指数为 2%~5%[15]。

浸润性筛状癌通常表达雌激素受体 (ER) 和孕激素受体 (PR)。有 4 篇文献报道的 100 例浸润性筛状癌的激素受体染色结果[3, 4, 6, 15]。其中 98 例呈 ER 阳性, 86 例呈 PR 阳性。2 例 ER 阴性的癌属于混合型浸润性筛状癌。一些小规模研究和病例报道[5, 7, 11, 14]也描述了 ER 阳性和 PR 不同程度的阳性, 但也有个别经典型浸润性筛状癌呈 ER 阴性。Zhang等[4] 在经典型和混合型浸润性筛状癌中未发现 ER 或 PR 的表达差异。大多数研究病例未发现人表皮生长因子受体 2 (HER2) 扩增的证据[4, 5, 14-16], 但 Zhang 等[4] 发现了一例肿瘤呈 HER2 阳性。

【治疗和预后】

保乳治疗似乎适用于大多数病例, 但肿瘤科医生应牢记浸润性筛状癌有形成多灶性肿块的倾向。前哨淋巴结定位活检通常适用于腋窝淋巴结分期。

据报道, 经典型浸润性筛状癌腋窝淋巴结转移率分别为 14.4%[2]、20%[4]、30%[3] 和 55%[15]。发生转移时, 阳性淋巴结的数量通常不大于 3 个[3, 4, 15], 但也有例外。一项研究中, 9 例女性患者中有 1 例出现 5 枚淋巴结转移[15]; 另一项研究中, 51 例女性患者有 1 例出现 6 枚淋巴结转移[4]; 还有 1 例男性患者的 18 枚淋巴结中有 15 枚出现转移[9]。1 例癌转移到内乳淋巴结但未累及腋窝前哨淋巴结[14]。

少数患者可出现局部复发。Wells 和 Ferguson 报道了一例女性患者在乳房切除术后 2 年、8 年和

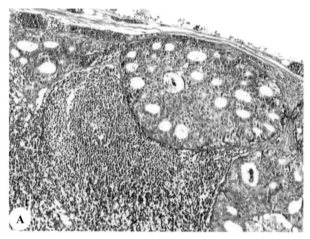

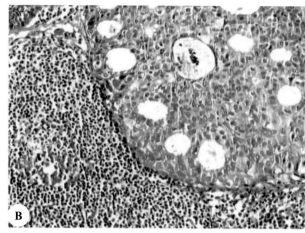

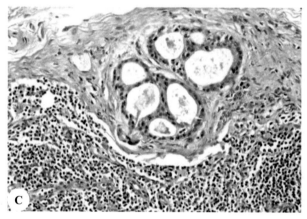

▲ 图 26-3　转移性浸润性筛状癌

A. 转移性浸润性筛状癌位于腋窝淋巴结被膜附近；B. A 中转移性筛状癌很像筛状导管原位癌；C. 显微镜下转移性浸润性筛状癌的病灶位于淋巴结被膜内

11 年于手术瘢痕处出现结节。在此后的两年时间里，一直没有复发[10]。另一例女性患者在保乳治疗 49 个月后局部复发[15]。

在 Page 等研究的 34 例女性患者中，随访 10~21 年，均未发现由经典型浸润性筛状癌引起的患者死亡[2]。一例女性患者经典型浸润性筛状癌复发后一直存活，另一例患者死于对侧乳腺癌。在 16 例患有混合型浸润性筛状癌的女性中，有 6 例死于乳腺癌，平均随访 12.5 年；然而，这 6 例女性中有 3 例存活了 10 年以上[2]。Venable 等[3] 研究报道，经典型浸润性筛状癌患者的 5 年生存率为

100%，混合型浸润性筛状癌患者的 5 年生存率为 88%。Ellis 等的研究[19] 包括了 13 例经典型浸润性筛状癌患者，其中 91% 的患者在确诊后 10 年仍存活。基于 6 年或更短的随访数据，Marzullo 等[5] 报道了 3 例经典型浸润性筛状癌女性和 2 例混合型浸润性筛状癌女性均未出现肿瘤复发。在 Cong 等的研究中[15]，8 例经典型浸润性筛状癌女性中有 7 例未复发，中位随访 38 个月。Zhang 等对 48 例浸润性筛状癌患者进行了 3~88 个月的随访，无复发或死亡[4]。

第 27 章 富含脂质的癌
Lipid-Rich Carcinoma

Frederick C. Koerner　著

薛德彬　译校

这种特殊型浸润性导管癌的特点是存在富含脂质的大细胞，细胞质因含有丰富脂质而呈空泡状或泡沫状。在 Aboumrad 等的病例报道中，首次将该病称为分泌脂质的癌[1]。大约 10 年后，Ramos 和 Taylor[2] 提议使用相对宽泛的术语，即富含脂质的癌（lipid-rich carcinoma），并沿用至今。至今已经描述了约 65 例，其中大多数是个案报道。

这种癌的性质尚不明确。归类为导管癌、小叶癌和大汗腺癌等类型的癌都可以有脂质积聚[3]，所谓富含脂质的癌，可能仅仅代表普通型乳腺癌富含脂质。例如，Lim-Co 和 Gisser[4] 所描述的富含脂质的癌可能是髓样癌的一种变异型。WHO 乳腺肿瘤分类第 5 版的作者选择了不将富含脂质的癌归类为一种单独的实体，而是称为非特殊型浸润性乳腺癌的一种"特殊形态学模式"[5]。需要更多的病例研究，以确定富含脂质的肿瘤是否构成一种形态和临床独特的肿瘤类型。

【临床表现】

据估计，富含脂质的癌占乳腺癌 0.8%～1.6%[6, 7]；然而，日常工作经验表明，其发生率远低于这些数值，或者是因为富含脂质的特点未被识别。

除 1 例外[8]，所有患者均为成年女性，年龄为 33—81 岁[6, 7, 9]。3 篇文献报道的平均年龄分别为 51.7 岁[7]、58 岁[10] 和 59.6 岁[2]。已发表的报道中，78 例成人患者的平均年龄为 59.1 岁。另有 1 例患者为 10 岁女孩[11]。

大多数患者表现为可触及的肿块，通常位于外上象限。在 Ramos 和 Taylor 研究的 9 例女性患者中[2]，1 例是由于转移性乳腺癌引起的髋关节病理性骨折而就诊，3 例是因为不相关的情况于住院时被检出。仅少数患者报告存在与乳头或皮肤有关的疼痛或症状。症状持续时间通常为几周至几个月；然而，1 例 78 岁女性患者表示，她在 10 年前就注意到了肿块，肿块已经开始慢慢增大[12]。还有 2 例非浸润性富含脂质的癌，由于在乳腺 X 线筛查发现异常而引起注意[13, 14]。虽然已报道病例多发生在左侧乳腺（29/44 例肿瘤），但双侧乳腺的发生概率可能相同。Ramos 和 Taylor[2] 报道的系列病例中有 1 例双侧乳腺癌患者，但并没有说明双侧都是富含脂质的癌。

体格检查时可发现，富含脂质的癌通常形成不规则、界限不清或坚硬的肿块。肿块附着于皮肤、乳头或乳晕，有出现酒窝症、皮肤收缩和发红的现象的报道[1, 8, 9, 12, 15]，还有溃疡、结痂和橘样改变[1, 4, 6]。一例肿瘤侵犯乳头皮肤，形成 0.2cm 的溃疡和 Paget 病的临床征象[1]；另一例 9cm 大小的癌，伴溃疡形成[4]。Balik 等报道[11]，1 例癌累及女孩的皮肤和胸壁。也有富含脂质的癌与普通型高级别浸润性导管癌共存的报道[16]。

【影像学检查】

只有少数文献报道了 X 线检查的结果[9, 12-14, 17-20]。乳腺 X 线检查发现 4 例患者肿块呈不规则状或毛刺状，1 例肿块边界呈微分叶状[20]。1 例单纯非浸润性癌的肿块呈多边形[13]。5 例浸润性肿瘤含有钙化，2 例非浸润性癌也含有钙化[13, 14]。对 6 例患者[9, 12, 13, 18, 20] 进行超声检查，显示不规则的低回声肿块，通常边界不清且内部回声不均匀。一例磁共振成像显示不规则肿块，有早期增强[20]。另一例磁共振成像检查显示快速增强至高强度，时间－强度曲线呈高峰－平台模式[13]。

【大体病理】

据报道，肿瘤大小为 0.9～15cm[6, 13]，平均大小为 2.0cm[7]，中位大小分别为 3.2cm[2] 和 3cm[10]。文献中收集到了 45 例肿瘤，平均大小为 3.5cm。病理医生通常将肿块描述为分叶状，橡皮感，质硬或坚硬，颜色为灰色、白色、黄色或这些颜色的组合。

【镜下病理】

组织学切片显示主要为浸润性癌，肿瘤由片状、巢状和条索状排列的大的多边形细胞组成，这些细胞可能边界不清。一例以腺泡型生长方式为主[21]。浸润成分有时伴随导管内和小叶内成分[1, 2]，两例肿瘤似乎完全为非浸润性富含脂质的癌[13, 14]。

Van Bogaert 和 Maldague[7] 描述了肿瘤的 3 种组织学模式，其中组织细胞样模式最常见，其由大细胞组成，胞质淡染、泡沫状，核小而深染，缺乏核多形性（图 27-1）。第 2 种模式是含有大而不规则的泡沫状细胞质空泡，具有核多形性和明显核仁，呈皮脂腺模式的特征。第 3 种模式是细胞具有大汗腺性质，含有丰富的细颗粒状嗜酸性的细胞质，核染色质粗糙，核仁明显。有时可呈混杂的不同形态的细胞。

胞质空泡挤压细胞核，呈扇贝形，使人联想到皮脂腺细胞或棕色脂肪。由于常规的组织处理方法萃取了细胞质中的脂质，使细胞质呈泡沫状或空泡状。为证明脂质的存在，必须使用未固定的组织或使用能保存细胞脂质的方式处理过的组织进行染色，如油红 O 或苏丹Ⅲ（首次报道该病的作者使用了"火焰红"染色[1]）。也可以通过超微结构检查来观察膜结合的胞质内液滴来确定脂质的存在。

大多数病例显示高核分裂指数，核分裂可高达33/10HPF[22]。肿瘤通常属于组织学分级的 2 级或3 级[10]。Gaspar 等[21] 报道了一例不寻常的 1 级富含脂质的癌，其核分裂计数为 2/10HPF。

PAS、阿新蓝、甲苯胺蓝和黏液卡红染色均为阴性[12, 13, 19-24]。一例肿瘤中极少细胞可见对淀粉酶敏感的 PAS 阳性颗粒[22]。

电子显微镜研究证明存在膜结合的胞质内液滴，但其他超微结构的表现各不相同[2, 4, 6, 9, 10, 14-18, 21, 25]。Ramos 和 Taylor[2] 注意到线粒体内深色针状晶体物质。Lim-Co 和 Gisser[4] 也报道了一例不寻常的富含脂质的癌含有线粒体内结晶，以及一例癌相关的肌上皮细胞胞质内含脂质[4]。

【鉴别诊断】

诊断富含脂质的癌需要两种证据：①细胞特征（细胞质透明、淡染或空泡状）；②特殊染色或电子显微镜检查证实胞质内有脂质。仅有一种证据不能确诊富含脂质的癌。多种乳腺良性病变和几种类型的乳腺癌中都发现含有胞质透明、空泡状的细胞。Fisher 等[26] 使用油红 O 染色，在 75% 以上的乳腺

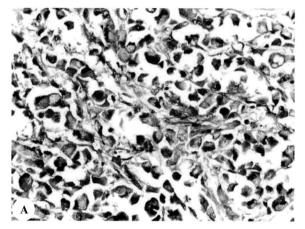
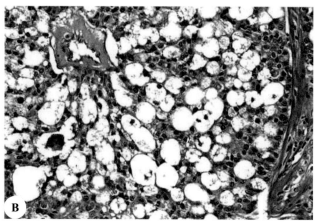

▲ 图 27-1　富含脂质的癌

A. 许多细胞的细胞质呈泡沫状，少数细胞含有大的空泡。冰冻切片中的肿瘤细胞呈苏丹Ⅲ染色强阳性。B. 癌细胞充满扩张的导管，许多细胞的细胞质中都有小空泡，其他细胞的细胞质似乎是空的（图片由 Frank Brazza, MD. 提供）

癌中观察到脂质，大约 1/3 病例呈中等或强染色。这些观察结果提示，必须是具有适当形态学特征的细胞胞质内含有脂质，才能诊断富含脂质的癌。

最常见的类似富含脂质的癌包括富含糖原的癌、大汗腺癌和分泌性癌。罕见肿瘤，如肌上皮癌和脂肪肉瘤也需要考虑。富含糖原的癌的细胞质是透明的，而不是泡沫状的，其含有淀粉酶敏感的 PAS 阳性糖原，而不是脂质，其中一些糖原即使在常规处理后仍会存在。大汗腺癌的细胞质通常呈淡染或空泡状，但细胞通常呈 GCDFP-15 强阳性，而富含脂质的癌仅有局灶性染色。在分泌性癌中，PAS 阳性、阿新蓝阳性的酸性黏多糖在细胞质中形成空泡，并且遗传学检测显示累及 ETV6 和 NTRK3 基因的 t（12;15）（p13;q25）特征性易位。肌上皮癌表达 p63、SMA 和平滑肌肌球蛋白重链等蛋白，而富含脂质的癌不表达。脂肪肉瘤通常不表达角蛋白。

当癌细胞转移至淋巴结时，可呈分散模式生长。可能会误认为转移性黑色素瘤或组织细胞性淋巴瘤。

少见模式

少数富含脂质的癌病例表现出不同寻常的特征。Kurisu 等报道[14]，导管内富含脂质的癌同时有富含糖原的癌的成分。Varga 等[17] 描述了一例富含脂质的癌伴局灶性软骨样化生。Tsubura 等[27] 描述了在 2 例接受抗精神病药物治疗患者中，脂质分泌性癌（lipid-secreting carcinoma）具有少见的变异型形态。其原位癌成分有与妊娠样改变相似的形态学特征，浸润癌成分由空泡化或透明细胞质的细胞组成。非浸润性细胞强表达 α- 乳白蛋白，而浸润性细胞不表达。Kimura 等[28] 报道了一例接受类似药物治疗的患者发生了类似的肿瘤，这些药物可能在肿瘤细胞的脂质蓄积中发挥了作用。这些药物可引起催乳素的释放，Kimura 等[28] 报道的肿瘤细胞表达催乳素受体，这些受体的激活可能是癌细胞发生妊娠样变化的原因。

【细胞学】

在细胞学制片中，肿瘤细胞呈空泡状、泡沫状或透明的细胞质[18, 23, 25, 29]。核呈圆形或略呈椭圆形，染色质呈细颗粒状，核仁易见。1 例在涂片过程中

存在脂质外渗，导致虎纹样背景形成[21]。

【免疫组织化学】

大多数富含脂质的癌不表达 CK5/6、CK14、S-100 蛋白、SMA、vimentin、CD10 或 p63[10, 14, 19, 21-23, 28]，但有一例特殊的肿瘤表达 S-100 蛋白和 vimentin[17]。3 例肿瘤表达上皮膜抗原（EMA）[17, 18, 23]。在一项研究中，5 例肿瘤全都表达乳铁蛋白[6]。α- 乳白蛋白和 GCDFP-15 的染色结果不一致[3, 6, 12, 14, 22, 27]。在一项研究中[3]，2 例富含脂质的癌均表达脂肪分化相关蛋白，这是一种与细胞内脂质相关的蛋白质。1 例表达 E-cadherin、CK7、mammaglobin 和癌胚抗原（CEA）[16]，还有 1 例 CEA 局灶性阳性[17]。1 例表达 MNF116[22]、34βE12、表皮生长因子（EGFR）、c-kit[24]。

关于 ER 和 PR 表达的研究结果各不相同。大多数研究者报道，ER 很少或无表达；然而，PR 表达却比较常见，且可以发生在 ER 表达较低或阴性的情况下[6, 8-10, 17, 19, 22-24, 28]。研究发现，两例富含脂质的癌大部分细胞核呈 ER 和 PR 强阳性[20, 21]，同时对其中一例进行葡聚糖木炭吸附法分析[8]，结果显示 ER 和 PR 的蛋白含量分别为 96fmol/mg 和 697fmol/mg。一例表达 AR[21]，另外两例不表达[3]。许多病例有人表皮生长因子受体 2（HER2）的强阳性膜染色和 HER2 基因的扩增[10, 12, 16, 28]，但是其他病例没有 HER2 染色[20-22, 24]。有 3 例均呈现 p53 染色阳性[16, 20, 22]。

据报道，Ki67 指数范围为 1%～50%[21, 30]。有一例为非整倍体，其 S 期比例为 10.8%[8]。

本书编者遇到过一例富含脂质的癌 EMA、CK 和 α- 乳白蛋白阳性。电子显微镜观察可见细胞含有丰富的嗜苏丹性胞质脂质和膜结合胞质脂滴。PR 染色阳性，但 ER 染色阴性。

【治疗和预后】

文献报道的几乎所有患者都接受了乳房切除术和腋窝淋巴结清扫术。由于富含脂质的癌似乎不具有多灶性或多中心性的倾向，因此对于这类肿瘤患者，保乳治疗将是乳房切除术的替代方案。例如，Nagata 等[13] 报道，肿瘤小、非侵袭性、富含脂质的癌患者，接受了保乳治疗，并且保持了 8 年无癌状态。Varga 等[17] 报道 1 例患者有 1.5cm 的乳腺癌，

也接受了保乳治疗和放疗。

文献中大约 60% 的病例在诊断时已发生腋窝淋巴结转移。然而，这一发现似乎不太可能反映常见的情况。有两项研究报道称，大多数患者有腋窝淋巴结转移，其中 12 例女性患者中有 11 例[2] 发生淋巴结转移，另一项研究中 17 例女性患者[10] 全部发生淋巴结转移。从汇总中排除这些数据后，腋窝淋巴结转移率降低了近 50%，降至 35%（包括 23 例个案及小宗报道的 43 例中的 15 例）。

来自两项研究的数据表明[2, 10]，富含脂质的癌患者的预后很差。Ramos 和 Taylor 随访的 11 例患者中[2]，6 例死于转移性癌，2 例存活伴复发，其余

3 例患者存活且无复发，但大多数患者的随访时间不到 2 年。Guan 等[10] 描述了 17 例患者的临床结局，指出"大约 25 个月的生存率几乎为零"。这些结果可能印证了在这项研究中，几乎所有的女性都存在腋窝淋巴结转移，然而其他研究却报道了相对乐观的预后。在 20 例患者中，有 16 例无病存活，随访时间为 2 个月至 20 年，平均随访 3.25 年。其余女性患者中有 3 例带病存活：1 例有肺转移[6]，1 例胸壁复发[21]，1 例是骨转移[15]。1 例女性患者在诊断后 3.5 年死于癌症播散[31]。这 20 例患者包括了 13 例腋窝淋巴结阴性，6 例腋窝淋巴结阳性，1 例腋窝淋巴结状况不明确。

第28章 富含糖原的癌
Glycogen-Rich Carcinoma

Frederick C. Koerner 著

袁静萍 译 　 郭双平 校

富含糖原的癌（glycogen-rich carcinoma）是一种罕见的乳腺癌，1981 年由 Hull 等[1] 首次报道，以肿瘤细胞内富含糖原为特征。在组织切片处理过程中，由于碳水化合物被吸收，HE 染色切片中肿瘤细胞的胞质呈空泡状或完全透明。许多普通型乳腺癌细胞中含有糖原[2]，所以仅依据癌细胞中存在糖原并不足以诊断为富含糖原的癌。在诊断富含糖原的癌（富含糖原的透明细胞癌）时，肿瘤除具有其特征性的形态学表现外，还需由组织化学染色证实细胞内存在丰富的糖原。WHO 乳腺肿瘤分类第 5 版不再将富含糖原的癌作为乳腺癌的一个独立类型，而认为是非特殊型浸润性乳腺癌（invasive breast carcinomas of no special type，IBC-NST）的一种"特殊形态学模式"[3]。

【临床表现】

富含糖原的癌所占比例很小，其发病率取决于所采用的诊断标准。例如，Fisher 等[2] 将 > 50% 的癌细胞"胞质透明、胞核居中"作为诊断标准，1555 例乳腺癌中有 3% 的病例符合富含糖原的癌。Kuroda 等[4] 使用相同的诊断标准，报道的发病率为 2.7%。其他研究者将 > 90% 的癌细胞胞质丰富透明作为诊断标准，439 例乳腺癌中有 1.4% 的病例可诊断为富含糖原的癌[5]。根据 1973—2017 年监测、流行病学和最终结果（Surveillance Epidemiology and End Results，SEER）数据库，1 251 739 例乳腺癌中有 155 例被诊断为富含糖原的癌或透明细胞癌，发病率为 0.012%[6]。采用美国日常使用的诊断标准，可以查询到 200 多例富含糖原的癌的文献报道。

个案报道及小宗病例报道的患者均为女性，SEER 数据库中还包含了 3 例男性患者[6]。发病年龄为 31—91 岁[7, 8]，平均年龄为 52—66.9 岁[4, 8, 9]，SEER 数据库中 155 例患者的中位发病年龄为 62 岁[6]。左侧乳腺发病率比右侧乳腺高（分别为 71 例与 46 例），有报道一例女性患者双侧乳腺同时发生[10]，另一例发生在腋窝[7]。大多数患者有可触及的乳腺肿块，而一些无症状的患者，是通过乳腺影像学检查出肿瘤的。在一篇包含 16 例患者的文献中，有 3 例原位癌和 1 例浸润性癌是通过影像学检查发现的[10]。另一篇报道中则有一例浸润性癌是通过影像学检查而发现的[11]。患者常自述出现症状的时间比较短，但也有报道症状持续 1 年或者更长时间的病例。例如，Hull[1] 报道了一例 49 岁女性患者的病例，乳房肿块在 20 多年间缓慢增大，疼痛发作 2 周后就医；另一例女性患者在 2 年内无痛性肿块缓慢增大[12]；还有一例女性患者则有 1 年的乳腺肿块病史[13]。部分病例表现出与乳头病变有关的体征或症状，如乳头溢血[7, 10, 14]、收缩[15] 和乳头内陷[16]。仅少数患者有疼痛[1, 15, 17]。

肿瘤常表现为不规则、可活动、坚实质硬的肿块，局部进展的肿瘤可能质地较软[18]。皮肤可出现酒窝征[15-17]、红斑[1, 18] 或固定在肿块上[16]。Ratti 和 Pagani[19] 报道了 1 例 10cm 大的肿瘤，伴有皮肤出血、溃疡。另报道了 1 例有类似于炎性乳腺癌的表现[7]，1 例以胸腔积液和肿瘤远处播散为首发症状[10]。

【影像学检查】

乳腺 X 线检查时，富含糖原的浸润性癌常表现为高密度、边缘不规则、毛刺状的肿块[20-23]，可为圆形[18]、分叶状[24] 和椭圆形[23]。有的患者因为乳腺 X 线诊断错误而延误病情，一例患者乳腺 X 线所见表现为乳腺纤维腺瘤，之后 4 年内肿块大小增加了 1 倍[24]。另一例进行乳腺 X 线检查，由于乳腺组织太过致密，从而掩盖了乳腺癌[25]。钙化常很明显[7, 18, 21, 22, 26]，而且可能是富含糖原的导管原位癌唯一的影像学表现[27]。超声检查通常显示低回声肿块，内部回声不均匀，后部回声增强[7, 21, 24, 25, 28]。只有少数磁共振成像（MRI）的特征方面的报道[23, 26, 27]，MRI 检查常为不规则、边缘增强的肿块。肿瘤内的囊性变可在 T_2 加权像上产生内部高信号[23]，Eun 等汇总分析了 10 个病例的影像学表现[23]。

【大体病理】

仅有少量关于富含糖原的癌的大体特征的描述。肿瘤大小多为 2～5cm，其中最小的只有 0.4cm[10]，而最大的肿瘤约为 15cm[18]，平均大小为 2.8～5.3cm[5, 10]。富含糖原的癌的大体特征与普通型乳腺癌相似，典型的肿瘤形状不规则，边缘星形或毛刺状[14, 16, 21, 22, 29, 30]。肿瘤多数为实性肿块，但也有一些呈乳头状生长。有病例表现为"在扩张导管中可见 1.8cm 的乳头状肿物"[1]。Hayes 将 8 例肉眼看似非浸润性癌中的 3 例归类为"囊内乳头状癌"[10]。Gürbüz 和 Özkara[31] 描述了一例在"囊性扩张导管"内可见一个 3cm 大小肿块的病例。肿瘤切面呈结节状[14] 或模糊的结节状[12]，罕见情况下切面为胶冻状[12]。切面呈白色、灰白色、白黄色、黄褐色，最常见的是棕红色或白灰色[9]。有的肿瘤中心出血[25, 32] 或小范围坏死[21]。大多数肿瘤质地坚硬[12, 16, 30, 32]，可有沙砾感[22]。肿瘤可为多灶性或多中心性[27]。Satake 等描述肿瘤的大体特征为肿瘤呈实性，切面黄白色、多结节状，其中最大结节为 1cm，有些结节浸润到周围脂肪组织[14]。有些病例肉眼可见明显的皮肤受累[9, 17]。

【镜下病理】

富含糖原的癌有原位癌及浸润性癌 2 种生长方式。3 篇文献报道了完全的富含糖原的导管原位癌[10, 27, 33]。根据文献报道，原位癌与浸润性癌共存的情况存在很大差异。Kuroda[4] 在 20 例富含糖原的浸润性癌中仅观察到 1 例有导管原位癌（ductal carcinoma in situ，DCIS）成分，而 Fisher[2] 则观察到 45 例富含糖原的浸润性癌均伴有导管原位癌，而其他学者观察到的结果介于两者之间[5, 9, 10]。有的病例部分肿瘤细胞富含脂质，该作者将其归类为富含脂质的癌[33]。

原位癌成分可呈乳头状、实性、筛状、微乳头状或囊内生长模式（图 28-1）[10, 16]。细胞通常有丰富的、透明的细胞质（图 28-2A），在筛状或微乳头状结构的区域，透明的细胞质可能不明显。许多病例肿瘤细胞含有嗜酸性和颗粒状细胞质的区域（图 28-2B 和 C）或有明显的大汗腺特征[10]。细胞核轮廓不规则，可成角，或有小裂缝和褶皱。核膜厚，染色质深染、颗粒状，局部透明，核仁明显。低级别癌的细胞核形态均匀一致，而高级别癌有多形性。肿瘤细胞可有局灶性坏死，但与高级别核异型性相关的大片状或粉刺样坏死并不常见[10]。

浸润性癌成分的生长方式与普通型浸润性导管癌（invasive ductal carcinoma，IDC）的生长方式相似。肿瘤细胞通常呈条索状、实性巢状或片状排列[4]（图 28-3），一些文献也报道在浸润性成分中存在乳头状生长方式[4, 12, 15, 31, 34]。如 Hull 和 Warfel[15] 报道 10 例富含糖原的浸润性癌中，有 1 例高柱状到立方状的细胞被覆于纤维血管轴心形成的乳头状结构，乳头结构占肿瘤的 1/2。细胞核的分布有极向，常位于细胞的下 1/3 处。仅在罕见的情况下，可形成导管或腺管状结构（图 28-4），也可见到类似于浸润性小叶癌（invasive lobular carcinoma，ILC）的线性排列。文献报道富含糖原的癌有小管癌、髓样癌和神经内分泌癌变型[2, 9, 12, 24, 31, 35]。

肿瘤细胞边界清晰，呈多边形（图 28-5），胞质透明。少见的情况下，可见细颗粒状或泡沫状胞质。有时，与非浸润性成分一样，浸润性癌也可出现嗜酸性和颗粒状胞质，提示有大汗腺癌的特征[10]（图 28-6），这种细胞常与透明细胞过渡。在罕见病例中，在胞质内可观察到 PAS 阳性、淀粉酶消化后阴性的透明小体[10]。

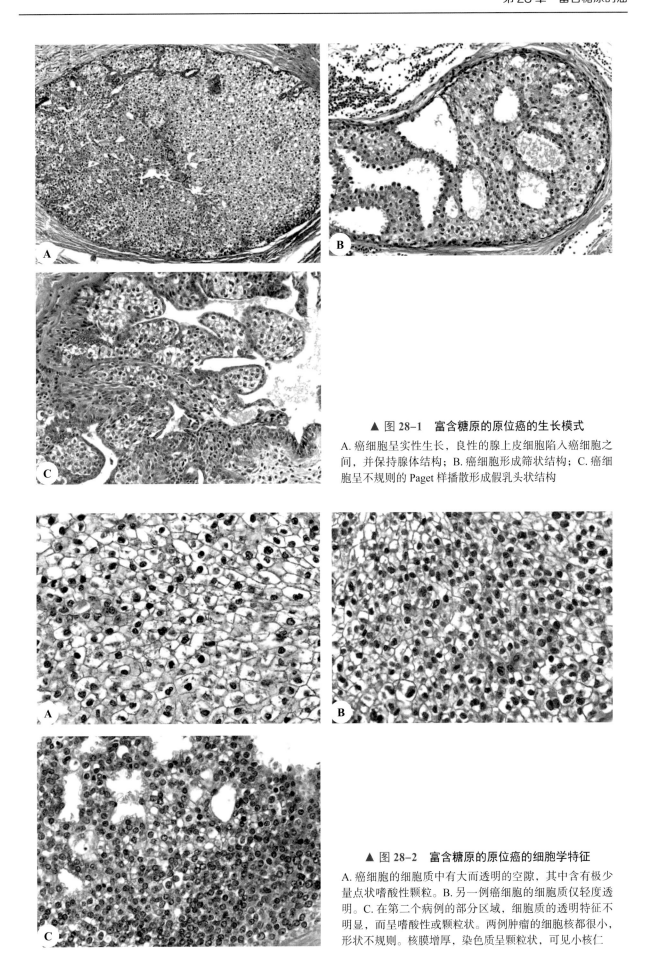

▲ 图 28-1　富含糖原的原位癌的生长模式

A. 癌细胞呈实性生长，良性的腺上皮细胞陷入癌细胞之间，并保持腺体结构；B. 癌细胞形成筛状结构；C. 癌细胞呈不规则的 Paget 样播散形成假乳头状结构

▲ 图 28-2　富含糖原的原位癌的细胞学特征

A. 癌细胞的细胞质中有大而透明的空隙，其中含有极少量点状嗜酸性颗粒。B. 另一例癌细胞的细胞质仅轻度透明。C. 在第二个病例的部分区域，细胞质的透明特征不明显，而呈嗜酸性或颗粒状。两例肿瘤的细胞核都很小，形状不规则。核膜增厚，染色质呈颗粒状，可见小核仁

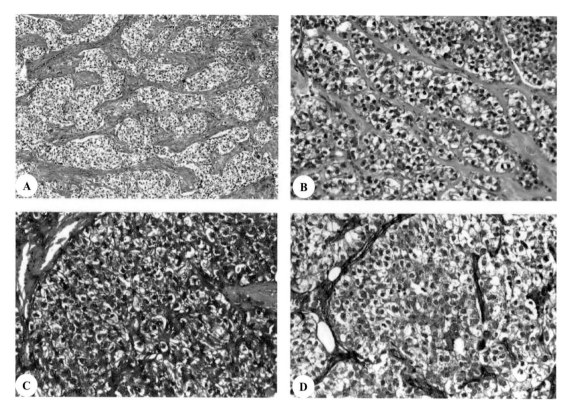

▲ 图 28-3　两例富含糖原的浸润性癌，癌细胞呈条索状和巢状排列

A. 癌细胞呈吻合的条索状生长；B. 另一例肿瘤细胞也呈条索状浸润性生长；C. 癌细胞 PAS 染色呈强阳性；D. 淀粉酶消化后 PAS 染色呈阴性

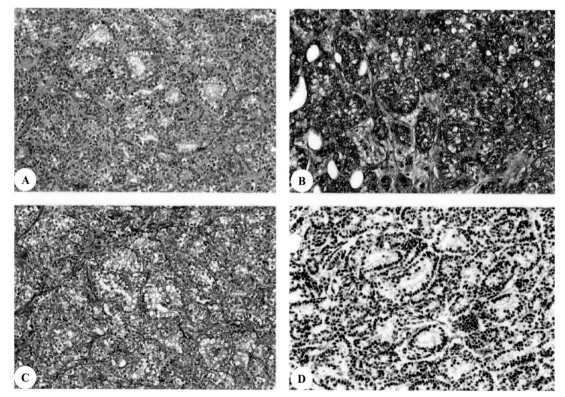

▲ 图 28-4　腺管状生长模式的富含糖原的浸润性癌

A. 此类浸润性癌很少见腺管结构，癌细胞有中度透明的细胞质；B. 肿瘤细胞 PAS 染色呈强阳性；C. 淀粉酶消化后 PAS 染色呈阴性；D. 肿瘤细胞 ER 染色呈阳性

肿瘤细胞核呈圆形或卵圆形，轮廓不规则，胞质内积聚的糖原常把细胞核推到一侧。核染色质深染，有时呈团块状，核膜通常较厚，核仁明显。异型性评分为 2 分或 3 分的肿瘤细胞，往往易见核分裂，一组研究者观察到核分裂象为 65/10HPF[28]，另一组观察到核分裂象为 70/10HPF[14]。体积大的癌常有灶性坏死，一例肿瘤被含透明基质的纤维间质分隔成结节状[12]。

肿瘤细胞的胞质内含可被淀粉酶消化的 PAS 染色阳性的物质（图 28-3C 和 D 及图 28-4B 和 C）。黏液卡红、阿尔辛蓝和胶体铁染色通常显示肿瘤细胞的胞质内没有黏液[1, 2, 10, 12, 14-17, 20-22, 25, 30]。然而，Hayes 等用黏液卡红染色，在 13 例富含糖原的浸润癌中的 2 例发现了少量黏液，在 8 例富含糖原的

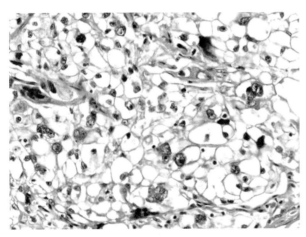

▲ 图 28-5　富含糖原的浸润性癌的细胞学特征
肿瘤细胞边界清晰，呈多边形，细胞质透明，癌细胞看起来除细胞核外似乎空无一物。细胞核轮廓不规则，核膜厚，染色质呈颗粒状，核仁易见。细胞核有明显的多形性

导管原位癌中的 3 例也发现了一些黏液[10]。Hull 和 Warfel 对 9 例样本进行黏液卡红染色，观察到 1 例有黏液阳性的印戒细胞[15]。Fisher 等发现 45 例肿瘤中的 4 例的腺腔或小管内有阿尔辛蓝阳性的黏液[2]，Shirley 等在 1 例肿瘤的间质中发现黏液[12]。油红 O 和苏丹黑 B 对脂类染色均为阴性[16, 21, 25]。超微结构检查显示癌细胞的胞质内有大量的糖原颗粒[1, 13, 15, 16, 21, 35]。细胞质可以分成两部分，一部分含细胞器，另一部分含糖原。

肿瘤转移灶的组织学特征与原发灶的组织学特征相同[2, 15]。

【鉴别诊断】

富含糖原的癌的鉴别诊断包括良性和恶性肿瘤、乳腺及乳腺外肿瘤。透明细胞型汗腺瘤（指端小汗腺腺瘤）与富含糖原的癌一样，有许多富含糖原的透明细胞；然而，汗腺瘤位于真皮内，轮廓清晰光滑，由良性细胞组成。与非典型汗腺瘤及汗腺癌的鉴别诊断则更有挑战性（见第 42 章）。在少见的情况下，腺肌上皮瘤主要由胞质透明的肌上皮细胞组成，通过免疫组织化学染色显示肿瘤由肌上皮和腺上皮 2 种细胞组成，可以与富含糖原的癌鉴别。

原发性乳腺癌的一些类型，如富含脂质的癌、分泌性癌、组织细胞样小叶癌和大汗腺癌的部分特征与富含糖原的癌类似。但是，富含脂质的癌含有脂质而非糖原（见第 27 章）。分泌性癌以含有黏液和嗜酸性分泌物的微囊腔为特征（见第 22 章）。组织细胞样的浸润性小叶癌胞质内是黏液而不是糖

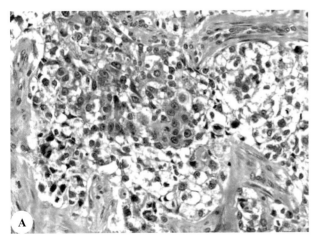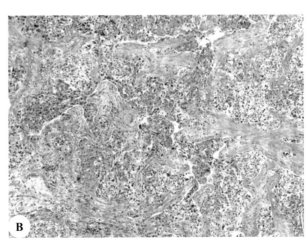

▲ 图 28-6　富含糖原的浸润性癌有不同程度的透明细胞质
A. 细胞质嗜酸性的癌细胞位于其他细胞质透明的癌细胞中间；B. 在同一病例的另外区域，细胞质嗜酸性的癌细胞占优势

原。大汗腺癌可以含有透明细胞（见第 19 章），但与富含糖原的癌不同的是，大汗腺癌胞质内所含的是抗淀粉酶的嗜酸性颗粒或小体。在富含糖原的癌中可以观察到少量具有大汗腺特征的细胞，表明富含糖原的癌可能是大汗腺癌的一种变型[10]，这些形态学上的重叠可能对疾病起源有提示作用。

转移性透明细胞癌类似于富含糖原的癌的形态，尤其是转移性肾透明细胞癌（见第 34 章）。

【细胞学】

细针穿刺标本细胞学的特征各不相同[9, 13, 14, 17, 21, 30, 36]。Ferrara[36] 将其描述为"像变色龙一样"。涂片上肿瘤细胞丰富，形成松散的细胞团，细胞团有分支或乳头状结构。大多数情况下，背景中至少有几个完整的、分离的细胞，细胞膜通常明显，细胞质常呈细颗粒状、嗜酸性或空泡状，空泡化的程度和细胞质的透明程度各不相同。有时细胞学特征不典型，有时可见明显的核周空晕，类似挖空样细胞。细胞核卵圆形、大小不一[36]，核膜不规则，核仁明显，细胞核常有明显的多形性，偶见核分裂。

【免疫组织化学】

肿瘤细胞表达 CK7、AE1/AE3、CK8/18、CAM5.2、GATA3 和 E-cadherin[13, 14, 18, 22, 24, 28, 29, 31]，不同程度地表达癌胚抗原（CEA）[13, 14]、CK19、CK 34βE12 和 EMA[16, 21, 24, 25, 30, 31]，而肌动蛋白、平滑肌肌动蛋白（SMA）、desmin、vimentin、S-100、α- 乳白蛋白、CK5/6、CK14、CK20、CD31 和 CD34 染色弱阳性或阴性[12, 13, 16, 22, 24, 28, 31]。一些病例报道称 GCDFP-15 染色阳性[12, 21, 22]。一项研究中 45% 的病例表达 p53[7]。Kim 等[29] 在 3 例富含糖原的癌中，检测到 2 例表达 CD117 和表皮生长因子受体（EGFR）。

富含糖原的癌的激素受体阳性率不一，约有 50% 的肿瘤 ER 阳性（图 28-4D），阳性率为 35%～62%[4, 7, 9, 29]。虽然，一些研究报道称 PR 阴性[10, 17, 24, 25, 28, 31, 32]，但也有研究报道分别在 43%[9]、62%[7] 的病例中检测到 PR。另外，有研究者观察到 7%～44%[6, 9] 的病例表达人表皮生长因子受体 2/neu（HER2）[4, 6-9, 14, 29]。SEER 数据库的资料显示[6]，125 例富含糖原的癌中有 54% 的病例 ER 阳性，124 例中有 32% 的病例 PR 阳性，27 例中有 7% 的病例 HER2 阳性。Kim 等研究显示约 1/3 病例表达 AR[29]。

在一项队列研究中，平均 Ki67 指数为 20%[9]，Ki67 指数范围为 40%～80%[19, 21, 28, 29]。S 期细胞比例和非二倍体 DNA 含量升高[5, 17]。

【治疗和预后】

文献报道的大多数富含糖原的浸润性癌患者进行乳腺肿块切除治疗。在一项包含 160 例患者的研究中，仅约 20% 采用了保守治疗。相反，SEER 数据库的数据显示，乳腺保守治疗已成为主要的治疗方式[6]，1973—2017 年的患者有 59% 选择保守治疗。其他文献中有 5 例患者接受了前哨淋巴结活检[11, 25, 29, 34]，另外 2 例接受了新辅助化疗[17, 18]。许多患者采用辅助放疗和全身化疗，少数患者接受激素治疗。但是文献没有提供关于这些治疗的详细信息，也没有对其有效性进行调查。

与普通型浸润性导管癌相比，富含糖原的癌预后可较好[32] 或较差[5]，通常体积更大、级别更高，ER、PR 和 HER2 染色多为阴性[6]。有一部分研究者支持这样一种观点，即当按分期和分级匹配的情况下分析时，富含糖原的癌的患者的预后与普通型浸润性导管癌患者相似[2, 7, 10, 15]。但 SEER 数据库中的数据与这一观点相矛盾，Zhou 等[6] 对 55 个病例进行研究，在调整年龄、疾病分期、肿瘤分级、ER 状态、PR 状态、HER2 状态、手术状态和放疗后，富含糖原的透明细胞癌的生存率仍然明显低于非富含糖原的乳腺癌（风险比：1.33；95%CI 1.04～1.67；P=0.025）。在这一研究中富含糖原的癌患者的中位生存期为 158 个月，5 年、10 年和 15 年生存率分别为 70%、53% 和 44%，而其他类型乳腺癌患者的中位生存期为 176 个月，5 年、10 年和 15 年生存率分别为 79%、64% 和 51%。值得注意的是，该研究组既包括编码为富含糖原癌的肿瘤，也包括编码为透明细胞癌的肿瘤。

Baslaim 等[26] 分析了 1985—2016 年报告的 148 例富含糖原的癌的一些临床、治疗和预后数据。

本书编者发现了 1 例罕见病例，乳腺 X 线检查发现乳腺病内钙化灶，病理诊断为富含糖原的导管原位癌（图 28-7），该患者在肿物切除并放疗 9 年后，治疗侧乳腺肿瘤复发，但复发的肿瘤内没有富含糖原的癌成分，而是非特殊类型导管原位癌和伴破骨细胞样巨细胞的浸润性癌。

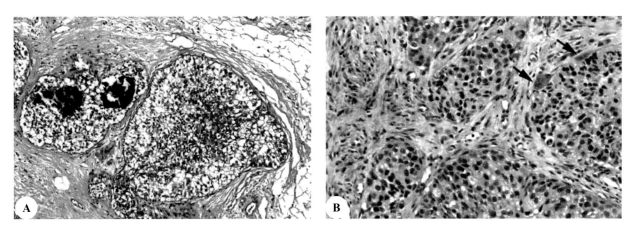

▲ 图 28-7　富含糖原的原位癌，复发肿瘤为非富含糖原的浸润性癌

A. 由于乳腺 X 线检查发现钙化而活检，镜下仅为富含糖原的原位癌；B. 9 年后肿瘤复发，为非富含糖原的原位癌和浸润性癌成分，浸润性癌细胞巢边缘可见破骨细胞样巨细胞（箭）

第29章 浸润性微乳头状癌
Invasive Micropapillary Carcinoma

Edi Brogi　著

袁静萍　译　　郭双平　校

乳腺浸润性微乳头状癌（invasive micropapillary carcinoma，IMPC）是一种特殊类型的浸润性乳腺癌，由位于类似于脉管的间质空隙中无纤维血管轴心的桑葚样上皮细胞簇组成。1980年Fisher等[1]认识到这种生长模式，并将其称为"剥脱状外观"（exfoliative appearance）。1993年Siriaunkgul和Tavassoli[2]进一步描述并命名为微乳头结构（micropapillary）。微乳头结构可存在于整个乳腺癌中（单纯型浸润性微乳头状癌），或者仅为其他类型乳腺癌的一部分（混合型浸润性微乳头状癌）。"单纯型"浸润性微乳头状癌的诊断标准随时间的推移而发生了改变。过去，一些研究者将浸润性微乳头状癌成分大于50%或大于75%的乳腺癌，定义为"单纯型"浸润性微乳头状癌。现在认为浸润性微乳头状癌成分大于90%时，才能诊断为"单纯型"浸润性微乳头状癌（图29-1），浸润性微乳头状癌成分小于90%时，被归类为混合型浸润性微乳头状癌（图29-2）。目前，对于产生黏液的呈微乳头状生长的乳腺癌的分类，还没有明确的共识（见第18章讨论）。

【临床表现】

1. 发病率

乳腺单纯型浸润性微乳头状癌少见，占所有乳腺癌的比例为<1%～3%或4%[3-8]。在一项1287例浸润性微乳头状癌的回顾性研究中[6]，仅21例（1.7%）为单纯型浸润性微乳头状癌。目前报道的大多数浸润性微乳头状癌，包括了单纯型浸润性微乳头状癌和混合型浸润性微乳头状癌。

2. 年龄和性别

乳腺浸润性微乳头状癌主要发生于围绝经期或绝经后女性，发病年龄为23—89岁[2, 4, 9-18]。一系列研究报道的浸润性微乳头状癌的中位发病年龄分别是46岁[15]、47岁[14]、49岁[16]、50岁[12]、53岁[19, 20]、54岁[18]、57岁[10, 21]、58岁[22]、59岁[17, 23]、60岁[24]和62岁[2]；平均发病年龄分别是48岁[9]、50岁[11]、52.3岁[3]、53.5岁[13]、57.3岁[17]和59岁[6]。

Luna-Moré等[5]报道，对于浸润性微乳头状癌成分超过50%的患者，年龄比仅局部存在微乳头状癌成分的患者更大[20]。另一项研究显示，在49例单纯型浸润性微乳头状癌中，14.3%的患者年龄为70岁以上，28.6%为60—69岁，32.7%为50—59岁，22.4%为35—49岁，35岁以下仅1例（2%）。

男性乳腺浸润性微乳头状癌罕见[10, 16, 25-32]。在东亚医学中心（Medical Centers in East Asia）收集的大量单纯型和（或）混合型浸润性微乳头状癌中，亚裔患者更常见，但没有确凿的证据证明浸润性微乳头状癌更常见于亚裔。目前，还没有发现乳腺浸润性微乳头状癌特征性的分子遗传学改变。

3. 症状和体征

56%～93%的浸润性微乳头状癌患者有典型的临床表现[16, 17, 30, 33-36]，表现为可触及的无痛性乳房肿块[10]，大多数肿块活动度好，质软，部分质硬和（或）固定于皮肤或胸壁[17]。部分患者还可出现皮肤皱缩、红斑、增厚，乳头凹陷、内翻和乳头溢液等症状[16, 17, 30, 33, 36]。罕见情况下，还可表现为炎

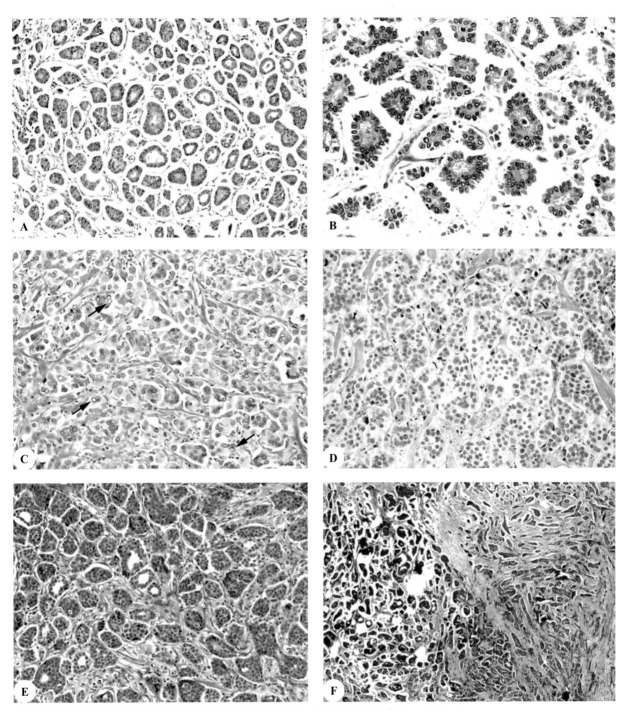

▲ 图 29-1　浸润性微乳头状癌

A. 桑葚样肿瘤细胞簇位于疏松的胶原纤维间隙中；B. 微乳头细胞簇的外缘呈锯齿状；C. 由少数（2～10个）细胞组成的微乳头细胞簇，少数细胞核透明的细胞散在分布（箭）；D. 微乳头细胞簇周围的透明间隙不明显；E. 肿瘤内大多数微乳头细胞簇的轮廓光滑，周围紧贴透明间隙；F. 混合型浸润性微乳头状癌，部分为微乳头状生长伴钙化，部分为低分化浸润性导管癌

性乳腺癌改变并广泛累及真皮淋巴管[17, 37]。在一些报道中，1例出现了乳房疼痛[33]，2例由于肿瘤广泛囊性变和肿瘤内出血而类似血肿[13, 16]。Yun 等[16]评估了29例单纯型浸润性微乳头状癌，其中19例（65.5%）可触及乳房肿块，7例（24.1%）有影像

学异常，1例（3.4%）出现乳头溢液，1例（3.4%）同时有肿块和乳头溢液。其他研究者报道，1例出现乳头内陷，还有血肿和弥漫性皮肤增厚，2例出现了乳头溢液[16]，还有部分乳腺癌由于淋巴结转移表现为"腋窝肿块"[11]。

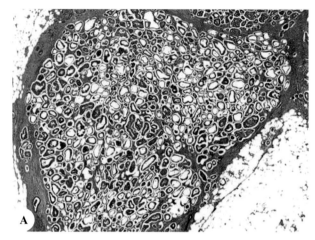

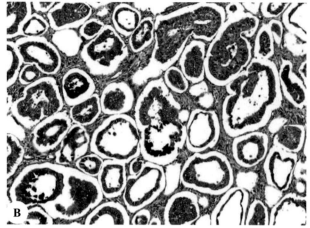

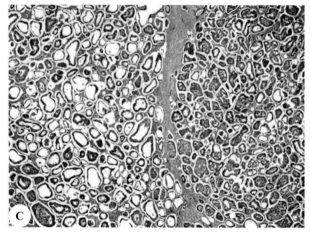

▲ 图 29-2　浸润性微乳头状癌

A. 癌性腺体与腺病很相似，腺体紧贴周围透明间隙；B. 细胞簇中央有明显的腺腔，可见少量沙砾体样钙化；C. 浸润性微乳头状癌主要由实性细胞簇（右半部分）和腺管样细胞簇（左半部分）组成

在大多数研究中[2, 5, 6, 11, 36]，浸润性微乳头状癌在两侧乳腺的发生率和部位，与非特殊类型浸润性乳腺癌（IBC-NST）无明显差异。然而，另一项研究显示[30]，在 28 例样本中，71.5% 为左侧乳腺受累，25% 为右侧乳腺受累，一例（3.5%）为双侧乳腺受累。还有一些报道称，少数患者双侧乳腺可同时发生浸润性微乳头状癌[10, 11, 30, 32, 36, 38]，一例双侧乳腺先后发生浸润性微乳头状癌[32]。一例双侧乳腺同时发生乳腺癌，一侧为浸润性微乳头状癌，对侧为非特殊类型浸润性乳腺癌[35]。

【影像学表现】

乳腺 X 线检查时，浸润性微乳头状癌通常表现为形态不规则的肿块或高密度影，或不规则的毛刺状或边界不清的病变[2, 11, 13, 16, 35]（图 29-3）。罕见情况下，表现为腺体结构紊乱而无明显的肿块[16, 33, 36]。另外，在肿块内或邻近的导管原位癌内可见微钙化[2, 11, 13, 16, 17]。研究报道称，乳腺 X 线检查发现 66.7%（16/24）的病例有与浸润性微乳头状癌相

关的钙化[16]。钙化通常呈节段性（50%）或簇状（37.5%）分布。56% 的钙化为多形性，12.5% 为细线或细线分支样，12.5% 为圆形或点状，6.3% 为无定形。另外，一些可触及的肿块，在乳腺 X 线检查时却很隐匿[16, 17, 30]，浸润性微乳头状癌也可为多灶性（图 29-3）。

Yun 等[16] 报道，超声检查时肿瘤可为不规则形（25/29；86.2%）、方向平行（25/29；86.2%）、边缘毛刺状（17/29；58.6%）、与周围组织界限清楚的（22/29；75.9%）和呈低回声（27/29；93.1%）病变，其他研究也报道了类似的超声表现[17, 30, 33, 35, 39]。Alsharif 等[36] 研究显示，少数患者同侧乳腺可出现多个肿块，在 2 例患者单侧乳腺发现了 4 个独立的肿块。彩色多普勒超声检查显示，68.7%（22/32）的病例可见肿瘤内血管异常，这项研究中 33 例患者同时接受了乳腺 X 线检查和超声检查，结果超声检查发现了 41 个病灶，而乳腺 X 线检查仅发现了 31 个病灶，超声检查较乳腺 X 线检查的敏感性高 25%。另外，有 2 例经超声检查发现了不规则低回

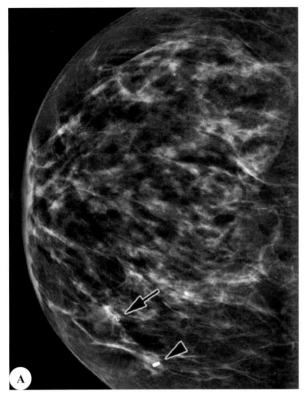

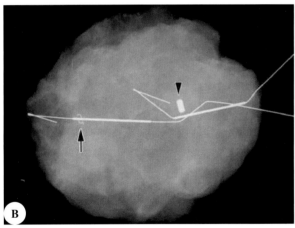

▲ 图 29-3　多灶性浸润性微乳头状癌的影像学表现

A. 在乳房的下半部，可见两个独立的浸润性微乳头状癌病灶，其中一个为可触及的肿块。肿瘤内放置了 2 个放射性定位夹（箭：S 形；箭头：软木塞形）。B. A 所示肿瘤手术切除标本的 X 线检查，可见 2 根定位针附近的定位夹（箭：S 形定位夹靠近较长的定位针；箭头：软木塞形定位夹靠近较短的定位针）

声肿块，而乳腺 X 线检查未发现[35]。

　　对于 MRI 检查，约 2/3 的乳腺浸润性微乳头状癌表现为不均匀强化的肿块，肿块边缘不规则或呈毛刺状；另外 30%～40% 表现为弥漫性、不均匀强化的非肿块性病灶[16, 30, 33, 36]。Alsharif 等[36] 报道，对 8 例患者行乳腺 X 线、超声和 MRI 检查，结果乳腺 X 线检查仅发现了 6 个病灶，而超声和 MRI

各发现了 13 个病灶。Lim 等[35] 通过 MRI 检查，在 3 例中发现了主要肿瘤之外的其他肿瘤灶，而超声检查仅在 2 例中发现其他肿瘤灶。总体来说，乳腺 X 线是检查乳腺浸润性微乳头状癌最不敏感的方法，而超声和 MRI 在评估乳腺浸润性微乳头状癌的病变范围和肿瘤的多灶性方面具有较高的敏感性，MRI 的敏感性最高。

【大体病理】

　　乳腺浸润性微乳头状癌多呈实性、质软到质硬、边界不清的肿块。切面通常也呈实性，白色到灰白色。也可见明显的多灶性肿瘤。

　　大小

　　在一些大样本量的研究中，肿瘤大小范围为 0.1～18cm，中位大小分别为 1.5cm[2]、2.3cm[23]、2.5cm[18]、2.8cm[10]、3.4cm[12] 和 3.9cm[3]。另外，浸润性微乳头状癌成分较多的肿瘤往往比浸润性微乳头状癌成分较少的肿瘤大。Chen 等[12] 比较了 100 例浸润性微乳头状癌和 100 例非特殊类型浸润性乳腺癌，前者明显大于后者（3.38cm vs. 2.39cm；$P < 0.001$）。Liu 等[40] 报道了 51 例浸润性微乳头状癌的平均大小为 2.72cm，T1 期、T2 期、T3 期肿瘤比例分别为 43%、47%、6%，Tx 期为 4%。部分乳腺浸润性微乳头状癌呈多灶性[10, 11, 32]。

【镜下病理】

　　乳腺浸润性微乳头状癌由悬浮于透明间隙内的小簇状生长的腺上皮组成，这种生长方式与淋巴管血管侵犯非常相似。细胞簇的外缘常呈锯齿状，中间无纤维血管轴心，表现为"极性倒置"的特征，即肿瘤细胞腺腔缘朝向外侧，面向间质。另外，实性细胞簇也很常见（图 29-1），还可以见到一些由细胞簇形成的中空环状结构（图 29-2）。肿瘤细胞呈立方状或柱状，胞质呈细颗粒状或嗜酸性，有时胞质内空泡将细胞核推挤至一侧，形成印戒样细胞[10]。有时，还有大汗腺分化（图 29-4）。

　　乳腺浸润性微乳头状癌的细胞核通常呈高核级或中等核级[3, 14, 15, 21, 26]。一项研究显示[41]，在 10 例单纯型浸润性微乳头状癌中，75% 为高核级。Yu 等[15] 报道了 72 例浸润性微乳头状癌，52.8% 为高核级，44.4% 为中等核级，仅 6.9% 为低核级。该研究者另一项 267 例浸润性微乳头状癌的多中心研究

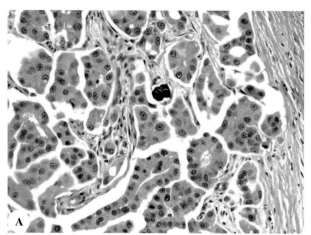
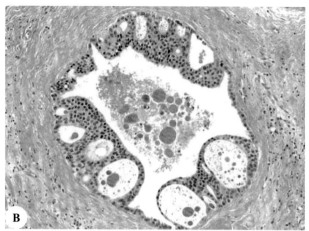

▲ 图 29-4　大汗腺型浸润性微乳头状癌

A. 大汗腺型浸润性微乳头状癌伴钙化；B. 大汗腺型导管原位癌伴拱形结构

也得出了相似的结论，49.8% 为高核级，40.1% 为中等核级，3.3% 为低核级，6.7% 的病例核级别未知 [14]。Liu 等 [18] 报道了 281 例浸润性微乳头状癌（单纯型或混合型），78.6% 为中等核级，16.4% 为高核级，5% 为低核级。

通常乳腺浸润性微乳头状癌核分裂象为（1～12）/10HPF [4, 6, 11]，可见病理性核分裂象 [10]。Nottingham 分级大多为 2 级或 3 级 [3, 4, 6, 8, 9, 11, 12, 14, 18, 22, 32, 41–43]。

肿瘤细胞簇周围的透明间隙是由胶原纤维或纤细的网状纤维分隔形成（图 29-1 和图 29-2），对于乳腺原发部位浸润性微乳头状癌和转移性微乳头状癌，均可见肿瘤细胞簇位于透明间隙内，形成特征性的海绵样结构。透明间隙无内衬上皮细胞 [2]，因为该间隙是肿瘤经福尔马林固定后，周围组织收缩所致的人工间隙。有研究者认为在冰冻切片中观察不到肿瘤细胞簇周围的透明间隙 [42]，但 Acs 等称，至少在 1 例浸润性微乳头状癌的冰冻切片中，观察到肿瘤细胞簇周围的透明间隙 [44]，认为透明间隙是间质密度较低的区域，有利于肿瘤细胞向周围组织浸润。

部分病例肿瘤细胞簇周围的透明间隙可不明显（图 29-1D）或有黏液，黏液成分可用特殊染色显示。Luna-Moré 等 [5] 报道，4 例含有黏液成分的浸润性微乳头状癌中，有 2 例具有乳腺黏液癌的特征，即存在大量黏液成分。另一项研究报道称 [42]，80 例浸润性微乳头状癌中有 11 例（14%）可存在部分黏液成分。另外，在其他浸润性癌中也能见到部分微乳头状癌细胞簇漂浮于黏液中 [18, 45–53]（图 29-5）。

目前，关于这些肿瘤是乳腺黏液癌还是浸润性微乳头状癌的亚型尚无共识（见第 18 章中的讨论）。少数病例还有黏液样间质 [2]。

浸润性微乳头状癌的肿瘤细胞簇内或邻近的间质中，可见散在的微钙化（图 29-2 和图 29-4），通常为沙砾体样钙化，但部分钙化没有特殊形态。有两项研究报道称，47% [10] 和 64% [11] 的病例有沙砾体样钙化。

50%～80% 的浸润性微乳头状癌有淋巴管血管侵犯 [5, 7, 8, 10, 11, 15, 18, 19, 33, 40, 42, 43, 54–57]（图 29-6），与非特殊类型浸润性乳腺癌相比，浸润性微乳头状癌发生淋巴管血管侵犯的比例显著升高 [14, 40, 57, 58]。细胞极性倒置可促进肿瘤细胞簇与内皮细胞的相互作用，穿透血管间隙。Adams 等 [59] 报道，在非特殊类型浸润性乳腺癌（无微乳头状癌结构或黏液成分）的脉管内癌栓中，也可见到细胞极性倒置的特征。

50%～77% 的浸润性微乳头状癌在发现时已有腋窝淋巴结转移 [5, 6, 13, 19, 33, 41, 42, 57, 60–62]（图 29-6），10%～25% 的病例有 3 个或 3 个以上的淋巴结转移 [6, 8, 9, 22, 41, 57, 62]。三项单纯型浸润性微乳头状癌的研究中，分别有 23% [33]、40% [15] 和 46% [8] 的病例，淋巴结转移癌累及被膜外组织。

总体来说，浸润性微乳头状癌一般表现为高级别和进展期。Paterakos [6] 等报道，与非特殊类型浸润性乳腺癌相比，单纯型浸润性微乳头状癌的组织学分级、增殖指数、淋巴结转移和 HER2 阳性表达都显著增加。Kim 等 [27] 比较了 38 例浸润性微乳头状癌和 217 例非特殊类型浸润性乳腺癌，发现两者的细

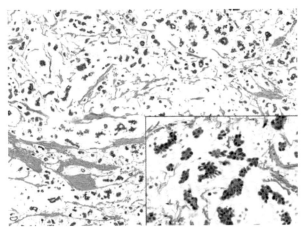

▲ 图 29-5 浸润性微乳头状癌和黏液癌

整个肿瘤由漂浮在大量黏液中的微乳头状细胞簇组成。肿瘤细胞簇通常比黏液癌中的小，且外缘呈锯齿状（插图）。目前尚无共识应将这种形态的肿瘤归类为浸润性微乳头状癌还是黏液癌

胞核级别没有显著差异，但浸润性微乳头状癌的肿块明显更大（平均大小：3.8cm vs. 2.5cm；P=0.001），淋巴管血管侵犯的发生率更高（60.5% vs. 18.6%；$P < 0.001$）。Yu 等[15]研究了 72 例浸润性微乳头状癌和 144 例非特殊类型浸润性乳腺癌，发现当患者年龄、肿瘤大小和分期相当时，浸润性微乳头状癌的核级明显高于非特殊类型浸润性乳腺癌（52.8% vs. 37.5%；P=0.038 7）；同时，浸润性微乳头状癌的淋巴管血管侵犯（图 29-6）（68.1% vs. 38.2%；$P < 0.000 1$）和淋巴结转移癌累及被膜外组织（图 29-6）（40.3% vs. 28.9%；P=0.001）也更常见。Chen 等[12]报道浸润性微乳头状癌的淋巴管血管侵犯（69% vs. 26%；$P < 0.001$），淋巴结转移率（84.45% vs. 50%；$P < 0.001$）和有转移癌的淋巴结数目（14% vs. 3%；$P < 0.001$），明显高于非

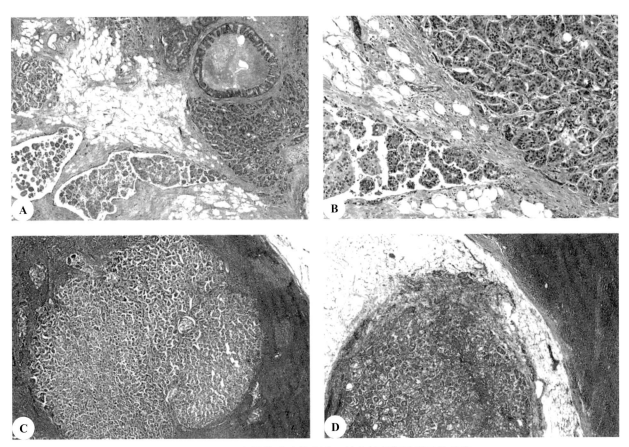

▲ 图 29-6 浸润性微乳头状癌淋巴管血管侵犯及淋巴结转移

A. 浸润性微乳头状癌附近扩张的淋巴管内充满癌栓，可见微乳头型导管原位癌；B. 形态学上，血管内的癌栓与间质中浸润的微乳头状癌难以区分（与 A 中的肿瘤为同一例）；C. 淋巴结转移癌有特征性的微乳头排列；D. 淋巴结转移性微乳头状癌累及被膜外组织

特殊类型浸润性乳腺癌。另外，一些研究报道了淋巴管血管侵犯是一个独立的不良预后因素[56]，而另一些研究认为不是[19]。

部分浸润性微乳头状癌可见神经周围受累，而坏死少见[11]，或仅见灶状坏死[10]，广泛性坏死罕见[10]。浸润性微乳头状癌的肿瘤间质缺乏淋巴细胞浸润[2]，但在部分病例间质中有以 CD3+、CD8+ 为主的 T 淋巴细胞浸润[3, 63]。

乳腺单纯型浸润性微乳头状癌很罕见，但在其他浸润性癌，通常是非特殊类型浸润性乳腺癌的局部也可出现微乳头状癌成分。一项对某机构 9 个月内连续诊断的 1056 例浸润性乳腺癌的研究显示[3]，4.83% 的乳腺癌存在浸润性微乳头状癌成分，其中 9 例（18%）微乳头状癌成分小于 25%、11 例（22%）微乳头状癌成分占 25%～49%、12 例（24%）微乳头状癌成分占 50%～75%、19 例（37%）微乳头状癌成分大于 75%，而此项研究中，微乳头状癌成分大于 75% 的病例占所有乳腺癌的 1.80%。Luna-Moré 等[5] 报道了 986 例乳腺癌，27 例（2.7%）存在浸润性微乳头状癌，其中 15 例微乳头状癌成分大于 50%。

Pettinato 等[10] 报道了 1635 例乳腺癌，62 例（3.8%）存在浸润性微乳头状癌成分，其中 40 例（64.5%）微乳头状癌成分占 50%～100%、12 例（19.4%）微乳头状癌成分占 25%～50%、10 例（16.1%）微乳头状癌成分小于 25%。而 Kuroda 等[4] 报道了一项浸润性导管癌的研究，约 4% 的病例为单纯型或混合型浸润性微乳头状癌。Chen 等[12] 研究了 100 例浸润性微乳头状癌，45 例（45%）微乳头状癌成分大于 75%，26 例（26%）微乳头状癌成分占 50%～75%，15 例（15%）微乳头状癌成分占 25%～49%，14 例（14%）微乳头状癌成分小于 25%。出现浸润性微乳头状癌成分往往与高组织学分级相关，尤其与淋巴结转移相关[64]。对 170 例乳腺癌，其中包括 16 例单纯型浸润性微乳头状癌和 154 例微乳头状癌成分占 10%～90% 的乳腺癌的研究显示[9]，出现淋巴管血管侵犯的比例为 14.7%，淋巴结转移率为 64.3%，累及淋巴结被膜外组织的比例为 7.1%。另外，在混合型浸润性微乳头状癌中，最常见的非微乳头状癌是非特殊类型浸润性乳腺癌[10, 16, 32]（图 29-1），其他成分包括黏液癌[8, 10, 16, 32]、浸润性小叶癌[10, 32] 和小管癌[10, 16]。文献还报道了 1 例浸润性微乳头状癌伴黏液成分及神经内分泌分化[8]。尽管很少见，混合型浸润性微乳头状癌还可以有浸润性筛状癌、乳头状癌、微浸润性癌和乳头 Paget 病[16, 32]。

前期病变

60%～80% 的单纯型或混合型浸润性微乳头状癌中可见导管原位癌[10, 11, 42]，通常为中等核级或高核级微乳头型或筛状型导管原位癌[11, 42]（图 29-4、图 29-6 和图 29-7），低核级微乳头型导管原位癌少见。常见坏死和钙化，但有显著坏死的导管原位癌更常见于有局部浸润性微乳头状癌的病例。Pettinato 等[10] 报道了 5 例浸润性微乳头状癌伴有小叶原位癌成分。

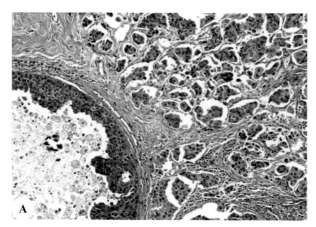
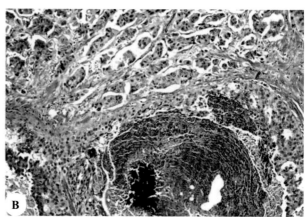

▲ 图 29-7 浸润性微乳头状癌伴导管原位癌

A. 与浸润性微乳头状癌相关的导管原位癌，通常是中等核级至高核级的微乳头型导管原位癌；B. 导管原位癌内的坏死和钙化

【免疫组织化学】

大多数浸润性微乳头状癌表达 ER、PR[13, 14, 19, 21, 23, 26, 32, 34, 42]（图 29-8）。在 2001—2008 年 SEER 数据库的 624 例浸润性微乳头状癌中，496 例（85%）ER 阳性，405 例（70%）PR 阳性。另外，在 2001—2013 年 SEER 数据库的 914 例浸润性微乳头状癌中[22]，88% 的病例 ER 阳性，75.7% 的病例 PR 阳性。

目前，尚无关于乳腺浸润性微乳头状癌表达 AR 的报道。

15%～30% 的浸润性微乳头状癌（单纯型或混合型）有 HER2 过表达和（或）扩增。Marchió e 等[26] 在 24 例单纯型浸润性微乳头状癌中，检测到 1 例（4.2%）为 HER2 3+，2 例（8.3%）为 HER2 2+，2 例（8.3%）有 HER2 基因扩增。在 40 例混合型浸润性微乳头状癌中[65]，6 例（15%）微乳头状癌成分和 5 例（14.3%）非微乳头状癌成分 HER2 3+；5 例（12.5%）微乳头状癌成分和 5 例（12.5%）非微乳头状癌成分 HER2 2+；7 例（17.5%）微乳头状癌和非微乳头状癌成分均出现 HER2 基因扩增。Yamaguchi 等[23] 报道了 15 例乳腺癌中有 5 例（33%）HER2 阳性，其中 8 例中的 2 例为单纯型浸润性微乳头状癌，7 例中的 3 例为混合型浸润性微乳头状癌。Vingiani 等[20] 报道的 49 例单纯型浸润性微乳头状癌中，22% 的病例有 HER2 过表达和（或）扩增。Cui 等[34] 用免疫组织化学检测了 25 例单纯型浸润性微乳头状癌的 HER2 的表达，结果 16 例（64%）HER2 3+，6 例（24%）HER2 2+，2 例 HER2 1+，1 例无 HER2 表达。Gokce 等[32] 在 20 例单纯型浸润性微乳头状癌中，检测到 47% 的病例有 HER2 过表达；在 83 例混合型浸润性微乳头状癌

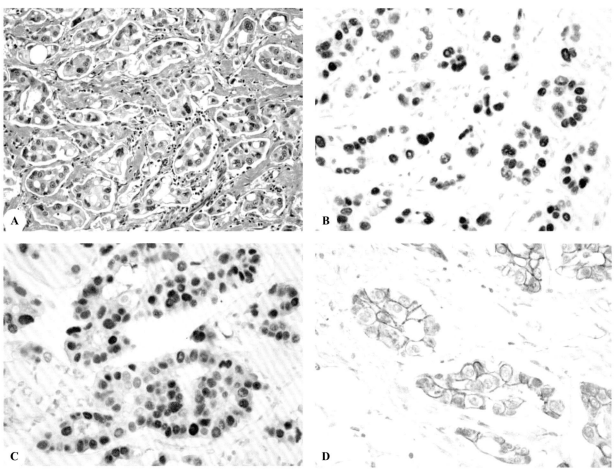

▲ 图 29-8　浸润性微乳头状癌的免疫组织化学

各图均来自同一个病例。A. 浸润性微乳头状癌的 HE 染色；B 和 C. ER 和 PR 弥漫强阳性；D. 肿瘤细胞 HER2 呈特征性的 "基底及两侧" 或 "U" 形染色模式，根据 ASCO/CAP HER2 检测指南，这种染色模式为不确定（2+），需 FISH 检测以确定是否有 HER2 基因扩增

中，54% 的病例 HER2 过表达。另外，在两项大样本研究中，281 例中有 28.8% 的病例[18]、170 例中有 34%[9] 的病例过表达 HER2。

一些大样本研究报道了激素受体（hormone receptor，HR）和 HER2 状态的完整信息，在韩国多中心 267 例浸润性微乳头状癌中[14]，66.3% 的病例 ER 阳性，66.3% 的病例 PR 阳性，28.8% 的病例 HER2 阳性。总体而言，这项研究中 52% 的病例 ER/PR 阳性、HER2 阴性，16.5% 的病例 ER、PR 和 HER2 均阳性，12.4% 病例 HER2 阳性、ER/PR 阴性，1.9% 的病例为三阴性，17.2% 的病例 HR 和 HER2 状态未知。根据 2007—2012 年美国国家癌症数据库（NCDB）2307 例浸润性微乳头状癌的资料显示[24]，75.3% 的病例 HR 阳性、HER2 阴性，14.8% 的病例 ER、PR 和 HER2 均阳性，4.7% 的病例 HR 阴性、HER2 阳性，5.2% 的病例为三阴性；HER2 阳性病例占总病例的 19.5%。

2013 年美国临床肿瘤学会 / 美国病理学会（ASCO/CAP）乳腺癌 HER2 检测指南明确指出，一些浸润性微乳头状癌可出现强但不完整的 HER2 染色，呈基底两侧 U 形染色模式。ASCO/CAP 建议将其判读为 HER 2+（不确定），并行 FISH 检测 HER2，因为这些肿瘤可能有 HER2 基因扩增[66]。对于 2018 年的 ASCO/CAP 乳腺 HER2 检测指南，没有更改浸润性微乳头状癌的 HER2 判读标准[66a]。Stewart 等[67] 用 FISH 检测了 45 例浸润性微乳头状癌（微乳头状癌成分为 30%～100%）中 HER2 的状态，结果 45 例中有 14 例（31%）有 HER2 基因扩增，而对这 14 例 HER2 扩增患者进行免疫组织化学染色，结果只有 1 例为 3+、6 例为 2+、7 例为 1+。这些结果证实了 ASCO/CAP 的建议，即在浸润性微乳头状癌中，免疫组织化学染色强但不完整（细胞基底两侧或 U 形）的 HER2 应归类为不确定（2+），然后行 FISH 检测 HER2 基因是否有扩增。

乳腺浸润性微乳头状癌的 Ki67 指数通常为中至高水平（> 10% 或 > 14%）。在 24 例单纯型浸润性微乳头状癌中[26]，54.2% 的病例 Ki67 指数为 10%～30%，45.8% 的病例 Ki67 指数大于 30%。Vingiani 等[20] 研究了 49 例单纯型浸润性微乳头状癌，2/3 以上的病例 Ki67 指数较高（89.8% 的病例 ≥ 14%，67.3% 的病例 ≥ 20%）。而在 15 例浸润性微乳头状癌（8 例单纯型浸润性微乳头状癌和 7 例混合型浸润性微乳头状癌）中[23]，单纯型浸润性微乳头状癌的 Ki67 指数显著高于混合型浸润性微乳头状癌（28.7% vs. 16.7%；P=0.02），有淋巴结转移者高于无淋巴结转移者（P=0.002 9）。Zekioglu 等[8] 研究了 53 例具有微乳头形态的乳腺癌（47 例单纯型浸润性微乳头状癌，3 例微乳头成分 < 25%，3 例伴部分神经内分泌分化及黏液成分），Ki67 指数为 2%～60%（平均 26%）。

有研究报道称，在 8 例单纯型浸润性微乳头状癌中有 6 例检测到了 p53 核阳性，p53 阳性细胞比例占肿瘤细胞的 20%～50%[11]。其他研究也在浸润性微乳头状癌中检测到了 p53 的表达，p53 阳性病例的占比分别为 39%[27, 61]、42%[26]、48%[8]、56%[41] 和 70%[10]。

Marchió 等[26] 比较了 24 例单纯型浸润性微乳头状癌和 48 例组织学分级和 ER 状态相匹配的浸润性导管癌，结果发现浸润性微乳头状癌中 cyclin-D1 的表达率更高，Ki67 指数也更高。其他研究也报道称，混合型浸润性微乳头状癌的 Ki67 指数高于组织学分级和 ER 相匹配的非特殊类型浸润性乳腺癌[65]。

乳腺浸润性微乳头状癌中通常不表达 EGFR[27]、CK5[27]、CK5/6 或 CK14[65]。Yamaguchi 等[23] 报道了 3 例浸润性微乳头状癌（1 例单纯型和 2 例混合型），CK5/6 均阳性，但主要位于非微乳头状癌成分中。Yamaguchi 等[43] 检测了 2 例单纯型浸润性微乳头状癌中 CK5/6 的表达，阳性细胞比例小于 10%，而 c-kit/CD117 在浸润性微乳头状癌中始终呈阴性[27, 65]，CK20 也为阴性[27]。

在正常乳腺和癌性腺体，EMA 表达于腺体腔缘面，而在浸润性微乳头状癌中，EMA 表达于癌细胞朝向间质的细胞膜[21]（图 29-9），微乳头细胞簇外缘 EMA 呈完整的线样表达提示细胞极性倒置，大量研究也证实了这种染色模式[18, 43, 68, 69]。有时微乳头状癌细胞质 EMA 强阳性，会掩盖细胞簇外缘的线样阳性。另外，其他膜抗原也可用于证明细胞的极性倒置，如 MUC1 是一种参与腺腔形成的糖蛋白，表达于良性和肿瘤性导管上皮的腔缘面，而在浸润性微乳头状癌中，MUC1 表达于微乳头状细胞簇面向间质的外缘细胞膜[10, 70]（图 29-9）。

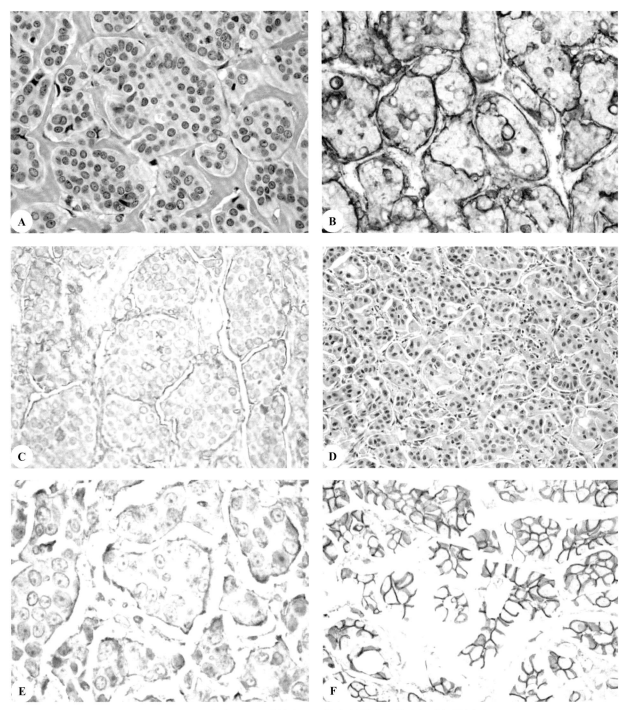

▲ 图 29-9　免疫组织化学染色显示浸润性微乳头状癌细胞极性倒置

A 至 C. 为同一病例（病例 1）。A. 浸润性微乳头状癌的 HE 染色；B. EMA 表达于肿瘤细胞簇朝向间质的细胞膜上，显示细胞极性倒置；C. MUC1 的染色模式与 EMA 相似，但染色强度不如 EMA。D 至 F. 为另一个病例（病例 2）。D. 浸润性微乳头状癌的 HE 染色；E. MUC1 表达于肿瘤细胞簇朝向间质面的细胞膜上；F. p120 表达于基底和两侧的细胞膜上，但不表达于朝向间质面的细胞膜上，显示细胞极性倒置，E-cadherin 的染色模式与 p120 相似（未显示）

KL-6 糖蛋白通常表达于有极性的上皮细胞表面，如肺泡上皮、肠上皮和导管上皮[71]，也分布在微乳头癌细胞簇朝向间质的细胞膜上，这也证明了细胞极性倒置。

细胞黏附分子（E-cadherin、p120 和 N-cadherin）在乳腺浸润性微乳头状癌中呈基底和两侧 "U" 形表达，即肿瘤细胞簇的间质面无染色[10, 72]（图 29-9）。Marchió 等[26]观察到，在 24 例浸润性微乳头状癌中，2 例（8.3%）E-cadherin 染色为弱阳性，2 例（8.3%）为阴性。Gong 等[54]报道的 23 例浸润性微乳头状癌中，E-cadherin 均阳性，但从他们提供的图片上看，细胞膜间质面为阴性，呈基底和两侧染色模式。同时，P120（E-cadherin 在胞质内的一种结合蛋白）在浸润性微乳头状癌中也呈基底和两侧染色模式[68]。透明质酸受体 CD44 是一种细胞表面糖蛋白，在浸润性微乳头状癌中呈低表达。Gong 等[54]研究显示，在 23 例浸润性微乳头状癌中，39% 的病例 CD44 低表达或缺失，而 23 例小管癌中只有 4% 的病例出现了低表达或缺失。另外两项研究显示[60, 69]，在浸润性微乳头状癌中，CD44 亚型（CD44s、CD44v6 和 CD44v9）的表达明显低于非特殊类型浸润性乳腺癌，推测 CD44 的低表达可能有助于微乳头细胞簇的形成。

在非特殊类型浸润性乳腺癌的癌巢周围，也可见到类似于浸润性微乳头状癌的人工收缩间隙，但这些癌巢缺乏浸润性微乳头状癌细胞极性倒置的特征。Acs 等[73]发现在 1323 例无明确微乳头形态的非特殊类型浸润性乳腺癌周围有收缩间隙，7% 的病例可出现至少部分 EMA 线样染色，EMA 表达于被透明间隙包围的肿瘤细胞簇的外缘。基于这一现象，作者认为浸润性非微乳头状癌也可发生局部细胞极性倒置，且这种现象可能与淋巴管血管侵犯的发生有关。Kuba 等[74]报道，在 166 例非特殊类型浸润性乳腺癌中的 88 例（53%）中，也观察到了局部（小于肿瘤面积的 5%）出现 EMA 染色 "极性倒置" 的现象，且有这种特征的浸润性癌体积更大，更易出现淋巴管血管侵犯和淋巴结转移，肿瘤的无复发生存期也较短。Liu 等[75]比较了有或没有局部细胞极性倒置的浸润性癌中 Rac1 和 β1-integrin 的表达，Rac1 是一种与 MUC1 一起调控细胞极性的蛋白[76]，而 β1-integrin 能上调 Rac-1 的表达，结果发现在有

部分极性倒置的浸润性癌中，Rac1 和 β1-integrin 的表达显著增高，而且淋巴结转移率也显著增高，预后也较差。通过沉默 β1-integrin 下调 Rac-1 可部分恢复肿瘤细胞的极性[77]。

乳腺浸润性微乳头状癌的细胞极性倒置可能会增加淋巴管血管侵犯。有研究表明[76]，MUC1 可与活化内皮细胞表面的 ICAM1 结合，从而促进其介导的上皮细胞和肿瘤细胞簇穿过内皮细胞而发生迁移。MUC1 和 ICAM1 的相互作用可能促进淋巴管血管侵犯，而淋巴管血管侵犯在浸润性微乳头状癌中很常见。在非特殊类型浸润性乳腺癌的淋巴管血管癌栓中也可见细胞极性倒置现象[59]。Pettinato 等[10]研究显示，使用免疫组织化学检测内皮标志物（Ⅷ因子、CD31），发现 62 例浸润性微乳头状癌中有 39 例（63%）可见血管淋巴管侵犯，且后续的研究也证实了较高的淋巴管血管侵犯。另外一项研究显示[15]，淋巴管血管侵犯可能与浸润性微乳头状癌中高密度的淋巴管血管和高表达的 VEGF-C 有关。有时脉管内癌栓呈微乳头状排列，这种排列方式与间质中浸润性微乳头状癌的排列方式类似。

Cui 等[78]研究显示，浸润性微乳头状癌中 TNF-α（一种参与炎症、血管生成和肿瘤增殖的细胞因子）、TNF-RII（TNF-α 受体）的表达及肿瘤微血管密度，明显高于非特殊类型浸润性乳腺癌（$P < 0.05$）。Lie 等[61]研究显示，在 82 例浸润性微乳头状癌和 137 例非特殊类型浸润性乳腺癌中，前者的肿瘤微血管密度高于后者；同时，前者的血管形成相关分子 CD146 的 mRNA 和蛋白表达均上调，且 CD146 与肿瘤的组织学分级、ER 和 PR 状态、p53 的表达及肿瘤的进展显著相关。

【细胞学】

乳腺细针穿刺（FNA）标本中见到圆形至卵圆形、三维立体或鹿角形且缺乏纤维血管轴心的肿瘤细胞簇时，可提示为浸润性微乳头状癌[79-81]，通常还可见分散、松散的细胞簇。罕见情况下，还可见黏液背景和大汗腺化生的细胞[80]，这些细胞学特征也可出现于转移性浸润性微乳头状癌。

【鉴别诊断】

由于浸润性微乳头状癌具有特征性的形态学特点，需要鉴别的肿瘤比较少。

在原发性乳腺癌中，浸润性微乳头状癌有时需与乳腺黏液癌鉴别。黏液癌的肿瘤细胞簇轮廓通常光滑、无锯齿状，黏液卡红染色显示肿瘤间质中有丰富的黏液。但是，有报道在黏液癌的间质黏液池中也可见到锯齿状的微乳头细胞簇。目前尚不清楚，这些肿瘤属于有细胞外黏液的浸润性微乳头状癌[5, 42]，还是局部有微乳头形态的黏液癌[18, 49]（图 29-5），即使通过分子检测仍不能明确其分类[82]（另见第 18 章）。

乳腺浸润性微乳头状癌的鉴别诊断还包括乳腺转移性微乳头状癌，如苗勒管来源的浆液性癌[83]、肺、结肠和膀胱来源的微乳头状癌。浸润性微乳头状癌附近存在导管原位癌，是乳腺原发性浸润性微乳头状癌强有力的证据。然而，对于一些病例需使用免疫组织化学标记来明确肿瘤的来源。

卵巢浆液性癌 PAX8（PAX8 在甲状腺癌、肾癌、胸腺癌和苗勒管来源的癌也有表达）和 WT1 通常强阳性[84]。WT1 在乳腺浸润性微乳头状癌和黏液癌中也可表达[46, 85]。Lee 等[85] 报道称，21% 的乳腺浸润性微乳头状癌可表达 CA125，而 90% 以上的卵巢浆液性癌表达 CA125，且阳性肿瘤细胞的比例可达 80%～100%。26% 的浸润性微乳头状癌中可见 WT1 核阳性，肿瘤细胞的阳性比例通常少于 10%；另外 59% 的浸润性微乳头状癌中可见 WT1 胞质弱阳性，但意义不确定。然而，在 34 例乳腺浸润性微乳头状癌中只有 1 例表现为 WT1 核阳性和 CA125 胞质阳性。Moritani 等[86] 研究了 23 例苗勒管来源的浆液性癌（卵巢 16 例、子宫内膜 5 例和腹膜 2 例）和 37 例乳腺浸润性微乳头状癌，观察 WT1、CA125 和 GCDFP-15 的表达情况，结果显示 78% 的苗勒管来源的浆液性癌 WT1 和 CA125 为阳性，而 GCDFP-15 为阴性；其中 5 例子宫内膜浆液性癌仅 1 例 WT1 阳性。在 37 例乳腺浸润性微乳头状癌中，WT1、CA125 和 GCDFP-15 的阳性率分别为 3%、40%、38%。Chivukula 等[87] 报道了 PAX2 是一种敏感而特异的苗勒管抗原，5 例乳腺转移性卵巢浆液性癌 PAX2 阳性，而 89 例原发性乳腺癌，其中包括 26 例浸润性微乳头状癌，PAX2 均呈阴性。Domfeh 等[46] 报道了 20 例中有 2 例有微乳头形态的浸润性癌细胞核 WT1 阳性，这 2 例肿瘤细胞簇周围间质均有黏液，而其余 33 例单纯型黏液癌有 64% 表达 WT1，31 例混合黏液癌有 29% 表达 WT1，60 例非特殊类型浸润性乳腺癌中仅 2% 表达 WT1。

Lotan 等[88] 通过对 47 例来源于不同部位的微乳头状癌（13 例膀胱、6 例肺、16 例乳腺和 12 例卵巢）的研究发现，Uroplakin、CK20、TTF-1、ER、乳腺珠蛋白、WT1 和（或）PAX8 是确定微乳头状癌来源最有用的标志物。Uroplakin 和 CK20 是尿路上皮分化最敏感的标志物；肺浸润性微乳头状癌 TTF-1 均阳性；乳腺浸润性微乳头状癌的 ER 和乳腺珠蛋白阳性，而 PAX8 和 WT1 阴性；原发性卵巢癌 ER、WT1 和 PAX8 阳性，乳腺珠蛋白阴性。

GATA3 在乳腺浸润性微乳头状癌中呈弥漫强阳性[89]，对于鉴别 GATA3 阴性、PAX8 阳性的卵巢 / 苗勒管微乳头状癌具有重要价值，但约 2% 的子宫内膜癌可表达 GATA3[90]。Wendroth 等[89] 研究显示在乳腺浸润性微乳头状癌中，75% 的病例表达乳腺珠蛋白，33% 表达 GCDFP-15。尽管 GATA3 在乳腺浸润性微乳头状癌中的表达率为 100%[89]，但需要记住，71% 的尿路上皮癌也表达 GATA3[91]，其中包括 57% 的浸润性微乳头状尿路上皮癌[92]。

Davis 等[91] 报道，96% 的 ER 阳性乳腺癌、15.9% 的三阴性乳腺癌和 5.1% 的尿路上皮癌表达 FOXA1，但没有说明在微乳头状乳腺癌中的表达情况。

【穿刺活检】

与诊断乳腺癌的所有特殊亚型一样，诊断单纯型浸润性微乳头状癌时需要对整个肿瘤进行检查。尽管如此，在粗针穿刺活检标本中也很容易识别出浸润性微乳头状癌的微乳头特征，可提示诊断。

Acs 等[44] 在粗针穿刺活检标本中，比较了 47 例乳腺浸润性微乳头状癌和 424 例浸润性非微乳头状癌，观察出现微乳头结构和人工间隙（肿瘤细胞、腺体和癌巢与周围间质有无内皮细胞衬附的透明间隙）的情况，以及其与淋巴结转移的关系。结果 47 例微乳头状癌中有 28 例（59.5%）出现了微乳头结构，有 35 例（74.5%）出现淋巴结转移。虽然，在粗针穿刺活检标本中微乳头状癌出现人工间隙的比例显著高于非微乳头状癌（人工间隙百分比的中位数为：30% vs. 10%，$P < 0.000\,1$），但 471 例非微

乳头状癌中的 293 例（62.2%）也有不同程度的人工间隙。另外，在粗针穿刺标本上有人工间隙的非特殊类型浸润性乳腺癌，发生淋巴管血管侵犯和淋巴结转移的比例明显高于无人工间隙者。因此，该研究者认为非微乳头状癌粗针穿刺活检标本中出现人工间隙，这是很好的预测淋巴管血管侵犯和淋巴结转移的指标。

当粗针穿刺活检标本中出现有微乳头形态的癌时，还应考虑转移性乳腺癌的可能（见本章的鉴别诊断和第 34 章）。

【电子显微镜检查】

有关浸润性微乳头状癌超微结构特征的描述极其有限。Luna-Moré 等[5] 描述了 2 例浸润性微乳头状癌极性倒置的细胞学特点，即在微乳头细胞簇和假腺腔面向周围间质的外缘有微绒毛。

【遗传学检查】

Middleton 等[11] 报道了 5 例浸润性微乳头状癌中有 4 例（80%）存在 p53 基因 17p13.1 的杂合性缺失（LOH）。

Thor 等运用比较基因组杂交（comparative genomic hybridization，CGH）技术，对 16 例浸润性微乳头状癌进行研究，发现 8p 缺失是最常见的染色体改变[93]。Marchió 等[26] 研究显示，与组织学分级和 ER 相匹配的 20 例非特殊类型浸润性乳腺癌相比，12 例单纯型浸润性微乳头状癌中染色体获得（1q、2q、4p、6p、6q23.2～q27、7p、7q、8p、8q、9p、10p、11q、12p、12q、16p、17p、17q、19p、20p、20q 和 21q）和染色体丢失（1p、2p、6q11.1～q16.3、6q21～q22.1、9p、11p、15q 和 19q）更常见。8p12～p11、8q12、8q13、8q21、8q23、8q24、17q21、17q23 和 20q13 染色体获得 / 扩增和 MYC（8q24）扩增在浸润性微乳头状肿瘤中也很常见，其中 23 例单纯型浸润性微乳头状癌中有 8 例（34.8%）存在 MYC 扩增。Marchió 等后续研究报道称[65]，在组织学分级和 ER 相匹配的 24 例单纯型浸润性微乳头状癌、12 例混合型浸润性微乳头状癌和 20 例非特殊类型浸润性乳腺癌中，混合型浸润性微乳头状癌的基因组异常模式与单纯型相似，包括 8q 多个区域的高频扩增（$P < 0.05$）。单纯型浸润性微乳头状癌的基因组图谱，与混合型浸润性微乳头状癌的微乳头成分的基因组图谱相似。因此该研究者认为，通过微乳头分化可识别出一类更具侵袭性的 ER 阳性乳腺癌，此类肿瘤包括混有微乳头形态的肿瘤。混合型浸润性微乳头状癌与单纯型浸润性微乳头状癌的关系，比与非特殊类型浸润性乳腺癌的关系更密切。

Gruel 等通过聚类分析将 39 例单纯型浸润性微乳头状癌分成了 2 个亚组[94]，一组是以 16q 获得（71%）为特征，另一组是以"风暴"模式染色体改变为特征，即有 8q（35%）、17q（20%～46%）和 20q（23%～30%）的高频扩增和 17p（74%）的缺失。研究显示，TP53 突变在后一组中更为常见，而 PIK3CA 突变（4%）在两组中的发生率相似。与非特殊类型浸润性乳腺癌相比，浸润性微乳头状癌更频发 6q16～q22 缺失，并导致 FOXO3 和 SEC63 基因下调。研究人员还发现与细胞极性有关的基因体细胞突变，包括 DNAH9（8%）和 FMN2（2%），与纤毛形成有关的基因（BBS12 和 BBS9）（各 2%），内质网蛋白编码基因（HSP90B1 和 SPTLC3）（各 2%）和细胞骨架基因（UBR4 和 PTPN21）（各 2%）。

Meng 等[95] 研究显示，在 31 例单纯型浸润性微乳头状癌中，45.2% 的病例存在 8q24 前列腺干细胞抗原基因（prostate stem cell antigen gene，PSCA）的扩增，而 32 例非特殊类型浸润性乳腺癌中仅有 28% 的病例出现 PSCA 基因扩增，25 例浸润性小叶癌中未发现该基因的扩增。另外，免疫组织化学显示 PSCA 基因扩增与 PSCA 蛋白的过表达显著相关，且 PSCA 阳性的浸润性微乳头状癌患者的无病生存率明显低于 PSCA 阴性的患者。

Flatley 等[96] 对 20 例浸润性微乳头状癌（包括 4 例单纯型浸润性微乳头状癌、7 例浸润性微乳头状癌成分＞ 75%、9 例混合型浸润性微乳头状癌）的 53 个基因的 643 个点突变进行了分析，并分别对混合型浸润性微乳头状癌中的微乳头状癌成分和非特殊类型浸润性癌成分、癌旁组织导管上皮增生性病变（包括 11 例导管原位癌、1 例小叶原位癌、8 例普通型导管增生）进行了分析。结果显示，20 例中的 7 例（35%）微乳头状癌成分中发现了热点突变，包括 PIK3CA（PIK3CA-E545K 和 PIK3CA-H1047R）（4 例）、AKT1（E17H）（2 例）、KRAS（KRAS-G12V）和 TP53（TP53-R175H）（各 1 例）的激活突变。11 例微乳头状癌成分大于 75% 的病例中，有 6 例（55%）存在突变，其中包括 3 例大汗腺型浸润性微乳头状癌中的 2 例。浸润性微乳头状癌的突变谱与 ER 和 HER2 状态无关。在 6 例混合型浸润性微乳头状癌中，5 例（83%）微乳头状癌和非微乳头状癌成分的突变谱一致；11 例浸润性癌中有 10 例（91%）与邻近导管原位癌的突变特征一致。这些结果表明，与非特殊类型浸润性乳腺癌相比，浸润性微乳头状癌中 PIK3CA 的突变率与之相当；AKT1 和 KRAS 的激活突变在浸润性微乳头状癌中突变频率更高，而在非特殊类型浸润性乳腺癌中的突变率只有 1%～2%。

Li 等[97] 利用二代测序发现，与 24 例非特殊类型浸润性乳腺癌相比，在 22 例单纯型浸润性微乳头状癌中，部分 miRNA（let-7b、miR-30C、miR-148a、miR-181a、miR-181a* 和 miR-181b）的表达明显升高。另外，MiR-30C 的表达与晚期 ER 阳性乳腺癌他莫昔芬的治疗效果有关[98]，而 miR-181 家族成员与 TGF-β 体外诱导的体外成球干细胞样特征有关[99]。浸润性微乳头状癌 microRNA 图谱的改变，可能有助于肿瘤细胞的特征性排列和浸润性生长。

【治疗和预后】

与肿瘤大小和受体状态相似的非特殊类型浸润性乳腺癌相比，浸润性微乳头状癌的分期通常较高，更易发生淋巴管血管侵犯和淋巴结转移，侵袭性也更强。过去发表的大多数随访资料显示，浸润性微乳头状癌患者的预后较差；而最近的系列研究显示，基于临床分期和靶向治疗方案而进行标准化治疗的浸润性微乳头状癌患者，与临床分期、肿瘤的多灶性、ER 和 HER2 状态相匹配的非特殊类型浸润性乳腺癌相比，预后相似，甚至更好。

根据早期的研究报道，对于肿瘤较大的浸润性微乳头状癌，在乳房切除术后有局部复发的倾向。Middleton 等[11] 研究显示，14 例浸润性微乳头状癌患者均接受改良根治术治疗，6 例接受化疗，结果 9 例出现了皮肤和胸壁的复发，平均复发时间间隔为 24 个月，5 例胸壁复发患者接受了放疗。10 例患者有长期随访资料，结果 5 例在确诊后 3～12 年死于该疾病，5 例存活了 1～8 年。Pettinato 等[10] 报道，41 例浸润性微乳头状癌患者平均随访 30 个月，10.71% 的患者出现胸壁或皮肤局部复发；平均

间隔 5.2 年后，49% 的患者死于广泛性乳腺癌转移。Kuroda 等[4] 报道，与浸润性非微乳头状癌相比，混合型或单纯型浸润性微乳头状癌的预后明显较差，但该研究中只有 17 例患者获得了有效随访。

Paterakos 等[6] 报道，中位随访 13.8 年，浸润性微乳头状癌患者的疾病无进展生存率和总生存率，显著低于浸润性非微乳头状癌；而按受累淋巴结数目和其他预后因素分层后，多因素分析显示，浸润性微乳头状癌患者的生存率与浸润性非微乳头状癌的相当。由于浸润性微乳头状癌淋巴结转移率很高，Paterakos 等[6] 建议对浸润性微乳头状癌患者可不进行前哨淋巴结活检。Ye 等[100] 通过分析 2003—2014 年 SEER 数据库中的 1407 例浸润性微乳头状癌（训练集：527 例，验证集：880 例），开发了列线图来预测浸润性微乳头状癌患者术前淋巴结受累程度。多因素分析显示，与淋巴结转移显著相关的特征包括确诊时年龄较小、非裔人种、肿瘤大小和 ER 阳性/PR 阴性受体状态。该研究者认为可以术前使用列线图来评估患者腋窝淋巴结手术的范围。但笔者认为，列线图并不能取代术前腋窝淋巴结的影像学评估，以及术前超声引导下穿刺活检和（或）术中前哨淋巴结活检。

Chen 等[12] 对 1989—2001 年在同一机构治疗的 100 例伴有微乳头状癌成分的浸润性乳腺癌的研究显示，3 例在确诊时已发生锁骨上淋巴结、骨骼和肝脏转移；52 例行根治性乳房切除术，47 例行改良根治术，1 例行单纯乳房切除术；40 例接受新辅助化疗，49 例接受辅助化疗，52 例接受他莫昔芬治疗。98 例获得了有效随访信息，中位随访期为 60.1 个月（范围为 4～199 个月）。11 例（11.2%）出现局部复发，中位复发时间为 26.4 个月（范围 4～85 个月）；38 例（38.3%）在平均 36 个月后发生远处转移；36 例（36.7%）死于该疾病。5 年、10 年累积生存率分别为 59%、48%，明显低于对照组（P=0.004）。单变量分析显示，淋巴管血管侵犯与较差的预后显著相关（P=0.026），而肿瘤大小、微乳头状癌成分的比例、组织学分级和淋巴结转移与预后无显著相关性。多变量分析显示，淋巴管血管侵犯能增加患者的死亡风险，而他莫昔芬治疗可提高患者的生存率；新辅助化疗和辅助化疗的联合使用并不能延长患者的生存期。

在过去，乳房切除术是浸润性微乳头状癌患者的主要手术方式，但在近期的一系列研究中[14, 20, 24, 58]，乳房切除术的比例有很大差异。最近有两项研究显示[19, 57]，超过 70% 的患者接受了乳腺改良根治术，而在其他研究中[14, 24, 58, 101]，接受乳房切除术和保乳手术患者的比例相当。另一项研究显示，在 49 例单纯型浸润性微乳头状癌中，75% 的患者首选乳腺象限切除[20]。除了肿瘤所在的部位和患者意愿外，肿瘤的激素状态可能也会影响手术方式的选择。对 2007—2012 年 NCDB 数据库中的 865 例浸润性微乳头状癌的研究显示[24]，HR 阳性 /HER2 阴性患者行乳房切除术（45%）和保乳手术（50%）的比例相似；而在三阴性乳腺癌或激素受体阴性 /HER2 阳性的乳腺癌，乳房切除术为主要的手术方式，所占比例分别为 60%、61%。其他研究也报道称，三阴性乳腺癌患者接受乳房切除术的比例（69%）明显高于单纯肿块切除术[24]。

一些研究显示，微乳头结构与较高的局部复发率有关，但与生存率降低无关。Yu 等[15] 比较了同一机构 1999—2007 年，治疗失败的 72 例浸润性微乳头状癌和 144 例（年龄、肿瘤大小、分期和治疗相匹配）浸润性非微乳头状癌。结果显示，浸润性微乳头状癌淋巴管血管侵犯更常见（68% vs. 38.2%；$P<0.0001$），更易发生淋巴结外扩散（40.3% vs. 28.9%；$P=0.001$），核级别也更高（52.8% vs. 37.5%；$P=0.0387$）。47 例（65.3%）浸润性微乳头状癌患者接受乳房切除术，25 例（34.7%）接受保乳手术。所有接受保乳手术或肿瘤 > 5cm 和（或）≥ 4 枚以上淋巴结受累的患者术后均放疗。中位随访期为 26 个月（范围为 3～115 个月），15 例（20.8%）出现了复发，10 例（13.9%）有远处转移，11 例（15.3%）出现术后瘢痕处或胸壁（7 例，9.7%）原位复发，8 例（11.1%）出现腋窝淋巴结转移，4 例（5.6%）锁骨上淋巴结转移，1 例（1.4%）乳内淋巴结转移。57 例中有 7 例（12.3%）初诊时有淋巴结转移的病例出现腋窝或锁骨上淋巴结复发。因此，该研究者建议有腋窝淋巴结转移的患者应行腋窝和锁骨上放疗。另外，浸润性微乳头状癌患者的 5 年总生存率和无复发生存率分别为 86.0% 和 68.2%，局部无复发生存率明显低于浸润性非微乳头状癌（$P=0.0024$），而两者的 5 年无远处转移生存率无明显差异（分别为 78.1% 和 79.3%）。

Yu 等[14] 对多中心治疗失败的 267 例浸润性微乳头状癌（其中 22 例微乳头状癌成分为 10%～70%），以及 267 例组织学分级、受体状态和分期相匹配的非特殊类型浸润性乳腺癌进行了回顾性研究，中位随访 59 个月。两组的部分乳房切除率（57.7% vs. 59.2%）、全乳房切除率（42.3% vs. 40.8%）、前哨淋巴结活检率（21.7% vs. 22.1%）、腋窝淋巴结清扫率（78.3% vs. 77.9%）、行乳房 / 胸壁放疗的比例（47.9% vs. 49%）、乳房 / 胸壁锁骨上淋巴结转移（27.3% vs. 25.8%）、接受化疗的比例（86.5% vs. 86.5%）及接受激素治疗的比例（80.9% vs. 76.4%）均相似。但浸润性微乳头状癌患者的乳房内复发率（4.9% vs. 2.2%）、局部复发率（5.6% vs. 2.2%）、腋窝复发率（2.6% vs. 0.7%）和锁骨上复发率（3.7% vs. 1.1%）均比非特殊类型浸润性乳腺癌高。在包括组织学、核级别、淋巴管血管侵犯和手术方式在内的多因素分析中，浸润性微乳头成分是无局部复发生存的唯一预后因素（$P=0.3$；风险比，2.56；95%CI 1.11～5.91）；而两组的 5 年总生存率（97.7% vs. 95.7%）和 10 年总生存率（92.4% vs. 95.7%）相似。

Chen 等[22] 对 2001—2013 年 SEER 数据库 984 例浸润性微乳头状癌和 317 478 例非特殊类型浸润性乳腺癌的研究显示，与非特殊类型浸润性乳腺癌相比，浸润性微乳头状癌的肿瘤体积较大（T3 和 T4 肿瘤较多）、组织学 1 级的肿瘤比例较低（7.3% vs. 18.8%）、N2 期和 N3 期肿瘤比例较高（10.8% vs. 6.3% 和 9.0% vs. 3.0%）、AJCC Ⅲ 期肿瘤更多（22.6% vs. 12.2%），且 ER（88% vs. 77%）和 PR（76% vs. 67%）阳性率更高。浸润性微乳头状癌和非特殊类型浸润性乳腺癌保乳手术（54% vs. 60%）、乳房切除术（28.3% vs. 27%）和接受放疗的比例（56.4% vs. 55.1%）相似。尽管浸润性微乳头状癌患者接受化疗的比例高于非特殊类型浸润性乳腺癌（53.9% vs. 45.6%），但无统计学差异。中位随访 64 个月，浸润性微乳头状癌的乳腺癌特异性生存率（风险比，0.410）和总生存率（风险比，0.497）明显较高；另外，除了分期为 Ⅰ 期和组织学分级为 1 级的患者外，其他所有分期的浸润性微乳头状癌患者预后，好于相应的浸润性癌非特殊类型。

Hao 等[57] 对 2008—2012 年在同一机构诊断和治疗的 327 例浸润性微乳头状癌（微乳头状癌成分比例不一）和 4979 例非特殊类型浸润性乳腺癌进行了研究。结果显示，与非特殊类型浸润性乳腺癌相比，浸润性微乳头状癌患者淋巴结转移数目更多（N2：22% vs. 12.5%，N3：21.1% vs. 8.9%）、确诊时 TNM 分期也更高（Ⅰ期：17.7% vs. 27.7%；Ⅱ期：38.5% vs. 50.2%；Ⅲ期：43.7% vs. 22%）。虽然两者 ER 的表达情况相似（84.4% vs. 75.2%），但浸润性微乳头状癌 PR（79.9% vs. 71.2%；P=0.001）和 HER2（33% vs. 24%；P=0.001）的阳性比例显著增高。同时，还对 327 例浸润性微乳头状癌和 324 例（年龄、肿瘤大小、淋巴结状态、激素受体和 HER2 状态均相匹配）非特殊类型浸润癌的预后进行了比较。结果显示，与非特殊类型浸润性乳腺癌相比，浸润性微乳头状癌患者的总生存率（P=0.752）或疾病无复发生存率（P=0.578）均无显著降低。同时微乳头结构不是疾病无复发生存率（风险比，0.944；95%CI 0.601～1.481）或总生存率（风险比，0.727；95%CI 0.358～1.478）的独立预后因素。然而，年龄对总生存率有显著的影响，但对疾病无复发生存率无显著影响。仅 TNM 分期是总生存率和疾病无复发生存率的独立预后因素。

由于浸润性微乳头状癌相对少见，单一机构的病例数有限。Wu 等[102] 对 14 项研究中的 1888 例浸润性微乳头状癌的资料，包括生存资料，进行了荟萃分析。结果显示，14 项研究中仅有 2 项为单纯型浸润性微乳头状癌（共 110 例）[20, 103]，11 项为混合型浸润性微乳头状癌（共 1142 例）[8, 9, 12, 14, 15, 19, 32, 40, 55, 74, 104]，其余 636 例浸润性微乳头状癌来源于 2001—2008 年的 SEER 数据库[102]。中位随访期为 39～72 个月，比较了浸润性微乳头状癌和非特殊类型浸润性乳腺癌（对照组）的总生存率、疾病特异性生存率、疾病无复发生存率、无局部复发生存率和无远处复发生存率。其中一项研究的病例均为三阴性非特殊类型浸润性乳腺癌[55]，与对照组相比，浸润性微乳头状癌的疾病无复发生存率和局部无复发生存较差，但总生存率和无远处转移生存相似或略好。仅一项研究显示[55]，浸润性微乳头状癌的总生存率和疾病特异性生存率显著低于对照组的三阴性浸润性乳腺癌。另外，亚组和敏感性分析显示，与对照组中的亚裔患者相比，亚裔浸润性微乳头状癌患者的疾病特异性生存率较差，而微乳头形态在白种人患者是一个预后较好的因素。

在乳腺浸润性微乳头状癌中，关于 HER2 靶向治疗对 HER2 阳性患者的影响方面的研究极其有限。一项对 2001—2013 年 SEER 数据库中 984 例浸润性微乳头状癌的生存分析[22]，由于缺乏 2010 年之前 HER2 状态和 HER2 靶向治疗信息，导致这些重要参数无法评估。Mercogliano 等[105] 研究显示，在 86 例接受曲妥珠单抗治疗和辅助化疗的 HER2 阳性的浸润性癌中，仅有 16 例（18.6%）为浸润性微乳头状癌（6 例为单纯型浸润性微乳头状癌，10 例为混合型浸润性微乳头状癌），考虑到浸润性微乳头状癌的总体发病率较低，出现这种现象也相对常见。虽然这是一项样本量较少的 HER2 阳性乳腺癌的研究，但发现微乳头状癌在年轻患者中更常见。同时，与 HER2 阳性的浸润性非微乳头状癌相比，HER2 阳性的浸润性乳腺癌的疾病无复发生存率明显降低，需在更大标本量的研究中进一步验证研究结果。有报道称，一例 HER2 阳性的进展期伴有浸润性微乳头状癌成分的炎性乳腺癌患者，在接受曲妥珠单抗治疗后出现了临床完全缓解[37]。

关于乳腺浸润性微乳头状癌对新辅助治疗的反应的研究也极其有限。Alvarado-Cabrero 等[106] 研究了 29 例单纯型浸润性微乳头状癌，所有患者在接受蒽环类新辅助化疗（氟尿嘧啶、表柔比星、环磷酰胺或表柔比星和环磷酰胺），并行乳房切除术和腋窝淋巴结清扫，术后没有出现病理完全缓解，肿瘤大小没有发生改变，也没有观察到明显的治疗反应，同时在大多数病例中可观察到广泛残留的多灶性病变（图 29-10）。29 例中的 28 例在初诊时存在临床腋窝淋巴结受累，治疗后腋窝淋巴结中可见肿瘤残留。另外，这项研究还显示，与浸润性导管癌、小叶癌或黏液癌相比，浸润性微乳头状癌患者更有可能出现至少 6 枚淋巴结转移（P < 0.01）。这项研究中的病例在新辅助治疗前，92% 为高核级，89% 为 ER 阳性，没有 HER2 状态的描述，且所有患者均未接受 HER2 靶向治疗。

目前，浸润性微乳头状癌的治疗与相匹配的 TNM 分期、组织学分级、ER 和 HER2 状态的浸润性乳腺癌没有区别。

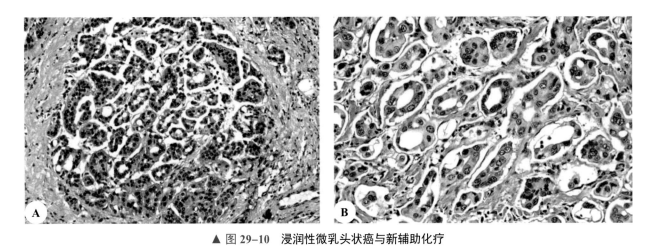

▲ 图 29-10　浸润性微乳头状癌与新辅助化疗

A. 浸润性微乳头状癌在新辅助化疗前的粗针穿刺活检标本；B. 新辅助化疗后肿瘤细胞仅有轻微的治疗反应

第 30 章 乳头 Paget 病
Paget Disease of the Nipple

Elena F. Brachtel　Frederick C. Koerner　著

袁静萍　译　　郭双平　校

乳头 Paget 病是一种少见的乳腺癌，以癌细胞在乳头、乳晕或乳腺其余部分的皮肤角质细胞内播散为特点，至少 85% 的病例在乳腺实质与表皮中同时有癌组织，15% 的病例仅皮肤受累。

1874 年，James Paget 爵士描述了一种乳头和乳晕上的皮疹，这种皮疹具有"普通慢性湿疹"或"牛皮癣"的特征[1]。他观察到，这些患者最多 2 年内就会发生乳腺癌，而且乳腺癌不会首先发生在患病的皮肤部位，而总是发生于乳腺实质中。这些患者与其他不伴 Paget 病的乳腺癌患者的临床病程相同，也没有不同于一般乳腺癌患者的临床病理特征。

Paget 没有描述该病的组织病理学特征，但他从临床观察中推断出，这些表面的病变会在数月内引起其下方乳腺结构变化，从而使其容易成为癌症发生的部位。为了支持这一结论，他提到了阴茎、舌和唇等部位在"慢性疼痛或刺激"后可发展为癌。

在 19 世纪末之前人们就认识到乳腺外 Paget 病的存在，那时已经有文献报道了这种疾病的组织学特征[2, 3]。Thin[3] 研究了英国医学会病理博物馆（Pathologic Museum of the British Medical Association）的一系列标本后得出结论，这种恶性皮炎没有任何已知皮肤病的症状和病理解剖特点。他描述了 Paget 病的组织病理学特征，并认为新生的癌细胞阻塞输乳管，可能突破导管壁进入乳头结缔组织。Thin 认为乳腺导管分泌物损伤了表皮，导致了表皮下方的乳腺癌发生。过去认为 Paget 病是一种起源于表皮角质细胞的肿瘤，但是现在这一观点已经不再被支持。

1904 年，Jacobaeus[4] 首次提出 Paget 病是表皮下方的乳腺癌细胞扩散到表皮的概念，这一概念是基于对 3 个病例的组织学研究提出的（图 30-1），其认为 Paget 病是一种起源于输乳管腺上皮的癌。他还认为，肿瘤细胞沿着导管系统的播散，是 Paget 病进展及其与乳腺内位置较深的乳腺癌之间联系的机制。1927 年，Muir[5] 再次证实了这些观察结果，他还描述了"继发性" Paget 病，即浸润性乳腺癌直接侵犯表皮并在表皮内播散。这种现象可能发生在乳腺，也可能发生在转移灶[6]。

解剖学、组织病理学和分子研究都支持 Paget 细胞起源于表皮下方的乳腺癌。CEA[7-9]、酪蛋白[10]、人乳脂球（human milk fat globule，HMFG）膜抗原[11, 12]、GCDFP-15[13]、MUC[14, 15]、CK[16-18]、ER[19] 和 HER2[20] 的表达都提示 Paget 细胞为腺上皮来源。

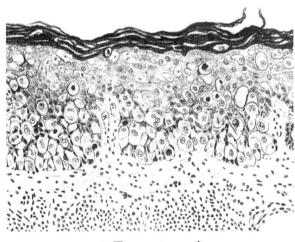

▲ 图 30-1　Paget 病

Jacobaeus 描述的病变特征：真皮内见淋巴细胞浸润，Paget 细胞在表皮深层聚集成簇，在表皮浅层散在分布。Paget 细胞胞质丰富、苍白，可见核仁［转载自 Jacobaeus HC. Pagets disease und sein Verhältnis zum Milchdrüsenkarzinom. *Virchows Arch*. 1904；178：124-142.］

【临床表现】

1. 发病率

Paget 病虽然广为人知，但在临床上并不常见。《WHO 乳腺肿瘤分类》中引用的发病率为 1%～4%[21]，但基于人口来源的数据会导致发病率被低估。在 1973—2012 年的 39 年间，监测、流行病学和最终结果（Surveillance Epidemiology and End Results，SEER）数据库收集了 1 154 449 例乳腺癌患者的信息[22]，其中有 Paget 病 7926 例，发病率为 0.69%。这一数据与同一时期瑞典的发病率（0.59%）几乎一致[23]。

Paget 病的发病率可能在下降。SEER 项目的 9 个登记中心的数据表明，1988—2002 年 Paget 病的发病率下降了 45%[24]，但该项研究依赖于诊断编码，故研究人员无法区分通过临床诊断的 Paget 病和仅在显微镜检查下发现的病例，且发病率下降只发生在并存乳腺癌的患者中，而局限于乳头的 Paget 病的发病率保持稳定，这种趋势在随后的 10 年中继续存在[25]。这些年来，临床实践的各个方面都发生了变化，其中某些变化可能部分或全部解释了 Paget 病发病率降低的原因，但不能排除这种病变可能确实更加罕见了。

2. 性别

与其他类型的乳腺癌一样，Paget 病主要发生于女性。但是男性乳腺癌比女性乳腺癌更常以 Paget 病的形式发生，在一个 SEER 队列[22] 中，Paget 病在男性乳腺癌中的占比为 1.47%（120/8295 例），是女性（0.69%）的 2 倍多。许多早期关于男性 Paget 病的报道缺乏组织学证实，因此其诊断尚有疑问。在长达 100 年的文献报道中，只有大约 65 例男性 Paget 病有详细的病例描述和说明，其中包括 1917—1982 年报道的 27 例[26]、1988—1996 年的 5 例[27]、1997—2016 年的 24 例[22] 和 2016 年之后的 9 例[28-36]。为数不多的病例报道可能低估了男性乳腺 Paget 病的发生率。1973—2012 年 SEER 数据库中收录了 120 例男性 Paget 病，该数据库包含的人数约占美国人口的 28%[22]。由此可推断，在这 40 年间，仅在美国就发生了 429 例乳腺 Paget 病。

3. 年龄

Paget 病患者与不伴 Paget 病的乳腺癌患者的年龄范围相同。在 1973—2012 年 SEER 数据库收录的 7806 例女性 Paget 病患者中，平均年龄为 62.8 岁[22]，略高于 1128 348 例不伴 Paget 病的女性乳腺癌患者的平均年龄（61.6 岁）[22]。2000—2015 年 SEER 数据库中，1569 位 Paget 病伴浸润性癌的女性患者的平均年龄为 59.91 岁，1489 位 Paget 病伴导管原位癌的女性患者的平均年龄为 63.17 岁[37]。文献还报道了年轻患者和特别年老患者的罕见病例，例如，一例 24 岁乳头 Paget 病女性患者伴高级别浸润性导管癌[38]，一例 13 岁女孩发生异位乳头 Paget 病[39]。90 岁[40] 和 98 岁[41] 女性 Paget 病的病例亦有报道。

Goss 等报道，男性 Paget 病患者的年龄为 23—97 岁，基本上与女性患者的年龄范围相同[42]。

4. 风险因素

Paget 病的致病因素尚不明确，但是一些报道提到了可能增加患癌风险的因素。例如，Loizou 等报道了 1 例女性患者在出生和 7 岁时接受了"广泛的心脏透视检查"，在 36 岁时发生了 Paget 病[43]。Paget 病也可发生于 Klinefelter 综合征的男性患者[44, 45]。

5. 症状和体征

大多数患者乳头皮肤有明显的改变。常见乳头溃疡、湿疹样改变，还可出现乳头溢液或乳头硬结。临床症状通常始于乳头，并扩散至乳晕。Haagensen 认为"只是乳晕或附近皮肤糜烂而不累及乳头，不属于 Paget 病"[46]。然而，已报道过发生于女性[48] 和男性[33, 34] 患者，仅限于乳晕[47] 或累及乳晕但未累及乳头的病例。如果仔细询问，许多女性会描述有乳头感觉异常的症状，如灼烧感或瘙痒。患者的主诉症状和体格检查结果可以不明显，如 1 例 56 岁女性患者自述皮肤瘙痒，乳腺未见异常[49]，1 例 66 岁女性患者仅描述了右侧乳晕增大、色素沉着和轻微的鳞屑[50]。如果把通过常规检查发现 Paget 细胞而乳头外观正常的病例包括进去，无症状 Paget 病在浸润性乳腺癌女性患者中的发生率可以高达 46.2%[51]。

Paget 病的临床症状并不特异，患者通常在出现症状 6～12 个月后才进行活检，在此期间患者一般通过局部用药来缓解症状。Ascensão 等记录的症状持续时间为 1 周至 20 年，平均持续时间为 2.25 年[52]。还有报道描述了 1 例 64 岁女性患者的皮肤症状持续时间超过了 25 年[53]。

Paget 病通常只累及单侧乳腺，但女性[54-59]和男性[60]双侧乳腺都可同时受累，或者先后受累[45, 61-63]，左、右侧乳腺受累的频率大致相等[37, 64]。研究报道称，女性患者左侧乳腺 Paget 病伴导管原位癌的发病率稍高（54.5%）[37]。Paget 病相关的乳腺癌可以发生在乳房的任何部位，但中心部位更常见[37]。

体检通常显示皮肤增厚、红斑、鳞屑丘疹或边缘不规则的斑块。病变可能局限于乳头或延伸至乳晕，在进展期的病例中，可累及乳晕周围的皮肤（图 30-2）。长期病例常表现为溃疡、结痂、乳头浆液性或血性分泌物，以及乳头收缩或内陷[65]。一例特殊的 Paget 病病例蔓延到腹部皮肤[66]，另一例 Paget 病累及了背部皮肤和近 1/3 的手臂皮肤[67]。有文献报道称，部分病例的体征和症状可完全消失，9~36 个月后复发[68, 69]。

在 1 例病例中，研究人员使用反射共聚焦显微镜，用以识别活体表皮细胞中的 Paget 细胞[70]。这项技术可能不能用于确诊，但有助于皮肤科医生对最合适的部位进行活检。

6. 临床类似 Paget 病的病变

临床医生经常把 Paget 病的临床表现误认为湿疹[38]或其他炎症性病变，如脂溢性皮炎、接触性皮炎、放射后皮炎、银屑病或 Paget 样角化不良[71]。类似 Paget 病的皮肤血吸虫病[72]和二期梅毒[73]也有报道。Paget 病可以形成微小的水疱，然后愈合，这种现象可能类似于大疱性疾病的特点，如天疱疮。一些文献报道了误诊为 Paget 病的寻常型天疱疮病例[74-76]，以及同时存在 Paget 病和寻常型天疱疮的病例[77]。还有一些病例报道了系统性硬皮病[78]、神经纤维瘤病[79, 80]和男性淋巴瘤样丘疹病[81]累及乳房皮肤，之后发展为 Paget 病。临床上容易与 Paget 病相混淆的肿瘤性病变，包括朗格汉斯细胞组织细胞增生症[82]、表皮内鳞状细胞癌（Bowen 病）、基底细胞癌[83]、黑色素瘤[84]和平滑肌瘤[85]。

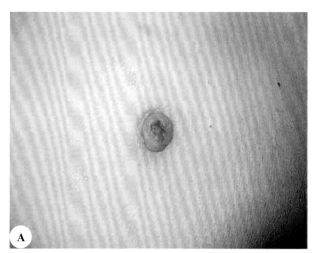

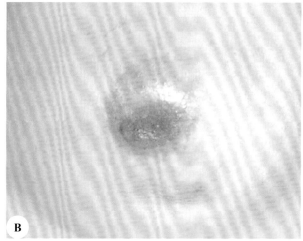

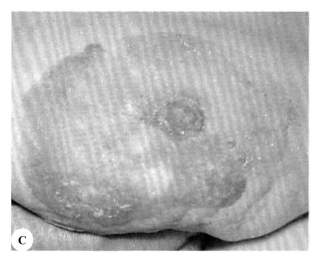

▲ 图 30-2　Paget 病的临床表现

A. 局限于乳头表面的皮肤糜烂；B. Paget 病扩散至乳晕，注意 6 点钟方向，皮肤下方的癌细胞引起皮肤凹陷；C. 该病例病变累及乳头和乳晕以外的皮肤，5 点钟方向有皮肤凹陷

7. 不常见的表现

Paget 病有时发生在罕见的解剖部位或意想不到的情况下，包括异位乳腺的乳头[39, 86]。Kao 等[87]报道，一例 58 岁女性胸壁异位乳腺组织，发生了导管原位癌和 Paget 病。也有报道，一例 44 岁女性 Paget 细胞局限在乳线上异位乳腺组织的 2mm 范围内的皮肤[88]。一例女性患者因乳腺纤维囊性变而切除皮下乳腺组织 8 年后，在乳头中发生 Paget 病[89]。Paget 细胞也可能发生于乳晕皮肤而不是乳头[47, 48]，而且它们可以完全避开乳头 – 乳晕复合体，例如一例 56 岁的男性患者[90]，有 20 年左侧乳晕内侧皮肤色泽减退性斑块病史，该斑块最后被证明是 Paget 病，且该患者组织学检查未发现乳头、乳晕或乳腺癌，皮下组织内也未见异位乳腺组织或癌。还有研究报道了一例先天性乳头及乳晕完全缺失的女性，在乳腺中心皮肤出现 Paget 病[91]，作者指出该患者病变下方存在导管原位癌和浸润性导管癌，但没有导管通向出现 Paget 病的皮肤区域。也有报道称，一例 50 岁浸润性乳腺癌女性患者，在离浸润癌较远处发现了表皮内癌，并且似乎与乳腺浸润性癌不连续[92]。

有文献报道了 2 例乳腺癌相关的腋窝 Paget 病，其中一例为 63 岁的女性发生右侧乳腺高级别导管原位癌伴 Paget 病，以及左侧腋窝 Paget 病[93]；Oliveira 等[94]描述了另一例为 82 岁男性，该患者在发现右侧乳腺浸润性导管癌 4 年前，就出现了右侧腋窝 Paget 病[91]。

8. 乳腺癌复发为 Paget 病

普通型乳腺癌能以 Paget 病的形式复发。这种复发可以发生在乳头，文献报道了 2 例接受肿瘤单纯切除术后的女性[95, 96]、17 例接受了保乳手术和放疗的女性[41, 97-105]、3 例接受了乳房皮下切除术的女性[106]、1 例接受了保留乳晕的乳房切除术的女性患者[107]，以及 7 例接受了保留乳头的乳腺切除术的女性患者发生乳头 Paget 病[108]。Paget 病还可发生于改良根治术[109]和单纯乳腺切除术[110]留下的瘢痕处。另有文献报道，一例 38 岁女性的穿刺活检部位发生了 Paget 病，她因高级别导管原位癌而接受了双侧保留皮肤的乳腺切除术联合乳腺重建术[111]。1.5 年后，活检部位出现逐渐扩大的"皮肤病变"区域，切除标本发现了局限于表皮的腺癌细胞，且

标本中不含乳腺组织、Toker 细胞或大汗腺。有文献报道了 1 例特别罕见的病例，即 1 例 64 岁女性乳腺癌患者接受了左侧乳腺切除及横向腹直肌皮瓣（Transverse rectus abdominis myocutaneous，TRAM）重建术。在手术过程中，利用右侧乳头的组织，通过乳头共享技术重建了左侧乳头。6 年后右侧乳头发生 Paget 病，7 年后在重建的左侧乳头又出现 Paget 病[112]。

9. 色素性 Paget 病

Paget 细胞里可以含有黑色素[28, 113, 114]。两项研究分别报道 25 例中有 10 例和 13 例中有 8 例 Paget 细胞的胞质内含色素[113, 114]，研究者指出，这些色素颗粒仅存在于散在的细胞中，而且数量很少[114]。当色素沉着变多时，就会引起所谓的色素性 Paget 病。Soler 等[115]列出了已发表的 17 例病例的细节，其他研究列出了另外的 15 例[115, 30, 50, 105, 116-127]。男性色素性 Paget 病的患病比例似乎较高。在已报道的 32 例色素性 Paget 病中，男性占 10 例（31%）[28-31, 116, 117, 123, 125, 127, 128]。这与男性 Paget 病的比例（1.5%）形成鲜明对比[22]。

在临床上，色素性 Paget 病引起的皮肤棕色病变可类似于色素痣、色素性基底细胞癌或黑色素瘤。根据 Paget 病特征性的组织学改变，可以与色素痣和基底细胞癌相鉴别。

【影像学检查】

乳腺 X 线检查不能很好地识别 Paget 病患者乳头的改变，不能提示 Paget 病相关性乳腺癌的存在，也不能确定合并的乳腺癌的范围。在一项 25 例 Paget 病的研究中，乳腺 X 线检查仅提示 3 例（12%）出现了乳头增厚或收缩等异常表现[129]，更常见的是提示相关性乳腺癌的表现，如肿块或钙化。然而，有 22%～84%[130, 131] 的 Paget 病患者，其乳腺 X 线检查结果正常或仅提示良性病变。此外，在几项研究中，乳腺 X 线检查结果低估了近 50% 的患者的病变程度[130, 132-136]。

超声检查有时可发现导管扩张、钙化、乳头变平、不对称或增厚。超声检查与乳腺 X 线检查对这种异常表现的检出率类似[132, 137, 138]。多普勒超声检查显示 7 例 Paget 病患者乳头血流增加[139]，而未受累的乳头和 5 例单纯性皮炎的乳头则没有这种表现。

MRI 通常显示乳头异常强化或增厚，也可能

显示同时存在的乳腺导管原位癌或肿块[79, 140, 141]，MRI 似乎比乳腺 X 线检查或超声检查更敏感。Kim 等[137] 报道，MRI 显示 8 例 Paget 病全部出现乳头强化，而乳腺 X 线摄影和超声分别显示 10 例中的 2 例和 10 例中的 6 例乳头异常。另一项 7 例 Paget 病的研究结果类似[139]。在 4 个病例报道[49, 142-144] 和 5 个小型系列研究[138, 140, 141, 145, 146] 中，MRI 检测出了以 Paget 病为临床表现的乳腺癌，乳腺 X 线检查和超声检查却没有发现乳腺内肿瘤。

据文献报道，正电子发射计算机断层扫描（positron emission tomography computerized tomography，PET-CT）既没有发现一例 Paget 病的乳头病变，也没有发现其下方的浸润性导管癌[105]。

【大体病理】

Paget 病的大体病理改变是通过临床观察到的。如果仔细检查乳头和下方的乳腺，偶尔可以发现扩张的输乳管。同时存在浸润性癌时，则表现为普通浸润性导管癌的大体特征。

【镜下病理】

1. Paget 细胞

Paget 病的组织病理学特征是乳头表皮内存在腺癌细胞（Paget 细胞）（图 30-3）。细胞大，有典型的大而多形性的细胞核，核仁明显，胞质中等量且淡染。Paget 细胞在表皮内单个散在分布，细胞周围似有空隙。基底层的 Paget 细胞常会形成簇状，排列成一种类似于交界处黑色素细胞的模式，很少形成腺体[33, 147, 148]。细胞质中可能含有黏液，黏液卡红染色和阿辛蓝 - 过碘酸雪夫反应（periodic acid–Schiff，PAS）染色可显示，但是至少 25% 的 Paget 病细胞内缺乏黏液，因此没有发现黏液也不能排除 Paget 病。由于 Paget 细胞可以吞噬黑色素，细胞质中常含有一些色素颗粒[113, 149, 150]。Paget 细胞还可以延伸到小汗管[151]、毛囊[152] 或皮脂腺[150]（图 30-4）。

罕见病例中 Paget 细胞有显著的间变[41, 153]。细胞累及表皮全层，没有普通 Paget 病中所见的巢状结构。Paget 细胞中等至明显的多形性，细胞核深染，核仁明显，胞质嗜酸性至嗜双色性，可见胞质空泡。这些癌细胞可形成多核巨细胞，核分裂易见，非典型核分裂和凋亡小体也很常见。常发生明显的表皮棘层松解，容易被误诊为 Paget 样 Bowen 病。

一些相关的表皮组织学改变可能干扰 Paget 病的诊断，常见的改变包括表皮增生和角化过度，偶尔与假上皮瘤样增生类似，而明显的棘层松解容易考虑到大疱性疾病[75]。多数病例真皮内可见中等量至大量的淋巴细胞反应，以 CD3+ T 细胞为主，可有少量浆细胞和中性粒细胞[154]（图 30-5）。也常见血管增生。

当病变中心是溃疡时，活检获取的组织里很可能只显示真皮内的炎症性病变，这可能会导致临床误诊为炎症性病变。病理医生必须警惕发生这种错误的可能性，比较稳妥的做法是在活检标本的病理报告中记录是否存在表皮层，当临床上怀疑为 Paget 病时，表皮缺失是重复活检的指征。

Paget 细胞具有一般腺癌细胞的超微结构特征[9, 40, 155, 156]，无特殊性。

2. 并存的癌

即使临床上未发现乳腺癌，大多数乳头 Paget 病下方的乳腺组织都有癌。在 SEER 数据库 7296 例女性或男性 Paget 病患者中，86% 的 Paget 病合并乳腺癌[22]。在几项小样本量研究中[130, 138, 157, 158]，报告的数据在 93.3%～98.6%[130, 158]。罕见情况下，肿瘤起源于表皮内的细胞、鳞柱交界区或其附近的导管上皮，其生长方式仅限于向上扩散（图 30-6）[159]。Paget 病合并的乳腺癌几乎都是导管癌。原位癌通常位于乳晕下区域，并常延伸到该区域以外，通常为粉刺型或实体型。在罕见病例中，与 Paget 细胞相关的导管原位癌为微乳头型或筛状型[147]，或者表现出大汗腺特征[157]。筛状型、乳头状导管原位癌或中央导管粉刺癌均可累及周围乳腺组织[160]。当然，小叶原位癌（lobular carcinoma in situ，LCIS）也常可见到 Paget 样播散，但通常不累及输乳管，即使累及输乳管也很少播散到乳头表皮（图 30-7）[58]。表皮中有小叶原位癌细胞似乎并不引起 Paget 病的临床表现。

Paget 病合并的浸润性癌几乎全是非特殊类型导管癌。少数情况下，浸润性癌起源于 Paget 病受累表皮附近输乳管内的癌细胞，而多数是起源于乳头以外的导管原位癌。半数以上的病例为多中心、多灶[130, 136]。与不伴 Paget 病的女性患者相比，伴 Paget 病的女性患者的浸润性乳腺癌范围更大，更常见中央型、高级别、ER 和 PR 阴性，也更常见到腋窝淋巴结转移[24]。

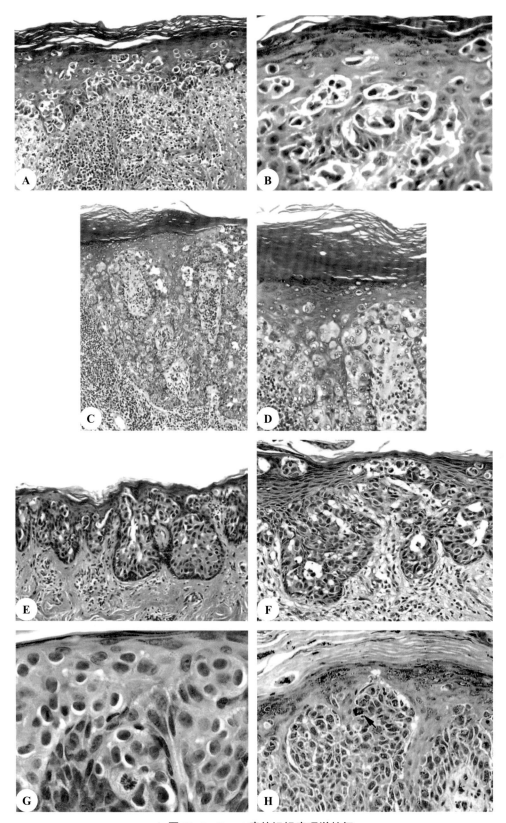

▲ 图 30-3　Paget 病的组织病理学特征

A. 癌细胞在表皮深层呈带状分布，鳞状上皮全层都可见单个散在分布的癌细胞；B. Paget 病中常见癌细胞与角质细胞分离形成陷窝；C. 表皮深层可见大量浸润的 Paget 细胞，本例陷窝并不明显；D. Paget 细胞边界清晰，细胞质丰富，细胞核多形，核仁明显；E. 可见图片右侧实性肿瘤细胞巢取代局部表皮细胞；F. 本例为旺炽性 Paget 病，显示表皮内腺管形成；G. 黏液卡红染色显示细胞质内黏液呈粉红色，这种弱而稀疏的染色模式是 Paget 细胞的典型表现；H. 部分 Paget 细胞胞质中存在深棕色的色素颗粒（箭）

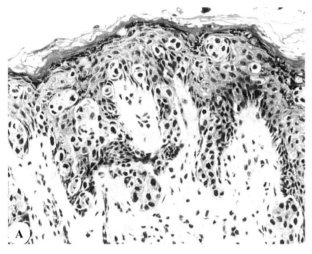

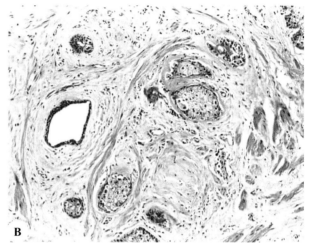

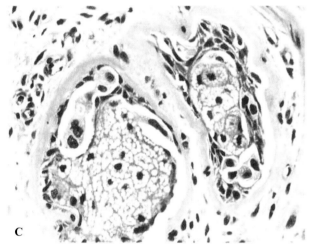

▲ 图 30-4　**Paget 病累及乳头附属腺**
A. 此例 Paget 病表皮呈轻度假上皮瘤样增生。B. Paget 细胞累及皮脂腺上皮。图中也可见 Montgomery 腺的扩张导管和乳晕下平滑肌细胞束。C. 高倍镜下可见皮脂腺中的 Paget 细胞

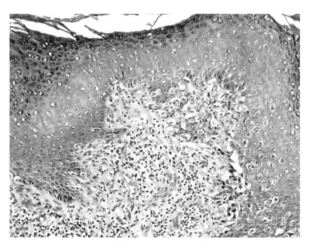

▲ 图 30-5　**Paget 病**
表皮增生时很难辨认出 Paget 细胞。注意真皮内淋巴细胞浸润也是 Paget 病的特征

文献报道了一些罕见的 Paget 病合并特殊类型乳腺癌的病例，如乳头状癌[161]、髓样癌[162]、黏液癌[110, 157]、筛状癌[132] 和富含脂质的癌[163]。文献报道了 13 例与 Paget 病合并发生的浸润性小叶癌[132, 157, 162, 164, 165]。还有 1 例 53 岁女性患者，其双侧乳腺小叶原位癌累及乳头皮肤[58]。

Paget 病可发生在癌旁导管或囊肿鳞状化生，可能是因导管原位癌在导管内的播散所致（图 30-8）。

3. 继发性 Paget 病

继发性 Paget 病通常是指真皮内的浸润癌细胞侵犯表皮并在表皮内播散（图 30-9）。癌细胞可能来自乳腺原发灶[166]、乳腺癌的卫星结节、乳腺癌转移至乳腺外的皮肤或非乳腺来源的腺癌转移到乳腺皮肤。

4. 浸润性 Paget 病

表皮内的 Paget 细胞可穿透表皮基底膜，侵犯真皮（图 30-10）。Toker 在 60 多年前描述这一过程，

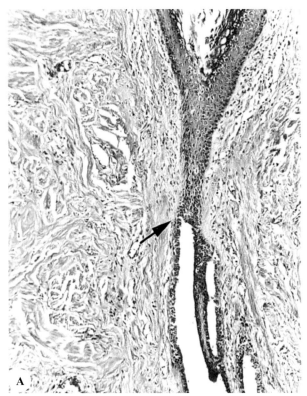

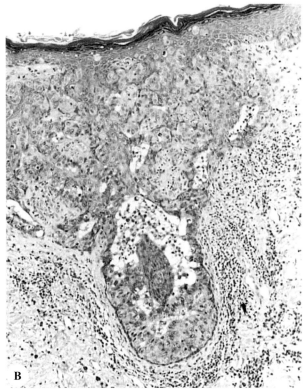

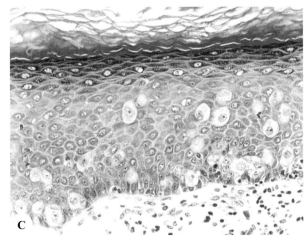

▲ 图 30-6　起源于输乳管导管原位癌的 Paget 病

A. 输乳管浅层可见鳞状化生的细胞，部分伴透明细胞变，箭示鳞柱交界处；B. 导管原位癌细胞充满输乳管并扩散到表皮，癌细胞只侵犯了乳头的表浅部分；C. Paget 细胞扩散至 B 所示导管附近的表皮

即 Paget 细胞越过表皮和真皮之间的界限，自由地扩散到真皮内的结缔组织中。进入真皮后，单个 Paget 细胞的伪装被丢弃，细胞重组成腺体结构[150]。这种浸润现象似乎不常见，但在文献报道的 205 例 Paget 病中的检出率为 7.8%[167]，这说明了许多浸润性 Paget 病在日常工作中没有被发现。病理医生必须注意区分浸润性 Paget 病与累及皮肤的浸润性导管癌（继发性 Paget 病），以及起源于乳头导管原位癌的浸润性导管癌。有 9 份报告记录了 35 例浸润性 Paget 病[32, 96, 115, 123, 167-171]，2 篇综述列出了大多数已报道的浸润性 Paget 病的临床病理特征[96, 167]。浸润性 Paget 病在男性[32, 123] 和女性均可发生，浸润

灶一般很小，文献报道了 33 例中有 22 例的病灶范围 ≤ 0.1cm，最大的浸润灶直径为 0.6cm[96]。一项系列研究报道的平均浸润深度为 0.064cm，平均病灶直径为 0.127cm[167]。Paget 病的浸润灶可以为多灶性分布。一项研究报道了 6 例 Paget 病中的 4 例有 2~6 个浸润灶[168]。浸润灶的细胞特征与表皮内 Paget 细胞相同。有文献报道，浸润性 Paget 病表皮内播散的水平范围大于非浸润性 Paget 病（1.431cm vs. 0.735cm）[167]。除了浸润性 Paget 病中 PR 阳性率更高以外，浸润性 Paget 病与非浸润性 Paget 病患者的临床、病理特征和治疗没有差异。

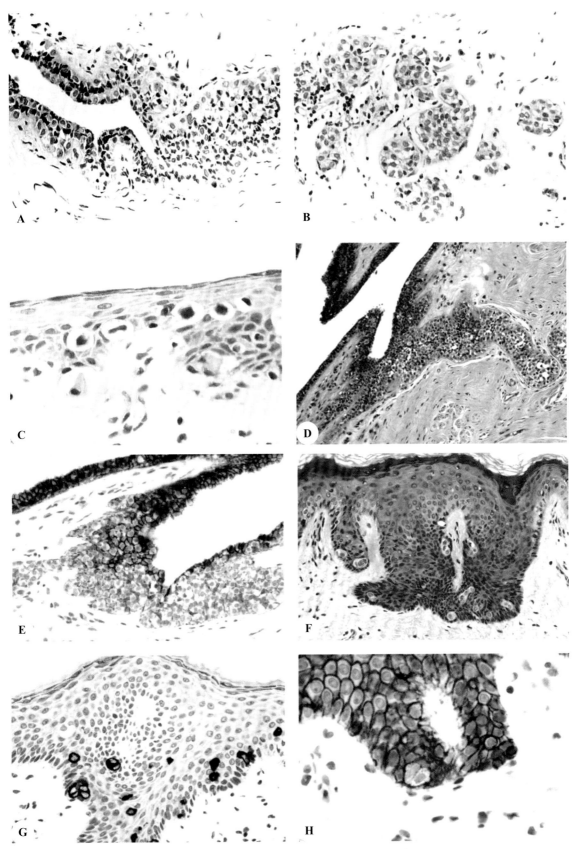

▲ 图 30-7　两例与小叶原位癌相关的 Paget 病

A. 乳腺输乳管内的小叶原位癌呈 Paget 样生长；B. 小叶原位癌细胞充满了小叶的腺泡；C. A 和 B 中所示的肿瘤细胞播散至乳头表皮；D. 小叶原位癌累及输乳管；E. 癌细胞 E-cadherin 阴性；F. 乳头的角质细胞之间可见少量癌细胞；G. 表皮内小叶癌细胞 CK7 阳性；H. 乳头表皮内的两个小叶癌细胞 E-cadherin 阴性

浸润性 Paget 病可以发生转移。有文献报道了一例浸润性 Paget 病患者，3 枚腋窝前哨淋巴结中的一枚出现了孤立肿瘤细胞[168]。另一例 60 岁 Paget 病伴多灶性浸润的女性患者，腋窝前哨淋巴结中发现了一个直径为 5mm 的转移灶[171]。还有文献报道了一例浸润性 Paget 病的患者，浸润灶直径为 0.6cm，确诊时临床未发现转移，然而在切除乳头 - 乳晕复合体 3 个月后，腋窝淋巴结（7/19 枚）和胸肌间（Rotter）淋巴结（1/1 枚）均发现了转移癌[96]。

虽然浸润性 Paget 病的临床意义还不确定，但有限的证据表明，它可能与其他形式的皮肤浸润所预示的不良预后不同。一项研究报道称，5 例浸润性 Paget 病患者接受了保乳手术和放疗，随访时间

为 4～66 个月，均未复发[169]。

5. 活检诊断

Paget 病的诊断可以通过楔形活检、削切活检或钻孔活检获得的标本进行。楔形活检最有可能获取诊断性标本，因为能充分显示表皮，这种标本通常包括一个或多个输乳管的切面。削切活检标本通常主要包含浅表的角化物碎片或炎症性渗出物，不含诊断性 Paget 细胞。钻孔活检标本虽然会包括下层间质，也可能包括部分导管，但大多数时候只有少量表皮。这些活检方法并不是在每个病例中都能获取诊断性组织，偶尔需要重复活检或切除乳头才能确诊。

【鉴别诊断】

主要的组织学鉴别诊断是表皮内单个分散或成簇的良性透明细胞或不典型细胞。相应的病变包括透明变性的角质细胞、Toker 细胞、恶性黑色素瘤、鳞状细胞癌（Bowen 病）、蕈样霉菌病和朗格汉斯细胞组织细胞增生症。一些情况下，也要考虑到炎症性病变、乳头导管旺炽性乳头状瘤病（乳头腺瘤）和汗管瘤样腺瘤（见第 5 章）。组织学特点和免疫组织化学染色（表 30-1）通常可以帮助明确诊断。

1. 良性透明细胞

乳头表皮内有 3 种类型的良性透明细胞。最常见的是固有角质细胞的胞质透明变（图 30-11）。这种变化在表皮中间层最明显，但也可以在表层和深层看到。透明的角质细胞核小而不明显，罕见情况

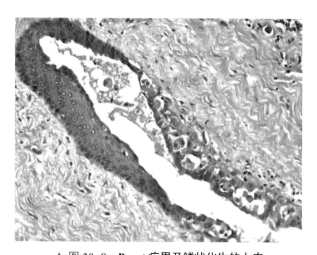

▲ 图 30-8 **Paget 病累及鳞状化生的上皮**

Paget 病累及乳腺内囊肿鳞状化生的上皮，由附近的导管原位癌延伸而来。Paget 细胞类似上皮内组织细胞

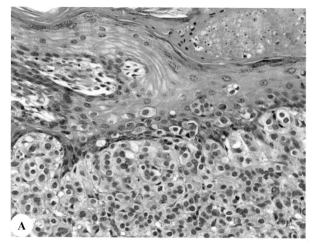
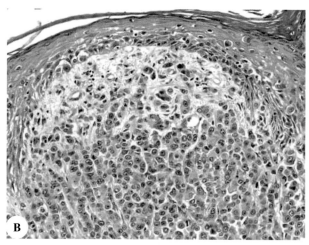

▲ 图 30-9 **两例继发性 Paget 病**

A. 乳头的真皮层内充满了浸润性导管癌细胞，这些细胞突破了表皮基底膜，在角质细胞之间生长；B. 多形性浸润性小叶癌在真皮形成肿块并浸润表皮

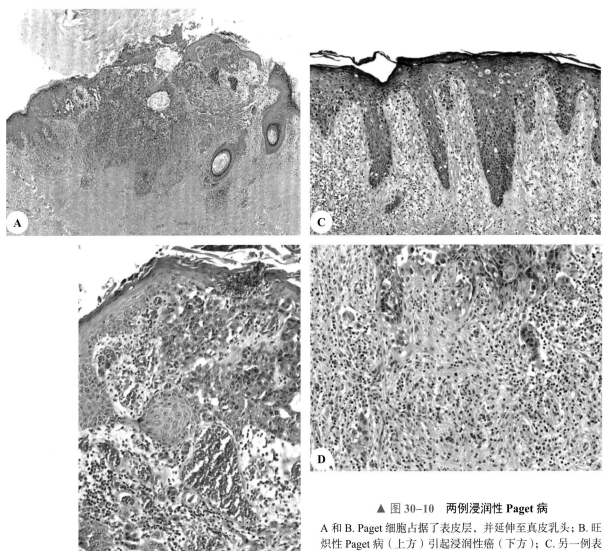

▲ 图 30-10　**两例浸润性 Paget 病**
A 和 B. Paget 细胞占据了表皮层，并延伸至真皮乳头；B. 旺炽性 Paget 病（上方）引起浸润性癌（下方）；C. 另一例表皮呈假上皮瘤样增生，Paget 细胞散在分布，真皮内有大量慢性炎症细胞浸润；D. 癌细胞侵及真皮乳头

下主要由空泡组成（图 30-12）。这些细胞没有 Paget 细胞的黏液或其他分泌物质[172]。

　　表皮内第 2 种透明细胞，即所谓的 Toker 细胞，是乳头和乳晕皮肤的正常组成部分。首先由 Orr 和 Parish 提出[173]，Toker 对这些细胞进行了完整的描述[174]。常规染色可在大约 10% 的乳头观察到 Toker 细胞[71, 174-176]，但在乳房切除术标本中，CK7 免疫组织化学染色显示近 90% 的乳头存在 Toker 细胞[177]。Toker 细胞常位于乳头顶部靠近输乳窦口处，也可见于乳晕和输乳管壶腹部，最常位于表皮基底层，但并不局限于基底。Toker 细胞比角质细胞大，呈卵圆形或多边形，胞质丰富、苍白或略呈嗜酸性，细胞核大小和形状仅略有不同，核仁小。Toker 细胞的胞质通常含有少量黑色素，以单个细胞或小簇的形式出现[174, 175, 177]，有时形成腺体或流产型小管[174]。与 Paget 细胞一样，Toker 细胞通常为 CK7 和 CAM5.2 阳性。ER 和 PR 染色结果不一致[175, 177]，上皮膜抗原染色也是如此[176, 178]。Toker 细胞对 HER2 没有明显的阳性反应[71, 175, 177-179]，Toker 细胞 CK20、GCDFP-15、S-100、34βE12[176, 178]、CD138、p53 和 p63 均阴性[175]。一项研究中 Toker 细胞多克隆 CEA 染色结果为阴性[71]，但在另一项研究中使用单克隆抗体结果为阳性[179]。Toker 细胞数量特别多时，Di Tommaso 等称之为"Toker 细胞增生"，有时甚至出现细胞不典型性[175]。虽然 Toker 细胞的某些细胞特征会使人联想起 Paget 细胞，但在大多数情况下，Toker 细胞缺乏多形性和细胞异型性，免疫组织化学染色的结果可以帮助区分普通 Toker 细胞和 Paget 细

表 30-1 各种抗体在 Paget 病鉴别诊断中的应用

抗 体	Paget 病	Bowen 病	恶性黑色素瘤
S-100	±	−	+
HMB45	−	−	+
CEA	±	−	−
EMA	+	−	−
CAM5.2	+	−	−
CK7	+	−	−
CK20	−	+	−
ER	±	−	−
HER2	+	−	−
AR	±	−	−
GCDFP-15	±	−	−

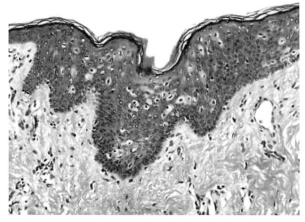

▲ 图 30-11 角质细胞的透明细胞变
细胞质透明的鳞状细胞主要位于表皮中间层

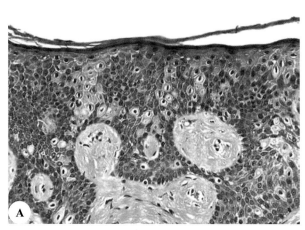

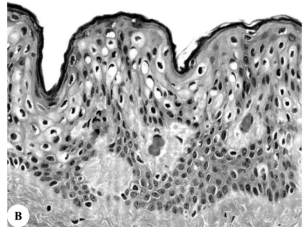

▲ 图 30-12 角质细胞的透明细胞变
A. 细胞质透明的细胞呈斑片状分布。B. 中间层细胞可见空泡化，深层细胞中未见这种改变。空泡化的鳞状细胞胞核偏位，类似印戒细胞

胞。此外，在超微结构水平上 Toker 细胞缺乏微绒毛，可区分 Toker 细胞和 Paget 细胞[178]。

2. 恶性透明细胞

恶性黑色素瘤可发生在乳晕，但极少发生在乳头表皮，特别是乳头顶端（图 30-13 及图 42-21A 和 B）[84, 180, 181]。在局限的活检标本 HE 染色切片中，恶性黑色素瘤和 Paget 病之间的组织病理学鉴别可能很困难，两者的细胞学特征及其在表皮的分布特点可能相同。不能单纯依靠恶性细胞中黑色素的存在来诊断黑色素瘤，或者依靠恶性细胞中的黏液来诊断 Paget 病。因为一些黑色素瘤缺乏色素，而 Paget 细胞可以吸收来自表皮细胞的黑色素，而且

许多情况下 Paget 细胞内没有黏液。一些免疫组织化学染色可能是必要的，如 CK、黑色素瘤的相关蛋白及 HER2。在一项研究中[182]，claudins 免疫组织化学染色可以用于区分 Paget 病与黑色素瘤及其他皮肤肿瘤。

Paget 病与表皮内鳞状细胞癌的鉴别也存在难点，特别是当 Paget 细胞有显著间变性特征时[153]。支持诊断间变性 Paget 病而非 Bowen 病的特征包括表皮棘层松解，无角化不良，表皮基底层连续完整，恶性细胞排列成典型的 Paget 病的巢状结构。由于这些特征可能不存在或不典型，在大多数情况下必须依赖免疫组织化学染色的结果。黏液、CEA

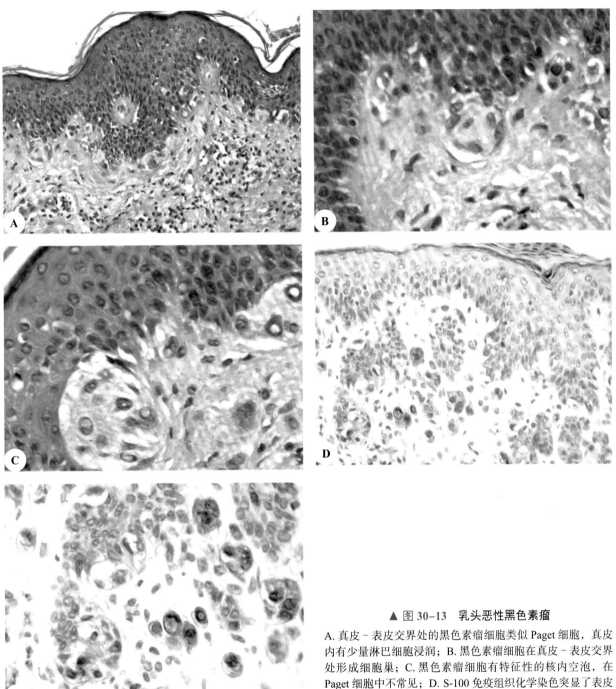

▲ 图 30-13 乳头恶性黑色素瘤

A. 真皮－表皮交界处的黑色素瘤细胞类似 Paget 细胞，真皮内有少量淋巴细胞浸润；B. 黑色素瘤细胞在真皮－表皮交界处形成细胞巢；C. 黑色素瘤细胞有特征性的核内空泡，在 Paget 细胞中不常见；D. S-100 免疫组织化学染色突显了表皮和真皮中的黑色素瘤细胞；E. S-100 阳性细胞核内有空泡

或 EMA 阳性是 Paget 病典型特征。然而，间变性 Paget 病的细胞不含黏液，CEA 和 EMA 染色可能只是局部阳性。CK7 和 CAM5.2 染色是区分这两种病变最可靠的证据。Paget 细胞通常表达这两种蛋白，而 Bowen 病不表达。Mobini[41] 和 Aslan 等[183] 的研究列出了这些病变和相关病变中几种抗原的染色结果。需要注意的是，乳头 Bowen 病是极其罕见的（见第 42 章）。

一项研究列出了几个有助于区分 Paget 病与 Bowen 病和原位黑色素瘤的组织学特点[184]。诊断 Paget 病最有帮助的特征包括大的异型细胞、胞质透明，挤压基底细胞并延伸到角质层，非典型细胞和角质细胞之间没有过渡，也没有角化不全的细胞。

T 细胞标志物的免疫组织化学染色可以鉴别蕈样霉菌病。免疫组织化学染色显示朗格汉斯细胞组织细胞增生症 CD1a 和 HLA-DR 阳性。

【细胞学】

研究表明，乳头刮取物的细胞学检查可以诊断 Paget 病 [19, 185-190]。一项乳头刮片的细胞学研究结果显示，35 例 Paget 病中的 32 例可被诊断出来，但是在 43 例非 Paget 病患者的涂片，有 3 例被误诊为阳性 [190]，这 3 例假阳性病例均为旺炽性乳头状瘤病。反应性角质细胞也可能类似于恶性细胞，如寻常型天疱疮中的反应性角质细胞，容易被误诊为 Paget 病 [76]。即使识别出恶性肿瘤细胞，要鉴别 Paget 病与鳞状细胞癌和黑色素瘤也是不大可能的。例如，重建乳房术的"未愈合、红斑和浅表溃疡的皮肤"刮片检查被误诊为鳞状细胞癌 [191]。所以要准确诊断通常需要结合免疫组织化学结果。在某些情况下，ER 阳性可能帮助正确诊断 [19]，但许多 Paget 病的细胞可以呈 ER 阴性。

【免疫组织化学】

Paget 病的肿瘤细胞与普通乳腺癌有相同的组织化学和免疫组织化学特征。Paget 细胞表达低分子量 CK，如 CAM5.2、CK8/18、CK19 和 CK7（图 30-14），而高分子量 CK 通常阴性 [192]。Paget 细胞几乎总是表达 CK7 [192]，然而，4 篇论文报道了 6 例 CK7 阴性的 Paget 病 [161, 176, 193, 194]。当在具有 Paget 细胞形态学特征但 CK7 染色阴性的情况下，GATA3 的表达有助于诊断 [193]。由于 Merkel 细胞、某些良性表皮透明细胞 [176, 194, 195]、与乳头腺瘤相关的表皮内细胞 [196]，以及一些罕见的 Bowen 病细胞 [183, 197]，CK7 染色均可以呈阳性，所以仅表皮内存在 CK7 阳性细胞不能诊断 Paget 病，还必须观察到其特有的细胞学特征。Paget

细胞不表达 CK20 [176, 192, 198]。在一项系列研究中 [199]，只有极少数病例 CK5/6 或 CK17 染色阳性。在另一项研究中，60 例 Paget 病 CK5/6 染色阴性 [192]。

Paget 细胞表达 EMA、HMFG [9, 12, 13, 200, 201] 及乳腺型黏蛋白 MUC1 [14, 15, 192]。一项研究 [53] 中 5 例 Paget 病 MUC2 染色阴性，但 MUC5AC 阳性，MUC5AC 是一种乳腺外 Paget 病中常见的黏蛋白。大约 50% 的病例 GCDFP-15 染色阳性 [13, 192]，45% [202] 的病例波形蛋白染色阳性。根据不同的研究，Paget 病 CEA 的免疫组织化学染色结果不一致。在一项研究中，用多克隆抗体 CEA 染色 Paget 细胞呈阳性，但单克隆抗体 CEA 染色呈阴性 [12]。另一项研究 [9] 使用了不同的单克隆抗 CEA 试剂，结果所有 8 个样本均阳性。Guarner 等 [13] 在 35% 的病例中检测到 CEA 阳性。不足 10% 的 Paget 病溶菌酶、酪蛋白和乳清蛋白阳性 [13]。

S-100 蛋白免疫组织化学染色结果有所差异。2 项研究中 Paget 细胞均未表达 S-100 [9, 203]，而在其他系列研究中，分别有 18% [204]、26% [13] 和 60% [205] 的 Paget 细胞表达 S-100。Paget 细胞通常不表达 HMB45 [205]，而几乎在所有黑色素瘤病中都表达 HMB45。通过使用一组免疫标志物（表 30-1），可以将 Paget 病与恶性黑色素瘤和 Bowen 病区分开来。但是我们必须记住，总是会有例外发生。例如，鳞状细胞癌可以 EMA 阳性 [206]，也有一例 Paget 病表达 HMB45 [119]。还有 2 篇研究 [183, 207]，介绍了 3 例 CK7 阳性的 Paget 样 Bowen 病。所以我们必须根据 HE 染色切片所见和临床资料来综合分析免疫组织化学染色的结果。

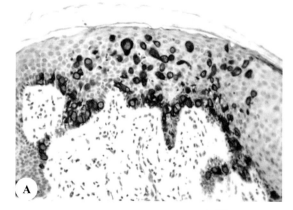
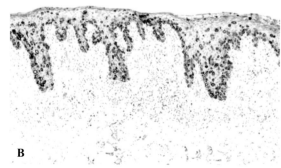

▲ 图 30-14　Paget 细胞角蛋白染色

A. Paget 细胞 CAM5.2 阳性；B. Paget 细胞 CK7 阳性

在乳腺和乳腺外 Paget 病中，ras 基因蛋白产物和 p21 均阳性[208]。在小型系列研究中，p53 蛋白阳性表达率分别为 13%[209]、33%[210] 和 50%[211, 212]。几项研究报道称，大部分 Paget 病例表达 p16[213]、Cox-2[214]、E-cadherin[215] 和乳腺分化抗原 NY-BR-1[216]，而视网膜母细胞瘤蛋白（Rb）[217] 和斑珠蛋白（plakoglobin）阴性[215]。在一项研究中，cyclin D1 的表达率为 8%[217]，而在另一项研究中为 100%[212]。少数病例表达 Bcl-2[212]。28 例 Paget 病呈 EGFR 阴性[192]。

10%～47% 的 Paget 病 ER 阳性，0%～35% 的病例 PR 阳性[22, 23, 37, 64, 157, 199, 212, 218-220]，其中来自 SEER 的数据报道的 ER 和 PR 表达率最高[22, 37]。这项研究还证明，男性 Paget 病 ER 和 PR 的表达率高于女性（男性 Paget 病 ER 和 PR 阳性率分别为 93% 和 74%，而女性 Paget 病 ER 和 PR 阳性率分别为 47% 和 35%）[22]。59%～100%[221-223] 的 Paget 病 HER2 强阳性（图 30-15），73%～90%[64, 224] 的病例有 HER2 基因扩增。文献报道了许多 HER2 免疫组织化学染色或基因扩增研究的结果，在 1000 多个肿瘤的汇总数据中，大约 75% 的病例 HER2 蛋白过表达或基因扩增。在大约 50% 的研究结果中，85%～100% 的病例 HER2 过表达或扩增。一项研究中，全部 16 例 Paget 病，Paget 细胞与合并的浸润癌有一致性 HER2 扩增[225]。另一项研究中，42 例 Paget 细胞中的 40 例的 HER2 染色结果与相关乳腺癌的结果相符[20]。此外，文献报道 71%[219] 和 88%[218] 的 Paget 病呈 AR 阳性。

一项研究报道了 10 例表皮内 Paget 细胞的平均 Ki67 指数为 26%，而相关的导管原位癌细胞的 Ki67 指数为 23%[226]。另一项调查显示 Paget 细胞 Ki67 指数为 11%[209]。在一项个案报道中，Paget 细胞 S 期比例为 12.5%，DNA 指数为 1.73[27]。另一项研究报道了 1 例 Paget 细胞呈正常倍体分布[227]。

一篇综述总结了已发表的 Paget 病的各种免疫组织化学染色结果[228]。

【遗传学检查】

对 10 例乳腺癌的 Paget 病分子遗传学分析，发现其中 1 例表皮内 Paget 细胞与相关的乳腺癌有相似的分子遗传学改变，7 例有轻微的分子遗传学差异，2 例有显著性差异[229]。在多数病例中，Paget 病与相伴的乳腺癌有轻微的分子遗传学差异，可能是因为肿瘤的异质性；但在 2 例有显著性差异，提示这些 Paget 细胞可能起源于乳头的独立细胞群体。

【治疗】

1. 乳腺

长期以来，乳房切除术一直是治疗 Paget 病的方法。当认识到恶性细胞局限在乳头区域后，肿瘤学家们开始尝试保留乳房的治疗方法，最常见的是仅进行局部的手术[68, 91, 138, 155, 230-233]，或仅进行放疗[234-238]。这些试验的结果不同，但是有相当数量的患者复发，所以 2 种治疗方式都被放弃了。

一项早期试验结合了局部手术和术后放疗的方法，在“早期病例”中显示了良好的效果[239]。2001 年，Bijker 等[131] 发表了一项前瞻性试验的结果，该试验将放疗和局部手术（“锥形切除”）结合起来用于治疗 Paget 病，这些患者的病变局限于乳头（7%

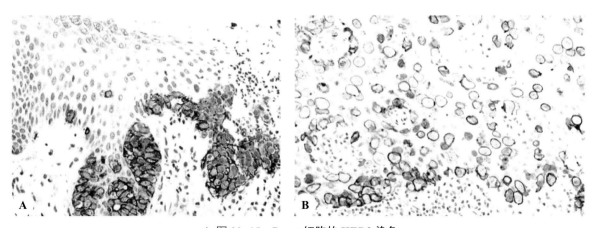

▲ 图 30-15　Paget 细胞的 HER2 染色
Paget 细胞胞膜 HER2 免疫组织化学染色阳性

的病例），或者仅伴有局限于乳头下 5cm 区域内的导管原位癌，且通过手术完全切除病灶（93% 的病例）。中位随访 6.4 年，5 年复发率为 5.2%。Pierce 等[240] 的研究放宽了患者入选标准，中位随访 62 个月，30 例患者中有 3 例复发，乳腺是首次复发的唯一部位。Marshall 等[241] 在 Pierce 等的研究队列中增加了 6 例新患者，中位随访期延长至 113 个月，作者计算了乳腺作为首次复发的唯一部位的局部控制率，5 年、10 年和 15 年的局部控制率分别为 91%、87% 和 87%。

两项研究比较了接受局部手术加放疗的患者与接受乳房切除术的患者的预后情况。在第一项研究中，92 例行乳房切除术，12 例行区段切除及放疗，两组患者在总生存率、疾病特异性生存率和无复发生存率方面均无显著性差异[158]。另一项研究分析了 169 例接受乳房切除术的患者和 53 例接受局部手术和放疗的患者的数据，两组患者 10 年乳腺癌校正生存率和 10 年无病生存率无显著性差异[23]。这似乎表明保乳术加放疗是一种安全有效的治疗 Paget 病的方法。

Chen 等[24] 收集 SEER 数据库中的信息，用以研究手术方式的选择对 Paget 病患者预后的影响，但不含术后放疗的相关数据。研究对象包括 293 例接受"中央肿块切除术"的患者和 1349 例接受乳房切除术的患者，两组患者 15 年癌症特异性生存率无显著性差异[24]。尽管有这一结论，但保守手术似乎并没有得到应有的广泛应用[24, 25, 37]。

有研究报道，1 例 68 岁男性 Paget 病患者，肿瘤仅累及乳晕和邻近皮肤，不累及乳头，患者行保留乳头的莫氏显微外科手术[33]，术后随访 3 年未复发。

光动力治疗和冷冻手术是治疗 Paget 病创伤最小的方法，但不适用于 Paget 病累及下方乳腺组织的患者。文献中关于这两种治疗方法在乳腺 Paget 病中的应用的报道有限。据报道，1 例 28 岁女性患者，在乳腺癌根治性切除术术后第 4 个月因手术瘢痕处出现 Paget 病，接受了 2 个疗程的光动力治疗[109]，这种疗法似乎治愈了 Paget 病，而且至少维持了 1 年。另一项研究对 6 例 Paget 病患者行冷冻手术，其中 4 例治愈，2 例女性患者的手术瘢痕处出现了 Paget 病[242]。

2. 腋窝

Paget 病合并浸润性导管癌患者，比单纯浸润性导管癌患者更容易发生腋窝淋巴结转移。分析 2000—2011 年 SEER 数据发现，在 1102 例 Paget 病合并浸润性导管癌患者中，有 53% 存在淋巴结转移；而在不伴 Paget 病的浸润性导管癌患者中，只有 34% 存在淋巴结转移[221]。校正混杂变量后，风险比为 1.83。有文献推荐对全部 Paget 病患者检查腋窝淋巴结[233, 243]，但有研究者认为对经过仔细评估的局限性非浸润性 Paget 没有必要[138, 244]。几项研究中使用前哨淋巴结活检[138, 243, 244]，尽管前哨淋巴结活检在 Paget 病中的作用研究的数据很少[244]，但前哨淋巴结活检的实际应用已经很广泛，在对 Paget 病进行腋窝分期时，外科医生更多地进行前哨淋巴结活检而不是腋窝淋巴结清扫术[25]。

一些论文还提出了评估和治疗 Paget 病的方法[138, 146, 244–246]。

【预后】

Paget 病的预后取决于所合并的乳腺癌的形态学特征和腋窝淋巴结状态[24, 162, 233, 239, 247, 248]。两项基于 Paget 病合并浸润性导管癌女性患者人群的研究发现，10 年乳腺癌特异性生存率分别为 75%[23] 和 78%[221]。Chen 等报道乳腺癌 15 年特异性生存率为 61%[24]。两项研究报道称，对于 Paget 病合并导管原位癌的女性患者，15 年乳腺癌特异性生存率分别为 85%[23] 和 94%[24]；其中一项研究报道了不合并乳腺癌的女性 Paget 病患者，15 年乳腺癌特异性生存率为 88%[24]。

男性 Paget 病患者的预后比女性差。文献报道了男性患者的中位生存期为 80.0 个月，而女性患者为 108.2 个月[22]。这一差异反映的是男性浸润性乳腺癌患者的总生存率比女性患者低，而不是说男性和女性 Paget 病有内在差异。

两项研究结果显示，出现 Paget 病本身对患者的生存有不利影响[51, 164]，但这两项研究均未根据肿瘤的级别匹配病例组和对照组。由于与 Paget 病相关的乳腺癌比与 Paget 病无关的乳腺癌更常表现出不良的预后特征[24]，这些混杂变量应纳入考虑。两项基于 SEER 数据库的大型研究显示[37, 221]，当校正这些因素后，"Paget 病本身并不会使浸润性导管癌女性患者的预后更差"[221]。

第31章 小叶原位癌与非典型小叶增生

Lobular Carcinoma *In Situ* and Atypical Lobular Hyperplasia

Syed A. Hoda 著

张 渝 张 璋 译校

一、小叶原位癌

(一)定义和类型

小叶原位癌（lobular carcinoma *in situ*，LCIS）由 Foote 和 Stewart[1] 命名，指发生在乳腺小叶和终末导管的一组原位癌，其特征是细胞的黏附性缺失。大约 80 年后，2019 年 WHO 乳腺肿瘤分类第 5 版中，将小叶原位癌定义为"起源于终末导管小叶单位的失黏附上皮细胞的肿瘤性增生"[2]。

经典型小叶原位癌（classic lobular carcinoma *in situ*，C-LCIS）是指小叶原位癌的一种结构模式，受累腺泡轻度扩张，受累小叶通常分散在正常乳腺组织中（图 31-1 至图 31-6）。扩张定义为"在横截面上一个腺泡的直径存在 8 个或 8 个以上的细胞"[3]。经典型小叶原位癌可以由 A 型或 B 型细胞组成。WHO 分类第 5 版提出：A 型细胞小而圆，细胞核均质深染；B 型细胞大小和形状稍不规则，泡状核，核轻微增大，有小核仁[2]。虽然将经典型小叶原位癌归类为 A 型（低级别）和 B 型（中级别）尚无明确的临床意义，但这种分类方式提醒我们，在真实的经典型小叶原位癌病例中细胞学改变可以存在差异，不应过度解读而将其归类为多形性小叶原位癌（pleomorphic lobular carcinoma *in situ*，P-LCIS）[3]。近年来，病理报告在很大程度上已摒弃 A 型和 B 型小叶原位癌的分类，转而将其归类为经典型、旺炽性和多形性。

经典型小叶原位癌的特征是腺泡轻度扩张，而旺炽性小叶原位癌（florid lobular carcinoma *in situ*，F-LCIS）表现为受累小叶融合，腺泡明显扩

张，由低级别（A 型）至中级别（B 型）核的细胞构成（图 31-7），伴或不伴中央坏死[4]，还可能出现印戒细胞[4]。旺炽性小叶原位癌和多形性小叶原位癌（见下文）与经典型小叶原位癌存在部分相同的病理特征，包括一些形态学特征（尤其是细胞间黏附性缺失）、16q 缺失和 E-cadherin（即上皮钙黏附蛋白）缺失。旺炽性小叶原位癌和多形性小叶原位癌主要指的是结构特征（即受累的小叶融合、大面积显著扩张或"巨腺泡"），而不是细胞学模式。在旺炽性小叶原位癌和多形性小叶原位癌中，腺泡扩张明显，残留的小叶内间质稀少或缺失。诊断旺炽性小叶原位癌和多形性小叶原位癌所需的"大面积腺泡扩张"的程度尚未确定[5]，尽管有人提议，旺炽性小叶原位癌中"在横切面上一个腺泡的直径至少有 50 个细胞"[6]。有趣的是，旺炽性小叶原位癌的基因组改变多于经典型小叶原位癌，甚至多于多形性小叶原位癌[7]。当出现坏死和钙化时，旺炽性小叶原位癌和多形性小叶原位癌可能误诊为导管原位癌[8]。E-cadherin 免疫组织化学染色阴性可将各类小叶原位癌（包括旺炽性小叶原位癌和多形性小叶原位癌）与导管原位癌区分开[9]。大多数旺炽性小叶原位癌与经典型小叶原位癌的生物标志物表达模式相同，即 ER 阳性、PR 阳性和 HER2 阴性[4]。

多形性小叶原位癌具有特征性的结构和细胞学模式，其中有几个相邻小叶呈弥漫性融合性受累，单个腺泡明显扩张（图 31-7 和图 31-8）。多形性小叶原位癌的细胞有明显的核多形性（因此称

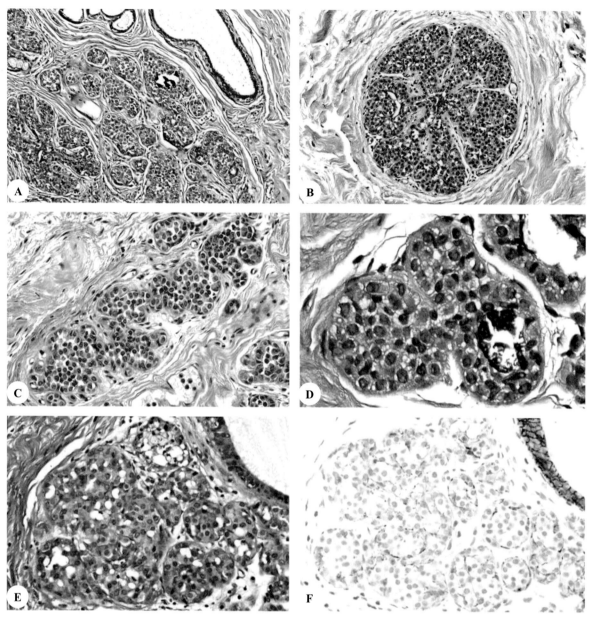

▲ 图 31-1　经典型小叶原位癌

A 至 E. 5 例经典型小叶原位癌。注意小叶原位癌中的钙化（A 和 D）。F. 在小叶原位癌细胞（E 所见）中 E-cadherin 呈缺失或碎片状、不连续染色，而正常导管上皮（右上）呈 E-cadherin 阳性

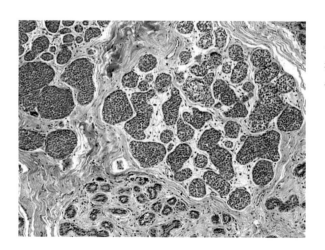

◀ 图 31-2　经典型小叶原位癌伴腺体扩张

扩张的小叶原位癌腺体填充了大部分小叶内间质。注意小叶原位癌的腺体大小不一，下方为正常小叶

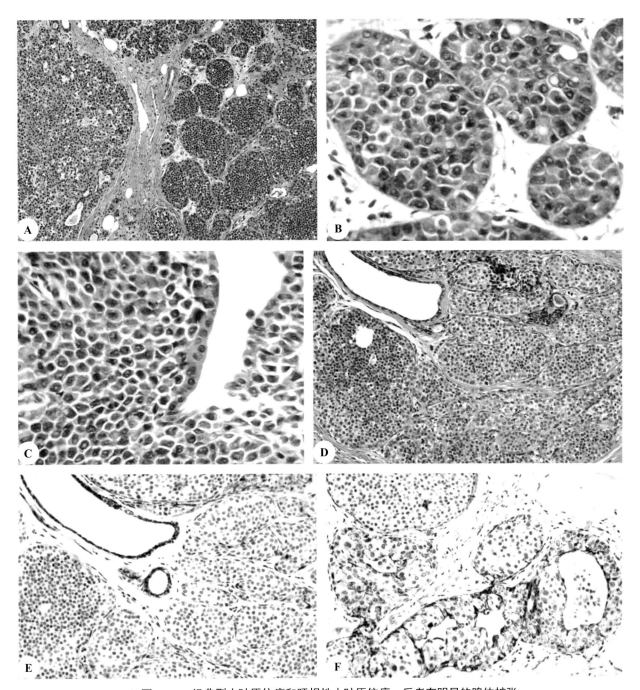

▲ 图 31-3　经典型小叶原位癌和旺炽性小叶原位癌，后者有明显的腺体扩张

A. 旺炽性小叶原位癌几乎累及所有邻近的小叶腺体（左）；B. 小叶腺体内的经典型小叶原位癌细胞黏附性缺失，部分细胞有细胞质内空泡 C. 小叶原位癌位于正常导管上皮细胞下方，细胞黏附性明显丧失；D. 旺炽性小叶原位癌充满小叶腺体，使得小叶内间质消失；E. 小叶原位癌呈 E-cadherin 阴性，正常导管上皮呈 E-cadherin 阳性；F. 扩大的小叶腺体中的小叶原位癌细胞呈 E-cadherin 阴性，其周围残留的肌上皮和导管上皮细胞呈 E-cadherin 阳性，伴 Paget 样导管播散

为"多形性"）。多形性小叶原位癌的细胞明显增大（约为淋巴细胞的 4 倍），具有高级别核、不规则核膜、显著的核仁，核分裂象多见，常伴中央粉刺样坏死。在典型的多形性小叶原位癌附近，偶见具有经典型结构模式而细胞学多形性的小叶癌。旺炽性小叶原位癌和多形性小叶原位癌常伴发浸润性癌，因此标本中一旦发现旺炽性小叶原位癌和多形性小叶原位癌，就要仔细寻找隐匿的浸润性癌[10]。表 31-1 概述了各类"小叶肿瘤"（从经典型小叶原位癌到多形性小叶原位癌）的主要病理特征，图 31-8 展示了从非典型小叶增生到多形性小叶原位癌的病变谱系。

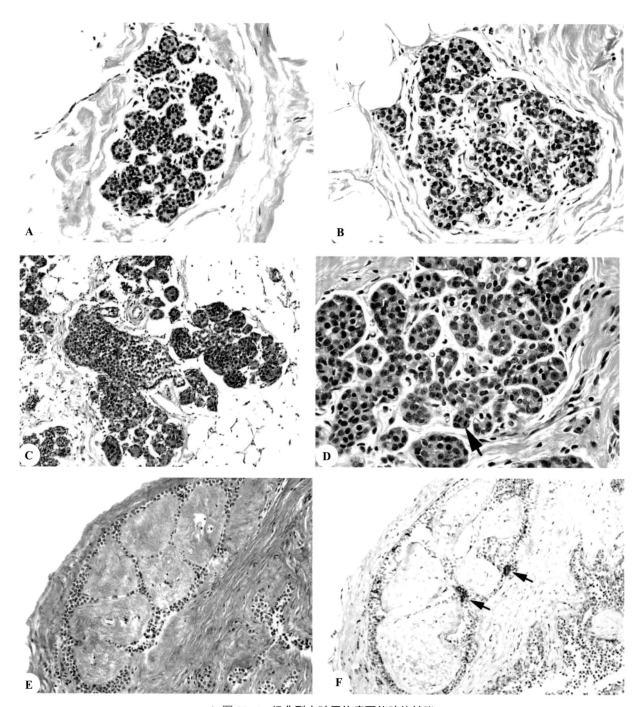

▲ 图 31-4　经典型小叶原位癌不伴腺体扩张

A 和 B. 两例小叶原位癌，小叶腺体均未扩张。C 和 D. 原位癌填充终末导管和邻近小叶。肿瘤细胞有一个核分裂象（箭）。E. 小叶原位癌累及纤维腺瘤。上皮裂隙充满黏附性差的小叶原位癌细胞。F. 小叶原位癌细胞（E 所见）呈 E-cadherin 阴性，残余的导管上皮细胞和肌上皮细胞呈阳性（箭）

　　旺炽性小叶原位癌和多形性小叶原位癌常合并经典型小叶原位癌。对于旺炽性小叶原位癌和多形性小叶原位癌的诊断标准，诊断者之间仅存在"中度"一致性[11]。而且，这些小叶原位癌的变异型经常被误诊为导管原位癌。值得注意的是，部分多形性小叶原位癌细胞有丰富的嗜酸性胞质（大汗腺型），并有明显的胞质颗粒，核仁明显，此类病变可视为多形性小叶原位癌的一个亚型，即大汗腺型多形性小叶原位癌（apocrine pleomorphic LCIS，AP-LCIS）。

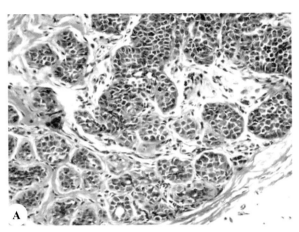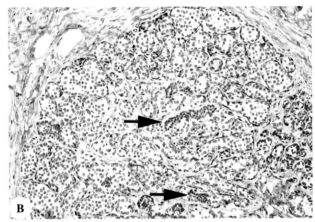

▲ 图 31-5　经典型小叶原位癌

A. 原位癌累及右侧的小叶腺体，未累及左下方的腺体；B. SMM-HC 免疫组织化学染色，显示病变中不明显的肌上皮细胞，成簇的深染细胞是残留的非肿瘤性小叶上皮（箭）

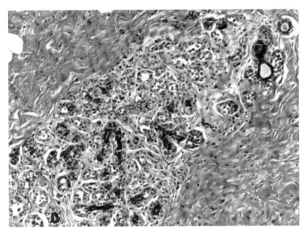

▲ 图 31-6　经典型小叶原位癌累及小叶

小叶原位癌累及大部分小叶腺体

（二）AJCC 癌症分期系统与小叶原位癌

在 AJCC 癌症分期系统的早期版本中，将小叶原位癌归类为一种原位癌（pTis）；但在最新版本（第 8 版）中将其"删除"，认为小叶原位癌是一种增生性疾病，将来具有发展为乳腺癌的风险。因此，不再将小叶原位癌放在这个癌症分期系统中。AJCC 还指出，高级别或多形性小叶原位癌也不包括在 pTis 的分类中[12]。这种修改可能不会影响对小叶原位癌的临床处理，但很可能导致低估经典型小叶原位癌、旺炽性小叶原位癌和多形性小叶原位癌的临床重要性。另外，可能会有争论，根据从 AJCC 分期系统中删除了小叶原位癌的逻辑，那么从 AJCC 系统中删除大多数低级别导管原位癌也是合理的。

（三）小叶肿瘤

小叶肿瘤（lobular neoplasia，LN）这种笼统的诊断术语是由 Haagensen 等[13] 在保乳手术相对少见的时代提出的。小叶肿瘤包括非典型小叶增生和小叶原位癌，Haagensen 的意图是通过去掉"癌"这个词来避免对该类患者的过度治疗。然而，这一理论在保乳手术时代已不再重要。目前，保乳手术是大多数肿瘤，特别是原位癌的常见治疗方式。因此，"小叶肿瘤"作为诊断术语的理由已不复存在。

此外，"小叶肿瘤"所涵盖的病变范围较宽泛，以致其成为无用的诊断术语。在临床实践中，"小叶肿瘤"没有区分非典型小叶增生患者与经典型小叶原位癌、旺炽性小叶原位癌或多形性小叶原位癌患者。由于"小叶肿瘤"包含多种形态学改变，因此是乳腺病理学中最不具特异性的诊断术语之一。

支持使用"小叶肿瘤"一词进行诊断的论据是，此标准下诊断的所有病变都与后续乳腺癌的风险增加有关。然而非典型小叶增生和小叶原位癌（及其变异型）的风险率各不相同。

"小叶肿瘤"一词的提倡者对非典型小叶增生和小叶原位癌的区分标准存在顾虑。虽然有时很难对交界性病例进行分类，但这并不证明不能区分大部分组织学上存在差异的病变。因此，"小叶肿瘤"一词存在一个它本来关注却无法解决的矛盾。

粗针穿刺活检标本中的旺炽性小叶原位癌和多形性小叶原位癌如果被诊断为"小叶肿瘤"，会低估此类病灶切除的重要性。而在病理学 - 影像学一致性的病例中，可免于切除非典型小叶增生和经典型小叶原位癌病灶[14]。

（四）流行病学

在无症状女性中，小叶原位癌的发病率未知，因为它不形成明显的肿块，临床和影像学无特征性表现。根据对现有文献的回顾，大多数情况下，在对其他良性乳腺疾病的活检中，该疾病的诊断率为0.5%～4%，在粗针穿刺活检样本中检出率高达3%，切除活检标本高达4%[2]。

一项对83例老年住院女性患者的乳房尸检研究发现，有3例（3.6%）患有小叶原位癌[15]。该研

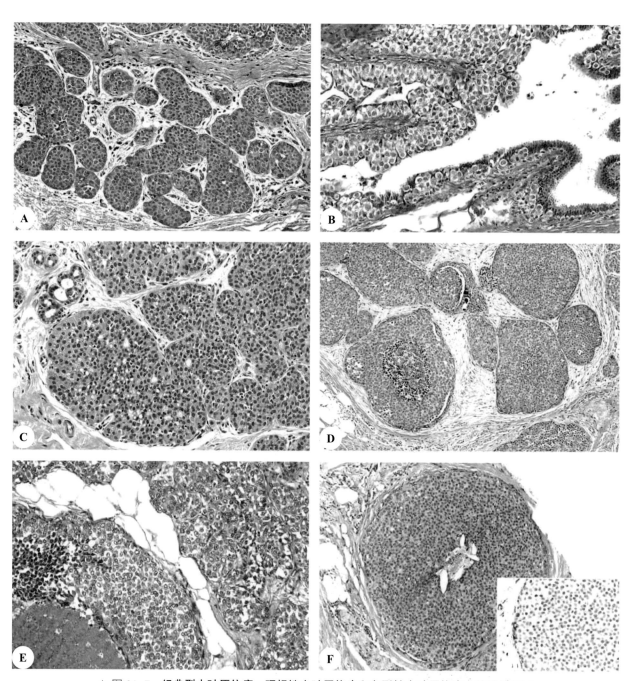

▲ 图 31-7 经典型小叶原位癌、旺炽性小叶原位癌和多形性小叶原位癌，伴局灶坏死

A 至 I. 所有图片为同一病例。A. 分化良好的经典型小叶原位癌。B. 经典型小叶原位癌的导管内 Paget 样播散。C. 旺炽性小叶原位癌导致小叶腺体明显扩张。D. 旺炽性小叶原位癌伴局灶坏死和钙化（图中央上方）。E. 高倍显示旺炽性小叶原位癌在小叶内（右）和导管内的失黏附性细胞，伴坏死。F. 一个导管内，中心坏死周围的旺炽性小叶原位癌。插图显示旺炽性小叶原位癌 E-cadherin 阴性

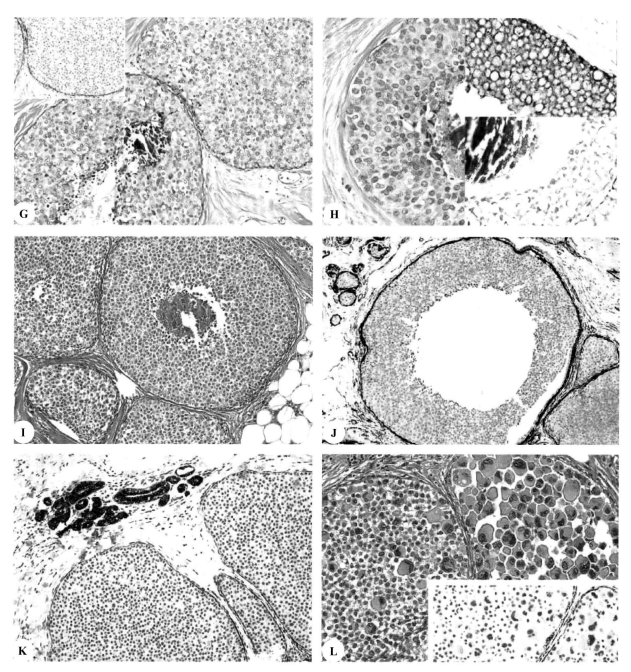

▲ 图 31-7（续）　经典型小叶原位癌、旺炽性小叶原位癌和多形性小叶原位癌，伴局灶坏死

G. 层粘连蛋白免疫组织化学染色，多形性小叶原位癌周围基底膜完整（插图）。H. 多形性小叶原位癌，伴坏死和钙化。右上方插图显示了 p120 呈细胞质着色。右下插图显示 E-cadherin 阴性。I 至 K. 多形性小叶原位癌使导管扩张伴坏死。J. SMA 免疫组织化学染色显示肌上皮细胞。小叶原位癌使导管扩张伴坏死。K. 正常小叶表达 E-cadherin，而在小叶原位癌细胞中缺失。L. 经典型（左）和多形性（右）小叶原位癌的失黏附性细胞学形态。插图示两种小叶原位癌 E-cadherin 均阴性

究所纳入病例较少，其中还包括 6 例已确诊为乳腺癌的患者，因此不具有代表性。Nielsen 等[16] 研究了 110 例年轻女性尸体解剖的乳房，其中多人为意外死亡，一人有乳腺癌病史，发现 3.6%（4/110 例）的女性患有小叶原位癌。其余三项共纳入 300 多例女性的尸检研究均未发现小叶原位癌病灶[17-19]。

仅发生于活检患者的小叶原位癌，其发生率占乳腺癌的 1%～6%，占非浸润性癌的 30%～50%[20, 21]。对多项纳入数千例患者的回顾性研究进行分析发现，小叶原位癌的发生率分别为 1.5%[22]、1.4%[23]、0.6%[24] 和 0.5%[25]。基于美国 1978—1998 年人口数据的分析显示，小叶原位癌的发病率从 0.90/10 万上升至 3.19/10

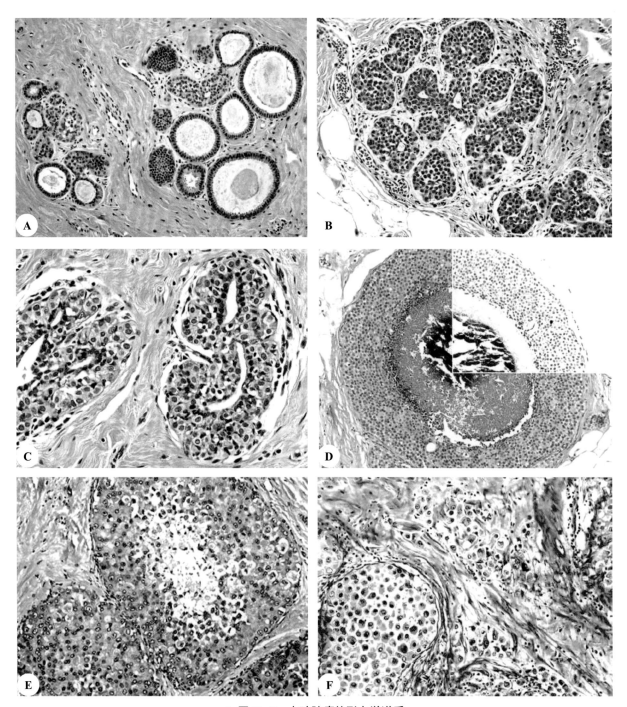

▲ 图 31-8　小叶肿瘤的形态学谱系

A. 非典型小叶增生。B. 经典型小叶原位癌，A 型细胞。C. 经典型小叶原位癌，B 型细胞。D. 旺炽性小叶原位癌伴坏死和钙化。插图示 E-cadherin 阴性。E. 多形性小叶原位癌伴中央点状坏死。F. 多形性小叶原位癌的大汗腺变异型。注意浸润性癌（位于图片的中央、顶部和底部）

万[26]。在长达 20 年的研究期间，绝经后女性的发病率持续上升，其中以 1996—1998 年 50—59 岁女性的发病率最高［11.47/（10 万·年）］[26]。

对 1999—2004 年监测、流行病学和最终结果数据库分析显示，小叶原位癌的年龄相关性发病率（未作特别说明）从 30—39 岁年龄组的 0.9/10 万上升到 50—59 岁年龄组的 10.2/10 万（峰值），在 ≥ 80 岁的人群中下降到 2.4/10 万[27]。相比之下，导管原位癌的年龄相关性发病率在 70—79 岁的患者中达到峰值。Portschy 等使用监测、流行病学和最终结果数据库，研究了 2000—2009 年 14 048 例诊断为小叶原位癌的患者，发现小叶原位癌的发病

表 31-1　不同类型小叶原位癌的病理特征

LCIS 类型	细胞核	核 仁	细胞质	黏附性	坏 死	钙 化	典型生物标志物
经典型，A 型	1 级，1.5 倍淋巴细胞大小	不明显	稀少	缺失	(−)	(−/+)	ER (+)，PR (+)，HER2 (−)
经典型，B 型	2 级，2 倍淋巴细胞大小	小核仁	中等	缺失	(−/+)	(−/+)	ER (+)，PR (+)，HER2 (−)
旺炽性	2 级，1.5 ~ 2 倍淋巴细胞大小	小核仁	中等	缺失	(+/−)	(+/−)	ER (+)，PR (+)，HER2 (−)
多形性*	3 级，4 倍淋巴细胞大小	明显	丰富	缺失	(+)	(+)	ER (+/−)，PR (+/−)，HER2 (+/−)

(+).存在/阳性；(−).缺失/阴性；(+/−).不确定；ER.雌激素受体；LCIS.小叶原位癌；PR.孕激素受体
*.大汗腺型多形性小叶原位癌具有丰富的嗜酸性细胞质，可以呈 ER (+/−)、PR (+/−)、HER2 (+/−)

率从 2000 年的 2.0/10 万增至 2009 年的 2.75/10 万（上升了 38%）[28]。在这些患者中，10% 仅接受粗针穿刺活检，74% 接受了局部切除（73% 接受单纯切除，1% 接受切除联合放疗），16% 进行了乳房切除。

据报道，小叶原位癌发病率的增加主要发生在绝经后女性中，其原因可能是影像学检查和粗针穿刺活检的应用增加[29]。

易发生钙化的柱状细胞变通常合并小叶原位癌[30, 31]。Rosen 三联征（Rosen triad）是指柱状细胞变、小叶原位癌和小管癌并存，这由 Paul Peter Rosen 博士首次报道[32]。在没有明显病变的情况下，柱状细胞变和小管癌在乳腺 X 线检查时可检测到钙化。当存在三联征中的任一病变时，都应积极寻找另外 2 种病变。

（五）临床表现

经典型小叶原位癌仅在显微镜下才能被明确识别。它几乎从不形成可触及的肿块[33]，各种影像学检查也难以察觉。通常是在影像学检查发现肿块或其他异常的病变而进行活检时偶然发现经典型小叶原位癌。经典型小叶原位癌很少形成钙化[34]，一旦出现钙化，常有其他潜在病变。增生性改变通常于乳腺 X 线检查时发现异常，促使进行活检而检出小叶原位癌的部位。钙化一般位于伴发病变中，如柱状细胞变、硬化性腺病、萎缩腺体和胶原小体病[35-37]。目前还没有可靠的影像学检查可用于有效地检测经典型小叶原位癌[38, 39]。

在少见的旺炽性小叶原位癌和多形性小叶原位癌变异型病例中存在例外的情况。旺炽性小叶原位癌和多形性小叶原位癌表现为小叶内腺泡明显扩张，通常呈现单发病灶，但两者均可广泛累及乳腺组织，有时也可能累及硬化性腺病和放射状瘢痕部位。如前所述，旺炽性小叶原位癌通常为低级别核（"A"型）或中级别核（"B"型）。部分旺炽性小叶原位癌和几乎所有多形性小叶原位癌病例可出现坏死和钙化。由于这些病变的模式和分布更常见于导管原位癌而不是小叶原位癌[40]，因此，乳腺 X 线检查可能提示高级别导管原位癌。

（六）患者年龄

小叶原位癌的年龄分布与大多数其他类型的乳腺癌相似，多见于绝经前女性（平均年龄为 49.2 岁）[2]。作为独立病变，小叶原位癌很少发生于 35 岁以下或 75 岁以上的女性。但也有研究报道，一例 15 岁双侧乳房"肥大"的女性患者，有小叶原位癌[41]。在多项研究中，小叶原位癌的平均诊断年龄为 44—54 岁[42-44]。在一组 1000 多例接受乳腺癌治疗的患者中，小叶原位癌患者的平均年龄（53 岁）与浸润性导管癌患者的平均年龄（57 岁）没有显著差异[43]。Rosen 等[45] 报道，绝经后小叶原位癌患者多达 25%。而 Haagensen 等[13] 指出，绝经后小叶原位癌患者占比为 10%~12%；Gump[46] 认为，绝经后小叶原位癌病灶会逐渐消退。

（七）外源性雌激素的作用

在 59 例小叶原位癌患者和 190 例导管癌"对照组"中，研究了小叶原位癌与外源性雌激素的关系[45]。29% 的小叶原位癌患者和 35% 的导管癌患者使用过外源性雌激素，大多数患者在诊断前至少 1 年使用过雌激素。在仅患有小叶原位癌的绝经后女性中，5 人已绝经 11～29 年，其中只有 1 例患者使用过外源性激素。根据文献报道，绝经后导管癌患者的外源性雌激素的使用率略高于小叶原位癌患者。这些数据证实了先前的研究，即小叶原位癌多发生在绝经后的女性中，且在大多数绝经后的患者中，小叶原位癌的存在与外源性雌激素的使用无关[47, 48]。

（八）双侧性

据报道，在活检病例中，有 30%～67% 的患者双侧乳腺受累（表 31-2 至表 31-4）[2]。双侧乳腺受累的程度尚不明确，因为对该病患者较少常规进行对侧乳腺活检或双侧乳腺切除术。Urban[49] 对所有

类型的乳腺癌进行了系统性对侧活检，其中在 22 例患者中发现有 9 例（40%）合并对侧小叶原位癌，1 例合并对侧浸润性癌。Sunshine 等[50] 报道，在接受双侧乳房切除术的 36 例小叶原位癌患者中，有 21 例（67%）的对侧乳腺也患有小叶原位癌。上述数据表明，患有小叶原位癌的女性同时患对侧乳腺癌的风险高。当同侧乳腺仅患有小叶原位癌时，在对侧乳腺活检标本中，约 40% 也存在小叶原位癌病灶[49]。

小叶原位癌和浸润性导管癌并存也暗示双侧性病变的重大风险。表 31-3 中数据是对小叶原位癌和双侧乳腺受累之间关系的研究。在 420 例患者中发现浸润性导管癌病灶，其中 53 例（13%）患者的同侧乳腺合并小叶原位癌[51]，57% 的患者双侧

表 31-2　原位癌患者病灶的双侧性 a

单侧乳腺的初始诊断 b	对侧乳腺的状态 c [病例数（%）]				
	癌 d	未经活检	病例总数	先前诊断	一致性
导管原位癌	25（39%）	5（8%）	4（6%）	30（47%）	64（52%）
小叶原位癌	18（31%）	9（15%）	16（27%）	16（27%）	59（48%）
总数	43（35%）	14（11%）	20（16%）	46（37%）	123

a. 整个表的 P < 0.004，排除未经活检的病例，P < 0.02
b. 根据乳房切除标本的病理检查做出初步诊断［引自 Rosen PP, Senie R, Ashikari R, et al. Age, menstrual status, and exogenous hormone usage in patients with lobular carcinoma *in situ*（LCIS）.*Surgery*. 1979；85：219–224.］
c. 通过活检或乳房切除术确定对侧乳腺的状态
d. 包括小叶原位癌

表 31-3　双侧乳腺癌的发病率与浸润性乳腺癌的组织学类型的相关性

肿瘤的组织学类型 a	双侧性 [病例数（%）]		
	存在	不存在	总数
浸润性导管癌	82（22%）	285（78%）	367（72%）
浸润性导管癌和小叶原位癌	30（57%）	23（43%）	53（10%）
浸润性小叶癌	12（28%）	31（72%）	43（8%）
髓样癌	3（12%）	23（88%）	26（5%）
非典型髓样癌	2（10%）	19（90%）	21（4%）
总数	129（25%）	381（75%）	510 b

a. 以 880 例接受过单侧乳腺浸润性癌治疗的女性为研究对象。对所纳入肿瘤最主要的病变（同侧）进行了分析。如果同时存在双侧癌，则将一个病变判定为同侧癌的标准如下：①双侧浸润性癌，较大的肿瘤视为同侧；②如果一侧乳腺为原位癌，一侧乳腺为浸润性癌，则认为存在浸润性癌的乳腺为同侧（引自 Lesser ML, Rosen PP, Kinne DW. Multicentricity and bilaterality in invasive breast carcinoma. *Surgery*.1982；91：234–240.）
b. 本表中所纳入的 510 例患者同侧均患有 5 种组织学类型之一的肿瘤。所有患者均接受了对侧活检或乳房切除术。排除同侧乳腺肿瘤经治疗后后续的对侧乳腺病变

表 31-4　同侧和对侧乳腺浸润性癌的组织学类型之间的关系 a, b, c

同侧浸润性癌的组织学类型	对侧乳腺癌［病例数（%）］		
	导管癌	小叶癌	总数
浸润性导管癌	58（81%）	14（19%）	72（62%）
浸润性导管癌和小叶原位癌	10（37%）	17（63%）	27（23%）
浸润性小叶癌	2（17%）	10（83%）	12（10%）
髓样癌和非典型髓样癌	4（80%）	1（20%）	5（4%）
总数	74（64%）	42（36%）	116

a. 浸润性导管癌与浸润性导管癌和小叶原位癌、浸润性小叶癌比较，均为 $P < 0.001$（Fisher 精确检验）
b. 对 84 例患者进行随访
c. 小叶肿瘤包括小叶原位癌和非典型小叶增生，比例不详（引自 Lesser ML, Rosen PP, Kinne DW. Multicentricity and bilaterality in invasive breast carcinoma. *Surgery.* 1982; 91: 234–240. Copyright © 1982 Elsevier.）

乳腺同时受累，22% 的患者仅患有浸润性导管癌，28% 的患者患有浸润性小叶癌（invasive lobular carcinoma，ILC）（$P < 0.01$）。由于在施行单侧乳腺癌手术治疗时，冰冻切片中通常不易观察到合并的小叶原位癌，因此在选择对侧活检患者时，同侧乳腺中存在小叶原位癌并非可供参考的因素。

表 31-4 总结了同侧和对侧乳腺浸润性癌组织学类型之间的关系。当一侧乳腺患有小叶肿瘤时，对侧乳腺也容易发现小叶肿瘤，最常见的是小叶原位癌。

近年来，为降低风险而进行双侧预防性乳房切除术仍然是一种较少见的手术方式，患有小叶原位癌的女性很少会选择此种治疗方式（2011 年发表的一项研究报道，在纪念斯隆 - 凯特琳癌症中心，只有 5% 的小叶原位癌患者会选择该手术治疗）[52]。然而，乳房重建手术的最新进展带来了美学上可以接受的结果，扭转了这一趋势。此外，重要的是，双侧乳房切除术并不能完全消除乳腺癌风险。在过去的几十年中，这种手术大约降低了 90% 的风险[53]。随着外科技术的不断改善，术后只留下极少的乳腺组织，将风险降至更低。据报道，在一项病例队列研究中，即使在非专业的社区医院，风险降低程度可高达 95%[54]。

（九）多中心性小叶原位癌

多灶性（即 1 个象限内存在多个病灶受累）、多中心性（即多个象限受累）和双侧性是乳腺癌的相关特征。通常，双侧性肿瘤更有可能是多灶性和多

中心性的。据研究报道，多灶性和多中心性的发生率受抽样影响，所有研究都得出 Foote 和 Stewart[1]关于小叶原位癌的结论，即这种病变发生在多个小叶中。

早期研究小叶原位癌得出的一些结论仍颇有价值，为了解其行为提供了宝贵的见解。在接受乳房切除术的小叶原位癌患者中，60%～85% 的患者被发现存在多中心性小叶原位癌病灶[48, 55-57]。Shah等[58]回顾了乳房切除标本，发现在接受小叶原位癌手术切除的 40 个乳房标本中，有 26 个（65%）存在多中心性原位癌，其中小叶原位癌占 93%，导管原位癌占 7%。Carter 和 Smith[59]报道，在小叶原位癌接受乳房切除术的患者中，有 63%（31/49 例）的患者仍残留原位癌病灶。在仅存在小叶原位癌的切除活检标本中，有 4%～6% 的病例伴隐匿性浸润性癌[45, 58, 59]。11%（4/38 例）的患者活检时诊断为小叶原位癌，而 2 年后乳房切除标本诊断为浸润性癌[60]。

（十）大体病理

小叶原位癌病灶不会使乳腺组织发生明显改变，但由于同时存在其他增生性改变，因此有时也可出现异常表现。常见的大体特征包括结节状病变，如纤维腺瘤、质韧区或囊肿，而这些可见或可触及的异常病灶都不是由小叶原位癌引起的。存在广泛病变的旺炽性小叶原位癌或多形性小叶原位癌时，由于受累小叶范围大，当对着光线观察时，大体可见乳房组织切面呈轻微的颗粒状外观。

（十一）分布

在任何具体病例中，患者的年龄和小叶原位癌在乳腺小叶和终末导管中的分布，都会影响病变的组织病理学表现。小叶原位癌常累及小叶内小导管、小叶外小导管或终末导管及小叶内的腺泡单位。在小叶萎缩的绝经后患者中，导管受累可能是小叶原位癌的唯一表现[61-63]。小叶原位癌累及的小导管呈现不规则外形，表现为"锯齿状"或类似于三叶草结构。值得注意的是，Foote 和 Stewart[1] 发现小叶原位癌主要累及绝经后女性的终末导管和绝经前女性的终末导管小叶单位。

偶尔，小叶原位癌细胞出现在导管上皮下方，这种模式称为 Paget 样播散或导管播散，类似于乳头的 Paget 病。这些 Paget 样细胞位于非肿瘤性导管上皮的下方，沿着导管系统呈连续或不连续性分布，破坏并最终取代正常的导管上皮。小叶原位癌的三叶草模式有时累及终末导管，似乎未累及小叶。这种镜下改变出现在孤立的大导管（包括乳晕下的导管）中，提示导管保留了小叶分化的能力[64]。乳头 Paget 病不是小叶原位癌的特征性病变，除非输乳管发生弥漫性 Paget 样病变，这种情形罕见[65]。肿瘤不同程度地保留肌上皮层，可能需要免疫组织化学染色来证实肌上皮存在。小叶原位癌可发生于腺泡内有肌上皮细胞增生的病变中[66]。在乳头状瘤或放射状瘢痕中也可出现小叶原位癌的 Paget 样播散[67]。

上皮内的组织细胞和上皮样肌上皮细胞增生可能类似于小叶原位癌的 Paget 样播散。高倍镜下，上皮内组织细胞有丰富的泡沫状细胞质，有时含有脂褐素或含铁血黄素，细胞核深染但不显眼。组织化学染色示胞质内黏液缺失，免疫组织化学示组织细胞标志物呈阳性而 CK 呈阴性。覆盖于上皮内组织细胞和小叶原位癌表面的非肿瘤性上皮变薄变扁平。上皮内组织细胞可能相对稀少，也可能排列成 1 个或多个细胞厚度的连续一层。上皮样肌上皮细胞具有丰富的透明细胞质。除乳头状瘤外，增生的肌上皮细胞往往单层分布，其上方的被覆上皮变薄程度不及 Paget 样小叶原位癌。偶尔，胶原小体病和放射状瘢痕中的小叶原位癌伴有明显的肌上皮细胞增生[66]。上皮样肌上皮细胞增生保留了肌上皮的免疫组织化学特性。

1. 小叶原位癌累及小叶

在任何具体病例中，小叶原位癌在小叶和终末导管（偶尔在导管）中的分布情况，以及这些结构中外形的改变都会影响小叶原位癌的组织病理学表现。在典型小叶原位癌中，肿瘤细胞取代小叶内腺泡的正常上皮，小叶内小导管受累也是特征性表现。小叶原位癌细胞必须足够多，以致使这些结构扩张。与邻近正常小叶相比，受累小叶可能整体增大，但小叶增大并不是一个绝对的诊断标准。绝经后女性的小叶萎缩，用小叶扩张作为其诊断标准是不可靠的。在小叶原位癌中，小叶通常充满均匀一致的圆形细胞，细胞一般较小，核呈圆形，核染色正常或稍深染，这些细胞使小叶扩张（图 31-1 至图 31-9）。肿瘤细胞缺乏黏附性，可能出现胞质内黏液空泡。印戒细胞和大汗腺改变少见。

小叶增大不是小叶原位癌的绝对诊断标准[68, 69]（图 31-4）。与相邻乳腺组织中正常小叶相比，小叶原位癌的细胞数量可能足以引起受累腺泡和整个小叶的扩张。虽然小叶扩张定义为"腺泡横截面直径中存在≥ 8 个细胞"，但对小叶扩张的准确评估尚无标准[3]。在一个具体病例中，比较相邻的受累和未受累小叶是另一种推荐的方法，但实践中，同一乳腺的不同小叶或不同病例之间乳腺小叶的大小也相差悬殊。一项研究发现，当小叶原位癌引起小叶轻微扩张时，后续患癌风险较大，但无统计学意义[23]。其他研究发现，当小叶最大限度扩张时，后续患癌风险略有增加，但差异不显著[70]。绝经后

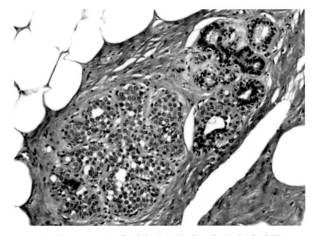

▲ 图 31-9　经典型小叶原位癌，部分小叶受累
小叶原位癌累及约 75% 的小叶腺体，可见钙化

女性小叶萎缩，因而小叶扩张不是其可靠的诊断标准。然而，绝经后女性旺炽性小叶原位癌和多形性小叶原位癌是重要的例外情形，导管和小叶极度增大（图31-7和图31-8）。Foote和Stewart[1]发现，"大的、小的和玻璃样变的小叶均可极度增大。有时，仅有部分小叶受累，可见正常上皮和原位癌之间的清晰分界线。在发生浸润之前，小叶扩张并不呈比例"（图31-5和图31-6）。小叶原位癌的诊断意义在于它识别了一种后续患癌风险的病变，对于程度达到了可接受的细胞学异常定性水平的病变，小叶扩张的结构模式或定量方面不能作为最为重要的诊断标准。

在绝经后女性萎缩的小叶和终末导管中，有时小叶原位癌细胞有深染的、嗜酸性至嗜碱性的胞质，核偏位，嗜碱性。这种表现可能是由于细胞质凝聚、细胞失黏附性及细胞皱缩。这些细胞常有胞质内黏液。在另一种变异型中，小叶原位癌细胞呈马赛克样，这是由于细胞之间存在明显的细胞边界。核圆形，居中，胞质淡染。也可出现胞质内黏液空泡。

2. 轻微累及小叶

小叶原位癌作为一种风险标志，必须有多少小叶受累才能诊断？这个问题尚无定论。一些学者要求至少2个小叶呈现诊断特征[71]。其他人认为，1个完全受累的小叶就是诊断的充分依据[23]。后一种观点的依据是，研究证明在没有接受乳房切除治疗的患者中，活检中受累小叶的数量与后续患癌风险无关[23]。在1个或2个受累小叶的患者之间，风险没有显著差异。因此，似乎没有合适的理由将区分1个和2个受累小叶作为诊断小叶原位癌的依据。受累小叶的数量本身就可能存在问题，特别是取材有限的粗针穿刺活检标本。

对于存在大量完全受累小叶的标本，一个或多个小叶的部分受累并不少见。部分受累小叶的未受累部分仍存在腺腔，或者，当小叶内的小叶原位癌细胞呈Paget样播散并取代固有腺细胞时，也可能存在腺腔（图31-5和图31-6）。在一些标本中，肿瘤性小叶增生的唯一证据是单个小叶内部分受累而不是全部腺泡受累。这种轻微疾病的意义尚未确定。有人提出一条主观标准，单个小叶受累范围至少50%[72]或75%[21]时，才诊断为小叶原位癌，累

及范围更少的病变归入非典型小叶增生范畴。

3. 小叶腺腔缺失

诊断小叶原位癌不需要腺腔完全缺失（图31-10）。E-cadherin基因改变并表现为细胞膜E-cadherin表达减弱或缺失，导致细胞间黏附性缺失[73, 74]，是小叶原位癌细胞的特征。黏附性缺失导致小叶原位癌细胞之间产生间隙，可能被误认为腺腔。退行性改变也可能导致小叶原位癌结构紊乱（图31-11）。在腺泡充满小叶原位癌细胞并扩张过程中，并非总是有明显的小叶腺腔消失和黏附性缺失的表现。

（十二）细胞学

小叶原位癌细胞胞质稀少，核较小，圆形，核形态温和，无核仁（图31-1）。如前所述，可能出现不同程度的细胞异型性和核多形性（图31-12和图31-13）。与经典型小叶原位癌相比，多形性小叶原位癌细胞胞质更丰富，核更大，核多形性更明显，常有1个或多个大核仁。多形性小叶原位癌的细胞核通常呈分叶状或锯齿状，偏心排列。小叶原位癌的细胞往往是二倍体，而多形性小叶原位癌的细胞主要是超二倍体[75]。多形性小叶原位癌的细胞学特征类似于高级别导管原位癌。当病变完全由多形性细胞组成时，很难与导管原位癌的小叶内播散区分，此时E-cadherin和p120免疫组织化学染色很有帮助[67, 76, 77]。Sullivan等[77]回顾了75例经粗针穿刺活检诊断的实性导管原位癌。使用E-cadherin免疫组织化学染色，有10例（13.3%）重新归类为小叶原位癌变异型，包括5例多形性小叶原位癌、4例旺炽性小叶原位癌和1例经典型小叶原位癌。少数小叶原位癌病例兼有经典型和多形性细胞类型（图31-12和图31-13）。

出现胞质内黏液并表现为胞质内空泡，这是诊断小叶原位癌的一个重要但非必要标准[78, 80]（图31-14）。黏液空泡可能不明显，可用黏液卡红、阿辛蓝或PAS染色来显示[79, 80]。细胞内黏液大量聚集，挤压细胞核形成偏心形或新月形的印戒细胞[81]（图31-15至图31-17）。印戒细胞可有低、中、高核别级。据报道，一例Rosen三联征具有印戒细胞样小叶原位癌[82]。与旺炽性小叶原位癌或多形性小叶原位癌相比，经典型小叶原位癌更常见印戒细胞。罕见印戒细胞成为小叶原位癌变异型的显著特征[83]。

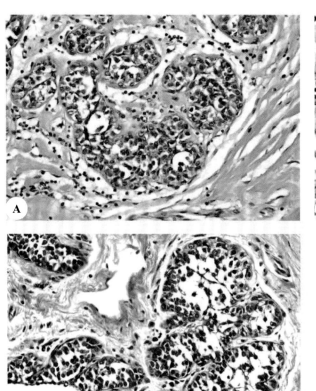

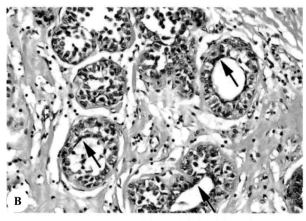

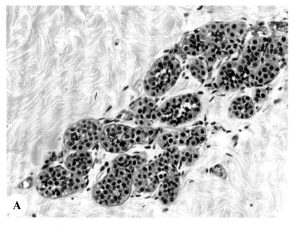

▲ 图 31-10　经典型小叶原位癌

A. 此图显示癌细胞间因黏附性缺失而形成的间隙，不应误认为是腺腔。B. 在被 Paget 样原位癌累及的腺体中，扁平的残余上皮细胞（箭）环绕着仍然存在的真腺腔。图上方中部其他腺体中的间隙是细胞黏附性缺失的结果。C. 这例经典型小叶原位癌有明显的黏附性缺失

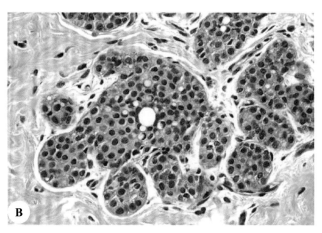

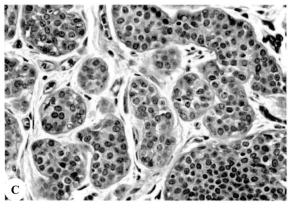

▲ 图 31-11　经典型小叶原位癌

经典型小叶原位癌有少量印戒细胞（B）

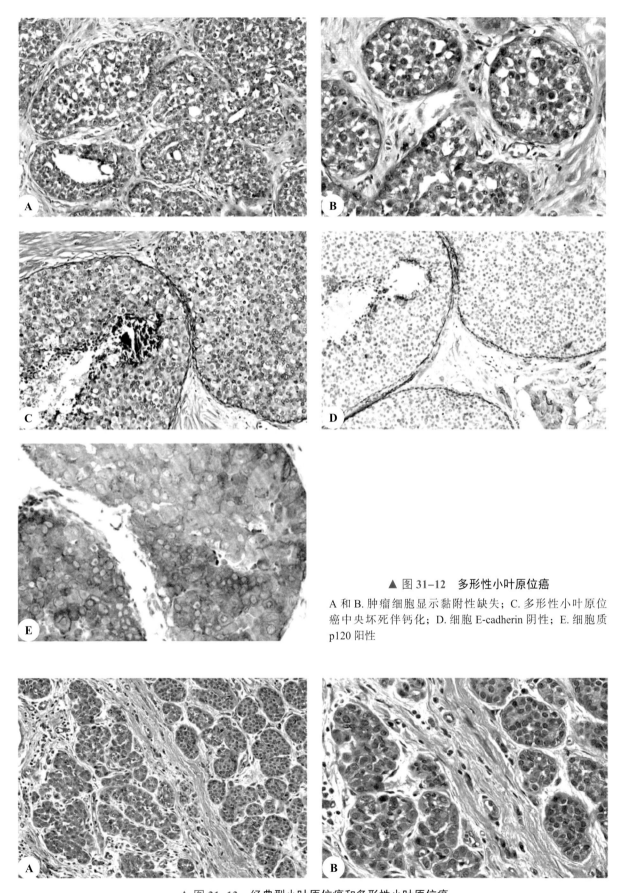

▲ 图 31-12　多形性小叶原位癌

A 和 B. 肿瘤细胞显示黏附性缺失；C. 多形性小叶原位癌中央坏死伴钙化；D. 细胞 E-cadherin 阴性；E. 细胞质 p120 阳性

▲ 图 31-13　经典型小叶原位癌和多形性小叶原位癌

A 和 B. 经典型小叶原位癌（右）和多形性小叶原位癌（左）共存于同一标本

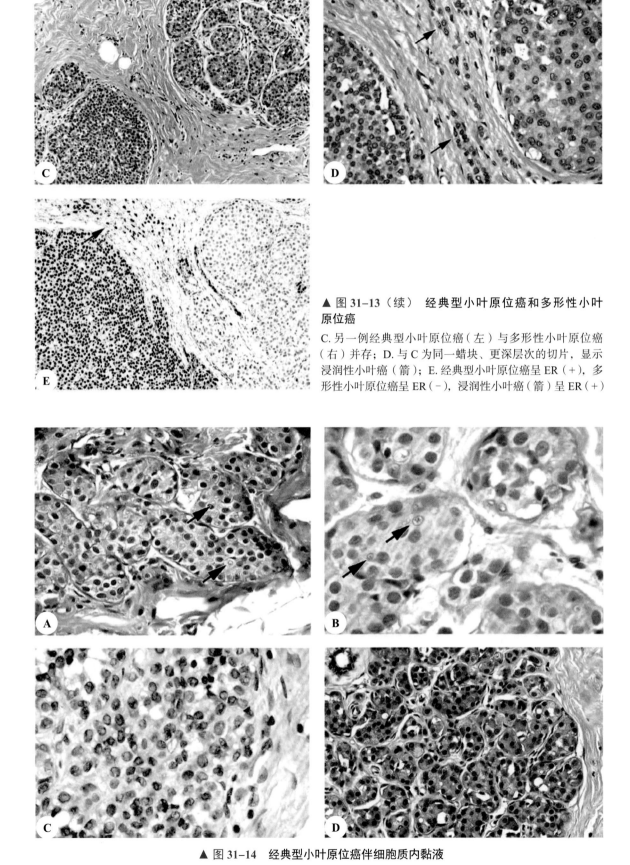

▲ 图 31–13（续） 经典型小叶原位癌和多形性小叶原位癌

C. 另一例经典型小叶原位癌（左）与多形性小叶原位癌（右）并存；D. 与 C 为同一蜡块、更深层次的切片，显示浸润性小叶癌（箭）；E. 经典型小叶原位癌呈 ER（+），多形性小叶原位癌呈 ER（－），浸润性小叶癌（箭）呈 ER（+）

▲ 图 31–14 经典型小叶原位癌伴细胞质内黏液

A. 这例可见明显的细胞质空泡（箭）；B. 黏液卡红染色显示空泡内黏液（箭）；C. 阿辛蓝染色显示胞质内黏液呈蓝色；D. 这例显示明显的嗜碱性胞质黏液

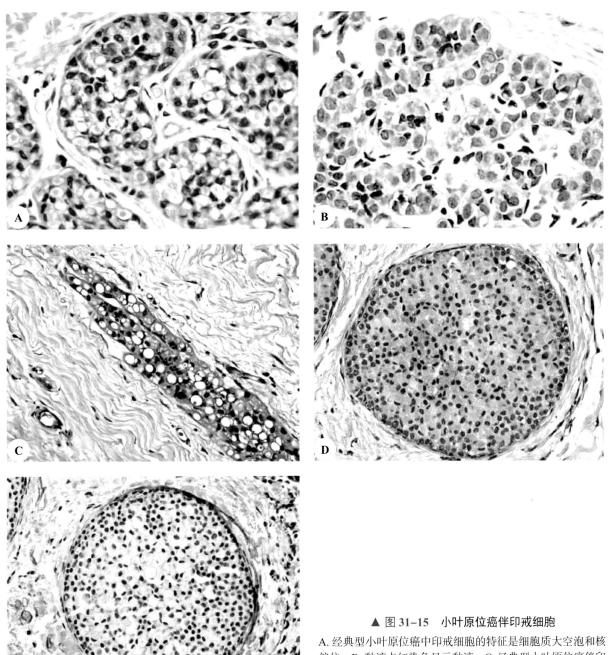

▲ 图 31-15　小叶原位癌伴印戒细胞

A. 经典型小叶原位癌中印戒细胞的特征是细胞质大空泡和核偏位；B. 黏液卡红染色显示黏液；C. 经典型小叶原位癌伴印戒细胞，累及终末导管；D 和 E. 旺炽性小叶原位癌伴弥漫性胞质内黏液，肿瘤细胞膜呈 E-cadherin 阴性（E）

胞质内黏液还可见于小叶原位癌伴透明细胞改变的病例，但在导管原位癌细胞及导管或小叶上皮的增生性病变中很少见。小叶原位癌细胞和增生性小叶的上皮发生退行性改变，可能会导致细胞质缺失，从而类似胞质空泡，但这些细胞检测不到黏液。正常小叶的上皮细胞通常没有胞质内黏液，但正常腺腔中可以出现黏液。因此，正确识别胞质内黏液和增生性小叶的腺腔内黏液是相当重要的。小叶的分泌物中还存在酪蛋白等分泌物[84]。由于胞质

内黏液空泡在导管原位癌细胞中少见，在导管或小叶上皮的增生性病变中基本不存在，因此是诊断小叶原位癌的一个重要但非必要的标准[79-81]。

小叶原位癌还有几种少见的细胞学特征。透明细胞改变常见于增生的小叶，而小叶原位癌罕见[85]。小叶原位癌伴透明细胞通常是由于丰富的胞质内黏液（图 31-18）。大汗腺化生可伴细胞透明变，有时这两种表现可存在于同一个小叶中（图 31-19）。大汗腺化生表现为胞质嗜酸性颗粒（图 31-20），

这种规则的细胞分布通常可以区分小叶原位癌伴胞质嗜酸性、大汗腺多形性小叶原位癌累及小叶和大汗腺型导管原位癌的小叶扩张（图 31–21）。如前所述，大汗腺化生细胞表达 E-cadherin。

小叶原位癌和多形性小叶原位癌都可有大汗腺化生，后者称为大汗腺多形性小叶原位癌[86, 87]。大汗腺多形性小叶原位癌中的细胞可有明显的透明细胞改变。经历大汗腺改变的小叶原位癌的细胞，由于胞质呈嗜双色性或嗜碱性，胞质内黏液通常变得明显。另一种细胞学表现主要见于绝经后女性的萎缩小叶和终末导管，特点是多形性小叶原位癌细胞深染，呈嗜酸性或嗜碱性，核偏位，强嗜碱性。这种表现可能是由于细胞质凝聚、黏附性缺失和细胞皱缩。这类细胞类似于平滑肌细胞，曾经称为"肌样"多形性小叶原位癌（图 31–22）。相似的细胞也可见于对应的浸润性多形性小叶癌。肌样小叶癌细胞中常有胞质内黏液。在另一种变异型中，小叶原位癌的细胞具有"马赛克"或"煎蛋"样形态，这是由于细胞之间存在明显的细胞边界，并有明显的圆形核位于细胞中央，细胞质淡染（图 31–23 和图 31–24）。此外，细胞质内也可存在黏液空泡。

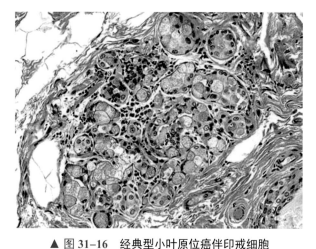

▲ 图 31–16　经典型小叶原位癌伴印戒细胞
一例有显著的印戒细胞、细胞质内充满嗜碱性黏液的经典型小叶原位癌

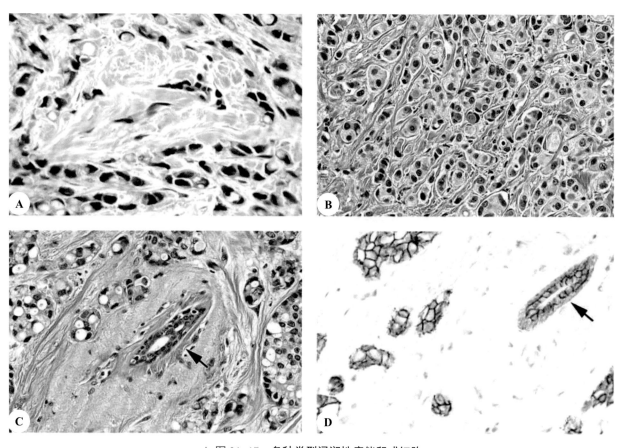

▲ 图 31–17　多种类型浸润性癌伴印戒细胞
A. 经典型浸润性小叶癌伴印戒细胞。B. 浸润性多形性小叶癌伴胞质内黏液和印戒细胞。C 和 D. 浸润性导管癌伴印戒细胞，形态学类似于浸润性小叶癌。浸润性癌和正常导管细胞呈 E-cadherin 阳性（D）。箭示正常导管（C 和 D）

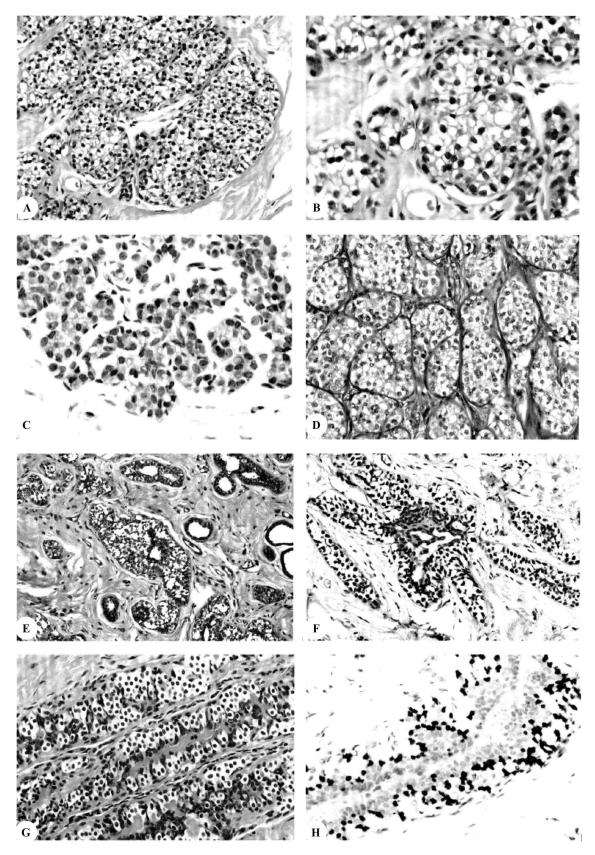

▲ 图 31-18 小叶原位癌伴透明细胞

A 和 B. 经典型小叶原位癌伴透明细胞，癌细胞有透明的空泡状细胞质。C. 黏液卡红染色显示细胞质内黏液。D. 腺病中的旺炽性小叶原位癌伴透明细胞。E 和 F. 腺肌上皮增生类似于小叶原位癌。腺肌上皮增生的肌上皮细胞核 p63 阳性（F）。G 和 H. 肌上皮细胞的透明细胞变类似于小叶原位癌。肌上皮细胞胞核 p63 阳性（H）

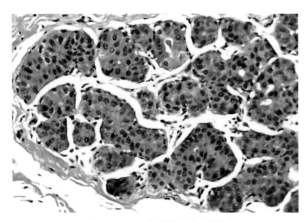

▲ 图 31-19　小叶的大汗腺化生

大汗腺化生表现为存在大小不一的大汗腺细胞质颗粒

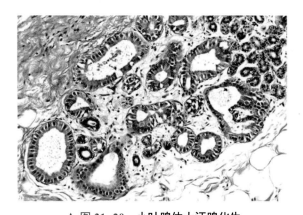

▲ 图 31-20　小叶腺体大汗腺化生

注意小的点状核，相当规则地分布在腺体周围（译者注：原书有误，已修正）

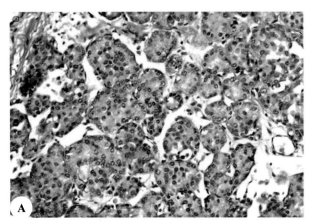

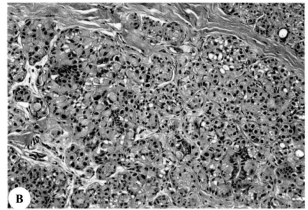

▲ 图 31-21　小叶原位癌伴大汗腺分化

A. 小叶原位癌伴大汗腺特征。B. 多形性小叶原位癌。注意核多形性。许多细胞具有丰富的、弥漫的胞质内黏液，形成偏心形、新月形核和细胞质内空泡

Chen 等[86] 报道了 10 例具有大汗腺分化和多形性特征的小叶原位癌。这些大汗腺多形性小叶原位癌病例具有高核别级。患者的年龄范围为 40—86 岁（中位数 58 岁），多因在乳腺影像学筛查时表现为微小钙化而被发现。大汗腺多形性小叶原位癌病灶中可见印戒细胞和坏死，E-cadherin 免疫组织化学染色呈阴性。生物标志物结果如下，50% 的病例呈 ER 阳性，45% 的病例呈 PR 阳性，40% 的病例呈 HER2 阳性，78% 的病例中 Ki67 ≥ 20%。比较基因组杂交研究的 2 个病例均发现与小叶原位癌相关的 16q 缺失和 1q 增加。需注意的是，大汗腺型导管原位癌可累及小叶，类似于大汗腺多形性小叶原位癌。

Zhong 等[87] 回顾了 34 例大汗腺多形性小叶原位癌（其中 23 例合并浸润性小叶癌成分），发现大汗腺多形性小叶原位癌多见于老年女性（平均年龄

为 65 岁），影像学多表现为钙化。显微镜下可见终末导管小叶单位扩张，细胞较大，多形性明显，通常伴中央坏死和钙化（图 31-25）。肿瘤细胞的胞质丰富、嗜酸性（偶呈颗粒状），核深染，核仁明显。70%（24/34 例）的大汗腺多形性小叶原位癌和 82%（9/11 例）的单纯性大汗腺多形性小叶原位癌病例，合并经典型小叶原位癌和（或）旺炽性小叶原位癌。研究发现，在大汗腺多形性小叶原位癌中，大多数病例（68%）呈 ER 阳性（50% 为强阳），35% 的病例呈 PR 阳性，26% 的病例呈 HER2 阳性，18% 的病例中 Ki67 > 15%[88]。研究人员对 27 例大汗腺多形性小叶原位癌进行二代测序，没有发现特殊的分子改变。平均随访时间为 57 个月，其中 18%（2/11 例）的单纯性大汗腺多形性小叶原位癌复发（2 例均同时存在原位癌和浸润性癌），无转移或死亡。因此，作者认为大汗腺多形性小叶原位癌应视为高

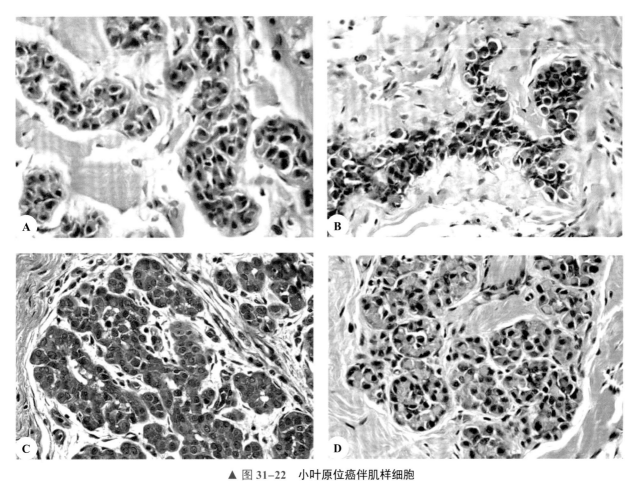

▲ 图 31-22　小叶原位癌伴肌样细胞

A 和 B. 失黏附性多形性癌细胞有深染的、致密的细胞质和不规则轮廓；C 和 D. 其他肌样多形性小叶原位癌的病例

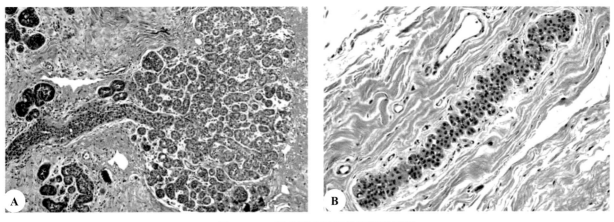

▲ 图 31-23　经典型小叶原位癌累及导管

A. 原位癌累及小叶和小叶内外的小导管；B. 原位癌细胞填充萎缩小叶的小导管，这种模式称为"马赛克"样或"煎蛋"样

级别小叶原位癌变异型，需要进一步研究以采取相应的临床处理。

（十三）小叶原位癌和导管原位癌共存于同一导管

小叶原位癌和导管原位癌共存于同一导管，这

是一种少见的肿瘤性增生（图 31-26 和图 31-27），这种现象不同于小叶原位癌的 Paget 样导管受累（图 31-28 和图 31-29）。这种病灶既有小叶原位癌（特征性地表现为位于导管外周的锯齿状或三叶草结构），又有导管原位癌（肿瘤性导管上皮充满导

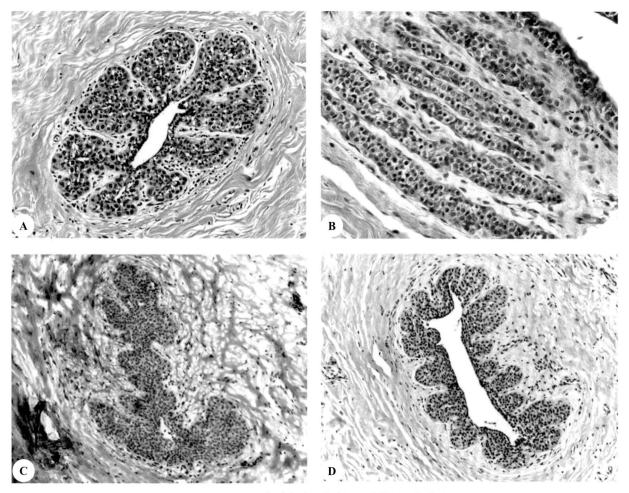

▲ 图 31-24　经典型小叶原位癌伴三叶草样导管模式

A. 原位癌向外膨出，围绕导管形成"出芽"。B. 导管周围腺体中的小叶原位癌，纵切面上形成复杂的锯齿状外形。C 和 D. 在保留乳头的乳房切除术中，送检冰冻乳头切缘内的经典型小叶原位癌。D 为对应的石蜡切片。两种切片均显示小叶原位癌伴三叶草模式

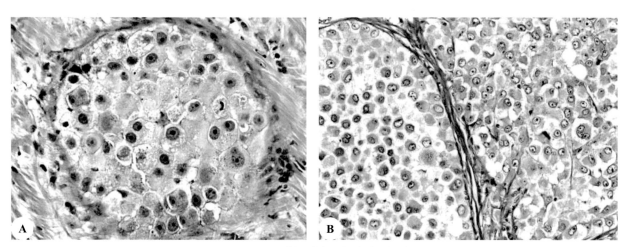

▲ 图 31-25　大汗腺多形性小叶原位癌

A. 顾名思义，大汗腺多形性小叶原位癌具有大汗腺特征和多形性特征；B. 大汗腺多形性小叶原位癌伴浸润性癌（右），浸润性癌也显示大汗腺和多形性特征

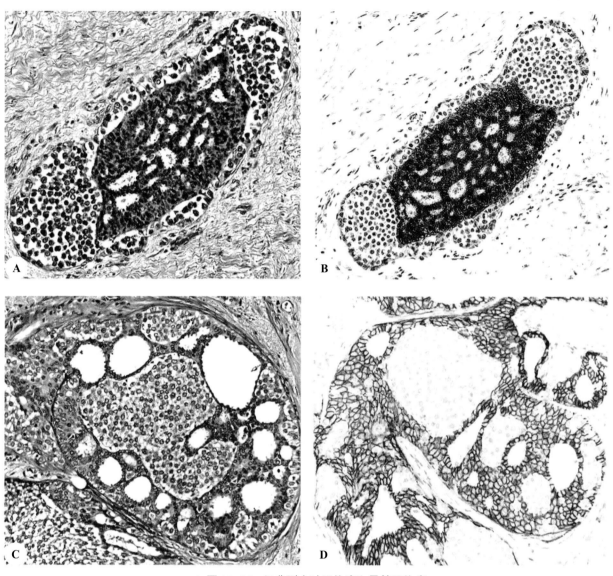

▲ 图 31-26　经典型小叶原位癌和导管原位癌

A. 导管中心为筛状导管原位癌，周围环绕失黏附性小叶原位癌。B. E-cadherin 免疫组织化学染色，小叶原位癌呈阴性，导管原位癌呈阳性。C 和 D. 小叶原位癌累及微乳头状导管原位癌。E-cadherin 免疫组织化学染色可以区分阴性的小叶原位癌和阳性的导管原位癌（D）

管腔，呈筛状、乳头状或实性导管原位癌模式，细胞学不同于小叶原位癌）（图 31-30）。这种组合性病变的另一种变异型是小叶原位癌累及含有大汗腺导管原位癌的导管（图 31-27）。形态学可能难以区分经典型小叶原位癌与低级别实性导管原位癌，有助于鉴别的组织病理学特征见表 31-5 和表 31-6。基因组进行分析，发现乳腺癌基因存在较大异质性。研究表明，罕见（可能 ＜ 5%）原位癌可表现为混合性小叶和导管分化[89]。从实用角度，这种病例可用 E-cadherin 和 p120 免疫组织化学染色来识别 2 种分化成分。

（十四）低级别乳腺肿瘤家族

Rosen 三联征（包括柱状细胞变、小叶原位癌和小管癌）代表属于"低级别乳腺肿瘤通路"的一组病变[90-93]。该通路中经常共存其他病变，包括非典型小叶增生、非典型导管增生、低级别导管原位癌、低级别浸润性导管癌和浸润性小叶癌（图 31-31）。一般而言，这些病变均有 16q 缺失，以及其他遗传学改变（如 1q 获得）。在柱状细胞变中有 CDH1 拷贝数缺失。有趣的是，CDH1 基因调控 E-cadherin 表达在小叶原位癌和非典型小叶增生的发病机制中具有重要作用。但疾病并非严格按照这一过程进展。

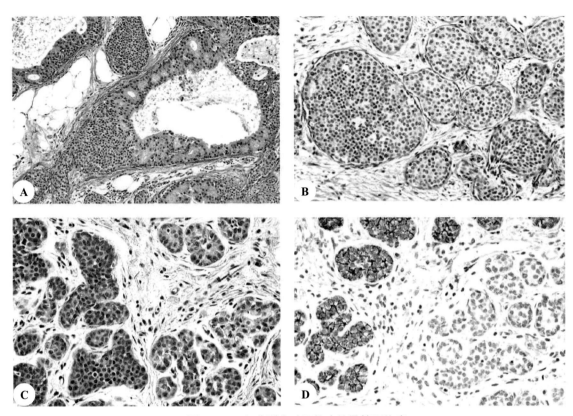

▲ 图 31-27　经典型小叶原位癌伴导管原位癌

A 和 B. 经典型小叶原位癌合并大汗腺导管原位癌。经典型小叶原位癌位于扩张的小叶腺体中（B）。C 和 D. 经典型小叶原位癌伴实性导管原位癌累及小叶。E-cadherin 染色（D）：小叶原位癌阴性（右下），导管原位癌阳性

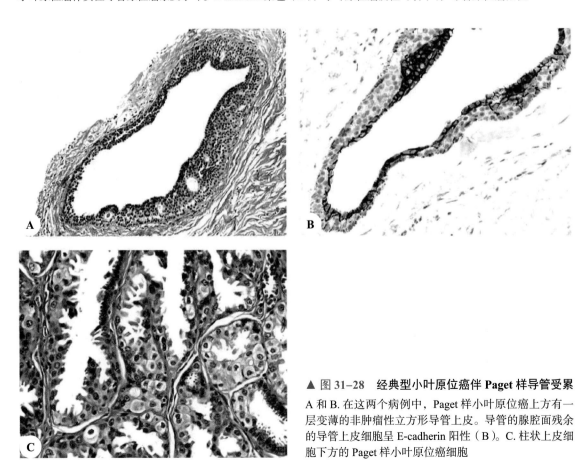

▲ 图 31-28　经典型小叶原位癌伴 Paget 样导管受累

A 和 B. 在这两个病例中，Paget 样小叶原位癌上方有一层变薄的非肿瘤性立方形导管上皮。导管的腺腔面残余的导管上皮细胞呈 E-cadherin 阳性（B）。C. 柱状上皮细胞下方的 Paget 样小叶原位癌细胞

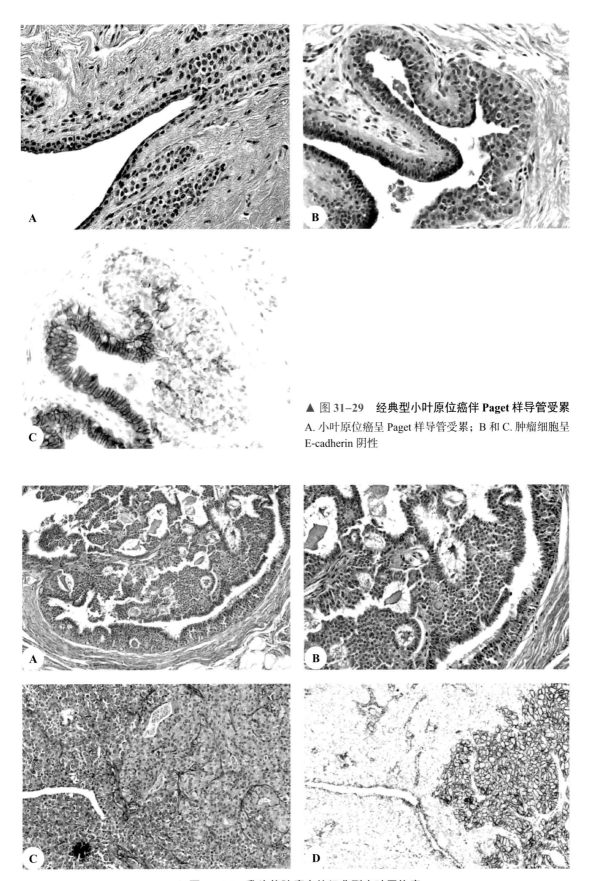

▲ 图 31-29　经典型小叶原位癌伴 **Paget** 样导管受累

A. 小叶原位癌呈 Paget 样导管受累；B 和 C. 肿瘤细胞呈 E-cadherin 阴性

▲ 图 31-30　乳头状肿瘤中的经典型小叶原位癌

A 和 B. 在这例乳头状瘤中，小叶原位癌呈 Paget 样分布。C 和 D. 小叶原位癌累及实性乳头状癌。E-cadherin 显示两种特异性染色模式，即导管原位癌阳性，小叶原位癌阴性

表 31-5 经典型小叶原位癌和低级别实性导管原位癌的组织学特征

	经典型小叶原位癌	低级别实性导管原位癌
核别级	1 级或 2 级	1 级或 2 级
细胞质内空泡	常见	较少见
细胞间黏附性	缺失	存在
周围细胞的极性	通常存在	通常不存在
微腺泡的形成	少见	常见
受累结构的扩张	轻度	中度
终末导管的 Paget 样播散	较常见	较少见

表 31-6 经典型小叶原位癌和低级别实性导管原位癌的组织化学和免疫组织化学染色模式

	经典型小叶原位癌	低级别实性导管原位癌
黏液染色 [a]	(+)	(−)
E-cadherin	(−)	细胞质和细胞膜 (+)
β-catenin	(−)	(+)
p120 定位	细胞质 (+)	细胞质和细胞膜 (+)
CK34E12（CK-K903）	(+)	(−) 或弱 (+)

a. 黏液卡红、阿辛蓝或 PAS 组织化学染色均可使用
(+). 存在 / 阳性；(−). 缺失 / 阴性；CK. 细胞角蛋白

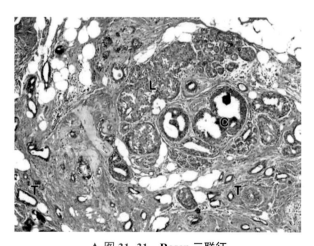

▲ 图 31-31 Rosen 三联征
经典型小叶原位癌（L）、柱状细胞变（C）和小管癌（T）

（十五）小叶原位癌累及良性增生性病变

先前存在良性增生性病变的小叶，可以出现经典型小叶原位癌、旺炽性小叶原位癌或多形性小叶原位癌。纤维腺瘤、乳头状瘤（图 31-30）、放射状瘢痕（图 31-32）和硬化性腺病（图 31-33 至图 31-39）均可合并小叶原位癌。在这种情况下，小叶原位癌的诊断在很大程度上依赖于准确识别其细胞学特征。胞质内黏液有助于鉴别旺炽性腺病与合并小叶原位癌的腺病。小管腺病中的小叶原位癌具有显著的组织学表现（图 31-37）。

硬化性腺病中乳腺小叶轮廓是完全扭曲的，因此，硬化性腺病中出现小叶原位癌任何变异型时，都很难排除浸润[94, 95]。然而，仔细检查通常能够发现潜在的腺病模式，腺体周围存在基底膜和肌上皮细胞（图 31-38）。基底膜可以用组织化学染色（网状纤维染色）和免疫组织化学染色（层粘连蛋白和 Ⅳ 型胶原）进行标记（图 31-39）。硬化性腺病中，肌上皮细胞虽然变薄但仍然持续存在，当小叶原位癌累及硬化性腺病时，肌上皮更不明显[96]。硬化性腺病间质的肌纤维母细胞增生也可能掩盖肌上皮细胞。使用 p63 或 p40 免疫组织化学染色突出显示肌上皮细胞核，可避免 actin 和 calponin 免疫组织化学染色在肌上皮细胞和肌纤维母细胞之间的交叉反应。当肿瘤细胞局限在硬化性腺病的附近时，可能难以识别浸润。而当小叶原位癌累及硬化性腺病时，肿瘤细胞周围肌上皮细胞的缺失有助于诊断浸润。双重（上皮和肌上皮细胞）免疫组织化学染色有助于标记浸润性癌细胞的分布（图 31-40）。

Cui 和 Wei[96] 研究了 50 例硬化性腺病合并小叶原位癌的连续病例，发现有 9 例的病灶附近存在浸润性癌，其中包括 2 例导管癌，3 例小叶癌和 1 例混合性导管 - 小叶癌。因此，应仔细检查硬化性腺病中的所有小叶原位癌病灶。

大多数小叶被纤维性间质包围，但少数情况下，小叶分布于脂肪组织中。脂肪组织中的小叶与乳腺实质中的小叶一样，会发生相同的病理学改变，包括形成硬化性腺病和小叶原位癌，这种情形可能类似浸润性癌（图 31-41）。值得注意的是，这种情况下小叶原位癌和侵犯脂肪的腺泡型浸润性小叶癌难以区分。

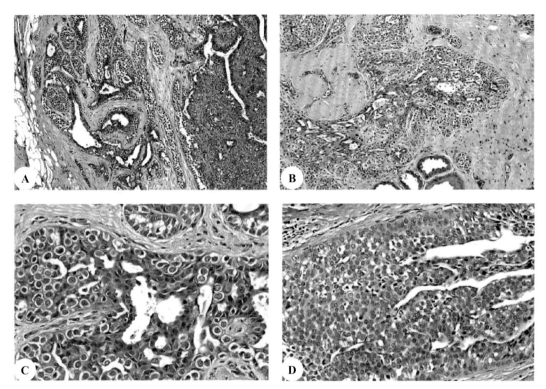

▲ 图 31-32 复杂性硬化性乳头状病变中的经典型小叶原位癌

A. 小叶原位癌累及硬化性病变伴旺炽性腺病的一部分。左边小叶原位癌细胞黏附性缺失。B 和 C. Paget 样小叶原位癌。D. 局部病变，覆盖于小叶原位癌上方的导管上皮细胞减少、变薄，勾勒出残存的狭窄的导管腔

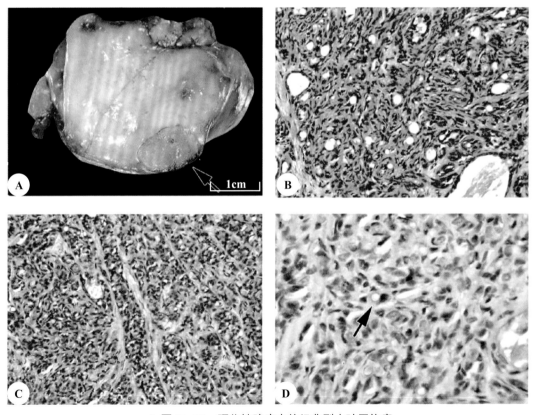

▲ 图 31-33 硬化性腺病中的经典型小叶原位癌

A. 腺病瘤的大体观，标本下方边缘有一处褐色、椭圆形结节（箭），未提示结节内有小叶原位癌的迹象；B. 硬化性腺病（对应 A 所示肿瘤）；C. 硬化性腺病中的小叶原位癌；D. 小叶原位癌存在细胞质内黏液（箭）

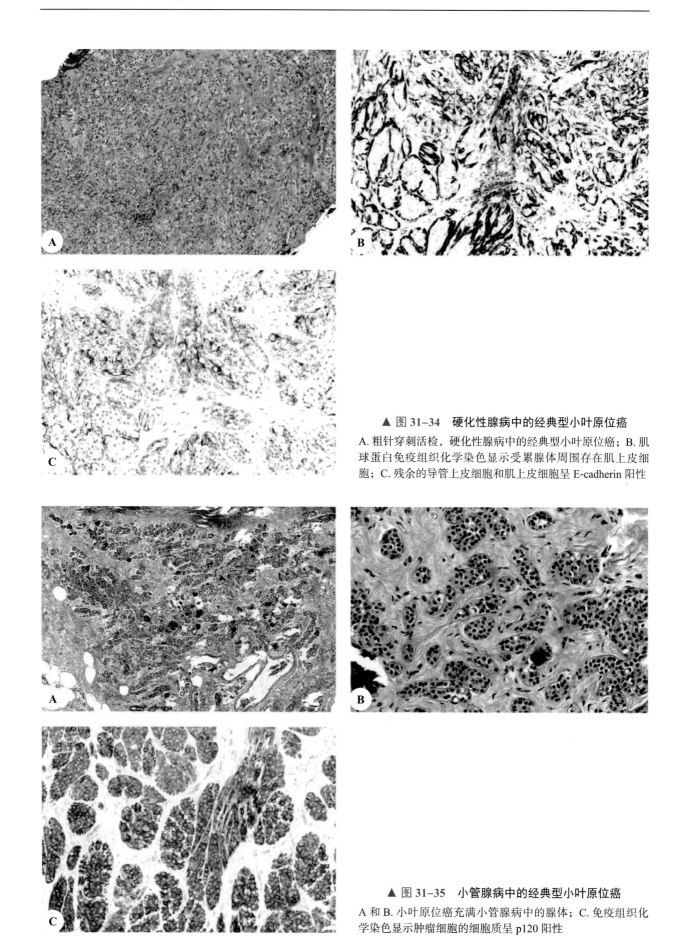

▲ 图 31-34 硬化性腺病中的经典型小叶原位癌

A. 粗针穿刺活检，硬化性腺病中的经典型小叶原位癌；B. 肌球蛋白免疫组织化学染色显示受累腺体周围存在肌上皮细胞；C. 残余的导管上皮细胞和肌上皮细胞呈 E-cadherin 阳性

▲ 图 31-35 小管腺病中的经典型小叶原位癌

A 和 B. 小叶原位癌充满小管腺病中的腺体；C. 免疫组织化学染色显示肿瘤细胞的细胞质呈 p120 阳性

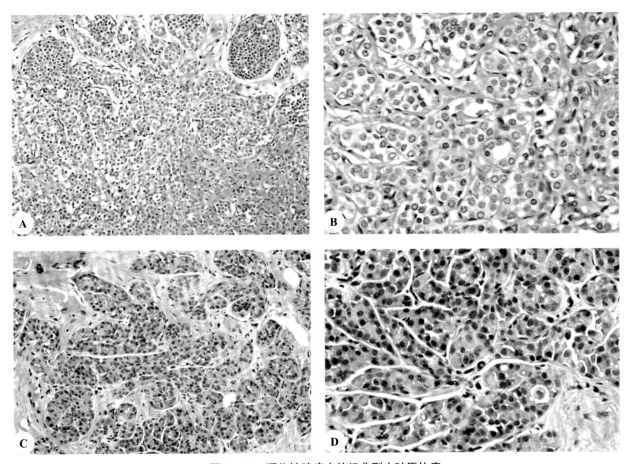

▲ 图 31-36　硬化性腺病中的经典型小叶原位癌

A. 潜在的腺病结构被掩盖；B. 在高倍镜下，基底膜和肌上皮细胞包绕近似腺病的腺体；C 和 D. 另一例硬化性腺病中的经典型小叶原位癌

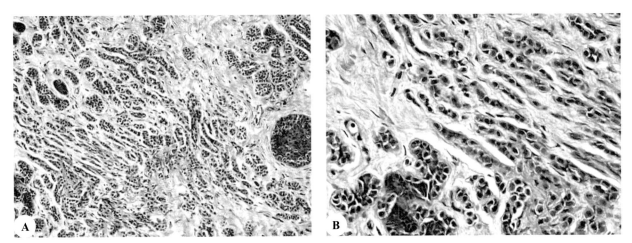

▲ 图 31-37　腺管型硬化性腺病（即小管腺病）中的小叶原位癌

明显的 Paget 样播散（苏木精 - 福洛辛 - 藏红）

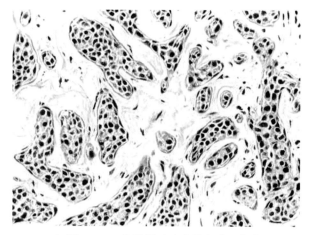

▲ 图 31-38　硬化性腺病中的小叶原位癌
腺病的腺体被明显的基底膜分隔

当被胶原小体病累及的导管中发生小叶原位癌时，会出现一种不同寻常的导管受累模式（图 31-42 和图 31-43）[97-100]，这种结构类似筛状导管原位癌。对于肌上皮细胞包绕的胶原小体物质，应与筛状癌的真性微腺腔进行鉴别。这些病灶中的癌细胞表现出小叶原位癌特有的失黏附性和胞质内空泡。当小叶原位癌累及胶原小体病时，可用免疫组织化学染色突出显示肌上皮细胞。小叶原位癌细胞呈 E-cadherin 阴性。胶原小体病和放射状瘢痕中的小叶原位癌罕见伴随明显的肌上皮细胞增生[66]。胶原小体病中的多形性小叶原位癌极为罕见。胶原小体病中的小叶原位癌只是偶然发现的孤立病灶。在 Eisenberg 和 Hoda 报道的系列研究中[98]，发现 14%（4/38 例）的小叶原位癌超出了标识病变的范围，其中包括 22 个粗针穿刺活检样本。

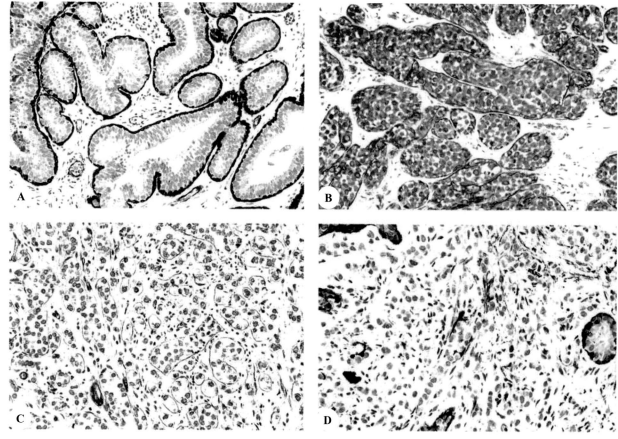

▲ 图 31-39　硬化性腺病中的经典型小叶原位癌

A. 旺炽性硬化性腺病，SMM-HC 免疫组织化学染色突出显示肌上皮细胞。B. 双重免疫标记，显示小叶原位癌细胞呈 CK AE1/AE3 阳性（红色），肌上皮细胞呈 SMA 阳性（棕色）。肌上皮细胞包绕小叶原位癌病灶。C. 层粘连蛋白免疫组织化学染色，显示小叶原位癌病灶周围的基底膜变薄。D. 与 C 为同一病例，虽然病变中 SMM-HC 免疫组织化学染色不完整或缺失，但因为基底膜仍存在，未诊断为浸润

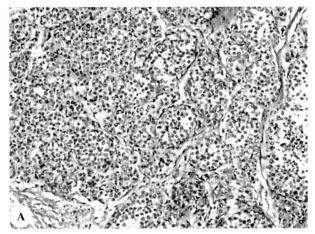

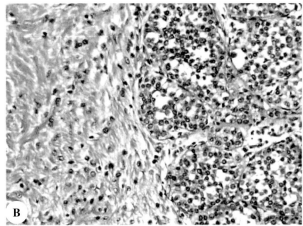

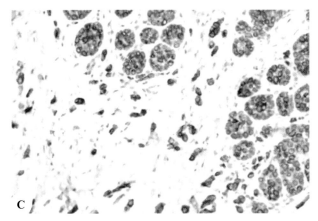

▲ 图 31-40　硬化性腺病中的经典型小叶原位癌伴微小浸润性癌

A. 硬化性腺病中的小叶原位癌；B. A 所示的小叶原位癌附近的间质中出现单个癌细胞；C. CK AE1/AE3 免疫组织化学染色突出显示间质中的浸润性癌细胞

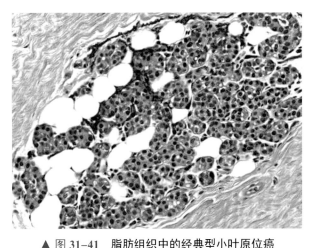

▲ 图 31-41　脂肪组织中的经典型小叶原位癌

没有纤维性间质分隔小叶原位癌和脂肪

（十六）微小浸润性小叶癌

　　腺体周围肌上皮细胞和基底膜之外的间质中发现小叶癌病灶时，可诊断为浸润性小叶癌。使用双重免疫组织化学染色（通常用平滑肌肌球蛋白和 CK）或多重免疫组织化学染色（通常用 ADH5）更容易检测到并清楚地标记出微小浸润性

癌（≤ 0.1cm）病灶（图 31-44 和图 31-45）。

　　"微小浸润"一词用于描述≤ 1mm（T1mic）的浸润性癌，这个定义等同于导管癌微小浸润的定义（见第 12 章）。微小浸润性小叶癌罕见[101, 102]，Ross 和 Hoda[100] 发现，1991—2009 年，在纽约长老会医院和威尔康奈尔医学中心治疗的 75 250 例乳腺癌中，仅有 16 例（0.02%）微小浸润性小叶癌。患者的平均年龄为 52 岁（范围为 41—65 岁），平均病灶数目为 1.5 个（范围为 1～5 个），多数患者（13/16）表现为乳腺 X 线检查异常。微小浸润性小叶癌均为单侧且伴有小叶原位癌，其中经典型小叶原位癌 11 例，旺炽性小叶原位癌 4 例，多形性小叶原位癌 1 例。13 例患者腋窝淋巴结活检均为阴性。经过平均 24 个月的随访，均无复发或转移。值得注意的是，在低倍镜下，间质细胞的轻微增多是微小浸润性病变的唯一组织学迹象。间质细胞增多通常包括反应性肌纤维母细胞、淋巴细胞和癌细胞的增生（图 31-44）。因此，需对所有小叶原位癌病例进行仔细的观察，特别是粗针穿刺活检样本。曾有研究报道，在 1 例 51 岁患者的纤维腺瘤病灶（病灶大小为 3.5cm）中存在微小浸润性小叶癌[103]。

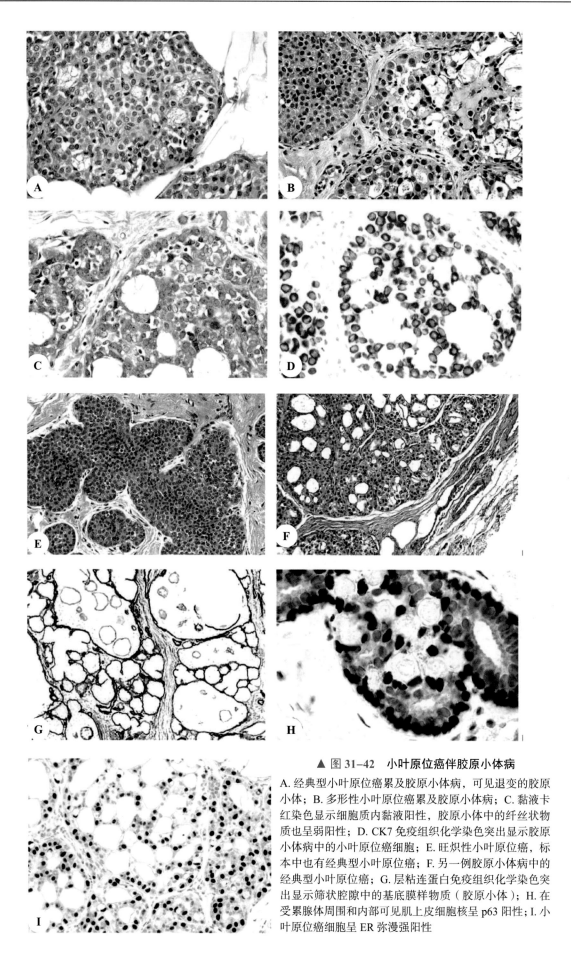

▲ 图 31-42　小叶原位癌伴胶原小体病

A. 经典型小叶原位癌累及胶原小体病，可见退变的胶原小体；B. 多形性小叶原位癌累及胶原小体病；C. 黏液卡红染色显示细胞质内黏液阳性，胶原小体中的纤丝状物质也呈弱阳性；D. CK7 免疫组织化学染色突出显示胶原小体病中的小叶原位癌细胞；E. 旺炽性小叶原位癌，标本中也有经典型小叶原位癌；F. 另一例胶原小体病中的经典型小叶原位癌；G. 层粘连蛋白免疫组织化学染色突出显示筛状腔隙中的基底膜样物质（胶原小体）；H. 在受累腺体周围和内部可见肌上皮细胞核呈 p63 阳性；I. 小叶原位癌细胞呈 ER 弥漫强阳性

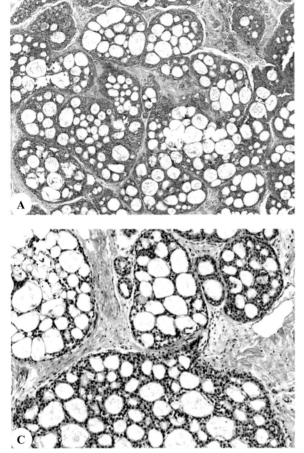

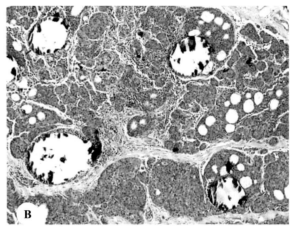

▲ 图 31–43　胶原小体病中的经典型小叶原位癌

三例胶原小体病中的经典型小叶原位癌，均被误诊为筛状型导管原位癌

　　当标本中存在旺炽性小叶原位癌或多形性小叶原位癌，且导管 – 小叶结构明显扩张并伴坏死和钙化时，应注意是否合并微小浸润。小叶边缘细微的不规则改变可能提示基底膜和肌上皮细胞层的破坏。微小浸润性癌通常存在于小叶原位癌病变附近[104]，且可能存在一个以上的微小浸润灶[101]。

（十七）细胞病理

　　在细针穿刺活检标本中，如果印戒细胞与脱落的小叶上皮细胞相关［即所谓的小叶铸型（lobular casts）］，则可怀疑为小叶癌。当穿刺样本细胞稀疏时，往往难以做出明确的诊断[105]。在细针穿刺活检样本中，可能无法区分小叶原位癌和浸润性小叶癌，尽管细胞呈线性排列提示浸润性小叶癌的可能性大[96]。此外，诊断变异型（非经典）小叶原位癌也较为困难[106]。

（十八）分子病理学

　　在过去的 20 年里，一些研究探讨了小叶癌的亚细胞和分子病理学特征[11, 107-115]。

　　染色体 16q22.1（CDH1 基因位点）缺失是小叶原位癌最常见的细胞遗传学异常。E-cadherin（即上皮钙黏素，也称为 uvomorulin、钙黏蛋白 –1、CAM120/80 和 CD324）是一种由 CDH1 基因编码的蛋白质。尽管在小叶原位癌体细胞中 CDH1 突变率很高，但在这些患者中很少检测到胚系 CDH1 突变。E-cadherin 属于钙黏附素家族，存在于上皮细胞细胞膜上，有助于上皮细胞间相互黏附（细胞黏附）。另一种常见 E-cadherin 阴性的恶性肿瘤是胃弥漫性印戒细胞癌[116]。

　　另一种蛋白质为 p120-catenin，由 CTNND1 基因（位于第 11 号染色体）产生，可协助 E-cadherin 定位在细胞膜上，从而保护其免受内吞作用和过早降解。E-cadherin 也参与细胞信号传递和成熟。

　　多种分子机制使小叶原位癌（和浸润性小叶癌）中的 E-cadherin 失活或下调，细胞间的钙黏附素 – 连环蛋白复合体被破坏，导致小叶病变特有的细胞黏附性缺失。最为常见的原因是编码 E-cadherin 的基因 CDH1 的缺失、突变或启动子甲基化。正常

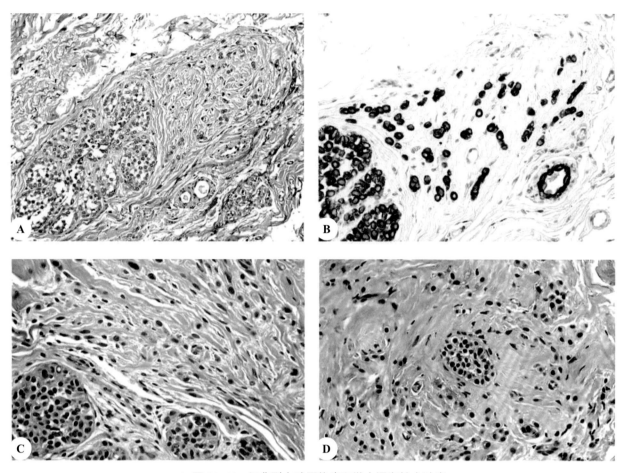

▲ 图 31-44　经典型小叶原位癌和微小浸润性小叶癌

A. 经典型小叶原位癌伴微小浸润性小叶癌；B. CK AE1/AE3 免疫组织化学染色突出显示浸润性癌细胞；C 和 D. 浸润性癌周围的促结缔组织增生反应和间质弹力纤维变性（D）

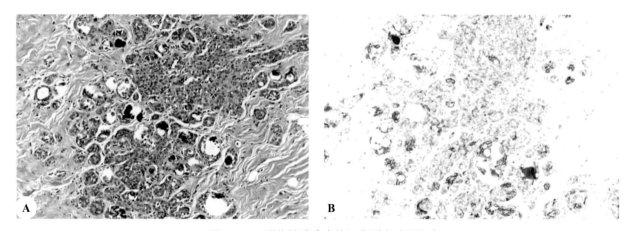

▲ 图 31-45　硬化性腺病中的经典型小叶原位癌

A. 经典型小叶原位癌累及硬化性腺病伴钙化；B. 小叶原位癌细胞呈 E-cadherin 阴性

情况下，p120 和 β-catenin 在所有正常导管上皮和肿瘤性导管病变细胞膜上均有表达。E-cadherin 失活导致细胞膜上 E-cadherin 和 β-catenin 表达缺失，p120 由细胞膜进入细胞质中积聚。E-cadherin 的异常表达可能与失活类型有关。

使用比较基因组杂交技术对旺炽性小叶原位癌、多形性小叶原位癌和经典型小叶原位癌之间的基因组改变进行比较。无论形态学变异型如何，大多数病变均可见 16q 缺失和 1q 获得。在旺炽性小叶原位癌中观察到的其他重现性变化包括 11q13.3（CCDN1 基因）扩增，8p 缺失、17p 缺失和 11q 缺失。10% 的旺炽性小叶原位癌病例出现 HER2 基因扩增。旺炽性小叶原位癌比多形性小叶原位癌和经典型小叶原位癌有更复杂的基因组和更多畸变。与非大汗腺多形性小叶原位癌相比，旺炽性小叶原位癌与大汗腺多形性小叶原位癌的遗传复杂性水平更相似。与经典型小叶原位癌相比，多形性小叶原位癌（包括大汗腺多形性小叶原位癌）具有更加复杂的遗传改变。对多形性小叶原位癌和经典型小叶原位癌的比较基因组杂交数据的分析显示，虽然存在一些共同的改变，包括 16q 缺失、1q 获得和 17p 缺失，但多形性小叶原位癌还包括一些未见于经典型小叶原位癌的重现性异常，包括 HER2 基因（17q11.2 到 17q12）扩增、16p 获得和 8p 缺失。

将小叶原位癌与浸润性小叶癌紧密联系的数据来自 2 种病变共存时的分子研究[116-121]。Vos 等[72]证明，小叶原位癌和浸润性小叶癌在 16q22.1 上具有相同的等位基因缺失及相同的 CDH1 突变。Sarrió 等[121]得出了类似的结论，他们发现小叶原位癌和浸润性小叶癌具有相同的 E-cadherin 缺失和相同的杂合性缺失分布。Nayar[122] 和 Hwang[123] 等也提供了相应的研究支持。

（十九）E-cadherin 和 p120 的免疫组织化学染色

实性低级别导管原位癌易被误诊为经典型小叶原位癌，小叶原位癌伴胶原小体病也易被误诊为导管原位癌（图 31-43）。E-cadherin 复合体由跨膜 E-cadherin 蛋白和连环蛋白（包括 α-catenin、β-catenin 和 p120 catenin）组成[124]。连环蛋白可将 E-cadherin 蛋白锚定在细胞质肌动蛋白微丝上。超过 90% 的小叶原位癌病例出现 E-cadherin 缺失[125, 126]（图 31-46 和图 31-47）。对于具有经典型小叶原位癌特征的病例，不推荐常规使用 E-cadherin 进行诊断确认。当 E-cadherin 有缺陷或缺失时，可用 p120 作为小叶原位癌诊断的阳性标志物。在解释病变中染色缺失并将结果判读为阴性之前，需确保正常乳腺上皮细胞膜呈 E-cadherin 阳性。值得注意的是，非典型小叶增生、小叶原位癌和浸润性小叶癌肿瘤细胞均呈 p120 胞质阳性着色。

此外，大约有 10% 的组织学诊断明确的非典型小叶增生和小叶原位癌病例存在 E-cadherin 异常表达，即斑片状、微弱或罕见的"点状"染色[9, 77, 127-132]（图 31-48 和图 31-49）。这种染色模式是因为，虽然 E-cadherin 蛋白功能失活，但它作为一种细胞固

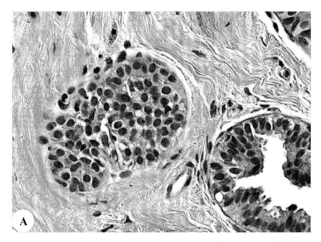
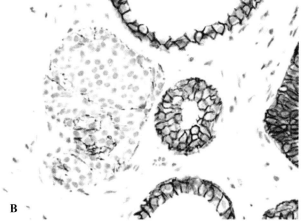

▲ 图 31-46　经典型小叶原位癌伴柱状细胞变
小叶原位癌细胞 E-cadherin 阴性（B）

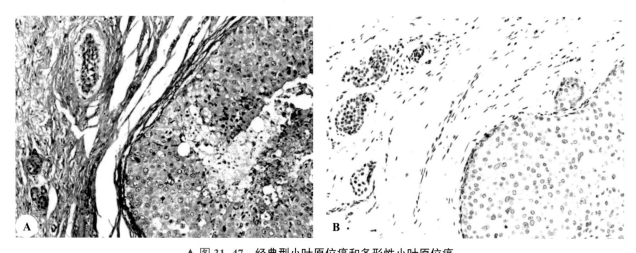

▲ 图 31-47　经典型小叶原位癌和多形性小叶原位癌

A 和 B. 图中左侧为经典型小叶原位癌，右侧为多形性小叶原位癌；B. 两种类型小叶原位癌 E-cadherin 均阴性

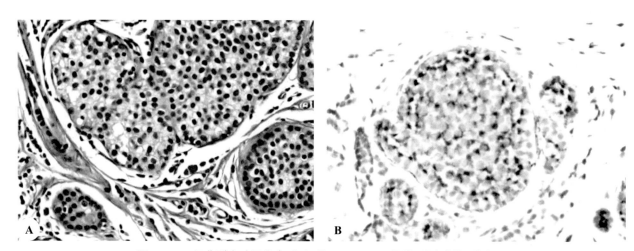

▲ 图 31-48　经典型小叶原位癌（A）伴 E-cadherin 异常（"点状"）染色（B）

几乎所有的经典型小叶原位癌细胞都可见 E-cadherin "点状" 细胞质着色

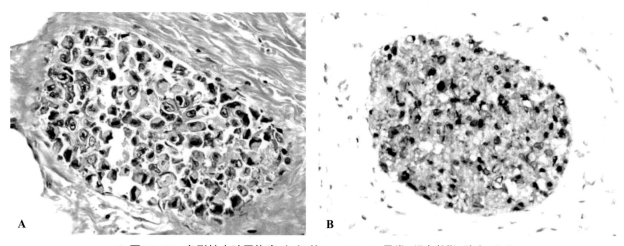

▲ 图 31-49　多形性小叶原位癌（A）伴 E-cadherin 异常（"点状"）染色（B）

大多数多形性小叶原位癌细胞可见 E-cadherin "点状" 细胞质染色

有蛋白持续存在于细胞表面的结果。这种钙黏附素 – 连环蛋白复合体的破坏，可以用 p120 免疫组织化学染色来证实。p120 定位于细胞质，而非细胞膜。存在 E-cadherin 异常表达的小叶原位癌病例也可能出现 β-catenin 阳性表达，这一发现与此类病例中钙黏附素 – 连环蛋白复合体功能缺失相一致 [125]。如果细胞学和组织学特征提示小叶分化而不是导管分化，那么 E-cadherin 异常表达不应排除小叶原位癌。此外，在导管癌（化生型除外）中，E-cadherin 真正阴性的情形非常罕见（< 1%）[111]。部分小叶原位癌病例同时存在经典型和多形性细胞类型，两种细胞均呈 E-cadherin 阴性。

少数小叶原位癌病例呈 E-cadherin 弱阳性或斑片状阳性表达，过度染色可导致假阳性结果。部分病例中，小叶原位癌细胞 E-cadherin 明显阳性染色，可能是由于夹杂了肌上皮细胞或残留导管上皮细胞的阳性反应。这些固有细胞是某些小叶原位癌病例中存在微弱的 E-cadherin 反应的最常见原因。事实上，在某些小叶原位癌病变中，腺泡内肌上皮细胞可能明显增生 [66]。这种病例中，肿瘤细胞中呈 E-cadherin 阴性，而肌上皮细胞呈弥漫弱阳性。这种双相染色模式可能会被误诊为混合型小叶原位癌和导管原位癌病变。当使用的抗体不同时，E-cadherin 的反应性也存在差异 [129]。因此，最佳染色技术和标准化分析前处理是获得可靠 E-cadherin 免疫组织化学染色的关键。

对于所有可疑的经典型小叶原位癌、旺炽性小叶原位癌和多形性小叶原位癌病例，推荐使用 p120 进行染色确认。然而，区分多形性小叶原位癌和高级别实性导管原位癌的临床意义尚不确定。经典型小叶原位癌、旺炽性小叶原位癌和多形性小叶原位癌呈高分子量 CK 34βE12（CK-K903）强阳性，后者通常在导管原位癌中缺失或弱表达。

（二十）生物标志物

表 31-7 描述了各亚型小叶原位癌的典型肿瘤标志物表达模式。ER 和 PR 几乎在所有经典型小叶原位癌中表达，而在多形性小叶原位癌中的阳性率仅为 66%，在大汗腺多形性小叶原位癌中阳性率不到 25% [130–136]。旺炽性小叶原位癌的免疫组织化学表型模式与经典型小叶原位癌基本相似，旺炽性小

叶原位癌的 ER 阳性率为 92% [7]。

表 31-7　经典型、旺炽性和多形性小叶原位癌的生物标志物、E-cadherin 和 p120 表达

	C-LCIS	F-LCIS	P-LCIS
ER	(+)	(+)	(–/+)
PR	(+)	(+)	(–/+)
HER2	(–)	(–)	(–/+)
Ki67	低（< 5%）	中等	高（> 15%）
E-cadherin	(–)	(–)	(–)
p120	细胞质（+）	细胞质（+）	细胞质（+）

(+). 存在 / 阳性；(–). 缺失 / 阴性；C-LCIS. 经典型小叶原位癌；F-LCIS. 旺炽性小叶原位癌；P-LCIS. 多形性小叶原位癌

Green 等 [134] 发现在小叶原位癌中 ER-α 和 ER-β 的免疫反应性明显高于正常小叶。ER-α 和 ER-β 在单纯性小叶原位癌和小叶原位癌伴浸润性小叶癌中的表达差异无统计学意义（P > 0.05）。而与单纯性小叶原位癌相比，PR 在小叶原位癌伴浸润性小叶癌病例中的表达显著降低。

经典型小叶原位癌很少表达 HER2，HER2 阳性时多为多形性小叶原位癌 [133, 137–139]。GCDFP-15 可在大汗腺多形性小叶原位癌中阳性表达 [126]。p53 在小叶原位癌中通常为阴性，虽然在多形性小叶原位癌中可阳性表达，但也较为罕见 [73]。经典型小叶原位癌的增生活性较低，高增殖活性（Ki67 > 10%）通常与高侵袭性复发风险相关 [133]。与低 Ki67 的小叶原位癌病例组相比，Ki67 较高的小叶原位癌病例组的侵袭性复发相对风险（RR）更高，为 10.42。多形性小叶原位癌的 Ki67 > 10% [126]。

Chen 等报道，在多形性小叶原位癌中，ER 阴性率为 44%，PR 阴性率为 48%，HER2 阳性率为 13% [125]。即便 ER 和 PR 均阳性表达，其阳性水平也较低。此外，大汗腺多形性小叶原位癌的 HER2 扩增比例高于非大汗腺多形性小叶原位癌（31% vs. 0%）。

Khoury 等 [137] 发表了关于多形性小叶原位癌的补充性研究结果。25 例多形性小叶原位癌中 7 例（28%）ER 阴性，9 例（36%）PR 阴性，5 例（20%）ER 和 PR 均阴性。17 例中有 7 例（41%）HER2 阳性，8 例（47%）HER2 无法评估，2 例为三阴性。大汗腺多形性小叶原位癌更可能表现为 ER 和 PR 阴性，

以及 HER2 过表达[140]。

综上所述，经典型小叶原位癌通常表达 ER 和 PR，不表达 HER2。而多形性小叶原位癌和少数旺炽性小叶原位癌在 ER、PR 和 HER2 的表达方面存在相对较大的变异性。

（二十一）超微结构

电子显微镜研究证实小叶原位癌起源于小叶腺上皮细胞[141, 142]。在典型病例的显微结构中，可见胞质内腔衬覆微绒毛。使用电子显微镜和免疫组织化学染色均可发现病变周围残留的肌上皮细胞[143]。小叶原位癌中肌上皮细胞分布紊乱，当伴浸润性小叶癌时，肌上皮细胞会减少或缺失[143, 144]。Andersen[142]用组织化学方法证实了小叶原位癌中基底膜的不连续性，在小叶原位癌和正常小叶中均可检测基底膜间隙的存在。

二、非典型小叶增生

（一）概述

非典型小叶增生（atypical lobular hyperplasia, ALH）没有典型的临床特征，通常在活检中偶然发现。活检的临床指征与小叶原位癌相同，即可触及的病变或影像学异常。由于临床（和诊断）目的，术语"小叶增生"已不再使用。

在一组经乳腺 X 线定位活检的非典型病变标本中，仅 9%（1/11 例）的非典型小叶增生位于影像学检查异常部位[145]，而 48%（20/42 例）的非典型导管增生位于影像学检查病变部位。

非典型小叶增生的腺体有小叶原位癌的部分特征，但其程度不足，未达到小叶原位癌的诊断标准。目前尚无公认的标准可以准确地区分非典型小叶增生和小叶原位癌，对此必须考虑定性和定量两方面因素。

小叶原位癌的定量诊断标准会影响非典型小叶增生病例的分布情况。具有小叶原位癌特征的受累小叶范围 < 50%[72] 或 < 75%[21]，这是诊断非典型小叶增生的定量标准。非典型小叶增生的特征是在 1 个或多个小叶内存在与小叶原位癌病变细胞相似的异常细胞。在最低程度的结构中，病变细胞取代正常小叶上皮细胞的一部分，导致管腔部分消失，没有腺泡扩张。随着病情的发展，更多细胞聚积，

导致腺泡进行性扩张，但在非典型小叶增生中，单个腺泡的边界和小叶内小导管的边界仍不清晰。异常细胞群充满小叶内腺泡单位并形成清晰的边界是小叶原位癌的重要特征之一，表明已有足够多的肿瘤细胞聚集，使单个腺体具有独特的结构。类似的标准也适用于诊断终末导管结构中的小叶增生，这些变化往往会形成类似于小叶原位癌的三叶草模式。外周小叶出芽可由正常细胞和肿瘤细胞混合而成。当肿瘤细胞在终末导管周围呈连续性分布时，非典型小叶增生可形成实性模式。非典型小叶增生呈 E-cadherin 阴性[146]。

由于缺乏明确定义，非典型小叶增生患者后续癌症的风险评估也不明确。一些未区分非典型小叶增生和小叶原位癌的研究，报道了这两种病变的相对风险估计值[147]。与年龄匹配的对照组相比，非典型小叶增生患者的相对风险是预期的 3～4 倍[148, 149]。在有乳腺癌家族史的女性中，当非典型小叶增生累及导管[150]或合并非典型导管增生[149]时，风险更高。

比较基因组杂交和单核苷酸多态性（single nucleotide polymorphism, SNP）阵列分析显示，小叶原位癌和非典型小叶增生是克隆性和肿瘤性病变，最常见的拷贝数变化包括 16p、16q、17p 和 22q 的缺失，以及 6q 的获得。非典型小叶增生具有一系列基因组变化，包括非整倍体、杂合性缺失、染色体重排（如扩增和大片段缺失）[151]。

（二）镜下病理

大多数研究人员建议，将不足以诊断小叶原位癌的定量标准的病变归类为非典型小叶增生。如前所述，一些学者认为受累小叶范围 < 50% 的病变应诊断为非典型小叶增生（图 31-50 和图 31-51）。但是，在临床实践中，诊断非典型小叶增生时，往往更多地考虑定性因素，较少情况仅考虑定量因素。

在定性上，非典型小叶增生的特征是小叶或小导管内存在与小叶原位癌类似的异常细胞。在最低程度的结构中，病变细胞取代正常小叶上皮的一部分（图 31-52），而腺泡不增大（图 31-53）。随着疾病的发展，更多病变细胞聚积，导致腺泡膨胀，但在非典型小叶增生中，单个腺泡的边界和小叶内小导管的边界仍不清晰（图 31-54）。异常细胞充

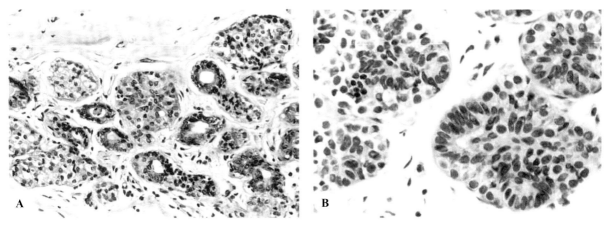

▲ 图 31-50　非典型小叶增生

A. 部分小叶受累，伴明显的 Paget 样播散。这是标本中唯一的受累小叶，< 75% 的小叶受累。B. 另一例非典型小叶增生伴 Paget 样播散。明显可见残留的由柱状细胞组成的非肿瘤性小叶上皮

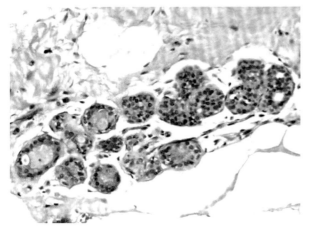

▲ 图 31-51　非典型小叶增生

小于 50% 的小叶腺上皮被非典型细胞取代

满小叶内腺泡并形成清晰的边界是区分小叶原位癌和非典型小叶增生的重要特征之一，这种现象表明已有足够的肿瘤细胞聚集在腺泡中，使单个腺体具有清楚的圆形轮廓（图 31-55）。非典型小叶增生细胞常缺乏胞质内黏液，黏附性缺失不太明显，但 E-cadherin 失表达。

类似标准适用于诊断部分累及终末导管的小叶增生。这类病变倾向于发生在导管周围，而非导管内，形成三叶草样模式（图 31-56）。导管腔通常被一层立方形或扁平导管细胞清楚地分界，管腔向外突出可形成与主导管腔之间相连通的膨出结构，并由肿瘤细胞填充（图 31-57），管腔的横切面或斜切面上呈对称或锯齿状。当导管周围的细胞增生不足以形成单独的、明显的小管周围突起时，诊断为

导管内非典型小叶增生。在这种情况下，突起结节有时由正常细胞和肿瘤细胞增生混合组成。当肿瘤细胞在终末导管腔的周围呈连续性分布时，非典型小叶增生可呈实性和扁平状生长模式（图 31-58）。非典型小叶增生的扁平状结构模式是由于病变细胞在基底膜和导管上皮细胞之间呈 Paget 样生长，形成 1~2 层细胞。实性生长模式通常由增生的导管上皮和非典型小叶细胞混合而成。导管内的非典型小叶增生应与累及终末导管的导管上皮增生（图 31-59）和延伸至终末导管小叶单位的导管上皮增生相鉴别，后者有时称为盲管腺病（blunt duct adenosis）（图 31-60）。

（三）E-Cadherin 在非典型小叶增生中的作用

正如小叶原位癌一样，非典型小叶增生呈 E-cadherin 阴性[146, 152]。两者都不表达 α-catenin 和 β-catenin，并且都存在 16q 杂合性缺失。但 Mastracci 等[144] 发现，在非典型小叶增生病变中，很少出现类似小叶原位癌中的 CDH1 基因位点突变。此外，该研究还观察到 E-cadherin 和 α-catenin 及 β-catenin 在小叶原位癌和非典型小叶增生中都失去了活性，但 E-cadherin 蛋白相关基因 CDH1 的突变几乎只存在于小叶原位癌中，这表明 E-cadherin 及其相关蛋白的失活可能是由突变以外的机制造成的。CDH1 突变是否是非典型小叶增生向小叶原位癌进展，并最终发展为浸润性小叶癌的必要条件还有待研究。非典型小叶增生中 p120 的免疫反应也与小叶原位癌相似。

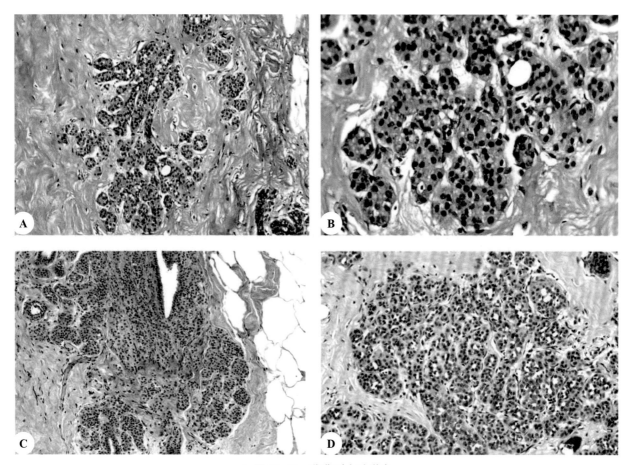

▲ 图 31-52　非典型小叶增生

A 和 B. 一处不明显的小叶病变，其中单个小叶腺体不明显。C. 聚集在导管周围的小叶被非典型小叶增生累及。最靠近导管的小叶因硬化性腺病而发生改变。D. 在一个增大的小叶内的非典型小叶增生

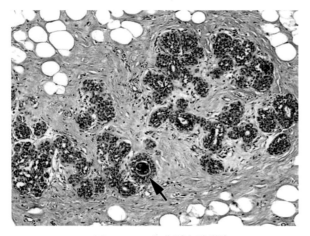

▲ 图 31-53　非典型小叶增生

受累腺泡较小，局部可见明显的黏附性缺失。箭示钙化

（四）预后

由于对非典型小叶增生缺乏明确的定义，因此其后续癌症的风险仍不清楚。一些研究未区分非典型小叶增生和小叶原位癌，而是统称为小叶肿瘤，并报道了这两种病变的相对风险估计值[13, 147, 153, 154]。

1978 年，Page 等[149] 进行了一项长期随访研究，对包括非典型小叶增生在内的增生性病变患者进行分析。非典型小叶增生的诊断标准为：累及小叶的非典型增生形态学接近小叶原位癌的程度，缺乏基底膜上方 2 种细胞，50% 的受累小叶腺腔的几乎消失，以及小导管轻度扩张。病变细胞有少至中等量的透明胞质，分布均匀。核圆形，形态一致，深染[74]。基于这一定义，3.6% 的患者（33/925 例）被诊断为非典型小叶增生，其中 4 例后来发生癌。与年龄匹配的对照组相比，非典型小叶增生后续患癌的相对风险为 4.0。确诊年龄为 31—45 岁女性的相对风险（6.06）明显高于 45 岁以上女性（3.17）。

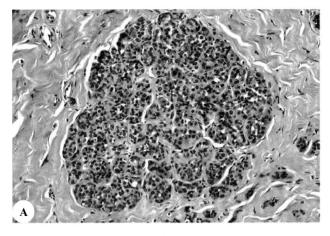
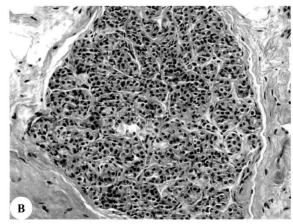

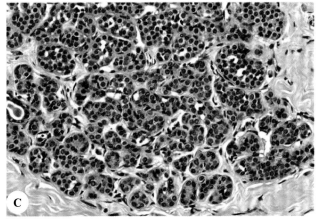

▲ 图 31-54　非典型小叶增生，接近小叶原位癌的交界性病变

A. 腺体轻微扩张；B. 小叶扩张比 A 更明显，但单个腺体不明显；C. 这个小叶的上半部分由充满小而一致的细胞的腺体组成，符合经典型小叶原位癌

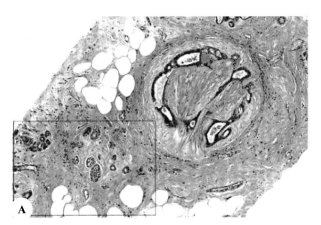
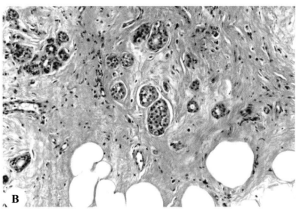

▲ 图 31-55　粗针穿刺活检标本，邻近纤维腺瘤的非典型小叶增生
A. 在低倍镜下，这是一处细微病变；B. 为 A 中的方框区域的高倍放大

　　1985 年，Page 等[150] 发表了第 2 篇随访研究，对 150 例经乳腺活检发现的非典型小叶增生患者进行了回顾性分析。非典型小叶增生的定义与 1978 年提出的相似。在 10 542 例活检标本中，存在 126 例（1.6%）非典型小叶增生，其中 16 例（12.6%）进展为浸润性乳腺癌，69% 的病例为同侧。复发间隔平均时间为 11.9 年（4.6～21.9 年）。在第 3 次

癌症调查中，与年龄匹配的对照组相比，非典型小叶增生患者后续发生乳腺癌的总体相对风险为 4.2（95%CI 2.6～6.9）。有乳腺癌家族史的女性，癌变风险高，其中一级亲属患有乳腺癌的患者的癌变风险（相对风险，8.4；95%CI 3.5～20）高于一级亲属无乳腺癌的患者（相对风险，3.5；95%CI 1.9～6.2）。87% 的非典型小叶增生患者的确诊年

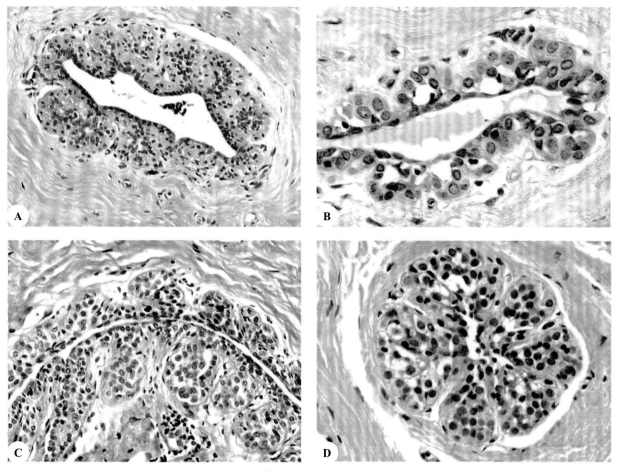

▲ 图 31-56　导管内非典型小叶增生，三叶草模式

A. 一个正常导管伴锯齿状轮廓，这是由于导管周围的小导管未能充分形成，所形成的膨出结构呈三叶草样；B. 一个导管内轻微非典型小叶增生；C. 在纵切面上，较复杂的非典型小叶增生累及导管；D. 横切面呈三叶草结构

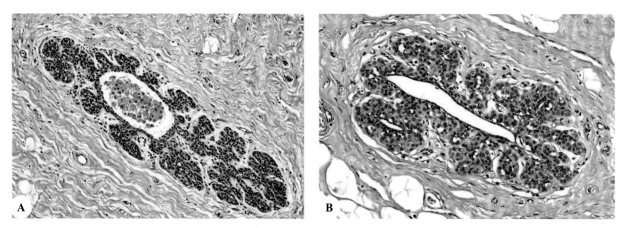

▲ 图 31-57　导管内非典型小叶增生，交界性病变

A. 复杂的三叶草结构；B. 尚未充分形成的中等程度的三叶草样结构

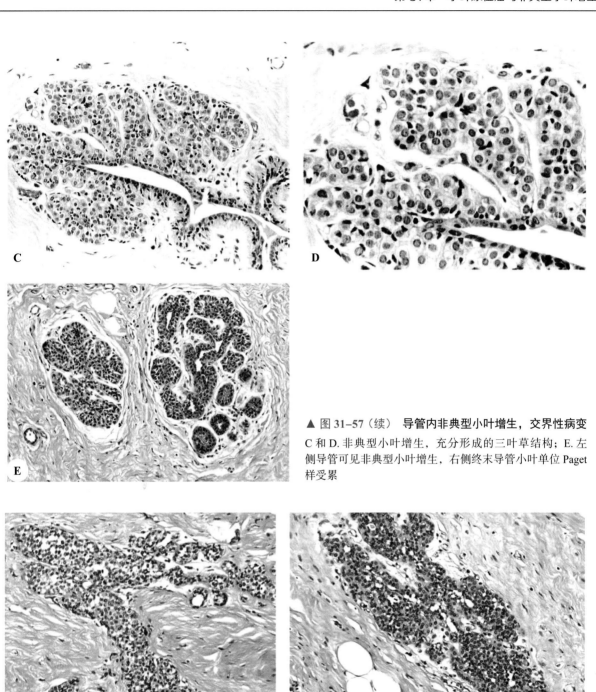

▲ 图 31-57（续） 导管内非典型小叶增生，交界性病变
C 和 D. 非典型小叶增生，充分形成的三叶草结构；E. 左侧导管可见非典型小叶增生，右侧终末导管小叶单位 Paget 样受累

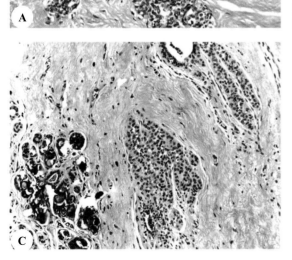

▲ 图 31-58 导管内非典型小叶增生，交界性病变
A. 导管内非典型小叶增生不呈三叶草样生长。B. 细胞充满导管腔，掩盖了三叶草结构。A 和 B 是非典型小叶增生和小叶原位癌之间的交界性病变。C. 非典型小叶增生邻近伴钙化物沉积的萎缩小叶。非典型小叶增生累及右上方的终末导管

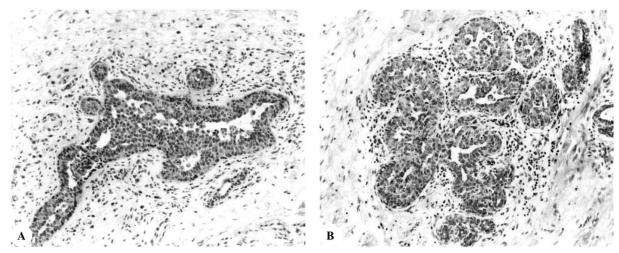

▲ 图 31-59　导管增生延伸至小叶

A. 一个导管内的微乳头状增生；B. 与 A 为同一患者，小叶内的微乳头状导管增生

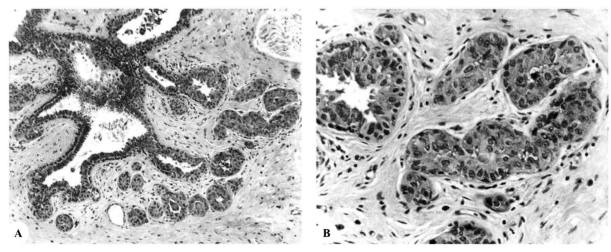

▲ 图 31-60　导管增生延伸至小叶

柱状细胞增生，在导管腔面形成较薄的一层细胞，并延伸至相连的小叶腺体

龄在 31—55 岁，随后的癌变患者均为这一确诊年龄段的女性。确诊时年龄为 46—55 岁的非典型小叶增生患者的相对风险（相对风险，6.4；95%CI 3.6～11）高于 31—45 岁的患者（相对风险，2.7；95%CI 1.0～7.2）。非典型小叶增生患者的总体相对风险（无论是否有乳腺癌家族史）相似于同类别的非典型导管增生。

Page 等[149] 发现，与年龄匹配的对照组相比，当伴非典型导管增生时，非典型小叶增生患者后续癌症的风险增加。20%（50/250 例）的非典型小叶增生患者进展为浸润性癌，其中 68%（34/50 例）的癌发生在同侧乳腺。来自护理健康研究中心的女性病例对照研究数据显示，患有非典型小叶增生的女性，随后发生乳腺癌的校正比值比为 5.2（95%CI

3.0～9.1）[155]。

McLaren 等[154] 分析了 252 例非典型小叶增生患者，平均随访 17 年，其中 19%（48 例）进展为浸润性癌。作者发现"预后良好的特殊类型或变异类型"的癌发生率较高，包括浸润性小叶癌、小管癌、小管小叶癌、具有髓样特征型的癌和具有小叶组织学特征的非特殊类型的癌（no special type carcinomas with lobular features）。在诊断为浸润性癌后，平均随访 13 年，20 例特殊类型的乳腺癌患者中，有 2 例（10%）死于该病。与含 28 例类型不详的乳腺癌或非特殊类型乳腺癌患者的对照组相比，其死亡人数明显较低（9；32%）。因此，部分非典型小叶增生患者更容易进展为预后相对较好的浸润性癌类型。

三、小叶原位癌的临床意义

小叶原位癌存在后续浸润性癌的累积性长期风险，平均每年约为 1%，并随着时间的推移保持稳定增长，导致相对风险高达 11 倍。上述结论主要基于多个大型回顾性数据分析[156-160]，其结果显示了在过去 40 年中，小叶原位癌诊断后发生浸润性乳腺癌的相对风险（图 31-61 和表 31-8）。

回顾性研究的对象包括因触及临床异常而活检的患者，其中小叶原位癌多是偶然发现。后续发生乳腺癌的比例为 17.4%～24%[1, 26, 161]。随访时间较长的研究所报道的后续发生乳腺癌的比例也相对较高。与对照组相比，小叶原位癌患者后续发生乳腺癌的相对风险为 4.0～12.0。尽管差异不显著，在大多数研究中，同侧乳腺后续发生乳腺癌的风险略高于对侧乳腺。乳腺癌的总体风险可以通过以下统计

数据来总结，即风险增加约为 1%/ 年，第 10 年约为 10%，20 年后约为 20%。

对小叶原位癌的前瞻性随访研究和基于人群的实验结果，支持回顾性研究的结论。详见本书第 4 版（Rosen 乳腺病理学，PhiladelphiA. Wolters Kluwer；2014. pp.845-846）。

（一）小叶原位癌增加风险的病理预测因素

经粗针穿刺活检或手术活检诊断小叶原位癌后，尚不清楚后续发生乳腺癌风险的可靠的病理预测因素。三项研究报道，同时存在经典型和多形性细胞的小叶原位癌患者的风险，比仅存在 1 种细胞类型的小叶原位癌患者更高[13, 23]。风险增加也与明显的小叶扩张相关[162]。伴明显导管扩张（旺炽性小叶原位癌）、坏死和钙化的病变，无论是否具有细胞多形性，都值得特别关注，因为它们在诊断中出现微小浸润病灶的比例非常高。因此，具有这些特

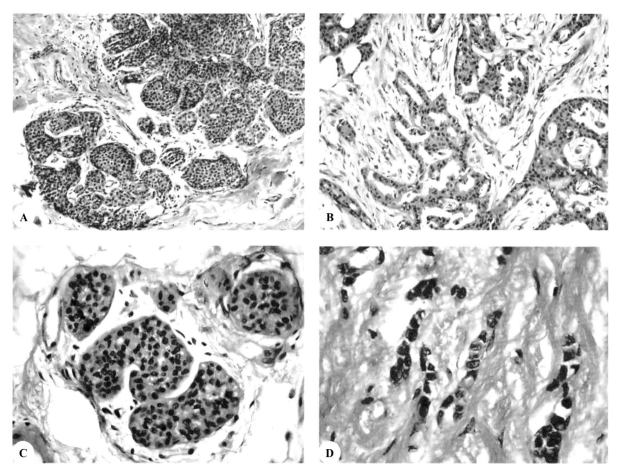

▲ 图 31-61　小叶原位癌后续的浸润性导管癌

A. 1948 年，右侧乳腺活检诊断为小叶原位癌，患者未接受其他治疗；B. 1977 年，在右侧乳腺发现可触及的肿块，活检诊断为浸润性导管癌；C 和 D. 1977 年，乳房切除标本有小叶原位癌（C）和浸润性小叶癌（D）

表 31-8　在不同的研究中诊断小叶原位癌后发生浸润性乳腺癌的相对风险

研　究	病例数	随访（年）	患者后续发生浸润性癌（%）	相对风险
Coopey 等[155]	296	10.0	23.7	未报道
Chuba 等[156]	4853[a]	10.0	7.1	未报道
Otteson 等[157]	69	5.0	11.6	11.0
Salvadori 等[158]	80	5.0	6.3	10.3
Haagensen 等[13]	287	16.3	18	6.9
Rosen 等[23]	99	24.0	34.5[b]	9.0

a. 包括诊断为小叶原位癌行单侧乳房切除术的患者
b. 85 例患者的随访资料
经许可，改编自 Morrow M, Schnitt SJ, Norton L, et al. Current management of lesions associated with an increased risk of breast cancer. *Nat Rev Clin Oncol.* 2015；12（4）：227–238. Copyright © 2015 Springer Nature.

征的标本应仔细检查是否伴微小浸润。必要时，可进行 CK 和 E-cadherin 免疫组织化学染色，同时重切 HE 切片复查。

Goldstein 等[129] 对 82 例没有接受乳房切除术的小叶原位癌患者进行了回顾性研究。随访 10 年，后续发生乳腺癌的比例为 7.8%；随访 20 年，后续发生乳腺癌的比例为 15.4%。在小叶原位癌后续浸润性癌的患者中，有 29%（6/21 例）是在确诊后 20 年或更长时间内发生的。73 例小叶原位癌（89%）呈 E-cadherin 阴性，9 例有局灶性、弱而不连续的阳性反应。与 E-cadherin 阴性的小叶原位癌病例相比，局灶 E-cadherin 阳性反应与更高的后续癌症风险、更早出现乳腺癌、更常发生导管癌相关。

与增殖指数较低（Ki67 < 10%）的小叶原位癌病例组相比，增殖指数较高（Ki67 > 10%）的经典型小叶原位癌患者有更高的浸润性复发风险[133]。

（二）经典型小叶原位癌、旺炽性小叶原位癌和多形性小叶原位癌：浸润性癌的前驱病变或标志

基于上述关于经典型小叶原位癌的回顾数据，小叶原位癌只是一种"标志"病变的概念已广为传播。这种观点给人的印象是，小叶原位癌是一种与乳腺癌发生风险增加相关的增生异常，但与导管原位癌相比，小叶原位癌很少（如果有的话）成为浸润性癌的直接前驱病变。这种传播已久的错误见解已不再适用。本书前 4 个版本中详细阐述的数据，在本章和关于浸润性小叶癌的第 32 章中已进行补充

和更新，这些数据支持这样的结论，即小叶原位癌也可能是浸润性小叶癌的直接前驱病变，在少数情况下也可能是浸润性导管癌的直接前驱病变，但并非在每例小叶原位癌患者中都会观察到这种进展。

正如本章前面所述，将小叶原位癌与浸润性小叶癌紧密联系的数据来自 2 种病变共存时的分子研究。例如，Vos 等[73] 证明小叶原位癌和浸润性小叶癌在 16q22.1 上具有相同的等位基因缺失及相同的 E-cadherin 突变。Sarrió 等[121] 得出了类似的结论，发现小叶原位癌和浸润性小叶癌具有相同的 E-cadherin 突变和相同的杂合性缺失分布。Nayar[122] 和 Hwang[123] 等也提供了相应的研究支持。

经典型小叶原位癌似乎较导管原位癌进展为浸润性癌的比例低，并且所需平均时间长。当患者同时患有经典型小叶原位癌和导管原位癌时，可能会更早形成浸润性导管癌，从而在小叶原位病变进展为浸润性小叶癌之前就已进行手术治疗。

小叶原位癌是一种在细胞学和结构上均存在异质性的疾病，这些差异与预后或疾病进展风险之间的关系尚未明确。在疾病得到更好的诠释之前，临床处理方面仍可能会存在争议。事实上，即使经粗针穿刺活检诊断为小叶原位癌，但后续是否需要进行切除活检尚有争议，专家对此的建议也存在分歧[163-168]。

（三）并非所有的小叶原位癌都是经典型小叶原位癌

将小叶原位癌视为"标志"病变的最大挑战，

可能源于对旺炽性小叶原位癌和多形性小叶原位癌的认识，这两种病变的特点是腺体明显扩张，伴坏死和钙化倾向。虽然经典型小叶原位癌通常是由于其他影像学异常而进行活检时偶然被发现，但旺炽性小叶原位癌和多形性小叶原位癌，可表现为钙化和类似导管原位癌的组织病理模式。此时，其临床表现和组织病理学与小叶原位癌是一种偶然发现的病变不完全相符。

由于多形性小叶原位癌通常合并浸润性癌，分子研究也显示多形性小叶原位癌与浸润性多形性小叶癌有相似改变，因此提倡对多形性小叶原位癌进行更积极的治疗。前述绝大多数情况也适用于旺炽性小叶原位癌。旺炽性小叶原位癌表现出与非旺炽性小叶原位癌相同的染色体改变，尤其是 16q 缺失和 1q 获得。此外，旺炽性小叶原位癌分子改变的数量和程度，都明显复杂于多形性小叶原位癌[7, 115]。这一发现提示（但不能证明）旺炽性小叶原位癌进展为浸润性癌的倾向增加。

美国 NCCN 指南提出："小叶原位癌的一些变异型（多形性小叶原位癌），可能具有与导管原位癌相似的生物学行为。目前，临床医生可能会考虑对多形性小叶原位癌进行病灶全切，并且要求阴性切缘，但这可能会导致在临床获益未经研究证实的情况下增加乳房切除率。在这种情况下，针对多形性小叶原位癌使用放疗的证据仍不够充分。"[169]

1. 多形性小叶原位癌

表 31-9 示多组研究中多形性小叶原位癌（P-LCIS）病例的处理和随访数据[168, 169]。4 项研究仅纳入 76 例患者，平均随访时间较短（46～67 个月），且均为回顾性研究，辅助治疗方案并不统一。因此，多形性小叶原位癌的自然病程仍不明确。关于大汗腺多形性小叶原位癌研究的数据也较为有限[87]。

旺炽性小叶原位癌和多形性小叶原位癌合并浸润性癌的概率较高，在治疗处理上（至少在保乳手术方面）应类似于导管原位癌。放疗对旺炽性小叶原位癌和多形性小叶原位癌的疗效尚未确定[10]。对于选择性雌激素受体调节药和芳香化酶抑制药，两者对旺炽性小叶原位癌和多形性小叶原位癌患者的预防性内分泌治疗疗效仍有待研究。小叶原位癌及其变异型的分子特征能为异质性疾病患者的选择性治疗提供基础[170]。

2. 旺炽性小叶原位癌

Fadare 等[40] 回顾了 18 例旺炽性小叶原位癌（F-LCIS）患者，平均年龄为 61.3 岁（范围为 41—85 岁）。67%（12 例）的患者合并浸润性癌（7 例为经典型小叶癌，1 例为多形性小叶癌，4 例为导管癌或伴导管癌成分的浸润性癌）。免疫表型如下，即 ER 阳性率为 94%，15 例标本 HER2 均呈阴性（100%）。本组剔除了 4 例 E-cadherin 阳性的病例，这 4 例在组织学上与 E-cadherin 阴性的病例没有显著区别，但不存在胞质内空泡。

Bagaria 等[171] 研究了 210 例包含小叶原位癌的样本，其中 81%（171 例）为非旺炽性小叶原位癌，19%（39 例）为旺炽性小叶原位癌。非旺炽性小叶原位癌在标本中呈弥漫性分布，而旺炽性小叶原位癌主要分布在浸润性小叶癌附近。旺炽性小叶原位

表 31-9　多形性小叶原位癌多组研究中的治疗和随访数据（2011—2017 年）

研　究	例　数	手　术	阳性切缘	临床处理			随访（个月）	复发（个月）
				CP	XRT	CP+XRT		
De Brot 等[169]	7	CS（100%）	2（29%）	1（14%）	0	0	67	4（57%）
Flanagan 等[187]	12	CS（100%）	ns	3（25%）	1（8%）	ns	49	0
Khoury 等[137]	31	CS（29，94%） TM（2，6%）	9（29%） 4 例（+）	11（35%）	3（10%）	ns	55.6	6（19.4%）
Downs-Kelly[168]	26	CS（100%）	6（23%） 1 例（+）	6（23%）	4（15%）	6（23%）	46	1（3.8%）

CS. 保乳手术；TM. 乳房切除术；CP. 预防性化疗；ns. 未报道；XRT. 放疗

经许可，改编自 Wen HY, Brogi E. Lobular carcinoma *in situ*. *Surg Pathol Clin*. 2018；11：123–145. Copyright © 2017 Elsevier.

癌组浸润性癌的发生率（87%）高于非旺炽性小叶原位癌组（73%）。与旺炽性小叶原位癌相关的浸润性癌均为小叶癌，而与非旺炽性小叶原位癌相关的浸润性癌有 18% 为导管癌。具有旺炽性小叶原位癌患者的样本中的浸润性小叶癌，反映了原位癌的细胞学特征，其中经典型小叶原位癌 23 例（68%），多形性小叶原位癌 11 例（32%）。在不具有旺炽性小叶原位癌的病例中，10.8%（12/111 例）的经典型小叶原位癌患者具有多形性浸润性小叶癌，28%（7/18 例）的多形性小叶原位癌患者具有经典型浸润性小叶癌。因此，多形性小叶原位癌主要进展为多形性浸润性小叶癌，而经典型小叶原位癌可发展为经典型浸润性小叶癌，或进展为多形性浸润性小叶癌。

（四）经粗针穿刺活检诊断的小叶原位癌的外科治疗

在广泛使用粗针穿刺活检后，多项研究报道，经粗针穿刺活检诊断为小叶原位癌或非典型小叶增生后，切除活检标本的肿瘤升级率变化很大。Liberman 等[172] 回顾了纽约市纪念医院的 1315 例连续粗针穿刺活检样本，发现 16 例（1.2%）小叶原位癌。在小叶原位癌的粗针穿刺活检标本中也存在其他明显的增生性病变，包括 3 例"放射状瘢痕"和 2 例非典型导管增生。而在随后的小叶原位癌切除标本中，有 2 例合并导管原位癌，3 例合并浸润性癌。2 例粗针穿刺活检标本可见旺炽性小叶原位癌累及明显扩张的导管，其术后标本 1 例合并导管原位癌，1 例合并浸润性癌。另 1 例粗针穿刺活检标本诊断为小叶原位癌伴非典型导管增生，而术后标本中还存在导管原位癌。因此，研究人员认为，当存在以下情况时应进行手术切除活检：①粗针穿刺活检标本含有小叶原位癌并存在"高风险"增生性病变；②存在类似导管原位癌的旺炽性小叶原位癌；③影像 – 病理检查结果不一致。这些结论得到了随后研究的支持[173-175]。

一项多机构研究共纳入 32 424 例穿刺标本[174]，发现 89 例（0.3%）小叶原位癌。58 例（65%）小叶原位癌进行了手术活检，其中 14%（8 例）为浸润性小叶癌，3%（2 例）为浸润性导管癌，14%（8例）为小管癌，3%（2 例）为导管原位癌。因此，在经粗针穿刺活检样本诊断的 89 例小叶原位癌患者中，有 22%（20 例）的患者在随后的手术活检中发现存在导管原位癌或浸润性癌。Hussain 等总结了多组数据显示，对于经粗针穿刺活检诊断的小叶原位癌患者，32%（77/241）在随后的手术标本中发现含有恶性肿瘤（导管原位癌或浸润性癌）[175]。Crisi 等[176] 发现，对于经粗针穿刺活检诊断为小叶原位癌，22%（2/9 例）的患者手术标本中存在浸润性癌。Rendi 等[165] 报道，小叶原位癌术后标本升级率为 4.4%（3/68）。

Arpino 等[177] 汇总了上述报道和其他研究，总共包含了 140 例经粗针穿刺活检诊断为小叶原位癌后行手术活检的患者，其中 40 例（26%）合并导管原位癌或浸润性癌。Foster 等[178] 分析 12 例经粗针穿刺活检诊断为小叶原位癌后进行手术切除的患者，其中 4 例（25%）合并浸润性癌或导管原位癌。

这些数据给经粗针穿刺活检诊断为小叶原位癌的患者接受外科活检提供了证据支持[161]。然而，在接下来的几年里，对个体患者的治疗决策逐渐受到影像学因素的影响。Londero[179] 和 Brem[180] 等报道，如果乳腺 X 线检查结果为 BIRADS 4 级或 5 级，则在手术活检中发现导管原位癌或浸润性癌的可能性高于 BIRADS 3 级。

在对经粗针穿刺活检诊断小叶原位癌的随访研究中，并非总将小叶原位癌分类为经典型、旺炽性或多形性。在某些情况下，并没有明确区分小叶原位癌和非典型小叶增生。Chivukula 等[181] 报道了一组经粗针穿刺活检诊断的多形性小叶原位癌病例。该研究共纳入 12 例患者，其中 11 例（92%）呈 ER 阳性，6 例（50%）呈 PR 阳性，3 例（25%）呈 HER2 阳性，E-cadherin 均呈阴性。在随后的手术切除标本中，10 例（83%）存在多形性小叶原位癌，3 例（25%）存在浸润性小叶癌（1 例经典型浸润性小叶癌，1 例多形性浸润性小叶癌，1 例经典型浸润性小叶癌 / 多形性浸润性小叶癌）。

（五）目前的处理建议

1. 经典型小叶原位癌

最近的报道称[182, 183]，连续性经典型小叶原位癌病例的切除活检升级率一般低于 10%。升级率较低很可能是由于疾病多学科联合处理方法的运用，加强了对影像 – 病理检查一致性的评估，以及仔细排除了其他高风险病变。日益明显的是，并非所有经粗针穿刺活检诊断的经典型小叶原位癌或非典型小叶增生患者都需切除活检，而是使用更精准的方式进行处理。由于绝大部分经粗针穿刺活检诊断的小叶原位癌患者在影像学上存在异常发现，因此影像 – 病理相关性是决定是否进行切除活检的一个重要因素。这需要确定目标病灶与粗针穿刺活检标本中的发现是否一致。

活检一致性是指组织病理学结果能充分解释影像学中的病灶，典型病变包括经典型小叶原位癌（或良性组织）或纤维腺瘤（良性肿瘤病灶内或外偶发经典型小叶原位癌）中的微钙化。值得注意的是，钙化可见于经典型小叶原位癌的所有变异型，因此在粗针穿刺活检上的发现可能存在一致性[184]。

活检不一致是指组织病理学结果不能充分解释影像学异常（例如对肿块解释不充分、取样不充分及经粗针穿刺活检中无微钙化）。

在纪念斯隆 – 凯特琳癌症中心进行的一项详细研究中，Murray 等[173] 发现影像 – 病理检查一致性的病例（即 72 例中有 2 例）升级率为 3%，而不一致的病例（8 例中的 3 例）升级率为 38%。在一致性病例中发现的 2 例肿瘤，1 例合并低级别导管原位癌，1 例合并浸润性癌，肿瘤直径均为 2mm。

Susnik 等在一项多中心研究中发现，经粗针穿刺活检诊断的小叶肿瘤患者的升级率为 3.5%（8/228）[183]。升级病例包括 3 例浸润性癌和 5 例导管原位癌。在其中 1 个升级病例中，目标钙化未经粗针穿刺活检充分取样；在另外 2 个升级病例中，目标病灶是相对广泛的钙化（范围为 3cm 和 6cm）。因此，认为这些病例存在一致性。

2. 多形性小叶原位癌

据最近报道的几项研究，多形性小叶原位癌的升级率要高得多（表 31–9）。多项研究综合结果显示，在 22 例经粗针穿刺活检诊断为多形性小叶原位癌的患者中，术后切除标本浸润性癌的发生率为 41%（9/22）[177, 184–188]。在 Flanagan 等的研究中，经粗针穿刺活检诊断多形性小叶原位癌，术后标本升级为浸润性癌或导管原位癌的比例为 48%（11/23）[187]。Fasola 等发现，当经粗针穿刺活检中仅存在多形性小叶原位癌时，升级率为 30%（6/20）[188]。在 Pieri 等的一项包括 5 项研究的荟萃

分析中，对于 42 例经粗针穿刺活检诊断的多形性小叶原位癌患者，升级率为 33%[189]。在英国多中心评估中，Masannat 发现[10] 当经粗针穿刺活检标本中主要病灶为多形性小叶原位癌时，切除标本升级率为 31.8%（7/22）。Guo 等[190] 发现在经粗针穿刺活检标本中存在非微小浸润性多形性小叶原位癌时，升级率为 60%（14/23）。显而易见，旺炽性小叶原位癌和多形性小叶原位癌的病例升级率变化很大，大多数报道是在 25%～60%[191, 192]。然而，在 Niell 的研究中，对于 3 例经粗针穿刺活检诊断的多形性小叶原位癌患者，切除标本中均存在浸润性癌，即升级率为 100%[161]。

Rendi 等总结了多项经粗针穿刺活检诊断小叶原位癌和非典型小叶增生的研究[165]。这项报道对 18 项研究进行了回顾，发现手术切除率为 41%～89%（其中 3 项研究未记录切除率，6 项研究切除率不到 50%）。8 项研究纳入了多形性小叶原位癌或"混合型原位癌"病例。部分研究人员将非典型小叶增生和小叶原位癌归类为小叶肿瘤。这些报道所存在的局限性代表了大多数研究，由于经粗针穿刺活检诊断的小叶原位癌病灶可能合并导管原位癌、浸润性癌和其他重要病变，若在穿刺检时被遗漏，将不利于患者，因此这些研究旨在明确在多长时间和何种情况下进行切除活检最有益于患者[193, 194]。

对于经粗针穿刺活检诊断为非典型小叶增生或经典型小叶原位癌的患者，如果影像 – 病理检查一致，可以不对病变区域进行切除活检；如果患者完全了解情况并同意，则可以进行临床和影像学随访观察。这情况下，大多数升级病变多为偶发的低级别导管原位癌或低级别浸润性癌。

由于数据并不一致，尚无法得出明确的结论。但在某些情况下，基于循证方法对经粗针穿刺活检诊断的小叶原位癌进行切除活检似乎是合理的[195]。这些情况如下：①当影像学和活检结果不一致时（例如，乳腺 X 线检查中的钙化在经粗针穿刺活检标本中不存在或极少）；②患乳腺癌的风险显著增加的患者，如合并或既往患有非典型导管增生、有乳腺癌家族史、乳腺癌基因阳性（BRCA），或存在对侧乳腺癌的患者；③存在多形性小叶原位癌，即使多形性小叶原位癌中的钙化与影像学检查一致；

④存在旺炽性小叶原位癌，即使经粗针穿刺活检检查结果与影像学一致。

美国 NCCN 指南指出，当经粗针穿刺活检诊断为小叶原位癌时，对病变区域进行切除活检是合理的[167]。这些指南指出，在经粗针穿刺活检检查时，如果经典型小叶原位癌累及超过 4 个（"广泛"）终末导管小叶单位，则应接受切除活检，而累及少于4 个终末导管小叶单位的患者可仅接受影像学随访。然而，"少于 4 个"终末导管小叶单位的标准是基于一项相对较小的回顾性研究[196]。

真空辅助 11G 穿刺针粗针穿刺活检取样，对 18个样本的一项研究显示，可以切除更多乳腺组织。建议将其作为影像 – 病理检查一致性病例的切除活检的替代方案[197]。

如果进行手术切除，进一步治疗将取决于手术标本的病理诊断。未接受切除或切除活检后诊断为小叶原位癌的患者，按本章其他部分所述的方法治疗。目前，美国 NCCN 建议对诊断为小叶原位癌的患者，每 6～12 个月进行 1 次体格检查，每年常规进行影像学检查（乳腺 X 线检查，并考虑 MRI检查）[167]。

（六）经粗针穿刺活检标本中的非典型小叶增生

上述关于小叶原位癌数据中存在着许多局限性，阻碍了我们对经粗针穿刺活检诊断的非典型小叶增生最佳处理的理解。以下的一些研究证实了这一点。

Lechner 等[174] 报道了一项多机构研究结果，其中 32 424 例经粗针穿刺活检样本中有 154 例非典型小叶增生（0.5%）。仅 84 例（55%）非典型小叶增生患者进行了手术活检，在 9 例（11%）标本中查到了癌，其中 3 例（4%）为浸润性小叶癌，4 例（5%）为导管原位癌。对 2 个机构 6081 例连续性乳腺经粗针穿刺活检标本进行回顾，发现了 20 例（0.3%）非典型小叶增生[75]。其中 14 例进行了手术活检，发现 2 例合并导管原位癌。经过平均 36 个月的随访，对于未接受手术活检的 6 例患者，均未发现进展为癌的临床证据，但对于非典型小叶增生而言，随访时间非常短。

Arpino 等[177] 回顾了 16 项研究，均为经粗针穿刺活检诊断的非典型小叶增生患者。共有 184 例女性患者进行了手术切除，其中发现 30 例（16%）导管原位癌或浸润性癌。虽然在非典型小叶增生的切除病变中，检出癌的概率略低于小叶原位癌，但并不是无关紧要的。

也许最令人不安的报道来自 Suhawong 等[196]，他们发现，在单一机构经粗针穿刺活检诊断的 56例非典型小叶增生患者中，手术标本均未出现升级。然而，他们的研究中图 1 所示的非典型小叶增生应诊断为小叶原位癌。图 2A 中作者描述为"轻度"非典型导管增生的病变似乎是微乳头状导管原位癌。此外，图 2B 中描述为"小叶原位癌"的病变似乎是旺炽性小叶原位癌，图片左上角可能伴微小浸润性小叶癌。

有大量关于经粗针穿刺活检诊断为非典型小叶增生后接受切除活检的研究。Cangiarella 等[197] 回顾了 24 篇文献，分析了 393 例非典型小叶增生患者，其中 51 例（13%）在随后的切除活检标本中，发现导管原位癌或浸润性癌病灶。Brem 等[180] 回顾性研究了 178 例经粗针穿刺活检诊断的非典型小叶增生患者。178 例患者中有 54%（97 例）接受了切除活检，其中 22%（21 例）切除标本诊断为导管原位癌或浸润性癌。而 Hwang 等[123] 发现的升级率明显较低，在 48 例（2%）接受切除活检的非典型小叶增生（经粗针穿刺活检诊断）患者中，仅 1 例（2%）病变升级。Sen 等[198] 报道，小叶原位癌升级率为 9.3%（10/108 例），非典型小叶增生升级率为2.4%（8/335 例），并建议对小叶原位癌进行切除治疗和对非典型小叶增生进行随访观察[198]。Muller 报道了 87 例在粗针穿刺活检样本上仅存在非典型小叶增生且均接受切除活检的病例，其中 3 例（3.4%）的切除标本为导管原位癌[199]。

对于经粗针穿刺活检诊断但未接受切除活检的非典型小叶增生患者，都应进行密切的临床和影像学随访。目前，对于经粗针穿刺活检诊断的非典型小叶增生和小叶原位癌患者，其最佳治疗方案的探索仍是研究的热点领域[166, 196, 200-205]。

上述数据表明，经粗针穿刺活检诊断的非典型小叶增生患者的切除活检率，明显低于经粗针穿刺活检诊断的小叶原位癌患者。如果影像 – 病理检查一致，且经粗针穿刺活检标本中仅存在非典型小叶增生，则大多数患者可进行临床随访。在这种情况下，选择性 ER 调节药和 AI 疗法是否有效还有待确定。如果影像 - 病理不一致，大多数情况下应该切除活检。当合并其他风险因素，如并发非典型导管增生或有乳腺癌家族史，可作为切除活检的指征。目前，美国 NCCN 指南建议，对经粗针穿刺活检诊断为小叶原位癌或非典型小叶增生的患者应考虑切除活检。

（七）非典型小叶增生和小叶原位癌的影像学随访

在非典型小叶增生或小叶原位癌的随访中，影像学检查作为体格检查辅助方式的价值尚不明确。乳腺 X 线检查能够识别小叶原位癌伴随的良性病变，如硬化性腺病，但对小叶原位癌的敏感性较低[34]。在小叶原位癌患者的随访中，影像学的价值在于能够在疾病的早期阶段识别浸润性癌或导管原位癌。Ottesen 等[157] 指出，乳腺 X 线检查可能不太适用于乳腺致密的绝经前患者的随访。在这种情况下，超声检查是乳腺 X 线检查的重要辅助手段。

MRI 有助于小叶原位癌患者的随访。Sung 等[203] 研究了 220 例接受乳腺 X 线和 MRI 检查的小叶原位癌患者。在大约 5.5 年的研究期间，于 14 例患者中发现了 17 个癌，其中 MRI 检测出 9 例浸润性癌和 3 例导管原位癌，乳腺 X 线检测出 2 例浸润性癌和 3 例导管原位癌。总体而言，在小叶原位癌患者的随访期间，MRI 明显提高了后续癌症的检出率。当建议患者随访时，患者应接受相关的责任，并且有条件使用相应的医疗设施。

四、非典型小叶增生和小叶原位癌的治疗选择

（一）临床随访、选择性雌激素受体调节药和芳香化酶抑制药

1978 年，研究人员提出选择性 ER 调节药（如他莫昔芬）或许可以抑制非典型小叶增生或小叶原位癌的进展[23]。随后研究发现，浸润性癌患者使用他莫昔芬作为辅助治疗，其对侧癌的发生率低于预期值[206-209]。临床试验使用他莫昔芬治疗具有高危乳腺癌风险的患者，包括患有小叶原位癌的女性[162, 209]。在经他莫昔芬治疗 5 年后，小叶原位癌患者后续发生浸润性癌的风险降低了 56%[158]。随

后的一项随机临床试验比较了他莫昔芬和雷洛昔芬（另一种选择性 ER 调节药）的疗效，研究纳入了近 20 000 名绝经后女性[210]。根据 Gail 模型计算，患者 5 年患乳腺癌风险达到 1.66% 才可纳入试验组。大多数有乳腺癌家族史的患者符合条件。另外，仅 9.2% 的小叶原位癌女性患者符合标准。总体而言，2 种药物都降低了大约 50% 的乳腺癌发病风险。对于既往活检诊断为小叶原位癌的患者，在预防小叶原位癌进展为浸润性乳腺癌方面同样有效。选择性 ER 调节药和 AI 在非典型小叶增生患者中的疗效仍需进一步研究探索。

对于密切临床监测和内分泌预防干预，是否能降低后续浸润性癌的终生死亡率仍有待研究。监测、流行病学和最终结果[211] 及其他研究[212] 数据显示，如果后续肿瘤的直径 ≤ 1cm，会有 13%～16% 的病例存在腋窝淋巴结转移。即使接受了严格的临床随访，也无法在出现腋窝淋巴结及远处转移前发现所有侵袭性肿瘤。使用辅助内分泌治疗可使小叶原位癌进展为浸润性乳腺癌的风险降低约 50%。

美国 NCCN 强烈推荐使用他莫昔芬治疗绝经前后的小叶原位癌患者，以降低后续乳腺癌的风险。研究人员推荐使用 AI 治疗绝经后小叶原位癌患者[169]。这些关于"内分泌预防"的建议，即应用药物降低后续浸润性癌的风险，或者延缓其进展或复发，是基于使用辅助内分泌治疗可使浸润性癌的风险降低约 50% 的数据[213-217]。Murray[214] 和 Masannat[215] 等总结了关于多形性小叶原位癌临床处理的多方面内容。

目前，对于非典型小叶增生和大多数小叶原位癌患者，建议进行临床随访。如果有临床指征，可以对对侧乳房进行活检。医生应告知患者治疗方案的选择及每种方案的潜在疗效和风险。鉴于非典型小叶增生和小叶原位癌患者晚期癌症风险的增加，临床随访将是终身的任务。影像学筛查是随访检查的基础。

在纪念斯隆 - 凯特琳癌症中心进行的一项前瞻性研究中，King 等[3] 对 1004 例接受随访观察而非乳房切除术的小叶原位癌患者进行了研究，发现在接受内分泌药物预防的患者中，除小叶原位癌之外，其他癌症的发病率显著降低。患者并非随机分组，其中 173 例选择内分泌预防，831 例仅选择随

访监测。总体而言，随访监测期间，无论是否接受化学预防，癌症的年发病率约为 2%。10 年后续癌症的累积风险在接受内分泌预防的病例组中为 7%，而在仅进行监测的病例组中为 21%。研究人员没有根据经典型小叶原位癌、旺炽性小叶原位癌和多形性小叶原位癌亚型进行分组，但绝大多数患者是经典型小叶原位癌的可能性很大。这些数据强力支持小叶原位癌患者在随访期间使用内分泌预防治疗。

对小叶原位癌患者的长期研究表明，浸润性癌的进展速度与 20 世纪 70 年代描述的相当（表 31-8），小叶原位癌不仅是浸润性乳腺癌危险因素的指标，而且也是一种潜在的前驱病变。

（二）放疗

在经肿块切除和放疗后复发的导管原位癌或浸润性癌患者中，通常存在放疗导致的正常小叶的萎缩，但在同一标本中也观察到小叶原位癌的组织学形态未受影响。这一现象表明，小叶原位癌对放疗相对不敏感，但目前还缺乏小叶原位癌患者仅接受放疗的系统性研究，也缺乏放疗对旺炽性小叶原位癌和多形性小叶原位癌疗效的数据。Cutuli 等[216] 分析了 25 例小叶原位癌患者（未进一步分类），所有患者在 1980—1992 年接受了全乳房放疗，其中 5 例患者进行了象限切除术，20 例患者进行了肿块切除术。中位放射剂量为 52Gy。除手术和放疗外，12 例患者经他莫昔芬（20mg/d）治疗 2 年。经过 58～240 个月（中位随访时间为 153 个月）的随访，一例患者在经切除和放疗后的第 179 个月出现同侧浸润性导管癌，另一例患者在接受小叶原位癌治疗后的第 20 个月出现了对侧浸润性癌[218]。

目前，针对小叶原位癌患者常规使用放疗的证据仍不够充分[219]。

（三）对侧乳房的手术切除和活检

对于有高风险的患者，如存在乳腺癌家族史，可以考虑乳房切除。如果要进行乳房切除，全乳房切除术是首选的手术方式。无论进行单侧还是双侧皮下乳房切除术，都可能留下一定数量的乳腺组织，尤其是在保留乳头的情况下，因为乳头内存在小叶结构[64]。鉴于经切除活检诊断为小叶原位癌的乳腺中，约 5% 同时患有隐匿性浸润性癌[57, 148]，因此在进行乳房切除术时，应考虑对前哨淋巴结进行

活检。术前应对双侧乳房进行影像学检查，包括 MRI 检查，以降低漏诊隐匿性导管原位癌或浸润性癌的可能性。

患者常发生双侧性小叶原位癌，但并非存在于每例患者中。在接受对侧活检的小叶原位癌患者中，约 40% 的患者对侧乳房也存在小叶原位癌。在对小叶原位癌患者施行同侧乳房切除术之前，尤其是当另一侧乳房存在可触及的或影像学异常时，应考虑对对侧乳房进行活检。活检应取实质部分，以获取足够标本以供病理诊断。在施行单侧或双侧乳房切除术之前，必须权衡临床特征、乳腺癌的遗传易感性和患者的心理因素[220]。

（四）小叶原位癌在导管原位癌和浸润性癌保乳手术治疗中的意义

在接受保乳手术治疗的导管原位癌和各类型浸润性癌患者中，合并小叶原位癌的意义尚不明确。由于患者群体、初始治疗方案、辅助治疗使用和随访时间长短的差异，已发表的研究报道了相互矛盾的结果。在大多数研究中没有区分经典型小叶原位癌和多形性小叶原位癌，因为多形性小叶原位癌相对稀有，研究数据可能主要与经典型小叶原位癌有关。

（五）小叶原位癌和浸润性小叶癌的切缘评估

由于小叶原位癌病灶倾向于呈多中心性、多灶性和双侧性，因此在小叶原位癌的外科治疗中，阴性切缘尚未被证实是具有临床意义的手术目标。

Stolier 等[211] 进行了一项有趣的研究，他们分析了 40 例接受保乳手术治疗的浸润性小叶癌患者。尽管该组病例中 38% 的小叶原位癌患者切缘阳性或接近阳性，但经过平均 67 个月的随访，均未出现乳房局部复发。尽管随访时间相对较短，但作者仍以此得出结论，在保乳手术中，切缘存在小叶原位癌并不会增加乳腺癌复发的风险。

对于多形性小叶原位癌的手术处理，特别是对于阳性切缘的处理，目前存在争议。在一项对 300 多名乳腺外科医生的调查中发现，24% 的医生会再次切除，23% 的医生"有时"会选择再次切除，53% 的医生不会进行再次切除[221]。Downs-Kelly 等[168] 对 26 例经手术活检确诊的多形性小叶原位癌患者切缘受累的意义进行了研究。这些患者中有 16

例接受了辅助放疗、内分泌预防治疗或其他治疗。术后 18 个月，1 例（3.8%）多形性小叶原位癌患者原病灶处出现局部复发，该患者的手术切缘存在多形性小叶原位癌，术后接受了内分泌预防治疗。经过平均 46 个月的随访，其余患者均未复发，尽管有 17 例患者的多形性小叶原位癌病灶累及或紧邻切缘（距离切缘 < 2mm）。Flanagan 等报道了 21 例经切除活检或乳房切除术确诊的多形性小叶原位癌患者，其中有 7 例患者的多形性小叶原位癌病灶累及切缘或紧邻切缘（距离切缘 < 1mm），经过平均 4.1 年的随访，无 1 例复发[187]。Khoury 等[137] 发现在 31 例接受手术治疗的多形性小叶原位癌患者中，无论是否接受放疗及内分泌治疗，经过中位 55.6 个月的随访，6 例（19.4%）患者出现局部复发，其中包括 4 例浸润性癌（3 例小叶癌）和 2 例多形性小叶原位癌。6 例复发患者均行局部切除术，但未接受放疗，其中有 2 例患者手术切缘呈阳性。

由于数据相对匮乏，目前旺炽性小叶原位癌患者切缘阳性的意义尚不明确。美国 NCCN 没有对旺炽性小叶原位癌和多形性小叶原位癌阳性切缘的处理提出建议。

（六）小叶原位癌对导管原位癌合并小叶原位癌复发的影响

Rudloff 等[220] 分析了 294 例接受保乳手术治疗的导管原位癌合并小叶原位癌和增生性病变患者的局部复发风险。其中 50%（10/20 例）合并小叶原位癌的导管原位癌患者出现局部复发，22%（4/18 例）合并非典型小叶增生的导管原位癌患者出现复发，46%（12/26 例）的手术切缘存在"小叶肿瘤"（小叶原位癌或非典型小叶增生）病灶的患者出现复发。总体而言，导管原位癌合并"小叶肿瘤"患者的乳腺复发率（15/41；37%）明显高于未合并"小叶肿瘤"的导管原位癌患者（40/227；18%）。随访 5 年、10 年和 15 年，导管原位癌合并"小叶肿瘤"病例组的累计乳腺复发率显著较高，而伴发非典型导管增生或柱状细胞变并不会显著增加肿瘤复发的风险。

（七）小叶原位癌对浸润性癌复发的影响

大多数研究在评估小叶原位癌对浸润性癌患者复发的影响时，未区分导管癌和小叶癌。总体而

言，在接受保乳手术治疗的浸润性癌患者中，合并小叶原位癌并没有显著增加乳腺复发的风险[222-226]。在随访时间最长的研究[224] 中，比较了 119 例合并小叶原位癌与 1062 例未合并小叶原位癌的患者的 8 年肿瘤复发率（13% vs. 12%）。无论是同侧或对侧乳房还是全身性复发风险，均与接受治疗的乳房中小叶原位癌病灶数量没有显著关系。Ben-David 等[223] 的研究随访时间最短，也发现手术活检时切缘小叶原位癌的存在，以及小叶原位癌病灶数量的多少均不会增加乳房局部复发的风险。

Ciocca 等[224] 对经保乳手术和放疗的导管原位癌，以及 I 期或 II 期浸润性癌患者进行了研究，中位随访时间为 72 个月。290 例肿瘤切除标本存在小叶原位癌，其中 84 例标本在切缘处查见小叶原位癌病灶，另外 2604 例标本不存在小叶原位癌。在合并小叶原位癌的病例中，47.2% 为浸润性小叶癌，其余为导管原位癌或某种类型的浸润性导管癌。在未合并小叶原位癌的病例中，浸润性小叶癌仅占 4.1%。小叶原位癌的存在，无论是否在切缘附近，都不是乳腺癌局部复发的重要预测因子。切缘存在小叶原位癌的患者和未合并小叶原位癌的患者的 10 年局部复发率均为 6%。但本研究中存在一个重要的混杂因素，即合并小叶原位癌的患者接受辅助系统性治疗（化疗 6.9%；他莫昔芬 40.7%；两者均有 22.8%）的比例高于未合并小叶原位癌的患者（化疗 14.5%；他莫昔芬 29.8%；两者均有 14.8%）。在多因素分析中，接受化疗联合他莫昔芬或仅接受他莫昔芬治疗的患者的局部复发率显著降低。

基于少数研究数据得出的结论认为，小叶原位癌的存在使患者在保乳手术后易于复发。Sasson 等[225] 比较了 65 例合并小叶原位癌的浸润性癌患者和 1209 例未合并小叶原位癌的患者。经过 5 年的随访，两组患者乳腺癌复发率相似（小叶原位癌 5%；对照组为 3%），但合并小叶原位癌的病例组的 10 年累计复发风险（29%）明显高于对照组。然而，接受他莫昔芬治疗的患者的 10 年累计复发风险没有显著差异（小叶原位癌 8%；对照组 6%），表明抗雌激素治疗可以降低经保乳手术治疗患者与小叶原位癌相关的复发风险。

Jolly 等[226] 分析了 607 例接受保乳手术治疗的浸润性癌患者，中位随访时间为 8.7 年。与未合并

小叶原位癌的病例组相比，合并小叶原位癌的病例组 10 年乳腺复发率明显较高（14% vs. 7%）。无论小叶原位癌是否位于切缘附近，都显著增加了局部复发的风险。Mechera 等[227] 回顾了 335 例连续的乳腺癌患者，经过中位 70.6 个月的随访，发现小叶原位癌的存在显著增加了乳腺癌复发的风险。

综上所述，浸润性癌或导管原位癌中存在小叶原位癌，无论是否位于切缘处，都不是保乳手术联合放疗的禁忌。小叶原位癌的存在可能会导致经保乳手术和放疗的患者局部复发风险增加，但发生机制仍不清楚。在一定程度上，合并小叶原位癌可能会导致局部复发，而应用辅助性内分泌预防和选择性 ER 调节药疗法可部分抵消复发风险。在评估合并小叶原位癌对局部乳腺复发风险的影响时，几乎所有研究均没有具体区分多形性小叶原位癌和经典型小叶原位癌。由于多形性小叶原位癌较为少见，研究人员主要分析经典型小叶原位癌。

五、总结

与经典型小叶原位癌有关的最有意义的临床病理问题可概括如下。

● 经典型小叶原位癌不仅是乳腺浸润性癌的风险因素，也是非必然的前驱病变。

● 最常见的染色体改变是 16q 缺失，最常见的体细胞突变是编码 E-cadherin 的基因 CDH1。

● 所有亚型小叶原位癌免疫组织化学染色呈 E-cadherin 阴性和 p120 胞质阳性。

● 长期来看，大约 1/3 的经典型小叶原位癌患者进展为浸润性癌，经典型小叶原位癌患者后续患癌的总体风险可以概括为以下容易记忆的统计数据，即风险增加约 1%/ 年，第 10 年约为 10%，20 年后约为 20%。

● 非典型小叶增生风险大约比小叶原位癌低 50%。

● 小叶原位癌的范围，即多中心性、多灶性和双侧性，不影响患癌风险。

● 双侧乳腺发生浸润性癌的风险都增加，尽管同侧略高。

● 后续发生的浸润性癌可为小叶型或导管型。

● 对于经粗针穿刺活检诊断的经典型小叶原位癌患者，如果影像 – 病理检查一致，可以不进行切除活检；然而对于诊断为旺炽性小叶原位癌或多形性小叶原位癌的患者（及经典型小叶原位癌影像 – 病理检查不一致时）建议切除活检。

● 密切的临床随访是降低小叶原位癌风险的合理处理策略；然而，对于有乳腺癌家族史和不能持续随访的患者，可选择内分泌预防治疗［如选择性 ER 调节药（他莫昔芬和雷洛昔芬），或 AI（阿那曲唑）］和双侧乳房切除术治疗。

● 旺炽性小叶原位癌、多形性小叶原位癌和大汗腺多形性小叶原位癌的乳腺 X 线检查常表现为钙化，这些变异型小叶原位癌似乎在临床上具有更强的侵袭性。因此大多数情况下，治疗方式（至少在保乳手术方面）应类似于导管原位癌。

● 目前，放射疗法治疗各亚型小叶原位癌的效果尚未确定。

第 32 章 乳腺浸润性小叶癌
Invasive Lobular Carcinoma

Syed A. Hoda 著

张 渝 译 张 玮 校

　　"小叶癌"这一术语是在 1941 年 Foote 和 Stewart[1] 发表的关于小叶原位癌 (lobular carcinoma in situ, LCIS) 的重要论文中提出的。作者指出,当肿瘤浸润时,常常表现出一种特殊的生长方式,病理医生积累一定经验后,很容易识别这类肿瘤的起源。Foote 和 Stewart 强调的"特殊"诊断特征是癌细胞呈线性排列,并倾向于围绕导管和小叶呈环状生长方式 (靶环样生长)。他们还观察到,虽然并不是每个病例都合并小叶原位癌,但极其独特的形态学支持其为浸润性癌的一种特殊组织学类型,起源于小叶和终末导管上皮的原位癌。

　　对于浸润性小叶癌 (invasive lobular carcinoma, ILC),正如 Foote 和 Stewart 所述,现称为经典型浸润性小叶癌 (classic ILC, C-ILC)。后者应与多形性浸润性小叶癌 (pleomorphic ILC, P-ILC) 鉴别,多形性浸润性小叶癌是浸润性小叶癌另一种主要类型 ("变异型")。编码 E-cadherin 蛋白的基因 *CDH1* 的突变与所有类型的浸润性小叶癌有关,而与导管癌无关。在这种分子改变基础上,大约 85% 的浸润性小叶癌以 E-cadherin 免疫组织化学的表达缺失为特征,其余约 15% 缺乏其他细胞黏附蛋白 (即连环蛋白复合体)。最初认为 *CDH1* 是弥漫型胃癌 (另一种以细胞黏附不良为特征的恶性肿瘤) 的主要易感基因;然而,在 *CDH1* 突变家族中出现大量乳腺浸润性小叶癌患者,因而确定其为后者的易感基因[2]。E-cadherin 缺失现在已确定为浸润性小叶癌的"标志性"发现,并且几乎所有浸润性小叶癌病例都在 DNA、mRNA 和蛋白水平上发现了 *CDH1* 丢失[3]。

　　事实上,20 世纪发表的关于浸润性小叶癌的所有数据都与经典型浸润性小叶癌有关。在本章中,当涉及 2000 年前后发表的研究时,使用浸润性小叶癌缩写,除非研究特别提到多形性浸润性小叶癌或其他浸润性小叶癌变异型 (结构:腺泡状、实性和小管小叶型;细胞学:大汗腺多形性、印戒细胞样和组织细胞样)。

　　不到 5% 的浸润性乳腺癌由导管和小叶组织学特征混合而成。此组混合癌主要包括 2 个区域:①实体或黏附性生长的区域,有时可见局灶腺体形成,这是浸润性导管癌的典型特征;②失黏附细胞呈线状排列的区域,见于浸润性小叶癌。在单个肿瘤中可能同时存在不同比例的 2 种成分。腋窝淋巴结转移的组织病理学表现通常与原发肿瘤的主要生长模式相对应。混合癌中常出现原位癌,可呈导管原位癌或小叶原位癌,或两者兼有。Rakha 等[4] 报道,在 4412 例乳腺癌中混合癌占 3.6%。调整级别后,混合癌的各种标志物表达谱介于浸润性导管癌和浸润性小叶癌之间,但混合癌的生存期与浸润性导管癌和浸润性小叶癌没有显著差异。Naidoo 等[5] 报道称,在粗针穿刺活检和切除标本中,混合性浸润性小叶癌和浸润性导管癌的诊断一致性仅为中度 (46%),这表明取材在其精准诊断中起着关键作用。

【临床表现】

1. 发病率

　　浸润性小叶癌的发病率似乎在上升,尤其是绝经后女性。据推测,可能与激素替代治疗的使用增加有关[6]。值得注意的是,对于小叶原位癌患者后续发生浸润性癌的概率，浸润性小叶癌的发生概率大约是浸润性导管癌的 3 倍。

在免疫组织化学标志 E-cadherin 应用之前，严格依据 Foote 和 Stewart 形态学标准诊断，浸润性小叶癌发病率通常占 5% 或更少。Newman[7] 回顾了 17 年间治疗的 1396 例乳腺癌，发现 5% 可以归类为浸润性小叶癌。回顾梅奥医学中心治疗的 4000 多例乳腺癌，3.2% 是浸润性小叶癌[8]。对 1969—1971 年在美国诊断的 21 000 多例乳腺癌进行分析发现，3% 归类为浸润性小叶癌[9]。

以美国 1987—1999 年确诊为浸润性乳腺癌的女性人群为基础的研究显示，小叶癌的发病率在此期间有所增加[10]。在 50 岁或 50 岁以上的女性中，浸润性小叶癌发病率增加最明显。相比之下，浸润性导管癌的发病率相对稳定。随后对 1999—2004 年 92.1% 的美国女性进行了数据分析，结果显示浸润性小叶癌的年龄调整发病率下降了 20.5%，而浸润性导管癌和所有乳腺癌的年龄调整发病率分别下降了 14.2% 和 11.6%[11]。作者推测浸润性小叶癌发病率的降低可能与减少使用联合激素替代疗法有关。Chikman 等[12] 分析了 1992—2009 年以色列的连续 2175 例乳腺癌患者，其中 8.6% 的癌症归类为浸润性小叶癌，由 1992—1994 年的 4.6% 上升至 2004—2006 年的 10.9%，而在 2007—2009 年下降至 8.7%。对比分析发现，在 50—64 岁这一年龄段内，诊断为浸润性小叶癌的患者，使用雌激素替代疗法的频率显著高于浸润性导管癌患者。

Allen-Brady 等[13] 在犹他州人口数据库中，调查了小叶癌与家族性乳腺癌风险的关系。在 22 519 例乳腺癌中，1453 例（6.5%）为小叶类型，包括原位癌和浸润性。与非特殊型乳腺癌病史相关的风险比较，浸润性小叶癌患者的一级女性亲属发生乳腺癌，特别是小叶癌的风险显著增加。

值得注意的是，遗传性浸润性小叶癌是罕见的。但是，它可以作为继发性肿瘤发生在遗传性弥漫性胃癌患者或家族中，后者也特征性地出现了 CDH1 胚系突变[14]。

2. 年龄和性别

浸润性小叶癌几乎可发生在成年女性患者的整个年龄段（约 25 岁及以上，包括 90 岁以上）。大多数研究认为确诊时的中位年龄在 45—56 岁[7, 8, 15-20]。

在乳腺癌年龄分布的两端[20]，与 35 岁或以下的女性相比，浸润性小叶癌在 75 岁以上的女性中相对更常见（11%）。在对不同类型乳腺癌患者的年龄分布分析中，同时患有浸润性小叶癌和浸润性导管癌的患者的平均年龄为 57 岁[21]。

据报道，经典型和变异型浸润性小叶癌的年龄分布存在差异。两项研究发现经典型浸润性小叶癌患者往往比变异型浸润性小叶癌患者更年轻[15, 17]。另一项研究报道，变异型浸润性小叶癌患者确诊时的中位年龄（47 岁），低于经典型浸润性小叶癌患者（53 岁）[19]。Buchanan 等[22] 发现经典型浸润性小叶癌患者（中位年龄 61 岁；范围：34—89 岁）和多形性浸润性小叶癌患者（中位年龄 59 岁；范围：36—86 岁）的中位年龄和确诊年龄范围没有显著差异。

作为小叶癌发生部位的小叶和终末导管通常不会在男性乳腺中形成，因此男性很少发生小叶原位癌或浸润性小叶癌。少数个案报道，男性浸润性小叶癌通常是经典型[23-28]，但多形性浸润性小叶癌也有过报道[29, 30]。回顾性分析 1973—2013 年监测、流行病学和最终结果数据库中的男性浸润性小叶癌显示，88 例患者的平均生存期为 76.4 个月，低于 96 609 例女性患者的 88.7 个月[31]。

对于人类免疫缺陷病毒（HIV）血清阳性的女性，患有浸润性小叶癌的病例仅有个案报道[32]。其他关于 HIV 阳性女性发生乳腺癌的病例报道描述了多种肿瘤组织学类型。这些患者的肿瘤类型、临床病程和免疫缺陷之间的关联尚不能确定[33-35]。

3. 症状和体征

大多数浸润性小叶癌病例的主要症状是边界不清的肿块，但在某些情况下，肿瘤仅表现为可触的模糊结节。较大的病变更有可能导致皮肤回缩或固定。乳头 Paget 病在浸润性小叶癌中并不常见，但可继发于中央区肿瘤，直接延伸至乳头表皮[36]。

【影像学检查】

1. X 线检查

对于大多数经典型浸润性小叶癌，乳腺 X 线检查可以呈现"正常"影像学表现，或者是呈现肿块影。经典型浸润性小叶癌不易形成钙化，但在伴发良性病变，如硬化性腺病[37]，或腺泡内有旺炽性小叶原位癌或多形性小叶原位癌并伴有坏死和钙化时。研究发现，通过乳腺 X 线检查在浸润性小叶癌中发现钙化的概率远低于浸润性导管癌[38-41]。Kim 等[42]比较了 27 例浸润性小叶癌患者和 85 例浸润性导管癌患者的乳腺 X 线检查结果。3 例浸润性小叶癌（11.1%）病变中发现钙化，且均伴有肿块形成。相比之下，27 例浸润性导管癌（31.9%）出现钙化，其中包含 14 例（16.7%）以钙化为唯一异常的影像学特征。4 例浸润性小叶癌（14.8%）和 1 例浸润性导管癌（1.1%）的乳腺 X 线检查为假阴性。Brem 等[43]报道称，在接受乳腺 X 线检查、超声检查和磁共振成像的浸润性小叶癌患者中，分别有 21%、32% 和 17% 的患者影像学为阴性结果。假阴性率最低（7%）的是乳腺特异性伽马成像（breast-specific gamma imaging，BSGI），它发现了 6 个 X 线检查不能识别的浸润性小叶癌和 2 个磁共振成像漏诊的浸润性小叶癌。

与乳腺 X 线检查相比，重复临床体格检查能增加浸润性小叶癌的检出率[44, 45]。回顾性分析显示，在影像学检查过程中会"遗漏"一些病变。某些情况下，乳腺 X 线检查异常仅仅是密度不对称或结构扭曲，而没有明显的肿块形成[42, 46]。

乳腺 X 线检查显示乳房大小或体积减小与浸润性小叶癌有关，尽管临床上没有发现乳房大小的变化[47]。对于乳腺弥漫性浸润性癌患者，在临床体格检查中，倾向于表现为乳腺增厚而非不连续的肿块。Kim 等[42]报道称，22.2% 的浸润性小叶癌患者和 2.3% 的浸润性导管癌患者出现乳房体积减小。

将浸润性小叶癌与其他类型的癌进行比较时，乳腺 X 线检查显示，浸润性小叶癌更多表现为毛刺状，常与乳头或皮肤的凹陷有关[40, 48]。浸润性小叶癌最常见的乳腺 X 线表现是不对称、边界不清或不规则的毛刺状肿块[38, 40, 49]。混合性小叶和导管癌的乳腺 X 线特征往往介于两者之间。在某些病例中，由于缺乏清晰的边缘，整个乳房有形成多个小结节的倾向，这些特征可能会影响浸润性小叶癌的放射学检测，并出现假阴性诊断。与那些病灶不明确或不对称的患者相比，具有毛刺状肿块形式的患者在再次切除时几乎没有残留癌成分[49]。另有少数浸润性小叶癌患者的乳腺 X 线表现为圆形或椭圆形的肿瘤[50]。

Mendelson 等[37]描述了与浸润性小叶癌相关

的 5 种乳腺 X 线检查表现，包括边缘不清的不对称密度影、致密的毛刺状肿块、无明显肿块的致密乳房、微钙化和不连续的圆形肿块。最常见的模式是密度不对称、边界不清的致密影。因此，他们认为浸润性小叶癌缺乏特殊性或特征性的乳腺 X 线表现。Mitnick 等[48]发现，在具有不同乳腺 X 线表现的病变之间，平均肿瘤大小没有显著差异，为 1.2cm。

2. 超声检查

在超声检查方面，Butler 等[51]报道称，60.5% 的浸润性小叶癌患者主要出现边缘呈棱角状或边界不清的异质性低回声肿块和后方声影。其余表现为各种不同的超声特征，包括 12% 的肿瘤在"超声检查中难以觉察"。超声检查对直径小于 1cm 的肿瘤的敏感性为 85.7%。经典型浸润性小叶癌倾向于表现为无离散肿块的灶性阴影，而具有多形性组织学特征的肿瘤则多表现为阴影型肿块。腺泡型、实体型和印戒细胞型最常表现为分叶状、边界清楚的肿块[51]。Kim 等[42]研究发现，后方声影在浸润性小叶癌（59.2%）中比浸润性导管癌更常见。Selinko 等[52]发现超声检测浸润性小叶癌的敏感度为 98%，远高于乳腺 X 线检查（65%）。最常见的超声表现为低回声肿块，有声影（58%）多于无声影（27%）。此外，作者还可通过超声定位腋窝淋巴结进行细针穿刺活检检查和分期。Albayrak 等[46]观察到，在 11 例乳腺 X 线检查阴性的患者中，超声检查发现了 9 例（81.8%）浸润性小叶癌，因此对于 X 线检查显示乳腺致密的女性患者推荐使用超声检查。然而，超声检查也可能产生假阴性结果，正如 Brem 等[43]所报道，32%（8/25 例）的浸润性小叶癌患者出现了假阴性结果。

乳腺 X 线对肿瘤大小的估计往往小于大体测量值[53]，在这些患者中，磁共振成像有助于确定肿瘤大小[54]。Rodenko 等[55]发现，在相当多的病例中，磁共振成像比乳腺 X 线更能有效地确定原发性浸润性小叶癌的范围，而在所检查的 4 例患者中，未发现腋窝淋巴结转移癌。Yeh 等[56]报道称，在大多数情况下，将磁共振成像上所见的肿瘤形态与钆摄取的定量测量相结合对检测浸润性小叶癌是有效的。超声检查可用于检测多病灶性和多中心性浸润性小叶癌[57]。

3. 磁共振成像

通过比较乳腺 X 线摄影、超声检查和磁共振成像的灵敏度，发现磁共振成像是 3 种成像方式中最敏感的影像学检查[42, 43, 58-61]，其灵敏度通常为 90% 以上。但磁共振成像的高敏感性和低特异性往往会高估肿瘤大小。

磁共振成像对多病灶性和多中心性浸润性小叶癌的检出具有很高的敏感性。Mann 等[58] 报道称，在 32% 的浸润性小叶癌患者中，磁共振成像发现了超声或 X 线未发现的同侧癌的第二病灶，而仅应用磁共振成像检查的患者，有 7% 发现了隐匿性对侧癌。Levrini 等[62] 描述了浸润性小叶癌的 5 种磁共振成像图像模式，包括出现多个小强化病灶、主病灶周围环绕附加病灶。这些图像模式对应浸润性小叶癌的多中心性和多病灶性。在大多数病例中，磁共振成像图像所见的肿瘤形态结合钆摄取的定量测量，是检测浸润性小叶癌的有效方法。浸润性小叶癌的另一特点是磁共振成像增强速度慢于浸润性导管癌，但峰值强化对于 2 种肿瘤而言较为相似[63]。

尽管磁共振成像还没有像乳腺 X 线检查那样，作为一种基于人群的筛查方式。但上述数据表明，它可以在某些高危患者群体的随访中发挥重要作用，包括有乳腺癌和卵巢癌家族史或霍奇金淋巴瘤放射史等终生风险超过 20% 的女性亚群[64]。对于经活检证实患有非典型小叶增生或小叶原位癌的患者，更有可能发生浸润性小叶癌。由于一侧乳腺患有浸润性小叶癌的患者，在对侧乳腺发生隐匿性浸润性小叶癌或后续发展为浸润性小叶癌的可能性增加。因此，磁共振成像也应用于这些患者。

在影像学研究中，尽管多形性浸润性小叶癌较少漏诊，钙化更为常见，但多形性浸润性小叶癌仍不易与经典型浸润性小叶癌相区别。在一项对 22 例多形性浸润性小叶癌病例的研究中，Jung 等[65] 发现 1 例（5%）乳腺 X 线检查为阴性而磁共振成像检查呈阳性的病例。相比之下，在 46 例经典型浸润性小叶癌中，乳腺 X 线检查漏诊 7 例（15%）；而在 40 例经典型浸润性小叶癌中，磁共振成像检查漏诊 2 例（5%）。作者发现 23%（3/13 例）的多形性浸润性小叶癌和 23%（9/40 例）的经典型浸润性小叶癌超声检查为隐匿性病灶。

4. 乳腺特异性伽马成像

乳腺特异性伽马成像（breast-specific gamma imaging，BSGI）使用高分辨率伽马相机，检测癌

细胞和正常乳腺组织对 99mTc- 甲氧基异丁基异腈摄取的差异。BSGI 检测浸润性小叶癌的灵敏度略高于浸润性导管癌（88.9% vs. 85.1%）[66]。在一项研究中，该技术优于乳腺 X 线检查、超声检查和磁共振成像，其灵敏度为 93%[43]。

5. 数字断层融合

数字断层融合技术（digital tomosynthesis）可以合成从多个角度拍摄的多幅图像，即使在乳腺致密的情况下，也能产生超高分辨率的三维图像。该技术辐射剂量较低，且对乳腺具有轻微挤压。数字断层融合技术检测浸润性小叶癌的早期结果令人振奋，这些肿瘤表现为毛刺状、结构扭曲或肿块形式[67, 68]。

6. 浸润性小叶癌肿瘤大小的术前评估

确定肿瘤大小对于乳腺癌术前的治疗计划非常重要。在浸润性小叶癌患者中，乳腺 X 线检查对肿瘤大小的评估，在很大一部分病例中往往小于切除肿瘤的大体测量值[53]。与大体测量相比，磁共振成像对浸润性小叶癌肿瘤大小的测量，比乳腺 X 线检查或超声更准确[53-55, 69]。然而，与切除标本的组织学检查相比，磁共振成像可能低估高达 60% 的浸润性小叶癌病例的大小和范围，因为它无法发现肿块主体周围的镜下浸润癌灶或微小浸润小叶癌病灶[70, 71]。

7. 肿瘤切除术切缘的影像学评估

对于有保乳意愿并将肿块切除作为手术选择的浸润性小叶癌患者来说，肿瘤紧邻切缘或切缘阳性是一个重要的问题。Dillon 等[72] 报道，49%（38/77 例）的浸润性小叶癌患者和 24%（143/588 例）的浸润性导管癌患者出现紧邻切缘或阳性切缘。这项研究中，乳腺 X 线检查示肿瘤大于 1.5cm、肿瘤多灶性或多中心性是紧邻切缘或阳性切缘的重要预测因子。Fortunato 等[73] 的一项研究显示，浸润性小叶癌在初次肿瘤切除时的阳性切缘率（21/171 或 12.3%），明显高于浸润性导管癌（71/1011 或 7%）。Silberfein 等[74] 研究中的 50%（50/101 例）的患者，以及 Sakr 等[75] 研究中 39% 的患者出现紧邻切缘或阳性切缘。对于术前经穿刺活检诊断的患者进行肿块切除，标本切缘阳性率显著降低，这可能是因为外科医生预见到浸润性小叶癌是范围更广的肿瘤，从而进行了更大范围的切除[74, 76]。这一结论得到了

Sakr 等[75] 研究的支持，该研究将 73 例浸润性小叶癌患者相对低频率（39%）的紧邻切缘或阳性切缘，归因于更大的切除范围，他们将其描述为"全层切除"（full-thickness excision）或"肿瘤整形手术"（oncoplastic surgery）。

术前进行磁共振成像检查，可降低接受保乳手术的浸润性小叶癌患者的再次切除率[69, 74, 77]。Mann 等[77] 发现，术前未做磁共振成像检查的患者中，有 27% 因肿瘤紧邻切缘或阳性切缘需要再次切除，而术前接受了磁共振成像检查的患者，仅有 9% 需要再次切除。虽然这些数据是基于对病例的回顾性分析，而不是随机的前瞻性试验，但在接受和未接受术前乳腺磁共振成像检查的患者之间，肿瘤大小或多病灶的概率没有显著差异。在一项对同意进行术前磁共振成像检查的浸润性小叶癌患者的前瞻性研究中，Lau 和 Romero[78] 发现，40%（8/20 例）的浸润性小叶癌患者合并额外的癌灶，包括 2 例隐匿性对侧癌。磁共振成像检查结果使 42% 的患者在手术中受益，只有 1 例患者因阳性切缘而需再次手术切除。

【双侧性】

与其他类型的肿瘤相比，通常认为浸润性小叶癌患者双侧癌的发生率相对较高[79]。然而，这一观察结果可能受到浸润性小叶癌患者进行对侧乳腺活检和双侧乳房切除术的频率增加的影响。

在三项研究中，与浸润性导管癌患者相比，浸润性小叶癌患者发生对侧癌的相对危险度（RR）在 1.6（95%CI 0.7～3.6）～2.0（95%CI 0.8～8.4）[79-82]。文献报道的双侧总体发生率不一致（6%～47%），这受到了数据记录方式的影响。6%～28% 的病例存在既往或并发的对侧癌[7, 8, 17, 18, 83-85]。据报道，女性患者对侧癌的每年发病率为 1.0%～2.38%[83, 86, 87]，或为 0.7%/ 年[88]。Lee 等[89] 预估，经过 10 年随访，再发对侧癌症的概率为 10%。一些证据表明，经典型浸润性小叶癌患者的双侧性发生率高于变异型浸润性小叶癌患者[87]。随访研究发现，在曾接受过浸润性小叶癌治疗的患者中，4%～14% 的患者后来发生了对侧癌[16, 83, 85]。在多数同时性或异时性对侧癌中出现小叶癌成分，且至少 50% 是浸润性癌[18, 83, 84, 86]。Hislop 等[86] 发现，与淋巴结阴性的患者相比，Ⅱ期浸润性小叶癌患者更有可能继发对侧癌。

一组研究随机对 108 例浸润性小叶癌患者进行对侧活检，结果发现 6% 的患者同时患有导管原位癌，10% 的患者合并浸润性癌[90]。另一组研究了 22 例有临床指征的患者，进行对侧活检时发现 5% 的患者合并导管原位癌，32% 的患者合并浸润性癌。当同侧乳腺存在多中心性浸润性小叶癌，或存在同侧淋巴结转移时，患有对侧浸润性癌的概率明显更高。

根据目前的资料，对侧乳腺常规活检对浸润性小叶癌患者并不适用[88]。当不存在小叶原位癌时，浸润性小叶癌患者从这个过程中的获益并不高于浸润性导管癌患者。在影像学或临床表现证据充分，以及存在家族史倾向或乳腺癌遗传易感性的患者中，可进行对侧乳腺活检。在患有单侧乳腺浸润性导管癌和浸润性小叶癌的患者之间，发生双侧乳腺癌（异时性和同时性）的长期风险差异仍不清楚。

【大体病理】

浸润性小叶癌的肿瘤大小不一，可从隐匿的、大体不可见的镜下病变到弥漫性累及整个乳房。一些研究报道，可测量的浸润性小叶癌和浸润性导管癌的中位大小及平均大小没有显著差异；然而，Buchanan 等[22] 在对 52 例多形性浸润性小叶癌、356 例经典型浸润性小叶癌和 3978 例浸润性导管癌患者的研究发现，对于多形性浸润性小叶癌，中位肿瘤大小明显大于经典型浸润性小叶癌和浸润性导管癌（分别为 20mm、15mm 和 13mm）。

浸润性小叶癌通常形成边界不规则的质硬肿块，其边缘可能与周围的实质融合在一起，不易察觉，因此触诊比视诊更容易辨认肿瘤的边界。浸润性小叶癌病灶中一般不出现囊肿、出血、坏死或大体可见的钙化（"白垩条纹"）。大多数肿瘤呈灰白色，质地韧或硬。细胞丰富的肿瘤有时呈褐色。

在某些病例中，浸润性小叶癌的切除标本可能没有明显异常，仅触诊稍硬，但显微镜下可能存在大量的肿瘤细胞，Foote 和 Stewart 生动地描述过这种情况[91]。浸润性小叶癌的另一个主要表现是形成大量类似"小鹅卵石"或"沙粒"的细小质硬结节。这些病灶在大体表现和显微镜下形态上都类似于硬化性腺病。

若仅评估大体肿瘤的大小，可能会低估浸润性小叶癌的 T 分期，因为可能存在大体观上不明显的浸润性癌病灶。Moatame 和 Apple[92] 证明了这一现象，他们比较了 74 例组织学证实为浸润性小叶癌的患者的大体肿瘤大小和组织学肿瘤大小。最初大体分期为 T0 期的 26 例肿瘤均升级（T1，69%；T2，19%；T3，12%）。在大体分期为 T1 期的 26 例肿瘤中，35% 和 15% 的肿瘤分别重新分期为 T2 和 T3。最初分期为 T2 期的肿瘤中有 50% 再分期为 T3。当考虑到肿瘤的显微镜下范围时，40%～50% 病例的 T 分期出现升级。作者没有将大体和显微镜下 T 分期与预后数据（如淋巴结状态）或临床随访相关联。这些发现表明，目前基于最大单一肿瘤病灶的肿瘤（大小）、区域淋巴结（受累）、（远处）转移（TNM）分期标准可能会显著低估相当数量浸润性小叶癌患者的原发肿瘤负荷。

在威尔康奈尔医学中心 18 年间诊断的 75 250 例乳腺癌中，有 16 例（0.02%）微小浸润性（T1mic）小叶癌[71]。微小浸润的定义是浸润范围≤ 1mm。微小浸润癌病灶数量为 1～5 个 / 例，平均 1.5 个 / 例。其中 11 例伴经典型小叶原位癌，4 例伴旺炽性小叶原位癌和 1 例伴多形性小叶原位癌。在低倍镜下检查时，微小浸润性小叶癌的首要诊断线索是间质细胞密度增加。13 例患者淋巴结活检均为阴性。

【镜下病理】

Foote 和 Stewart[91] 在关于小叶原位癌的论文中简要提到浸润性小叶癌病变，5 年后总结了浸润性小叶癌的显微镜下特征。他们强调了以下内容：对于小叶癌的浸润区域，通常呈现线性排列的肿瘤细胞疏松散布于纤维间质中。片状生长模式不是其特征。原发肿瘤很少出现高细胞密度，但偶尔可以见到。

在细胞学层面，浸润性小叶癌肿瘤细胞呈小或中等大小，染色质均匀一致，并表现出较少的不规则性。由于癌细胞体积较小，淋巴结转移灶有时会出现致密的细胞团，Foote 和 Stewart 指出不要将这类转移癌误认为是淋巴瘤。肿瘤细胞内出现"中央黏液小球"是有价值的诊断特征[1]。

在诺丁汉系统（Nottingham System）中，乳腺浸润性癌的分级基于小管形成、核分级和核分裂活性。多数经典型浸润性小叶癌为 2 级，几乎没有管状结构形成，低 - 中等核级，核分裂活性低。一般来说，少于 10% 的经典型浸润性小叶癌为 1 级，80% 左右为 2 级，不到 10% 为 3 级[93]。

1. 经典型浸润性小叶癌

Foote 和 Stewart[91] 对浸润性小叶癌的描述，已广泛接受用以定义经典型浸润性小叶癌（C-ILC），随后的大多数临床病理研究严格遵循这一定义。1966 年，Newman[7] 描述了首个大宗病例研究，在回顾了 142 例具有浸润性小叶癌特征的肿瘤组织切片后，作者排除了存在明显的导管结构或基本上不呈线性生长模式的病例，最终明确 73 例在很大程度上或完全表现出"单细胞生长模式"，因此可认为是"纯"的浸润性小叶癌。

在经典型浸润性小叶癌的病变中可能会出现几种生长模式。肿瘤细胞缺乏黏附性，在组织切片中，特征性表现为倾向于形成线性排列方式（图 32-1 和图 32-2），多数情况下，其宽度不超过 1～2 个细胞。如果多于 2 个细胞则构成浸润性小叶癌的"小梁"结构模式（图 32-3）。

肿瘤细胞也可围绕在导管和小叶周围，形成同心圆结构（图 32-4 和图 32-5）。这种分布可导致"牛眼状"或"靶环状"外观。淋巴细胞围绕导管分布可能类似浸润性小叶癌的靶环状浸润模式，导致显著的诊断问题，特别是粗针穿刺活检标本[94]。然而，浸润性小叶癌只有很少情况下才伴有淋巴细胞反应（图 32-6）。少见情况下，可见伴生发中心的致密淋巴细胞浸润，这可能提示合并淋巴细胞性乳腺炎[95]（图 32-7）。与经典型浸润性小叶癌相比，淋巴浆细胞反应更容易发生在实体型和腺泡型中。肉芽肿性炎症在浸润性小叶癌中较为罕见（图 32-8）。"淋巴上皮瘤样癌"用于描述伴有明显淋巴细胞反应的浸润性小叶癌[96]，但 EB 病毒检测为阴性。

在少数病例中，浸润性小叶癌线性生长模式不典型，肿瘤细胞主要倾向于小而散在、无序地生长。这种侵袭性生长模式不会形成离散的肿块。低倍镜下，浸润灶中的小的肿瘤细胞可能被误认为是纤维间质或脂肪组织内的淋巴细胞或浆细胞（图 32-9 和图 32-10）。因此，在小叶原位癌患者的活检组织中，应仔细观察小叶间质是否存在隐匿的浸润灶（图 32-10 至图 32-12）。

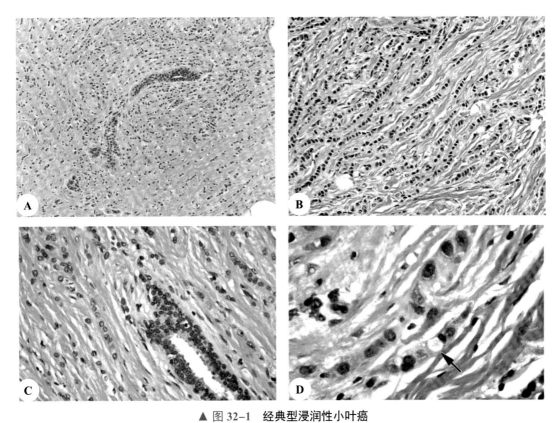

▲ 图 32-1 经典型浸润性小叶癌

A 至 C. 线性生长模式，图中显示单个或单行排列肿瘤细胞浸润间质；D. 细胞质黏液空泡（箭）

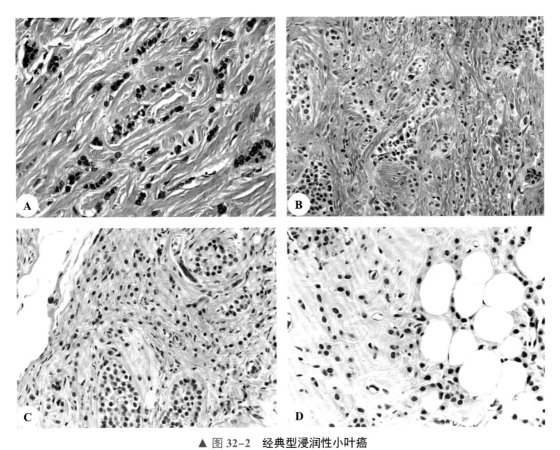

▲ 图 32-2 经典型浸润性小叶癌

相对较小的癌细胞呈线性排列；图中可见一些明显聚集的癌细胞（B）；可见小叶原位癌（C）

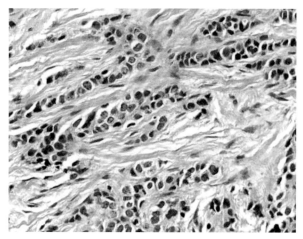

▲ 图 32-3　浸润性小叶癌，小梁型
左上角的典型线性排列与其他区域的小梁状排列形成对比

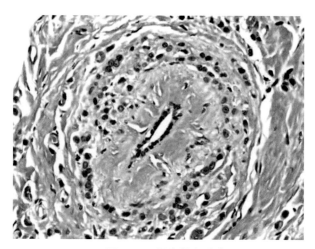

▲ 图 32-4　浸润性小叶癌
萎缩导管周围肿瘤细胞靶环状浸润

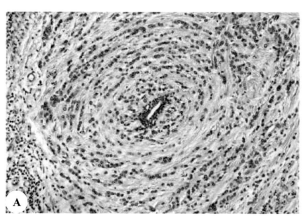

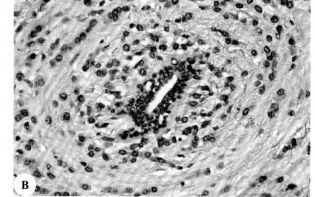

▲ 图 32-5　浸润性小叶癌，导管周围浸润
导管周围癌细胞呈同心圆样浸润（"靶环状"）

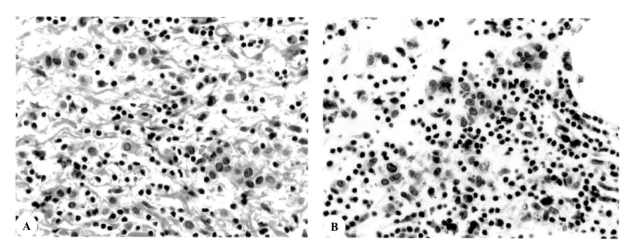

▲ 图 32-6　浸润性小叶癌，淋巴细胞反应
A. 可能被误认为是组织细胞的癌细胞分布于淋巴细胞之间；B. 癌细胞胞质内存在黏蛋白，经黏液卡红染色呈红色

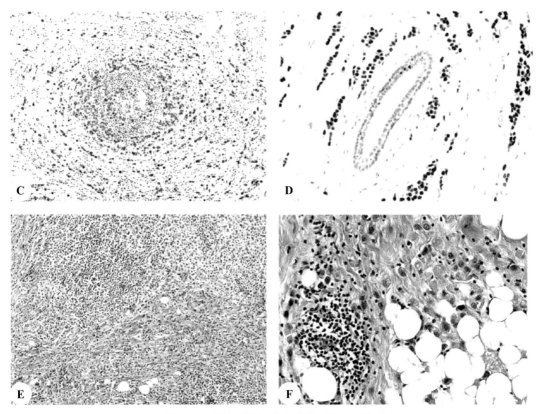

▲ 图 32-6（续）　浸润性小叶癌，淋巴细胞反应

C. 在萎缩导管周围的反应性淋巴细胞中，CK AE1/AE3 的免疫组织化学染色显示癌细胞呈靶环样分布；D. 显示雌激素受体（ER）核阳性表达；E 和 F. 浸润性癌附近可见显著的淋巴细胞浸润

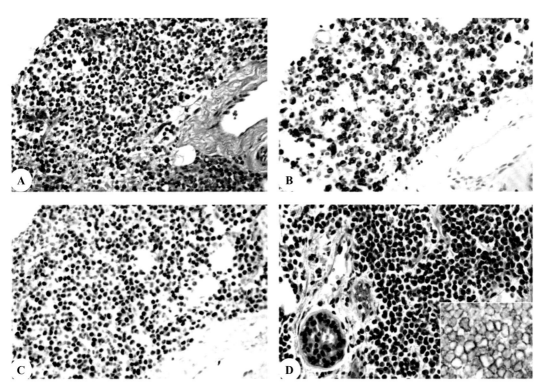

▲ 图 32-7　浸润性小叶癌，"浆细胞样"亚型

A 至 C. 浸润性小叶癌细胞呈浆细胞样（A），浸润癌细胞显示 CK AE1/AE3 细胞质阳性表达（B）及雌激素受体（ER）核阳性表达（C）；D. 将乳腺内孤立性浆细胞瘤作为比较，插图显示浆细胞典型的 CD138 阳性反应

显微镜下，组织学形态完全符合经典型浸润性小叶癌诊断标准的病例非常罕见。在多数主要由经典型浸润性小叶癌组成的肿瘤中，都存在少量由相似细胞构成的其他生长模式。因此，Richter 等[8] 将浸润性小叶癌的诊断标准限定为至少 70% 的肿瘤细胞具有"单行排列"（所谓的印第安列兵）的生长模式，这一定量标准已被普遍接受。生长模式的多样性是导致浸润性小叶癌出现诊断重复性问题的一个因素[97, 98]。

几种肿瘤可能类似经典型浸润性小叶癌的组织学形态，特别是粗针穿刺活检样本。其中包括间叶组织肿瘤，如浸润性上皮样肌纤维母细胞瘤[99] 和硬化性纤维肉瘤，以及血液系统恶性肿瘤，如骨髓瘤、淋巴瘤和白血病[100]。

2. 浸润性小叶癌的变异型

浸润性小叶癌肿瘤细胞具有多种细胞学类型，包括经典型、多形性、多形性和大汗腺样、浆细胞样、印戒细胞样和组织细胞样。表 32-1 列出了这

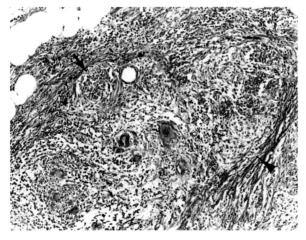

▲ 图 32-8　浸润性小叶癌，肉芽肿反应
左侧（箭）为残余小叶原位癌，右侧为浸润性小叶癌（箭头），两者之间为肉芽肿性炎

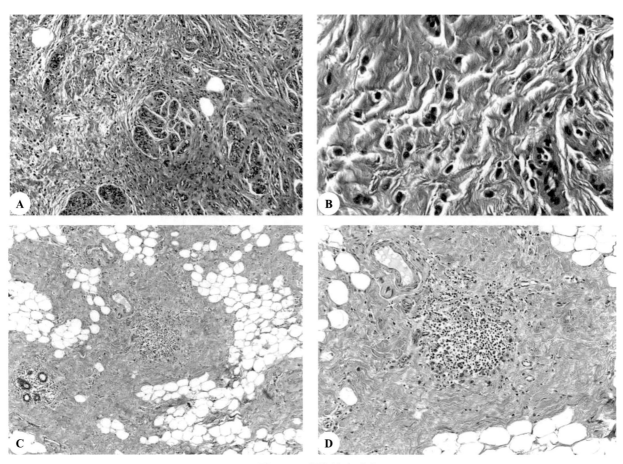

▲ 图 32-9　浸润性小叶癌
A 和 B. 一个病例中相对较小的肿瘤细胞在间质内的浸润，不易辨识；C 和 D. 另一个类似病例，与淋巴细胞浸润密切相关

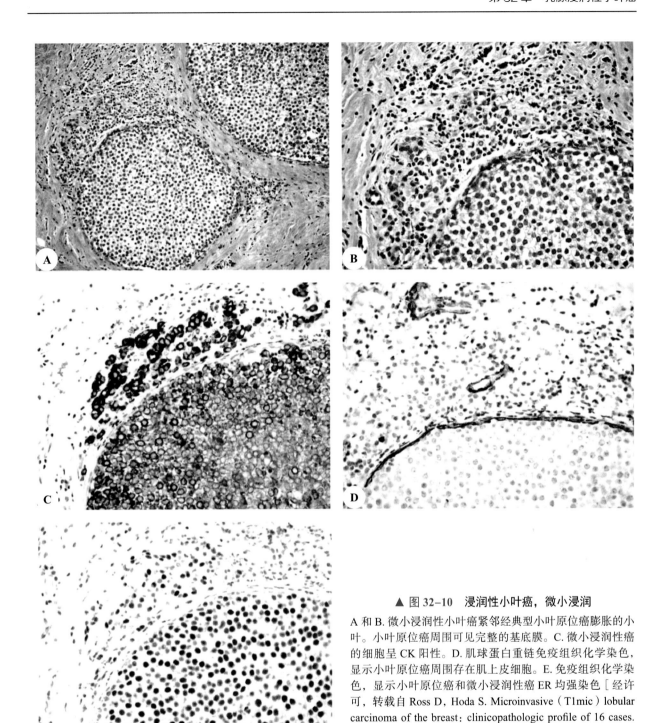

▲ 图 32-10　浸润性小叶癌，微小浸润

A 和 B. 微小浸润性小叶癌紧邻经典型小叶原位癌膨胀的小叶。小叶原位癌周围可见完整的基底膜。C. 微小浸润性癌的细胞呈 CK 阳性。D. 肌球蛋白重链免疫组织化学染色，显示小叶原位癌周围存在肌上皮细胞。E. 免疫组织化学染色，显示小叶原位癌和微小浸润性癌 ER 均强染色［经许可，转载自 Ross D，Hoda S. Microinvasive（T1mic）lobular carcinoma of the breast：clinicopathologic profile of 16 cases. *Am J Surg Pathol*.2011；35：750-756.］

些细胞类型的细胞学特征。此外，浸润性小叶癌在结构上也存在多种生长模式，包括经典型、多形性、实体型、腺泡型和小管小叶型（表 32-2）。后 4 类浸润性小叶癌结构"变异"亚型表现出明显的非线性生长模式。其中，多种组织学亚型并存（混合型）的情况也经常出现。一般说来，多形性、实体型和腺泡型往往细胞核级较高。在大多数浸润性小叶癌变异型中，也存在线性排列的经典型浸润性小叶癌。"小梁型"（图 32-3）、"腺泡型"（图 32-13）和"实体型"（图 32-14）3 种变异型较为少见。

　　Fechner[19] 报道了 6 例由经典型浸润性小叶癌细胞融合性生长，形成特征性"实体"结构的癌。这些细胞排列成不规则的实性巢团状，有时与具有相同细胞学特点的单排结构相连续。某些情况下，这些融合或实体的肿瘤细胞簇，散布于显微镜下和肉眼均可识别的有界限的圆形肿块中。在经典型浸

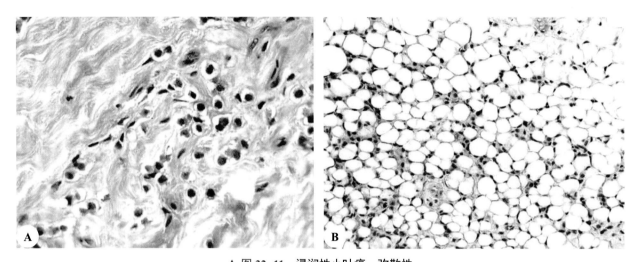

▲ 图 32-11　浸润性小叶癌，弥散性
不明显的浸润性癌细胞可能被误认为是分散在胶原间质（A）或脂肪组织（B）中的炎症细胞

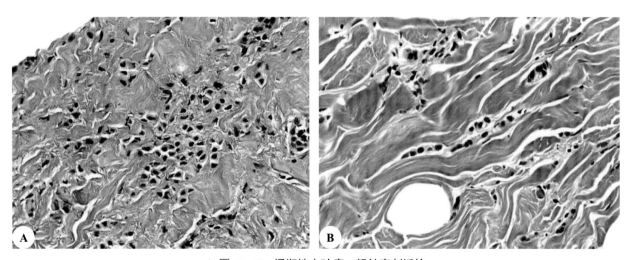

▲ 图 32-12　浸润性小叶癌，粗针穿刺活检
这例浸润性癌的唯一证据是致密纤维间质中的微小病灶

表 32-1　浸润性小叶癌的细胞学变异型

变异型	细胞核分级	细胞质	大汗腺分化
经典型	1～2	稀少	(-)
组织细胞样	1～2	嗜酸性，泡沫状	少量
浆细胞样	1～2	"浆细胞样"	(-)
多形性	3	丰富	(+/-)
多形性大汗腺型	3	丰富	(+)
印戒细胞样	1～2	黏蛋白空泡	(-)

(+). 存在；(-). 不存在

表 32-2　浸润性小叶癌的结构变异型

变异型	生长模式
经典型	单行排列，靶环状（低核级细胞）
腺泡型 [a]	成团的细胞巢（细胞核级可较低或较高）
多形性	单行排列，靶环状（细胞核级较高）
实体型	实性片状（可由细胞核级较低或较高的细胞组成）
小梁型 [b]	小梁状（可由细胞核级较低或较高的细胞组成）
混合型	多种结构模式混合存在

a. 每团细胞至少 20 个或以上
b. 由 2 个或 2 个以上的细胞并列形成小梁结构

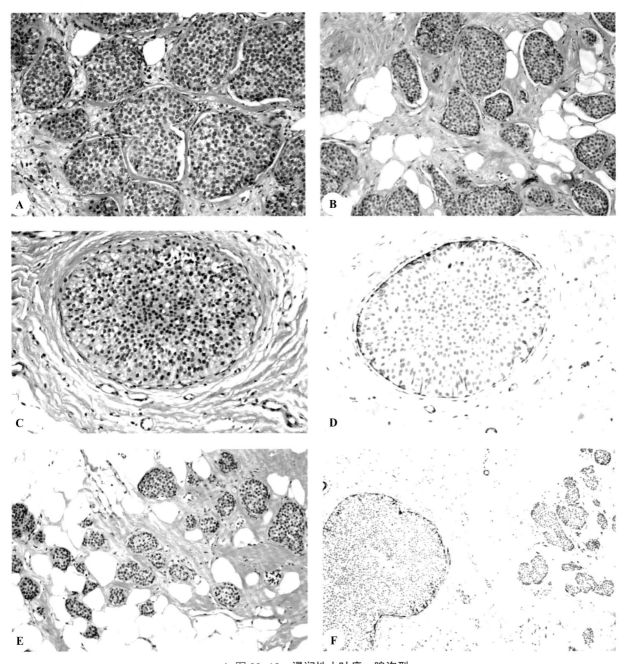

▲ 图 32-13　浸润性小叶癌，腺泡型

A. 肿瘤细胞聚集成团，细胞团之间是纤细的纤维血管间质。细胞有一致的圆形中位核。B. 浸润性小叶癌的腺泡状团簇。注意团簇不同的外形和团簇周的收缩裂隙。C 至 F. 图像来自同一个病例。位于导管内的（C）小叶原位癌周围有 SMA 免疫组织化学染色阳性（D）的肌上皮。E. 腺泡型浸润性小叶癌。F. 小叶原位癌（左）累及的导管周围存在肌上皮，而浸润性腺泡型小叶癌（右）周围没有肌上皮（SMA）

润性小叶癌和实体型浸润性小叶癌患者中，年龄分布和肿瘤大小没有显著差异。其他研究者发现，在 22 例浸润性小叶癌病例中，有 9 例（41%）存在实体结构[101]。22 例病例中有 10 例（45%）并存小叶原位癌。

　　对于浸润性小叶癌的多形性亚型（多形性浸润性小叶癌），其在所有浸润性乳腺癌中所占比例不

到 1%，约占浸润性小叶癌的 15%。多形性浸润性小叶癌在老年女性中更常见，年轻女性 BRCA2 基因携带者中也可以患此肿瘤[102]。多形性浸润性小叶癌的特点是更高的细胞核级，整体较高的组织学分级，淋巴管血管侵犯和淋巴结转移的被膜外侵犯，较低的雌激素受体（ER）和孕激素受体（PR）阳性率，较高的人表皮生长因子受体 2（HER2）阳

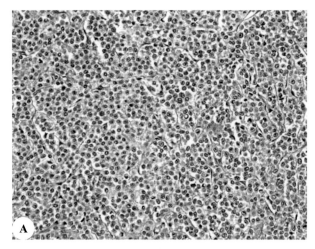

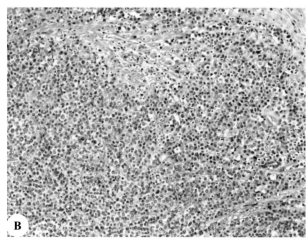

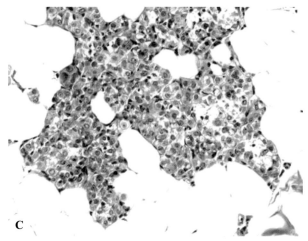

▲ 图 32-14　浸润性小叶癌，实体型

A 和 B. 图示浸润性小叶癌呈实体型生长模式；C. 实体型浸润性癌浸润脂肪生长

性率[103-107]。Rakha 等[103] 发现核分裂计数（而不是核级）与多形性浸润性小叶癌的生存相关。有趣的是，有研究报道称，多形性浸润性小叶癌与小叶原位癌的相关性高于经典型浸润性小叶癌（65% vs. 50%）[105]。

Fisher 等[108] 回顾了 NSABP 中的 1665 例肿瘤，发现了 24 例小管小叶癌。这些肿瘤占该组病例的 1.4%，由小管和呈经典型浸润性小叶癌线状排列的肿瘤细胞条索构成。由于小管小叶癌具有许多介于经典型浸润性小叶癌和小管癌之间的特征，包括预后不如小管癌，因此作者认为小管小叶癌应该视为浸润性小叶癌的一个独立亚型。值得注意的是，多数小管小叶癌 E-cadherin 阳性；然而，单就这一发现可能不足以将其归类为浸润性小叶癌的变异型。关于小管小叶癌详见第 13 章。

小梁型浸润性小叶癌主要由含 1～3 层细胞的小梁组成。为了具有实际意义，这一诊断术语"可能"应该限定于梁索状结构突出，且超过 2 层细胞宽度的肿瘤。通常，小梁状模式与其他变异型共存，这类肿瘤归类为混合型浸润性小叶癌。

腺泡型浸润性小叶癌由 20 个或更多癌细胞呈球形聚集构成，如组织切片的二维平面所示。事实上，一些经典型浸润性小叶癌病例含有少量腺泡、管状结构、小梁或实体结构，只有当这些特征是肿瘤的显著成分时，才支持将其归为浸润性小叶癌的变异型。浸润性小叶癌这些变异型通常呈 E-cadherin 阴性也支持这一结论。

定义和比较浸润性小叶癌变异型时存在的主要问题是，这一整组肿瘤的少见性和几种变异型相对较少的病例量。230 例Ⅰ期和Ⅱ期浸润性小叶癌患者中，包括 176 例（77%）经典型浸润性小叶癌和 54 例（23%）变异型浸润性小叶癌[17]。经典型浸润性小叶癌除了诊断年龄较小外，与变异型相比并不存在其他的临床差异。经典型浸润性小叶癌女性患者更常出现导管扩散，更倾向于多中心性，表现为更高的双侧发生率和多病灶发生率。

据报道，与经典型浸润性小叶癌相关的小叶原位癌的检出率存在相当大的变化。Newman[7] 发现98%（72/73 例）的经典型浸润性小叶癌合并小叶原位癌。DiCostanzo 等[17] 发现，65%（114/176 例）的经典型浸润性小叶癌合并小叶原位癌，57% 的变异型浸润性小叶癌（31/54 例）合并小叶原位癌。在其他经典型浸润性小叶癌病例较少的研究中，分别有 31%[109]、45%[107] 和 87%[15] 的病例合并小叶原位癌成分。在后几项研究中，将增生性病变非典型小叶增生和小叶原位癌归入同一组别。这些作者还发现 72 例变异型浸润性小叶癌中有 56% 伴小叶原位癌[15]。

【细胞学】

浸润性小叶癌的细胞学特征已广受关注。经

典型小叶原位癌的细胞学形态与经典型浸润性小叶癌相似。经典型浸润性小叶癌的癌细胞小至中等大小，形态一致，细胞核呈圆形或椭圆形，无明显核仁。部分细胞胞质内含有唾液黏蛋白，可经黏液卡红、阿辛蓝染色显示[110, 111]（图 32-15）。细胞内黏蛋白大量聚集可形成胞质内空泡样结构，挤压细胞核形成偏心状或新月形的印戒细胞（图 32-15 和图 32-16）。在非印戒细胞中，用上述染色试剂染色，也可以显示少量的胞质内分泌物。大多数所谓的印戒细胞癌实则是浸润性小叶癌的一种亚型[17, 110-113]，在浸润性导管癌中很少发现类似的细胞[114-116]。

有些浸润性小叶癌细胞全部或部分由具有丰富嗜酸性胞质的细胞组成，这些细胞大于经典型浸润性小叶癌的细胞（图 32-17）。部分病例中，胞核

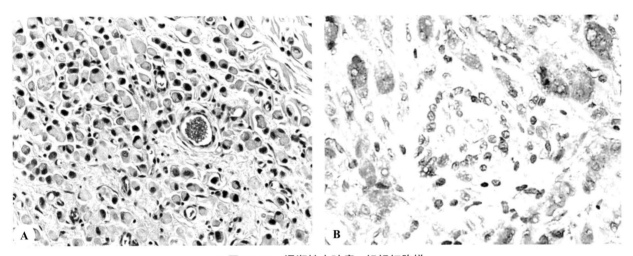

▲ 图 32-15　浸润性小叶癌，组织细胞样
A. 癌细胞具有组织细胞样外观，即大汗腺细胞质特征伴细胞质空泡；B. 细胞质空泡黏液卡红染色呈红色

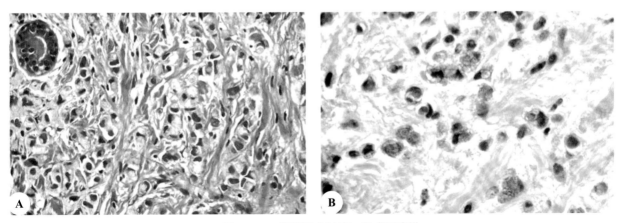

▲ 图 32-16　浸润性小叶癌，印戒细胞样
A. 浸润性小叶癌细胞为印戒细胞样，核呈偏心状、半月形，可见透明的细胞质空泡。肿瘤细胞 E-cadherin 阴性。B. 黏液卡红染色可显示印戒细胞中的黏液

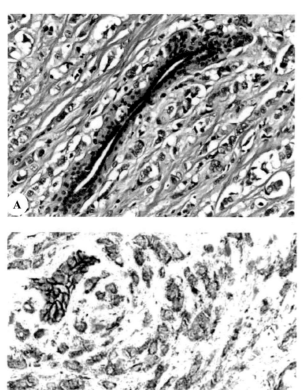

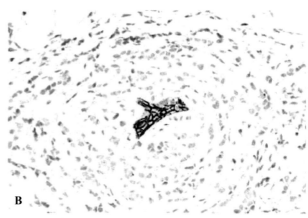

▲ 图 32-17　浸润性小叶癌，多形性

A. 具有高级别核的癌细胞排列在导管周围。B 和 C. 癌细胞 E-cadherin 染色呈阴性（B），p120 呈胞质（而不是细胞膜）阳性（C）。注意中央良性导管上皮 p120 和 E-cadherin 呈细胞膜阳性（B 和 C）

深染，位于细胞边缘，核仁明显，形似浆细胞样外观（图 32-18）。这些细胞根据不同特点分别定义为肌样细胞（细胞质类似于平滑肌细胞）[17]、组织细胞样细胞（细胞质类似于组织细胞）[117-119] 和多形性浸润性小叶癌（细胞呈"多形性"）（图 32-18 和图 32-19）。多形性浸润性小叶癌病变的细胞胞核较大（为淋巴细胞的 3～4 倍），深染，呈分叶状。位于细胞边缘，核不规则，含有 1 个或多个核仁。偶尔，可见多核细胞 [120]。多形性浸润性小叶癌的生长模式类似于经典型浸润性小叶癌，表现为失黏附细胞弥漫性浸润，呈线性排列或环绕导管和小叶排列。关于多形性浸润性小叶癌作为小叶癌变异型的其他组织学证据，包括原位导管受累呈"三叶草"结构，胞质内黏蛋白和印戒细胞的存在，以及部分病例中合并经典型小叶原位癌和浸润性小叶癌。Weigelt 等 [121] 的研究成果支持这一结论，他们使用基因表达谱，分析了一组相互匹配的经典型浸润性小叶癌、多形性浸润性小叶癌和浸润性导管癌病例。发现经典型浸润性小叶癌和多形性浸润性小叶癌的基因表达差异＜ 0.1%，而浸润性小叶癌和浸润

性导管癌的基因表达差异为 5.8%。

与经典型浸润性小叶癌相比，多形性浸润性小叶癌的核分裂指数更高，这一发现具有潜在的预后意义 [103]。另一项研究发现，这两种类型的小叶癌肿瘤内血管密度没有显著差异 [122]。

Eusebi 等 [123] 强调了多形性浸润性小叶癌有大汗腺分化，并发现这类患者的临床病程特别具有侵袭性，10 例患者中有 9 例出现了复发，这 9 例患者在诊断时均发生了淋巴结转移。另一些关注原位癌中经典型细胞与多形性细胞之间转化的研究者，也注意到了大汗腺分化 [119, 124]。在免疫组织化学染色中，多形性浸润性小叶癌对大汗腺分化的标志物 GCDFP-15（大囊肿病液体蛋白 -15）呈阳性反应 [125, 126]。

值得注意的是浸润性大汗腺型导管癌（invasive apocrine ductal carcinoma）的一种不常见的变异型，其由分散的多形性肿瘤细胞组成，有时呈线性生长，胞质内含有黏蛋白空泡，需要与浸润性小叶癌鉴别。这种生长模式是由于假血管瘤样间质增生改变了间质中癌细胞的生长 [127]。常可以见到导管

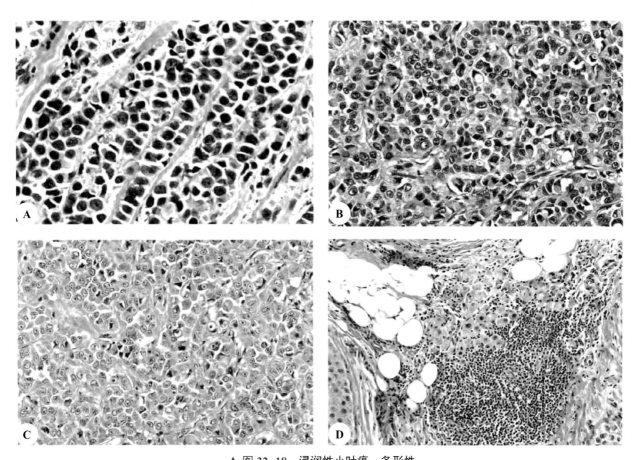

▲ 图 32-18　浸润性小叶癌，多形性

A 至 C. 浸润性癌细胞的胞质致密，核深染。A. 多形性浸润性小叶癌呈小梁状生长。B. 多形性浸润性小叶癌呈实体型生长，可见少量印戒细胞。C. 癌细胞的胞质内黏蛋白可通过黏液卡红染色显示。D. 癌细胞有明显的大汗腺细胞质和多形性核特征

原位癌，通常是实体型伴坏死和小叶受累。多形性浸润性小叶癌中 ER 和 PR 低表达[119]，同样大汗腺型导管癌对这些激素受体也无反应。雄激素受体（AR）在大汗腺癌中普遍表达，在多形性浸润性小叶癌中也可表达[128]。大汗腺癌呈 E-cadherin 阳性是很重要的鉴别点。

有证据表明，组织细胞样乳腺癌是伴大汗腺分化小叶癌的一种变异型[124, 129, 130]。该类肿瘤细胞核深染（通常为 1 级或 2 级），有丰富的淡染、泡沫状或颗粒状细胞质（"磨玻璃"样），细胞膜边界不清。肿瘤细胞簇状或线性排列，也可围绕导管或小叶分布。可能与细胞学特征相似的非典型小叶增生或小叶原位癌共存。大多数病例不表达 E-cadherin，少数病例可出现 E-cadherin 不完全染色[131]。GCDFP-15 在大部分病例中的表达与大汗腺分化的肿瘤细胞情况一致。组织细胞样浸润性小叶癌的鉴别诊断包括组织细胞性炎性病变、颗粒细胞瘤、Rosai-Dorfman 病、富含脂质和糖原的癌、真正的大汗腺癌和转移性肿瘤，如肾癌和黑色素瘤。

【神经侵犯和淋巴管血管侵犯】

神经侵犯在浸润性小叶癌中并不常见，但可能发生在病变广泛时（图 32-20）。淋巴管血管侵犯在浸润性小叶癌中也相对少见。在某些情况下，癌巢收缩裂隙可能会模拟淋巴管中的癌栓，而真正的癌栓通常由小团或孤立的癌细胞组成。Buchanan 等[22]发现，多形性浸润性小叶癌（10/52 或 19.2%），比浸润性小叶癌（3/298 或 1%）更易出现淋巴管癌栓。多形性浸润性小叶癌和浸润性导管癌淋巴管癌栓的发生率（959/3984 或 24.1%）无明显差异（$P > 0.05$）。

淋巴管内皮细胞标志物，如 D2-40，可用于检测浸润性小叶癌中的淋巴管癌栓。Laser 等[132]用 D2-40 在 78 例浸润性小叶癌患者的组织切片中寻找淋巴管侵犯。他们在常规组织切片中发现 12 例

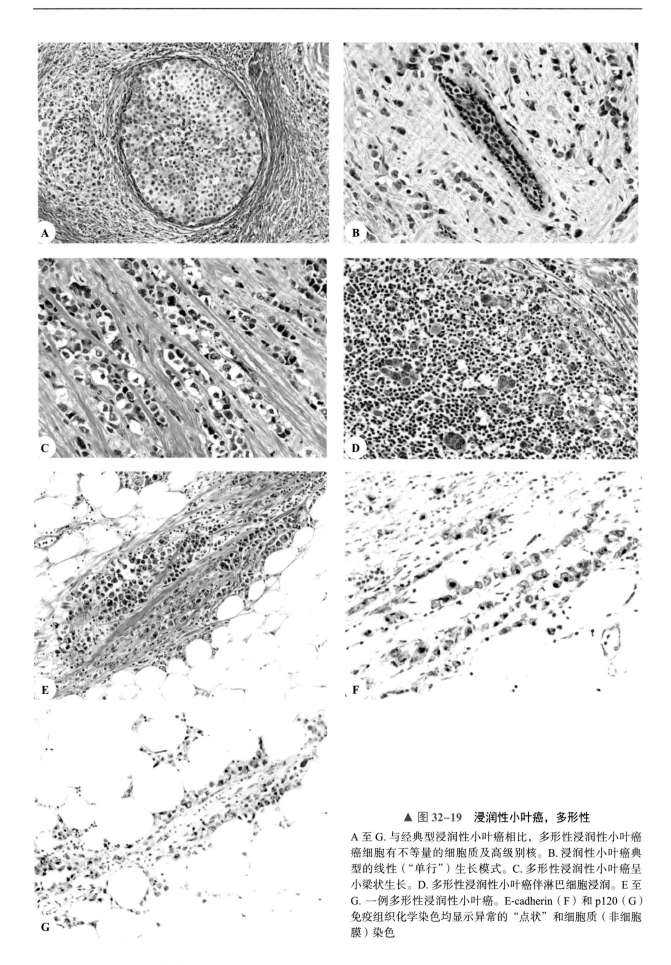

▲ 图 32-19　浸润性小叶癌，多形性

A 至 G. 与经典型浸润性小叶癌相比，多形性浸润性小叶癌癌细胞有不等量的细胞质及高级别核。B. 浸润性小叶癌典型的线性（"单行"）生长模式。C. 多形性浸润性小叶癌呈小梁状生长。D. 多形性浸润性小叶癌伴淋巴细胞浸润。E 至G. 一例多形性浸润性小叶癌。E-cadherin（F）和 p120（G）免疫组织化学染色均显示异常的"点状"和细胞质（非细胞膜）染色

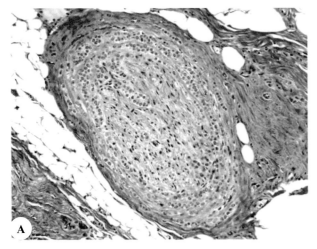

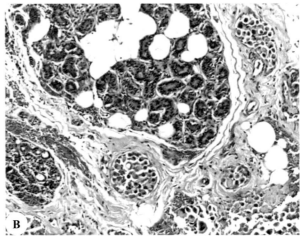

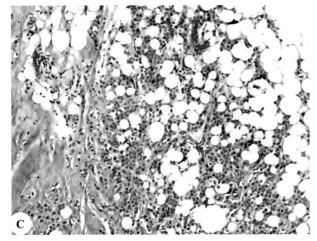

▲ 图 32–20　浸润性小叶癌，侵犯神经和淋巴管血管，浸润脂肪组织

A. 经典型浸润性小叶癌细胞呈同心圆状分布于神经周围并侵犯神经；B. 多形性浸润性小叶癌的癌细胞位于小叶周围的多个淋巴管内；C. 浸润性小叶癌浸润脂肪组织，这一浸润性癌类似脂肪坏死

（15%）存在淋巴管癌栓，在同一病例组的 D2–40 染色切片中发现 19 例（24%）存在淋巴管癌栓。通过 D2–40 染色，发现 8 例在常规组织学切片中被遗漏的淋巴管癌栓阳性病例。在常规切片发现淋巴管癌栓的 92%（11/12 例）病例和 D2–40 染色发现淋巴管癌栓的 74%（14/19 例）病例中存在腋窝淋巴结转移。按浸润性小叶癌亚型进行分类，7%（6/69 例）的经典型浸润性小叶癌和 66%（6/9 例）的多形性浸润性小叶癌有淋巴管侵犯。使用 D2–40 免疫组织化学抗体，有助于提高经典型浸润性小叶癌和多形性浸润性小叶癌中淋巴管癌栓的检出率。

【血管生成】

Morphopoulos 等[133] 用Ⅷ因子相关抗体进行免疫组织化学染色，研究浸润性小叶癌中血管生成的程度。浸润性小叶癌的微血管密度与年龄、绝经状态、肿瘤大小、病变的组织学亚型及淋巴结受累无显著相关性。微血管密度不是总生存期和无复发生存期的预测因子。

【免疫组织化学】

1. 雌激素和孕激素受体

早期的生化研究发现，浸润性小叶癌富含 ER[134]，但这在随后对更多患者的分析中并未得以证实[135]。之后研究表明，在腺泡型浸润性小叶癌中发现了高水平的 ER[87, 136]，大多数此类病变中也存在高水平的 PR。应用免疫组织化学方法在大多数浸润性小叶癌（经典型和变异型）中检测到 ER[125]。同时，也可能存在 ER 的异质性免疫反应。有研究发现，多形性浸润性小叶癌中 ER 和 PR 免疫反应减少或缺失[125]。然而，Buchanan 等[22] 发现，多形性浸润性小叶癌中的 ER 阳性率（50/52 或 96.1%）与经典型浸润性小叶癌中的 ER 阳性率（273/290 或 94.1%）无显著性差异。多形性浸润性小叶癌 ER 的阳性率明显高于浸润性导管癌（2647/3419 或 66.4%）。

Riva 等[137] 发现，87%（33/38 例）的浸润性小叶癌和 56%（118/212 例）的浸润性导管癌表达

AR。85% 的浸润性小叶癌和 65% 的多形性浸润性小叶癌可检测到 AR。AR 阳性的肿瘤多为 ER 阳性（87.5%）或 PR 阳性（75.0%）。而少数浸润性小叶癌病例出现 ER 阴性、PR 阴性和 AR 阳性。这些结果与先前的报道一致，即在浸润性导管癌和浸润性小叶癌中 ER、PR 和 AR 共同表达[138, 139]。经免疫组织化学检测，大多数浸润性小叶癌归类为腔面 A 分子亚型［即 ER（+）、PR（+）、HER2（−）和低 Ki67］，而 48% 的浸润性小叶癌归类为腔面 B 分子亚型[104]。Zhu 等[140] 研究发现，腔面 A 分子亚型浸润性小叶癌多于腔面 A 分子亚型浸润性导管癌（54.8%，42.7%）。Adachi 等[141] 证实"腔面型"浸润性小叶癌的预后略差于"腔面型"浸润性导管癌，其 5 年无病生存率分别为 88.4% 和 91.9%。在后一项研究中"腔面型"包括腔面 A 分子亚型和腔面 B 分子亚型，定义为 ER 阳性和 HER2 阳性或阴性。

2. 人表皮生长因子受体 –2

免疫组织化学很少检测到经典型浸润性小叶癌表达人表皮生长因子受体 –2（HER2）基因产物（< 5%）[142]。当存在 HER2 基因产物时，更可能与多形性浸润性小叶癌有关[143-146]。Monhollen 等[146] 在 37%（14/38 例）的多形性浸润性小叶癌中检测到 HER2 基因扩增。

Yu 等[147] 比较了 12 例 HER2 阳性浸润性小叶癌与 40 例 HER2 阴性浸润性小叶癌。两组患者在平均年龄、平均 / 中位肿瘤大小、多病灶性病变比例及诊断分期等方面均无显著性差异。与 HER2 阴性浸润性小叶癌病例组相比，HER2 阳性浸润性小叶癌病例组平均 Ki67 指数更高，PR 阴性比例更大，核分裂计数更高。对 5 例 HER2 阳性浸润性小叶癌患者进行荧光原位杂交检测，均出现 HER2 基因扩增。8 例 HER2 阳性病例中存在小叶原位癌，其中 4 例为 HER2（3+），4 例为 HER2（2+）。33%（4/12 例）的 HER2 阳性病例有组织细胞样形态，而 HER2 阴性的病例未见组织细胞样形态。

Ross 等[148] 在一项对 22 例复发浸润性小叶癌病例的研究中，发现 86% 的病例显示出治疗后基因表达谱改变。27%（6/22 例）的浸润性小叶癌出现了不同类型的 HER2 基因改变，其中 4 例（18%）发生了突变，1 例（5%）发生了基因融合，1 例（5%）发生了拷贝数扩增。

3. 癌胚抗原、α– 乳清蛋白和酪蛋白

多数浸润性小叶癌对癌胚抗原（CEA）有一定的反应性[149-151]，其表达强度往往与黏蛋白分泌相关，在印戒细胞特征最突出的肿瘤中最为显著（图 32–15）。在浸润性小叶癌中，α– 乳清蛋白的阳性表达比例为 19%～100%[149, 150, 152]。此外，在多数小叶癌局部有少量细胞呈酪蛋白阳性反应[111]。

4. 大囊肿病液体蛋白 –15

多数浸润性小叶癌表达大囊肿病液体蛋白 –15（GCDFP-15），主要包括具有多形性特征和印戒细胞形态的浸润性小叶癌[72, 123, 153-155]。

5. 细胞周期素 D1

多数经典型浸润性小叶癌表达细胞周期素 Cyclin-D1 蛋白[156, 157]。免疫组织化学研究显示，80% 的浸润性小叶癌表达 cyclin-D1 蛋白，而小叶原位癌很少表达[156]。大多数 Cyclin-D1 免疫反应阳性的细胞，不表达标记增殖细胞的 Ki67 蛋白。Cyclin-D1 和 p27 在浸润性小叶癌中的表达无相关性。这些研究结果表明，在浸润性小叶癌中，Cyclin-D1 没有加速细胞周期的作用。在绝大多数浸润性小叶癌中可检测到 cyclinD1 癌基因的过表达[156]。

6. 表皮生长因子受体

关于浸润性小叶癌 EGFR 免疫表达的研究结果存在差异。有研究指出，浸润性小叶癌中 EGFR 阳性表达的病例比例明显少于浸润性导管癌，这一差异具有统计学意义[158]。另一项研究显示，浸润性小叶癌中 EGFR 阳性率低于浸润性导管癌，但差异无统计学意义[159]。第三项研究表明，肿瘤中 EGFR 阳性病例的比例与组织类型之间没有明显相关性[160]。Monhollen 等[146] 发现，在 3.9%（1/26 例）的多形性浸润性小叶癌中 EGFR 呈阳性表达。

7. p53

浸润性小叶癌通常缺乏 p53 蛋白的细胞核免疫反应性[161]。如果 p53 突变，更倾向与多形性浸润性小叶癌相关，而不是与经典型浸润性小叶癌相关[162]。

8. 间质蛋白

对浸润性小叶癌间质细胞的免疫组织化学研究得出了一些有趣的结果。纤维连接蛋白（fibronectin）是一种与基底膜和间质胶原蛋白相关的非胶原糖蛋

白，在大多数恶性肿瘤的间质中纤维连接蛋白明显增加[163, 164]。但在层粘连蛋白和Ⅳ型胶原等其他基底膜成分减少时，也观察到肿瘤细胞周围纤维连接蛋白的丢失[165, 166]。纤维连接蛋白在浸润性小叶癌中显著减少，特别是在具有经典生长模式的肿瘤中[165]。但在浸润性小叶癌并存的小叶原位癌周围基底膜中，仍存在纤维连接蛋白阳性染色。由于纤维连接蛋白具有促进细胞黏附的特性[167]，浸润性小叶癌间质中这类糖蛋白的缺乏可能有助于形成其线性和分散的生长模式。相对于浸润性导管癌间质中缺乏 CD34⁺ 纤维细胞，Ebrahimsade 等[168] 发现约 1/3 的浸润性小叶癌病例保留有这些细胞，另外 1/3 的病例中其数量减少，其余病例则缺乏。

已有研究报道淀粉样变性与乳腺癌共存的罕见病例[169, 170]。Sabate 等[171] 描述了一例 91 岁的浸润性小叶癌女性患者，其肿瘤间质存在经刚果红和硫黄素 T 染色证实的免疫球蛋白轻链淀粉样蛋白。但患者并不存在系统性淀粉样变性的证据。

浸润性小叶癌具有另一种异常间质的情况是，肿瘤内含有丰富的细胞外基质黏蛋白。其中心区域表现为黏液癌，周边区域呈浸润性小叶癌生长模式[172]，周围乳腺组织中存在经典型浸润性小叶癌病灶，其腋窝淋巴结中可见 2.5mm 的转移性浸润性小叶癌，转移灶内无基质黏蛋白成分。癌细胞缺乏 E-cadherin 胞膜着色，出现 p120 胞质着色，HER2 胞膜着色，HER2 基因扩增。相比之下，10%（4/40例）的典型黏液癌显示 E-cadherin 反应性降低，这些肿瘤缺乏 p120 胞质着色及 HER2 细胞膜反应。

Nakagawa 等发现，与浸润性导管癌相比，浸润性小叶癌中肿瘤相关纤维母细胞（cancer-associated fibroblasts，CAF）和内皮细胞的增殖活性更高，胰岛素样生长因子 –1（insulin-like growth factor –1，IGF-1）的表达也更高。后一项研究结果表明，在浸润性小叶癌病例中使用针对 IGF-1 的单克隆抗体（即芬妥木单抗，figitumumab）进行靶向治疗的潜在可能性[173]。

9. 细胞角蛋白 5/6

细胞角蛋白 5/6（Cytokeratin 5/6，CK5/6）的免疫反应已用作基底细胞亚型的替代标志物。CK5/6 在浸润性小叶癌中的表达率如下：Monhollen 等[146] 的研究结果为 11.5%（3/26 例），Fadare 等[174] 的研

究结果为 17%（14/82 例）。与 CK5/6 阴性的病例相比，CK5/6 阳性的病例更有可能呈 ER 阴性，但两组在肿瘤大小、淋巴结状态、组织构型和细胞学特征等方面没有显著差异。

10. 拓扑异构酶 –11

拓扑异构酶 –11a（Topoisomerase-11）基因已用作蒽环类药物化疗反应性的标志，因为具有这种基因改变的肿瘤对这类药物更加敏感[175, 176]。Brunello 等[177] 报道，在 95%（44/46 例）的浸润性小叶癌不同亚型中缺乏拓扑异构酶 –11a 基因及 HER2 基因的扩增，而在 50%（2/4 例）的多形性浸润性小叶癌中同时存在 2 种基因的扩增。这些实验结果为本章后面讨论的研究结论提供了依据，即浸润性小叶癌对新辅助化疗（通常包括蒽环类药物）的反应通常不如浸润性导管癌。

11. E-cadherin

E-cadherin 是一种上皮特异性分子，参与细胞间的黏附，是肿瘤侵袭性抑制基因。其对细胞运动性、极性，以及可能对细胞分裂具有一定的作用。免疫组织化学研究发现，与浸润性导管癌相比，绝大多数浸润性小叶癌的 E-cadherin 表达减少或缺失[178-181]，以及对 α-catenins、β-catenins 和 γ-catenins 失去反应性[179, 182]。细胞间黏附缺陷导致浸润性小叶癌细胞特征性的圆形形态和失黏附的性质。因此，浸润性小叶癌不能形成良好的腺管状或乳头状结构。

Qureshi 等[181] 发现，99.5%（203/204 例）的浸润性导管癌呈 E-cadherin 阳性表达；而 90%（44/49例）的经典型浸润性小叶癌 E-cadherin 不表达，10%（5/49 例）呈 E-cadherin 阳性表达；在多形性浸润性小叶癌中，E-cadherin 阴性率稍低（8/10；80%）。Rakha 等[183] 在 10.7%（16/149 例）的经典型浸润性小叶癌、50%（6/12 例）不同生长模式的经典型浸润性小叶癌中检测到 E-cadherin 膜反应性，5 例多形性浸润性小叶癌呈 E-cadherin 阴性。然而，仅 18.8%（3/16 例）的经典型浸润性小叶癌和 50%（3/6 例）不同生长模式的经典型浸润性小叶癌呈 E-cadherin 阳性。

在导管癌中，E-cadherin 活性丧失更常见于具有基底亚型和三阴性表型的低分化癌[178, 181, 184]，但也可见于高分化癌[185]。由于 E-cadherin 染色模式与

肿瘤组织学类型高度相关，如果不符合 E-cadherin 常规表达模式则称之 E-cadherin "异常" 表达[185]。E-cadherin 异常表达在小叶癌中可能是因为特殊分子改变，导致 E-cadherin 蛋白存在但没有功能[186, 187]；在导管癌中可能是由于基因缺失或转录缺陷导致 E-cadherin 不表达[188]。据报道，E-cadherin 异常表达存在于 0%～23.5% 的病例中[189]。

经典型浸润性小叶癌[190-193] 和多形性浸润性小叶癌[194] 均有编码 E-cadherin 蛋白的 CDH1 基因突变。一项研究发现，10%（2/20 例）的浸润性小叶癌检测到分子异常。由于只研究了外显子 5 至外显子 8，所以作者不能排除在其他病例中是否存在不同点突变位点[190]。他们还在 32 例伴有 E-cadherin 免疫反应性缺失的浸润性小叶癌中，发现 21 例（66%）存在 CDH1 基因外显子蛋白截断突变[192]。此外，编码 E-cadherin 的基因 CDH1 的 16q22.1 位点杂合性缺失在浸润性小叶癌中出现的频率高于浸润性导管癌[193]。

无论是否伴有浸润性小叶癌，小叶原位癌和多形性小叶原位癌均表现为 E-cadherin 免疫反应性缺失[193, 194]。通过比较基因组杂交研究发现，单个患者同时存在的小叶原位癌和浸润性小叶癌表现出相似的基因组变化，提示克隆性的存在和从原位癌到浸润性癌的进展过程[195, 196]。在一项对 24 例患者配对小叶原位癌和浸润性小叶癌样本的研究中发现，所有样本都检测到整个 16q 的丢失，并得出结论："这些病变的原位癌和浸润性癌成分之间基因组变化惊人地相似，表明了这 2 个病变存在共同克隆性"[196]。

连环蛋白（catenins）是连接 E-cadherin 膜复合体和细胞内肌动蛋白骨架的蛋白质。与 E-cadherin 免疫反应缺失相似，经典型浸润性小叶癌和多形性浸润性小叶癌表现为膜连环蛋白免疫反应缺失[197, 198]。在小叶癌细胞中，p120 通常呈弥漫性胞质或核旁点状阳性染色[197, 198]。相比之下，导管癌和正常乳腺上皮细胞表现为 p120 连续的膜反应性。E-cadherin 和 p120 呈点状或串珠状的膜染色在小叶癌细胞中相对罕见（图 32-19）。罕见的情况下，在导管癌中可观察到 p120 呈细胞膜弱阳性表达，仅凭 p120 染色可能将这部分病变误诊为小叶癌。虽然在大多数情况下 E-cadherin 染色足以鉴别小叶癌和导管癌，但在不明确的病例中，使用 p120 及

α-catenins 和 β-catenins 染色有助于辅助诊断。使用抗体 34βE12（细胞角蛋白 K903）定位高分子量细胞角蛋白也可能有助于鉴别浸润性小叶癌和浸润性导管癌，因为它在浸润性小叶癌中通常表现为强阳性，而在浸润性导管癌中表现出很低的反应性或无反应性[199]。

在正常乳腺上皮、小叶病变（浸润性小叶癌和小叶原位癌）和导管病变（浸润性导管癌和导管原位癌）中 E-cadherin、p120 和 β-catenin 常见的表达模式见表 32-3。

表 32-3 正常乳腺上皮、小叶病变和导管病变中 E-cadherin、p120 和 β-catenin 常见的表达模式

	E-cadherin	p120	β-catenin
正常乳腺上皮	细胞膜着色	细胞膜着色	细胞膜着色
LCIS 和 ILC	细胞膜无着色	细胞质着色	细胞膜无着色
DCIS 和 IDC	细胞膜着色	细胞膜着色	细胞膜着色

DCIS. 导管原位癌；IDC. 浸润性导管癌；LCIS. 小叶原位癌；ILC. 浸润性小叶癌

【组织化学】

对于浸润性小叶癌的印戒细胞的胞质内黏蛋白，可经黏液卡红和阿辛蓝染色显示。在少数浸润性小叶癌中，即通常在变异型浸润性小叶癌中存在 Grimelius 阳性染色的细胞[149]。在 5% 或更少的经典型浸润性小叶癌和多形性浸润性小叶癌肿瘤细胞中，可检测到 CgA 免疫反应性[125]。此外，在电子显微镜下也发现了致密的 "神经内分泌" 核心颗粒[149, 200]。鉴于这一发现及在某些情况下两种肿瘤的共存，提示乳腺小细胞（燕麦细胞）神经内分泌癌可能是浸润性小叶癌的一种变异型[201, 202]。一些乳腺小细胞癌可同时合并浸润性小叶癌成分。

【端粒长度】

端粒（telomeres）是位于染色体末端的核蛋白复合体，具有抗降解功能。有研究报道，在三阴性和 HER2 阳性的乳腺癌中，端粒长度较短[203]。Hephy 等[204] 发现大约 52%（25/48 例）的浸润性小叶癌端粒长度正常或较长，而 85% 的浸润性导管癌端粒长度异常短小。目前，这些发现的预后意义尚不确定。

【染色体倍性】

通过流式细胞学研究发现，经典型浸润性小叶癌通常为典型的二倍体，且 S 期比例较低，这些因素对预后的预测作用较小[205, 206]。

【分子遗传学】

Nayar 等[207] 利用微卫星标记 INT-2 和 PYGM 研究了浸润性小叶癌染色体 11q13 上的杂合性缺失。41%（9/22 例）的浸润性小叶癌病例有杂合性缺失。因此作者推测在 11q13 区域的杂合性缺失与 1 个或多个抑癌基因的丢失相关，这种改变可能导致乳腺癌的发生。

Nishizaki 等[208] 比较了浸润性导管癌和浸润性小叶癌的基因组突变频率。在浸润性小叶癌中，DNA 拷贝数扩增量明显降低。但 79%（15/19 例）的浸润性小叶癌出现 1q 拷贝数增加，63%（12/19 例）出现 16q 丢失。这些基因改变与淋巴结状态及浸润性小叶癌不同亚型（经典型和多形性）之间没有显著相关性。与浸润性导管癌相比，浸润性小叶癌患者 16q 丢失频率更高，8q 和 20q 扩增频率更低。

Ciriello 等[3] 在一项对 127 例患者进行的分子遗传学研究中发现，除了 CDH1 突变外，浸润性小叶癌通常还存在 PTEN 丢失、AKT 激活、TBX3 和 FOXA1 突变。增殖和免疫相关基因表达标签将具有不同生存结果的浸润性小叶癌分为了 3 类。McCart Reed 等[209] 概述了浸润性小叶癌的基因组特征，以及这些特征如何影响其特定的临床、组织学和生物学特性。

【电子显微镜检查】

电子显微镜观察发现，浸润性小叶癌癌细胞形态呈多样性[149, 210-212]。部分病例中小叶原位癌和浸润性小叶癌的细胞胞质淡染或透明，缺乏细胞器，常可见胞质内空泡，细胞核深染、形状不规则；"肌样"浸润性小叶癌细胞具有丰富的细胞器。腺泡型浸润性小叶癌的肿瘤细胞细胞器匮乏，胞核呈椭圆形，淡染，核仁不明显[149, 212]。

【穿刺活检】

通过细胞学判定经典型浸润性小叶癌的恶性特征是比较困难的[213]，其样本通常为密度稀疏的细胞，这种情况下可能会出现假阴性结果[214-216]。在

一项包含 56 例患者的研究中，仅 29 例（52%）浸润性小叶癌的细针穿刺活检获得可诊断的细胞学标本[217]，27 例细针穿刺活检无法诊断的患者中有 10 例后续经粗针穿刺活检确诊。

在浸润性小叶癌的细针穿刺活检标本中，肿瘤细胞体积较小，胞质稀少，在镜下呈单个散在或小灶状分布[218]。少数病例中可出现明显的印戒细胞。在一项研究中，58% 的浸润性小叶癌穿刺标本中能够发现胞质内空泡腔[218]。部分胞质内空泡腔中可以含有浓缩分泌物形成的中央小球，如果出现，该物质有助于区分真正的空泡腔和非特异性空泡（图 32-21）[219]。肿瘤细胞呈线性排列，是细针穿刺样本中经典型浸润性小叶癌的特征。多形性浸润性小叶癌的细针穿刺活检标本在显微镜下表现为浸润性小叶癌和浸润性导管癌的"混合形态"[218]。与经典型浸润性小叶癌相比，多形性浸润性小叶癌标本吸出的细胞数量更多，体积更大，细胞核更多形[220]。在腺泡型浸润性小叶癌的穿刺标本中可见"菊形团样"模式[220]。据报道，变异型浸润性小叶癌出现核内空泡的概率低于经典型浸润性小叶癌[221]。

细针穿刺活检细胞学检查可以用于腋窝淋巴结的术前分期；但是，相较于浸润性导管癌，其在浸润性小叶癌的病例中敏感性较低[222]。在这种情况下，粗针穿刺活检可能是更为合适的诊断方式。

【淋巴结受累】

经典型浸润性小叶癌的腋窝淋巴结转移可能主要分布在窦内，也可累及淋巴窦和淋巴组织内（图 32-22 和图 32-23）。当淋巴结内存在少量肿瘤细胞转移时，很难区分肿瘤细胞和组织细胞。但当淋巴结内存在大量肿瘤细胞且局限于淋巴结窦内时，也可能会遇到问题，因为显微镜下表现类似于严重的窦组织细胞增生症［所谓的窦性卡他（so-called sinus catarrh）］。在这种情况下，肿瘤细胞有时也可呈单个或小簇状分布于淋巴组织区。在 HE 染色切片上可能很难观察到散在分布的印戒细胞样转移性小叶癌。但有时，相较于原发灶，印戒细胞的形态在转移灶中更为明显[223]。

Fernández 等[224] 发现，浸润性小叶癌和浸润性导管癌患者淋巴结转移的"总体主导模式"存在显著差异，弥漫性生长在浸润性小叶癌中更为常见。

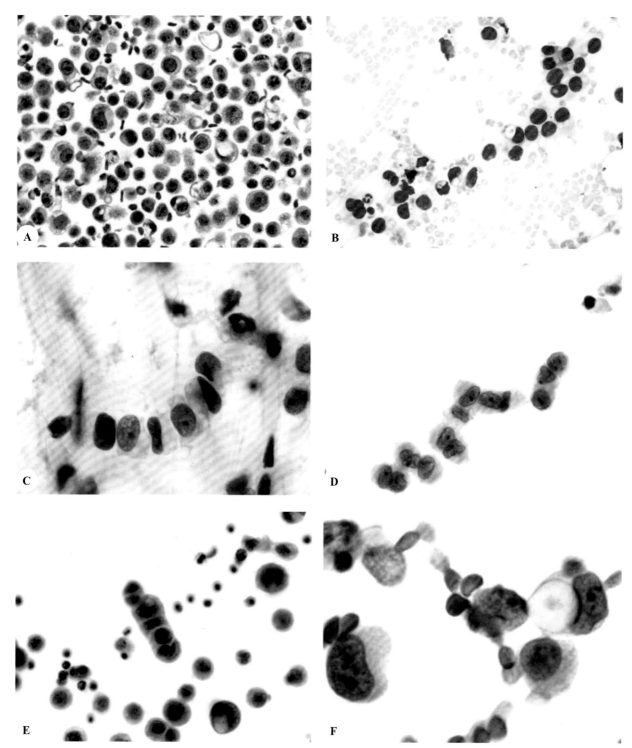

▲ 图 32-21　浸润性小叶癌的细胞学

各种细胞学制片中显示的浸润性小叶癌细胞。A. HE 染色的细胞块中见明显的印戒细胞；B. 直接涂片行 Diff-Quik 染色显示印戒细胞；C. 常规的巴氏染色涂片显示印戒细胞呈线性排列；D 和 E. 单层制片中癌细胞呈线性排列；D. Thin Prep 制片；E. SurePath 制片；F. 离心涂片中印戒细胞很明显

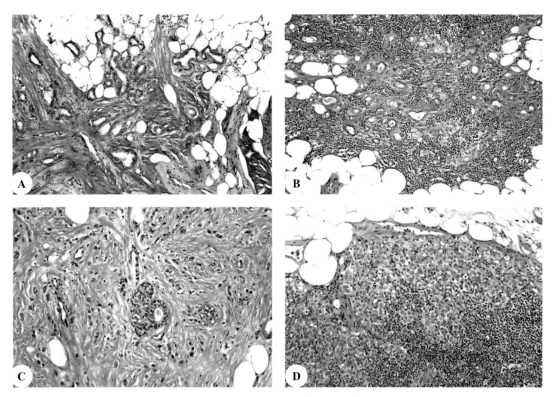

▲ 图 32-22 浸润性小叶癌的淋巴结转移

在该患者同一乳腺中，存在独立的原发性浸润性导管癌和浸润性小叶癌。A. 乳腺浸润性导管癌，高分化小管型；B. 腋窝淋巴结和淋巴结周围脂肪组织中的转移性小管癌；C. 乳腺组织中经典型浸润性小叶癌；D. 腋窝淋巴结的被膜下窦内转移性小叶癌

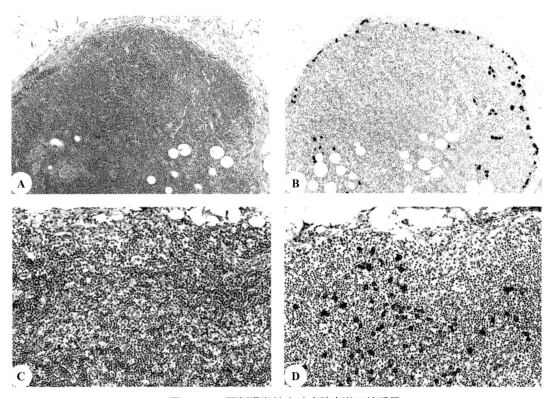

▲ 图 32-23 两例浸润性小叶癌腋窝淋巴结受累

细胞角蛋白阳性的孤立性癌细胞（数量＜ 200）转移到被膜下窦（A 和 B）和淋巴结皮质（C 和 D）。苏木精和伊红（HE）染色制片中（A 和 C）淋巴结受累不明显

但这项研究仅限于单一淋巴结阳性的患者（219 例浸润性导管癌；271 例浸润性小叶癌）。转移性肿瘤的生长方式主要包括结节型（浸润性导管癌 74%；浸润性小叶癌 66.7%）、弥漫型（浸润性导管癌 6.8%；浸润性小叶癌 18.5%）、结节型和弥漫型（浸润性导管癌 7.3%；浸润性小叶癌 18.5%）及淋巴窦型（浸润性导管癌 11.9%；浸润性小叶癌 0%）。

淋巴结窦内组织细胞的反应性改变可能类似于转移性小叶癌。与硅胶性乳腺炎相关的伴有空泡的组织细胞类似于印戒细胞，但它们通常不局限于淋巴结窦内，并伴有巨细胞反应。印戒细胞样窦组织细胞增生症是一种罕见的、原因不明的非肿瘤性反应性病变，与转移性小叶癌难以区分（图 32-24）[225, 226]。在常规 HE 染色切片上，印戒细胞样组织细胞类似于转移性小叶癌。在印戒细胞样组织细胞中，过碘酸雪夫染色（PAS）呈胞质染色阳性，该染色可被淀粉酶中和，黏液卡红染色呈弱至中度阳性。这些细胞不表达上皮细胞相关的标志物，如 CK 或 GCDFP-15，而表达组织细胞标志物（包括溶菌酶、CD68 和 α_1- 抗胰蛋白酶）[225]。电子显微镜检查显示，印戒细胞样组织细胞内存在一个开放的细胞质空泡或无定形的电子致密脂质[225]。印戒细胞样组织细胞病变的病因尚不清楚，但大多数报道的患者都曾因乳腺癌或冠状动脉疾病接受过涉及胸壁的手术[225-227]。细胞内的脂质可能是由于先前手术造成的脂肪损伤所致。

当常规组织学切片不能确定淋巴结中是否存在转移性小叶癌时，可采用 CK 免疫组织化学染色进行检测。对于在浸润性小叶癌患者的前哨淋巴结中常规使用 CK 的实用性尚无共识，但经 Patel 等[228]证实，这肯定是一种值得"考虑"的做法。作者展示了在这种情况下使用 CK 可以确保检测到病变，并精确确定受累程度。另有研究报道，近 1/3 的病例通过这种方法发现了微转移灶[229, 230]。Cote 等[231]对先前诊断为浸润性小叶癌或浸润性小叶癌与浸润性导管癌混合存在，且淋巴结阴性的女性患者进行了研究，使用重切 HE 切片和 CK 免疫组织化学染色来检测患者腋窝淋巴结中的转移癌。在 64 例患者中，通过 HE 染色切片发现 3% 的病例存在微转移，通过免疫组织化学染色发现 39% 的病例存在微转移。

CK 免疫组织化学染色通常用于检测前哨淋巴结，如果前哨淋巴结受累面积大于微转移，则应考虑对浸润性小叶癌患者的所有淋巴结进行 CK 染色观察。一项对 449 例经前哨淋巴结检测分期的浸润性小叶癌患者的研究显示，42%（189 例）有淋巴结转移[232]。淋巴结受累概率与肿瘤大小直接相关（≤ 1cm，17%；1.1~2cm，33%；2.1~3.0cm，60%；3.1~4.0cm，74%）。通过免疫组织化学检测出 65 例（34%）存在转移癌，其中 17 例为孤立肿瘤细胞，40 例为微转移，8 例为宏转移。85%（161/189 例）的患者进行了腋窝淋巴结清扫术，41%（66 例）发现非前哨淋巴结转移癌。在前哨淋巴结存在孤立肿瘤细胞的患者中，非前哨淋巴结均为阴性。总体而言，在免疫组织化学染色前哨淋巴结阳性的患者中，24%（12/50 例）的患者非前哨淋巴结发现转移癌。

Khoury 等[233] 报道了一种改良的阿辛蓝染色，该染色优于常规 HE 染色或吉姆萨染色，可应用于前哨淋巴结的新鲜组织印片及术中检测前哨淋巴结

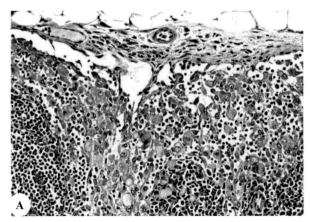
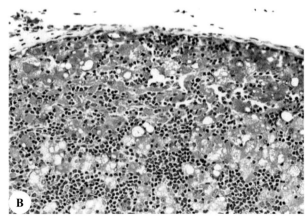

▲ 图 32-24　印戒细胞样组织细胞

A. 被膜下窦内充满印戒细胞样组织细胞；B. 黏液卡红染色后组织细胞的细胞质呈粉红色，但细胞质空泡呈阴性

中的转移性小叶癌。改良的阿辛蓝染色将阳性淋巴结的检测灵敏度从 55.6% 提高至 83.3%。

Horvath 等[234]发现，浸润性小叶癌和浸润性导管癌患者前哨淋巴结冰冻切片分析的敏感性没有显著差异。这项研究基于 131 例连续的浸润性小叶癌病例和 133 个随机选择的浸润性导管癌病例。结果显示，浸润性小叶癌的敏感性为 67%，浸润性导管癌的敏感性为 75%，浸润性小叶癌和浸润性导管癌的特异性为 100%，浸润性小叶癌的假阴性率为 33%，浸润性导管癌假阴性率为 25%。Taras 等[235]对 66 例浸润性小叶癌患者和 810 例浸润性导管癌患者进行了比较，发现每一例患者在术中都接受了印片细胞学检查，少数病例辅以术中冰冻。

最近的研究表明，浸润性小叶癌和浸润性导管癌在腋窝淋巴结转移模式上的差异需待进一步研究。Vandorpe 等[236]对在比利时一所大学医院连续接受治疗的 4292 例乳腺癌患者进行了分析，发现在调整了肿瘤大小后，浸润性小叶癌患者发生腋窝淋巴结转移的可能性明显低于浸润性导管癌患者。当仅分析前哨淋巴结时，也得出了类似的结果。

Güven 等[237]表明，浸润性小叶癌的肿瘤大小是与前哨淋巴结转移相关的唯一独立参数。Fernández 等[224]报道，在淋巴结阳性的患者中，浸润性小叶癌患者的淋巴结转移明显多于浸润性导管癌患者。对于浸润性小叶癌患者而言，阳性淋巴结比例较高，pN 分级也较高（浸润性导管癌：pN2，4.3%，pN3，0.2%；浸润性小叶癌：pN2，8.9%，pN3，4.2%）。

Wang 等[238]发现印片细胞学是检测前哨淋巴结转移的可靠方法。利用典型的细胞学特征，包括缺乏黏附性的小细胞增生，该方法对每个淋巴结的敏感性为 59.4%，对每个患者的敏感性为 55.0%。

【非淋巴结转移】

经典型浸润性小叶癌转移到非常见部位比浸润性导管癌更为多见[91, 239]。多形性浸润性小叶癌也可转移到异常部位，如胰腺，导致诊断困难[240]。其中不典型部位主要包括胃肠道、泌尿生殖系统、腹膜后、小脑和腹膜等[241]。浸润性小叶癌转移至眼眶可能误认为是恶性淋巴瘤或黑色素瘤（图 32-25）。在眼睑中，病变可能类似睑板腺肿[118, 242]。骨髓中散在分布的肿瘤细胞类似于造血细胞[243]。一项研究

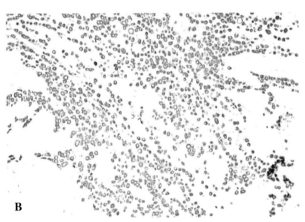

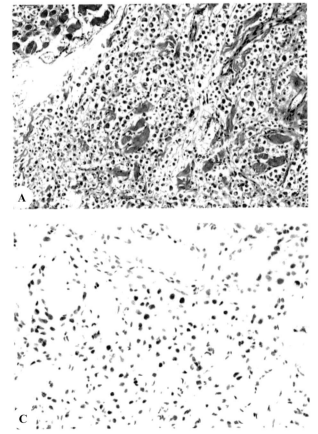

▲ 图 32-25　转移性浸润性小叶癌

A. 眼眶肌束内转移性小叶癌类似组织细胞浸润；B. 肿瘤细胞呈细胞角蛋白 7（CK7）免疫反应阳性；C. 肿瘤细胞表达 ER

回顾性分析了经 CK 免疫组织化学证实存在转移性乳腺癌的骨髓核心活检标本，发现仅 39% 的病例在 HE 切片中能正确识别出转移性小叶癌[243]，而在 IDC 骨髓转移的患者中，58% 可通过 HE 切片予以识别。因此，专家建议在乳腺癌患者（特别是浸润性小叶癌患者）的骨髓活检常规检查中应纳入 CK 免疫组织化学染色。

IDC 的全身转移有其独特模式。研究人员在尸检[244]或临床[245]记录中比较了导管癌和小叶癌的转移模式。2 种方法都显示浸润性小叶癌在腹膜、腹膜后、小脑、胃肠道和妇科器官的转移率显著较高，而在肺或胸膜的转移率较低[244, 245]。骨是浸润性小叶癌常见的转移部位。一项研究显示，在临床或尸检中发现，浸润性小叶癌患者肝、肺和脑实质的转移率低于浸润性导管癌患者[246]。另有研究报道，与浸润性导管癌相比，浸润性小叶癌患者的肝转移率明显更高[247]，或不存在显著差异[244, 245]。经典型浸润性小叶癌和变异型浸润性小叶癌的转移灶分布类似[17]。

中枢神经系统受累通常以癌性脑膜炎的形式出现，并表现为弥漫性软脑膜浸润[244, 246, 248, 249]。已有研究报道了以软脑膜转移为症状的隐匿性癌[250]。Jayson 等[251]发现 67% 的癌性脑膜炎患者患有小叶癌或混合型小叶 – 导管癌。该病病程进展迅速，从初诊到脑膜复发的中位间隔时间为 10.9 个月。脑梗死主要归因于具有印戒细胞特征浸润性小叶癌患者的黏蛋白栓子[252]，印戒样癌细胞通常存在于脑脊液中[250]。

腹腔内转移倾向于累及浆膜表面和腹膜后[244, 246, 247, 253]，或卵巢组织[244, 254]（图 32–26）。胸膜和腹膜积液中的浸润性小叶癌和浸润性导管癌肿瘤细胞，可能类似于反应性间皮细胞，并与之难以区分[255, 256]。在这种情况下，一组可标记癌细胞的免疫组织化学染色，如 CK7、激素受体、BerEp4 和 CAM5.2，以及标记间皮细胞的钙结合蛋白和间皮素，可能有助于两者的鉴别。在手术探查中，有时会发现浆膜、肠系膜和腹膜组织增厚，而不形成离散的肿块。由于腹膜后转移癌的存在，可能会导致

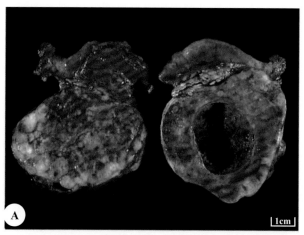
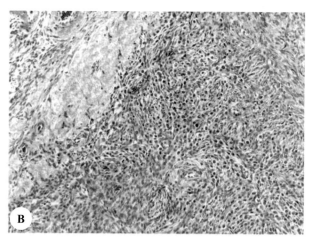
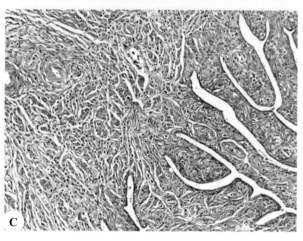

▲ 图 32–26　卵巢和输卵管的转移性小叶癌
A. 卵巢剖面可见囊肿，转移性小叶癌弥漫累及囊肿周围的实质；B 和 C. 卵巢白体旁的间质（B）和输卵管黏膜皱襞间质（C）中的癌细胞很难识别

输尿管梗阻[249]。在某些情况下，肿瘤细胞可转移至子宫和卵巢，伴有卵巢增大，形成 Kruhenberg 瘤的特征。经证实，计算机断层扫描对于检测腹部转移性浸润性小叶癌具有重要价值[257]。

子宫转移性小叶癌的识别也是一个具有挑战性的诊断问题[258]。癌细胞与正常子宫内膜间质细胞相混合，在阴道出血患者的子宫内膜刮除标本中可能会漏诊（图 32-27）。在宫颈阴道涂片检查中可检测到转移性小叶癌癌细胞[259, 260]。Liebmann 等[261]报道了 1 例在子宫肌瘤中发现转移性小叶癌的病例，该患者先前并未诊断过浸润性小叶癌。子宫内膜息肉伴发转移性小叶癌往往与接受他莫昔芬治疗相关[262]。

胃浆膜、肌壁和黏膜的转移性癌可能来源于乳腺浸润性小叶癌（图 32-28）。浆膜受累可导致外部压迫，肌壁转移呈弥漫性侵袭性生长，主要转移至黏膜者则形成结节状溃疡[239]。这种情况通常发生在已确诊乳腺浸润性小叶癌，并随后出现腹部症状的患者。浸润性小叶癌也经常转移到其他部位，如骨组织等[263]。胃内转移性浸润性小叶癌的临床和病理特征可能与原发性胃癌难以区分[223, 246, 264-266]。在一个值得注意的病例中，患者最初诊断为原发性胃癌，并进行了胃切除术，但 18 个月后发现该肿瘤实则为乳腺浸润性小叶癌转移到胃[267]。ER 免疫组织化学染色可用以鉴别胃癌和乳腺癌，但 ER 弱阳性表达不能排除胃癌。已有研究通过生化和免疫

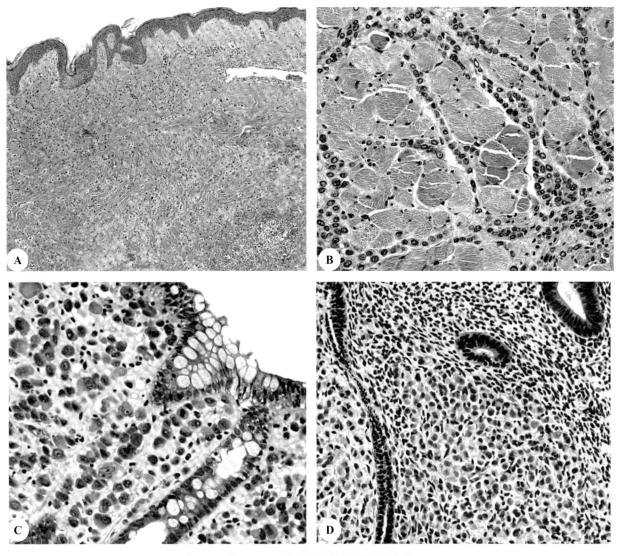

▲ 图 32-27　各种器官的转移性小叶癌

A. 小叶癌累及真皮，反应性改变轻微；B. 骨骼肌受累；C. 结肠黏膜弥漫性受累；D. 子宫内膜中小叶癌与间质细胞相混杂

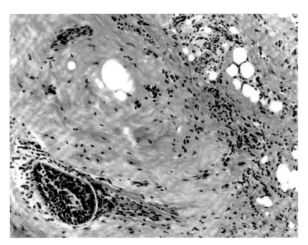

▲ 图 32-28　保留乳头的乳房切除术中，乳头切缘冰冻切片的浸润性小叶癌

冰冻切片中难以识别浸润性小叶癌

表 32-4　印戒细胞癌：原发性浸润性小叶癌与转移性胃癌

	原发性浸润性小叶癌	转移性胃癌
ER	（+）	（-）或（弱 +/-）
PR	（+）	（-）
GATA3	（+）	（-）
CK7	（+）	可变的
CK20	（-）	（+）
CDX2	（-）	可变的
mCEA	（-）	（+）
GCDFP15	约 50%（+）	（-）
乳腺珠蛋白	约 75%（+）	（-）

（+）. 表达；（-）. 阴性；CDX2. 尾相关同源盒转录因子；CK7. 细胞角蛋白 7；CK20. 细胞角蛋白 20；ER. 雌激素受体；GCDFP15. 大囊肿病液体蛋白 15；mCEA. 膜结合癌胚抗原；PR. 孕激素受体

组织化学的方法，在胃腺癌组织中检测到了 ER 的阳性表达[268-272]。有研究报道，在低分化型胃癌中比在高分化型胃癌中更常检测到 ER[271]。

少数情况下，转移到胃的乳腺癌呈 ER 和（或）GATA3 阴性，仔细评估组织病理学特征可能有助于鉴别。Clinton 等[272] 分析了 28 例胃内转移性小叶癌和 44 例原发性弥漫性胃腺癌标本的组织学特征。与胃转移性小叶癌相比，原发性胃癌更倾向于出现黏膜全层受累（47% vs. 80%；P=0.015）、巢团状或片状生长模式（32% vs. 68%；P=0.004）、吻合条索状（0% vs. 100%；P=0.001）、多空泡细胞（0% vs. 61%；$P < 0.000\ 1$）、细胞核多形性（4% vs. 70%；$P < 0.0001$）及细胞核增大（4% vs. 70%；$P < 0.000\ 1$）。在胃转移性小叶癌中，肿瘤呈列兵样生长（$P < 0.0001$）和固有层浅层受累的情况（P=0.009）相对常见。

表 32-4 显示的免疫组织化学，有助于鉴别乳腺原发的印戒细胞型浸润性小叶癌和转移到乳腺的胃印戒细胞癌。转移到胃和其他部位的乳腺印戒细胞型浸润性小叶癌可能呈 GCDFP-15 阳性表达，而原发性胃癌很少对 GCDFP-15 具有免疫反应。在印戒细胞胃癌中存在 E-cadherin 的表达缺失，家族性胃癌与 E-cadherin 基因 CDH1 的胚系突变相关[273]。

GATA 结合蛋白 3（GATA3）是一种高度敏感和相对特异性的标志物，可用于确定乳腺肿瘤和膀胱肿瘤的起源，当不考虑诊断转移性尿路上皮癌时，它可用于确定病灶原发于乳腺[274, 275]。大多数乳腺癌呈 CK7 阳性和 CK20 阴性，膀胱癌通常为 CK7 阳性。当膀胱癌原发灶为 CK20 阳性时，膀胱癌转移灶也为 CK20 阳性，高级别尿路上皮癌可为 CK20 阴性。值得注意的是，具有大汗腺分化的多形性浸润性小叶癌，可以在转移灶中模拟尿路上皮癌的组织学形态，并且表现出相似的免疫表型，即 CK7 阳性、CK20 阴性、GATA3 阳性，甚至 Uroplakin Ⅱ 阳性[276]。

结肠中的转移性小叶癌可模仿原发性结肠癌[237, 277]，特别是在未知存在乳腺原发性经典型浸润性小叶癌的情况下[278]。转移性小叶癌和部分类癌的鉴别可能是一个具有挑战性的诊断问题（图 32-29）。肌纤维母细胞瘤的浸润性上皮样变异型可能被误诊为浸润性小叶癌，因为这个良性肿瘤可呈 ER 阳性[99]（图 32-30）。

【基因组检测】

常用于确定可从化疗中受益患者的基因组检测包括 Oncotype DX 和 MammaPrint。这些检测在浸润性小叶癌中的作用不如在浸润性导管癌中明确。

Oncotype DX 获得了美国 NCCN 指南支持，并纳入最新的 AJCC 分期系统，用于检测 ER 阳性的早期浸润性癌。Oncotype DX 通过分析 21 种选定

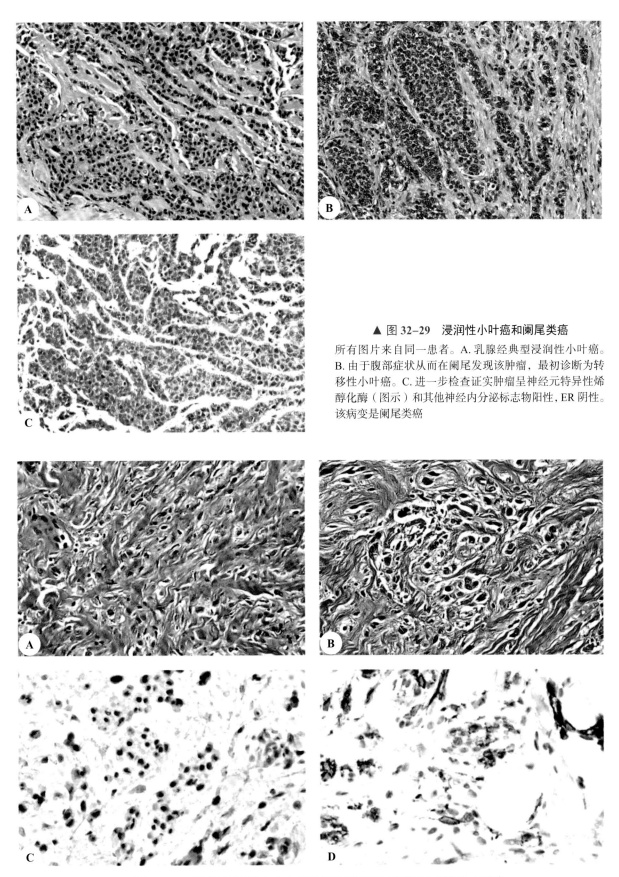

▲ 图 32-29　浸润性小叶癌和阑尾类癌

所有图片来自同一患者。A. 乳腺经典型浸润性小叶癌。B. 由于腹部症状从而在阑尾发现该肿瘤，最初诊断为转移性小叶癌。C. 进一步检查证实肿瘤呈神经元特异性烯醇化酶（图示）和其他神经内分泌标志物阳性，ER 阴性。该病变是阑尾类癌

▲ 图 32-30　粗针穿刺活检中上皮样肌纤维母细胞瘤被误诊为浸润性小叶癌

A 和 B. 上皮样肌纤维母细胞瘤呈单细胞浸润模式，模拟经典型浸润性小叶癌；C 和 D. 肿瘤细胞呈 ER 弥漫强阳性（C），这一结果似乎证实了浸润性小叶癌的诊断，但典型的肌纤维母细胞瘤呈 ER 和 CD34 阳性（D）

基因的表达并报告"数量化复发评分"（1～100），根据风险因素对癌症进行分类，将肿瘤分为 3 类，即低复发风险、中复发风险和高复发风险。Kizy 等[279] 通过分析 2004—2013 年监测、流行病学和最终结果数据库中的 7316 例浸润性小叶癌患者，并根据 TAILORx 复发评分临界值，发现这些患者中有 8% 属于高危人群，71% 属于中危人群，21% 属于低危人群。在这项研究中，辅助化疗似乎并未给中危人群或高危人群带来生存益处。纽约市纪念斯隆－凯特琳癌症中心的一项研究显示，68%（73/108 例）的经典型浸润性小叶癌病例具有低复发评分，32%（35/108 例）的病例具有中等复发评分[280]。相比之下，在多形性浸润性小叶癌病例中，15%（2/13 例）为低复发评分，70%（9/13 例）为中等复发评分，15%（2/13 例）为高复发评分。Felts 等[281] 对 102 例浸润性小叶癌患者进行了分析，发现 97.8% 的患者属于中低复发评分类别，而高复发评分患者只占 2.2%。值得注意的是，本研究中的 6 例多形性浸润性小叶癌全部具有中等复发评分。因此，作者对 Oncotype DX 在浸润性小叶癌中的实用性和成本效益提出了质疑。据估计，对大约 2% 的浸润性小叶癌患者需要强烈推荐化疗[282]。

可替代使用的 MammaPrint 基因组检测有助于评估早期乳腺癌患者复发和远处转移的风险，而与 ER 状态无关。这项测试研究对象为 61 岁以下、肿瘤分期为 I 期或 II 期、淋巴结阴性、肿瘤 < 5cm 的患者。MammaPrint 检测了 70 个基因的表达，并将肿瘤划分为高复发风险和低复发风险 2 类。在一项对 217 例浸润性小叶癌患者的研究中，Beumer 等[283] 的研究报道称，MammaPrint 检测结果显示高复发风险与不良临床预后之间存在显著相关性，该研究中 24%（52 例）的患者检测结果为高复发风险。

【预后】

1. 经典型浸润性小叶癌的预后

当分级和分期相匹配时，浸润性小叶癌病例的预后与浸润性导管癌相似。分期为 I 期的经典型浸润性小叶癌患者可能有较好的无复发生存率，同时浸润性小叶癌也存在晚期复发的趋势。多形性浸润性小叶癌和浸润性小叶癌的其他变异型（包括实体型和腺泡型）预后较差。

Newman[7] 研究分析了 72 例接受乳房切除术的经典型浸润性小叶癌患者。研究显示，14%（5/36 例）的 I 期癌症患者和 46%（17/37 例）II 期癌症患者死于该病，平均随访时间约 8 年。Ashikari 等[16] 报道，接受乳房切除术的 I 期浸润性小叶癌患者的 5 年和 10 年生存率分别为 86% 和 74%，但作者没有对患者肿瘤大小进行进一步分层。当患者具有相似淋巴结状态时，浸润性导管癌和浸润性小叶癌的生存率没有显著差异。

一些研究纳入了大宗病例，用以比较接受乳房切除术治疗的经典型浸润性小叶癌和结构变异型浸润性小叶癌患者的预后。Dixon 等[15] 对 103 例浸润性小叶癌患者进行了研究。总体而言，浸润性小叶癌联合治疗组的预后明显好于浸润性导管癌病例组。但由于没有完全匹配浸润性小叶癌和浸润性导管癌患者的分期和治疗方式，因此数据结果值得商榷。Dixon 等[15] 还发现，接受乳房切除术后，经典型浸润性小叶癌患者的预后明显好于变异型浸润性小叶癌患者。但因为经典型浸润性小叶癌和变异型浸润性小叶癌患者也没有按分期进行分组，结论有待进一步研究。研究不足之处表现为肿瘤分期在各亚型浸润性小叶癌中存在一定的差异，I 期肿瘤所占比例从混合型浸润性小叶癌的 33%，到腺泡型浸润性小叶癌的 74% 不等。此外，研究纳入的大多数患者都没有进行腋窝淋巴结清扫。

Du Toit 等[87] 分析了 171 例浸润性小叶癌患者，发现经典型浸润性小叶癌患者的预后比腺泡型和实体型浸润性小叶癌患者的预后稍好。而预后最好的是小管小叶亚型，12 年的生存率为 100%。此外，44% 的经典型浸润性小叶癌患者和 40%～57% 的变异型浸润性小叶癌患者出现了全身复发。这项研究结果很难评估，因为患者没有按分期进行分组，也没有接受统一的治疗方式。最初的手术方式包括单纯性乳房切除术、皮下乳房切除术、肿块切除后全乳房照射法，淋巴结状况是通过淋巴结活检术进行确定的，而不是传统的腋窝清扫术。

Frost 等[284] 回顾了 92 例浸润性小叶癌患者，并根据组织学结构进行分类，发现浸润性小叶癌的结构模式（经典型、腺泡型、实体型、混合型）与预后无关。变异型浸润性小叶癌在年龄分布、肿瘤大小、淋巴结状况和激素受体表达方面无显著差异。

DiCostanzo 等[17] 分析了 230 例经乳房切除术和腋窝淋巴结清扫术的 I 期和 II 期乳腺癌患者。他们比较了 176 例经典型浸润性小叶癌患者和 54 例变异型浸润性小叶癌患者（10 例实体型、14 例腺泡型、30 例混合型）。其中，经典型浸润性小叶癌在确诊时明显更年轻（52 岁 vs. 57 岁）。然而，两组病例在肿瘤大小、淋巴结状态和 TNM 分期方面没有显著差异。两组患者的总生存率和无复发生存率也较为相似（图 32-31）。I 期和 I 级淋巴结阳性的 II 期经典型浸润性小叶癌患者的生存率，优于同一分期的变异型浸润性小叶癌患者，但结果并不存在统计学意义（图 32-32）。与经典型浸润性小叶癌患者相比，每种变异型浸润性小叶癌患者都更倾向于出现频繁的疾病复发和死亡趋势，但结果没有统计学意义（图 32-33）。Iorfida 等[285] 分析了一个更大宗的病例组，纳入 981 例连续的浸润性小叶癌患者，其中包括 541 例经典型浸润性小叶癌患者和 440 例变异型浸润性小叶癌患者。与经典型浸润性小叶癌患者相比，实体型浸润性小叶癌和混合型浸润性小叶癌患者的无病生存率和总生存率较差，而与其他变异型浸润性小叶癌相比，实体型浸润性小叶癌患者的预后相对更差。

在 DiCostanzo 等[17] 的研究中，对经典型浸润性小叶癌患者与浸润性导管癌患者进行了预后比较，这两组病例在年龄、肿瘤大小和淋巴结状况方面是相匹配的（图 32-34）。当按分期分组时，

I 期经典型浸润性小叶癌患者的无复发生存率明显好于浸润性导管癌患者（图 32-35）。而 II 期肿瘤患者的生存率无显著差异（P > 0.05）。2007 年，Jayasinghe 等[286] 报道了一项基于人群的研究结果，该研究对象是 1992 年在澳大利亚悉尼部分地区接受治疗的 307 例浸润性小叶癌或浸润性导管癌患者。

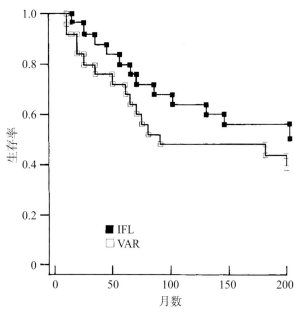

▲ 图 32-31　经典型浸润性小叶癌与变异型浸润性小叶癌的生存分析比较

经典型浸润性小叶癌（IFL）与变异型浸润性小叶癌（VAR）患者的生存期差异无统计学意义（经许可，转载自 DiCostanzo D，Rosen PP，Gareen I，et al. Prognosis in infiltrating lobular carcinoma：an analysis of "classical" and variant tumors. *Am J Surg Pathol*. 1990；14：12-23.）

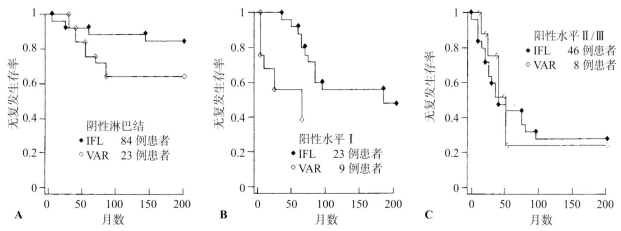

▲ 图 32-32　经典型浸润性小叶癌与变异型浸润性小叶癌的生存分析（根据分期比较）

尽管每个分组中变异型浸润性小叶癌患者的无复发生存率较低，但差异没有统计学意义。IFL. 经典型浸润性小叶癌；VAR. 变异型浸润性小叶癌（经许可，转载自 DiCostanzo D，Rosen PP，Gareen I，et al. Prognosis in infiltrating lobular carcinoma：an analysis of "classical" and variant tumors. *Am J Surg Pathol*. 1990；14：12-23.）

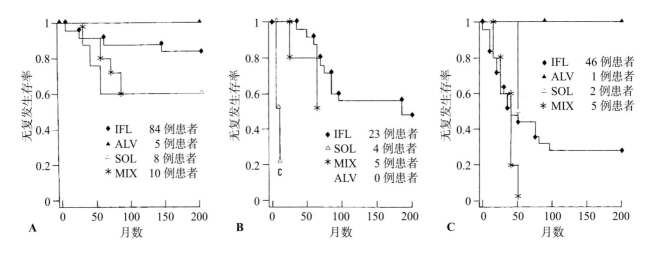

▲ 图 32-33　经典型浸润性小叶癌与变异型浸润性小叶癌的生存分析比较

在各分期分组中，差异无统计学意义。A. 淋巴结阴性的患者；B. Ⅰ级淋巴结转移的患者；C. Ⅱ级和Ⅲ级淋巴结转移的患者。IFL. 经典型浸润性小叶癌；ALV. 腺泡型浸润性小叶癌；SOL. 实体型浸润性小叶癌；MIX. 混合型浸润性小叶癌（经许可，转载自 DiCostanzo D, Rosen PP, Gareen I, et al. Prognosis in infiltrating lobular carcinoma: an analysis of "classical" and variant tumors. *Am J Surg Pathol*. 1990；14：12-23.）

两组患者在手术治疗方面没有显著差异，浸润性小叶癌患者的乳房切除频率稍高。浸润性小叶癌患者的 10 年总体生存率（84%）高于浸润性导管癌患者（69%）（*P*=0.073）。在Ⅰ期和Ⅱ期肿瘤患者中，浸润性小叶癌患者的总体预后稍好于浸润性导管癌患者，但差异无统计学意义。然而，在这项研究中没有对小叶癌的变异型进行分析。

Fortunato 等[73] 在对接受乳房切除术和保乳手术的 171 例浸润性小叶癌患者和 1011 例浸润性导管癌患者的对比中发现，两组患者的总生存率、无病生存率和局部控制率没有显著差异。经过 10 年的随访，Moran 等[287] 发现，在接受保乳手术和放疗的浸润性小叶癌和浸润性导管癌患者之间，其乳腺复发率、远处转移率和生存率不存在显著差异。Peiro 等[288] 在研究了 1624 例接受保乳手术及放疗的Ⅰ期和Ⅱ期浸润性癌患者后，也得出了类似的结论。这些研究人员还报道，患有混合型导管 - 小叶癌患者的预后，也类似于浸润性小叶癌和浸润性导管癌患者。相比之下，Bharat 等[289] 发现，浸润性导管癌患者的 10 年生存率（61%）明显低于浸润性小叶癌患者（68%）和混合型导管 - 小叶癌患者（68%）。在对美国 NIH 数据库中记录的 263 408 例女性进行的分期匹配分析中显示，浸润性小叶癌患者的 5 年疾病特异性生存率高于浸润性导管癌患者[290]。在多变量分析中，浸润性小叶癌患者的生存获益为 14%。

随访时间的长短可能是影响浸润性小叶癌患者预后的一个关键因素。在一项对 268 例浸润性小叶癌患者的研究中，Anwar 等[291] 对 79 例接受保乳手术的患者和 156 例接受乳房切除术的患者的肿瘤复发时间进行了比较。这项研究的非随机性表现为接受乳房切除术患者的肿瘤明显大于接受保乳术的患者（平均肿瘤大小：37mm vs. 17mm），而且肿瘤呈多病灶性分布也更常见（25% vs. 9%）。21% 接受乳房切除术的患者和所有进行保乳术的患者术后均接受了放疗。尽管行乳房切除术的患者术后进行辅助放疗的概率较低，但仅 13.4% 的患者随后出现局部复发，而接受保乳术和术后放疗的患者局部复发率为 34%。总体而言，局部复发的平均时间为 127 个月（24~196 个月）。接受乳房切除术患者的平均局部复发时间（133.5 个月），明显长于进行保乳手术的患者（122 个月）。尽管局部复发率和复发时间不尽相同，但两组之间的总生存率没有显著差异。这些数据表明，以浸润性小叶癌患者局部复发为终点，随访 5 年或更短时间的研究预后结果有待进一步完善。

Viale 等[292] 报道，在对经典型浸润性小叶癌和浸润性导管癌患者的手术年份、年龄、绝经状态、肿瘤大小、淋巴结状态、ER 和 PR 表达情况进行匹配后，两组病例在无病生存率或总生存率、局部复发、远处转移的时间方面没有显著差异。

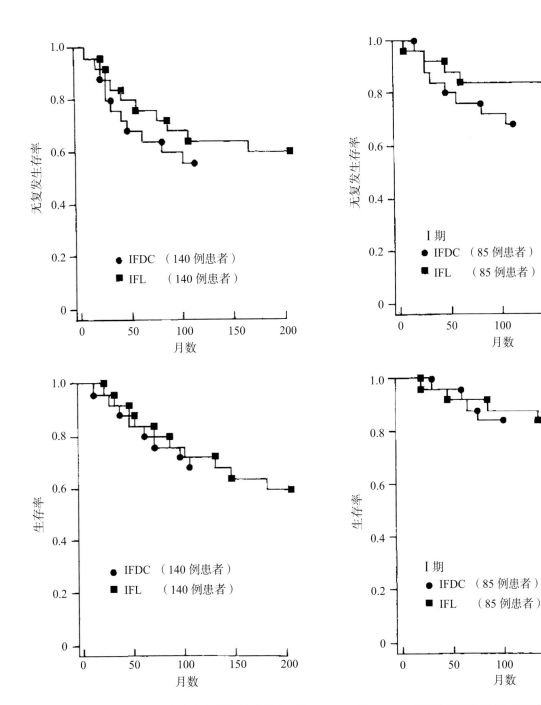

▲ 图 32-34　经典型浸润性小叶癌与浸润性导管癌的生存分析比较

在年龄与原发肿瘤分期相匹配的两组患者中，生存率和无复发生存率无显著差异。IFDC. 浸润性导管癌；IFL. 经典型浸润性小叶癌（经许可，转载自 DiCostanzo D, Rosen PP, Gareen I, et al. Prognosis in infiltrating lobular carcinoma：an analysis of "classical" and variant tumors. *Am J Surg Pathol*. 1990；14：12-23.)

▲ 图 32-35　Ⅰ期经典型浸润性小叶癌与浸润性导管癌的生存分析比较

两组患者无复发生存率的差异有统计学意义（*P*=0.02），总生存率的差异无统计学意义。IFDC. 浸润性导管癌；IFL. 经典型浸润性小叶癌（经许可，转载自 DiCostanzo D, Rosen PP, Gareen I, et al. Prognosis in infiltrating lobular carcinoma：an analysis of "classical" and variant tumors. *Am J Surg Pathol*. 1990；14：12-23.)

2. 多形性浸润性小叶癌的预后

Weidner 和 Semple[293] 发现，关于多形性浸润性小叶癌的无复发生存率，明显低于经典型浸润性小叶癌。这个结果是基于相似组别的肿瘤大小和淋巴结状态进行比较得出的。与淋巴结阴性的浸润性小叶癌相比，淋巴结阴性的多形性浸润性小叶癌、淋巴结阳性的浸润性小叶癌和淋巴结阳性的多形性浸润性小叶癌的复发比率分别为 4.13、7.35 和 30.4。同一机构随后的一项研究显示，多形性浸润性小叶癌患者的无复发生存率较低，但总生存率与浸润性小叶癌患者不存在显著差异[219]。Bentz 等[126] 报道了 75%（9/12 例）的多形性浸润性小叶癌患者死亡，诊断后中位生存期为 2.1 年。这一结果明显差于浸润性导管癌和浸润性小叶癌患者对照组。

经过 42 个月的中位随访，Monhollen 等[146] 报道，30.6%（11/36 例）的多形性浸润性小叶癌患者出现复发和（或）死亡。中位复发时间为 27.2 个月，5 年无复发生存率为 54.9%。Buchanan 等[22] 对多形性浸润性小叶癌的预后进行了详细的分析，他们对同一机构的 52 例多形性浸润性小叶癌患者、298 例浸润性小叶癌患者和 3978 例浸润性导管癌患者进行了比较。这些病例源于自 1996 年开始进行前哨淋巴结活检的患者数据库。多形性浸润性小叶癌肿瘤较大（中位大小：多形性浸润性小叶癌为 20mm，浸润性小叶癌为 15mm，浸润性导管癌为 13mm），前哨淋巴结阳性率更高，更需要进行乳房切除术（多形性浸润性小叶癌为 63.5%，浸润性小叶癌为 38.7%，浸润性导管癌为 28.8%）。与浸润性小叶癌患者相比，多形性浸润性小叶癌患者远处转移率更高（多形性浸润性小叶癌为 11.5%，浸润性小叶癌为 3.7%）。

3. 经典型浸润性小叶癌和多形性浸润性小叶癌的预后总结

一些研究表明，考虑到诊断分期时，接受乳房切除术的浸润性小叶癌患者与浸润性导管癌患者的预后没有显著差异。此外，浸润性小叶癌的结局和治疗反应与分期、分级和激素受体等方面匹配的浸润性导管癌大致相似。一般来说，与大多数经典型浸润性小叶癌一样，ER 阳性、HER2 阴性且增殖指数低的浸润性癌，比生物标志物表达不佳的肿瘤的早期（最初 5 年）预后好，但长期来看，两组的生存曲线则比较接近[294]。

大多数研究表明，经典型浸润性小叶癌患者的预后好于变异型浸润性小叶癌患者，但差异没有统计学意义。经典型浸润性小叶癌的不同亚型在预后上尚没有可重复的差异，如果存在显著的差异，则需要大量的病例来证明。最新证据表明，经典型浸润性小叶癌的预后优于多形性浸润性小叶癌。

影响浸润性小叶癌患者预后最重要的因素是原发肿瘤的大小和淋巴结状态[295]。对科罗拉多州肿瘤登记中心的 15 000 多例患者的分析表明，肿瘤大小是影响腋窝淋巴结状态的最重要指标[296]。当按肿瘤大小进行分组时，浸润性导管癌和浸润性小叶癌患者的腋窝淋巴结转移率基本相似。在肿瘤直径 ≤ 2cm 的女性患者中，浸润性小叶癌和浸润性导管癌的腋窝淋巴结阳性率分别为 25% 和 27%，而在肿瘤直径 ≤ 0.5cm 的女性患者中，浸润性小叶癌和浸润性导管癌的腋窝淋巴结转移率分别为 13% 和 12%[296]。

【治疗】

浸润性小叶癌具有独特的临床病理特征，给治疗带来了特殊的挑战[297]。由于肿瘤通常无法触及和呈弥漫浸润性生长，因此很难获得阴性切缘[298]。建议慎重选用保乳手术治疗，因为肿瘤可能是多病灶性和多中心性的。在新辅助化疗后也很难获得完全缓解。

1. 乳房切除术和保乳手术

包括 Lobbes[299] 和 Muttalib 等[300] 在内的几项研究，都强调了 MRI 在指导外科治疗中的关键作用。

Yeatman 等[53] 发现，与浸润性导管癌患者相比，浸润性小叶癌患者行乳房切除术，而不是保乳手术的频率要高得多。在接受治疗的浸润性小叶癌患者中，由于再次切除后切缘呈阳性，从肿块切除术转为乳房切除术的情况更为多见。

Singletary 等[301] 分析了 1989—2001 年美国 NIH 数据库显示，在参与研究的 21 596 例患者中，8108 例（37.5%）接受了某种形式的保乳治疗，其余患者（62.5%）接受了乳房切除术。接受保乳手术治疗的比例与病理 T/N 分类呈负相关，从 1998 年占比 20%～25% 增加到 2001 年占比 50%～60%。同一时期，前哨淋巴结活检分期的比例也翻倍，从

10%～15% 增至 20%～30%。此外，研究还发现，浸润性小叶癌患者经保乳手术治疗的比例存在显著的区域差异，新英格兰、大西洋中部和太平洋地区比例为 40%～50%，南部和中部地区比例约 25%。

许多研究报道了保乳手术后加放疗浸润性小叶癌的治疗方案。从非随机研究中获得的数据表明，在 5 年随访期间，接受保乳手术治疗的浸润性小叶癌患者的局部控制率和生存率与浸润性导管癌相似 [49, 287, 302-309]。这些研究中的大多数病例并没有获得完整的 10 年随访数据，这是一个重要的考虑因素，因为一些研究人员观察到浸润性小叶癌患者存在晚期局部复发的趋势 [85, 291]。

Warneke 等 [309] 分析了亚利桑那大学 10 年内 111 例接受治疗的 I 期和 II 期浸润性小叶癌患者。其中接受保乳手术和乳房切除术的患者的局部复发率没有显著差异。与接受肿块切除术加放疗的病例组相比，接受乳房切除术的病例组其临床肿瘤体积（3.0cm vs. 1.6cm）和病理肿瘤体积更大（2.6cm vs. 2.1cm），腋窝淋巴结转移率（44% vs. 27%）更高。在 34 例（37%）接受肿瘤切除术加放疗的患者中，1 例（3%）出现局部复发。在 59 例（63%）接受改良根治性乳房切除术的患者中，2 例（3%）出现局部复发。

Kurtz 等 [302] 发现，5 年后浸润性小叶癌患者乳房局部复发率（13.5%）高于浸润性导管癌患者（8.8%），但差异不具有统计学意义。几乎所有的复发病灶都离原发病灶有一段距离，或者是多病灶性的。淋巴结阴性和淋巴结阳性患者的 5 年生存率分别为 100% 和 77%。Schnitt 等 [305] 报道，浸润性小叶癌和浸润性导管癌患者 5 年内局部复发的风险几乎相同（12% vs. 11%）。浸润性小叶癌患者的局部复发率（12%）高于不伴导管原位癌的浸润性导管癌患者（5%），但低于合并广泛导管原位癌的浸润性导管癌患者（23%）。在该组病例中，浸润性小叶癌患者的所有复发病灶都在原发肿瘤附近。

Poen 等 [304] 对 60 例接受肿瘤切除术和放疗的浸润性小叶癌患者平均随访了 5.5 年（范围为 2.5～10 年）。2 例患者在局部区域淋巴结复发，1 例患者在同侧乳腺出现复发病灶。5 年内的局部控制率为 95%。同期发现远处转移 11 例，其中死亡 6 例。White 等 [49] 报道，浸润性小叶癌和浸润性导管癌的

5 年局部复发率分别为 3.3% 和 4.2%。

研究者对 1984—1994 年罗得岛州肿瘤记录数据中的 4886 例进行诊断和接受治疗的浸润性导管癌和浸润性小叶癌患者进行了分析 [307]。与浸润性导管癌患者相比，浸润性小叶癌患者确诊时的平均年龄较大（浸润性小叶癌：64.5 岁，浸润性导管癌：61.6 岁），肿瘤体积更大（浸润性小叶癌：28.6mm，浸润性导管癌：23.9mm），而腋窝淋巴结转移率相似（浸润性小叶癌：33.4%，浸润性导管癌：33.1%）。经保乳术治疗后，浸润性小叶癌患者和浸润性导管癌患者的 5 年生存率（浸润性小叶癌：68%，浸润性导管癌：71%）、5 年局部复发率（浸润性小叶癌：2.8%，浸润性导管癌：2.5%）及对侧癌发生率（浸润性小叶癌：6.6%，浸润性导管癌：6.5%）没有显著差异。

Santiago 等 [310] 进行了一项重要研究，比较了 1977—1995 年在宾夕法尼亚大学接受保乳手术治疗的患者的预后结果，研究包括了 1093 例 I 期 / II 期浸润性导管癌患者和 55 例 I 期 / II 期浸润性小叶癌患者。浸润性导管癌和浸润性小叶癌患者的中位随访时间分别为 8.7 年和 10.2 年。两组病例的 10 年总生存率、疾病特异性生存率和远期无病生存率没有显著差异。在局部复发率方面，浸润性小叶癌患者（18%）高于浸润性导管癌患者（12%），但差异无统计学意义。值得注意的是，两者对侧癌的 10 年发病率（浸润性小叶癌为 12%，浸润性导管癌为 8%）也相似。

美国临床肿瘤学会（ASCO）、美国放射肿瘤学会（ASTRO）和美国外科肿瘤学会（SSO）建议使用"切缘上无肿瘤"作为肿块切除术留有足够切缘的标准 [311]。该建议适用于浸润性小叶癌病例，"足够"切缘的应用已在回顾性研究中得到验证 [312]。Chung 等 [313] 表明，采用该指南可显著降低"再次切除率"。虽然，浸润性小叶癌患者的再次切除率仍较高，Braunstein 等 [314] 发现浸润性小叶癌更有可能具有"最初"的阳性切缘，但浸润性小叶癌患者并不需要获得比浸润性导管癌患者更广泛的切缘。

2. 浸润性小叶癌的外科治疗总结

上述数据表明，对于经典细胞型浸润性小叶癌，无论在结构上是经典型还是变异型，都可以通过保乳手术得到有效的治疗。选择接受这种治疗方

式的患者标准基本上与浸润性导管癌相同。磁共振成像检查可降低切缘阳性率。若肿瘤切缘存在浸润性癌则通常需要进一步切除。然而，不同于浸润性导管癌患者导管原位癌的处理，浸润性小叶癌患者病灶边缘的小叶原位癌不需要进行额外的手术处理。除非有特殊情况，否则应于肿块切除术后辅之以乳腺放疗。

有关保乳手术治疗多形性浸润性小叶癌患者的信息有限。如果施行手术，在评估切缘方面应将多形性小叶原位癌等同于导管原位癌。

3. 新辅助化疗与内分泌治疗

新辅助化疗通常用于治疗潜在可手术的乳腺癌患者，通过缩小肿瘤大小来增加保乳手术成功的可能性，并评估肿瘤对某种治疗的反应。一般来说，新辅助化疗对高增殖活性的浸润性癌疗效最佳。有关新辅助化疗治疗乳腺癌的临床效应和病理效应见第 41 章。浸润性小叶癌的特殊性在于，仅少数病例表现出病理完全性缓解（在大多数已发表的系列中不到 15%，在一些报道中更低）[315-327]。值得注意的是，病理完全缓解不能视为浸润性小叶癌患者生存的合适替代标志物[103]。

Sullivan 和 Apple 的一项研究[315]比较了 40 例浸润性导管癌患者和 9 例浸润性小叶癌患者经新辅助化疗方案治疗的反应。经体格检查或影像学评估，7 例可评估的浸润性小叶癌病例均未见完全缓解，14%（1 例）出现部分缓解，而 30%（11/37 例）可评估的浸润性导管癌患者获得完全缓解。在浸润性导管癌病例组中，24% 的病例在影像上表现为部分缓解，43% 的病例通过体格检查记录到部分缓解。浸润性小叶癌标本中存在的经新辅助化疗治疗后的组织学反应性改变，如泡沫细胞堆积、核变性和细胞增大等，少于浸润性导管癌患者的治疗后样本。Cristofanilli[316]、Purushotham[317]、Nagao[321]、Tung[318]、Gogia[319]和 Truin 等[320]也提出了浸润性小叶癌患者对辅助化疗效果不如浸润性导管癌敏感的其他证据。

在浸润性小叶癌患者中使用新辅助化疗的一个潜在好处是，在预期保乳的情况下，降低肿块切除时出现阳性切缘的可能性。迄今为止，回顾性观察研究表明，各种新辅助化疗方案并不能通过减少阳性切缘率来显著提高保乳率。Wagner 等[322]对是否进行新辅助化疗的浸润性小叶癌患者进行了研究，其中 93 例在肿块切除术前接受了新辅助化疗治疗，218 例手术时未经新辅助化疗治疗。两组患者在切缘阳性、再次手术、肿瘤残余等方面的差异无显著性。重新调控初始肿瘤大小后，Boughey 等[323]发现，与术前未接受新辅助化疗治疗的浸润性小叶癌患者相比，新辅助化疗并没有显著增加符合条件或接受保乳手术的浸润性小叶癌患者比例。平均随访 47 个月，两组病例的局部复发率相似。其他研究者也注意到，对于浸润性小叶癌患者，新辅助化疗在降低肿瘤切缘阳性率或增加乳房保存率方面几乎没有作用[324, 325]。

几乎所有的浸润性小叶癌都呈强且弥漫的 ER 阳性，因此通常推荐使用辅助内分泌治疗，并且已有研究证明其疗效确切。在一项针对 ER 阳性乳腺癌患者的随机试验中发现，强效芳香化酶抑制药来曲唑是优于他莫昔芬的新辅助内分泌治疗药物[326]。Dixon 等[327]研究了新辅助治疗药物来曲唑，对 ER 阳性可手术治疗或局部进展的绝经后浸润性小叶癌患者的疗效。这项研究纳入 61 例患者，共 63 个癌肿病灶。在来曲唑治疗 3 个月后可以评估的 60 个肿瘤中，肿瘤体积的平均大小和中位数分别减少了 66% 和 75%。其中 15%（9 例）的患者完全缓解，65%（39 例）的患者部分缓解，其余患者轻微缓解、稳定或出现进展。在 31 例患者中，81%（25 例）的患者成功保乳，超过 60% 的患者在初次切除时获得了阴性切缘。

4. 辅助化疗或内分泌治疗

Katz 等[328]在回顾了新辅助化疗和辅助化疗的随机试验后得出结论，全身化疗对浸润性小叶癌患者的益处尚不清楚。根据浸润性导管癌的现有标准，在经手术或手术加放疗后，可能需要对浸润性小叶癌患者进行辅助化疗或内分泌治疗。他莫昔芬或来曲唑激素治疗是浸润性小叶癌患者辅助治疗的重要组成部分[329]。

浸润性小叶癌患者化疗或内分泌治疗的使用应遵循与浸润性导管癌患者相同的治疗决策。然而，对各种形式的化疗和内分泌治疗的病理反应差异性，很可能源于每种类型癌症的分子特征性[330, 331]。随着针对特定分子靶点的"个性化"治疗广泛采用，预计这些特性将发挥越来越重要的作用。对激素治疗存在耐药性的分子基础尚不清楚。浸润性小叶癌具有独特的临床、病理和放射学特征，这表明它是一个独特的临床实体，需要不同的治疗模式[332, 333]。

【*CDH1* 基因突变】

CDH1 位于染色体 16q22 上，编码 E-cadherin。后者缺失可见于乳腺浸润性小叶癌和遗传性弥漫性胃癌。早发性或多发性浸润性小叶癌或具有家族史的患者可能存在 *CDH1* 胚系突变。携带 *CDH1* 突变基因的女性患浸润性小叶癌的风险很高，在该人群中需要加强个性化筛查[334, 335]。据估计，携带 *CDH1* 基因胚系突变的女性，在 80 岁之前患胃癌的风险为 40%～80%，患乳腺浸润性小叶癌的风险为 40%～50%[336, 337]。

第33章 乳腺癌的少见临床表现
Unusual Clinical Presentation of Carcinoma

Syed A. Hoda 著

薛德彬 译校

乳腺癌可以有多种多样的临床表现。本章主要讨论少见情况下乳腺癌的临床病理特征。

一、妊娠和哺乳期的乳腺癌

乳腺癌是妊娠期最常见的恶性肿瘤，每 3000 例孕妇中就有 1 例患有乳腺癌，据此推算，全世界每年的新发病例约为 25 000 例[1, 2]。妊娠女性同时患乳腺癌的发生率为 1%～3%[3]，患者的平均年龄为 35—39 岁[3]。包括青少年在内，在 35 岁之前诊断的乳腺癌女性，大约 6% 处于妊娠期[4-6]。随着全球经济发展，当代女性出现了将妊娠推迟到 30 多岁到 40 多岁的趋势，妊娠期乳腺癌发病率很可能会升高[1, 7]。有研究数据表明，BRCA1 阳性家族的女性在妊娠期和妊娠后患乳腺癌的风险可能会增加[8]。Kim 等[9] 研究了韩国乳腺癌协会数据库中 344 例患者，发现初潮早、初产年龄晚、体重指数（BMI）$\geq 23 \text{kg/m}^2$ 是妊娠相关乳腺癌的较好预测指标。

【临床表现】

妊娠期乳腺癌最常见的症状是乳房出现无痛性肿块。肿块可能会被妊娠相关的生理变化所掩盖，这可能是导致部分患者延迟就医的原因。同样原因，医生可能不会意识到肿瘤的存在。在一项研究中，超过 50% 在产后被诊断为乳腺癌的患者，在妊娠期就发现了可触及的肿块[10]。Basaran 等[11] 发现"把与疾病相关的症状归因于妊娠和哺乳"是在这种情况下延迟诊断的最常见原因，而"疏忽症状"是第二常见的原因。

【临床诊断】

在适当的预防措施下，可以在妊娠期进行乳腺 X 线检查[12, 13]。妊娠期乳腺 X 线检查的有效性可能会因为乳房实质密度的增加而降低[14]。Liberman 等[15] 报道，妊娠期或产后 1 年内乳腺 X 线检查对乳腺癌的敏感性为 78%。在另一项研究中，超声检测一系列孕妇实体瘤的敏感性为 100%，现在认为 B 超是妊娠期首选的诊断方法[16, 17]。超声对于监测妊娠期新辅助化疗的反应和评估腋窝淋巴结情况也是必不可少的[18]。因为人们对钆的安全性存疑，孕妇可自主选择做非增强 MRI 检查。在这种情况下，MRI 具有很高的敏感性，而且已经证明它可以优化近 1/4 的患者的手术治疗方案[19-22]。

【病理学】

妊娠和哺乳期乳腺癌可以通过细针穿刺活检进行细胞学诊断[23]。然而，在这种情况下判读细胞学标本时应该谨慎，因为生理性改变的非肿瘤性乳腺上皮细胞在细胞学标本中可能出现非典型改变，而且标本通常由大量的失黏附性细胞组成[24]。Heymann 等在对 28 例妊娠期或哺乳期女性进行的一系列细针穿刺活检的检查中，发现泌乳腺瘤是最常见的"肿瘤"（78.5%），乳腺癌仅占 11.5%[25]。在目前的临床实践中，妊娠和哺乳期使用粗针穿刺活检是同样安全且更为精确的诊断方式[26]。

与相匹配年龄非妊娠期乳腺癌女性患者相比，妊娠期乳腺癌的组织病理学特征没有显著差异[10, 20, 27-29]。浸润性导管癌在两组中最常见。浸润性小叶癌、黏液癌、髓样癌和其他类型的癌少见。

妊娠组肿瘤明显较大，淋巴管受累和腋窝淋巴结受累更为常见。在一项病例对照研究中，导管原位癌分别占对照组和妊娠组患者的 4.8% 和 1.6%[27]。有60%～70% 的妊娠相关乳腺癌女性出现腋窝淋巴结转移[10, 27, 30]。罕见情况下，妊娠期女性可发生非上皮性恶性肿瘤，包括血管肉瘤[31]。

【生物标志物】

与相匹配年龄的非妊娠期组相比，妊娠和哺乳期乳腺癌 ER 和 PR 阴性率更高[20, 27, 30-35]。有相当大比例的乳腺癌（44%～58%）HER2 阳性[33-35]。

【治疗】

既往初始治疗一般是手术治疗，根据患者的情况，越来越多选择新辅助化疗或辅助化疗和保乳手术[20]。手术和化疗是在胎儿器官发育期前 16 周之后相对安全的治疗方式。对于适当筛选的病例，放疗应至少推迟到妊娠早中期，或大多数病例应推迟到妊娠结束后[36, 37]。然而，在妊娠期的任何时候进行化疗都会影响胎盘发育[38]。在妊娠期接受化疗的女性，最常见的产科结局是低出生体重儿[39]。据报道，母亲在妊娠期接受血液系统恶性肿瘤化疗后出生的孩子出现长期并发症，而妊娠期乳腺癌化疗尚无这种报道，但胎儿宫内暴露与母亲乳腺癌接受化疗之间的关系还没有充分研究[40]。虽然如此，大多数治疗方法，包括前哨淋巴结活检、蒽环类药物、紫杉烷、铂类药物的系统治疗和大剂量治疗，在经过个体化评估后，认为在妊娠后期使用是安全的，这主要是出于权衡母体健康和胎儿安全的考虑[41-43]。

针对孕妇乳腺癌的"靶向药物"得到越来越多的研究。单克隆抗体是大分子，通常不会穿过胎盘；然而，酪氨酸激酶抑制药（tyrosine kinase inhibitor，TKI）等较小的分子可以穿过胎盘屏障[44]。

过去，大多数情况下进行改良根治性乳房切除术是为了局部控制，部分原因是为了避免在保乳治疗期间胎儿受到辐射[20, 45-48]。在妊娠期需要乳房切除的病例中，立即进行乳房重建似乎是可行的，附加的手术与分娩或胎儿的不良结局无关；但是，它确实增加了手术的持续时间[49]。放疗应该推迟到妊娠结束之后[20]。Kuerer 等报道了 9 例妊娠期保乳治疗的病例[50]，患者均为 I 期或 II 期，中位妊娠时间为 7 个月。经过平均 24 个月的随访，尽管有 3 例女性有远处复发，但均没有乳房复发。

目前为止，还没有在妊娠期使用淋巴核素显像或亚甲蓝来检测前哨淋巴结[51-56] 导致不良反应的报道，尽管在这种情况下，推荐单用淋巴核素显像[20]。

【预后】

由于延迟诊断和淋巴结转移的比例较高，妊娠期和哺乳期诊断的乳腺癌患者的总体预后相对较差[45, 57]。在一项研究中，40 岁以下的妊娠期乳腺癌患者中有 74% 出现腋窝淋巴结转移，而同一年龄组的非妊娠患者只有 37% 的淋巴结转移[58]。一些研究人员报道了在年龄相当的患者中按分期分层，妊娠相关和非妊娠相关的乳腺癌患者的结局没有显著差异[10, 28, 30, 59, 60]。在几份研究报道中，75%～80% 的淋巴结阴性患者在随访 5～10 年后存活或无复发。在另一项病例对照研究中，妊娠期和哺乳期淋巴结阴性的女性 10 年后生存率（85%）比非妊娠期乳腺癌女性（93%）略差，但总体两组的结果都很好[27]。在相似研究报道中，淋巴结阳性病例中，非妊娠组和妊娠组的生存率分别为 62% 和 37%，有显著性差异。其他研究者还发现，在校正了肿瘤大小和淋巴结状态后，妊娠相关乳腺癌的预后相对较差[61]。

后续妊娠对以前接受乳腺癌治疗女性的预后影响仍然不确定[62]。大多数与此相关的回顾性研究似乎表明，这些患者的预后与非妊娠患者相同或更好[63, 64]。通常建议接受化疗的女性推迟妊娠至少 6 个月，然后再尝试妊娠[65]。一项病例对照研究将 53 例乳腺癌治疗后妊娠的女性与对照组进行比较，按诊断时疾病分期进行配对[66]。在 53 例再次妊娠的女性（9.6%）中有 5 人死于乳腺癌，在 265 例对照中有 34 人死亡（13%）。在再次妊娠组中，乳腺癌死亡的相对风险为 0.8（95%CI 0.3～2.3），这一结果表明与再次妊娠相关的风险没有增加。在当前临床实践的背景下，需要进行前瞻性研究以全面评估这一问题。

Hartman 等对 60 份已发表的研究进行荟萃分析，包括近 6000 例女性患者，以分析其在妊娠之前、妊娠期间和妊娠之后诊断乳腺癌的预后[67]。与未妊娠对照组相比，患者的死亡风险总体上升（风险比

1.57；95%CI 1.35～1.82）。亚组分析显示，妊娠期或产后诊断的患者（风险比 1.46；95%CI 1.17～1.82）及仅在妊娠期间诊断的患者（风险比 1.47；95%CI 1.04～2.08）的生存结果较差。产后诊断的患者总体生存率最差（风险比 1.79；95%CI 1.39～2.29）。与对照组相比，妊娠相关性乳腺癌患者的无病生存率降低（风险比 1.51；95%CI 1.22～1.88）。产后诊断的患者疾病进展或复发的风险最大（风险比 1.86；95%CI 1.17～2.93）。与未妊娠的病例相比，诊断乳腺癌后妊娠的病例死亡风险显著降低（风险比 0.63；95%CI 0.51～0.79）。

目前有多种治疗策略可用于保存年轻乳腺癌患者的生育能力；然而，只有少数患者有条件采用冷冻保存[68]。

妊娠合并乳腺癌的一个罕见并发症是胎盘转移，最可能发生在有播散性转移的女性[69-71]。转移癌的肉眼所见通常在胎盘表面明显，显微镜检查发现绒毛间隙有肿瘤细胞，罕见绒毛浸润（图 33-1）。

二、年轻和年长女性的乳腺癌

年轻和年长女性的定义各不相同。已经确定乳腺癌患者的平均诊断年龄在 55 岁左右，大多数患者的年龄上下波动 20 岁之内。在这个范围内，＜35 岁和＞75 岁视为年龄的低限和高限。

一般认为，小于 35 岁女性乳腺癌患者的预后较差，而大于 75 岁女性乳腺癌是惰性疾病；然而，由于定义年龄或治疗方法的不同，不容易对

许多已发表的关于这一问题的研究进行比较。特别是在将单纯手术治疗的时代的数据与最近的数据（包括新辅助治疗和辅助治疗、保乳治疗和放疗）进行比较时，这些都是需要考虑的重要因素。对 1985—1992 年 3722 例浸润性乳腺癌女性数据的研究得出，年龄相关的预后差异受诊断时分期的影响[72]。

1. 40 岁以下患者

在世界范围内，从新病例角度，乳腺癌是 20—39 岁年轻成人最常见的癌[73]。在美国 20—39 岁的年轻女性中，乳腺癌发病率从 1975 年的 24.6/10 万上升到 2015 年的 31.7/10 万[74]。在同一研究中，Guo 等报道，乳腺癌患者的 5 年特异性生存率从 1975—1979 年的 74.0%，大幅地上升至 2010—2015 年的 88.5%。乳腺癌特异性生存率的增加在 2005 年趋于平稳；然而，在患有转移性乳腺癌的年轻女性中，生存率在 2005 年后继续增加，从 2005—2009 年的 45.6% 上升到 2010—2015 年的 56.5%[74]。

Simmons 等[75] 通过回顾 1935—2005 年明尼苏达州的数据，调查了 25 岁以下女性的乳腺癌发病率，乳腺癌年发病率为 4/1 201 539，年龄校正后的年发病率为 3.2/1000 000（95%CI 0.1～6.2）。在 20—24 岁年龄组，发病率为 16.2/1000 000，延迟诊断是这些病例的共同特征。

2002 年，Kothari 等[76] 报道了 15 例女性患者在诊断时年龄≤25 岁。其中 2 例患者为导管原位癌，13 例为浸润性癌且都不是低级别，9 例女性（69%）

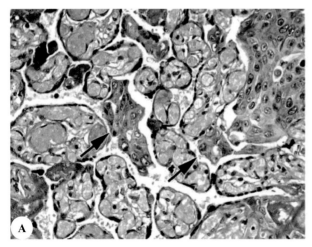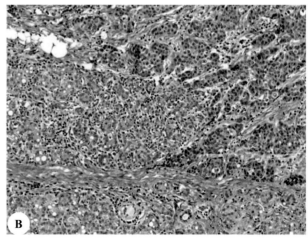

▲ 图 33-1　妊娠期乳腺癌
A. 胎盘转移性乳腺癌，绒毛间隙内可见转移癌细胞群（箭）；B. 患者在妊娠中期发现低分化浸润性导管癌（右上），对化疗有部分病理反应

死于复发癌，中位无病生存期为 86 个月。诊断时年龄 ≤ 25 岁和 26—35 岁的女性之间的总生存率没有统计学差异。

1998 年，Feldman 和 Welch[77] 报道了 29 例在诊断和治疗乳腺癌时年龄 < 30 岁的女性患者，数据来自 1953—1983 年的一家教学医院。诊断时年龄为 20—29 岁，有 7 例患者（26%）妊娠。延迟诊断可能是影响这些患者预后的一个因素，因为在有记录的 27 例患者中，有 26 例诊断时分期为 Ⅱ 期或更高。22 例患者（76%）死于乳腺癌，包括 3 例在诊断后 12.7 年、14.6 年和 19.9 年后复发的患者。应该指出的是，几乎所有的患者都接受了乳房切除术，没有 1 例患者接受全身辅助治疗。

在 2001 年，Xiong 等[78] 报道了 185 例诊断时年龄 < 30 岁女性乳腺癌患者的研究。患者的分期分布如下：Ⅰ 期，11%；Ⅱ 期，45%；Ⅲ 期，38%；Ⅳ 期，6%。治疗包括乳房切除术或保乳手术与辅助化疗或新辅助化疗和放疗的各种组合。按分期划分的 5 年总生存率分别为 Ⅰ 期 87%、Ⅱ 期 60%、Ⅲ 期 42% 和 Ⅳ 期 16%。与美国国家癌症数据库中确定的对照患者相比，诊断时年龄 ≤ 30 岁的女性 5 年总生存率较低。

Peng 等[79] 在 2011 年进行了一项回顾性病例对照研究，发现诊断时患者年龄 ≤ 35 岁，是乳腺癌的独立的不利预后因素。他们将 551 例年龄 < 35 岁且有手术机会的女性乳腺癌患者，与一组诊断时年龄 36—50 岁的女性乳腺癌患者进行比较，这些女性在诊断年龄、家族史、诊断时的病理分期、激素受体状态和辅助治疗方面都是配对的。较年轻女性首次复发的无病间隔期明显较短（中位数：23.2 个月 vs. 28.4 个月），无病生存率较低（63.7% vs. 74.7%），总生存率较低（79.5% vs. 85.6%）。

Liukkonen 等[80] 研究了 212 例年龄 < 35 岁的芬兰女性，她们在 1997—2007 年间接受乳腺癌治疗。诊断时 117 例（55%）有腋窝淋巴结转移，14 例（7%）有远处转移。140 例患者（65%）接受乳房切除术，68 例患者接受保乳手术。术后治疗包括单独或联合化疗、内分泌治疗和放疗。10 例（15%）接受保乳手术的患者和 8 例（6%）接受乳房切除术的患者出现局部复发。经过 78 个月的中位随访后，激素受体阳性癌患者无病间隔较短。5 年总生存率

为 80%，表明这个年龄段患者可以通过早期诊断和手术来治疗，还可使用现代治疗方式来改善预后。

2. 40—49 岁的患者

大多数关于较年轻女性乳腺癌诊断的临床问题的研究，都集中在 40—49 岁这一相对较大的患者群体。一项研究包括 809 例连续病例，患者没有可触及的肿瘤，乳腺 X 线检查发现病变并进行活检。在 < 40 岁女性患者中，5% 活检为癌；在 40—49 岁女性中，15% 活检为癌；在 > 50 岁女性中，34% 活检为癌[81]。在 40—49 岁女性中，25% 为非浸润性癌，在 ≥ 50 岁女性中，16% 为非浸润性癌。两组的平均肿瘤大小相同（1.5cm），但 40—49 岁组的淋巴结转移率（25%）高于 ≥ 50 岁组的转移率（17%）。

McPherson 等[82] 利用北达科他州、南达科他州和明尼苏达州诊断患者的数据库，研究了 40—49 岁女性肿瘤检测方法与预后的关系。与乳腺 X 线检查发现的乳腺癌的死亡风险相比，乳房自我检查（breast self-examination，BSE）、临床乳房检查或患者偶然发现癌的因肿瘤死亡的相对风险比分别为 2.5、2.7、2.8，差异有统计学意义。乳腺 X 线检查发现的肿瘤平均大小（1.9cm）明显小于临床乳房检查组（2.3cm）、乳房自我检查组（2.8cm）和偶发组（2.9cm）。在校正了分期（肿瘤大小和淋巴结状态）后，与乳腺 X 线检查相比，乳房自我检查、临床乳房检查或患者偶然发现检出乳腺癌的死亡的相对风险系数更大，分别为 1.5、1.9、1.6。这些结果表明，乳腺 X 线检查改善了 40—49 岁女性癌患者的预后。

Lannin 等[83] 报道了 ≤ 49 岁女性乳腺癌诊断中遇到的临床问题，分析了一所大学医院连续评估的一系列患者的乳腺 X 线检查和体检结果，包括 20—49 岁女性和 > 50 岁女性患者。≤ 49 岁女性乳腺 X 线检查的阳性预测值（positive predictive value，PPV）为 28%，> 50 岁女性阳性预测值为 53%。在 ≤ 49 岁和 > 50 岁的女性中，体检异常导致活检的阳性预测值分别为 11% 和 57%。同时在这些患者中，乳腺 X 线检查的敏感性也有统计学差异（分别为 68% 和 91%）。体检的敏感度在两组间无统计学差异。≤ 49 岁女性未触及肿瘤组和可触及肿瘤组之间（平均肿瘤大小分别为 4.0cm 和 3.4cm）

没有观察到这种统计学差异。作者认为，与 > 50 岁女性相比，≤ 49 岁女性对体检和乳腺 X 线检查的敏感度较低，年轻女性未触及肿瘤，不是因为肿瘤小，而是因为乳腺组织的背景致密，或者因为肿瘤生长模式更弥漫。年轻女性乳腺 X 线检查不太敏感也是同样原因。对于乳腺 X 线检查和临床检查发现的异常，加上细针穿刺活检或粗针穿刺活检，构成了诊断乳腺肿瘤的"三重检查"，这种方法可以提高诊断的准确性，尤其是对于年轻女性[84]。

已发现 MRI 对患有隐匿性原发性疾病的较年长女性最有用，在评估疾病范围的其他方面作用不大[85]。

【病理学】

乳腺癌的大多数病理特征在相对年轻或年长的成人中没有明显区别[4, 86-88]。年轻患者与年长患者相比，肿瘤大小没有显著差异[87]。大约 50% 的患者肿瘤 ≤ 2cm，40% 的肿瘤为 2.1～5.0cm，其余患者肿瘤 > 5cm。在这 2 个年龄段，左乳房比右乳房更容易发生癌，但肿瘤的位置及双侧和同时双侧乳腺癌的总体发生率没有显著差异。

在不同年龄段，肿瘤类型有所不同[86]。与 > 75 岁患者相比，< 35 岁患者髓样癌的比例较高，浸润性小叶癌（2.0% vs. 11.0%）和黏液癌（1.0% vs. 7.0%）的比例较低。< 35 岁女性发生明显淋巴细胞反应的比例高于年长组（34% vs. 12%）。乳腺癌的少见类型和临床表现已有报道，包括 32 岁患者的三阳性神经内分泌癌[89]和 22 岁患者的炎性乳腺癌[90]。

Collins 等[91]分析了 657 例导管原位癌患者的临床和病理数据，以期找出可能与年轻女性在保乳治疗后，局部复发风险高相关的特征。他们对 4 个年龄组进行了比较，其中最年轻组包括 111 例诊断时年龄 < 45 岁的女性患者，比 > 45 岁的女性患者有更广泛的导管原位癌。对于 < 45 岁女性，乳腺 X 线检查发现导管原位癌的概率明显低于任何年龄较大的人群。年龄和导管原位癌各项特征（包括类型，核级别，坏死，或 ER、PR 和 HER2 的表达）之间没有统计学差异。

【浸润性癌的生物标志物】

对增殖指数的研究表明，诊断时年龄与浸润性癌的增殖活性呈负相关[92, 93]。年长女性癌的增殖活性往往降低[93]。另有报道称，≤ 34 岁乳腺癌患者淋巴结转移与 p53 阳性表达和高增殖指数显著相关[94]。

Walker 等[95]发现 p53 免疫反应性与年龄呈负相关，在 25—29 岁和 50—67 岁的女性肿瘤中，分别有 67% 和 37% 的肿瘤呈阳性。由 Ki67 评估的增殖指数也与年龄呈反比，在 25—29 岁的患者中，72% 的肿瘤为"高表达"；而在 50—67 岁的患者中，这一比例为 40%。

绝经后女性 ER 阳性浸润性癌的比例高于绝经前女性，有证据表明乳腺癌的生长速度与 ER 阳性状态呈负相关[93]。ER 阳性、PR 阳性和 HER2 阴性肿瘤（即分子分型为腔面 A 型）是 40 岁以下女性（59.2%）和 > 40 岁女性（60.6%）中最常见的浸润性癌[96]。尽管如此，在年轻女性中占较大比例的是三阴性乳腺癌[97]。在 ≥ 65 岁绝经后女性中，ER 阳性和 PR 阳性肿瘤的比例并没有随着年龄的增长而显著增加[98]。Gennari 等[99]报道，与 50—64 岁的绝经后女性相比，≥ 65 岁的绝经后女性的 ER 和 PR 阳性率明显更高。年龄较大的女性 HER2 阳性肿瘤的发生率明显较低。乳腺癌在年长人群中往往具有侵袭性较弱的生物学特征和更好的临床经过。然而，当 < 35 岁和 > 75 岁的患者肿瘤分期相配对时，其预后没有显著差异[86]。2016 年，Alabdukareem 等报道，在 40 岁以下的女性中，三阴性乳腺癌亚型比 HER2 阳性亚型预后更差[100]。这一发现很可能是因为 80% 以上的 HER2 阳性患者接受了 HER2 靶向治疗。

【保乳治疗】

与年长患者相比，≤ 40 岁女性乳腺浸润性癌患者在保乳手术和放疗后更有可能发生乳房复发[101-105]。这种现象是因为这个年龄段更常见高级别癌，术中很难确定肿瘤的范围，以及伴广泛导管原位癌或淋巴管血管侵犯都更常见[102]。在接受保乳治疗的 35 岁以下女性中，增加辅助化疗似乎可以降低乳房复发的风险[103, 106, 107]。如果乳腺癌位于或接近乳房切除术的深部切缘（< 5mm），建议进行胸壁照射治疗[108]。保乳后乳房复发的风险似乎不受乳腺癌家族史的影响[109]。

Vicini 等[110]报道，导管原位癌保乳治疗（切

除和放疗）后，＜ 45 岁女性患者的复发风险
比 ≥ 45 岁女性的复发风险更大。在年轻人群中，
浸润性癌的复发率更高。

Arvold 等[111] 研究了 1434 例浸润性乳腺癌患者，
她们在 2006 年之后的 10 年间接受保乳治疗。91%
的患者接受辅助治疗。中位随访时间为 85 个月，
5 年总局部复发率为 2.1%。5 年累计复发率分别为
23—46 岁 5.0%、47—54 岁 2.2%、55—63 岁 0.9%、
64—88 岁患者 0.6%。多因素分析显示，年龄越大，
局部复发风险越低。

在目前的临床实践中，保乳手术加放疗是导管
原位癌女性最常见的治疗方式，尽管双侧乳房切除
术治疗方式的比例增高。Park 等[112] 分析了 1998—
2011 年的监测、流行病学和最终结果数据，包括
3648 例 40 岁以下导管原位癌患者。结果表明，双
侧乳房切除术并没有明显的生存获益。同样，在治
疗年轻女性浸润性乳腺癌时，保乳手术结合放疗和
化疗的趋势也很明显。2017 年，Botteri 等[113] 报道
了一项对 1331 例 40 岁以下浸润性癌患者的研究，
旨在评估保乳手术对其预后的影响，结论是保乳手
术能"局部控制和对整体预后有所改善"；然而，
作者指出，2005 年对 HER2 阳性病例采用标准曲妥
珠单抗治疗，有助于"显著改善预后"。

年长女性乳腺癌

12% 的美国人口年龄超过 70 岁，并以每年
2.5% 的速度增长[114]。值得注意的是，截至 2020
年，大多数筛查项目不包括 75 岁以上的女性[115]。
2016 年，65 岁以上女性的乳腺癌发病率为每年
436.9/100 000[116]。此外，年龄被认为是毫无疑问最
大的癌风险因素[117]。很明显，年长患者的癌在临床
上越来越受到关注。

Lodi 等[117] 回顾了 2006—2016 年发表的 63 项
关于 70 岁以上女性乳腺癌的研究，发现与 70—
79 岁患者相比，≥ 80 岁患者的肿瘤体积更大，T1
分期更少（42.9% vs. 57.7%，$P < 0.01$），T2 分期
更多（43.5% vs. 33.0%，$P < 0.01$），阳性淋巴结
转移（49.5% vs. 44.0%，$P < 0.01$）及远处转移
（8.0% vs. 5.9%，$P < 0.01$）更常见。在 80 岁以
上患者中，5 年乳腺癌特异性死亡率（25.8% vs.
17.2%，$P < 0.01$）和 10 年乳腺癌特异性死亡率
（32.7% vs. 26.6%，$P < 0.01$）都更高。

癌和白血病组 B（Cancer and Leukemia Group
B，CALGB）试验，研究了 ≥ 70 岁女性乳腺癌（肿
瘤 ≤ 2cm、ER 阳性、淋巴结阴性）患者肿块切除
术后放疗的作用[118]。肿块切除后，患者随机分为
单用他莫昔芬组和放疗联合他莫昔芬组。经过 10.5
年的中位随访，这项研究的更新显示，98% 的放疗
联合他莫昔芬组和 92% 的单用他莫昔芬组没有复
发[119, 120]。根据放疗组同侧乳腺肿瘤复发率降低 6%
的情况推断，估计有 300 例女性接受放疗，可防
止 20 例局部复发。事实上，两组在总体 10 年生存
率和乳腺癌特异性生存率方面没有显著差异，这表
明，乳房复发概率的微小差异对首次治疗 10 年后
的生存率没有显著影响。

在低风险年长患者术后放疗（PRIME Ⅱ）试
验中，包括了年龄 ≥ 65 岁、肿瘤 ＜ 3cm 的浸润性
乳腺癌患者，肿瘤主要是较低的 I/ Ⅱ 级，ER 阳性
和淋巴结阴性，并随机分配患者接受全乳房放疗连
联合激素治疗和单独激素治疗[121]。虽然，每项研
究的局部复发率在统计学上有显著差异，但增加全
乳房放疗并不会导致腋窝复发、远处转移或乳腺癌
特异性生存率等方面的差异。事实上，PRIME Ⅱ 和
CALGB 9343 试验中的大多数死亡都是与乳腺癌无
关的事件[119, 120]。

在目前的临床实践中，所有年龄段的女性乳腺
癌都应该进行个体化治疗。在当前的个性化医疗时
代，乳腺癌的治疗不应仅以年龄为导向，而应以肿
瘤的生物学特性（包括 ER 和 HER2 的状态）、分
级和分期为导向。在年长患者中，这种个性化的治
疗方法应考虑到先前存在的并发症、治疗相关的毒
性和预期寿命。在这方面，缺乏循证数据及年长女
性在临床试验中代表性不足仍然是一个障碍[121-123]。
无论如何，在处理年长人群乳腺癌时应避免"治疗
虚无主义"，提供有效的治疗[124]。

【遗传因素】

关于年轻成年女性的基因异常和乳腺癌，需
要注意一些特殊的问题。几项研究发现，年轻女性
乳腺癌的遗传易感性较高，且有特异的基因组特
征[125, 126]。2020 年加拿大发表的一项研究报道称，
年轻女性的乳腺癌发病率正在上升，而且有证据表
明，较新的出生队列患乳腺癌的风险更高[127]。

"分泌性癌"是儿童最常见的恶性上皮性肿瘤。它常在年轻患者中的发生，以前使用术语"幼年性癌"，实际上这种肿瘤可以发生在所有年龄段的成年女性中。由于分泌性癌具有平衡的染色体易位 t（12;15）（p13;q25），导致 ETV6 和 NTRK3 基因融合[128]，称为"基因定义的癌症类型"[129]。有关分泌性癌的详细讨论，详见第 22 章。

虽然，有好几个基因与遗传性乳腺癌有关，但 BRCA1 和 BRCA2 约占所有遗传性乳腺癌的 2/3，在 35 岁以下女性中，10%～15% 发生 BRCA 突变[130]。132 例 BRCA 阳性的乳腺癌患者，参加了德克萨斯大学 Anderson 癌症中心的高风险治疗，其中 106 例第二代女性可以与上一代（第一代）被诊断患有 BRCA 相关乳腺癌或卵巢癌的家庭成员配对[131]。第一代患者诊断癌的中位年龄为 48 岁（30—72 岁），第二代患者诊断癌的中位年龄为 42 岁（28—55 岁）。在 BRCA1 或 BRCA2 突变的亚组中发现这种趋势。诊断时年龄的统计学显著差异表明，后一代人的 BRCA 突变相关癌，在比第一代病例诊断的更早年龄发生。携带 BRCA1 和 BRCA2 的乳腺癌患者的预后一直存在争议。在一项基于国际人群的大型队列研究中，在校正了年龄、肿瘤分期和分级、淋巴结和激素受体状态及诊断年份后，发现 BRCA1 和 BRCA2 突变携带者与散发性乳腺癌患者的预后没有显著差异[132]。多聚 ADP 核糖聚酶（PARP）抑制药代表了一组重要的有疗效的药物，用于治疗 BRCA1 或 BRCA2 相关的"三阴性"浸润性乳腺癌患者[133]。

Li-Fraumeni 综合征是一种罕见的常染色体显性遗传病，与 p53 抑癌基因的胚系突变有关。这种综合征患者对某些恶性肿瘤的易感性增加，包括乳腺、骨骼和软组织的恶性肿瘤。一项法国研究包括 8 例具有相关胚系 p53 突变的 Li-Fraumeni 家族史乳腺癌患者，诊断时的中位年龄为 30 岁[134]。其中 6 例接受放疗（3 例在乳房切除术后）。中位随访时间 6 年，6 例放疗患者的后续事件发生率极高，包括 3 例同侧乳腺复发、3 例对侧乳腺癌、2 例放射相关肉瘤和 1 例甲状腺癌。这些数据表明，双侧乳房切除术是合适的，放疗在这种情况下是禁忌的，因为患者似乎有发生放射相关恶性肿瘤的遗传倾向。

Beitsch 等[135] 最近的一项研究表明，目前的检测指南漏掉了近 50% 具有致病性或可能致病性变异的乳腺癌患者，这些基因变异具有明确的临床治疗措施和处理指南。

【保留年轻乳腺癌患者的生育能力】

几乎所有形式的乳腺癌化疗或辅助内分泌治疗，都会破坏或者显著降低育龄女性的生育能力。保存生育能力的策略包括卵母细胞和胚胎的冷冻保存。其他方法包括用促性腺激素释放激素（gonddotrophin releasing hormone，GnRH）激动药抑制卵巢和卵巢组织冷冻保存，都是有可能的。在开始任何"性腺毒性"治疗之前，应该探索在年轻女性中保留生育能力的各种选择[136]。

三、纤维上皮性肿瘤中的癌

纤维上皮性肿瘤（fibroepithelial neoplasm，FEN）主要包括纤维腺瘤和叶状肿瘤。一般认为纤维腺瘤来源于终末导管小叶单位的间质和上皮，而叶状肿瘤主要由导管周围间质和导管上皮组成。

1967 年，首次发现了 26 例与纤维上皮性肿瘤相关的乳腺癌[137]。后续有大量病例报道[138-142]。其中纤维腺瘤中发生的乳腺癌占比不到 0.5%[140, 143]，叶状肿瘤占 1%～2%[140, 141]。

【临床表现】

发生于纤维腺瘤的癌患者年龄为 15—70 岁，平均年龄为 42—44 岁[140, 143]。纤维腺瘤中女性导管原位癌患者的平均年龄为 42—45 岁，浸润性癌患者的平均年龄为 47—52 岁[138]。≥ 35 岁患者切除纤维腺瘤时，有可能同时存在癌。叶状肿瘤中有乳腺癌患者的年龄分布与叶状肿瘤患者都有年龄更大的分布特点[144]。尽管如此，在年轻女性中，有良性叶状肿瘤中存在导管原位癌的病例报道，其中包括一例 19 岁和另一例 23 岁的女性患者[145, 146]。

没有特定的临床或放射学特征，能提示纤维上皮性肿瘤内存在导管原位癌。纤维上皮性肿瘤中的浸润性癌可能会使乳腺 X 线检查中的肿瘤边缘改变[147, 148]。少见情况下，纤维腺瘤中的钙化模式可以提示导管原位癌[144, 149]。如果癌性成分广泛存在，则更有可能在纤维腺瘤的细针穿刺活检中发现癌。从纤维腺瘤的常见背景（即良性"鹿角状"上皮细胞簇和分散的间质细胞）中可识别恶性细胞；然而，如果导管原位癌是局灶性且范围很小，在细针穿刺活检或粗针穿刺活检标本中可能得不到足够的诊断组织[150-153]。文献报道了 1 例在有乳头溢液的乳头状瘤内，发生导管原位癌的病例报道[154]。

【大体病理】

在大体检查中，低级别导管原位癌通常病灶不明显[138]。导管原位癌的部位可能会变得更加质硬，特别是那些伴坏死和钙化的导管原位癌。在大体检查中，局限于纤维上皮性肿瘤的浸润性癌一般不明显，但其向邻近乳腺组织的扩散可引起组织扭曲。

【镜下病理】

评估乳腺实质上皮增生的标准，同样适用于纤维上皮性肿瘤中非典型导管增生和导管原位癌。纤维上皮性肿瘤内上皮异常的特征并不一定反映周围乳腺组织的增殖状态。

1. 纤维腺瘤

纤维腺瘤中发生的癌形态学没有特异性，但常见癌的类型不同于非纤维上皮性乳腺实质所发生的癌。在已发表的报道中，关于纤维腺瘤中出现的癌类型，50% 以上是小叶原位癌[138, 139]（图 33-2）。在接受乳房切除术的患者中，大约有 50% 的患者在周围乳腺组织中发现了小叶原位癌。近 20% 的患者患有导管原位癌（图 33-3 和图 33-4），而浸润性导管癌占 20%（图 33-5），浸润性小叶癌约占 10%（图 33-6）。浸润性导管癌通常是高分化或中分化的。特殊类型导管癌在纤维腺瘤或叶状肿瘤中非常罕见，尽管纤维腺瘤中有低级别腺鳞癌的报道[155]。Petersson 等[156] 报道了 1 例复杂性纤维腺瘤，发生了低级别导管原位癌和与柱状细胞变相关的浸润性

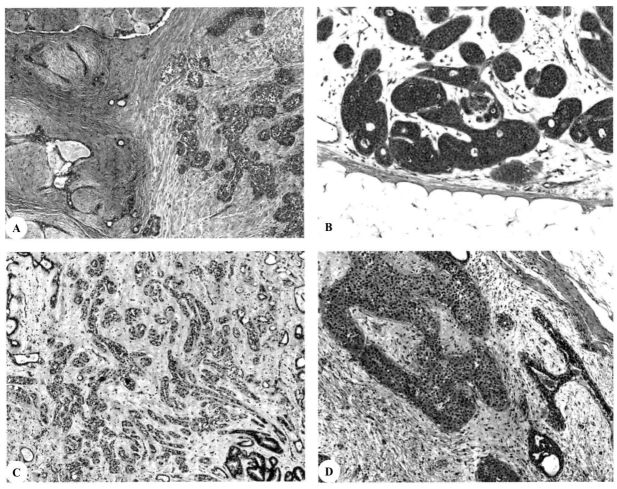

▲ 图 33-2　纤维腺瘤内的小叶原位癌

A. 纤维腺瘤的上皮成分因小叶原位癌而膨胀（右）；B. 小叶原位癌未超出纤维腺瘤边界，这例纤维腺瘤伴有水肿性间质和硬化性腺病；C. 小叶原位癌累及另一例复杂性纤维腺瘤中的管状腺病；D. 纤维腺瘤的许多上皮成分因小叶原位癌而明显膨胀

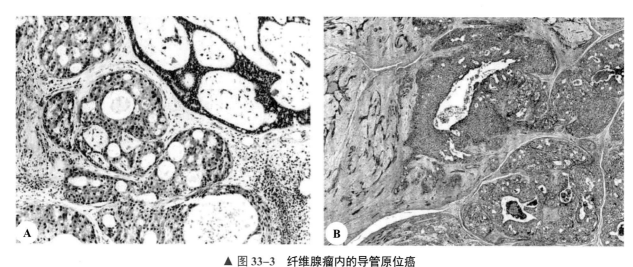

▲ 图 33-3　纤维腺瘤内的导管原位癌
A. 导管原位癌呈筛状结构，伴大汗腺细胞学特征；B. 筛状和实体型导管原位癌，累及纤维腺瘤和邻近的腺体

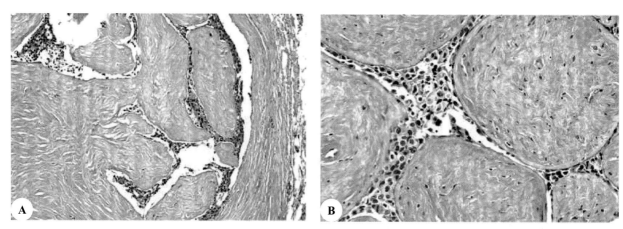

▲ 图 33-4　纤维腺瘤内的导管原位癌
这两例硬化性纤维腺瘤的原有上皮成分已经被高级别导管原位癌细胞所取代

导管癌。纤维上皮性肿瘤中非典型导管增生常伴明显的肌上皮细胞增生，以及其他多种相关的病变，包括硬化性腺病、囊肿、大汗腺化生和钙化，从而构成了所谓的复杂性纤维腺瘤。

　　由于大多数报道的病例仅通过切除活检进行治疗，因此很难确定在纤维腺瘤以外的乳腺癌组织中发现癌的可能性。有研究者回顾了 62 例已发表的文献，发现 42% 的癌位于纤维腺瘤外[143]。Diaz 等[138]报道，纤维腺瘤中乳腺癌的类型和数量及诊断时年龄，并不能显著预测在周围乳腺组织中发现癌的可能性。在接受乳房切除术的患者中，1/3～1/2 患有小叶原位癌、导管原位癌或浸润性小叶癌，癌组织仅局限于纤维腺瘤内[140, 143]。发生于纤维腺瘤的浸润性导管癌，在至少 50% 的病例中累及周围的乳

腺组织。除极少数病例外，在纤维腺瘤和周围乳腺组织中也都发现了相同类型的癌。小叶原位癌可在单侧或双侧乳腺的多个纤维腺瘤内发生[139]。有 2 例病例的腋窝淋巴结转移是由仅存在于纤维腺瘤内的浸润性癌引起的[136, 157]。在纤维腺瘤内发生癌的病例中，10%～15% 的患者同时或以前患过对侧癌[135, 139, 140]。大多数此类病例，对侧乳腺含有浸润性导管癌。此外，约 6% 的患者随后发生了对侧乳腺癌[138]。

　　2. 叶状肿瘤
　　叶状肿瘤常见腺上皮和肌上皮细胞旺炽性增生。增生性上皮与间质细胞的异型性程度相当，但并非所有病例都是如此。在增生性上皮细胞和肌上皮细胞中可见核分裂象。在叶状肿瘤内发生的癌，

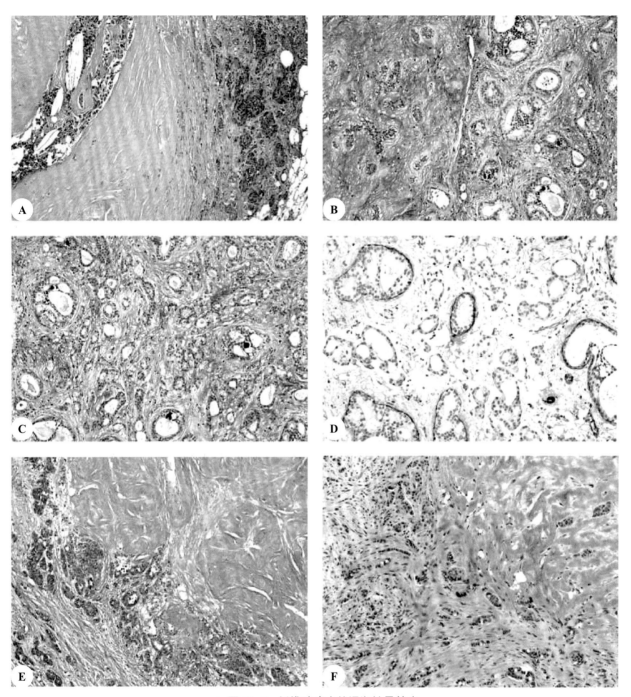

▲ 图 33-5　纤维腺瘤内的浸润性导管癌

A. 浸润性导管癌累及硬化性纤维腺瘤的边缘。左侧为导管原位癌。B 至 D. 30 岁女性患者，筛状导管原位癌出现在伴钙化的黏液样纤维腺瘤内。左侧为非癌性上皮，最右侧为浸润性导管癌（B）；伴有钙化的筛状导管原位癌与高分化浸润性导管癌混合存在（C）；SMM-HC 免疫组织化学染色，导管原位癌周围阳性，浸润性导管癌周围阴性（D）。E. 浸润性导管癌发生于硬化性纤维腺瘤内。F. 浸润性导管癌侵入一处有边界的假血管瘤样间质增生内。肿瘤细胞似乎占据了"假血管瘤样"的间隙（右上）

在组织学上类似于纤维腺瘤内发生的癌。小叶原位癌（图 33-7）的发生率低于导管原位癌（图 33-8）。也有浸润性导管癌（图 33-9）的报道[140, 141, 158-161]。

Widya 等[162] 报道了叶状肿瘤内乳腺癌的发病率比以往的研究报道的更高。在 1999—2014 年所诊断的 183 例叶状肿瘤患者中，11 例（6%）伴有癌，其中包括 6 例导管原位癌、4 例小叶原位癌和 1 例浸润性导管癌。患者中位年龄为 54 岁。叶状肿

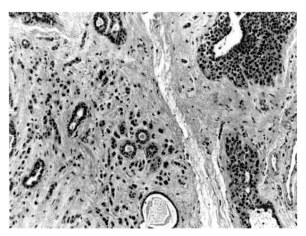

▲ 图 33-6 纤维腺瘤内的浸润性小叶癌

纤维腺瘤内的浸润性小叶癌伴有邻近导管的小叶原位癌 Paget 样扩展

瘤中位大小为 5cm。良性 3 例（27%），交界性 5 例（45%），恶性 3 例（27%）。6 例（55%）患者进行了乳房切除术。激素治疗 2 例，放疗 1 例。平均随访 54 个月，疾病无复发。

Sin 等[163] 分析了 1992—2012 年诊断的 10 例叶状肿瘤伴原位癌和浸润性癌患者的临床病理特征。6 例叶状肿瘤内有癌存在。患者的中位年龄为 47 岁。2 例浸润性癌患者接受激素治疗。平均随访 3.6 年（9 个月至 10 年），所有患者均存活，无肿瘤复发。

此外，一些少见的病例也值得我们注意。一例 24 岁女性低级别恶性叶状肿瘤内的浸润性导管癌，患者同侧前哨淋巴结内有孤立性癌细胞转移[164]。另一例 52 岁患者的交界性叶状肿瘤中发生了浸润性导管癌，在同侧前哨淋巴结中出现单个微转移病灶[165]。Korula 等[166] 报道了一例发生于 51 岁女性的恶性叶状肿瘤内及其周围乳腺组织的导管原位癌，在叶状肿瘤内可见淋巴管血管癌栓，2 枚腋窝淋巴结内癌转移，但在叶状肿瘤或乳房中均未发现浸润性癌成分。亦有研究报道，在叶状肿瘤中也可发生微浸润性和浸润性小叶癌[167]。

含有癌的高级别恶性叶状肿瘤是癌肉瘤的一种形式，因为这些病变包含了源自上皮的癌和间质的肉瘤成分。在切除含有癌的叶状肿瘤的同时或之后，在周围的乳腺组织中又发现了癌[141, 168, 169]。值得注意的是，恶性叶状肿瘤并不总是与较高级别的导管原位癌相关[170]。

已有发生于叶状肿瘤的分化良好的浸润性导管

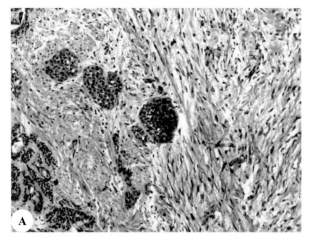

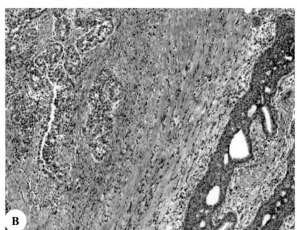

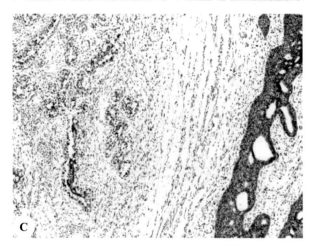

▲ 图 33-7 良性叶状肿瘤伴小叶原位癌

A. 良性叶状肿瘤伴小叶原位癌；B. 良性叶状肿瘤伴非典型导管增生（与导管原位癌交界）和小叶原位癌（左）；C. 小叶原位癌呈 E-cadherin 阴性（左），而导管病变呈 E-cadherin 阳性（右）

癌[171] 和小管癌的报道[160, 172]。良性叶状肿瘤第二次复发时发现小管癌，第一次复发包含小叶原位癌，这种情况比较罕见。Quinlan-Davidson[160] 报道了在一例低级别恶性叶状肿瘤内，同时发生了小叶原位

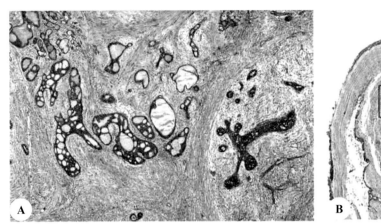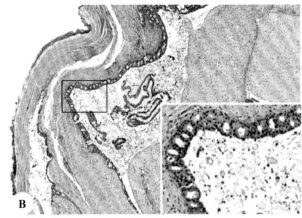

▲ 图 33-8　良性叶状肿瘤伴导管原位癌

A. 叶状肿瘤的部分上皮成分被筛状导管原位癌所取代；B. 另一例良性叶状肿瘤伴筛状导管原位癌，插图示细节

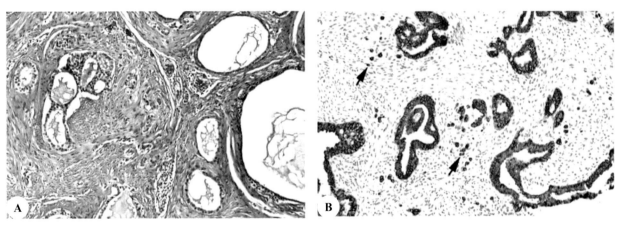

▲ 图 33-9　良性叶状肿瘤伴导管原位癌和浸润性导管癌

A. 筛状导管原位癌紧邻浸润性导管癌；B. 良性叶状肿瘤中孤立性浸润性导管癌细胞（箭）及叶状肿瘤的腺上皮均显示 CK7 阳性

癌与小管癌。伴有癌的叶状肿瘤通常是良性或低度恶性的[159, 169]。

其他少见的情况包括：①良性叶状肿瘤中同时存在导管原位癌和小叶原位癌[173]；②同时存在多种类型浸润性癌（包括导管癌、分泌性癌和鳞状细胞癌[174]）；③良性叶状肿瘤[141]和恶性叶状肿瘤[175]中的浸润性导管癌有相同之处，也有不同之处；④小叶原位癌出现在伴有脂肪肉瘤间质的叶状肿瘤中[176]；⑤良性叶状肿瘤中出现微小浸润性小叶癌[167]；⑥出现低级别腺鳞癌[155]。

已报道了另外两个少见病例，其中一例 45 岁女性同侧乳腺内以炎性乳腺癌为表现的浸润性导管癌与恶性叶状肿瘤发生碰撞，两者在空间上是相互分开的[177]；另一例 47 岁女性，在对侧乳房浸润性

导管癌的抗 HER2 治疗过程中，出现了迅速增大的恶性叶状肿瘤（之前的粗针穿刺活检诊断为纤维腺瘤)[178]。

在其他恶性肿瘤治疗后发生叶状肿瘤内癌的情况是罕见的。Abdul Aziz 等[169] 报道了一例 43 岁的女性患者，其含有脂肪肉瘤的恶性叶状肿瘤中有癌存在。而在大约 20 年前，她接受了霍奇金淋巴瘤的化疗和腰椎区域的放疗。另一例 26 岁的女性在 11 年前的胫骨骨肉瘤手术后，接受了化疗，未接受过放疗，后来发生了含有脂肪肉瘤和软骨肉瘤成分的恶性叶状肿瘤[168]。

【遗传学检查】

Macher-Goeppinger 等[179] 研究了恶性叶状肿

瘤中浸润性导管癌的分子分析结果。从叶状肿瘤和高级别浸润性导管癌的上皮和间质中分离出 DNA，采用多重 PCR 对 11 个微卫星标志进行等位基因分型。结果显示，叶状肿瘤间质成分表现为在 16q23、17q12、17q25 和 22q13 等位点的杂合性缺失，肿瘤的上皮细胞也有 16q23 的缺失。浸润性癌在 16q23、17q12、17q25 等位点有不同的等位基因丢失。这些发现可以解释恶性叶状肿瘤及其内部发生的浸润性癌缺乏克隆性。

在 7 年时间内，有一例良性叶状肿瘤先复发为恶性叶状肿瘤，然后复发为合并梭形细胞化生癌的恶性叶状肿瘤，原良性叶状肿瘤与首次复发的恶性叶状肿瘤具有相似的分子特征，并且恶性叶状肿瘤与化生性癌之间有共同的基因获得和缺失[180]。

在所有与浸润性癌或原位癌相关的梭形细胞病变中，必须始终牢记梭形细胞化生性癌的可能性。适当的免疫组织化学和分子研究有利于诊断[181]。

【治疗和预后】

很少有人死于纤维腺瘤中的乳腺癌，即使有死亡都是由浸润性导管癌造成的[140, 143]。含有导管原位癌的纤维腺瘤切除活检后复发并不常见，其复发率少于纤维腺瘤外发生的相同病变[138]。几乎没有关于纤维腺瘤内导管原位癌保乳治疗方式（手术切除加放疗）的数据发表。继发性癌的发生率低，可能是由于大多数纤维腺瘤患者的随访时间相对较短，平均不到 10 年。

虽然大量的系列研究相继发表[182]，但迄今为止，还没有关于叶状肿瘤中发生乳腺癌的治疗和预后的系统性数据。

四、表现为腋窝淋巴结转移的隐匿性癌

在医学上，"隐匿性"一词通常是指一种没有临床可识别的体征或症状的疾病。在乳腺病理学中，"隐匿性"癌是指已经发生转移的癌，但是临床上在双侧乳腺中都没有明显的原发灶。大多数情况下，隐匿性乳腺癌（occult breast carcinoma，OBC）表现为腋窝淋巴结受累。据报道，隐匿性乳腺癌表现为胃和眼眶转移[183, 184]。一例罕见的多发性肌炎病例也已有报道，表现为与隐匿性癌相关的副肿瘤现象[185]。隐匿性乳腺癌在乳腺 X 线检查和 MRI 检查都可能是隐匿性[186]。

不到 1% 的乳腺癌患者以腋窝淋巴结转移作为首发症状[187, 188]。在一家医院治疗的 10 014 例原发性可手术乳腺癌患者中，35 例（0.35%）隐匿性乳腺癌表现为腋窝转移。

【临床表现】

隐匿性乳腺癌贯穿于乳腺癌发生的各年龄段[187-193]，平均年龄和中位年龄在 57 岁左右[194]。在一项研究中，右侧腋窝和乳腺的发生率（54%）略高于左侧腋窝和乳腺，也有报道以左侧多见[192, 195-197]。近 50% 的患者有乳腺癌家族史[191, 193]，其中约 25% 患者的一级亲属（母亲）患有乳腺癌[187]。

隐匿性乳腺癌通常表现为 1 个或多个腋窝淋巴结增大。25% 的患者同侧乳腺的临床检查可能会发现异常，但通常未怀疑乳腺癌[189, 191, 198]。这与 Rosen 等[199]收集的数据一致。他们研究了近 3500 例乳房可触及病变的患者，这些患者都接受了乳腺 X 线检查。64 例女性患者被诊断为癌。在这些病例中，54 例可触及的病变被证实为癌，但在 10 例女性患者中，可触及的肿瘤是良性的，而癌是通过乳腺 X 线检查发现的不可触及病变。在该研究中，没有一例患者最初因为腋窝淋巴结受累而接受检查，但该研究证明了在存在良性可触及的肿块的情况下，乳腺 X 线检查能够发现隐匿性乳腺癌。

【临床评估】

为了排除乳房外肿瘤或其他转移性肿瘤，对大多数女性患者进行过各种检测[189, 191, 120]。Marcantonio 和 Libshitz[200] 通过 CT 证实肺癌患者的腋窝淋巴结增大，其中 6 例经活检证实有转移癌的存在，并且肺癌为原发，而腋窝转移来自隐匿性乳腺癌。在接受检查的患者中，乳腺 X 线检查发现异常的比例分别为 12%[189]、25%[192]、26.5%[187]、31%[196] 和 35%[191, 198]。Tartter 等[201] 比较了乳腺 X 线检查假阴性和阳性的患者。两组在肿瘤分化、肿瘤大小和 ER 状态方面相似。然而，乳腺 X 线检查假阴性的女性发生导管原位癌的概率较低，而腋窝淋巴结中转移的概率明显较高。一些研究者将那些有明显的乳腺 X 线检查异常，从以腋窝淋巴结转移为表现的隐匿性（"亚临床"）癌综合征患者中排除[190, 202]，但是其他人发现放射学异常的位置和最

终癌变的位置之间没有一致的相关性[191]。

如果推迟进行乳房切除手术，对最初检查阴性的患者，进行重复乳腺 X 线检查可能会发现新的提示癌的影像学表现[198]。在一项研究中，临床或乳腺 X 线检查发现乳房异常的时间间隔为 6～39 个月，而未接受乳房切除术的女性平均为 15 个月[203]。乳腺 X 线检查到的腋窝淋巴结转移癌中的钙化，可能是诊断亚临床乳腺癌的线索[204, 205]。

乳腺 X 线检查不明显时，已证实 MRI 是检测隐匿性乳腺癌的有效方法。分析截至 2008 年发表的 10 项研究，MRI 检测到了 234 例患者中的 143 例隐匿性乳腺癌（61%）[206]。在 2010 年发表的另一项综合研究中，根据 7 项研究的综合数据（范围为 22%～50%），得出 MRI 的特异性为 31%[207]。然而，在这种情况下，并不是所有的 MRI 检测到的病变都被证明是癌。Buchanan 等[194] 报道，在 69 例患者中，有 15 例为 MRI 假阳性。在另一系列研究中，15 例患者中有 2 例患者的 MRI 结果为假阳性[208]。对于乳腺 X 线检查阴性和 MRI 检查阴性的患者，其诊断率很低[194]，对此，欧洲乳腺癌专家协会建议，如果乳腺 MRI 检查阴性，应避免手术治疗[206]，而 MRI 阳性应进行活检。在很大比例的病例中，通过乳腺 X 线检查发现的病变可以通过超声检查来定位，便于超声引导粗针穿刺活检[209]。

2016 年，Gao 等[210] 报道了 99 例未触及病变，乳腺 X 线检查发现隐匿性乳腺癌，采取术前 MRI 引导的定位穿刺活检。其中 60 例（60.6%）位于活检无法到达的位置，需要在 MRI 引导下进行穿刺定位。组织病理学观察发现了 38 例（38.4%）癌和 31 例（31.3%）"高危"病变。在已患癌的女性中发现乳腺癌的概率（31/61，50.8%；P=0.003），高于那些接受高危筛查的女性（2/18，11.1%）。有肿块（P=0.013）比非肿块性强化的病变更有可能是恶性的。所有病变在标本 X 线片上都是隐匿性。在这项研究中，MRI 引导的穿刺定位的阳性预测值（38.4%）与 X 线引导的和 CT 引导的定位相当。据报道，PET-CT 也可用于显示隐匿性乳腺癌[211]。

偶尔，经过治疗的乳腺癌患者的对侧腋窝也会出现淋巴结肿大[197, 212]，在 3.6%（52/1440 例）的患者中观察到这种现象[213]，这些患者中的大多数被诊断为患有全身性疾病。52 例患者中的 6 例（0.04%）

接受了对侧乳房切除术，2 例为对侧乳腺原发肿瘤。Breslow[214] 报道称，在 1543 例单侧乳腺癌患者中，有 6 例（0.39%）随后在对侧腋窝淋巴结中发展为癌，并有 4 例患者在对侧乳腺中发现原发肿瘤。在一系列表现为亚临床乳腺癌腋窝转移的患者中，约 8% 的患者以前曾治疗过对侧乳腺癌[187, 189] 或随后患上对侧乳房癌[187, 190]。1 例患者在乳房内安装了隆乳假体，乳房内藏匿着亚临床癌[187]。Huston 等[215] 对 7 例对侧腋窝淋巴结转移的女性进行了研究。初始治疗乳腺癌与随后的对侧腋窝转移之间的中位时间间隔 71 个月。所有患者均接受辅助化疗，5 例接受腋窝淋巴结清扫术。在 35 个月的中位随访后，有 5 例女性患者存活且没有腋窝复发，2 例患者的乳腺癌复发，2 例患者死于转移癌。在许多情况下，既往的对侧癌可能是腋窝转移的来源，但在某些病例中，隐匿性原发癌可能会导致新的淋巴结转移[197, 216]。

如果有同侧肿瘤的资料可供比较，克隆分析可用于评估对侧腋窝淋巴结的转移癌。对双侧乳腺癌的克隆性分析表明，在大多数情况下，细胞遗传学差异提示了病变的独立来源[217, 218]。而很少情况下，两个肿瘤的克隆性异常模式提示从一侧乳房转移到另一侧乳房[218]。如果发现原发癌和另一部位（如胸壁或对侧腋窝淋巴结）的转移癌具有相同的细胞遗传学异常，则支持转移[217]。

在男性中，隐匿性乳腺癌的腋窝淋巴结转移非常罕见[219-221]。在一些病例中，非乳腺原发癌的腋窝转移，如肺癌，通常是在肺部原发癌治疗后发生的[203, 222, 223]。与女性患者相比，男性隐匿性乳腺癌缺乏足够的临床经验。

【大体病理】

病理检查发现同侧乳房有原发肿瘤的概率为 55%～82%[188, 191, 196]。在大多数文献中，发现原发癌的比例约为 75%[187, 189, 191, 193, 198]。虽然临床上未触及肿块，但在乳房切除或切除活检标本的大体检查时，是可以发现大多数癌的（图 33-10）。罕见情况下，乳腺有 2 个独立的、明显的浸润性原发癌，且每一个都可能伴有原位癌[193, 212]。病变最大可达 6.5cm[188, 192, 193]，大多数直径在 1～2cm 或以下。在一项系列研究中，肿瘤大小的中位数为 1.9cm，平均为 1.5cm，其中 82% 为 T1 期，14% 为 T2 期，4%

为 T3 期[193]。罕见腋尾部隐匿性原发性乳腺癌[199]。

De Bresser 等[207] 对 2010 年发表的 8 项回顾性研究进行了分析。MRI 检测到病变的大小为 5mm～3cm，组织学测量这些病变的大小为 1mm～5cm。较小的肿瘤通常是离散的，呈星芒状或界限清楚，但大于 2cm 的肿瘤边界不清，大体检查时肿瘤与周围乳腺组织相混合。大多数原发性病变发生在外上象限，其他象限较少[189, 191–193, 195]。

乳房切除标本进行大体检查时，大约 30% 的临床隐匿性乳腺癌肉眼观察不明显，这些病变是通过随机取材多个肉眼观察无明显异常的组织发现的。因此，取材不应局限于明显异常的乳腺实质。乳房活检和乳房切除术的放射学检查只是偶尔有助于定位原发肿瘤，而不能依赖其指导肿瘤组织的取材。这并不意外，因为这些患者的乳腺 X 线检查通常没有什么异常发现。

发现乳腺原发病变的可能性与取材是否彻底有关。有些病例由于没有进行乳房活检和（或）乳房切除术，仍未发现原发癌。尽管对乳房切除术进行了仔细和广泛的大体检查和显微镜检查，但有极少数病例仍然没有发现原发病灶。与病理证实有隐匿性乳腺癌的患者相比，未证实患有原发乳腺癌或其他部位原发癌的患者具有相似的年龄分布、淋巴结表现和生存结果。在一组研究中，12 例无乳腺原发病灶的患者没有 1 例后来发现乳腺外原发病灶[191]。

【腋窝淋巴结】

在接受腋窝淋巴结清扫的患者中，阳性淋巴结数量为 1～65 枚[188, 189, 193, 197]。当累及多枚淋巴结时，很少延伸到淋巴结外或形成弥漫性肿块。在一项研究中，40 例中有 50% 累及 1～3 枚淋巴结，其中 13 例仅切除 1 枚阳性淋巴结进行诊断（图 33–11）。15 例阳性淋巴结多于 4 枚，阳性淋巴结中位数为 11 枚。

起源于隐匿性乳腺癌的淋巴结转移癌，通常表现为导管癌的 3 种模式之一（表 33–1）。在大约 65% 的病例中，淋巴结内有广泛浸润的大细胞，常有大汗腺特征，弥散分布于淋巴结实质（图 33–12 和图 33–13）。在较少见的情况下，淋巴结主要表现为窦内转移。大汗腺特征包括丰富的嗜酸性胞质，但在某些病例中胞质透明（图 33–14）。在这些转移癌中很少或几乎没有形成明显的腺体，但在大多数病例中，至少有少数细胞可以发现黏液卡红阳性的分泌物。细胞核大，呈圆形或椭圆形，空泡化，有明显的嗜酸性核仁。这种细胞类型和分布有时提示转移性恶性黑色素瘤（图 33–15），如果有明显的透明胞质，需考虑转移性肾癌。当肿瘤细胞呈单个或小簇状弥漫分布在整个淋巴结时，可能与恶性淋巴瘤混淆（图 33–16）。淋巴结内微小的高分化腺体转移可能是隐匿性小管癌的表现（图 33–17）。在这些病例

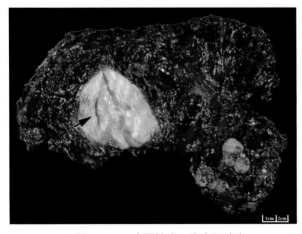

▲ 图 33–10　隐匿性癌，乳房切除术

箭示一小灶状导管原位癌，临床上未触及肿物。标本右下方显示对半剖开的腋窝淋巴结转移癌

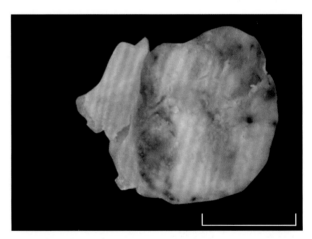

▲ 图 33–11　隐匿性癌

孤立性腋窝淋巴结肿大，直径＞2cm，内有转移性乳头状癌。临床触诊或放射学评估均未发现原发肿瘤。淋巴结转移癌呈 ER、CK7、WT1 和 PAX 8 阳性，CK20 阴性。随后发现并切除了 3.0cm 的卵巢乳头状浆液性癌

中，淋巴结通常因淋巴组织反应性增生而增大。不要将转移性小管癌误诊为良性包涵腺体（见第 43 章）。

表 33-1　有或无原发性乳腺癌的患者的淋巴
　　　　　结病理学［病例数（%）］

	有原发性乳腺癌（*N*=31）	无原发性乳腺癌（*N*=12）
大汗腺细胞	20（65）	8（67）
乳腺癌生长模式	7（23）	1（8）
混合型	4（13）	3（25）

经许可，转载自 Haupt HM, Rosen PP, Kinne DW. Breast carcinoma presenting with axillary lymph node metastases. An analysis of specific histopathologic features. *Am J Surg Pathol.* 1985；9：165–175.

约 20% 的腋窝淋巴结转移灶的生长模式类似于较常见的乳腺原发癌，包括筛状和乳头状浸润性癌（图 33-18），很少出现促结缔组织增生性间质反应。

其余 15% 的淋巴结转移灶表现为传统生长模式与弥漫性大汗腺细胞的混合。非乳腺（如肺）来源的转移癌，可能难以与这些混合模式的乳腺癌区分（图 33-19）。在这 3 种转移模式中，大约有 50% 的淋巴结内每种模式都有一些黏液卡红阳性细胞。

如果从生长模式和黏液染色不能明确诊断腺癌，辅助检查可能有帮助。免疫组织化学检测 GATA3、ER、PR、CK7、CK20、TTF-1、淋巴细胞标志物及其他标志物通常可以解决鉴别诊断问题。乳腺癌通常表达 CK7，但不表达 CK20。E-cadherin 表达缺失

有助于鉴别转移性小叶癌。在目前的临床实践中，几乎没有必要使用电子显微镜[224]。

从腋窝肿块切除的组织中发现腺癌时，可能不确定是转移性肿瘤还是原发性腋窝肿瘤。因为粗针穿刺活检样本不能可靠地做出这种区分，切除活检可能是必要的。在不同的受累淋巴结中，肿瘤特征有所变化，这种表现有助于诊断。几个融合的淋巴结形成的肿块，可能需要多层面切开并取材，找到未受累的部分淋巴结。标本检查时，要注意寻找腋窝内的乳腺组织（见下文"异位乳腺组织中的癌"）。腋窝淋巴结中异位乳腺组织是腋窝原发乳腺癌的不同寻常的少见来源[225-227]。这种现象在淋巴结肿大的病例中不太容易认识，因为异位乳腺组织可能已经被过度浸润生长的癌组织所取代。

区分伴有明显淋巴细胞浸润的原发性乳腺癌（包括髓样癌）和淋巴结内转移癌是特别困难的问题。在这种情况下，网状纤维染色可能有助于揭示原发癌中导管的潜在结构或被转移性肿瘤所掩盖的淋巴结结构。应仔细检查癌周围组织以寻找腋窝乳腺组织的证据。如果能找到，这种推测性证据支持腋窝原发癌，但仍有必要同时发现原位癌和腋窝浸润性病变，才能确诊癌起源于腋窝乳腺组织。

在腋窝淋巴结中还可能发现良性病变，如痣细胞簇和异位腺体，不要误诊为转移癌[228]。关于腋窝淋巴结异位乳腺组织和淋巴结内痣细胞簇，详见第 43 章。

有报道称，隐匿性乳腺癌的腋窝淋巴结转移

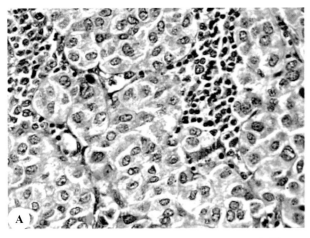
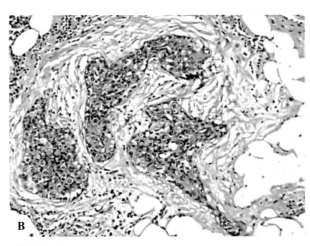

▲ 图 33-12　隐匿性癌

A. 腋窝淋巴结转移性腺癌。肿瘤细胞具有大汗腺特征，包括丰富的细颗粒状嗜酸性细胞质、大细胞核和明显核仁。
B. 小灶导管原位癌伴导管周围纤维化和淋巴细胞反应，是乳房切除后在乳腺实质中发现的唯一病变

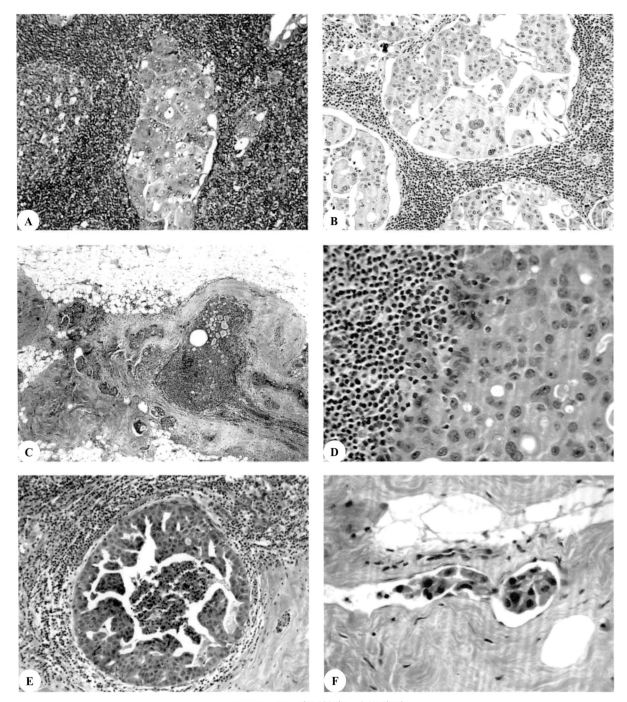

▲ 图 33-13　隐匿性癌，大汗腺型

A. 转移癌，大汗腺型，位于腋窝淋巴结的淋巴窦内；B. 黏液卡红染色显示细胞质内黏液；C. 乳腺内存在未触及的导管原位癌和原发性浸润性癌，伴局灶性淋巴细胞浸润；D. 原发癌的大汗腺分化；E. 乳头状导管原位癌，伴有腔内坏死；F. 原发癌内淋巴管癌栓。所有图片来自同一病例

癌表达 ER 和 PR [187, 193, 224, 229, 230]。最大的系列研究得出类似的结果，32%～35% 的淋巴结转移癌 ER 和 PR 阳 性，24%～27% 呈 ER 阳 性 和 PR 阴 性，38%～44% 呈双阴性 [187, 193]。也有报道称，所检测的大多数腋窝淋巴结呈双阴性 [194]。Lu 等 [209] 报道，

大约 1/3 转移癌呈三阴性。ER 的存在提示乳腺起源，但没有特异性。

【隐匿性原发性乳腺癌的病理学】

在 90% 以上的隐匿性乳腺癌病例中，原发肿瘤是浸润性导管癌，大多数伴有导管原位癌 [207, 209]。

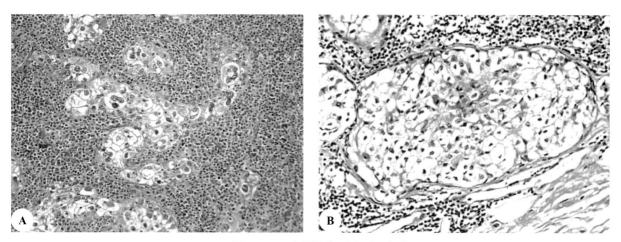

▲ 图 33-14　隐匿性癌，透明细胞型

A. 腋窝淋巴结转移癌是本例乳腺癌的最初表现；B. 在乳腺中仅发现临床上不明显的导管原位癌，透明细胞型，周围有淋巴细胞反应

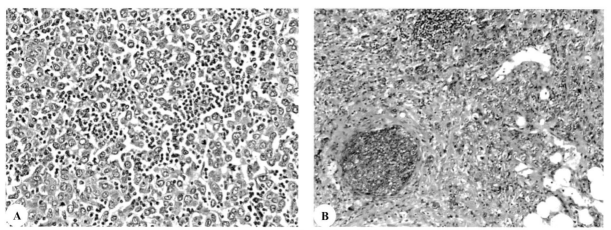

▲ 图 33-15　隐匿性癌，弥漫性

A. 患者表现为腋窝淋巴结肿大，显微镜下发现恶性细胞弥漫性浸润淋巴组织。肿瘤细胞呈 CK 阳性（未提供图片）。B. 乳腺内发现低分化浸润性导管癌

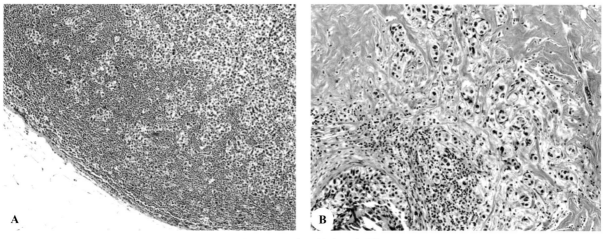

▲ 图 33-16　隐匿性癌，弥漫性

A. 腋窝淋巴结肿大，低分化恶性细胞夹杂淋巴细胞，图右上方最明显。鉴别诊断包括转移癌、恶性淋巴瘤和转移性恶性黑色素瘤。本例肿瘤细胞呈 CK 阳性。B. 针对同侧乳腺一处微小钙化灶进行活检，显微镜下显示导管原位癌伴钙化（左下）和微小浸润性导管癌

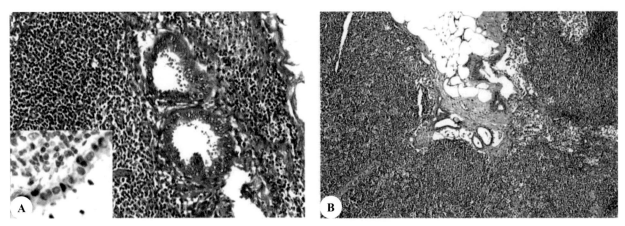

▲ 图 33-17　隐匿性癌，小管癌

A. 显示淋巴结组织中转移性小管癌的两个腺体。左下角显示其中一个腺体的细胞核表达 ER。B. 显示淋巴结被膜下窦内的转移性小管癌

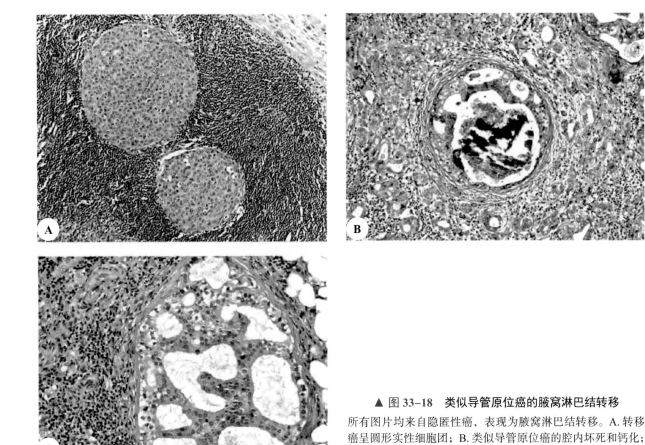

▲ 图 33-18　类似导管原位癌的腋窝淋巴结转移

所有图片均来自隐匿性癌，表现为腋窝淋巴结转移。A. 转移癌呈圆形实性细胞团；B. 类似导管原位癌的腔内坏死和钙化；C. 转移性大汗腺样筛状癌，肿瘤周围有类似基底膜的纤维化

原发癌和淋巴结转移癌的组织学特征基本相似（图 33-12）。许多原发病灶，特别是不可触及的肿瘤，其显著特征是病灶内及周围有明显的淋巴细胞反应 [191, 196]（图 33-13、图 33-14 和图 33-20）。当原发灶大部分是原位癌时，这种表现尤其明显。

极高比例的隐匿性原发性导管癌具有大汗腺

细胞学特征，在原发灶和转移灶中倾向于胞质透明（图 33-14）（译者注：原书有误，已修正），浸润性癌往往分化差。表 33-2 中的数据显示，部分病例中乳腺唯一能够发现的癌似乎是导管原位癌。有几项研究报道了这种现象 [189, 198, 229, 231]。这些病例中淋巴结转移癌可能来自原位癌中不明显的浸

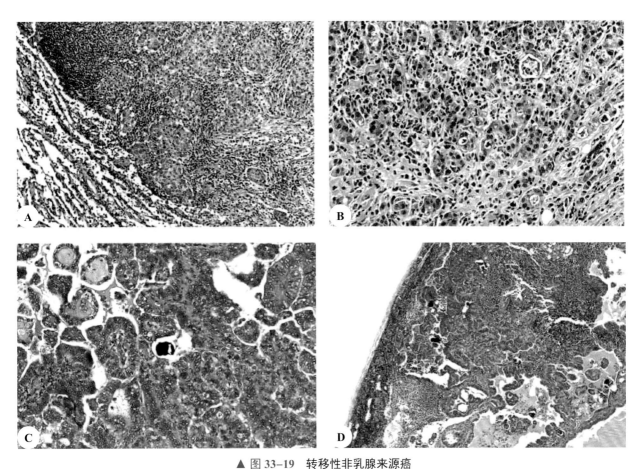

▲ 图 33-19　转移性非乳腺来源癌

A. 低分化肺腺癌；B. 腋窝淋巴结内转移性肺癌；C 和 D. 卵巢浆液性癌（C）转移到一枚腋窝淋巴结（D）

润性癌[188, 189, 196, 230, 231]，也可能来自"愈合"的浸润性癌（图 33-18）。少见的组织学类型也有报道，包括浸润性小叶癌[188, 189]、髓样癌[196, 214, 224, 232]、黏液癌[188]、小管癌[196, 207]、浸润性乳头状癌[188]、浸润性微乳头状癌[209] 等。对于原发性肿瘤的激素受体，11 例中有 4 例（36%）呈 ER 阳性，9 例中有 4 例（44%）呈 PR 阳性[196]。

【治疗】

1907 年，Halsted 等报道，如果患者没有接受活检或乳房切除术，可能需要长达 2 年，乳房原发癌才会出现明显的临床表现[233]。其中一组包括 17 例同侧乳房未经治疗且乳腺 X 线检查阴性的患者[196]。9 例（52%）在 2～34 个月内（平均 13 个月）形成了明显的原发癌。其余 8 例患者中有 2 例死于进行性全身性疾病，乳腺原发癌并未表现出来，6 例无疾病进展，平均随访 6 年。另一份研究报道了包括 13 例没有接受过乳房手术或放疗的患者[195]。7 例女性（54%）在诊断腋窝转移后 11～47 个月

（平均 27 个月）发生了临床明显的同侧乳腺原发癌。3 例乳腺癌位于外上象限，2 例位于内上象限，其中 1 例出现在乳晕下，第 7 例患者的乳腺观察到了弥漫性浸润性癌。另有研究报道，经过平均 7.7 年、2.2 年和 3.5 年的随访，在 15 例、5 例、8 例未经治疗的乳腺中，分别有 2 例（13%）[233]、1 例（20%）[203]、7 例（88%）[234, 235] 后续发生了原发癌。

目前，在没有临床证据证明存在其他非乳腺肿瘤的情况下，淋巴结内如果出现形态特征同乳腺起源的转移癌，治疗方案应基于同侧乳腺存在的浸润性原发癌考虑。

2005 年发表的一项针对 776 名美国乳腺外科医生协会成员的调查显示，他们更倾向于以下治疗方案：①乳房切除术，43%；②全乳房放疗，37%；③其他，22%[236]。"其他"包括随访观察，直到原发癌表现明显，尊重患者的选择，或各种治疗的组合，包括化疗、腋窝淋巴结清扫、放疗和乳房切除术。

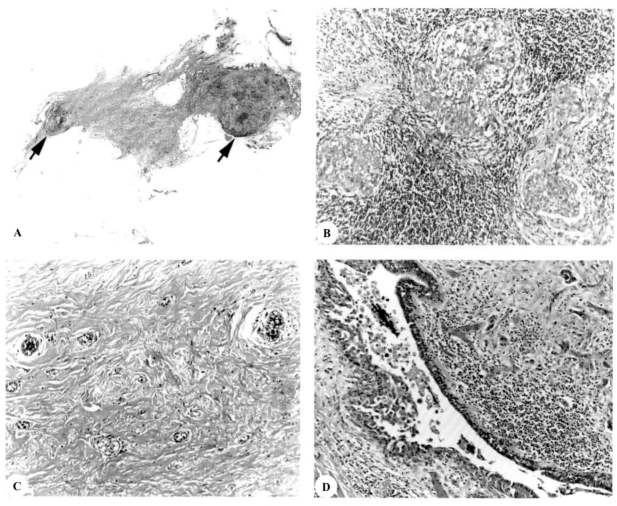

▲ 图 33–20　隐匿性癌

A. 在这张图中，整个隐匿性癌包括两灶导管原位癌（箭），伴明显的淋巴细胞反应和纤维化间隔。B. 右侧导管原位癌的放大。C. 病灶中央致密的胶原组织可能是"愈合"的浸润性癌部位。D. 几乎所有的"隐匿性"微小浸润性癌和导管原位癌仅在这张图中。患者表现为淋巴结肿大。转移性低分化癌呈 ER 阴性，EGFR 阳性。对乳房切除标本取了 200 多块组织，才发现这个病灶，可见导管原位癌部分累及单个导管。浸润性癌和原位癌 EGFR 均阳性（未显示）

　　当发现局部癌并将其从乳房切除后，患者可能需要保留乳房，并辅以腋窝淋巴结清扫和乳房放疗[187, 202, 206, 237]。如果在乳腺中未发现原发病灶，经切除或经腋窝淋巴结粗针穿刺活检诊断为癌后，可对乳腺和腋窝进行放疗[190, 202, 232]。据报道，后者的 5 年 无 病 生 存 率 为 66%～76%[190, 196, 232, 238, 239]。在随访期间，7%～33% 的患者在同侧乳腺发现了原发癌。

【预后】

　　1954 年梅奥医学中心首次发表了以腋窝淋巴结转移为表现的隐匿性乳腺癌患者的随访数据[253]，其中包括首次报道的 1 例男性隐匿性乳腺癌。随访25 例患者，9 例（36%）死于乳腺癌，3 例（12%）

死于其他原因，13 例（52%）保持良好状态。作者的结论是，这些患者的预后优于伴有淋巴结转移的普通乳腺癌。

　　后来的几项研究报道称，对于接受乳房切除术和腋窝淋巴结清扫的患者，具有相对好的临床过程。Patel 等[192] 报道 29% 的患者死于该病，提示预后与可触及肿块的伴有腋窝转移的乳腺癌一样好或更好。在纽约纪念医院的两项随访研究中，23%[187] 和 25%[193] 的患者死于乳腺癌。在基于较小系列的报道中，分别有 9%[189] 和 12%[191] 的患者复发和（或）死于乳腺癌。

　　表 33-3 显示了 48 例患者的生存结果[193]。随访时间为 5～267 个月（平均 71 个月，中位 60 个月）。

表 33-2　乳腺中发现的原发癌

	人数（%）[a]
浸润性	22（79）
浸润性导管癌	（65）
浸润性小叶癌	（6）
髓样癌	（6）
胶样癌	（3）
非浸润性	7（21）
导管原位癌	（12）
小叶原位癌	（6）
导管原位癌和小叶原位癌	（3）

a. 四舍五入的百分比
经许可，转载自 Rosen PP, Kimmel M. Occult breast carcinoma presenting with axillary lymph node metastases: a follow-up study of 48 patients. *Hum Pathol*. 1990; 21（5）: 518–523. Copyright © 1990 Elsevier.

表 33-3　隐匿性乳腺癌患者的随访［人数（%）］[b]

患者状态	患者总数	受累淋巴结数 [a]		
		1～3 枚	≥ 4 枚	未知
NED	29（60）	12（60）	14（70）	3（38）
AWD	3（6）	1（5）	1（5）	1（12）
DOD	12（25）	5（25）	4（20）	3（38）
DOC	2（4）	1（5）	1（5）	0（0）
UNK	2（4）	1（5）	0（0）	1（12）
总计	48	20	20	8

a. 包括了为了诊断切除的淋巴结和腋窝淋巴结清扫获得的淋巴结
b. 四舍五入的百分比
AWD. 带病生存；DOC. 死于其他原因；DOD. 死于疾病；NED. 无病存活；UNK. 不明原因
经许可，转载自 Rosen PP, Kimmel M. Occult breast carcinoma presenting with axillary lymph node metastases: a follow-up study of 48 patients. *Hum Pathol*. 1990; 21（5）: 518–523. Copyright © 1990 Elsevier.

无病存活的患者中，随访时间为 33～367 个月（平均 73 个月，中位 64 个月）。对于 2 例非因乳腺癌死亡的患者，诊断乳腺癌与死亡之间分别间隔 91 个月和 204 个月。另外 2 例肿瘤复发，患者在腋窝淋巴结最初诊断为转移癌后存活 53～166 个月。死于转移癌的患者存活 5～68 个月（平均 31 个月，中位 26 个月）。总的来说，48 例患者中 29 例（60%）无病存活。2 例女性（4%）死于乳腺癌以外的原因，2 例患者（4%）的病情尚不清楚。复发 15 例（31%），其中 12 例（25%）死于转移性乳腺癌。

在之前的研究中，有 22 例患者在乳房切除后检测到原发癌，对其生存情况进行病例对照分析[193]。配对依据是肿瘤大小（ ±0.5cm，T 分类）、受累淋巴结总数（1～3 枚 vs. 4 枚或更多，选择最接近的总数）、肿瘤类型和诊断时年龄。所有患者都接受了乳房切除术，两组中几乎所有患者都接受了全身辅助化疗。两组原发肿瘤大小和腋窝淋巴结受累的分布非常相似。随访结果显示，具有腋窝转移和隐匿性原发肿瘤的患者，其复发率和因病死亡率较低（表 33-4）。两组的生存曲线分析见图 33-21。虽然隐匿性乳腺癌患者总体上表现出更好的预后，并且根据肿瘤大小和淋巴结状况进行分层也是如此，但差异没有统计学意义（图 33-22 和图 33-23）。这些生存结果在具有腋窝转移和隐匿性原发肿瘤的 Ⅱ 期

患者中是显著的。两组患者接受了相似的治疗（包括化疗），但可触及乳腺癌的患者预后较差，尽管没有统计学差异。

另外 4 项研究也提供了 Ⅱ 期隐匿性乳腺癌患者的生存曲线分析[187, 192, 195, 196]。在 29 例女性中，5 年和 10 年无病生存率分别为 28% 和 17%[192]。对照组包括 127 例可触及乳腺原发肿瘤的患者，具有类似结果，但这些研究没有给出"已知"乳腺癌患者是如何选择的。与最近报道的系列研究相比，这些隐匿性乳腺癌患者没有更大的原发癌或更多的受累淋巴结，这些数据没有解释两组 Ⅱ 期患者具有不寻常的生存率的原因。Baron 等[187]对 35 例患者进行了生存分析，发现 63% 的患者无病存活。他们的研究没有包括可触及乳腺癌的配对对照组。

Ellerbroek 等[195]报道，患者 5 年总生存率为 71.8%，10 年总生存率为 65%。这项研究包括与 5 年生存率显著相关的两条特征，即腋窝淋巴结清扫术（手术者生存率为 88.9%；未手术者生存率为 46.7%）和术后腋窝大体残留癌（无大体残留癌，生存率为 79.9%；有大体残留癌，生存率为 20%）。

Merson 等报道的 5 年和 10 年生存率分别为 76.6% 和 58.3%[196]。与 ≥ 4 枚腋窝淋巴结转移的女性患者相比，不超过 3 枚腋窝淋巴结转移的患者预后更好，但差异无统计学意义。与未接受乳腺治疗

表 33-4　配对的隐匿性乳腺癌和可触及乳腺癌患者的随访［人数（%）］[a]

患者状态	有转移的淋巴结总数					
	患者总数		1～3 枚		≥ 4 枚	
	隐匿性	可触及	隐匿性	可触及	隐匿性	可触及
NED	16（73）	15（36）	9（75）	9（38）	7（70）	6（33）
AWD	1（5）	4（10）	1（8）	3（13）	0（0）	1（6）
DOD	5（23）	18（43）	2（17）	7（29）	3（30）	11（61）
DOC	0（0）	5（12）	0（0）	5（21）	0（0）	0（0）
总计	22	42	12	24	10	18

a. 四舍五入的百分比
AWD. 带病生存；DOC. 死于其他原因；DOD. 死于疾病；NED. 无病存活
经许可，转载自 Rosen PP, Kimmel M. Occult breast carcinoma presenting with axillary lymph node metastases: a follow-up study of 48 patients. *Hum Pathol*. 1990; 21（5）: 518–523. Copyright © 1990 Elsevier.

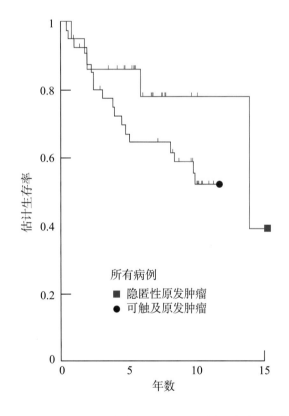

▲ 图 33-21　隐匿性癌与分期配对的可触及乳腺肿瘤患者的总体生存率比较

临床上不明显（隐匿）原发肿瘤患者生存期较好，但差异无统计学意义［经许可，转载自 Rosen PP, Kimmel M. Occult breast carcinoma presenting with axillary lymph node metastases: a follow-up study of 48 patients. *Hum Pathol*. 1990; 21（5）: 518–523. Copyright © 1990 Elsevier. ］

的患者相比，接受乳房切除术或乳腺放疗的患者的预后似乎更好（*P*=0.06）。辅助全身治疗对生存率无显著影响。Read 等[232] 还报道，乳腺放疗和腋窝淋巴结清扫后，有 ≤ 3 枚淋巴结转移的女性局部乳腺复发率较低，全身复发率也较低。在后者研究中，与未接受治疗的患者相比，接受系统辅助治疗的患者的无病生存率较高，但差异无统计学意义。

在几项研究中，比较了乳房切除术和保乳放疗的隐匿性乳腺癌患者的预后[187, 195, 196]。两个治疗组的生存率没有显著差异。在接受乳腺放疗的患者中，分别有 19% 和 23% 的乳腺癌复发[190, 195]。在其中 1 份报道中，从腋窝转移到诊断原发性乳腺癌的间隔分别为 8 个月、44 个月、106 个月[195]。在最近的一项研究中，欧洲肿瘤研究所治疗的 80 例患者有 31 例 ER 阴性、PR 阴性和 HER2 阴性（"三阴性"）隐匿性乳腺癌，并有最高的复发和死亡风险[240]。

对于大多数评估隐匿性乳腺癌结果的研究，都包括了常规使用 MRI 之前接受治疗的女性。2017 年，McCartan 等报道报道了纪念斯隆 - 凯特琳医院的研究，研究对象为有腋窝淋巴结转移、MRI 或其他影像学方法或体检均未发现原发性乳腺肿瘤（即 pT0N+）的患者[241]。在这项研究的 5 年期间（1996—2011 年）确定了 30 例患者。13 例行改良根治乳房切除术，25 例行腋窝淋巴结清扫术和全乳房放疗（whole-breast radiotherapy，WBRT）。大多数女性的淋巴结病理分期为 pN1。所有患者均接受化疗，其中 79%（30/38）接受了蒽环类药物和紫

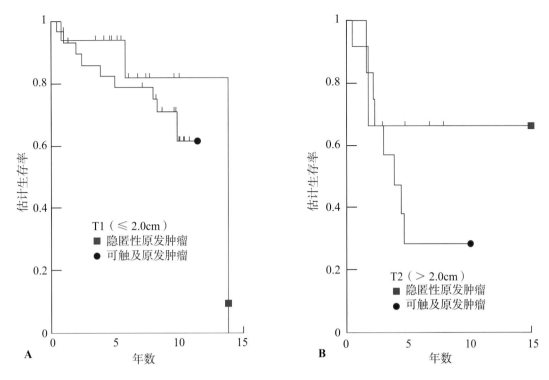

▲ 图 33–22　隐匿性癌患者的肿瘤大小和生存率，按原发肿瘤大小分层进行配对比较

差异无统计学意义；A. T1 肿瘤；B. T2 肿瘤 [经许可，转载自 Rosen PP, Kimmel M. Occult breast carcinoma presenting with axillary lymph node metastases: a follow-up study of 48 patients. *Hum Pathol*. 1990；21（5）：518–523. Copyright © 1990 Elsevier.]

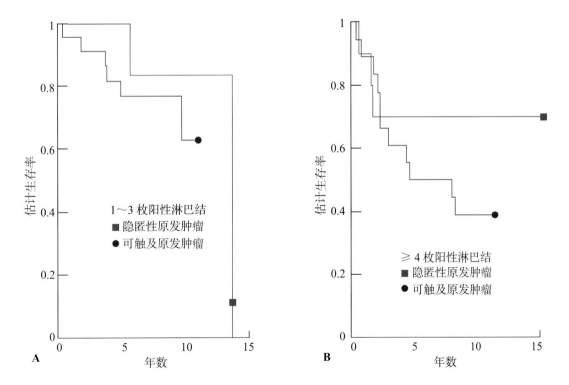

▲ 图 33–23　隐匿性癌患者的淋巴结状况和生存率，按受累淋巴结数目分层进行配对比较

差异无统计学意义；A. 1～3 枚阳性淋巴结；B. ≥ 4 枚阳性淋巴结 [经许可，转载自 Rosen PP, Kimmel M. Occult breast carcinoma presenting with axillary lymph node metastases: a follow-up study of 48 patients. *Hum Pathol*. 1990；21（5）：518–523. Copyright © 1990 Elsevier.]

杉烷。60% 的腋窝淋巴结清扫患者和 46% 接受胸壁放疗的改良根治性乳房切除术患者接受了区域淋巴结放疗。在 7 年的中位随访中，淋巴结没有转移。2 例腋窝淋巴结清扫＋全乳房放疗的患者乳房内复发，而乳房改良根治性乳房切除术组中没有一例出现局部复发。改良根治性乳房切除术组（1/13）和腋窝淋巴结清扫＋全乳房放疗组（2/25）发生远处疾病的比例相似。因此，作者推断，对于术前 MRI 阴性的隐匿性乳腺癌患者，全乳房放疗是一种可行的选择。

综上所述，现有资料表明，Ⅱ 期隐匿性乳腺癌患者与 Ⅱ 期可触及乳腺癌患者具有相似的预后，甚至前者更好。这可能反映了以下事实，对于大多数临床上隐匿和部分影像学隐匿的 Ⅱ 期隐匿性乳腺癌患者，通过影像学检查或病理检查发现的乳腺浸润性癌体积较小。与患者首次检查时临床分期相比，病理检查实际发现的肿瘤大小、区域淋巴结累及和远处转移（TNM）分期可能是更重要的预后决定因素。如果乳腺 X 线检查没有发现，MRI 检测隐匿性乳腺癌是有用的。

已有多例男性腋窝淋巴结转移的隐匿性乳腺癌的报道[235, 242-244]。

五、异位乳腺组织中的癌

异位乳腺组织主要沿着乳线分布，是乳腺癌的少见起源部位。Fama 等报道，在一家医疗中心的 20 年间，异位乳腺组织的发生率为 2.7%（327/12 177 例乳房病变患者）[245]。乳腺内发生的大多数增殖性和非增殖性病变都可能影响异位乳腺组织[246, 247]。腺瘤和纤维腺瘤在异位乳腺组织都有报道，最常见部位是腋窝[248, 249] 和外阴[250]。这些病变大部分发生在妊娠期或哺乳期，表现为增生性结节，呈腺瘤样[251]，肿瘤直径为 1.0～6.0cm，有时体积巨大（一例为 15cm）[252]。有发生于双侧外阴异位乳腺纤维腺瘤的报道[251]。外阴纤维腺瘤患者的年龄一般在 20—50 岁。一例 20 岁女性患有起源于外阴乳腺组织的良性叶状肿瘤[253]。一例 41 岁男性发生了肛门外阴区腺样组织的叶状肿瘤，表现为肛门出血[254]。叶状肿瘤周围的乳腺组织表现为乳头状瘤病和大汗腺化生。该病灶在切除活检后 8 个月局部复发。

【临床表现】

Fama 等研究了 327 例异位乳腺标本，其中有 4 例（1.2%）诊断为浸润性乳腺癌（包括 3 例导管癌和 1 例小叶癌）[245]。异位乳腺癌主要发生在腋窝[247, 255, 256] 和外阴[255-262] 的异位乳腺组织。Intra 等[261] 描述了一例同时患有乳腺导管原位癌和外阴异位乳腺组织浸润性导管癌的女性患者。Guerry 等[259] 报道的另一例女性患者患有异时性双侧乳腺癌和发生于外阴异位乳腺组织的单独的原发性乳腺癌。Fachinetti 等则报道了一例 80 岁女性患者在上腹部和左上象限的异时性双侧异位乳腺癌[263]。另据报道，一例乳腺癌患者有家族性腋窝异位乳腺组织病史[264]。Goyal 等[265] 报道了一例患者，因其腋窝肿块被临床认为是淋巴结转移而界定为局部晚期乳腺癌，其实腋窝肿块被证实为异位的良性乳腺组织。

诊断异位乳腺癌的基础是排除两侧乳腺中的隐匿性乳腺癌。包括 MRI 在内的全面影像检查至关重要[266]。特别是在诊断腋窝异位乳腺癌之前，要除外完全取代淋巴结的转移癌。通常情况下，周围组织会出现未受累的异位良性乳腺组织。

异位乳腺组织最常见的部位是腋窝，主要影响 ≥ 40 岁（28—90 岁）的女性[267]。据报道，腋窝异位乳腺癌表现为脓肿[268]。异位腋窝组织和同侧乳腺同时发生单独的原发癌是极少见的巧合[269]。文献报道了前胸壁包括胸骨、胸骨旁、锁骨下和乳房下部异位乳腺癌[270-273]。一例 46 岁女性乳房下前胸壁异位乳腺组织发现多形性浸润性小叶癌，直径为 1.2cm，免疫染色 E-cadherin 阴性和 ER 阳性[273]。其腋窝淋巴结显示有前哨淋巴结转移癌结外延伸，而两侧乳腺均未见明显的癌。起源于异位乳腺组织的癌也可发生在锁骨下和腋窝前区、胸骨上方，以及乳线分布之外的上腹部皮肤（见第 1 章）[274-276]。已有报道，男性患者的异位浸润性乳腺癌可发生在腋窝、胸壁（不沿乳线）、脐部和会阴部[277-280]。

【镜下病理】

组织学上，大多数发生在异位乳腺组织的癌都为导管癌。乳头状癌、微乳头状癌、髓质癌、黏液癌和浸润性小叶癌的报道很少见（图 33-24）[271-274, 281, 282]。有一例发生在成人异位乳腺组织中的分泌性癌的罕见病例[283]。

对于异位乳腺组织，尤其是位于腋窝的异位乳腺组织，可能分布在皮下组织和皮肤的深层真皮（图 33-25）。乳腺组织可能散在分布于正常的皮肤附属腺之间，而不是形成离散的、独立的结构。在这种情况下，很难区分乳腺来源的癌和皮肤附属腺起源的癌[284]。如果在超出正常乳腺范围的皮下乳腺实质内发现导管原位癌和（或）浸润性癌，则可诊断为发生在超出乳腺正常解剖范围的腋窝异位乳腺组织的癌。

在很大程度上，乳房切除术后残留的乳腺组织和异位乳腺组织之间的区别取决于位置。残留的乳腺组织，其分布不一定是异位的，是乳房切除术后胸壁复发的潜在来源[285, 286]。出现非癌性乳腺组织和（或）原位癌成分可以区分这种新的原发癌与传统的皮肤局部复发。对于既往乳房切除术部位发生的临床视为"局部复发"的病变，必须仔细进行组织学检查，寻找残留的良性乳腺组织和原位癌的证据（图 33-26）。后者提示肿瘤可能是新的原发癌，其临床过程取决于其特定的组织学和生物学特性。罕见情况下，原发癌和残留乳腺组织中新的原发癌

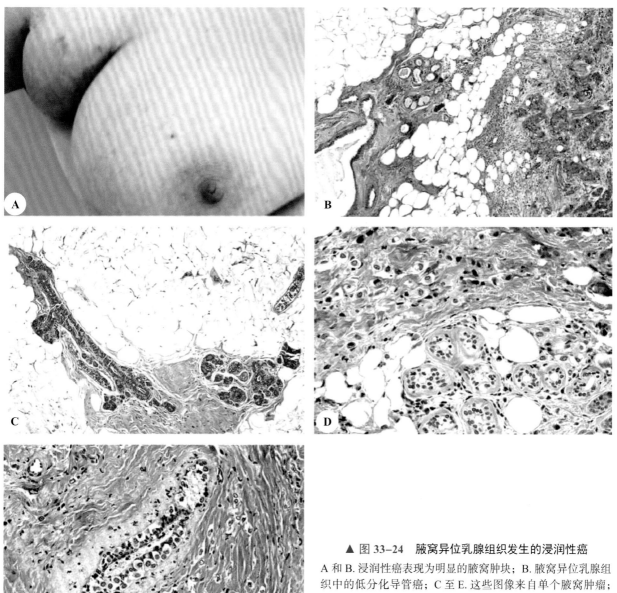

▲ 图 33-24　腋窝异位乳腺组织发生的浸润性癌

A 和 B. 浸润性癌表现为明显的腋窝肿块；B. 腋窝异位乳腺组织中的低分化导管癌；C 至 E. 这些图像来自单个腋窝肿瘤；C. 腋窝异位乳腺组织中的正常小叶；D. 良性腺体上方为腋窝组织的浸润性小叶癌（ILC）；E. 被浸润性小叶癌包围的一个导管有 Paget 样扩展的小叶原位癌（A 由 Dr.Alexander Swistel 提供）

的组织学特征可能存在显著差异（图 33-27）。

【治疗】

异位乳腺的浸润性癌的手术治疗方式是广泛局部切除和区域淋巴结清扫。研究报道称，异位乳腺癌可发生同侧腋窝淋巴结[255] 和腹股沟淋巴结[258, 261] 转移，这种情况下已经成功地进行前哨淋巴结活检[273, 287]。如果病变位于胸骨或上腹部，选择最有可能发生转移的淋巴结可能比较困难[288]。如果可以证明起源于腋窝异位乳腺组织，但不能证明乳房有单独的原发肿瘤，则不适合进行乳房切除术。外阴病变可以通过外阴部分切除、前哨淋巴结取样和（或）同侧腹股沟清扫来处理。

这些肿瘤中多数具有侵袭性临床病程，据报道腋窝和外阴病变可引起全身转移[261]。已有

使用三苯氧胺[257, 258] 或放疗[273] 进行辅助治疗的报道。化疗的使用取决于癌的分期。据报道，在转移到腹股沟淋巴结的原发性乳腺癌中，放疗和紫杉烷化疗及芳香化酶抑制药有良好的姑息治疗效果[289]。

畸胎瘤中的乳腺组织也是隐匿性乳腺癌的潜在部位（图 33-28）。发生在卵巢畸胎瘤和腹膜后畸胎瘤的乳腺外 Paget 病已有报道[290, 291]，包括 1 例浸润性癌[292]。

【细胞学】

异位乳腺组织癌的细胞学诊断已有报道[293-297]；然而，只有当组织学证实导管原位癌和乳腺良性腺体组织超出正常位置时，才能明确诊断是起源于异位乳腺组织的原发癌（图 33-29）。除了发生在异位

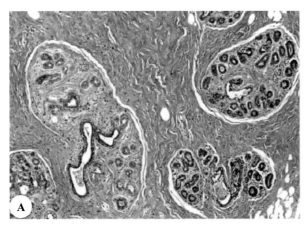
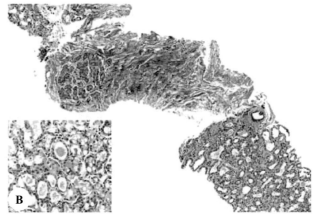

▲ 图 33-25　腋窝异位乳腺组织

A. 硬化性小叶增生（"纤维腺瘤样改变"）累及腋窝异位乳腺组织；B. 妊娠中期女性腋窝"高起的"肿块的粗针穿刺活检可见泌乳腺增生，呈哺乳期改变（插图）

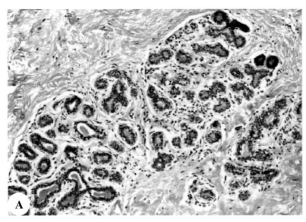
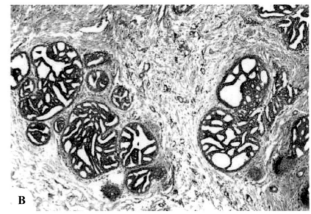

▲ 图 33-26　乳腺癌切除后残留的乳腺组织发生的癌

A. 乳房切除 8 年后胸壁残留乳腺组织；B. 该部位发生的肿块，于显微镜下可见筛状导管原位癌和浸润性高分化导管

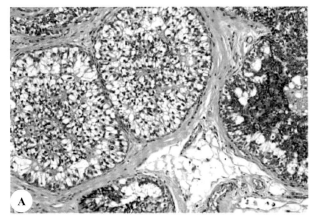

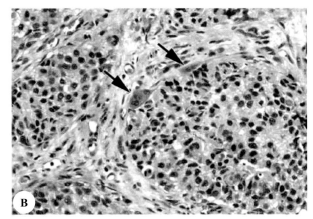

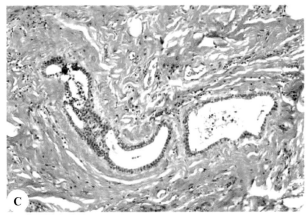

▲ 图 33-27　乳腺癌切除后残留的乳腺组织发生的癌
A. 患者因导管原位癌接受了乳房切除术，图中可见透明细胞特征；B. 9 年后，胸壁肿块显微镜下可见伴破骨样细胞（箭）的浸润性导管癌；C. 良性乳腺组织也存在

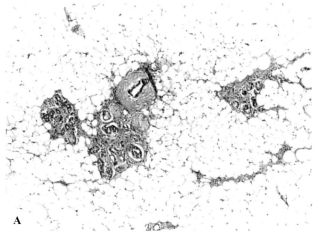

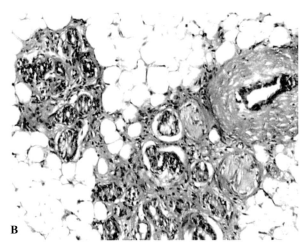

▲ 图 33-28　纵隔畸胎瘤的乳腺组织
A. 脂肪组织中有乳腺导管和萎缩的小叶；B. A 图的放大

乳腺组织中的癌外，从腋窝肿块中获得的含有非典型上皮细胞的细针穿刺活检标本的鉴别诊断，还包括在异位乳腺中的增生性病变和转移癌。在妊娠期异位乳腺组织增大或由异位乳腺组织引起的纤维上皮肿瘤中，极有可能出现增生上皮[295]。在 1 例罕见病例中，患者 45 岁，乳腺下方的胸壁皮下有 3.0cm 病变，经细针穿刺活检诊断为癌[296]。切除活检证

实为异位乳腺组织发生的浸润性导管癌。

良性腺体包涵体也可能类似腋窝淋巴结中的转移癌（见第 43 章）。

六、炎性乳腺癌

Charles Bell 在 1807 年报道，"肿瘤上方的皮肤出现紫色，是非常不吉利的开始。"[298] 据说这是

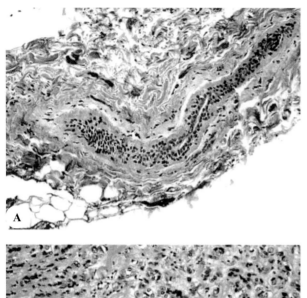

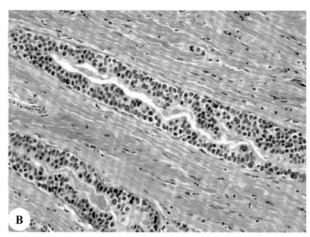

▲ 图 33-29　异位乳腺组织发生的癌

A. 切除的乳腺下方，上腹壁皮下组织的癌组织周围的乳腺导管；B. 同一标本内的导管原位癌；C. 浸润性导管癌

第一例炎性乳腺癌（inflammatory breast carcinoma，IBC）的临床参考文献。Lee 和 Tannenbaum[299] 在 1924 年提出了目前使用的术语"炎性乳腺癌"。在 AJCC 最新（2017）的分期系统中，炎性乳腺癌定义为一种临床和病理实体，其特征是弥漫性红斑和水肿（橘皮样）累及 1/3 或更多的乳房皮肤，并归类为 T4d（炎性乳腺癌专用类别）[300]。

炎性乳腺癌的诊断主要基于临床表现。除了典型的快速演变的皮肤变化外，可伴或不伴下方可触及的乳房肿瘤和皮肤增厚，后者是肿瘤栓子阻塞皮肤淋巴管后，继发的局限性淋巴水肿的结果。组织病理学证实真皮淋巴管中肿瘤的存在有助于诊断炎性乳腺癌，但不是必要条件；然而，必须确认下方乳腺癌的存在。炎性乳腺癌不是乳腺癌的组织学亚型。值得注意的是，皮肤淋巴管内存在肿瘤，但无特征性临床表现不能诊断为炎性乳腺癌。邻近皮下的乳腺癌直接侵犯皮肤，无论有无溃疡，都不是炎性乳腺癌。

一般认为炎性乳腺癌在所有乳腺癌中占比不超

过 2.5%。因为罕见，其发生率的评估在很大程度上取决于临床报道[301]。据报道，在医疗机构的系列研究中，根据诊断标准和机构的不同，炎性乳腺癌的发生率为 1%～10%。炎性乳腺癌患者通常会转诊到三级医院，在那里他们占患者总数的比例相对较高，而不是在常规实践中遇到的情况。据报道，无论采用临床诊断标准还是组织病理学诊断标准，非洲裔美国人的炎性乳腺癌比白人更为常见[302-304]。然而，监测、流行病学和最终结果数据库的数据表明，非洲裔美国女性通常容易罹患侵袭性更强的乳腺癌，而不是炎性乳腺癌[305]。一度认为炎性乳腺癌在突尼斯非常普遍，直到一项审查显示溃疡性乳腺癌被列入炎性乳腺癌类别[306]，说明应用适当的诊断标准的重要性。

炎性乳腺癌的年龄分布与浸润性导管癌无明显差异，平均年龄为约 55 岁。少见发生在儿童[307, 308]和男性[309]。妊娠期和哺乳期并不容易出现炎性乳腺癌的临床表现，尽管在这种情况下发生的乳腺癌容易在乳腺实质的淋巴管腔血管腔形成癌栓[310, 311]。一项关于炎性乳腺癌[312]相关风险因素的流行病学研究表明，超重或肥胖可能是炎性乳腺癌的重要"可改变的"风险因素[312]。

【临床表现】

炎性乳腺癌以乳腺皮肤红斑为特征，根据定义，表现为急性乳腺炎[313]（图 33-30）。通常情况下，皮肤会增厚，特别是在受累区域的边缘，出现橘皮样（乳房皮肤的凹陷，类似于橘皮）变化，这些变化通常比乳腺的受累部分更明显[314-316]。皮肤的变化是由皮肤淋巴管内的癌栓阻塞引起淋巴水肿导致的，可能延伸到胸壁皮肤（图 33-31）。在晚期病例中，乳腺呈弥漫性硬结或中心可触到肿块，但在疾病的早期阶段可能无法触及病变[317]。

乳腺 X 线检查通常显示皮肤增厚，乳腺内可能有肿块或弥漫性密度[318-321]。然而，皮肤水肿不是炎性乳腺癌特有的放射学特征[314, 322]。皮肤增厚、肿块病变、腋窝淋巴结病变和其他异常在超声检查中可能很明显[321]。影像检查在炎性乳腺癌中的作用怎么强调都不为过[323-326]。全视野乳腺 X 线检查、高分辨率超声和 MRI 是初步评估炎性乳腺癌的关键，其中包括引导粗针穿刺活检操作。PET-CT、CT 和全身闪烁扫描术可以通过评估局部和远处疾病的程度，来帮助制订肿瘤学、手术和放疗计划。影像研究对于监测和评估新辅助化疗的反应，以及以后乳房切除术和放疗后的疾病监测也至关重要。

皮肤红斑有时局限于可触及的肿瘤上方。肿块

的发现可先于皮肤的改变。尽管 Haagensen 最初要求病变至少累及 1/3 的乳房皮肤才能符合炎性乳腺癌[310]标准，并被最新版 AJCC-TNM 指南采用[300]，但已经注意到，皮肤变化较小的患者的预后可能类似于患有典型炎性乳腺癌的女性[327]。根据目前的指导方针，有罕见病例表现出炎性乳腺癌的所有特征，但皮肤变化只涉及不到 1/3 的皮肤，应该归类为 T4b 或 T4c[300]。

炎性乳腺癌患者往往比没有"炎性"成分的局部晚期癌患者更年轻，肿瘤更有可能呈 ER 阴性[304, 327, 328]。炎性乳腺癌患者可能会出现区域淋巴结肿大[314]。其最初可能会误以为是非肿瘤性反应性疾病，因为它发作很快[299]，弥漫性白血病或淋巴瘤累及乳腺也可能类似炎性乳腺癌。

【生物标志物与特殊研究】

在炎性乳腺癌的原发肿瘤中，高达 83% 的病例 ER 和 PR 均为阴性[328-332]。HER2 在炎性乳腺癌中的过表达（41%）明显高于非炎性乳腺癌（19%）[330]，且在 ER 阴性或淋巴结阳性的病例中 HER2 的表达有增加的趋势。在另一项研究中，22 例炎性乳腺癌均表达 HER2[329]。人炎性乳腺癌裸鼠移植瘤模型显示 ER、PR 和 EGFR 均阴性，与用于形成异种移植瘤的原发肿瘤相同[333]。

高达 84% 的炎性乳腺癌过度表达 p53[334-336]。Charafe-Jauffret 等[337]报道炎性乳腺癌具有以下免疫表型特征，即 E-cadherin 阳性，ER 阴性，高增殖指数，胞质 MUC-1（黏液糖蛋白）阳性，HER2 阳性。

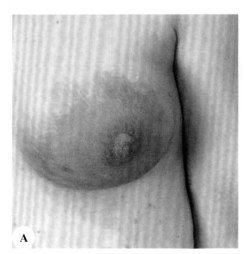
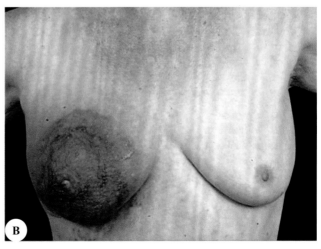

▲ 图 33-30 原发性炎性乳腺癌

A. 皮肤红斑主要出现在乳房受累部位；B. 大部分肿胀的乳房受累，并有皮肤脱屑

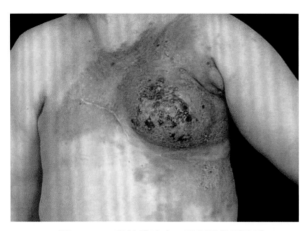

▲ 图 33-31　炎性乳腺癌，明显扩散到胸壁

如果以上 5 个特征都满足，则 90.5% 的可能性是炎性乳腺癌。当满足 5 个特征中任何 4 个时，炎性乳腺癌的可能性为 75%[335]。

在对新辅助化疗前后的原发性炎性乳腺癌样本进行比较时，两组研究人员发现 HER2 的表达没有显著差异[338, 339]。HER2 阳性表达在转移癌病灶中也保持不变。Arens 等[339] 通过荧光原位杂交分析还证实了，原发性肿瘤治疗前后样本中 HER2 的状态没有变化。ER、PR、p53 在原发癌治疗前后的表达均无显著性差异。

炎性乳腺癌表现出显著的血管生成、高微血管密度[340] 和高内皮细胞增殖指数[341]。据报道，一些血管生成相关基因在炎性乳腺癌中上调，一些血管生成因子呈过度表达[342]。随着炎性乳腺癌治疗的发展，血管生成因子可能成为靶点[343]。Wedam 等[344] 描述了贝伐珠单抗的抗血管生成作用。贝伐珠单抗是一种针对血管内皮生长因子（vascular endothelial growth factor，VEGF）的重组人源单克隆抗体，在 21 例炎性乳腺癌和局部晚期乳腺癌患者中，蒽环类和紫杉类新辅助治疗之前和期间给予了贝伐珠单抗。单独抗 VEGF 治疗后，肿瘤细胞磷酸化酪氨酸激酶受体 VEGFR2 的表达中位数降低了66.7%，肿瘤细胞凋亡平均增加了 128.9%，而微血管密度和 VEGF-A 的表达没有变化。动态增强 MRI 显示血管生成减少。单克隆抗体联合化疗时也观察到贝伐珠单抗的抗血管生成作用。

2008 年，成立了一个世界联盟，以鼓励专注于炎性乳腺癌的研究小组之间的合作。在其主持下进行的研究得出结论，炎性乳腺癌和非炎性乳腺癌之间的差异"似乎相当细微"，故没有提出特别的临床建议[345]

【乳腺癌引起的非炎症性皮肤累及】

仅有皮肤淋巴管血管癌栓的组织病理学表现，而没有临床上明显的特征性皮肤表现者，不符合炎性乳腺癌。这组肿瘤应根据肿瘤大小和腋窝淋巴结状态进行分期。Guth 等[346] 报道，对于临床上非炎症性乳腺癌明显累及皮肤的患者，预后比累及皮肤不明显的患者更差。5 年远期无病生存率前一组为 56.9%，后一组为 82.0%。在一项研究中，比较了 70 例炎性乳腺癌、114 例浸润性乳腺癌对照组和 91 例浸润性乳腺癌伴广泛瘤周淋巴管浸润，最后一组患者更年轻，肿瘤更大，组织学分级更高，淋巴结受累更多，HER2 过表达率更高[347]。这项研究中有 2 个结论值得注意。首先，有广泛瘤周淋巴管血管侵犯的乳腺癌患者，诊断时平均年龄较年轻，也是与炎性乳腺癌患者的区别点。其次，有广泛瘤周淋巴管血管侵犯的乳腺癌患者的预后，介于对照组和炎性乳腺癌组之间。

【继发性炎性乳腺癌】

"继发性炎性乳腺癌"（secondary inflammatory carcinoma）是指在临床上与"原发性"炎性乳腺癌临床红斑样外观相似的皮肤转移。继发性炎性乳腺癌常发生在既往乳房切除术部位的胸壁，而远处皮肤转移较少见[348]。临床上，继发性乳腺癌的炎症表现为红斑、水肿和橘皮样皮肤表现，与原发性炎性乳腺癌相似。在接受术后放疗的患者中，偶尔，继发性炎性乳腺癌局限于治疗区域，也可能发生在辐射范围之外（图 33-32）。皮肤常有可触及的肿瘤浸润[348]。炎症性改变并非乳腺癌所特有，可发生在胰腺癌、胃癌、肺癌和其他部位原发癌的皮肤转移中[349, 350]。

【大体病理】

原发性炎性乳腺癌患者一定有皮肤下方的浸润性乳腺癌。通常，原发癌在临床上、影像学和病理学表现等方面都不明显。如果进行了乳房切除术，可能未记录肿瘤的大小，因为大体特征不明显（图 33-33）。通常认为乳腺弥漫性受累或出现大肿瘤[351]。因此，无法获得有关原发肿瘤大小分布

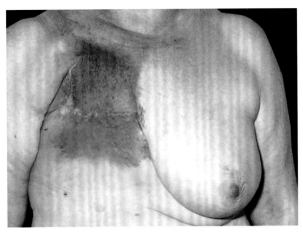

▲ 图 33-32　继发性炎性乳腺癌
炎性乳腺癌似乎局限于胸壁和锁骨的放射区域

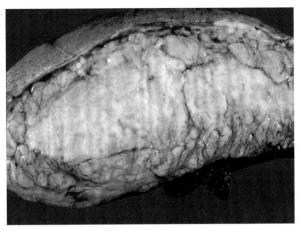

▲ 图 33-33　炎性乳腺癌，乳房切除术
浸润性癌遍及整个乳房，皮肤出现橘皮样变化

的准确数据。在一项系列研究中，局限化肿瘤的直径为 2～12cm（平均最大直径为 6cm）[351]。大多数癌位于中央，或者大到几乎占据整个乳房。皮肤明显增厚，厚度为 2～8mm（平均 4mm），大大超过了正常的皮肤厚度（外上象限 1mm±0.2mm，乳晕 1.5mm±0.4mm）[352]。尽管肿瘤栓子弥漫性累及皮肤，但只有在晚期病例中才能发现直接侵犯皮肤并伴有皮肤溃疡。尽管乳头经常内陷，乳头的 Paget 病并不常见。

【镜下病理】

原发性炎性乳腺癌通常表现为低分化浸润性导管癌[351, 352]（图 33-34）。肿瘤栓子通常遍布整个乳房，但也可能很不明显。含有癌的脉管腔多为淋巴管，没有红细胞。然而，也会遇到含有红细胞和肿瘤栓子、结构和口径相似的脉管腔，特别是广泛累及血管和淋巴结的患者。因此，在常规 HE 切片上很难区分血管栓子和淋巴管栓子。高达 75% 的炎性乳腺癌病例在皮肤淋巴管中有肿瘤[353]。

尽管越来越多的证据表明炎症细胞有助于炎性乳腺癌的发生、进展和维持，但它们的作用仍然存在争议[354]。事实上，中性粒细胞和急性炎症的典型组织学特征，在炎性乳腺癌中是缺乏的[353]。在炎性乳腺癌中看到的淋巴细胞和浆细胞浸润，在密度、模式或发生率上似乎与非炎性乳腺癌并没有什么不同[314, 351, 352]。乳腺和皮肤的炎症细胞反应强度通常是相似的，但尚未发现这些炎症细胞浸润与皮肤表现的相关性。也就是说，淋巴浆细胞反应明显

的患者不一定有严重的皮肤红斑或严重的水肿。淋巴管癌栓的数目或脉管扩张程度与临床表现也无直接关系。

炎性乳腺癌通常采取皮肤的切取或打孔活检诊断。如果可触及肿块，可通过粗针穿刺活检诊断。当有特征性的临床表现和活检证实的乳腺癌时，则不需要进行皮肤打孔活检来确定炎性乳腺癌的诊断。

皮肤常表现出与炎性乳腺癌相关的多种组织病理学改变（图 33-35）。包括真皮网状层由于胶原蛋白增多和水肿而增厚，真皮乳头和网状层的淋巴管扩张较为明显，这 2 处均可发现淋巴管癌栓。如有淋巴浆细胞反应，则局限在扩张的淋巴管周围。

不同炎性乳腺癌患者之间，皮肤的镜下病理变化很大。皮肤的组织学特征可能与临床表现不相关。在红斑和水肿区内外的皮肤可能出现相似的组织学表现，在临床上未受累的区域也能检测到淋巴管癌栓。当原发性炎性乳腺癌患者的皮肤中发现癌时，多为淋巴管癌栓，而淋巴管外皮肤肿瘤浸润少见。如果从所有 4 个象限采集样本，加上反重力区穿刺，那么未触及肿块的疑似炎性乳腺癌病例可以用细针穿刺活检成功地诊断[353]。

在一些具有典型临床表现的炎性乳腺癌患者中，即使连续切片，也可能无法在皮肤活检样本中发现癌[315-317, 352]。在一项研究中，50% 的炎性乳腺癌患者皮肤活检样本为阴性[316]。因此，没有任何组织学发现模式与炎性乳腺癌的临床诊断特别相关。

"复发性"（继发性）炎性乳腺癌通常表现为皮

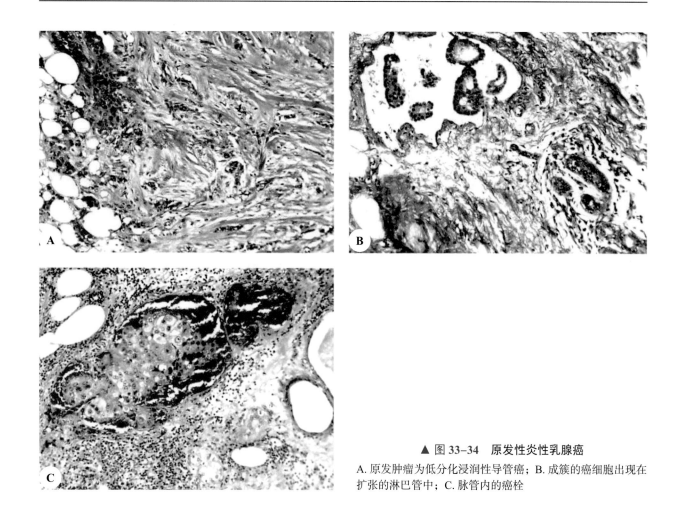

▲ 图 33-34　原发性炎性乳腺癌
A. 原发肿瘤为低分化浸润性导管癌；B. 成簇的癌细胞出现在扩张的淋巴管中；C. 脉管内的癌栓

▲ 图 33-35　原发性炎性乳腺癌的皮肤病理学
A. 真皮淋巴管腔内有一团癌细胞。B. 为排除炎性乳腺癌而进行的皮肤打孔活检，可见孤立性细胞簇 "疑似癌"。鉴别诊断包括癌、组织细胞和内皮细胞增生与 "打孔操作造成的套叠假象"。内皮细胞呈 D2-40 和Ⅷ因子（FⅧ）阳性，"可疑"细胞呈 CK7 阳性。根据这些发现诊断为癌侵犯皮肤淋巴管

肤浸润性癌和淋巴管内癌栓（图 33-36）。在某些病例中，淋巴管癌栓不明显或无法检测到。临床上，无论是否存在皮肤淋巴管癌栓，红斑和水肿都同样发生在可触及肿块的上方和周围的皮肤中。

一项对复发性炎性乳腺癌患者的原发病变的回顾研究显示了一些易感的特征[314]。所有患者最初均为原发性浸润性导管癌，包括高比例的大汗腺细胞特征。而乳头状癌、髓样癌和黏液癌治疗后很少发生复发性炎性乳腺癌。虽然这些患者在最初治疗时没有表现出炎性乳腺癌的临床体征，但在许多乳房切除标本中可以看到乳腺实质的淋巴管内癌栓，其中一些患者乳头和（或）乳房皮肤（图 33-37）含有淋巴管癌栓。大多数复发性炎性乳腺癌患者最初有腋窝淋巴结的转移，但这种类型的复发也可以发生在没有腋窝淋巴结转移的患者。

术语"隐匿性炎性乳腺癌"描述了一组患者，其有原发肿瘤相关性皮肤和乳腺实质淋巴管癌栓，但没有皮肤红斑和炎性乳腺癌的其他临床改变[303, 352]。在非临床炎症的浸润性癌患者中，1%～2% 会发生隐匿性炎性乳腺癌[352]。原发肿瘤倾向于中央型，＞ 4cm，并且通常是多中心的。其病理结果与原发性炎性乳腺癌患者并无明显不同，这些患者容易发生炎性乳腺癌的复发[314]。

【治疗】

炎性乳腺癌患者出现Ⅳ期疾病的可能性是非炎性乳腺癌患者的 3 倍[355]。在引入包括强化化疗在内的综合疗法之前，炎性乳腺癌患者 5 年生存率不到 5%[314]。近年来，炎性乳腺癌的治疗已经演变成化疗、手术和放疗相结合的综合疗法[355]。总的来说，目前最受欢迎的治疗方法是术前化疗，使肿瘤缩小

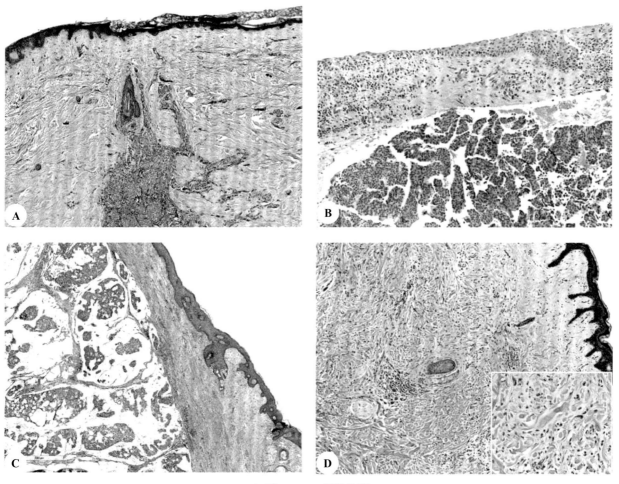

▲ 图 33-36　复发性癌

复发性癌浸润胸壁皮肤，并有炎性乳腺癌的临床表现。图示低分化导管癌（A）、乳头状癌（B）、黏液癌（C）和浸润性小叶癌（D），插图为细节

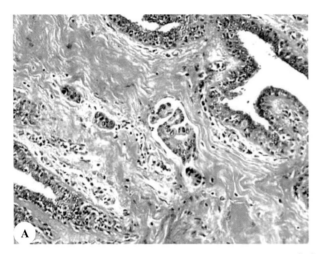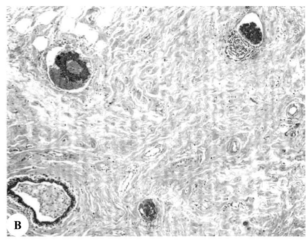

▲ 图 33-37 乳头部肿瘤淋巴管癌栓

乳头间质的淋巴管内可见癌细胞，患者没有炎性乳腺癌的临床表现。这类患者的复发性癌可能具有明显的炎性乳腺癌的临床特征

后可以手术，然后是乳房切除术和放疗[356]。手术在炎性乳腺癌初始治疗中的目的并不是为了治愈，其使用目的应该是实现局部控制。前哨淋巴结活检和腋窝淋巴结清扫可用于肿瘤的清除和分期。姑息手术在有选择的病例中是有用的，但在这种情况下进行乳房重建是有争议的[357]。乳房切除、腋窝淋巴结清扫、胸壁和区域淋巴结放疗是治疗炎性乳腺癌最常见的方法，只有在病变不能切除的情况下才能推荐单纯放疗[358]。

有研究者认为，没有真皮淋巴管癌栓的炎性乳腺癌患者预后较好[302]，而其他人并不赞同[317, 352, 359]。与经典原发性炎性乳腺癌相比，"隐匿性"炎性乳腺癌患者的临床病程进展可能不那么急，但最终并没有更好的生存率。

20 世纪 80 年代和 90 年代早期的报道称，与早期数据相比，原发性炎性乳腺癌的预后有了显著改善，5 年生存率为 25%～48%[359-362]，10 年生存率为 32%[362]。诊断时出现与分期相关的某些临床特征（包括淋巴结转移和胸壁粘连）会影响预后，局限性疾病患者比区域性疾病患者的 5 年生存率更高[360, 362]。

过去为炎性乳腺癌进行的乳房切除术本身被证明是无效的[314]，但至少可以作为一些综合疗法的一部分。在联合化疗和放疗之前，乳房切除术对于获得原发肿瘤的局部控制是相对有效的[331, 363-367]。以蒽环类药物为基础进行新辅助化疗，然后进行手术和（或）放疗，可使至少 80% 的患者得到局部控制，5 年生存率＞ 50%[368]。

治疗反应

放疗和化疗通常导致在乳房切除术前炎性乳腺癌临床表现变得不明显。治疗效果至少包括红斑减少或消除、乳房缩小、皮肤水肿消失、肿瘤缩小，之前增大的腋窝淋巴结也可能变小。在少数患者中，临床体征完全消失（完全临床反应），但几乎所有病例在切除乳房时显微镜下都发现了癌残留[331, 361, 364, 366, 367, 369]。临床完全缓解率为 12%～52%，病理完全缓解率为 4%～33%[279]。已证实不同的治疗顺序能够可靠地改善局部控制和无病生存率。与新辅助治疗无效的患者相比，水肿、红斑的改善，乳房及肿块缩小与相对较长的无病生存率相关[359, 364, 370]。

治疗反应的临床表现并不总是与乳房切除标本的病理结果有很好的相关性。大的残留肿瘤伴大量的淋巴管癌栓可能持续存在，尽管看似是完全临床反应。另外，据报道，有部分或很少临床反应的患者，也可能显微镜下显示仅有很少的肿瘤或根本没有明显的肿瘤。在后一种情况下，通常可以在肿瘤破坏的乳腺实质中发现显著改变（图 33-38）。这些变化包括从单纯纤维化到肉芽肿形成（见第 41 章中描述）。在治疗后病理检查无肿瘤的腋窝淋巴结中也观察到类似的效果，尽管临床上似乎没有什么反应。

【预后】

已经观察到，乳腺癌切除标本中的病理结果

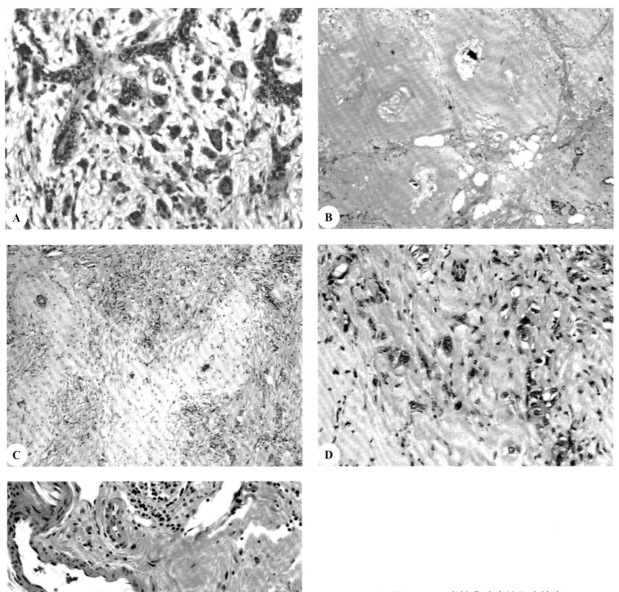

▲ 图 33-38　炎性乳腺癌的化疗效应

A. 乳腺小导管周围原发性浸润性低分化癌。B. 联合化疗 3 个月后，在治疗破坏和吸收的肿瘤区域仍有大面积的、细胞稀少的、疏松的间质，散在钙化灶。C. 在乳腺癌被破坏吸收的区域，开始出现纤维化和轻度慢性炎症。D. 治疗后的乳腺中残留微小癌灶。E. 化疗后淋巴管内肿瘤细胞的典型表现。注意肿瘤细胞胞质空泡化

比临床对治疗反应的评估更能准确地预测患者的预后 [370, 371]。在一项研究中，与最有利治疗结果相关的 "治疗反应参数" 是在诊断后 8 个月内诱导治疗后完全消退，以及在新辅助治疗后 3 个月内炎性症状完全消退 [362]。临床和病理反应良好的患者预后最好。

受累腋窝淋巴结的数量可能是一个重要的预后因素，因此提倡手术分期 [371]。然而，新辅助化疗可能会导致患者的腋窝受累程度降低，这些患者的治疗反应破坏了腋窝转移灶，而没有残留淋巴结内纤维化。细胞角蛋白免疫组织化学染色可用于检测腋窝淋巴结或放化疗后乳腺中的微小残留癌。炎性乳腺癌患者化疗后结节瘢痕形成并且无明显癌细胞，可归因于肿瘤消退。

炎性乳腺癌患者腋窝淋巴结中的转移性肿瘤，可以在初次化疗前通过细针穿刺活检证实。

Hennessy 等[372] 报道，在 61 例在治疗前细胞学标本有转移癌的炎性乳腺癌患者中，14 例（23%）在治疗后的腋窝淋巴结中未检测到肿瘤。

基于蒽环类药物和紫杉烷的联合初始化疗后，腋窝淋巴结完全反应患者的 5 年无复发生存率为78.6%，明显优于腋窝淋巴结残留癌患者（25.4%）。与腋窝淋巴结无完全反应的患者相比，患有非炎性乳腺癌的女性腋窝淋巴结的完全病理反应也与显著更高的无复发生存率有关[373]。在这两项研究中，腋窝淋巴结转移完全消退的患者，乳腺残留癌较少或无残留。在非炎性乳腺癌的女性中，乳腺残留癌的存在对完全腋窝淋巴结反应相关的相对较好的预后没有负面影响。

目前，曲妥珠单抗和紫杉类治疗的炎性乳腺癌患者的结果仍然不太理想。一项回顾性研究对104 例非转移性炎性乳腺癌患者进行了为期 10 年（2000—2009 年）的随访，中位随访时间为 34 个月，5 年生存率为 46%[374]。在这项研究中，57 例（55%）肿瘤为 ER（−）和 PR（−），34 例（33%）为 HER2（3+）。75 例（72%）患者完成了所有预期治疗，其中 89%（67 例）接受紫杉醇治疗，64%（18/28 例）的 HER2（3+）患者接受曲妥珠单抗治疗。尽管使用了紫杉醇类药物和曲妥珠单抗，结果仍然不在理想，特别是 ER（−）和 PR（−）及没有病理学完全缓解的患者。

在目前的实践中，多学科方法治疗炎性乳腺癌是至关重要的。在最近的多篇文献中提到，炎性乳腺癌的新兴生物学和转化应用于个体化治疗方法[375-378]。

最后，应记住，乳腺的其他恶性肿瘤，包括淋巴瘤、转移癌（包括转移性卵巢浆液性癌）和各种类型的乳腺炎都可能类似炎性乳腺癌[378-382]。因此，通过皮肤或乳腺的活检来证明原发性乳腺癌的临床诊断是非常重要的。

七、乳房缩小整形术标本

乳房缩小整形术是外科病理实验室常见的标本。大多数乳房缩小整形术用于双侧乳房异常增大的患者，这些患者通常没有明显的乳腺疾病史。作为一种降低 *BRCA* 突变携带者风险的方法，也可在女性中实施双侧乳腺"缩小术"[382]。必须注明每个

乳房标本是哪一侧，每个乳房标本必须单独送检。作为重建手术的一部分，单侧乳房缩小整形术可以作为对称重建手术的一部分[383]。

肿块切除后接受单侧乳房缩小整形术的患者与接受美容性双侧乳房缩小整形术的巨乳症患者相比，有更高的高危病变发生率。在 Dreifuss 等的 1 篇报道中，这种差异是明显的，他们研究了进行乳房缩小整形术治疗的 422 例患者，由同一名外科医生在 10 年的时间里进行[384]。行单侧根治术的乳腺癌患者再次出现异型增生（*P*=0.05）和原位癌（*P*=0.01）的概率较高。其中 1 例为偶发浸润性癌。这一发现并不令人惊讶，因为乳腺癌病史是继发乳腺癌的既定风险因素。Clark 等研究发现，在 562例接受乳房缩小整形术治疗的患者中，11.2% 有乳腺癌病史[385]。

据报道，在乳房缩小整形术中遇到的隐匿性病理表现，包括非典型上皮增生性病变，发生率为4%～12.4%[386-390]。根据这些研究的结果可以得出结论，在这种情况下，导管原位癌和浸润性癌的发生率几乎相等。此外，乳腺癌更容易发生在年龄相对较大（＞40 岁）的患者及有同侧或对侧癌病史的患者，罕见病变包括腺样囊性癌[391]。

乳房缩小整形术发生重大疾病的可能性取决于标本的放射学、大体和显微镜检查的程度。所有送检组织都要检查和称重。一般情况下，乳房缩小整形术是以碎组织接收的，所有组织都应以 2mm 间隔连续剖开后仔细检查，任何不寻常的肉眼病变都要取材。即使没有明显异常，至少要取 4 块乳房缩小整形术代表性切面（包括皮肤剖面）的组织块。已有文献提出了取材的详细规范[392]。

每当在乳房缩小整形术中遇到重要发现时，应采取以下步骤：①通知外科医生；②重新检查大体标本（包括对侧乳房缩小整形术，如果有的话）；③肉眼发现的任何大体病变应取样镜检。

乳房缩小整形术通常已经做过术前影像检查[393, 394]。因此，对于外科医生来说，乳房缩小整形术中发现隐匿的重大病变几乎总是令人"惊讶"的。在这种支离破碎的标本中，通常不可能对边界进行评估。White 等[395] 已经讨论了在乳房缩小整形术中遇到癌的处理中涉及的复杂问题。一般而言，在这种情况下的进一步处理最好是由多学科团队进行。

八、横向腹直肌皮瓣中的复发性癌

在美国，大约每 7 例接受乳房切除术的女性中就有 1 例立即接受乳房重建[396]。后一种手术使用了各种技术，包括横向腹直肌（transverse rectus abdominus muscle，TRAM）皮瓣。在三级医院接受治疗的年轻女性更有可能立即得到重建，其优势包括较小的心理影响和更好的美容效果。因此，立即进行乳房重建术可能会越来越受欢迎。乳房切除术后进行的横向腹直肌皮瓣重建利用腹壁的皮肤、皮下组织和直肌来重建乳房。这种方式已经使用了 30 多年[397]。

复发性癌可能是横向腹直肌皮瓣发生的孤立性事件在或全身扩散的表现。据报道，横向腹直肌复发性癌的比例为 3.8%～11.7%[398-402]。发病率较高的一系列患者通常包括最初患有Ⅲ期和Ⅳ期肿瘤的患者。横向腹直肌皮瓣中的复发性癌通常表现为可触及性肿瘤[400-404]，乳腺 X 线检查和 MRI 可发现非触及性复发[405-407]。复发癌的乳腺 X 线检查指标包括肿块。在这种情况下，与脂肪坏死相关的营养不良性钙化可能类似复发性癌[408]。

接受乳房切除术的原发癌通常是高级别浸润性导管癌，而高分化浸润性导管癌或乳头状癌少见[404, 406, 409]。横向腹直肌皮瓣组织中的复发性癌通常与原发肿瘤的组织学形态相似。据报道，复发性癌同时侵犯了乳房切除床、实际的横向腹直肌皮瓣、腹部供体部位、肋前鞘（"隧道"）和"接触区"（皮瓣与固有乳腺组织交界处）[407, 410]。1 例 36 岁的女性恶性叶状肿瘤患者在乳房切除术后 3 个月复发，

而且在横向腹直肌皮瓣、乳房切除床、腹部供体部位和肋前隧道均发现复发[410]。

Huang 等[411]对乳房切除术后行胸壁放疗或横向腹直肌皮瓣治疗的患者研究发现，有和没有横向腹直肌皮瓣的患者之间的局部复发和远处转移的发生率无显著差异。在乳房切除和即刻横向腹直肌皮瓣构建，随后进行放疗 6 年后[412]，发生了 1 例血管肉瘤。平滑肌肉瘤发生在乳房切除和放疗后 20 年[413]，在延迟横向腹直肌皮瓣构建后 10 年发生的 2 种肉瘤均归因于放疗。

在阐明肿瘤累及横向腹直肌皮瓣的机制之前，应将其视为一种局部复发的形式。这些病例的长期随访数据目前尚不清楚。然而，已有证据表明，横向腹直肌皮瓣复发可能是局部或全身扩散的前兆。横向腹直肌皮瓣的局部淋巴引流系统几乎会发生永久改变，这种改变可能导致不寻常的转移模式。在此背景下，11 年前诊断为原发性乳腺癌的脐部转移（横向腹直肌皮瓣后状态）的报道值得注意[414]。

据报道，大多数发生在自体乳房重建后的肿块是良性的。在一项为期 10 年的分析中，272 例患者的 365 个自体乳房皮瓣重建后发生了 66 个肿块，其中大部分是脂肪坏死[415]。54 例（15%）出现脂肪坏死，占 82%（54/66 例），13 例（3.6%）皮瓣术后乳腺癌复发。该研究中，与重建后肿块中发生的癌相关的因素是手术边缘＜ 1cm 和肿瘤累及淋巴管血管腔。此外，94.4%（51/54 例）的脂肪坏死在术后第 1 年内诊断，2 年后没有 1 例脂肪坏死，而在横向腹直肌皮瓣中发现复发癌的平均时间为 24 个月。

第 34 章　非乳腺恶性肿瘤的乳腺转移
Metastases in the Breast from Nonmammary Malignant Neoplasms

Syed A. Hoda　著

薛德彬　译校

【历史回顾】

1936 年，Dawson[1] 描述了一例 25 岁的女性患者，她患有胃印戒细胞癌，双侧乳腺弥漫性淋巴管受累。回顾文献，有 4 例胃癌的乳腺转移，2 例卵巢癌的乳腺转移。所有患者均有全身转移。在 20 世纪 40 年代，报道了 3 例宫颈癌的乳腺转移[2,3]。1957 年报道了一例 43 岁女性患者，表现为类癌综合征和双侧乳腺的多个转移性结节[4]，尸检发现回肠原发性类癌。

1953 年又报道了 10 多例乳腺转移性肿瘤[5]。这一系列研究包括 2 例男性恶性黑色素瘤患者和 1 例男性前列腺癌和肾癌患者。前列腺癌患者表现为乳腺肿块，直到尸检才证实原发部位。这可能是第 1 例报道的隐匿性非乳腺恶性肿瘤，在没有并发全身转移的情况下表现为乳腺转移。这一系列研究包括 2 例女性乳腺转移性卵巢癌患者，另有恶性黑色素瘤的乳腺转移 1 例，肾癌、甲状腺癌和子宫内膜癌的乳腺转移各 1 例。其中一例卵巢癌患者在接受卵巢原发癌治疗 4 年后出现乳腺单发转移。

1959 年，Sandison[6] 报道了 4 例女性隐匿性非乳腺肿瘤患者，最初表现为乳腺肿瘤。原发病变为髓系肉瘤、肺小细胞癌、胃癌和肾癌，所有病例均记录了随后的全身转移和迅速死亡过程。文献中还包括以下肿瘤系统性扩散并累及乳腺，即恶性黑色素瘤、淋巴瘤、子宫平滑肌肉瘤和皮肤鳞状细胞癌。

文献中有乳腺转移的大量个案报道和小型病例报道[7-9]，报道描述了导致乳腺转移癌的各种原发

部位。一项大型病例报道覆盖了 1907—1999 年的病例，乳腺转移性非乳腺恶性肿瘤占乳腺恶性肿瘤的 3%，其中 1/3 来自隐匿性乳腺外原发病变[7]。然而，在报道中列举的 60 例乳腺转移中，32 例（52%）为淋巴瘤和白血病累及乳腺。Williams 等[10] 研究了 1983—1998 年 Anderson 癌症中心的 169 例非乳腺"实体器官原发肿瘤"的乳腺转移。其中 149 例患者（88.2%）有既往治疗的原发性肿瘤病史，20 例（11.8%）为隐匿性肿瘤。68 例（46.1%）唯一转移部位为乳腺。皮肤黑色素瘤、肺癌和妇科癌共占原发肿瘤的 78.1%。

恶性淋巴瘤可累及乳腺，通常是全身受累的部分表现，很少为乳腺原发病变，后者可为新发也可发生于乳腺假体[11]。临床上也可能发生明显的白血病累及乳腺。事实上，在 Dawson 描述乳腺转移性胃癌前 33 年，于 1903 年报道了第 1 例形成乳腺肿块的急性髓系白血病[12]。有关乳腺造血肿瘤的全面讨论，见第 40 章。

【临床表现】

面对临床、放射学、大体检查或显微镜下不同寻常的任何乳腺肿瘤，在鉴别诊断中考虑转移是很重要的。在粗针穿刺活检、切除活检及细针穿刺活检取细胞学标本[13]和影像学检查时都要考虑到[8,14]。外科病理医生、细胞病理医生和放射科医生并不总是能获知先前诊断的恶性肿瘤的信息。另外，原发病变可能是隐匿的。临床上，对一个外表健康的有乳腺肿块患者的术前检查可能不大细致，

不可能排除乳腺外隐匿性原发灶。

一些临床特征有助于识别乳腺肿瘤是转移性肿瘤（metastatic tumor）。对于先前诊断为恶性肿瘤的患者，发生乳腺转移的平均间隔时间为约 2 年。在 2014 年报道的 28 例病例中，从原发肿瘤诊断到发现转移性乳腺病变的平均间隔为 32 个月（范围为 0～228 个月）[15]。通常，其他部位已经有转移，或同时发现乳腺和其他部位的转移。首先表现为局限于乳腺的孤立性转移并不常见[16]。然而，当它发生时，约 85% 的病例中乳腺转移性肿瘤最初是单个病灶[8]。少数患者最初有多发性（10%）或弥漫性（5%）转移。随着病情的发展，多发性乳腺转移可能变得明显，最终约 25% 的患者发现双侧乳腺转移。25%～48% 的患者在同侧腋窝淋巴结有转移[8]。研究若包括恶性淋巴瘤的话，则腋窝淋巴结累及率更高。癌或黑色素瘤转移至乳腺的患者，同侧腋窝淋巴结受累通常是全身扩散的表现，在锁骨上淋巴结或腋窝淋巴结（包括对侧）及其他部位也发现转移性肿瘤并不少见。

在高达 35% 的乳腺转移性肿瘤患者中，非乳腺恶性肿瘤最初表现为可触及肿块[17]。在这些病例中，原发肿瘤通常是黑色素瘤或癌，最常见的原发部位之一是肺[18]。表现为乳腺转移，但临床上不明显的隐匿性肿瘤的其他原发部位包括肾脏[19, 20]、胃[1, 6]、小肠（类癌）[21-25]、卵巢[26-29]、子宫颈[30] 和甲状腺[31]。隐匿性腺泡状软组织肉瘤也可能表现为乳腺转移[32]。在一例极罕见病例中，一名曾患有同侧乳腺癌并接受过保乳治疗的女性的隐匿性原发肾癌首先表现为乳腺转移[19]。

在临床病程晚期转移到乳腺的先前诊断已明确的恶性肿瘤中，除膀胱癌[36] 和卵巢癌[37, 38] 等多种癌外，还包括黑色素瘤[33] 和肉瘤[34, 35]。一例罕见的绒毛膜癌患者产后肿瘤转移至乳腺[39, 40]。

【影像学检查】

在乳腺 X 线检查中，转移性肿瘤往往表现为不连续的、孤立性或多发性圆形肿块，无毛刺[8, 14, 38]（图 34-1）。因此，乳腺 X 级检查难以区分转移性肿瘤与乳腺原发癌，乳腺原发癌的特征是局限性，

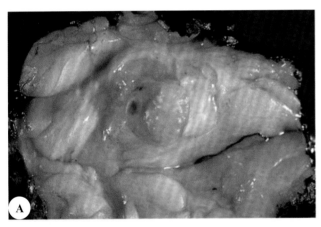

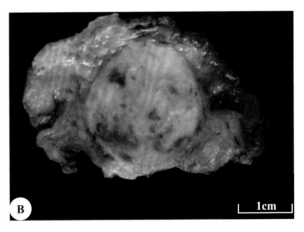

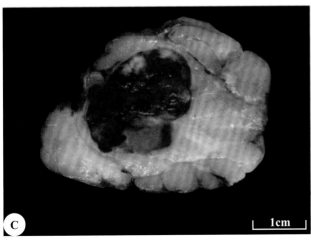

▲ 图 34-1 乳腺转移性肿瘤的大体表现

A 和 B. 膨出的、有边界的转移性卵巢肉瘤（A）和转移性肌纤维母细胞肉瘤（B），它们与乳腺原发性肿瘤无法区分；C. 有色素的转移性恶性黑色素瘤，来自一例播散性转移患者［改编自 Kim KW, Krajewski KM, Jagannathan JP, et al. Cancer of unknown primary sites: what radiologists need to know and what oncologists want to know. *AJR Am J Roentgenol*. 2013; 200（3）: 484-492. Copyright © 2013 American Roentgen Ray Society.］

特别是那些乳头状癌、髓样癌或黏液癌。乳腺转移性肿瘤很少出现钙盐沉积，但可能发生在转移性苗勒管源性（输卵管、卵巢或腹膜）癌[38, 41-44]和转移性甲状腺髓样癌[45]。乳腺转移性肿瘤的第 1 次乳腺 X 线检查可以表现为孤立性肿块。随着疾病的进展，病变通常变成多发性和双侧性，但有一例转移性肾癌，在原发癌治疗 15 年后，乳腺 X 线检查表现为单发性转移结节[46]。

超声检查通常显示低回声、无毛刺的病变[47]，但结果可能有所不同[48]。一例宫颈鳞癌转移至乳腺的超声检查表现为实性肿瘤伴低回声区[30]。青春期女孩转移性横纹肌肉瘤表现为与普通良性病变明显不同的异质性结节，但没有观察到一致的超声模式[49]。一项对乳腺各种肿瘤（包括转移性病变和淋巴瘤）的研究认为，乳腺转移性非乳腺肿瘤的"灰阶"超声特征是一种低回声肿块，伴有边缘模糊不清，有时边缘不规则，经常没有后声现象[50]。

其他成像技术，如 MRI 和 FDG-PET-CT 检测到甲状腺癌[51, 52]、卵巢癌[53]、软组织脂肪肉瘤[54]的乳腺转移。后两者经粗针穿刺活检证实了乳腺转移性肿瘤。在乳腺中使用的各种成像技术在很大程度上是互补的，每种技术都有助于评估乳腺转移[55]。

【组织病理学】

不同寻常的组织病理学模式和临床信息，为识别乳腺转移性肿瘤提供了最好的线索。重要的是，如果显微镜下模式不是典型的乳腺癌，则要保持敏感，尽管组织学表现相似的肿瘤也可能发生在乳腺和其他器官。后者包括鳞癌、黏液癌、腺样囊性癌、黏液表皮样癌和透明细胞癌，以及梭形细胞恶性肿瘤，如肉瘤样癌[56]和各种肉瘤。

当考虑转移性肿瘤时，应寻找原位癌以帮助确定是否为乳腺起源。并非所有的乳腺原发癌都能发现原位癌，所以只有在原位癌存在时，这个信息才有确定意义。缺乏原位癌不能作为转移癌的确切证据。

转移性肿瘤常包围并取代原有的乳腺实质。后者即使有上皮增生也很轻微。乳腺转移性和原发性肿瘤的周围均可见外周淋巴细胞浸润和间质反应。肉眼观察发现多个明显的肿瘤结节应考虑转移性肿瘤，尤其是不同寻常的组织学模式。淋巴肿瘤可见

于乳腺转移性肿瘤，也可见于原发癌。乳腺转移性肿瘤可能发生弥漫性淋巴管受累，临床上表现为炎性乳腺癌[57]。

经细针穿刺活检或粗针穿刺活检，可以诊断某些类型的乳腺转移性肿瘤，特别是在提供非乳腺恶性肿瘤病史的情况下[58, 59]。细针穿刺活检对于诊断转移性黑色素瘤、淋巴瘤和肺小细胞癌特别有用，因为这些肿瘤具有特征性的细胞学形态。

【免疫组织化学】

在大多数病例中，可以通过免疫组织化学证实乳腺起源的恶性肿瘤。使用一组免疫组织化学染色是至关重要的，因为没有任何一种单独的标志物可以证实乳腺转移性肿瘤（表 34-1）。一般来说，表达广谱 CK（AE1/AE3）、CK7、GATA3、ER、PR、乳腺珠蛋白（mammaglobin）和 GCDFP-15，并且不表达 CK20、TTF1、PAX8 和 WT1，支持乳腺原发癌。转移性子宫内膜癌、卵巢癌和肺癌可能不同程度地表达 ER 和 PR。下文 4 种免疫组织化学染色特别有助于证实乳腺内或其他器官内肿瘤为乳腺原发。

乳腺珠蛋白是乳腺上皮细胞的胞质分泌性糖蛋白。所有级别的乳腺癌都可能呈乳腺珠蛋白阳性，而正常上皮细胞通常没有免疫反应性（译者注：查阅文献，一般认为乳腺珠蛋白在正常乳腺上皮部分表达，在乳腺癌表达显著增加）。乳腺珠蛋白对乳腺癌的敏感性约为 77%，但特异性不如 GCDFP-15[60, 61]。皮肤附属器腺癌和涎腺癌也可能乳腺珠蛋白阳性。乳珠蛋白在子宫内膜癌中也可能阳性。

GCDFP-15（BRST-2）是一种乳腺细胞分泌产物，乳腺和乳腺外的大汗腺上皮有表达。正常乳腺上皮中只有少数细胞呈 GCDFP-15 阳性。高达 70% 的乳腺癌呈 GCDFP-15 阳性[60, 61]。约 5% 的肺腺癌呈 GCDFP-15 阳性[62]。GCDFP-15 是乳腺癌最特异的标志物，但乳腺珠蛋白更敏感。然而，高达 25% 的乳腺癌不表达 GCDFP-15 和乳腺珠蛋白。

NY-BR-1 是一种乳腺分化抗原，在乳腺良性上皮组织和恶性上皮组织中均有表达。约 50% 的乳腺癌呈 NY-BR-1 阳性[63]，约 5% 的苗勒管源性癌也可能呈弱阳性[64]。

表 34-1　确定乳腺可疑转移性恶性肿瘤的原发部位的
免疫组织化学染色方法

检测目的	诊　断	免疫组织化学染色标志物
细胞系	癌	CK
	淋巴瘤	CD45
	黑色素瘤	A103（Melan A）、HMB45、MITF、S-100p、Tyrosinase
	肉瘤 a	Vimentin
癌的类型	腺癌	CK7、CK20
	生殖细胞肿瘤	PLAP、OCT4、AFP、β-HCG
	肝细胞癌	HEPPAR1、pCEA、CD10、CD13
	肾细胞癌	RCC、CD10、PAX2、PAX8
	鳞状细胞癌	CK5/6、p63
	神经内分泌癌	Chromogranin、synaptophysin、CD56
	尿路上皮癌	GATA3
	结直肠癌	CDX2、CK7（-）、CK20（+）
	肺癌	TTF1、Napsin A、CK7（+）、CK20（-）b
	卵巢癌	ER、CA125、WT1、PAX2、PAX8
	胰胆管癌	CDX2、CK7（+）、CK20（+）、SMAD4 失活
	前列腺癌	PSA、PrAP
	胃癌	HNF4A
	甲状腺癌	TTF1、thyroglobulin、PAX8

a. 癌、淋巴瘤、黑色素瘤标志物阴性的肿瘤，并有适当的组织学表现

b. SOX10 可用于鉴别 TTF1 阴性肺腺癌和三阴性乳腺癌

AFP. α- 甲胎蛋白；β-HCG.β- 人绒毛膜促性腺激素；CD. 分化簇名称；CDX2.尾型相关同源盒转录因子 -2；CK. 细胞角白；ER. 雌激素受体；GATA3.GATA 结合蛋白 3 到 DNA 序列 [A/T] GATA [A/G]；HEPPAR1.肝细胞特异性抗原抗体 -1；HMB45. 人黑色素瘤黑 45；MITF. 小眼转录因子；OCT4. 八聚体结合转录因子 -4；PAX8.配对盒基因 -8；PLAP. 胎盘碱性磷酸酶；pCEA. 多克隆癌胚抗原；PrAP. 前列腺酸性磷酸酶；PSA. 前列腺特异性抗原；RCC.肾细胞癌；S-100p.S-100 蛋白；TTF1.甲状腺转录因子 -1；WT1. 肾母细胞瘤 -1

经许可，转载自 Kim KW, Krajewski KM, Jagannathan JP, et al. Cancer of unknown primary sites: what radiologists need to know and what oncologists want to know. *AJR Am J Roentgenol*. 2013; 200：484–492. Copyright © 2013 American Roentgen Ray Society.

GATA3 是一种转录因子，主要调节乳腺和尿路上皮细胞分化，可用于确定肿瘤的乳腺起源。几乎所有乳腺癌、大多数尿路上皮癌及一些皮肤附属器和涎腺肿瘤 GATA3 均呈阳性。据报道，大约 2/3 的三阴性乳腺癌表达 GATA3。后者可加用 SOX10（在神经嵴特异性中起关键作用的一种转录因子），SOX10 在神经嵴起源肿瘤和黑色素瘤通常呈阳性，在近 2/3 的三阴性乳腺癌中呈阳性[65, 66]。

1. 皮肤附属器癌

皮肤附属器结构发生的癌（carcinomas of skin adnexal structures）是一组异质性肿瘤，可发生于（外泌）汗腺、大汗腺、皮脂腺和毛囊。这组肿瘤通常累及头颈部皮肤，很少累及乳腺区。在乳腺区，乳头和乳晕的皮肤附属器结构密度最高，因此是常见的受累部位。大多数皮脂腺和毛囊来源的癌具有独特的组织病理学表现，不太可能误认为乳腺原发癌；然而，汗腺和大汗腺来源的癌通常类似乳腺导管癌和大汗腺癌。某些类型的癌，如导管癌、大汗腺癌、印戒细胞癌和黏液癌，可能起源于乳腺或汗腺。乳腺区腺样囊性癌几乎总是乳腺原发，但至少在理论上，可能原发于皮肤或来自涎腺、上呼吸道或其他器官的肿瘤转移。

免疫组织化学在区分乳腺癌和皮肤附属器结构中的作用有限（表 34-2）。这 2 个部位的原发性肿瘤通常呈 CK 阳性和 GATA3 阳性，几乎所有乳腺和皮肤附属器肿瘤呈 CA125、CDX2 和 TTF-1 阴性。激素受体（ER 和 PR）、CEA、S-100 蛋白及 GCDFP-15 在这些肿瘤中的表达情况不一致。这些共同的免疫表型模式表明皮肤附属器癌与乳腺癌密切相关；部分免疫组织化学的结果可能倾向于其中一种而不是另一种。MYB、p63、CK15 和 D2-40 的阳性染色一般支持原发性皮肤附属器癌。据报道，表皮生长因子受体（EGFR）在汗腺癌中的阳性率高于乳腺癌[67, 68]。

在形态学上，很难区分皮肤原发性大汗腺癌与伴大汗腺特征的乳腺原发癌。与乳腺大汗腺癌相比，皮肤大汗腺癌更可能是 ER（+）、HER2（-）、细胞角蛋白 5/6（+）、乳腺珠蛋白（+），并且更可能是脂肪分化相关蛋白（adipophilin）阳性[69]。与乳腺相关的皮肤肿瘤的详见第 33 章。

表 34-2　乳腺癌和皮肤附属器癌的典型免疫表型模式 [a]

	乳腺癌	皮肤附属器癌
CK7	（+）	（+）
CK20	（-）	（-）
GATA3	（+）	（+）
CEA	（+/-）	（+/-）
ER/PR	（+/-）	（+/-）
S-100 蛋白	（-/+）	（-/+）
GCDFP-15	（+/-）	（+/-）
TTF-1	（-）	（-）
CA125	（-）	（-/+）
CDX2	（-）	（-）

a. 其他标志物在鉴别这两组癌中的作用见正文

【乳腺转移性肿瘤的特殊类型】

1. 恶性黑色素瘤

如果原发病变隐匿并且病理医生不知道临床病史，表现为乳腺肿瘤的转移性黑色素瘤可能很难识别 [40]（图 34-2 至图 34-5）。在 1983—1998 年 Anderson 癌症中心诊断的 169 例乳腺转移中，黑色素瘤最常见 [10]。

Ravdel 等 [16] 回顾了来自同一机构的 27 例乳腺转移性恶性肿瘤。所有患者均为女性，70% 是绝经前女性，均有原发性皮肤恶性黑色素瘤病史。大多数（82.6%）原发病灶主要位于上半身皮肤。

黑色素瘤的组织学表现多种多样。因为转移性黑色素瘤可能不产生黑色素，所以乳腺低分化肿瘤的鉴别诊断可以考虑转移性黑色素瘤。免疫组织化学染色有助于确诊。S-100 蛋白是一种敏感但不

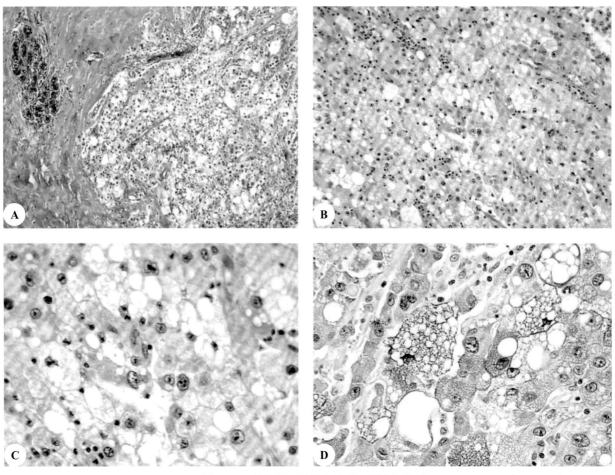

▲ 图 34-2　转移性恶性黑色素瘤，透明细胞型

A 和 B. 乳腺转移性肿瘤由上皮样细胞组成，细胞质淡染至透明；C 和 D. 细胞质特征和显著核仁提示大汗腺癌。常规 HE 染色切片未见黑色素。电子显微镜检查发现黑色素小体。肿瘤细胞表达 S-100 蛋白，不表达 CK、GCDFP-15 或 EMA。唯一发现的皮肤病变提示退行性黑色素瘤（D 为 S-100 蛋白免疫组织化学染色）

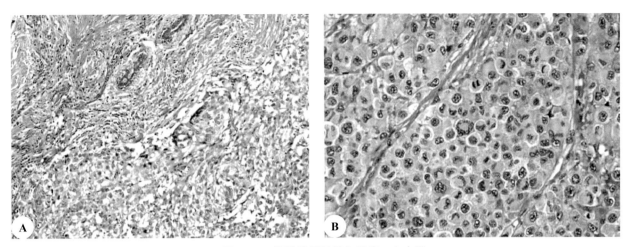

▲ 图 34-3　转移性恶性黑色素瘤，上皮样

A. 转移性肿瘤和乳腺组织的边界非常清楚；B. 恶性黑色素瘤常见大量核内包涵体

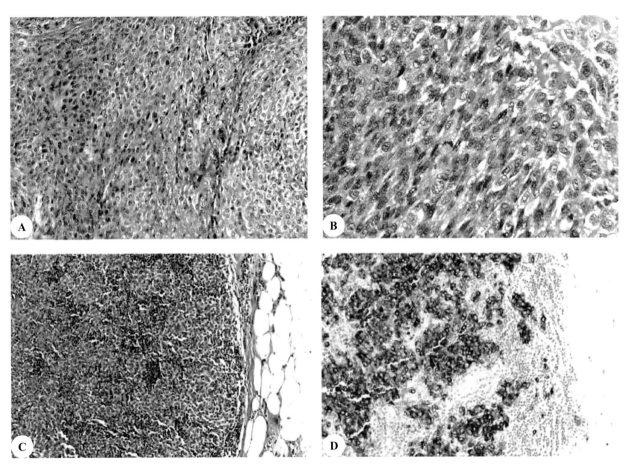

▲ 图 34-4　转移性恶性黑色素瘤

肿瘤含有混合的梭形细胞和上皮样细胞。A. 圆形细胞为主的肿瘤成分；B. 梭形细胞为主的肿瘤成分；C. 转移到乳腺内淋巴结的恶性黑色素瘤；D. 免疫组织化学染色显示 HMB45 阳性

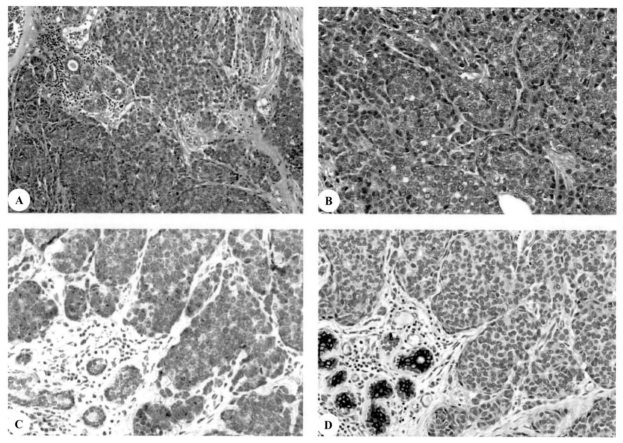

▲ 图 34-5　转移性恶性黑色素瘤，上皮样

A 至 C. 乳腺转移性肿瘤，误认为是腺泡型小叶癌。随后转移至对侧乳腺，进一步研究才确诊为转移性黑色素瘤，免疫组织化学染色呈波形蛋白、S-100 和 Melan A 阳性（C 为 Melan A 染色）。D. 肿瘤不表达任何角蛋白（图示 CK7 染色）

特异的黑色素瘤标志物。A103、HMB45、MART1（Melan A）、小眼转录因子（MITF）、SOX10 和酪氨酸酶对黑色素瘤的敏感性较低，但特异性较高[70, 71]。HMB45、MART1 和酪氨酸酶组合的商用鸡尾酒制剂对诊断很有帮助。遇到来源不明的乳腺转移性肿瘤时，使用一组免疫组织化学染色，包括 A103、HMB45、MART1、MITF、S-100 蛋白和 SOX10，有助于确定黑色素瘤的诊断。

在乳腺恶性黑色素瘤极为罕见的病例中，可表现为化生性癌样形式，这些肿瘤可能呈细胞角蛋白局灶阳性（见第 42 章）。

2. 肺癌和间皮瘤

肺腺癌有多种不同的组织学表现，其中一些可能类似于乳腺癌（图 34-6）。在这种情况下，了解肺腺癌既往诊断史或同时诊断有肺腺癌，以及比较组织病理学形态是重要的辅助手段[72-74]。

肺乳头状癌可在乳腺产生囊性乳头状转移癌的形态，类似于乳腺原发癌。同样，转移到乳腺的肺微乳头状癌也可能误认为是乳腺癌[75-78]。据报道，转移到乳腺的一些其他类型肺癌包括多形性癌和大细胞神经内分泌癌[79, 80]。

甲状腺转录因子 1（TTF-1）是一种调节甲状腺转录活性的核蛋白，对其免疫组织化学染色，在几乎所有肺腺癌中均呈阳性，在一些乳腺原发癌中也呈阳性，尤其是小细胞型。Robens 等[81] 报道了 2.4%（13/546 例）的乳腺癌呈 TTF-1 阳性，结果表明，依赖任何一种标志物是危险的，需要使用一组标志物，并认识到各种抗体克隆的特异性。Napsin A 是一种功能性天冬氨酸蛋白酶，参与表面活性蛋白 B 的成熟，是肺癌的敏感标志物，在这种情况下可能有用[82]。值得注意的是，一些肺癌可能呈 ER 阳性，这对乳腺转移性肺癌可能产生误导[83]。

在乳腺转移性肿瘤中，极其罕见的来源是上皮样间皮瘤。D2-40（podoplanin）、WT1、calretinin、p16 和 BAP1 阳性支持恶性间皮瘤[84, 85]，TTF-1、MOC-31 和 B72.3 阳性支持腺癌。

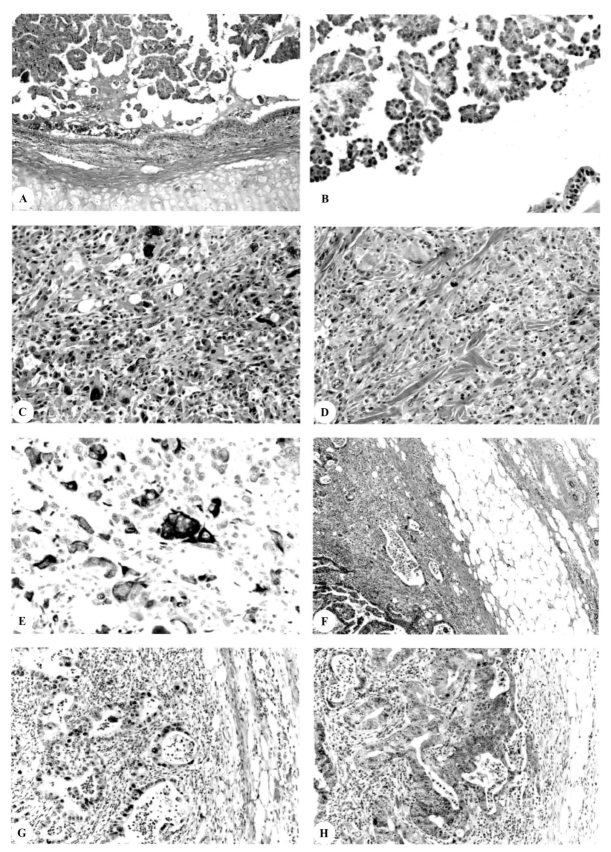

▲ 图 34-6　转移性肺癌

A. 肺原发性乳头状腺癌，支气管内生长；B. 乳腺转移性囊性乳头状癌，来源于 A 所示的肿瘤；C. 肺原发性梭形细胞癌和巨细胞癌；D 和 E. 乳腺转移性肿瘤，肿瘤来源于 C 所示的肿瘤，肿瘤呈 CK 阳性（E）；F. 乳腺转移性中分化肺腺癌；G 和 H. F 所示的转移癌，TTF-1（G）呈核阳性，napsin A（H）呈细胞质阳性

3. 神经内分泌肿瘤（类癌）

乳腺转移性肿瘤不少为神经内分泌肿瘤，对于神经内分泌肿瘤（类癌）[carcinoid（neuroendocrine）tumors]，尤其是小肠起源的，可能类似乳腺原发癌[86]。在一些报道的病例中，最初的临床表现为乳腺转移[22, 25, 87-89]。在其他病例中，乳腺转移时已有类癌和（或）类癌综合征的病史[4, 22, 25, 87, 90]。据报道，1 例曾接受回肠类癌治疗的女性，使用细针穿刺活检细胞学诊断为乳腺转移性类癌[91]。在不知道乳腺外原发癌的情况下，乳腺转移性类癌可能被误认为乳腺原发性肿瘤伴神经内分泌分化[22, 87]（图 34-7）。

Perry 等[86] 回顾了 2 家医院 15 年来记录的 18 例乳腺转移性类癌。其中 11 例（62%）来自胃肠道，5 例来自肺，2 例来自不明部位。所有胃肠道类癌呈 CDX2（肠肿瘤相关标志物）和 CK20 阳性。5 例转移性肺类癌中 3 例（60%）表达 TTF-1。因此，CDX2 和 CK20 的表达支持胃肠道来源，而 TTF-1 阳性支持肺来源[92]。

类癌可能因乳腺转移才引起注意，也可能是晚期转移的表现。Fishman 等[93] 描述了一例临床隐匿性卵巢类癌的单发乳腺转移患者。在确定卵巢原发癌前 1 年，乳腺病变被诊断为浸润性小叶癌实性变异型并接受治疗。据报道，一例女性患者在诊断支气管类癌 19 年后出现乳腺转移[25]，说明类癌倾向于晚期转移至乳腺；然而，原发性类癌诊断与乳腺转移之间的间隔通常更短。一例支气管原发性类癌在诊断 13 个月后发现乳腺转移[94]。

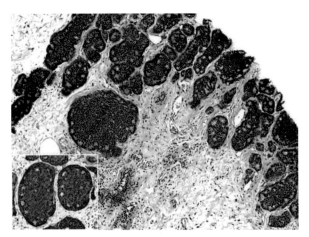

▲ 图 34-7　小肠原发性神经内分泌肿瘤（类癌）转移至乳腺

图中央有不明显的乳腺组织，插图示嗜铬素阳性

4. 小蓝圆细胞肿瘤

儿童最常见的乳腺转移性肿瘤是横纹肌肉瘤[95]。转移至乳腺的多种小蓝圆细胞肿瘤包括髓母细胞瘤[96, 97]、横纹肌肉瘤[40, 98-100]（图 34-8）、神经母细胞瘤[13] 和嗅神经母细胞瘤[101]，在儿童和成人均有报道。在适当的临床环境下，肿瘤细胞核呈 MyoD1 阳性，有助于诊断转移性横纹肌肉瘤[102, 103]。各种小蓝圆细胞肿瘤（如小细胞癌、淋巴瘤和 Merkel 细胞癌）之间的区别可能存在诊断问题[13, 37]，Merkel 细胞癌对 CK20 通常呈核旁 "点状" 细胞质强阳性[104, 105]。

5. 妇科癌

乳腺转移性卵巢癌通常是浆液性癌，而不是黏液癌或透明细胞癌[38]。转移性卵巢浆液性癌容易误认为是乳腺原发癌（图 34-9）[26, 57]，如果同时转移至腋窝淋巴结，更容易误诊[38]。值得注意的是，卵巢癌和乳腺癌通常都呈 CK7 阳性和 CK20 阴性。卵巢和腹膜浆液性乳头状癌的细胞核呈 WT1 和 PAX-8 阳性，而乳腺癌均为阴性[37, 38, 106]，但偶尔在乳腺浸润性微乳头状癌[107, 108] 和乳腺黏液癌[109, 110] 中呈 WT1 阳性。这很有趣，因为据报道，乳腺癌中 WT1 基因[111, 112] 上调，并且观察到较高的 WT1 mRNA 水平与较差的预后相关[113]。在一篇报道[111] 中，乳腺癌中 WT1 呈局灶性细胞质反应性，不作为阳性结果。Wilsher 和 Cheerala[114] 报道，恶性黑色素瘤中存在核、细胞质和膜 WT1 染色，但没有说明核染色的比例，报道中的插图似乎显示细胞质染色。大多数卵巢癌呈 CA125 阳性，而乳腺癌呈阴性（浸润性微乳头状癌和黏液癌除外）。与乳腺原发癌相比，WT1 核阳性和 CA125 细胞质阳性更倾向于转移性卵巢癌[37, 108]。PAX8 是一种转录因子，在甲状腺、肾和苗勒管的发生中起作用，是这些器官肿瘤的特异和敏感的免疫标志物[71, 115]。乳腺癌几乎总是 PAX8 阴性。

具有实性生长模式的转移性子宫内膜癌，可能类似于低分化乳腺癌（图 34-10）。

6. 胃肠道癌

对于胃肠道腺癌，尤其是结肠和直肠腺癌，尽管发病率较高，但很少转移至乳腺[116-119]。转移性胃肠道黏液癌在组织学上可能与乳腺原发性黏液癌难以区分（图 34-11 和图 34-12）。CDX2 是胃肠道

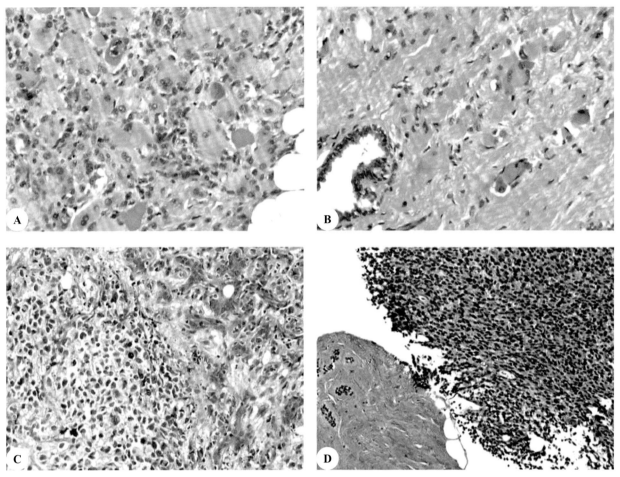

▲ 图 34-8　转移性胚胎性横纹肌肉瘤

A. 15 岁女孩的乳腺转移性肿瘤；B. 乳腺间质中的肿瘤细胞特征是细胞核位于外周和细胞质嗜酸性；C. 27 岁患者的腹膜后原发性未分化肿瘤转移至乳腺；D. 16 岁女孩的头颈部原发性横纹肌肉瘤转移性至乳腺，粗针穿刺活检标本显示略呈梭形的小蓝圆细胞特征

肿瘤敏感和特异的标志物，其免疫组织化学染色有助于鉴别[120-123]。

Boutis 等[124] 描述了一例胃印戒细胞癌，表现为明显的"左侧乳腺炎症"，粗针穿刺活检显示肿瘤性印戒细胞弥漫性浸润乳腺内淋巴管。这例再现了 70 年前 Dawson[1] 描述的转移性肿瘤。高达 70% 的胃腺癌表达 CDX2，但乳腺癌阴性[92]。

据报道，胆囊腺癌切除 2 年后，在乳腺形成一个孤立的转移灶[125]。另一例胆囊癌同时转移至乳腺和卵巢[126]。

7. 甲状腺癌

甲状腺乳头状癌和滤泡性癌很少转移到乳腺[127, 128]（图 34-13）。乳腺和腋窝转移性 Hürthle 细胞癌已有报道[129]，可能误认为是乳腺或皮肤附属器原发性大汗腺癌。甲状腺癌呈 TTF-1 阳性，乳腺癌通常呈 TTF-1 阴性，SPT24 克隆（Leica/

Novocastra，Buffalo Grove，IL）优 于 8G7G3/1 克隆（Dako，Carpinteria，CA）[130]。PAX8 常表达于甲状腺乳头状癌、滤泡性癌和髓样癌，以及肾癌和苗勒管来源的癌），但乳腺癌呈阴性[115]。

乳腺转移性甲状腺髓样癌可呈现浸润性小叶癌的模式[131, 132]。Nofech-Mozes 等[52] 描述了一例 50 岁女性，先前接受过甲状腺髓样癌治疗，血清降钙素升高，患有乳腺和肝脏隐匿性转移性髓样癌。

甲状腺乳头状癌的高细胞变异型转移至乳腺时，类似于乳腺实性乳头状癌的所谓高细胞变异型[133-136]。对乳腺乳头状癌的普通型和实性变异型的研究发现，一些乳腺病变具有甲状腺乳头状癌相关的细胞结构特征（核沟，42%；核透明，27%；高细胞特征，6%；核内包涵体，3%）[135]。使用逆转录聚合酶链反应（RT-PCR）检测了 19 例乳腺乳头状癌，均未发现甲状腺乳头状癌常见的 RET 融合

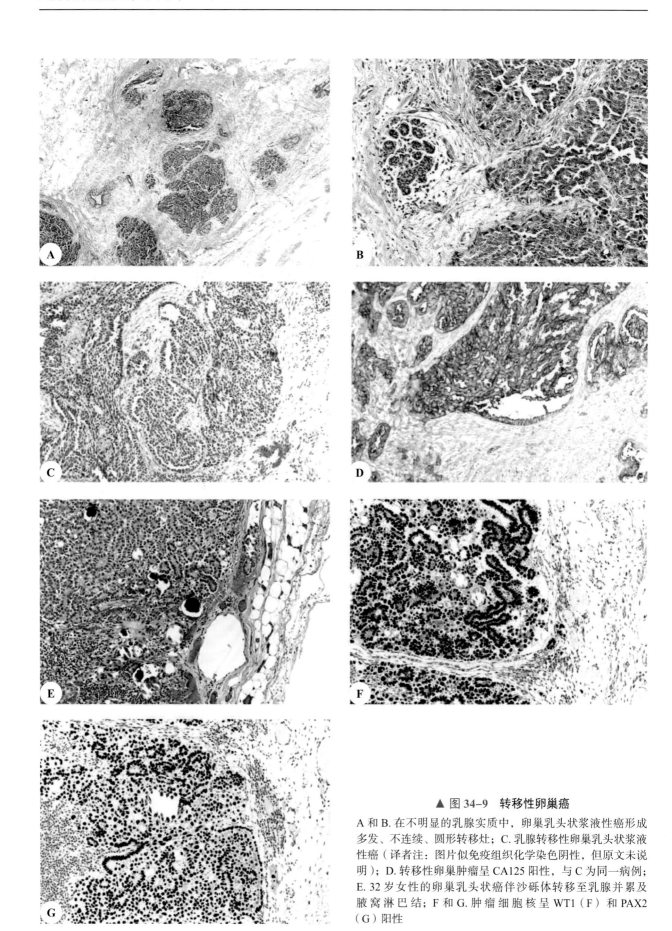

▲ 图 34-9　转移性卵巢癌

A 和 B. 在不明显的乳腺实质中，卵巢乳头状浆液性癌形成多发、不连续、圆形转移灶；C. 乳腺转移性卵巢乳头状浆液性癌（译者注：图片似免疫组织化学染色阴性，但原文未说明）；D. 转移性卵巢肿瘤呈 CA125 阳性，与 C 为同一病例；E. 32 岁女性的卵巢乳头状癌伴沙砾体转移至乳腺并累及腋窝淋巴结；F 和 G. 肿瘤细胞核呈 WT1（F）和 PAX2（G）阳性

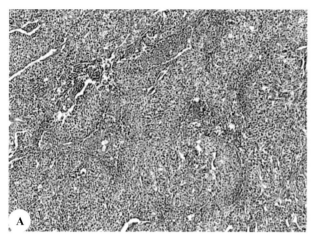
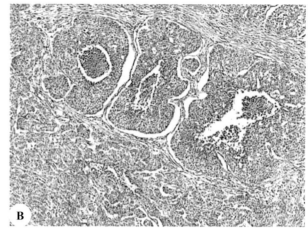

▲ 图 34-10　转移性子宫内膜癌
A. 实性浸润性子宫内膜低分化癌，注意原发性肿瘤的局灶性中央坏死；B. 乳腺转移性子宫内膜癌伴坏死

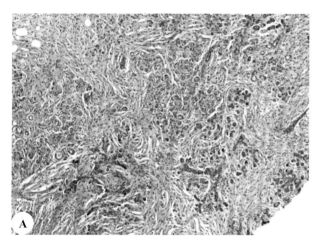
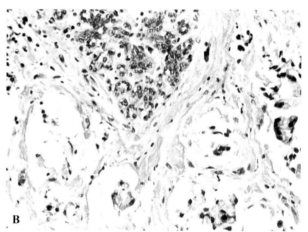

▲ 图 34-11　转移性胃癌
A. 低分化胃癌转移至乳腺，在固有的终末导管小叶单位周围（图底部）浸润；B. 转移性胃癌，靠近不明显的乳腺小叶，显示黏液分化

转录物[137]。乳腺实性乳头状癌的高细胞变异型通常为三阴性（即 ER、PR 和 HER2 阴性）。

8. 涎腺肿瘤

很难区分乳腺原发癌和涎腺癌，但鉴别诊断很少成为临床问题，因为临床上不明显的涎腺原发癌发生乳腺转移的可能性很小（图 34-14）。乳腺癌和涎腺癌的免疫组织化学染色结果很相似。两个部位的原发性肿瘤都表达 GATA3。GCDFP-15 在涎腺癌中通常为阴性。

研究报道了两例转移性腮腺黏液表皮样癌，这种病变是少见的乳腺转移性肿瘤的来源[14]。口底小涎腺黏液表皮样癌转移至乳腺也有报道，原发性肿瘤和乳腺转移是同时发现的[138]。笔者有机会观察了一例涎腺起源的腺泡细胞癌转移至乳腺

（图 34-15）。也有咽部原发性鳞状细胞癌转移至乳腺的报道[139]。

9. 肾癌

转移性肾透明细胞癌类似于乳腺透明细胞癌（图 34-16）。这种情况下，PAX2、PAX8、MUC1、CD10 和肾细胞癌单克隆抗体（RCCma）的免疫组织化学染色有助于确认肾起源[140-142]。起源于隐匿性原发癌的转移性肾透明细胞癌已有多个病例报道[143-146]。如果不知道是肾原发，转移性肾肉瘤样癌可能被误认为是乳腺原发性肉瘤。乳腺 X 线检查可能无法显示乳腺中的转移性肾癌。有一例乳腺 X 线检查显示小面积"非特异性增厚"；而超声显示"一个结节，特征是病变内血管丰富"，MRI 显示"边缘光滑的圆形结节，直径为 5～6mm"[147]。

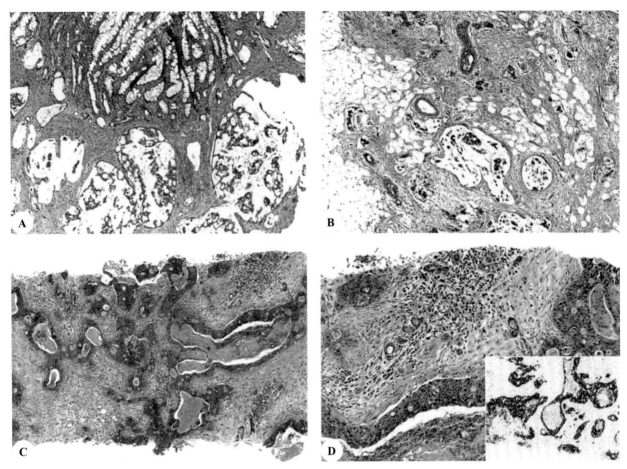

▲ 图 34-12　转移性结肠癌

A. 28 岁女性的乙状结肠原发性黏液腺癌。B. 2 年后，在乳腺中发现了转移性黏液癌。C 和 D. 经粗针穿刺活检诊断的乳腺转移性结肠腺癌。注意未受累的乳腺（C 右上方，D 中上方）。D 中插图显示肿瘤细胞呈 CDX2 阳性（C 和 D 图片由 Dr.S.Titi 和 Dr.A.Hamid 提供）

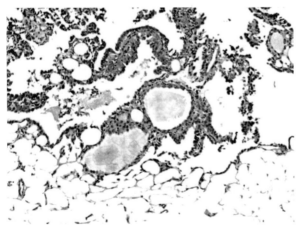

▲ 图 34-13　转移性甲状腺癌

转移性高分化甲状腺癌具有明显的乳头状特征。乳腺病变呈甲状腺球蛋白阳性（未提供图片）。患者曾因"弥漫性结节增生"接受甲状腺切除术

据报道，有一例肾细胞癌转移至浸润性导管癌，说明了肿瘤向肿瘤转移的现象[148]。这种现象只有在切除活检中才明显。最初的粗针穿刺活检显示只有导管原位癌，说明这种有局限的技术存在固有的取样问题。

10. 肉瘤

在乳腺转移性肉瘤中，孤立性纤维瘤（曾用名血管外皮细胞瘤）[34, 149]、平滑肌肉瘤[40]、横纹肌肉瘤[100, 102, 103]、未分化多形性肉瘤（曾用名恶性纤维组织细胞瘤）[40] 和脂肪肉瘤[54] 与乳腺原发性肉瘤（包括恶性叶状肿瘤）和一些化生性乳腺癌[150] 很难区分（图 34-17 和图 34-18）。

11. 前列腺腺癌

转移性前列腺腺癌累及男性乳腺是尸检中比较常见的发现。在 222 例前列腺癌男性患者中，26%（11/46 例）在尸检时于显微镜下发现乳腺组织受累。

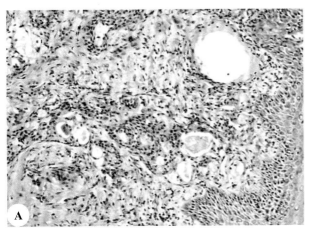
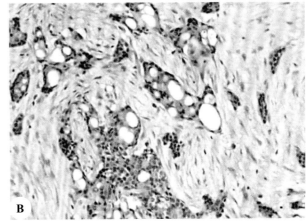
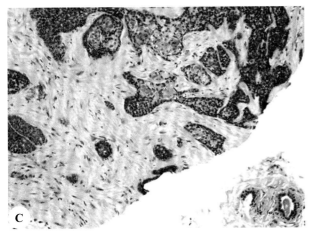

▲ 图 34-14　转移性涎腺癌

A. 舌根原发性黏液表皮样癌；B. 4 年后，乳腺转移性黏液表皮样癌；C. 经粗针穿刺活检诊断的乳腺转移性腺样囊性癌，5 年前切除的原发肿瘤位于颌下腺

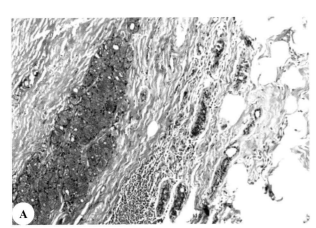
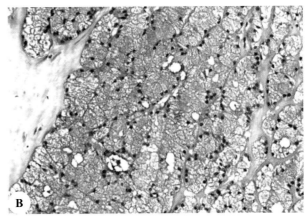

▲ 图 34-15　转移性涎腺腺泡细胞癌

A. 乳腺转移性腺泡细胞癌；B. 肿瘤细胞有明显的、典型的空泡状嗜碱性细胞质

所有患者在死前均无任何乳腺受累的临床证据[151]。仅有 2 例男性乳腺发育症。几位作者描述了双侧乳腺转移性前列腺癌[152-154]。尽管前列腺癌患者的乳腺肿块可以证明前列腺转移，但前列腺和乳腺同时或异时独立原发癌也有报道[155, 156]。回顾性研究发现，雌激素治疗前列腺癌后出现的一些据称为男性乳腺癌的病例似乎是转移性前列腺癌[157]。

除常规组织学检查外，还应进行 PSMA、PSA、PSAP、NKX3.1[58]、ER、PR、AR、GCDFP-15、CK7 和 CK20 的免疫组织化学染色。值得注意的是，据报道，男性和女性乳腺癌可能呈 PSA 阳性[58, 158-162]。前列腺癌的典型免疫表型如下，即 ER（－）、PR（－）、CK7（－）、CK20（－）、GCDFP-15（－）、NKX 3.1（＋）和 PSA（＋）（图 34-19）。男性

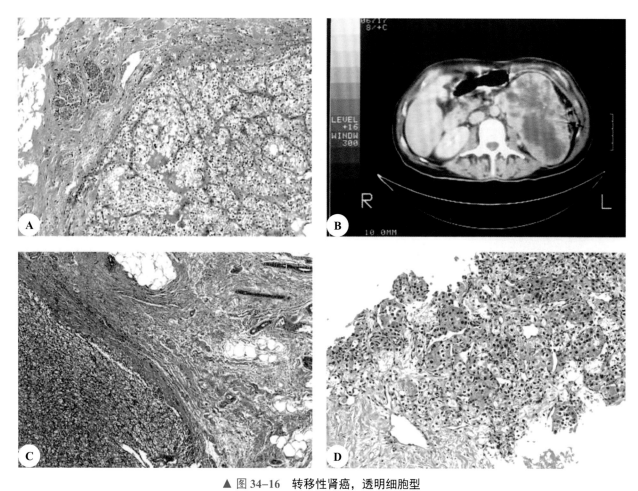

▲ 图 34–16　转移性肾癌，透明细胞型

A. 乳腺转移性肿瘤。B. CT 扫描显示左肾原发肿瘤。C. 另一例肾细胞癌转移至乳腺。注意转移灶有清楚的圆形边缘。
D. 经粗针穿刺活检诊断的一例乳腺转移性肾细胞癌

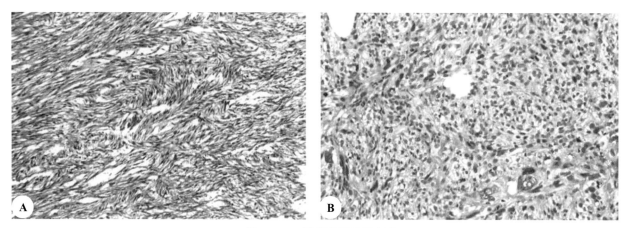

▲ 图 34–17　转移性平滑肌肉瘤

A. 原发肿瘤在大腿部；B. 1 年后乳腺转移灶可见梭形细胞和多形性巨细胞

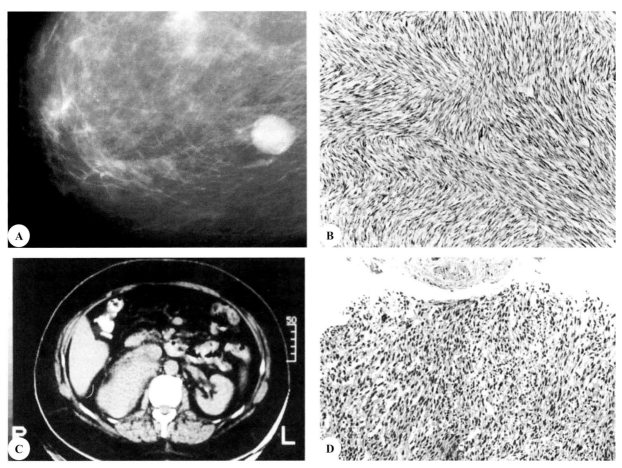

▲ 图 34–18　转移性肾肉瘤样癌

A. 乳腺 X 线检查可见乳房下部有一个致密、边界清楚的肿瘤；B. 组织学上，乳腺肿瘤由梭形细胞组成，呈席纹状排列；C. CT 扫描显示右肾肿瘤；D. 右肾肿块的粗针穿刺活检显示肉瘤样癌

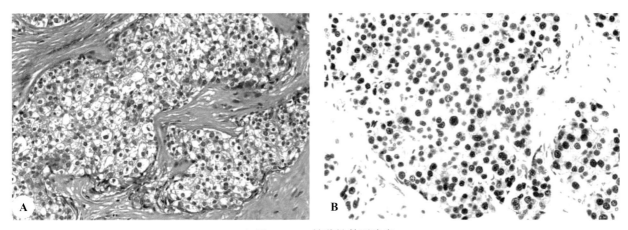

▲ 图 34–19　转移性前列腺癌

一年前诊断为前列腺癌原发癌，患者血清 PSA 升高，伴有骨转移和乳腺肿瘤。A. 转移癌有明显的透明细胞特征，前列腺原发性肿瘤仅局部有透明细胞。B. AR 呈强弥漫性核阳性。PSA 呈细胞质阳性（未提供图片）。ER 和 PR 阴性。CK7 和 CK20 阴性

乳腺癌通常具有以下免疫表型，即 ER（+）、PR（+）、CK7（+）、CK20（-）、GCDFP-15（+）、NKX3.1（-）和 PSA（-）（见第 36 章）。不到 5% 的男性和女性原发性乳腺癌呈 PSA 阳性。后者几乎总是 PSAP 阴性[163]。呈 NKX3.1 阳性的非前列腺癌病例只有乳腺浸润性小叶癌，NKX3.1"似乎是转移性前列腺腺癌的高度敏感、高度特异的组织标志物"[159]。

已有一例"肿瘤向肿瘤"转移，前列腺癌转移到男性乳腺实体型乳头状癌的报道[164]。

【非乳腺癌的腋窝淋巴结转移】

临床上早已认识到，在没有明显的同侧或对侧乳腺原发癌情况下，可发现腋窝淋巴结转移癌。鉴别诊断应首先考虑隐匿性乳腺癌，并开展针对性评估。在这方面，乳腺 X 线检查、超声检查和 MRI 检查很有帮助。乳腺大汗腺癌易出现腋窝淋巴结转移，临床上，有同侧乳腺隐匿性原发癌。大多数肿瘤呈 CK（+）、ER（-）、PR（-）、AR（+）和 HER2（+/-）。这些免疫特征有助于区分大汗腺癌和转移性黑色素瘤，两者形态学可能相似。

转移性非乳腺恶性肿瘤累及腋窝淋巴结通常伴有一侧或双侧乳腺转移，但也可能双侧乳腺都没有明显的临床转移。Delair[165] 研究了 85 例非乳腺肿瘤累及乳腺和（或）腋窝淋巴结的患者。仅腋窝受累占 7%（6/85），最常见的原发病变是皮肤恶性黑色素瘤。作者没有说明有多少例原发病灶与腋窝转移性肿瘤相邻。不伴乳腺转移的非乳腺恶性肿瘤累及腋窝淋巴结的其他原发部位包括卵巢浆液

性癌[166]、腹膜浆液性癌[167]、肺大细胞神经内分泌癌[168] 和扁桃体鳞状细胞癌[169]。在粗针穿刺活检标本中腋窝淋巴结良性鳞状上皮包涵体囊肿可能误认为是转移性鳞状细胞癌[170]。

输卵管内膜增生症是腋窝淋巴结中一种独特的良性腺体包涵物，可能类似转移性高分化腺癌[171-173]。高倍镜检查显示衬覆上皮为纤毛型，其间散布"钉"细胞（图 34-20）。输卵管内膜异位症或任何其他类型的淋巴结包涵物可与转移性乳腺癌共存[174]。

【乳腺"种植性转移"】

穿刺活检后，沿着愈合的针道形成继发性肿瘤沉积灶称为"种植转移"。在乳腺中已有一些病例报道。种植转移可能类似乳腺原发癌。临床病史、原发性和继发性肿瘤的比较研究，以及免疫组织化学检查通常能明确诊断。

一些种植转移的病例中，细针穿刺活检操作的针道在往返于肺部靶病变时穿过乳腺组织。一例 57 岁女性在 CT 引导下用 20 号针对同侧肺进行穿刺，3 个月后发现乳腺"种植转移"。肿瘤沉积灶累及乳腺组织和皮肤[175]。另一例也值得注意，一例 52 岁女性患者在 CT 引导下用 22 号针对同侧肺进行细针穿刺活检 4 个月后，在乳腺皮肤和皮下组织发现肺癌"种植转移"[176]。"种植转移"的另一罕见病例报道为 38 岁女性，因微小浸润性乳腺癌伴高级别导管原位癌行保留皮肤乳腺切除术[177]。同侧乳腺立即行自体重建。3 年后，原粗针穿刺活检穿刺部位出现皮肤 Paget 病。

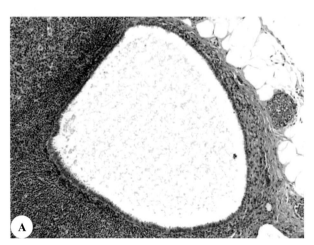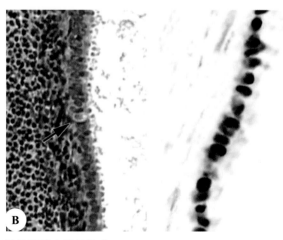

▲ 图 34-20　腋窝淋巴结输卵管内膜异位症

A. 这是淋巴结囊性输卵管内膜异位症的病例，被误认为是转移性高分化乳腺癌；B. 注意纤毛上皮间有很少的"钉"细胞（箭），PAX8 呈阳性

【治疗和预后】

乳腺原发性肿瘤和转移性乳腺癌的区分是正确治疗的关键。乳腺转移性肿瘤几乎总是全身转移的一种表现。治疗和预后在很大程度上取决于特定类型转移性肿瘤的临床特征，因此病理医生、肿瘤科医生、外科医生和放射科医生之间的多学科综合方法非常重要。

治疗重点是针对原发肿瘤，采取适当的全身治疗，"局部治疗应针对每个人采取个体化治疗"[10]。乳腺转移性肿瘤通常不适合进行乳腺切除术，但可能为了控制局部疾病而手术。后者在处理体积庞大、溃疡、坏死或顽固性疼痛的病变时具有重要的临床意义。对于放射敏感性肿瘤，广泛切除可辅以放疗。如果淋巴结严重受累，可以进行淋巴结清扫。乳腺转移病例治疗的首要目标是"避免不必要的手术和治疗"[165]。

在 2007 年发表的一篇对 169 例经病理证实的乳腺转移性肿瘤患者的回顾性研究中，从诊断为转移起，患者中位生存期为 10 个月，范围为 0.4～192.7个月[10]。在这项研究中，单因素分析显示，除乳腺外无转移的患者预后明显较好，神经内分泌肿瘤患者和转移性肿块切除患者也是如此。多因素分析显示，随访期间未切除乳腺转移性肿瘤的患者比切除者死亡率高 88%。

在一项对 85 例远处器官转移至乳腺和（或）腋窝的研究中，96% 的随访患者死于疾病，诊断后中位生存期为 15 个月[165]。这组病例均由纽约市纪念斯隆－凯特林癌症中心处理，"病理医生未能认识到病变的转移性质，最常见的原因是临床医生没有提供既往肿瘤病史。"

【未来方向】

近年来，利用 RT-PCR、cDNA 微阵列和 microRNA 分析等多种平台对肿瘤进行分子分析的技术越来越多。当怀疑乳腺转移性肿瘤时，这种分析的目的是可靠地确定原发部位，从而实现部位特异性化疗。在免疫组织化学或分子分析的基础上实施化疗，可能比经验性化疗更有效[178]。

为了鉴定原发部位不明的肿瘤，已经开发了几种商用分子检测试剂盒，其准确率范围为 33%～93%[179, 180]。这些分析大多是基于利用各种肿瘤类型的分化较好的病例开发出来的，它们在低分化肿瘤中产生"可操作"信息的效用可能值得怀疑。

鉴定关键基因突变，如 HER2、ALK、EGFR和 KRAS，是分子分析的另一个新兴应用。一旦发现，这种突变可能是治疗的目标。对乳腺原发性或转移性肿瘤（包括在粗针穿刺活检获得的有限样本中诊断的肿瘤）的分子分析很可能会越来越普及[181]。对于有多个原发肿瘤和同时转移的患者，大规模平行测序也可能有助于定义原发性肿瘤和转移性沉积物之间的关系、克隆性及肿瘤内遗传异质性[182]。

【总结】

非乳腺恶性肿瘤的乳腺转移并不常见。在大多数临床研究中，它们在乳腺恶性肿瘤中所占比例不到 1%，但在尸检中发病率更高。乳腺转移性疾病较常见于女性，通常发生在原发性肿瘤诊断后几年。虽然有些患者表现为单发性乳腺内病变，但也可能在就诊时表现为多发性病变，随着疾病的进展而形成乳腺多发性肿瘤。通常有原发性肿瘤的临床病史，但有时这些信息未告知病理医生。转移到乳腺的最常见的非乳腺肿瘤包括恶性黑色素瘤和肺癌、卵巢癌、前列腺癌、肾癌和胃肠道癌。遇到任何临床、影像学、大体检查或显微镜下特征不同寻常的乳腺肿瘤时，鉴别诊断应考虑乳腺转移这一情况。隐匿性乳腺外肿瘤表现为乳腺转移时，患者的诊断工作在很大程度上受到肿瘤形态学特征的影响，这些特征可能提示一个或多个原发部位。

免疫组织化学和其他技术的进步，使得肿瘤的原发部位的鉴定成为可能，并能促进部位特异性治疗。只要有可能，对原发性非乳腺肿瘤和乳腺肿瘤的组织病理学进行比较是非常重要的。值得注意的是，正如最新版 WHO 乳腺肿瘤分类所述，存在原位癌和间质弹性纤维增生是乳腺原发癌的"特征"[183]。

第35章 男性乳腺良性增生性病变
Benign Proliferative Lesions of the Male Breast

Syed A. Hoda **著**

杨 莹 **译** 郭双平 薛德彬 **校**

男性乳腺（male breast）可以发生炎性（包括感染性）、增生性和肿瘤性等多种病变。男性乳腺的炎性病变和良性肿瘤与女性乳腺的相应病变基本相同，已在本书中其他章节介绍。本章重点介绍男性乳腺的上皮和间质的良性增生性病变。

一、乳头状病变

男性乳腺的乳头状病变（papillary lesions of the male breast）少见，文献中有几篇关于导管内乳头状瘤的报道[1-5]（图 35-1 和图 35-2）。患者年龄从 3 月龄至 88 岁，症状通常表现为乳头溢血。

在一篇包括 117 例乳头状瘤的报道和文献综述中，Zhong 等认为此类病变具有多样性[5]。该研究包括威尔康奈尔医学中心 19 年间（2000—2019 年）诊断的病例，包括 3 例乳头状导管增生、5 例导管内乳头状瘤、1 例腺肌上皮瘤、5 例非典型乳头状瘤（即乳头状瘤伴非典型增生）、51 例乳头状导管原位癌、14 例包裹性乳头状癌、38 例实性乳头状癌和 8 例浸润性乳头状癌。

囊性乳头状病变可以表现为可触及的肿块。已有文献报道了男性乳腺良性囊性乳头状肿瘤的超声表现[6-8]。一例接受了 10 年以上吩噻嗪类药物治疗的患者，出现 7cm 的多房囊性肿瘤，手术切除 6 个月后复发，为 1cm 大小的囊性病变[3]。显微镜下，表现为由具有大汗腺特征和明显分泌活性的细胞构成的良性乳头状肿瘤。Shim 等[7]描述的一例囊性乳头状瘤同样具有大汗腺特征。

David[9]报道了一例 82 岁多房囊性乳头状瘤男性患者出现局部复发。因为乳头状癌在男性成人乳腺组织中具有相对较高的发病比例，所有男性乳头状肿瘤都应仔细评估。对于男性乳腺中的低级别、排列有序的乳头状病变，肌上皮免疫组织化学标志

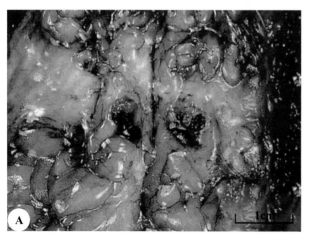
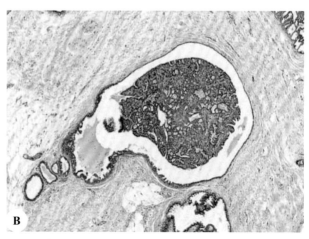

▲ 图 35-1 乳头状瘤
A. 一例男性乳腺囊内乳头状瘤；B. 位于囊性扩张的导管内的乳头状瘤

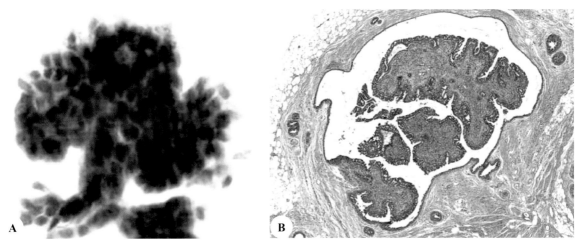

▲ 图 35-2　乳头状瘤

A. 导管内乳头状瘤的细针穿刺活检，注意乳头状细胞簇和增生的上皮；B. 一例导管内乳头状瘤，具有宽的纤维血管轴心和轻至中度上皮增生

如 CD10、CK5/6、SMA、p40 和 p63 的染色对乳头状瘤具有诊断价值。缺乏肌上皮支持乳头状癌的诊断，肌上皮存在符合乳头状瘤或乳头状导管原位癌的诊断（见第 5 章和第 14 章）。

二、乳头旺炽性乳头状瘤病

文献报道，不到 5% 的旺炽性乳头状瘤病（florid papillomatosis of the nipple）发生于男性[10-12]，此类病变中的一部分与乳腺癌相关[10, 12]。组织病理学特征与发生于女性的旺炽性乳头状瘤病相似（见第 5 章）。在文献中的一例发生于男性乳头的旺炽性乳头状瘤病，从图片看似乎应为囊内非典型乳头状瘤[13]。

三、纤维上皮性肿瘤

男性乳腺的纤维上皮性病变（fibroepithelial lesions）几乎总是发生于男性乳腺发育症患者[14-21]。部分患者曾接受过雌激素或抗雄激素治疗，导致男性乳腺发育症伴小叶分化[15, 22-24]。发生于变性患者的纤维腺瘤病例数逐渐增多，尤其是在变性手术切除的乳腺组织中[19, 20, 25-28]。发生于男性的大多数叶状肿瘤在临床和组织学表现上均呈良性。在一例病例报道中，一个 30cm 的肿瘤间质被描述为恶性，但作者并未提供组织学图像[23]。

纤维腺瘤可发生于男性，但文献报道中的许多病变描述不清，或表现为男性乳腺发育症的结节状病灶（图 35-3）。据报道，肿瘤大小可达 5cm[18]。

美军病理研究所曾报道了 4 例男性纤维腺瘤[14]，年龄范围为 37—71 岁，一例患者曾接受雌激素治疗，另一例患者曾接受甲基多巴和氯氮卓治疗，都存在男性乳腺发育症伴小叶分化。还有一例特殊病例是一名 15 岁男孩，在单侧男性乳腺发育症基础上，发生了一个 7cm 的良性纤维上皮性肿瘤[29]，患者没有接受过任何药物治疗，肿瘤周围呈现明显的男性乳腺发育症特征，不伴小叶分化。

双侧的纤维腺瘤也曾有报道，一例接受亮丙瑞林（利普安）治疗前列腺癌的 66 岁男性患者[21]，其一个纤维腺瘤的间质细胞具有类似婴儿肢端纤维瘤的包涵体。另一例接受前列腺癌治疗的 75 岁男性患者的乳腺出现 9mm 的肿块，粗针穿刺活检显示为纤维腺瘤[15]。以上 2 例纤维腺瘤都发生于男性乳腺发育症的背景之上。

Nielsen[17] 曾报道了一例 69 岁男性有双侧男性乳腺发育症，一侧乳腺发生了一个 16cm 大小的纤维腺瘤样肿瘤。这例患者因慢性心脏病服用了 23 年地高辛和呋塞米，服药期间乳腺并未出现异常。加用螺内酯后开始出现乳腺增大和单侧肿瘤，提示这类药物与此病有关。曾有报道认为男性乳腺发育症与洋地黄[30] 和螺内酯[31] 的使用有关。

乳腺错构瘤（hamartoma）本质上可能是发育异常导致的纤维腺脂肪瘤，在男性乳腺较为少见。文献报道一例 3 岁男性患儿的左侧乳腺 6cm 大小的包膜完整肿块，诊断为"错构瘤性"肿瘤，由导管、小叶、脂肪和致密的纤维组织构成[32]。

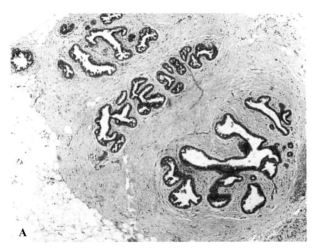

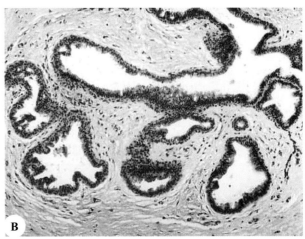

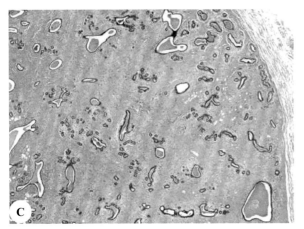

▲ 图 35-3　纤维腺瘤样男性乳腺发育症和纤维腺瘤

A 和 B. 结节性男性乳腺发育症伴早期小叶分化和微乳头状增生。该患者曾接受雌激素治疗前列腺癌。C. 纤维腺瘤。一例发生于 25 岁男性的 2cm 大小的边界清楚的纤维腺瘤

四、导管扩张症

伴有导管周围乳腺炎的导管扩张症（ductal ectasia）是女性相对常见的疾病，在男性也有报道[1, 33, 34]。Andersen 和 Gram[34] 在 35 例"正常"乳腺组织活检中，发现 9 例（26%）存在导管扩张，在 55 例男性乳腺发育症患者的活检组织中发现 19 例（35%）存在导管扩张。Down 等[35] 报道了 1 例发生于人类免疫缺陷病毒（HIV）感染的男性患者的导管扩张症，但尚不清楚这一病变是否与病毒感染或激素治疗相关。男性和女性的导管扩张症组织学特征相似，对于无临床症状的病例，炎症和纤维化都较轻。

五、各种类型的纤维囊性变

增生性纤维囊性变（fibrocystic changes，FCC）与发生于女性的病变类似，但男性少见。报道的少数几例男性患者的诊断年龄均在 50 岁以下[35-39]。其中两例男性的核型和表型均正常[36, 37]。一例病

例患侧乳房肿胀 17 年，在活检前乳房已增大 1 倍[38]。每例患者均存在边界清楚的多囊性肿瘤。乳腺纤维囊性变包括乳头状大汗腺化生、导管增生、伴有大汗腺化生的囊肿及伴乳腺炎的导管扩张。有报道称，伴明显的男性乳腺发育症，其大体和显微镜下特征类似幼年性乳头状瘤病（juvenile papillomatosis，JP）[38]。幼年性乳头状瘤病在男性乳腺非常少见（图 35-4）。

Sanguinetti 等[40] 报道了一例发生于 17 岁男孩的边界清楚的多囊性病变，具有幼年性乳头状瘤病的组织学特征。Viswanathan 等报道了一例非常特殊的 45 岁男性幼年性乳头状瘤病病例，随后诊断了单侧导管原位癌，继而发展为浸润癌，最后发生转移[41]。该作者在文献综述中又发现了 9 例男性的幼年性乳头状瘤病，其中一例发生了浸润癌，并导致死亡。

文献报道，在一例 41 岁男性转移性肺小细胞癌患者的乳腺活检标本中，偶然发现起源于小叶的硬化性腺病[42]，其乳腺病变约 1.8cm，未记录是否有激素异常的情况。

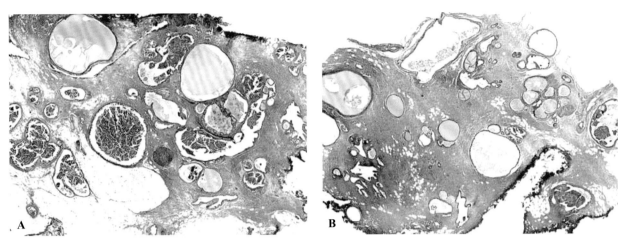

▲ 图 35-4　一例男性乳腺纤维囊性变伴导管内乳头状瘤，具有幼年性乳头状瘤病的生长模式
从没有增生到增生的谱系改变，这些改变包括乳头状瘤病、大汗腺增生和显著的囊肿形成

另一特殊病例是一例 38 岁男性的乳晕周肿块，表现为一个 2.5cm 大小的衬覆鳞状上皮的囊肿[43]，囊壁没有皮肤附属器，周围组织包含乳腺导管。

六、男性乳腺发育症

【临床表现】

男性乳腺发育症（gynecomastia）是男性乳腺最常见的临床和病理学异常，其最早的临床症状是可触及的肿块，柔软或有触痛，几乎所有病例都位于乳房中央区，可 > 10cm，大部分为 2～6cm。一例 72 岁男性病例的"巨大"纤维腺瘤达到 25cm，该病例患有前列腺癌，在睾丸切除术后接受了抗雄激素治疗[44]。少见情况下，乳头、乳晕会变大，乳头回缩和溢液较少见。

各年龄段的男性乳腺发育症多为双侧乳腺受累。在单侧受累的病例中，左侧更多见[45]。双侧受累的病例通常为双侧同时发生，但也可不同步。双侧病例往往具有弥漫性病变，而单侧病例更容易出现肿块。部分病例出现了肿块相关的疼痛。在一项研究中[46]，甘油酸能减缓疼痛（但这种用于乳腺疼痛药物的售卖受到了限制）。发生于男性乳腺发育症的浸润癌通常表现为局限的不对称的质硬区。

【影像学检查】

男性乳腺发育症的 3 种乳腺 X 线成像模式均为乳晕周的病变：①"结节型"模式是边界清楚的高密度影；②"树枝型"模式是伴有"火焰状"延伸的混杂密度影；③"弥漫型"模式是弥散的混杂密

度影。结节型模式在新发的男性乳腺发育症较为常见，而在发病超过 6 个月的患者中病变更易呈现树枝型模式[44, 47]。乳腺 X 线检查有助于鉴别男性乳腺发育症和乳腺癌，也有助于识别在男性乳腺发育症基础上发生的乳腺癌[48]。近年来认为，乳腺超声和X 线检查的联合运用是评价男性乳腺"可疑"肿块的最优方案[49-51]。

【病因学】

大部分病例为原发性或生理性男性乳腺发育症。男性乳腺发育症在男性新生儿并不少见，反映出母亲雌激素的影响。新生儿的男性乳腺发育症通常在几周内自发消退。青春期前男性乳腺发育症相对少见[52]，但在青春期[53]和成年男性[54-56]发病率高达 40%。

与男性乳腺发育症有关的因素很多，系统性的疾病包括甲状腺功能亢进、肝硬化、慢性肾衰竭、慢性肺疾病和性腺功能减退。男性乳腺发育症还与激素类药物有关，如雌激素和雄激素及许多常用不常用的药物，包括西咪替丁、洋地黄、螺内酯和三环抗抑郁药。

有报道认为，男性乳腺发育症与降胆固醇药物 3-羟基-3-甲基-戊二酰乙酰还原酶抑制药的使用有关[57, 58]。薰衣草具有雌激素和抗雄激素的活性，长期使用含薰衣草的洗发水和古龙水也可能与青春期前的男性乳腺发育症有关[59, 60]。男性运动员使用雄激素不仅会导致男性乳腺发育症，还与乳腺癌的发生相关。男性乳腺发育症也是治疗前列腺增生的药物非那司提的常见不良反应[61]。

也有报道，男性乳腺发育症发生于使用伊马替尼（格列卫）治疗慢性髓系白血病或胃肠间质瘤（gastrointestinal stromal tumor，GIST）的患者[62, 63]。Liu 等[64] 发现 10.5%（6/57 例）胃肠间质瘤在治疗中出现了男性乳腺发育症。

最明显的医源性男性乳腺发育症，来自对 HIV 感染患者使用的抗病毒治疗（含有依法韦伦）。在 2017 年 Malawi 的报道中，接受这种治疗的 90% 的男性患者出现男性乳腺发育症[65]。Coyne 报道过一例 42 岁男性患者，患有单侧浸润性导管癌伴导管原位癌、非典型导管增生和男性乳腺发育症，这例患者曾接受了 15 年的高强度的抗病毒治疗[66]。

既然男性乳腺发育症能独立发生，与药物无关，那么就不可能在个体上建立起药源性病因学，可参见 Nuttal 等[67] 针对这一主题进行的批判性文献回顾。

最容易产生副肿瘤激素而导致男性乳腺发育症的肿瘤是肺癌和生殖细胞肿瘤（睾丸或颅内原发）[56, 68, 69]。对于接受抗逆转录病毒治疗的 HIV 阳性男性患者，出现的乳房增大通常都是真性男性乳腺发育症而非脂肪组织积聚[70]。在 Pantanowitz 等[71] 报道的 12 例接受抗逆转录病毒治疗的 HIV 阳性患者中，7 例（58%）都存在男性乳腺发育症。

【大体病理】

大体检查呈质软、有弹性或质硬、灰白或白色的组织，形成"冰球"样的孤立结节，少见情况下表现为边界不清的质硬区域。

【镜下病理】

无论病因如何，显微镜下男性乳腺发育症都显示相似的组织病理学改变[45, 52, 56, 57, 72-74]。增生性改变可以描述为 3 个阶段，即旺炽性、中间性和纤维性。Fricke 等报道旺炽性男性乳腺增生症更易发生于年长患者，而纤维性男性乳腺发育症在年轻患者中更常见[75]。

1. 旺炽性男性乳腺发育症

旺炽性男性乳腺发育症（florid gynecomastia）通常发生在发病后 6～12 个月，以上皮增生为特征。上皮增生可以为平坦型或微乳头型，也可为两者的混合（图 35-5），病变上皮细胞可见核分裂象，常伴肌上皮增生。这一阶段导管扩张并不显著。导管周围间质常有血管增生、水肿和淋巴细胞浸润。

2. 中间性男性乳腺发育症

中间性男性乳腺发育症（intermediate gynecomastia）具有旺炽性和纤维性的成分，发生于在发病 6 个月左右。它是病变成熟的过渡阶段。

3. 纤维性（不活跃的）男性乳腺发育症

纤维性男性乳腺发育症（fibrous gynecomastia），又称为不活跃的男性乳腺发育症，通常发生于发病 12 个月以后。上皮的增生没有旺炽阶段那么显著，间质更加胶原化，水肿和血管增生都减退（图 35-6）。

假血管瘤样间质增生可出现在男性乳腺发育症的任何阶段，在活跃和中间阶段更易出现（图 35-7）。少见情况下，多核间质巨细胞可出现在假血管瘤样间质增生和伴假血管瘤样间质增生的男性乳腺发育症。曾有报道，间质巨细胞与 1 型神经纤维瘤病（neurofibromatosis type 1，NF1）相关，但对 NF1 没有诊断特异性[76, 77]。

【上皮的其他改变】

男性乳腺发育症也可出现其他各种类型的增生性上皮改变。小叶形成最初由外源性雌激素的使用诱发[78]，与各种各样的病因学相关，包括青春期前的男性乳腺发育症[79]、螺内酯和雄激素使用（图 35-8）。男性乳腺发育症的小叶很少发生假泌乳性增生（图 35-9）。在所有 3 个阶段可以发生大汗腺化生，也可以出现柱状细胞变和轻至中度的柱状细胞增生（图 35-10 和图 35-11），但是有学者质疑在男性乳腺中是否存在柱状细胞变[80]。在旺炽阶段常发生局灶鳞状化生（图 35-12）。极少病例也会出现较广泛的鳞状化生[81]。

【男性乳腺发育症中的非典型导管增生】

男性乳腺发育症导管上皮增生的细胞学和结构特征都可以有非典型性[45, 82]。非典型导管增生在男性乳腺发育症中较少出现，发病率为男性乳腺发育症病例的 0.4%～7%[83]。通常位于单侧，常发生于旺炽阶段，常形成筛状（即窗孔状）或实性的结构模式，或是具有细胞学非典型性（图 35-13 和图 35-14）。核分裂活性通常较低。其特征与发生于女孩和年轻女性的幼年型非典型导管增生类似[83]。

偶尔，导管的"斜切面"和上皮增生的套叠会类似非典型导管增生（图 35-15）。男性乳腺发育症

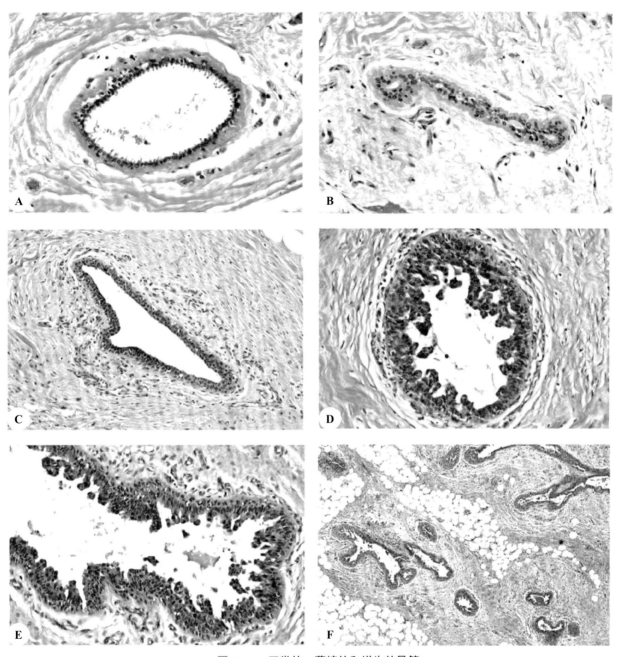

▲ 图 35-5　正常的、萎缩的和增生的导管

A. 一名 43 岁男性的正常乳腺导管。B. 一名 75 岁男性的萎缩乳腺导管。C. 一名 54 岁男性乳腺发育症患者的平坦型导管增生。注意导管周围的血管增生。D. 男性乳腺发育症的微乳头状增生。E. 微乳头状增生伴显著的肌上皮细胞。F. 旺炽性男性乳腺发育症，伴导管周围水肿，富于细胞性间质和微乳头状增生

的细胞学非典型性也与治疗前列腺癌[84] 和脱发症[85] 的氟他胺（Eulecxin，尤莱辛）相关（图 35-16）。化疗也可引起男性乳腺发育症中的继发性细胞学非典型性（图 35-17）。

【女性的男性乳腺发育症样增生】

女性可发生男性乳腺发育症样增生，这是一种乳腺增生性病变，形态学类似男性的旺炽性男性乳腺发育症（图 35-18）。2 种病变都显示特征性的三层细胞[86]（图 35-19）。发生于女性的男性乳腺发育症样增生表现为独立的肿块，或是显微镜下偶然发现的病灶[87]。在乳腺 X 线检查时，病变可以表现为不对称的高密度影或结节，但影像学表现无特异性[87, 88]。在 2 个报道中，男性乳腺发育症样增生的发病率分别为 0.15%[87] 和 0.56%[88]。有报道称这种病变也可以发生在腋窝乳腺组织[66]。

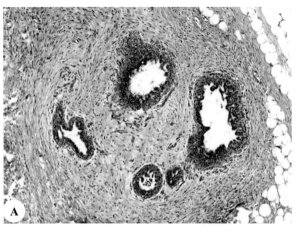

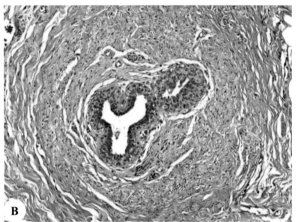

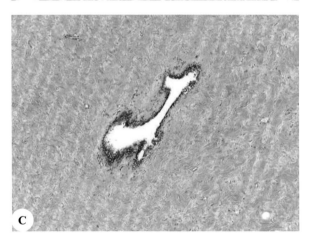

▲ 图 35-6　男性乳腺发育症的 3 个阶段

A. 旺炽性男性乳腺发育症。注意导管周围间质水肿和微乳头状上皮增生。B. 中间性男性乳腺发育症。导管周围水肿有所消退，导管周围部分胶原化的间质伴假血管瘤样间质增生。C. 纤维性男性乳腺发育症。注意不活跃的上皮和致密的纤维性间质

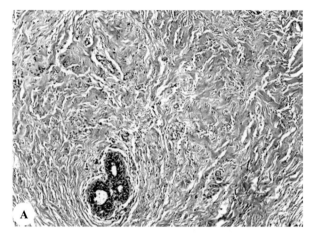

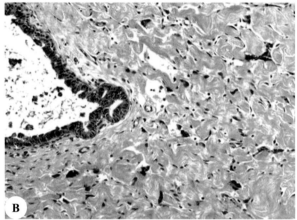

▲ 图 35-7　男性乳腺发育症，假血管瘤样间质增生

A. 典型的假血管瘤样形态；B. 间质中的多核巨细胞

【穿刺活检】

细针穿刺活检是诊断男性乳腺发育症的有效方法[89-91]。一项汇集了 1990—2000 年美国 3 个学术中心的乳腺细针穿刺活检标本的研究发现，14 026 个标本中有 4% 来自男性[92]。最常见的诊断是男性乳腺发育症和乳腺癌。在新西兰一家研究所中，44 例男性乳腺细针穿刺活检中有 43 例（97.8%）诊断为男性乳腺发育症，印度一家医院的 119 例男性乳腺细针穿刺活检中有 86 例（72.3%）诊断为男性乳腺发育症[91]。

Hoda 等回顾了马萨诸塞州总医院超过 10 年（2007—2016 年）的病例，在 74 例可触及病变的男性乳腺细针穿刺活检标本中，发现男性乳腺发育症最常见（22 例，30%）[93]，21 例（28%）诊断为恶性肿瘤。在这一研究中，细针穿刺活检的敏感性为 95.8%，特异性为 100%。

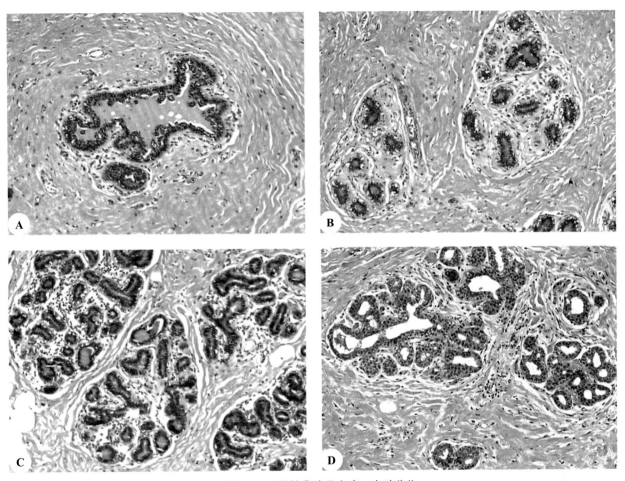

▲ 图 35-8　男性乳腺发育症，小叶分化

肝硬化患者，服用螺内酯治疗。A. 伴微乳头状增生的导管；B. 具有明显上皮和肌上皮成分的小叶；C. 小叶内含有分泌物；D. 一例 27 岁男性乳腺发育症患者的活检标本中的小叶，该患者为身体塑形使用了非处方的雄激素补充剂

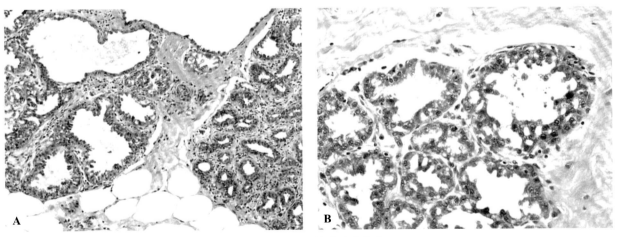

▲ 图 35-9　男性乳腺发育症

男性乳腺发育症的假泌乳性增生

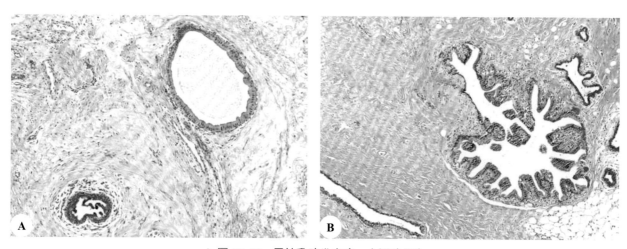

▲ 图 35-10　男性乳腺发育症，大汗腺化生
A. 大汗腺化生（右上方）；B. 柱状和微乳头状大汗腺化生的形态学类似于女性乳腺发生的相应病变

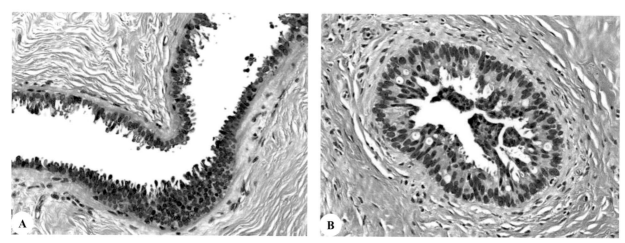

▲ 图 35-11　男性乳腺发育症，柱状细胞变
A. 柱状细胞变伴明显的顶浆分泌；B. 中等程度的柱状细胞增生

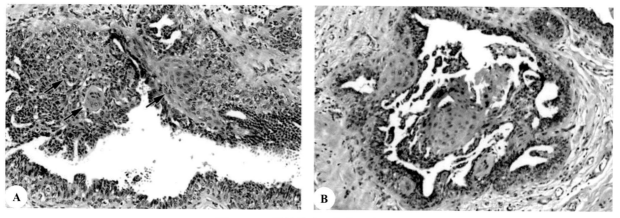

▲ 图 35-12　男性乳腺发育症，鳞状化生
A. 在乳头状上皮增生中存在多处不明显的鳞状化生灶（箭）；B. 乳头状导管增生中明显的鳞状化生

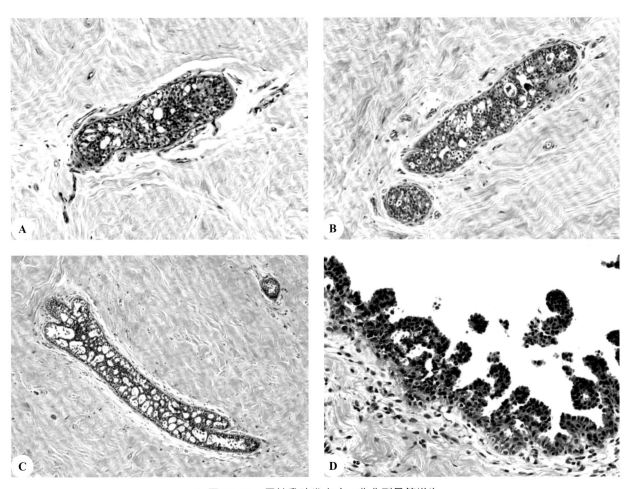

▲ 图 35-13 **男性乳腺发育症，非典型导管增生**
A 和 B. 实性和筛状非典型导管增生伴有不同的细胞成分，B 显示 A 更深层面的导管；C. 非典型导管增生伴有筛状（窗孔状）生长模式；D. 非典型导管增生伴有微乳头状结构模式

男性乳腺发育症的细胞学特征类似于纤维腺瘤。旺炽性男性乳腺发育症的细针穿刺活检呈现出由上皮和间质碎片组成的中等细胞密度涂片。背景中可见裸核的双极至卵圆形的肌上皮和肌纤维母细胞的细胞核。上皮片段通常较大，细胞黏附紧密，呈平坦的单层片状，或呈现一定程度的细胞核拥挤重叠，细胞界限明显。偶见细胞的失黏附性和轻度的细胞异型性。纤维性男性乳腺发育症的细针穿刺活检常常显示取材不够的特点。值得注意的是，男性乳腺发育症的细针穿刺活检会引起一定程度的不适感，因此患者往往拒绝再次取材。

粗针穿刺活检也广泛运用于评估男性乳腺病变。在 2017 年发表的一组 131 例患者的粗针穿刺活检报道中，65 例（49.6%）诊断为男性乳腺发育症，27 例（20.6%）为乳腺癌，18 例（13.7%）为乳腺炎[94]。芬兰的一家为几个社区医院服务的病理机构，在 10 年间接受了 26 例男性乳腺粗针穿刺活检标本，即每年 2.6 例[95]。在这组报道中，15 例诊断为男性乳腺发育症，6 例为乳腺癌，5 例为"良性"。另一组来自英国一家医院的报道中，在 113 例男性单侧乳腺肿块的粗针穿刺活检标本中，93% 诊断为男性乳腺发育症，其余 2 例乳腺癌，1 例淋巴瘤，1 例乳腺炎[46]。

【免疫组织化学】

免疫组织化学染色显示，男性乳腺发育症的上皮成分 ER[96-99]、二氢睾酮[97]、AR[98] 和 PR[96-98] 阳性。在一组报道中，大约 75% 的男性乳腺发育症病例检测到 ER 和二氢睾酮受体[97]。Andersen 等[100]报道，89% 的男性乳腺发育症标本呈 ER 阳性。在男性乳腺发育症的非增生和增生的上皮中可以有强的、局灶的前列腺特异性抗原（PSA）表达[101]。

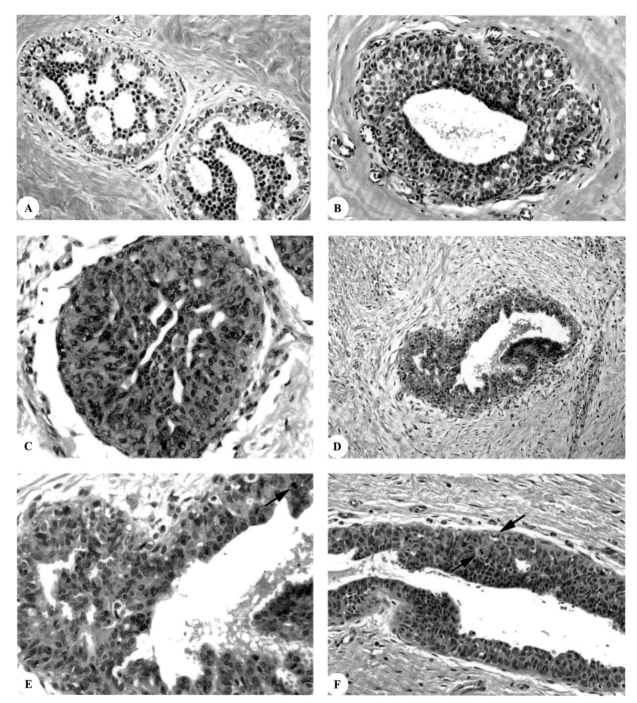

▲ 图 35-14　男性乳腺发育症，非典型导管增生

A. 单形性细胞构成的导管内搭桥。B. 实性非典型导管增生。C. 无序增生的上皮细胞几乎填满整个导管，细胞的异质性和轻微的流水状结构较为明显。D 和 E. 一例导管原位癌患者活检组织的其他区域，可见局灶微乳头状导管增生。E 图的右上角可见核分裂象（箭）。F. 非典型导管增生沿着导管生长。细胞无序分布。注意靠近腔面的细胞核更小、更深染。可见两个核分裂象（箭）

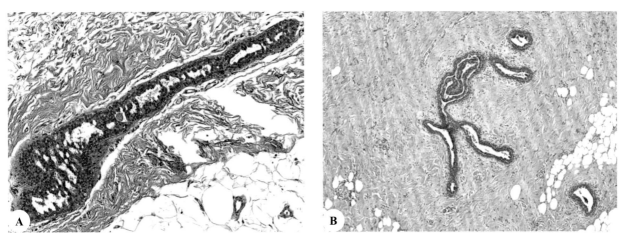

▲ 图 35-15　男性乳腺发育症的人为假象，类似非典型导管增生

A. 导管的"斜切面"造成类似非典型导管增生的假象；B. 上皮增生的"套叠"类似非典型导管增生

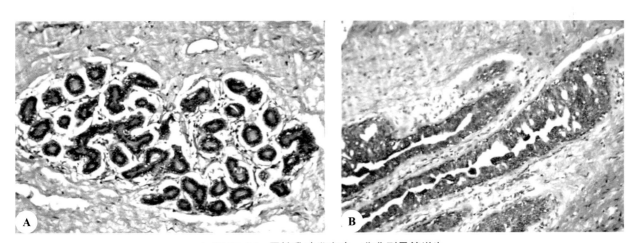

▲ 图 35-16　男性乳腺发育症，非典型导管增生

患者使用氟他胺治疗前列腺癌。A. 小叶分化；B. 非典型微乳头状增生

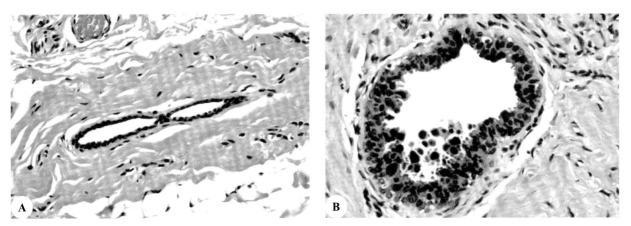

▲ 图 35-17　一例 24 岁因急性粒细胞性白血病接受化疗和骨髓移植后的男性乳腺发育症患者

A. 正常导管；B. 微乳头状增生伴有细胞学非典型性，注意与 A 相比，间质细胞密度增加

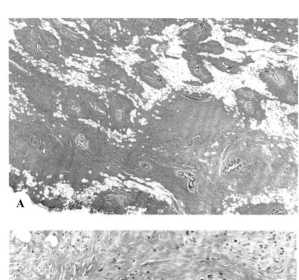

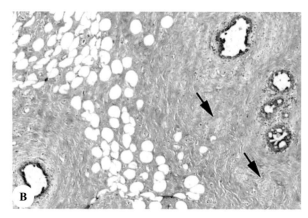

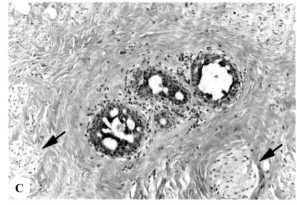

▲ 图 35-18　发生于女性乳腺的男性乳腺发育症样增生

A. 显示一例 35 岁女性患者的乳腺导管周围的间质纤维化和局灶不明显的小叶；B 和 C. 导管周围间质增生伴平坦型和微乳头状上皮增生，注意间质中成束的肌样肌纤维母细胞（箭）

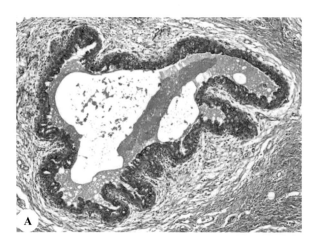

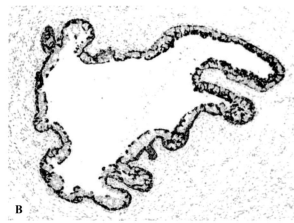

▲ 图 35-19　男性乳腺发育症的 "三层" 上皮

周围的肌上皮细胞 CK5 免疫组织化学阳性。中间细胞层由垂直排列的立方形至柱状细胞构成，呈 CK5 阴性。扁平的腺腔内层细胞呈 CK5 阳性

通过使用一组免疫组织化学标记，Kornegoor 等[102] 发现增生性男性乳腺发育症的导管上皮由 3 层细胞构成，通过仔细的组织学观察和免疫组织化学标记可以分辨（图 35-19）。周围肌上皮细胞 CK5、CK14 和 p63 阳性，ER、PR、AR、BCL2 和 cyclin D1 阴性。2 层腺上皮细胞免疫表型不同。中间层由垂直排列的立方或柱状细胞构成，表达 ER、PR、AR、BCL2 和 cyclin D1，但 CK5 和 CK14 几乎总是阴性。腺腔内层的扁平细胞倾向表达 CK5、CK14 和 BCL2，而 ER、PR、AR 和 cyclin D1 弱阳性。

【电子显微镜检查】

电子显微镜观察证实，男性乳腺发育症的肌上皮和上皮细胞的增生与女性乳腺普通型导管增生的形态类似[103]。

【治疗和预后】

大部分男性乳腺增生症患者不需要治疗，尤其是那些由药物或疾病引起的病变的老化阶段[104]。有报道发现患有甲状腺功能亢进和酒精性肝病的患者，随着疾病的治愈，男性乳腺发育症也出现退化[73, 105]。雌激素调节药如他莫昔芬治疗有效。如果不治疗，肿块常持续存在。过去对于接受外源性雌激素治疗前列腺癌的患者，曾使用放疗来预防男性乳腺发育症[106, 107]。

切除活检可用于美容的目的，或用于排除癌症。吸脂手术可用于肥胖性男性乳腺发育症；但如果病变主要由纤维腺体组织构成，仍需外科切除手术[108]。吸脂会导致上皮移位而类似浸润癌，这种现象也会在粗针穿刺活检中出现[109]。

尽管乳腺癌会发生于男性乳腺发育症，但目前尚无长期随访证据显示男性乳腺发育症中的非典型导管增生会增加后续的患癌风险[110]。一项研究汇集了马萨诸塞州总医院 19 例男性乳腺发育症伴非典型导管增生的病例，所有病例的诊断都超过了 15 年，平均随访 75 个月（4～185 个月），没有一例发展为乳腺癌[111]。患者平均年龄 25 岁（18—72 岁），10 例为双侧非典型导管增生。8 例患者接受了乳房切除术，11 例患者接受了切除手术或乳房缩小成形手术。没有患者接受雌激素调节治疗。

第36章 男性乳腺癌

Carcinoma of the Male Breast

Edi Brogi 著

杨 莹 译 郭双平 薛德彬 校

男性乳腺癌（breast carcinoma in men）少见，其相关信息有限。因此，对于男性乳腺癌患者的治疗，都是基于女性乳腺癌患者的临床数据。尽管大部分男性乳腺癌均为激素受体阳性，近来的研究显示，男性乳腺癌在遗传学和生物学上都与激素受体阳性的女性乳腺癌不同，其预后更差。

【流行病学】

1. 发病率

男性乳腺癌在所有乳腺癌的占比不到1%[1-4]。根据6个地区（丹麦、芬兰、日内瓦、挪威、新加坡和瑞典）459 846例女性乳腺癌和2665例男性乳腺癌的数据分析，男性乳腺癌每年标准发病率为0.4/10万，而女性为66.7/10万[2]。世界范围内，男性每年总发病率不到1/10万，但存在地域和种族差异。在撒哈拉以南的非洲，男性乳腺癌占所有乳腺癌的5%～15%，可能继发于一些易感因素，如感染性疾病引起肝功能不全而导致的高雌激素状态[5]。

西方国家男性乳腺癌的发病率逐年上涨，但世界范围内的发病率资料有限。1973—1998年，美国男性乳腺癌的发病率从0.86/10万上升至1.08/10万（$P < 0.001$）[6]。据Hodgson等[7]的报道，1990—2000年，佛罗里达州的男性乳腺癌年龄校正发病率从0.9/10万上升至1.5/10万。最高的发病率记录（12.5/10万）发生于85岁以上的男性。在加利福尼亚州一项基于人口的研究显示[8]，每年病例数从2005年的87例上升至2009年的139例。英国也有相似的趋势，1981—2004年男性乳腺癌的绝对病例数和欧洲年龄标准化率都有增长[9]。加拿大和澳大利亚的男性乳腺癌发病率也有增长[10]。西方国家男性乳腺癌发病率增长的部分原因是人口的老龄化，其他因素也有作用。

2. 种族

文献曾报道，男性乳腺癌发病率有种族差异。尽管在1970—2000年新加坡的发病率增长了4倍，从每年0.05/10万增长至每年0.21/10万，其总发病率仍低于斯堪的纳维亚国家[2]。在一项研究中[11]，以色列男性乳腺癌的发病率最高（每年1.24/10万），其次是菲律宾和冰岛（分别为每年0.98/10万和0.93/10万）。泰国和日本的发病率最低（分别为每年0.16/10万和0.18/10万）。在美洲大陆，美国发病率最高，哥伦比亚最低（分别为每年0.72/10万和0.23/10万）。一些差异可能是不完整的病例记录造成的。

一项加利福尼亚州人口研究评价了男性乳腺癌的种族差异[8]。大部分（431/606；71%）男性乳腺癌患者为非西班牙裔白人，45例（7.4%）为非裔，67例（11.1%）为西班牙裔，其余63例（10.4%）为亚裔/太平洋岛民或其他种族。大部分（82.8%）非西班牙裔白人患者为激素受体阳性，14.6%为HER2阳性，仅有2.6%为三阴性。在非裔患者中，73.3%为激素受体阳性，17.8%为HER2阳性，8.9%为三阴性。在西班牙裔男性患者中，77.6%为激素受体阳性，16.4%为HER2阳性，6%为三阴性。尽管存在这些差异，人种并不影响患者生存率。

3. 易感因素

男性乳腺癌存在多种易感因素[12-15]，以雌激素水平增高和雄激素水平降低为特征的内分泌失调可能是发病机制。可能继发于隐睾、睾丸炎和创伤

引起的睾丸萎缩 [14, 16]。肥胖 [16] 或体重指数 [17] 超过 30kg/m² 同样与男性乳腺癌明显相关。发生于非洲国家的继发于地方性感染，如血吸虫病和乙型肝炎的肝脏损伤，可增加男性乳腺癌的发病率 [14]，也可能是由持续性的激素失衡介导。男性乳腺癌和前列腺癌的关联常显示出遗传基因易感性。前列腺癌的激素治疗也可能与部分男性乳腺癌的发病有关。病例报道了男 - 女变性手术后发生了乳腺癌，男性乳腺癌可发生于接受持续的异性激素治疗者和（或）BRCA1/BRCA2 胚系突变携带者 [18, 19]。

非那雄胺和度他雄胺是 5α- 还原酶抑制药，用于治疗良性前列腺增生。这些药物能够阻滞雄激素受体（androgen receptor，AR），导致雌激素 / 雄激素比例升高。男性乳腺发育症是非那雄胺治疗常见的不良反应，也有报道少数发生于非那雄胺相关性男性乳腺发育症的乳腺癌，但在两项 5α- 还原酶抑制药或单用非那雄胺治疗的病例对照研究中，并未发现与乳腺癌的显著相关性 [20, 21]。

一些研究曾报道了男性乳腺发育症和乳腺癌的联系 [16, 22]，但其关系还不甚清晰 [23]。Brinton 等 [16] 发现男性乳腺发育症患者的乳腺癌相对风险系数（relative risk，RR）为 5.86，非裔的相对风险系数为 8.41，而白人的相对风险系数为 5.19。尽管存在这样的联系，男性乳腺发育症中的上皮增生似乎并未构成男性乳腺癌发展过程的中间步骤 [24]（见第 35 章），男性乳腺发育症背景上出现的非典型导管增生的临床重要性也尚不明确。一项对 19 例男性乳腺发育症伴非典型导管增生进行了长期随访研究 [23]，平均随访 75 个月（4～185 个月），没有发现发生乳腺癌的证据。

曾有研究提示一些可能造成睾丸损伤和激素失调的职业与男性乳腺癌相关。研究发现在钢铁厂、高炉、轧钢厂和高温环境工作的男性乳腺癌发病率增高 [25-28]。暴露于电磁场、除草剂、杀虫剂、有机溶剂和其他化学物质（如石棉和甲醛）、金属、高温及紫外线并未显著增高乳腺癌发病风险 [26, 29]。

也有研究提示，放射线暴露是男性乳腺癌的风险因素。过去，乳腺放射是预防或治疗男性乳腺发育症的方法，现在通常使用他莫昔芬。放疗通常用于胸壁和胸腔内的恶性病变。Casagrande 等 [30] 发现，接受更多胸部放射线照射的男性，有更高的乳腺癌

发病的趋势。一例肋骨软骨肉瘤患者接受放疗后发生了乳腺癌 [31]。

4%～40% 的男性乳腺癌与乳腺癌易感基因的胚系突变有关。具有 BRCA2 胚系突变的男性，约占全部男性乳腺癌的 20%，他们同样对前列腺癌和胰腺癌易感 [12, 32, 33]。BRCA1 胚系突变也与 ER 阳性男性乳腺癌发病率升高相关 [12, 33]。DNA 修复基因如 PALB2 [34] 和 CHEK2 [35-37] 的胚系突变也可增高男性乳腺癌发病风险。有文献报道乳腺癌发生于患有 Cowden 综合征（胚系 PTEN 突变）[38] 和 Lynch 综合征 [39] 的男性患者。尚无文献报道男性乳腺癌发生于 Li-Fraumeni 综合征（胚系 TP53 突变）（参见本章分子遗传学研究章节）。

Klinefelter 综合征（核型具有至少一条额外的 X 染色体，通常为 XXY）与乳腺癌风险增高相关 [14, 22]。早期的分析估计，1%～3% 的男性乳腺癌患者伴有 Klinefelter 综合征 [40, 41]。一项 93 例瑞典男性乳腺癌的研究显示 [42]，7.5% 的患者伴 Klinefelter 综合征。伴 Klinefelter 综合征的男性罹患乳腺癌的风险，是不伴这种遗传综合征的男性的 50 倍，但诊断时的中位年龄和诊断后的生存率并无显著差别。一项基于美国退伍军人管理局医院记录的研究显示 [16]，伴 Klinefelter 综合征的男性患乳腺癌的相对风险为 29.64，其中非裔的相对风险为 93.30，白人的相对风险为 20.24。同一项研究中，所有男性肥胖者相对风险值为 1.98（其中白人的相对风险为 2.12，非裔的相对风险为 1.27）。

男性乳腺癌患者对侧患乳腺癌的风险增高了 30 倍，相比之下，女性乳腺癌患者对侧患癌的风险仅增高 4 倍 [43]。在 50 岁以下的男性乳腺癌患者中，对侧患乳腺癌的风险增加了 110 倍。对侧患乳腺癌的风险似乎与治疗方式无关。

【临床表现】

1. 症状

77%～97.5% 的患者表现为乳房的无痛性肿块 [44, 45]。10%～15% 的患者表现为乳头改变，如溃疡、回缩或溢液。乳头 Paget 病在男性并不常见，可能与浸润性癌或导管原位癌有关 [46, 47]。乳头溢液可为血性或浆液性。血性乳头溢液在包裹性乳头状癌（encapsulated papillary carcinoma，EPC）常见 [48-53]。

2 例导管原位癌男性患者表现为浆液性乳头溢液[54,55]。尽管良性乳腺疾病，如男性乳腺发育症或乳头状瘤，也可以出现乳头溢液[56,57]。在男性中，乳头溢液与乳腺癌具有更高的相关性。在一组 26 例乳头溢液的男性病例中，23%（6 例）患有乳腺癌（5 例浸润性癌、1 例导管原位癌）。

腺样囊性癌和分泌性癌可以发生于男性，往往发现较晚。2 例男性腺样囊性癌的临床表现为乳腺肿块在 4~6 年间缓慢生长[58,59]。没有男性腺样囊性癌患者出现乳头溢液的报道。一些男性分泌性癌的临床表现为，在 1~21 年间缓慢生长的乳腺肿块[60-71]，局部晚期病变可以表现为乳晕周围的肿块侵蚀被覆的皮肤和乳头[72,73]。

2. 年龄

平均诊断年龄为 60—67 岁[2,3,6,45,74-87]。2004—2014 年美国国家癌症数据库中，10 837 例男性乳腺癌诊断时平均年龄和中位年龄分别为 63.7 岁和 64 岁（23—90 岁）[78]。乳腺癌男性患者比女性患者年龄大 5~10 岁[2,3,6,45,74-77,80]。在 2000—2015 年监测、流行病学和最终结果数据库中，2254 例男性乳腺癌诊断时平均年龄和中位年龄为 65 岁（26—96 岁），而女性为 59 岁（18—108 岁）[88]。大部分男性乳腺癌（86%）在 50 岁以后诊断，仅有 13.62% 的男性乳腺癌在 50 岁或之前诊断，27% 的女性乳腺癌是在 50 岁之前诊断的。在 2010—2013 年监测、流行病学和最终结果数据库中，对 1187 例男性和 166 054 例女性乳腺癌进行了分析[3]，11.6% 的男性乳腺癌诊断年龄小于 50 岁，34.8% 在 50—64 岁，53.6% 超过 64 岁，与女性患者的相应数据 23.4%、39.1% 和 37.5% 有显著差异。一项基于人群的 606 例病例的研究[8]，诊断时中位年龄为 68 岁。作者观察到，不同年龄的不同肿瘤亚型之间有统计学的显著性差异（$P=0.020$），年轻男性患者更易患 HER2 阳性肿瘤。

在一些病例中，年长患者预后较差[6,89]。在一项研究中[90]，单因素分析显示大于 65 岁的男性诊断时肿瘤更大、预后更差。年龄在多因素分析中并不具有统计学意义[3,90]。年长患者预后较差可能是由于并发症的原因。尽管年长男性更常发生乳腺癌，然而男性乳腺癌可以发生在任何年龄[77,91-93]。尤其是分泌性癌和腺样囊性癌可发生于男性儿童、青少年及 30 岁以下的成人，但非特殊型浸润性乳腺癌在小于 45

岁的男性中非常少见。最近的 2 组病例报道称[94,95]，40 岁以下的男性比 40 岁以上男性乳腺癌患者具有更高的总生存率，但比同年龄组的女性乳腺癌具有更低的总生存率和肿瘤特异性生存率[94]。

男性导管原位癌患者伴或不伴浸润性癌，在年龄上没有显著性差异，但是数据有限。18 例单纯导管原位癌男性患者的平均年龄为 62 岁（38—77 岁），而伴浸润性癌的导管原位癌的男性患者平均年龄为 64 岁（38—86 岁）[96]。另一组病例中[31]，31 例导管原位癌男性患者的平均年龄为 58 岁，其中 6 例（19%）小于 40 岁。目前为止发表的最大宗病例报道显示[97]，84 例导管原位癌男性患者的中位年龄是 65 岁（25—94 岁）。这一研究中的部分肿瘤应为包裹性乳头状癌，这是一种惰性的浸润性癌[97,98]。过去一些研究将包裹性乳头状癌的病例纳入导管原位癌，可能是 0 期男性患者比女性同期患者预后更差的部分原因[79]。

总之，男性乳腺癌的发病率和年龄特异性死亡率随着年龄增长而呈线性增长，这种发病率和年龄之间的直线关系与女性乳腺癌不同，后者呈现双峰分布的特点，第 1 个峰值缘于早期发病的病例，而第 2 个峰值缘于发病较晚的病例[74]。

一些男性倾向于忽略乳腺相关的症状，这可能是男性乳腺癌比女性乳腺癌诊断时年龄更大、分期更晚的部分原因。2010 年的一项调查显示，28 例 30—60 岁具有乳腺癌家族史的男性中，22 例（79%）不知道男性会发生乳腺癌，没有与健康管理专家讨论过发生乳腺癌的可能性，12 例（43%）"认为乳腺癌的诊断会导致他们质疑自己的男子气概"[99]。

3. 部位

大部分男性乳腺癌位于乳晕周围的中央区[44,45,51,100]（图 36-1），但肿瘤可以发生于乳腺的任何象限，尤其是外上象限。在一项 1862 例男性乳腺癌的分析中[100]，41% 的肿瘤位于中央区/乳晕周围，11% 位于外上象限，9% 分布于其他三个象限，13% 累及超过一个乳腺区域，18% 未详细说明发病部位。一项 77 例男性浸润性乳腺癌的研究显示[45]，68% 的肿瘤位于中央区，19% 位于外上象限，5% 位于内上象限，3% 位于内下象限，5% 累及超过一个象限。在一项 73 例中国男性乳腺癌的研究中[44]，63.5% 的肿瘤位于乳头下方和乳晕区，36.5% 位于其他象限。少见情况下，肿瘤可以发生于乳头并侵犯下方乳腺组织（图 36-2）。双侧乳腺受累情况相当。双侧病变极为少见。1788 例男性病例中仅 12 例（0.6%）后续发生了对侧乳腺癌[43]。仅有极少的双侧同时发生的、临床症状明显的男性病例报道[44, 101-105]。在一个极端病例中，2 名单卵双生男性在 62 岁时双侧乳腺同时发生了乳腺癌[105]。

【影像学检查】

超声检查是鉴别男性乳腺发育症和乳腺癌的有效手段，也是小于 25 岁有症状的男性患者首选的影像学检查[106, 107]。男性乳腺癌的超声影像特点类似于女性相应组织学特征的乳腺癌。

乳腺 X 线检查通常是大于 25 岁有症状的男性患者的首选诊断方式[106, 107]。男性浸润性乳腺癌、包裹性乳头状癌和导管原位癌的乳腺 X 线检查表现与女性相应肿瘤的表现一致。

在鉴别良性和恶性病变方面，乳腺 X 线检查比超声更敏感。男性乳腺癌的 X 线检查通常表现为边界不规则的明显病变，与周围脂肪组织形成鲜明对

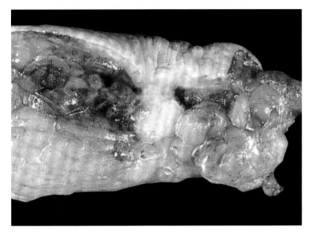

▲ 图 36-1　男性乳腺癌

在这例大体标本上，癌位于乳腺的中央区域，引起乳头回缩

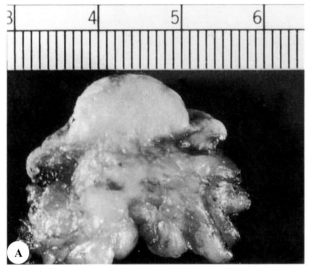

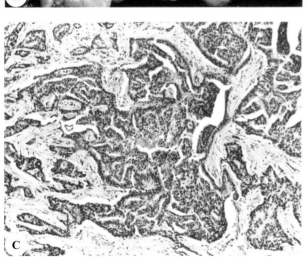

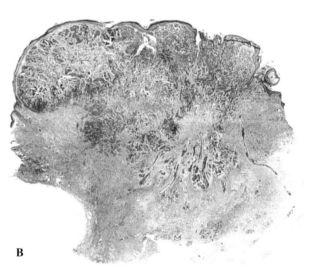

▲ 图 36-2　发生于乳头的男性乳腺癌

A. 乳头及其下方组织对剖，乳头有癌；B. 乳头浸润癌的全标本包埋组织切片；C. 浸润性癌

比[107-109]。9%～30% 的男性乳腺癌在乳腺 X 线检查中能检测到微钙化[44, 110-112]。包裹性乳头状癌常显示为孤立的圆形肿块，可以含有钙化。

目前，尚无推荐男性进行乳腺 X 线筛查的指南，即使对具有乳腺癌家族史的高危人群和（或）胚系突变携带者也是如此[113, 114]。具有乳腺癌个人史的男性，发生对侧乳腺癌的概率增加 30 倍[43, 115]。临床上，对侧隐匿性乳腺癌可以通过乳腺 X 线检查检测到[109, 110, 113, 114]。纽约两大医学中心的影像学回顾性研究发现，诊断乳腺癌后进行对侧乳腺 X 线筛查的无症状男性患者，或者乳腺癌相关的胚系突变的携带者，对侧检测出乳腺癌的数量在增长[116, 117]。在一项研究中，这类人群的乳腺癌检出率为 18/1000 次检测[116]，另一项研究中为 4.9/1000 次检测[17]，而具有相同风险的女性人群中的乳腺 X 线筛查，乳腺癌的检出率更高或相似。根据 2020 年美国临床肿瘤学会（American Society of Clinical Oncology，ASCO）男性乳腺癌治疗指南[118]，可以对具有乳腺癌个人史和基因易感突变的患者，每年进行对侧的乳腺 X 线检查，但不推荐乳腺 MRI 检查。一些研究提示，大于 50 岁、使用雌激素治疗至少 5 年的男 – 女变性者应该常规接受乳腺癌筛查[18, 119, 120]。

MRI 检查在男性患者的应用有限，男性乳腺癌的 MRI 表现与女性的相似肿瘤一致[121]。美国放射学学会发布了针对男性特殊临床情况的基于循证医学的影像学检查指南[106]。ASCO 也发布了男性乳腺癌诊断后的影像学检查推荐[118]。

【大体病理】

男性乳腺癌的大体表现与组织学相似的女性乳腺癌一致。囊性包裹性乳头状癌可以表现为大体上显著的肿瘤（图 36-3）。

【镜下病理】

1. 浸润性癌

65%～85% 的男性乳腺癌都是浸润性导管癌（非特殊型浸润性癌）[3, 8, 76, 81-84, 95, 96, 122-124]（图 36-4），部分浸润性癌有大汗腺形态。男性浸润性导管癌的生长模式与女性相似，包括筛状、实性或腺管形成成分（图 36-4）。大部分浸润性癌为中分化或低分化癌[8, 44, 76, 86, 90, 95, 124-128]，低级别癌和小管癌也有

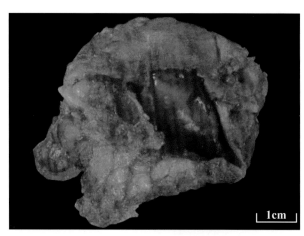

▲ 图 36-3　囊性乳头状癌

标本来自一例 72 岁男性患者的右侧乳腺。囊腔已剖开，大小约 5.5cm。左侧可见囊内乳头状肿瘤，其下方可见浸润性癌结节。右侧的囊内壁光滑

报道[73, 80, 84, 122, 128, 129]。

Kornegoor 等[130] 报道的 134 例男性乳腺癌中，25% 具有胶原和纤维母细胞构成的中央纤维灶。纤维灶与高级别核、高核分裂指数、淋巴结转移和缺氧诱导因子 1α（hypoxia-inducible factor 1α，HIF-1α）过表达显著相关。HIF-1α 阳性肿瘤常为高级别和 HER2 扩增。多因素分析显示，HIF-1α 过表达是生存率的独立预测因子。但其他研究尚未证实这些形态学特点。

在一家会诊中心的 1054 例原发性早期乳腺癌的回顾性研究中，678 例（64.3%）为非特殊型浸润性导管癌，51 例（4.8%）为混合型，10 例（0.9%）为黏液癌，8 例（1%）为浸润性小叶癌（5 例经典型，3 例变异型），5 例（0.5%）为浸润性筛状癌，3 例（0.3%）为小管癌，3 例（0.3%）为腺样囊性癌，2 例（0.2%）为浸润性乳头状癌。未说明其余病例的组织学类型[95]。在一项 778 例乳腺癌的回顾研究中[122]，643 例（82.6%）为非特殊型浸润性癌，34 例（4.48%）浸润性癌伴乳头型导管原位癌（部分乳头状导管原位癌现在可能重新划分为包裹性乳头状癌），21 例（2.8%）为单纯型黏液癌，8 例（1%）为腺样囊性癌，6 例（0.8%）为小管癌。

2. 浸润性小叶癌和小叶原位癌

浸润性小叶癌（invasive lobular carcinoma，ILC）极少发生于男性[45, 77, 82, 95, 125, 126, 145]。在 1988—2008 年监测、流行病学和最终结果数据库中，男性浸润性小叶癌仅有 155 例（0.14%），而女性为 109 292

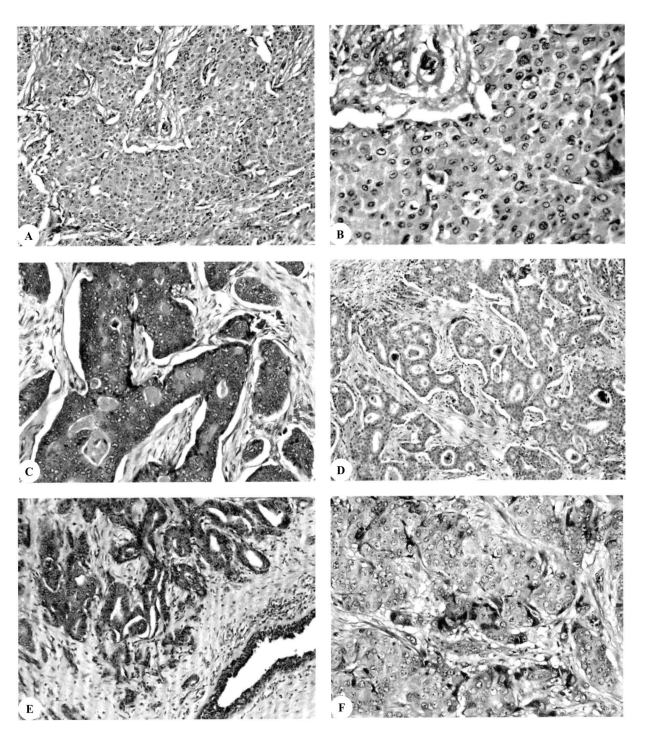

▲ 图 36-4　非特殊型浸润性癌

A. 伴实性生长模式的浸润性癌；B. 具有大汗腺细胞学特征的癌；C. 高级别浸润性癌，这例癌的组织学形态类似前列腺癌中所见的生长模式；D. 筛状模式的浸润性癌；E. 浸润性癌，中分化；F. 浸润性癌，低分化

例（99.86%）[131]。诊断的中位年龄男性为 68 岁，女性为 61 岁：38% 的男性患者为 50—69 岁（女性为 47%），38% 的患者为 70—80 岁（女性为 24%），9% 的患者大于 80 岁（女性为 11%），仅 15% 的患者小于 50 岁（女性为 18%）。大部分男性浸润性

小叶癌为白人（77%），12% 为非裔，6% 为西班牙人，其余为其他种族群体。与女性浸润性小叶癌相比，男性浸润性小叶癌的级别更高，肿瘤平均大小为 2.34cm。

浸润性小叶癌的变异型（包括多形性浸润性小

叶癌）报道较少[95, 132-135]，至少一例有脉管侵犯[132]。Melo Abreu 等[136] 报道了一例 E-cadherin 阴性的浸润性癌，显微镜下显示为实性和腺泡状浸润性小叶癌。少数几例男性浸润性小叶癌出现了远处转移[137, 138]。1 例男性患者临床上表现为转移癌而原发灶不明，随后进一步检查证实原发癌为浸润性小叶癌[104]。

对发生于 *BRCA2* 胚系突变携带者的乳腺癌的分析发现，男性发生浸润性小叶癌的概率（1.5%）显著低于女性（8.6%）[33]。Sanchez 等[139] 报道了一例伴 Klinefelter 综合征的浸润性小叶癌病例。一组1328 例男性浸润性癌的研究中，仅有 11 例（1.5%）为浸润性小叶癌[140]。5 例浸润性癌（3 例浸润性小叶癌及 2 例混合导管和小叶形态的浸润性癌）附近可见经典型小叶原位癌。在 1988—2008 年的监测、流行病学和最终结果数据库中[131]，仅有 16 例男性小叶原位癌（女性有 23 876 例）。男性小叶原位癌的中位年龄为 50 岁，女性为 53 岁。

3. 其他特殊类型乳腺癌

除浸润性小叶癌外，男性也可发生其他特殊类型 ER 阳性乳腺癌，包括黏液癌[44, 76, 80, 82-84, 122, 123, 141]（图 36-5）、小管癌[73, 80, 84, 122]（图 36-5）和浸润性微乳头状癌[80, 81, 83, 96, 142-144]（图 36-5）。Deb 等[145]研究了 60 例浸润性癌，包括 3 例 *BRCA1*、25 例*BRCA2* 胚系突变携带者和 32 例 *BRCA1/2* 野生型。60 例患者中的 8 例含有 15%～40% 的浸润性微乳头状癌成分，包括 6 例发生于 *BRCA2* 胚系突变携带者的癌（6/25；24%）。单纯型浸润性微乳头状癌有*C-MYC* 基因扩增[142]。

男性也可发生腺样囊性癌[58, 59, 122, 124, 146-148]（图 36-5）、分泌性癌[44, 61, 63, 122, 123, 149-155]（图 36-5）和化生性低级别腺鳞癌（见第 16 章）等三阴性乳腺癌。男性儿童和青少年也可以发生分泌性癌和腺样囊性癌。一例男 - 女变性者发生了分泌性癌[152]。*ETV6-NTRK3* 基因融合可证实分泌性癌的诊断[152-154, 156]。

也有浸润性和（或）原位实性乳头状癌的报道[44, 53]（图 36-6）。其他少见类型的浸润性癌，包括 "髓样" 癌[85, 122, 127, 129] 和伴破骨样巨细胞的癌[122]。

还有一些零星的 "小细胞癌" 的报道[122, 129, 139, 157-162]，但部分病例的显微镜下表现更符合浸润性小叶癌[139, 157, 159, 160]，后者有时弥漫性强表达神经内分泌标志物。在缺乏导管原位癌的情况下，发生于男

性乳腺的小细胞癌应除外乳腺外的转移癌。

4. 包裹性乳头状癌

包裹性乳头状癌（encapsulated papillary carcinoma，EPC）是一种边界清楚的乳头状癌，具有推挤性浸润边界，通常有纤维包膜[98, 163]（图 36-7）。因为缺乏明显的间质浸润（定义为明确的浸润性癌侵犯到纤维包膜外，图 36-7），WHO 专家组建议将包裹性乳头状癌作为导管原位癌来分期和处理[98, 163]。因为过去包裹性乳头状癌常被归入导管内 / 囊内乳头状癌，其发病率难以准确估计。在过去的报道中，导管内 / 囊内乳头状癌占所有男性乳腺癌的1.5%～5%[84, 85, 124, 127, 129]。2012 年 WHO 专家组首次认可包裹性乳头状癌[163]，其后发表的病例中包裹性乳头状癌占所有乳腺癌的 1.7%[96]、2%[164] 和2.9%[44]。在 Zhong 等[53] 的研究中，104 例有乳头状形态的男性乳腺癌中，有 14 例（13.5%）包裹性乳头状癌。包裹性乳头状癌患者的平均年龄和中位年龄为 69 岁（55—82 岁）。一例包裹性乳头状癌男性患者有 *BRCA2* 突变，另一例有 *APC*（adenomatous polyposis coli）突变。该组病例中最大的包裹性乳头状癌为 4.4cm。其余的乳头状癌由 8 例浸润性乳头状癌，38 例实性乳头状癌和 51 例乳头状导管原位癌组成[53]。

包裹性乳头状癌为低至中等核级别[98]。高级别核的包裹性乳头状癌即使肿瘤边界清楚、具有圆形到卵圆形的轮廓，也应归为浸润性乳头状癌[98]。包裹性乳头状癌具有乳头状结构和筛状生长的区域，局部呈实性生长模式，但存在大片实性区域时需要与实性乳头状癌相鉴别。实性乳头状癌常表达神经内分泌标志，而包裹性乳头状癌不表达。对于低核级的包裹性乳头状癌，也需要与伴普通型增生的乳头状瘤鉴别，包裹性乳头状癌的上皮呈 ER、PR弥漫强阳性，不表达 CK5/6。包裹性乳头状癌的鉴别诊断还包括低至中等核级乳头状导管原位癌。总之，乳头状癌在男性中比女性相对更常见（在两项独立的研究中发病率分别为 2.6% vs. 0.6%[6, 80] 和4.4% vs. 0.7%[80]）。在粗针穿刺活检标本中，诊断男性乳头状病变的组织学和免疫组织化学标准与女性相同（见第 5 章和第 14 章）。

5. 导管原位癌

导管原位癌（ductal carcinoma *in situ*，DCIS）

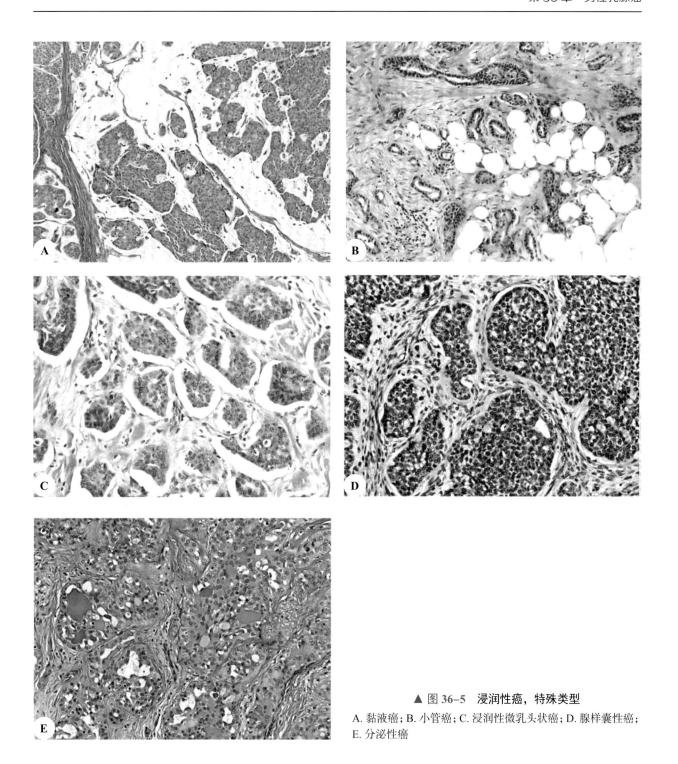

▲ 图 36-5　浸润性癌，特殊类型

A. 黏液癌；B. 小管癌；C. 浸润性微乳头状癌；D. 腺样囊性癌；E. 分泌性癌

可单独发生，也可与浸润性癌同时存在。不伴浸润性癌的导管原位癌在男性的发生率比女性低[76]，占所有男性乳腺癌的 5%~10.4%[76, 84, 123]。同样，广泛性导管原位癌较为少见。男性导管原位癌的组织学形态与女性导管原位癌相同（图 36-8 和图 36-9）。大部分导管原位癌为筛状或实性生长模式，可以存在坏死。过去归入囊内 / 导管内乳头状癌的部分病例，现在应归入包裹性乳头状癌（图 36-7）。部分

导管原位癌具有大汗腺细胞学特征。

对 1328 例男性浸润性癌的癌前病变的研究发现，599 例（45%）存在导管原位癌[140]。83 例（13.9%）为低级别核，384 例（64.1%）为中级别核，132 例（22%）为高级别核。46.6% 的导管原位癌发生于浸润性导管癌附近，27.8% 发生于浸润性小叶癌附近，36.8% 发生于其他类型浸润性癌附近。导管原位癌的核级别和浸润性导管癌的核级别相似，

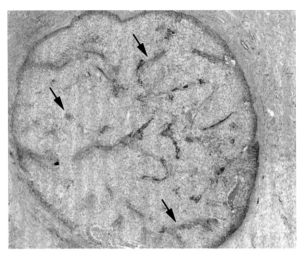

▲ 图 36-6　原位实性乳头状癌

实性增生的单形性上皮细胞充满导管腔，其中遍布纤细的纤维血管轴心（箭），因此属于乳头状病变。其圆滑规则的轮廓支持导管内病变

ER、PR、HER2 的表型也相似。导管原位癌导管周围可见肌上皮细胞（图 36-10）。

　　男性乳腺导管内增生性病变有钙化时，应怀疑导管原位癌的可能。相比之下，微乳头型导管内增生（男性乳腺发育症中一种常见的上皮改变）通常没有钙化。

　　乳头 Paget 病（图 36-11）可能与导管原位癌和（或）浸润性癌伴发 [46, 47, 97, 122, 165-167]。曾有 Klinefelter 综合征和其他多发恶性肿瘤患者发生双侧乳头 Paget 病的报道 [168]。一项研究报道了 3 例乳头状癌并发 Paget 病 [53]。少见情况下，导管原位癌会被肉芽组织和导管内纤维化取代（"愈合的导管原位癌"）（见第 11 章）。

　　6. 转移至乳腺的肿瘤

　　其他部位原发的恶性实体瘤可以转移至乳腺，并在形态学上类似乳腺原发癌。大部分男性乳腺癌为 ER 阳性，对于发生于男性乳腺的 ER 阴性恶性实体瘤，应注意与乳腺外恶性肿瘤相鉴别。

　　已有较多报道累及一侧或双侧乳腺的转移性前列腺癌 [169-172]。在缺乏导管原位癌的情况下，原发性乳腺癌和转移性前列腺癌的形态学鉴别可能会比较困难。免疫组织化学检测前列腺特异性抗原（prostate-specific antigen, PSA）可提示转移性前列腺癌的诊断，但也有男性 [173, 174] 和女性 [175] 乳腺癌异常表达 PSA 的报道。长期的激素治疗后，前列腺癌会变得分化较差、呈现高级别神经内分泌癌的形态，PSA 也会呈阴性或仅局部阳性。因此，对

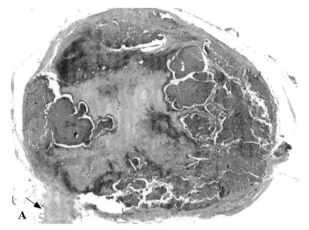

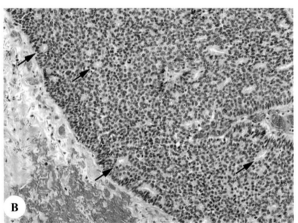

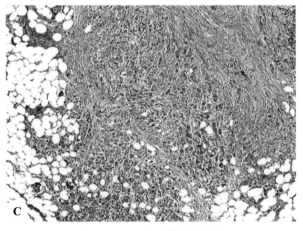

▲ 图 36-7　包裹性乳头状癌

A. 全标本包埋组织切片，72 岁男性包裹性乳头状癌伴局部浸润性癌（箭）。包裹性乳头状癌的出血继发于粗针穿刺活检。B. 包裹性乳头状癌的细胞为低级别核。可见散在的小腺管（箭）。包裹性乳头状癌的周围没有肌上皮存在。SMA 和SMM-HC 免疫组织化学染色为阴性（未提供图片）。C. 高倍镜显示起源于包裹性乳头状癌的浸润性癌

于有长期前列腺癌病史的男性患者诊断三阴性原发乳腺癌时，应小心谨慎，并结合临床、影像学和恰当的免疫组织化学检测。转移性前列腺癌通常表达NKX3.1 [176]（核转录因子）和 α- 甲酰辅酶 A 消旋

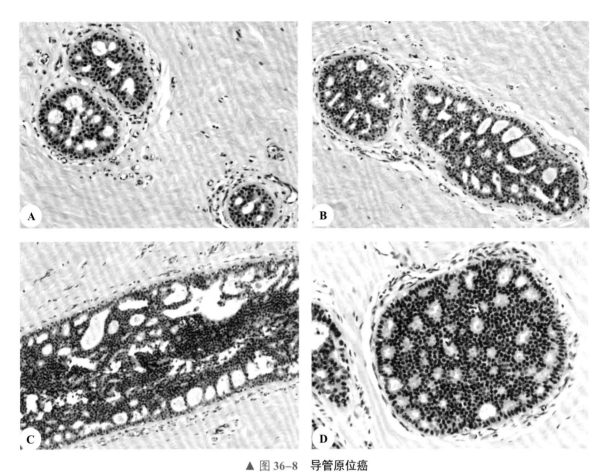

▲ 图 36-8　导管原位癌

一例 44 岁男性的双侧导管原位癌。左侧乳腺为非典型导管增生（A）和筛状导管原位癌（B 和 C），右侧乳腺为筛状导管原位癌（D）

酶（alpha-methylacyl-CoA racemase，AMACR）（一种线粒体和过氧化物酶体氧化酶）[177]，而乳腺癌不表达。但在长期抗雄激素治疗后，PSA 表达可能减弱或丢失。有项研究报道，94 例乳腺癌中有 3 例（3.2%）也表达 AMACR[177]。也有浸润性小叶癌表达 NKX3.1 的报道[176]。大部分浸润性乳腺癌表达 GATA3，到目前为止还未在前列腺癌中检测到 GATA3 的表达。细胞间黏液的存在同样支持乳腺癌的诊断。

在缺乏导管原位癌的情况下，转移性微乳头型尿路上皮癌也是浸润性微乳头状乳腺癌的重要的鉴别诊断[178]。尿路上皮癌的 GATA3、p63、p40、CK903（34βE12）、CK7、CK20 均 为 阳 性，ER、PR、CDX2、TTF1 和 GCDFP-15 通常为阴性[178]。

黑色素瘤[179]、肺腺癌[179]、肾细胞癌[179, 180]、梅克尔细胞癌[179]、甲状腺乳头状癌[179, 181]、甲状腺髓样癌[182] 和肺鳞状细胞癌[183] 都可以转移到男性乳腺。

【细胞学】

细针穿刺活检细胞学是评价男性乳腺肿瘤的有用方法[57, 184-188]。在报道病例中，男性乳腺可触及肿块的细针穿刺活检标本 78%[189]、85.9%[190]、88.8%[184] 和 93%[187] 均为满意标本。在一项研究中[186]，进行细针穿刺活检操作的细胞病理学医生重复操作直到获得满意标本为止。当恶性和可疑诊断一起分析时，细针穿刺活检诊断特异性可达到 100%。假阳性的诊断极少。在细针穿刺活检细胞中，癌细胞表现为分散的上皮细胞，具有中至重度核异型性，没有背景中的双极细胞核[184, 186, 187, 189, 190]。乳头状癌的细针穿刺活检细胞学标本比乳头状瘤细胞更丰富，包括许多三维的细胞簇，有时含有纤维血管间质[57]。从乳腺癌和男性乳腺发育症可得到中等丰富程度的细针穿刺活检细胞标本，但标本通常表现出质的差异。男性乳腺发育症的上皮增生有时可以出现核增大[184, 191]。乳腺

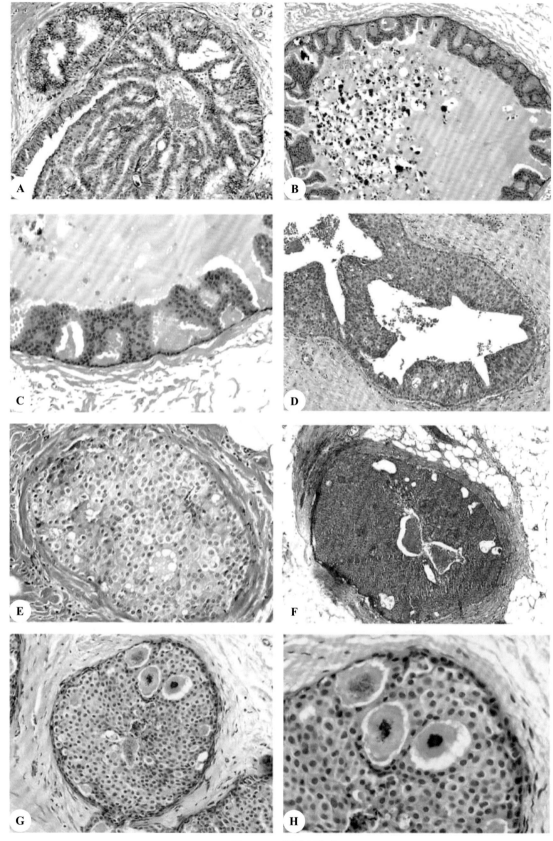

▲ 图 36-9　导管原位癌

A. 乳头状导管原位癌伴局部坏死；B 和 C. 微乳头状导管原位癌伴钙化；D. 分布于周围导管的实性型导管原位癌，注意明显的肌上皮细胞层；E. 实性大汗腺型导管原位癌；F. 实性型导管原位癌伴少数微腺腔和中央坏死；G 和 H. 筛状导管原位癌伴微钙化和明显的细胞界限

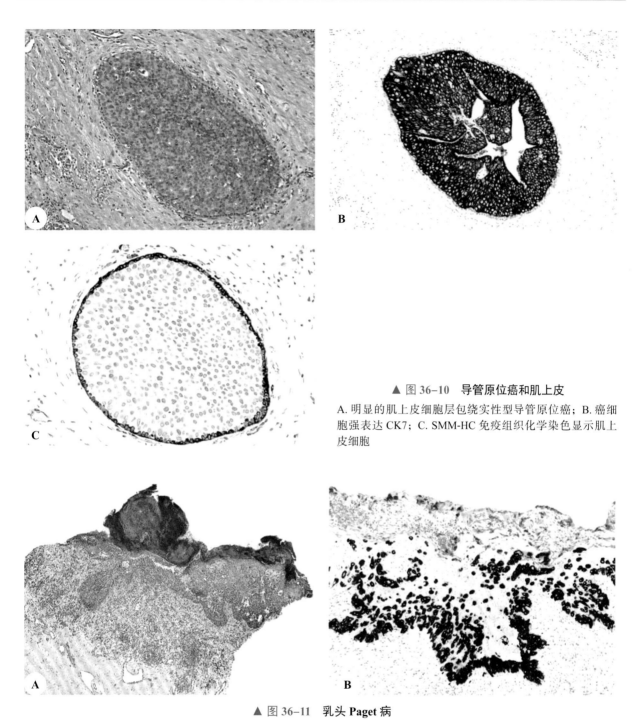

▲ 图 36-10　导管原位癌和肌上皮

A. 明显的肌上皮细胞层包绕实性型导管原位癌；B. 癌细胞强表达 CK7；C. SMM-HC 免疫组织化学染色显示肌上皮细胞

▲ 图 36-11　乳头 Paget 病

A. 一例 76 岁男性患者的乳头皮肤活检。表皮表面角化过度并增厚，形成硬壳。真皮浅层有显著的慢性炎症细胞浸润。
B. 细胞角蛋白 CAM5.2 免疫组织化学染色显示，癌细胞在表皮中呈 Paget 样扩散。鳞状上皮呈 CAM5.2 阴性

癌的细针穿刺活检细胞常出现核分裂象，但在男性乳腺发育症的细针穿刺活检细胞中缺乏或少见[192]。伴有小而深染的核和双极裸核的肌上皮细胞，可见于几乎所有男性乳腺发育症和良性病变的细针穿刺活检细胞中，但在乳腺癌的细针穿刺活检标本中缺乏[184, 186, 187, 189-191]。成熟的男性乳腺发育症的细针穿刺活检标本通常细胞稀少，由较少的、松散成片排列的上皮成分和结缔组织细胞构成。

在一例 55 岁男性患者乳腺缓慢生长的 4cm 肿块的细针穿刺活检标本中，细胞数量中等，最初被误诊为纤维腺瘤，乳房切除术后证实为浸润性乳头状癌[193]。

【免疫组织化学】

1. 激素受体

1976 年，Rosen 等[194]通过生化分析最早注意到 ER 阳性男性乳腺癌的发病率较高[194]，后来的报道都证实了这一发现。除了分泌性癌和腺样囊性癌，74%～100% 的男性浸润性乳腺癌均为 ER 阳性，63%～93% 为 PR 阳性[1, 53, 77, 78, , 81, 83, 87, 88, 95, 96, 123, 195-202]（图 36-12）。

男性乳腺癌的 ER 表达与年龄似乎无关[123]。一项伴 BRCA2 胚系突变的男性乳腺癌的研究中，没有发现肿瘤 ER 和 PR 状态与患者年龄或肿瘤分级之间的关系[33]。

64%～97% 的乳腺癌表达 AR[44, 87, 95, 203]。男性乳腺癌 AR 的表达显著低于女性（64% vs. 93%）[83]。男性 AR 阳性腔面 A 型乳腺癌，比女性 AR 阳性腔面 A 型乳腺癌有更高的 5 年总生存率，但随访 10 年并无优势。在 Cardoso 等[95]的研究中，AR 的表达与高的无复发生存率和总生存率相关。在高表达 AR（Allred 评分 7～8 分）的男性乳腺癌患者中，中位无复发生存期为 7.4 年（95%CI 6.7～8.3），总生存期为 9.3 年（95%CI 8.4～10.5）。而在低表达 AR（Allred 评分 3～6）的男性乳腺癌患者中，中位无复发生存期为 5.9 年（95%CI 4.7～7.8），总生存期为 7.0 年（95%CI 5.8～9.4）。在 1054 例男性患者中，仅 32 例（3%）为 AR 阴性癌（Allred 评分 0～2），因病例数太少无法进一步分析。Stolnicu 等[87]报道，94%（154/164 例）的男性乳腺癌为

AR 阳性，包括 5 例三阴性乳腺癌和 17 例三阳性乳腺癌。

2. HER2

免疫组织化学和（或）荧光原位杂交（fluorescence in situ hybridization，FISH）检测男性乳腺癌，在不同的文献中 HER2 的表达率分别为 11.3%、14%[204]、17%[205, 206]、24%[86, 201]、29%[203]、35%[207]、39%[208] 和 41%[209]，但这些结果并不总是意味着免疫组织化学染色 HER2（3+）或 ERBB2 基因扩增。依据 ASCO/CAP 关于 HER2 阳性和（或）ERBB2 扩增的评价指南[210-212]，男性乳腺癌 HER2（3+）/ERBB2 扩增的比例大幅降低，为 3%～11.8%[3, 77, 78, 81, 87, 95, 200, 202, 213]。

Deb 等[145]在 60 例家族性男性乳腺癌中，发现 5 例（9.1%）存在 HER2 基因扩增，包括 8.3%（2/25 例）的 BRCA2 突变携带者。在一组已知 BRCA1/2 胚系突变状态的乳腺癌病例中[126]，HER2 过表达 / 扩增与 BRCA2 突变显著相关（12/19 例）（P=0.001），而 BRCA1 相关的乳腺癌无 HER2 过表达 / 扩增。

在早期研究中，HER2 阳性的原发性男性乳腺癌预后较差[204, 209]。多因素分析显示，2000—2015 年 HER2 阳性男性乳腺癌的特异性生存（breast cancer-specific survival，BCSS）风险比（hazard ratio，HR）为 0.684[88]。然而，在过去 10 年间，对根据 ASCO/CAP 指南有 HER2 过表达和（或）扩增的原发和转移的乳腺癌患者，推荐使用 HER2 靶向治疗联合化疗（见第 12 章），这一推荐是基于 HER2 阳性女性乳腺癌患者的临床随机试验的结果。一项欧洲多中心的研究汇集了 1990—2010 年诊断

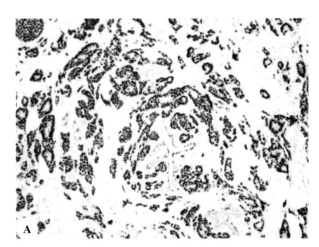
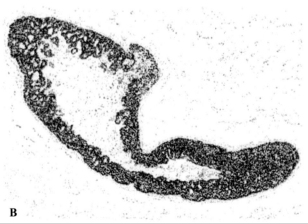

▲ 图 36-12　**乳腺癌雌激素受体（ER）**
浸润性导管癌（A）和导管原位癌（B）的细胞核呈 ER 弥漫强阳性

的 1004 例男性早期乳腺癌[95]，9%（91/1054 例）的肿瘤为 HER2 阳性。2006 年后诊断的 32 例 HER2（3+）乳腺癌男性患者接受了辅助曲妥珠单抗联合化疗。HER2 状态与总生存率和无复发生存率没有显著联系，但患者数量有限。

3. ER、PR 和 HER2 的联合表型

在一项 1187 例男性乳腺癌的研究中[3]，86.1% 为激素受体阳性 /HER2 阴性，11.2% 为激素受体阳性 /HER2 阳性，0.6% 为激素受体阴性 /HER2 阳性，2.1% 为三阴性。男性乳腺癌每组的比例，都与相同激素受体表型的女性乳腺癌的比例不同。

FOX 等[214] 在 21 例男性乳腺癌中，检测到 76% 的病例有表皮生长因子受体（epidermal growth factor receptor，EGFR）的膜表达。其他研究报道类似的 EGFR 膜表达，分别为 4.5%[77]、12%[202]、13.8%[206] 和 19%[213]。

少部分男性乳腺癌具有基底样免疫表型，表达基底型 CK 和 EGFR。Kornegoor 等的研究显示，在 130 例男性乳腺癌中，仅 4 例（3%）具有基底样免疫表型［ER（−）、PR（−）、HER2（−）、CK5/6（+）和（或）CK14（+）和（或）EGFR（+）］，显著低于女性基底样乳腺癌的比例（大约 15%）。大部分（75%）男性乳腺癌为腔面 A 型［ER 和（或）PR（+）、HER2（−）、低 Ki67］，20% 为腔面 B 型（ER 和（或）PR（+）、HER2（+）和（或）高 Ki67）。在这项研究中，没有 ER 阴性、PR 阴性和 HER2 阳性表型的乳腺癌。Shaaban 等[83] 研究了 251 例男性乳腺癌和 263 例配对的女性乳腺癌，在两组中最常见的是腔面 A 型（男性 98%，女性 90%），男性乳腺癌中没有腔面 B 型或 HER2 阳性型，而女性组中分别有 6% 和 2% 的病例。两组都仅有 2% 的患者为基底亚型。Collins 等[213] 研究了 2000 多例男性浸润性癌，其中 1380 例（64%）为腔面 A 型，326 例（15%）为腔面 B 型，126 例（6%）过表达 HER2，237 例（11%）为基底亚型。在一项 1054 例男性乳腺癌的研究中[95]，39.6% 为腔面 A 型，45.8% 为腔面 B 型 /HER2 阴性，8.4% 为腔面 B 型 /HER2 阳性，仅有 0.3% 为三阴性；5.7% 的病例没有提供信息。Piscuoglio 等[81] 研究的 59 例男性乳腺癌中，29% 为腔面 A 型，71% 为腔面 B 型。这组病例均不表达 CK5/6 和 CK14，没有一例为 HER2 阳性或基底

亚型。患者的结局与免疫表型之间并无联系，但这组病例的随访时间相对较短（中位随访时间 2.65 年）。Ciocca 等[128] 发现在 32 例男性乳腺癌中，4 例（12.5%）表达 CK5/6 和 CK14，不表达 HER2。然而，其中 3 例同时表达 ER，不能归为基底亚型。这项研究中没有 EGFR 的表达情况。

4. 其他抗体

根据文献报道，不同比例的男性乳腺癌中可以检测到 p53 核染色，分别为 2%[215]、14%[216]、21%[203]、25%[201, 217]、29%[209]、31%[206] 和 72%[82]。多因素分析显示，p53 阳性与较差的预后相关[218]。在 33 例男性乳腺癌中，有 7 例（21.2%）肿瘤 10% 以上的细胞核表达 p53，包括 4.3%（1/23 例）的腔面 A 型和 60%（6/10 例）的腔面 B 型乳腺癌[201]。一项研究报道称，p53 和 HER2 的共表达具有预后价值[219]，对 16 例 p53 和 HER2 均阳性的男性乳腺癌随访 5 年，无一例存活；而 9 例 p53 和 HER2 均阴性的男性患者，均存活近 5 年。同一项研究的单因素分析显示[219]，82%（41/50 例）过表达 myc（大于 5% 的细胞染色）的乳腺癌患者的中位生存期显著缩短（52 个月 vs. 107 个月）。

少数研究[203, 220] 报道称，cyclin D1 阳性男性乳腺癌具有更好的无病生存期，而 Cyclin A 和 Cyclin B 的表达，患者死亡率增高 3～4 倍[220]。Nilsson 等[220] 发现高的核分裂指数（定义为核分裂 > 10/HPF）会增加疾病死亡风险（P=0.001），但并未发现 Ki67 具有预后价值。根据文献报道，Ki67 增殖指数 ≥ 14% 的男性乳腺癌的比例，分别为 18%[202]、27.3%[201]、38%[95]、66%[81] 和 67%[87]。Rayson 等[203] 的研究显示，38%（29/77 例）的 Ki67 增殖指数大于 20% 的男性乳腺癌患者，无进展生存期显著缩短（P=0.012）。Cardoso 等[95] 报道，在 1004 例原发性乳腺癌中，60.1% 的肿瘤 Ki67 增殖指数较低（< 14%），13.8% 中等（14%～20%），24.2% 较高（20%～100%），2% 的病例未提供信息。在 Ki67 指数大于 20% 的乳腺癌中，48.6% 为腔面 B 型 /HER2 阴性型，41.9% 为腔面 A 型。总生存率和 Ki67 指数或免疫组织化学替代分子分型之间无显著相关性。

两项研究报道称，男性乳腺癌 BCL-2 的表达率分别为 94%[203] 和 82%[221]。BCL-2 的表达与 p53 的

表达、增殖活性及预后均无显著相关性。

也有男性乳腺癌伴有神经内分泌分化的报道。在一例乳头状癌中发现了神经内分泌型颗粒[222]，这些颗粒为嗜银性，S-100 蛋白、乳白蛋白及各种内分泌物质阴性。在另一项男性乳腺乳头状癌的研究中，在常规切片上黑色素非常明显，组织化学染色也证实了黑色素的存在[223]。Alm 等[224]报道了 51 例具有神经内分泌分化的男性乳腺癌，23 例（45%）嗜铬素免疫组织化学染色阳性，包括 1 例导管原位癌。嗜铬素的表达与预后并无显著相关性。

【电子显微镜检查】

男性乳腺癌的超微结构特点与女性乳腺癌相似[225]。在一例男性乳头状癌的组织中，发现了神经分泌型、电子致密、膜结合的细胞质颗粒[222]。Alm 等[224]也在电子显微镜下检测到了 6 例肿瘤细胞质中的"内分泌样"颗粒。

【遗传学检查】

男性乳腺癌可以散发，也可以发生在具有遗传易感性的人群，包括 BRCA1 和 BRCA2 胚系突变，尤其是后者。早期研究发现，至少 4 个家族成员患乳腺癌的男性，罹患乳腺癌的风险增加了 2～4 倍[30, 226]，在 60 岁以前诊断的风险增高更为显著[226]。根据文献报道，397 例和 124 例男性乳腺癌患者，分别有 5.6%[31] 和 27%[227] 有家族史。

伴 BRCA2 胚系突变的男性乳腺癌，比伴 BRCA1 胚系突变的更为常见。在一项包括了 237 个有遗传性乳腺癌家族的研究中，26 个家族有男性患者[228]，其中 76% 有 BRCA2 胚系突变，16% 有 BRCA1 突变[228]。有 BRCA2 胚系突变的男性，70 岁前患乳腺癌的累积风险达 6.3%。在一项 111 个有 BRCA2 胚系突变的家族研究中，11% 的乳腺癌发生于男性[229]。在 18 例患乳腺癌的匈牙利男性中，6 例（33%）具有 BRCA2 基因的截短突变[230]。冰岛的一项研究显示，0.6%（3/520 例）的未患癌的个体、7.7%（49/632 例）的女性乳腺癌、40%（12/30 例）的男性乳腺癌有 BRCA2 的基础突变[231]。Deb 等[145] 研究了 60 例有家族性乳腺癌的男性，包括 25 例（41.7%）BRCA2 胚系突变，3 例（5%）BRCA1 突变，32 例（53.3%）未记录 BRCA1 或 BRCA2 突变。结果发现 BRCA1/BRCA2 突变状态与诊断乳腺

癌的年龄、疾病特异性生存率或其他临床病理因素之间并无相关性。在 25 例发生于 BRCA2 突变携带者的浸润性癌中，有 6 例（24%）具有微乳头特征，但这一发现并无统计学意义。Ottini 等[126] 研究了 382 例意大利男性乳腺癌患者（包括 4 例 BRCA1 胚系突变携带者和 46 例 BRCA2 胚系突变携带者）。BRCA2 相关的男性乳腺癌诊断的平均年龄为 58.9 岁，12 例（26.1%）伴其他癌（包括前列腺癌和对侧乳腺癌）。BRCA2 相关的乳腺癌大部分为 3 级的非特殊型浸润性乳腺癌；62.5% 为 I ～ II 期，56.7% 为淋巴结阳性。63.2% 的 BRCA2 相关的乳腺癌呈 HER2 阳性，56.2% 有高 Ki67 指数。这项研究发现，HER2 阳性男性乳腺癌与 BRCA2 胚系突变携带状态显著相关（P=0.001）[126]。

Silvestri 等[33] 研究了 366 例男性浸润性乳腺癌（326 例 BRCA2 胚系突变携带者和 40 例 BRCA1 胚系突变携带者）。BRCA2 相关的乳腺癌包括 253 例（95.1%）非特殊型浸润性乳腺癌、4 例（1.5%）浸润性小叶癌、2 例（0.8%）"髓样"癌、7 例（2.6%）非特殊形态的癌。326 例 BRCA2 相关的乳腺癌中，3 级肿瘤占 56.7%，并且在 50 岁以前诊断的男性乳腺癌中更常见。在这项研究中，乳腺癌的诊断年龄与肿瘤级别呈负相关。大部分 BRCA2 相关癌为 ER 阳性（96.7%）和 PR 阳性（86.8%）；16.6% 过表达 HER2。ER 阳性和（或）PR 阳性 /HER2 阴性的乳腺癌占所有病例的 81.9%；ER 阳性和（或）PR 阳性 /HER2 阳性的乳腺癌占 15.3%；ER 阴性、PR 阴性、HER2 阳性的乳腺癌占 1.4%；ER、PR 和 HER2 三阴性乳腺癌仅占 1.4%。与对照组 BRCA2 相关的女性乳腺癌相比，伴 BRCA2 突变的男性浸润性小叶癌明显较少，但组织学分级更高，ER 和 PR 阳性乳腺癌的比例更高。伴 BRCA2 突变的男性乳腺癌诊断时的分期更高，更易出现淋巴结受累。这些结果显示 BRCA2 相关的男性乳腺癌的生物学复杂性，提示男性和女性 BRCA2 突变携带者不同的激素背景，在遗传性乳腺癌易感性上起重要作用。RAD51B[232] 和 CHEK2*1100delC[35-37, 233] 的变异体是两组确保 DNA 双链断裂修复精确性的基因，两者可能在没有携带 BRCA1/2 胚系突变的男性乳腺癌的发生中起重要作用。有研究者[34] 猜测，一些 PALB2（BRCA2 的配体和定位器）的变异体

可能会增加乳腺癌的风险，但在一项 131 例不伴 BRCA1 和 BRCA2 致病性突变的男性乳腺癌的研究中，并未发现与 PALB2 突变有显著相关性[234]。2 例患有 Cowden 综合征（一种继发于致病性 PTEN 突变的常染色体显性遗传疾病）的男性也发生了乳腺癌[38]。也有研究描述了编码细胞色素 P_{450}（一种周围组织类固醇转换中的关键酶）的 CYP17 基因的多态性与男性乳腺癌的相关性[235]。

有研究报道，使用逆转录聚合酶链反应（RT-PCR），41.4%（12/29 例）的男性乳腺癌有 p53 致病突变[236]，免疫组织化学染色显示仅有一例为 p53 细胞核染色。p53 突变与预后并无显著性相关，但具有 p53 突变的患者中位无病生存率和总生存期更短[236]。但 Nayak 等[237] 发现 90% 的男性乳腺癌具有 TP53 突变，所有突变都涉及 6 号外显子，86% 有 TP53 突变的男性乳腺癌都显示细胞核 p53 阳性。相比之下，仅有 33% 的女性乳腺癌检测到了 TP53 突变，突变涉及 5 号或 6 号外显子。所有伴 TP53 突变的女性乳腺癌都显示细胞核 p53 阳性。

Johansson 等[238] 研究了 56 例男性乳腺癌的染色体改变。在随后的研究中，对 66 例男性乳腺癌进行了基因表达分析[239]，从男性乳腺癌获取的数据与已发表的 359 例女性乳腺癌的数据进行比较。再通过对 220 例男性乳腺癌的组织芯片进行免疫组织化学染色来加以验证，同时也分析了与临床结果的关系。这一研究确认了男性乳腺癌的 2 个不同生物学特征和临床结果的亚组。男性复合组（complex group）[238] 或腔面 M1 组（luminal M1 group）[239] 占 70%[239]，这型男性乳腺癌具有与女性腔面型乳腺癌相似的染色体改变，但有更多的染色体获得和丢失[238]。这一型乳腺癌表达有关细胞增殖、HER2 依赖通路、间质浸润和转移的基因[239]。虽然 ER 阳性，但男性复合型 / 腔面 M1 组的乳腺癌表现为 ER 相关通路基因的低表达，更类似 ER 阴性而不是 ER 阳性的女性乳腺癌。与其他男性乳腺癌组相比，男性复合型 / 腔面 M1 组乳腺癌预后更差[239]。男性单纯组（simple group）[238] 或腔面 M2 组（luminal M2 group）[239] 占男性乳腺癌的 30%，以表达与 ER 和涉及免疫应答调节的 I 型组织相容性复合体相关的基因为特征[239]。这组男性乳腺癌显示 9 号染色体 p13～q12 [238] 的重现性缺失，比男性复合 / 腔面 M1

组较少出现基因组异常，与女性乳腺癌的所有亚组都不相同。作者并未说明男性单纯 / 腔面 M2 组肿瘤是否比男性复合型 / 腔面 M1 组肿瘤具有更显著的淋巴细胞浸润[238, 239]。总的说来，男性乳腺癌的 2 个亚组均与女性乳腺癌的基因表达亚组不同，因此有可能这些肿瘤仅特定地发生于男性。

Kornegoor 等[240] 发现，超过 40% 的男性乳腺癌有 CCND1（11q13）、TRAF4（17q11）、CDC6（17q21）和 MTDH（8q22）的拷贝数获得。CCND1 的扩增与较差的生存期有关，具有独立预后价值。在男性乳腺癌中 EGFR（P=0.005）和 CCND1（P=0.041）基因扩增，比女性乳腺癌患者更常见。

在一项男性乳腺癌的表观遗传改变的研究中[240]，超过 50% 的肿瘤显示 MSH6、WT1、PAX5、CDH13、GATA5 和 PAX6 的甲基化，这些基因的高甲基化状态与乳腺癌更强浸润性的表型和更差的生存率有关。男性和女性乳腺癌有一套共同的甲基化基因，但许多基因在男性乳腺癌中较少出现甲基化，提示男性和女性乳腺致癌机制可能存在差别。Pinto 等[241] 分析了 56 例家族性乳腺癌（29 例女性和 27 例男性，11% 的男性为 BRCA1/2 突变携带者）和 16 例散发病例 RARβ 和 RASSF1A 的启动子甲基化，这是 2 个下调 ER-α 表达的基因。RASSF1A 的甲基化抑制 RASSF1A 的表达，在男性乳腺癌比女性乳腺癌更为常见（76% vs. 28%）。ER 阴性乳腺癌比 ER 阳性乳腺癌更常出现 RASSF1A 甲基化（92% vs. 58%，P=0.06）和低表达（100% vs. 33%，P=0.0001），男性和女性乳腺癌都存在 RARβ 高度甲基化和低 RARβ 表达。这些结果都强调男性乳腺癌（至少在具有家族病史的男性亚组）和女性乳腺癌具有不同的基因调节模式。RASSF1A 通过甲基化而灭活发生在 BRCA1 胚系突变携带者发生的乳腺癌，而 RARβ 甲基化和失表达发生于 BRCA1 胚系突变携带者和野生型 BRCA2 的患者。

【治疗】

由于男性乳腺癌相对少见，缺乏前瞻性临床实验，因此男性乳腺癌的治疗指南是从女性乳腺癌的循证指南推论而来的[242]。因为至少 10% 的男性乳腺癌均具有 BRCA2 突变（参见本章"分子遗传学研究"），ASCO 推荐所有男性乳腺癌患者，无论是否有家族史，都应接受遗传咨询和胚系基因检测[118]。

总之，患乳腺癌的男性比女性更年长、肿瘤更大、Nottingham 分级更高且临床分期也更高[3, 88]。与女性乳腺癌相比，男性乳腺癌中激素受体阳性肿瘤（$P < 0.001$）和三阳性癌（$P < 0.001$）较多，而激素受体阴性 /HER2 阳性乳腺癌和三阴性癌明显较少[88]。男性乳腺癌似乎比女性乳腺癌侵袭性更强，尽管部分差别可能是由于女性乳腺癌可通过乳腺 X 线筛查早期发现。

大多数男性乳腺癌患者都接受了乳房切除术治疗，只有小部分男性接受了保乳手术（breast-conserving surgery，BCS）治疗。有显著并发症的年长男性患者，或因美容原因保留乳头的男性患者常接受保乳手术。在 Nilsson 等的一项研究中[125]，197 例乳腺癌男性中有 9% 接受了保乳手术。作者报道了局部复发率为 7%，但没有说明是否有，以及有多少接受保乳手术治疗的患者出现了局部复发。Golshan 等[243] 研究了 7 例接受保乳手术的男性（平均年龄 61 岁）患者，6 例男性浸润性癌的平均大小为 1.7cm（5 例浸润性导管癌和一例浸润性小叶癌），患者均接受了放疗。另一例为导管原位癌，未接受放疗。7 例患者中位随访 67 个月，没有出现局部复发。

回顾 1990—2010 年，在 1054 例原发性男性乳腺癌中[95]，794 例（95.9%）进行了改良根治性乳房切除术，只有 33 例（4%）进行了保乳手术治疗，其余患者没有关于手术类型的信息。分析 2004—2014 年在美国治疗的 10 873 例 I～III 期男性乳腺癌的数据[78]，71.3% 的患者接受了全乳房切除术，23.7% 进行了保乳手术，在此期间，男性乳腺癌全乳房切除率显著增加，保乳手术率显著下降。大约 6.1% 的男性也接受了对侧预防性乳房切除术，对侧预防性乳房切除率也显著增加。

乳房切除后胸壁放疗已用于治疗体积大和（或）淋巴结转移的男性乳腺癌。Yu 等[244] 比较了 46 例接受乳房切除术后放疗的男性乳腺癌患者与 29 例未接受放疗患者的随访资料。接受乳房切除术后放疗的男性患者，局部无复发生存率显著增加，但两组患者的总生存率没有差异。Yadav 等[78] 报道，在 2004—2014 年，10 873 例 I～III 期乳腺癌男性患者中，有 4070 例（39.4%）接受

了某种形式的辅助放疗。在 7755 例接受乳房切除术的男性中，29.9% 接受了乳房切除术后放疗，其中 49% 的患者肿块大于 5cm 或至少有一个阳性淋巴结。4120 例 I 期患者中的 6.7%、4718 例 II 期患者中的 27.0% 和 2037 例 III 期患者中的 64.3% 均接受了乳房切除术后放疗。在 2004—2014 年，对肿瘤 > 5cm 或 ≥ 1 枚阳性淋巴结的病例，乳房切除术后进行放疗的患者的比例显著增加。在 2572 例接受保乳手术的男性中，70.2% 接受了辅助放疗，其中 70 岁以下男性占 74.5%，70 岁或以上男性占 59.4%。2004—2014 年，保乳手术后接受放疗的比例从 66.0% 增加到 74.6%，不包括 70 岁或以上 ER 阳性肿瘤的男性乳腺癌患者。在同一项研究中，13 例（0.1%）男性患者接受了质子束（proton beam therapy）治疗，143 例（5.5% 接受保乳手术的患者）接受了短距离放疗。

男性乳腺癌患者比女性患者更常出现淋巴结转移。分析 1973—1998 年监测、流行病学和最终结果数据库，31.4% 的男性乳腺癌存在淋巴结转移，而女性乳腺癌为 22.7%[6]。分析 2000—2015 年监测、流行病学和最终结果数据库中 I～II 期患者，34% 的男性患者和 24% 的女性患者淋巴结受累[88]。在对 1995—2005 年美国退伍军人事务部癌症登记数据的比较分析中[76]，612 例男性乳腺癌中有 41.8% 的淋巴结受累，而 2413 例女性患者中仅 28.2% 的淋巴结受累。

多项研究证实[45, 51, 245-250]，男性前哨淋巴结活检可以有效地实现腋窝淋巴结状态分期。一项研究对国际男性乳腺癌项目中 1054 例早期男性乳腺癌患者的数据进行分析[95]，发现无论是否进行了前哨淋巴结活检，76.4% 的患者接受了腋窝淋巴结清扫，17.9% 的患者只进行了前哨淋巴结活检。腋窝淋巴结清扫和（或）前哨淋巴结活检的结合率近年来显著增加，特别是在 1996 年之后[95]。2000 年后，仅接受前哨淋巴结活检的患者百分比大幅增加（1996—2000 年为 2.2%；2001—2005 年为 13.4%；2006—2010 年为 24.6%）。对美国国家癌症数据库中 2004—2014 年 10 873 位 I～III 期乳腺癌患者的数据分析显示[78]，95.4% 接受乳腺癌手术的男性患者，进行了前哨淋巴结活检和（或）腋窝淋巴结清扫，其中包括 90.2% 接受保乳手术的男性和 97.2%

接受乳房切除术的患者。在该研究中，腋窝淋巴结的分期随着时间推移无显著变化。

根据疾病分期相似、ER 阴性和 HER2 阴性的女性患者的治疗指南，早期浸润性男性乳腺癌患者需进行化疗。2004—2014 年，在美国接受治疗的 10 873 例Ⅰ～Ⅲ期男性乳腺癌患者中，有近一半（44.5%）接受了化疗[78]，随时间推移无显著变化。2006—2014 年，在 4165 例接受化疗的男性中，有 527 例（12.6%）接受了新辅助化疗。2010—2014 年，在 2094 例 ER 阳性 /HER2 阴性、淋巴结阴性的男性浸润性乳腺癌中，765 例（35.5%）进行了分子检测。731 例（34.9%）进行了 21 基因检测，其中 403 例（55.1%）复发评分低（< 18），234 例（32%）复发评分中等（18～31），66 例（9%）复发评分高（> 31）。复发评分高的男性患者相较于复发评分低的患者，接受化疗的比例显著增高（72.7% vs. 4.7%）。

大多数男性乳腺癌采用辅助激素治疗，因为大多数肿瘤 ER 阳性。他莫昔芬是男性全身辅助激素治疗中最常用的药物[31, 95, 247, 251-253]。一项研究比较了 257 例年龄和疾病分期相似的德国男性患者，使用他莫昔芬（n=207）或芳香化酶抑制药（aromatase inhibitors，AI）（n=50）治疗的情况[91]。所有患者均接受了根治性乳房切除术和腋窝淋巴结清扫或前哨淋巴结活检；54.9% 的患者也接受了放疗，37.7% 的患者接受了辅助化疗。中位随访时间为 42.2 个月。在他莫昔芬治疗组中，有 37 例（17.9%）死亡，而芳香化酶抑制药组为 16 例（32%）。他莫昔芬治疗组患者的总生存率明显高于芳香化酶抑制药治疗组（P=0.007）。在多因素分析中，对于Ⅰ～Ⅲ期 ER 阳性癌的男性患者，与他莫昔芬治疗相比，芳香化酶抑制药治疗与死亡率显著增加相关。目前，芳香化酶抑制药并没有被用作男性的一线治疗方法，只能与促性腺激素释放激素激动药 / 拮抗药联合使用[118]。

虽然，他莫昔芬是首选的辅助激素治疗，它也有显著的不良反应，而且男性在服用这种药物时往往依从性比女性更差。使用他莫昔芬也会增加发生血栓栓塞的风险。Eggemann 等[253] 评估了 2009—2017 年，一项 448 例男性乳腺癌的前瞻性队列中使用他莫昔芬相关的并发症的发生率，中位随访时间为 47 个月（6～101 个月）。诊断时患者的中位年龄 69.4 岁（27—89 岁）。在 177 例接受他莫昔芬治疗

的男性中，有 21 例（11.9%）发生了血栓栓塞，但 41 例未接受他莫昔芬治疗的男性患者，只有 1 例（2.5%）发生了血栓栓塞。他莫昔芬治疗组的预计血栓栓塞的发生率为每年 51.9/1000，而不服用他莫昔芬的男性为每年 21.5/1000。血栓栓塞的最高风险发生于治疗的前 18 个月（血栓事件的 81%）和 71 岁以上的男性。既往血栓事件、心血管和肝疾病或其他辅助治疗史与血栓风险增加无关。

Cardoso 等[95] 研究发现，在国际男性乳腺癌项目的研究中，627 例（76.8%）患者接受了辅助内分泌治疗。大多数男性（88.4%）使用他莫昔芬治疗，3%（32 例）使用芳香化酶抑制药治疗，2.5%（26 例）首先使用他莫昔芬治疗，然后使用芳香化酶抑制药治疗。Yadav 等[78] 报道称，62.3% 的 ER 阳性乳腺癌男性接受了辅助内分泌治疗。在这两项研究中[78, 95]，内分泌治疗的使用随着时间的推移显著增加，Yadav 等分析，从 2004 年的 48.6% 增加至 2014 年的 69.5%[78]。

【预后】

尽管由于治疗选择的重大进展，女性乳腺癌相关死亡率总体下降，但男性乳腺癌死亡率并没有类似的下降。乳腺癌死亡率占男性所有癌症死亡人数的 0.15%。据估计，2020 年美国男性将有 2620 例新发乳腺癌和 520 例疾病相关死亡，而女性将有 276 480 例新发乳腺癌和 42 170 例乳腺癌相关死亡[4, 254]。1996—2005 年，美国乳腺癌死亡的校正风险率有所下降，女性下降为 42%，而男性只有 28%[74]。早期男性乳腺癌患者的总生存率明显低于女性[1, 3, 76, 88]。Ⅰ～Ⅱ期男性患者的乳腺癌特异性生存率也明显低于女性[88]。

虽然在一些研究中，相同分期的男性和女性患者的预后相当[83, 255, 256]，但研究也显示男性的结果明显更差[74, 84, 94]。

VA 注册数据的分析[76] 发现，Ⅰ～Ⅱ期男性乳腺癌的总生存率明显低于同期疾病的女性患者，但Ⅲ期和Ⅳ期疾病的男性和女性患者的总生存率相当。在同一项研究中，淋巴结阴性男性患者的总生存率也明显低于女性（6.1 年 vs. 14.6 年；P < 0.005），但淋巴结转移患者的总生存率并无差异。在一项针对 2000—2015 年监测、流行病学和最终结果数据

库中的比较研究中（2254 例男性患者和 390 539 例女性患者）[88]，49.6% 的男性患有 I 期疾病，51.4% 为 II 期疾病，而女性分别为 57% 和 51.4%。大多数（88.6%）男性患者接受了乳房切除术，而女性只有 36%（P < 0.001）；35% 的男性接受了化疗，而女性为 39%（P=0.001）；21% 的男性接受了放疗，而女性为 54%（P < 0.001）。男性中位随访时间为 60.5 个月，女性为 72 个月。男性患者的 5 年和 10 年乳腺癌特异性生存率分别为 94% 和 86%，明显低于女性（分别为 96% 和 92%）。男性患者的 5 年和 10 年总生存率分别为 82% 和 61%，也明显低于女性（分别为 90% 和 79%）。Li 等对 1988—2012 年监测、流行病学和最终结果数据库的分析[94]发现，在 ER 阳性和 PR 阳性乳腺癌患者中，40 岁以下男性的总生存率和乳腺癌特异性生存率明显比同一年龄组的女性更差。

Tural 等报道[90]，所有男性患者的 5 年和 10 年乳腺癌特异性生存率分别为 75.2% 和 52.5%。在多因素分析中，淋巴结受累和较大的肿瘤是较差乳腺癌特异性生存率的统计学显著预测因子。

在国际男性乳腺癌研究中[95]，56.2%（592/1054 例）的淋巴结阴性男性患者的中位生存期为 10.4 年，43.8%（462 例）的淋巴结阳性男性患者的中位生存期为 8.4 年。淋巴结阴性患者的无复发生存期中位数为 8.6 年，淋巴结阳性患者为 6.4 年（95%CI 5.8～7.5）。在 1054 例早期男性乳腺癌患者中，有 36.3% 死于疾病。尽管在研究期间，总体死亡率显著下降（从 1990—1995 年的 44.8% 下降到 2006—2010 年的 26.9%），但乳腺癌特异性死亡率（breast cancer-specific mortality，BCSM）并没有随着时间的推移而显著下降。1990—1995 年，修正后的 5 年 BCSM 为 15.1%，1996—2000 年为 8.3%，2001—2005 年为 7.8%，2006—2010 年为 7.6%。根据肿瘤级别，1 级肿瘤的中位生存期为 12.8 年，2 级肿瘤为 10.3 年，3 级肿瘤为 9 年。ER 低表达的男性乳腺癌患者（Allred 得分为 3～6）的无复发生存期中位值为 6.4 年（95%CI 3.6～11.8），中位生存期为 7.8 年（95%CI 4.4～15.0）。ER 高表达的患者（Allred 评

分 7～8）的无复发生存期中位值为 7.5 年（95% CI 6.8～8.4），总生存期为 9.4 年（95% CI 8.6～10.4）。如果乳腺癌为 PR 阴性（Allred 得分为 0～2），中位无复发生存期和总生存期分别为 6.9 年（95% CI 5.2～9.5）和 8.4 年（95% CI 6.6～10.5），但如果乳腺癌高表达 PR（Allred 评分为 7～8），中位无复发生存期和总生存期分别为 8.6 年（95% CI 7.3～11.2）和 11.2 年（95% CI 9.3～14.7）。75 岁以上男性乳腺癌的 5 年死亡率估计为 52.0%，而 40 岁或以下男性为 26.9%。Li 等对 1988—2012 年监测、流行病学和最终结果数据库的分析[94]还发现，40 岁以下男性的总生存期明显优于 40 岁以上的男性。

Yadav 等报道[78]，10 873 例男性乳腺癌的 5 年总生存率为 79.1%，中位总生存期为 12.1 年。II 期患者的总生存期中位数为 11.5 年，III 期患者为 7.2 年（I 期患者的数量太少，无法行总生存率分析）。总生存率在 2004—2014 年没有发生显著变化。在多因素分析中，高龄、非裔、并发症、肿瘤高级别、肿瘤和淋巴结高分期，以及接受全乳房切除术与较差的总生存率显著相关。PR 阳性、化疗、放疗或内分泌治疗与改善的总生存率相关。在多因素分析中，接受手术和内分泌治疗的 ER 阳性患者，化疗与 II～III 期患者的总生存率改善相关。除 70 岁及以上的只接受内分泌治疗的 pT1N0 ER 阳性患者外，保乳手术后的放疗也与所有患者的总生存率改善显著相关。

在 Cardoso 等的研究中[95]，57 例（3.8%）男性乳腺癌患者出现了转移癌。转移的部位包括骨（10 例，17.5%）、肺（6 例，10.5%）、远处淋巴结（3 例，5.3%）、皮肤或皮下组织（2 例，3.5%）、软组织（1 例，1.8%）和其他部位。伴有远处转移患者的中位生存期为 2.6 年（95%CI 2.0～3.7）。

总之，男性乳腺癌的预后与肿瘤大小和淋巴结状态所决定的分期显著相关。虽然大多数肿瘤为激素受体阳性，但与女性的激素受体阳性乳腺癌相比，男性乳腺癌似乎侵袭性更强，表明了两性生物学和激素环境的差异。一些显著改善女性乳腺癌结局的治疗进展，对男性乳腺癌似乎并不那么有效。

第 37 章　儿童和年轻成人的乳腺肿瘤
Breast Tumors in Children and Young Adults

Edi Brogi　著

杨　莹　译　　郭双平　薛德彬　校

在儿童和青少年中，形成肿块的乳腺病变很少见，而且大多数为良性。新生儿乳腺可能会在出生后不久和在母乳喂养期间肿胀，因为母亲激素会通过母乳传递给婴儿。这种改变通常是双侧性和一过性的。儿童持续性双侧乳腺增大，常提示因遗传学改变或产生激素的肿瘤而导致的激素失衡，应进行相应的检查。

儿童和青少年在青春期前后发生的大部分乳腺肿块为良性，并不总是需要立即手术干预。纤维腺瘤是 19 岁以下女性最常见的实性乳腺肿块。男性乳腺发育症是 20 岁以下男性中最常见的乳腺肿块。纤维腺瘤和男性乳腺发育症通常都发生在青春期 [1-15]。

一、发病率

儿童和青少年的乳房肿块发生率很难确定，因为有些可能是一过性的，并没有引起临床关注。大部分病例研究都是基于单机构回顾性研究。最常见病变是女孩的纤维腺瘤和男孩的男性乳腺发育症。Pettinato 等 [16] 研究了明尼苏达州和亚拉巴马州 3 家医院的病例，20 岁以下儿童和青少年表现为弥漫性乳腺增大，或形成肿块的 113 例乳腺病变（不包括普通型纤维腺瘤和男性乳腺发育症）。10 例（9%）为先天性和发育异常，主要包括 10—15 岁患者的异位乳腺组织和多余乳头，一例为先天性肥大的新生儿病例。炎症性疾病，如急慢性乳腺炎和脂肪坏死，占所有病例的 14%，往往发生在 10—15 岁的儿童中。非肿瘤性瘤样病变，包括幼年性肥大（20 例）和幼年性乳头状瘤病（5 例），占所有病例的

22%。其余 40% 为原发性乳腺肿瘤，包括幼年性纤维腺瘤（18 例）和叶状肿瘤（2 例）、乳头导管腺瘤（乳头旺炽性乳头状瘤病）（2 例），以及非乳腺特有的其他病变，如脂肪瘤、血管肿瘤（9 例）、纤维瘤病（1 例）、转移性乳腺外恶性肿瘤（8 例，均为少女）、原发性横纹肌肉瘤（1 例）和恶性淋巴瘤（1 例）。

在 22 年间，684 例 14—20 岁的女性因乳腺肿块到希腊雅典大学医院就诊 [1]。大多数患者（442/684；64.6%）仅进行随访观察，只有 35.4%（242/684）的患者接受了手术切除。97.5% 的病例组织学检查结果为良性，其中纤维腺瘤占 72.9%，纤维囊性变（fibrocystic changes，FCC）占 24.6%，良性囊肿占 2.5%。只有 6 例（2.5%）为恶性病变，包括 2 例血管肉瘤、2 例横纹肌肉瘤（1 例原发、1 例转移）、1 例浸润性导管癌和 1 例恶性叶状肿瘤。

Sander 等 [6] 回顾了 2004—2016 年，在一家医学中心接受超声检查的 1050 例 18 岁以下患者的数据。其中 168 例（16%）患者因囊肿（n=14；7%）、脓肿（n=16；8%）或实性病变（n=9；4.5%）接受了诊断性介入手术，即粗针穿刺活检（n=160；80.4%）或细针穿刺活检。只有 19.3%（203/1050 例）的患者接受了乳腺肿块切除手术，均为女性，平均年龄为 15.9 岁（10—18 岁）。大多数病变为良性，包括纤维腺瘤（n=203；89%）、良性叶状肿瘤（n=7；3.4%）、管状腺瘤（n=6）、错构瘤（n=3）、良性乳腺实质（n=3）、纤维囊性变（n=6）、肉芽肿性乳腺炎（n=1）和乳头状瘤（n=1，为 1 例乳头溢血的患者）。没有乳腺癌的病例。

McLaughlin 等 [7] 对一家医学中心 2008—2016 年切除的 18 岁以下儿童和青少年的乳腺肿块进行了回顾性研究，这些病例均未进行术前诊断性活检。共有 196 例患者，其中大部分为女性（186，96%），平均年龄为 15 岁（患有男性乳腺发育症的男性被排除在本组病例之外）。患者平均体重指数为 22.4kg/m²。84 例（43%）患者为西班牙裔，83 例（42%）为非洲裔美国人，20 例（10%）为白人，其余患者的种族不清。33 例患者（17%）有乳腺癌家族史。大多数患者（71%）表现为无痛性肿块，25% 伴有疼痛，3% 伴有乳头溢液，1% 的肿块被覆皮肤变色。病变的平均大小为（3.5 ± 1.9）cm。肿块包括纤维腺瘤（81.5%）、管状腺瘤（5%）、良性叶状肿瘤（3%）、良性纤维上皮性肿瘤（0.5%）和其他良性病变（10%），没有恶性病例。作者的结论是，儿童和青少年的大多数乳腺肿块都是良性的，通常为纤维腺瘤。较大的病变并不一定具有恶性肿瘤的风险，是否进行手术不应仅根据肿块的大小来确定，还要考虑其持续时间和（或）生长速度。

专家对一家医学中心 348 例平均年龄为 12 岁（6 月龄至 19 岁）的儿科患者（64% 女性和 36% 男性）进行乳房影像学研究 [8]，最常见的症状是可触及的肿块（35%）。有趣的是，24 例（27%）患者的影像学检查没有检测到肿块性病变。第二常见的临床症状是男性乳腺发育症（22%）。17 例（7%）乳头溢液的患者影像学表现为良性乳腺病变（10 例）、多发囊肿（6 例）和男性乳腺发育症（1 例）。

来自尼日利亚的一组病例报道了非洲女性青少年乳腺病变的类似发病率 [5]。一项研究 [9] 对埃及开罗大学医院 2000—2015 年间，846 例儿科患者（＜18 岁）进行了总结，所有病例均为女性，有 30 例（3%）恶性肿瘤（包括 20 例浸润性导管癌，5 例恶性叶状肿瘤，3 非特殊型梭形细胞肉瘤，2 例血管肉瘤）。所有病例的死亡率为 2%，而恶性病例则为 57%。相比之下，同期在美国大学医院接受治疗的 185 例儿科患者（包括 17 例男性）中，恶性肿瘤的比例为 1%，所有病变的死亡率为 1%，所有恶性肿瘤的死亡率为 67%。这两组病例中的所有恶性肿瘤都发生于女性。作者将埃及患者较高的恶性肿瘤发生率和死亡率归因于恶性肿瘤的发现较晚，发现时已处于较高的分期阶段。

二、影像学检查

青少年女性很少进行乳腺 X 线检查，因为这个年龄段的乳腺实质本身具有致密和纤维性的性质。超声检查是评估儿童或青少年乳房肿块的首选技术 [17, 18]。一项研究对 2001—2009 年一家儿科医院 19 岁以下患者的乳房肿块进行了总结，共有 332 次检查 [19]。在 91 例（27.4%）女孩中发现了实性肿块。49 例（14.7%）病变有组织诊断，其中 91% 为纤维腺瘤，其余病例包括错构瘤、非霍奇金淋巴瘤、管状腺瘤、假血管瘤样间质增生和泌乳改变各 1 例。在一项对 1050 例有乳房肿块的儿科患者的回顾性研究中 [6]，采用了超声检查，没有进行乳腺 X 线检查。同样地，在对 196 例手术切除乳房肿块的回顾性总结中 [7]，70% 的病例在术前进行诊断评估采用了超声检查，没有进行乳腺 X 线检查。

三、后续发生乳腺癌的风险

除了本章后面将描述的幼年性乳头状瘤病外，在 20 岁前发生在乳房的大多数良性肿块性病变，并不增加随后发生乳腺癌的风险。通常不鼓励儿童或青少年对已知的高风险乳腺癌胚系突变进行基因检测，至少应该推迟到患者同意的年龄。目前，没有其他参数可以帮助识别出乳腺癌患癌风险高的年轻人。Wu 等 [20] 研究发现，在 6—17 岁年龄组，与没有乳腺癌家族史的女孩相比，有乳腺癌家族史的女孩的白细胞总甲基化水平较低。这一观察结果表明，导致基因表达表观遗传改变的环境因素可能在生命早期产生影响。

四、幼年性乳头状瘤病

【临床表现】

1. 年龄和性别

幼年性乳头状瘤病（juvenile papillomatosis, JP）是一种局部性良性增生性病变，通常发生于 30 岁以下的女性。幼年性乳头状瘤病在青春期前和 40 岁后少见 [21, 22]，2/3 的患者年龄小于 25 岁（图 37-1）。没有关于幼年性乳头状瘤病流行病学的临床数据。然而，美国一名州法医在 5 年内对 519 例 14 岁或以上女性的法医尸检中，发现了一例幼年性乳头状瘤病 [23]。

1960—1978 年 41 例幼年性乳头状瘤病患者的初诊
年龄和末次随访时年龄

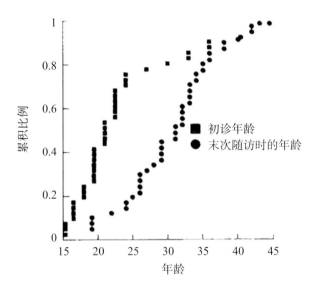

▲ 图 37-1　幼年性乳头状瘤病的年龄分布

在这一组有相对较长随访时间的患者中，初诊时的平均年龄和中位年龄分别为 19 岁和 21 岁［经 American Society for Clinical Pathology 许可，引自 Rosen PP, Kimmel M. Juvenile papillomatosis of the breast: a follow-up study of 41 patients having biopsies before 1979. *Am J Clin Pathol*. 1990; 93（5）: 599-603.］

1980 年，幼年性乳头状瘤病首次被正式命名[21]，在早期的报道中未作为特定病变类型，只是回顾性地描述了这种病变[24]。只有少数几组病例报道[21, 22, 25, 26, 26a]，儿科乳腺病变报道中的病例很少[16]，而病例报道也是零星的。一例 11 岁青春期前女孩的病例被诊断为幼年性乳头状瘤病，但提供的图像不支持[27]。文献也描述了罕见的年轻男性幼年性乳头状瘤病[28, 29]。一例 17 岁的青春期男孩有 2~3 个月的间歇性乳头溢液史[29]，但没有提供组织学图像。

2. 临床表现

幼年性乳头状瘤病的典型临床表现为孤立的、实性的、离散的单侧肿瘤，临床上类似纤维腺瘤[21, 26a, 30]。幼年性乳头状瘤病的少见症状包括疼痛[22] 和（或）乳头溢液，很少溢血[22, 26a, 29]。双侧幼年性乳头状瘤病可以是同时或异时发生的。罕见一侧乳腺出现多发病灶的报道。

一些幼年性乳头状瘤病患者在诊断前已经对同侧或对侧乳腺进行了一次或多次活检。也有报道同时对侧活检和随后任何一侧乳腺活检[31]。大多数之

前的活检，诊断为纤维腺瘤或良性增生性病变，而不是幼年性乳头状瘤病。大多数同时进行的对侧乳腺活检中也报道了类似的发现，但在罕见的情况下，在对侧乳腺发现癌。大约有 1/3 病例在随后同侧乳腺活检发现了幼年性乳头状瘤病。其他病变包括良性增生性改变、纤维腺瘤、瘢痕，以及罕见的乳腺癌。

3. 影像学检查

因为在典型幼年性乳头状瘤病的好发年龄段女性，术前通常不使用乳腺 X 线检查，所以乳腺 X 线检查表现的信息有限。乳腺 X 线检查表现为局部区域密度增加，其边界通常没有纤维腺瘤那么清晰[22, 32]。幼年性乳头状瘤病的超声表现为边界不清或离散的不均匀低回声肿块伴有多发囊肿[32-35]。Yilmaz 等[35] 报道的 3 例中只有 1 例似乎是幼年性乳头状瘤病（病例 3，一名 14 岁女孩），由一个 33mm×11mm、界限清楚的低回声肿块构成，具有囊性区域和增强。该病变最初判读为幼年性纤维腺瘤（图 37-2）。对 29 岁、24 岁、14 岁和 13 岁女性幼年性乳头状瘤病患者进行 MRI 检查[35-37]，显示肿块形成，伴复杂的实性和囊性模式，T2 加权像上可见多发小囊肿，以及动态增强呈持续性和混杂性强化。

【乳腺癌家族史】

在诊断为幼年性乳头状瘤病时，患者具有乳腺癌家族史的比例与有乳腺癌的比例相当[25, 26]。经

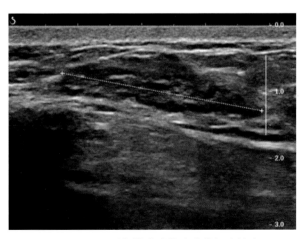

▲ 图 37-2　幼年性乳头状瘤病的超声检查

超声检查显示一例 18 岁患者乳房可触及的肿块为椭圆形的低回声肿块，大小为 3.2cm×1.7cm，提示纤维腺瘤（与图 37-6 为同一病例）

过进一步随访，超过 50% 的患者有乳腺癌家族史[31]。10%～15% 的幼年性乳头状瘤病患者也有乳腺癌[22, 26, 31, 38]。同时患有幼年性乳头状瘤病和乳腺癌的女性通常处于幼年性乳头状瘤病年龄分布的前 1/4 阶段，大多数有乳腺癌的家族史，通常为母亲或姨妈患病，姐妹很少受影响，可能是因为她们还很年轻[26, 31]。幼年性乳头状瘤病似乎与父亲一方女性亲属患乳腺癌比例的增加无关，也没有证实与非乳腺肿瘤的关联。鉴于幼年性乳头状瘤病在男孩中罕见，尚不清楚男性患这种病变是否与家族性乳腺癌有同样高的相关性。

【遗传学检查】

与幼年性乳头状瘤病相关的遗传学改变尚无深入的研究。一例患有幼年性乳头状瘤病的 26 岁女性也患有 Cowden 综合征[30, 39]，这是一种由 PTEN 基因胚系突变引起的多发性错构瘤综合征，患甲状腺、乳腺和子宫内膜良性和恶性肿瘤的风险较高。另一例幼年性乳头状瘤病患者患有 "Proteus" 综合征[30]，它继发于 AKT1 中的镶嵌性、体细胞性、杂合致病性变异，并导致进行性骨生长和畸形、皮肤病变和大疱性肺疾病。对 10 例幼年性乳头状瘤病病例的遗传学进行分析[26a]，发现 5 例（50%）有 PIK3CA 突变，2 例（20%）有 AKT1 突变。其他突变基因包括 ATM（2 例）、MET、NF1 和 GNAS（各 1 例）。没有研究评估幼年性乳头状瘤病患者或其亲属的 BRCA1 和 BRCA2 胚系突变状态。我们认为，文献报道的 2 例与 Noonan 综合征[40] 和神经纤维瘤病相关的幼年性乳头状瘤病病例[41] 并不具有代表性。

【大体病理】

切除的肿瘤为坚实的孤立性肿块，切面似乎与周围的乳腺组织不同，但缺乏典型的纤维腺瘤那样明确的边界。病变直径为 1～8cm，平均直径为 4cm（图 37-3）。最突出的大体特征是多发性 1mm～2mm 的囊肿，较大的囊肿常位于病变的中心。幼年性乳头状瘤病的间质往往是致密和纤维性的。结节和纤维性肿块与大量囊肿一起分散存在，在大体检查中呈现 "瑞士奶酪" 样的外观（图 37-4）。中间的组织通常有白色或黄色的斑点，类似于粉刺样坏死（图 37-4）。

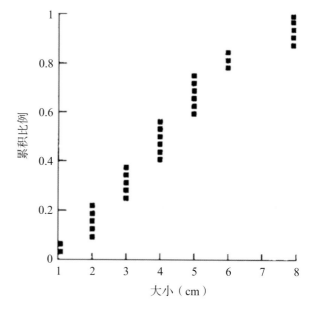

1960—1978 年活检的 41 例幼年性乳头状瘤病在诊断时的大小

▲ 图 37-3　幼年性乳头状瘤病的肿瘤大小

中位大小为 4cm（范围为 1～8cm）[经 American Society for Clinical Pathology 许可，引自 Rosen PP, Kimmel M. Juvenile papillomatosis of the breast: a follow-up study of 41 patients having biopsies before 1979. Am J Clin Pathol. 1990；93（5）：599-603.]

【镜下病理】

组织学检查显示，在不同病例中有不同比例的良性增生性变化，往往是局部的，形成一个相对独立的肿块。常见囊肿和普通型导管增生（图 37-5 至图 37-7），还可见大汗腺化生（图 37-8），可以是平坦型或乳头型的。大部分标本中可见分泌物潴留在囊肿和导管内，为大量充满脂质的组织细胞的聚集（图 37-9）。这些反应性变化与大体观察到的黄色和白色的斑点相对应。也有不同程度的硬化性腺病、小叶增生和纤维腺瘤样增生。

常见旺炽性普通型导管增生，可有假筛状或微乳头生长模式和导管内坏死（图 37-10）。在一组病例报道中，40% 的病例出现了非典型增生，15% 出现了导管内坏死[31]。有时，普通型导管增生累及的导管会因放射状瘢痕中的间质硬化而扭曲。许多关于幼年性乳头状瘤病的单个病例报道，并没有满足幼年性乳头状瘤病的形态学谱系。发生于神经纤维瘤病婴儿的罕见幼年性乳头状瘤病，不能完全令人信服[40-42]。Tan 等[41] 所描述的病变似乎是乳头状导

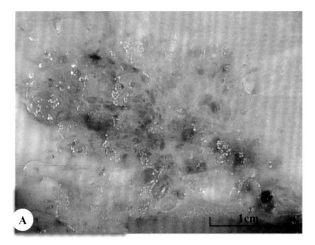

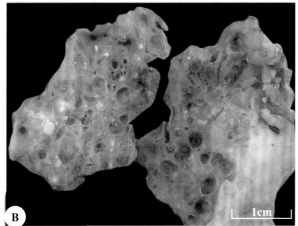

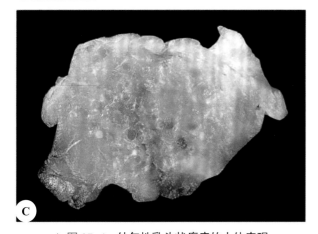

▲ 图 37-4　幼年性乳头状瘤病的大体表现

三个不同的标本，局部有多个小囊肿和黄白色斑点

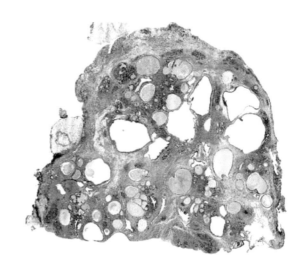

▲ 图 37-5　幼年性乳头状瘤病

幼年性乳头状瘤病伴有多发性大囊肿（"瑞士奶酪"）。注意在标本顶部病变轮廓较为清晰

的分泌物，可能是纤维化结节中的积乳囊肿。Rice 等 [42] 报道了两例据称为发生于男婴的幼年性乳头状瘤病。然而，文献中唯一一张组织学图片仅显示囊性导管扩张，没有幼年性乳头状瘤病特征性的增生变化，诊断有疑问。

【鉴别诊断】

仅由囊肿、囊性乳头状瘤或乳头状瘤构成的病变不应诊断为幼年性乳头状瘤病。例如，Talisman 等 [43] 报道为"幼年性乳头状瘤"的病例，图片显示囊肿和囊内乳头状瘤，而不是幼年性乳头状瘤病的典型特征。仅有孤立的或多个分散的乳头状瘤，以及包括在"乳头状导管增生"病变中的伴放射状瘢痕结构的硬化性乳头状瘤，均不属于幼年性乳头状瘤病谱系 [44-47]。

【与幼年性乳头状瘤病相关的乳腺癌】

与幼年性乳头状瘤病相关的乳腺癌（breast carcinomas associated with juvenile papillomatosis）类型包括导管原位癌（图 37-11）、小叶原位癌（图 37-12）、浸润性导管癌、浸润性小叶癌（图 37-13）和分泌性（"幼年性"）癌 [21, 25]。在一例报道为与分泌性癌相关的幼年性乳头状瘤病中 [48]，其图像更符合囊性高分泌性病变而不是幼年性乳头状瘤病。在大多数患者中，除了 3 例 13 岁、17 岁和 18 岁的女孩，分别同时发生了分泌性癌和幼年性乳头状瘤病 [21, 25]，乳腺癌和幼年性乳头状瘤病通

管增生，而不是幼年性乳头状瘤病。虽然它在大体上有"广泛的微囊肿"，但从发表的组织学图片看并没有这种明显的特征。导管囊性扩张可以发生于幼年性乳头状导管增生，但缺乏大汗腺化生和幼年性乳头状瘤病的其他特征。Paclii 等 [40] 描述了一例 13 月龄婴儿的囊性肿块，含有乳白色的液体附着于乳头下方。所显示的病变似乎是扩张导管中潴留

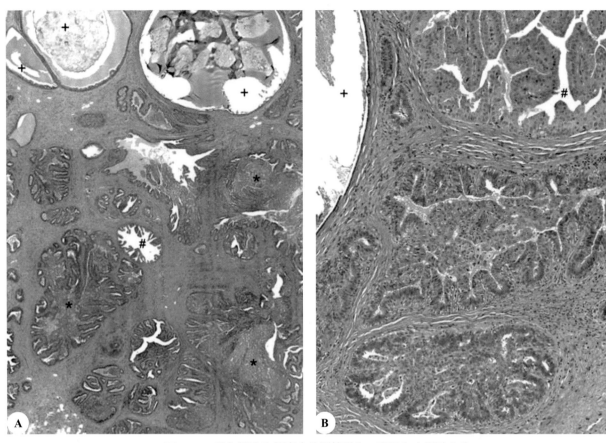

▲ 图 37-6　幼年性乳头状瘤病的导管增生、囊肿和大汗腺化生

A 和 B. 一例幼年性乳头状瘤病中不伴非典型性的旺炽性乳头状导管增生（＊）、囊肿（＋）和大汗腺化生（＃）（与图 37-2 为同一病例）；B. 高倍放大，导管内旺炽性和乳头状普通型导管增生和大汗腺化生

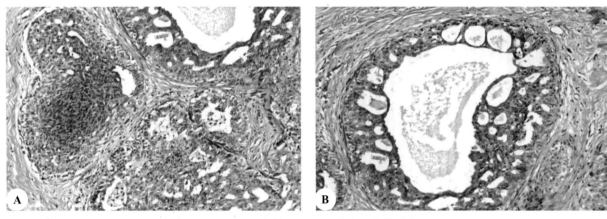

▲ 图 37-7　幼年性乳头状瘤病的导管增生

实性和筛状导管增生伴大汗腺化生，这种表现在幼年性乳头状瘤病中很常见

常发生于青春期以后 [26, 31, 35, 38]。除了少数病例外，乳腺癌发生在幼年性乳头状瘤病内，并似乎起源于幼年性乳头状瘤病。一例患者一侧乳腺发生幼年性乳头状瘤病，同时对侧乳腺发生与幼年性乳头状瘤病不相关的分泌性癌 [21]。

【后续发生乳腺癌的风险】

一项研究评估了幼年性乳头状瘤病切除手术后，患者随后发生乳腺癌的风险 [31]。对 41 例幼年性乳头状瘤病进行回顾性研究发现，至少随访 10年（中位随访 14 年），在 5～15 年后，4 例患者

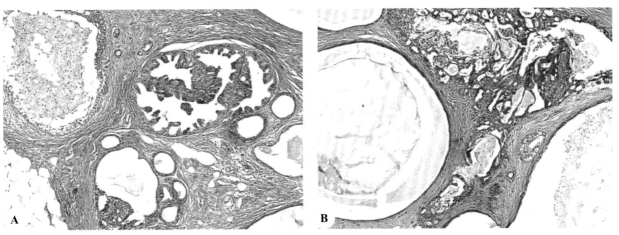

▲ 图 37-8　幼年性乳头状瘤病的大汗腺化生
A. 乳头状大汗腺化生；B. 囊肿上皮和导管内乳头状增生的大汗腺化生

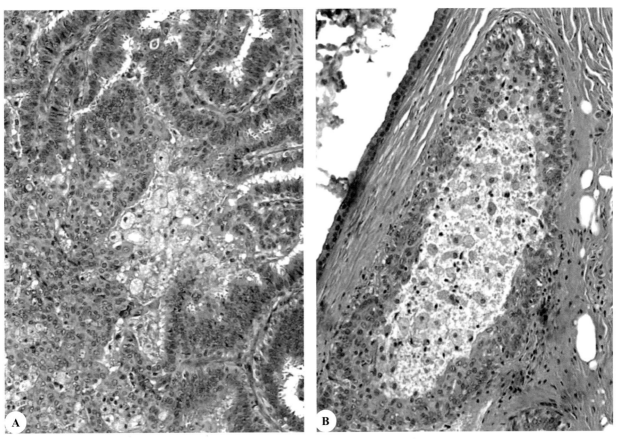

▲ 图 37-9　幼年性乳头状瘤病的组织细胞
A. 普通型导管增生中的组织细胞。B. 三个囊肿中有一个囊肿内衬大汗腺上皮，囊腔内充满了脂性组织细胞。大体上这类囊肿为黄色斑点

（10%）发生乳腺癌[31]（图 37-11）。诊断幼年性乳头状瘤病时，这些患者年龄为 25—42 岁，都比幼年性乳头状瘤病的平均年龄要大，其中 3 例患者为多灶性或双侧幼年性乳头状瘤病。2 例女性患者被诊断为导管原位癌，第 3 例女性患者为导管原位癌伴有微浸润。第 4 例 29 岁患者为一侧乳腺幼年性乳头状瘤病。13 年后，同侧乳腺幼年性乳头状瘤病复发，同时进行对侧乳腺活检，发现与幼年性乳头状瘤病无关的导管原位癌。

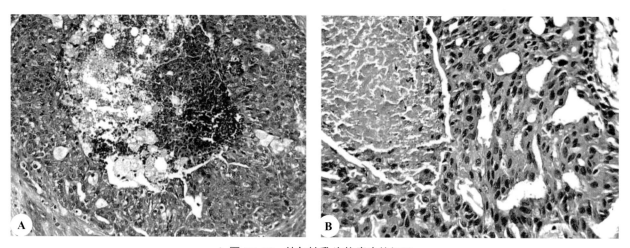

▲ 图 37-10 幼年性乳头状瘤病的坏死

A. 导管增生病变中的坏死、出血和组织细胞；B. 旺炽性导管增生的粉刺样坏死

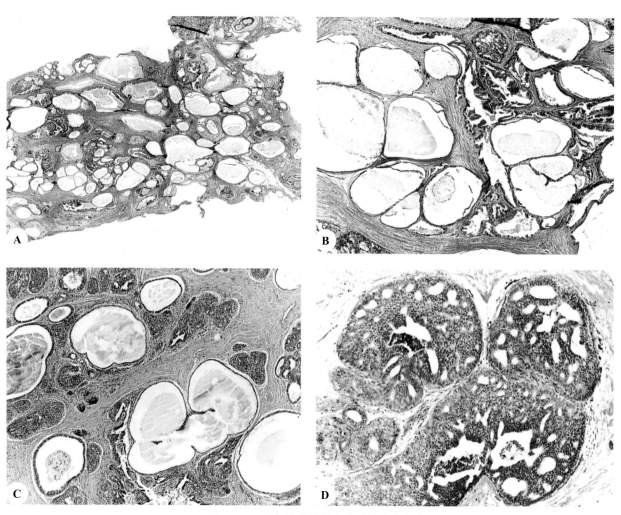

▲ 图 37-11 幼年性乳头状瘤病后续发生的癌

A. 患者 20 岁时右侧乳腺的幼年性乳头状瘤病；B. 患者 24 岁时左侧乳腺的幼年性乳头状瘤病；C. 患者 32 岁时左侧乳腺复发性幼年性乳头状瘤病；D. 左侧乳腺复发性幼年性乳头状瘤病中的导管原位癌［A、B 和 D 引自 Rosen PP, Holmes G, Lesser ML, et al. Juvenile papillomatosis and breast carcinoma. *Cancer*. 1985；55（6）：1345-1352.］

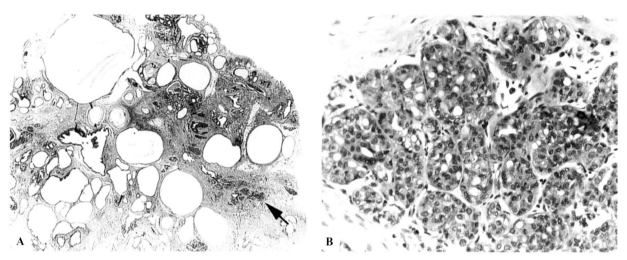

▲ 图 37-12　幼年性乳头状瘤病伴小叶原位癌
A. 箭示幼年性乳头状瘤病中的小叶原位癌；B. A 中小叶原位癌的放大

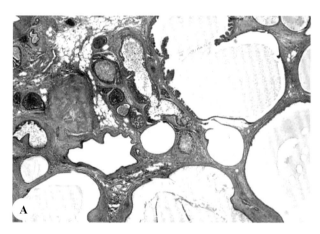

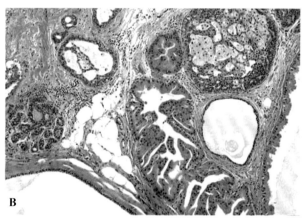

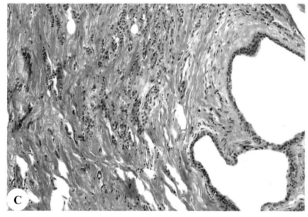

▲ 图 37-13　幼年性乳头状瘤病中的浸润性小叶癌
一例 46 岁女性患者的标本。A 和 B. 幼年性乳头状瘤病中的囊肿、导管增生和大汗腺化生；C. 在 A 和 B 所示肿瘤的囊肿附近发现浸润性小叶癌［A 至 C 引自 Rosen PP, Holmes G, Lesser ML, et al. Juvenile papillomatosis and breast carcinoma. Cancer. 1985；55（6）：1345-1352.］

【治疗和预后】

　　大多数情况下，临床上幼年性乳头状瘤病提示为纤维腺瘤，很少在术前诊断。因此，大多数幼年性乳头状瘤病病变被剜除，没有周围的组织边缘。目前，尚不清楚不完整切除幼年性乳头状瘤病是否容易局部复发，即使在组织学上切缘似乎足够，也可能复发。手术切除后，除非发现乳腺癌，不需要进行额外的手术或辅助治疗，但建议临床和影像随访，也需要考虑到其他风险因素，如乳腺癌家族史。目前，不认为幼年性乳头状瘤病属于癌前病变。

五、儿童和年轻女性的乳头状瘤和乳头状导管增生

【临床表现】

1. 年龄和性别

在 30 岁以下的患者中乳头状瘤（papilloma）和乳头状导管增生（papillary duct hyperplasia）不常见[8, 46]。除了少数发生于男性的病例外[2, 49-51]，大多数患者都是女性，中位年龄为 17 岁[47]。虽然大多数患者是青少年或年轻女性（15—25 岁），但也有一些患者更年轻，包括罕见的新生儿患者[2]。

2. 症状

最常见的症状是肿块。较少出现乳头溢液[12, 50, 52]。乳晕周围或乳晕下病变最常见。

4 岁以下婴幼儿乳头溢血极罕见，不一定形成肿块，这些病例应排除乳腺炎。Harmsen 等[53] 报道了 2 名健康婴儿的乳头溢血，是一名 8 月龄女婴和一名 9 月龄男婴，没有乳房肿块。乳头溢血在几个月后自发消退，分别随访 10 个月和 11 个月，均为良性。检索 1956—2010 年的文献，共发现 38 例乳头溢血病例，涉及男女性婴幼儿，只有 4 例有肿块（2 例乳头状瘤，1 例纤维腺瘤和 1 例叶状肿瘤）[53]。除 4 例患者外，所有患者均≤ 4 岁，所有病例均为良性。报道的其他病例均无肿块形成或其他明显原因，并自发消退，包括一名 3 月龄女婴的双侧乳头溢血[54]。

3. 影像学检查

对乳腺乳头状病变患者很少进行乳腺 X 线检查。据报道，影像学检查结果为非特异性表现[47]。少数病例有微钙化。超声检查是术前评估的首选方法，常为无回声囊腔中的肿块。一项研究[47] 报道称，患者家庭成员有中度患乳腺癌的频率（13%），通常影响母系女性亲属。

【大体病理】

报道的最大病变可达 5cm，肿块边界清楚或模糊。弥漫性乳头状普通型导管增生（乳头状瘤病）可出现多发性、1～3mm 大小含乳头状赘生物的囊肿。

【镜下病理】

儿童和青少年的乳头状瘤和不伴非典型增生的乳头状增生的形态学，类似于成人的同类病变（见第 5 章）。

在大约 1/3 的病例中，乳头状瘤仅限于单一病灶，没有或仅有轻微硬化。乳头状瘤由单层或多层上皮细胞被覆的乳头状结构组成，乳头轴心含有丰富的纤维血管间质，位于一个或多个相邻的扩张导管中（图 37-14）。上皮细胞核分裂象罕见，偶尔也可见。肌上皮细胞存在，并可以增生（图 37-15）。

乳头状瘤伴硬化性乳头状导管增生是最常见的形态学改变，发生于近 50% 的病例（图 37-16 和图 37-17）。在这些病例中，乳头状瘤被促结缔组织增生性肌上皮和间质细胞扭曲和破坏，形成放射状瘢痕样的硬化。卷入增生性间质的上皮细胞簇或小叶需要与浸润性癌鉴别。在诊断困难的病例，使用一组肌上皮标志物（如 calponin 和 p63）有助于诊断。

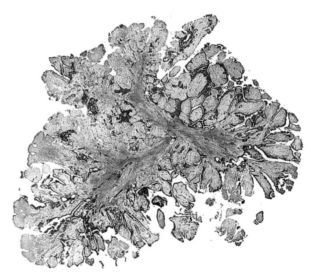

▲ 图 37-14　乳头状瘤

一例 14 岁女孩有乳头溢血，乳晕下方切除的乳头状瘤

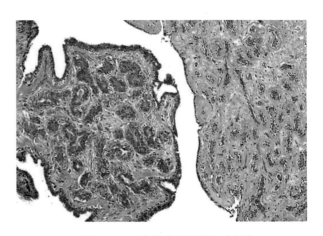

▲ 图 37-15　乳头状瘤的肌上皮增生

一例 14 岁女孩的乳头状瘤，增生的腺管周围（左）和硬化部分（右）有肌上皮增生

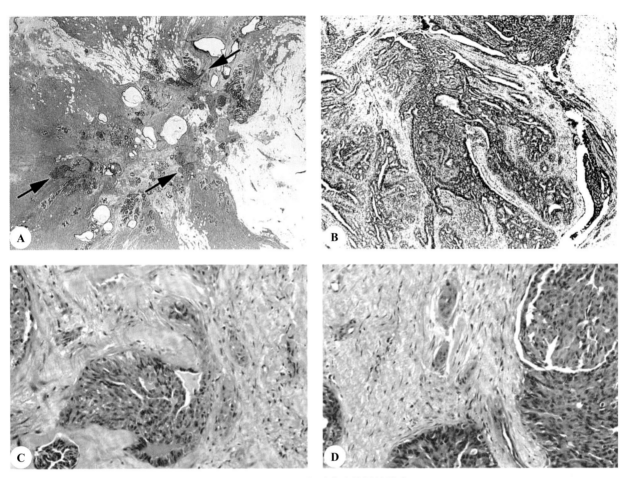

▲ 图 37-16　硬化型乳头状导管增生

A 和 B. 来自一名 15 岁女孩，有可触及的肿块；A. 病变具有放射状瘢痕的结构，箭示一些乳头状病灶；B. 病变中的硬化性乳头状瘤部分；C 和 D. 来自一名 16 岁女孩，由于切面问题导致间质中出现孤立性上皮细胞团，可能会被误认为是浸润性癌

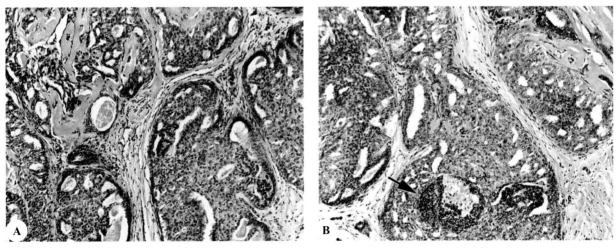

▲ 图 37-17　硬化型乳头状导管增生

来自一名 14 岁女孩，可触及肿块；A. 硬化性乳头状瘤；B. 增生的上皮局部坏死（箭）

过去乳头状瘤病（papillomatosis）用于描述具有显著的微乳头和局部性乳头状结构、累及多个导管的普通型导管增生，以区别微乳头型导管上皮非典型增生或导管原位癌。局部可见纤维血管间质支撑的短乳头，但大部分增生倾向于微乳头状或局部实性的生长模式，而没有间质（图 37-18 和图 37-19）。增生的上皮细胞核呈微乳头状排列，体积小而深染，位于单个乳头的顶部，这种现象称为"成熟现象"（关于非典型和普通型微乳头状导管增生的鉴别诊断见第 9 章）。现在"乳头状瘤病"这一名词已经被淘汰，主要是为了避免患者处理过程中可能发生的误解。局部区域可以出现细胞学非典型性（图 37-20），但目前，这种现象在儿童患者的临床意义尚不清楚（见本章后面关于非典型导管增生

的讨论）。也可以存在肌上皮细胞增生，显著的囊肿形成、广泛的大汗腺化生、分泌物潴留、乳腺炎和其他幼年性乳头状瘤病中特征性的良性增生性病变，在这种形式的乳头状导管增生中都不存在[21]。

【治疗和预后】

超声引导粗针穿刺活检通常是为了初始评估和诊断。过去，对于任何年龄组所有患者的乳头状病变都进行手术切除。目前，通过粗针穿刺活检诊断的成人患者的普通型增生的乳头状瘤，其治疗方式从手术切除到临床和影像随访不等，具体采取哪种治疗方式取决于许多因素，包括临床症状、病变大小和患者的选择（见第 5 章）。对于儿童普通型增生的乳头状瘤的处理没有具体的指南，大多数仍被切

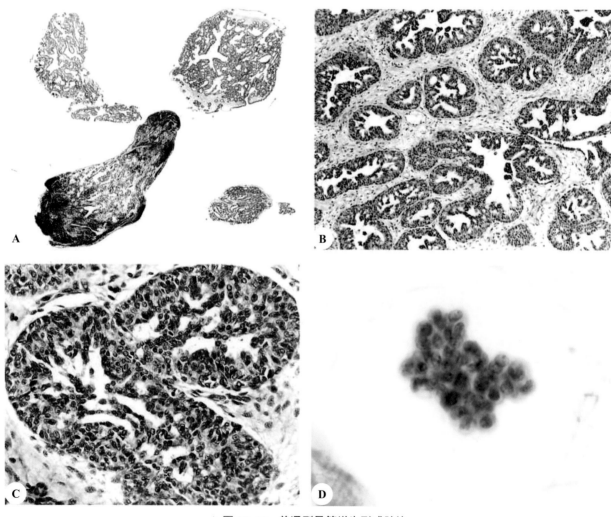

▲ 图 37-18　普通型导管增生形成肿块

A 至 C. 患者是一名 13 岁的女孩，乳晕下肿块。A. 一张组织学切片中可见多个肿块片段。左下角深色的组织是梗死导致的出血。B. 微乳头状普通型导管增生（乳头状瘤病）的放大图。C. 微乳头状增生。D. 一名 11 岁女孩乳头溢液的细胞学标本，她的活检标本与 A 至 C 相似

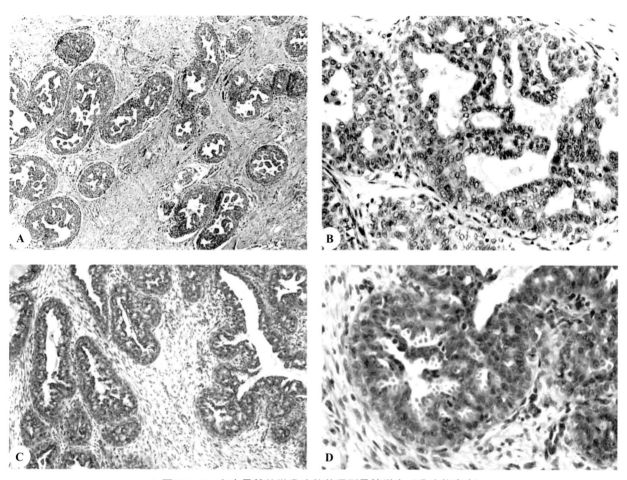

▲ 图 37-19　多个导管的微乳头状普通型导管增生（乳头状瘤病）

A 和 B. 一名 16 岁女孩可触及肿块的活检标本。微乳头状增生累及多个导管。C 和 D. 一名 7 月龄男婴的旺炽性微乳头状增生

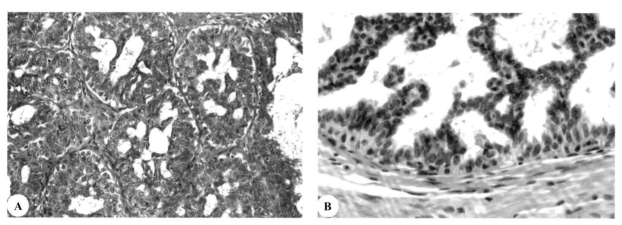

▲ 图 37-20　多个导管的乳头状增生，局部伴有轻微的非典型性

标本来自于一名 11 岁女孩。A. 微乳头状增生和局部肌上皮增生；B. 局部导管上皮有轻微的非典型性

除。建议采用一种保守的方法来保护乳房的"芽"，以尽量减少可能出现的畸形。普通型导管增生从来都不是手术的指征，因为这些变化是良性的。

没有儿童或青春期普通型乳头状瘤患者发生乳腺癌的报道，表明该病不会导致后续的乳腺癌。

六、"幼年性"非典型导管增生

关于年轻女性非典型导管增生［"幼年性"非典型导管增生（"juvenile" atypical ductal hyperplasia）］的首次报道[55]，包括 9 例 18—26 岁的女性患者，

诊断时平均年龄为 21 岁。"幼年性"非典型导管增生通常因乳房"增厚"而活检时被偶然发现[55, 56]，或更常见的是来自"乳房肥大"患者的缩乳术标本[55-57]。有时非典型导管增生发生在幼年性纤维腺瘤的导管[58, 59]。"幼年性"非典型导管增生的发病率尚不清楚。一项研究回顾了 182 例 13—35 岁女性的缩乳术标本，发现 2 例（1%）非典型导管增生病例，均为 30 岁以下的女性[57]。在该研究中，未发现非典型小叶增生或小叶原位癌。少见情况下，患者有乳腺癌的家族史[55]。

"幼年性"非典型导管增生常为显微镜下偶然发现，没有特征性大体表现。"幼年性"非典型导管增生仅限于少数几个导管。显微镜下表现为单形性低级别导管上皮增生，有微乳头状或筛状结构，形态学类似于成年女性的非典型导管增生，但不如后者典型（见第 6 章）（图 37-21 至图 37-23）。肌上皮细胞存在（图 37-24）。在组织的横切面上，常同

时出现幼年性非典型导管增生与缺乏上皮增生的导管（图 37-23）。非典型导管增生之间的间质通常致密，胶原丰富（图 37-21），小叶稀少，非典型导管稀疏分布。

目前，"幼年性"非典型导管增生的临床意义尚不明确。在一项研究中[55]，"幼年性"非典型导管增生平均随访 39 个月（5~68 个月），2 例患者在 1 年内另外切除了同一乳房区域，均再次发现了非典型导管增生。

七、男性乳腺发育症

男性乳腺发育症（gynecomastia）是男性乳腺导管和导管周围间质的一种良性改变，通常是对激素或激素类药物的反应（另见第 35 章）。

【年龄】

婴儿男性乳腺发育症是由于母亲的雌激素通过

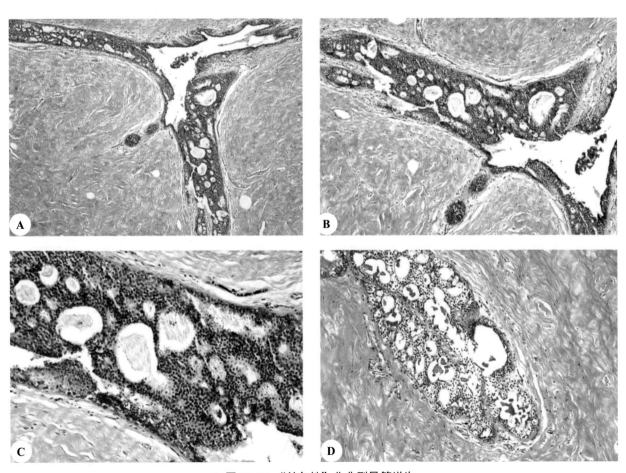

▲ 图 37-21 "幼年性"非典型导管增生

A 至 C. 来自一名 20 岁女性，因乳房肥大行缩乳术；A 和 B. 导管的 3 个分支中有 2 个分支局部有非典型导管增生；C. 导管上皮筛状增生；D. 另一例筛状非典型导管增生

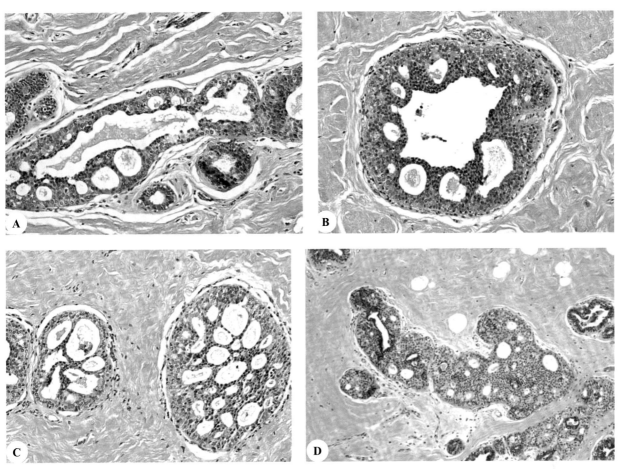

▲ 图 37-22　"幼年性"非典型导管增生

一名 23 岁女性患者，因乳房局部"增厚"而活检。A. 纵向切开的一条终末导管，进入未发育的小叶。增生的上皮在导管外周形成拱桥结构。B. 与 A 相似的导管的横切面，非典型增生的上皮形成环周的拱桥结构。C. 筛状非典型导管增生的相邻导管的横切面。D. 一名 17 岁巨乳症女孩的乳腺标本，显示筛状非典型导管增生

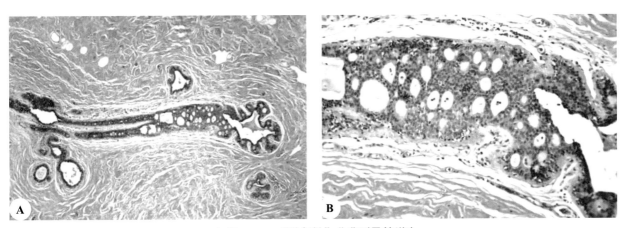

▲ 图 37-23　"幼年性"非典型导管增生

一条导管纵切面上的局部筛状非典型导管增生，标本来自一名 21 岁女性

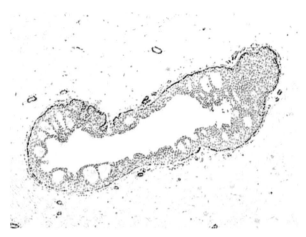

▲ 图 37-24 "幼年性"非典型导管增生
SMA 免疫组织化学染色显示周围的肌上皮层

胎盘进入新生儿体内而引起的一过性现象，在男婴和女婴中都会发生，并在出生几周后自然消退。

轻微的双侧或单侧男性乳腺发育症局限于乳晕下的乳芽，是青春期 30%～70% 的男孩都会出现的一种生理现象。乳腺增大在 13—14 岁时达到顶峰，可以持续几个月到几年。这种变化是由于青春期男孩雌激素的相对增加高于睾酮。脂肪细胞中的芳香化酶使周围睾酮转化为过多的雌激素，可能是超重或肥胖男孩的发病因素。除了生理激素的改变或病理疾病外，合成代谢类固醇、娱乐性药物（如大麻）、抗抑郁药和情绪调节药物都是其他潜在的致病因素。特别是服用利培酮（一种治疗精神分裂症和自闭症的药物）的儿童和青少年（≤ 18 岁）患者，男性乳腺发育症的风险比未用药者高 5 倍[60]。特发性男性乳腺发育症往往在高加索男孩中更为常见。

一组病例报道称，3.7%（3/81 例）的男性乳腺发育症与 Klinefelter 综合征相关[61]。最近的研究显示，分子遗传学改变可能在青春期男性乳腺发育症的发病机制中有作用。一项对 107 例患有男性乳腺发育症的青春期男性和 97 例对照的研究发现，编码 ER-β 的基因多态性与男性乳腺发育症的瘦素受体之间显著相关，但与编码芳香化酶的 CYP9 多态性没有显著相关性[62, 63]。另一组研究发现，在 25 例青春期男性乳腺发育症患者中，28% 有微弱的基因组改变，提示青春期男性乳腺发育症并不总是一种"生理"状况，而可能是由于潜在的基因组改变导致激素失衡和（或）功能改变[63]。

【临床表现】

男性乳腺发育症通常会产生界限不清的硬块或增厚区。少见情况下，形成孤立性肿块而提示肿瘤，可能进行手术切除（图 37-25）（参见第 36 章中关于男性乳腺发育症的讨论）。这些改变可以是双侧或单侧。超重或肥胖的男孩，常出现乳房增大，如果缺乏组织诊断，很难区分真正的男性乳腺发育症和弥漫性脂肪细胞增生。

假性男性乳腺发育症是由于局部脂肪组织的堆积。少见情况下，青春期前或青春期男孩累及胸壁或乳腺的囊性水瘤，可能类似单侧的男性乳腺发育症[64-66]。

一些患有神经纤维瘤病的男孩，也可以患有男性乳腺发育症（详见下文）。

【治疗】

大部分青少年的男性乳腺发育症都采用保守的治疗方法，因为它通常不需要治疗就会自发消退。很少需要手术切除，通常是美容需求[67]。如果超重或肥胖的男孩，由于脂肪组织过多而导致假性男性乳腺发育症，节食和锻炼可能很有帮助。Akgul 等[68] 报道了 3 例接受他莫昔芬治疗的 16—18 岁的男性乳腺发育症，手术切除标本中只有脂肪组织。作者将这一发现解释为药物的效果，但这样的结论不是循证的，因为这些肿块病变可能是继发于脂肪细胞增生的假性男性乳腺发育症。对于年轻的男性不建议使用他莫昔芬治疗。

迄今为止，最大宗的男性乳腺发育症报道是来自荷兰的 5113 例手术切除病例[69]，其中 19 岁以下男性 867 例（8%）（0—9 岁 8 例，全部为单侧；10—19 岁 859 例，单侧 428 例，双侧 431 例）。20—29 岁的男性共有 550 例病例。作者指出，年轻患者比年长患者更常接受手术。在 0—19 岁组，手术切除病例中有 42 例假性男性乳腺发育症（与体重超重相关），2 例非典型导管增生（2.4%），但没有乳腺癌的病例。

【男性乳腺发育症和非典型导管增生或癌】

少见情况下，青少年男性乳腺发育症中发生非典型导管增生或导管原位癌。在这种情况下，应回顾患者的临床病史，并特别注意治疗性或娱乐性药物的使用，以排除药物对乳腺实质的可能影响。非典型导管增生和导管原位癌的形态类似于成人相应的病变（图 37-26）。回顾性分析德克萨斯州三家医院数据[61]，10 年间（1999—2010 年）有 81 例 21 岁以下的男性接受了缩乳术；79% 的患者存在双侧异常。3 例患者患有 Klinefelter 综合征。手术时平

均年龄为 16.2 岁（10—21 岁）。患者的平均体重指数为 28.1（18.4～44.6），大多数患者超重或肥胖。切除组织的平均重量为 170.2g（5～812g）。只有 1 例显示细胞学非典型性。Koshy 等[61] 还总结了 615 例青少年男性的乳房手术切除标本的组织学，其中

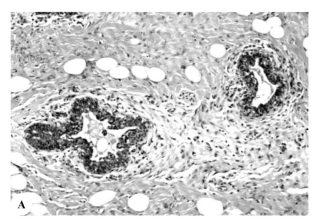

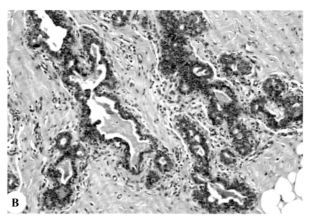

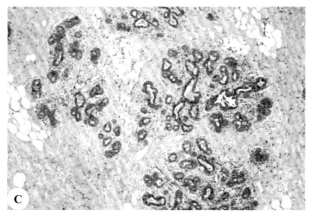

▲ 图 37-25　男性乳腺发育症

A. 图片显示一名 2 岁男孩乳房肿块的组织学表现，显示典型的、活跃的男性乳腺发育症，伴导管周围间质增生；B. 导管增生和导管内分泌物；C. 小叶

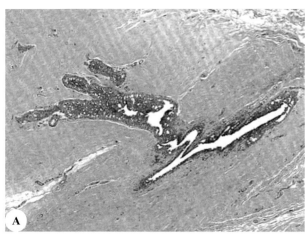

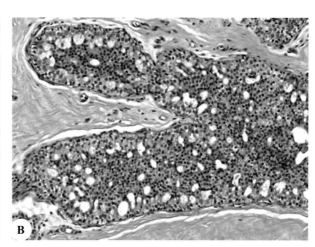

▲ 图 37-26　一例男性乳腺发育症患者的导管原位癌

A. 一名 17 岁男性乳腺的一个大导管因单形性导管上皮增生而扩张。周围间质致密，没有发现假血管瘤样间质增生。

B. A 中导管的横切面显示单形性低级别非典型增生和筛状结构。该患者没有已知的乳腺癌风险因素或使用 / 滥用引起导管上皮细胞改变的药物

大多数因男性乳腺发育症而手术。文献报道了 6 例乳腺癌（1%）和 4 例非典型增生（0.6%），包括 1 例 17 岁男孩的分泌性癌[70]、1 例 18 岁 1 型神经纤维瘤病男性患者伴双侧乳腺低级别导管原位癌[71]、2 例 20 岁和 16 岁患者的低级别导管原位癌[72, 73]，以及 1 例 16 岁男孩的中等核级导管原位癌[74]。所有报道的导管原位癌病灶都非常小，有时仅局限于 1~2 个小导管的横切面。文献报道了 2 例青少年男性导管原位癌，提供的图片显示邻近的组织有假血管瘤样间质增生[73, 74]。

【男性乳腺发育症和神经纤维瘤病】

Cho 等[75] 报道了 6 例罹患神经纤维瘤病的非肥胖青春期前男性乳腺发育症，没有内分泌异常的证据。症状开始时的平均年龄为 7.5 岁（4—8 岁），手术活检时的年龄为 6—11 岁，其中 5 例是非洲裔美国人。4 例男孩为双侧男性乳腺发育症，2 例男孩为单侧性。4 例病变仅限于乳晕下区域，而其他 2 例病变广泛累及乳房。神经纤维瘤病男孩发生青春期前男性乳腺发育症的病例很少[76-78]。除了无非典型性增生性导管外，大多数还显示假血管瘤样间质增生，伴或不伴多核间质巨细胞[77, 78]。在某些病例中，还可见神经纤维瘤[76, 79]。

八、纤维上皮性病变

（一）年龄和种族

对于纤维上皮性病变（fibroepithelial lesions, FEL）（参见第 8 章），特别是纤维腺瘤，是青少年女性最常见的乳腺肿瘤。在 Ross 等研究的 54 例 18 岁以下儿童患者中[80]，诊断时的平均和中位年龄分别为 15.4 岁和 16 岁（10—18 岁）。在 Tay 等的研究中[81]，儿科患者（≤ 18 岁）的平均和中位年龄均为 14 岁（10—18 岁），其中 63% 的患者年龄在 14 岁或以上。来自纽约市纪念医院的 54 例儿科患者中，45 例（83%）有种族信息[80]，其中 67% 是白种人，27% 是非洲裔美国人，4% 是西班牙裔，2% 是亚洲人。与此相似，在密歇根大学医院因纤维腺瘤接受治疗的 38 名女孩（≤ 19 岁）中[19]，有 11 名（9%）是非洲裔美国人，其余是高加索人。诊断时平均年龄为 16.6 岁（11.8—18.9 岁）。在 Tay 等的研究中[81]，46 例已知月经初潮年龄的患者中，有 36 例（78.3%）在月经初潮后出现纤维上皮性病变，而 10 例（21.7%）发生纤维上皮性病变症状时还未出现初潮。大多数纤维上皮性病变都表现为可触及的肿块。大约 1/3 的病例存在周期性疼痛[81]。乳头溢血罕见[81]，但有时会由纤维上皮性病变梗死而引起[81]。

对尼日利亚 121 例儿科患者（≤ 19 岁）乳腺肿瘤进行研究[5]，发现纤维腺瘤是最常见的肿瘤（69.4%），特别是在 15—19 岁的年龄组。叶状肿瘤相对较少见，有 6.6%（8/121 例），其中 7 例叶状肿瘤发生在 15—19 岁。

（二）纤维腺瘤

【临床表现】

纤维腺瘤（fibroadenoma）占青少年女性乳腺肿瘤的 40%~75%[19, 25, 26, 37]。纤维腺瘤的发生率可能被低估了，因为通过细针穿刺活检或粗针活检诊断的纤维腺瘤并不总是通过手术切除[82]。

根据 Ross 等[80] 报道，普通型纤维腺瘤患者的平均和中位年龄为 17 岁（15—18 岁）。幼年性纤维腺瘤患者的平均和中位年龄分别为 15 岁和 16 岁（11—18 岁）。2 种病变的月经初潮平均年龄为 12 岁，但从月经初潮到诊断的平均时间，普通型纤维腺瘤为 72 个月，幼年性纤维腺瘤为 36 个月。

纤维腺瘤通常表现为孤立性、有弹性、椭圆形、活动的、可触及的肿块。Sanchez 等[19] 在一家儿科医院接受超声检查的 19 岁以下女性青少年中，发现了 91 例乳房实性肿块。38 例患者 90%（44/49 个）的病变诊断为纤维腺瘤。其他肿瘤包括错构瘤、管状腺瘤、假血管瘤样间质增生和泌乳改变各 1 例，1 例非霍奇金淋巴瘤。89.5%（34/38 例）的患者自我检测到肿块，只有 4 例（10.5%）为偶然发现。很少情况下，肿块会引起疼痛，疼痛可能与月经周期有关[81]。乳头溢血非常罕见[81, 83]，有时与纤维腺瘤梗死有关[81, 83, 84]。一些研究发现，非洲裔美国女孩的幼年性纤维腺瘤患病率相对较高[80, 85]。

大小

大多数青少年的纤维腺瘤可达 3cm[19, 80, 81]。Ross 等[80] 研究的 34 个纤维腺瘤的平均肿瘤大小为 2.9cm（0.5~7cm）。在一项对 61 例纤维腺瘤（30 例简单或富于细胞性纤维腺瘤和 31 例幼年性纤维腺瘤）的研究中[81]，平均肿瘤大小为 3.6cm，中位大小为 3.0cm（1.2～11cm）。一些起源于乳头下或邻近乳头管的良性肿瘤，可能会显示纤维腺瘤或良性叶状肿瘤和乳头状瘤的重叠形态[86]。一些青少年女性的纤维腺瘤＞ 5cm，曾称为"巨大"纤维腺瘤。这个描述性术语在过去不仅用于纤维腺瘤，也用于良性叶状肿瘤和形成肿块的假血管瘤样间质增生，应该避免使用。尽管它们生长迅速，但大的纤维腺瘤常呈良性的临床经过[87]。

【镜下病理】

对于大多数儿童和青少年的纤维腺瘤，在组织学上与年轻女性的相应肿瘤相似。有管周型和管内型的生长模式[16, 80, 81, 88]。在一些病例中，间质可以轻微富于细胞（图 37-27），特别是在"幼年性"纤维腺瘤中（图 37-28），间质透明变性并不常见。上皮细胞增生在幼年性纤维腺瘤中更为常见（图 37-28）。在 Ross 等的研究中[80]，34 例纤维腺瘤中的 11 例为普通形态，23 例为幼年性纤维腺瘤。18%（2/11 例）的普通型纤维腺瘤和 30%（7/23 例）的幼年性纤维腺瘤中存在上皮增生。Tay 等[81]在 44 例纤维腺瘤（22 例普通型和 16 例幼年性）中，发现很少或没有上皮增生；17 例纤维腺瘤（2 例普通型和 15 例幼年性）有中度上皮增生；只有 1 例幼年性纤维腺瘤有明显的上皮增生。一些纤维腺瘤有少量的核分裂，而幼年性纤维腺瘤，核分裂指数可能高达 1.8/10HPF[80, 81]。一例 18 岁女孩纤维腺瘤出现了泌乳期变化，核分裂指数达到 1.3/10HPF[80]，

患者曾于 11 个月前分娩。

（三）叶状肿瘤

叶状肿瘤（phyllodes tumors，PT）临床表现为肿块（图 37-29），常以生长迅速为特征。Tagaya 等[89]描述了一例 11 岁儿童表现为乳头溢血的良性囊性和乳头状的叶状肿瘤。Martino 等[90]报道了一例 13 岁女孩出现乳头溢血，有一个 4.5cm 大小的叶状肿瘤。Tay 等[81]报道的 53 例儿童纤维上皮性病变患者中，有 4 例（7.5%）出现乳头溢液，其中 2 例梗死，但没有说明纤维上皮性病变的类型。叶状肿瘤的大小可＜ 3cm，也可≥ 20cm。

【镜下病理】

这个年龄组的叶状肿瘤与成人的同类肿瘤具有相同的组织学特征（图 37-29 和图 37-30）[80, 81, 91]。间质细胞密度增加，存在间质细胞核的非典型性。交界性和恶性叶状肿瘤中可见浸润性边界。良性叶状肿瘤的上皮下区域可见间质细胞核分裂，而在交界性和恶性叶状肿瘤中，核分裂更加多见，且散在分布。在这个年龄组，当不具备叶状肿瘤的其他特征时，纤维上皮性病变中间质细胞的核分裂活性本身并不足以诊断叶状肿瘤，因为在某些纤维腺瘤中也可以发现中等程度的核分裂活性，特别是幼年性纤维腺瘤[80, 81]。可以见到类似富于细胞的假血管瘤样间质增生或肌纤维母细胞瘤样的肌纤维母细胞增生区域，特别是在良性叶状肿瘤中（图 37-31）。在

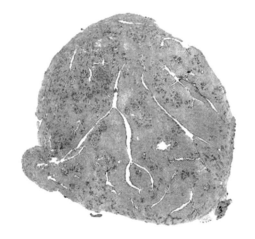

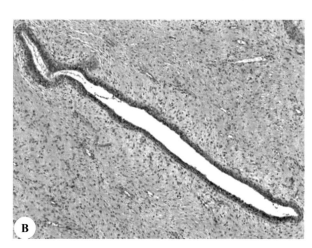

▲ 图 37-27　纤维腺瘤，间质富于细胞

这例纤维腺瘤来自一名 19 岁女性的乳腺。A. 少数几条长的导管腔轻度开放，但总体上病变的细胞密度和小叶分布较均一。B. 显示图中央一条开放的导管。构成病变的细胞具有小的细胞核，没有非典型性。导管周围区域间质细胞密度轻度增加

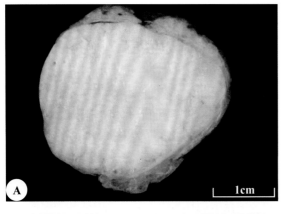

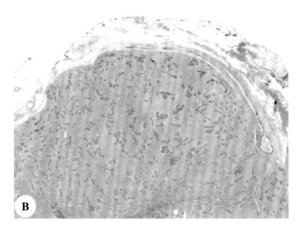

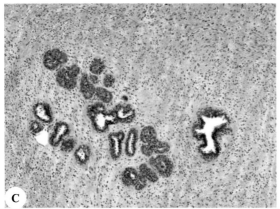

▲ 图 37-28　纤维腺瘤，幼年性

这例纤维腺瘤来自一名 16 岁女性的乳腺。A. 大体观，肿瘤边界清楚。切面呈致密纤维性，有散在的浅色区域。B. 低倍镜下，显示整个病变导管和间质分布均匀。C. 间质富于细胞，伴有富于细胞性假血管瘤样间质增生的特点，细胞核没有异型性。一个小叶普通型增生

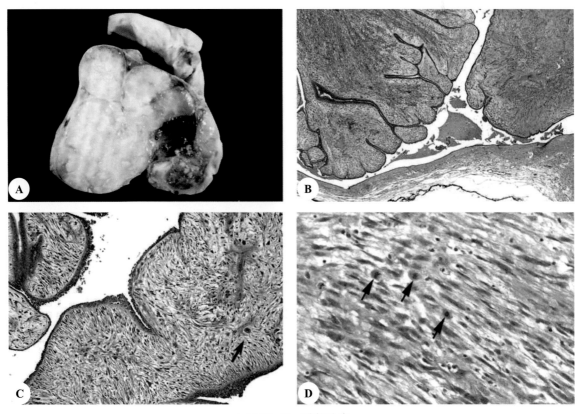

▲ 图 37-29　叶状肿瘤

A. 一名 12 岁女孩的良性叶状肿瘤的囊性部分含有血凝块（右下）；B. 一名 13 岁女孩的囊状恶性叶状肿瘤；C. 与 B 为同一病变，中度的间质细胞密度和一个非典型核分裂象（箭）；D. 与 B 和 C 为同一肿瘤，有多个核分裂象

恶性叶状肿瘤中，可以存在异源性间质成分，如脂肪肉瘤（图 37-30）、平滑肌肉瘤和横纹肌肉瘤区域。儿童或青少年很少发生恶性叶状肿瘤（图 37-29 和图 37-30）。然而，恶性叶状肿瘤是这个年龄组常见的乳腺原发性恶性肿瘤之一[18, 92]。虽然大多数儿童和青少年的叶状肿瘤在切除后呈良性的临床经过，但也有罕见的局部复发报道。在最近的系列研究中，局部复发性肿瘤的组织形态学与原叶状肿瘤相似，没有观察到分级上的进展[80, 81]（图 37-32）。远处转移极为罕见，仅有极少数报道，大部分都在年龄较长的病例组[91, 93-98]。

一个病例系列包括了 7 例患者的 8 个纤维上皮性病变（11.8%）[81]，1 例同时患有纤维腺瘤和叶状肿瘤的患者出现了局部复发。原纤维上皮性病变为 3 个幼年性纤维腺瘤，2 个普通型纤维腺瘤，1 个富于细胞性纤维腺瘤和 2 个良性叶状肿瘤。4 例复发性肿瘤接受了手术切除，1 例只通过粗针穿刺活检进行了评估，其余 3 例只进行了影像学评估。在 5 个具有组织学资料的复发性肿瘤中，除了一个良性叶状肿瘤复发为纤维腺瘤外，均以相同的形态复发。作者指出，叶状肿瘤的局部复发比任何类型的纤维腺瘤都更常见。多因素分析显示，核分裂＞ 2/10HPF（视野直径 0.55mm）与局部复发显著相关。Ross 等报道称[80]，在 29 例有随访资料的患者中，2 例局部复发。一个良性叶状肿瘤，另一个交界性叶状肿瘤，均以相同的形态复发。该组患者都

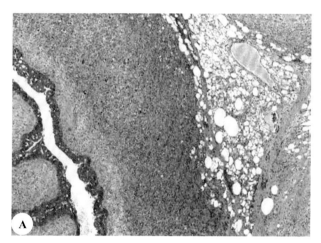
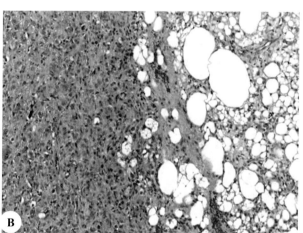

▲ 图 37-30　恶性叶状肿瘤伴脂肪肉瘤样异源性成分

A. 一名 15 岁女孩的恶性叶状肿瘤，大部分由高级别梭形细胞构成（左），脂肪肉瘤样区域中可见脂肪母细胞（右）。B. 脂肪母细胞具有细胞质内空泡，挤压细胞核。该患者在初次手术切除的 2 年后出现了局部复发，复发肿瘤具有相同的组织学形态

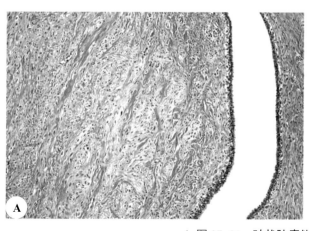
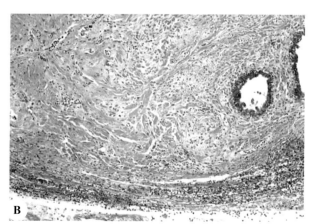

▲ 图 37-31　叶状肿瘤伴有肌纤维母细胞瘤样间质

A. 一名 12 岁女孩的良性叶状肿瘤，间质显示梭形细胞增生与胶原束混合。注意导管具有裂隙样和开放的管腔，通常见于叶状肿瘤。B. 这一肿瘤具有清楚的边界。在部分区域，间质类似假血管瘤样间质增生

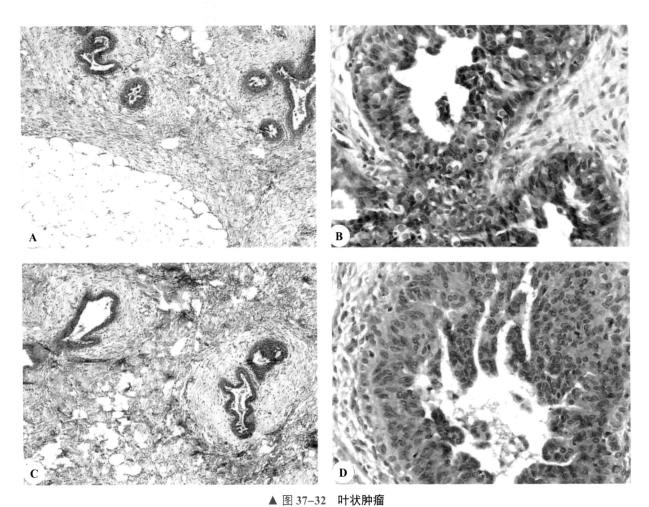

▲ 图 37-32　叶状肿瘤

A 和 B. 一名 11 岁女孩切除的良性叶状肿瘤；C 和 D. A 和 B 所示叶状肿瘤的局部复发，有相似的组织学形态

没有发生远处转移（关于叶状肿瘤的其他讨论详见第 8 章）。

儿童或青少年纤维上皮性病变中的非典型导管增生或导管原位癌较少见 [80, 81]。

九、假血管瘤样间质增生

假血管瘤样间质增生（pseudoangiomatous stromal hyperplasia，PASH）可以发生于儿童的乳腺，特别是青少年 [9, 99-101]，有时会导致青春期巨乳畸形（也称为"处女乳腺肥大"），假血管瘤样间质增生可以在少女的乳腺中形成可触及的肿块 [99, 101-104]，临床表现类似纤维腺瘤（图 37-33）[99, 100]。在青春期男性乳腺发育症的男孩乳腺和患有神经纤维瘤病的男孩乳腺中，也可出现假血管瘤样间质增生 [77, 78, 100]。在一项报道中，一名 3 岁男孩乳腺出现了一个边界清楚的结节状肿块，临床怀疑错构瘤或脂肪瘤，后证实为假血管瘤样间质增生 [100]。

目前尚不清楚，青春期女性有肿块形成的假血管瘤样间质增生是否需要手术干预，密切的临床和影像随访是否足够。建议对青春期确诊为假血管瘤样间质增生的女孩进行保守治疗，以避免潜在的损毁性的手术结果。

【纤维上皮性病变与幼年性乳头状瘤病】

儿童伴有多发囊肿的纤维腺瘤，可能在大体上提示为幼年性乳头状瘤病（图 37-34 和图 37-35）。在某些病例中，组织学检查显示纤维腺瘤间质中呈现幼年性乳头状瘤病的复杂增殖模式。据报道，一例幼年性乳头状瘤病和良性叶状肿瘤形态重叠 [81]，一例幼年性纤维腺瘤和幼年性乳头状瘤病发生于同一名患者的同侧乳腺 [38]。这些少见病变与幼年性乳头状瘤病的确切关系有待确定。纤维腺瘤如果仅包含由扁平或立方上皮被覆的囊肿，则不被认为是幼年性乳头状瘤病的一部分；然而，幼年性乳头状瘤

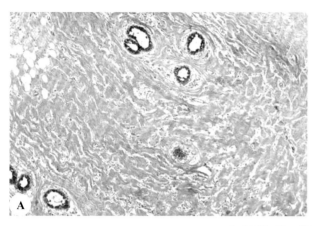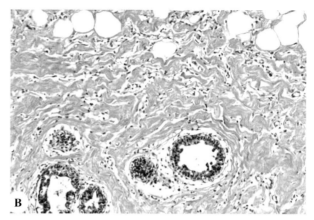

▲ 图 37-33　假血管瘤样间质增生

这是一名 15 岁女孩的孤立性乳腺肿块，临床考虑纤维腺瘤。可见假血管瘤样间质增生典型的间质裂隙和轻微的上皮增生

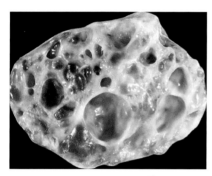

▲ 图 37-34　纤维腺瘤伴囊肿

这名 20 岁女性病例显示显著的囊肿形成，类似幼年性乳头状瘤病，但组织学缺乏典型的增生成分

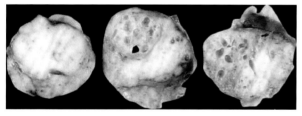

▲ 图 37-35　纤维腺瘤伴幼年性乳头状瘤病样增生

这例纤维腺瘤局部囊性的区域类似幼年性乳头状瘤病的增生

病患者可能偶然伴普通型纤维腺瘤。

十、儿童和青少年的乳腺癌

乳腺癌在这个年龄段非常少见，占所有乳腺病变不到 1%[1-16, 105]。

【易感因素】

在某些病例中，既往的放射史是易感因素。既往有青少年乳腺癌病例，在童年时期因胸腺增大而接受纵隔照射[106, 107]。儿童期，特别是青少年的乳腺照射，与成年期的乳腺癌有关[108-112]。Demoor-Goldschmidt 等[113] 报道了 141 例放射诱导性乳腺癌的临床病理特征，其中 121 例患者在儿童 / 青春期因其他胸部恶性肿瘤接受放疗。

BRCA1 和（或）*BRCA2* 遗传性胚系突变，或与遗传性乳腺癌综合征相关的其他基因突变的女性携带者可在很年轻的时候发生乳腺癌，包括青春期晚期。

【临床表现】

大多数患有原发性乳腺癌的儿童和青少年都是女性，但男性也可能发生。诊断时的平均年龄约为 13 岁。有 6 岁之前男孩和女孩发生分泌性癌的报道[114, 115]。除了少数病例外，均表现为肿块。乳头溢液和弥漫性乳房增大并不常见。乳腺癌的大小为 1～9cm。

【镜下病理】

许多儿童和青少年的原发性乳腺癌都是分泌性（幼年性）癌［secretory（juvenile）carcinomas］[25, 70, 114-122]（图 37-36）。男性和女性均有分泌性癌的报道[115-120, 123]。男孩的乳腺癌通常是分泌型，其他类型很少遇到，包括腺样囊性癌（adenoid cystic carcinoma, AdCC）。分泌性癌见第 22 章，腺样囊性癌见第 25 章。

儿童和青少年期女孩和男孩可发生腺样囊性癌[115, 124-126]，但在青春期晚期似乎更为常见[124-126]。目前，还没有实性和基底样腺样囊性癌的报道。

少数病例报道和回顾性研究报道了浸润性导管癌（图 37-37）[4, 92, 96, 105, 109, 121, 123, 127-129a]、浸润性

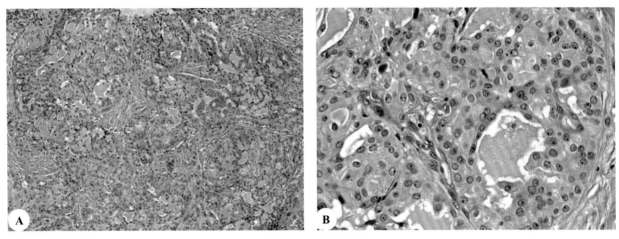

▲ 图 37-36　分泌性癌

A 和 B. 这名 16 岁女性的分泌性癌有特征性的空泡、花边样、低级别的形态，并具有诊断性的 *ETV6-NTRK3* 基因融合。肿瘤出现了局部复发和远处转移（引自 Shukla N，Roberts SS，Baki MO，et al. Successful targeted therapy of refractory pediatric ETV6-NTRK3 fusion-positive secretory breast carcinoma. *JCO Precis Oncol.* 2017；2017.）

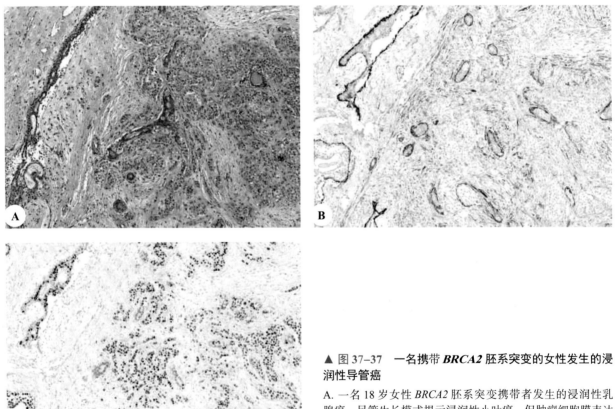

▲ 图 37-37　一名携带 *BRCA2* 胚系突变的女性发生的浸润性导管癌

A. 一名 18 岁女性 BRCA2 胚系突变携带者发生的浸润性乳腺癌。尽管生长模式提示浸润性小叶癌，但肿瘤细胞膜表达 E-cadherin（未提供图片），符合导管癌表型。B. 癌巢周围缺乏肌上皮，支持间质浸润（calponin 免疫组织化学染色）。C. 免疫组织化学染色显示浸润性癌强表达 ER

小叶癌[123] 和多形性癌[130]。也有导管原位癌的病例报道[4, 92]，包括少数几例发生于男性乳腺发育症患者[73, 74, 131, 132]。小叶原位癌的报道较少见[92, 133]，包括 1 例 17 岁伴有幼年性乳头状瘤病的女孩[25]（图 37-12）。

十一、其他肿瘤

淋巴瘤或白血病等系统性疾病可以累及儿童和年轻人的乳腺。乳腺原发性或继发性淋巴造血系统肿瘤将在第 40 章讨论。

在这一年龄段的患者，原发性乳腺肉瘤非常罕见。有发生于 20 多岁女性的原发性乳腺血管肉瘤的罕见病例报道[16, 92, 134]，包括一例 14 岁儿童的双侧乳腺血管肉瘤[135]。

在这一年龄段，除了横纹肌肉瘤（图 37-38），原发于其他部位的恶性肿瘤转移到乳腺非常罕见，3%～6% 的年轻女性的横纹肌肉瘤转移至乳腺，一些女孩在最初诊断时就有乳腺受累，发病年龄在 11—20 岁[136-139]。Howarth 等[137] 观察到，虽然横纹肌肉瘤在男孩中更常见，但乳腺转移最常发生在女孩中，只有一例男孩的报道。横纹肌肉瘤转移到乳腺表现为典型的腺泡型[136-139]，大多数肿瘤起源于四肢或臀部。一组病例报道显示[136]，在最初诊断后 3～12 个月发现的 7 例乳腺转移病例中，肿瘤原发部位包括手、腿、腹膜后和阴道各 1 例。一例患者一侧乳腺发生原发性乳腺横纹肌肉瘤，并转移到对侧乳房，一例肿瘤的原发部位不详。青春期女孩易发生乳腺转移，可能与青春期前和青春期乳腺的快速生长、激素刺激和青春期乳腺的血管化有关。鉴于青春期女孩的腺泡状横纹肌肉瘤发生乳腺转移相对较多，应对此类患者进行乳腺的临床和影像学评估。偶见原发性乳腺横纹肌肉瘤的报道[16, 109, 136, 140]，尚不清楚横纹肌肉瘤累及乳腺是真的原发于乳腺的横纹肌肉瘤，还是乳腺外肿瘤的转移。

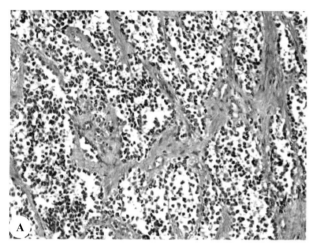

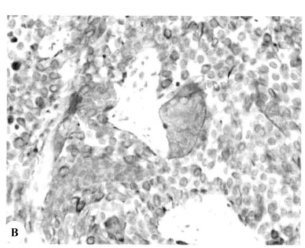

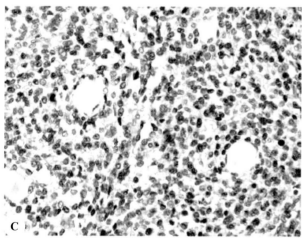

▲ 图 37-38　一名青春期女孩的乳腺转移性腺泡状横纹肌肉瘤

A. 肿瘤由高度恶性的蓝圆细胞组成，呈腺泡样排列，有宽的胶原间质；B. 肿瘤细胞胞质表达 desmin；C. 细胞核 myogenin 着色（图片由 Dr. Cristina Antonescu, Memorial Sloan-Kettering Cancer Center 提供）

第 38 章　良性间叶性病变
Benign Mesenchymal Lesions

Melinda F. Lerwill　Frederick C. Koerner　著

石慧娟　译校

一、纤维瘤病

纤维瘤病（fibromatosis）是由形态温和的梭形细胞和丰富的胶原纤维组成的一种浸润性生长的梭形细胞肿瘤。几乎可发生于身体任何部位。在 20 世纪中叶研究乳腺肉瘤的文献中描述的这种乳腺病变，现在称为纤维瘤病[1, 2]。自那时开始使用纤维瘤病这一诊断术语。文献中除了几项研究之外[3-10]，都是病例报道。

【临床表现】

纤维瘤病是一种不常见的病变，发生于乳腺的病例尤其罕见。在一项包括 72 例腹壁外纤维瘤病的研究中[11]，只有 3 例发生于乳腺。文献中没有提供乳腺纤维瘤病发病率的具体数据。WHO 肿瘤分类的编者指出，该病变"占所有乳腺肿瘤的比例 < 0.2%"[12]，引用该数据的文献普遍写道"乳腺肿瘤的 0.2% 或在所有原发性乳腺病变中 < 0.2%"。该数据的来源很难确定，它可能来自 Cameron 和 Adair 在 1965 年的一篇题为"常见乳腺肿瘤的临床特征和诊断"的研究[13]。作者回顾了 1958—1960 年 1128 例女性的病例记录，主诉包括肿块、疼痛、压痛、"牵拉感"或乳房大小的变化。作者对疾病诊断分类如下，即癌（369 例）、叶状肿瘤（7 例）、良性非肿瘤性病变（721 例）、纤维瘤病（2 例）和"其他病变"（29 例）。纤维瘤病占该组病例的 0.177%，纤维瘤病与乳腺癌的比例为 2/369。因此，在本组病例中纤维瘤病占乳腺病变的比例，是符合 < 0.2% 的说法的。然而，随着乳腺疾病的

诊断和评估的诸多进展，很难再将该项研究的发病率数据应用于目前的临床实践。也许，最好的说法就是，该病变是罕见的。

女性乳腺纤维瘤病发生率远远超过男性。大多数研究中，所有病例均为女性。但在 2008—2019 年的 4 项研究[8, 10, 14, 15] 共计 251 例患者中，有 19 例为男性。这些文献没有描述男性病例的详细临床特征，但在 12 例男性乳腺纤维瘤病的病例报道中提到了一些相关情况[16-27]。女性的乳腺纤维瘤病几乎可发生于所有年龄段，范围为 11 月龄至 83 岁[7, 28]。在三项研究中的平均年龄为 25 岁[4]、27.5 岁[9] 和 44.5 岁[29]，大多数研究中的平均年龄在 37—50.3 岁[4, 7]。男性的发病年龄在 32—72 岁[20, 23]，平均年龄 48.1 岁，50% 的男性患者在 40—50 岁。

患者通常表现为乳腺孤立性肿块，少数患者诉疼痛、压痛、刺痛和其他感觉，很少出现乳头溢液[5]。出现症状通常为几周或数月，但也有报道长达 5 年[4]。有些肿瘤是在影像学检查时被发现的[6, 30-36]。

无论女性还是男性，双侧乳腺发病率均大致相等。肿块可发生于乳腺的任何部位，包括乳晕下区域，并可延伸至腋窝乳腺组织中[32, 37, 38]。双侧乳腺病变只发生于极少数患者，在 7 项研究的 176 例患者中[3-9]，6 例患有双侧肿瘤。这些患者的双侧肿块似乎为各自独立发生的，因为没有肿瘤跨越中线的报道。在一个病例中[4]，双侧肿瘤的发生间隔了 2 年；其他病例的双侧肿瘤均为同时出现。10 篇病例报道[39-48] 报告了另外 11 例双侧的纤维瘤病。其中一篇描述了一例 29 岁女性双侧纤维瘤病，在患者切除左肩基底细胞癌留下的瘢痕中发生了纤维

瘤病[42]。另一篇描述了一例 31 岁女性，患有双侧纤维瘤病和典型的家族性腺瘤性息肉病（familial adenomatous polyposis，FAP）[46]。多中心性乳腺纤维瘤病非常罕见[49]。一例复发性乳腺纤维瘤病的 26 岁女性患者，在右腰和髂区域的腹前肌出现纤维瘤病结节[50]。一例 60 岁女性快速生长的、位置较深的纤维瘤病结节延伸到第 4 肋与第 5 肋之间的胸部，挤压了心脏和纵隔的其他结构[51]。

发生于胸肌的纤维瘤病可表现为乳腺病变[52]。纤维瘤病可发生自浸润性导管癌（invasive ductal carcinoma，IDC）后重建过程中使用的背阔肌瓣[33]。

纤维瘤病通常表现为可活动、质实的肿块。偶尔，未触及明确的肿瘤。一篇报道称，近 20% 的患者出现皮肤凹陷或皱缩[8]。也可以发生乳头回缩[53, 54] 或固定于皮肤或胸壁[54] 上。

【诱发因素】

一例女性被一块混凝土击中胸部后患上了纤维瘤病[55]，另一例女性则称她在纤维瘤病出现前几年遭受了创伤[4]。除了这些例外情况，大多数患者并没有提及创伤史。一些研究报道了比率较低的乳腺手术史[4-7]，研究报道称 25% 的女性[9] 和 44% 的病例[8] 有乳腺手术史。手术与发生纤维瘤病之间的时间间隔为 < 1～15 年[8]。一项研究报道的中位时间间隔为 24 个月[4]。虽然日常遭受的创伤似乎不能解释大多数病例的发生，但有证据显示，手术可以导致某些患者乳腺纤维瘤病的形成。

文献中有大约 40 多例在乳房假体旁发生的纤维瘤病（图 38-1），从而提出了两者之间因果关系

的问题。Tzur 等[56]的一篇综述列出了大部分文献报道的乳腺纤维瘤病，此外，三项小宗研究[57-59] 和 2 篇病例报道[60, 61] 又增加了 16 个病例。患者的年龄为 21—66 岁[57, 62]，平均年龄 38.2 岁。病例发生于左侧乳腺的概率比右侧更高（分别为 17 例和 10 例），但病例数很少。这些肿瘤被发现于乳房放置假体之后的 13 个月[57] 至 10 年[58]，大多数发生于 5 年之内。肿瘤为单侧发生，位于假体区域，大小为 2.4～14cm[58, 63]。一篇综述指出，放置乳房假体的女性和未放置的女性相比，纤维瘤病的发生率没有差异[56]。术中创伤可能与放置假体术后发生纤维瘤病有关，但目前的证据并未表明假体本身可导致纤维瘤病[56, 64, 65]。

尽管腹壁纤维瘤病常与妊娠相关，但在妊娠期间很少发生乳腺纤维瘤病，表明这两种病变偶尔共存是个巧合。有极少数家族性腺瘤性息肉病（familial adenomatous polyposis，FAP）患者发生乳腺纤维瘤病[8, 34, 45, 46, 66, 67]，但这种关联并不常见。

【影像学检查】

乳腺 X 线检查往往不能显示肿瘤。在一项研究[8] 的 16 例病例中，只有 6 例是通过乳腺 X 线检查发现肿块的。病变典型特征是形成毛刺状肿块，疑为恶性肿瘤。典型的纤维瘤病不会产生影像学可检查到的钙化，但其病灶可以包裹同时存在的病变中的钙化。超声检查纤维瘤病比 X 线检查具有更高的敏感性。一篇文献报道，超声显示全部 9 例有乳腺肿块[8]。典型的肿瘤表现为实性、毛刺状或小分叶状的肿块[53]。典型图像为低回声，肿块也可能出

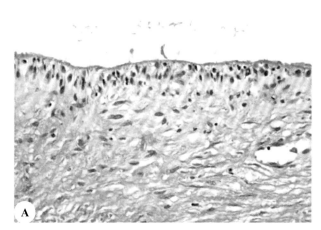
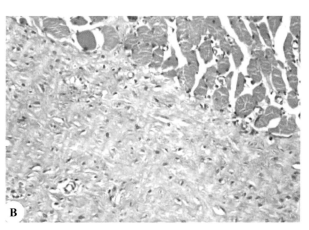

▲ 图 38-1　乳房假体旁的纤维瘤病

A. 假体囊壁的滑膜化生，纤维瘤病（下方）形成了假体包膜的一部分；B. 纤维瘤病侵犯胸大肌

现不均匀声像或高回声[34]。肿瘤可能显示出 Cooper 韧带的拉直或拴系[10]。病变的外观通常与乳腺癌相似，但一些病例没有后方声影及呈平行排列提示可诊断为良性病变[10]。一例 32 岁女性的伴有疼痛的肿瘤，显示为一个中央回声区域，导致影像学上考虑诊断为脓肿[68]。据报道，磁共振成像（MRI）所见在描述肿块信号强度和动态监测结果方面存在不同[33, 69-72]。这种变化可能反映了细胞密度、黏液样基质和胶原的数量或病变的生物学特性的差异。MRI 可能在确定肿瘤的范围和评估有无胸壁侵犯方面最有价值[33]。乳腺闪烁显像显示了一例女性的纤维瘤病结节，而乳腺 X 线检查没有显示肿块[41]。有病例采用断层扫描显示一个小的毛刺状肿块，而在传统的乳腺 X 线检查中未被发现[36]。还有采用质子磁共振波谱检测了一个纤维瘤病结节，结论为良性肿瘤，而传统的成像方法显示其为恶性病变[73]。

当纤维瘤病的发生与乳房假体相关时，即使在组织学上显示向周围侵犯的区域，其边界通常也很清楚。在 Seo 等[70] 从文献中挑选的 32 例乳房假体相关纤维瘤病中，9 例有影像学资料，9 例肿瘤均显示清晰的边界。

【大体病理】

纤维瘤病可形成最大径为 0.3～17cm[8, 9] 的肿块。几项全部为女性病例的研究显示[4-7, 9, 29]，肿块平均大小为 2.0～5.5cm[9, 29]。男性病例的肿块大小为 1.0～8.0cm[17, 19]，平均为 3.2cm。发生在女性和男性的肿瘤均通常被描述为边界欠清或边界不清，

但偶尔也有边界清楚的病例。结节可能呈卵圆形或星状（图 38-2），白色、棕褐色或灰色。偶尔，肿瘤有旋涡状或小梁状外观。出血和坏死不是病变特征。

【镜下病理】

乳腺纤维瘤病的组织学特征与其他部位发生的纤维瘤病相同。尽管组织学形态可变，梭形细胞和胶原构成了其主要成分。梭形细胞通常呈宽片状分布，有时呈席纹状或编织状（图 38-3）。细胞核小而淡染、均匀，卵圆形或梭形（图 38-4）。偶尔，可见深染和大小不一的细胞核（图 38-5）。核分裂数罕见 > 1/10HPF，除非是在活检后的反应性修复区域。在典型病例中，胶原呈均匀分布（图 38-6）。在胶原纤维丰富而掩盖了梭形细胞的区域，可呈瘢痕疙瘩样（图 38-7）。有些肿瘤的中心区域可能比周围的纤维成分多，但也可能情况相反。间质可呈黏液样变（图 38-8）。肿瘤细胞不会发生钙化，但肿瘤间质内可有来源于内陷的腺体的钙化[4]。小血管均匀分布于肿瘤各处。近 50% 的肿瘤可见灶性淋巴细胞浸润，尤其是在肿瘤的周围（图 38-9），特别是在围绝经期和绝经后女性中，淋巴细胞可形成生发中心[6]。

在 2 例可能是乳腺纤维瘤病的病例中，描述了在婴儿指 / 趾纤维瘤病中所见的细胞质包涵体[74]。这些直径为 3～10μm 的圆形嗜酸性小体，在 Masson 三色染色中呈红色，未行过碘酸 - 雪夫（PAS）法染色，也没有做细胞角蛋白、desmin 或 S-100 免疫组织化学检测。包涵体周围可见平滑肌

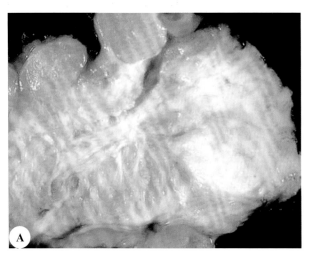
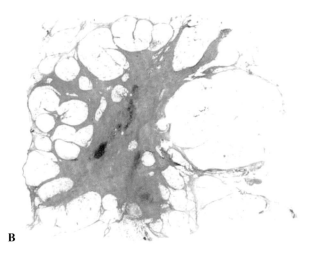

▲ 图 38-2　纤维瘤病的典型表现

A. 病变形成边界不清的白色、星状肿块；B. A 所示肿瘤的全组织切片，可见肿瘤呈星状和浸润性特征

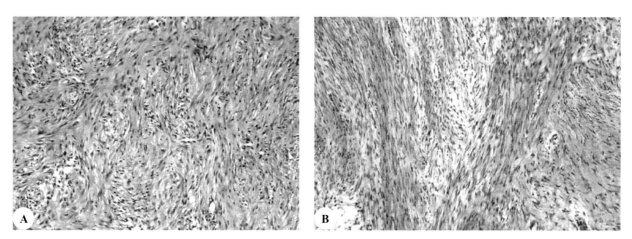

▲ 图 38-3　纤维瘤病的典型生长模式

A. 肿瘤细胞形成了席纹状结构；B. 另一个区域的肿瘤细胞呈束状排列

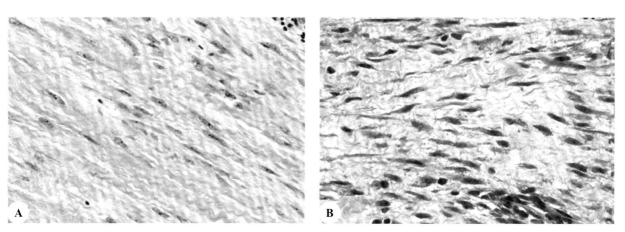

▲ 图 38-4　纤维瘤病的典型核特征

A. 梭形细胞具有淡染的细胞核；B. 虽然这个区域的细胞核深染，但细胞体积小且形态一致

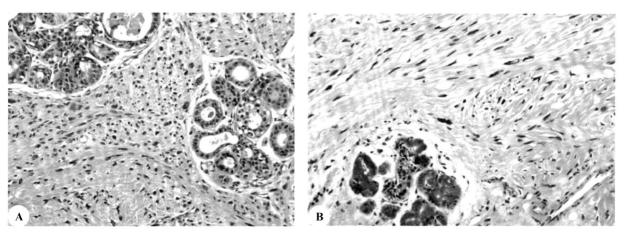

▲ 图 38-5　纤维瘤病肿瘤细胞胞核深染

肿瘤细胞胞核深染，在 A 中小叶之间浸润的少数细胞的细胞核显得较大

特异性肌动蛋白（MSA）免疫组织化学标志呈环状显色。超微结构显示包涵体的核心是颗粒物质，而周围的"微纤维结构"与细胞质的微丝融合。对乳腺纤维上皮性肿瘤中类似的包涵体的研究表明，这种包涵体由紧密排列的肌动蛋白丝组成[75, 76]。超微

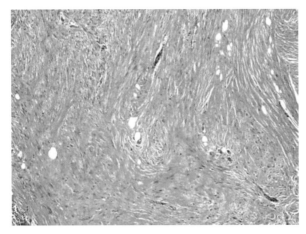

▲ 图 38-6　纤维瘤病
胶原纤维束呈均匀分布

结构研究表明，梭形细胞具有肌纤维母细胞 / 纤维母细胞的特征[30, 74, 77, 78]。

无论在肉眼观察下结节的边界如何清晰，肿瘤总是浸入乳腺实质（图 38-10）。在肿瘤的周围，常可见肿瘤延伸、包绕导管和小叶结构（图 38-11）。这些浸润区域的外观可能与叶状肿瘤相似，但淋巴细胞的聚集支持纤维瘤病的诊断。纤维瘤病的中心区腺体成分不明显或缺乏。

【鉴别诊断】

修复和反应性过程，如愈合的脂肪坏死瘢痕、外伤和手术，可以刺激纤维瘤病的发生。大量吞噬脂质的巨噬细胞或明显的钙化支持诊断其他病变而不是纤维瘤病。对于异物肉芽肿，有时伴部分吸收的缝线组织，提示为既往的手术所致。纤维瘤病常发生淋巴细胞浸润，不应据此错误地诊断为炎症性病变，如结节性筋膜炎。纤维瘤病的炎症性成分通常为局限于病变周围的孤立的淋巴细胞聚集灶，

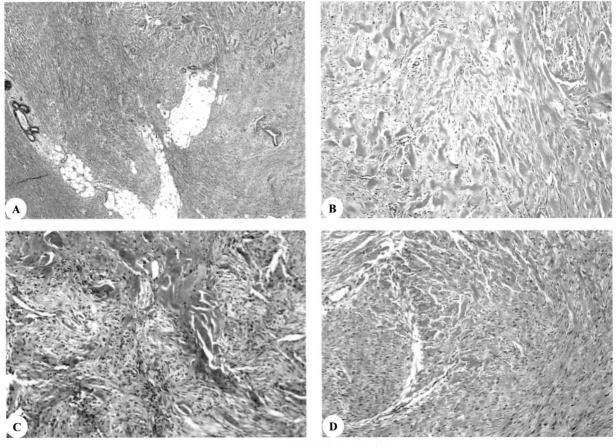

▲ 图 38-7　瘢痕疙瘩样纤维瘤病
A. 右上角可见瘢痕样胶原束；B. 高倍镜显示瘢痕样胶原束；C. 富细胞区域；D.Masson 三色染色，显示胶原纤维呈蓝色

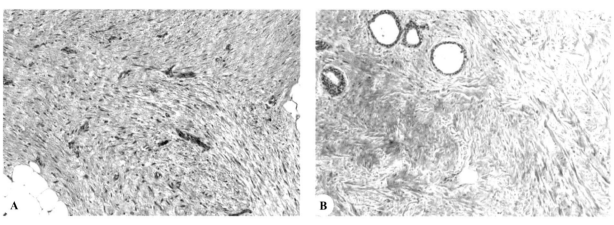

▲ 图 38-8　黏液样纤维瘤病
A. 细胞外基质呈灰蓝色；B. 在这个病例中，嗜碱性的基质非常明显

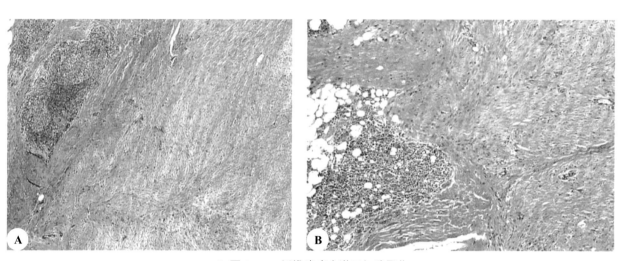

▲ 图 38-9　纤维瘤病中淋巴细胞聚集
A. 肿瘤边缘有一个淋巴细胞增生结节，含有两个生发中心；B. 淋巴细胞聚集在肿瘤和脂肪组织之间

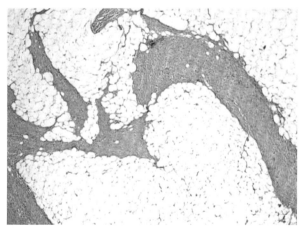

▲ 图 38-10　纤维瘤病呈舌状浸润，肿瘤成角状延伸到脂肪组织中

而结节性筋膜炎尽管也会发生局部的炎症细胞浸润，但通常炎症细胞更广泛地分布于整个病变中。结节性筋膜炎中典型的"肌样"和多核细胞不是纤维瘤病的特征[79]。

在恶性肿瘤中，化生性癌和肉瘤是最可能与纤维瘤病混淆的肿瘤实体。细胞密集、多形性和核分裂的存在支持化生性癌的诊断，而不是纤维瘤病。对于炎症反应，可能主要是淋巴细胞，在大多数化生性癌的肿瘤内及周围比纤维瘤病更为广泛。表达细胞角蛋白、p63 和 CD10 等免疫标志是化生性癌的特征，而弥漫核表达 β-catenin 支持纤维瘤病的诊断（参见下文）。细胞密集、多形性，尤其是核分裂有助于诊断肉瘤，而不是纤维瘤病。尽管有报道纤维瘤病的核分裂数达（3～5）/10HPF [5, 6]，但

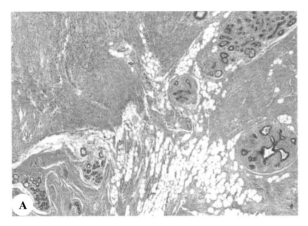

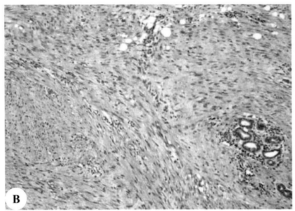

▲ 图 38-11 纤维瘤病的浸润

A. 肿瘤细胞束包绕乳腺小叶；B. 肿瘤细胞围绕着一个小叶结构（右下角）

这是例外情况。这种核分裂数值提示应考虑诊断肉瘤或梭形细胞癌。纤维瘤病的核分裂数通常不超过 1/10HPF，大多数缺乏核分裂。

一项研究[29] 的作者认为，"粗针穿刺活检是诊断纤维瘤病的一种准确的方法"。在 26 例手术切除标本明确为纤维瘤病的病例中，其中 22 例（85%）粗针穿刺活检提示或建议诊断为纤维瘤病，其余 4 例活检标本的诊断包括瘢痕和结节性筋膜炎等良性病变。同时应用免疫组织化学染色并辅以分子检测，如检测 β-catenin 的基因突变，可获得满意的粗针穿刺活检标本诊断的敏感性和特异性，但在接受这一结论之前还需要更多的数据。

【细胞学】

纤维瘤病细针穿刺活检标本的涂片检查结果各不相同。有些含有的细胞太少，不能令人满意；有些在颗粒状背景中只有少数梭形细胞。在典型病例中[20, 30, 44, 49, 55, 77, 80, 81]，涂片显示小而均匀的梭形细胞散在分布，单个或三维立体成群。散在分布的细

胞边界不清或胞质脱落，只留下裸核。卵圆形至梭形的细胞核稍大，染色质淡染、细颗粒状，核仁不明显。胞质由弱嗜酸性至嗜碱性，边界不清、突起短。多形性不是病变特征。背景中可能存在颗粒状无定形物质、间质碎片、片状和簇状良性导管上皮及淋巴细胞。导管上皮细胞可能显示大汗腺化生[82]。细胞涂片的鉴别诊断包括瘢痕、筋膜炎、多种良性间叶性肿瘤、纤维上皮性肿瘤、化生性癌和几种低度恶性的肉瘤。在大多数情况下，需要活检标本以确定纤维瘤病的诊断。

【免疫组织化学】

β-catenin 的核定位在体细胞突变的纤维瘤病肿瘤中比例高（图 38-12）。Bhattacharya 等[83] 在 21 例"深部"纤维瘤病中均发现了 β-catenin 的核表达，其中无一例为乳腺病变，阳性比例范围为肿瘤细胞核的 10%～90%。相比之下，在 67 例鉴别诊断的其他梭形肿瘤中未显示核染色，虽然它们显示了不同程度的胞质着色。在三项研究[7, 9, 84] 的 53 例乳腺纤维瘤病中，83% 有 β-catenin 的核表达。大多数显示弥漫而强的核染色，尽管偶尔仅表现为局灶反应[7]。在正常间质细胞或上皮细胞中没有检测到 β-catenin 的核表达。

β-catenin 的核表达不能确诊为纤维瘤病。乳腺外的纤维瘤病样梭形细胞病变，如低度恶性纤维黏液样肉瘤、孤立性纤维性肿瘤和结节性筋膜炎，可显示 β-catenin 的核反应[85, 86]。在乳腺病变中，23% 的梭形细胞化生性癌、72%～87% 的叶状肿瘤，以及 70%～100% 的纤维腺瘤中可观察到 β-catenin 的

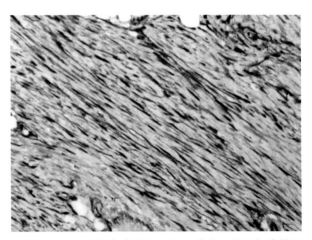

▲ 图 38-12 纤维瘤病的 β-catenin 染色，显示细胞核和细胞质的阳性反应

核反应[9, 84, 87, 88]。染色强度不一，但在纤维上皮性肿瘤中可呈中等至强染色。

纤维瘤病的梭形细胞几乎不表达 CD34[89]。它们对 actin 和 desmin 有程度不等的反应。在一项研究中，9 例中有 2 例 STAT6 呈弱的胞质染色[90]。肿瘤细胞不表达 CK。

研究表明，乳腺纤维瘤病罕见表达激素受体。例如，Rasbridge 等[32] 在采用葡聚糖包裹活性炭饱和吸附法检测的 4 个病例中，ER 或 PR 呈低水平（每毫克胞质蛋白分别为 5～7fmol 和 0～9fmol），但肿瘤对分子或雌激素诱导蛋白 pS2 均无免疫反应。在另一项研究中，33 例乳腺纤维瘤病中的 32 例没有表达 ER 或 PR，其中一例肿瘤细胞显示 ER 呈 10% 的核弱阳性[6]；作者还报道了一例肿瘤细胞表达 AR，所有病例均未显示 pS2 的染色。研究发现，所有[91, 92] 或大多数[93] 乳腺外纤维瘤病表达 ER-β。未见乳腺纤维瘤病中存在 ER-β 表达的系统性研究结果。

【遗传学检查】

Abraham 等[7] 对 32 例散发性乳腺纤维瘤病和 1 例 FAP 相关肿瘤进行研究，发现 15 例肿瘤有 β-catenin 基因 3 号外显子的突变，其余 11 例肿瘤有 APC 的体细胞突变。Kim 等[9] 发现，12 例散发性乳腺纤维瘤病中的 9 例（75%）有类似的突变。在这两项研究中，β-catenin 基因最常见的改变是编码 GSK-3β 的 41 号密码子的一个碱基对错义突变，这是对 β- 连环蛋白降解很重要的磷酸化位点。Crago 等[94] 使用了全外显子测序，在 117 例乳腺外肿瘤中，检测到 111 例（95%）呈 CTNNB1 突变或 APC 缺失。

【治疗和预后】

几十年来，外科手术一直是治疗乳腺纤维瘤病的基本方案。根据临床具体情况，外科医生选择行广泛切除或乳房切除术。当肿瘤附着于筋膜或胸肌时（图 38-13），外科医生可能需要切除一部分胸壁，确保手术切缘阴性。现代观点认为某些乳腺外纤维瘤病患者不需要切除肿块，这种“等待观望”的方法尚未在乳腺纤维瘤病患者中进行仔细研究。在数据能证明这种方法治疗乳腺肿瘤的安全性之前，完整切除肿块是首选的治疗方法。

20%～40% 的病例发生术后复发[3-5, 8]。组织学

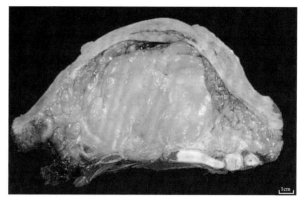

▲ 图 38-13　纤维瘤病侵犯胸壁
肿瘤延伸至肋骨间

特征、肿块大小或标本边缘是否有肿瘤残留均不能预测复发[5, 8]。在 Neuman 等[8] 的研究中，肿瘤复发的患者比那些肿瘤没有复发的患者年轻。大多数复发发生在确诊后 3 年内[4, 5, 8]，但 5 年或更长时间后，也有少数肿瘤复发[4, 5]。还有连续复发的报道[4, 5, 8]，即一例女性患者在 3 年中复发 5 次[5]。有报道在似乎是完整切除的病例复发，以及局部进展的肿瘤在不完整切除后稳定或消退[3]。

放疗和全身用药很少作为乳腺纤维瘤病的初始治疗手段，偶尔也作为辅助治疗手段。药物治疗包括激素治疗、化疗和其他形式的全身治疗。在乳腺纤维瘤病患者中，这些治疗的价值尚未得到系统的评价。

一例 26 岁女性的复发性纤维瘤病在接受高强度聚焦超声治疗时，肿瘤“显著消退”[95]。

二、结节性筋膜炎

结节性筋膜炎（nodular fascitis）这种良性反应性纤维母细胞 / 肌纤维母细胞增生极少发生在乳腺。大多数报道显示为浅表结节，可能发生于皮下组织。三项研究[96-98] 描述了毗邻深筋膜的肿块。有些作者[99-103] 提到肿块边缘存在乳腺，但所有报道都没有提供明确的证据显示结节发生在乳腺实质内。然而，临床医生通常将这些结节描述为乳腺肿块，病理医生必须将其与乳腺组织发生的梭形细胞增生区分开来。

【临床表现】

文献中包括约 38 例乳腺结节性筋膜炎。Paliogiannis 等[104] 的文献综述对 1991—2015 年报道的 22 个病

例进行了临床资料分析，Yamamoto 等[98] 的病例报道引用了另外 5 个病例，最近的报道又增加了 5 例[105-109]。关于结节性筋膜炎的 3 篇综述[110-112] 提到了 6 例发生于乳腺的病例，但没有提供任何临床资料。

乳腺结节性筋膜炎患者多为女性，2 例男性患者分别为 17 岁[113] 和 40 岁[114]。女性患者的年龄范围为 15—84 岁[99, 102, 115]，平均年龄为 47.7 岁。近 50% 的患者在 40 多岁或 50 多岁发病。患者因为发现可触及的肿块数周至 1 个月或 2 个月而就诊，也有短至 2 天[116] 或长至 6 个月[101] 的报道。患者可能会提到肿块迅速增大[113, 114]，但他们通常不会描述曾有创伤史。只有少数报道提到了疼痛[117]。

两侧乳腺受累的概率大致相等。肿块可发生于乳腺的各个象限，很少累及乳晕下组织或腋尾部[97]。未见多灶性和双侧乳腺受累的报道，但一例 66 岁女性患者在左侧乳腺和左膝前方软组织同时出现病灶[118]。未见与皮肤或乳头相关的主诉。

典型的结节表现为境界清楚、质硬、可活动，数厘米或更小。罕见情况下，有结节被描述为边界不清[103]。一例女性出现皮肤凹陷[116]。

【影像学检查】

影像学检查常提示乳腺癌。两篇综述[117, 119] 总结了 10 篇文献中的研究结果，还有些报道[97, 98, 101] 描述了其他病例。乳腺 X 线检查最常显示肿块形状不规则或呈毛刺状，边界不清。通常不存在钙化。有些病例的表现与这些常见特征不符。例如，乳腺 X 线检查没有发现 1.3cm 的结节[98]；另一结节显示轮廓光滑，诊断为纤维腺瘤[118]；第三个结节"中央透亮，与硬化性病变一致"[101]。超声检查的典型表现为低回声肿块，边界不规则。一例还观察到声晕、后方回声增强或微分叶状边界。MRI 在 3 个病例中提示了结节[98, 117, 120]，一个肿块在 T_2 加权图像上表现为高信号，在 T_1 加权图像上表现为低信号，在时间 – 信号强度曲线上表现为快速早期增强和持续增强[117]。

【大体病理】

肿块最大径为 0.6～5.6cm[97, 121]，平均为 2.1cm。肿块通常为质硬，白色、灰色或灰白色组织，可观察到胶冻样区域[99, 114]。

【镜下病理】

乳腺结节性筋膜炎的组织学特征（图 38–14）与其他部位的筋膜炎相似。增生的梭形细胞形成短条束状，散布在疏松的黏液样背景中，呈羽毛状或组织培养状外观。梭形细胞核由卵圆形到长梭形，染色质细致，核仁小，细胞没有非典型性。早期病变表现为细胞密集，并可能表现出明显的核分裂活性，但没有病理性核分裂。肿块内有炎症细胞、红细胞外渗和明显的薄壁血管。增生的细胞可以伸入邻近的导管和小叶，但这种现象并不常见。随着时间的推移，间质细胞数量减少，炎症反应减轻，继而出现胶原沉积。

电子显微镜显示一例增生细胞具有纤维母细胞的特征[116]，细胞核明显凹陷导致出现胞质假包涵体，胞质含有"纤维结构"。

【鉴别诊断】

鉴别诊断包括梭形细胞癌、纤维瘤病、肌纤维母细胞瘤和肉瘤。梭形细胞癌的外观可与结节性筋膜炎非常相似。细胞核具异型性、上皮样细胞团簇或原位癌的存在支持梭形细胞癌的诊断，但某些梭形细胞癌并没有表现出这些特征。免疫组织化学染色结果通常有助于做出正确的诊断，梭形细胞癌通常至少部分表达一种或多种细胞角蛋白和 p63。纤维瘤病的肿瘤细胞形成长而弯曲的束，比结节性筋膜炎的增生细胞更深入地浸润周围的乳腺实质，并且在大多数纤维瘤病中存在 β-catenin 的核表达。肌纤维母细胞瘤表现为界限更清晰的束，并伴有明显嗜酸性的胶原，结节边界清晰，间质细胞表达 CD34。结节性筋膜炎的细胞没有显示在大多数肉瘤中可见的细胞多形性和核异型性。

病理医生应重视发病部位对于诊断的意义。结节性筋膜炎发生于皮下组织或深筋膜，虽然增生细胞有时会伸入乳腺组织，但肿块并非起源于乳腺内。在这一点上，结节性筋膜炎不同于其他病变。

【细胞学】

细针穿刺活检可获得大量梭形纤维母细胞，单个或成片分布，其大小和形状略有不同[99, 113, 121]。细胞核呈圆形、卵圆形或梭形，细胞膜薄而平滑，染色质淡染、均匀分布，细胞核不明显。有些细胞

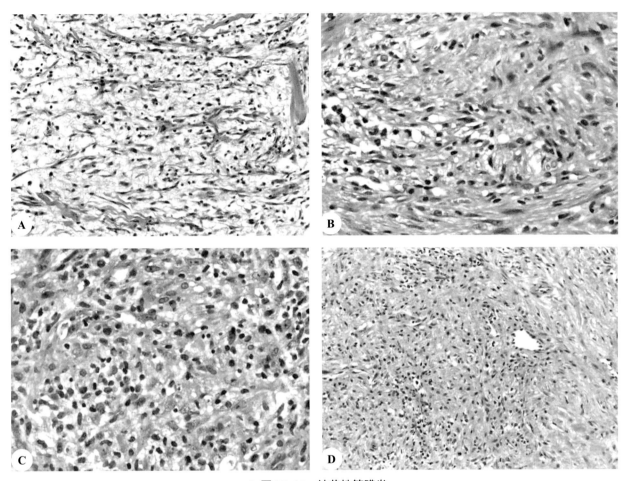

▲ 图 38-14　结节性筋膜炎

A. 在这例筋膜炎中，黏液样基质构成细胞外基质；B. 细胞核的大小、形状和染色质都有所不同；C. 大量的嗜酸性粒细胞浸润；D. 在同一肿瘤的另一区域有胶原背景

含有双核。核质比低，无多形性。可见核分裂象，但无坏死。梭形细胞团由致密到疏松不等。梭形细胞无特定的排列结构，疏松区域的梭形细胞可能表现出组织学上所见的典型的羽毛状排列和黏液样基质。淋巴细胞、红细胞、富含色素的组织细胞和多核巨细胞通常伴随着梭形细胞。背景可包含间质碎片、黏液样基质物质、脂滴和颗粒样物质。后者的存在有助于支持筋膜炎的诊断。标本通常不含上皮细胞。涂片有时显示炎症细胞浸润的脂肪碎片。

偶尔，有病例可能显示出足够特征性的表现，细胞学医生可以做出结节性筋膜炎的明确诊断[99, 122]，但这种情况似乎并不常见。大多数提到细针穿刺标本所见的报道表明，细胞学检查并没有做出明确的诊断。

【免疫组织化学】

梭形细胞表达 SMA[99, 107, 108, 113, 114, 120] 和 vimen-

tin[107, 113, 114]，对 β-catenin、CD34、desmin 和 S-100 呈阴性[107, 113, 114, 120]。特别是对高分子量 CK[114] 和 AE1/AE3[114, 120] 呈阴性，但 Barak 等[123] 在 35 例结节性筋膜炎中观察到 3 例有少量 AE1/AE3 阳性的梭形细胞，其中大多数发生在四肢，这些细胞不表达 CK5。

【遗传学检查】

一例细胞遗传学分析显示，所有 11 个中期染色体均有异常[115]。所有检测的细胞均为 2 号染色体丢失及 13 号染色体单体。其他染色体畸变可出现在正常人群中。

在 48 例不同部位的结节性筋膜炎中，发现 44 例有 USP6 基因位点的重复性基因重排[111]，其中的 31 例形成了新的融合基因 MYH9-USP6。4 例 USP6 和 MYH9 基因位点重排均为阴性。该研究中唯一发生于乳腺的病例[111] 未显示任何基因改变，但一例

48 岁女性病例显示 18% 的细胞发生 USP6 断裂[106]，在另一例乳腺病例中未发现 USP6 重排[109]。

【治疗和预后】

结节性筋膜炎具有良性、自限性病程特征。有些报道记录了自确诊后 1～6 个月内乳腺肿物自发消退[96, 97, 106, 122]，一例 32 岁女性患者的乳腺小结节在诊断性粗针穿刺活检术后 2 年，超声检查已不明显[117]。采用保守疗法，包括几个月的密切监测，对于某些患者可能是适当的治疗。然而，根据细针穿刺活检标本或粗针穿刺活检标本所见，可能很难排除梭形细胞癌等病变的诊断，并且某些临床表现的存在可能不支持保守疗法。Stanley 等[122] 指出，以下任何一条均提示需要切除病变：①临床病史超过 8 周；②肿块大于 5cm；③细胞学特征提示恶性肿瘤；④肿块未能在 8～12 周内消退；⑤肿块位于不寻常的部位；⑥意外的临床症状。在切除术后长达 2 年的随访期间，未发现术后复发[99]。

三、纤维瘤

纤维瘤（fibrous tumor）这种罕见的病变在临床上可触及活动性的肿块，由胶原化的乳腺间质和萎缩的腺体组织组成。我们必须将纤维瘤与更常见的非特异性和退变性间质改变区分开来，这些改变通常被称为局灶性纤维化、局灶性纤维性病变、纤维性乳腺病等，它们都不会表现为活动性的肿块。为了强调其不同，首选纤维瘤作为这一病变的诊断术语。

【临床表现】

只有少数文献记载了纤维瘤的病例[124-126]。19 例患者（18 例女性和 1 例男性）的年龄为 23—62 岁[125, 126]，平均年龄为 39.7 岁。除一例之外，所有女性患者都未绝经，而仅有的一例绝经后患者在服用雌激素补充剂[126]。这些患者均有孤立性肿块，最常见于乳房的外上象限。患者称肿块已经出现了几天到 1～2 年，但是没有提到与皮肤和乳头有关的疼痛和不适。一例女性的肿块在 1 年中增大了 1 倍[126]。除一例之外[124]，影像学上均显示一个边界清楚的肿块[125, 126]，没有钙化。体格检查时，肿块有弹性至质硬，可活动，皮肤收缩不明显。

大体检查见一个境界清楚、略有弹性但坚硬的均质、灰白色肿块，无坏死或出血（图 38-15A）。最大径范围为 2～6.5cm[125, 126]。显微镜检查示致密的胶原组织和少量萎缩的腺体组织（图 38-15B），少量脂肪组织可能会卷入肿块中。血管和慢性炎症细胞稀少。鉴别诊断包括乳腺假血管瘤样间质增生、糖尿病性乳腺病和其他疾病（如免疫相关性小叶炎、纤维腺瘤和纤维瘤病）。根据组织学特征可得出正确的诊断。从细针穿刺标本制备的涂片显示细胞稀少，由极少量的良性腺上皮细胞组成[124, 126]。在一例肿瘤的组织切片中，可见间质细胞 ER 阳性[126]。

绝大多数病例切除肿瘤后可治愈，尽管有一例女性在切除术后 1 年复发[125]。随访时间长达 20 年之久。

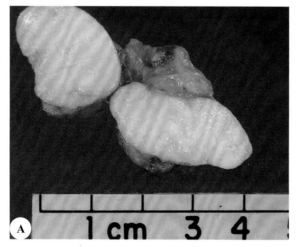
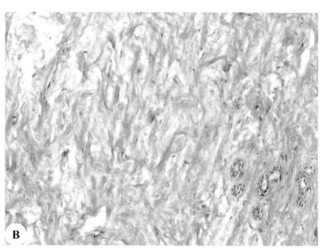

▲ 图 38-15 纤维瘤

A. 肿瘤为边界清楚的白色肿块；B. 纤维母细胞散在分布的胶原间质中有一个乳腺小叶

四、乳腺假血管瘤样间质增生

假血管瘤样间质增生（pseudoangiomatous stroma hyperplasia，PASH）由 Vuitch 等[127] 在 1986 年首次报道。该病变是一种良性间质增生，其特征是在致密的胶原间质内形成裂隙样间隙。这些间隙的性质尚不清楚，但有人认为它们代表了"淋巴前"通路的一个组成部分[128]。

【临床表现】

乳腺假血管瘤样间质增生是一种常见的乳腺病变，分为局限性（结节性）或非局限性（弥漫性）。局限性假血管瘤样间质增生可形成肿块，非局限性假血管瘤样间质增生形成边界不清的增厚区，在临床上会认为是结节，或乳房局部增大。

大多数假血管瘤样间质增生，都是在显微镜下检查其他病变的标本偶然发现的。Ibrahim 等[129] 在 200 个乳房标本中，于显微镜下发现 23% 的病例有假血管瘤样间质增生。Torous 和 Schnitt[130] 在 50 例接受双侧乳房缩小整形术的 40 岁以下女性中，发现 18% 病例存在该病变。Degnim 等[131] 在切除的 9065 个良性病变标本中，发现 6.4% 的病例存在该病变，Kelten Talu 等[132] 在 9% 的粗针穿刺活检标本中，发现了假血管瘤样间质增生。临床上可检查到的假血管瘤样间质增生不常见。一项研究显示，136 例假血管瘤样间质增生中仅 26 例为可触及的或在影像学上可检测到的结节[133]。

假血管瘤样间质增生患者年龄为 3—86 岁[134, 135]。一组 80 例患者（女性 76 例，男性 4 例）的中位年龄为 45 岁[136]；在一组 34 例土耳其女性患者中，中位年龄为 39 岁[137]。可触及结节的患者往往比筛查发现肿块的患者年轻[138]。有报道，青春期前、青春期女孩[134, 139-144] 和男孩[134, 145, 146] 患有假血管瘤样间质增生。Bowman 等[135] 和 Kurt 等[137] 分别说明了 24 例和 16 例假血管瘤样间质增生患者的年龄分布。

虽然病变在女性和男性均可发生，但大多数病例发生在女性。2016 年，Layon 等[147] 的一项文献检索包括了 1488 例假血管瘤样间质增生的患者，其中 1383 例（93%）为女性，105 例（7%）为男性。在一组 76 例女性患者中[136]，71% 是绝经前女性，22 例绝经后女性中的 2 例正在接受激素替代治疗。在其他研究中，绝经前女性的比例为 49%～90%[127, 138]，平均约为 68%。当假血管瘤样间质增生发生在男性时，通常见于男性乳腺发育。在 24%～54%[148, 149] 的男性乳腺发育患者中，发现了非肿瘤性假血管瘤样间质增生；在 98% 的男性假血管瘤样间质增生病例中，也存在男性乳腺发育[150]。发生在男性的不寻常的病例包括：① 50 岁的男性乳腺发育患者，肿块达 11cm[151]；② 44 岁患者双侧腋窝的 10cm 肿块[152]；③一例免疫抑制的 39 岁患者，腋窝内出现快速生长的男性乳腺发育样改变相关的肿块[153]；④接受外源性激素的变性人患者的肿块[135]。假血管瘤样间质增生好发于绝经前女性和男性乳腺发育患者的倾向及其他特征，提示激素有助于病变生长。

有症状的患者典型表现为持续数周或数月的孤立性肿块，但许多患者没有症状，影像学检查才发现病变。在一组 78 例临床发现肿块的女性患者中，只有 45 例（58%）有可触及的结节[136]。Ferreira 等[133] 报道，22 例中有 10 例（45%）可触及肿块，肿块可累及乳腺的任何区域，但更好发于外上象限[138]。结节可发生在乳头[154]、腋尾[133]、腋窝[152, 153, 155-157] 和外阴[155]。文献中描述了同时性或异时性、同侧[138] 或双侧[135, 139, 142, 156-159] 乳腺结节。在一例 38 岁女性患者中，双侧乳腺、双侧腋窝和腹股沟均有结节[160]。

临床上，肿块通常生长缓慢。虽然通常不会引起其他症状或体征，但可引起疼痛、压痛、乳头溢液、橘皮样变、皮肤红斑或变薄[129, 135, 141, 142, 144]。在极少数情况下，肿块迅速增大[141, 142, 157, 161, 162]，并可能达到巨大的尺寸[157, 163, 164]。一例 34 岁孕妇的腋窝肿块在 1 个月内迅速生长，出现疼痛和溃疡[157]。使用免疫抑制药的患者出现快速增长[153, 158]。

当假血管瘤样间质增生以非局限性（弥漫性）的方式生长或出现许多个结节时，可导致整个乳房形成巨大肿块[139, 165-171]（图 38-16），并引起乳房疼痛和压痛，以及皮肤红斑、硬化和溃疡。例如，一例 34 岁的女性患者在 2 年内双侧乳腺逐渐增大，导致皮肤出现溃疡和橘皮样变[170]。乳房切除标本分别重达 9kg 和 10kg。

局限性假血管瘤样间质增生的结节是可分离的、有弹性的、可活动的。在弥漫性生长的病例中，乳房似乎增大了，但肿块并不明显。

【影像学检查】

乳腺假血管瘤样间质增生没有明显的影像学特征。乳腺 X 线检查通常显示边界清楚的圆形或卵圆形密度影或局灶性不对称密度影[138, 140, 172-174]。肿块可表现为边缘光滑、不规则[136]、毛刺状[173] 或边界不清。病变不发生钙化，但在内陷的组织或附近增生的间质细胞中可能有钙化。超声检查显示低回声或等回声的卵圆形肿块，边界清楚或不清楚[133, 136, 140, 173, 175]。多普勒检查可显示肿块周围血管丰富[176]。MRI 无特别表现，T_1 加权、T_2 加权和对比增强序列上的信号强度可能不同[160]。病变可能表现为边界清楚的肿块，或局灶性、节段性非肿块

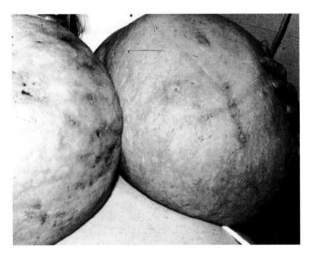

▲ 图 38-16　假血管瘤样间质增生
这例患者的乳房在妊娠期间明显增大

性强化[140]。

在一例 63 岁男性前列腺癌患者中，使用 ^{68}Ga 前列腺特异性膜抗原进行正电子发射计算机断层显像（PET-CT）分期扫描，发现乳腺的假血管瘤样间质增生病灶[177]。

【大体病理】

局限性假血管瘤样间质增生的肿块边界清楚，光滑的外表面有时像一个囊。肿块的最大径为 0.6~21cm[135, 164, 175]。三项研究中假血管瘤样间质增生的平均大小分别为 4.2cm[133]、4.3cm[127] 和 6.0cm[144]，但这取决于测量方法和研究的人群。例如，绝经前女性的肿块往往大于绝经后女性[135, 137]。

肿块由均匀的纤维状、棕黄色、灰色或白色组织组成（图 38-17A），可能包含直径达 1cm 的囊肿。不常见的情况下，肿块表现为分叶状（图 38-17B）、胶冻状或裂隙状[144]。通常不发生出血和坏死。

【镜下病理】

最显著的组织学表现是致密的胶原间质内的空隙，常吻合，形成复杂结构（图 38-18）。在低倍镜下就可以识别这些裂隙样空隙，主要占据小叶间的间质，但可以延伸到小叶内间质（图 38-19）。这一病理表现在冰冻切片中也可观察到，表明假血管瘤样间质增生不是组织处理过程中人为造成的。这些间隙很罕见含有红细胞，胶原纤维可以穿过间隙。肌纤维母细胞通常在间隙边缘呈单个和不连续的分布（图 38-20A），但可形成小的聚集体

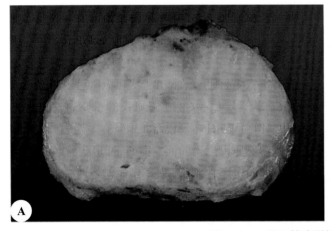
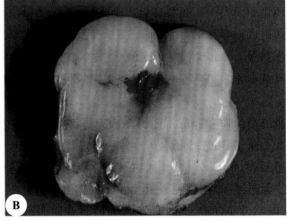

▲ 图 38-17　假血管瘤样间质增生的大体表现
A. 边界清楚的肿块最大径为 5cm；B. 有分叶状结构的结节，出血示粗针穿刺活检的部位

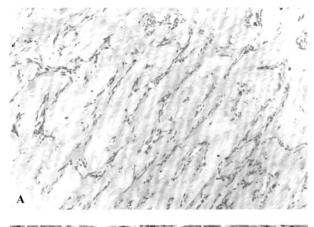

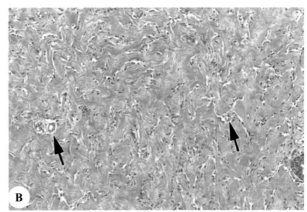

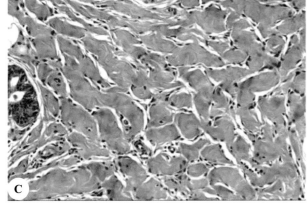

▲ 图 38-18　假血管瘤样间质增生的组织学表现

A 和 B. 非常小的间隙分隔肌纤维母细胞条索；B 中也可见毛细血管（箭）；C. 肌纤维母细胞围成易见的、相互吻合的间隙

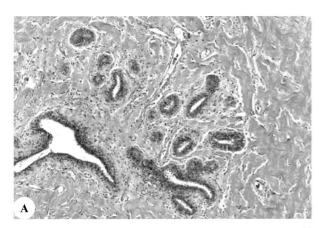

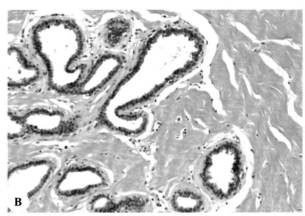

▲ 图 38-19　假血管瘤样间质增生累及小叶

假血管瘤样间质增生的间隙累及小叶周围及小叶内间质

（图 38-20B）。肌纤维母细胞的细胞核通常呈扁平状，缺乏异型性和核分裂。大的肌纤维母细胞可能具有深染的细胞核，多核肌纤维母细胞可能排列在空隙边缘[150]。两篇文献[145, 146] 报道了患有神经纤维瘤病的男孩的假血管瘤样间质增生，病灶中存在多核间质细胞。在一种罕见的变异型假血管瘤样间质增生中，肌纤维母细胞含有在指（趾）纤维瘤（图 38-21）中可见的胞质包涵体，但罕见发现于乳腺纤维上皮性肿瘤中。包涵体对 actin 和 desmin 有免疫反应。间质包含小血管和假血管结构。

假血管瘤样间质增生内陷入的腺体比未受累的腺体大，间距更宽。小叶内间质的胶原化和导管受压常可形成纤维腺瘤样外观。常见导管上皮轻度增生和明显的肌上皮细胞。

经典的假血管瘤样间质增生，肌纤维母细胞可以成束聚集，称为束状型假血管瘤样间质增生

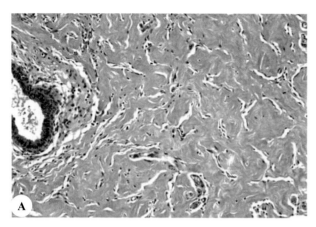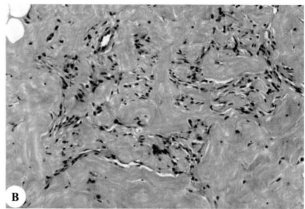

▲ 图 38-20　假血管瘤样间质增生内的肌纤维母细胞
A. 间隙周围见散在分布的肌纤维母细胞，胞核小、扁平而均匀；B. 肌纤维母细胞形成聚集体

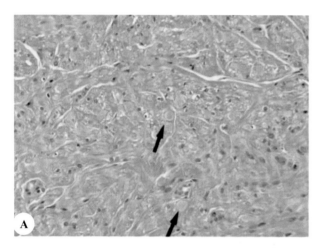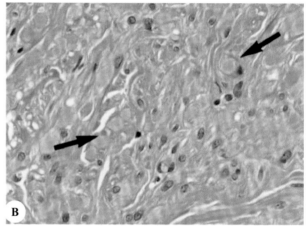

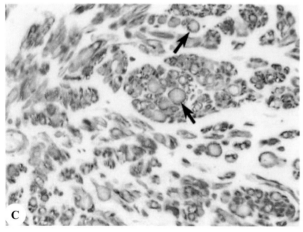

▲ 图 38-21　假血管瘤样间质增生内指（趾）纤维瘤样包涵体

A 和 B. 细胞质内有圆形、嗜酸性的包涵体（箭），中心致密；
C. 包涵体对 actin 呈弱染色（箭）

（图 38-22）。当肌纤维母细胞束聚集时，形成的结节类似于肌纤维母细胞瘤（图 38-23）。肌样分化可以发生在孤立的细胞中（图 38-24），当这种现象明显时，形似边界不清的平滑肌瘤。

两例肿瘤的超微结构研究结果表明，裂隙样间隙不是血管[127, 129]。

【鉴别诊断】

熟悉了弥漫性假血管瘤样间质增生的组织学特征，典型病例应该不难识别。如果怀疑有血管肉瘤的可能，做内皮细胞的免疫组织化学染色能明确诊断，因为在假血管瘤样间质增生中勾勒出裂隙样间隙的细胞不表达内皮标志物。

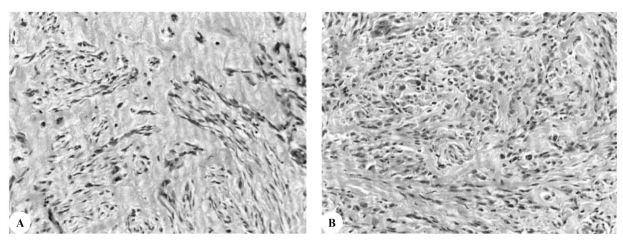

▲ 图 38-22 束状型假血管瘤样间质增生

肌纤维母细胞聚集成束的纵切面（A）和横切面（B）

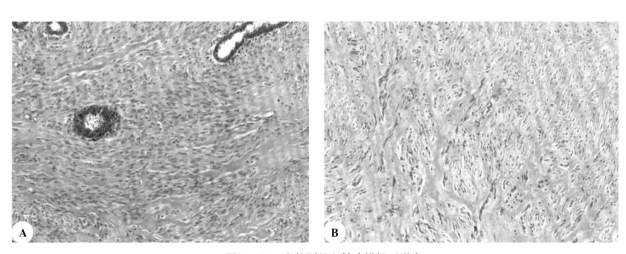

▲ 图 38-23 束状型假血管瘤样间质增生

束状排列的肌纤维母细胞被胶原纤维带分隔，类似肌纤维母细胞瘤的生长模式

结节性假血管瘤样间质增生的鉴别诊断面临更大的挑战，包括与肌纤维母细胞瘤、纤维瘤病、叶状肿瘤和纤维腺瘤等病变的鉴别。注意腺管的外观及间质细胞的特征通常会做出合适的诊断。肌纤维母细胞瘤和纤维瘤病通常不包含明显的腺管，病灶周围可见少量乳腺小叶，更常见的是，肿块中无腺管。叶状肿瘤和纤维腺瘤的间质局部显示假血管瘤样模式，但其他区域的间质会显示特征性的表现，并且这些病变中的腺管与结节性假血管瘤样间质增生中内陷的原有乳腺小叶不同。

【非典型假血管瘤样间质增生】

少见的假血管瘤样间质增生具有经典的束状排列模式，但表现出核多形性和核分裂等非典型特征（图 38-25），为非典型假血管瘤样间质增生（atypical pseudoangiomatous stromal hyperplasia），这些表现的意义尚不清楚。笔者遇到过几例形成肿块的青少年女性假血管瘤样间质增生，以明显的细胞学非典型性、多核细胞和核分裂为特征（图 38-26）。这些肿瘤可能是起源于假血管瘤样间质增生的肌纤维母细胞肉瘤，但目前还没有确定这些肿瘤性质所需的临床信息。Nassar[178] 等报道了一例 30 岁女性患者有右侧乳房肿块 2 年。组织学检查显示假血管瘤样间质增生伴局灶细胞丰富，融合细胞具有上皮样特征；并可见细胞学非典型性、核分裂象和病理性核分裂象。作者将该肿瘤归类为肌纤维母细胞肉瘤，没有提供临床随访数据。Noda 等[179] 描述另一例非典型假血管瘤样间质增生，39 岁女性患者的左侧乳腺有一个无痛、生长迅速的 6cm 肿块。肿瘤呈实性、边界不清、白色至黄色。镜下观察发现，梭形

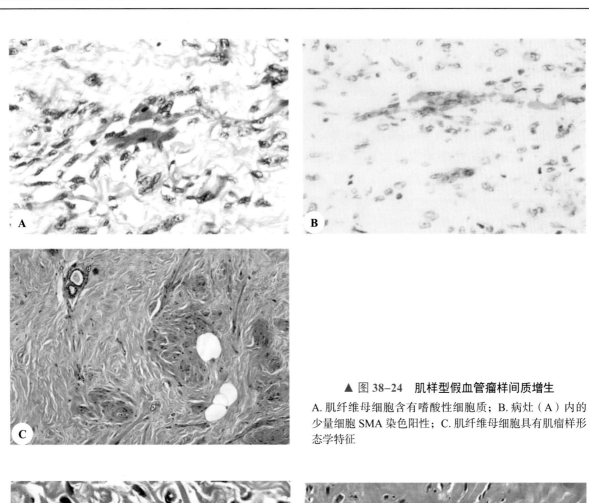

▲ 图 38-24　肌样型假血管瘤样间质增生

A. 肌纤维母细胞含有嗜酸性细胞质；B. 病灶（A）内的少量细胞 SMA 染色阳性；C. 肌纤维母细胞具有肌瘤样形态学特征

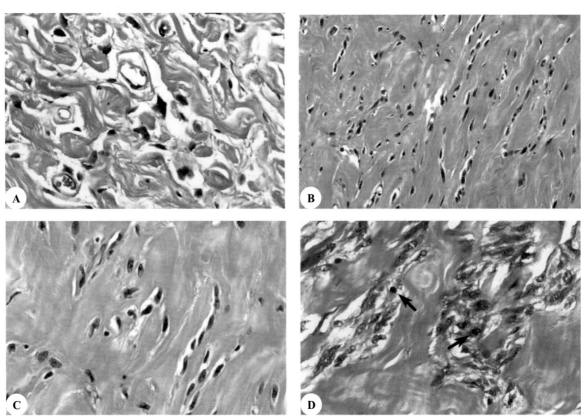

▲ 图 38-25　非典型假血管瘤样间质增生

A. 肌纤维母细胞的细胞核深染、具多形性；B 和 C. 非典型肌纤维母细胞的细胞核深染；D. 细胞核呈多形性，可见核分裂象（箭）

细胞形成假血管腔，累及乳腺实质腺体和脂肪。增生的细胞具有非典型性细胞核，部分细胞具有多个细胞核，核分裂数（3～5）/10HPF。肿瘤细胞表达SMA、vimentin、CD10 和 bcl-2，Ki67 指数 2%～3%。完全切除肿物后，随访 1 年无复发。

【细胞学】

细针穿刺活检标本的诊断结果通常是不特异的，尽管往往能认识到结节的性质是良性的。Ng等[180] 综述了 1998—2002 年报道的 6 例假血管瘤样间质增生的细胞学检查结果，Levine 等[181] 描述了另外 10 例结节性假血管瘤样间质增生的检查结果。假血管瘤样间质增生的细胞学表现与纤维腺瘤非常相似，最常被诊断为纤维腺瘤。典型的表现包括低至中等细胞密度，由致密的非纤维组织构成的间质碎片，间质碎片由疏松的纤维样的异染色性基质构成，温和的梭形细胞，核卵圆形，有时为双核，单、双核或裸核，球状或鹿角状的导管上皮细胞簇。通常没有核分裂和坏死。

【免疫组织化学】

假血管瘤样间隙衬覆的肌纤维母细胞特征性地表达 CD34（图 38-27A 和 B）[144, 148, 182]，vimentin 强阳性（图 38-27C），SMA、MSA、calponin 和 desmin的免疫反应多少不等（图 38-27D）。少数病例表达bcl-2 [179, 183, 184]。不表达 cytokeratin、Ⅷ因子相关抗原、podoplanin [135]、STAT6 [90] 或 CD31。束状型和富细胞型假血管瘤样间质增生也表达 CD34，并可能表达 SMA、desmin 和 calponin。

肌纤维母细胞常表达 PR [135, 144, 185]，ER 的染色结果不一致 [144, 148, 182, 185, 186]。Bowman 等 [135] 在 18 个病例中发现有 14 例表达 ER，大多数是细胞"偶见"表达。

【治疗和预后】

在因其他病变切除的标本中发现的显微镜下的假血管瘤样间质增生，不需要治疗。对于临床上明显的结节状假血管瘤样间质增生，通常建议切

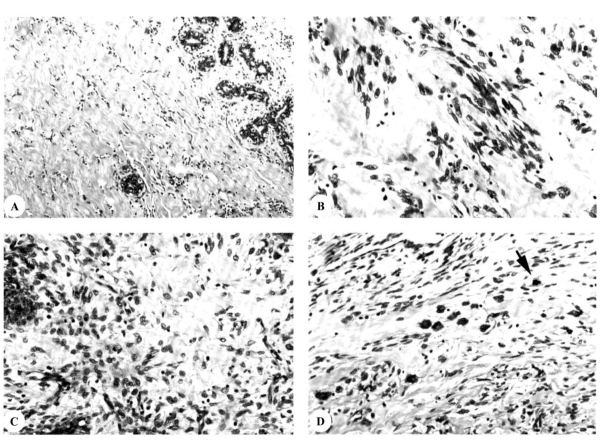

▲ 图 38-26　非典型假血管瘤样间质增生

所有图片均来自一例 18 岁的女性患者。A. 这个区域显示经典假血管瘤样间质增生形态；B. 局部显示明显的束状排列；C. 细胞过度生长掩盖了假血管瘤样间质增生的结构；D. 可见非典型的多核间质细胞和核分裂象（箭）

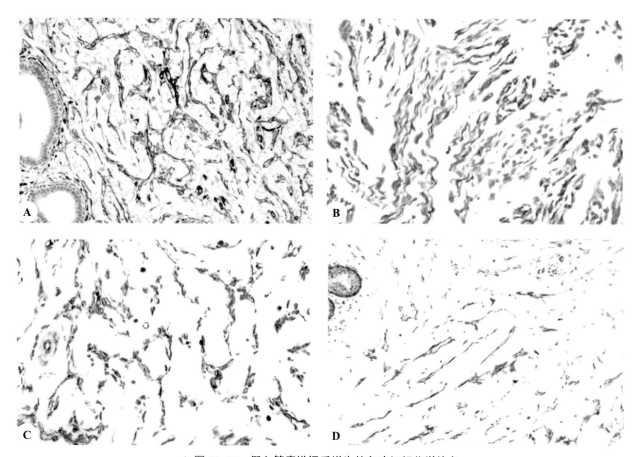

▲ 图 38-27　假血管瘤样间质增生的免疫组织化学染色

A 和 B. CD34 免疫组织化学染色显示经典型（A）和束状型（B）假血管瘤样间质增生中的肌纤维母细胞；C. vimentin 染色突出显示假血管结构；D. SMA 染色反应不一

除[147]，但数据表明，可能并不是所有病例都需要手术。几项研究包括少数没有做手术切除病例的随访[133, 175, 187]。三项研究[136, 138, 140]包含少数仅随访的病例，肿块的持续增长率为 0%～26%[136, 138]，平均10.4%（13/125）。在 13 例肿瘤增大的病例中，5 例进行了切除，8 例继续随访，结果显示结节大小不变或缩小。切除的 5 例中有 2 例为导管原位癌合并假血管瘤样间质增生。对于一些假血管瘤样间质增生患者，随访可能是安全的选择，但对于那些肿块增大的病例，有症状的，或病理改变与影像学所见不一致的，通常需要切除，以减轻临床症状或可对整个肿块进行全面检查。

虽然手术切除治愈了大多数患者，但有 2%～30% 的患者出现同侧复发[136, 140, 144, 168, 172]，罕见病例出现多次同侧复发[144]。复发与未复发的病例表现相同，复发的肿瘤通常没有意料之外的发现，如明显的细胞增生或细胞非典型性。对复发病例通常采用切除治疗，但少数患者选择观察而不是手术，随

访显示病情稳定。

极少数病例需要进行乳房切除术，以控制病变的生长、缓解症状，或达到可接受的美观[139, 168-171]。

个别病例报道了假血管瘤样间质增生对选择性ER 调节药的反应[188, 189]，但对这种治疗的有效性知之甚少。

假血管瘤样间质增生的存在并不意味着发生乳腺癌的风险增加[131]，但在有乳腺癌的标本中发现了假血管瘤样间质增生[133, 135, 136, 172, 190]。乳腺癌和假血管瘤样间质增生通常是分开的，但在一个 4cm 的假血管瘤样间质增生结节内有一个 0.9cm 大小的浸润性导管癌[133]。

五、肌纤维母细胞瘤

Toker 等[191]首先描述了 4 例"乳腺良性梭形细胞肿瘤"。Wargotz 等[192]更全面地描述了这种肿瘤，并提出了现在被广泛接受的名称"肌纤维母细胞瘤（myofibroblastoma）"。具有肌纤维母细胞特征的细

胞结节状增生是这一良性肿瘤的特征。由于肿瘤细胞具有多种间充质细胞的细胞特征，病变表现出明显的组织学多样性。

【临床表现】

文献中没有关于肌纤维母细胞瘤发病率的信息。许多作者认为这种病变是罕见的，但一项文献调查发现了 200 多例报道的病例。纽约长老会医院（New York-Presbyterian hospital）的病理医生发现，在 13 年间，他们的手术病理和会诊病例中包含了超过 82 例肌纤维母细胞瘤[193]。肌纤维母细胞瘤可发生于所有年龄，但很少见于 20 岁以下。例外的病例包括 10 月龄[194] 和 15 岁[195] 的男孩。成人的年龄范围为 25—93 岁[196, 197]。男女发病率相等，男性发病高峰出现在 60—69 岁，女性发病高峰为 40—59 岁（图 38-28）。成年男性的平均年龄为 65.5 岁，女性为 55.7 岁。

肌纤维母细胞瘤患者通常表现为可触及的、持续数月至数年的孤立性肿块，可缓慢增大。一例自称酷爱保龄球的 63 岁男性患者，右乳腺有一个持续了 10 年的 6.5cm 的肿块，自己认为是右胸肌肥大[198]。不常见的是，肿瘤可迅速增大[199-201]，有时是在经过长时间的缓慢生长后[202]。影像学检查发现了少数肌纤维母细胞瘤[197, 203-206]，两例是在因其他病变切除的标本中偶然发现的[207, 208]。除罕见例外情况[209-211]，患者无疼痛。通常没有与皮肤和乳头有关的主诉，但一例 65 岁男性患者快速生长的肿瘤引起橘皮征[199]，一例 27 岁的女性患者有乳头溢液[212]。一例 76 岁男性患者在接受女性激素治疗 13 个月后，发生了 0.6cm 的肌纤维母细胞瘤[213]。

肌纤维母细胞瘤累及左、右乳腺的概率相等。肿瘤可以占据乳腺的任何区域，包括乳晕下区[206, 214] 和腋尾部[207]。多发、单侧[191, 215] 和双侧[191, 197, 216, 217] 肌纤维母细胞瘤均有报道。典型的肿瘤表现为分离的、坚实的活动性肿块。

有些病例同时出现男性乳腺发育[196, 208, 210, 218-220]。一例 65 岁的男性患者在前列腺癌治疗期间，同时发生男性乳腺发育和肌纤维母细胞瘤，在进行抗雄激素治疗后肿块增长迅速。一例女性患者在对同侧乳腺导管原位癌进行传统治疗 4 年后，发生肌纤维母细胞瘤[221]，还有报道在切除浸润性导管癌 1.5 年后，手术瘢痕发生了肌纤维母细胞瘤[222]。

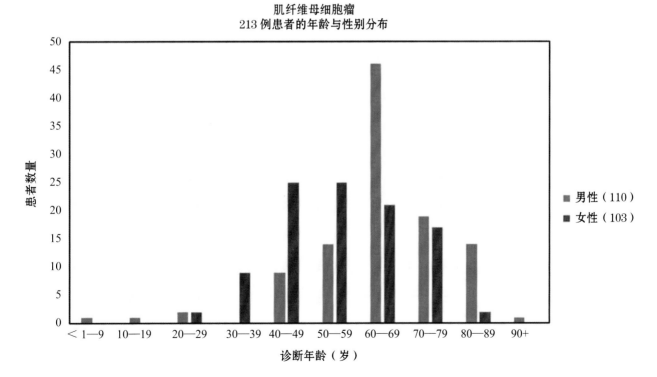

▲ 图 38-28　肌纤维母细胞瘤的年龄与性别分布

数据来源于 101 篇文献的 213 个病例

【影像学检查】

影像学所见并无特殊。Lee 等[223] 综述了 14 篇报道中描述的 17 例肌纤维母细胞瘤的影像学表现。乳腺 X 线检查典型的表现为卵圆形或圆形、边界清楚的高密度肿块影，缺乏钙化。超声检查显示卵圆形实性肿物，可呈低回声或高回声，内部血流丰富。MRI 检查显示一例图像均匀增强，内部有分隔[224]。还有研究显示 T_1 加权低信号，T_2 加权显示内部分隔，早期增强伴流出型[225]。另外两个病例也有类似的表现[223, 226]。

【大体病理】

肿瘤最大径为 0.3~17cm[207, 227]。典型肿瘤大小约为 2cm，约 80% 的病例 < 4cm。已发表的 187 例肌纤维母细胞瘤的平均和中位大小分别为 2.9cm 和 2.0cm。典型肿块呈分叶状轮廓，由均质肿块组成，呈膨胀性的灰色、白色或粉红色，旋涡状或分叶状组织，有弹性或坚实，质地一致（图 38-29）。一例肿瘤虽然没有钙化，但"坚如磐石"[200]。可能有明显的黏液样胶冻状区域[212, 228]，未见囊性变、坏死和出血。

【镜下病理】

典型的肌纤维母细胞瘤边界清晰、光滑，挤压乳腺实质形成假包膜（图 38-30）。少数病例肿瘤有浸润性边缘。肿瘤具有两个独特的组织学特征，即两端细长、均匀的梭形细胞排列成短束状，其间散布着宽带状透明变的胶原（图 38-31）。梭形细胞

胞核淡染，卵圆形至梭形，染色质分散，核仁小，可有核沟；偶见细胞核深染[228, 229]。胞质淡染、嗜酸性，细胞边界不清。核分裂象约 3/10HPF 或更少[212]，大多数情况下，很难找到核分裂象。一小部分梭形细胞可能具有非典型性[208, 229-231]。偶见多核细胞[229] 或小花样细胞[232]。

肿瘤间质可呈黏液样[218, 228, 233]，间质细胞有时显示肌样特征（图 38-32），这些细胞的核可表现出在平滑肌瘤中所见的奇异型[234, 235]。肌纤维母细胞瘤可伴有灶性软骨分化[192, 208, 235-237]（图 38-32A）或骨分化[237]。有时，构成大多数间质的是网状纤维而不是胶原[220]。描述的玻璃样变小球类似于叶状肿瘤和指（趾）纤维瘤间质细胞内的。肌纤维母细胞瘤间质细胞中的嗜酸性小体表达平滑肌肌动蛋白重链 SMMHC、

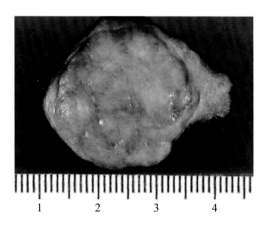

▲ 图 38-29　肌纤维母细胞瘤的大体表现
边界清楚的多结节状肿瘤

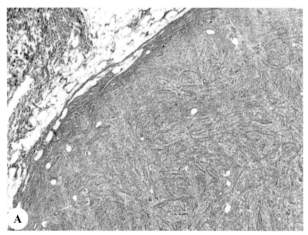

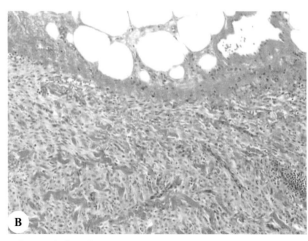

▲ 图 38-30　两例肌纤维母细胞瘤的边界

A. 肿瘤边界清楚、光滑；B. 另一例肿瘤的细胞与周围脂肪形成锐利的分界面，右下角有一小簇淋巴细胞（A 经许可，转载自 Hamele-Bena D，Cranor ML，Sciotto C，et al. Uncommon presentation of mammary myofibroblastoma. *Mod Pathol*. 1996；9：786-790.）

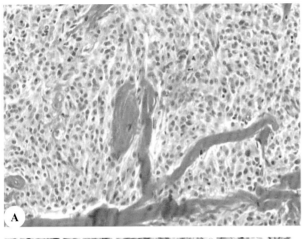

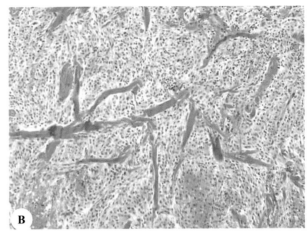

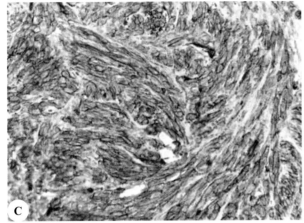

▲ 图 38-31　典型的肌纤维母细胞瘤的成分

A. 小而均匀的温和的细胞，细胞质淡染，成束排列；B. 富于细胞的肿块中有宽带状、明显嗜酸性的透明变胶原；C. 肿瘤细胞呈 CD34 阳性

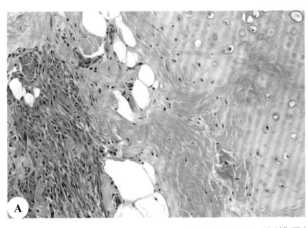

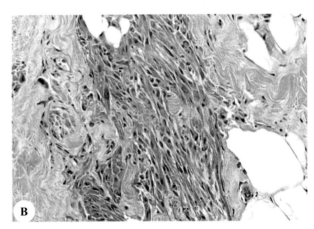

▲ 图 38-32　肌纤维母细胞瘤伴有肌样和软骨分化

A. 左侧可见肌样细胞，右侧可见软骨；B. 肌样细胞具有致密的嗜酸性细胞质

desmin 和 calponin[238]，其临床意义尚未明确。单个脂肪细胞或小簇脂肪细胞可能散在分布于整个肿瘤中（图 38-33）。罕见的情况下，少量腺管或脂肪组织伸入肿块的周围。许多肿瘤含有大量肥大细胞，偶见血管周淋巴浆细胞浸润。

超微结构研究显示为纤维母细胞、原始间充质细胞和肌纤维母细胞的混合体[192, 228, 229, 239]。偶见有少量真正的平滑肌细胞[228, 229]或组织细胞[239]。

【变异型】

肌纤维母细胞瘤的组织学特征各不相同。一个肿瘤中可以一种单一形态模式为主，或为变异型模式的混合。以下诊断通常适用于肿块中变异型模式特征超过 50% 的肿瘤。这些模式的临床意义尚不明确。

胶原化或纤维性肌纤维母细胞瘤（collagenized or fibrous myofibroblastoma）由分布在胶原间质中的

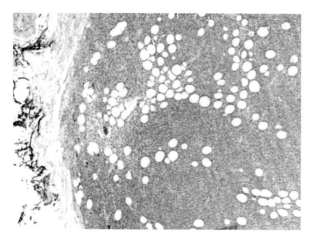

▲ 图 38-33　肌纤维母细胞瘤中的脂肪细胞

肿瘤内有散在分布的脂肪细胞（经许可，转载自 Hamele-Bena D, Cranor ML, Sciotto C, et al. Uncommon presentation of mammary myofibroblastoma. *Mod Pathol*. 1996；9：786-790.）

梭形细胞组成（图 38-34）。典型的肌纤维母细胞瘤中非常显著的宽带状强嗜酸性纤维，在该变异型中数量大大减少或缺失。肿瘤细胞之间形成不规则的狭缝状间隙，令人联想到假血管瘤样间质增生，部分肿瘤细胞呈束状排列。

上皮样肌纤维母细胞瘤（epithelioid myofibroblastoma）的中等至大的多边形或上皮样细胞巢状排列（图 38-35）。细胞核呈圆形至卵圆形，它们可能是形状奇异的，可有轻至中度的非典型性和多形性。双核和多核细胞并不少见 [240]。在不同区域可以观察到细胞密度和排列模式的差异。在一个肿块内，细胞可以呈单个增生、形成实性巢或小梁状，或形成假腺样间隙。一例报道中描述了一个多结节状结构 [241]。当上皮样肌纤维母细胞在硬化间质中生长时，它们通常呈现类似于浸润性小叶癌（ILC）的线性排列模式（图 38-35G）[242]。有助于区分上皮样肌纤维母细胞瘤与浸润性小叶癌的形态学表现将在鉴别诊断中进一步讨论。

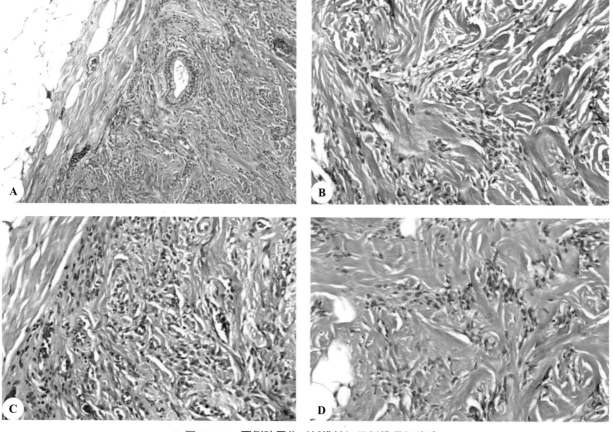

▲ 图 38-34　两例胶原化（纤维性）肌纤维母细胞瘤

A 和 B. 梭形肿瘤细胞间为胶原化的间质。肿块边界清楚，有一个小导管陷入肿瘤内（A）；C 和 D. 不同的纤维性肌纤维母细胞瘤排列模式，类似于束状型假血管瘤样间质增生

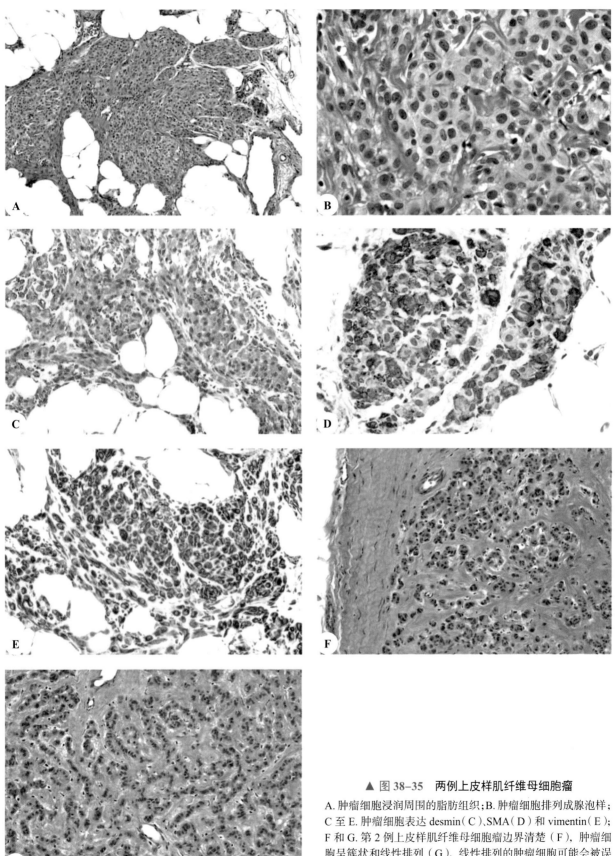

▲ 图 38-35　两例上皮样肌纤维母细胞瘤

A. 肿瘤细胞浸润周围的脂肪组织；B. 肿瘤细胞排列成腺泡样；C 至 E. 肿瘤细胞表达 desmin（C）、SMA（D）和 vimentin（E）；F 和 G. 第 2 例上皮样肌纤维母细胞瘤边界清楚（F），肿瘤细胞呈簇状和线性排列（G），线性排列的肿瘤细胞可能会被误认为是浸润性小叶癌

富细胞性肌纤维母细胞瘤（cellular myofibro-blastoma）显示胖梭形肌纤维母细胞密集增生（图 38-36），肿瘤中可缺乏胶原带，这些肿瘤往往具有浸润性的边界。罕见情况下，一个肿瘤中同时表现出富细胞性和胶原化（纤维性）排列模式（图 38-37）。

肌纤维母细胞瘤浸润性亚型（infiltrative myofibroblastoma）以浸润性生长为特征。可见成束的梭形、卵圆形和上皮样细胞散在均匀分布，埋陷于胶原间质中，与脂肪、乳腺间质、导管和小叶混杂（图 38-38）。典型的肌纤维母细胞瘤周围有时可见内陷的腺管，但肌纤维母细胞瘤通常没有丰富的或广泛分布的乳腺组织。有些表现出肿瘤性肌纤维母细胞围绕血管的倾向。

黏液样肌纤维母细胞瘤（myxoid myofibroblas-tomas）形成边界清楚的白色或灰色胶冻样肿块，由分布在黏液样间质中的稀疏间质细胞构成（图 38-39）[232, 243, 244]。大多数细胞呈梭形，罕见上皮样细胞。文献报道一例少数肿瘤细胞有"中度核不典型性，偶有双核"[244]；而在另外两例，大量肿瘤细胞（50%～60%）有中度至重度核多形性，有

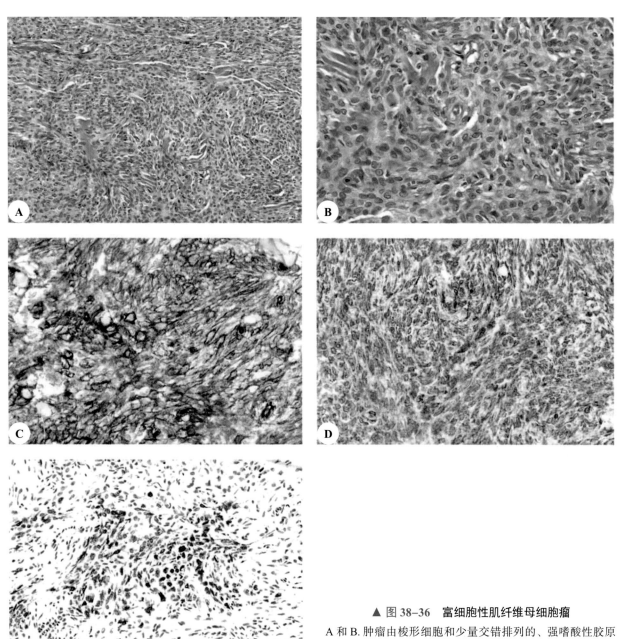

▲ 图 38-36　富细胞性肌纤维母细胞瘤

A 和 B. 肿瘤由梭形细胞和少量交错排列的、强嗜酸性胶原纤维构成；C 至 E. 肿瘤细胞强表达 CD34（C）和 bcl-2（D），局灶表达 desmin（E）

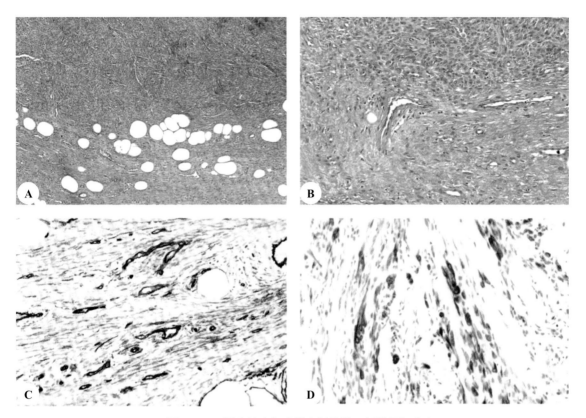

▲ 图 38-37　混合性富细胞性和纤维性肌纤维母细胞瘤

A. 图片的上半部分富于细胞，下半部分的纤维性成分中含有脂肪细胞；B. 这两种成分截然分界；C 和 D. 纤维性区域细胞表达 CD34（C）和 desmin（D）

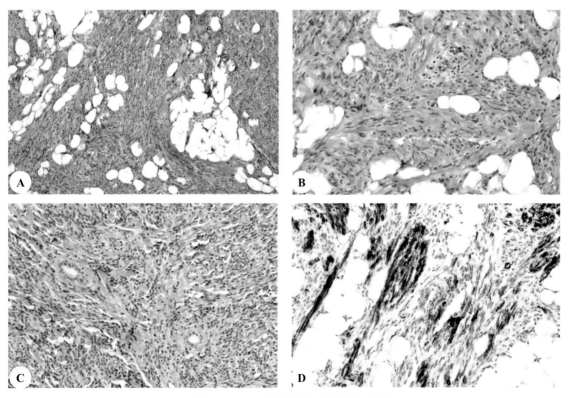

▲ 图 38-38　肌纤维母细胞瘤浸润性亚型

A 和 B. 肿瘤细胞浸润脂肪组织；C. 显示内陷的两个腺体；D. 肿瘤细胞表达 SMA

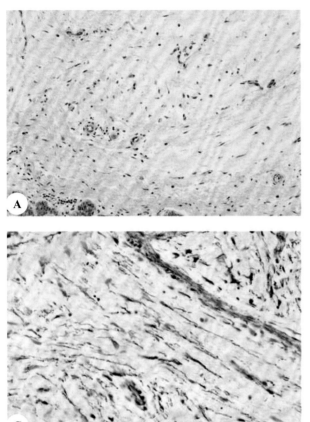

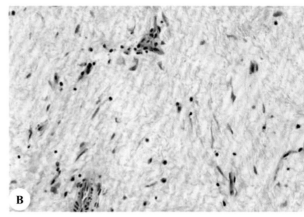

▲ 图 38-39　黏液样肌纤维母细胞瘤

A 和 B. 肿瘤由散在分布于黏液样间质中的星状细胞和梭形细胞组成；C. actin 阳性细胞具有细长的细胞质突起

些细胞是双核或多核的[232]。细胞核的不典型性被认为是一种退变现象。黏液样物质被阿尔辛蓝染色，但未被 PAS 染色。在一例肿瘤中，黏液样物质掩盖了肿瘤性肌纤维母细胞，"整个图片模糊地让人联想到黏液瘤"[209]。作者将该肿瘤称为"乳腺（肌纤维母细胞瘤）伴有广泛的黏液水肿样间质改变"。这种肿瘤的出现提示某些归类为黏液瘤或黏蛋白病的肿瘤可能为黏液样肌纤维母细胞瘤。Schwartz 等描述了一种类似黏液样肌纤维母细胞瘤的肿瘤，但表达 Rb 蛋白[245]，他们将其称为"良性纤维黏液样病变"。

平滑肌瘤样型肌纤维母细胞瘤（leiomyomatous myofibroblastomas）的肿瘤细胞具有平滑肌细胞的特征。在少数报道的病例中，肿瘤细胞表达平滑肌特征性蛋白，如 h-caldesmon[246-248] 和特异性肌动蛋白（HHF-35）[235, 249]，但只局灶表达 CD34，或者完全不表达。

罕见的肌纤维母细胞瘤含有丰富的脂肪，称为脂肪瘤样肌纤维母细胞瘤（lipomatous myofibroblastoma）（图 38-40）[250, 251]。这些肿块通常呈黄色，

其间点缀的白色区域也很明显。组织学检查显示丰富的温和、成熟的脂肪细胞间点缀着梭形细胞束。梭形细胞成分为经典型肌纤维母细胞瘤的形态学和免疫组织化学特征。

由紧密排列的、大的圆形或多边形细胞组成的肿瘤，边界清楚，瘤细胞在瘢痕疙瘩样胶原带之间呈实性、巢状或梁状排列，被称为蜕膜样变异型（deciduoid-like variant）[252]。肿瘤细胞含有丰富的玻璃样胞质，有时含有嗜酸性胞质包涵体，核空泡状，核仁明显，可有双核细胞。这种病例可能会与恶性的大汗腺细胞相混淆，但缺乏细胞异型性、核分裂和坏死，结合免疫组织化学染色可协助确诊。

罕见的情况下，局部肿瘤细胞核栅栏状排列，形成 Verocay 样小体，如果构成肿瘤主要的生长模式[218, 222]，则称为神经鞘瘤样（栅栏状）肌纤维母细胞瘤 [schwannoma-like（palisaded）myofibroblastoma][253-255]。胞核呈栅栏状排列，形态温和的梭形细胞分布于含有瘢痕疙瘩样胶原的黏液样间质中，可见多形性、多核巨细胞[254]，它们的存在更像是退变的神经鞘瘤。血管可显示纤维素性坏死[254]。

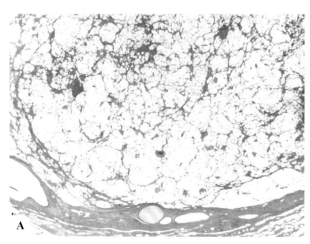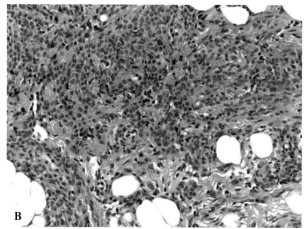

▲ 图 38–40 脂肪瘤样肌纤维母细胞瘤

A. 这种肌纤维母细胞瘤的大部分由富含脂质的细胞组成；B. 在胶原带和少量脂肪细胞之间有成簇的均匀的间质细胞，显示肌纤维母细胞的特征

有一例血管周细胞瘤样的肌纤维母细胞瘤的病例报道[231]。

【鉴别诊断】

在乳腺梭形细胞肿瘤的鉴别诊断中必须考虑肌纤维母细胞瘤。肉瘤和化生性癌通常比肌纤维母细胞瘤细胞更丰富，异型性和核分裂更明显，肉瘤和化生性癌通常表现出独特的组织学特征。筋膜炎和纤维瘤病也含有肌纤维母细胞，往往是呈星状浸润的病变。在肌纤维母细胞瘤中没有肥胖的肌样细胞和筋膜炎的炎症反应。纤维瘤病表现为丰富的胶原和排列成宽带状而不是短束状的梭形细胞。周围神经鞘膜肿瘤表达 S-100 蛋白等。梭形细胞脂肪瘤类似脂肪瘤性肌纤维母细胞瘤，这两个病变可能代表同一肿瘤的两面（参见下文）。

上皮样肌纤维母细胞瘤可与浸润性癌相似，如小叶癌和大汗腺癌[240, 241, 256, 257]。在粗针穿刺活检中，鉴别诊断的问题更大[258]。提示诊断上皮样肌纤维母细胞瘤的形态学特征包括边界清楚、推挤状边缘，没有核分裂或极少，梭形细胞具有典型的肌纤维母细胞形态，以及致密的胶原间质，肿瘤内缺乏腺管成分。有研究报道称[259]，5 例上皮样肌纤维母细胞瘤强而弥漫地表达 WT-1。

"良性纤维黏液样病变"可能代表与肌纤维母细胞肿瘤密切相关的病变[245]。与肌纤维母细胞瘤相似，良性纤维黏液样病变表达 CD34 和 SMA。有非常少的病例研究显示[245]，这两种病变的临床、影像学和免疫组织化学特征不同。

【细胞学】

只有少数报道描述了肌纤维母细胞瘤的细胞学特征。López-Ríos 等[236]综述了 2001 年以前发表的 5 篇报道（包括 7 例）的研究结果。Odashira 等[260]、Álvarez-Rodriguez 等[261]、Fügen 等[262]及 Fabbri 等[255]的文章更新了列表，使总数增至 15 篇报道，共 23 例。细针穿刺标本涂片通常显示细胞丰富，背景干净。梭形细胞单个分布或成簇分布（图 38–41），簇状细胞可呈束状排列。细胞核卵圆形、有细小的颗粒状染色质，通常有核沟，称为咖啡豆样结构[263]，核仁小而不明显。细胞核通常只显示轻微的不典型性，但作者描述了一例具有明显的异型性和多形性的病例[264]。细胞核可以排成栅栏状，可提示神经鞘瘤的诊断[211, 255]。有些文献注意到核内胞质包涵体的存在[236, 255, 261, 264, 265]。罕见核分裂象。常可见胶原或黏液样间质或脂肪的小碎片。也有作者报道单层片状良性导管上皮细胞的存在[262, 266]。

【免疫组织化学】

大多数肌纤维母细胞瘤，包括上皮样型，表达 vimentin、desmin、calponin、SMA、CD10、CD34、bcl-2 和 CD99。肿瘤通常弥漫表达 vimentin，而对其他标志物则表现出不同的反应性。在一项研究的 12 例肿瘤中，11 例表达 CD10[267]。19 例肌纤维母细胞瘤中的 17 例 Rb 蛋白表达缺失[268]，11 例

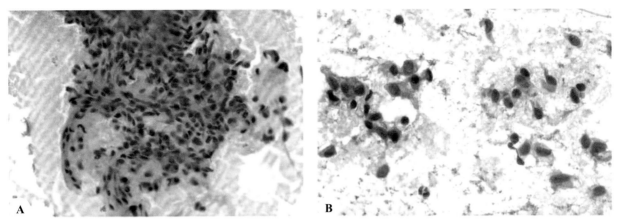

▲ 图 38-41　肌纤维母细胞瘤的细胞学特征

A. 细针穿刺活检标本的涂片含有紧密排列的梭形细胞和少数失黏附的上皮样细胞（右）；B. 失黏附的梭形细胞含有卵圆形核

肿瘤位于乳腺，而其他 8 例是累及腹股沟 / 会阴区或腹膜后的乳腺型肌纤维母细胞瘤。D'Alfonso 等[193] 发现 82 例肌纤维母细胞瘤中有 2 例不表达 CD34，另外 4 例仅显示灶性弱阳性。肿瘤细胞不表达 cytokeratin、EMA、HMB-45、CD117 或 Ⅷ 因子，只有很少和微弱的 S-100 蛋白染色。10 例肿瘤细胞不表达 STAT6[269]。肿瘤细胞特征性表达 ER 和 PR，约有 50% 的病例表达 AR[230, 270, 271]。在一项研究中[222]，有 3 例肿瘤表达 CD68。

Desrosiers 等[214] 和 D'Alfonso 等[193] 描述了最常见的与肌纤维母细胞瘤形态相似的病变的免疫组织化学染色结果。

【遗传学检查】

对少数病例的分析表明，乳腺肌纤维母细胞瘤显示 13q14 染色体区域的等位基因缺失，包括 *RB1* 基因和 *FOXO1* 基因。FISH 检测 22 例显示，16 例（73%）有该区域缺失[193, 245, 248, 253, 269, 272-274]，但 2 例平滑肌瘤样[246]、2 例上皮样[241, 273]、1 例黏液样[273] 和 1 例未定类的肌纤维母细胞瘤[245]，未出现该区域的缺失。在梭形细胞脂肪瘤、乳腺外肌纤维母细胞瘤和富细胞性血管纤维瘤中也发现 13q14 区域缺失。这些研究结果表明，形态学相似的肿瘤在基因学上是相关的。有报道显示，在肌纤维母细胞瘤中的不同区域显示梭形细胞脂肪瘤的形态，为支持这一观点提供了更多的证据[205]。

【治疗和预后】

尽管发生在男性的较大病变可能需要乳房切除，但对于几乎所有的肌纤维母细胞瘤，手术切除病变部分治疗已足够。当粗针穿刺活检标本中发现肌纤维母细胞瘤时，通常需要切除。如果切除标本的边缘仍有肌纤维母细胞瘤，可以考虑再次手术。一例 72 岁女性患者在肿瘤切除 1 年后复发[215]。也有随访长达 15 年未见复发的报道[230]。

六、血管周肌样分化的肿瘤

血管周肌样分化的肿瘤（tumors with perivascular myoid differentiation）曾有各种名称。大多数累及皮肤和皮下组织，通常见于四肢。极少有文献提到肿瘤发生于乳腺，但笔者遇到过几例乳腺肿瘤似乎属于这一家族。这些病变的一个显著特征是结节状增生的纤维组织细胞，主要位于血管周围（图 38-42 和图 38-43），可见破骨细胞样巨细胞（图 38-43B）。梭形细胞对 actin 有免疫反应（图 38-43F），而组织细胞成分呈 KP1 阳性[275]。

术语肌纤维瘤病型血管周肌瘤（myofibromatosis-type perivascular myoma）和肌周皮细胞瘤（myopericytoma）用于一种不寻常的、组织学上独特的肿瘤，其特点是血管周梭形细胞增生[276]。血管外皮瘤样区域（hemangiopericytoma-like）和球周皮细胞瘤样（glomangiopericytoma）排列可见于这些肿瘤中。梭形细胞表达 actin。

已有在非乳腺软组织原发部位的局部复发病变的报道，偶有患者在超过 20 年或更长的时间内反复复发，很少有转移的报道[277]。在已发表的报道中，没有对乳腺病变的系统性研究，但笔者观察到

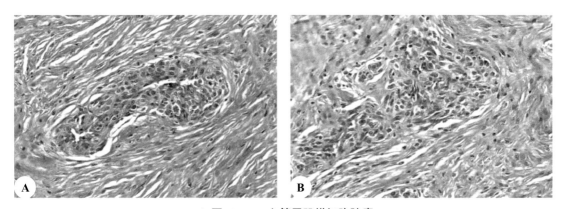

▲ 图 38-42　血管周肌样细胞肿瘤

A. 上皮样肌样细胞围绕着一个狭长的血管裂隙；B. 结节状病灶含有不明显的血管腔

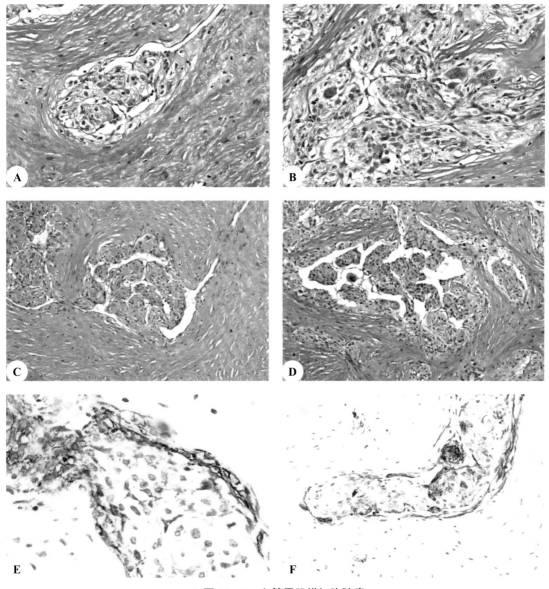

▲ 图 38-43　血管周肌样细胞肿瘤

A. 一个小的血管腔从右上角延伸到图片的中央，被增生的血管周肌样细胞挤压变形；B. 同一病例的一个更复杂的结节，含有破骨细胞样巨细胞；C 和 D. 血管腔扩张形成假乳头状或肾小球样外观；E. 内皮细胞表达Ⅷ因子；F. SMA 染色突出显示血管壁

有局部复发的病例。

七、巨细胞纤维母细胞瘤

巨细胞纤维母细胞瘤（giant cell fibroblastoma）这种不常见的儿童软组织肿瘤在乳腺很罕见[278]。病变表现为分叶状、局限性、质硬的浅表肿块，由均匀、淡染的组织构成。显微镜下观察显示梭形和多核巨细胞，常位于胶原间质裂隙的边缘。这种排列方式与假血管瘤样间质增生非常相似，尽管后者通常缺乏多核间质细胞。有些巨细胞纤维母细胞瘤表达 CD34。电子显微镜显示多形性核，部分细胞有多核，有大量的胞质微丝[278]，超微结构所见表明梭形细胞是纤维母细胞或肌纤维母细胞起源。不完全切除可能会导致局部复发。

八、颗粒细胞瘤

乳腺颗粒细胞瘤（granular cell tumor，GCTB）于 1931 年首次被描述[279]。尽管 Abrikossof 将病变的起源归于横纹肌，并将其称为肌母细胞瘤，但目前的观点认为颗粒细胞瘤起源于施万细胞。1946 年 Haagensen 和 Stout[280] 报道了第一批乳腺颗粒细胞瘤病例，并强调了将病变与癌区分开来的重要性。除了几项后续的研究[281-286] 和综述[287-290]，文献中仅有病例报道和少数系列病例。

【临床表现】

乳腺颗粒细胞瘤并不常见。在一组 96 例颗粒细胞瘤患者中，仅 6 例为女性乳腺颗粒细胞瘤[291]。有作者对 118 例颗粒细胞瘤进行观察，发现 10 例为乳腺肿瘤[292]。在另一项 13 年的研究中[283]，作者遇到了 10 例乳腺颗粒细胞瘤和 1482 例乳腺癌，得出了每 1000 例乳腺癌中，有 6.7 例乳腺颗粒细胞瘤的相对发病率，高于经常被引用的每 1000 例乳腺癌中有 1 例乳腺颗粒细胞瘤的数据[293]。Pieterse 等[294]，在对 194 842 例女性进行 13 年的筛查时，发现了 5 例乳腺颗粒细胞瘤，得出该女性人群中每 1000 例乳腺癌中有 1.62 例乳腺颗粒细胞瘤，其中大多数患者年龄超过 50 岁。

乳腺颗粒细胞瘤最常发生于 30—50 岁女性，但也见于 3—83 岁[295, 296] 的患者。从已发表的 91 例病例计算出平均年龄为 53.5 岁[287]。总的来说，7%～10% 的乳腺颗粒细胞瘤发生在男性[287, 289, 290, 297, 298]。Lee 等[288] 分析了 21 例已发表的男性病例，平均年龄为 39.8 岁。在几项研究中，大多数患者是非洲裔美国人[281-284, 299]。Papalas 等[299] 报道，非洲裔美国人的平均年龄（41 岁）低于高加索人（54 岁）。

乳腺颗粒细胞瘤典型的临床表现是存在肿块。在一篇文献综述中[287]，70% 的病例有可触及的肿瘤，影像学检查到的占 26%，其余在癌症患者随访中发现。发现症状的时间间隔通常为几周或几个月，然而，一例 45 岁女性患者，发现乳腺肿瘤 14 年，因 1.5cm 的肿瘤而就诊[285]。一例 64 岁的女性患者等了 8 年，才寻求对 6cm 乳腺颗粒细胞瘤进行治疗[300]。一例 29 岁的女性患者称，她在就诊 4 年前就注意到乳房有肿块[301]，并且在最近妊娠期和哺乳期的后半段迅速增长。患者通常无疼痛，但少数女性[302, 303] 和两例女孩[295, 304] 出现疼痛。

左、右乳腺受累的概率相等，可表现为单侧[282-284, 297] 和同时双侧[281, 282] 或异时双侧[283] 发生乳腺颗粒细胞瘤。肿瘤可能发生在乳腺的任何区域，包括乳晕下部分和腋尾部[305]。许多文献报道内上象限为最常见的部位，但对 91 例已发表病例[287] 的回顾发现，肿瘤发生在乳腺外上象限的概率高于其他区域。发生在上象限的肿瘤似乎多于下象限。一例 45 岁女性患者在腋窝异位乳腺组织中发生颗粒细胞瘤[306]。

有些典型的乳腺外颗粒细胞瘤患者也发生了乳腺的颗粒细胞瘤[281, 284, 299, 307-309]。在一例特殊病例中，一名 6 岁女孩发生了几个皮肤颗粒细胞瘤。到 37 岁时，她的头皮、右肩、右侧面、腹部、外阴和双侧乳房的皮肤上都发生了肿瘤[310]。她的一些家庭成员也有多灶性颗粒细胞瘤。

少数患有乳腺颗粒细胞瘤的女性患者，合并了同侧乳腺[281, 299, 311, 312] 或对侧乳腺[283, 313, 314] 浸润性导管癌。还有在接受导管原位癌治疗的女性患者的对侧乳腺发生了乳腺颗粒细胞瘤[315]。

文献中对乳腺恶性颗粒细胞瘤的描述很少[316-320]，发病年龄在 46—79 岁[316, 317]。一例为男性[319]，其他都是女性。肿块存在时间为几个月[318] 至 10 年[316]。一例肿块伴疼痛[318]。

乳腺外恶性颗粒细胞瘤可扩散至乳腺。例如，一例发生于胸壁的肿瘤复发为乳腺肿块[321]，原发于腹壁[322]和腹股沟[323]的肿瘤发生乳腺转移。在某些情况下，可能无法区分典型的多灶性乳腺颗粒细胞瘤与转移性恶性颗粒细胞瘤。

乳腺颗粒细胞瘤常表现为坚实到质硬的病变。在一例女性患者的乳腺中，增生的乳腺皮肤和下方的肿瘤细胞巢形成了一个息肉样的肿块，形似桑葚样从乳房中突出[324]。大多数肿瘤活动性好，也可固定于周围组织。浅表肿物有时附着于皮肤[325]并引起皮肤收缩[283-285, 302, 326, 327]或糜烂[295]，而乳晕下肿瘤可引起乳头内翻。深部肿瘤可附着于胸筋膜[285, 314]或肌肉[285, 325]，它们可侵犯胸壁[328]并部分包绕肋骨[300]。

【影像学检查】

乳腺颗粒细胞瘤的影像学特征与浸润性癌有重叠。乳腺颗粒细胞瘤的乳腺 X 线检查通常显示带有毛刺的星状肿块，但偶尔也会发生局限性有边界的病变[65, 282-284, 329, 330]。除了极少数病例外，肿块一般缺乏钙化[326]。除了边界清楚或部分清楚的肿块和有部分囊性结构的肿块之外[283]，超声检查通常显示边界不清及高深宽比的实性肿块。肿块可呈低回声或高回声[284, 331]，前者比后者更多见。许多结节表现为内部回声粗杂和边界高回声。如果有后方声影的话，性质是可变的[65, 282-284, 298, 315, 325, 329, 330, 332, 333]。MRI 可能显示一个类似乳腺癌的不规则的肿块[301, 334-336]，在 T$_2$ 加权成像，大多数病例显示信号强度等于或略高于腺体组织，而 T$_1$ 加权成像显示信号强度低于腺体组织。一例怀疑为乳腺恶性颗粒细胞瘤患者

进行 PET 扫描，显示结果符合良性病变[326]。

【大体病理】

乳腺颗粒细胞瘤可为边界清楚、光滑或边界不清、形状不规则的肿块（图 38-44）。它们可以大至 6cm[300]，但大多数是 2cm 或更小。在 5 项研究中[281-285]，肿瘤的平均大小为 0.9～1.7cm[281, 282, 285]。在报道的 21 例男性乳腺颗粒细胞瘤中，18 例肿瘤的平均大小为 2.0cm[288]。报道的少数乳腺恶性颗粒细胞瘤比经典的乳腺颗粒细胞瘤大。恶性肿瘤的大小为 3.5～15cm[316, 317]。典型的肿瘤呈白色、灰色、黄色或黄褐色。没有出血、坏死或囊肿形成。文献中缺乏对恶性肿瘤大体观察的描述。

【镜下病理】

乳腺颗粒细胞瘤的组织学特征与乳腺外颗粒细胞瘤相同。肿瘤含有嗜酸性颗粒状胞质，细胞排列呈片状、束状或巢状（图 38-45）。肿瘤细胞的形状为多角形到梭形不等，细胞边界清楚。细胞核小而圆或略卵圆，常位于细胞中央。细胞核染色质深，有时可见小核仁，核分裂象通常不明显，细胞核有轻微的多形性，偶尔有多核细胞。细胞质中充满嗜酸性颗粒，PAS 染色阳性，耐淀粉酶消化。在有些病变中，细胞质空泡化使颗粒模糊不清。肿瘤细胞常围绕乳腺导管和小叶，并与脂肪组织混杂。当肿瘤细胞浸入真皮时，表面被覆的表皮假上皮瘤样增生[300, 324]。间质中存在数量不等的胶原，有时有小神经束，可能与肿瘤呈星状、向周围组织延伸密切相关。

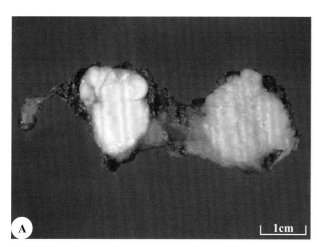
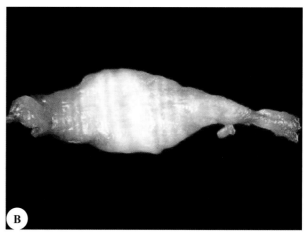

▲ 图 38-44　两例颗粒细胞瘤的大体表现

A. 本例肿瘤呈局限性、分叶状；B. 另一例肿瘤可见淡黄色组织与乳腺实质的纤维组织混合

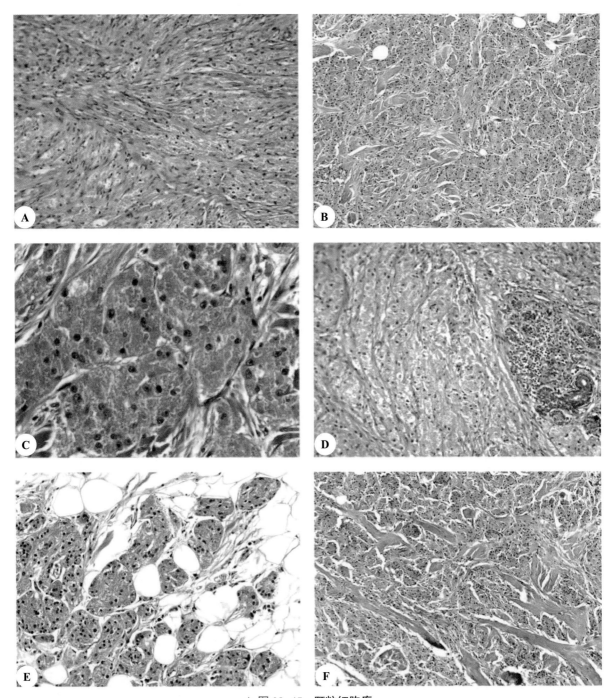

▲ 图 38-45　颗粒细胞瘤

A. 肿瘤细胞呈束状排列；B. 肿瘤细胞呈巢状排列；C. 肿瘤细胞有小而圆的细胞核和嗜酸性颗粒状细胞质；D 和 E. 肿瘤细胞浸入小叶周围（D）和脂肪（E）；F. 肿瘤细胞间有较宽的胶原带

　　基于形态学鉴别恶性颗粒细胞瘤是存在问题的。乳腺外颗粒细胞瘤的恶性特征包括直径大于 5cm、坏死、细长的细胞、核多形性、空泡状染色质、核仁明显、高核质比及核分裂数增加（200 倍镜下 > 2/10HPF）[337]，这些特征的有效性仍有待商榷[338, 339]。此外，尚没有这些指标在乳腺颗粒细胞瘤中的研究。坏死和核分裂象增多是提示侵袭性生

物学行为的重要组织学表现，但它们不能识别所有恶性肿瘤（图 38-46）。转移仍然是诊断恶性乳腺颗粒细胞瘤的唯一特征。

　　电子显微镜显示髓磷脂结构和许多溶酶体[297, 302, 340-342]。有些细胞还包含圆形三角形的膜结合结构，其中包含微管和微原纤维，称为成角小体。

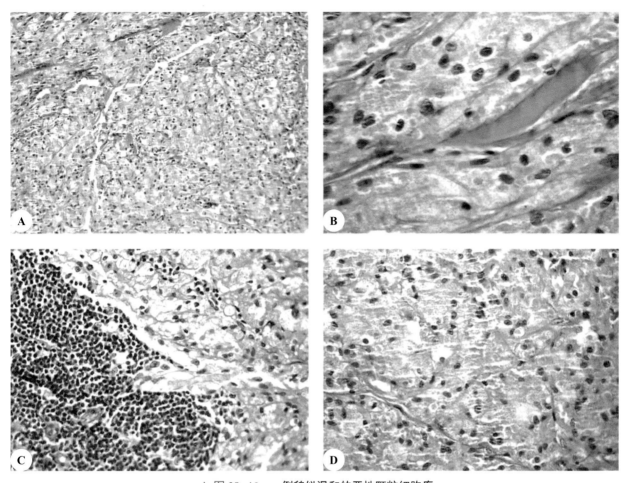

▲ 图 38-46　一例貌似温和的恶性颗粒细胞瘤

A 和 B. 原发肿瘤的组织学表现无特殊；C 和 D. 腋窝淋巴结有转移性颗粒细胞瘤，形态同 A 和 B 所示

【鉴别诊断】

乳腺颗粒细胞瘤的鉴别诊断通常包括乳腺癌、组织细胞病变和转移性肿瘤。对于手术瘢痕中出现的结节，还应考虑诊断为具有颗粒样变的创伤性神经瘤[343]。乳腺颗粒细胞瘤的细胞学特征与浸润性大汗腺癌的细胞学特征几乎相同。乳腺颗粒细胞瘤呈浸润性生长，尤其是当存在胶原间质的情况下，与经典的浸润性导管癌非常相似。若存在导管原位癌，常伴有累及小叶，以及细胞学的多形性，通常支持大汗腺癌的诊断。在没有原位癌的情况下，我们可能需要应用免疫组织化学染色来区分乳腺颗粒细胞瘤和大汗腺癌。此时应该使用一组标志物，包括上皮标志物（如 CK 和 EMA），激素受体，乳腺上皮细胞特异性标志物（如 GATA3、mammaglobin、GCDFP-15 及 mucin）。乳腺癌表达上述免疫标志物，而乳腺颗粒细胞瘤不表达。另外，

乳腺颗粒细胞瘤通常呈 vimentin 阳性，但在少数乳腺癌中也可呈阳性反应[341]。S-100 和 CEA 在颗粒细胞瘤中表达，但这两种抗体并不能区分乳腺颗粒细胞瘤与表达 S-100 或 CEA 的乳腺癌[340-342, 344]。

乳腺颗粒细胞瘤的肿瘤细胞与组织细胞相似，可能导致与肉芽肿性炎症反应或组织细胞瘤混淆。而且乳腺颗粒细胞瘤[345, 346]和组织细胞均表达 S-100 蛋白和 CD68（KP-1），更增加了混淆的可能性。但颗粒细胞瘤通常不会表达其他组织细胞相关抗原，如 α₁- 抗胰蛋白酶、α₁- 抗糜蛋白酶和溶菌酶[340, 341]，但是有 1 例观察到 α₁- 抗糜蛋白酶弱阳性[288]。CEA 或 NSE 的表达更支持乳腺颗粒细胞瘤的诊断，而不是组织细胞病变。

必须将乳腺颗粒细胞瘤与具有嗜酸性细胞或透明细胞特征的转移性肿瘤鉴别开来，如肾细胞癌、恶性黑色素瘤及腺泡状软组织肉瘤。注意临床病史和应用合适的免疫组织化学标志通常可以明确诊断。

【细胞学】

乳腺颗粒细胞瘤的细针穿刺活检可得到一个细胞丰富的标本[282, 298, 327, 344, 345, 347-351]。细胞成簇散在分布，或单个存在，那些成簇细胞可形成合胞体。完整的单个细胞呈多边形。簇状分布的细胞和单个细胞都具有典型的小而温和的核和细小的颗粒状染色质，偶见小核仁，颗粒状胞质丰富。罕见肿瘤表现为核增大和轻度多形性。细胞膜薄而易碎，胞质似乎融入背景中，没有明显的界线。破碎的细胞释放出颗粒，覆盖了涂片背景，这一特征为乳腺颗粒细胞瘤的诊断提供了有力证据。这些颗粒用 Romanowsky 染色呈蓝色，用 Papanicolaou 和苏木精伊红（HE）染色呈红色。裸核类似上皮细胞而不是肌上皮细胞，在细胞涂片上细胞核的变性可能很明显。

乳腺颗粒细胞瘤细针穿刺活检标本的形态特点类似于大汗腺细胞、大汗腺癌和组织细胞病变，如脂肪坏死和肉芽肿性乳腺炎[345, 347, 348]。良性大汗腺细胞通常有边界清楚的细胞膜，其胞质被 Romanowsky 染成红色。恶性大汗腺细胞通常表现为细胞丰富、核的多形性和坏死。良恶性大汗腺细胞均表达上皮细胞标志物，如 CK 和 EMA。组织细胞通常具有锯齿状核和泡沫状而不是颗粒状的胞质。尽管有这些诊断线索，在细胞学标本中诊断乳腺颗粒细胞瘤往往是具有挑战性的[294]。

【免疫组织化学】

乳腺颗粒细胞瘤对 S-100 蛋白（图 38-47）、CEA、vimentin 和 CD68 呈弥漫强表达。部分病例表达 CD57、inhibin-α、calretinin[352-354]、NSE[288, 311, 327] 和 SOX10。不表达 CK、GCDFP-15、ER 或 PR，也不表达 mucin。

【治疗和预后】

良性乳腺颗粒细胞瘤应广泛切除，切除不完全可致局部复发。但有时很难区分复发与异时发生的多灶性肿瘤。大多数切缘或邻近边缘仍有肿瘤的患者不会发生肿瘤复发[282, 299]。有报道称[282]，发生于腋尾部的乳腺颗粒细胞瘤直接侵犯腋窝淋巴结。

手术是治疗乳腺恶性颗粒细胞瘤的主要方式。全身化疗已被应用，但其价值尚未确定。患者可出现局部复发，扩散到淋巴结、肺、肝和骨，以及可

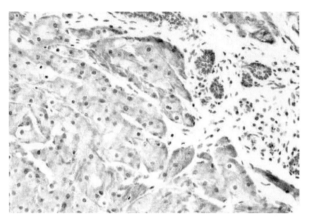

▲ 图 38-47　颗粒细胞瘤的免疫组织化学染色
肿瘤细胞表达 S-100 蛋白

能导致死亡[316, 318-320]。一例 46 岁的女性患者，出现直径为 15cm 的乳腺恶性颗粒细胞瘤，并发生腋窝淋巴结转移，在行乳房切除术后 9 年无病生存[317]。而另一例男性患者出现广泛转移，并在诊断乳腺恶性颗粒细胞瘤仅 7 个月后死亡[319]。

九、神经鞘瘤

神经鞘瘤（schwannoma）只有一小部分发生在乳腺。在一项 303 例孤立性神经鞘瘤的研究中，乳腺肿瘤有 8 例[355]。发生于皮下组织[356] 或胸壁[357] 的肿瘤可以表现为乳腺肿块。但大多数乳腺神经鞘瘤发生于乳腺腺体内部，在乳腺病变中占很小的比例。3 篇文献综述了 2013 年以前描述的 33 例乳腺神经鞘瘤的临床和病理表现[358-360]，另外还有 17 例病例报道[357, 361-375]。发病年龄为 18—83 岁[376, 377]，平均年龄为 46.0 岁，男性占 16%。

大多数患者临床表现为肿块。乳腺 X 线检查发现了 3 例女性患者[378-380] 的肿瘤，MRI 发现了另一例女性的神经鞘瘤[371]。发现时间通常为几周或几个月，在此期间，肿块可能缓慢生长[357, 363, 373, 380, 381]，或近期有增大[361, 364]。但有些患者描述肿块已存在 10 年[363, 382]，甚至 25 年[362]。3 例患者诉疼痛[357, 361, 367]。

发生在右侧乳腺的肿瘤比左侧略多（分别为 28 和 20 例）。外侧象限，特别是外上象限似乎最好发，但文献中的病例见于乳腺所有区域。一篇报道[383] 描述了一例 25 岁女性患者，乳腺有两个神经鞘瘤，一个位于外下象限，另一个位于腋尾部。另一篇报道描述了一例 29 岁男性患者，左侧乳腺有 3 个肿瘤，最大的肿瘤已存在 8 年[364]。

典型的肿瘤为边界清楚、质实、可活动的肿块，其特征可能提示诊断为纤维腺瘤[368]。皮肤和乳头的改变不常见，但一个 8cm 的神经鞘瘤导致了被覆皮肤的红斑和溃疡[382]。报道描述了 2 例外生性的肿瘤，其中一例被认为是肉瘤[382]，另一例则考虑为叶状肿瘤[363]。

如果乳腺 X 线检查显示肿块，则肿块边界清晰、致密，缺乏钙化[358, 373, 374, 379]。超声检查通常表现为低回声结节[373, 374]。有病例被描述为微分叶状，缺乏平行生长和后方声影[372]。肿块可表现为囊性区域[358, 359, 361, 367, 369, 382]。MRI 特征与其他良性病变无差异[382]。PET 扫描显示一例神经鞘瘤的高代谢肿块[362]。

大体检查可见神经鞘瘤形成边界清楚的肿块。大小为 0.5～15.0cm[363, 367]，平均为 3.6cm。肿块由质实的灰色、黄褐色、粉红色或白色组织构成，可有软的黏液样区域[368, 384]（图 38-48）和出血[368, 384, 385]。囊性变可形成多囊性肿块[361]。

乳腺神经鞘瘤与其他器官的神经鞘瘤具有相同的组织学特征。肿瘤边界清楚，由梭形细胞组成，有时细胞核呈栅栏状排列（Antoni A 区）（图 38-49），也可能存在伴厚壁血管的少细胞区域，即 Antoni B 区。硬化性神经鞘瘤中可见血管内血栓、透明变的血管、具不典型细胞核的细胞和黄色瘤样区域。鉴别诊断包括其他梭形细胞肿瘤，如纤维腺瘤、叶状肿瘤、纤维瘤病、肌纤维母细胞瘤和化生性癌。通过观察组织学切片和免疫组织化学染色，这些病变通常很容易鉴别。

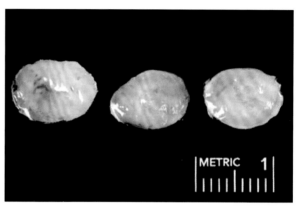

▲ 图 38-48　神经鞘瘤的大体表现
肿瘤边界清楚，由有光泽的、黄色至黄褐色组织组成

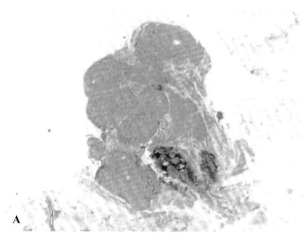

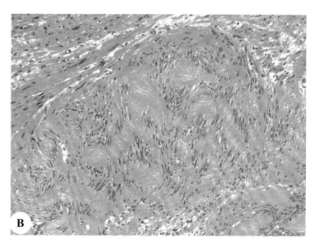

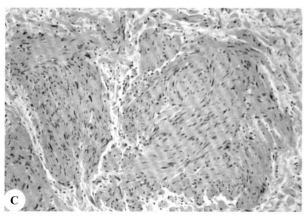

▲ 图 38-49　神经鞘瘤
A. 整个组织切片中可见边界清楚的肿瘤。出血示细针穿刺活检的部位。B. 这个区域的细胞核形成栅栏状。C. 肿瘤的局部类似于创伤性神经瘤

细针穿刺标本细胞学涂片显示卵圆形或梭形细胞，呈单个或小簇出现[357, 358, 363, 376, 377, 381, 383, 385, 386]。细胞质稀少，边界不清，胞核呈梭形，可有轻至中度的多形性，细胞核染色质分布均匀。细胞簇通常呈交织状排列，细胞核呈栅栏状排列，提示 Verocay 小体的外观[363, 376, 377, 381, 385]。背景中可能有裸核、淋巴细胞、组织细胞、黏液样物质和间质碎片，但缺乏上皮细胞[358, 359, 363]。间质细胞具有多形性，细胞核不规则、深染，尤其是在称为退变性神经鞘瘤的病变中。细胞学检查可提示神经鞘瘤的诊断[357]，特别是如果存在 Verocay 样小体时[363, 381]，然而，大多数病例并不能明确诊断。

神经鞘瘤表达 S-100，但不表达 actin[358, 364, 367, 368]。

治疗上，完整切除肿瘤已足够。文献报道了真空辅助粗针穿刺活检似乎完整切除了一例神经鞘瘤[367]。

十、神经纤维瘤

累及乳腺的神经纤维瘤（neurofibroma）通常发生于皮肤或皮下组织。小肿瘤累及乳头 - 乳晕区时类似异位乳腺的乳头或乳头附属器[387]。大的肿瘤形成有蒂、息肉样的肉质结节，使乳头或乳晕变形。有时可累及双侧乳腺[388-393]。最大宗的研究为克利夫兰医学中心报道的 15.83 年间的 86 个病例[394]，这些病例占女性乳腺标本的 0.14%。年龄为 17—94 岁，平均年龄为 51 岁，28% 的患者被诊断为神经纤维瘤病。左、右乳腺受累概率相等。作者将肿瘤分为经典型、玻璃样变型、弥漫型和其他类型，分别占 58%、22%、7% 和 13%。与发生于乳腺外的皮肤神经纤维瘤相比，玻璃样变的神经纤维瘤占乳腺皮肤神经纤维瘤的比例更大。

发生于乳腺实质内的神经纤维瘤非常罕见，文献中只有少数病例，有些是神经纤维瘤病 I 型患者[390, 395, 396]，其他是正常人群[397-401]。男性和女性受累的概率，左、右乳腺受累的概率相等。患者年龄为 4.5[396]—77 岁[402]，成人的平均年龄为 43.3 岁。Solomon 等描述了一例 4.5 岁男性患儿，患有神经纤维瘤病，他的右乳腺在出生时轻微增大，此后继续增大[396]，诊断为丛状神经纤维瘤。另外报道称，患有神经纤维瘤病的儿童乳腺发生神经纤维瘤[403, 404]。有些文献将患有神经纤维瘤病的青春期

前男孩的双侧乳腺肿大归因于神经纤维瘤，但这些报道没有包括组织学改变的描述，因此对于神经纤维瘤的诊断存在疑问。文献报道的 1 例 56 岁女性胸部的 25cm 肿瘤可能起源于乳腺[405]，该文献的作者引用了 1933 年 Henke 和 Lubarsch 的论著 *Handbuch der Speziellen Pathologischen Anatomie und Histologie* 中的 3 个病例。

患者的临床表现通常为肿块，这可能被认为是男性乳腺发育[397, 404]。发现时间通常为几周或几个月，但一例 48 岁的男性患者称，他在 20 年前就发现了乳晕下肿块，在过去 20 年里它逐渐增大[397]，另一例 56 岁女性患者的病史相似[405]。大多数患者未描述疼痛或皮肤及乳头有改变。乳腺 X 线检查发现了 3 例女性患者的肿瘤[395, 399, 400]，其中一例 46 岁女性患有神经纤维瘤病和左侧乳腺非对称性增大，在她增大的乳腺内有 5 个神经纤维瘤[395]。

检查者通常将这些肿瘤描述为分离的、光滑的、柔软的和可活动的肿块。肿块可以附着于皮肤[397]，但这种情况并不常见。乳腺 X 线检查示圆形或卵圆形、边界清楚的肿块。超声检查示低回声或无回声肿块，可表现为后方回声增强[399]。MRI 的形态特征和增强模式提示为良性[395, 398, 399, 404]。囊性变或黏液样基质物质聚集区可在 T_2 加权像上形成高信号区[395]。

乳腺神经纤维瘤的病理特征与其他器官发生的神经纤维瘤没有区别。大体观察时，神经纤维瘤形成边界清楚，珍珠白色、灰色或棕色，有弹性或坚实的肿块。大小约数厘米，报道的 22 例肿瘤平均大小为 3.8cm。一个例外的病例最大径为 25cm，重 2200g。肿瘤出现部分区域发白和灰色，伴红色出血区[405]。组织学检查显示纤细的梭形细胞，有细长的胞质突起，核呈波浪状，深染，两端尖。细胞外基质可能由密集的胶原带组成，通常被描述为"胡萝卜丝"样[400] 或为黏液样物质[395, 401, 406]，核分裂象不明显。

细针穿刺标本涂片示细胞丰富，温和的梭形细胞呈单个或簇状排列[397, 401, 406]。可能存在纤维黏液样间质、淋巴细胞和肥大细胞[401, 406]。

免疫组织化学显示肿瘤细胞不同程度地表达 S-100[392, 398-400, 404]、p75[398] 或 NF[392]。切除肿块就可治愈。

十一、平滑肌瘤

乳房平滑肌瘤（leiomyoma）可分为两组，即发生于乳头、乳晕的平滑肌瘤和起源于乳腺实质的平滑肌瘤。虽然两组肿瘤表现出相同的形态学特征，但在分类和某些临床特征上存在差异。乳头和乳晕平滑肌瘤属于皮肤平滑肌瘤家族，可细分为生殖器平滑肌瘤和皮肤平滑肌瘤。发生在乳腺实质的肿瘤被认为是软组织肿瘤。

1854 年，Virchow 最早描述了乳头平滑肌瘤[407]。一例 32 岁男性患者的乳晕和胸壁出现了疼痛和触痛的结节（tubercula dolorosa）13 年，在用化学物质处理切除的组织并研究分离的细胞后，Virchow 得出结论，它们是肌细胞。Allison and Dodds[408] 的一份病例报道引用了 8 篇文献，这些文献描述了1989 年之前报道的另外 18 个病例。Di Vita[409] 随后综述了 14 例病例的临床特征。过去 30 年发表的病例报道共有约 50 例乳头 - 乳晕复合体平滑肌瘤，其中有些仅累及乳晕[410-415]。

1913 年，Strong 首次发表了对乳腺实质平滑肌瘤的描述[416]。1989 年，Diaz-Arias 等[417] 综述了 7 例患者的临床表现，并描述了他们对另一例患者的研究结果。Ende 等[418]、Minami 等[419] 和 Granic 等[420] 的报道增加了 2014 年之前发表的 23 个病例的数据，扩充了 Diaz-Arias 等的列表。另外 5 篇报道[421-425]和 2 篇短篇报道[426] 使病例总数达到了 39 例。Branca 等[427] 描述了一例 70 岁男性患者的海绵状血管平滑肌瘤。

【临床表现】

1. 乳头及乳晕平滑肌瘤

乳头或乳晕平滑肌瘤患者的年龄为 15—70 岁[428, 429]。文献中 47 例患者的平均年龄为 42.6 岁，男性占明确患者性别的病例中的 33%。常见的临床表现为肿块，通常存在了几个月至数年，有些结节生长缓慢。一例 33 岁女性患者描述其左侧乳头结节出现于青春期，此后一直无变化[430]。一例 68 岁男性患者称其右侧乳头结节在长达 25 年的时间里缓慢生长[431]。疼痛通常由压力、寒冷或情绪变化引起，经常伴随着肿块。疼痛可较严重，并可为主要的临床表现[432]。一例男性患者描述，他有一个浅表小结节，在触摸时发生收缩[402]。2 例男性患者因持续瘙痒而就诊[412, 433]。一例 61 岁男性患者的平滑肌瘤发生于因螺内酯诱发的男性乳腺发育[429]。肿瘤可侵蚀皮肤[434] 或导致结痂[431]，但通常不会引起乳头收缩或溢液。

乳头和乳晕平滑肌瘤累及左、右侧乳腺的概率相等。大多数患者只有一个平滑肌瘤，但 2 例女性患者双侧乳房均有结节[435, 436]，2 例患者受累的乳头和乳晕连续出现结节[436, 437]，在其中一例女性患者中[436]，肿瘤最初在 9 岁时出现，随后的 10 年里肿瘤大小和数量慢慢增加，最终累及双侧乳房。一例66 岁男性患者的肿瘤累及双侧乳晕[412]。

典型的平滑肌瘤为一个小而硬、可活动、粉红色或白色的皮下结节，使乳头增大和扭曲。一个位于乳头正上方的肿瘤被描述为"菜花状"[438]。

2. 乳腺实质平滑肌瘤

乳腺实质的平滑肌瘤患者年龄为 27—70 岁[439, 440]。在报道的 39 例中，平均年龄为 46.5 岁，除一例外均为女性[440]。患者通常描述发现孤立性肿块，但乳腺 X 线检查发现了多个肿瘤[418, 419, 425, 441, 442]。约有 50% 的患者描述与肿块或乳房不适相关的疼痛或压痛。一例 58 岁的女性患者由于一个异常大的肿瘤的重量引起了肩部疼痛而就诊[443]。发现时间通常为几周至 1～2 年，但一例 54 岁女性患者过了 26 年才去就诊[444]。在随访期间，患者可能描述肿块增大，放射科医生有时在影像上观察到肿瘤增大[420, 442]。

左、右侧乳腺受累的概率相等。肿瘤通常为单侧单发。一例 38 岁女性患者的右侧乳腺有 4 枚平滑肌瘤[421]。典型的平滑肌瘤为边界清楚、光滑、可活动、坚实的肿块。肿瘤通常不会导致皮肤或乳头的变化，但一例 50 岁女性患者的 4cm 肿块导致皮肤增厚和收缩[420]，另一例 53 岁女性患者的平滑肌瘤位于乳头下 0.5cm，乳头未受累，无症状，有 1 个月的乳头内翻病史[445]。

【影像学检查】

未见乳头和乳晕平滑肌瘤的影像学描述，但可以确定的是，乳头 / 乳晕平滑肌瘤与乳腺实质的平滑肌瘤表现相似。虽然有些病例边界显示不清[418, 420]，乳腺 X 线检查通常显示一个边界清晰、光滑的肿块，没有钙化[419, 440, 442]。超声检查示边界清楚的低回声肿块，后方声影各不相同。MRI 显示良性肿块的特征性表现[434]。Brandão 等引用了 9 篇包括影像学结果的文献报道[425]。

【大体病理】

乳腺平滑肌瘤是一个边界清楚的肿块，呈旋涡状，实性，质韧，白色到粉红色。乳头和乳晕平滑肌瘤的大小为 0.5～3.5cm[428, 446]，37 个肿瘤的平均大小为 1.3cm。乳腺实质平滑肌瘤大小为 0.5～13.8cm[443, 445]，38 例肿瘤的平均大小为 4.1cm。一个"小西柚"大小的肿瘤发生了囊性变[447]。

【镜下病理】

肿瘤由梭形细胞呈编织状、束状排列，胞质呈嗜酸性（图 38-50）。组织学、细胞学和免疫组织化学特点与其他器官发生的平滑肌瘤的常见特征一致。通过评估这些表现，可以在鉴别诊断中排除其他病变，如肌纤维母细胞瘤、纤维瘤病、假血管瘤样间质增生、低级别梭形细胞癌、结节性筋膜炎、肌上皮癌和纤维肉瘤[448]。

【治疗和预后】

完全切除平滑肌瘤即达到充分治疗。外科医生可能需要切除乳头以确保肿瘤完全切除。经过 20 个月的随访，二氧化碳激光治疗似乎去除了乳头的平滑肌瘤[430]。有报道乳头平滑肌瘤在原发肿瘤切除 9 年后发生局部复发[411]。

十二、肌样错构瘤

1973 年，Davies 和 Riddell[449] 提出了肌样错构瘤（myoid hamartoma）这一术语，描述了 2 例包含"中等大小的导管和小叶"及紧密排列的束状或带状平滑肌的肿瘤。在随后的 45 年里，至少发现了另外 24 例，而肌样错构瘤的诊断也已经在病理文献中被广泛接受。这些研究毫无疑问地确定了间质细胞的肌样特征，但病变的错构瘤性质仍有争议。错构瘤这一概念的核心是畸形，即在出生时有关器官的固有组织形成不当而产生的病变。病理过程如纤维化、腺病和化生可导致器官或其细胞成分的结

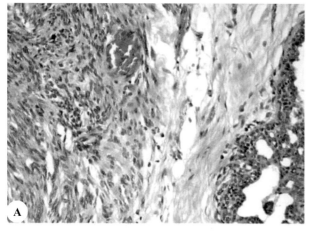

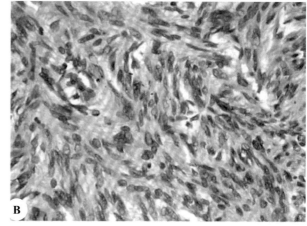

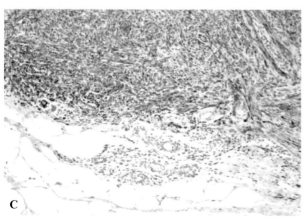

▲ 图 38-50 平滑肌瘤

A. 边界清楚的肿瘤内见形态均匀一致的梭形细胞，旁边可见导管；B. 梭形细胞呈编织状排列，细胞核为卵圆形；C. 肿瘤细胞胞质呈 desmin 阳性

构改变和结节的形成，但这种肿块不应被认为是错构瘤，因为它们起源于发育正常的组织。

由于肌上皮细胞和肌纤维母细胞都是乳腺的正常组成成分，它们具有肌样特征并可发生聚集，因此在乳腺结节中存在肌样细胞，不能提供形成异常结节的令人信服的证据。为了证实器官发生中的局部缺陷导致乳腺肿块的形成这一观点，我们需要确定导管树分支排列的异常、腺体组织或间质结构的异常，或腺体和间质之间的异常关系。在许多确定为肌样错构瘤的病例中，没有提供这样的证据。事实上，仔细研究归类为肌样错构瘤的肿瘤，通常会发现同时存在硬化性腺病或假血管瘤样间质增生，肌样细胞的起源可以追溯到肌上皮细胞[449-451]（图 38-51 和图 38-52）或肌纤维母细胞。大多数所谓的肌样错构瘤可更好地归类为腺病性肿块或假血管瘤样间质增生伴平滑肌瘤样肌样化生。

十三、黏液瘤

乳腺黏液瘤（myxoma）与其他器官的黏液瘤一样，由生长在大量黏液样细胞外基质中的间质细胞组成。文献中仅有少数乳腺黏液瘤的病例报道[452-456]。

【临床表现】

5 例患者（女性 4 例，男性 1 例）的年龄为 33—75 岁[453, 455]。3 例患者因发现肿块而就诊，2 例患者描述肿块已经存在了 1 年或更久，第 3 例患者不知道肿块的持续时间。乳腺 X 线检查在另外 2 例患者中发现了肿瘤[453, 456]。肿瘤累及乳晕下和腺体周围区域。乳腺 X 线检查显示，一例患者有肿块，另一例患者乳腺局灶不对称，2 例均缺乏钙化。超声检查示卵圆形、低回声或等回声肿块，边界清楚或不清楚[453, 454, 456]。

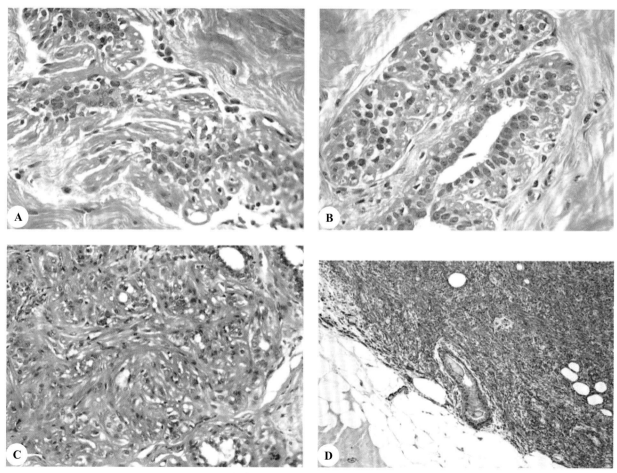

▲ 图 38-51　肌上皮细胞肌样化生

A. 在小叶的这一部分，显示肌样肌上皮细胞的纵切面；B. 在导管的这一部分，显示肌样肌上皮细胞的横切面；C. 肌样肌上皮细胞在硬化性腺病的局部形成结节；D. 病变中如 C 所示的肌上皮细胞呈 actin 染色阳性

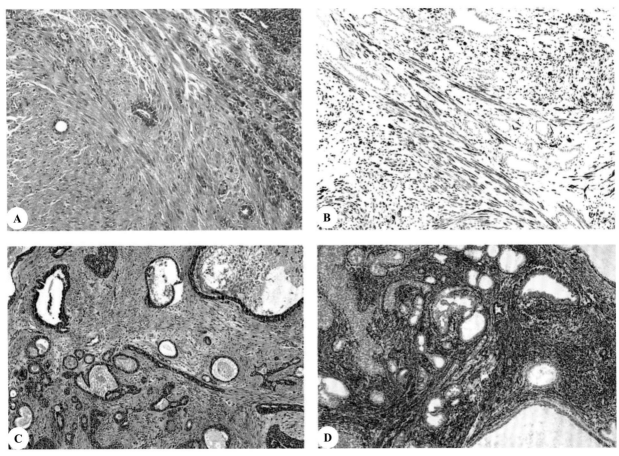

▲ 图 38-52　两个由肌样肌上皮细胞组成的结节（肌样错构瘤）

A. 肌样肌上皮细胞在硬化性腺病病灶附近形成结节（左下）。少数腺体位于结节内。B. 肌样细胞呈 desmin 染色阳性。C. 在另一个肿瘤中，肌瘤样细胞围绕着小导管和腺体。D. 肌样细胞呈 SMA 染色阳性

【大体病理】

文献中报道肿瘤的最大径范围为 1.5～8cm[452, 456]。Chan 等[452] 描述了一例 64 岁女性患者的 8cm 肿瘤，后人难以超越。文中称，它被一层薄薄的、有光泽的灰白色囊包裹着，囊上有着精细的血管分支。在大体切面上，呈现均匀、半透明、黏液样外观，伴有大量胶冻状黏稠液体渗出，可见纤细的丝样白色螺纹状纤维组织束。

【镜下病理】

在显微镜下，可见一个边界清楚的肿块，周围可能有"纤细的胶原包裹"[456] 或一个"薄的纤维性假囊"[453]。肿瘤由含有圆形、星状或梭形间质细胞的低细胞密度的黏液样组织组成。瘤细胞有 1 个或 2 个圆形或卵圆形的细胞核，核仁小，细胞质淡，可形成树突状突起（图 38-53）。未见核分裂和坏死。黏液基质用 PH2.5 Alcian 蓝染色，透明质酸酶消化

可消除染色。基质对 PAS 染色阴性。间质中还含有胶原纤维、小血管和少数肥大细胞及淋巴细胞。在一个病例中描述了充满液体的空腔和散布的红细胞[453]。肿瘤不包含导管或小叶。一例肿瘤的瘤细胞表达 vimentin，局灶表达 calponin[453]。

鉴别诊断包括结节性筋膜炎、黏液囊肿样病变、结节性黏蛋白病、神经纤维瘤、肌纤维母细胞瘤、血管黏液瘤和黏液样肉瘤。组织学检查结果加上免疫组织化学染色明确诊断该肿瘤并无困难。Magro 等[453] 报道了黏液瘤的形态学和免疫组织化学特征，帮助进行鉴别诊断。

【治疗和预后】

黏液瘤通过切除可得到充分治疗。一例肿瘤切除 15 个月后在手术部位复发。报道的随访时间较短。

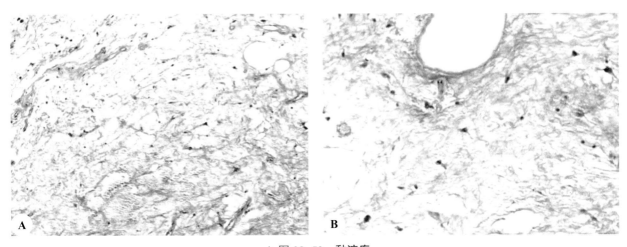

▲ 图 38-53 黏液瘤

这种低细胞密度的肿瘤由细胞学上良性的、散在分布的细胞组成，细胞质边界不清，埋陷在黏液样基质中

十四、结节性黏蛋白病

Wee 等[457] 首次将结节性黏蛋白病（nodular mucinosis）这种病变描述为"神经鞘黏液瘤"，其特征是存在大量黏液样细胞外基质。其他的文献中只包含了另外 9 例评估良好的病例报道[458-464]，Fernández-Figueras 等[462] 综述了这些报道中的一些临床特征。

【临床表现】

8 例患者（6 例女性，2 例男性）[458,462] 的年龄为 15—46 岁[461,462]。所有患者在乳头、乳晕或乳晕下组织发现肿块。1 例患者感到疼痛[463]，2 例患者描述有乳头溢液[458]，4 例患者描述肿块逐渐增大[459,461,462,464]。发现症状数月至 1 年。所有患者均未描述有 Carney 综合征的症状或体征。左、右乳房受累的概率相等，一例发生在靠近乳晕边缘的多乳头[461]。

一例患者[459] 的乳腺 X 线检查显示边界清楚的肿块，无钙化。超声检查示边界清楚的低回声[459,463] 或等回声[460] 肿块。病灶呈囊性[459,463,464]，也观察到病变边缘回声稀疏[460] 和分叶状[459,463]

大多数肿块是软的或有弹性的，但有一例摸起来是硬的[459]。一例患者出现皮肤收缩[459]。另一例患者皮肤出现"水肿和不平整"[460]。乳头除了增大[462]，没有受到影响。

【大体病理】

结节性黏蛋白病形成分离的但无包裹、圆形或卵圆形、有弹性到质硬的肿块，呈粉红色、黄色、灰色或黄褐色，有光泽。它可能显示一个结节状的内部结构[460,463]，它的外观令人想起"鱼子"或"西米"[457]。报道的病例最大径为 1.1～6cm[457,464]。

【镜下病理】

典型的病变包括黏液样物质聚集呈结节状或形成黏液湖，大小和形状不同，被厚厚的纤维结缔组织带分隔开（图 38-54）。虽然肿块有明显的边界，但没有包膜。嗜碱性黏液样物质包含稀疏的梭形细胞和极少量组织细胞，但没有上皮细胞。梭形细胞的细胞核小而尖、淡染，胞质稀少。黏液池内可能存在小血管。黏液样物质对 Alcian 蓝和胶体铁呈强染色，淀粉酶消化后仍有反应性，而透明质酸酶处理则消除了这两种染色。纤维结缔组织带中可见乳腺导管、小叶和汗腺，但不存在于黏液样物质中。一例肿瘤的细针穿刺标本只取到黏液[459]。超微结构显示类似施万细胞、神经鞘膜细胞和纤维母细胞的细胞[457]。

鉴别诊断包括黏液癌、黏液囊肿样病变、纤维腺瘤伴黏液样间质、黏液样神经纤维瘤、黏液瘤、黏液样脂肪肉瘤和外伤性乳晕皮肤局灶性黏蛋白病[465] 等。在组织学检查方面，通过对黏液样物质的性质的确定，以及免疫组织化学染色的结果通常可以做出合适的诊断。重要的是，必须通过仔细寻找恶性上皮细胞来排除黏液癌的诊断。在粗针穿刺活检标本中缺乏这些细胞并不能排除癌的诊断。内部的多结节结构和缺乏纤维包膜或假包膜，最有助于区分结节性黏蛋白病与黏液瘤。

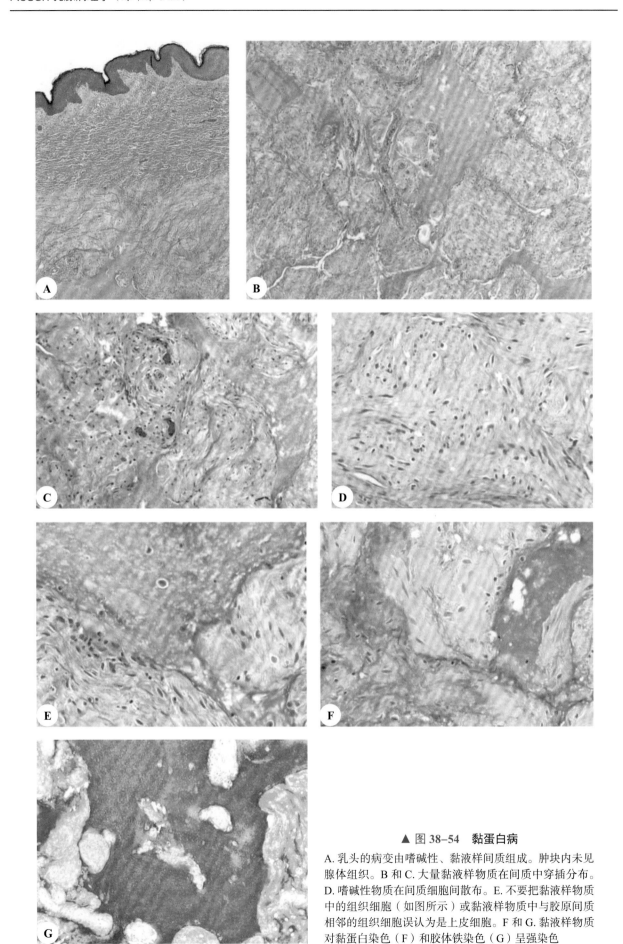

▲ 图 38–54　黏蛋白病

A. 乳头的病变由嗜碱性、黏液样间质组成。肿块内未见腺体组织。B 和 C. 大量黏液样物质在间质中穿插分布。D. 嗜碱性物质在间质细胞间散布。E. 不要把黏液样物质中的组织细胞（如图所示）或黏液样物质中与胶原间质相邻的组织细胞误认为是上皮细胞。F 和 G. 黏液样物质对黏蛋白染色（F）和胶体铁染色（G）呈强染色

梭形细胞表达 vimentin[457, 460, 464] 和 calponin[461, 462]。CD34[461, 462]、SMA[458, 460, 462, 464] 和 S-100[457, 458, 460, 462] 的染色程度不等。笔者对两个病变中的稀疏梭形细胞进行免疫组织化学检测，显示为肌纤维母细胞的表型特征。

【治疗和预后】

完全切除以达到充分治疗，可能需要切除乳头。随访时间为 1 个月至 6 年，期间没有复发的报道。

十五、脂肪瘤

【临床表现】

报道乳腺脂肪瘤（lipoma）发生率的文献资料不多。在一项研究中，纳入了为排除恶性肿瘤而行手术切除的 343 例女性病例的乳腺标本，其中 16 例（4.7%）为脂肪瘤[466]；在另一项研究中，纳入了 550 例因同样原因切除的标本，其中 14 例（2.5%）含有脂肪瘤[467]。在 560 例主诉为乳房增大、乳痛症或乳房肿块的男性中，有 7 例（1.25%）经组织学确诊为脂肪瘤[468]。在儿童和青少年中，脂肪瘤仅占良性病变的 0.6%[469]。

脂肪瘤几乎可发生于任何年龄段。报道中的年龄为 3—86 岁[28, 467]。在一项研究中[426]，292 例患者的平均年龄为 47.1 岁，大约 60% 的患者年龄为 40—60 岁，其余患者在此年龄段前后的几十年中各占 50%[426]，尚未报道好发于某一侧乳腺的倾向。肿瘤通常是孤立性的，少于 5% 的脂肪瘤患者有双侧乳腺肿瘤或其他身体部位的脂肪瘤[426]。

脂肪瘤患者的典型临床表现是肿块。少数病例导致双侧乳房不对称，而不是局灶性病变[470]。疼痛和皮肤或乳头的变化均不常见。如果痛性肥胖症（Dercum 病）患者发生乳腺脂肪瘤，其特点是引起严重的，甚至难以忍受的疼痛[471]。皮肤溃疡可能与非常大的肿瘤有关[472]。出现症状通常为几年或更长时间，在此期间肿块可能缓慢增大。一例 49 岁女性患者描述她的一个脂肪瘤生长了 22 年，直至达到 35cm，"破坏了半边胸部和右髂窝"[473]。一例 53 岁女性患者的脂肪瘤在 30 年间从 2cm 增长到了 32cm[474]。脂肪瘤可发生于乳腺的任何部位，胸肌[475, 476] 和胸壁[477, 478] 的肿瘤可以表现为起源于乳腺。

典型的脂肪瘤柔软、无压痛、可活动。虽然它的轮廓可能与周围的组织混合，但通常界限分明。

【影像学检查】

乳腺 X 线检查显示有明显的边界或包膜的透光性均匀肿块。超声检查可显示卵圆形、分叶状、均匀的实性肿块，回声类似脂肪。通常情况下，影像学检查没有发现肿块。在一项通过组织学观察（16 例）或临床观察（63 例）确定脂肪瘤诊断的 79 例女性患者的研究中，乳腺 X 线检查和超声检查发现的肿瘤不到 50%[466]。脂肪瘤内的脂肪坏死可形成边缘有毛刺的肿块[479]。

【大体病理】

大体检查显示一个边界清楚的突出于表面的肿块，黄色、有光泽。大多数只有数厘米大或更小。一项研究中[468]，7 例脂肪瘤的大小为 1.2～3.4cm，平均为 1.8cm。在另一项研究中，肿瘤的平均大小为 1.5cm[466]。生长多年的脂肪瘤可变得巨大。一例 64 岁女性患者出现了一个长 50cm、重达 15 500g 的脂肪瘤[472]；一例 55 岁的男性患者出现了一个重达 27.75 磅（12 614g）的脂肪瘤，他不得不将肿瘤"像孩子似的抱在怀里"[480]。

【镜下病理】

肿瘤由成熟的脂肪组织组成，形成明显的肿块。根据脂肪瘤内组织的性质，可以将脂肪瘤分为几种。

如果肿瘤由棕色脂肪组成，则称为冬眠瘤（hibernoma）。如果脂肪瘤内包括乳腺组织则称为腺脂肪瘤（adenolipomas）。如果纤维组织增生明显，则称为纤维脂肪瘤（fibrolipomas）。伴有骨、软骨和平滑肌者分别称为骨脂肪瘤、软骨脂肪瘤和肌脂肪瘤。存在几种类型间质的肿瘤根据其成分来命名，例如，含有软骨和平滑肌的脂肪瘤被称为软骨肌性脂肪瘤（chondromyolipomas）。曾经归类于脂肪瘤的 2 个病变，即梭形细胞脂肪瘤和血管脂肪瘤，可能不是脂肪源性肿瘤，仅在此顺便提及。

1. 冬眠瘤

文献报道了 4 例乳腺冬眠瘤[481-484]，其中 3 例冬眠瘤是在综述中提到[485]。病例报道中的 4 例患者均为女性。2 例存在肿块[482, 484]，其中一例生长缓慢[484]。影像学检查发现了另外 2 例肿瘤[481, 483]。

一例女性患者描述 1 个月前出现症状。3 例肿瘤发生于右侧乳腺，一例为左侧乳腺。3 例肿瘤发生于外上象限，一例为内下象限。在 Furlong 等的研究中，一例肿瘤发生于儿童[485]。一例 45 岁女性患者发生于前锯肌的冬眠瘤突出到乳腺中，位于右侧乳腺外下象限，表现为快速生长的、有疼痛的肿块，影响外观[486]。

一例[481]乳腺 X 线检查显示一个圆形、部分边界清楚的肿块，无钙化。在另一个肿瘤中发现了钙化[485]。超声检查显示边界清楚的肿块，其中 3 例为高回声，一例为等回声[484]。一例 MRI 显示边界不清的肿块，信号强度与皮下脂肪相似[483]。

冬眠瘤由多空泡状脂肪细胞组成，含有小而居中的细胞核，胞质从淡染到强嗜酸性和颗粒状不等（图 38-55）。细胞核没有非典型性，没有核分裂。单空泡状脂肪细胞通常也存在，它们可能在肿瘤中占很大比例，从而类似于传统的脂肪瘤。间质可显示黏液样变或由梭形细胞、胶原和散布的肥大细胞组成。小血管可穿行在肿块中。一例冬眠瘤位于纤维腺瘤内[485]。

2. 腺脂肪瘤

腺脂肪瘤（adenolipoma）的临床特征与传统脂肪瘤并无不同。影像学检查显示一个轮廓清晰的圆形或卵圆形肿瘤，被一个透光环包裹。富含脂肪的肿瘤主要表现为与脂肪瘤一样的透明，而腺体组织丰富的肿瘤则显得致密[487-489]。超声检查显示回声区和透声区的混合模式[490]。

大体观察见病变形成一个柔软的、局限的、有时为分叶状的肿块，周围有薄的、纤维性的假包膜（图 38-56）。结节由黄色脂肪和浅褐色或白色组织组成。组织学观察见成熟脂肪和乳腺实质的混合（图 38-57）。肿块内的导管和小叶结构正常，但常表现出异常的分布、结构或脂肪与纤维间质的关系（图 38-58）。那些含有棕色脂肪和腺体组织的病例被称为腺冬眠瘤[491-493]。

3. 纤维脂肪瘤、骨脂肪瘤、软骨脂肪瘤、肌脂肪瘤和软骨肌脂肪瘤

这些肿瘤由脂肪组织和其他类型的结缔组织混合而成，也可能存在腺体组织。当纤维组织构成脂肪瘤的实质部分时，可以将其归类为纤维脂肪瘤（fibrolipoma）（图 38-59）。骨脂肪瘤（osteolipoma）由脂肪和孤立的骨样钙化灶组成。软骨脂肪瘤（chondrolipoma）含有分布在脂肪和纤维结缔组织中的透明软骨结节。Kaplan 和 Walts[494]综述了 1860—1909 年发表的 7 例据称含有软骨的乳腺肿瘤病例，其中 2 例可能是软骨脂肪瘤。作者还描述了一例 66 岁女性患者的软骨脂肪瘤。Uchida 等[495]对其后报道的 11 例软骨脂肪瘤性肿瘤进行了综述。上述病例中，11 例为软骨脂肪瘤。另外 5 篇报道[496-500]又增加了 6 例，17 例均为女性，年龄为 39—79 岁[501, 502]，平均年龄为 55.2 岁。大多数女性主诉为存在肿块，其他病例是在影像学检查中发现肿瘤[503]。导致一例 72 岁女性患者检查出软骨脂肪瘤的唯一临床发现是"钙化点数量的轻度增加"[496]。切除的肿瘤通常数厘米大，平均为 3.9cm，中位大小为 2.3cm。有一个特别大的肿瘤，长 20cm，重

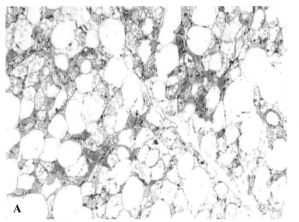
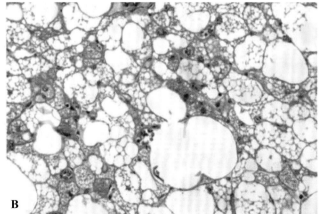

▲ 图 38-55　冬眠瘤
瘤细胞胞质淡染至嗜酸性，泡沫状，核小而深染

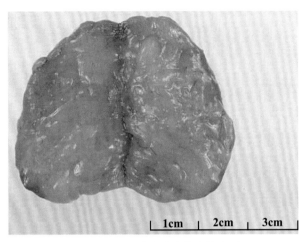

▲ 图 38-56　腺脂肪瘤的大体表现

肿瘤呈分叶状，黄色，边界清楚

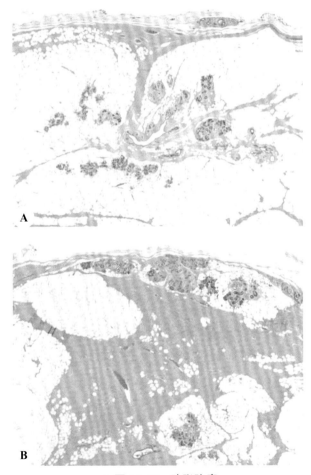

▲ 图 38-57　腺脂肪瘤

结节由小叶样分布的腺体、脂肪和纤维间质构成

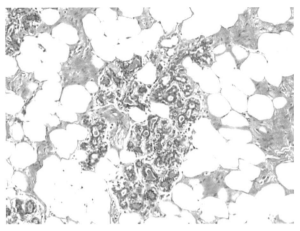

▲ 图 38-58　腺脂肪瘤

小叶样聚集的腺体缺乏小叶内间质，与脂肪融合

1630g[500]。肿瘤边界清楚，柔软或有弹性，由灰色或粉白色组织构成。部分肿瘤局部可见小的软骨结节和沙砾状区域[494, 497, 499, 500]。镜下观察显示边界清楚的透明软骨岛，有时伴有局灶钙化、脂肪和纤维结缔组织，周围为受压的乳腺实质。肿块有时包括腺体组织，增生的梭形细胞通常聚集在胶原沉积区域。两例肿瘤中的梭形细胞表达 vimentin、desmin、SMA 和 bcl-2，不表达 Rb 蛋白，脂肪细胞和软骨细胞也不表达 Rb 蛋白[497]，表明软骨脂肪瘤可能是肌纤维母细胞瘤的一种变异型。肌脂肪瘤（myolipoma）含有穿过脂肪组织的平滑肌束[504]。软骨肌脂肪瘤（chondromyolipoma）已有 5 例报道[215, 505-508]。

4. 梭形细胞脂肪瘤

1975 年，Enzinger 和 Harvey 描述了一种病变的特征，称之为梭形细胞脂肪瘤（spindle cell lipoma）[509]。他们报道了一例 58 岁男性患者的乳腺病变，由脂肪和梭形肌纤维母细胞及胶原或黏液样间质混合构成（图 38-60）。大多数随后报道的病例缺乏完整的组织学资料[510-514]。因此，乳腺梭形细胞脂肪瘤的特性尚未明确。乳腺外梭形细胞脂肪瘤的遗传学研究证实了存在于肌纤维母细胞瘤中的异常改变。例如，一项研究中所有 18 个乳腺外肿瘤都不表达 Rb 蛋白[274]；两项研究[268, 274] 中的所有 8 个乳腺外肿瘤显示含有 Rb 的染色体区域（13q14）丢失。这些发现提示梭形细胞脂肪瘤与肌纤维母细胞瘤的关系可能比与脂肪瘤的关系更密切。然而，与肌纤维母细胞瘤不同，梭形细胞脂肪瘤通常不表达 desmin。

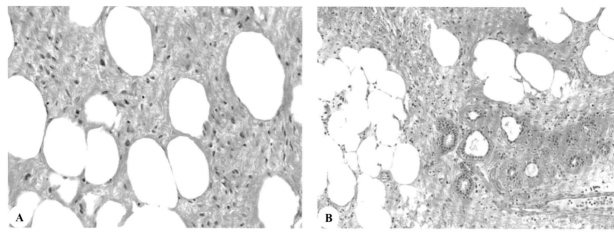

▲ 图 38-59　纤维脂肪瘤
肿瘤由纤维组织、脂肪和少许小腺体构成

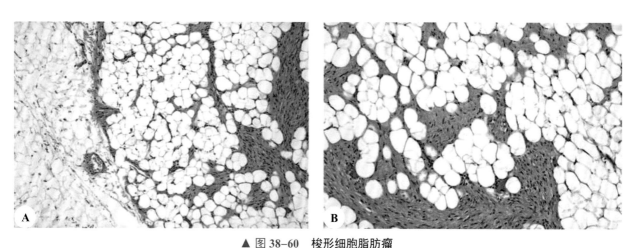

▲ 图 38-60　梭形细胞脂肪瘤
A. 肿瘤有明显的边界（左）；B. 梭形细胞位于脂肪细胞之间，埋陷于胶原基质中

5. 血管脂肪瘤

血管脂肪瘤（angiolipoma）由脂肪和小血管构成。有些作者将这种病变归类为脂肪瘤，有些则归类为血管瘤。虽然血管脂肪瘤可累及乳腺实质，但多发生于皮下组织。乳腺区域非实质性血管瘤（见下文）一节讨论了这种病变。

【治疗和预后】

所有类型的脂肪瘤都应切除。

十六、乳腺实质的血管病变

多年来，许多病理学家认为几乎所有临床上明显的乳腺血管肿瘤都是恶性的，然而，笔者对数百个此类肿瘤的研究，将乳腺血管病变分为位于乳腺内的良性血管病变（实质性）和位于乳腺皮下脂肪（非实质性）的各类型血管瘤（表 38-1）。乳腺实质

内的血管瘤根据其大小分为两组，即小叶周血管瘤和血管瘤。根据肿瘤血管的特点，血管瘤可进一步分为 3 种类型（海绵状血管瘤、毛细血管瘤和复合性血管瘤）。3 种性质不明的病变，即血管瘤病、淋巴管瘤和静脉型血管瘤，也累及乳腺实质，动脉瘤也是如此。非实质性血管病变包括血管瘤、血管脂肪瘤和乳头状内皮增生。一些当代的软组织病变专家将海绵状血管瘤和静脉型血管瘤归入同一类别，称为静脉畸形[515]。由于这一术语尚未在乳腺病理学专著中使用，以下讨论仍使用早期的术语。

（一）小叶周血管瘤

【临床表现】

这些显微镜下的血管瘤是在组织学上偶然发现的。1.3% 的乳腺癌切除标本中可发现小叶周血管瘤（perilobular hemangioma）[516]，4.5% 的良性乳腺

表 38-1　乳腺良性血管病变

- 实质性血管病变
  - 小叶周血管瘤
  - 血管瘤：海绵状、毛细血管、复合性
  - 血管瘤病
  - 淋巴管瘤
  - 静脉型血管瘤
  - 动脉瘤
- 非实质性血管病变
  - 血管瘤：海绵状、毛细血管、幼年型
  - 血管脂肪瘤
  - 乳头状内皮增生

病变活检标本和 11% 的女性尸检中分别发现了小叶周血管瘤[517]。小叶周血管瘤患者的人群特征与行乳腺手术的患者相似。患者的一侧或双侧乳房可能有多个血管瘤[516-518]。尽管有少数肿瘤测量到大小为 2～4mm，但乳腺 X 线检查未能发现明显的病变[516,517]。小叶周血管瘤不会引起临床症状或体征。

【大体和镜下病理】

这些血管瘤在大体检查时可见明显的小红点，但大多数情况下，在显微镜下观察标本之前，它们不会被发现[519]。

病变由紧密排列成网状的小血管组成。在罕见的病例中，肿瘤可能边界不清，血管可能穿透周围组织。血管从毛细血管到微型海绵状血管不等。可以看到吻合的通道，但并不明显。纤细的血管由内皮细胞组成，很少或没有平滑肌支撑，包裹在稀少的间质中。血管腔通常含有红细胞，只含有液体的

不太常见，可能是淋巴液。间质可能含有淋巴细胞。

小叶周血管瘤并不局限于小叶周围分布。许多肿瘤部分或完全位于小叶间质内[516,517,520]（图 38-61），而其他位于小叶外间质内[516]（图 38-62）。在一项研究[517] 的 32 例小叶周血管瘤中，只有 2 例位于小叶周围。更常见的是，它们仅累及小叶外间质，或从小叶周围位置延伸至小叶外、小叶内或导管周围。虽然术语"小叶周围"不能准确描述这些病变的位置，但它仍被广泛使用。

非典型小叶周血管瘤

有些具有小叶周血管瘤一般特征的显微镜下血管病变异常地大，显示非典型的细胞学或结构特征，这些非典型小叶周血管瘤（atypical perilobular hemangiomas），其内皮细胞的细胞核可能有明显深染，或有少量相互连接的通道[519]，但它们缺乏其他不典型特征，如血管内皮乳头状增生、核分裂和广泛的血管吻合。大多数非典型小叶周血管瘤具有圆形的、光滑的轮廓，并被纤细的纤维间隔分为小叶（图 38-63），少数边缘不规则（图 38-64）。

【治疗和预后】

对于小叶周血管瘤，无论是单发、多发还是双侧，都不需要治疗[521]。没有证据表明血管肉瘤是由这些病变引起的，尽管细胞学非典型变异的存在使这一问题有待进一步研究。鉴于乳腺血管肉瘤的罕见性和频繁发现的小叶周血管瘤，小叶周血管瘤发生恶性转化一定非常罕见。

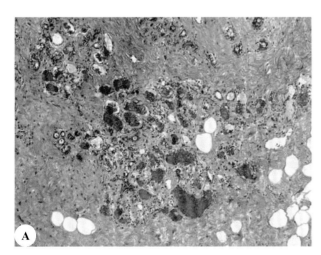
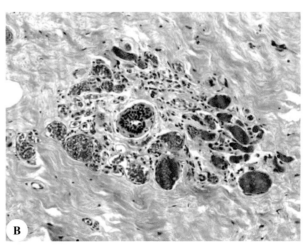

▲ 图 38-61　小叶周血管瘤

毛细血管与腺泡混杂分布，围绕着一个小导管（经许可，转载自 Jozefczyk MA，Rosen PP. Vascular tumors of the breast. Ⅱ. Perilobular hemangiomas and hemangiomas. *Am J Surg Pathol.* 1985；9：491-503.）

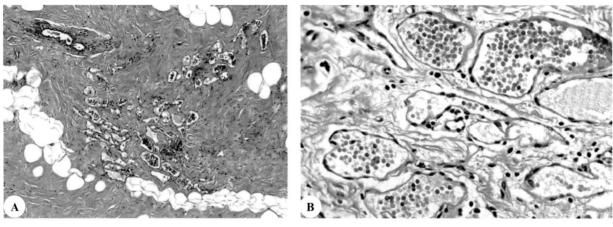

▲ 图 38-62　小叶周血管瘤

一组充血的毛细血管占据小叶外基质

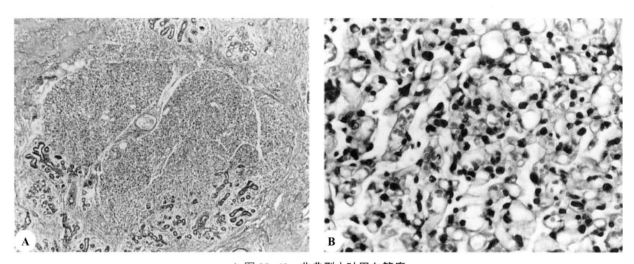

▲ 图 38-63　非典型小叶周血管瘤

这个 2mm 的病变被归类为非典型血管瘤，因为它的体积相对较大，核不典型。A. 致密的局限性病变累及小叶内和小叶周围间质，由纤维间隔分割。形态良好的中央血管可能是滋养血管的一个分支。B. 毛细血管部分吻合，可见明显深染的细胞核（经许可，转载自 Jozefczyk MA，Rosen PP. Vascular tumors of the breast. Ⅱ. Perilobular hemangiomas and hemangiomas. *Am J Surg Pathol*. 1985；9：491-503.）

无论是采用乳房切除术还是局部切除术治疗乳腺癌，非典型小叶周血管瘤患者均未出现复发或进展为血管肉瘤。局部切除是非典型小叶周血管瘤的有效治疗方法。

（二）血管瘤

这些良性血管肿瘤足够大，可以通过乳腺 X 线检查（图 38-65）、超声检查（图 38-66）或其他形式的影像学检查发现。

【临床表现】

乳腺实质性血管瘤是罕见的。搜索"大约 10 000 例"乳腺活检标本的手术病理记录，发现了 15 例血管瘤，发病率为 0.15%[522]。在另一项研究中[523]，34 214 例外科乳腺标本中的 41 例（0.12%）有血管瘤。在一项对粗针穿刺活检标本中血管肿瘤的研究中[524]，亚裔女性的比例过高。

血管瘤（hemangioma）见于所有年龄段的患者，但特别罕见发生于婴儿和儿童。Bellone 和 Mitolo[525] 在 1892—1963 年的文献中仅发现 10 例，年龄为 7 月龄至 12 岁，平均为 32.4 月龄。Smyth[526] 报道了一例 11 周龄婴儿的肿瘤，Nagar 等[527] 描述了一例 18 月龄男孩和一例 3 岁女孩的病例。两个孩子的父母都认为血管瘤在出生时就已经存在了。Pettinato 等[28] 致力于儿童罕见乳腺病变的研究中包

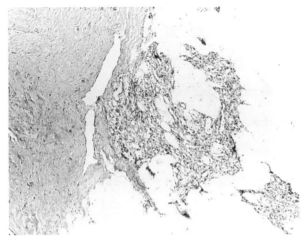

▲ 图 38-64 非典型小叶周血管瘤

小叶外纤维脂肪组织内由毛细血管组成的不规则结节，被定性为"非典型"。病变左侧边缘有扩张的滋养血管（经许可，转载自 Jozefczyk MA, Rosen PP. Vascular tumors of the breast. Ⅱ. Perilobular hemangiomas and hemangiomas. *Am J Surg Pathol*. 1985；9：491–503.）

括了 6 例儿童实质性血管瘤，其中包括 4 例 4—12 月龄婴儿的毛细血管瘤，1 例 16 月龄男孩的上皮样血管瘤（血管淋巴样增生伴嗜酸性粒细胞增多），1 例 4 岁男孩的海绵状血管瘤。婴儿和儿童的其他血管瘤与成人的不同。

在成人中，大多数血管瘤发生在女性。报道中有 82 岁的女性患者[528, 529]，一项研究中 12 例女性患者的平均年龄为 68.2 岁[524]。Yoga 等的病例报道[530] 引用了 14 篇描述 15 例男性血管瘤的文章，并增加了 1 例报道。还有两篇文章详述了另外 2 例男性的血管瘤[522, 524]。大多数女性的血管瘤是通过影像学检查发现的，一项研究纳入的 12 例肿瘤中有 11 例也是如此[524]。而儿童和男性的血管瘤往往为可触及的肿块。发现时间通常为几个月或几年，在这期间肿块可能会缓慢增长。一例 77 岁男性患者超过 10 年才就诊[531]。疼痛不是典型的主诉，皮

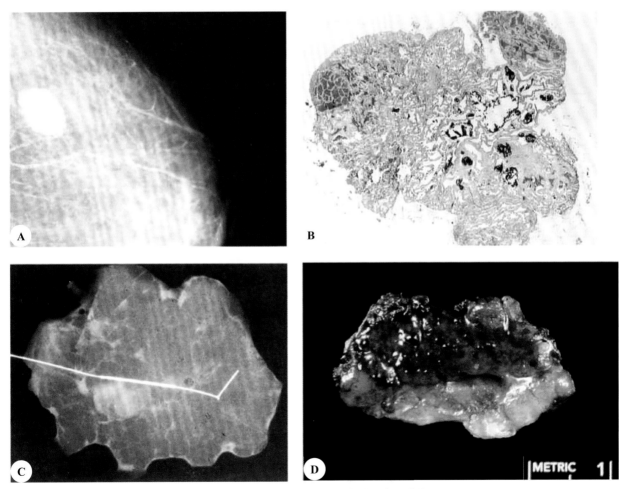

▲ 图 38-65 三例血管瘤的影像学和病理学表现

A. 乳腺 X 线检查显示一个边界清楚的分叶状、卵圆形肿块；B. 如 A 所示的肿瘤由扩张的血管和纤维组织组成；C. 影像学检查显示另一例边界清楚的血管瘤切除标本；D. 第 3 例海绵状血管瘤形成了一个红色的海绵状肿块

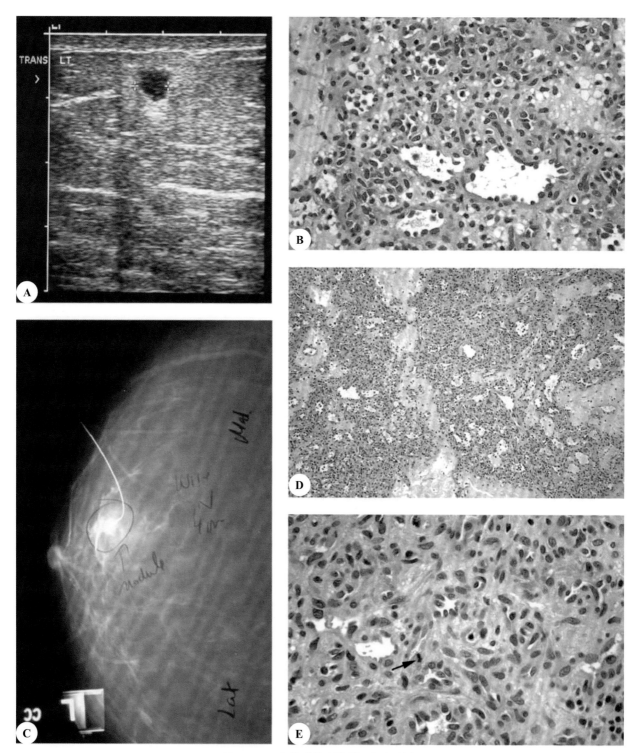

▲ 图 38-66　血管瘤的影像学和组织学表现

A. 超声图像中标记之间的低回声、边界清楚的结节是血管瘤。B. 由内衬上皮样细胞的致密毛细血管构成了 A 中所见的病变。C. 乳腺 X 线片中的定位导丝标记一个边界不清的肿瘤；D 和 E. 在 C 中看到的病变是一个非典型的上皮样血管瘤，有少数核分裂，在 E 中用箭标记（经许可，转载自 Jozefczyk MA, Rosen PP. Vascular tumors of the breast. Ⅱ. Perilobular hemangiomas and hemangiomas. *Am J Surg Pathol*. 1985；9：491-503.）

肤或乳头也没有变化，但一例 26 岁女性患者的血管瘤很大，表面皮肤发红，伴有疼痛，类似炎性乳腺癌的表现[532]。一例 18 岁女性患者主诉"疼痛、感觉皮肤发红发热"[533]。一例 41 岁男性患者的肿块很软[534]。一例 24 岁女性患者乳头中的 2mm 血管瘤使她难以为孩子哺乳[535]。罕有提及先前的创伤史。

双侧乳腺发生血管瘤的概率相等，在乳腺内的发生部位无特殊性。虽然肿瘤通常是孤立的，但一例 41 岁女性患者患有 Kasabach-Merritt 综合征，表现为乳腺内多个血管瘤，其中一个伴疼痛[536]，一例 40 岁女性患者的胸部前外侧有大量先天性海绵状血管瘤，她在 23 年前使用口服避孕药后，右侧乳腺的所有象限均出现血管瘤[537]。一例 64 岁女性患者在乳房假体的弹性体和周围的纤维囊之间出现血管瘤[538]。发生于胸壁的血管瘤可表现为乳腺肿块[539, 540]。

检查者描述可触及的病变是边界清楚、质硬和可活动的。有些男性血管瘤的表面皮肤呈蓝色。

【影像学检查】

乳腺 X 线检查通常显示一个边界清楚的分叶状肿块。可能含有钙化，代表着静脉石。超声检查显示肿块具有相似的特征，与皮肤平行，回声各有不同[529]。大多数表现为低回声，但也有轻微高回声的肿瘤，并描述了那些有微分叶状或边界不清的肿瘤[522]。肿块表现为血管源性，可以同时显示动脉和静脉波形[535]。与乳腺 X 线检查检测血管瘤相比[522]，这种形态可能不太敏感。这两种成像技术可能都无法检测到小的血管瘤[541]。在 MRI 检测中，

肿瘤在 T_1 加权像上显示中至高强度信号，在 T_2 加权像上显示低至高强度信号[533, 542-544]。罕见的血管瘤表现出提示为恶性肿瘤的特征[545]。回顾性分析 27 例已发表的血管瘤病例的影像学研究结果，只有 3 例在影像学上诊断为血管瘤[546]。

【大体病理】

已有报道小至 0.3cm[519]，大至 14.0cm[547] 的血管瘤，但大多数病例 < 2.5cm，在四项基于组织的研究[519, 521, 524, 528] 中，肿瘤的平均大小为 0.5～1.1cm[519, 521]。基于组织测量的尺寸往往小于基于影像学图像的尺寸[521]。血管瘤通常形成边界清楚的红棕色肿块，可能具有海绵状质地。大的肿瘤可发生囊性变[547]。

【镜下病理】

1. 海绵状血管瘤

海绵状血管瘤（cavernous hemangioma）是最常见的乳腺血管瘤，由充满红细胞的扩张血管组成（图 38-67 和图 38-68）。海绵状血管瘤局部可见毛细血管大小的小血管。每个血管似乎都是独立的，很少有吻合的血管。病变范围各不相同。在许多海绵状血管瘤中，血管陷入实质脂肪，在肿块周围变小（图 38-69）。这一特征与有些高分化血管肉瘤周围区域的形态相似。

血管腔的内皮细胞有不明显的扁平细胞核。纤维间质围绕着血管，越往肿瘤中心越明显。间质中可能形成钙化[519, 528]。海绵状血管腔内血栓形成可引起淋巴细胞反应或内皮细胞增生。旺炽性乳头状

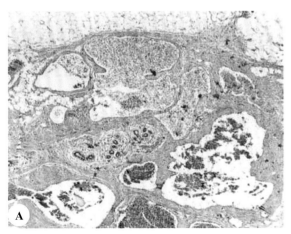
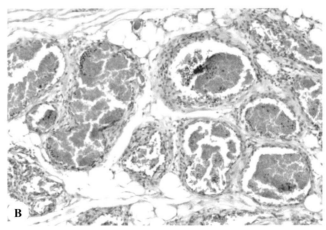

▲ 图 38-67　海绵状血管瘤
小叶周围血管扩张、充血，在脂肪间生长

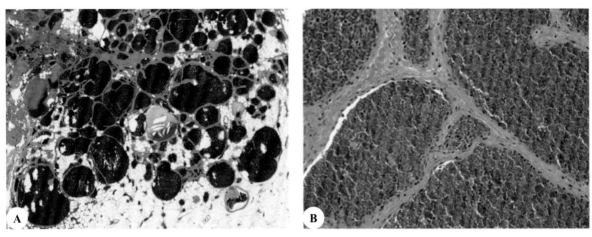

▲ 图 38-68　海绵状血管瘤

A. 病变由一个致密的肿块组成，肿块内有分离的、扩张充血的血管；B. 纤维间隔在血管之间延伸，血管腔内衬内皮细胞不明显

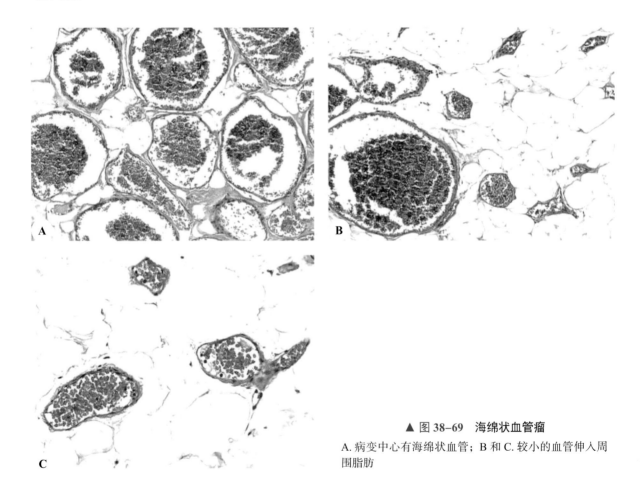

▲ 图 38-69　海绵状血管瘤

A. 病变中心有海绵状血管；B 和 C. 较小的血管伸入周围脂肪

内皮增生（图 38-70）可掩盖病变的良性血管瘤性质，产生与血管肉瘤易混淆的形态学改变[548]。

2. 毛细血管瘤

毛细血管瘤（capillary Hemangiomas）通常边界清楚（图 38-71），但有些边界不规则（图 38-72），往往富于细胞，表面类似化脓性肉芽肿。肿瘤由毛细血管样血管组成，纤维带常分割肿瘤。内皮细胞可有深染的细胞核（图 38-73）。肿瘤内及周围可见较大的血管，血管壁有平滑肌。这些非肿瘤性血管可能是一个或几个滋养血管的分支（图 38-71 至图 38-73）。通常情况下，这些血管的平滑肌成分是畸形的或不完整的，并且血管呈弯曲状。

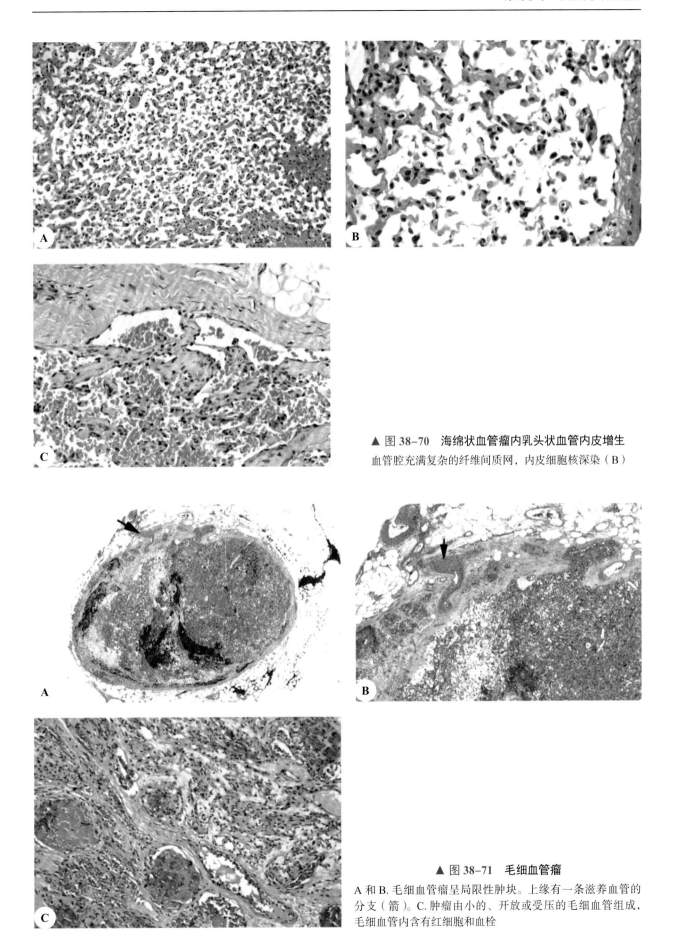

▲ 图 38-70　海绵状血管瘤内乳头状血管内皮增生
血管腔充满复杂的纤维间质网，内皮细胞核深染（B）

▲ 图 38-71　毛细血管瘤
A 和 B. 毛细血管瘤呈局限性肿块。上缘有一条滋养血管的
分支（箭）。C. 肿瘤由小的、开放或受压的毛细血管组成，
毛细血管内含有红细胞和血栓

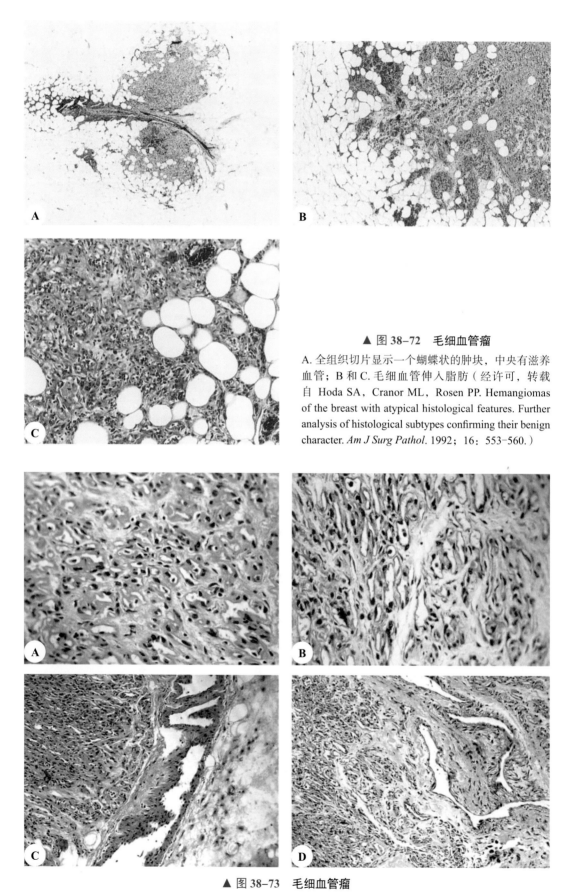

▲ 图 38-72　毛细血管瘤

A. 全组织切片显示一个蝴蝶状的肿块，中央有滋养血管；B 和 C. 毛细血管伸入脂肪（经许可，转载自 Hoda SA，Cranor ML，Rosen PP. Hemangiomas of the breast with atypical histological features. Further analysis of histological subtypes confirming their benign character. *Am J Surg Pathol*. 1992；16：553-560.）

▲ 图 38-73　毛细血管瘤

A. 肿瘤由毛细血管大小的血管组成，管腔内衬内皮细胞，核深染；B. 三色染色显示毛细血管之间有胶原；C. 肿瘤边缘有一条滋养血管；D. 三色染色突出显示了纤维间隔内的滋养血管分支

3. 复合性血管瘤

复合性血管瘤（complex Hemangiomas）由大小不等的扩张血管和致密的毛细血管混合组成（图 38-74）。有些复杂的血管瘤有明显的血管吻合（图 38-75）。

4. 非典型血管瘤

曾经，有些非海绵状血管瘤由于体积大或不寻常的细胞学特征被归类为非典型血管瘤（atypical hemangioma）[519]。随访显示，这些非典型血管瘤不是血管肉瘤的临界状态或低级别变异型，并且此类肿瘤的存在并不表明进展为血管肉瘤的可能性增加 [528]。因此，应将这些血管瘤归类为非海绵状血管瘤的一种，并避免将其标记为非典型。少数血管瘤具有细胞学非典型细胞或增殖活性证据（表现为罕见的核分裂或 Ki67 指数在血管瘤的上限水平），应保留非典型血管瘤的名称 [549]。

5. 血管瘤的其他表现

有时在乳腺血管瘤的血管腔中发现髓外造血（extramedullary hematopoiesis，EMH），尤其是海绵状或毛细血管型，这是一条重要的诊断线索。在对 500 多例乳腺血管源性肿瘤的检查中，笔者只在血管瘤中观察到髓外造血。3 篇文章 [550-552] 描述了与血管肉瘤相关的髓外造血。在一个病例中，细胞学标本可以看到簇状红细胞前体，但在乳腺肿瘤的组织切片中却看不到 [550]；在另一个病例中，在转移瘤中存在三系造血细胞，但原发肿瘤中不存在 [551]。第 3 个病例在原发肿瘤及其转移和非肿瘤组织中表现出广泛的髓外造血。血管肉瘤中髓外造血的存在可能是全身多灶性髓外造血的一个组成部分，而不是肿瘤所固有的。这些病例必须被视为例外，几乎在每一个血管源性肿瘤病例中出现髓外造血都应指向血管瘤的诊断。血管腔中的髓外造血应与主要发生在间质中的淋巴细胞反应相区别。

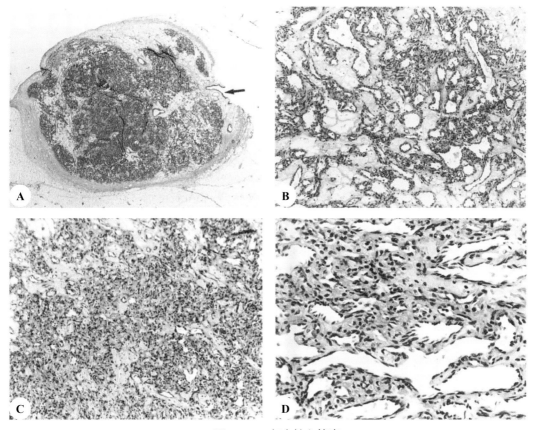

▲ 图 38-74 复合性血管瘤

A 全组织切片显示一个局限的，似乎为包裹性的肿瘤。箭（右）标记了滋养血管的一部分，血管瘤的纤维分隔中有几个滋养血管的分支。B 和 C. 肿块由扩张的、不规则的、有些有吻合的血管（B）和受压的毛细血管（C）组成。D. 一个吻合的血管呈鸟的形状（经许可，转载自 Jozefczyk MA，Rosen PP. Vascular tumors of the breast. Ⅱ. Perilobular hemangiomas and hemangiomas. *Am J Surg Pathol*. 1985；9：491-503.）

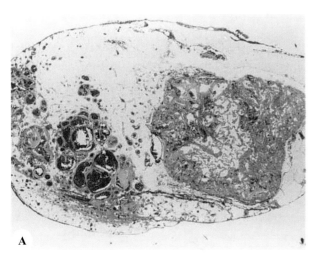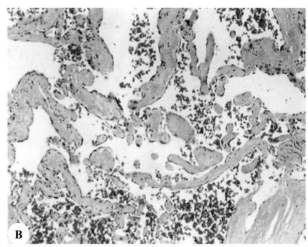

▲ 图 38-75 复合性血管瘤

A. 在全组织切片中，左侧区域具有海绵状血管瘤的经典形态，而右侧的局限性病灶具有许多吻合的血管腔；B. 从病变的右侧看，这张图中的内皮细胞是扁平的，不明显，可见红细胞［经许可，转载自 Rosen PP, Oberman HA. Tumors of the mammary gland.（AFIP Atlas of Tumor Pathology, 3rd series, vol. 7）. Washington DC: American Registry of Pathology, 1993: 298–299. Figures 465 and 467.］

血管瘤可发生出血和梗死，尤其是在粗针穿刺活检或细针穿刺部位。不应该把这些现象与高级别血管肉瘤发生出血坏死形成的血湖相混淆。血管瘤的血管腔内血栓形成可引起乳头状内皮增生（图 38-76）。这种改变的存在支持血管瘤的诊断，因为它不会发生在血管肉瘤中。

血管瘤内的分隔可发生明显的纤维化和钙化（图 38-77），常有呈单个或小簇状的肥大细胞。

【鉴别诊断】

血管瘤的鉴别诊断包括血管肉瘤和血管脂肪瘤。区分血管瘤与血管肉瘤是最主要的鉴别诊断问题。在这一方面，肿瘤的大小是重要的线索。血管瘤直径通常不超过 2.0cm，而 < 3.0cm 的血管肉瘤很少。但在考虑这一条时需要谨慎，因为这主要基于对可触及肿瘤的观察。对于影像学检查到的小肿瘤应用穿刺活检，造成了可能会遇到 < 3.0cm 的血管肉瘤的现状。血管瘤与血管肉瘤的鉴别最终取决于对 HE 染色切片（见第 39 章）中一系列明显的形态学特征的观察，并辅以 Ki67 染色结果（见下文）。

富细胞性毛细血管瘤可类似血管脂肪瘤。滋养血管和内部纤维带的存在支持毛细血管瘤的诊断，而脂肪组织和纤维蛋白血栓的混合存在有助于血管脂肪瘤的诊断。

【免疫组织化学】

肿瘤细胞表达内皮细胞标志物，如 CD31、CD34、ERG、UEA 和 FLI1，如果血管壁含有平滑肌，它们也可能对 SMA 着色。大多数病例不需要进行免疫组织化学染色来确定诊断，但 Ki67 染色可能提供有用的信息。血管瘤的 Ki67 指数很少超过 5%，而乳腺血管肉瘤的 Ki67 指数通常 > 20%，即使在低级别肿瘤中也是如此[553]。血管肉瘤中的 Ki67 表达分布不均匀，低级别血管肉瘤可能包含 Ki67 指数低的区域。另外，血管瘤在血管内血栓或活检部位的表达高于预期。为了确保 Ki67 染色结果的正确解读，必须观察相应的 HE 染色切片。对于粗针穿刺活检标本，在 HE 染色切片形态符合的情况下，Ki67 指数高有助于血管肉瘤的诊断，而 Ki67 指数低有助于血管瘤的诊断。

【治疗和预后】

为了准确诊断血管源性肿瘤，经常需要对整个肿瘤进行检查。因此，当粗针穿刺活检标本显示有血管源性肿瘤时，可能有必要进行切除（图 38-78）。但两项研究的结果表明，在某些情况下可能不需要切除。Sebastiano 等[521] 回顾了 32 例在粗针穿刺活检标本中发现的良性血管肿瘤（主要是血管瘤）患者的影像学、组织学和临床记录。7 例患者接受了切除术，其余患者平均随访 39 个月，没有在任何

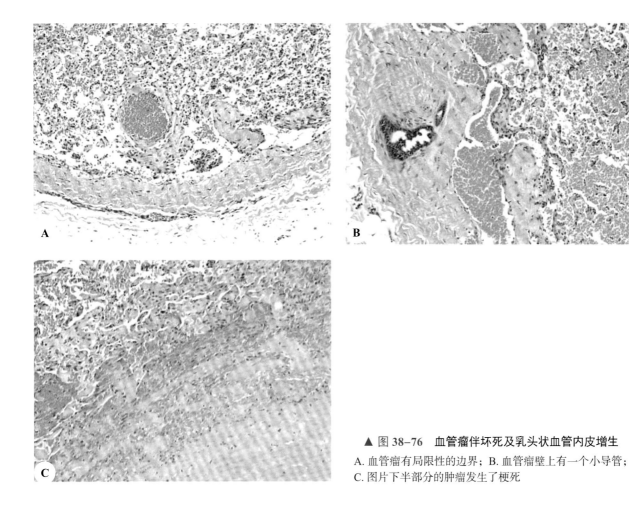

▲ 图 38–76　血管瘤伴坏死及乳头状血管内皮增生

A. 血管瘤有局限性的边界；B. 血管瘤壁上有一个小导管；
C. 图片下半部分的肿瘤发生了梗死

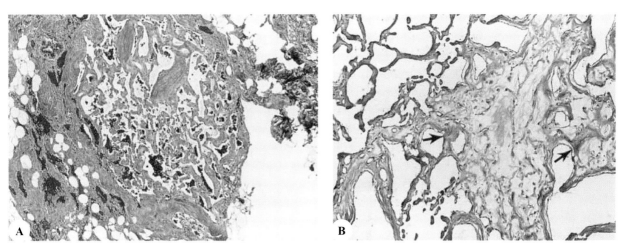

▲ 图 38–77　血管瘤

A. 血管腔之间的分隔显示纤维化。左侧出血灶是穿刺所致。B. 箭示间质钙化呈细线状

病例中发现复发或"临床事件"。Zhang 等[554] 评估了 106 例粗针穿刺活检显示典型血管瘤的患者的详细信息。它们大致可分为"定向性"和"伴随性"血管瘤（分别为 42.5% 和 57.5%）。手术切除 18 例，58 例接受临床和影像学随访，其余 30 例患者的病程末作描述。作者指出，所有患者均为良性进程，无论病变是否被切除。

需要更多的数据来评估这种临床实践的安全性。在接受这些观点之前，病理医生可能需要警惕的有 3 点。首先，当只有小块组织可观察时，低级

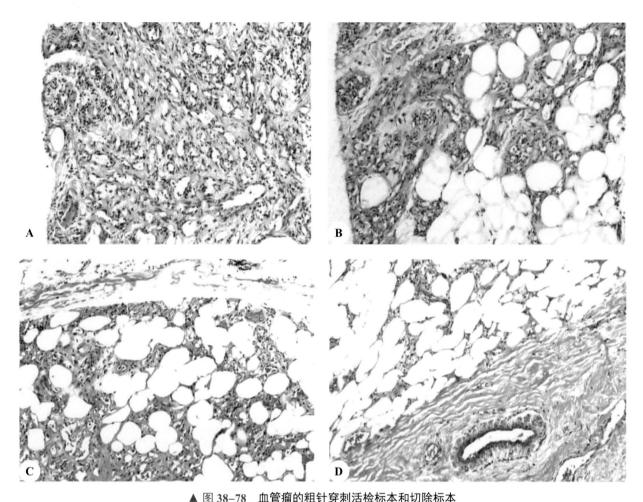

▲ 图 38-78　血管瘤的粗针穿刺活检标本和切除标本

A 和 B. 粗针穿刺活检标本显示细胞密度不等，肿瘤延伸到脂肪中；C 和 D. 手术切除标本证实肿瘤是毛细血管瘤

别血管肉瘤可以形似血管瘤或血管脂肪瘤的形态。这样的病例需要特别有经验的观察者来识别是血管肉瘤而不是血管瘤。其次，良性血管病变并不常见。在两项被引用的研究中，拥有大量外科标本的机构，每年大约只有 5 例粗针穿刺活检标本含有血管瘤。鉴于这样的病例有限，似乎大多数病理医生不太可能对评估这样的标本感到完全自信。最后，未能区分良性病变和血管肉瘤的后果对于患者和病理医生都是灾难性的。

对于＜ 2cm 的血管源性肿瘤，当肿瘤的病理学和影像学表现一致，粗针穿刺活检取样有代表性，且没有令人担忧的组织学特征时，如果患者能够进行常规的影像学随访，则可以考虑保守治疗。Mantilla 等 [524] 列出了血管瘤令人担忧的组织学特征，即血管吻合、细胞中度异型性、细胞密集、核分裂和浸润的腺体成分。这些作者指出，他们在对 26 例良性血管肿瘤的研究中，大多数血管瘤都没有

这些形态。

切除肿块后，如果大部分结节似乎未被切除，则可再次切除，但如果只有少数周围的毛细血管延伸至切缘，则无须补充手术。

乳房切除术并不适用，但它已经在有些情况下采用。这些患者随访达 140 个月，平均 44 个月，无一例血管瘤复发。

对于青春期前女孩乳晕下血管瘤的治疗须特别注意。肿瘤累及乳腺小叶或位于其附近可导致乳腺发育不良。虽然肿瘤可自行消退，但对血管瘤进行治疗可以防止乳腺发育不全 [543]。

（三）血管瘤病

血管瘤病（angiomatosis）的特点是薄壁血管增生，浸入乳腺组织。使用血管瘤病这个术语是因为血管腔显示血管瘤或淋巴管瘤的特征，并且两种类型的管腔可以在一个病例中混合存在。血管瘤病应

与多发性血管瘤病（hemangiomatosis）相鉴别，多发性血管瘤病有时用于存在数个小叶周血管瘤时。最好将后者称为多发性小叶周血管瘤，因为这些小叶周血管瘤有着局限性的毛细血管结构，并且容易与血管瘤病中较大的不规则形状的血管区分。

【临床表现】

文献报道中包含 20 例有完善记载的血管瘤病。一例被诊断为淋巴管瘤病[555]，另一例为海绵状淋巴管瘤[556]。一例为 3 岁男童[557]，一例为新生女婴[558]，其余为成年女性。她们的年龄为 16—59 岁[556, 558]，平均年龄为 35.4 岁。最大宗研究中的女性年龄为 19—58 岁，平均年龄和中位年龄分别为 45.4 岁和 51 岁[559]。左、右乳腺受累的概率大致相等。外上象限似乎更多见，但肿瘤可以出现在其他象限和腋窝[559]。

大多数患者存在持续数年的缓慢增大的肿块，但 2 例女性患者由于单侧巨乳症[560] 和乳房不对称而就诊[555, 561]。一例 21 岁女性患者描述了肿块在妊娠期间增大的情况，受累乳房的大小是未受累乳房的 4 倍[562]。由于钙化的存在，在一个切除的标本中意外发现了肿瘤[559]。影像学检查（CT 或 MRI 扫描）显示了 3 例无症状女性患者的病灶[559, 563]。常有疼痛或压痛。一例女性患者在出生时被诊断为乳腺皮肤海绵状血管瘤[564]，另一例患者的皮肤出现"浅静脉干"[565]。一例患者在就诊 2 年后出现皮肤溃疡伴渗出[555]。一例患者出现轻度乳头内陷[561]，另一例患者出现"乳头 – 乳晕复合体轻度下垂"[565]。

血管瘤病为边界清楚、柔软而有弹性、坚实或坚硬、可活动的肿块。在某些情况下，乳房不对称是体格检查的唯一发现。

【影像学检查】

超声检查显示乳腺实质内一个或多个不规则的无回声区[561]。MRI 证实了超声检查结果[561, 564]。

【大体病理】

血管瘤病表现为囊性和海绵状。成年女性的肿块大小为 2.0~17.0cm[559, 565]。报道病例的平均大小为 7.5cm，而其中一项研究的中位大小为 3.1cm[559]。有些没有记录肿瘤大小的报道描述了乳房大部分受累。一例肿瘤有一个 15cm 的充满血液的囊腔[562]。当血管腔含有血液时，肿瘤表现为出血（图 38-79），形似血管肉瘤。

【镜下病理】

尽管在临床上和大体检查中，血管瘤病表现为明显的肿块，但在显微镜下，病变没有典型血管瘤的局限性结构。它由贯穿乳腺实质的吻合的大血管腔组成（图 38-80），肿瘤围绕导管和小叶，但不侵犯小叶间质。血管腔内衬扁平、不明显的内皮细胞，管壁很少有平滑肌束。血管结构包括血管瘤型管腔或淋巴管瘤型管腔或两者的混合。前者含有红细胞，管壁可能有不完整的肌层[559]，而后者是空腔，并伴有淋巴细胞聚集。间质中可能有慢性炎症细胞。毛细血管型血管瘤病是一种独特的血管瘤病，由分布在乳腺纤维和脂肪组织中的组织学上呈良性的毛细血管簇组成（图 38-81）。

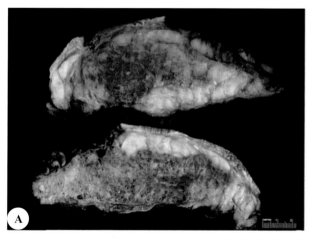
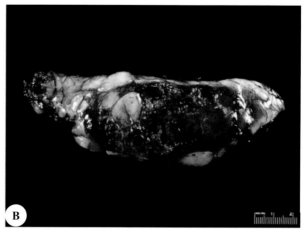

▲ 图 38-79　血管瘤病的大体表现

这两个乳腺切除标本中的红色区域是血管瘤病

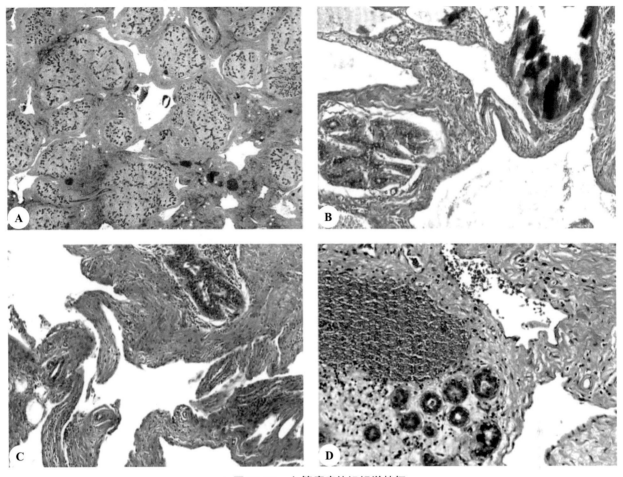

▲ 图 38-80　血管瘤病的组织学特征

A. 血管扩张，部分充满血液，在小叶间纤维组织内生长，不浸入小叶；B 和 C. 血管围绕着导管，间质含有稀疏的平滑肌细胞和淋巴细胞；D. 血管腔内衬扁平、不明显的内皮细胞

血管瘤病可能发生在乳腺的其他病变组织中，如纤维腺瘤（图 38-82）。

【鉴别诊断】

血管瘤病和低级别血管肉瘤之间的鉴别可能是困难的，尤其是在小活检标本中。两者都有中空的或含有红细胞的血管吻合。随着取样的充分，差异变得明显。血管瘤病的血管腔在肿瘤内分布均匀；即使是分化最好的血管肉瘤，其血管的分布也不均匀，在有些区域排列密集，而在其他区域则散在分布。血管瘤病的血管结构在靠近边缘的血管口径不减小；而在血管肉瘤中，毛细血管大小的肿瘤性血管与周围组织相融合。血管瘤病的血管增生包围小叶，但不侵犯小叶；血管肉瘤的肿瘤性血管长入并破坏小叶结构。血管瘤病的内皮细胞核可能淡染而难以观察到，能看到的细胞形态都很正常。血管肉瘤中可见明显深染的内皮细胞核，即使并不存在乳头状内皮增生。最后，在血管瘤病中没有核分裂，Ki67 指数非常低。

【免疫组织化学】

血管内皮细胞表达 CD31 [555, 559, 560, 564]。对 CD34 或 Ⅷ因子的染色程度不等 [555, 557, 560]。对 D2-40 的反应已被报道 [555, 559]。在一项研究中 [559]，淋巴管瘤型管腔中的内皮细胞对 D2-40 强着色，而血管瘤型管腔的内皮细胞则染色微弱或不染色。个别肿瘤未显示 von Willebrand 因子 [557] 或 HHV8 [555] 着色。在一例肿瘤中检测到低水平的 ER 和 PR [562] 表达，而其他病例中则没有 [555, 560]。

在一项对 7 个病例的研究中 [559]，6 例 Ki67 指数低于 1%，1 例 Ki67 指数低于 5%。另一项研究中 [563] 的 Ki67 指数不到 2%。

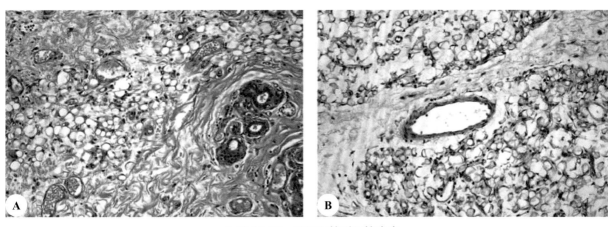

▲ 图 38-81 毛细血管型血管瘤病

A. 脂肪中分布着小而一致的毛细血管；B. 脂肪中有两块相邻的、不连续的毛细血管聚集区

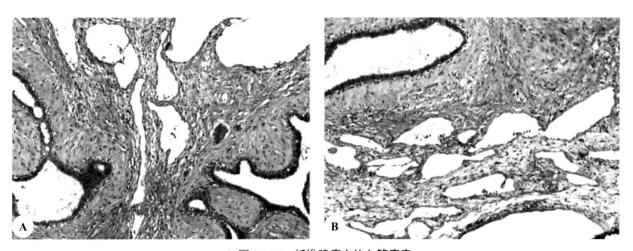

▲ 图 38-82 纤维腺瘤中的血管瘤病

纤维腺瘤和周围乳腺组织中见增生的淋巴管血管增生

【治疗和预后】

乳腺血管瘤病相当于其他解剖部位的类似病变。乳腺中的大病灶并没有形成组织学或临床上的恶性成分，表明这些是良性肿瘤。对于大的肿瘤可能有必要行乳房切除术来治疗，但尽可能缩小手术范围。长期随访可见复发[558]。

（四）淋巴管瘤

淋巴管瘤（lymphangioma）是由大量相互连接的扩张的淋巴管组成。临床最常见发生于出生后 2 年内，通常累及颈部或腋下，很少发生于乳腺。3篇文献[566-568] 综述了 1967—2009 年发表的 23 个病例的临床特征，此后又报道了大约 12 个病例。乳腺淋巴管瘤通常形成边界清楚的多囊性肿块，但淋巴管特征性地浸入周围组织。这种生长方式可区分

累及乳腺大片区域的淋巴管瘤和在某些病例中由无序分布的淋巴管形成的血管瘤病（图 38-83）。

【临床表现】

淋巴管瘤可发生于任何年龄，但似乎集中在两个年龄组，即婴儿和年轻人。有报道肿瘤发生于 4 例男孩（1 例新生儿[569]，3 例儿童分别为 6 岁[570]、6 岁[571] 和 8 岁[567]）和 1 例 16 岁女孩[572]。少数成人患者描述他们的肿块从儿童时期就出现了[573, 574]。成人淋巴管瘤最常见于 30 多岁或 40 多岁。在已发表的 27 例中，有 20 例年龄为 20—40 岁。平均年龄为 35.4 岁。年龄最大的患者是一例 70 岁女性[575]。大约 80% 的患者是女性。

左、右侧乳腺受累的概率大致相等。主诉几乎都是一个孤立的、无痛的肿块，持续数月至数年的

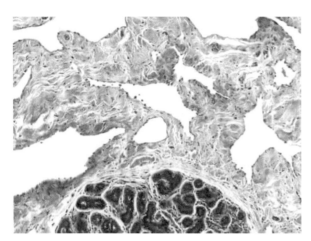

▲ 图 38-83　血管瘤病

一例生长方式类似血管瘤病的复发性淋巴管瘤

时间。影像学检查发现了 2 例女性的肿瘤[576, 577]。一例肿瘤在 9 年内缓慢增大，导致单侧巨乳症[578]。肿块可引起疼痛，尤其是当它很大时。皮肤或乳头通常没有改变，但一个很大的淋巴管瘤引起皮肤变蓝和脱落，并形成水泡[572]。2 例女性患者的肿块继发感染，引起乳腺炎的症状和体征[573, 579]。

体格检查显示一个边界清楚、软至硬，可活动的囊性肿块。肿瘤特征性地累及乳腺的外侧区域，通常是外上象限，并可能延伸至腋窝。几例肿瘤占据了乳晕下区域。淋巴管瘤可以长得很大。例如，一例 31 岁女性患者的肿瘤"累及胸部中线至腋尾部"[568]。

【影像学检查】

乳腺 X 线检查通常只显示肿块，而超声和 MRI 可显示其囊性性质和范围。超声检查可以显示肿瘤内的线性间隔，压迫有时会导致肿块塌陷[577]。MRI 所见对确定诊断和显示肿瘤范围特别有价值[568, 572, 578, 580]。影像学检查提示一个病例的对侧腋窝存在异常的淋巴管[578]。

【大体病理】

已发表的报道没有提供对病变大体表现的详细描述。少数病例提到包括海绵状结构和有纤维分隔的囊肿，其内为清亮的淡黄色液体，可能含血液[581]。囊肿可大至 11cm[579]。

肿瘤的最大径为 0.8～25cm[573, 582]，有几例累及了整个乳房。

【镜下病理】

乳腺淋巴管瘤的显微镜下特征与其他部位发生的淋巴管瘤一致。肿瘤由内衬单层扁平内皮细胞的管腔构成，腔内含有蛋白液体和淋巴细胞。淋巴细胞可聚集在管壁上。一旦熟悉这些表现，病理医生在观察传统的组织切片时，识别淋巴管瘤应该不会有困难。

从细针穿刺标本制备的涂片仅显示蛋白液和淋巴细胞[567, 568, 571, 574, 579, 581]。

【治疗和预后】

在报道的病例中，切除肿瘤可达到治愈。

（五）静脉型血管瘤

这种乳腺血管病变的显微镜下特征与发生在软组织和骨的病变最为相似，称为静脉型血管瘤（venous hemangioma）和血管异常。目前尚不清楚该病变是肿瘤还是畸形，但某些当代的软组织病变专家将其归类为静脉畸形[515]。

【临床表现】

有两篇报道[545, 583]描述了 6 例乳腺实质静脉型血管瘤，一篇报道描述了一个位于皮下组织的肿瘤[584]。所有 7 例患者均为女性，年龄为 24—60 岁，平均为 45 岁。每例女性患者都存在可触及的肿瘤。一例女性患者描述，肿块已经存在了 13 年；另一例女性患者在乳房受伤后才发现病变。没有述及疼痛，也没有皮肤或乳头的改变。一例肿瘤的乳腺 X 线检查显示一个致密的肿块，边界不清晰，呈细毛刺状，影像科医生怀疑是恶性肿瘤[545]。另一例的超声检查显示一个局限的圆形低回声结节，边缘有稀疏的高回声，肿块在 18 个月的时间内增大[584]。

【大体病理】

肿瘤大小为 1.0～5.3cm，7 个肿瘤的平均大小为 2.7cm。肿块呈深褐色，质实。一例存在出血性囊肿，直径为 0.5～1.3cm[583]；另一例有海绵状改变[545]。

【镜下病理】

静脉型血管瘤表现出组织学的多样性。所有病例都含有不同口径和形状的静脉型血管（图 38-84A），血管壁的结构完整性不同。血管壁可能含有平滑肌层，但通常不会存在于整个管壁一周（图 38-84B 至 D）。部分血管腔内有红细胞，其他管腔是中空的或含有淋巴液（图 38-85）。厚壁的动脉型血管和毛细血管不明显。在肿瘤边缘有时可见一条结构良好的肌性动脉（图 38-86）。在血管腔之间可见少许小叶和导管，间质中也存在灶性血管周围淋巴细胞浸润（图 38-87），伴有毛细血管充血。不存在提示恶性肿瘤的表现，如内皮细胞核的多形性和深染、核分裂，内皮细胞乳头状增生，出血、坏死，侵犯乳腺实质。一旦熟悉了组织学特征，病理医生在观察传统的组织切片时，识别静脉型血管瘤应该不会有困难。

【治疗和预后】

切除以达到对静脉血管瘤的充分治疗。在 6 个月至 11 年的随访期内，没有复发的报道。

（六）动脉瘤

动脉瘤（aneurysms）（图 38-88）累及乳腺少见。McClenathan[585] 综述了 1993—2013 年报道的 19 个病例的详细情况，另有 13 例病例报道[586-598]。

所有患者均为女性，年龄 28—70 岁[598, 599]，平均年龄为 50 岁。大多数病例是假性动脉瘤，但一例有长期服用安非他明病史的 50 岁女性患者的双侧乳腺[592] 和一例没有易感因素的 52 岁女性患者的右侧乳腺都发生了真正的动脉瘤[587]。一例动脉瘤发生在源自肋间动脉的动静脉瘘[600]，另一例因真空辅助切除纤维腺瘤后的浅动脉瘘引起[596]。一例 84 岁女性患者双侧腋窝的动脉瘤表现为乳腺腋尾部肿块[601]。

假性动脉瘤通常由医疗干预引起。大约 75% 的假性动脉瘤是在粗针穿刺活检后形成的，在细针穿刺活检[589]、真空辅助切除[602, 603]、外科手术切除[604] 和放置假体[586] 后也可形成假性动脉瘤。动脉瘤可能在活检过程中[599] 或 24h 内[602] 变得明显，但它通常在几周至几个月后才会引起注意。乳房钝性损伤[591, 605, 606]、抗凝血药的使用[593] 和全身性高血压[594, 607] 在缺乏干预史的病例中被认为是易感因素。

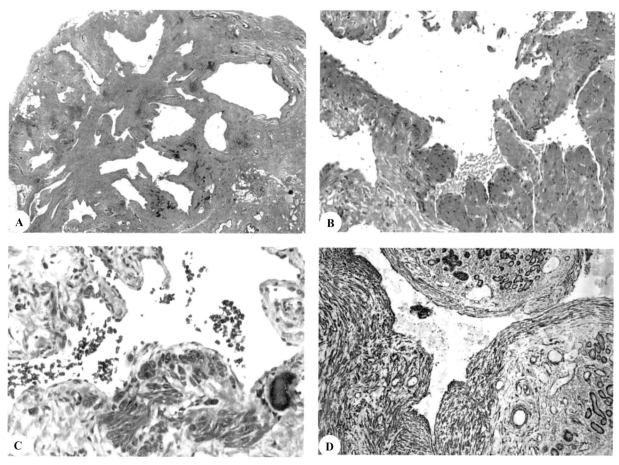

▲ 图 38-84 两例静脉型血管瘤

A. 全组织切片显示局限的、不规则的扩张血管；B. 在第 2 例血管瘤中，平滑肌肌束围绕着血管；C. 用 Masson 三色染色，平滑肌呈红色；D. 平滑肌呈 actin 染色阳性

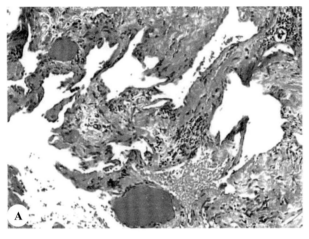

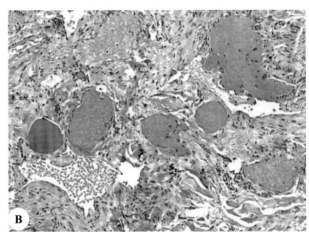

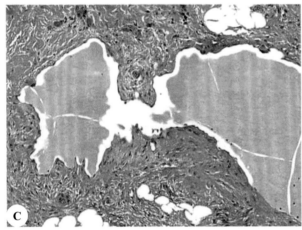

▲ 图 38-85　静脉型血管瘤

A. 有些血管腔含有血液；B. 多数血管充血；C. 管腔内的均质红染液体可能是淋巴液

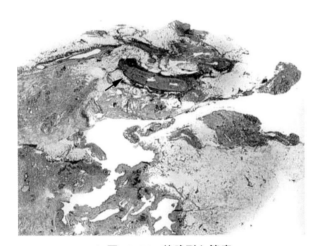

▲ 图 38-86　静脉型血管瘤

全组织切片上半部分有一条大的滋养动脉（箭）。下半部分含有不同口径和形状的血管，具有静脉型血管瘤的特征

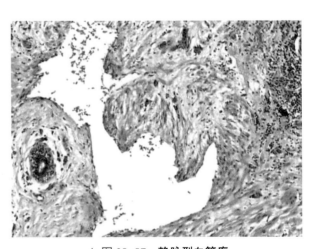

▲ 图 38-87　静脉型血管瘤

一条畸形的血管旁可见血管周围淋巴细胞聚集，附近有一根小导管

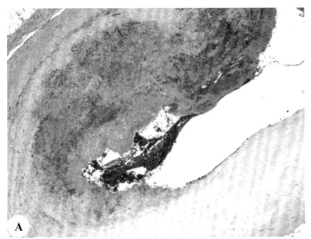 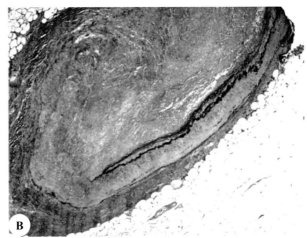

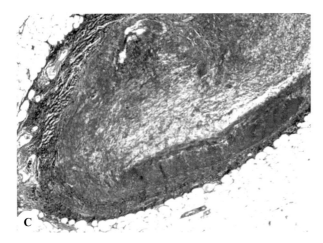

▲ 图 38-88　动脉瘤

A. 动脉瘤的一个区域有血块。B. 弹性蛋白染色突出显示了右侧管壁的弹性组织。C. 管壁平滑肌呈红色（右）。动脉瘤区域几乎完全没有平滑肌（左）

左侧乳腺和右侧乳腺发生动脉瘤的概率相等。患者通常因存在肿块而就诊，可能伴有疼痛或压痛[585, 587, 589, 591, 605, 608]。一例患者描述肿块在大约 9 个月内增大，其间包括妊娠期[591]。一例 55 岁女性患者因"原因不明的左胸壁内侧和乳房自发性皮下出血"[594]而就诊。超声检查发现一例无症状的 64 岁女性患者，在隆乳术后出现假性动脉瘤[586]。一例 62 岁女性患者在对乳房肿块和可疑腋窝淋巴结进行粗针穿刺活检后出现腋窝假性动脉瘤[597]。

乳腺 X 线检查可显示肿块，超声检查辅以彩色多普勒检查显示假性动脉瘤内的特征性"阴 - 阳"图像和滋养动脉内的"往返"血流，从而明确诊断[596-598, 609]。假性动脉瘤常伴有血肿。影像学检查可显示动脉破裂[591, 606, 609-612]。

体格检查见动脉瘤通常形成一个可触及的 1cm 或 2cm 大小的肿块，Ramsingh 等[588]报道的 4.9cm 假性动脉瘤是文献中最大的假性动脉瘤之一。几例肿块有搏动感[591, 594, 610, 612, 613]。有时，肿块表面皮肤有出血[605, 608, 613, 614]。

治疗方法包括手术切除或在大多数病例中采用结扎受损血管。超声引导下按压[595, 602, 603, 605]，注射乙醇[589, 610]、凝血酶[590, 598, 599]或 NBCA- 碘油[591]及栓塞[594, 609, 611]等技术，均已有成功应用。偶尔，出现自发性血栓形成和明显消退[602, 606, 613]。

十七、非实质性血管病变

（一）血管瘤

乳腺区域的非实质性血管瘤（nonparenchymal hemangiomas of the mammary）类似于发生在身体任何部位皮下组织的血管瘤。只有当肿瘤性血管不累及乳腺组织时，才能将血管瘤归类为非实质性血管瘤。大多数皮肤或真皮血管瘤是毛细血管瘤，不存在诊断问题，不在讨论范围内。发生在皮肤放疗后的非典型血管病变，在第 39 章讨论。

【临床表现】

除 2 例之外[615, 616]，所有报道的患者都是女性。年龄为 14—80 岁[28, 617]。在一项小宗研究中，平均年龄为 53 岁 [618]；另一项研究中为 59.7 岁 [35]。左、右乳腺受累的概率几乎相等。许多肿瘤因影像学异常而引起关注，如一项研究报道 16 例中有 14 例有影像学的异常 [35]。有症状的患者通常主诉有肿块，并可能已经存在了 2 年之久 [617]。皮肤和乳头的改变并不常见。胸肌血管瘤可表现为可触及的乳腺肿块 [619, 620]。

病变表现为边界清楚、可活动、坚实或质硬的肿块。在一例女性患者中，肿瘤表面皮肤显示"可见瘀伤" [621]。另一例女性患者的乳房内下象限和胸壁上有紫色斑点 [622]。乳腺 X 线检查显示分叶状肿块，有边界或微分叶状，与乳腺实质密度相等。可能存在钙化 [35]。超声检查显示类似的表现和不同的回声模式 [35, 529, 621, 623]。一例 MRI 显示皮下高信号病变，表现为延迟、逐渐轻度强化 [622]。

【大体和镜下病理】

肉眼可见肿瘤形成一个边界清楚的分叶状肿块，肿块呈红色、棕色、海绵状。报道的病例肿瘤大小为 0.5～6.0cm [615, 621]。

乳腺皮下组织血管瘤的组织学特征与其他任何部位的皮下血管瘤没有区别。组织学类型包括海绵状血管瘤（图 38-89）、毛细血管瘤（图 38-90）和幼年型血管瘤（juvenile hemangioma）。两篇文献 [624, 625] 描述了 3 例被归类为海绵状血管瘤窦状变异型的乳腺血管瘤。有些血管瘤具有相互连接的血管腔（图 38-91）。中央的血管腔比周围大，容易累及皮下脂肪，在显微镜下形成界限不清的边缘。这些类型的血管瘤的发生率大致相当于它们在其他组织部位的发生率。这一观察结果表明，没有任何类型的血管瘤偏好发生于乳腺皮下组织。

病例报道了一例 35 岁女性患者，其左侧乳腺发生上皮样血管瘤 / 血管淋巴样增生伴嗜酸性粒细胞增多 [626]。

【治疗和预后】

乳腺非实质性血管瘤的治疗宜行局部切除。当病灶的位置（皮下组织与实质组织）有疑问或不确定切缘是否足够时，可能需要对活检部位再次切除。完全切除肿瘤也有助于排除在小活检标本中显示为良性的血管病变，实际为低级别血管肉瘤的潜在可能性。

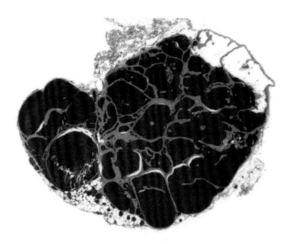

▲ 图 38-89　非实质性海绵状血管瘤
肿瘤边界清楚，由大而充满血液的血管组成

（二）血管脂肪瘤

血管脂肪瘤（angiolipomas）是一种不常见的乳腺病变。有些作者将这种病变归类为脂肪瘤，有些则归类为血管瘤。Kryvenko 等 [523] 回顾了 Henry Ford 医院 18 年间的记录，发现乳腺血管脂肪瘤占脂肪瘤的 13%（49/379）、占良性血管病变的 52%（49/94）。肿瘤通常累及皮下组织而不是乳腺实质。在一项研究的 49 例血管脂肪瘤中，只有 3 例是乳腺内的 [523]。病理学家认识到两种亚型，即经典型（低血管密度）血管脂肪瘤和富细胞性（高血管密度）血管脂肪瘤。后者富细胞的血管组织至少占肿块的 90%。这两种类型的血管脂肪瘤的临床表现有所不同。

【临床表现】

乳腺血管脂肪瘤通常发生在女性。文献中只有少数发生于男性的报道 [627-629]。一例男 – 女变性人患者，在接受女性化激素治疗 18 个月后发生血管脂肪瘤 [630]。血管脂肪瘤患者的年龄范围为 19—80 岁 [523, 631]。在最大宗的研究中 [523]，49 例女性患者的平均年龄为 56.8 岁。2 例男性血管脂肪瘤患者的年龄分别为 55 岁 [627] 和 70 岁 [629]。患有低密度乳腺血管脂肪瘤的女性比富细胞性血管脂肪瘤患者大约年轻 10 岁（平均年龄分别为 54 岁和 64 岁）。女性血管脂肪瘤发生于左侧乳腺更常见，左右比例为 3：2 [523]。女性低密度血管脂肪瘤通常表现为可触及的肿块，而高密度血管脂肪瘤通常在乳腺 X 线检查中发现。男性的血管脂肪瘤几乎总是表现为一个

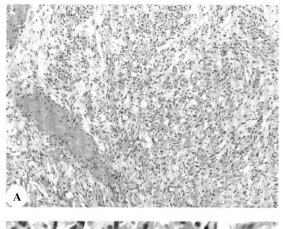

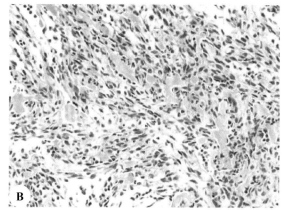

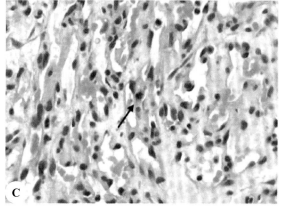

▲ 图 38-90　非实质性毛细血管瘤

A. 肿瘤大部分是致密的，血管腔看起来像压缩的裂隙；B. 这个区域含有许多梭形细胞；C. 图片中央有一个核分裂（箭）

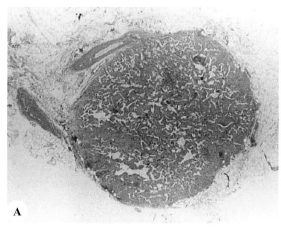

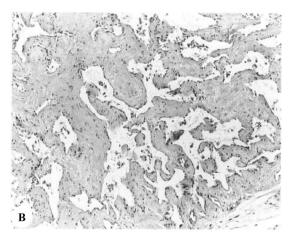

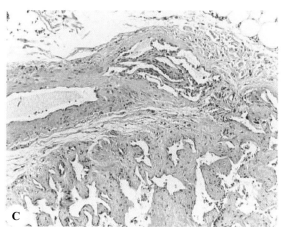

▲ 图 38-91　非实质性血管瘤

A. 整个组织切片显示一个被脂肪包围的局限性的血管瘤，左侧可见两根滋养血管；B. 肿瘤由复杂的吻合的血管网和纤维分隔组成；C. 放大图的上方显示了 A 中所见的滋养血管，增生的血管伸入滋养血管

膨胀性的、无痛的肿块。通常发现几周或几个月。疼痛和压痛并不常见，也没有关于皮肤或乳头的主诉。一例 75 岁女性患者发生了双侧多发性血管脂肪瘤[632]。

血管脂肪瘤的影像学表现并不一致[633]，可能会考虑诊断为恶性肿瘤[634]。低密度血管脂肪瘤在超声检查中比 X 线检查更为明显。富细胞性血管脂肪瘤的情况正好相反[523, 631]。钙化可能很明显[634, 635]。超声检查通常显示局限性等回声或高回声肿块，内部血流丰富。MRI 可显示缓慢、均匀、持续的增强。

低密度血管脂肪瘤患者的体格检查通常显示一个孤立、表浅、无痛、非膨胀性的肿块。在大多数情况下，富细胞性血管脂肪瘤在体格检查中不会发现明显的异常。

【大体和镜下病理】

大体观察可见血管脂肪瘤形成边界清楚的黄色、棕褐色或棕色组织肿块。最大径范围为 0.3～4cm[426, 523]。在一项研究中，平均大小为 1.6cm[523]。低密度血管脂肪瘤往往大于富细胞性血管脂肪瘤（平均大小分别为 2.0cm 和 0.7cm）[523]。显微镜下观察可见众所周知的、可见于任何部位皮下组织的血管脂肪瘤的形态学和免疫组织化学特征（图 38-92 和图 38-93）。

鉴别诊断包括脂肪组织伴血管充血、脂肪瘤、血管瘤、血管肉瘤和非典型性脂肪瘤样肿瘤。支持血管脂肪瘤诊断的组织学表现包括局限性、血栓的存在、血管分布不均，以及 3 个或更多口径相似的毛细血管在同一位置相互接触。注意这些特征在大多数情况下能做出正确的诊断，但最棘手的诊断问题是如何区分血管脂肪瘤与低级别血管肉瘤。富细胞性血管脂肪瘤可表现出细胞异型性、多形性和罕见的核分裂象；而低级别血管肉瘤可表现得非常温和，缺乏这些特征。尽管在形态学特征上有重叠，这两种病变的排列结构不同。血管肉瘤由大小不等的、扩张的、扭曲的、互相吻合的血管组成，浸润乳腺实质，而血管脂肪瘤由均匀的、毛细血管大小的血管组成，形成局限性的肿块。非典型性脂肪瘤样肿瘤表现为脂肪细胞的大小和形状不等，纤维间隔内含有非典型细胞或脂肪母细胞，以及表达 CDK4。

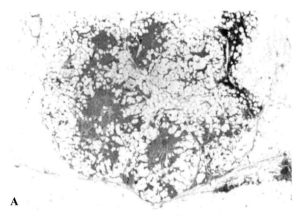

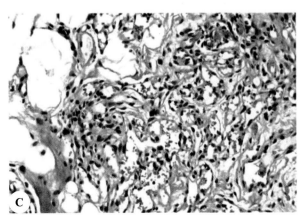

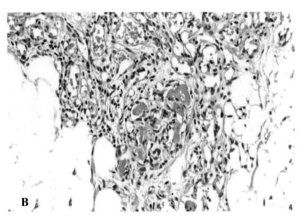

▲ 图 38-92　非实质性血管脂肪瘤

A. 全组织切片显示脂肪中有毛细血管增生。B 和 C. 毛细血管位于由纤细的纤维结缔组织和脂肪组成的间质中。纤维素性血栓明显见于 B

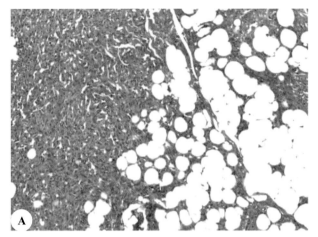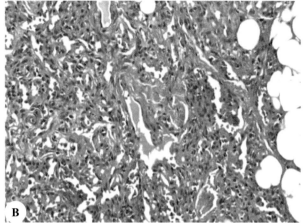

▲ 图 38-93　非实质性血管脂肪瘤

A. 这个肿瘤的毛细血管排列密集；B. 肿瘤内含有微血栓（经许可，转载自 Rosen PP. Vascular tumors of the breast. V. Non-parenchymal hemangiomas of mammary subcutaneous tissue. *Am J Surg Pathol*. 1985；9：723-729.）

【治疗和预后】

切除血管脂肪瘤可达到充分治疗。一个经典的血管脂肪瘤可疑复发，但并没有进行活检[523]。根据粗针穿刺活检标本所见，通常可以做出血管脂肪瘤的诊断。如果临床和影像学表现也支持该诊断，则可以考虑避免切除；但在大多数情况下，行手术切除以排除血管肉瘤的存在是比较谨慎的做法。

（三）乳头状血管内皮增生

乳头状血管内皮增生（papillary endothelial hyperplasia）这一良性血管病变由机化性血栓形成而引起。受累的血管可能是正常的固有血管或血管瘤中的肿瘤性血管。这种病变罕见累及乳腺区域。Guilbert 等[636] 从 14 542 个乳腺粗针穿刺活检标本中收集了 4 个病例，概率为 0.03%。更多的病例累及乳腺皮下组织而不是乳腺实质。在最大宗的研究中，71% 的病例似乎生长在皮下[548]。

【临床表现】

乳头状血管内皮增生的患者年龄为 13—85 岁[548]，平均年龄为 59 岁。女性占 88%。患者最常见的就诊原因为可触及的肿块，但约 20% 的病例是通过乳腺 X 线检查发现的。病变是单侧发生的，双侧乳腺受累的概率相等。皮肤和乳头的疼痛和改变不是特征性的。2 例患者描述先前有创伤[548]，3 例出现在乳腺癌治疗后[637, 638]。影像学检查显示肿块边缘光滑或分叶状。在体格检查中，结节被描述为柔软而有弹性，表面皮肤未见异常[637]。

【大体和镜下病理】

大体检查显示一个边界清楚的红色、棕褐色或白色肿块，质地海绵状、有弹性或质脆。大小为 0.4～2.7cm[548]。平均大小为 1.2cm。显微镜下观察可见到众所周知的特征乳头状血管内皮增生。最常见为海绵状血管瘤，是许多病例的基础（图 38-70 和图 38-94）。这种肿块与血管肉瘤的鉴别是最迫切的诊断问题。病变大小是诊断的重要线索，乳头状血管内皮增生形成不超过 3.0cm 的小肿块，而几乎所有的血管肉瘤都＞ 3.0cm。乳头状血管内皮增生形成境界清楚的非浸润性肿块，而血管肉瘤浸润周围组织。乳头状血管内皮增生罕见核分裂和坏死[548]；但血管肉瘤常表现为实性生长、簇状内皮细胞、多形性，存在梭形细胞、病理性核分裂和细胞学异型性，这些都不是乳头状血管内皮增生的特征。另外，放疗可引起细胞异型性[637]，但不会存在高级别血管肉瘤的其他特征。综合考虑临床、影像学和形态学表现是很有必要的。

【治疗和预后】

切除乳头状血管内皮增生可达到充分治疗。在最大宗的研究中[548]，中位随访时间为 1.5 年，无复发病例。如果根据粗针穿刺活检标本的表现和临床特征，确定了乳头状血管内皮增生的诊断，则可能不需要切除。按照该方案处理的 4 例患者，随访时间达 2～11 年，平均 6.8 年，均无复发。

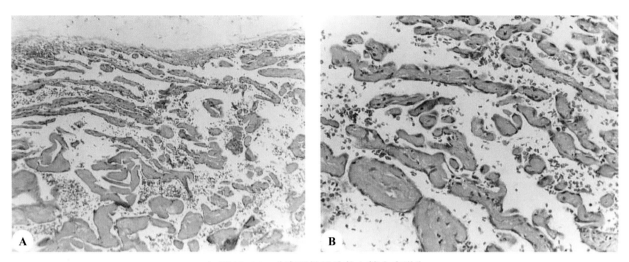

▲ 图 38-94　非实质性乳头状血管内皮增生

A. 结节边界清楚；B. 广泛连接或吻合的血管腔呈分支状、乳头状结构分布在胶原间质中（经许可，转载自 Rosen PP. Vascular tumors of the breast. V. Non-parenchymal hemangiomas of mammary subcutaneous tissue. *Am J Surg Pathol*. 1985；9：723-729.）

第39章 肉 瘤
Sarcoma

Frederick C. Koerner　著

石慧娟　译校

与其他器官一样，乳腺也会发生恶性间叶源性肿瘤。本章中讨论那些被认为发生于小叶间间质的疾病。起源于小叶内间质的叶状肿瘤，在第8章中讨论。

一、概述

以前用"间质肉瘤"一词来指代任何类型的乳腺肉瘤。现在，研究者根据软组织肉瘤的分类方案对乳腺肉瘤进行分类。血管肉瘤占乳腺肉瘤的比例最大。其余类型中平滑肌肉瘤、脂肪肉瘤、骨肉瘤和未分化多形性肉瘤（undifferentiated pleomorphic sarcoma，UPS），即恶性纤维组织细胞瘤（malignant fibrous histiocytoma，MFH）占大多数，但乳腺可以发生几乎任何类型的软组织肉瘤。

【发病率】

根据1973—1986年监测、流行病学和最终结果（SEER）数据库的数据，May和Stroup收集了181例几种组织学类型的乳腺肉瘤[1]。平均发病率为每1000万例女性1.0～5.8例。脂肪肉瘤发病率最低，而血管肉瘤最高。文献中没有关于男性发病率的类似数据，但在Al-Benna等[2]列出的19项关于乳腺肉瘤的研究中，男性仅占患者的1.5%。回顾性分析1940—1999年在梅奥医学中心就诊的27 881例恶性乳腺肿瘤，发现18例（0.065%）乳腺肉瘤[3]。

【易感因素】

乳腺肉瘤有几个易感因素。接受乳腺癌治疗的女性患软组织肉瘤的风险略有增加[4, 5]，而放疗可进一步增加放疗区域内发生血管肉瘤、未分化多形性肉瘤和其他罕见类型肉瘤的风险[4-6]。这种风险在诊断为癌3年之后显著增加，在大约10年达到峰值，并且在23年后才降低到与未接受放疗的患者风险相当[6]。长期存在的水肿是发生血管肉瘤的一个公认的易感因素，被称为Stewart-Treves综合征（Stewart–Treves syndrome，STS）。罕见的乳腺肉瘤与整形假体或异物有关[7]，但尚未有证据表明这些物质的存在与肉瘤的发生之间存在因果关系。大多数乳腺肉瘤的发生缺乏易感因素。

【临床表现】

乳腺肉瘤几乎可发生于所有年龄段。最大宗的研究包括103例女性，患者年龄为13—86岁，平均年龄为53岁[8]。从19项已发表的研究数据得出的加权平均年龄为50.0岁[2]，一组13项研究的中位年龄在50岁左右[3]。在SEER 18数据库中[9]，中位年龄为55—59岁。最小年龄和最大年龄分别为2岁[10]和96岁[11]。患者年龄分布因肉瘤的类型而异（图39-1）。

乳腺肉瘤患者通常发现肿块持续数月至数年，尽管有报道症状的时间间隔较长[3]。肿块有时伴有疼痛。血管肉瘤常因局部皮肤颜色改变而引起患者的注意，其他类型的肉瘤除非侵犯皮肤或乳头，通常不会出现皮肤或乳头的改变。影像学检查很少发现肉瘤[3]。文献中没有证据表明肉瘤好发于某一侧乳腺或乳腺内的某一区域。双侧乳腺肉瘤罕见。

【大体病理】

肿瘤最大径为0.3～36cm[3, 12]。在一项报道中，

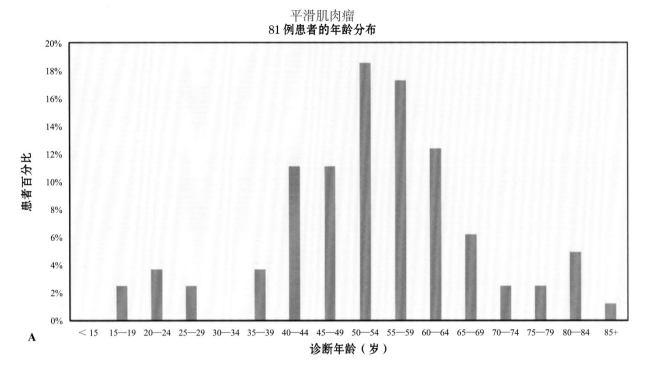

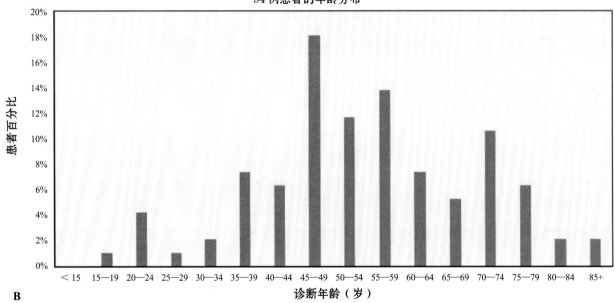

▲ 图 39-1　四种乳腺肉瘤患者的年龄分布

这些条形图显示从病例报道和小宗病例研究中收集的数据。为了便于比较，患者数量以百分比表示。A 和 B. 平滑肌肉瘤（A）和未分化多形性肉瘤（B）的年龄分布相似。平均年龄分别为 53.2 岁和 54.0 岁

肉瘤平均大小为 4.45cm[8]。几种类型肉瘤的平均大小为 5～7cm，但某些类型偏离这一均值。例如，血管肉瘤、软骨肉瘤和儿童横纹肌肉瘤往往比其他类型肉瘤大，而隆突性皮肤纤维肉瘤（dermato-fibrosarcoma protuberans，DFSP）往往较小。典型

的肉瘤边界清楚，由鱼肉状、质实的浅褐色或白色组织组成，可能存在出血或坏死（图 39-2）。不同类型肉瘤具有不同的组织学、细胞学和免疫组织化学特征。

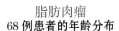

脂肪肉瘤
68 例患者的年龄分布

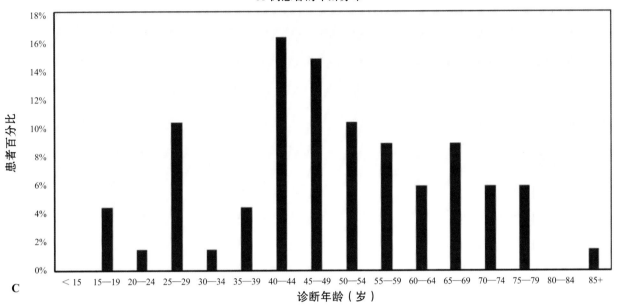

C

骨肉瘤和软骨肉瘤
104 例患者的年龄分布

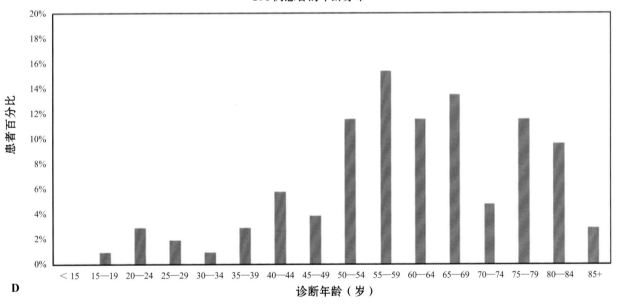

D

▲ 图 39-1（续）　四种乳腺肉瘤患者的年龄分布

C. 脂肪肉瘤患者平均年龄 49.5 岁，近 13% 的肿瘤发生于 30 多岁。D. 骨肉瘤和软骨肉瘤多见于老年患者，平均年龄为 60.3 岁。注意在 30—34 岁的患者中，各种类型的肉瘤都很少

【鉴别诊断】

在做出肉瘤的诊断之前，病理医生必须尽量排除两种更常见的肿瘤，即化生性癌和叶状肿瘤伴间质过度生长。缺乏上皮细胞蛋白表达、有间叶细胞的典型分子改变或肉瘤的遗传学改变，结合苏木精和伊红（HE）染色切片上明显呈肉瘤的细胞学特征，有助于肉瘤的诊断。同样的信息将帮助病理医生对肉瘤进行分类。

【治疗】

治疗乳腺肉瘤最重要的是完全切除肿瘤。根据肿块大小、临床外科及个人因素等方面的考虑，手术方式可分为乳房切除术或局部切除术。五项研究

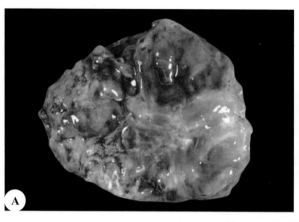
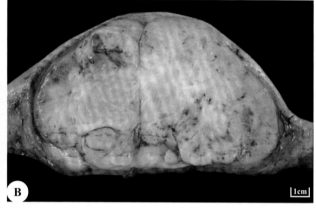

▲ 图 39-2　两例乳腺肉瘤的大体表现

这些肿瘤呈边界清楚的分叶状肿块。B 的肉瘤占据了乳房切除标本的大部分。中间的黄色组织是坏死，而周围米黄色、局灶性出血的组织为存活组织（图片由 Hyune Kim, MD. 提供）

未能证明手术方式与患者生存率之间的关系[8, 13-16]，但对 SEER 18 数据库[9] 中大量病例的分析显示，接受保乳手术的女性比接受乳房切除术者存活的可能性更大。在去除了混杂因素后，这种差异仍然存在。对同一数据库的一项研究显示，辅助放疗可提高 5cm 及以上肿瘤患者的生存率[9]。研究尚未证实在其他情况下行放疗或化疗的益处[8, 9, 13-18]。

乳腺肉瘤在初始治疗时通常不存在腋窝淋巴结转移。在一篇报道中[8]，44 例患者中有 4 例（9%）淋巴结受累，在这 4 例患者中，3 例为血管肉瘤。Gutman 等[14] 报道，区域淋巴结转移总是且仅限于远处转移的病例。Blanchard 等[13] 在 22 例患者中发现 2 例腋窝淋巴结转移，2 例都有远处转移。通常不需要检查腋窝淋巴结，除非在临床上提示有其他情况[3, 8, 13, 14, 19]。

【预后】

SEER 18 数据库中女性患者的中位总生存期为 108 个月[9]。预后主要取决于最终治疗方案是否充分。一项研究显示[8]，如果在完成初始治疗后疾病仍然存在，则 10 年局部控制和无病生存率为 0%。其他几项研究[13, 15, 16, 20] 显示，阳性切缘对患者生存有不利影响。肉瘤的某些特征可能提供额外的预后信息。例如，血管肉瘤患者的预后不如其他类型肉瘤[21]。这种现象可能是由于完全切除血管肉瘤很困难，而不是恶性细胞本身的特性造成的。早期的研究中有关肿瘤大小和分级的影响并没有得到一致的

结果，但对 SEER 数据库的分析表明[9]，体积大的肿瘤和高级别肿瘤患者的生存率低于小肿瘤或低级别的肿瘤患者。

放射相关肉瘤的治疗引起了特别的兴趣。Sheth 等[22] 综述了 124 篇描述 1831 例放疗后乳腺肉瘤的文献。作者没有分析肉瘤的组织学特征，但是他们注意到肿瘤的大小和分级都有预后意义。作者总结说，手术广泛切除、获得阴性切缘仍然是（放疗后肉瘤）的初始治疗方法。不幸的是，辅助化疗和新辅助化疗的作用仍不确定。这些结论似乎表明，放疗后乳腺肉瘤的特性和治疗方案与散发性乳腺肉瘤并无显著差异。

二、间质肉瘤

间质肉瘤（stromal sarcoma）一词于 1962 年提出，用于描述 25 例不符合恶性叶状肿瘤或血管肉瘤诊断标准的原发性乳腺肉瘤[20]。组织学表现包括纤维样、黏液样和脂肪样，对图片和显微镜下描述的回顾性分析表明，该报道中的大多数肿瘤目前可分为脂肪肉瘤、未分化多形性肉瘤或纤维肉瘤。如果选择间质肉瘤一词来指代乳腺肉瘤，最好是指那些极为罕见的特化的小叶内间质肿瘤，它与叶状肿瘤不同，并不诱导内陷的腺体组织增生[23]。肉瘤细胞倾向于在特化的间质中生长，在腺体周围形成袖套结构，仅表现出极小的改变（图 39-3）。随着增生区域的扩大，会融合成结节。一例 35 岁女性患者的间质肉瘤表现出脂肪肉瘤的特征[24]。

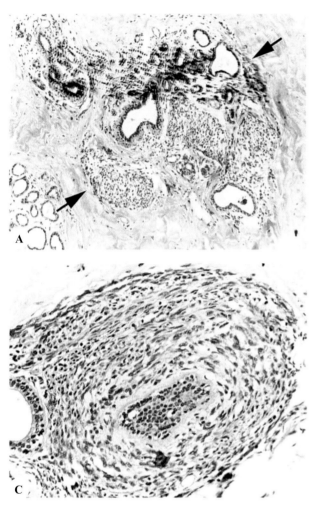

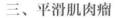

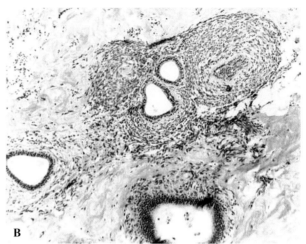

▲ 图 39-3　间质肉瘤的形态学特征

A. 肉瘤仅在箭之间的小叶内间质中生长，小叶间的间质正常；B 和 C. 肉瘤细胞局限于导管周围间质（A 和 B 经许可，转载自 Callery CD, Rosen PP, Kinne DW. Sarcoma of the breast. A study of 32 patients with reappraisal of classification and therapy. *Ann Surg*. 1985; 201: 527–532.）

三、平滑肌肉瘤

乳腺平滑肌肉瘤（leiomyosarcoma）被认为起源于血管、乳头的平滑肌或肌纤维母细胞。

【临床表现】

文献描述了超过 100 例平滑肌肉瘤，病例报道了超过 75 例。在乳腺肉瘤的研究中包括大约 36 例平滑肌肉瘤，没有描述或说明其形态学所见。2014 年 11 月的 SEER 18 数据库包含 785 例原发性乳腺肉瘤的记录，平滑肌肉瘤占 9.6%（54/562 例）。3 篇文献[25-27] 列出了 2017 年之前发表的许多报道。

超过 90% 的平滑肌肉瘤发生在女性。7 篇文献描述[28-32] 或提及[33, 34]8 例男性乳腺的平滑肌肉瘤。所有患者的诊断年龄为 18—86 岁[26, 35]。大约 70% 的病例发生在 40—65 岁，平均年龄为 53.2 岁。

左、右乳腺受累概率大致相等。平滑肌肉瘤可以发生在乳腺的任何区域，但乳晕下区域在许多报道中被提及。患者最常见的临床表现是存在持续数月至数年的肿块，但一例 40 岁的女性患者称，她的右侧乳腺肿块已经存在了 9 年[36]。一例 78 岁的女性患者声称，她左侧乳腺的平滑肌肉瘤生长至 11.5cm，直到因心血管疾病去做检查时才发现[37]。影像学检查发现了少数平滑肌肉瘤[38-40]。有时肿块增大很快，在临床和影像学上都很明显[38-40]。尤其是长期存在的肿块突然增大，从而提出了平滑肌肉瘤起源于平滑肌瘤的可能性。偶尔，患者有疼痛，尤其是大的肿块，这是两例女性患者唯一的主诉[41, 42]。肿瘤通常不会引起皮肤或乳头的变化，但大的平滑肌肉瘤会引起炎症、皮肤坏死和出血。一例平滑肌肉瘤可能发生于异位的乳晕[43]。起源于子宫[44] 或不明部位[45] 的广泛播散性平滑肌肉瘤表现为乳腺肿块，单侧[46] 或双侧[47] 乳腺结节预示着已知有子宫平滑肌肉瘤的女性患者存在多器官病变。Bartosch 等[48] 综述了 1994—2014 年发表的 6 篇关于子宫平滑肌肉瘤乳腺转移的报道。

肿瘤边界清楚，坚实，可活动。体积小的平滑肌肉瘤可能被误认为是纤维腺瘤或其他良性病变。靠近于胸壁或皮肤的肿瘤可能固定于胸壁或皮肤，体积大的肿瘤可能会发生溃疡 [49-54]。

【影像学检查】

乳腺 X 线检查显示边界清楚的、致密的、分叶状的病变。偶尔，出现钙化 [42, 55]。超声检查的典型表现为低回声的不均匀肿块，使用能量多普勒检查可能显示血管 [38, 40]。在一个病例中，超声检查可见明显的分叶状结构，形成了 4 个分离的肿块，影像科医生将病变描述为"边界清楚、卵圆形，可能是一簇纤维腺瘤"[56]。其他病例的超声检查结果也提示诊断为良性 [25, 30, 38, 39]。应用 MRI，肿瘤显示不均匀强化 [42, 55]。

在一个病例中，一个管状结构提示肿块旁边有血管 [38]。

【大体和镜下病理】

大体检查发现一个局限的、质实的、分叶状的浅褐色至白色的肿瘤。报道的平滑肌肉瘤大小为 0.5～25cm [38, 53, 57]，平均为 6.1cm。可能有很明显的坏死或出血。

显微镜下，梭形细胞交织成束，具有平滑肌肿瘤细胞核两端钝圆的特征（图 39-4）。上皮样细胞多少不等，含有很多上皮样细胞的肿瘤，将其归类为上皮样平滑肌肉瘤 [58]。恶性的细胞学特征包括核深染、多形性和核分裂（图 39-5）。每 10 个高倍视野（HPF）的核分裂数为 2～50 [59-61] 个。Rane 等

列出的 34 例肿瘤的平均数为 12.6/10HPF [27]。可见多核瘤巨细胞。细胞变性引起核固缩、坏死和淋巴细胞浸润。纤维化玻璃样变区域可形成类似于乳腺假血管瘤样间质增生的模式（图 39-6）。也可能存在黏液样区域 [37]。肉瘤的周边可卷入乳腺导管和小叶，有时伴有增生性改变。这一发现可能提示化生性癌或叶状肿瘤。一个被归类为平滑肌肉瘤的肿瘤包含"良性"化生骨和软骨区域 [62]，另一个肿瘤显示局部有横纹肌母细胞分化 [35]。3 例平滑肌肉瘤含有破骨细胞样巨细胞 [28, 39, 63]（图 39-7）。

对少数病例的超微结构进行研究 [29, 57-60, 64-67]，显示梭形细胞具有凹陷的细胞核、核糖体、线粒体、不同发育阶段的粗面内质网、薄的基膜和胞饮小泡。在 8 例平滑肌肉瘤中发现了肌丝 [58-60, 67]。

鉴别诊断包括叶状肿瘤、化生性癌和其他类型的肉瘤。常规形态学特征观察辅以免疫组织化学染色和遗传学检测结果可解决大多数诊断问题。

【细胞学】

细针穿刺标本显示分离的、黏附性差的胖梭形、梭形或多边形细胞簇，大小和形状各异 [50, 63, 66, 68-70]。这些细胞含有中等量的胞质，其中可含有小而圆、光滑的空泡 [63]。有时，空泡看起来足够大，形成印戒细胞。细胞核的大小是红细胞的 3～8 倍，常偏位。细胞核有多形性、深染，呈圆形、卵圆形或不规则形，含有一个或多个核仁，偶尔有核内胞质内陷。核分裂常见。FNA 标本的多形性、深染和核分裂反映了肿瘤在组织学上的表现。

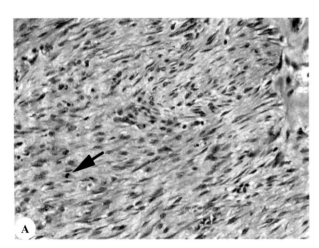
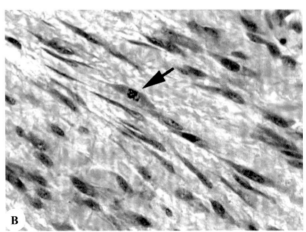

▲ 图 39-4　平滑肌肉瘤的细胞特征
肿瘤由中等细胞密度的梭形细胞构成，核两端钝圆，核分裂明显（箭）

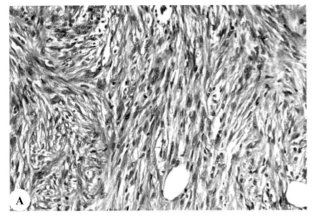

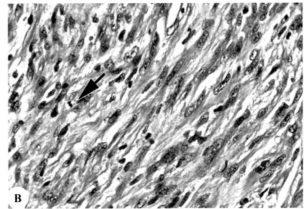

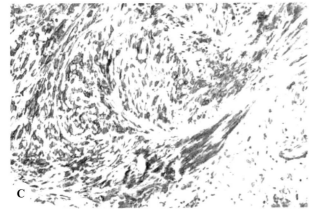

▲ 图 39-5　平滑肌肉瘤的恶性细胞学特征

A. 这种高度富于细胞的肿瘤由梭形细胞成束交错排列构成，核深染，有多形性；B. 显示核分裂（箭）；C. 肿瘤细胞 SMA 染色阳性

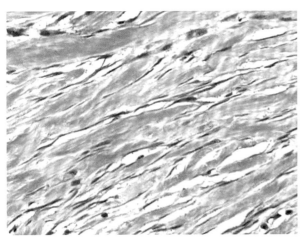

▲ 图 39-6　平滑肌肉瘤伴纤维化玻璃样变

胶原化间质和裂隙类似于假血管瘤样间质增生

【免疫组织化学】

免疫组织化学染色显示，肿瘤通常至少对 desmin、SMA 和 vimentin 呈局灶阳性，H-caldesmon 阳性[36, 40, 49, 50]。少数病例对 actin、desmin 或 SMA 仅为弱染色或完全阴性[35, 55, 57, 58, 69, 71, 72]，有报道对 vimentin 反应弱[68, 72, 73]。大多数病例没有细胞角蛋白（AE1/3，CAM5.2）、S-100 和 EMA 染色，但罕见的病例对细胞角蛋白[68] 或 S-100[64, 68, 72] 呈弱阳性，EMA 呈局灶阳性[64]。对细胞角蛋白呈异常免疫反应的肿瘤的确切分类仍不确定。一例平滑肌肉瘤 HMB45 染色阴性[74]。偶见报道肿瘤对 CD34、CD68、Ⅷ因子、myoglobin、α_1- 抗胰蛋白酶、NSE 和 p53 呈弱阳性或缺乏染色[35, 58, 61, 66]。

一例肿瘤的 Ki67 指数为 5%[70]。Kusama 等[57] 描述了一例肿瘤的 Ki67 指数为 0%，而在复发的肿瘤为 34%。Jun Wei 等[63] 在 30% 的细胞中观察到了 MIB-1 的染色，Testori 等[40] 报道 MIB-1 指数为 45%。

一例平滑肌肉瘤表达 ER[40]。其他被测肿瘤不表达 ER、PR 或 HER2。

【遗传学检查】

一例肿瘤是非整倍体[29]。对两例平滑肌肉瘤的比较基因组杂交分析，结果在一例检测到 6 个染色体畸变，另一例检测到 9 个染色体畸变[74]。包括位于 13q11~q21、10q23~qter 和 17p 的缺失及 17p 或 1q 的获得。在这 2 个病例中都观察到染色体 13q 和 10q 缺失，同样的分子遗传学改变约见于 75% 的子宫和深部软组织的平滑肌肉瘤。

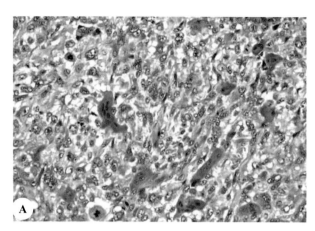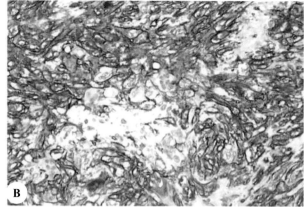

▲ 图 39-7　平滑肌肉瘤中的破骨细胞样巨细胞

A. 破骨细胞样巨细胞与上皮样平滑肌肉瘤细胞混杂分布；B. 肉瘤细胞对 SMA 呈强的免疫反应，巨细胞 CD68 染色阳性（未显示）

【治疗和预后】

Rane 等[27] 综述了英文文献中的许多病例的治疗和随访情况，更新的表格增加了另外 4 例病例的信息[53]。病例报道又提供了 26 例患者的信息。在 75 例患者中，约 70% 的患者以乳房切除术作为初始治疗手段。21 例女性患者仅接受了局部切除术，其中 9 例出现局部复发。有些患者在乳房切除术后出现胸壁复发[50, 55, 68, 75]。局部复发的可能性取决于在初次手术过程中切除的看似未受累的组织的量。Fujita 等[26] 建议切缘为 3cm 或更宽。

有两例转移到腋窝淋巴结的报道[36, 53]，两例女性患者都没有全身转移的证据。腋窝淋巴结检查在大多数平滑肌肉瘤患者的评估中不起作用。

对于未能切除足够切缘[37, 52, 76] 和治疗胸壁复发的情况下[50, 68]，需要放疗。化疗可应用于术前[77]，作为辅助治疗[3, 38, 50, 57, 61, 78] 及姑息治疗[25, 42, 49, 54, 55, 65, 68, 79]，但病例数太少，无法确定其价值。据报道热疗可能令一例女性患者受益[79]。

在报道的乳腺平滑肌肉瘤病例中，10 例死于肿瘤[3, 49, 55, 58, 59, 68, 79-81]；但许多作者只进行了短暂随访，有些病例没有报道任何随访，少数没有描述患者接受姑息治疗的过程。预后与原发肿瘤的核分裂数没有很好的相关性。死亡发生于核分裂数为 2/10HPF[59] 或 3/10HPF[65] 的患者，也发生于有较高核分裂数的肉瘤患者。还有晚期复发[59, 65] 和初次诊断后 20 年死于疾病的报道[59]。

四、脂肪肉瘤

【临床表现】

在 2014 年 11 月 SEER 18 数据库[9] 中有亚分类的 562 例乳腺肉瘤中，脂肪肉瘤（liposarcoma）占 8.4%。现有文献包括病例报道和小宗研究，共描述了约 70 例脂肪肉瘤；乳腺肉瘤的专著中提到大约 20 例，但没有说明或描述支持诊断的证据。

除 5 例外[34, 82-84]，患者均为女性。患者年龄为 16—90 岁[85, 86]，68 例患者的平均年龄为 49.5 岁。患者通常因为存在数月至数年的肿块而就诊。他们常描述肿块近期增大、疼痛或有压痛[82, 87]。大的肿瘤可绷紧表面覆盖的皮肤并致其失去颜色[82]，但很少发生乳头的改变。一例患者在妊娠期时诊断[82]，3 例在产后发现肿瘤[88-90]。乳腺 X 线检查发现一例 72 岁女性患者的左侧乳腺中有一个 2.7cm 的脂肪肉瘤[91]。

左、右乳腺受累的概率大致相等。文献中没有提到在乳腺内的好发部位。报道中有 3 例双侧脂肪肉瘤[87, 88, 92]。Hummer 和 Burkart[92] 报道的患者一侧乳腺有融合性结节，另一侧乳腺有单个肿块。Lifvendahl[88] 描述的女性患者双侧乳腺都有多个结节。卫星结节位于两例患者的主体肿块附近[86, 93]。两例女性患者有右大腿黏液样脂肪肉瘤，分别在大腿肿块切除后 18 个月和 21 个月出现黏液样脂肪肉瘤乳腺转移[94, 95]。

临床检查显示肿瘤通常质实且边界清楚，但也有病变范围不清的报道。覆盖在浅表或大肿块上的皮肤可能会绷紧和失去颜色，但没有乳腺癌的皮肤回缩、水肿或橘皮样改变。非常大的肿瘤可侵蚀皮肤并出血[86, 96]。Kanemoto 等[93] 描述了一个病例，患者左侧乳腺被一个儿童头部大小的质实而有弹性的肿瘤完全取代，轮廓不规则。肿瘤表面呈暗红色、结节状，伴明显坏死。肿瘤周围有子病灶结节。

【影像学检查】

乳腺脂肪肉瘤的 X 线特征各不相同。两例显示清晰、光滑的轮廓，提示纤维腺瘤的诊断[97, 98]。其他病例显示边界不清[99]。一例双侧肿瘤患者的乳腺 X 线检查显示双侧乳腺后方和腋窝区域广泛分布的奇异模式的密度影[87]。超声检查可显示由囊性和实性成分[89, 99] 引起的具有复杂回声模式的肿块，或提示为良性肿瘤的病变[90, 98]。一例肿瘤的 MRI 在 T_1 加权像上显示为边界清晰的低密度肿块，其他 3 例肿瘤在 T_2 加权扫描中显示为高密度[99-101]。

【大体和镜下病理】

文献报道的肿瘤大小为 1～28cm[86, 102]。平均大小为 7.0cm。肿块通常边界清楚，可能显示多结节状的内部结构。McGregor[103] 描述了乳腺脂肪肉瘤的大体表现，这些肿瘤是油腻的、灰黄色的、体积大、有边界的肿块。切开时，肿瘤似乎从其切面凸起。有些区域有黏性的胶冻样外观，在这些区域有黏液分泌。其他区域通常表现为脂肪坏死、出血和色素沉着。常见囊性变，通常是由于肿瘤内的黏液性区域液化造成的。胶冻样区域的存在提示是黏液样脂肪肉瘤的一种成分[90]。可能发生坏死和形成空洞[86, 89, 104]。

乳腺脂肪肉瘤的组织学特征与乳腺外脂肪肉瘤相同。在描述的约 50 例乳腺脂肪肉瘤的报道中，大约 40% 为黏液样脂肪肉瘤（图 39-8），25% 为高分化脂肪肉瘤，20% 为多形性脂肪肉瘤，15% 为低分化脂肪肉瘤。高分化脂肪肉瘤包括几例硬化性或纤维性脂肪肉瘤[86, 97, 99]。文献没有关于肿瘤类型、肿瘤大小与诊断时患者年龄之间关系的报道。我们应该清楚的是，许多报道的脂肪肉瘤的分类早于目前广泛使用的分类方案。

超微结构研究表明，多形性肿瘤细胞在细胞周围有偏心性的、大的、凹陷的细胞核[72, 96]。细胞质含有少量内质网、罕见的线粒体及膜结合细胞质

滴。细胞膜缺乏桥粒，肿瘤细胞周围可能有基膜和颗粒状样细胞外物质。

低级别脂肪肉瘤的鉴别诊断包括脂肪瘤和叶状肿瘤伴广泛的脂肪细胞分化。除非标本很小，经典的形态学可以区分脂肪肉瘤与脂肪瘤。在这种情况下，MDM2 和 CDK4 的免疫组织化学染色可能有所帮助。这也同样有助于区分脂肪肉瘤和叶状肿瘤，在两项研究中[105, 106]，所有 15 例含有脂肪肉瘤样区域的叶状肿瘤均没有 *MDM2* 或 *CDK4* 过度表达，15 例中有 5 例不表达这两个基因[105]。有人可能会将去分化脂肪肉瘤与其他类型的梭形细胞肉瘤和化生性癌混淆。应用免疫组织化学染色通常会得出正确的诊断。

【细胞学】

细针穿刺标本显示不同形态的细胞涂片，非典型细胞可单个或呈小群出现[90, 96, 98]。细胞的形状从梭形到圆形或多边形不等。细胞核深染，含有粗的染色质，偶见核仁。细胞质淡染，含有大小不等的空泡，使细胞核凹陷。脂质染色显示空泡中存在脂质[98]。人们可能会将空泡细胞误认为是小叶性肿瘤细胞[87]。有时可见到多核巨细胞[96]。背景中分支状毛细血管网和黏液样物质的存在提示诊断为黏液样脂肪肉瘤[90]。

【免疫组织化学】

免疫组织化学染色结果与其他部位的脂肪肉瘤一致。大多数情况下，恶性细胞不表达上皮标志[96, 100, 104]，通常 S-100 染色阳性[90, 97]。一例肿瘤呈 MDM2 和 CDK4 染色阳性[107]。一例肿瘤的 Ki67 指数小于 5%[100]，另一例为 20%[101]。一例肿瘤呈 ER 或 PR 染色阴性[96]。

【治疗和预后】

切除是肉瘤治疗的基础。Hummer 和 Burkart[92] 对 20 世纪早期和中期治疗 19 例女性患者的外科手术进行了分类，Nandipati 等[89] 补充了近几十年来发表的 7 项研究的信息。虽然大多数患者接受了乳房切除术，但少数病例仍采用了局部切除术。Adair 和 Herrmann[108] 报道了一例患有"低级别黏液脂肪肉瘤"的女性患者，通过局部切除术进行治疗，治疗后 4.5 年患者生存良好。作者认为单纯切除对于

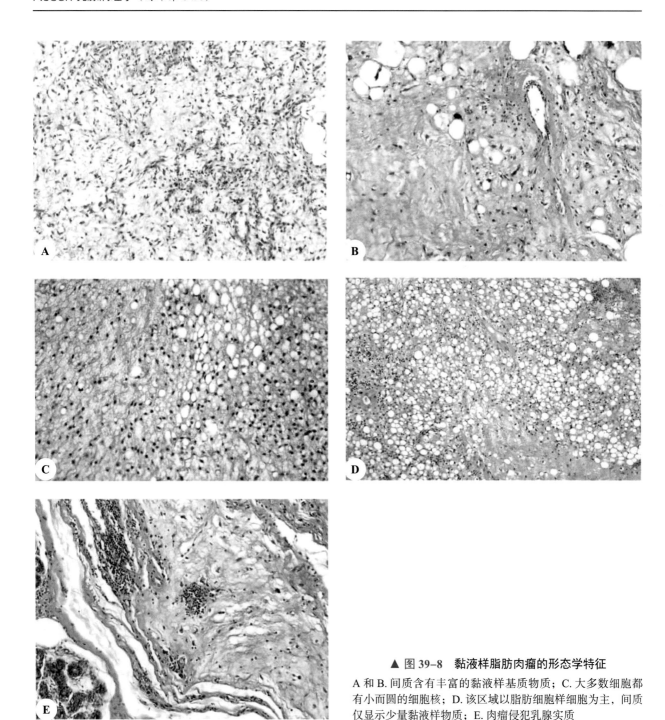

▲ 图 39-8　黏液样脂肪肉瘤的形态学特征

A 和 B. 间质含有丰富的黏液样基质物质；C. 大多数细胞都有小而圆的细胞核；D. 该区域以脂肪细胞样细胞为主，间质仅显示少量黏液样物质；E. 肉瘤侵犯乳腺实质

治疗小的、分化良好的脂肪肉瘤是合适的。随着时间的推移，局限性手术的应用越来越多，许多患者不再被认为有必要进行乳房切除术 [86, 90, 91, 97–100, 109]。偶见使用全身化疗和放疗。

虽然可能感觉腋窝淋巴结有肿大，但罕见表现为转移性脂肪肉瘤。Geschickter[110] 提到了两例腋窝淋巴结转移；Tedeschi[111] 报道了一例 6cm 的高分化脂肪肉瘤，肿瘤累及所有被检的腋窝淋巴结。这两篇文献中都没有提供上述所见的证据，令人对这些

肿瘤的性质感到疑惑。由于其他患者没有发生腋窝淋巴结转移，因此除非临床特征上另有提示，通常都不需要切除淋巴结。

经过少于 13 天至 20 年的随访，大约 75% 的患者没有复发，5% 的患者存活伴有全身复发，20% 死于转移性脂肪肉瘤。一例女性患者单纯乳房切除术后出现局部复发 [82]。全身复发和死亡通常在诊断后 2 年内出现。大多数死亡发生在多形性或高级别肉瘤患者中。

五、骨肉瘤和软骨肉瘤

一个多世纪前，研究者们就已经知道存在骨或软骨的乳腺恶性肿瘤。Carlucci 和 Wagner[112]、Jernstrom 等[113] 的文献中引用了早在 1848 年就描述的这一现象。这些作者指出，在几种类型的乳腺肿瘤中都可以观察到骨样和软骨样基质蛋白。因此，这些基质蛋白的存在并不能将乳腺肿瘤定义为骨肉瘤（osteosarcoma）或软骨肉瘤（chondrosarcoma）。事实上，大多数具有骨或软骨分化的乳腺恶性肿瘤为化生性癌或叶状肿瘤。一些作者甚至否认乳腺骨肉瘤和软骨肉瘤的存在，并断言所有这些肿瘤要么是产生基质的化生性癌，要么是具有广泛的间质过度生长的叶状肿瘤[114]。尽管这些恶性肿瘤的性质尚不明确，大量文献描述了其临床和病理特征。

【临床表现】

在 2014 年 11 月 SEER 18 数据库 785 例乳腺肉瘤中[9]，骨肉瘤有 41 例（5.2%），占 562 例亚分类肉瘤的 7.3%。文献中没有关于软骨肉瘤的类似信息，但乳腺骨肉瘤的数量与软骨肉瘤相比约为 4∶1。

除一项骨肉瘤的研究外[115]，文献均为病例报道，描述了约 81 例骨肉瘤和 23 例软骨肉瘤。Pasta 等综述了 2001—2013 年发表的 11 例软骨肉瘤的基本信息[116]。在专门收录乳腺肉瘤的文章中，可以找到两种类型肉瘤的病例，但这些文献没有提供详细的临床或病理表现。

乳腺骨肉瘤可发生于所有年龄的成人。患者的年龄范围为 16—96 岁[11, 117]，平均年龄为 62.5 岁。131 例乳腺骨肉瘤患者中只有 1 例（0.8%）为男性。软骨肉瘤患者的年龄范围相似，为 24—84 岁[118, 119]，平均年龄为 57.0 岁。在 23 例软骨肉瘤患者中，3 例（13%）为男性[120-122]。乳腺软骨肉瘤似乎比骨肉瘤更常见于男性。

大多数患者的临床表现是存在持续数月至数年的肿块。原先无变化的肿块近期明显增大甚至快速增大，或者有疼痛或压痛促使患者就诊。偶尔，肿块已经存在多年。例如，Sun[123] 报道的 73 岁女性患者，肿块已经存在了 40 年，在近 6 个月迅速增长，最近 40 天来一直疼痛。这种说法似乎与任何类型肉瘤的诊断都不相符。同样可能不太准确的是，一例 51 岁女性骨肉瘤患者有 20cm 蕈伞型肿块，据说在就诊前 4 周才发现肿块[124]。乳腺肉瘤除非肿瘤很大，通常不会引起皮肤改变。在这种情况下，皮肤会变薄[125]，呈红色或紫色[123, 124, 126] 或出现溃疡[123, 124, 127, 128]。乳头通常不受影响，但一例 54 岁女性患者的 8cm 骨肉瘤导致了乳头内陷[126]；一例 77 岁女性因偶尔出现乳头溢液行检查时发现软骨肉瘤[129]。患者有时主诉在肿块出现前数月发生乳房创伤或擦伤史。在少数病例中，影像学筛查引起了对肿瘤的注意[130, 131]，CT 检查一例可能为肺炎的 53 岁女性时，发现了肿瘤[132]。

骨肉瘤累及左、右乳腺的概率相等，但报道的 20 例软骨肉瘤中有 14 例发生于右侧乳房。从报道病例的研究结果来看，乳腺内的好发部位并不明显。一例 53 岁女性的右侧乳腺大部分区域被一个巨大的软骨肉瘤占据，同侧乳房腋尾部有 2 个结节，还有肝转移[133]。除此之外，报道的病例均为单灶和单侧。一例女性在乳腺癌切除和放疗 9 年后，同侧乳腺发生骨肉瘤[115]。发生于胸壁的肉瘤[134, 135] 和乳腺外肉瘤[136] 转移至乳腺，都可以表现为原发性乳腺肿瘤。

查体通常会显示一个边界清晰的、可活动的肿块。大的或深部肿瘤可能固定在胸壁[127]，肿瘤可能发生于胸壁而不是乳腺。

【影像学检查】

乳腺 X 线检查显示一个致密肿块，可表现为边界清晰[11, 127, 137, 138] 或边界不清[139]。乳腺 X 线表现有时提示诊断为纤维腺瘤[115, 130, 140-144]，可能延误了诊断[145]。以骨肉瘤成分为主的肿瘤出现大量的钙化，钙化模式各不相同，有些钙化被描述为"细腻的"[138, 146]，其他被描述为"一簇碎石样钙化，使肿瘤呈现原棉样外观"[147]。几位作者注意到密集的中央钙化和较细微的外周钙化[117, 127]。Coussy 等[148] 将一例肿块的乳腺 X 线特征描述为包含以下成分：①大的类似于骨的大钙化，边缘分叶状；②边界清晰的外周软组织肿块；③两者之间的过渡区比软组织肿块密度更大，具有条纹状外观（类似于垂直骨膜的怒发状反应），并含有小的钙化。骨肉瘤的数字断层融合 X 线检查显示，钙化的"日光放射"现象通常与成骨性的软组织肿瘤有关[130]。软骨肉瘤性质的肿瘤呈高密度[129, 137]，并且可能有钙化[129]。

超声检查显示，肉瘤可能呈低回声。一例表现为不均匀回声，伴有前声晕和后声影及增强[146]，另一例表现为致密肿块影，与乳腺 X 线检查所见的广泛钙化相一致[149]，也存在随着传输回声衰减增加。其他病例的声像图显示复杂的肿块，包括囊性和实性区域及后方声影[127, 129, 139, 142, 144, 147]。多普勒检查中发现 2 例有明显的周围血管[132, 149]。99Tc 扫描骨肉瘤可能阳性[127, 148, 150–154]。计算机断层扫描显示肿块[117]，MRI 检查发现一些病例有出血、坏死和成骨的表现[127, 132, 148]。增强 MRI 显示体积大的软骨肉瘤为多分叶的囊性、实性肿块，在 T_2 加权像上呈高信号，在 T_1 加权像上呈低信号[122]。另一例表现为中央积液[155]。

【大体和显微镜下病理】

乳腺骨肉瘤的最大径为 1.4～20.0cm[115, 124]，平均为 5.3cm。软骨肉瘤的大小与骨肉瘤相似，为 1.5～26cm[118, 120]，平均为 11.1cm。一个特别大的软骨肉瘤重 2450g[156]。大多数肿瘤边界清楚。肿块由颜色各异的质硬的多结节状组织构成。一例被描述为"坚如磐石"[157]。通常为灰色、白色、粉色、黄色和乳白色等多种颜色。可以看到或感觉到钙化灶。软化、黏液变性、出血、坏死和空洞形成的区域很常见，尤其是在大肿块的中心。

乳腺骨肉瘤和软骨肉瘤的组织学特征与其对应的骨肿瘤完全一致（图 39-9）。Silver 和 Tavassoli 观察到 3 种类型的骨肉瘤，即纤维母细胞型（56%）、破骨细胞型（28%）和骨母细胞型（16%）。破骨细胞样巨细胞常与骨肉瘤的肿瘤细胞混杂分布。少见的是，巨细胞构成显著的成分，它们可能与血管扩张伴有出血性囊肿有关[158, 159]。软骨肉瘤有多种模式，包括低级别[122]、高级别[128, 129]、间叶性[119, 160]和其他未明确的类型。

在超微结构研究中[115, 119, 143, 161, 162]，恶性骨母细胞呈长杆状，具有明显且常扩张的粗面内质网、明显的核周高尔基体、偏心位的核和大核仁。可能存在未分化的圆形或卵圆形细胞、肌纤维母细胞和组织细胞。骨样基质具有典型的宽间隔胶原纤维和羟基磷灰石晶体"泡芙"（puffs）。在 2 例骨肉瘤中观

察到桥粒连接未分化细胞[115, 162]。

【细胞学】

FNA 标本所见取决于病变的成分[141, 146, 158, 163–165]。涂片通常显示细胞丰富，但有时仅穿刺出少量细胞。大的非典型细胞呈单个或松散的簇状分布。细胞呈多形性，有 1 个或 2 个卵圆形或梭形细胞核，染色质粗，核仁明显，细胞质密度中等，在一篇报道中被描述为"细丝状"[164]。可见病理性核分裂象，可能存在破骨细胞样巨细胞。Mertens 等[141] 将存在的骨样基质描述为均质嗜酸性斑块状结构，分散遍布于玻片上。这些斑块呈圆形、多边形或形状怪异，有时被肿瘤细胞包围。May-Grünwald-Giemsa 法可将骨样基质染成紫红色[165]。在缺乏上皮细胞时，无法区分肉瘤、恶性叶状肿瘤和化生性癌。

【免疫组织化学】

细胞角蛋白、肌上皮蛋白及肌细胞免疫标志均为阴性。对细胞角蛋白和肌上皮细胞标志缺乏反应是排除上皮成分，从而除外化生性癌的关键。软骨分化区域可对 EMA[111, 115, 166] 或 S-100 有免疫反应[11, 115, 119, 160, 164, 166, 167]。关于 SMA 免疫组织化学染色的少数研究病例，结果不一[11, 148, 160, 167]。Silver 和 Tavassoli[115] 报道，大多数肿瘤均可对 α_1- 抗糜蛋白酶和 α_1- 抗胰蛋白酶染色。一例骨肉瘤表达 MDM2、CDK4 和 p16[145]。个别病例的细胞对多克隆 CEA、c-kit、CD57 和 CD34 染色阴性[11, 147, 167]，均不表达 ER、PR 或 HER2。报道有一例肿瘤的 Ki67 指数为 20%[148]。

【治疗和预后】

Silver 和 Tavassoli[115] 对乳腺骨肉瘤患者的治疗和预后进行了详细的分析。在研究的 50 例患者中，18 例接受了局部手术，32 例接受了乳房切除术。在接受腋窝淋巴结清扫的 20 例患者中，没有发现转移。作者对 50 例患者中的 39 例进行了随访，67% 接受局部手术治疗和 11% 接受乳房切除术的患者出现局部复发。在接受局部手术治疗并出现局部复发的 8 例患者中，7 例患者的手术标本边缘呈阳性。41% 的患者出现转移，通常在诊断后 1 年内。这些患者都经历了疾病的快速进展，并在发现转移后 20 个月内死亡，中位生存时间是 2 个月。

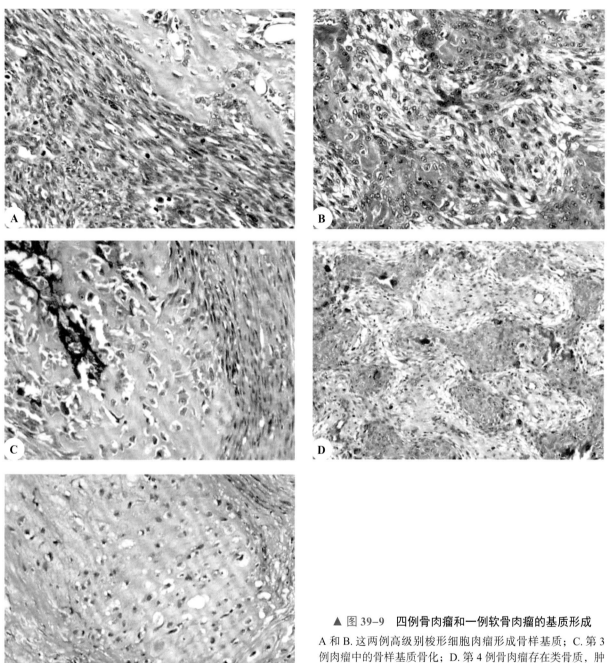

▲ 图 39-9 四例骨肉瘤和一例软骨肉瘤的基质形成

A 和 B. 这两例高级别梭形细胞肉瘤形成骨样基质；C. 第 3 例肉瘤中的骨样基质骨化；D. 第 4 例骨肉瘤存在类骨质，肿瘤细胞呈上皮样外观；E. 软骨肉瘤的恶性细胞位于软骨样基质中

Kaplan-Meier 分析显示，5 年和 10 年的总生存率分别为 38% 和 10%。肿瘤 < 4.6cm 的患者比肿瘤较大的患者生存的可能性更高，纤维母细胞型骨肉瘤患者比破骨细胞或骨母细胞亚型患者的预后更好。手术标本切缘的状态与生存的可能性无关。

病例报道提供了大约 61 例女性骨肉瘤患者的预后信息。其中，大约 34% 死于肉瘤，13% 在报道时仍带瘤生存，剩下的 53% 无瘤生存。应注意的是，许多报道中的随访时间很短。通常首先出现肺转移，不常见的转移部位包括头皮[168]、气管[169]和对侧乳腺[170]。通常在出现转移后数月内死亡，21 例女性骨肉瘤患者的诊断时间与死亡时间的平均间隔为 11.6 个月。在 12 例软骨肉瘤患者中，2 例死于肿瘤，一例在确诊后 3 个月死亡[120]，另一例为 9 个月[156]。

一些病例应用了放疗和全身化疗，但这些治疗的方案和使用条件不同，妨碍了对其疗效安全性的评价。

六、未分化多形性肉瘤和纤维肉瘤

关于软组织肉瘤发病机制的术语变化和观念演变使得解释这两个实体的文献变得困难。未分化多形性肉瘤（undifferentiated pleomorphic sarcoma, UPS）一词已取代恶性纤维组织细胞瘤（malignant fibrous histiocytoma, MFH）（恶性纤维黄色瘤已被它取代）。纤维肉瘤（fibrosarcoma）曾被认为是一种常见的肉瘤，现在认为是罕见的[171]。大多数早期归类为纤维肉瘤的肿瘤，现在被认为是未分化多形性肉瘤的纤维肉瘤亚型或其他类型的肉瘤。这些变化使得根据现代概念对旧报道中描述的病例进行重新分类几乎不可能。无论如何，牢记这些局限性，我们可以收集一些关于此类肉瘤的看起来可靠的观察结果。

（一）未分化多形性肉瘤

未分化多形性肉瘤代表着缺乏特定细胞系的形态学、免疫组织化学和遗传学改变的肉瘤。因为未分化多形性肉瘤是一种排除性诊断，病理医生必须对待检肿瘤进行充分取材并仔细研究，以排除其他诊断。只有在经过详细观察和仔细考虑后，才能做出未分化多形性肉瘤的诊断。Hartel 等[172]的相关实践是一个警示性的例证。作者复核了 1984—2007 年诊断为恶性纤维组织细胞瘤、黏液纤维肉瘤或多形性肉瘤的 26 个病例，仅接受其中的 19 例诊断为未分化多形性肉瘤。他们将其余的 7 例肿瘤重新分类为恶性叶状肿瘤、孤立性纤维性肿瘤、肉瘤样癌、骨化性纤维黏液样肿瘤和其他类型的肉瘤。

文献肿除两项研究外[172, 173]，均由病例报道组成。专门收集乳腺肉瘤的文献提到了 100 多例未分化多形性肉瘤，但这些著作没有包括关于这些病例具体的临床特征或形态学特征。

【临床表现】

在不同的时期和不同的背景下，未分化多形性肉瘤被归类为纤维肉瘤或恶性纤维组织细胞瘤，它是一种常见的乳腺肉瘤，仅次于血管肉瘤。在 SEER 18 数据库 562 例亚分类的乳腺肉瘤中[9]，恶性纤维组织细胞瘤和纤维肉瘤各占病例的 11%，合计占肉瘤的 22%。在北美中央癌症登记协会数据库（1994—1998 年）中[174]，没有使用未分化多形

性肉瘤或恶性纤维组织细胞瘤的诊断，纤维肉瘤占 255 例亚分类乳腺肉瘤的 28%。Adem 等[3] 列出的在 1982 年之后发表的文献中，未分化多形性肉瘤占 240 例乳腺肉瘤的 36%，占该文中来自梅奥医学中心 25 个病例的 24%。

未分化多形性肉瘤患者的年龄为 15—94 岁[172, 173]，151 例患者的平均年龄为 51.9 岁。研究报道，低级别肿瘤患者的平均年龄比高级别肿瘤患者的平均年龄小 18 岁（分别为 46 岁和 64 岁）[173]。肿瘤通常发生于女性，在 151 例患者中，9 例为男性[80, 172, 173, 175-179]，大多数患者的年龄超过 50 岁。

几乎总是表现为增大的肿块，一例肿瘤在 5 个月内从 2.5cm 长到 10cm[180]。肿块可引起疼痛或压痛，症状通常持续长达数月，但偶见等待 1 年或更长时间才就诊的患者。一例患者称，肿块在 17 年内缓慢增大[173]。与皮肤或乳头有关的症状不常见，但一例 35 岁女性患者出现 18cm 大的"蕈伞型且大量出血"的肿瘤[181]；一例 48 岁女性患者的肿块生长了 4 年，直至达 20cm，溃烂并变软[182]。偶见报道曾有创伤史。

左、右乳腺受累的概率大致相等。未见文献报道未分化多形性肉瘤在乳腺内的好发部位。大多数肿瘤为孤立性肿块，但也有多发性肿瘤的报道[173, 183]。2 例女性乳腺癌患者保乳治疗后出现未分化多形性肉瘤[184, 185]。发生在浅表部位的病例可能是皮下组织的肿瘤，而不是乳腺肿瘤[186]。

肿瘤表现为质实且可活动，表面覆盖的皮肤可表现出收缩、凹陷、硬化、瘀斑或溃疡[183, 187-189]。发生在深部的肉瘤可固定至胸壁。浅表肿瘤可侵蚀皮肤形成息肉样、蕈伞型肿块[190]。

【影像学检查】

乳腺 X 线检查显示均质的肿块，其边缘可能规则或不规则，肿瘤没有钙化。这些发现可提示浸润性癌[191]或纤维腺瘤[192]的诊断。在超声检查中，肿块不规则，呈低回声，内部回声模式不均匀[176, 184, 191, 193-195]。肿块可显示后方声影[191]或增强[195]。彩色多普勒检查显示肿块的血管形成[193, 195]。在 1 例病例中，肿瘤比"另一侧"高 0.28℃ [193]。

【大体和镜下病理】

未分化多形性肉瘤通常形成明显的肿块。最大

径范围为 0.8～25.0cm[184, 196]，文献报道的 142 个肿瘤的平均大小为 6.7cm。Hartel 等[172] 报道的 19 例肉瘤的平均大小为 6.3cm。大多数未分化多形性肉瘤边界清楚，由鱼肉样到质实的灰色、棕色、棕褐色或白色组织组成。出血和坏死常见，可造成空洞和多囊性的外观。具有显著黏液样特征的肿瘤可有胶冻样区域[180]。

乳腺未分化多形性肉瘤的组织学特征与发生于常见部位的未分化多形性肉瘤没有差异。镜下可见肿瘤细胞丰富，由卵圆形或梭形细胞组成，排列成交织的条状、束状和片状。席纹状 - 多形性亚型未分化多形性肉瘤最常见（图 39-10）[172, 195, 196]。梭形细胞有不同程度的多形性和异型性，常有几个大小和形状不同的核仁，核分裂数从稀少到大量。据报道，核分裂数分别超过 10/10HPF[197] 和

15/10HPF[180]。一篇文献描述了 200/10HPF 的"惊人的核分裂活性"，这是一个难以接受的数值[198]。在一项小宗研究中，5 例肿瘤的 Ki67 指数从 12% 至超过 50%，平均值为 33%[194]。常有奇异型核或病理性核分裂的巨细胞（图 39-11），与慢性炎症细胞混杂分布（图 39-12）。常见的伴随表现包括周围的慢性炎症、肿块周围陷入的腺体、扩张的血管、黏液样区域和良性破骨细胞样巨细胞。少数病例出现血管外皮细胞瘤样模式。有罕见病例中存在骨样基质[199] 或骨[172] 的报道，这些发现可能更支持骨肉瘤的诊断，而不是未分化多形性肉瘤。

已有少数描述黏液样[172, 180, 182, 191]、巨细胞[175, 186, 194] 和炎症性[194, 200] 亚型的未分化多形性肉瘤病例。Hartel 等[172] 观察到一例富于淋巴细胞和多形性玻璃样变血管扩张性肿瘤（pleomorphic hyalinizing

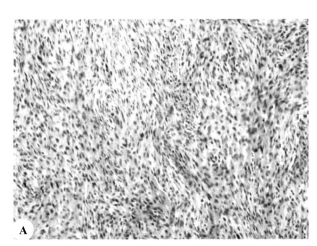
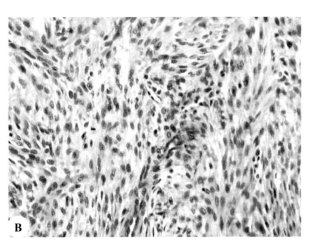

▲ 图 39-10　未分化多形性肉瘤的席纹状模式
这个肿瘤的肉瘤细胞呈席纹状模式生长

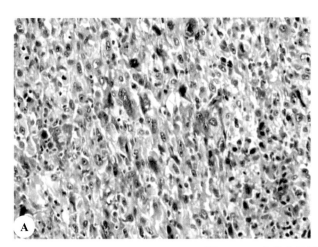
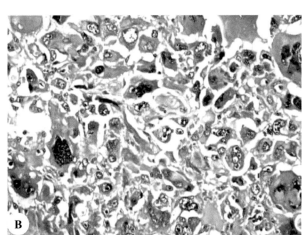

▲ 图 39-11　未分化多形性肉瘤显著的细胞异型性
A. 许多肿瘤细胞呈梭形，一些肿瘤细胞呈上皮样；B. 去分化区域含奇异型的巨细胞，有间变性细胞核

angiectatic tumor，PHAT）样的未分化多形性肉瘤亚型。Tamir 等[192] 描述了黏液样和炎症性的混合模式的肿瘤。现代的乳腺外软组织肿瘤专家认为，应将黏液样未分化多形性肉瘤视为一个独立的实体，称为黏液纤维肉瘤；而将炎症性未分化多形性肉瘤视为去分化脂肪肉瘤可能更适合。

超微结构研究揭示了多种细胞的混合[183, 186, 201-203]。以纤维母细胞样细胞和组织细胞为主，一些纤维母细胞样细胞含有类似肌丝的纤维束。数量较少的细胞包括兼具纤维母细胞和组织细胞特征的细胞、多核巨细胞及未分化的间叶细胞。肿瘤细胞分布于含有稀疏胶原带的无定形基质中。

【细胞学】

细针穿刺获取的细胞涂片显示梭形细胞、巨细

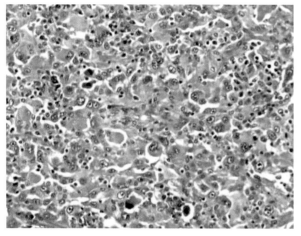

▲ 图 39-12　未分化多形性肉瘤中的慢性炎症细胞
在图 39-11 所示的肿瘤中，这个区域的慢性炎症细胞与肉瘤细胞混杂分布

胞和明显的毛细血管，背景为胶原碎片[198, 201, 204]。肿瘤细胞有大的多形性核，核膜不规则，胞质空泡化。可以见到完整的细胞和裸核。核分裂通常很多，并可见病理性核分裂。多核的瘤细胞可能很明显，有时会出现良性破骨细胞样巨细胞。肿瘤细胞可包含被吞噬的红细胞[198]。观察到一例由黏液样基质、弧线状毛细血管和肿瘤细胞组成的组织碎片[180]。

【免疫组织化学】

免疫组织化学染色结果并不能确定未分化多形性肉瘤的诊断，它们仅用于排除其他诊断。肿瘤细胞 vimentin 染色阳性，常表达 CD68 或 CD163[194]。在一项研究中，12 例肿瘤中有 5 例表达 actin[173]。一项研究[172] 中 34% 的病例、另一项研究[194] 中 7 例肿瘤中的 4 例均出现 SMA 局灶阳性。S-100 的染色结果不一，在一个病例中，偶见弱阳性的细胞[175]；而另一例中出现斑驳的弱染色[178]；第 3 例中出现局灶染色[194]；第 4 例呈现弥漫阳性反应[190]。11 例肿瘤 α_1- 抗胰蛋白酶染色阳性[177, 186, 190, 193, 196]。6 例肿瘤 α_1- 抗糜蛋白酶染色阳性[192, 194, 196]。5 例肉瘤表达溶菌酶[177, 193]。肿瘤细胞几乎从不表达任何类型的角蛋白，但角蛋白的局灶阳性不能除外未分化多形性肉瘤的诊断（图 39-13）。尽管如此，当一个伴有席纹状模式的梭形细胞肿瘤表达细胞角蛋白时，在做出未分化多形性肉瘤的诊断之前，我们必须权衡所有的病理和临床特征。因为，这样的肿瘤通常是化生性癌。一例肉瘤"罕见的局灶性"表达 ER 和 PR[172]。

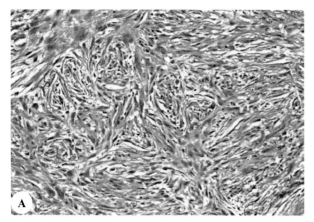

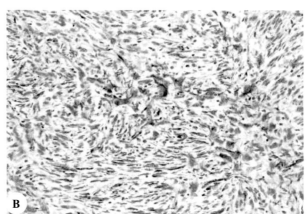

▲ 图 39-13　未分化多形性肉瘤表达角蛋白
A. 低级别肿瘤罕见核分裂；B. 肿瘤局部表达 CK7 和 vimentin（未显示），但不表达 actin

【治疗和预后】

许多未分化多形性肉瘤患者接受了乳房切除术，但扩大范围的局部切除术正成为更常用的外科术式。在一项研究[172]的14例患者中，9例（64%）接受了局部切除术，而不是乳房切除术；在另一项研究中，63%的患者接受了局部切除术[173]。选择乳房切除术还是局部切除术取决于临床特征，必须考虑在达到满意美容效果的同时获得完全切除的可能性。在罕见的病例中，未分化多形性肉瘤转移到腋窝淋巴结[183, 194]。Hu等[193]引用39篇中文文献中3例这样的病例。尽管有例外，但除非需要获得足够的切缘或临床表现提示存在淋巴结转移，否则不需要进行腋窝淋巴结清扫。个别病例进行了化疗和放疗，但这些治疗的价值尚不确定。

病例报道和2项研究[172, 173]表明，大约75%的患者无病生存，其余25%大部分死于肉瘤。在诊断后6个月内出现局部复发和全身转移，通常于几个月后死亡。最常见的转移部位是肺和骨，从诊断到死亡的平均间隔为14.0个月。许多报道的随访时间短，限制了这些数据的价值。

提示预后不良的因素包括肿瘤大、患者年龄大及存在全身转移。高级别肉瘤患者的预后比低级别肉瘤的患者差[173]。研究发现，在16例高级别未分化多形性肉瘤的女性患者中，有5例死于疾病，另外2例带瘤生存；而在16例低级别未分化多形性肉瘤的女性患者中，尽管其中10例出现了一次或多次局部复发，但没有一例死于肿瘤。其他因素，如手术方式的选择和局部复发似乎并不影响患者的预后。

（二）纤维肉瘤

纤维肉瘤（fibrosarcoma）曾被认为是一种常见的肉瘤，现在已经很少诊断。软组织病变的专科病理学家采用了以下诊断纤维肉瘤的标准：①不超过中度多形性的深染的梭形细胞；②成束的"人字形"生长模式；③存在间质胶原；④缺乏纤维肉瘤的所有亚型（黏液纤维肉瘤、低度恶性纤维黏液样肉瘤、硬化性上皮样纤维肉瘤和起源于隆突性皮肤纤维肉瘤的纤维肉瘤）的形态学特征；⑤除表达vimentin和极少量SMA外，缺乏所有免疫组织化学标志物的表达。如果将这些标准应用于乳腺肉瘤，就会发现几乎报道的所有病例都不能证实纤维肉瘤的诊断。

纤维肉瘤的诊断可能适用于由长杆状梭形细胞组成的肿瘤，肿瘤细胞具有深染的梭形细胞核、明显的核仁，核分裂易见，细胞质稀少。梭形细胞排列成宽的交错片状、条带或呈"人字形"模式（图39-14）。细胞外胶原的数量从稀疏纤细的细丝状到宽大的瘢痕疙瘩带状不等。如果肿瘤没有这些特征，提示考虑其他诊断。例如，显示中度以上细胞多形性的肿瘤，通常应诊断为未分化多形性肉瘤；大部分区域存在席纹样排列模式则应诊断为起源于DFSP的纤维肉瘤；局部有脂肪细胞分化提示去分化脂肪肉瘤的诊断。没有典型"人字形"排列，呈疏松结构模式的肿瘤或出现无骨母细胞分化的骨样基质（图39-15），可能代表其他的肿瘤实体，如低度恶性纤维黏液样肉瘤、黏液纤维肉瘤或骨肉瘤。最后，检测出纤维母细胞以外的间质细胞的免疫标志，可排除纤维肉瘤。例如，肿瘤细胞表达CD34应考虑诊断为起源于DFSP的纤维肉瘤或孤立性纤维性肿瘤。

其他类型的肉瘤，如滑膜肉瘤、恶性周围神经鞘膜瘤、孤立性纤维性肿瘤、横纹肌肉瘤、血管肉瘤、上皮样肉瘤，以及上皮样的恶性肿瘤，如黑色素瘤和梭形细胞癌，有时显示类似纤维肉瘤的区域。免疫组织化学染色和检测基因改变应有助于对有疑问的病例排除这些可能性。只有在排除所有其他肿瘤的可能性之后，才能考虑纤维肉瘤的诊断。

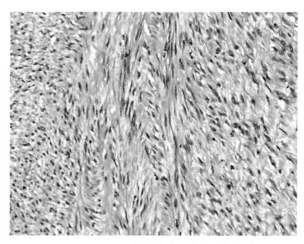

▲ 图 39-14　纤维肉瘤的"人字形"模式

肿瘤由长梭形的细胞组成，呈编织状、束状排列，细胞核为梭形。本例为图39-2B所示乳腺的切除标本

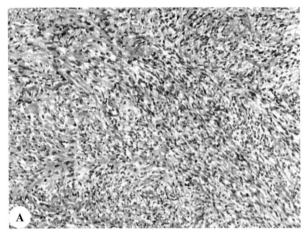

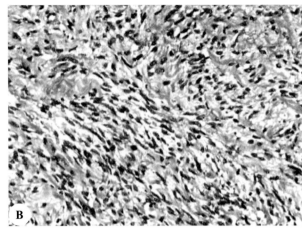

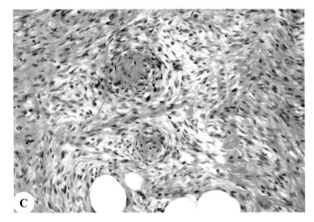

▲ 图 39-15　类似纤维肉瘤的梭形细胞肉瘤

A 和 B. 这些松散分布的梭形细胞缺乏纤维肉瘤的"人字形"排列特征；C. 局灶性骨化的存在提示应将肿瘤归类为骨肉瘤而不是纤维肉瘤

在最近的报道中，有两例可能是真正的乳腺纤维肉瘤。Lee 等 [205] 描述了一例 47 岁女性患者，其有 3cm 大小的无痛性乳房肿块。切除标本显示"质实、鱼肉状、边界清楚、呈灰白色的圆形肿块"。肿瘤由均匀的梭形或纺锤形细胞组成，细胞质稀少，细胞核轻至中度异型，埋陷在少量胶原间质中，核分裂数高达 10/10HPF。肿瘤细胞不表达细胞角蛋白、SMA、S-100 和 EMA。行手术切除治疗，随后 10 个月患者无病生存。Yadav 等 [205a] 描述的 30 岁女性患者，有一个 12cm 大小的质硬肿块，固定于胸壁，伴溃疡形成。显微镜下显示，细胞丰富的梭形细胞肿瘤，有轻度至中度核多形性，核分裂数为 13/HPF。肿瘤细胞仅表达 actin。无随访结果。

由于缺乏对纤维肉瘤病例的充分研究，因此无法对其临床生物学行为和最佳治疗方案做出完善的说明，医生可能应该根据其他类型乳腺肉瘤的治疗原则，来评估和治疗乳腺纤维肉瘤。

七、横纹肌肉瘤

横纹肌肉瘤（rhabdomyosarcoma）很少累及乳腺。乳腺横纹肌肉瘤与其他乳腺肉瘤有几点不同，其中最值得注意的是，转移性横纹肌肉瘤的病例数超过原发性乳腺横纹肌肉瘤。例如，在 1990—2016 年发表的 63 例儿童和年轻人乳腺的横纹肌肉瘤中，仅 17 例为原发性肿瘤 [206]，其余病例在初发或复发时表现为转移性。由于临床情况通常可提示转移性或复发性横纹肌肉瘤的诊断，并且对这些肿瘤的治疗并不取决于乳腺肿瘤的特征，因此在本节强调的是原发性乳腺横纹肌肉瘤。

（一）原发性横纹肌肉瘤

关于原发性乳腺横纹肌肉瘤的文献包括病例报道和小宗研究。虽然一些早期研究的诊断经不起推敲，但已经发表了大约 40 篇令人信服的关于原发性乳腺横纹肌肉瘤的报道。最大宗的报道为来自组间横纹肌肉瘤研究的超过 3500 多例患者 [207]。在该队列中，有 7 例年轻女性患者明显患有原发性乳腺横纹肌肉瘤，占整组比例不到 0.2%，文章中未包括病理评估的详细信息。其他横纹肌肉瘤病例的诊断是基于 HE 染色组织切片观察，并辅以 desmin、 myoD1 或 myogenin 的免疫组织化学染色结果。在 6 个病例中[206, 208-212]，遗传学检测到特征性的 *PAX3/FOXO1* 融合基因。仅一例肿瘤有明显的横纹[213]。临床评估未揭示任何患者有乳腺外原发部位。专门研究儿童病变的调查中提到了少数原发性横纹肌肉瘤，但未提供支持诊断的证据。

【临床表现】

所有报道的 29 例儿童和 13 例成人患者均为女性，平均年龄为 23.9 岁。女孩的年龄为 12—17 岁[210, 214, 215]，平均年龄为 14.9 岁。成年女性的年龄为 21—75 岁[216, 217]，平均年龄为 44.1 岁。几乎所有的患者都因为存在增大的肿块而就诊。大多数肿瘤仅出现几个月，但在特殊情况下，持续时间为 1 年或以上[211, 218]。一名 17 岁女孩发现皮肤瘀斑、苍白 2 个月，以及持续发热，而发热是由于未被发现的左侧乳腺原发性横纹肌肉瘤转移至骨髓浸润生长而引起的[219]。少数患者有疼痛。有一例 46 岁女性患者的横纹肌肉瘤与炎性乳腺癌相似[220]，通常没有与皮肤或乳头相关的症状。

肿瘤发生于左、右乳腺的概率大致相等，乳腺内没有好发部位。一例肿瘤位于腋尾部[221]。

查体常发现无痛性、活动性肿块，表面被覆皮肤或乳头没有改变。考虑到大多数患者的年龄，临床上可能怀疑纤维腺瘤的诊断[222]。

【影像学检查】

乳腺 X 线检查显示边界清楚的分叶状肿块，缺乏钙化[223]。超声检查通常显示边界清楚的分叶状肿块，内部回声不均匀[209, 210, 224]。肿块可能是低回声[210]或高回声[223]的。一篇报道描述了后方回声增强[210]。多普勒检查或 CT 扫描通常可以看到丰富的血管[209, 210]。两例肿瘤在 T$_2$ 加权图像上表现为高信号[210, 224]。

【大体和镜下病理】

乳腺横纹肌肉瘤的病理特征与乳腺外横纹肌肉瘤没有区别。

通常形成一个孤立性的肿块，但有报道为多结节状[212]。通常为圆形至卵圆形，质软或质实，无包膜，实性肿块由灰黄色、灰色、棕褐色或白色组织构成。据报道，2 例有坏死[213, 225]。肿瘤最大径范围为 1.0～21cm[207, 216]，34 例肿瘤的平均大小为 7.9cm。青少年的肿瘤几乎是成人肿瘤大小的 2 倍（平均值分别为 9.0cm 和 5.3cm）。

显微镜观察显示，横纹肌肉瘤具有典型的细胞学特征。大约 2/3 的病例为腺泡状横纹肌肉瘤，1/4 为胚胎性横纹肌肉瘤。2 例肿瘤被分类为梭形细胞横纹肌肉瘤[212, 226]，1 例为多形性横纹肌肉瘤[223]。腺泡状横纹肌肉瘤的特征是细胞质少的小圆形至卵圆形细胞，被胶原分隔成巢（图 39-16）。不同程度横纹肌分化的多形性细胞，构成胚胎性横纹肌肉瘤（图 39-17），有特征性的大量核分裂。一例 12 岁女孩的 12cm 肿瘤，核分裂为 94/10HPF[212]。有报道 MIB1 指数超过 60%[226]。鉴别诊断包括低分化癌、转移性黑色素瘤、淋巴瘤和其他几种类型的肉瘤。免疫组织化学和分子遗传学检测通常有助于诊断。

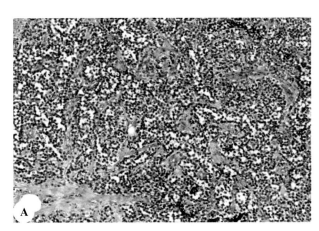
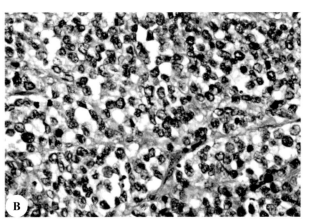

▲ 图 39-16　腺泡状横纹肌肉瘤的细胞特征

一例 13 岁女孩的原发性腺泡状横纹肌肉瘤，由松散分布的小细胞组成，呈巢状排列，细胞质稀少。肿瘤细胞呈 myogenin 和 myoD1 染色阳性（未显示）

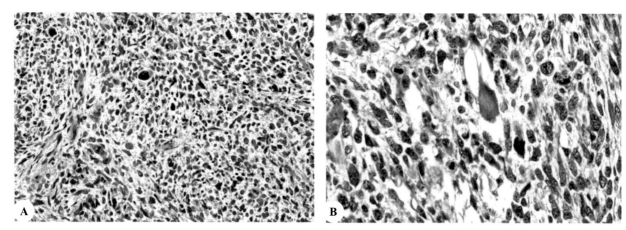

▲ 图 39-17　胚胎性横纹肌肉瘤的细胞特征
肿瘤细胞中包括具有嗜酸性细胞质的带状细胞

【细胞学】

细针穿刺标本涂片的检查所见尚未被充分描述[214, 223, 226, 227]。一例涂片显示在"丰富的黏液背景"中有两种类型的细胞[226]，即大而多形的双极细胞和未分化细胞，前者常为多核细胞，含有颗粒状嗜酸性细胞质，位于小而松散分布的未分化细胞之间，后者含有深染的、偏位的细胞核和稀少的空泡状细胞质。

【免疫组织化学】

瘤细胞对 vimentin 和一种或多种肌细胞的特异性蛋白染色，如 desmin、myogenin 或 myoD1。均不表达上皮细胞、组织细胞、淋巴细胞或黑色素细胞的免疫标志物，CD34、CD45、SMA 和 S-100 均不染色。

【治疗和预后】

治疗包括完整切除肉瘤，通常需要进行乳房切除术。2 例成年女性接受了新辅助化疗，随后广泛切除肿瘤[220, 224]。恶性细胞通常累及腋窝淋巴结。一些临床情况下可进行化疗和放疗。

已有 34 例患者的随访数据。14 例患者在确诊后 4～30[216, 218] 个月内死于肉瘤。1 例年轻女孩带瘤生存。19 例女孩和成年女性患者在 6～85[207, 213] 个月的随访期内无病生存，平均随访时间为 36 个月。

（二）转移性横纹肌肉瘤

尽管乳腺转移性横纹肌肉瘤比乳腺原发性横纹肌肉瘤常见，但仍是一种罕见的乳腺肿瘤。在 189 例转移性横纹肌肉瘤中，只有 7 例转移灶累及乳腺[208]。Kebudi 等[228] 的文章列出了 1980—2014 年报道的 70 例累及乳腺的转移性横纹肌肉瘤，这些患者年龄在 18 岁或以下。

与原发性乳腺横纹肌肉瘤一样，转移性乳腺横纹肌肉瘤通常发生于青少年女性。例外的病例是一例 14 岁男孩，初次诊断大腿的腺泡状横纹肌肉瘤 25 个月后，肿瘤转移至左侧乳晕[229]，还有少数病例发生于成人，其中大多数是 20 多岁的女性。Li 等[215] 报道年龄最大的患者是 41 岁和 46 岁的女性。大约 50% 的转移瘤累及双侧乳腺，单侧受累者未发现有哪侧乳腺偏好。

在已知的原发性肿瘤复发时，常同时出现其他器官的转移。诊断原发性肿瘤和出现转移性疾病之间通常间隔数月到 1 年或 2 年[207]。局限于乳腺的转移灶是罕见的。在一项研究中，1399 例女性横纹肌肉瘤中只有 7 例复发[207]。罕见的情况下，未被识别的乳腺外横纹肌肉瘤通过在乳腺形成转移结节而提示原发肿瘤的存在[216, 230]，以及引起乳腺转移的原发肿瘤在临床评估期间未被发现也是罕见的[208, 231]。约 40% 的原发肿瘤位于四肢，其余病例大致平均分布在会阴、头颈部及膀胱[232]、腹膜后[208] 和蝶窦[228] 等不常见部位。

在临床、影像学和病理学各方面，转移性横纹肌肉瘤与原发性横纹肌肉瘤均相似。腺泡状约占乳腺转移性横纹肌肉瘤的 75%，其余大部分为胚胎性。文献将一例肿瘤归类为混合型[229]，另一例归类为"原始型"[233]。

治疗包括切除乳房肿块（如有必要）和全身性治疗。肿瘤预后差。Hays 等报道[207]，19 例发生乳腺转移瘤的女孩中有 13 例死于疾病，另外 3 例带瘤生存。患者基本上在 1 年或 2 年内死亡，但也有长期存活 10 年[234]、12 年[235] 和 17 年[207] 的报道。

八、孤立性纤维性肿瘤（血管外皮瘤）

孤立性纤维性肿瘤（solitary fibrous tumor）被认为起源于血管周细胞，1942 年 Stout 和 Murray 提出了血管外皮瘤的名称，对这种间叶性肿瘤进行了充分的描述[236]。近年来，该病变与孤立性纤维性肿瘤的富细胞区域之间的形态学相似性变得明显。根据这些共同特征，许多病理学家认为 Stout 和 Murray 描述的病变代表了胸膜外的孤立性纤维性肿瘤。

【临床表现】

虽然孤立性纤维性肿瘤在全身各处均有发生，但乳腺是最不常见的肿瘤部位之一。文献报道约 50 例乳腺原发性孤立性纤维性肿瘤。Kanazawa 等[237] 的研究列出了 1960—1996 年英国和日本文献中报道的 25 例病例的临床特征和病理特征。

除一例 7 岁女孩和一例 5 岁男孩外[238]，患者均为成人。男性和女性之比为 1:5。成年患者的年龄范围为 33—81 岁[239, 240]，平均年龄为 56.4 岁（图 39-18）。大多数患者因存在肿块而就诊，但 3 例女性患者的肿瘤是在乳腺 X 线筛查中发现的[241-243]。对可触及的肿瘤，患者通常描述发现肿块数月至 1 年左右。据报道，肿块存在时间可长达 10 年[244]。肿块缓慢增大，在影像学图像上可以看到细微的增长[243-245]。疼痛不常见，乳头或皮肤的变化也不常见，但一例 52 岁患有大肿瘤的女性感到疼痛[246]，一例 60 岁男性注意到乳头有"间歇性的微量的血性溢液"[247]。文献报道，2 例女性患者的被覆于肿瘤表面的皮肤出现红斑，肿瘤大小分别为 10cm[246] 和 15cm[248]。

左、右乳腺受累的概率相等，文献中并没有提示在乳腺中的好发部位。未见多灶性或双侧肿瘤的报道。一例 33 岁女性胸大肌的 5cm 肿瘤，表现为右侧乳腺外上象限的肿块[249]。发生于臀部[250]、乳突后幕[251] 和眼[252] 的孤立性纤维性肿瘤，在间隔 10 个月至 11 年后转移至乳腺，一例发生于腹膜后者在原发肿瘤治疗 6 年后转移至双侧乳腺[253]。

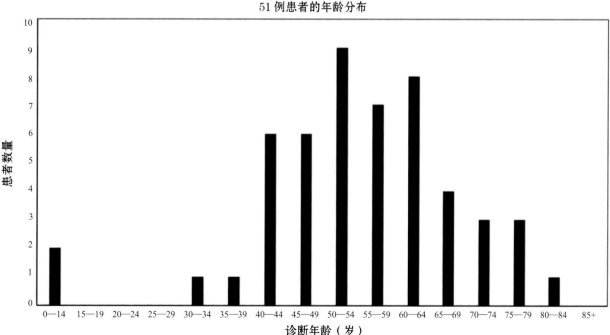

孤立性纤维性肿瘤
51 例患者的年龄分布

▲ 图 39-18 孤立性纤维性肿瘤患者的年龄分布
绝大多数病例发生在 40—69 岁

肿块不规则且质实，肿瘤表面的皮肤可"变红"和糜烂[237]；在另一个病例中，肿块表面皮肤下见明显的血管[254]。

【影像学检查】

乳腺 X 线检查显示一个边界清楚的、致密的、无钙化的肿块[241, 255, 256]，可能被误认为是纤维腺瘤[245]。超声检查显示一个实性低回声的圆形或卵圆形肿块，内部回声可变，后方增强[255, 256]。彩色多普勒检查显示中央和外周血管形成[241, 245, 257, 258]。一个肿块内可见大血管[256]。

【大体病理】

孤立性纤维性肿瘤呈圆形至卵圆形肿块，由质实至坚硬的均匀、淡黄色、灰色或白色组织组成。最大径范围为 0.6～20.0cm[23, 243]，46 例报道病例的平均大小为 5.1cm。切面可能有旋涡状和结节状的内部结构。血管间隙可能很明显。

【镜下病理】

组织学特征与发生于其他部位的孤立性纤维性肿瘤相同。肿瘤边界清楚但无包膜，可见温和的卵圆形至梭形细胞围绕不同口径的血管排列，并埋陷入纤维间质中（图 39-19）。瘤细胞形成致密的片状、带状和小梁状。通常存在细胞丰富区和细胞稀疏区，血管通常具有分支或"鹿角状"结构，富细胞区域可能会形成海绵状外观，血管壁通常有纤维化和玻璃样变（图 39-20）。网状纤维网包裹内皮细胞（图 39-21）。间质可能显示黏液样变。核分裂很少。出血和坏死不典型，但可以见到[254]。

文献中有几篇恶性孤立性纤维性肿瘤的报道[237, 240, 246, 248, 259-263]，常见表现包括肿瘤体积大、细胞密集、细胞异型性、高核分裂指数和浸润性边界，但作者并没有叙述恶性孤立性纤维性肿瘤的诊断标准。软组织肿瘤分类方面权威性的现代病理学家，通常不将孤立性纤维性肿瘤指明为良性或恶性，而是使用乳腺外肿瘤的评估标准来评估转移或死亡的风险[264]。

两例肿瘤的超微结构研究显示，肿瘤性血管周细胞与内皮细胞紧密相连[237, 265]。肿瘤细胞有复杂的、交指状的胞质突起，伴有胞饮小泡和微绒毛。细胞核卵圆形，胞质中有稀疏的细胞器和纤细的微丝，致密体和密斑缺失。一例可见肌原纤维[237]。

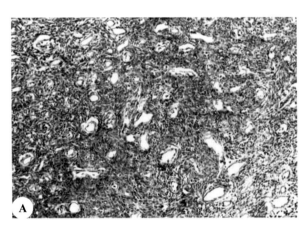

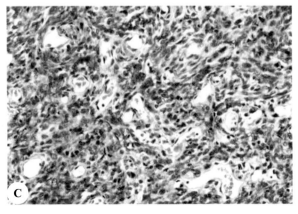

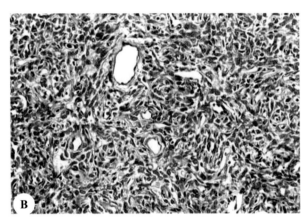

▲ 图 39-19　孤立性纤维性肿瘤的生长模式
席纹状排列的梭形细胞围绕着许多血管

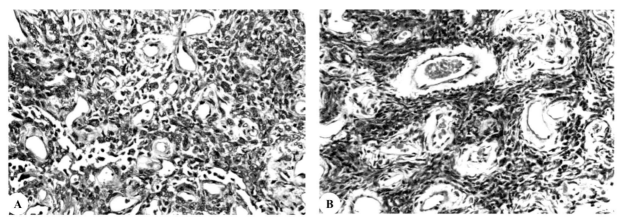

▲ 图 39-20　孤立性纤维性肿瘤形态多变的血管壁纤维化

A. 纤细的胶原纤维带勾勒出血管结构；B. 较大的血管腔周围有明显的胶原纤维带

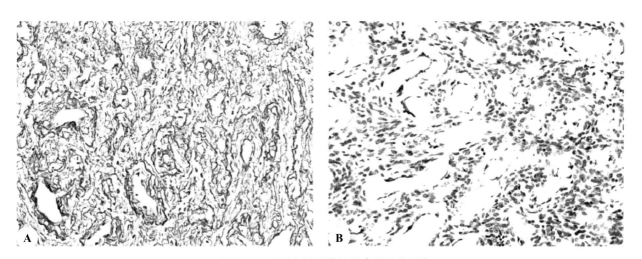

▲ 图 39-21　孤立性纤维性肿瘤的网状纤维

A. 网状纤维包裹着细胞和血管（网状纤维染色）；B. 仅有小血管壁的细胞表达 SMA

鉴别诊断包括肌纤维母细胞瘤、纤维瘤病、假血管瘤样间质增生、梭形细胞脂肪瘤、良性梭形细胞肿瘤、纤维腺瘤、梭形细胞化生性癌、肉瘤和转移性恶性肿瘤。综合典型的形态学特征和免疫组织化学染色结果，可以排除大多数良性病变。如果有足够的标本进行检查，通常不会将孤立性纤维性肿瘤与梭形细胞化生性癌或肉瘤（如平滑肌肉瘤或未分化多形性肉瘤）混淆。如果不了解临床情况，一些转移性肿瘤，如肉瘤样肾细胞癌和乳腺外孤立性纤维性肿瘤，可能会引起诊断困难。Magro 等[266]列表总结了许多病变的特征性组织学和遗传学表现，用于鉴别诊断。在小标本、粗针穿刺活检标本中的诊断，免疫组织化学染色和分子遗传学分析通常起着关键作用。

【细胞学】

FNA 细胞学标本细胞丰富，包括分散的组织块和在富含血液的背景中散布的单个细胞。肿瘤细胞呈梭形至卵圆形，细胞核呈卵圆形、深染，核仁不明显，细胞质稀少，细胞边界不清。涂片还显示大量毛细血管，有些非常大，管腔内衬明显正常的内皮细胞。形态提示间叶性肿瘤，但对孤立性纤维性肿瘤无特异性[267]。

【免疫组织化学和遗传学检查】

孤立性纤维性肿瘤出现 12 号染色体的染色体内重排，导致形成 NAB2-STAT6 融合基因。这些基因在 12q13 上的位置邻近，使用常规染色体显带或荧光原位杂交分析很难识别融合基因，但可以在转化细胞的核中检测到 STAT6 蛋白（图 39-22A）。

来自乳腺外肿瘤的大量证据表明，STAT6 弥漫性且强的核染色强烈支持孤立性纤维性肿瘤的诊断。Magro 等[268] 研究结果表明，乳腺孤立性纤维性肿瘤也具有这一特点，对 48 例乳腺内梭形细胞结节进行 STAT6 染色，结果仅在研究组的 3 例孤立性纤维性肿瘤中观察到 80% 以上的细胞核强阳性。2 例纤维瘤病和 3 例梭形细胞化生性癌的胞质呈弱阳性，这种结果通常解释为非特异性染色，无诊断意义。也可以观察到 STAT6 在其他间叶性肿瘤中的表达，如去分化脂肪肉瘤、高级别纤维黏液样肉瘤和纤维组织细胞瘤[269]。因此，检测 STAT6 蛋白本身并不能确定孤立性纤维性肿瘤的诊断。在符合形态学特征的情况下，肿瘤细胞核 STAT6 弥漫性强染色，强烈支持孤立性纤维性肿瘤的诊断，而无 STAT6 蛋白表达则应重新考虑孤立性纤维性肿瘤的诊断。

肿瘤细胞通常（但并非总是）表达 CD34（图 39-22B）和 vimentin。肿瘤通常表达 bcl-2 和 CD99[246]，但它们在其他间叶性肿瘤也常表达。孤立性纤维性肿瘤不表达肌细胞（如 desmin）或上皮 - 肌上皮细胞（如角蛋白和 p63）特征性的蛋白。一例肿瘤的细胞核 ER 免疫组织化学染色阳性[241]。

【治疗和预后】

肿块切除是孤立性纤维性肿瘤的最佳治疗方法。如果手术范围能包括足够的阴性切缘，并能达到可接受的美容效果，外科医生就可以进行切除。有一篇高级别孤立性纤维性肿瘤发生腋窝淋巴结转移的报道，但没有提供相应的图片[247]。其他报道

没有描述淋巴结转移。因此，对乳腺孤立性纤维性肿瘤通常不需要评估腋窝淋巴结。

一例恶性孤立性纤维性肿瘤的女性患者在肿瘤切除 18 个月后出现乳腺复发[260]。笔者遇到过 1 例核分裂活跃的高级别孤立性纤维性肿瘤，出现了肺转移（图 39-23）。据报道，一例 52 岁女性患者有 12cm 肿瘤[262] 和一例 66 岁女性患者有 5.5cm 肿瘤[270]，分别在 51 个月和 14 个月后死于孤立性纤维性肿瘤的播散。但这两篇文献只提供了很少的病理细节，因此人们可能会对这两例患者的诊断提出疑问。无论采用局部切除术还是乳房切除术，其他患者在长达 23 年，平均约 4 年的随访期间均无复发。

用于评估乳腺外孤立性纤维性肿瘤转移和生存可能性的方案尚未在乳腺肿瘤中试用[264]。

九、隆突性皮肤纤维肉瘤

隆突性皮肤纤维肉瘤（dermatofibrosarcoma protuberan, DFSP）通常发生在皮肤和皮下组织。当受累的组织覆盖在乳腺上时，可表现为乳腺肿瘤，临床评估可能以乳腺病变为中心，而不是皮肤和软组织病变。罕见的隆突性皮肤纤维肉瘤病例可能位于乳腺内，但病理医生应谨慎诊断一个乳腺深部肿瘤为隆突性皮肤纤维肉瘤。

【临床表现】

关于乳腺隆突性皮肤纤维肉瘤的文献几乎全部为个案报道。一项关于遗传学表现的研究包括了 20

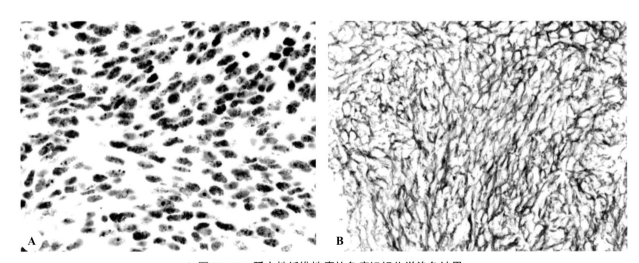

▲ 图 39-22 孤立性纤维性瘤的免疫组织化学染色结果
A. 瘤细胞核 STAT6 呈强阳性；B. 细胞质 CD34 呈强阳性

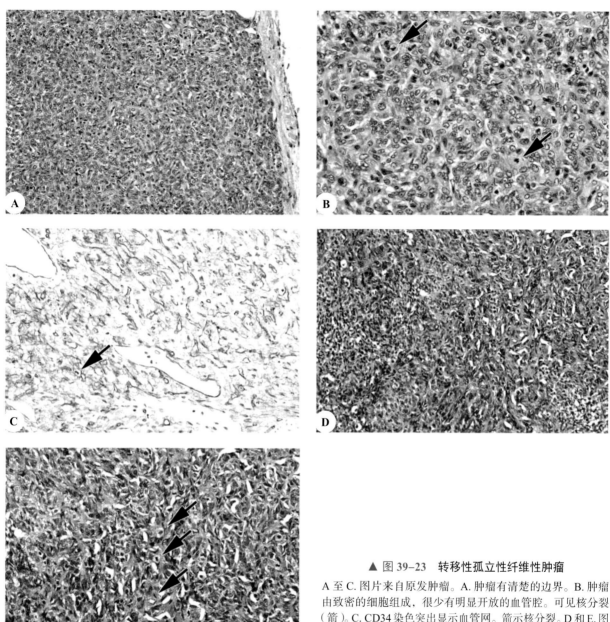

▲ 图 39–23 转移性孤立性纤维性肿瘤

A 至 C. 图片来自原发肿瘤。A. 肿瘤有清楚的边界。B. 肿瘤由致密的细胞组成，很少有明显开放的血管腔。可见核分裂（箭）。C. CD34 染色突出显示血管网。箭示核分裂。D 和 E. 图片来自在乳腺肿瘤切除约 2 年后出现的肺转移瘤。转移灶与原发肿瘤的形态相似，可见核分裂（E）（箭）

例乳腺隆突性皮肤纤维肉瘤，但文中仅描述了最基本的临床特征[271]。其他文献报道了大约 62 例乳腺隆突性皮肤纤维肉瘤的表现。

病变可影响患者的一生。Ahmed 等[10] 描述了一例 2 岁女孩的病例，并推测肿瘤自出生以来就存在。Murase 等[272] 报道了一例 9 岁男性患儿，他的左侧乳晕中有一个质实的红色结节，逐渐增大，持续了 1 年。Roy 等[273] 描述了一例 102 岁的女性患者，在 77 岁时经历了肿瘤切除后复发的细节。大多数患者的年龄为 25—50 岁（图 39-24），83 例患者的平均年龄为 39.4 岁。大约 90% 肿瘤发生于女性。

几乎在所有病例中，患者都因存在肿块而就诊。肿块可能有几个月，也可能有数年。也有例外的情况，一例 74 岁的女性患者的肿块已经存在了 20 年，并可能是 50 年前切除的"良性"肿块的复发[274]。一例 42 岁女性患者有 5.5cm 溃疡性肿瘤，在 22 年前首次发现了肿块[275]，长期存在的肿瘤近期可能迅速增大。少数患者有疼痛、不适或压痛[273, 274, 276–280]。表面被覆的皮肤可能呈现红色或红蓝色，大的肿瘤会发生溃疡。肿瘤通常不会引起与乳头相关的症状。一例肿瘤是在乳腺 X 线检查中被发现[279]。

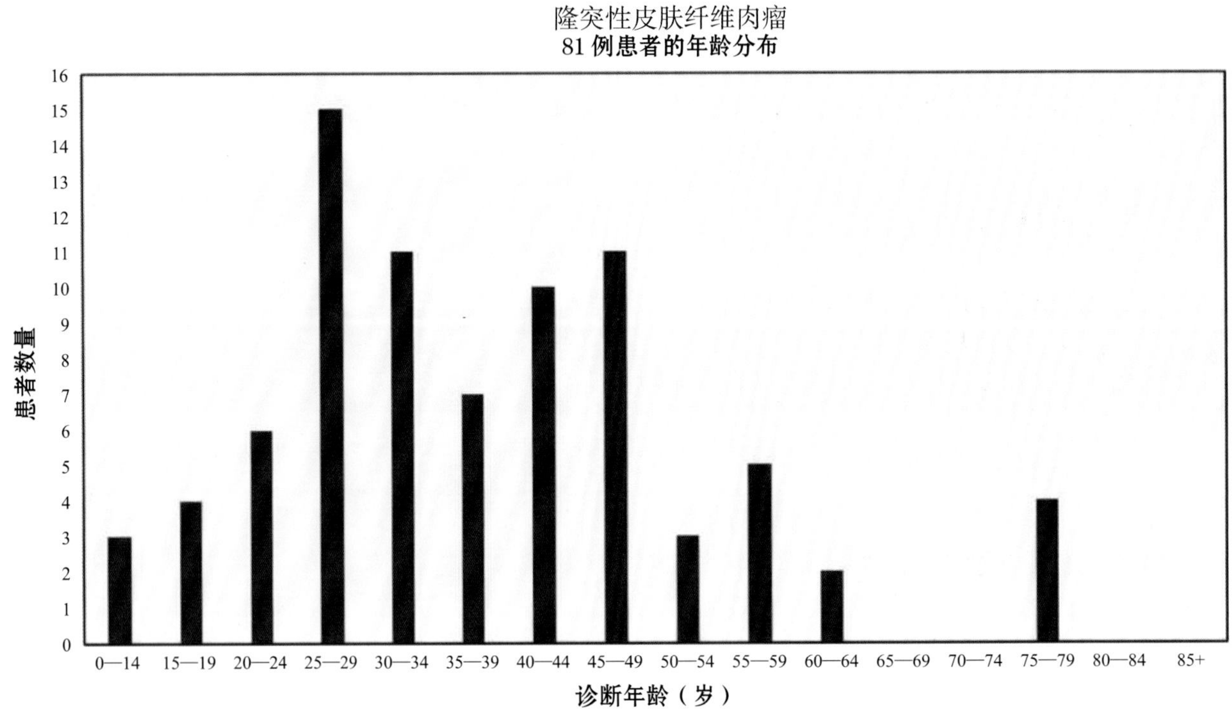

隆突性皮肤纤维肉瘤
81 例患者的年龄分布

▲ 图 39-24　隆突性皮肤纤维肉瘤患者的年龄分布

大多数病例发生于 50 岁以下，高峰期出现在 20 多岁，其他类型的乳腺肉瘤未见这一年龄分布特点

肿瘤累及左、右乳腺的概率大致相等，乳腺内没有好发部位，未见双侧肿瘤的报道。大约 20% 的病例在肿瘤切除不到 1 年内[281, 282] 至 26 年后[283]，于乳腺内相同区域复发。一例患者正在接受雌激素替代疗法[284]，另一例患者的肿瘤在妊娠期间导致了乳腺皮肤变化[283]。一例 75 岁的女性患者在出生后不久就为治疗"红痣"进行了照射，在该区域发生了隆突性皮肤纤维肉瘤[285]。

在查体时易于触及肿瘤，通常被描述为明显可见的、质实的、可活动的肿块，表面被覆的皮肤无异常。临床上可能诊断为纤维腺瘤[286]、良性皮肤附件肿瘤[285] 或表皮样囊肿[287]。部分病例出现特征性的改变，形成隆起的结节或多结节状斑块，表面被覆的皮肤色素脱失。一例 17 岁女孩的肿瘤，被描述为略呈红斑状的斑块，累及右侧乳房上半部，上覆大小不等、有光泽的、红棕色至紫蓝色结节[278]；另一例发生于 39 岁女性的肿瘤为"形状不规则的红色斑块，中央结节有光泽"[288]。肿瘤可附着于皮肤上[289, 290]，皮肤可出现增厚、毛细血管扩张斑[291]、羊皮纸样皮肤萎缩[292] 或瘢痕疙瘩样外观[293]。大的肿瘤可发生溃疡。

【影像学检查】

乳腺 X 线检查显示一个边界清楚、致密的肿块，没有钙化或脂肪。大多数肿瘤似乎附着在皮肤上，但也有肿瘤位于皮下组织[279, 281, 287, 294-296]。对于超声检查，虽然 Liu 等和 Lin 等报道了边界不清的病例[281, 297]，但肿块通常表现为边界清楚、卵圆形，并与皮肤表面平行。有些肿瘤显示后缘或侧缘呈分叶状，也有描述肿瘤内部回声模式不同及声像增强[279, 298-300]。多普勒检查显示肿块血管丰富[291, 300, 301]。MRI 通常在 T_1 加权图像上显示与乳腺实质等信号，在 T_2 加权图像上显示高信号[279, 281, 302]，但已注意到 T_2 加权图像上信号强度的变化[289, 303]。一例肿瘤显示对比剂强化，伴有染料积聚和流出[291]。一例肿瘤有囊肿[281]。计算机断层扫描显示低衰减肿块，伴有延迟或不均匀增强[274, 302, 304]。

【大体病理】

隆突性皮肤纤维肉瘤通常形成一个边界清楚的肿块，有弹性至质实。报道病例的最大径为 0.9～12cm[294, 305]，平均大小为 4.3cm。肿瘤可能由结节聚集而成。例如，对临床估计为 12cm 的肿块进行大体检查，发现由 3 个分别为 7cm、6cm 和

5.5cm 的结节合并而成[305]。肿瘤组织呈灰色、白色、粉红色、黄色、棕褐色或这些颜色的组合。不常见的病例表现为有光泽的黏液样区域或出血[301, 306]。2 例肿瘤有囊肿[307, 308]。

【镜下病理】

与其他部位发生的隆突性皮肤纤维肉瘤一样，乳腺病变由紧密排列的、均匀的梭形细胞组成，这些梭形细胞以一种容易识别的席纹状［storiform，早期著作称为漩涡状（whirligig）］模式排列（图 39–25）。细胞有均匀、卵圆形、长度不等的细胞核和少量嗜酸性或嗜双色的细胞质。核分裂象通常不明显，尽管 Zee 等[309]指出有"中至高"的核分裂数，Tsang 等[310]报道核分裂数为（2～3）/10HPF。胶原构成细胞较少区域的细胞间基质，还可以有黏液样间质[273, 300, 306, 311]，这一特征在复发性肿瘤中可能特别突出，广泛黏液样变的肿瘤可归类为黏液样隆突性皮肤纤维肉瘤[312, 313]。肿瘤细胞沿脂肪小叶间隔浸润，形成"花边样"和"蜂窝状"的改变。肿瘤细胞可包绕但通常不破坏皮肤附件，并可延伸至乳腺实质并包绕导管和腺泡[10, 271, 298, 309, 314]。

当纤维肉瘤起源自隆突性皮肤纤维肉瘤时，恶性区域有特征性的形态学，如人字形模式、细胞异型性和核分裂数 > 5/10HPF[10, 274, 304, 308]。有报道核分裂数高达（8～10）/10HPF[308]。纤维肉瘤常显示 CD34 染色减少或完全缺失。黏液样间质见于大多数含有纤维肉瘤的隆突性皮肤纤维肉瘤。

【细胞学】

细针穿刺活检标本直接涂片和细胞离心涂片显示出高细胞密度，并含有富于细胞的碎片和散在的单个细胞[309, 310]。散在的细胞和组成碎片的细胞都具有均匀、深染、卵圆形至梭形的细胞核，有轻度至中度多形性，核仁不明显，常见核沟；胞质少、淡染。细胞边界模糊不清，核分裂不常见。背景可能有黏液样物质[276, 308]，但未显示炎症或坏死。有时可能观察到由梭形细胞或脂肪细胞包围的分枝状毛细血管。通常不存在上皮成分，可能有助于区分隆突性皮肤纤维肉瘤与纤维腺瘤和叶状肿瘤，后者通常在细针穿刺标本中见脱落的上皮细胞簇。梭形细胞碎片可能提供诊断线索。叶状肿瘤的组织碎片可能表现出细胞丰富程度不等，而隆突性皮肤纤维肉瘤的组织碎片往往呈均匀的富细胞结构，而且可能在较大片组织中观察到间质细胞的席纹状模式[310]。

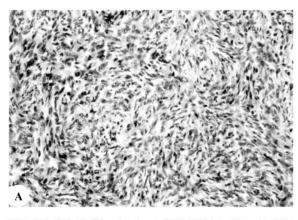
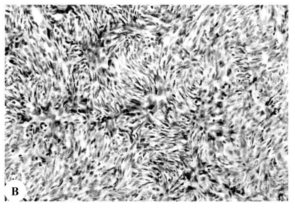
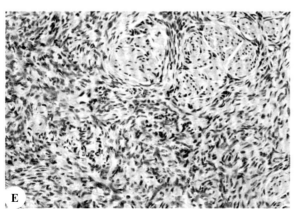

▲ 图 39–25　隆突性皮肤纤维肉瘤的席纹状模式

肿瘤位于乳房皮下组织并侵犯乳头。A 和 B. 肿瘤细胞呈席纹状生长模式；C. 肿瘤细胞围绕乳头的平滑肌肌束

【免疫组织化学和遗传学检查】

免疫组织化学检测的报道显示，所有病例对 CD34 均呈阳性反应，少数肿瘤检测了 vimentin 也均为阳性。S-100、actin、desmin 和 CD31 的染色为恒定的阴性。其他蛋白染色，如细胞角蛋白、ⅩⅢ A 因子、EMA、HMB45、ER、PR、brst-2、CD68、CD99、c-kit 和 bcl-2 均为阴性[278, 283-285, 287, 294, 298, 303, 304]。

与其他部位发生的隆突性皮肤纤维肉瘤一样，乳腺的隆突性皮肤纤维肉瘤具有特征性易位 t（17;22）（q22;q23），COL1A1 和 PDGFB 基因形成融合基因。它通常与 17 号、22 号染色体，以及可能与其他染色体上的其他遗传物质共同存在于 1 个额外的环状染色体上。通过染色体分析[10]、FISH 分析[10, 304, 314] 和 COL1A1-PDGFB 融合基因产物的聚合酶链反应（RT-PCR）[272, 284]，可以检测到融合基因。

Dickson 等描述了一种新的 COL6A3-PDGFD 融合基因，这种基因通常未见于乳腺外隆突性皮肤纤维肉瘤[271]。对 20 例乳腺隆突性皮肤纤维肉瘤进行的研究表明，其中 6 例存在这一新的融合基因，这些肿瘤在基本特征上与经典的隆突性皮肤纤维肉瘤相似，它们的不同之处在于大多数位于皮下脂肪而不是真皮，并且没有一例形成隆起的肿块。

【治疗和预后】

乳腺隆突性皮肤纤维肉瘤不会发生转移，但如果不能完全根除，则经常复发。肿瘤性间质细胞通常伸入周围组织，因此切除明显未受累组织较宽的切缘是必要的。肿瘤体积较大或在特殊情况下可能需要行乳房切除术[286]。Kinney 和 Knox[293] 列出了 1961—2014 年报道的 15 例患者的外科治疗方案，其中 14 例进行了广泛的局部切除。在平均约 1 年的短暂随访期间，患者没有出现复发的证据。术中应使用冰冻切片评估切缘，以确定手术范围，尤其是在当手术过程涉及广泛的破坏或移除组织时。大多数情况下，分期重建是更好的方法，但有些外科医生认为莫氏显微手术是最佳术式[315]。检查中未发现腋窝淋巴结受累，因此，无须切除腋窝淋巴结，除非临床上有此需要。

不完全切除可导致局部复发，复发多见于几年内，但也可以在短短 6 个月内复发而引起注意[281]。

有报道，在长达 13 年[298] 和 26 年[283] 后出现复发。一例女性患者分别在诊断后 11 年和 17 年复发[279]，复发似乎并不预示着存在全身转移。除一例描述不完全的病例外[316]，在切除原发或复发肿瘤后，所有患者均无病生存。报道的随访间隔往往很短，平均约 30 个月，但有报道无疾病间隔为 13 年[217] 和 15 年[23]。

3 例患者接受了辅助放疗[277, 282, 317]，但这种治疗的价值尚未明确。甲磺酸伊马替尼（Imatinib mesylate）是一种血小板衍生生长因子受体相关酪氨酸激酶的抑制药，在治疗其他部位晚期的隆突性皮肤纤维肉瘤方面有效，这种药物可为发生于乳腺的难治性肿瘤提供一种治疗选择。

一小部分隆突性皮肤纤维肉瘤发展为肉瘤，最常见是纤维肉瘤[10, 274, 302, 304, 308]，需要对纤维肉瘤进行适当的治疗，2 例采用术后放疗[274, 304]。有随访信息的 3 例患者[274, 304, 308]，分别在 6 个月、12 个月和 70 个月后无病生存。Kim 等描述了一种起源自隆突性皮肤纤维肉瘤的黏液样脂肪肉瘤[304]，肿瘤细胞含有隆突性皮肤纤维肉瘤的融合基因特征。

十、周围神经肉瘤

这些肉瘤由形态特征类似于构成周围神经鞘膜的细胞组成。大多数病例的肿瘤细胞表现出施万细胞的特征。偶尔，肿瘤细胞类似于神经束膜纤维母细胞。乳腺的恶性周围神经鞘膜瘤（malignant peripheral nerve sheath tumor）可发生于疑似[318] 或确诊的神经纤维瘤病（von Recklinghausen 病）患者[319-322]，但 13 篇报道描述的恶性周围神经鞘膜瘤患者缺乏这种疾病特征[323-335]。也有几项报道[12, 21, 33, 322, 336]，但没有提供详细信息。Agarwal 等[334] 分析了 1995—2018 年发表的 16 篇病例报道中的肿瘤的一些临床特征，但有些诊断需要商榷。

文献报道了 18 例女性患者和 2 例男性患者的肿瘤。Visfeldt 和 Scheike[33] 报道了一例患有"神经源性肉瘤"的男性患者，Paulus 和 Libshitz[337] 简要描述了一例 50 岁女性患者乳腺的来源不明的转移性神经纤维肉瘤。最年轻的患者是一名 4 岁的女孩，患有神经纤维瘤病[320]。患者年龄为 17—71 岁[319, 328]，平均年龄为 41.2 岁。一例女性的转移性病变表现为骨痛[333]，所有其他患者都因为存在长达数月至数年的肿块而就诊。一名女性患者称，肿块在 15 年间缓慢增长[326]，而有 3 名患者描述肿块迅速增大[321, 323, 324]。两个病例最初被认为是良性肿瘤，几个月内复发，诊断为恶性周围神经鞘膜瘤[319, 325]。患者通常无疼痛或皮肤改变，但迅速增大的肿瘤可引起疼痛[321]，而一个非常大的肿瘤表现为溃疡性肿块[329]。另一个大的肿瘤导致乳房下垂到患者腰部以下，她"将肿瘤藏在睡衣下并系上腰带"来隐藏它[335]。一例女性患者有"极少量"的乳头血性溢液[327]。一篇病例报道描述了一例 43 岁女性患者，其患有左腋窝恶性神经鞘膜瘤，在腋窝肿瘤确诊 8 个月后出现左侧乳腺转移[338]。

肉瘤累及左、右乳腺的概率相等，乳腺内没有好发部位。一个肿瘤生长在腋尾部[320]，未见多灶性或双侧肿瘤的报道。

查体显示无弹性的、坚实的肿块，可明显触及或不清楚。有些肿瘤固定在邻近结构上[323, 324]，其他肿瘤则是可活动的。一例肿瘤为囊性[327]。

乳腺 X 线检查显示高密度的致密肿块，大多数边缘光滑[318, 326, 330] 或呈分叶状[325]，可有钙化[321]。超声检查显示低回声肿块[321, 330] 伴后方强化[318, 325]。一例肿瘤有分隔的囊性区域[327]。MRI 显示一例肿瘤在 T_1 加权图像上呈低信号，在 T_2 加权图像上呈不均匀高信号[321]。对该患者进行的正电子发射断层扫描（PET-CT）显示肿瘤的高代谢性质。

肉眼观察可见肉瘤表面无包膜，内部组织呈灰白色或棕红色。2 例肿瘤有黏液样区域和内部纤维带[330, 335]，一例有一个中央囊性的区域[322]。结节的最大径为 0.5～30.0cm[322, 329]，平均为 6.1cm。组织学和细胞学研究显示梭形细胞具有多形性、深染的细胞核[323]。核分裂数为每 10HPF 4 个或 5～20 个[322, 328]。可有坏死[319, 320, 328, 329]。一例肉瘤含有黑色素并表达 HMB45[324]，另一例显示局灶性横纹肌母细胞分化[322]。在 9 例病例中描述了 vimentin 和 S-100 蛋白的免疫组织化学反应[320, 323-325, 328, 329, 332, 333, 335]。另外 5 例呈 S-100 染色阳性[322, 327, 330, 331, 334]，4 例呈 NSE 染色阳性[323, 327, 333, 335]，3 例呈 NF 染色阳性[327, 330, 334]，2 例呈 Leu7 染色阳性[329, 331]。个别肿瘤表达 GFAP、CD68 或 CD69[327, 328, 333]。一例肉瘤的起源似乎与神经纤维瘤有关[322]。

治疗包括完全切除，可能需要乳房切除术。一例肿瘤侵犯了肋间肌和胸肌[329]，术后曾进行放疗和全身化疗，但在这种情况下放疗和全身化疗的价值尚未明确。虽然一例患者有转移[328]，但通常不进行腋窝淋巴结检查。有报道称 7 例患者无病生存[319, 326, 329-331, 334, 335]，随访期从 10 天[333] 至 110 个月[326]，平均约 2 年。一例女性患者出现明显的全身转移[333]，2 例患者在诊断后不到 1 年的时间内出现全身转移[318, 328]。一例女性因巨大膈下肿块而死于急性呼吸窘迫[325]。其他报道未提供随访信息。

十一、尤因肉瘤（原始神经外胚层肿瘤）

文献中有 9 篇据称起源于乳腺的尤因肉瘤（Ewing sarcoma，EWS）的报道[339-347]。一例肉瘤延伸至胸肌[339]，另一例附着于胸壁[340]，这些表现可能会引起对肿瘤起源部位的疑问。

所有患者均为女性。年龄为 25—60 岁[341, 347]，平均年龄为 38.0 岁。每一例都因为存在数月至 1 年或 2 年的肿块而引起注意。一例女性患者描述了最近出现疼痛[344]。没有与乳头或皮肤相关的主诉。左、右乳腺受累的概率相等，乳腺内没有好发部位。一例肿瘤发生于腋尾部[345]。

一例 30 岁女性患者有双侧乳腺结节，为转移性尤因肉瘤，但原发部位未明[348]。一例 49 岁女性患者背部的尤因肉瘤，在左侧乳腺和同侧腋窝淋巴结中出现 2 个转移灶[349]，一例 16 岁女孩股骨的尤因肉瘤发生双侧乳腺转移[350]。

肿块质实或质硬，无痛，可活动。未见皮肤和乳头改变的报道。

乳腺 X 线检查可显示肿块，肿块的边界可能清楚，也可能不清楚，无钙化。肿瘤呈低回声，可能有光晕或后方强化[344, 346]。一例超声检查显示 2 个相邻的结节，而切除后发现是一个双分叶的肉瘤[343]。一例外伤后 3 个月发现的肿瘤，在影像学检查中被描述为血肿或囊肿[341]。第 2 例患者的影像学检查提示诊断为纤维腺瘤[344]，第 3 例女性的影像学检查结果为表皮包涵囊肿[346]。

大体检查显示，一例肿瘤被描述为"边界清楚"和"棕色"[342]，另一例肿瘤被描述为"灰褐色、鱼肉状，略为质脆"[343]。最大径为 1.8～20.5cm[339, 346]，平均为 6.9cm。组织学和细胞学检查显示肿瘤由一种小而圆的未分化细胞组成[342]，所有 9 例均通过 CD99（MIC2）免疫组织化学染色证实尤因肉瘤的诊断。应用 FISH、RT-PCR 或核型分析 3 例肿瘤，显示存在特征性的 t（11;22）（q24;q12）易位[339, 341, 342]。另外 2 例呈 FLI-1 染色阳性[343, 344]。3 例肿瘤呈 NSE 染色阳性[341, 342, 344]，2 例呈 S-100 染色阳性[341, 344]，但对 CD56 或 syn 的反应性不一。

除一例在临床上被认为不可手术外[340]，治疗包括完全切除和化疗。一例肿瘤很快致患者死亡[339]，一例在 2 年后复发[340]，据报道有 6 例患者在间隔 6～36 个月后无病生存。最后 1 例没有提供随访信息。

十二、肌纤维母细胞肉瘤（肌纤维肉瘤）

关于乳腺肌纤维母细胞肉瘤（myofibroblastic sarcoma）的文献只提供了粗略的信息，因此，这种罕见类型肉瘤的许多特征尚未明确。据称有 9 篇文献描述了原发性乳腺肌纤维母细胞肉瘤[351-359]。一例肿瘤中存在残留的纤维腺瘤，表明该肿瘤可能更应被视为具有肌纤维母细胞分化的叶状肿瘤[358]。一例 51 岁男性的肿瘤固定于胸肌筋膜，可能是胸部软组织肿瘤，而不是乳腺肿瘤[357]。Gocht 等[351]报道的肌纤维母细胞肉瘤，是从 1985—1997 年在 Marienkrankenhaus 病理文件中登记的 4800 例乳腺标本中检索到的 40 例乳腺间叶性肿瘤之一。

真正的乳腺肌纤维母细胞肉瘤患者的年龄为 46—81 岁[353, 356]，平均为 60.6 岁，包括 6 例女性患者和 1 例男性患者。每例都是因为发现存在 1 周[354]至 6 个月[353]的肿块而就诊，其中一例被描述为"进展缓慢"[351]。一例男性患者感到疼痛[359]，一例女性患者描述有乳头血性溢液[352]。左、右乳腺受累的概率大致相等，文献中没有提供临床检查或影像学检查的细节。

大体检查显示，肿瘤呈灰白色或棕红色，质硬或质软，可出现胶冻样区域、出血和坏死[352]。肿瘤由梭形细胞组成，细胞核两端尖细，胞质淡红染（图 39-26）。根据肿瘤异型性的程度，细胞核可以均一或多形，核仁不明显或显著。核分裂数可高达 35/10HPF[352]，可见病理性核分裂。肿瘤细胞通常排列成束，细胞核可能显示栅栏状排列，细胞也可以呈席纹状或人字形排列生长。细胞的

密度不等，细胞外基质的性质也可能不同。黏液样物质或胶原均可构成基质，并可发生玻璃样变。可见小灶坏死[354, 355, 359]。可能存在破骨细胞样巨细胞[354]。

在观察常规组织切片时，通常可以识别肿瘤的恶性性质，但确定肿瘤细胞的肌纤维母细胞特性需要辅助检查，如免疫组织化学染色以揭示纤维连接蛋白的存在[351, 353, 354]，或电子显微镜以证明肌纤维母细胞的亚细胞结构特征（纤维连接复合体、延伸至细胞外基质的纤维连接蛋白丝等）[351, 353-356, 359]。其他支持性证据包括表达 vimentin 和 α-SMA，以及缺乏Ⅳ型胶原[353] 和 H-caldesmon[352]。

治疗包括切除肿块，通常采用乳房切除术。一例女性患者接受了局部切除术，但 5 个月后复发，必须进行乳房切除术[355]。3 例切除了腋窝淋巴结[351, 352, 359]，但未见转移性肉瘤。应用术后化疗[352, 354] 和放疗[351, 352, 356]，但其价值尚未明确。3 例患者在术后 1～2 年内保持无病生存[351-353]。一例男性患者在首次切除后的 10 年内出现 5 次复发，但仍然存活[359]。还有 3 例女性在确诊后 1 年左右发生胸膜或肺转移[354-356]，其中一例死亡[354]。

十三、其他肉瘤

4 篇文献描述了乳腺原发性腺泡状软组织肉瘤（alveolar soft-part sarcoma）[360-363]。其中一例包括在 Pollard 等[12] 的研究中。4 篇病例报道中的患者包括 3 例年龄分别为 13 岁、16 岁和 44 岁的女性患者和 1 例 46 岁的男性患者，其中 13 岁女孩因右侧乳房腋尾部有一个间歇性疼痛的 2.5cm 结节而引起注意，结节已保持 1 年无变化，未提供治疗和随访信息[363]。16 岁女孩乳晕下出现了一个 4cm 大小的无痛的肿块，据报道"多年未改变"。肿瘤累及下方的胸肌，需要行全乳房切除术和切除受累的肌肉[360]。电子显微镜观察显示，44 岁女性患者的肉瘤有特征性的膜包被的菱形结晶体，免疫组织化学染色显示 TFE3 蛋白的存在[362]，在发现肿瘤时检查出双侧肺转移。切除乳腺肿块后，患者接受了化疗，在诊断后 30 个月，肺结节明显增大，并出现脑转移结节。46 岁男性发现右侧乳腺肿块，7 年来缓慢增大[361]，行乳房切除术来切除 11.5cm 的肿瘤。该男性接受了术后放疗，之后 9 个月无病生存。

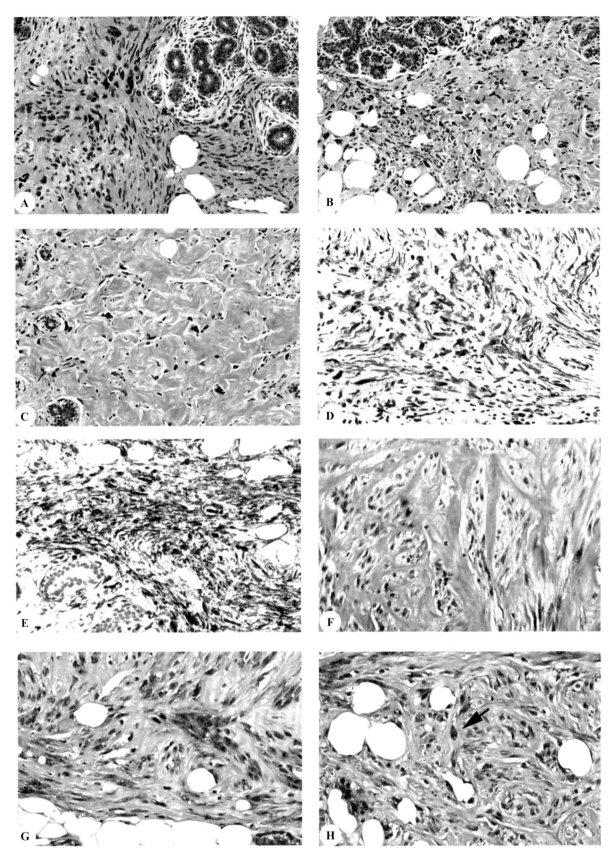

▲ 图 39-26　两例肌纤维母细胞肉瘤的细胞特征

A 和 B. 多形性和深染的梭形细胞累及小叶周和小叶内间质。小叶周间质中可见假血管瘤样结构的痕迹（B）。C. 肿瘤细胞呈较明显的假血管瘤样。D 和 E. 肿瘤细胞对 SMA（D）和 CD34（E）有免疫反应。F 至 H. 另一例肌纤维母细胞肉瘤显示束状生长模式。一个蝌蚪形细胞（H）有核分裂（箭）

文献报道了 8 例女性乳腺转移性腺泡状软组织肉瘤，年龄为 11—29 岁[364-371]。Paulus 和 Libshitz 报道了另一例[337]。最常见的原发部位是大腿，其他如左侧腋窝后部（5 例）、左侧臀部和右侧面颊也可发生。对 2 例女性患者的乳腺肿块进行检查，发现原发肿瘤位于大腿，并发生肺和其他器官转移[364, 369]，其他 6 例患者在原发肿瘤诊断后 7 个月[365] 至 7 年[367] 间发生乳腺转移。Cho 等[370] 描述的患者在右侧大腿原发肿瘤诊断后的 15 个月、20 个月和 24 个月出现乳腺转移。4 例患者的乳腺转移伴随着其他器官的转移，如肺和骨[367, 368, 370, 371]。一例 20 岁女性右侧乳房的巨大疼痛性肿块，是发生于右侧胸大肌的腺泡状软组织肉瘤[372]。

文献报道了 3 例滑膜肉瘤（synovial sarcoma）[373-375]。一例 36 岁女性患者因"梭形细胞"肉瘤行乳房切除术 2 年后，左侧髂骨出现巨大的溶骨性病变。原发性肉瘤和髂骨肿块均显示滑膜肉瘤的特征性易位 t（X;18）（p11;q11）[374]。一例 33 岁女性患者的乳房有一个 5.5cm 的肿块，其中包含一个 2.5cm 大小的充满浆液性液体的囊肿，也显示 t（X;18）（p11;q11）易位[375]。

乳腺肉瘤杂类包括 1 例具有丛状生长模式的、被分类为血管母细胞肉瘤的肿瘤（图 39-27）；5 例滤泡树突细胞肉瘤[376-379]；1 例朗格汉斯细胞肉瘤[380]；1 例恶性间叶瘤[217]；以及 1 例 HIV 阳性男性患者乳腺的卡波西肉瘤[381]。

文献描述了一例 75 岁男性患者的乳腺多形性玻璃样变血管扩张性肿瘤[382]。

十四、血管肉瘤

乳腺血管肉瘤（angiosarcoma）比其他任何器官都多见。有两种形式，即散发性血管肉瘤和放疗后血管肉瘤。尽管这两种血管肉瘤表现出许多共同的特征，但肿瘤在某些临床、免疫组织化学和治疗方面还是有所不同。第 3 种形式是发生于慢性水肿的血管肉瘤，通常不累及乳腺，但它有时是治疗乳腺癌引起的结果。

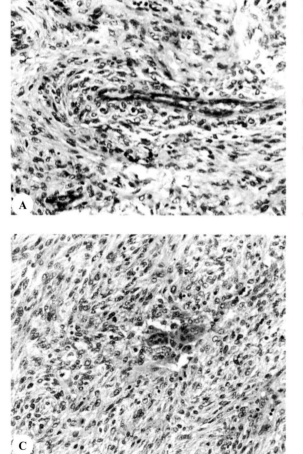

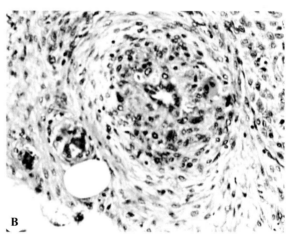

▲ 图 39-27　血管母细胞肉瘤的形态学特征
A. 这个肉瘤的一个显著特征是血管周围异型细胞增生，内皮细胞核明显深染；B. 如 A 所示血管的横切面可见肿瘤细胞和小的多核细胞环周固定排列；C. 中央可见被多核组织细胞样细胞掩盖的、模糊不清的毛细血管

（一）散发性血管肉瘤

【临床表现】

所有作者都认同乳腺血管肉瘤是罕见的，但文献中并没有提供明确的发病率。May 和 Stroup[1] 利用 1973—1986 年 SEER 登记的数据，估计乳腺血管肉瘤的年发病率为 0.58/1000 000，是发病率最高的乳腺肉瘤类型。Roswell Park 综合癌症中心的研究人员在 12 155 例乳腺癌中发现了 9 例散发性血管肉瘤，发生率为 0.07%[383]。在 562 例有组织学亚分类的乳腺肉瘤病例中，血管肉瘤占 45%[9]。Kaklamanos 等[384] 列出的几项研究的数据得出了相同的结果，43% 的乳腺肉瘤为散发性血管肉瘤。

散发性血管肉瘤几乎只发生于女性。文献中包括 7 例男性血管肉瘤[385-391]。Wang 等[392] 的研究包括一例 65 岁男性患者，但既没有描述也没有说明组织学所见。Fraga-Guedes[393] 的研究包括一例男性血管肉瘤患者，但是不明确肿瘤是否为原发性血管肉瘤。其他几例推测为男性血管肉瘤的病例缺乏足够令人信服的支持诊断的证据。女性患者的年龄为 13—107 岁[394, 395]。Chen 等[396] 分析了 1980 年以前报道的病例，计算出 87 例患者的平均年龄为 35 岁。在其他文献中[392, 395, 397, 398]，平均年龄为 34—49 岁[395, 397]。几项研究报道的中位年龄[385, 391, 392, 398-400] 为 33.5—46 岁[399, 400]。由于血管肉瘤的年龄范围与生育年龄重叠，血管肉瘤与妊娠并存并不罕见。早期报道的 87 例女性患者中有 8 例诊断时处在妊娠期[396]。男性血管肉瘤患者的年龄为 15—61 岁[87, 385]，2 例男性患者分别为 15 岁和 20 岁，4 例患者年龄为 57—61 岁，最后一例男性患者没有说明年龄。（Shackelford 将一例 15 岁的"明星学生运动员"的快速进展的致命性血管肉瘤描述为"我外科生涯中最悲伤的经历"。）

血管肉瘤通常表现为可触及的孤立性肿块。不常见的表现包括整个乳房增大，导致乳房不对称，10%～18% 的患者出现此症状[392, 396, 398]，形成类似血管瘤、血肿或瘀伤的皮肤损伤[399, 401, 402]，以及感觉过敏[398]。症状通常持续几周至几个月，在此期间肿块可能明显增大。例如，一例 30 岁女性患者的 2.5cm 肿块在她妊娠的前 31 周生长缓慢，而在接下来的 2 周内，肿块迅速增大至 18cm[403]。一例 25 岁女性患者的 2cm 肿块维持了 18 个月，其后 6

个月迅速增大，直径达到 14cm[404]。许多患者没有疼痛，但"间歇性到持续性"疼痛困扰着一组病例中 50% 的患者[386]。肿块表面被覆的皮肤可能会变成红色、蓝色、紫色或黑色，大的或快速生长的肿瘤可能会出现溃疡。通常没有与乳头有关的改变。47 例女性血管肉瘤患者中的 2 例，因乳腺 X 线筛查异常而引起注意，另外 2 例分别是在乳房缩小整形术和浸润性导管癌切除术的标本中偶然发现[398]。MRI 检查显示增强结节，发现 2 例女性患者体积小的血管肉瘤[405]，乳腺 X 线检查发现一例女性患者 0.9cm 的血管肉瘤[406]。一例 27 岁女性患者因呼吸困难、咳嗽和咯血丝痰 3 周而就诊[407]，检查发现其左侧乳腺血管肉瘤发生了双侧肺转移。

罕见病例中提到了创伤史[408]，但缺乏令人信服的证据来表明损伤是一种病因。两篇文献[409, 410] 描述了与乳房假体相关的血管肉瘤，文献报道了多年前为美容进行硅胶注射的部位发生血管肉瘤[411]。为评估 35 年前放置的双侧硅胶假体破裂的可能性而进行影像学检查，发现其中一个假体附近有血管肉瘤[412]。

左、右乳腺受累的概率几乎相等，未注意到乳腺内的好发部位，但与其他部位相比，中央区域发生的血管肉瘤较少[413]。少数患者出现双侧受累[392, 397, 398, 414-421]，很难区分对侧乳腺转移瘤与同步双侧原发血管肉瘤。应该注意两侧肉瘤的形态学特征及病例的临床特征，可能有助于区分。双侧乳腺的血管肉瘤经常表现为转移性扩散，而不是同时发生的原发肿瘤[396, 422-426]，对侧乳腺可能是在临床上第一个出现转移的部位。

罕见的情况下，散发性血管肉瘤发生在乳腺癌患者的乳腺。大多数并存的癌是导管癌[398, 427-431]，有一例浸润性小叶癌的乳腺中发生了血管肉瘤[432]。在对侧乳房切除术[385, 433] 或乳腺癌保乳治疗[434] 后，3 例女性发生了散发性血管肉瘤。一例 44 岁女性患者在 3 年前为治疗浸润性导管癌而进行了乳房切除术，切除部位发生了血管肉瘤，该患者有 BRCA2 胚系突变[435]。

8 例患有血管肉瘤的女性患者发展为 Kasabach-Merritt 综合征[398, 403, 436-441]。

在大多数情况下，查体显示有肿块，大的或浅表的肿瘤可导致肿瘤表面皮肤呈蓝色、紫色或真皮血管充血。少数病例出现水泡、橘皮样改变、皮肤凹陷和乳头内陷[386, 439, 442]。大的肿瘤可出现溃疡[392, 394]或蕈伞型肿块[443]。不常见的是受累乳房增大，但感觉不到肿块，罕见的血管肉瘤在缺乏肿块的情况下导致皮肤颜色改变[402]。

【影像学检查】

影像学检查通常没有明显的发现。在一项研究中，乳腺 X 线检查未能显示 21 例病变中的 7 例[444]。Yang 等[445]报道，乳腺 X 线检查未能显示 16 例血管肉瘤中的 3 例，这 16 例血管肉瘤是通过超声和 MRI 发现的。乳腺 X 线检查明显可见的肿瘤可表现为不对称区域或肿块。形成肿块的病例可能有边界或边界不清，呈圆形、卵圆形或分叶状[444, 446]，肿块通常缺乏毛刺状，约 10% 的病例出现钙化[444]。皮肤通常增厚。文献也有报道非特异性的乳腺 X 线改变[424, 447-449]。

超声检查显示出不同的表现[415, 424, 437, 444, 446, 447, 449, 450]。超声图像通常提示肿瘤，肿瘤可表现为肿块或异常回声区域。病变可表现为低回声、高回声或混合模式，且后方声影的性质不同。表现为肿块的肿瘤通常不会出现后方声影，但具有其他回声模式的病变可引起后方阴影或后方回声增强。后者提示存在扩张的血管腔隙或囊性区域[450]。彩色多普勒检查通常揭示肿块富含血管的特点[437, 445, 446]。

磁共振成像显示了一个肿块，其特征是 T_1 加权图像不均质的低信号和 T_2 加权图像不均质的高信号[415, 424, 427, 445, 449, 451, 452]。T_1 加权图像上不规则的高信号强度区域反映了某些肿瘤的出血性质和结构异质性[453]。注射对比剂后，T_1 加权图像可显示围绕低信号强度中心区的高信号区域，表示有血肿[403, 452]。动态监测结果通常显示快速的初始增强，随后为可变的流出型模式[445, 449, 453-455]。3 例显示了与肿块相关的大血管[446, 448, 452]。磁共振成像可能比其他影像学检查方法更清楚地显示肿瘤的范围。

计算机断层扫描显示 2 例患者有肿块[446, 456]。PET-CT 扫描可显示有些血管肉瘤的高代谢性质[438, 446, 454, 457]。一例患者显示有转移灶[456]，但未能检测到一例低级别血管肉瘤的骨转移[451]。

由于乳腺血管肉瘤患者可能发生非同步原发性或转移性对侧血管肉瘤，因此应在诊断时和随访期间定期进行对侧乳腺的影像学检查。

【大体病理】

肿瘤的最大径为 0.7~25cm[398]。平均大小为 5.5~7.0cm[398, 400, 445, 458]。大多数血管肉瘤的大小为 3cm 或以上，但罕见的病例的肿瘤可小于 2cm[385, 386, 389, 392, 398, 405, 406, 445, 459-461]。高级别肿瘤与低级别肿瘤的平均大小没有差异[398]。

大多数血管肉瘤形成质脆、质实或海绵状出血性肿瘤（图 39-28）。其中一例被描述为"质软、海绵状、蓝色、血管瘤样，由于大量血管扩张而伴有坏死和出血"[441]。在体积大的高级别肿瘤中，囊性出血性坏死和血肿形成区域很常见。周围乳腺出血通常表明肿瘤超出肿块大体所见的范围。有些血管肉瘤很少出血或没有出血（图 39-29），此类肿瘤通常为边界不清的增厚区域或硬化区域。

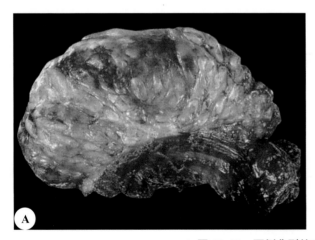
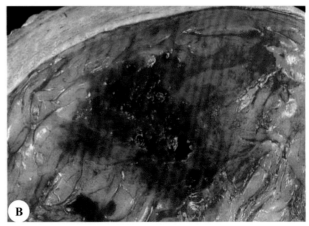

▲ 图 39-28　两例典型的出血性血管肉瘤的大体表现
A. 乳房中央有一个边界不清的红色肿块；B. 另一例血管肉瘤形成一个明显的肿块，含有囊性出血灶

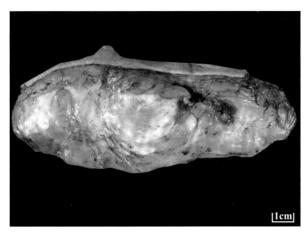

▲ 图 39-29　一例不伴明显出血的血管肉瘤的大体表现
肉瘤的点状红色病灶遍布于乳腺灰白的纤维和脂肪组织的大部分区域。右侧星状出血灶标志着活检部位

【镜下病理】

显微镜下可见血管肉瘤表现出多种模式，Hill 和 Stout 早在 1942 年就认识到了这一现象[462]，他们认为"恶性血管内皮瘤可分为 3 大类"，第 1 类原发肿瘤及其转移瘤类似于"单纯性血管瘤"。第 2 类为中间类型，原发肿瘤表现出"分化良好且无害"，但复发病灶或转移病灶明显为恶性。第 3 类肿瘤为"从一开始即被认为是恶性的"。

原发性肿瘤的三种组织学模式的详细特征（表 39-1）已被描述。这些表现反映了分化程度，并已证明与预后相关[385, 397, 463]。

低级别或 I 型肿瘤由开放、吻合的血管组成，这些血管伸入乳腺腺体组织和脂肪（图 39-30），浸润至小叶内致腺泡离散和萎缩（图 39-31）。内皮细胞的细胞核通常不明显（图 39-32A 至 C），但偶尔也可以发现少量细胞核突出、深染的细胞（图 39-32D 和 E）。内皮细胞在血管腔呈扁平的单层分布，不存在或者非常罕见乳头状结构。在低级别肿瘤的内皮细胞中罕见核分裂象。如果在活检标本的低级别区域中常见核分裂象，则提示肿瘤的其他部位可能存在高级别区域，Ki67 指数可能高于低级别血管肉瘤的常规数值，并且在肿瘤复发时可能为高级别（图 39-33）。血管腔通常是大的、开放的、吻合的。血管腔内通常只含有少量的红细胞，偶尔充血。

对于低级别血管肉瘤的几种不常见的结构变异型，可能很难识别。其中一种主要由毛细血管样血管组成（图 39-34）；另一种变异型通常由狭窄的小血管组成，没有明显的吻合结构，人们可能会把这种肿瘤误认为是假血管瘤样间质增生（图 39-35）。如果标本取样有限，主要由梭形细胞组成的弥漫浸润性低级别血管肉瘤，可能被误诊为血管脂肪瘤（图 39-36）。

低级别血管肉瘤的间质数量各不相同。在大多数情况下，很少存在间质，病变主要由浸润乳腺实质的血管组成。在少数低级别血管肉瘤中，可以观察到胶原或富于细胞的间质（图 39-37）。尽管这些病变表面看起来较为致密，但如果没有内皮细胞增生，且核分裂稀疏或未见，则符合低级别肿瘤。

表 39-1　乳腺血管肉瘤的组织学特征

组织学特征	分　级		
	低	中	高
病变累及实质	存在	存在	存在
血管吻合	存在	存在	存在
深染的内皮细胞核	存在	存在	存在
内皮细胞簇	极少	存在	明显
乳头状结构	缺乏	局灶存在	存在
实性和梭形细胞	缺乏	缺乏或极少	存在
核分裂	缺乏或罕见	乳头状区域存在	多量：存在于结构上呈低级别的区域
"血湖"	缺乏	缺乏	存在
坏死	缺乏	缺乏	存在

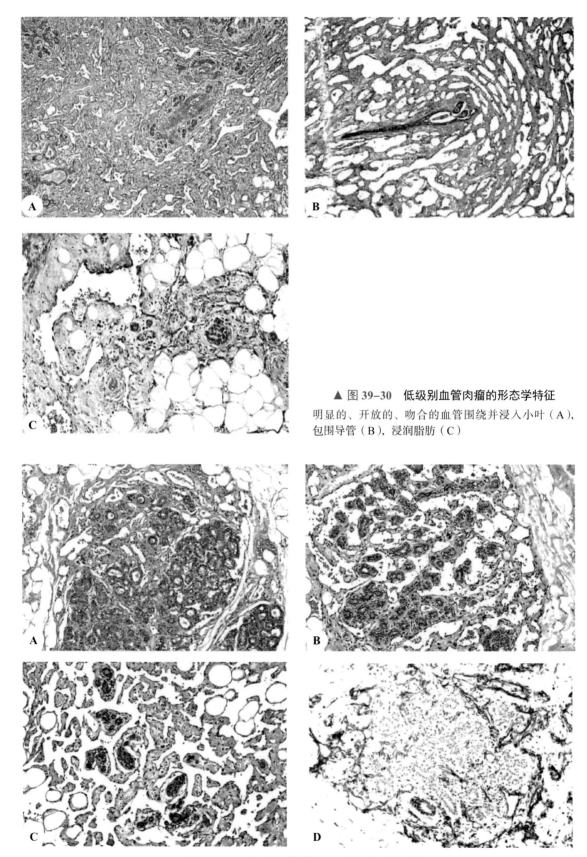

▲ 图 39-30　低级别血管肉瘤的形态学特征

明显的、开放的、吻合的血管围绕并浸入小叶（A），包围导管（B），浸润脂肪（C）

▲ 图 39-31　一例孕妇的低级别血管肉瘤侵犯小叶

A. 肿瘤性毛细血管在小叶内及小叶周围生长。如果没有相应的背景，单纯就本图而言，与小叶周血管瘤无法区分。B. 浸润性生长的肿瘤血管使腺泡分离。在典型的小叶周血管瘤中未见这种现象。C. 腺泡位于肿瘤性血管之间。D. Ⅷ因子染色突出显示血管肉瘤的血管模式

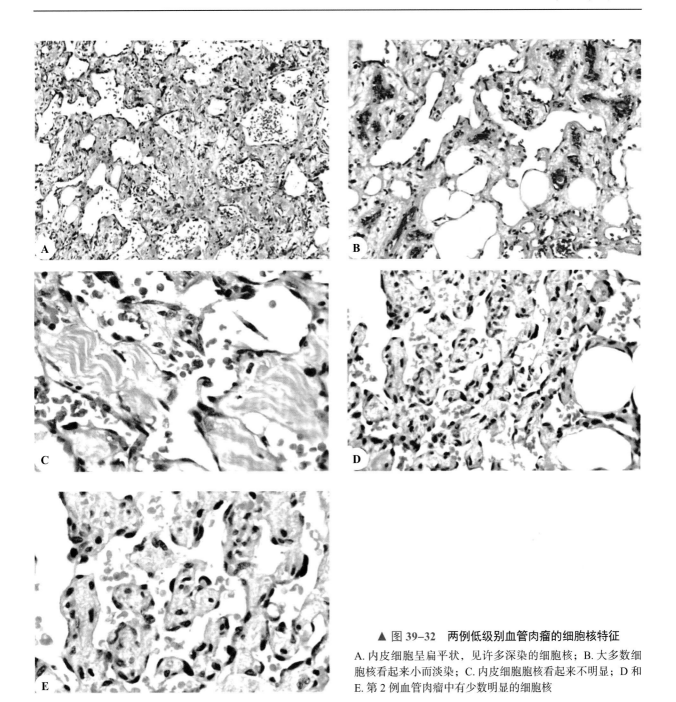

▲ 图 39-32　两例低级别血管肉瘤的细胞核特征

A. 内皮细胞呈扁平状，见许多深染的细胞核；B. 大多数细胞核看起来小而淡染；C. 内皮细胞核看起来不明显；D 和 E. 第 2 例血管肉瘤中有少数明显的细胞核

对于中级别或 Ⅱ 型血管肉瘤与低级别肿瘤的区别，在于其有散在的细胞增生更丰富的区域。至少 75% 的中级别血管肉瘤由低级别和中级别成分混合组成（图 39-38），低级别成分可以构成肿瘤的大部分，可有从低级别肿瘤向富细胞区域的突然转变，后者通常有内皮细胞增生的小芽或乳头结构（图 39-39 和图 39-40），它们可能会突入肿瘤血管腔中（图 39-41）。少数情况下，局部富细胞区域以多边形和梭形细胞为特征，或有梭形细胞和乳头状成分混合的病灶。在乳头状或梭形细胞区

可见核分裂。有些梭形细胞区域类似于卡波西肉瘤（图 39-42）。对于中级别血管肉瘤的一种不常见的变异型，其特征是由梭形细胞组成的多个结节呈旋涡状模式（图 39-43），这些结节的分布表明其起源于周皮细胞。在局部富细胞区域 Ki67 标志最为明显，而肿瘤的其余部分显示出与低级别血管肉瘤相似的表达情况。富细胞区域的平均 Ki67 指数约为 40%[464]。

高级别或 Ⅲ 型血管肉瘤表现为恶性的血管肉瘤的组织学特征。部分病变由低级别、中级别成分组成，但在许多病例中，超过 50% 的肿瘤具有高级

别特征，细胞学恶性的内皮细胞形成明显簇状和实性乳头状结构（图 39-44）。有些病变显示明显的实性和梭形细胞区，而血管成分稀疏（图 39-45）。核分裂易见于富细胞成分中，Ki67 增殖指数通常 ≥ 45%。坏死区域可能有出血（图 39-46），大量外渗的血液被称为"血湖"（图 39-47），坏死和"血湖"

仅见于高级别血管肉瘤。

除了少数例外，血管肉瘤均具有浸润性边界，肿瘤的边界以形成分化良好的血管腔或低级别的血管腔为特征（图 39-48）。有些肿瘤周围的血管成分规则有序，以至于无法区分肿瘤性血管与正常乳腺实质的毛细血管，或者与血管脂肪瘤相似。

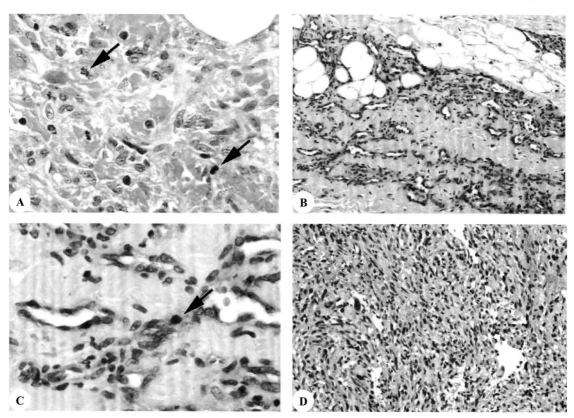

▲ 图 39-33　两例低级别血管肉瘤

A. 在一个高倍视野中见到两个核分裂（箭）。肿瘤细胞的细胞核呈多形性，在结构上为低级别肿瘤，如果出现这些特点，提示可能在肿瘤的其他部位有高级别病灶。B 和 C. 在另一例低级别血管肉瘤中可见核分裂（C）（箭）。D. 起源于 B 和 C 所示肿瘤的转移性高级别血管肉瘤

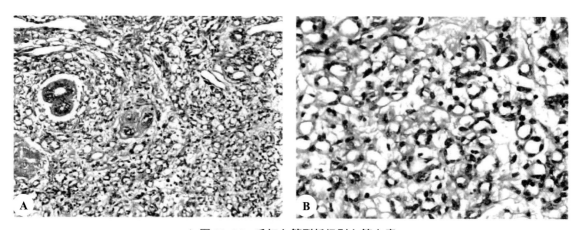

▲ 图 39-34　毛细血管型低级别血管肉瘤

肿瘤由小圆形、紧密排列的毛细血管样血管组成，细胞核深染

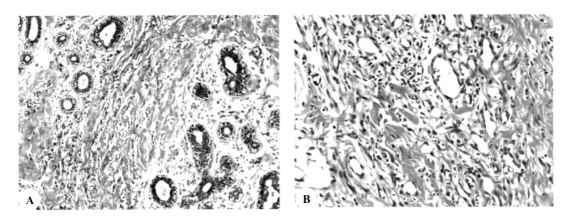

▲ 图 39-35　类似假血管瘤样间质增生的低级别血管肉瘤

A. 小的圆形和拉长的血管浸润胶原间质。肿瘤细胞有不累及乳腺小叶的倾向。B. 血管的大小和形状各不相同，血管吻合不明显

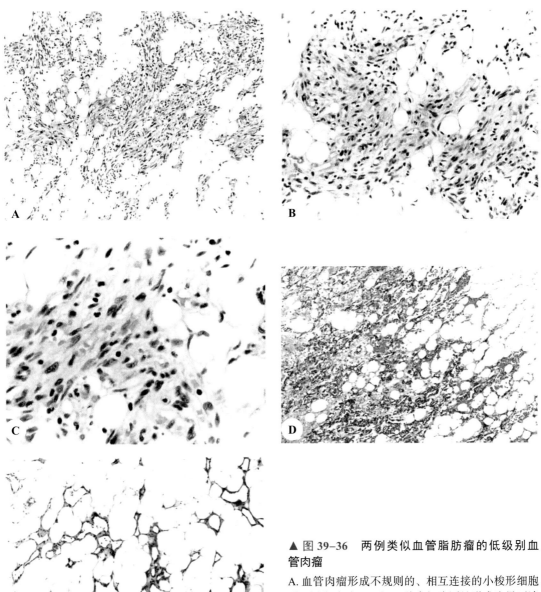

▲ 图 39-36　两例类似血管脂肪瘤的低级别血管肉瘤

A. 血管肉瘤形成不规则的、相互连接的小梭形细胞群，浸润脂肪；B 和 C. 肿瘤细胞罕见形成边界不清的小血管；D 和 E. 另一例低级别血管肉瘤是由浸入脂肪的充血的毛细血管构成，被误诊为血管脂肪瘤

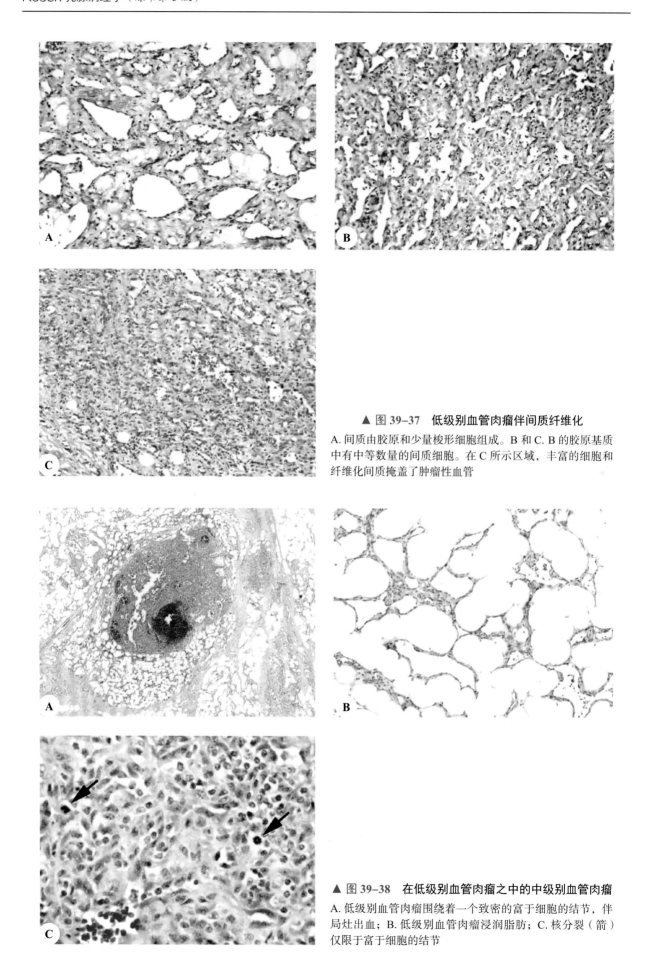

▲ 图 39-37　低级别血管肉瘤伴间质纤维化

A. 间质由胶原和少量梭形细胞组成。B 和 C. B 的胶原基质中有中等数量的间质细胞。在 C 所示区域，丰富的细胞和纤维化间质掩盖了肿瘤性血管

▲ 图 39-38　在低级别血管肉瘤之中的中级别血管肉瘤

A. 低级别血管肉瘤围绕着一个致密的富于细胞的结节，伴局灶出血；B. 低级别血管肉瘤浸润脂肪；C. 核分裂（箭）仅限于富于细胞的结节

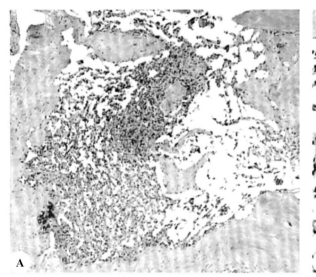
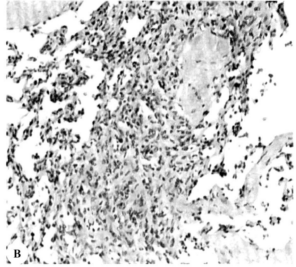

▲ 图 39-39 中级别血管肉瘤的乳头状内皮细胞增生

局部可见明显的乳头状内皮细胞生长

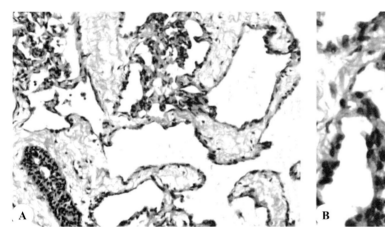
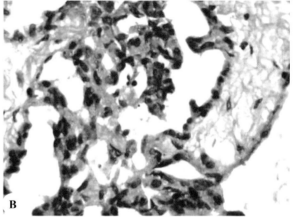

▲ 图 39-40 中级别血管肉瘤的乳头状内皮细胞增生

显示局部乳头状内皮细胞增生

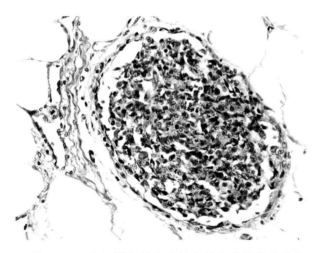
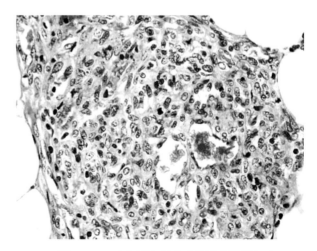

▲ 图 39-41 中级别血管肉瘤的血管内乳头状内皮细胞增生

乳头状结节填充肿瘤性血管

▲ 图 39-42 中级别血管肉瘤的致密梭形细胞

这个结节由梭形细胞和小血管周围的红细胞组成，类似于卡波西肉瘤

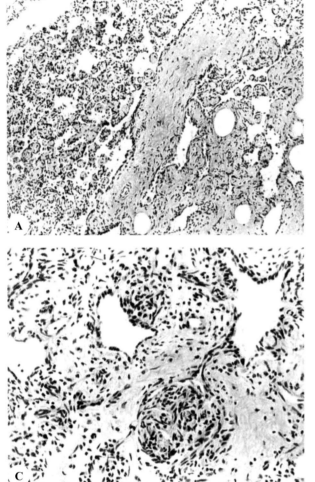

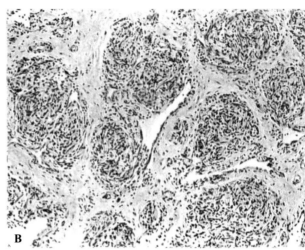

▲ 图 39-43　中级别血管肉瘤中不常见的周皮细胞模式
A. 显示肿瘤的乳头状和低级别区域；B 和 C. 梭形细胞结节呈周皮细胞排列结构

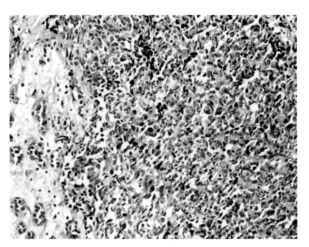

▲ 图 39-44　高级别血管肉瘤的细胞特征

肿瘤有大片密集的细胞区域，细胞具有深染、多形性的细胞核（经许可，转载自 Donnell RM, Rosen PP, Lieberman PH, et al. Angiosarcoma and other vascular tumors of the breast. Pathologic analysis as a guide to prognosis. *Am J Surg Pathol*. 1981；5：629-642. ）

由于中级别病变和高级别病变的显微镜下结构多变，除非进行充分切除和取样，否则不可能准确地将肿瘤归类为低级别血管肉瘤。中级别或高级别血管肉瘤的外周部分有形成低级别结构的倾向，如果只是一个小活检标本，很可能导致错误的诊断。

上皮样血管肉瘤是高级别血管肉瘤的一种少见的变异型[388, 398, 421, 465-468]。病变主要或完全由衬覆于狭缝状腔隙的大多边形或圆形上皮样内皮细胞组成，瘤细胞含有丰富的嗜中性或嗜酸性胞质及大的空泡状核。由于细胞呈上皮样，可能被误认为是乳腺癌。免疫组织化学染色结果有助于区分这两种肿瘤[465, 468]。

超微结构检查显示有些血管肉瘤中存在 Weibel-Palade 小体，尽管在实性区域可能不明显[434, 463, 469, 470]。

【鉴别诊断】

鉴别诊断的重点是区分血管肉瘤和血管瘤。区分高级别血管肉瘤和血管瘤并不困难，但在面对低级别或中级别肿瘤时可能会遇到困难。

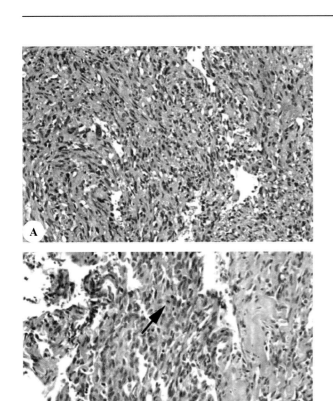

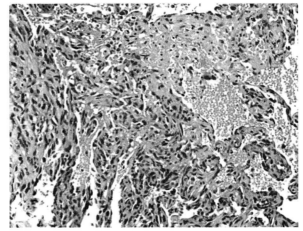

▲ 图 39-46　高级别血管肉瘤的坏死和出血
显示右上角梭形细胞肿瘤灶性坏死和红细胞外渗

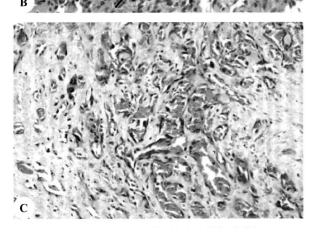

▲ 图 39-45　高级别血管肉瘤的细胞特征
A. 恶性的梭形细胞构成了这个细胞密集的区域；B. 可见核分裂（箭）；C. 肿瘤的另一个区域有低级别结构

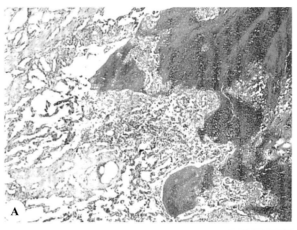

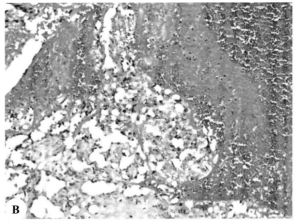

▲ 图 39-47　高级别血管肉瘤中的血湖
大量外渗的血液聚集被称为血湖

全面观察通常有助于疑难病例的诊断。血管瘤很少大于 2cm，而 2cm 或更小的血管肉瘤则极为罕见 [385, 386, 389, 392, 398, 406, 445, 459, 460]。只有在经过非常仔细的检查和深思熟虑后，才可考虑将小于 2cm 的血管肿瘤诊断为血管肉瘤。大多数血管瘤在大体和显微镜下边界清楚，而血管肉瘤具有浸润性边缘。许多血管瘤被纤维间隔分为小叶或结节，而这不会见于血管肉瘤，后者缺乏内部结构。血管瘤通常由孤立的、基本上不相连的血管腔组成，如通常见于海绵状血管瘤的血管腔。血管瘤中可有吻合的血管腔，

但除了血管瘤病 [471]，吻合的数量和匍行性均不如血管肉瘤。在乳腺实质中，血管肉瘤中的血管增生并浸入小叶，致小叶增大；而除了小叶周血管瘤之外的显微镜下的微小血管瘤，往往围绕小叶和导管 [472]。有时在血管瘤周围可见厚壁、非肿瘤性的

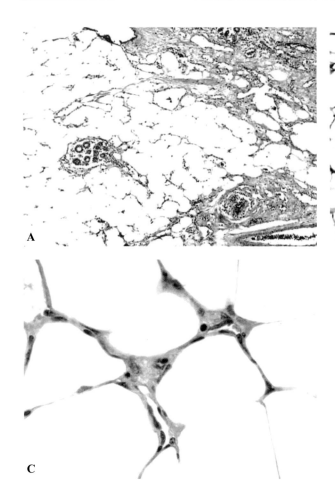

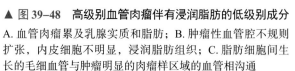

▲ 图 39-48　高级别血管肉瘤伴有浸润脂肪的低级别成分

A. 血管肉瘤累及乳腺实质和脂肪；B. 肿瘤性血管腔不规则扩张，内皮细胞不明显，浸润脂肪组织；C. 脂肪细胞间生长的毛细血管与肿瘤明显的肉瘤样区域的血管相沟通

"滋养"血管，而血管肉瘤没有这一表现。血管瘤的 Ki67 增殖指数低于血管肉瘤（平均值分别为 4.6% 和 38.1%）[464]。

需与高级别血管肉瘤鉴别诊断的病变包括原发性和转移性低分化癌、黑色素瘤、淋巴瘤、高级别叶状肿瘤和伴有异源分化的去分化脂肪肉瘤。免疫组织化学染色的结果有助于解决大多数不确定的肿瘤。叶状结构的存在可确定叶状肿瘤的诊断。

【血管瘤与血管肉瘤的关系】

在血管肉瘤患者的乳腺切除标本中发现了小叶周血管瘤，不应将这种情况误解为小叶周血管瘤引起血管肉瘤的证据，因为这些常见的毛细血管大小的微观集合体也见于乳腺良性病变和乳腺癌患者的乳腺组织中。我们也不应将小叶周血管瘤误认为是转移性血管肉瘤。

已描述部分小叶周血管瘤和小而不可触及的血管瘤，其细胞学上有不典型的内皮细胞和不规则的边缘（见第 38 章）[473]，这些不寻常的血管瘤患者中没有一例发生血管肉瘤。因此，这些病变可能也不

是血管肉瘤的前驱病变。

大体上或临床上明显的血管瘤与血管肉瘤之间的关系尚不明确。具有非典型细胞学和结构特征的血管瘤通常类似于血管肉瘤的一部分，但所有此类病变也至少保留了一些血管瘤成分，如边界、分叶状结构或与分化良好的肌型非肿瘤性血管相关。大于 2cm 的非典型血管瘤罕见。尚未见文献报道起源于血管瘤或非典型血管瘤的血管肉瘤，但笔者曾见到一例可能起源于血管瘤的血管肉瘤。

【细胞学】

目前，血管肉瘤的细胞学特征还尚未完全明确[416, 433, 443, 474-476]。Markidou 等[433]引用了许多描述乳腺血管肉瘤细胞学的文章。细针穿刺标本直接涂片的细胞丰富程度不同。虽然部分涂片显示低细胞密度[475]，但大多数涂片显示中等量的细胞或丰富的细胞。涂片通常为血性背景，也可能有炎症细胞、巨噬细胞和脂肪细胞。高级别肿瘤的涂片常出现坏死碎片。既有单个的非典型细胞也有成簇的细胞。细胞呈圆形、卵圆形或梭形，细胞核偏位、圆

形至梭形，胞质稀少。核增大、深染和多形性的程度及核仁的数量和显著程度取决于血管肉瘤的级别。低级别肿瘤的细胞核一致，只有轻度非典型性和不明显的核仁，而高级别血管肉瘤的细胞核则具有低分化肿瘤的特征。已有报道肿瘤细胞存在胞质内嗜酸性包涵体[416]和胞质内空腔[416]。肿瘤细胞内有红细胞，尤其是具有上皮样形态的血管肉瘤[477]。核分裂通常不多。

散在分布的细胞形成厚的三维立体、分支状、松散的细胞群和乳头簇状。Carson 等[474]将其描述为薄壁血管松散的缠结，混有血液、纤维蛋白，最初被认为是纤维母细胞的非典型梭形细胞及急性和慢性炎症细胞。血管缠结似乎是三维的，类似蜘蛛网。在缺乏血管的情况下，有与平行排列的非典型细胞相关的松散的胶原缠结，这可能是肿瘤血管破裂，提示血管肉瘤的诊断[475]。非典型细胞也形成腺泡样结构[416, 443, 475]，这些腺泡样结构可能是血管肉瘤的特征，但这一表现往往特别不易察觉，在低级别的血管肉瘤中可能不存在。偶尔，可观察到非典型梭形细胞与相邻的细胞簇相连[204]。

【免疫组织化学】

血管肉瘤 CD31 和 CD34 染色呈阳性（图 39-49A 和 B ）。CD31 是内皮细胞更特异的标志物。CD34 染色具有更高的敏感性，但血管肉瘤以外的其他病变也含有 CD34 阳性细胞。检测这两种蛋白对于区分上皮样血管肉瘤与癌及其他肿瘤特别有用。上皮样血管肉瘤通常 CD31 染色呈阳性，但对 CD34 的反应性不同[388, 467, 468]。血管肉瘤也可表达 FLI-1[392, 422, 478] 和 ERG[392]（图 39-49C）。在有些血管肉瘤中检测到 D2-40 的免疫反应[425, 479, 480]，但有些病例中没有[422]。有研究报道称血管肉瘤表达 HIF-1α、VEGF、VEGFR 和 WT-1[422]；另一篇报道称肿瘤表达 VEGFR-2[438]；Gennaro 等[481] 报道称低至中级别血管肉瘤 VEGFR 染色呈阳性。Shet 等[482] 观察到 12 例血管肉瘤中的 11 例中表达 WT-1；这

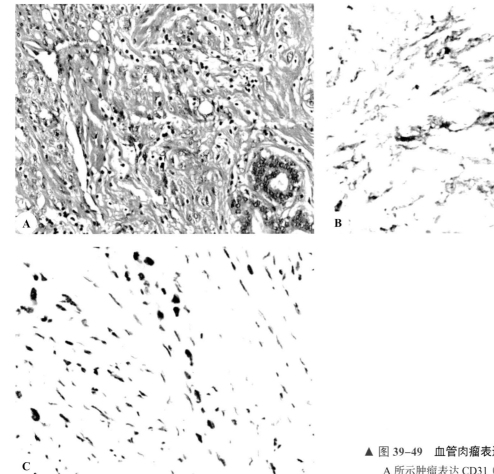

▲ 图 39-49　血管肉瘤表达血管相关标志蛋白
A 所示肿瘤表达 CD31（B）和 ERG（C）

些研究者还注意到，12 例血管肉瘤中有 10 例 c-kit 染色呈阴性，而其余 2 例呈弱阳性。个别病例对于 EMA、S-100、CD68、desmin 或 HHV-8 染色呈阴性[388, 408, 428, 443, 483]。

尽管绝大多数血管肉瘤不表达角蛋白，但有三篇文献[388, 392, 398]（包括两篇描述上皮样血管肉瘤的报道[388, 392]）报道了 3 个病例表达角蛋白。

血管肉瘤细胞 ER 或 PR 染色呈阴性[438, 452]。低表达 ER[484] 或呈阴性[386, 420, 452, 485]。一例上皮样血管肉瘤 HER2 呈 2+ 染色模式[468]，但另一例经典的血管肉瘤不表达 HER2[438]。

低级别血管肉瘤的 Ki67 指数低于中级别和高级别血管肉瘤，平均值分别为 29.4%、41.6% 和 44.8%[464]。

【遗传学检查】

对 3 例血管肉瘤的细胞遗传学分析结果显示，涉及 25 条染色体的复杂改变，即 13 条染色体获得，12 条染色体丢失[486]。在一项研究中，少数散发性血管肉瘤显示 KDR 或 PLCG1 基因突变[487]。

【治疗】

Kaklamanos 等[384] 总结了 10 项主要研究（包括 2008 年之前发表的乳腺血管肉瘤病例）的治疗和生存信息。两组研究分析了 2004—2014 年[488]、2015 年[489] 从美国国家癌症数据库中收集的治疗和生存数据。Wang 等[392] 报道了在一家中国研究机构接受治疗的 36 例患者的治疗和结局数据。全乳房切除术最常用于初始外科治疗，但对体积小的肿瘤可局部切除。在 4 项研究[383, 395, 488, 489]，以及对 2000—2018 年发表的 9 项包括风险比信息的研究的荟萃分析[383] 中，都没有发现乳房切除术患者与局部切除术患者之间的生存率差异。另外，Yin 等[413] 报道，与接受保乳手术的患者相比，接受乳房切除术的患者预后较差。

除非临床评估表明有腋窝淋巴结的转移，否则不需要进行腋窝清扫，因为血管肉瘤扩散至腋窝淋巴结的病例不到 10%[385, 396, 400, 490]。

辅助放疗在乳腺血管肉瘤初始治疗中的作用尚未明确。三组研究未能发现局部辅助放疗对患者有生存获益[395, 488, 489]。辅助化疗的价值仍有待研究，对于体积大的肿瘤患者可能会提高生存率[488]，但

还需要进一步研究。

【预后】

在 20 世纪上半叶，医生认为乳腺血管肉瘤几乎总是致命的。1981 年，Donnell 等[397] 对 40 例乳腺血管肉瘤患者进行了乳房切除术，发现 3 年无病生存率为 41%，5 年无病生存率为 33%。一项对 36 例中国女性患者的研究显示，1 年、2 年和 3 年的无病生存率分别为 65.0%、41.0% 和 27.0%，1 年、3 年和 6 年的总生存率分别为 96.0%、75.0% 和 37.0%[392]。对 SEER 18 数据库中的数据进行分析，中位总生存期为 93 个月，5 年生存率为 44.5%[413]。

Donnell 等[397] 发现肿瘤分级是最重要的预后因素。大多数分化好或低级别血管肉瘤的患者无病生存，而全部高级别血管肉瘤女性患者在 5 年内死于复发性肿瘤。对 87 例患者的研究证实了血管肉瘤分级与患者预后之间的相关性[385]。对于治疗后 5 年无病生存率，低级别为 76%，中级别为 70%，高级别为 15%，这些数值在 10 年的节点也没有变化。中位无病生存期也与肿瘤分级相关（低级别大于 15 年，中级别超过 12 年，高级别 15 个月）。Wang 等还观察到肿瘤分级与无病生存率之间的相关性[392]。使用 SEER 18 数据库的两项研究发现，与低级别肿瘤患者相比，高级别血管肉瘤患者的总体生存率降低[395, 413]。Pandey 等[395] 报道局限性 1~2 级血管肉瘤和局限性 3 级血管肉瘤患者的 3 年总生存率分别为 89% 和 47%。未获得前一组患者的中位总生存期，而局限性 3 级血管肉瘤患者的中位总生存期为 36 个月。Yin 等[413] 对 3 级和 1 级血管肉瘤患者的总体生存率进行分析，得出的风险比为 3.73。Abdou 等[383] 发现高级别肿瘤患者的总体生存率低于低级别肿瘤患者。

其他研究没有发现肿瘤分级和患者年龄等因素对生存率的影响，研究方法的不同可能可以解释这些差异。例如，Vorberger 等[491] 使用了两级分类系统对肿瘤进行分级（低级别与高级别），将中级别病例纳入高级别类别可能模糊了低级别和高级别病例之间的差异，导致未能发现无病生存率的显著差异。WHO 肿瘤分类第 5 版的编著者不支持血管肉瘤的分级[492]。

尽管低级别血管肉瘤的预后相对较好，但可发

生局部复发和全身复发[385, 397]。一例 32 岁女性患者，切除右侧乳房的一个低级别血管肉瘤 9 个月后，同侧乳房出现第 2 个低级别血管肉瘤结节。低级别血管肉瘤可能在复发过程中进展为中级别或高级别，这一观察结果支持原发部位肿瘤可能从低级别向高级别进展的观点。起源于高级别肉瘤的复发瘤和转移瘤，可部分或全部由低级别成分组成。

影响预后的其他因素包括肿瘤分期[395, 413]和患者年龄[383, 413]。

血管肉瘤最常见的转移部位是骨、肺、肝、对侧乳腺和乳房切除部位以外的皮肤[385]。有 3 例牙龈转移的报道[493-495]，以及扩散至卵巢[420, 422, 496]、胎盘[497]、垂体[429]、和远隔部位的皮下[498, 499]。

（二）放疗后血管肉瘤与皮肤非典型血管病变

放射暴露是乳腺血管肉瘤发生的最重要的易感因素。罕见病例发生于霍奇金病放疗后[393, 479, 500]，但血管肉瘤最常见于乳腺癌放疗后。对 SEER 数据库的分析表明[4]，与未接受放疗的患者相比，接受放疗的乳腺癌患者在所有部位发生血管肉瘤的相对风险为 15.9。当仅考虑乳腺或胸壁血管肉瘤时，相对风险比为 59.3。

三篇文献[501-503]综述了对放疗后血管肉瘤的研究结果。在 6 项研究[504-509]中，乳腺癌患者放疗后血管肉瘤的发病率为 0.03%~1.11%[506, 509]。总的来说，这些研究包括 46 553 例患者中的 40 例放疗后血管肉瘤，发生率为 0.09%。由于放疗后血管肉瘤往往在放疗后 5 年以上出现，并且大多数研究中估计有 15% 的患者无法存活至 5 年以上，因此可以将有风险的患者数量细化至 38 729 人，则发病率为 0.10%。大多数血管肉瘤发生在保乳治疗后的乳腺，但少数发生在乳房切除术后的胸壁。胸壁血管肉瘤仅占乳腺癌放疗后血管肉瘤的 4.7%[502]和 6.3%[501]。除两例外[510, 511]，所有乳房切除术及放疗后血管肉瘤患者均为女性。由于几乎所有放疗后血管肉瘤都是发生在保乳治疗后，因此下面的讨论将仅限于该类肿瘤。

接受放疗的患者也可能出现皮肤血管增生，称为非典型血管病变（atypical vascular lesions，AVL）。虽然不是肉瘤，但本节将讨论非典型血管病变，因为其容易出现在放疗后，并且需要与血管肉瘤鉴别。

（三）保乳治疗后的血管肉瘤
【临床表现】

1989 年，Body 等首次描述了一例乳腺癌保乳治疗后发生的血管肉瘤[512]。三篇文献综述列出了 222 例[503]、237 例[501]和 300 例[502]病例的临床特征。几乎所有病例都是使用外照射进行放疗的，但 3 例女性患者在接受 MammoSite® 球囊近距离放疗后，乳房出现血管肉瘤[513-515]。一例 70 岁女性浸润性导管癌患者仅接受放疗，出现了血管肉瘤[516]。一例 72 岁女性在部分乳腺放疗后，出现了多灶性血管肉瘤[517]。

患者接受放疗与诊断血管肉瘤之间的间隔为 6~312 个月（26 年）[518, 519]。两篇文献对已发表病例进行了分析，发病间隔中位数和范围分别为 72 个月、11~291 个月[501]和 72 个月、12~288 个月[503]。第 3 篇文献综述报道的中位数平均值为 77.2 个月，范围为 18~204 个月[502]。虽然平均间隔约为 6 年，但仅有一小部分血管肉瘤在几年内出现。在 Abbot 和 Palmieri 的综述[501]中，有 3% 的病例在 2 年或更短的时间内引起注意。出现放疗后血管肉瘤的潜伏期往往比其他类型放射相关肉瘤的潜伏期短[520]，并且与乳腺癌治疗时患者的年龄呈负相关，随着年龄的增长而缩短[505]。Billings 等[521]报道，患者年龄每增加 1 岁，潜伏期就会减少 0.5 个月。照射剂量和使用照射增强剂均与放疗后血管肉瘤的发生或肿瘤位置无关[505, 522]。已发表的 137 例病例的中位照射剂量为 50Gy[501]。

放疗可能不是使保乳治疗后患者易患血管肉瘤的唯一原因。Mery 等[6]对 1973—2003 年 SEER 数据库中 563 155 例患者的数据进行的研究似乎表明，将乳腺局部切除术作为初始外科手术方式增加了血管肉瘤的发病风险。即使采用辅助放疗和淋巴结清扫，与接受乳房切除术的女性相比，接受部分乳房切除术的患者发生血管肉瘤的风险高 7 倍。

除少数例外，接受乳腺癌治疗的女性年龄均在 50 岁以上[521, 523-526]。两篇综述分析了已发表病例的年龄分别为 37—85 岁[501]和 36—96 岁[503]，中位年龄分别为 67 岁[501]和 69 岁[503]。其他研究也有类似的结果[393, 527, 528]。几项研究报道称，与放疗后血管肉瘤女性患者的平均年龄相比，散发性血管肉瘤女性患者的平均年龄较年轻[393, 413, 458, 529–531]，平均年龄的差异在 13.9～30 岁[458, 529]。一例 98 岁女性患者接受了浸润性导管癌治疗，5 年后发展为上皮样血管肉瘤[532]。

患者经常因既往发生乳腺癌的部位或术后的瘢痕表面呈蓝色、红色、紫色斑块或丘疹而就诊（图 39–50）。一个肿瘤的特征是"一个象牙色的纤维状斑块，表面光滑有光泽"[533]。有些肿瘤可引起水肿、水疱形成或橘皮征改变，其他肿瘤可类似血肿[534]。有时会出现皮肤增厚、凹陷和溃疡[500, 535–538]，常见多发结节[393, 528]，有时数量太多以致覆盖整个乳房[539, 540]。反之，皮肤的变化也可能特别轻微。在一个病例中，"略变紫色"被解释为放疗后毛细血管扩张，随后，瘀斑区域被归因于创伤[541]。皮下结节可能伴随皮肤改变，有些肿瘤仅表现为皮下结节，生长缓慢而不发生皮肤改变。体积大的肿瘤可形成外生性、有蒂的肿块[393, 542]。患者很少有疼痛[514]，乳头变化也很少见[500, 538]。一例女性患者仅主诉"腋窝淋巴结病"[393]。Morgan 等[543] 的文章列出了常见的症状和体征。影像学检查发现了 1 例 75 岁女性患者的血管肉瘤[544]，以及 Morgan 等[543] 研究中的 2 例女性患者和 Li 等[545] 研究中的 3 例女性患者的血管肉瘤。偶尔，放疗后血管肉瘤发生在乳腺实质而不是皮肤[505]。

由于患者不常接受双侧放疗，因此双侧放疗后血管肉瘤极为罕见，但也有报道[421, 546–550]。de Bree 等[547] 通过杂合性缺失研究表明，双侧乳腺血管肉

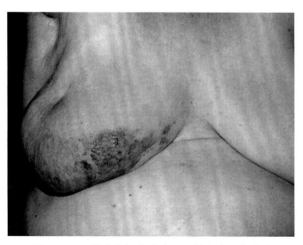

▲ 图 39–50　乳腺癌保乳治疗后血管肉瘤的临床表现
血管肉瘤累及皮肤和右侧乳房下半部的大部分。外上象限的凹陷区域是切除乳腺癌的部位

瘤在基因学上是不同的。Williams 和 Reed[548] 研究的 55 岁女性患者携带 BRCA1 基因第 13 外显子的重复，未见该患者血管肉瘤的遗传学研究结果，但似乎可以合理地得出结论，双侧乳腺同时性血管肉瘤各自代表着独立的肿瘤。Lindford 等[537] 描述了一例患者，在其接受过放疗和未经放疗的乳房中都出现了血管肉瘤，但该文献中也未包括遗传学研究的结果。

3 例女性患者在同侧乳腺中有复发性乳腺癌和血管肉瘤[507, 515, 516]。2 例患者行保乳手术和放疗后，在硅胶假体重建的乳房中出现血管肉瘤[524, 551]。Hanasono 等[552] 和 Lindford 等[537] 报道了 TRAM 皮瓣重建术后发生的血管肉瘤。一例 68 岁女性患者在接受放疗和保乳治疗 14 年后，在乳房皮肤上同时发生血管肉瘤、黑色素瘤和硬皮病[533]。

某些遗传突变可能使个体易患放疗后血管肉瘤。Williams 和 Reed[548] 描述的女性患者携带 BRCA1 基因突变，Benson 和 Osborne[553] 报道的女性患者同样如此。一例 63 岁女性患者，BRCA2 基因第 11 外显子发生错义突变，完整切除浸润性导管癌和放疗 6 个月后发展成血管肉瘤[518]。另一例 42 岁女性 Li–Fraumeni 综合征患者也是如此[526]。2 例患者的临床特征提示存在遗传异常[546, 547]。

【影像学检查】

放疗后血管肉瘤在影像学上没有特征性的改变[455, 535, 554–556]。乳腺 X 线检查有时显示皮肤增厚、实质小梁状增强模式或肿块[554, 555]，但在一项研究中，9 例女性患者中 5 例的乳腺 X 线检查没有显示可疑的发现[555]。超声检查没有得到更高的敏感性。磁共振成像显示血管肉瘤的概率更高，并可能有助于确定肿瘤的范围。Chikarmane 等[555] 在所研究的全部 16 例患者中观察到弥漫性 T_2 高信号的皮肤增厚和可变信号强度的散在肿块。在对比 T_1 加权成像后，所有皮肤和实质内结节显示快速初始强化和流出型延迟强化动力学。MRI 检查发现，16 例血管肉瘤中的 10 例与乳腺癌在不同的象限。其他人也报道了类似的发现[455, 556]。CT 扫描上皮肤增厚也可能是明显的[554]。在其他方面，放疗后血管肉瘤患者的影像学表现与散发性血管肉瘤患者没有差异。PET-CT 扫描可能揭示了血管肉瘤的高代谢性质[457]。

【大体病理】

皮肤血管肉瘤的大体病理特征与临床检查所见相同。肿瘤最大径为 0.1～34cm，文献综述中 142 例肿瘤的平均大小为 4.5cm[503]。在单中心研究的 95 例女性患者中，肿瘤大小为 0.2～24cm，平均为 6.9cm，中位大小为 5cm[528]。一项研究中肿瘤被描述为广泛，且几乎累及整个乳房[521]。较大结节和累及乳腺实质的结节显示原发性血管肉瘤的大体特征。

【镜下病理】

低级别[505, 516, 525, 557–559]、中级别[505, 525, 560] 和高级别[505, 522, 561] 放疗后血管肉瘤已被描述。与散发性血管肉瘤中的高级别肿瘤相比，放疗后血管肉瘤中的高级别肿瘤所占比例更大[531]。高级别病变常表现出散发性血管肉瘤中所见的低级别和高级别成分的异质性混合，并且常形成多个皮下和真皮肿瘤结节。

在一些细节上，放疗后血管肉瘤的组织学特征与散发性血管肉瘤不同[561]。在大多数病例中可见高级别区域由实性病灶组成，包括上皮样细胞[353, 479, 521, 554, 562–565] 或梭形细胞，形成腔内含有红细胞的狭缝状腔隙（图 39-51）。通常在富细胞区域出血，有时导致形成血湖。对于低级别血管肉瘤（图 39-52）或中级别血管肉瘤（图 39-53）的结构模式，可表现为血管形成和乳头状内皮细胞增生。与结构分化一致的散发性血管肉瘤相比，放疗后血管肉瘤的恶性细胞通常具有低分化的细胞核、染色质深、核仁显著和核分裂[521]（图 39-54）。核分裂数 <（1～50）/10HPF[479]，一项研究报道的平均数为 9/10HPF[521]。不常见的组织学变异型包括肿瘤细胞周皮样排列（图 39-55）、梭形细胞席纹状生长（图 39-56）、形成海绵状血管（图 39-57），以及类似转移性乳腺癌[566] 或放射性皮炎的模式[544]。Parham 和 Fisher 描述并说明了第 2 种肿瘤细胞，它们围绕着恶性内皮细胞[567]。这些不寻常的细胞看起来比血管内皮细胞小，并且含有少量淡染的细胞质，常染色质细胞核和不明显的核仁。它们不表达血管源性蛋白标志，但表达 actin 和 vimentin。

一例放疗后上皮样血管肉瘤的超微结构研究显示了膜包被的颗粒，高度提示为 Weibel-Palade 小体[563]。

【鉴别诊断】

放疗后血管肉瘤的鉴别诊断与散发性血管肉瘤的鉴别诊断相同（见上文）。由于有放疗的病史，也需要考虑如放射性皮炎[544] 或非典型血管病变。当恶性内皮细胞为梭形细胞，单个排列在胶原束之间时，肿瘤细胞类似于放疗后出现的非典型反应性纤维母细胞。此外，血管肉瘤内衬非典型内皮细胞的肿瘤性小血管看起来像放疗后的反应性血管，当只有小组织样本时，很难区分两者。除了散在生长的区域外，血管肉瘤通常有富细胞的实性区域。血管肉瘤和非典型血管病变的区别将在下一节讨论（见下文）。

【细胞学】

通过细针穿刺活检获得的标本，可做出放疗后血管肉瘤的诊断[477, 562, 568–570]。细胞学检查所见与散发性血管肉瘤相似。

【免疫组织化学】

与散发性血管肉瘤一样，放疗后血管肉瘤通常表达 vimentin 和内皮细胞免疫标志，如Ⅷ因子、CD31、CD34 和 ERG。有报道称放疗后血管肉瘤 FLI-1 呈强阳性，von Willebrand 因子呈局灶阳性[565]。一篇摘要报道了对 D2-40 的反应性[480]。两例上皮样血管肉瘤表达角蛋白[532, 563]。一例肿瘤 CD30 染色呈阳性[565]，但另一例呈阴性[563]。放疗后血管肉瘤不表达 HMB45[562, 564, 571]、黑素细胞标志物[532]、LCA[563, 571]、S-100[562–564, 570]、CD20[563, 565]、desmin、CD68、EMA 或 PAX5[507, 562, 563, 565]。

据报道，几个病例呈 ER 或 PR 阴性[536, 562, 564]。Ki67 指数范围从 < 5%[550] 至 > 90%[572]。放疗后皮肤血管肉瘤 Prox-1 染色呈阳性[573]，但不表达 H3K27me3[574]。

【遗传学检查】

对两例放疗后血管肉瘤的细胞遗传学进行研究，显示了复杂的染色体改变。一例肿瘤有 8q、17q 和 22q 染色体获得，3q 染色体丢失[486]。另一例肿瘤涉及 13 条染色体的改变，即 4q、5q、6q、9q、12p、12q 和 20q 获得，以及 2p、2q、7p、8q、22q 和 Xq 丢失[575]。

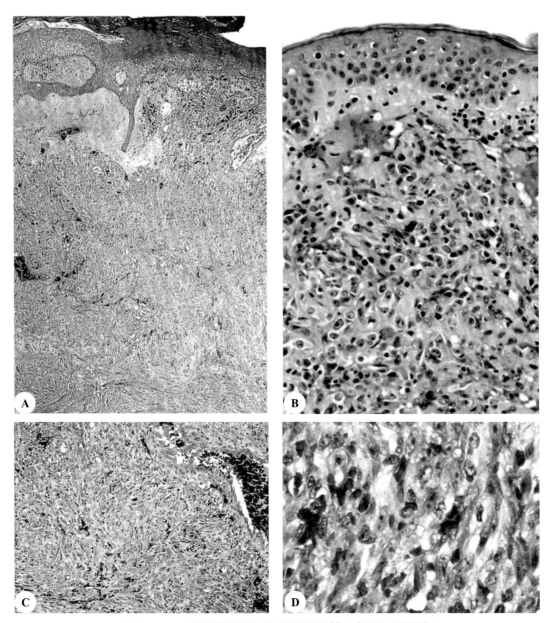

▲ 图 39-51　乳腺癌保乳治疗后高级别血管肉瘤的组织学特征

A. 肉瘤在真皮内形成肿块；B. 上皮样细胞和梭形细胞构成肿瘤的表浅部分；C. 肉瘤的这一部分由梭形细胞和扩张的血管组成，血管腔内衬肥大的恶性内皮细胞；D. 细胞核染色质空泡状，有一个或多个明显的核仁

　　几项研究的结果表明，*MYC* 过表达与放疗后血管肉瘤的发生有关。Manner 等 [576] 发现放疗后血管肉瘤经常出现 *MYC* 扩增，但散发性血管肉瘤中没有。Italiano 等 [577] 在放疗后血管肉瘤中检测到 *MYC* 扩增，但也在 3 例散发性乳腺血管肉瘤中的 2 例检测到 *MYC* 扩增。几项针对乳腺血管肉瘤的研究发现，大多数放疗后血管肉瘤有 *MYC* 扩增 [405, 461, 487, 573, 578-582]。9 项研究包括了 128 例散发性乳腺血管肉瘤和 181 例放疗后血管肉瘤的女性患者，结果仅 8 例（6.3%）散发性血管肉瘤有

MYC 扩增或 MYC 蛋白表达，而 159 例（87.8%）放疗后血管肉瘤有 *MYC* 扩增或 MYC 蛋白表达。6 项研究发现，大多数放疗后血管肉瘤有 MYC 蛋白表达 [405, 461, 573, 578-580]。4 项研究注意到 *MYC* 基因扩增和蛋白质表达之间完全一致 [405, 461, 579, 580]，2 项研究 [573, 578] 报道称 *MYC* 基因扩增和蛋白质表达之间几乎完全一致。一项研究中检测到 MYC-Ⅱ 是主要变异型 [580]。文献报道称免疫组织化学染色检测到 MYC 蛋白过表达 [511, 514, 544]，采用比较基因组杂交阵列 [583] 或 FISH 检测出 *MYC* 高水平扩增 [544]。两

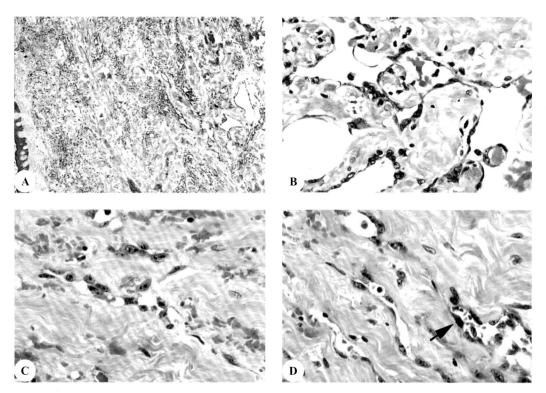

▲ 图 39-52 乳腺癌保乳治疗后低级别血管肉瘤的组织学特征

A. 这种低级别血管肉瘤由毛细血管样血管结构组成，它们累及真皮全层，并延伸入乳腺实质；B 和 C. 细胞核呈空泡状，含有点状核仁；D. 内皮细胞有核分裂（箭）

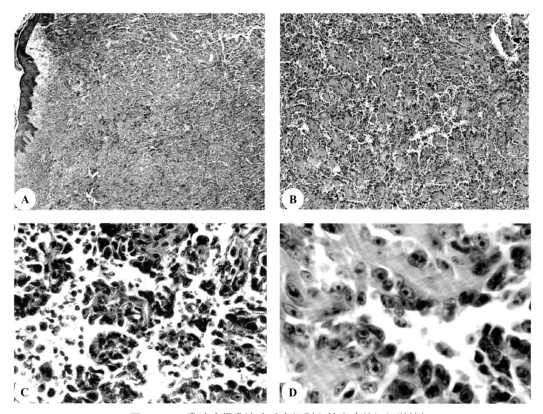

▲ 图 39-53 乳腺癌保乳治疗后中级别血管肉瘤的组织学特征

A. 血管肉瘤具有广泛的吻合性血管腔，在局部形成乳头状结构；B 和 C. 恶性内皮细胞由纤细的纤维血管间质轴心支撑，形成"乳头状"结构；D. 细胞核有明显的核仁

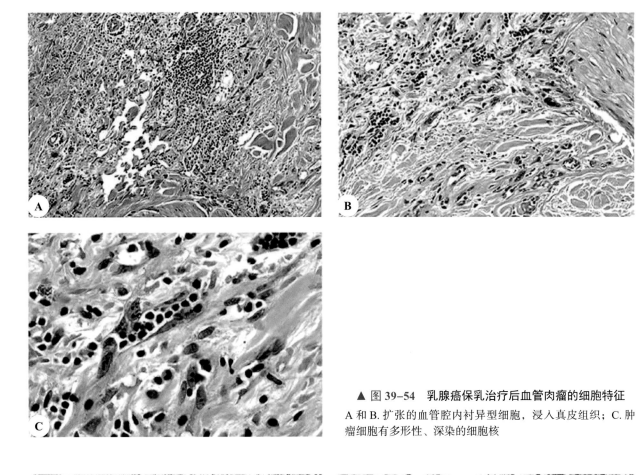

▲ 图 39-54　乳腺癌保乳治疗后血管肉瘤的细胞特征

A 和 B. 扩张的血管腔内衬异型细胞，浸入真皮组织；C. 肿瘤细胞有多形性、深染的细胞核

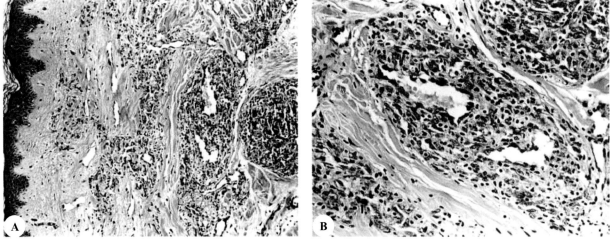

▲ 图 39-55　乳腺癌保乳治疗后血管肉瘤的结节状周皮样排列

这例肉瘤有不常见的结节状周皮样结构

项研究显示 25%[580] 和 13%[487] 的放疗后血管肉瘤有 MYC 扩增，伴编码 VEGFR3 的 FLT4 扩增[580]。MYC 扩增的肿瘤也可能存在 KDR 突变，但在一项研究中，显示 FLT4 扩增的肿瘤无 KDR 突变[487]。

Styring 等研发了一种 103 个基因的标记，用来区分放疗后乳腺血管肉瘤与发生在不明部位的散发

性血管肉瘤[584]。放疗后血管肉瘤的遗传学改变特征包括 MYC、KIT 和 RET 的上调及 CDKN2C 的下调。Hadj-Hamou 等发现了一个转录组特征，涉及编码 podoplanin、Prox-1、VEGFR3 和内皮素受体 A 的基因，可以区分少数放疗后血管肉瘤与散发性血管肉瘤[581]。

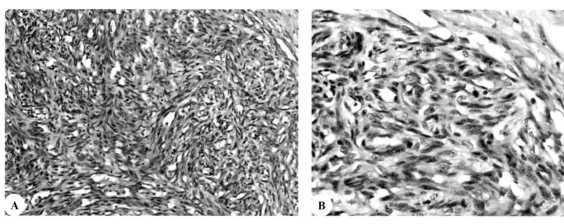

▲ 图 39-56　乳腺癌保乳治疗后血管肉瘤的梭形细胞呈席纹状生长

A. 肿瘤由梭形细胞组成，呈旋涡状、席纹状结构；B. 恶性细胞有大的空泡状细胞核

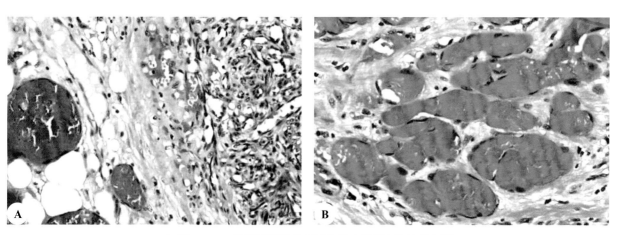

▲ 图 39-57　乳腺癌保乳治疗后血管肉瘤伴有海绵状血管

A. 在肿瘤中的毛细血管结构附近，有扩张的海绵状血管生长；B. 海绵状血管内衬的内皮细胞有明显的细胞核

【治疗】

与散发性血管肉瘤一样，手术是放疗后血管肉瘤的主要治疗手段。在 Abbott 和 Palmieri[501] 的报道中，85% 的病例采用是乳房切除术，12% 的病例采用广泛切除术，3% 的病例采用扩大切除手术，如上肢截肢或胸壁切除术。

血管肉瘤不完全切除导致了复发和死亡的高风险[585]。此外，标本切缘没有肉瘤并不意味着患者体内没有肉瘤残留。在一项研究中[585]，7 例患者中有 6 例在切除了 1cm 或更大范围的阴性切缘之后出现复发，中位时间为 12 个月。Seinen 等[549] 观察了23 例切缘阴性的患者，其中有 14 例在中位时间间隔仅 6 个月后出现局部复发。

即使在表面上看起来完全切除的情况下，局部复发率也很高，提示许多放疗后血管肉瘤以不连续、多灶的形式累及受照射区域组织。Torres 等[528] 写道，血管肉瘤是一种以微卫星病变为特征的多灶性肿瘤，可能包括扩散到明显（阴性）边缘以外的隐匿性肉瘤。基于这一理念，有些肿瘤学家主张切除所有放疗野的皮肤。Seinen 等[549] 报道，2 例患者接受了乳房切除术和所有受照射区域组织切除术；Morgan 等[543] 研究的 33 例患者中的 12 例接受了类似的治疗。后一项研究的作者报道称，"虽然这并不能全面防止复发，但我们发现，对于没有切除所有受照射乳腺皮肤的患者，其中位无局部复发生存期（10.0 个月 vs. 80.8 个月）和总生存期（20 个月vs. 未结束），比切除全部受照射皮肤的患者更差"。Li 等[545] 比较了 38 例切除了"基本上所有受照射的乳房皮肤"的女性患者与 38 例接受不够广泛的手术治疗的女性患者的结局。根治组和保守组的 5 年局部复发的粗略累积发生率分别为 23% 和 76%，远处转移的粗略累积发生率分别为 18% 和 47%，两组的 5 年疾病特异性生存率分别为 86% 和 46%。Styring 等[586] 采用切除所有受照射皮肤和软组织方案治疗的 6 例女性的良好结局也支持这种方案。需要进一步的研究来确定这种治疗方式的价值。

由于血管肉瘤不常转移到淋巴结，通常不切除淋巴结。有报道在肿瘤初发[393, 564, 587] 和复发[393, 521, 549, 555, 587-589] 时均检查到淋巴结转移。Fraga-Guedes 等[393] 描述了一例患者，其主诉为腋窝淋巴结肿大。Cunha 和 Amendoira[564] 报道了一例患者，在发现肿瘤时出现对侧腋窝淋巴结中的转移性血管肉瘤。Styring 等[586] 报道了在肿瘤复发时发现对侧腋窝淋巴结转移。

放疗在放疗后血管肉瘤的初始治疗中通常不起作用，它作为辅助治疗手段的价值是有争议的。一项研究表明，术后 2 年内行放疗可降低复发的可能性[590]。在已发表病例的综述中发现，术后放疗可改善局部控制，但不影响总体生存率[503]。但相反的是，SEER 18 数据库的多变量分析似乎表明，术后放疗会导致死亡率增加[413]。放疗有时与热疗联合使用[516, 588, 591]，既可作为初始手术的辅助手段[504, 521, 571, 592, 593]，也可作为复发的治疗手段[571, 588, 591]。少数患者接受了超分割放疗[506, 539, 587, 594, 595]。Palta 等[587] 报道，14 例接受这种形式放疗和手术治疗的患者中有 9 例在中位 61 个月内无病生存。2 年和 5 年的无进展生存率分别为 71% 和 64%，2 年和 5 年的总体和疾病特异性生存率均为 86%。Smith 等[595] 研究了 14 例患者，5 年和 10 年总生存率分别为 79% 和 63%，5 年和 10 年无进展生存率为 64%，5 年和 10 年疾病特异性生存率分别为 79% 和 71%。

包括吉西他滨、多西他赛、紫杉醇、阿霉素、异环磷酰胺、达卡巴嗪和干扰素在内的抗肿瘤药物已在辅助治疗和新辅助治疗中单独或联合使用，但成功率有限。少数患者对紫杉醇[540, 596-598] 和多西他赛[599] 治疗有反应，这些药物在治疗头皮和面部血管肉瘤方面已显示出有前景的结果。一例患者使用紫杉醇，使疾病控制了 4 年[597]；另一例患者使用紫杉醇，放疗后血管肉瘤的牙龈转移灶完全消失[596]。口服沙利度胺使一例患者病情稳定[571]，使另外两例患者呈暂时的完全临床反应[592, 600]。静脉注射博

来霉素，然后通过方波电穿孔仪发送电脉冲，完全消除了一例 76 岁女性患者胸部和腹部皮肤中的 51 个转移灶[572]，以及 77 岁女性患者胸壁和腹部皮肤的转移灶[601]。D' Angelo 等[602] 列出了 21 例无法切除肿瘤的患者或转移性肿瘤患者使用的药物及其中位治疗时间。

靶向治疗可能有希望，但文献中包含这方面的信息极少。血管肉瘤中存在 VEGF 受体[422, 481, 578, 580]，表明 VEGF 抗体贝伐单抗或 VEGF 受体酪氨酸激酶抑制药，如舒尼替尼、索拉非尼和帕唑帕尼，可能有助于控制疾病[603]。两项研究[593, 604] 报道称，在 5 例放疗后血管肉瘤中有 4 例检测到 c-kit 蛋白，但 Wang 等[388] 报道的血管肉瘤不表达 c-kit 蛋白。少数病例中存在 c-kit，伊马替尼治疗可能对这些患者有益。采用新辅助化疗似乎可以缩小无法切除的肿瘤，从而使外科医生可以尝试完全切除肿瘤[519]。

【预后】

在 SEER 18 数据库中，放疗后血管肉瘤患者的中位总生存期为 32 个月，5 年生存率为 22.5%[413]。一篇文献综述的作者[501] 报道称，中位总生存期为 18 个月。另一项研究显示，平均总生存期为 17.4 个月[502]，第 3 项研究显示，5 年总生存率为 43%[503]。Torres 等[528] 进行了单中心研究，分析了在 MDAnderson 癌症中心治疗的 97 例女性患者的结局。患者 1 年、2 年和 5 年总生存率分别为 91%、78% 和 54%，1 年、2 年和 5 年疾病特异性生存率分别为 94%、84% 和 63%，1 年、2 年和 5 年无局部复发生存率分别为 71%、60% 和 51%。局部病变的女性患者中位生存期为 7.3 年，局部进展的女性患者中位生存期为 4.7 年。对在纪念斯隆 – 凯瑟琳癌症中心接受治疗的女性患者的一项研究显示，患者 1 年、2 年和 5 年生存率略低，在中位 4.5 年随访期时，43% 的女性死于肉瘤[602]。在较小宗的研究中，Morgan 等[353] 报道的中位无局部复发生存期和 5 年无局部复发生存率分别为 18.2 个月和 46.8%，中位无局部和远处转移生存期和 5 年无局部和远处转移生存率分别为 13.0 个月和 39.2%，中位生存期和总生存率分别为 48.5 个月和 13.2%。在 Seinen 等[549] 的研究中，中位无病生存期和疾病特异性生存期分别为 16 个月和 37 个月。Strobbe 等[505] 报

道，2 年和 5 年总生存率分别 72% 和 55%，2 年和 5 年的无病生存率均为 35%。在 Cohen-Hallaleh 的研究队列中[519]，2 年总生存率为 71.1%。在 Billings 等[521] 的研究中，从诊断到死亡的中位时间为 33.5 个月。

对放疗后血管肉瘤患者预后预测因素的调查结果并不一致。3 项调查发现肿瘤大小对患者生存有不利影响[503, 519, 528]，其他 4 项调查发现年龄大有不利影响[413, 503, 543, 602]。Fraga-Guedes 等[461] 报道，有 *MYC* 扩增的放疗后血管肉瘤的女性患者与无此改变的血管肉瘤女性相比，无病生存率降低。D'Angelo 等[602] 发现，患有深部肿瘤的女性患者比患有表浅部位肿瘤的女性预后更差。Billings 等[521] 研究了几种组织学特征的预测能力，即孤立性与多灶性病变、核级 1~2 级与核级 3 级、核级 1 级与核级 2~3 级、核分裂数 > 10/10 HPF，以及上皮样形态，但这些特征与不良结局无关。

在常规手术后，放疗后血管肉瘤局部复发的可能性很高。研究分别报道有 45%[602]、48%[528] 和 5%[393] 的女性患者出现局部复发。在文献收集的 75 例患者中，73% 出现复发[594]，84% 的患者复发是在手术后 1 年内，只有 2 例患者在初次切除术后 2 年以上复发。大多数复发发生在瘤床或乳房切除术后瘢痕处，在 82% 的病例中，局部复发是唯一的复发部位。

SEER 18 的数据库似乎表明，放疗后乳腺血管肉瘤患者的预后比散发性乳腺血管肉瘤患者差[413]。两组患者的总生存期分别为 32 个月和 93 个月，风险比为 1.98。这项研究的作者将这种差异归因于放疗后血管肉瘤患者中经常出现的不利因素。如果对年龄、种族、肿瘤分级、肿瘤分期、原发肿瘤数量、手术和放疗史进行调整后，继发性乳腺血管肉瘤患者的总生存率似乎与原发性乳腺血管肉瘤患者相似[413]。几项小宗研究发现，两种血管肉瘤患者的生存率相似[458, 491, 529]。临床和病理所见似乎未能解释有些研究中报道的这两组人群无病生存率的差异[393]。

（四）皮肤非典型血管病变

1968 年，Kurwa 和 Waddington[605] 将乳房切除术后放疗引起的病变称为 "乳房切除术后淋巴管血管瘤病"，随后 Prioleau 和 Santa Cruz 及 Leshin 等[606, 607] 其称为 "局限性淋巴管瘤"，也有 "良性淋巴管血管瘤性丘疹"[608] 和 "皮肤淋巴管扩张"[609] 等名称。目前倾向于使用 "非典型血管病变"（atypical vascular lesion，AVL）。Fineberg 和 Rosen[561] 提出了这个术语，因为人们可能会将病变误认为是血管肉瘤，并且其与血管肉瘤的关系尚未明确。类似的良性病变也可出现在其他部位的受照射皮肤。这里集中讨论涉及乳腺的病变。

【临床表现】

文献没有非典型血管病变发生率的数据。最大宗的两项研究包括 1982—2004 年[610] 法国肉瘤协作组收集的 36 例患者中发生的 54 个非典型血管病变，以及 1999—2010 年[421] 在欧洲肿瘤研究所接受治疗的 30 例女性患者。大多数其他病例来自小宗研究和病例报道。已发表的病例大约有 200 例。

所有病例均为女性。她们的年龄为 29—91 岁[573, 611]。平均年龄为 57.8 岁，比放疗后血管肉瘤患者年轻约 10 岁。放疗是保乳治疗和乳房切除术后辅助治疗的一部分，或作为乳腺癌的唯一治疗方法。在可决定的范围内，照射剂量已降至常规水平。非典型血管病变通常在放疗后 2~5 年发生，但有一例发生于 27 年后[612]。在一项研究的 30 例女性患者中[421]，从放疗结束到出现非典型血管病变的平均间隔为 48.5 个月，范围为 1~146 个月。一个例外是，一例未接受放疗的 52 岁女性患者的 "乳房切除术后淋巴水肿区域" 出现非典型血管病变[579]。

患者因乳房、腋窝或胸壁皮肤出现一个或多个粉红色或棕色丘疹而就诊。已观察到呈斑块、水泡和囊性的病例[608, 610, 613, 614]，但其发生率低于丘疹。一例患者在放疗 6 年后出现大约 30 个丘疹[615]。另一例患者因异时性乳腺癌接受双侧乳房切除术，在放疗后 12 个月和 78 个月出现双侧非典型血管病变[610]。患者未描述结节有疼痛或压痛，但有 2 例患者称有瘙痒[479, 614]，未提及乳头的改变。非典型血管病变很少发生在乳腺实质内（图 39-58）。一例 57 岁女性患者的放疗野中的非典型血管病变与朗格汉斯细胞组织细胞增生症病灶混杂[616]。

非典型血管病变的最大径为 0.1～6.0cm[611]。大多数 ≤ 1.0cm。罕见病例大至 2.0cm[479]，一例非典型血管病变的大小被描述为 6.0cm，尽管该文章的作者质疑该临床测量值的准确性[611]。已报道病例的平均大小为 0.70cm。临床诊断包括复发性癌、血管肉瘤、皮肤纤维瘤、血管瘤、乳头状瘤、表皮样囊肿、放射性皮炎和疱疹。

【镜下病理】

组织学检查显示扩张的、吻合的血管腔呈局灶性楔形增生，通常位于真皮乳头层和网状层，血管腔内衬单层内皮细胞。病灶表面被覆表皮正常或显示轻度棘层增厚，表浅部位的血管腔通常扩张，而深部的血管腔看起来较小且受压。Patton 等[611] 根据小血管的特征将非典型血管病变分为 2 种亚型，即淋巴管型和血管型，其中淋巴管型非典型血管病变占 32 例中的 70%。淋巴管型非典型血管病变通常位于真皮浅层内，边界较清楚，由扩张的、簇状分布的薄壁血管组成，管腔内衬扁平或稍隆起的内皮细胞（图 39-59）。在少数情况下，血管以蛇行状或

略呈浸润性的方式生长，并延伸至真皮深层或皮下（图 39-60）。肿瘤性血管可以包围原有的血管或皮肤附件，并浸入竖毛肌。血管腔通常是中空的，偶尔，在间质或血管腔内可见淋巴细胞（图 39-61）。常可见内皮覆盖的间质呈小簇状突入血管。Gengler 等[610] 将淋巴管型非典型血管病变细分为 3 种亚型：①局限性淋巴管瘤样模式，表现为真皮表面扩张的血管形成外生型膨胀性的丘疹；②淋巴管内皮瘤样模式，表现为真皮内形成狭窄的裂隙状血管；③类似于鞋钉样血管瘤的模式。有些非典型血管病变为这些模式的混合。

血管型非典型血管病变由不规则的圆形至线形毛细血管组成，这些毛细血管生长在真皮中，并被周皮细胞包围（图 39-62）。在某些方面，血管型非典型血管病变类似于毛细血管瘤，尽管前者缺乏分叶状结构特征。血管型非典型血管病变的血管通常不像血管肉瘤那样相互沟通。间质通常含有慢性炎症细胞，包括肥大细胞，偶尔也包括浆细胞。常有出血或间质含铁血黄素沉积。所有类型的非典型血

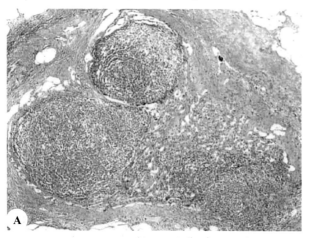

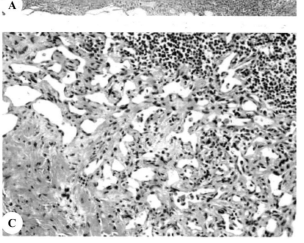

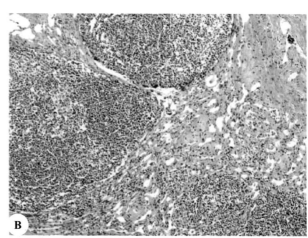

▲ 图 39-58 乳腺实质的非典型血管病变

A. 病变边界清楚，含有具生发中心的淋巴滤泡；B 和 C. 淋巴滤泡之间的组织被开放的血管腔隙占据

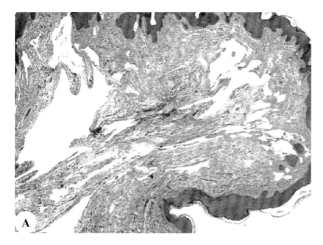

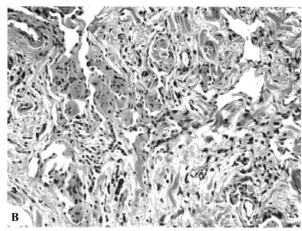

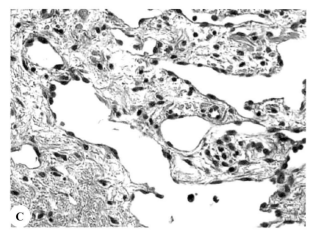

▲ 图 39-59　乳腺皮肤非典型血管病变的形态学特征
皮肤科医生认为该病变是皮肤乳头状瘤。A. 整张组织切片显示真皮内扩张的血管；B. 间质含有许多平滑肌束；C. 少量淋巴细胞位于蜿行的血管结构之间

管病变中背景的间质细胞，常表现为放射性损伤细胞的非典型性特征。

在这两种类型的非典型血管病变中，血管腔均内衬温和的内皮细胞。细胞核可能呈现轻微深染，但没有增大、不规则或突出的核仁。内皮细胞通常不成复层，但也有可能发生。有作者描述这些簇状形态的外观为乳头状（dabskoid）[610]。核分裂罕见，如果有核分裂，提示病变为低级别血管肉瘤的可能性。与血管相邻的间质可能含有黏蛋白或淋巴样成分，有些具有生发中心。也可能表现为脂肪化生[613]。

一项超微结构研究[608]显示血管腔内衬纤细的内皮细胞。内皮细胞之间的连接似乎不发达，在许多区域，细胞只是重叠，并不形成连接。内皮细胞周围是胶原而不是层粘连蛋白，罕见周皮细胞。

非典型血管病变的鉴别诊断包括鞋钉样血管瘤和毛细血管瘤。前者的特征是内皮细胞具有鞋钉样外观，可形成血管内簇状乳头和间质含铁血黄素沉积，而后者则趋向于小血管聚集形成分叶状结构。其他血管病变包括获得性进展性淋巴管瘤（良性淋巴管内皮瘤）[617]，很少发生在放疗后；反应性血管内皮瘤病[618]，通常发生在四肢，与全身疾病相关；以及卡波西肉瘤的斑块期，典型的表现为存在红细胞、含铁血黄素、浆细胞和表达 HHV-8。非典型血管病变的组织学特征可提示诊断，如局限性淋巴管瘤，一种通常见于婴儿的局限性畸形；乳头状淋巴管内血管内皮瘤，最常见于儿童；网状血管内皮瘤，通常见于儿童和年轻人的四肢。但这些临床特征可能与非典型血管病变的诊断相背离。

非典型血管病变必须与放疗后血管肉瘤区别开来。与血管肉瘤相比，非典型血管病变往往发生较早，形成较小的肿块，但这两点特征在两种疾病之间有相当程度的重叠，分化最终取决于组织学特征。细胞核大、核仁明显、复杂的血管结构和延伸到皮下组织通常不是非典型血管病变的特征。表 39-2 列出了有助于区分非典型血管病变和血管肉瘤的组织学特征。

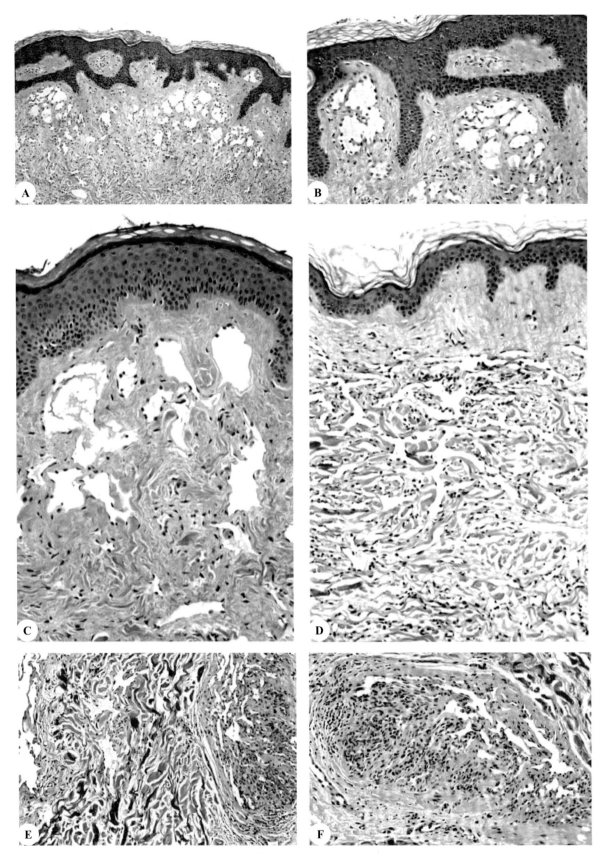

▲ 图 39-60　两例乳腺皮肤非典型血管病变的组织学特征

A 和 B. 一例 54 岁女性患者在浸润性导管癌保乳治疗 3 年后，真皮浅层出现了扩张的吻合状血管。C 至 F. 另一例患者在保乳手术和放疗 6 年后，在乳房皮肤上形成小丘疹。扩张性和匍行性血管占据真皮乳头层（C）和真皮网状层（D），并在真皮深层形成结节（E 和 F）

MYC 的遗传学或免疫组织化学分析结果可协助区分非典型血管病变和血管肉瘤。73 例非典型血管病变患者中没有 1 例显示 *MYC* 扩增，而许多放疗后血管肉瘤有 *MYC* 扩增[405, 461, 573, 578-580]，只有 1 例非典型血管病变表达 MYC 蛋白，也仅见于少数细

胞[573]。但应注意缺乏 *MYC* 扩增并不能排除放疗后血管肉瘤的诊断[461]。研究表明，H3K27me3[574] 或 Prox-1[573] 的染色结果可能有助于区分非典型血管病变与放疗后血管肉瘤，但在接受这种建议之前需要进一步了解信息。

【免疫组织化学】

淋巴管型非典型血管病变的内皮细胞 CD31 和 D2-40 染色阳性，但 CD34 染色结果不一；血管型非典型血管病变 CD31 和 CD34 染色呈阳性，但 D2-40 染色呈阴性[421, 479, 580, 608, 611, 613, 619]。文献中有对Ⅷ因子相关抗原的反应性的描述[479, 608]。非典型血管病变不表达 MYC 蛋白[405, 461, 573, 578-580]。有研究报道称[421]，30 例非典型血管病变中的 11 例内皮细胞 Ki67 染色呈阳性，而其他研究者没有检测到内皮细胞表达 Ki67[613, 619]。在少数病例中，平滑肌染色可显示少量不明显的纤维[608, 613]。一例 HHV-8 LNA-1 染色呈阴性[612]。Santi 等[614] 的研究显示，10 例非

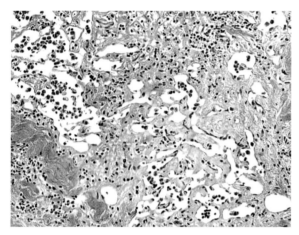

▲ 图 39-61　乳腺皮肤非典型血管病变中的淋巴细胞

淋巴细胞存在于间质和血管腔中

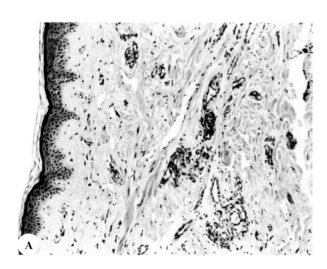

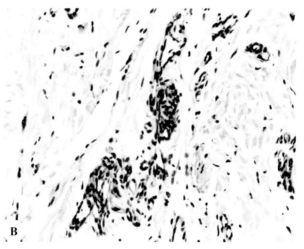

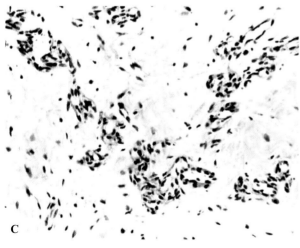

▲ 图 39-62　毛细血管型乳腺皮肤非典型血管病变的细胞特征

A 和 B. 这些松散连接的毛细血管浸润真皮；C. 内皮细胞胞核深染

表 39-2　非典型血管病变与皮肤血管肉瘤的组织学特征

组织学特征	非典型血管病变	皮肤血管肉瘤
浸润皮下组织	−	+++
"血湖"	−	+++
乳头状内皮细胞增生	−	+++
核仁明显	−	+++
核分裂象	−	+++
显著的细胞异型性	−	+++
血管吻合	++	+++
慢性炎症细胞	+++	+
内皮细胞核深染	+++	++
真皮胶原分离	±	+++
楔形，相对局限	+++	−
间质突向腔内	+++	−

典型血管病变中 9 例 p53 免疫组织化学染色呈阳性，12 例非典型血管病变中 10 例出现 *p53* 基因改变。在一项研究中 [574]，非典型血管病变的内皮细胞对 H3K27me3 表现出强或不均匀的染色。在另一项研究中 [573]，非典型血管病变对 Prox-1 几乎没有着色。

【治疗和预后】

手术切除是治疗非典型血管病变的适当方法。病变可复发 [479, 573]，但随后出现的结节通常为独立发生的非典型血管病变 [561, 610, 619, 620]。例如，一例 48 岁女性患者在乳房切除术和放疗后 35 个月，于患者乳腺切除瘢痕附近发现一个 1cm 的肿块，周围有小的卫星结节。病变切除后未复发。但 14 个月后，在同一区域的不同部位出现第 2 个丘疹 [619]。尽管所有结节都被诊断为获得性进展性淋巴管瘤，但它们很可能是非典型血管病变。第 2 例女性患者在乳房切除术和腋窝淋巴结清扫术后 10 年，胸骨旁区域和腋窝出现多处病变 [620]。4 年后，在同一区域和放疗野外的手臂上又出现其他病变。Gengler 等 [610] 报道了另外 31 例患者中的 4 例出现非典型血管病变。一例女性患者在放疗后 6 个月、12 个月和 24 个月的"3 个高发期"出现 40 多个丘疹。在似乎将 40 多个丘疹全部切除的 4 个月后，同一区域又出现另

一个结节。相反的，在罕见情况下，非典型血管病变似乎会自然消退 [573, 610]。

已发表的证据表明，非典型血管病变是良性病变。尽管有人认为非典型血管病变偶尔会发展为血管肉瘤 [421, 479, 611]，但尚未见令人信服的证据。

【非典型血管病变伴细胞学不典型性】

笔者遇到了一些非典型血管病变病例，有局部的细胞学不典型性区域，甚至罕见有核分裂，与形态温和的、典型的非典型血管病变并存。在一个病例中，患者有多处复发性非典型病变，在局部难以与低级别血管肉瘤相鉴别。当行乳房切除术时，血管增生仅局限发生于皮肤。Gengler 等 [610] 研究了 10 例具有不典型特征的非典型血管病变，病变的局部内皮细胞核深染、核仁明显，或呈浸润性生长模式。尽管有 2 例未完全切除，但无一例患者进展为血管肉瘤。Patton 等 [611] 报道，10 例血管型非典型血管病变中有 4 例存在"显著的细胞学不典型性"。一例进展为血管肉瘤，另一例又发生了伴有不典型特征的非典型血管病变。

（五）发生于慢性水肿区域的血管肉瘤（Stewart-Treves 综合征）

发生于淋巴水肿上肢的血管肉瘤不是原发性乳腺肿瘤，但大多数病例是乳腺癌治疗的并发症。由 Stewart 和 Treves 在 1948 年报道 [621]，乳房切除术后血管肉瘤和上肢淋巴水肿并存的现象被称为 Stewart-Treves 综合征（Stewart–Treves syndrome，STS）。构成水肿相关血管肉瘤的血管的性质有待讨论。肿瘤细胞可表达血管或淋巴管内皮细胞的分子特征，而超微结构研究显示细胞特征与血管内皮细胞更一致。作者们有时将病变归类为淋巴管肉瘤，有时又归类为血管肉瘤。鉴于在组织发生方面的不确定性，模糊的术语"血管肉瘤"似乎更可取。

除了发生于乳腺癌的治疗后外，水肿相关的血管肉瘤还可发生于其他情况引起水肿的四肢及受慢性水肿影响的其他部位。（有些作者将此类病例归类为 Stewart-Treves 综合征。）1906 年首次描述血管肉瘤与肢体水肿之间关系 [622]，报道了一例 58 岁的女性患者，在被一捆沉重的葡萄藤击打后上肢出现创伤后水肿。12 年后的一篇报道 [623] 详细描述了一例 44 岁女性患者自童年起有右下肢水肿，患肢发生血

管肉瘤的病例。其他发生病例涉及先天因素[624-627]，有区域淋巴结寄生虫感染[628]、区域手术[629-633]、血管手术[634]、区域照射[635-637]，以及制动[624]的报道。一例血管肉瘤发生在一名病态肥胖女性的水肿腹壁[638]。下面主要讨论治疗乳腺癌引起的上肢慢性水肿继发的血管肉瘤。

病理医生应明确区分发生于上肢水肿的血管肉瘤（Stewart-Treves 综合征）与放疗区域发生的血管肉瘤（放疗后血管肉瘤，见上文）。长期水肿似乎在前者的发生中起作用，而照射损伤则有助于后者的发展。

发生于慢性淋巴水肿区域的血管肉瘤的发病机制尚不清楚。在受淋巴阻塞影响的解剖区域，已证明免疫反应性受损[628, 639]，这种现象可能导致出现肿瘤性血管增生。

【临床表现】

文献中没有关于 Stewart-Treves 综合征发生率的可靠数据。经常被引用的发生率为 0.07%～0.45%，是基于在 20 世纪中叶接受治疗的女性患者的少量数据，随访时间短，且该临床实践方案已不再使用。在过去几十年中，乳腺癌治疗后上肢慢性水肿的发生率显著下降，Stewart-Treves 综合征的发生率也随之下降。例如，Styring 等收集了 1949—2005 年乳腺癌治疗后发生血管肉瘤的 31 例女性病例，该组包括 14 例上肢 Stewart-Treves 综合征。所有 14 例均发生于 1988 年之前接受乳房切除术和腋窝淋巴结清扫术的患者，大多数也接受了术后放疗。其余 17 例女性患者分别在保乳治疗或乳房切除术加放疗后发生乳腺（16 例患者）或胸壁血管肉瘤（1 例女性患者）。

除了少数例外[631, 640-642]，乳腺癌治疗后的 Stewart-Treves 综合征几乎均发生于女性。Woodward 等[639] 作者从梅奥医学中心的档案中收集了 21 例病例，并从 1972 年之前发表的文献中挑选了另外 141 例病例。患者年龄为 44—84 岁，平均年龄为 68.8 岁。纪念斯隆－凯瑟琳癌症中心对 34 例患者进行的研究得出了类似的年龄分布，年龄范围为 46—80 岁，中位年龄为 60 岁[631]。Grobmyer 等[643] 从 1966—1998 年发表的文献报道收集了 92 例患者，平均年龄为 65.5 岁。据报道 Stewart-Treves 综合征的女性患者最

大年龄达 93 岁[644]。乳腺癌治疗与 Stewart-Treves 综合征临床表现之间的平均间隔为 10～11 年[631, 639, 645]，尽管有短至 1 年[646]、长达 49 年[647] 的报道。

患者通常因皮肤变紫而就诊，类似于瘀伤。肿瘤最常首先出现在手臂上，发生于前臂或肘部区域者不常见[639]。出现症状通常只有几周或几个月。病变区域扩大，形成斑块或蓝色或红蓝色结节（图 39-63）。病变周围可能有红晕，可形成含有出血性液体的表面小疱或大疱。可能有血性液体或血液渗出，甚至形成溃疡。大多数病例在最初的病灶出现后进展迅速，继而出现其他病灶，扩大、融合，使肢体布满出血性肿瘤，也可延伸至胸壁。随着结节的生长和增多，常出现疼痛。罕见的肉瘤表现为生长缓慢。

【影像学检查】

进行 MRI 检查时[636, 648-650]，水肿在 T_2 加权图像上表现为弥漫性信号增加，肿瘤在 T_2 加权图像中表现为不均匀的低信号，在 T_1 加权图像中表现为中间信号，增强后肿瘤信号强化。动态检查显示早期增强，延迟期持续增强。计算机断层扫描显示皮下组织密度增加，并可能显示肿块[626, 636, 650]。增强后可明确显示肿块，并可能显示纤维间隔增厚、皮肤结节状增厚或软组织中包裹的液体形成的蜂窝状模式。正电子发射断层扫描在确定病变范围和发现其他部位的病变方面可能特别有用[624, 635, 651]。

【大体病理】

在形成结节和斑块前切除的标本显示点状出血灶，真皮和皮下组织中硬结很少或没有。后期，肿瘤形成出血性结节，累及皮肤、皮下脂肪和肌肉（图 39-64）。卫星病灶的分布表明，它们是由扩散转移发展而来，或者是在许多部位独立发生。Stewart 和 Treves[621] 指出，深部结节与血管有关，在某些情况下，肿瘤存在于大静脉中。

【镜下病理】

这种血管肉瘤表现为异质性的组织学表现。平坦的、脱色的区域或隐约有浸润的皮肤病变可能不能明确提示诊断。慢性淋巴水肿引起的改变包括淋巴管扩张、真皮水肿和胶原化、真皮毛细血管增生和局部真皮浅层淋巴细胞浸润，这些浸润倾向于包

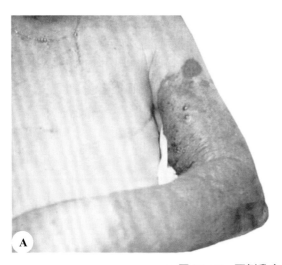

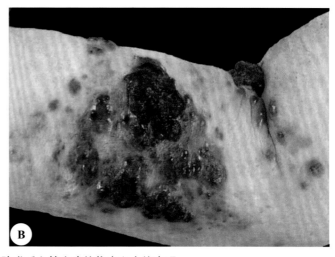

▲ 图 39-63　两例乳房切除术后血管肉瘤的临床和大体表现

A. 上肢水肿处有边界清楚的融合性红色病变；B. 另一例女性的截肢标本有出血性肿块，累及手臂远端和前臂近端

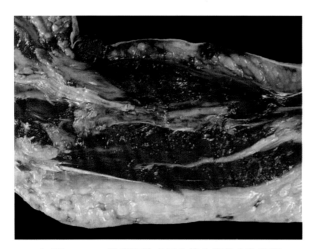

▲ 图 39-64　乳房切除术后血管肉瘤的大体表现

在这个截肢标本的切面中，血管肉瘤累及皮下组织和下方的骨骼肌

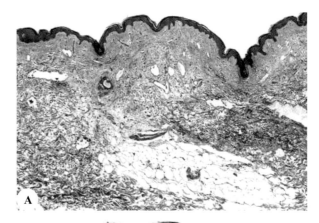

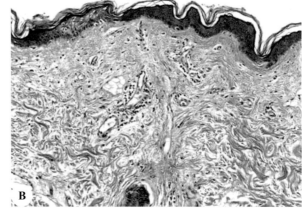

▲ 图 39-65　慢性淋巴水肿的组织学特征

A. 组织切片显示淋巴管扩张、血管增生和真皮浅层胶原化；B. 真皮浅层小血管数量增加，血管周围有少量淋巴细胞浸润

围血管（图 39-65）。真皮浅层轻度的增生小血管是慢性淋巴水肿的常见组成部分（图 39-66）。血管肉瘤的最早证据通常包括局灶性增生的不规则血管腔，血管腔内衬突出的内皮细胞，细胞核深染，有核分裂。血管腔和真皮间质内可见红细胞，淋巴细胞可能在邻近组织中聚集（图 39-67）。早期病变可能与卡波西肉瘤难以区分，这是 Stewart 和 Treves 强调的诊断问题[621]。

形成相互连接的血管腔、乳头状内皮细胞增生和出血是较大结节的典型特征（图 39-68 和图 39-69）。在晚期病例中，内皮细胞生长旺盛，肿瘤细胞形成结节（图 39-70）。当细胞呈现上皮样外观时，病理医生很难区分聚集的血管肉瘤细胞与癌细胞巢（图 39-71），这些有问题的病灶通常与有血管的区域共存，常具有明显的乳头状结构。也可以观察到与上皮样细胞相移行或位于独立的结节中的梭形肿瘤细胞。根据这些特点有助于做出血管肉瘤的诊断。肿瘤细胞倾向于在静脉内生长。血管肉瘤的栓子可扩散至远隔部位，如肺和肾。

超微结构研究[634, 638, 652-659] 显示了血管肿瘤的典型表现。血管瘤样区域显示内皮细胞位于基底膜上，含有胞饮小泡、成簇的中间丝和 Weibel-Palade 小体。实性部分见圆形和梭形细胞松散排列，由桥

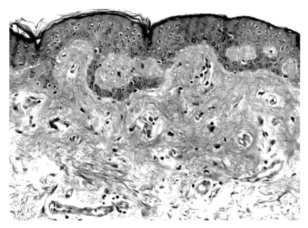

▲ 图 39-66　慢性皮肤淋巴水肿

真皮乳头显示小血管和胶原束数量增加

粒连接。在肿瘤性血管腔和低分化区域的肿瘤细胞之间可以看到红细胞。周皮细胞存在于肿瘤的高分化区域[655, 656, 660]。

鉴别诊断包括乳腺癌和那些发生于慢性淋巴水肿的罕见恶性或良性肿瘤。临床上，Stewart–Treves 综合征和复发性乳腺癌之间的区分通常并不困难，但未分化肿瘤结节的诊断可能给病理医生带来问题。免疫组织化学检测上皮细胞蛋白（如角蛋白）和血管内皮细胞的免疫标志（如 CD31、CD34 和 FLI-1），能解决大多数情况下的诊断问题。免疫组织化学检测也有助于排除淋巴水肿的肢体可能发生的其他恶性肿瘤。有两例恶性淋巴瘤表达 L26 的报道[661, 662]。早在应用免疫组织化学之前，就有乳房切除术后淋巴水肿患者手臂皮肤中出现的恶性黑色素瘤的报道，但恶性黑色素瘤表达 S-100 和 HMB45，并可能表达 vimentin[663]。有几例乳腺癌治疗后上肢淋巴水肿的女性患者发生卡波西肉瘤的报道[664-667]。检测显示存在 HHV-8 病毒蛋白或 DNA，有助于这类病例的正确诊断。

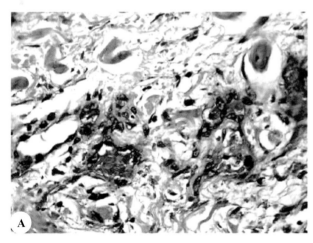

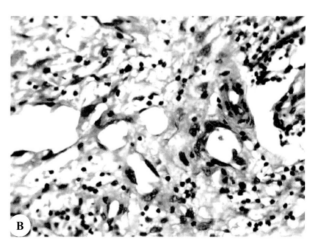

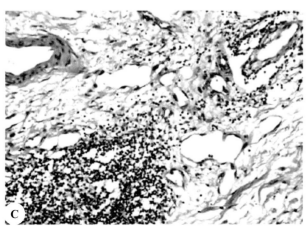

▲ 图 39-67　乳房切除术后血管肉瘤的早期病变

A 和 B. 充血的毛细血管有非典型的内皮细胞；B 和 C. 淋巴细胞在周围组织中聚集

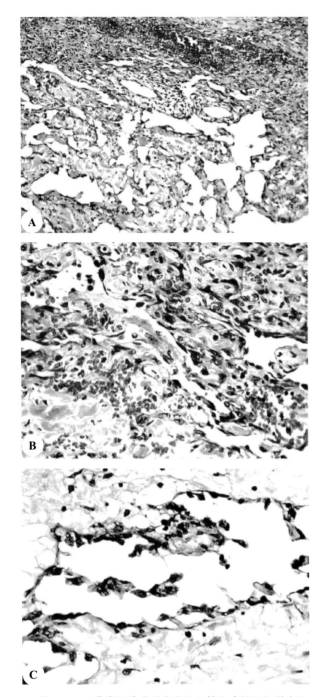

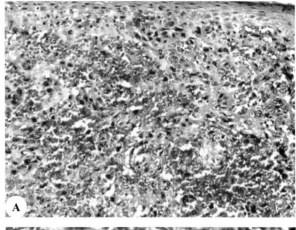

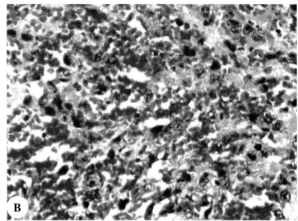

▲ 图 39-69　乳房切除术后高分化血管肉瘤的组织学表现

这个出血性结节发生在手臂的软组织中。肿瘤细胞有低分化的细胞核、空泡状染色质和明显的核仁

▲ 图 39-68　乳房切除术后高分化血管肉瘤的组织学表现

A 和 B. 血管结构相互连接，红细胞占据周围间质；C. 小血管的内皮细胞聚集形成乳头状结构

　　Yamada 等描述了一例 54 岁女性患者，行乳腺癌切除术和放疗 4 年后，在她水肿的左臂出现了几个小的"黄色至红色软结节"[668]。在慢性水肿（Stewart-Treves 综合征）的背景下，病变被归类为低级别血管肉瘤。在随后的 7 年中，患者接受了免疫治疗、化疗和放疗，并观察到部分结节反复缓解和"新生"。没有发生转移，也没有出现新的结节，

因此停止了治疗。在随后的 5 年中，患者情况良好，没有出现新的结节。根据这一临床过程，血管肉瘤的诊断似乎是可疑的。

【细胞学】

　　细胞学标本显示，在干净的背景下有失黏附的细胞。肿瘤细胞呈长梭形、半月形，含有卵圆形核和显著的核仁[669]。

【免疫组织化学】

　　在分化良好的肿瘤性血管腔内衬的内皮细胞中，检测到Ⅷ因子相关抗原[632, 634, 638, 649, 652-654, 657, 658, 670, 671]，但在低分化病灶中缺失[652, 654] 或极少表达[672]。通常很难区分分化良好的肿瘤性血管腔与慢性淋巴水肿相关的反应性血管，两者都表达Ⅷ因子。大多数血管肉瘤表达 CD34 和 CD31（图 39-72），但其他类型的肉瘤也可能对这些抗体染色阳性。内皮

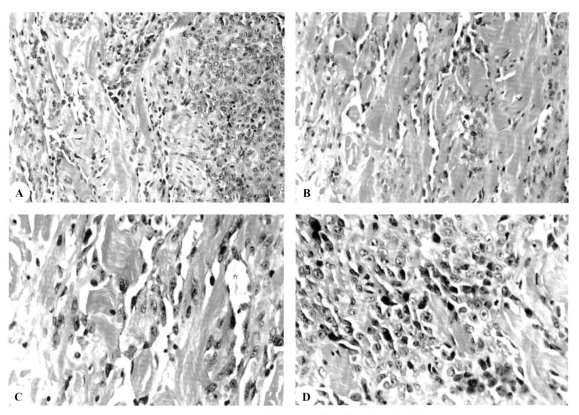

▲ 图 39-70　乳房切除术后进展期血管肉瘤中的结节

A. 这个结节有裂隙状的血管腔和实性的上皮样成分；B 和 C. 这些区域呈发育良好的血管结构；D. 这个区域的细胞为上皮样细胞，核仁明显

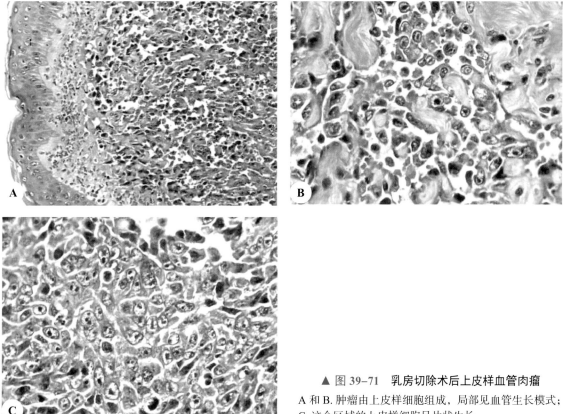

▲ 图 39-71　乳房切除术后上皮样血管肉瘤

A 和 B. 肿瘤由上皮样细胞组成，局部见血管生长模式；
C. 这个区域的上皮样细胞呈片状生长

细胞还可能表达淋巴管内皮细胞相关蛋白，如淋巴管内皮透明质酸受体 1（lymphatic vessel endothelial hyaluronan receptor 1，LYVE-1）和血管内皮生长因子 C [673]。在检测的 6 个病例中，肉瘤细胞显示 *MYC* 扩增，4 例 MYC 蛋白染色呈阳性 [405, 487, 579, 580]。3 例血管肉瘤层粘连蛋白染色呈阳性 [634, 658]。第 1 例 HLA-DR 染色呈阳性 [657]，第 2 例 FLI-1 染色呈阳性 [635]，第 3 例Ⅳ型胶原染色呈阳性 [658]。文献报道发生于慢性水肿的血管肉瘤的 CAM5.2、角蛋白 AE1/3、其他角蛋白、EMA、melanin、HMB45、S-100 或 HHV-8 染色呈阴性 [632, 635, 657, 658, 671]。

【遗传学检查】

对一例 Stewart-Treves 综合征进行染色体分析显示 [658]，32 个细胞有许多染色体改变，13 个细胞核型正常，6 个细胞随机丢失 1 条染色体，13 个细胞出现许多非克隆性改变，其中包括因不同易位和缺失而产生的 17 种独特标志。

【治疗和预后】

肿瘤学家通常建议将截肢作为 Stewart-Treves 综合征患者的初始外科治疗方案 [631, 637, 639, 654, 674]。Roy 等 [637] 的报道显示，接受包括截肢在内的"早期根治性手术"的 3 例女性患者的无病生存期为 3～135 个月。一例女性患者截肢 6 个月后出现

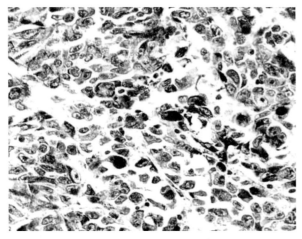

▲ 图 39-72　乳房切除术后血管肉瘤的 CD31 染色呈强阳性

胸壁复发，在切除复发病灶后无病生存 23 个月。Grobmyer 等 [643] 分析了自 1966 年以来发表的 92 例患者的初始治疗与生存率之间的关系，未发现接受广泛切除手术的患者与截肢患者之间的生存率有显著差异，但这两种手术方式都比将放疗或化疗作为初始治疗方案者的生存率更高。

放疗和化疗已成为不可手术患者的初始治疗方法，并作为复发患者解救治疗的组成部分。使用的化疗药物包括氟尿嘧啶、甲氨蝶呤、长春新碱、放线菌素 D、环磷酰胺、阿霉素、达卡巴嗪、博来霉素、紫杉醇、索拉非尼、异环磷酰胺和依托泊苷。偶尔患者对某些药物有反应 [675]。Kaufmann 等 [676] 报道了 2 例接受联合放疗和放线菌素 D 治疗的女性患者的长期生存率。尽管，治疗偶尔取得了成功，但放疗和常规细胞毒性化疗的作用仍不明确。

一组 8 例 Stewart-Treves 综合征女性患者，使用肿瘤坏死因子和美法仑进行肢体热灌注治疗替代手术治疗，其中 5 例在灌注后 6～115 个月无病生存，2 例死于转移性血管肉瘤，1 例死于其他原因 [677]。使用相同的技术联合手术治疗，可使 2 例女性患者中的 1 例获益 [678]。动脉内输注米托蒽醌和紫杉醇，使一例 72 岁女性患者的原发病灶完全缓解。6 个月后肿瘤复发，又接受了类似的治疗，随后患者无病生存 [679]。一例患者的治疗主要使用聚乙二醇化脂质体阿霉素，获得了"几乎完全"的临床和影像学反应，但在 7 个月后疾病发生进展，随后很快死亡 [680]。另一例患者接受聚乙二醇化脂质体阿霉素联合紫杉醇治疗后，出现了"极好的临床和主观反应" [651]。一例 56 岁女性患者肺转移引起胸腔积液，接受免疫治疗，症状得到了短暂的改善 [670]。

Stewart-Treves 综合征患者预后不良。大多数患者在确诊后 2 年内死于转移。Woodward 等 [639] 收集了 1972 年之前在梅奥医学中心接受治疗的 129 例女性患者的生存数据，中位生存期为 19 个月，只有 11 例（9%）患者存活 5 年或以上。全身转移通常累及肺、骨和肝。Stewart-Treves 综合征患者可能发生其他恶性肿瘤，尤其是对侧乳腺癌 [631, 676]。

第 40 章　乳腺淋巴造血系统肿瘤
Lymphoid and Hematopoietic Neoplasms of the Breast

Judith A. Ferry　著

郭双平　译校

一、乳腺淋巴瘤

乳腺原发性淋巴瘤（primary lymphoma of the breast）一般是指发生于一侧或双侧乳腺的淋巴瘤，可伴或不伴同侧腋窝淋巴结受累，初诊时未累及身体其他部位，且无淋巴瘤病史。应仔细进行病理学检查，确认肿瘤位于乳腺组织内[1]；尽管一些专家认为在穿刺标本中诊断乳腺淋巴瘤不要求这一点[2]。也有人认为只要临床上形成乳腺肿块，即使活检组织中仅包含脂肪组织而无上皮成分也是乳腺原发性淋巴瘤[3]。此外，只要淋巴瘤最初发生于或主要位于乳腺，进行临床分期时，即使有远处淋巴结或骨髓受累，一些学者也接受其为乳腺原发性淋巴瘤[4]。

乳腺原发性淋巴瘤罕见，可能与乳腺本身固有淋巴组织稀少有关。乳腺原发性淋巴瘤占乳腺恶性肿瘤的 0.1%～0.15%[4-7]，占非霍奇金淋巴瘤的 0.34%～0.85%[4, 6, 8-10]，不到淋巴结外非霍奇金淋巴瘤的 2%[4]。对于某些类型的淋巴瘤，常以乳腺原发性淋巴瘤的形式发生，而另一些类型的淋巴瘤更可能是乳腺继发性淋巴瘤，可能是腋窝淋巴结淋巴瘤播散或复发累及乳腺。本章分别讨论不同类型的淋巴瘤。

（一）乳腺原发性淋巴瘤
【临床表现】

监测、流行病学和最终结果（SEER）数据库显示，过去几十年中乳腺淋巴瘤发病率增高。这可能与乳腺 X 线筛查技术的广泛开展和病理医生对于乳腺淋巴瘤的认识提高有关[11]。乳腺原发性淋巴瘤患者多为中老年女性，偶尔发生于年轻女性和青少年[1, 5, 12-15]，中位年龄为 60—70 岁[2, 3, 6-11, 16-25]。约 2% 的乳腺原发性淋巴瘤患者为男性[6-10, 18-25]，偶尔发生于妊娠期和哺乳期女性（见妊娠期和哺乳期淋巴瘤）。罕见情况下，患者有乳腺癌病史[1]。

大多数患者有可触及的乳腺肿块，伴或不伴同侧腋窝淋巴结肿大[2, 3, 6, 8, 19, 21, 24, 26]。通常为无痛性病变，偶尔也可有疼痛[24, 27]。一些无症状的患者是通过乳腺 X 线检测到肿瘤，由常规乳腺 X 线检查发现的淋巴瘤通常为低级别[6, 13, 14, 17]。患者全身症状不常见，在不同的病例报道中为 0%～4%[8, 17, 19, 21, 23, 28]。在一些报道中，淋巴瘤更常发生于右侧乳腺[3, 26, 29]，也有左、右侧乳腺淋巴瘤发生率相似的报道[11]。双侧乳腺同时发生淋巴瘤的比例为 0%～25%，总体而言，双侧乳腺原发性淋巴瘤的发病率低于 10%[1, 3, 5, 7, 9-11, 16, 20, 21, 23, 25, 28, 30]。有时，影像学检查可显示乳腺内多灶性病变[16]。少数患者有自身免疫病、糖尿病或乳腺炎病史[4, 6, 7, 19]。有几例 HIV 阳性患者发生淋巴瘤，并累及乳腺的报道[31]。但是，大多数患者无前期疾病和特定因素，尚未发现乳腺淋巴瘤特异性的易感因素[2, 10, 30]。

患者体检时可能发现活动性乳腺肿块，表面皮肤很少受累，偶尔皮肤变厚[24]，出现红斑或发炎[5, 32]，类似炎性乳腺癌。几乎没有皮肤收缩和乳头溢液。同侧腋窝淋巴结肿大的病例比例不一，为 11%～50%[13]。

【临床病理联系】

在多数报道中，弥漫大 B 细胞淋巴瘤最常见。在不同的报道中，所占比例为 43%～94%，总体上约为 60%[2, 5-9, 15, 17, 21, 22, 33, 34]。其次主要是低级别淋巴瘤［黏膜相关淋巴组织（mucosa-associated lymphoid tissue，MALT）淋巴瘤或滤泡性淋巴瘤］。然而，近期研究表明，至少在一些报道中，低级别 B 细胞淋巴瘤可能更普遍，其中 MALT 淋巴瘤最常见，其次是滤泡性淋巴瘤[7, 14, 16]。在不同的病例系列中，结外边缘区淋巴瘤（MALT 淋巴瘤）占比为 0%～50%[2, 4-9, 13, 16, 17, 21, 22, 33]，而在一宗大样本研究中约占 9%[35]。滤泡性淋巴瘤约占乳腺原发性淋巴瘤的 12%～14%[16, 35]。近年来，由于乳腺 X 线检查的广泛应用，可检测到无症状的乳腺低级别淋巴瘤[14, 16]。此外，对边缘区淋巴瘤的认识也增加了。同时，由于免疫组织化学染色和分子病理检测技术在石蜡组织中的广泛应用，现在病理医生能够更好地识别和诊断低级别淋巴瘤，可能是低级别淋巴瘤占比增加的原因。Burkitt 淋巴瘤不常见。T 细胞淋巴瘤很罕见[2, 14, 16]。

虽然大体上乳腺淋巴瘤常有明确的界限，但显微镜下显示肿瘤细胞常浸润到病变周围组织[3, 13]。肿瘤细胞浸润乳腺导管周围和小叶内，有时可破坏乳腺，导致其正常结构消失。有少数淋巴细胞性乳腺炎的组织学改变与乳腺原发性淋巴瘤有相关性的描述[30, 36]。

1. 弥漫大 B 细胞淋巴瘤

(1) 临床表现：乳腺原发性弥漫大 B 细胞淋巴瘤（diffuse large B-cell lymphoma primary in the breast）主要发生于女性（少数男性），发病年龄广泛，中位年龄 60 岁，也可发生于年轻患者[6, 15, 19, 23, 25, 37]。病变大小范围为 1～20cm，中位大小为 4～5cm，少数患者表现为乳腺弥漫性肿大[9, 10, 19, 21, 23, 25, 26, 34]，平均大小比乳腺癌大。淋巴瘤常被描述为离散的、迅速增大的肿块[1, 20, 32]，质硬韧[20]、质软或肉质状[5]。

(2) 镜下病理：显微镜下可见大淋巴细胞弥漫性浸润（图 40-1），若对弥漫大 B 细胞淋巴瘤分类，大部分是中心母细胞型，少数是免疫母细胞型[2, 5, 22, 38]，极少数为弥漫大 B 细胞淋巴瘤间变亚型，表达 CD30[10]。也有乳腺弥漫大 B 细胞淋巴瘤梭形细胞亚型的个例报道[39]。少数弥漫大 B 细胞淋巴瘤病例中有 MALT 淋巴瘤成分，这与低级别淋巴瘤的大细胞转化一致[23, 25, 40]。有一例血管内大 B 细胞淋巴瘤累及乳腺的报道[41]（图 40-2）。免疫表型上，弥漫大 B 细胞淋巴瘤 CD45 阳性、CD20 阳性、少数 CD5 阳性[25]。少数病例表达 CD10，约 50% 的病例 BCL6 阳性，大多数病例表达 BCL2，几乎所有病例表达 MUM1/IRF4（图 40-1）[2, 7, 19, 25, 28]。因此，绝大多数乳腺弥漫大 B 细胞淋巴瘤有非生发中心 B 细胞［非 GCB（non-germinal center B-cell，non-GCB）］免疫表型（CD10 阴性、BCL6 阳性、MUM1/IRF4 阳性或 CD10 阴性、BCL6 阴性），少数病例有生发中心 B 细胞（germinal center B-cell，GCB）免疫表型（CD10 阳性、BCL6 阳性或 CD10 阴性、BCL6 阳性、MUM1/IRF4 阴性）（表 40-1）[2]。在最近的一项大系列研究中，77% 的乳腺弥漫大 B 细胞淋巴瘤为非 GCB 免疫表型，23% 为 GCB 免疫表型[34]。在另一项研究中，95% 为非 GCB 免疫表型[42]。肿瘤细胞增殖指数相当高（60%～95%）[25, 39]。p50 和 p65 免疫组织化学染色显示 p50 定位于细胞核，提示部分病例中 NF-κB 活化[38]。Epstein-Barr 病毒（EBV）编码区探针（EBER）原位杂交阴性[25]。

细胞遗传学研究显示，在罕见的情况下，弥漫大 B 细胞淋巴瘤发生 MALT1 基因重排[38, 40]。少数病例有染色体三倍体，18 号染色体三倍体最常见[40]。IGH 可变区基因突变分析显示，突变频率为 1%～10%，通常没有体细胞突变。结合免疫表型分析的结果，提示典型的肿瘤细胞对应于生发中心后分化阶段 B 细胞，通常无或很少有 BCL2、BCL6 和 MYC 易位[43]。

MYD88 突变（几乎总是 MYD88 L265P）常见[37, 43]，在一组 7 例病例中，5 例有 MYD88 突变[37]。CD79B 免疫受体酪氨酸活化基序（immunoreceptor tyrosine-based activation motif，ITAM）的突变也很常见（4/7 例）[37]，有时伴 MYD88 突变[37, 43]。MYD88 和 CD79B 突变均导致 NF-κB 通路的激活，可能是这些淋巴瘤发生的重要驱动因素。可能由于分析的病例数较少，上述基因突变不引起患者显著性的预后差异[37]。

(3) 分期、治疗和结局：多数关于乳腺原发性弥漫大 B 细胞淋巴瘤的大样本量研究，仅包括了局限于乳腺或累及同侧腋窝淋巴结的病例[10, 23, 34, 42]。在不同报道中，Ⅰ期（局限于乳腺）和Ⅱ期（腋窝淋

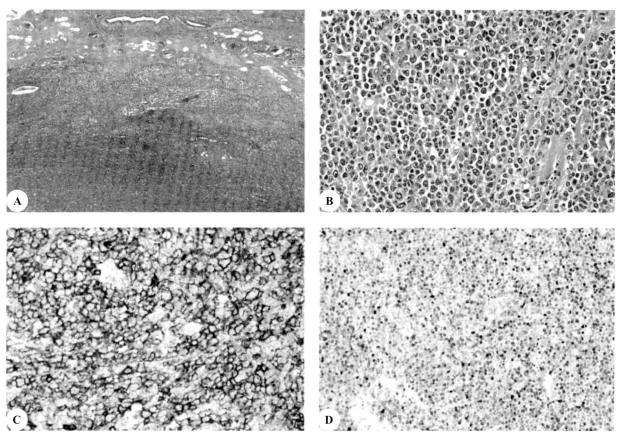

▲ 图 40-1 弥漫大 B 细胞淋巴瘤

A. 低倍镜下，大量淋巴细胞弥漫浸润乳腺实质，可见肿瘤邻近的导管（图片顶部）；B. 高倍镜下，密集浸润的大淋巴细胞，多数为中心母细胞，细胞核呈卵圆形，染色质沿核膜聚集，偶尔核仁明显，细胞质稀少，核分裂常见；C. 大淋巴细胞呈 CD20 阳性；D. 大多数大淋巴细胞呈 MUM1/IRF4 核阳性，为非生发中心 B 细胞免疫表型（C 和 D 免疫组织化学染色切片为石蜡切片）

巴结受累）比例不同。总体上，超过 60% 的患者为Ⅰ期，其余多数为Ⅱ期，少数为Ⅳ期（累及双侧乳腺）[8, 18-20, 22, 23, 25, 33, 34]。目前，弥漫大 B 细胞淋巴瘤治疗通常为联合化疗，有时加放疗，CHOP（环磷酰胺、阿霉素、长春新碱和泼尼松）是最常用的化疗方案。近年来，对弥漫大 B 细胞淋巴瘤的治疗，除用 CHOP 方案化疗外，联合使用利妥昔单抗。利妥昔单抗对预后的影响尚不清楚，一些作者报道它可改善预后[28]，而其他人未发现利妥昔单抗能改善预后[26, 34]。

乳腺弥漫大 B 细胞淋巴瘤复发时，可能累及淋巴结和多个结外部位，如中枢神经系统，同侧或对侧乳腺是最常复发的结外部位（表 40-1）[5, 8, 9, 15, 18, 19, 22, 23, 25, 26, 38]。然而，中枢神经系统受累病例的比例在不同报道之间有显著差异，也有无中枢神经系统受累的报道[34]。中枢神经系统受累者预后很差[18, 22, 42]。因此，一些专家主张增加中

枢神经系统预防性治疗方案[19, 22]。

多种临床和病理学特征都会影响预后。单独接受局部治疗的患者比接受联合化疗的患者预后更差[7, 9, 18, 19, 23]。在一些研究中，放疗与降低局部复发风险有关，且可改善预后[9, 16, 18, 23, 26]。乳腺切除术不能提高生存率，手术唯一目的为获得足够大的活检组织，以进行病理学评估[19, 21, 23, 26]。男性和女性患者的预后相似[23]。起源于 MALT 淋巴瘤的弥漫大 B 细胞淋巴瘤和原发性弥漫大 B 细胞淋巴瘤的预后似乎没有不同[23]。

许多研究报道称，肿瘤的大小和分期（Ⅰ期与Ⅱ期）均不影响预后[18, 19, 23]。然而，其他研究者认为与Ⅰ期弥漫大 B 细胞淋巴瘤相比，Ⅱ期患者的预后较差[15]，而且双侧乳腺受累者有较差的预后趋势[23]。也有年轻患者（＜ 45 岁）预后较差的报道[15]。有研究表明，CD10+、BCL6+ 弥漫大 B 细胞淋巴瘤患者的预后，比 CD10-、BCL6- 患者

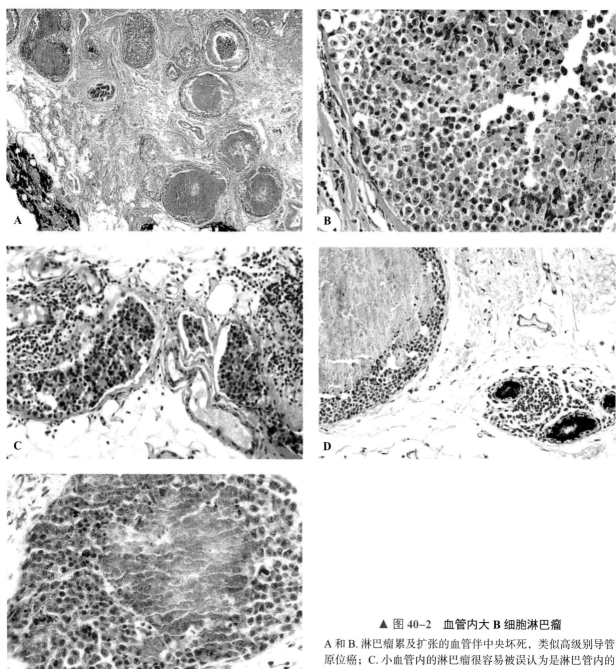

▲ 图 40-2　血管内大 B 细胞淋巴瘤

A 和 B. 淋巴瘤累及扩张的血管伴中央坏死，类似高级别导管原位癌；C. 小血管内的淋巴瘤很容易被误认为是淋巴管内的癌栓；D. 免疫组织化学染色显示，仅小叶上皮细胞表达细胞角蛋白（CAM 5.2）；E. 肿瘤细胞表达 CD45（LCA）

好 [19]，而且非 GCB 免疫表型弥漫大 B 细胞淋巴瘤的预后较差 [2]。然而，也有研究表明与非 GCB 免疫表型弥漫大 B 细胞淋巴瘤相比，未发现 GCB 型有较好的预后 [26, 34]。

　　一项研究表明，只有根据分期调整的国际预后指数影响整体生存率 [42]。据报道，经最佳方案治疗患者的 10 年总体生存率约为 80% [18]，尽管大多数研究报道的弥漫大 B 细胞淋巴瘤预后都较差 [2, 23, 26]。如最近报道，Ⅰ期和Ⅱ期乳腺弥漫大 B 细胞淋巴

瘤患者的 3 年总生存率为 82% [42]，5 年无病生存率 66% [34]。传统观点认为，乳腺弥漫大 B 细胞淋巴瘤比淋巴结原发者预后更差，最近发现，联合使用 CHOP 和利妥昔单抗治疗患者的结局无明显差异 [42]。

　　2. 黏膜相关淋巴组织结外边缘区淋巴瘤（MALT 淋巴瘤）

　　(1) 临床表现：Lamovec 于 1987 年首次报道了乳腺结外边缘区淋巴瘤（MALT 淋巴瘤）（extranodal marginal zone lymphoma of the breast, MALT

表 40-1　乳腺淋巴瘤的主要特点

淋巴瘤类型	患者特点	组织学	肿瘤细胞常见的免疫表型	细胞遗传学特征	临床生物学行为
弥漫大 B 细胞淋巴瘤	成人，女性＞＞男性，年龄范围广，极少数为妊娠期女性	大淋巴细胞弥漫性增生；CB 较 IB 常见	CD45（+），CD20（+），通常 CD10（−）；BCL6（+/−）；通常 BCL2 和 MUM1/IRF4（+）；Ki67 高；非 GCB ＞ GCB	MYD88 和（或）CD79B 突变常见；罕见 MALT1 重排；部分病例有 18 号染色体三体	侵袭性；中枢神经系统是最常见的复发部位；R-CHOP 或 R-CHOP±RT 治疗预后最好
结外边缘区淋巴瘤（MALT 淋巴瘤）	中老年人，女性＞＞男性	边缘区 B 细胞、不等量的浆细胞，可有反应性滤泡，常无 LEL	CD45（+），CD20（+），CD5（−），CD10（−），CD23（−），CD43（+/−），BCL2（+/−），cyclin D1（−），cIg（+/−）	罕见 MALT1 重排；少数有 3 号、12 号和（或）18 号染色体三体	预后良好，可在结外复发。很少发生大 B 细胞转化。很少因淋巴瘤死亡
滤泡性淋巴瘤（FL）	中至老年女性	与淋巴结滤泡性淋巴瘤类似	CD45（+），CD20（+），CD10（+），BCL6（+），CD5（−），CD23（−），CD43（−），BCL2（+），cyclin D1（−），sIg（+），偶尔 BCL2（−）	n/a	预后不如 MALT 淋巴瘤好。生物学行为与淋巴结 FL 类似
Burkitt 淋巴瘤	年轻至中年女性，很少发生于老年女性；有时可发生于妊娠期或哺乳期女性	中等大小圆形细胞弥漫性浸润，核分裂象多见，有星空现象	CD45（+），CD20（+），CD10（+），BCL6（+），BCL2（−），Ki67 约 100%[a]	［t（8;14）］MYC/IGH 易位，少数情况下是 MYC 与 IGK 或 IGL[a] 易位	高度侵袭性；常广泛播散
B 和 T 淋巴母细胞淋巴瘤 / 白血病	主要发生于青少年和年轻成人，常与急性淋巴母细胞白血病同时发生	小至中等大小细胞弥漫性浸润，核呈卵圆形或不规则，染色质细腻，小核仁，细胞质稀少	B 细胞系：CD19（+），CD20（−），CD10（+），TdT（+）[a]　T 细胞系：不同程度地表达 T 细胞免疫标志物；常有 CD3（+），CD7（+），CD4（+）/CD8（+）（双阳性），CD1a（+）和 TdT（+）[a]	不一致	侵袭性疾病，根据分子遗传学选择最佳方案治疗则预后较好
隆乳相关性间变性大细胞淋巴瘤	因美容目的或乳房切除术后，生理盐水或硅胶植入隆乳的女性；隆乳多年后发生淋巴瘤；肿瘤细胞通常在渗出的浆液中而不形成肿块	在纤维化、有时为慢性炎症背景中可见多形性的大肿瘤细胞	CD30（+），Alk1（−），CD45（+/−），CD4（+/−），CD43（+/−），CD3（−/+），CD5（−/+），CD8（−），EMA（+/−），TIA1（+/−），颗粒酶 B（+/−），EBV（−），HHV8（−）	TCR 克隆性重排，IGH 多克隆性，基因突变导致 JAK/STAT 异常活化	不形成肿块或无乳腺外播散者预后非常好
经典型霍奇金淋巴瘤（CHL）	罕见；几乎总是淋巴结的肿瘤继发性累及乳腺	Reed-Sternberg 细胞和反应性的背景	CD15（+），CD30（+），CD45（−），Pax5 弱（+），CD20（−），CD3（−），Alk1（−）[a]	TCR：多克隆，IGH：多克隆	预后与相同分期的其他 CHL 类似

a. 部分是根据其他部位相同类型淋巴瘤的数据
CB. 中心母细胞；cIg. 单型胞质免疫球蛋白；GCB. 生发中心 B 细胞免疫表型；IB. 免疫母细胞；IGH. 免疫球蛋白重链基因；IGK. 免疫球蛋白 K 轻链基因；IGL. 免疫球蛋白 λ 轻链基因；LEL. 淋巴上皮病变；R-CHOP. 利妥昔单抗、环磷酰胺、阿霉素、长春新碱和泼尼松；RT. 放疗；sIg. 单型表面免疫球蛋白

lymphoma）[5]。MALT 淋巴瘤主要发生于中老年女性，罕见发生于男性者[4-6, 8, 13, 29, 33, 40, 44, 45]，在一项大样本量的研究中，中位年龄为 68 岁（表 40-1）[35]，发生于绝经前女性者不常见，发生于妊娠或哺乳期女性的更是少见[35]。与其他部位发生的 MALT 淋巴瘤不同，乳腺 MALT 淋巴瘤患者通常没有公认的易感因素，特定的感染或潜在的自身免疫病，被认为是其他部位 MALT 淋巴瘤的危险因素。也有例外，如有报道 Sjögren 综合征患者发生乳腺 MALT 淋巴瘤，Sjögren 综合征是与腮腺和其他部位 MALT 淋巴瘤相关的自身免疫病[46]。典型的乳腺 MALT 淋巴瘤为

单侧性，几乎从不出现全身症状[35]，通过体格检查或乳腺 X 线检查检测到。

（2）病理学：仅有少量的关于 MALT 淋巴瘤大体特征的描述，肿瘤的大小范围从小于 1cm 至大于 20cm，中位大小为约 3cm[5, 8, 13, 33, 35, 44, 45]。乳腺 MALT 淋巴瘤的组织学特征与其他部位的 MALT 淋巴瘤相似，低倍镜下可见模糊的结节或呈弥漫性生长，由小至中等大小细胞组成，细胞核稍不规则，有少量至大量淡染的胞质。存在反应性淋巴滤泡，有时伴滤泡植入（肿瘤性的边缘区细胞部分浸润或完全取代淋巴滤泡）；部分病例可有浆细胞分化，有时可

见 Dutch 小体（含有免疫球蛋白的胞质突入细胞核内）。除残存的反应性淋巴滤泡外，核分裂指数低（图 40-3），通常无坏死和硬化。可以观察到淋巴细胞浸润上皮结构，但典型的淋巴上皮病变不如其他部位的 MALT 淋巴瘤明显[2, 6, 13, 38]。在少见的情况下，伴浆细胞分化的 MALT 淋巴瘤与局部淀粉样蛋白沉积有关[47]，这种现象在乳腺鲜有报道[5, 46]。

肿瘤细胞典型的免疫表型是 CD45+、CD20+、CD5-、CD10-、CD23-、CD43+/-、BCL2+/-、cyclin D1-，伴浆细胞分化者，具有单型细胞质免疫球蛋白（图 40-3）[7, 29, 44]。肿瘤细胞增殖指数低，如果有残存的反应性淋巴滤泡，则滤泡生发中心细胞增殖指数高，且 CD10+、BCL6+、BCL2-。滤泡树突细胞的标志物（CD21、CD23）通常可显示扩

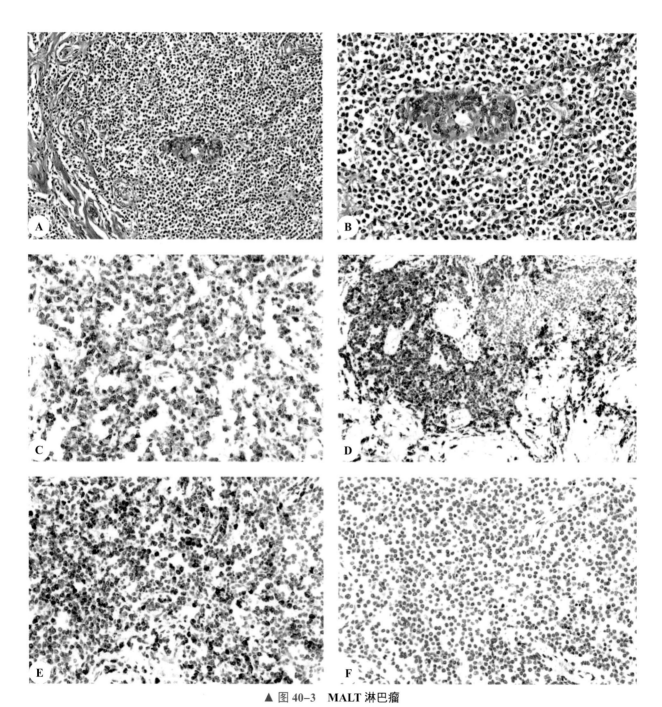

▲ 图 40-3　MALT 淋巴瘤

A 和 B. 具有浆细胞特征的肿瘤性小淋巴细胞，在乳腺导管周围浸润；C 至 F. 肿瘤细胞呈 CD43 阳性（C）、CD79a 阳性（D）、kappa 阳性（E）和 lambda 阴性（F）

张和破坏的滤泡树突细胞网，滤泡树突状细胞网的存在与 MALT 淋巴瘤模糊的结节状生长模式相关。

　　MALT 淋巴瘤可能有几种特异的或比较特异的、互斥的染色体易位，其发生率根据 MALT 淋巴瘤发生的部位而异。有 2 个基因易位涉及 *MALT1* 基因，即 *API2* 和 *MALT1* t（11;18）和 *IGH* 和 *MALT1* t（14;18），它们可能通过激活 NF-κB 信号通路促进 MALT 淋巴瘤发生。几乎所有研究都显示，荧光原位杂交（FISH）检测乳腺 MALT 淋巴瘤 *MALT1* 基因重排呈阴性[38, 48, 49]。有一项研究显示，9 例乳腺 MALT 淋巴瘤中有 4 例发生了 *MALT1* 基因易位，即 t（11;18）（3 例）和 t（14;18）（1 例）[29]。在多种部位 MALT 淋巴瘤中，3 号、12 号和 18 号染色体的三体均相对常见，在少数乳腺 MALT 淋巴瘤病例也报道了上述三体染色体（表 40-1）[40, 48]。据报道，乳腺 MALT 淋巴瘤缺乏 p50 和 p65 的核表达，提示缺乏 NF-κB 激活，但该研究的病例没有 *MALT1* 基因易位[38]。导致乳腺 MALT 淋巴瘤发生的遗传缺陷尚不确定，其病因尚不清楚，有人提出在哺乳期黏膜相关淋巴组织基础上发生淋巴瘤的可能性[7]。

　　（3）分期、治疗和结局：大多数患者的淋巴瘤局限于乳腺，为 Ann Arbor Ⅰ 期，少数累及同侧腋窝淋巴结（Ⅱ 期），罕见的情况下，发生远处扩散[2, 4, 6-8, 22, 44, 45]。部分患者仅接受手术治疗（切除活检或乳腺切除术），有些采用放疗，有些采用化疗。乳腺 MALT 淋巴瘤患者在治疗后通常状态良好，或在结外复发（同侧或对侧乳腺、皮下组织、喉、胸壁和泪腺）。偶尔也累及淋巴结，但通常没有全身性疾病[4, 5, 33, 45]。有进展为弥漫大 B 细胞淋巴瘤的报道[5, 13]。小部分患者死于淋巴瘤，有时因大细胞转化而死亡[13]。一项研究显示，中位无病生存期为 31 个月，中位总体生存期为 118 个月[2]。另一项平均随访时间为 51 个月的研究显示，9 例患者中只有 2 例存活，并且在最后一次随访中情况良好，6 例患者带瘤存活，1 例死于淋巴瘤[29]。在一组 24 例原发性乳腺 MALT 淋巴瘤中，5 年和 10 年无进展生存率分别为 56% 和 34%，5 年和 10 年疾病特异性生存率分别为 100% 和 80%[35]。因此，与其他部位 MALT 淋巴瘤相似，乳腺 MALT 淋巴瘤复发相当常见，但死于淋巴瘤者很少见[4, 5, 13, 22, 35]。

3. 滤泡性淋巴瘤

　　（1）临床表现：滤泡性淋巴瘤（follicular lymphoma，FL）主要发生于中老年女性[8, 13, 33]，男性罕见[35]，一组大样本量研究报道的中位年龄为 62 岁（32—88 岁）[35]。大约 95% 的患者表现为单侧乳腺病变，通常不伴全身症状[35]。

　　（2）病理学：肿瘤大小范围为 ＜ 1～9cm，中位大小为 2～3cm[8, 13, 33, 35]。组织学和免疫表型特征与淋巴结滤泡性淋巴瘤相似，可能为轮廓不清的淋巴滤泡，由相对单一的中心细胞（小裂细胞）和数量不等的中心母细胞（大无裂细胞）混合组成。所有级别（1～3 级）的滤泡性淋巴瘤均有报道[13, 14, 19, 21]。还可以表现为异型淋巴细胞弥漫性浸润而不形成淋巴滤泡，常伴硬化（图 40-4 和图 40-5）。可有淋巴细胞浸润上皮，可能被误认为是淋巴上皮病变[7]。

　　肿瘤性淋巴滤泡通常呈 CD45+、CD20+、CD10+、BCL6+、CD5–、CD23–、CD43–、BCL2+、cyclin D1–（图 40-4 和表 40-1）[7]，常需要通过流式细胞术证明特征性的单型免疫球蛋白轻链表达。偶尔，乳腺滤泡性淋巴瘤呈 BCL2 阴性（图 40-5）。滤泡树突状细胞（CD21、CD23）的抗体可以显示滤泡结构，常可在滤泡外观察到表达生发中心标志物（CD10、BCL6）的 B 细胞（CD20+）（图 40-4 和图 40-5），这一特征有助于区分滤泡性淋巴瘤和反应性滤泡增生。

　　（3）分期、治疗和结局：患者临床表现为乳腺肿瘤，有时伴腋窝淋巴结受累，偶尔有更广泛的播散[6-8, 13, 22, 33]。目前治疗方法不统一，有手术治疗、放疗和（或）化疗。乳腺原发性滤泡性淋巴瘤的预后似乎不如 MALT 淋巴瘤[13, 22]，可能也比淋巴结原发性分期局限的滤泡性淋巴瘤差[35]。一组 36 例乳腺原发性滤泡性淋巴瘤，其 5 年和 10 年无进展生存率分别为 49% 和 28%，5 年和 10 年疾病特异性生存率分别为 79% 和 66%[35]。

4. Burkitt 淋巴瘤

　　（1）临床表现：Burkitt 淋巴瘤（Burkitt lymphoma）发生在以下 3 种临床情况：①地方性 Burkitt 淋巴瘤，主要发生在疟疾流行的赤道非洲；②散发性 Burkitt 淋巴瘤，遍布世界各地，患者无免疫缺陷；③与免疫缺陷相关的 Burkitt 淋巴瘤，发生于有免疫缺陷的患者，免疫缺陷的最常见原因是 HIV 病毒感染[50]。

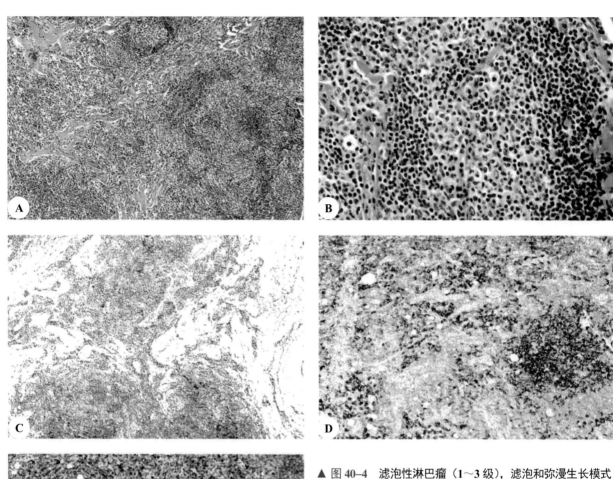

▲ 图 40-4　滤泡性淋巴瘤（1～3 级），滤泡和弥漫生长模式

A. 低倍镜下，由异型淋巴细胞组成界限不清的滤泡结节，肿瘤细胞有异型性，比背景中混杂的非肿瘤性小淋巴细胞稍大，细胞质略淡染。淋巴细胞浸润伴明显的硬化。淋巴滤泡外可见线性或簇状浸润的异型淋巴细胞。B. 高倍镜下，一个异型淋巴滤泡主要由细胞核不规则的小至中等大小的中心细胞组成，罕见具有卵圆形泡状核的中心母细胞。大多数异型滤泡被小淋巴细胞围绕。C. 紊乱且不完整的 CD21+ 滤泡树突状细胞网可显示肿瘤性淋巴滤泡。D. 淋巴滤泡中的异型淋巴细胞（图片的右侧中部）呈 CD10+，淋巴滤泡外可见多个呈 CD10+ 的 B 细胞条索和细胞簇。E. 异型 B 细胞也表达 BCL2（C、D 和 E 是在石蜡切片上进行免疫组织化学染色的）

上述 3 种临床情况均可累及乳腺。

　　Burkitt 淋巴瘤主要发生于中青年女性 [6, 21, 22, 51]，一些是在妊娠或产后女性中诊断的 [6, 21, 22]。地方性 Burkitt 淋巴瘤有时导致妊娠期或哺乳期非洲女性双侧乳腺急剧增大 [52]。初潮前的女孩很少发生 [53]。Burkitt 淋巴瘤是一种高增殖指数的侵袭性肿瘤，但由于目前采用强联合化疗方案治疗，预后较好。

　　(2) 病理学：Burkitt 淋巴瘤通常由密集的、弥漫性增生的淋巴细胞组成，细胞形态一致，中等大小，细胞核呈圆形，染色质呈粗块状，有多个核

仁，吉姆萨染色显示少量至中等量强嗜碱性的胞质。Burkitt 淋巴瘤含有丰富的细胞，仅有很少量的间质。核分裂非常多，有大量的与肿瘤细胞快速增殖和凋亡相关的细胞碎片。在深蓝色的肿瘤细胞背景中，散在分布着许多吞噬了凋亡碎片的淡染的可染小体巨噬细胞，形成了 Burkitt 淋巴瘤特征性的星空现象（表 40-1 和图 40-6）[50]。

　　Burkitt 淋巴瘤也具有特征性免疫表型，肿瘤细胞几乎总是呈 CD20+、CD10+、BCL6+、BCL2-、单型表面免疫球蛋白（IgM）+，几乎所有肿瘤细胞

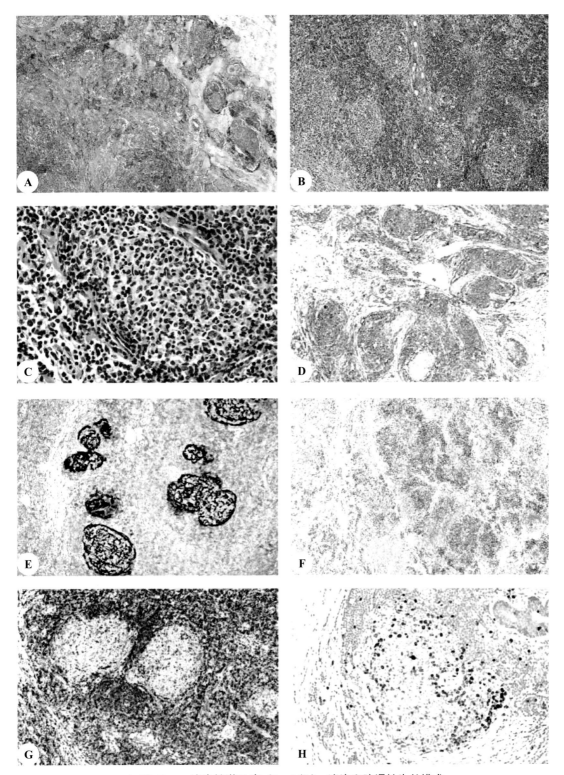

▲ 图 40-5　滤泡性淋巴瘤（1～3 级），滤泡和弥漫性生长模式

A. 滤泡性淋巴瘤由多个轮廓不清的肿瘤性淋巴滤泡及滤泡外的异型细胞簇组成，并可见肿瘤浸润伴硬化，异型淋巴细胞围绕小叶（图片顶部及中心）；B. 在非肿瘤性小淋巴细胞的背景中，可见散在分布的、模糊的小淋巴滤泡；C. 高倍镜下，可见一个几乎完全由中心细胞组成的、小而轮廓不清的淋巴滤泡，也可见滤泡中心之外散在分布的中心细胞；D. 异型细胞呈 CD20+，主要以滤泡模式存在；E. CD21 显示小而紧密排列的滤泡树突细胞网；F. 异型 B 细胞呈 BCL6 阳性，除滤泡中有大量 BCL6+ 的 B 细胞外，滤泡外还有许多 BCL6+ 细胞（图片左侧）；G. 异型 B 细胞呈 BCL2 阴性；H. 图片显示一个小的、增殖指数很低的非典型滤泡，尽管没有 BCL2 共表达，但由于淋巴滤泡形态异常，由单一的细胞组成，增殖指数低，以及滤泡外存在很多呈 BCL6+ 的 B 细胞，因此可以诊断为滤泡性淋巴瘤

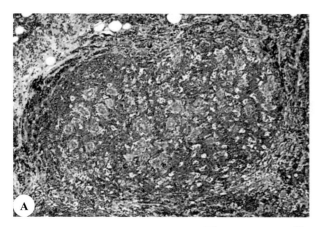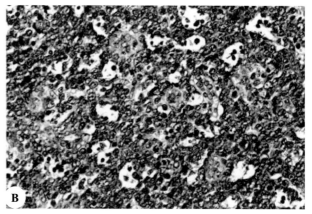

▲ 图 40-6　**Burkitt 淋巴瘤累及年轻女性双侧乳腺**

A. 乳腺小叶被致密的、强嗜碱性的异型淋巴细胞包绕和浸润，其中散在分布可染小体巨噬细胞，形成"星空"现象；B. 高倍镜下可见大量的中等大小淋巴细胞，偶有明显的核仁，以及散在分布的可染小体巨噬细胞

呈 Ki67 阳性（增殖活跃）。与其他类型的淋巴瘤类似，通常需要用新鲜组织进行流式细胞术以证明表面免疫球蛋白。分子遗传学改变主要是 8 号染色体的 *MYC* 基因和 14 号染色体的 *IGH* 基因易位。在少数情况下，*MYC* 基因和免疫球蛋白 κ 轻链或 λ 轻链基因重排，而不是与免疫球蛋白重链基因重排。在地方性 Burkitt 淋巴瘤中，肿瘤细胞几乎总是呈 EBV 阳性，大约 1/3 的散发性和免疫缺陷相关的 Burkitt 淋巴瘤与 EBV 相关[50]。

5. T 细胞淋巴瘤

原发性乳腺 T 细胞淋巴瘤非常少见，仅占 2%~3%[2, 6, 20]，与乳腺其他类型的淋巴瘤类似，通常为单侧乳腺肿块，累及双侧乳腺者不常见。乳腺 T 细胞淋巴瘤的类型包括：①乳腺假体相关性 ALK 阴性间变性大细胞淋巴瘤（请参阅下文的乳腺假体相关性淋巴瘤）；② ALK 阳性间变性大细胞淋巴瘤；③外周 T 细胞淋巴瘤，非特指类型，包括 CD4+ 和 CD8+ 外周 T 细胞淋巴瘤；④ T 淋巴母细胞淋巴瘤[2, 6, 27, 54-57]。即使积极治疗，T 细胞淋巴瘤常扩散并导致患者死亡。基于少数病例的预后分析显示，T 细胞淋巴瘤的预后似乎较差，总体上比乳腺 B 细胞淋巴瘤更具侵袭性。乳腺假体相关性间变性大细胞淋巴瘤是例外，这种淋巴瘤预后良好（见下文）。与原发性乳腺 T 细胞淋巴瘤相比，T 细胞淋巴瘤播散至乳腺而引起的继发性淋巴瘤更常见[58]。

6. 间变性大细胞淋巴瘤

(1) 临床表现：大多数乳腺间变性大细胞淋巴瘤（anaplastic large cell lymphomas，ALCL）与乳腺

假体有关，几乎总是 ALK 阴性（稍后详细讨论假体相关性乳腺淋巴瘤）。在罕见的情况下，与假体无关的 ALK 阳性间变大细胞淋巴瘤，可累及十几岁的女孩和年轻成年女性乳腺，还有一例发生于成年男性[55, 57-60]。分析这些病例的临床分期发现，其中仅一例淋巴瘤限于乳腺[58]，其他病例同时有腋窝淋巴结受累[59] 或广泛性播散，一例为复发的淋巴瘤[60]。随访资料显示，患者或死于淋巴瘤或带瘤生存[55, 59, 60]。有报道一例 ALK 阳性间变性大细胞淋巴瘤，最初的细针穿刺（FNA）细胞学标本被误诊为腺癌，但没有随访资料[61]。

在罕见的情况下，也有与假体无关的 ALK 阴性间变性大细胞淋巴瘤累及乳腺的报道[59]，也有皮肤原发性间变大细胞淋巴瘤累及乳腺的病例报道[60]。

(2) 病理学：术语"间变性大细胞淋巴瘤"涵盖 T 细胞淋巴瘤的 4 种不同形式，即间变性大细胞淋巴瘤、ALK 阳性间变性大细胞淋巴瘤、ALK 阴性原发性皮肤间变性大细胞淋巴瘤和乳腺假体相关性间变性大细胞淋巴瘤（BI-ALCL），每种间变性大细胞淋巴瘤均有特征性的临床病理特点[62-64]。乳腺假体相关的间变性大细胞淋巴瘤在 WHO 分类中被认为是一种独立的类型[65]。间变性大细胞淋巴瘤显微镜下组织特点重叠，如果没有仔细的临床病理联系和适当的免疫表型，可能很难区分间变性大细胞淋巴瘤的不同类型。典型的间变性大细胞淋巴瘤，由弥漫性增生的异型大淋巴细胞组成，肿瘤细胞有椭圆形、不规则形、肾形或甜甜圈形细胞核，光滑至空泡状的核染色质，小核仁和中等量至丰富的粉

红色细胞质。由于细胞质丰富，有时肿瘤细胞似乎具有黏附性。通常可以观察到有切迹的细胞核和核旁小圆形嗜酸性区的"标志性细胞"。肿瘤细胞呈 CD30+，通常会丢失多种全 T 细胞抗原。根据定义，ALK 阳性间变性大细胞淋巴瘤有 ALK 蛋白的表达，且以细胞核与细胞质着色最常见。ALK 阳性间变性大细胞淋巴瘤和 ALK 阴性间变性大细胞淋巴瘤通常呈 EMA+，而原发性皮肤间变性大细胞淋巴瘤通常呈 EMA-。

由于其相对丰富的细胞质和明显的黏附性生长，间变性大细胞淋巴瘤比其他类型的淋巴瘤可能更易被误诊为非淋巴性肿瘤，鉴别诊断需考虑癌、黑色素瘤和组织细胞肿瘤，免疫分型有助于确诊。

7. 皮下脂膜炎样 T 细胞淋巴瘤

在罕见的情况下，皮下脂膜炎样 T 细胞淋巴瘤（subcutaneous panniculitis-like T-cell lymphoma）可累及乳腺并在乳腺形成肿块[33, 58]。除乳腺受累外，还可能有其他部位的皮下组织受累[66]。这种淋巴瘤的特点是肿瘤不累及表皮和真皮，异型淋巴细胞在皮下脂肪间隙内或弥漫性浸润。肿瘤性淋巴细胞可

见深染、不规则的核，以及少量至中等量淡染的细胞质。肿瘤细胞常围绕在单个脂肪细胞的"边缘"，并有大量细胞凋亡碎片（图 40-7）。免疫组织化学染色结果常为 TCRα-β+、CD3+、CD4-、CD8+、CD56-、细胞毒颗粒蛋白［颗粒酶 B 和（或）穿孔素］+、TdT-。T 细胞受体基因发生克隆性重排。尽管有一例患者死于淋巴瘤[58]，但总体预后相当好，5 年生存率约 80%[67]。

鉴别诊断包括其他 T 细胞淋巴瘤，尤其是原发性皮肤 γ-δ T 细胞淋巴瘤和脂膜炎，特别是深部红斑狼疮。原发性皮肤 γ-δ T 细胞淋巴瘤是一种更具侵袭性的淋巴瘤，预后较差，与皮下脂膜炎样 T 细胞淋巴瘤存在一些组织学和免疫表型重叠。虽然原发性皮肤 γ-δ T 细胞淋巴瘤也可累及表皮和（或）真皮及皮下脂肪，但与皮下脂膜炎样 T 细胞淋巴瘤不同，肿瘤细胞是 γ-δ T 细胞，其特征为 TCRγ-δ+，免疫表型通常为 CD3+、CD5-、CD4-、CD8-、CD56+、细胞毒性颗粒蛋白 +。

脂膜炎虽然有明显的皮下组织受累，但缺乏明显的细胞学异型性、非典型的免疫表型和 TCR 基

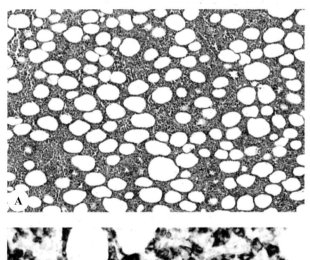

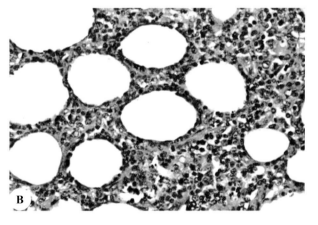

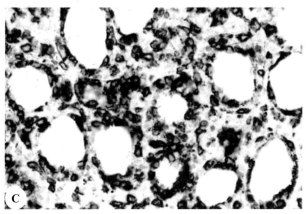

▲ 图 40-7　皮下脂膜炎样 T 细胞淋巴瘤，表现为乳腺肿块
A. 低倍镜下，间质内深染的淋巴细胞浸润；B. 高倍镜下，中等大小的、深染的异型淋巴细胞沿脂肪细胞边缘浸润，细胞凋亡碎片散在分布；C.CD8 抗体染色显示异型细胞，以脂肪细胞边缘更为明显（免疫组织化学染色是在石蜡切片上进行的）

因克隆性重排，可与皮下脂膜炎样 T 细胞淋巴瘤鉴别。深部红斑狼疮保留脂肪小叶的间隔，以脂肪小叶模式受累，有透明变性或纤维素样变性，脂肪细胞边缘淋巴细胞浸润不明显，且是 B 细胞、浆细胞和 CD4+ T 细胞或 CD8+ T 细胞混合性浸润，有时形成淋巴滤泡。相反，在皮下脂膜炎样 T 细胞淋巴瘤中 CD8+ T 细胞有明显优势。

8. 淋巴母细胞白血病 / 淋巴瘤

淋巴母细胞性白血病 / 淋巴瘤（lymphoblastic leukemia/lymphoma）很少累及乳腺，患者主要是青少年和年轻人。淋巴母细胞性肿瘤累及乳腺可能发生在初诊时或在治疗后复发时。通常，其他部位也有急性淋巴母细胞白血病并伴乳腺受累[68, 69]。最常见的部位包括骨髓、中枢神经系统、淋巴结、女性生殖道、皮肤和皮下组织[68]，在乳腺受累时肿瘤可能已广泛播散（另见乳腺继发性淋巴瘤）[58]。累及乳腺的 B 细胞系和 T 细胞系淋巴母细胞白血病均有报道。乳腺淋巴母细胞淋巴瘤形态学和免疫表型与其他部位的相似（表 40–1）[58, 68, 69]。有报道一例 B 淋巴母细胞白血病累及了纤维腺瘤[69]。据报道，罕见的 B 淋巴母细胞白血病与 t（9;22）（BCR/ABL1）和 t（4;11）KMT2A（以前称为 MLL）基因易位有关[68]。B 淋巴母细胞淋巴瘤仅累及乳腺局部者罕见[2]。

9. 霍奇金淋巴瘤

罕见的情况下，经典型霍奇金淋巴瘤（classic Hodgkin lymphoma）特别是结节硬化型可在发病时就累及乳腺[2]，这很可能起源于乳腺内乳淋巴结而不是原发于结外[70]。也有霍奇金淋巴瘤复发时以乳腺受累为表现的病例[2, 70-72]，霍奇金淋巴瘤累及乳腺者常同时有淋巴结受累，有时甚至是广泛性播散（表 40–1），仅以乳腺受累的形式复发的病例非常罕见[72]。

通常是单侧乳腺受累，但有时累及双侧乳腺[71]。与其他部位的肿瘤一样，乳腺霍奇金淋巴瘤的组织学特征是在不同比例的反应性细胞［淋巴细胞、组织细胞、嗜酸性粒细胞、浆细胞和（或）嗜中性粒细胞］混合浸润的背景中，散在分布异型大细胞，即单核、双核或多核 Reed-Sternberg 细胞。Reed-Sternberg 细胞及其变异细胞的特点为椭圆形或不规则的大细胞核，有假包涵体样红染的核仁，核仁周有空晕，以及少量至中等量淡染的细胞质（图 40–8）。肿瘤细胞通常呈 CD15+、CD30+、Pax5 弱 +、CD20–、CD3–、ALK1–。由于霍奇金淋巴瘤很少累及乳腺，因此诊断乳腺霍奇金淋巴瘤应特别谨慎，尤其是在淋巴结未发生霍奇金淋巴瘤或无霍奇金淋巴瘤病史的情况下。

10. 乳腺假体相关性淋巴瘤

(1) 临床表现：在罕见的情况下，因美容目的的植入的假体或乳腺癌切除术后乳房重建植入的假体附近发生了淋巴瘤（表 40–1）[33, 58, 60, 73-75]，这类淋巴瘤仅占乳腺全部淋巴瘤的极少数，在报道的两组大样本量乳腺淋巴瘤中，只有 2% 与乳腺假体相关[2, 33]。

确定发生乳腺假体相关性淋巴瘤（breast implant-associated anaplastic large cell lymphoma, BI-ALCL）的相对风险是困难的，如果规定在检查假体的囊膜

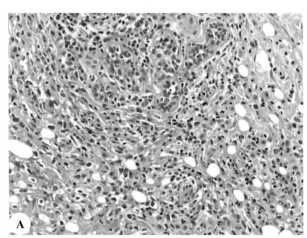
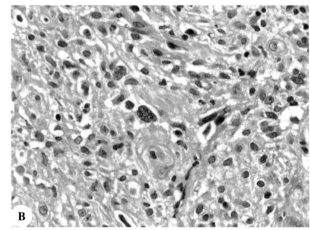

▲ 图 40–8　霍奇金淋巴瘤
颈部淋巴结霍奇金淋巴瘤累及乳腺

切除标本时，只切取少量切片进行显微镜下观察的话，就可能会低估假体相关性淋巴瘤的发病率，因为异常区域可能未被取材；或者因为异常淋巴细胞的浸润可能很局限、不明显或被非特异性炎症掩盖而被病理医生忽略，也可导致假体相关性淋巴瘤的发病率被低估。尽管假体相关性淋巴瘤有独特的临床病理学特征，但总体上，在大规模的流行病学研究中，未发现令人信服的证据表明发生非霍奇金淋巴瘤的风险与乳腺假体相关[76]。有一项研究显示，每年发生乳腺假体相关性间变性大细胞淋巴瘤风险估计为（0.1～0.3）/100 000，发展为假体相关性间变性大细胞淋巴瘤的比值比为 18.2[51]。因此，有乳腺假体的女性发生间变性大细胞淋巴瘤的风险可能会略有增加，但风险很低。

假体相关性淋巴瘤主要发生于成人，年龄范围广。尚无特定的易患因素，罕见的情况下，患者有 Li-Fraumeni 综合征，这是一种常染色体显性遗传疾病，由于 TP53 基因异常，罹患癌症的风险高[77]。乳腺假体有生理盐水型和硅胶型，含生理盐水的假体通常有硅胶囊，推测其通过免疫机制在淋巴瘤发病中起作用[73, 74, 78-81]。从乳腺假体植入到发生淋巴瘤的间隔为 1～40 年，中位时间为 9～10 年[33, 51, 57, 73, 82-91]。因此，假体植入后 1 年或更长时间后，如果假体周围有积液，均应抽吸并进行病理观察[92]。众所周知，乳腺假体的表面几乎总是有纹理的，而不是光滑的。出乎意料的是，与乳腺淋巴瘤中 B 细胞淋巴瘤的明显优势相反，乳腺假体相关性淋巴瘤绝大多数是 ALK 阴性的间变性大细胞淋巴瘤（T 细胞系）。

间变性大细胞淋巴瘤患者通常会出现乳腺肿胀，这与假体和假体周围的纤维囊之间的液体聚集有关。有时伴有压痛或疼痛，表面皮肤红斑、发热或溃疡形成，但通常无明显的肿块[33, 60, 73-75, 84-89, 91]，这种临床表现与乳腺炎类似[58]。在某些情况下，患者表现为假体囊膜挛缩，可伴或不伴积液[93]。囊膜痉挛在初次手术后数年发生或需要多次修复，应予仔细检查以排除肿瘤[93]。假体相关性淋巴瘤通常表现为局限性肿瘤[73, 74, 87]，偶尔，发病时已累及腋窝淋巴结[51, 84] 或发生更广泛的播散[51]。

(2) 病理学：显微镜下检查显示异型大细胞，有多形性，核分裂活跃，细胞核呈椭圆形或有切迹，核仁明显，有中等量细胞质，通常有淋巴细胞、浆细胞、组织细胞，有时还有嗜酸性粒细胞和中性粒细胞组成的混合炎性细胞浸润。常在坏死碎片或纤维蛋白样物的背景下，肿瘤细胞沿着假体纤维囊的内层形成一个薄的、不连续的细胞层，有时还会聚集较多的肿瘤细胞[74]。肿瘤细胞可能被包裹在纤维囊内[75, 85, 89]，在大多数情况下，肿瘤细胞不浸入纤维囊，也不与乳腺实质直接接触[84]。抽取假体周围的液体制备细胞块对于观察异常细胞非常有用，可能会发现大量的肿瘤细胞。尽管没有证据表明假体会发生硅胶泄漏，但在某些病例，浸润的肿瘤细胞附近可观察到具有折光性的硅胶[58, 89]（图 40-9）。

在少数情况下，乳腺假体相关性间变性大细胞淋巴瘤可能与典型病例有差异。如患者除了有积液外还有明确的肿物，肿物可能会穿透纤维囊膜并累及乳腺组织[57, 84]。有一例患者的乳腺假体附近出现肿块，但不伴积液，肿块被切除后复发并伴有积液。另一例患者有疼痛性肿块和全身症状[90]。假体相关性淋巴瘤通常累及单侧乳腺，但有报道淋巴瘤先后累及双侧乳腺的病例[90]。关于乳腺假体相关性间变性大细胞淋巴瘤大小的描述很少，通常相对较小（1～2.5cm）[84]。

对于乳腺假体相关性间变性大细胞淋巴瘤，除一例为 ALK 阳性间变性大细胞淋巴瘤外，报道的病例均为 CD30+、ALK-、CD45+/-[57]。不同程度地表达 T 细胞抗原，几乎总是有一种或多种全 T 细胞抗原的丢失，CD4 和 CD43 通常阳性，而 CD3、CD5、CD7 和 CD8 通常阴性。上皮膜抗原（EMA）的表达很常见。罕见病例呈 CD15+，通常表达细胞毒性颗粒蛋白，如 TIA1 和颗粒酶 B。EBV 和人类疱疹病毒 8（human herpes virus 8，HHV8）呈阴性[60, 73-75, 84-86, 88-91]。不表达上皮和黑色素瘤相关标志物，肿瘤增殖指数很高（一例间变性大细胞淋巴瘤的 Ki67 为 90%）[90]。

通常可以证明 T 细胞受体 γ 链基因的克隆性重排，但没有发现 B 细胞克隆性重排[73, 74, 84, 86, 89]。突变分析发现了与乳腺假体相关性间变性大细胞淋巴瘤发病机制相关的分子改变，少数病例携带 JAK1、SOCS1 或 STAT3 基因突变[94-98]；而免疫组织化学显示肿瘤细胞表达 p-STAT3，与 JAK-STAT 信号通路

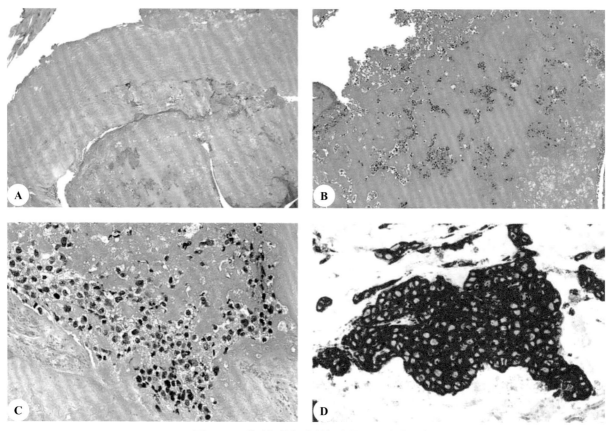

▲ 图 40-9　乳腺假体相关性间变性大细胞淋巴瘤

A. 低倍镜下显示纤维囊（图片顶部）覆盖有透明物质，在透明物质中有少量细胞簇；B. 异型细胞簇散在分布于透明胶原和无定形的碎片背景中；C. 高倍镜下显示无定形碎片背景中的异型大细胞，细胞核呈椭圆形或不规则形；D. 异型大细胞呈 CD30 强阳性（免疫组织化学染色是在石蜡切片上进行的）

的致病性激活相一致 [94, 97, 98]。JAK/STAT 异常激活也与其他持续免疫刺激或炎症相关性 T 细胞淋巴瘤和癌的发病机制相关 [95]。DNMT3A 和 TP53 的突变很少见，但有报道 [95]。突变型 DNMT3A 可能导致肿瘤性 T 细胞或其前体细胞的 DNA 甲基化调节异常 [95]。ALK、TP63、DUSP22 基因易位不是乳腺假体相关性间变性大细胞淋巴瘤的发病机制 [94, 96, 98]。

已经提出了乳腺假体相关性间变性大细胞淋巴瘤的一种分期系统，其分期取决于淋巴瘤是否局限于假体的纤维囊内，是否已通过纤维囊扩散，或已扩散至乳腺外累及淋巴结 [99, 100]。

随访发现大多数患者预后良好 [73, 87-89]。临床上表现为经典型假体相关性间变性大细胞淋巴瘤的患者，即肿瘤细胞仅在纤维囊内积液中，无明确的肿块，肿瘤限于局部，没有淋巴瘤病史者，预后良好。对于这类患者，切除假体和纤维囊膜，密切随访以监测复发情况就足够了。然而，少数病例可局部复发 [57, 84] 或进展为全身性疾病 [57, 86, 91]，

有时甚至导致患者死亡 [84, 90]。因此，对于那些形成明确的肿块，或播散至乳腺外的更具侵袭性的乳腺假体相关性间变性大细胞淋巴瘤，可能需要联合化疗。少数患者可能需要干细胞移植或骨髓移植 [57, 73, 84, 86, 87, 89-91]。

一例有全身症状的患者死于淋巴瘤 [90]，因此全身症状可能是预后不良的另一预测因素。一例发生于乳腺假体附近的 ALK 阳性间变性大细胞淋巴瘤在联合化疗后复发，并伴广泛播散，经再次化疗和干细胞移植后，患者最终获得了持续性完全缓解 [57]。由于乳腺假体相关性间变性大细胞淋巴瘤病例数少，且治疗方法也不统一，因此很难得出明确的结论。

一些研究者认为，乳腺假体相关性间变性大细胞淋巴瘤与原发性皮肤间变性大细胞淋巴瘤类似，而与全身性 ALK 阴性间变性大细胞淋巴瘤不同，后者是一种侵袭性淋巴瘤，预后较差 [73]。与大多数原发性皮肤间变性大细胞淋巴瘤相反，乳腺假体相

关性间变性大细胞淋巴瘤通常呈 EMA+。也有报道原发性皮肤间变性大细胞淋巴瘤继发性累及有假体患者的乳腺[60]。

乳腺假体相关性间变性大细胞淋巴瘤的确诊可能有困难，在临床上患者可能表现为炎症、感染或假体渗漏。相关的炎症可能掩盖肿瘤，肿瘤性淋巴细胞可能被误诊为癌，特别是之前接受过乳腺癌治疗的患者，病理医生需要熟悉罕见的乳腺假体相关性间变性大细胞淋巴瘤，才能正确诊断这种淋巴瘤。

其他类型的淋巴瘤中与乳腺假体相关的非常罕见，一例非同寻常的病例是，一名 46 岁女性患者乳腺硅胶假体纤维囊腔内发生 HHV8+ 原发性渗出性淋巴瘤，淋巴瘤具有间变的细胞学特征，表达 CD30、CD45 和 CD43，缺乏其他 B 细胞和 T 细胞相关的标志物，有免疫球蛋白重链基因的克隆重排[101]。4 例蕈样肉芽肿 /Sézary 综合征（3 例首先发生于乳腺假体表面的皮肤）[79, 81]，以及滤泡性淋巴瘤[78]、淋巴浆细胞淋巴瘤[80]、结外 NK/T 细胞淋巴瘤及鼻型(EBV+)[102]各 1 例，发生于有假体的乳腺。报道的 2 例 B 细胞淋巴瘤在发病时均广泛播散，可能是乳腺原发性淋巴瘤[78, 80]。

【鉴别诊断】

术前几乎从未被考虑到乳腺淋巴瘤的诊断，临床印象通常是乳腺癌，也可能是纤维腺瘤或叶状肿瘤[32]。已在前面针对一些淋巴瘤亚型的鉴别诊断进行了讨论，这里讨论的是一般性问题。

平均而言，淋巴瘤形成的肿块比乳腺癌大，平均直径或中位直径约为 4cm[3, 34]。有时，淋巴瘤的临床表现类似炎性乳腺癌[103]或乳腺炎[104, 105]。乳腺淋巴瘤的鉴别诊断可能会出现许多问题，特别在送检标本很小或在冰冻切片进行诊断时。

1. 结外淋巴瘤与淋巴结淋巴瘤

鉴别腋窝或内乳淋巴结发生的淋巴瘤和乳腺实质发生的淋巴瘤很重要。因为，不同类型的淋巴瘤累及乳腺实质和淋巴结的比例不同。这种鉴别诊断也是困难的，特别是小活检标本。如果观察到被膜、扩张的淋巴窦及淋巴结未受累的区域就可以证实是淋巴结受累；反之，如果是淋巴细胞浸润乳腺导管或小叶，则提示乳腺实质受累。

2. 高级别淋巴瘤与乳腺癌

将淋巴瘤与乳腺癌区分开来是困难的，尤其是浸润性小叶癌缺乏黏附性的细胞呈线性生长模式[19]，因为淋巴瘤偶尔也模仿这种排列方式。在某些情况下，淋巴瘤被误诊为乳腺癌，而进行了乳房切除术和腋窝淋巴结清扫术[28]。仔细观察组织学特征可提示诊断，乳腺癌细胞有黏附性，形成腺管，以及导管原位癌或小叶原位癌的存在都有助于诊断乳腺癌。用一组免疫组织化学抗体染色亦能协助诊断，如细胞角蛋白、B 细胞和 T 细胞相关标志物抗体。

3. 淋巴上皮瘤样癌和髓样癌与淋巴瘤

乳腺淋巴上皮瘤样癌和髓样癌均有密集的淋巴细胞浸润，浸润的淋巴细胞可能会掩盖癌细胞或癌细胞被误认为是大淋巴细胞。淋巴上皮瘤样癌为界限不清的肿块，有浸润性边界。癌细胞可呈单个、索状、巢状或片状排列，伴致密的淋巴细胞浸润，并可能有反应性淋巴滤泡[106]。髓样癌为界限清楚的肿块，高级别核、核分裂活跃的肿瘤上皮细胞分布在大量淋巴细胞的背景中，呈合体状生长[32]。据报道，非典型小叶增生和小叶原位癌与淋巴上皮瘤样癌有关。因此，乳腺小叶中非典型上皮的存在可能为诊断乳腺癌提供线索，而不是为诊断淋巴瘤提供线索[106]，细胞角蛋白和淋巴细胞相关抗原的免疫组织化学染色，有助于区分癌组织和浸润的反应性淋巴细胞[106]。

4. 低级别淋巴瘤与慢性炎症反应性淋巴细胞浸润

大量反应性淋巴细胞浸润模仿淋巴瘤的情况，在乳腺中是不常见的，可能导致鉴别诊断困难的一种情况是糖尿病性乳腺病。这是一种不常见的反应性炎症性疾病，主要发生于女性，偶尔见于男性，患者常有长期 1 型糖尿病病史，少数有 2 型糖尿病病史。

类似的病变也可发生于具有各种自身免疫病或其他情况良好的患者，此时称之为自身免疫性乳腺病或淋巴细胞性乳腺炎。糖尿病性乳腺病或淋巴细胞性乳腺炎通常表现为单侧乳腺可触及的肿块，或少数为双侧乳腺可触及的肿块[107]，主要发生在年轻女性或中年女性中，老年女性也可发生[107-109]。显微镜下可见乳腺小叶周围和（或）导管周围小淋巴细胞和数量不等的浆细胞浸润，淋巴细胞也可能在血管周围浸润，或浸入小血管，可能存在反应性淋巴滤泡。一些病例还有乳腺小叶萎缩和致密的瘢痕纤维化，并伴有反应性上皮样纤维母细胞。免疫组织化学显示，浸润的淋巴细胞主要是 B 细胞和数量不等的 T 细胞。在一些病例，可观察到由 B 细胞组成的淋巴上皮病变。免疫分型或聚合酶链反应未检测到克隆性 B 细胞群 [108, 109]。淋巴细胞紧密分布在乳腺小叶或导管周围，无细胞学异型性、缺乏克隆性 B 细胞及特征性的硬化均有助于区分乳腺炎与淋巴瘤（图 40-10）。

在 MALT 淋巴瘤与慢性炎症之间的鉴别诊断中，如果观察到淋巴滤泡外存在大量边缘区细胞形态的 B 细胞，以及淋巴细胞或浆细胞表达单型性免疫球蛋白，则支持 MALT 淋巴瘤的诊断。滤泡性增生与滤泡性淋巴瘤的鉴别可采用与淋巴结病变相似的标准。

（二）乳腺继发性淋巴瘤

【临床表现】

乳腺继发性淋巴瘤（secondary lymphomas of the breast）包括复发的淋巴瘤或广泛播散累及乳腺的淋巴瘤，乳腺不是原发部位。据报道，淋巴瘤是乳腺继发性肿瘤中最常见的类型 [110]。在多项包括任何累及乳腺淋巴瘤在内的研究中，乳腺继发性淋巴瘤比原发性淋巴瘤多见 [2, 6, 13, 111]，表明乳腺的继发性淋巴瘤比原发性淋巴瘤更普遍。与原发性淋巴瘤一样，大多数患者是女性，少数是男性 [2, 6, 13, 33, 111]。尽管放射学评估常显示乳腺多发性病变 [2, 24]，患者常表现为

单个肿块 [33]，往往比乳腺原发性淋巴瘤小 [24]。

【病理学】

绝大多数病例是各种类型的 B 细胞淋巴瘤。最常见的是弥漫大 B 细胞淋巴瘤、滤泡性淋巴瘤和结外边缘区淋巴瘤（MALT 淋巴瘤）[2, 6, 13, 15, 33, 111]。已有表现为妊娠期乳腺肿块的原发性纵隔大 B 细胞淋巴瘤（图 40-11）的报道 [112]。少见的情况下，小淋巴细胞淋巴瘤 / 慢性淋巴细胞白血病、套细胞淋巴瘤和 B 淋巴母细胞瘤可累及乳腺 [2, 13, 14, 113]。笔者遇到一例有慢性淋巴细胞性白血病病史的患者，乳腺是肿瘤发生 Richter 转化的部位，除有弥漫大 B 细胞淋巴瘤外，还有小淋巴细胞淋巴瘤 / 慢性淋巴细胞白血病成分。

也有毛细胞白血病累及乳腺的报道（图 40-12），如果不了解患者的病史，很难将其与边缘区淋巴瘤，甚至浸润性小叶癌区分开 [75]。在罕见的情况下，脾脏边缘区淋巴瘤可累及乳腺，如果不知道患者有巨脾，累及乳腺的脾脏边缘区淋巴瘤与 MALT 淋巴瘤几乎没有区别（图 40-13）。据报道，一例套细胞淋巴瘤在活检时被考虑可能是弥漫大 B 细胞淋巴瘤 [113]，分期显示肿瘤广泛播散，进一步评估才证实了套细胞淋巴瘤的诊断。

乳腺继发性 T 细胞淋巴瘤罕见，也有多种类型。包括外周 T 细胞淋巴瘤 [13, 15, 58, 111] 和 T 淋巴母细胞淋巴瘤 [2, 114, 115]。ALK+ 或 ALK– 间变性大细胞淋巴瘤及原发性皮肤间变性大细胞淋巴瘤，在复发时或在肿瘤广泛播散时可累及乳腺 [2, 60]。据报道，在 1 型人

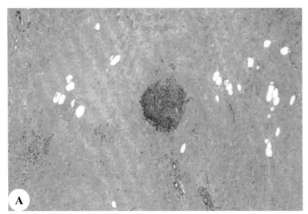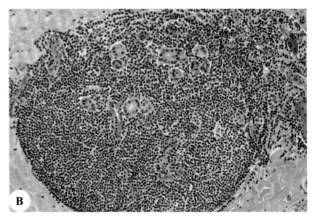

▲ 图 40-10　糖尿病性乳腺病

A. 在胶原化的纤维背景中，淋巴细胞紧邻乳腺小叶周围浸润；B. 高倍镜下可见在一个乳腺小叶周围和小叶内有成熟的小淋巴细胞浸润，形成界限相对清楚的小结节

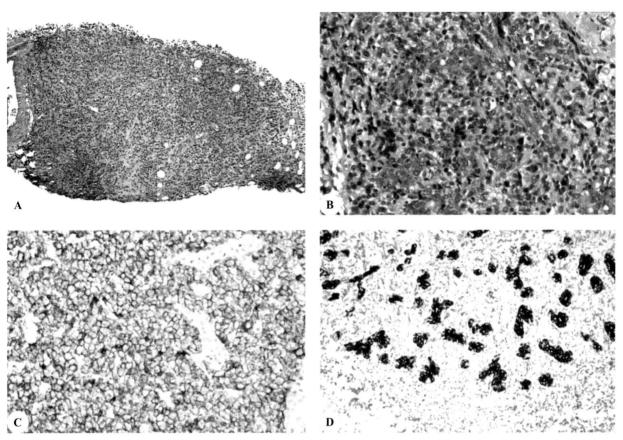

▲ 图 40-11　原发性纵隔大 B 细胞淋巴瘤表现为乳腺肿块

A. 在粗针穿刺活检标本中，大量的异型大淋巴细胞弥漫浸润乳腺小叶；B. 肿瘤性淋巴细胞仅比乳腺小叶上皮细胞稍大；C. 大淋巴细胞呈 CD20 弥漫阳性；D. 残存的小叶成分呈细胞角蛋白阳性（C 和 D 免疫组织化学染色是在石蜡切片上进行的）

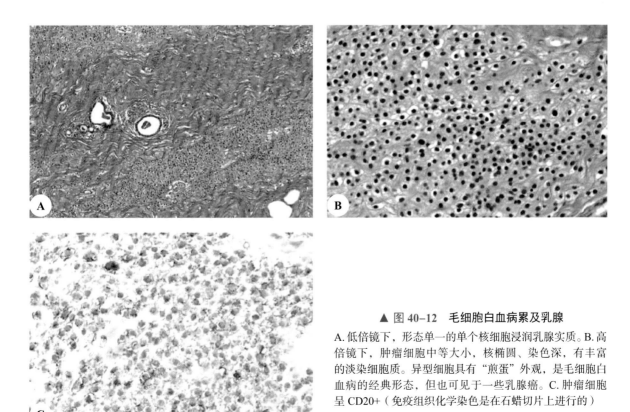

▲ 图 40-12　毛细胞白血病累及乳腺

A. 低倍镜下，形态单一的单个核细胞浸润乳腺实质。B. 高倍镜下，肿瘤细胞中等大小，核椭圆、染色深，有丰富的淡染细胞质。异型细胞具有 "煎蛋" 外观，是毛细胞白血病的经典形态，但也可见于一些乳腺癌。C. 肿瘤细胞呈 CD20+（免疫组织化学染色是在石蜡切片上进行的）

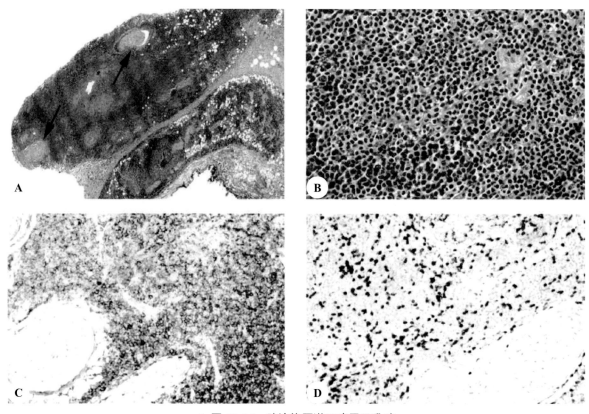

▲ 图 40-13　脾边缘区淋巴瘤累及乳腺

A. 淋巴瘤以围绕上皮成分和神经（箭）形成大结节为特点。B. 肿瘤细胞小而形态单一，细胞核卵圆形，染色质深，细胞质稀少。少量浆细胞散在分布。图片左下角稍大些的不规则细胞代表残存的反应性生发中心。C. 淋巴瘤由 CD20 阳性 B 细胞组成。D. 混合一些非肿瘤性 CD3 阳性 T 细胞（C 和 D 免疫组织化学染色是在石蜡切片上进行的）

类嗜 T 淋巴细胞病毒（human T-cell lymphotropic virus type 1，HTLV1）流行地区发生的成人 T 细胞白血病 / 淋巴瘤，可累及单侧和双侧乳腺[33, 58]。笔者遇到在肿瘤晚期，即患者死于淋巴瘤之前不久，血管免疫母细胞性 T 细胞淋巴瘤累及乳腺的病例。有 EBV 阳性 NK 细胞淋巴瘤广泛播散并累及乳腺的病例报道[116]，经典霍奇金淋巴瘤累及乳腺者也有报道[2]。

乳腺继发性 MALT 淋巴瘤的原发部位主要是唾液腺、眼附属腺或软组织[13]。其他类型的继发性淋巴瘤的原发部位各有不同，但通常是淋巴结。罕见的情况下，慢性髓系白血病可发展为淋巴母细胞危象，并发生慢性淋巴细胞性白血病[2]。

总体上，乳腺继发性淋巴瘤患者的预后比乳腺原发性淋巴瘤差[15]。然而，MALT 淋巴瘤即使在乳腺或其他结外部位复发，存活期仍较长[13]，但 MALT 淋巴瘤大细胞转化可致患者死亡[2]。

【乳腺癌患者腋窝淋巴结发生的淋巴瘤】

多种类型的淋巴瘤可累及腋窝淋巴结。不常见

的情况是，在乳腺癌评估和治疗期间，切除的腋窝淋巴结意外发现淋巴瘤。一般来说，如果淋巴结肿大与转移癌无关，并且异型淋巴细胞增生导致淋巴结正常结构破坏或消失，则要考虑淋巴瘤的可能性。小淋巴细胞性淋巴瘤 / 慢性淋巴细胞性白血病（SLL/CLL）是最常意外发现的淋巴瘤，小淋巴细胞增生导致受累的淋巴结滤泡间区扩张或结构消失。有时，可见界限不清的、散在的增殖中心（假滤泡），由中等大小淋巴细胞（偶尔有大细胞）组成。肿瘤性细胞呈 CD20+（有时弱阳性）、CD5+（常比混合的非肿瘤性 T 细胞染色弱）、CD10−、CD43+、cyclin D1−、SOX11−、LEF1+。患者外周血淋巴细胞常增多。因此，与实验室检查相联系可能对诊断有帮助。

二、浆细胞瘤

【临床表现】

浆细胞瘤（plasma cell neoplasia）累及乳腺远比淋巴瘤累及乳腺少，在非常少见的情况下，浆细

胞骨髓瘤患者可出现乳腺浆细胞瘤，至于孤立性乳腺浆细胞瘤就更少见。多发性骨髓瘤播撒时，肿瘤性浆细胞可在很多髓外部位浸润，但很少累及乳腺。在两项针对骨髓瘤患者的大型尸检研究中，未发现乳腺受累[117, 118]，而在第 3 个系列中仅一例患者有乳腺病变[119]。

大多数报道的乳腺浆细胞瘤患者均为已确诊浆细胞骨髓瘤的患者，多是中老年人，几乎所有人年龄都在 40 岁以上。大多数患者是女性[120-125]，但也有骨髓瘤累及男性乳腺的报道[124]。乳腺浆细胞瘤临床表现为乳腺痛性或无痛性结节，通常是双侧乳腺多发性结节，但也可能是单侧性的[123]。

在罕见的情况下，孤立性乳腺浆细胞瘤是全身性疾病的初始表现。有几例报道称，每例浆细胞骨髓瘤患者的首发症状均为单侧乳腺的单个肿瘤[126]。一例 50 岁女性患者右侧乳腺有 2cm 大小的病变，经临床评估证实有骨和其他软组织浆细胞浸润，并有淀粉样变性和浆细胞白血病伴 IgG λ 副蛋白血症。第 2 例 49 岁女性患者，最初为右侧乳腺 2cm 大小的浆细胞瘤，进一步检查显示 IgG κ 副蛋白血症和骨病变。第 3 例 59 岁女性患者，表现为乳腺单个 2cm 大小的浆细胞瘤，骨髓分期显示为浆细胞骨髓瘤[122]。另外一例 51 岁女性患者，最初表现为双侧乳腺多发性浆细胞瘤和背痛，结果发现多发性溶骨性病变，骨髓瘤弥漫性侵犯骨髓[127]。

有 3%～5% 的浆细胞瘤是与浆细胞骨髓瘤无关的骨外（髓外）肿瘤，多发生在上呼吸道[128]。在极少数情况下，有报道仅局限于乳腺的浆细胞瘤。Innes 和 Newall[119] 报道了一例 43 岁女性患者的浆细胞瘤局限于双侧乳腺，没有全身受累的证据，未进行血清电泳。Proctor 等[129] 报道了一例 63 岁女性患者，血清蛋白和免疫球蛋白水平正常，在右侧乳腺单发性肿瘤切除和局部放疗 46 个月后无复发。一例 37 岁女性患者，右侧乳腺孤立性 IgA κ+ 浆细胞瘤，无副蛋白血症，仅手术切除，随访 15 个月状态良好[130]。报道一例独特的病例为 27 岁女性，被发现乳腺 5cm 大小的肿块，是 IFDC 伴髓外浆细胞瘤，患者无异常血清蛋白，无乳腺髓外浆细胞瘤[131]。

几例乳腺浆细胞瘤的女性患者出现血清蛋白明显异常。一例 70 岁乳腺孤立性浆细胞瘤患者，血清免疫球蛋白 G（IgG）和免疫球蛋白 M（IgM）轻

度升高，但无免疫球蛋白单克隆峰或尿 Bence-Jones 蛋白[132]，乳房切除术后 9 年，除了 6 年后发生鼻浆细胞性息肉外，患者状态一直很好。另一例 85 岁女性患者，患有单克隆性丙种球蛋白病，乳腺有 5cm 大小的肿瘤，无乳腺外病变[133]。第 3 例是一名 73 岁女性患者，有单发性乳腺肿瘤，血清 IgG 水平增高，有单克隆性免疫球蛋白 λ 峰[134]，IgM 和 IgA 水平正常。骨髓抽吸活检显示"存在浆细胞，但数量没有明显增加"。切除乳腺肿瘤并局部乳腺放疗 40 个月后，患者情况良好。第 4 例为一名 49 岁女性患者，在左侧乳腺发现 2 个肿瘤，大小分别为 3cm 和 4cm[135]。免疫组织化学检测到肿瘤细胞表达 IgD 和免疫球蛋白 λ 轻链，并且血清中含有 IgD κ 单克隆蛋白。骨髓浆细胞数量正常。乳房切除术后 2 周发现鼻腔浆细胞瘤，经联合化疗后肿瘤消退，随访 12 个月无发生骨髓瘤的证据。

影像学上，X 线检查显示乳腺浆细胞瘤为单发性或多发性有边界的肿块，超声显示低回声的实性肿块[120, 122, 124, 127, 130]。在一些情况下，乳腺 X 线检查发现的浆细胞瘤数量比体格检查查到的多。

【大体病理】

乳腺孤立性浆细胞瘤的直径通常在 2～4cm，多发性肿瘤常小于 1cm。肿块通常边界清楚，棕褐色或褐色。多发性骨髓瘤患者发生的浆细胞瘤通常质硬、质韧，而髓外孤立性浆细胞瘤通常质软或呈肉质状[130]。

【镜下病理】

通常切开或切除病变以活检诊断乳腺浆细胞瘤，但有作者报道采用细针穿刺标本诊断乳腺浆细胞瘤[120, 122, 124, 127]。细针穿刺对已经明确浆细胞骨髓瘤诊断的患者特别有用（图 40-14）。乳腺浆细胞瘤的组织学特征与全身性和孤立性浆细胞瘤组织学特征相似，由数量不等的具有钟表样染色质、无核仁的成熟浆细胞，以及有时有明显的中位核仁，大而不成熟的浆细胞混合组成（图 40-14 和图 40-15），可见核分裂、Russell 小体、核多形性，以及双核和多核浆细胞。在大量浆细胞浸润最集中的区域，乳腺上皮结构大部分被破坏。

显微镜下，可观察到肿瘤细胞浸润乳腺实质和脂肪，镜下浸润范围超过了大体肿块的界限。免疫

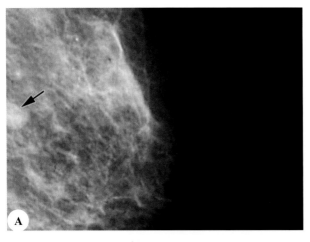

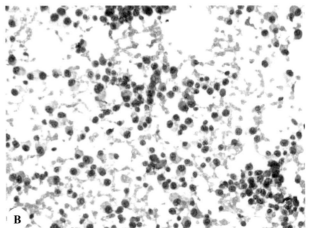

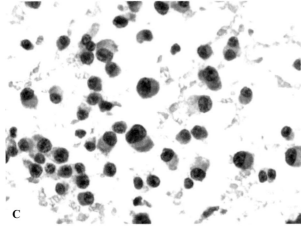

▲ 图 40-14　发生于浆细胞骨髓瘤患者的乳腺浆细胞瘤

A. 一名 64 岁女性浆细胞骨髓瘤患者，X 线检查显示其乳腺实质内肿瘤结节（箭）；B 和 C. 细针穿刺涂片显示成熟和不成熟的浆细胞

组织化学染色显示浆细胞 CD138 阳性，并表达单型免疫球蛋白轻链，可能是免疫球蛋白 κ 轻链或 λ 轻链。肿瘤性浆细胞呈 CK 阴性，但可能表达 EMA。

【鉴别诊断】

组织学上，乳腺浆细胞瘤需与浆细胞性乳腺炎、淀粉样瘤、伴浆细胞分化的 MALT 淋巴瘤及低分化癌鉴别。反应性淋巴浆细胞浸润形成肿块，以前被称为浆细胞肉芽肿或假淋巴瘤，也需要与浆细胞瘤鉴别（见第 3 章）。如果有合适的样本，则可以在组织上进行免疫球蛋白重链和轻链免疫组织化学染色，以确定浸润的浆细胞是单克隆性的肿瘤细胞还是反应性的多克隆性病变。

浆细胞性乳腺炎是一种导管周围病变，其特征是导管扩张、混合性炎症细胞浸润和脓肿形成（请参阅第 3 章）。乳腺淀粉样瘤也已在第 3 章中讨论。具有显著浆细胞分化的 MALT 淋巴瘤需与浆细胞瘤鉴别，支持浆细胞瘤的线索是一致性的单形性浆细胞浸润，而存在边缘区 B 细胞和淋巴滤泡则支持 MALT 淋巴瘤的诊断。MALT 淋巴瘤最常表达 IgM+，而浆细胞瘤最常表达 IgG+ 或 IgA+，IgM+ 浆细胞瘤极为罕见。单形性的、缺乏黏附性的浆细胞浸润，可被误认为是乳腺癌，特别是浸润性小叶癌，尤其是在冰冻切片上 [122, 130]。

【治疗和预后】

在组织学诊断乳腺浆细胞瘤之后，应评估患者是否有全身受累的证据，潜在疾病的类型和程度决定患者的预后和治疗。对于肿瘤局限于乳腺的患者，治疗可能包括切除和局部放疗。乳腺单发性浆细胞瘤预后似乎很好，但是需要进一步随访和更多病例来确定是否有最终发展为全身性疾病的风险。

如果已确诊骨髓瘤的患者出现乳腺浆细胞瘤，其预后要特别小心。由于患者有多年浆细胞骨髓瘤，通常已经接受治疗，因此乳腺受累常代表肿瘤复发或进展，患者常在诊断乳腺浆细胞瘤后不到 1 年就死于骨髓瘤的并发症 [120, 122, 124, 125]。

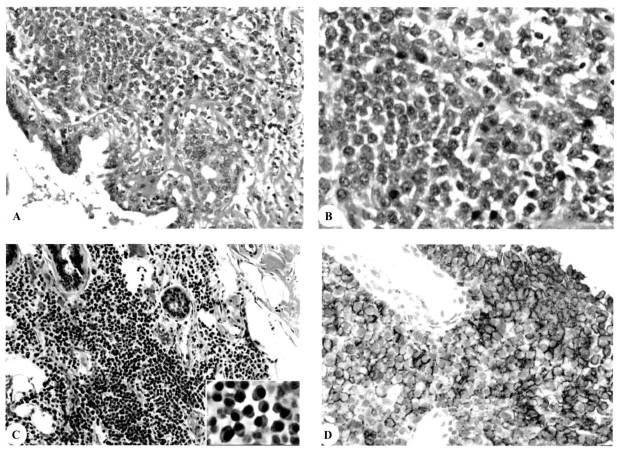

▲ 图 40–15 发生于浆细胞骨髓瘤患者的乳腺浆细胞瘤

A 和 B. 一名 66 岁女性患者乳腺中未成熟浆细胞形成肿瘤。肿瘤细胞呈免疫球蛋白 λ 染色阳性，κ 染色阴性（未显示）。C. 另一名患者，浆细胞明显浸润乳腺实质，插图显示肿瘤性浆细胞。D. 浆细胞呈 CD138+（C 经许可，转载自 Hoda AS, Rosen PP, Brogi E, et al. *Rosen's Diagnosis of Breast Pathology by Needle Core Biopsy.* 4th ed. Philadelphia, PA：Wolters Kluwer；2017. Fig 20.17C. D 经许可，转载自 Hoda AS, Rosen PP, Brogi E, et al.*Rosen's Diagnosis of Breast Pathology by Needle Core Biopsy*. 4th ed. Philadelphia, PA：Wolters Kluwer；2017. Figure 20.17B.）

三、乳腺髓系肉瘤

髓系肉瘤（myeloid sarcoma）以前称为绿色瘤、粒细胞肉瘤或髓外髓系肿瘤，伴或不伴成熟的髓细胞，在骨髓之外的其他部位形成肿块状肿瘤[136, 137]。髓系肉瘤可发生在任何解剖部位，累及乳腺者罕见。

【临床表现】

乳腺髓系肉瘤可发生在以下几种临床情况。可在没有髓系肿瘤病史的患者中，以孤立性乳腺肿瘤的形式发生，但仅占少数[138-140]。可与急性髓系白血病（acute myeloid leukemia，AML）或其他部位髓系肉瘤合并发生，也可在先前接受过急性髓系白血病治疗的患者中以乳腺髓系肉瘤的形式复发[68, 139, 141-143]。也可能发生于其他髓样肿瘤，如骨

髓增生性肿瘤，或骨髓异常增生综合征的患者[139]，在这种情况发生髓系肉瘤时，表明疾病进展为急性髓系白血病 / 母细胞危象。

不论临床情况如何，乳腺髓系肉瘤都以女性为主，男性仅占 5%[68]。患者年龄范围很广，但大多数是青少年或年轻的成人，约 90% 的患者不到 50 岁[68]。患者出现乳腺肿块或肿胀，但无乳头溢液或表面皮肤收缩。肿瘤常是单侧性的，但双侧乳腺髓系肉瘤也有报道[68, 143]。多数肿瘤大小在 1～6cm[137-139, 141-143]，常伴同侧腋窝淋巴结受累[68, 139, 143]。对于除乳腺之外的其他髓外部位，在乳腺髓系肉瘤诊断之前、同时或之后，均可发生髓系肿瘤，最常见的部位是皮肤和皮下组织、女性生殖道、中枢神经系统和淋巴结（腋窝和非腋窝）[68]。

患者的临床结局多样，乳腺孤立性髓系肉瘤似

乎预后良好，特别是接受全身化疗的患者[138, 139]。尽管在很大程度上，临床过程依赖于急性髓系白血病潜在的分子遗传学和细胞遗传学异常，但对疾病已广泛播散的患者，预后要特别小心[137-139]。

【病理学】

乳腺和其他部位的髓系肉瘤均由原始髓系和（或）单核细胞组成。在少数情况下，肿瘤细胞克隆有向成熟的髓系细胞分化的过程。显微镜下，肿瘤常呈弥漫性生长模式，乳腺上皮结构常保留。在一些情况下，肿瘤细胞以单细胞线性模式浸润间质，还可以"靶环状模式"围绕在非肿瘤性乳腺导管和小叶周围。核分裂象易见，在极少数情况下，可染小体巨噬细胞散在分布，形成"星空"现象[138, 139, 142]。根据肿瘤细胞是否成熟和成熟程度，一些专家将髓系肉瘤分为高分化、低分化和母细胞亚型[139]。肿瘤细胞缺乏黏附性，细胞核呈圆形、

椭圆形、不规则形或肾形，中等大小，核染色质细腻，核仁不一定明显（图 40-16）。原始细胞的胞质稀少，有时，如果母细胞有成熟现象的话，则有中等量、嗜酸性、明显的颗粒状胞质。可能混合有嗜酸性粒细胞及其前体细胞。

至少一部分肿瘤细胞氯乙酸酯酶常呈阳性。在免疫组织化学方面，肿瘤细胞通常呈髓过氧化物酶、溶菌酶、CD117 和 CD43 阳性，CD34 也常阳性。CD45（白细胞共同抗原）通常阳性，但着色可能较弱。仅由单核细胞及其前体（单核细胞肉瘤）组成的髓系肉瘤呈 CD68 阳性、溶菌酶阳性，但呈髓过氧化物酶阴性，而 CD34 和 CD117 则通常阴性。肿瘤细胞呈 CD20、CD3 和角蛋白阴性。在少数情况下，髓系肿瘤可能会表达一种或多种淋巴细胞相关抗原，如 TdT、CD79a 或 Pax5，使用包括髓系标志物在内的一组免疫标志物染色，可避免将这类髓系

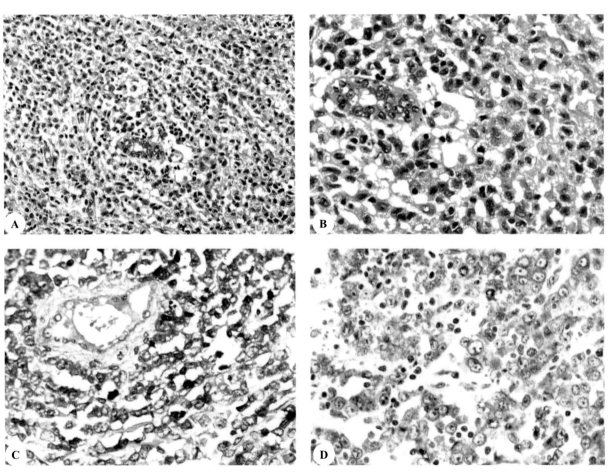

▲ 图 40-16 髓系肉瘤

A 和 B. 乳腺导管周围浸润的原始髓系肉瘤可能被误诊为乳腺癌；C. 少数肿瘤细胞萘酚 - 氯乙酸酯酶染色阳性（红色），未分化肿瘤细胞不着色；D. 免疫组织化学染色，肿瘤细胞呈溶菌酶阳性

肉瘤误诊为淋巴母细胞淋巴瘤[138, 139, 142]。

当存在相关性急性髓系白血病时，通常根据 FAB 分类对其进行分类。已经报道了 M_0、M_1、M_2、M_3、M_4（包括 M4 eo）和 M_5 型急性髓系白血病。急性髓系白血病 M_1 型（髓母细胞不伴成熟）和急性髓系白血病 M_2 型（髓母细胞伴成熟）似乎最常见[68, 139]。报道了几例 t（15;17）、t（8;21）、inv（16）和 del（5）相关性急性髓系白血病[68]。一例有 NPM1 突变和 FLT3 基因内部串联重复的急性髓系白血病，以乳腺髓系肉瘤的形式复发[141]。也报道一例急性早幼粒细胞白血病表现为局限于乳腺的髓系肉瘤，无外周血或骨髓受累[140]。

【鉴别诊断】

髓系肉瘤的主要鉴别诊断是淋巴瘤，尤其是弥漫大 B 细胞淋巴瘤。在常规染色的切片上，与髓系肉瘤的肿瘤细胞相比，大 B 细胞淋巴瘤细胞的体积常较大，核染色质呈空泡状或粗颗粒状，且核膜不光滑。如果能观察到肿瘤细胞向髓系细胞分化成熟的特点，则有助于髓系肉瘤的诊断。用一组适当的淋巴细胞和髓系细胞抗原进行免疫分型可证实诊断。

有时，髓系肉瘤以大而多形的肿瘤细胞为特征，特别是主要由原始单核细胞组成的髓系肉瘤，引起与组织细胞肿瘤（如组织细胞肉瘤）或下一文要讨论的组织细胞增生性疾病的鉴别诊断问题，这些疾病的很多病理学特征可能有重叠，但外周血中存在循环髓母细胞和骨髓弥漫性受累，则支持髓系肉瘤 / 急性髓系白血病的诊断。与髓外造血的鉴别点是髓系肉瘤仅由肿瘤性髓单核细胞组成，无红系细胞成分和巨核细胞成分。

当髓系肉瘤以线性或靶环模式生长时，与乳腺癌类似，尤其是浸润性小叶癌。但如果存在原位癌，则不支持髓系肉瘤的诊断[139]。同样，如果能观察到黏附性肿瘤细胞形成小管或腺管的区域，则支持乳腺癌。虽然，患者有髓系肿瘤的病史提示髓系肉瘤，但值得注意的是，小部分接受过乳腺癌化疗的患者可发生与治疗相关的急性髓系白血病。因此，乳腺癌病史并不能排除急性髓系白血病 / 髓系肉瘤的可能性。

相反，有一例有乳腺癌病史的患者，治疗后复发，并出现了循环肿瘤细胞。外周血中的肿瘤细胞的形态学和流式细胞术特征与髓母细胞重叠，该患者被认为发生了治疗相关性急性髓系白血病。但骨髓活检显示转移性癌的形态学，且肿瘤细胞表达角蛋白，证实了乳腺癌的诊断，并没有髓系肿瘤的证据[144]。

四、髓外造血

髓外造血（extramedullary hematopoiesis）或髓系化生（myeloid metaplasia）可发生在许多部位，通常与潜在的血液系统疾病有关。髓外造血形成的乳腺肿块很少见，但在中老年女性中有报道，其中大多数为已经诊断为骨髓增生性肿瘤的患者，通常是原发性骨髓纤维化（既往称为慢性特发性骨髓纤维化和伴有髓系化生的骨髓纤维化）。在罕见的情况下，髓外造血也可发生在既往没有血液系统疾病的女性乳腺。也有报道乳腺癌患者接受乳腺癌新辅助化疗后，乳腺及腋窝淋巴结[145, 146]（图 40-17）和纤维腺瘤出现髓外造血[147]。

在原发性骨髓纤维化患者中，乳腺受累发生在诊断纤维化后 5～16 年[148-152]，病变大小为 1.8～8cm。据报道，一例患者除了肝脏增大外，没有其他髓样化生的表现[150]，其他大多数患者有脾大。乳腺 X 线检查显示 2 例有双侧乳腺融合密度（confluent densities）[151, 152]。超声检查发现病灶光滑、均匀且回声低。

显微镜下，可见成熟和正在成熟的造血细胞弥漫性浸润。髓系、红系和巨核细胞系细胞混合存在，各系细胞数量不等。在一些情况下，以髓系成分占优势。在原发性骨髓纤维化中，巨核细胞通常较大，核染色深，并且有异型性，甚至呈奇异型细胞。髓外造血可能与乳腺间质硬化有关[152, 153]。有在骨髓纤维化患者尸检中发现乳腺髓外造血的报道[149]。

髓外造血通常可在常规染色切片上识别，但对于有挑战性的病例，免疫组织化学染色可协助识别髓系成分（髓过氧化物酶 +）、红系成分（血型糖蛋白 +、CD71+）和巨核细胞（CD61+）。

【鉴别诊断】

在缺乏有关潜在的血液疾病临床信息的情况下，尤其是在冰冻切片或细针穿刺活检中，诊断髓

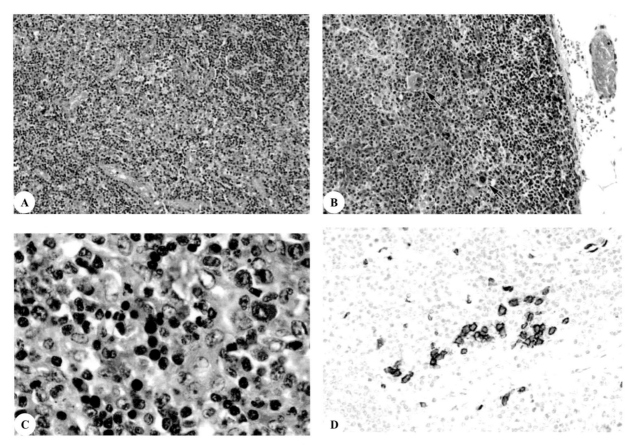

▲ 图 40-17　前哨淋巴结髓外造血

A. 淋巴滤泡间成熟的髓系成分和红系成分使滤泡间区扩大；B. 显示巨核细胞（箭）；C.高倍镜下，有红色粗颗粒的嗜酸性粒细胞前体细胞散在分布，有核红细胞单个散在分布或线性分布，其细胞核均质深染，近乎黑色；D. 血型糖蛋白可显示红系成分（在石蜡切片上进行的免疫组织化学染色）（B 经许可，转载自 Hoda AS, Rosen PP, Brogi E, et al. *Rosen's Diagnosis of Breast Pathology by Needle Core Biopsy*. 4th ed. Philadelphia, PA：Wolters Kluwer；2017. Figure 21.9.）

外造血可能具有挑战性[152, 153]。造血成分可能会被误认为是癌，尤其是乳腺小叶癌或淋巴瘤及其他肿瘤。在混合性小细胞背景中的巨核细胞可被误认为是 Reed-Sternberg 细胞，通过了解临床病史、仔细观察常规切片，以及意识到髓外造血可在乳腺发生的可能性，有助于诊断。

五、乳腺组织细胞增生

（一）乳腺 Rosai-Dorfman 病

Rosai-Dorfman 病（Rosai-Dorfman disease）[窦组织细胞增生症伴巨大淋巴结病（sinus histiocytosis with massive lymphadenopathy）] 是一种病因不明的罕见病，通常表现为淋巴结病变。一些患者除了淋巴结肿大外，还存在淋巴结外病变，少数患者仅累及结外部位，较常累及的结外部位包括皮肤、骨、软组织和眼附件。

Rosai-Dorfman 病累及乳腺非常罕见，可发生于儿童和成人，大部分乳腺 Rosai-Dorfman 病患者都是成人，在青春期很少发生。乳腺 Rosai-Dorfman 病患者年龄为 15—84 岁，中位年龄小于 55 岁[154-157]。有明显的女性优势，男性乳腺 Rosai-Dorfman 病也有报道，但不超过所有病例的 10%[155, 156, 158]，临床常表现为坚硬、无痛性、界限分明或不规则的乳腺肿块[154, 156]。一些病例是通过乳腺 X 线筛查发现的[155]。在极少数情况下，病变表面皮肤出现收缩和炎症[154]。肿瘤的大小范围为 1~6.5cm（中位大小为 3cm）[155]。通常是单侧乳腺单发性病变，但也有少数病例为多灶性或双侧乳腺受累[154-156, 158]。有报道一例累及乳腺内乳淋巴结的 Rosai-Dorfman 病[159]。多数乳腺 Rosai–Dorfman 病仅限于乳腺，但少数为广泛性，可能累及腋窝淋巴结[154, 160]，以及多个不同的淋巴结和（或）结外部位[154]。与单侧乳腺受累的患者相比，双侧受累的患者更有可能出现乳腺外 Rosai-

Dorfman 病[154, 156]。据报道，有一例淋巴结和大腿的 Rosai-Dorfman 病，发展为双侧乳腺多发性小于 1cm 的病变[161]。

　　显微镜下，可见大量淋巴细胞、浆细胞、组织细胞密集浸润，有时还有淋巴滤泡。组织细胞体积大，细胞核大，呈卵圆形，染色质淡，核仁明显，胞质丰富。在一些体积大的组织细胞能观察到伸入现象，可以理解为"在细胞内徘徊"（inside round about wandering），也就是完整的细胞，通常为淋巴细胞，但有时为浆细胞、红细胞和中性粒细胞，存在于组织细胞的胞质内，伸入细胞的周围可能有透亮的空晕（图 40-18）。细胞伸入与吞噬作用不同，吞噬作用是消化摄入的细胞。尽管组织细胞的大细胞核使它们看起来有非典型性，但没有核分裂和坏死。很少见嗜酸性粒细胞，尽管有一例乳腺 Rosai-

Dorfman 病伴肉芽肿性炎症的报道[162]，但通常没有脓肿形成和肉芽肿。在淋巴结中，体积大的组织细胞主要局限于扩张的淋巴窦（窦组织细胞增生症伴巨大淋巴结病）。在淋巴结外 Rosai-Dorfman 病，细胞伸入现象可能比淋巴结病变更难识别，印片检查有助于发现伸入现象。Rosai-Dorfman 病可能与纤维化有关，纤维化可非常明显并形成胶原带。总体而言，结外 Rosai-Dorfman 病的纤维化比淋巴结 Rosai-Dorfman 病更为突出。特征性的组织细胞呈 S-100 阳性、组织细胞标志物 CD68 阳性，而 CD1a 阴性。S-100 染色有助于突出显示组织细胞伸入现象（图 40-18）[154-156, 158, 160]。

　　乳腺 Rosai-Dorfman 病通常没有长期随访的资料。有随访的患者通常都存活且状态良好[155, 156, 159]。如果不切除，乳腺病变可能会持续数月至数年[157, 160]。也

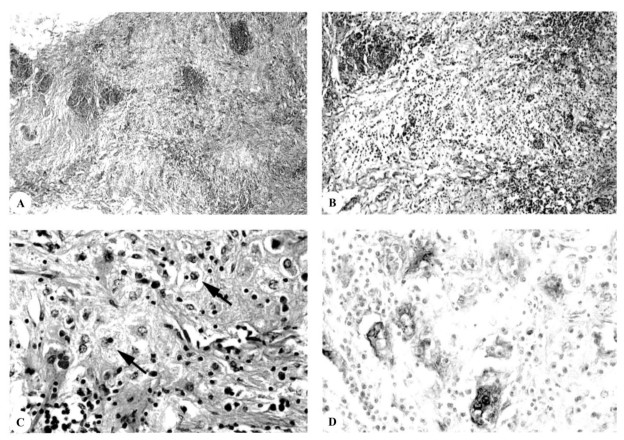

▲ 图 40-18　**Rosai-Dorfman 病**
A. 乳腺组织内形成无包膜的病变结节，图片上部存在一些乳腺小叶。B. 中倍镜下，可见有丰富淡染细胞质的组织细胞增生，灶性淋巴细胞和浆细胞浸润。图片右上角有一个乳腺小叶。C. 高倍镜下，可见散在分布的大组织细胞，具有大的、似乎非典型的细胞核，空泡状染色质，小核仁和丰富淡染的细纤维状细胞质。偶尔，组织细胞的细胞质内可见淋巴细胞（箭）。D. S-100 染色突出了特征性的组织细胞，并有助于显示细胞质内的淋巴细胞，其中许多细胞周围有透明的空晕（免疫组织化学染色是在石蜡切片上进行的）

有切除后复发的报道[157, 160]。在罕见情况下，累及乳腺及其他部位的 Rosai-Dorfman 病可持续存在或进展。有报道一例累及乳腺的 Rosai-Dorfman 病广泛播散，并导致患者死亡的病例[154]。

（二）Erdheim-Chester 病

Erdheim-Chester 病（Erdheim-Chester disease）是一种罕见的非朗格汉斯细胞组织细胞增生症，具有黄色瘤特征。几乎所有病例均有下肢长骨受累，并有特征性的放射线改变。大约 50% 的患者有骨骼外受累，可能包括心血管系统、腹膜后、皮肤、眼眶、肺和其他组织。乳腺受累非常罕见，迄今为止仅报道了 9 例。除一例外，其余患者均为女性，年龄范围为 40—78 岁。单侧受累比双侧乳腺受累略多。几乎所有患者都有乳腺外多系统受累。Erdheim-Chester 病可形成肿块，在临床上类似乳腺癌或淋巴瘤。组织学检查显示 CD68+ 黄色瘤组织细胞、散在分布的 Touton 型巨细胞、混合性淋巴细胞和不同程度的纤维化[163, 164]。

近年来，在 Erdheim-Chester 病中发现了 *BRAF V600E* 突变，表明它是一种肿瘤，而不是一个反应性过程。携带 *BRAF* 基因突变的病例，免疫组织化学显示细胞质表达 BRAF，已在乳腺 Erdheim-Chester 病中报道了这种突变[164, 165]。鉴别诊断包括反应性病变（脂肪坏死、脂膜炎和肉芽肿性乳腺炎），但 Erdheim-Cheste 疾病的特点是良性的、空泡状组织细胞，无坏死[164, 165]。鉴别诊断还包括其他组织细胞增多症（见下文）。

（三）朗格汉斯细胞组织细胞增生症

朗格汉斯细胞组织细胞增生症（Langerhans cell histiocytosis）（以前称为组织细胞增生症 X），是朗格汉斯细胞的克隆性增生。总体上，儿童比成人更常发生，可为单发性或多发性疾病。表现为以下 3 种临床模式的任何一种，即单发性疾病（以前称为嗜酸性肉芽肿）、多发性疾病（以前称为 Hand-Schüller-Christian 疾病），或者多发性疾病播散或累及内脏（以前称为 Letterer–Siwe 病）[166]。朗格汉斯细胞组织细胞增生症累及乳腺者很少，一例成年女性患有广泛播散性朗格汉斯细胞组织细胞增生症[167]，患者乳头和乳晕有 5cm 大小的病灶，体检时被怀疑为 Paget 病。活检显示真皮内肿瘤细胞浸润、细胞体积较大、染色淡、细胞核大而淡染，可见纵行核沟，有中等量淡染的细胞质。肿瘤细胞呈 CD1a+、S-100+，分布于嗜酸性粒细胞、B 细胞和 T 细胞构成的炎症性背景中。在罕见情况下，朗格汉斯细胞组织细胞增生症与霍奇金淋巴瘤或非霍奇金淋巴瘤有关。据报道，一例滤泡性淋巴瘤累及乳腺，淋巴瘤内存在朗格汉斯细胞结节[168]。

（四）乳腺组织细胞增生性疾病的鉴别诊断

关于乳腺组织细胞增生的鉴别诊断，从临床和影像学上来说，Rosai-Dorfman 病可以与乳腺癌、纤维囊性变，甚至纤维腺瘤类似[154, 155, 160]。在病理学评估中，最重要的是需首先确定标本代表的是淋巴结还是乳腺实质，因为 Rosai-Dorfman 病更常累及淋巴结而不是乳腺组织。鉴别诊断还包括具有浆细胞分化的低级别 B 细胞淋巴瘤，尤其是结外边缘区淋巴瘤（MALT 淋巴瘤）。如果我们将注意力集中在浸润的淋巴细胞浆细胞成分上，而忽略了特征性的组织细胞，则可能误诊为淋巴瘤。据报道，一例 Rosai-Dorfman 病最初被误诊为 MALT 淋巴瘤[157]。另一例粗针穿刺活组织检查怀疑为淋巴瘤，但切除标本被证明是 Rosai-Dorfman 病[160]。

Rosai-Dorfman 病没有明显的细胞学异型性或免疫表型异常，也没有克隆性淋巴浆细胞浸润的证据。其他鉴别诊断包括炎症性病变，如急性乳腺炎或慢性乳腺炎、肉芽肿性乳腺炎。有 2 型糖尿病患者伴发 Rosai-Dorfman 病的报道[155]，糖尿病史伴乳腺淋巴细胞浸润可能让人怀疑是糖尿病性乳腺病。但是，这些炎症性疾病均没有 Rosai-Dorfman 病特征性的组织细胞。据报道，一例糖尿病性乳腺病有非常多的淋巴组织细胞浸润和肉芽肿形成，最初被误诊为 Rosai-Dorfman 病[169]，但导管周围、小叶周围和血管周围特征性的淋巴细胞浸润支持糖尿病性乳腺病，在 Rosai-Dorfman 病中淋巴细胞没有这种分布特点。

Rosai-Dorfman 病的组织细胞核大，核仁明显，可以类似恶性细胞。一些恶性肿瘤具有丰富的淡染细胞质，类似增生的组织细胞，如果没有这些肿瘤的病史，肾细胞癌和黑色素瘤转移至乳腺可能会出现鉴别诊断的问题，特别是黑色素瘤常呈 S-100+，进一步增加了被误认为是 Rosai-Dorfman 病的可能性。但癌和黑色素瘤通常细胞学异型性更明显，并且缺乏 Rosai-Dorfman 病特征性的组织细胞，低 N：C 比值和特征性的组织细胞内伸入现象有助于正确诊断[154]。

组织细胞样乳腺癌是一种常见的乳腺癌类型，其特征是非典型上皮细胞增殖，具有丰富的小空泡状、颗粒或毛玻璃样细胞质，这些细胞可能呈单个、疏松的细胞簇或片状分布。组织细胞样乳腺癌细胞可能被误认为是组织细胞，但免疫组织化学染色显示细胞角蛋白阳性，细胞质黏液卡红染色阳性[170]。

Rosai-Dorfman 病也需要与其他组织细胞增生相鉴别，包括朗格汉斯细胞组织细胞增生症和

Erdheim-Chester 病。朗格汉斯细胞组织细胞增生症的细胞学特征不同，其组织细胞具有更长的细胞核，明显的核沟，细胞质较少，没有细胞伸入现象。朗格汉斯细胞除表达 S-100 外，还表达 CD1a 和 Langerin，且与 Rosai-Dorfman 病相反，常混合嗜酸性粒细胞。Erdheim-Chester 病的临床特征和组织学特征（见前面的讨论）不同于 Rosai-Dorfman 病，两者的区分并不困难。

与以上提到的罕见的组织细胞增生症相比，脂肪坏死更普遍。仔细观察制作良好的组织切片，并根据需要添加选定的免疫组织化学染色，可以区分脂肪坏死、Erdheim-Chester 病、朗格汉斯细胞组织细胞增生症和 Rosai-Dorfman 病。

第41章 治疗的病理效应
Pathologic Effects of Therapy

Elena F. Brachtel　Frederick C. Koerner　著

魏 兵 译校

一、放疗

（一）霍奇金淋巴瘤的放疗

乳腺 X 线检查或 X 线透视检查等的诊断过程中[1]或放疗时（如因霍奇金淋巴瘤行纵隔放疗）[2-5]，乳腺可能受到放射暴露。这些情况下的放射暴露与乳腺癌发生风险增加有关[2, 6-9]。Wendland 等[10] 报道，与普通人群相比，接受放疗的霍奇金淋巴瘤患者的乳腺癌标准化发病比（standard incidence ratio，SIR）是 3.17。Giri 等[11] 计算得到的 SIR 是 3.51，Schaapveld 等[12] 记录的 SIR 是 4.7。在后一项研究中，与未行放疗的患者相比，接受放疗的霍奇金淋巴瘤患者的乳腺癌 SIR 是 1.90；与普通人群相比，未行放疗患者的 SIR 是 1.67。这些发现表明，与普通人群相比，霍奇金淋巴瘤女性患者发生乳腺癌的风险增高，而放疗增加了这一风险。

对于在 9—16 岁接受放疗的女孩，发生乳腺癌的可能性特别高[9, 13, 14]。尽管发病风险在青春期后期和成年早期逐渐降低，有报道显示在 40 岁时发生乳腺癌的累积概率是 30%～35%[3, 14]。

几乎所有霍奇金淋巴瘤放疗后发生的乳腺癌都发生于女性；然而，有报道描述了一例男性患者[15]。在一项对 5778 例霍奇金淋巴瘤女性患者的研究中[11]，诊断乳腺癌的中位年龄是 46 岁，诊断淋巴瘤的中位年龄是 28 岁，中位潜伏期为 231 个月。乳腺癌更有可能发生于乳腺的内侧[16, 17]，更多地呈双侧性。同时性和异时性双侧癌均有报道[16-18]。体检结果和放射学检查与普通背景下发生的乳腺癌没有区别。

大体检查没有发现非肿瘤组织出现独特的变化，此类乳房中的癌组织也没有显示与众不同的大体特征。未受累组织的镜下观察没有显示由放疗导致的改变。两项研究中，导管原位癌分别占已分类癌的 13%[18] 和 28%[19]。几乎所有浸润性癌都是普通型浸润性导管癌（IDC），但特殊类型的癌也有发生，如髓样癌和浸润性小叶癌[15, 16, 18]。乳腺癌的形态特点与缺乏放疗史的女性形成的肿瘤没有区别[5, 20]。164 例癌组织的分级占比是 1 级 18%、2 级 43%、3 级 39%[19]。相较于散发性乳腺癌，放疗相关的乳腺癌更常缺乏雌激素受体（ER）、孕激素受体（PR）和 HER2[19]。

乳房切除术是这些患者最常见的外科治疗方式。Deutsch 等[21] 描述了 12 例通过肿块切除术和放疗成功治疗的患者，达到了"良好至极佳的美容效果"，中位随访 46 个月后"未出现显著的急性不良反应和后遗症"。

（二）放疗用于乳腺癌的保守治疗

乳腺放疗的临床效果持续数月至数年[22]，其所导致变化的程度各不相同。可能会形成弥漫性乳腺硬化；然而，多数患者仅出现轻微的纤维化，组织保持弹性。皮肤可能萎缩，可出现毛细血管扩张，特别是增量照射区域[22, 23]。放疗对胶原血管疾病患者（如硬皮病或系统性红斑狼疮）的影响可能更为严重[24, 25]。受到照射的乳腺通常不能泌乳，但未经治疗的乳腺保留泌乳功能[26, 27]。

由放射导致的组织学改变在随后的几年中逐渐出现，在终末导管小叶单位表现得最为明显[28-30]。

这些变化包括小叶内间质胶原化、基底膜增厚、腺泡和导管上皮萎缩、上皮细胞出现细胞学非典型性，以及突出的肌上皮细胞（图 41-1 和图 41-2）。大汗腺上皮容易出现重度的细胞学非典型性，特别是在增生病灶中。明确放疗前乳腺存在大汗腺化生，有助于区分放疗引起的大汗腺细胞非典型性与乳腺癌。小叶外导管受到的影响较腺泡更小（图 41-3）。偶尔，间质中可见非典型性纤维母细胞（图 41-4）。

在不同患者中，放疗的效应程度变化较大。这

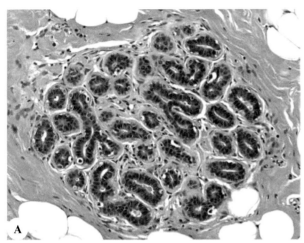

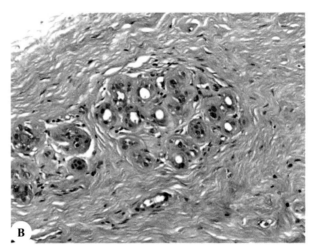

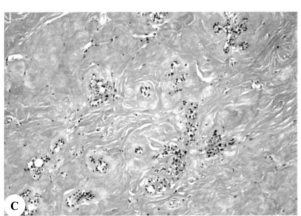

▲ 图 41-1 正常乳腺的放射效应

A. 一例 47 岁女性患者放疗前形态正常的小叶；B. 同一患者治疗 18 个月后，其乳腺小叶显示上皮萎缩、基底膜增厚和小叶内硬化（照片为相同放大倍数）；C. 放疗后，一例 40 岁女性患者的小叶显示明显的萎缩

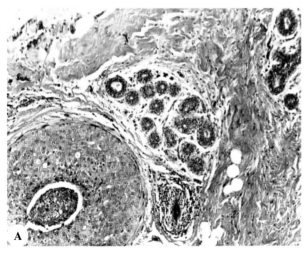

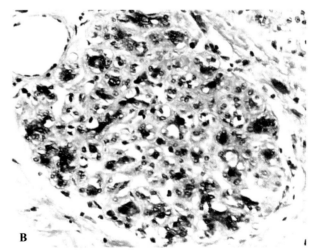

▲ 图 41-2 正常乳腺的放射效应

A. 邻近导管原位癌的正常小叶，来自于一例 37 岁女性患者放疗前的乳腺；B. 来自同一患者放疗后的一个小叶，显示腺泡塌陷、上皮细胞减少和小叶内硬化，存留的上皮细胞胞核深染、多形

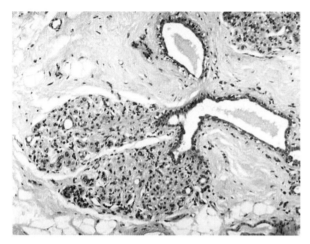

▲ 图 41-3　一个导管和两个小叶的放射效应
放疗后标本中的导管，缺乏邻近小叶中见到的硬化性改变

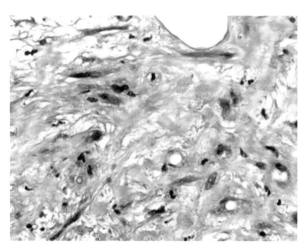

▲ 图 41-4　放射导致的非典型性纤维母细胞
间质纤维母细胞体积大，具有大而多形的细胞核

些变化可以看似很轻微，以至于无法将其与生理性萎缩区分开。在一项研究中，组织改变的程度变化与放射剂量、患者年龄、治疗后的时间间隔或辅助化疗的使用缺乏相关性[28]。一旦形成，放疗导致的效应就不会消退。在对治疗后时间间隔 1～6 年的 120 例乳腺标本的研究中，Moore 等[30] 没有观察到放射相关改变出现明显的变化。

放疗计划常包括对肿瘤床进行加量治疗。特定患者可能通过放射性植入物而不是外照射来进行放疗。增量区域或邻近植入物的组织可能显示特别突出的放疗效应。例如，大导管的上皮可以出现明显的细胞学非典型性（图 41-5），并且这一改变也可见于导管增生或大汗腺化生（图 41-6）。脂肪坏死（图 41-7）和具有非典型性的间质纤维母细胞可以出现在高强度治疗区域附近[29, 31, 32]。外照射后不太常见的血管改变也可以很明显。中小动脉有时会显示硬化、弹力层断裂、内皮细胞非典型性和肌内膜增生，可导致血管腔狭窄。毛细血管的内皮细胞可以变得突出，出现细胞学非典型性。

照射后的腺体组织与乳腺癌的鉴别可能会导致诊断问题，特别是在粗针穿刺活检标本中。放疗导致的细胞学非典型性，类似于高级别癌中见到的肿瘤非典型性。手术和照射后形成的腺体萎缩和瘢痕可导致不规则的非典型细胞簇陷入纤维化组织，排列类似于浸润性癌。将治疗后活检标本的特点与治疗前肿瘤和非癌组织的形态学改变进行比较，常常有助于明确非典型上皮细胞的性质。病理医生

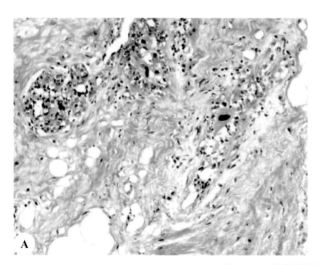

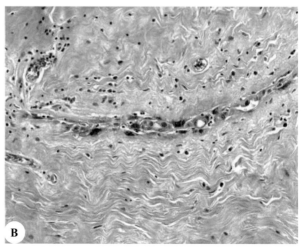

▲ 图 41-5　放射导致的导管上皮非典型性
A. 上皮细胞明显萎缩；B. 导管的管腔上皮出现大而多形的细胞核

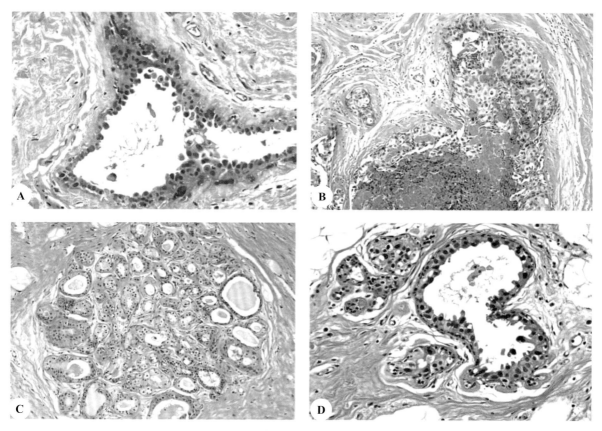

▲ 图 41-6　两例放疗引起的大汗腺细胞非典型性

A. 放疗后的大汗腺化生区域出现核增大、深染。B 和 C. 另一例女性因导管原位癌（B）接受手术和放疗。乳腺也含有大汗腺化生（C）。D. 与 B 和 C 为同一患者，治疗 4 年后收集的标本，显示非典型性大汗腺化生，但癌没有复发

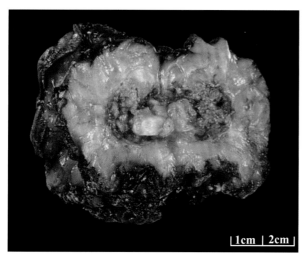

▲ 图 41-7　放疗导致的脂肪坏死

在组织内和体外放疗的部位形成囊性脂肪坏死

通常不会混淆放射后的良性腺体细胞和低级别原位癌细胞，但前者可以类似于高级别癌细胞，达到令人担心的程度。为了区分放射导致的上皮细胞变化与高级别 DCIS，需要寻找细胞增生的证据，即细胞分层、填充腺腔、腺体扩张和核分裂象。这些特征的出现提供了有说服力的证据来支持癌的诊断，特别是伴有坏死时。肌上皮细胞染色常常可以帮助识别浸润性癌灶，但照射后的肌上皮细胞有时无法被常用的肌上皮标志染色[33]。此种情况下，病理医生必须将免疫组织化学染色结果与 HE 切片上的发现相结合。

对从照射后的乳腺获得的针吸标本进行解释也有挑战性[34-37]。从仅有放疗改变的乳腺获取的抽吸物往往细胞稀疏，原因是治疗引发组织萎缩。Filomena 等[38] 发现，所有能够在细针穿刺涂片中被识别的放疗后复发癌，其切片上至少含有 5 个上皮细胞簇和超过 15 个的单个上皮细胞。照射后的良性上皮细胞常常具有显著的非典型性，通常显示核增大、核质比增加和核仁突出。另外，黏附性缺失、核边界不规则和坏死是更符合癌的特征[39]。

放疗后乳腺癌复发通常发生在治疗以后的 7 年

内，常累及原发肿瘤所在的区域[40]。复发癌细胞类似于原发肿瘤细胞，且不显示放疗导致的改变（图 41-8）。一项研究报道称[41]，84%（95/113 例）的肿瘤的复发性 DCIS 的级别与治疗前的癌组织级别相同。在一项浸润性导管癌放疗后复发的研究中，Sigal-Zafrani 等[42] 没有发现原发肿瘤和复发肿瘤在组织学类型、级别或激素受体状态等方面存在差异。放疗后新发生的癌通常出现在原发肿瘤治疗以后 10 年或更久，且常常发生于原发肿瘤以外的部位[43]。新发癌的细胞通常不同于原发肿瘤，它们也不会显示放疗引起的细胞学特征（图 41-9）。罕见情况下，在放疗后收集的标本中，出现治疗前标本未见到的有多个深染核的浸润性癌细胞或局灶坏死。这些发现提示上述细胞代表了放疗过程中形成的癌细胞。

乳腺的治疗性或辅助放疗似乎不会增加对侧乳腺癌的风险[44]，但其与发生食管癌和肺癌的风险增加有关[45, 46]。乳腺癌的局部放疗可导致发生急性髓系白血病的风险小幅增加，联合化疗后风险会增大[47]。这些肿瘤的发生率很低，在 33 763 例接受过放疗的乳腺癌女性患者中，大约有 160 例这样的病例出现[45]。乳腺放疗与血管肉瘤形成的相关性在第 39 章中讨论。

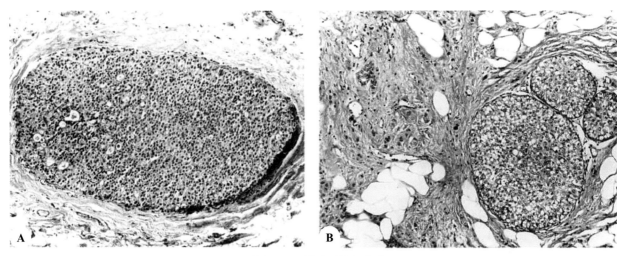

▲ 图 41-8　放疗后的复发癌
放疗前的导管原位癌（A）与治疗 2 年后复发的导管原位癌（B）非常相似。复发癌缺乏放疗导致的改变。在 B 左侧有浸润性癌

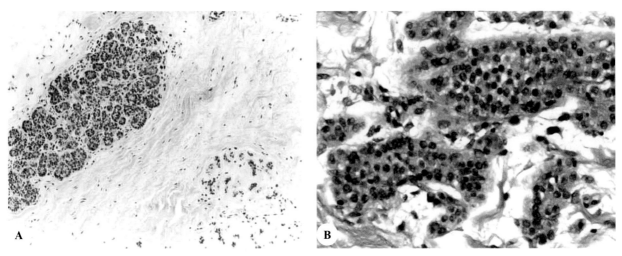

▲ 图 41-9　两例放疗后的乳腺小叶原位癌
A. 小叶原位癌（左上）没有显示放疗导致的细胞学改变，而未受累小叶（右下）出现显著的上皮萎缩；B. 来自另一例女性患者的小叶原位癌缺乏放疗后改变

二、新辅助化疗

在使用全身抗肿瘤药物后，乳腺癌和非肿瘤乳腺组织均可见到组织学变化。尽管患者有时接受了抗雌激素药物，如芳香化酶抑制药，但这种形式的治疗不会像细胞毒化疗那样经常导致病理学完全缓解（pathologic complete response，pCR）[48]。后者已经变得越来越常用，也是接下来讨论的主题。尽管文献信息来自于根据不同方案、使用各种抗肿瘤药物进行患者治疗的临床研究，但共性的结果还是存在的。

可使用临床结果或病理学结果评估癌组织对新辅助治疗的反应。肿瘤体积缩小或其他显著临床表现的减轻提示治疗的临床反应，而伴有慢性炎症、组织细胞积聚、间质纤维化和弹力纤维变性的肿瘤细胞密度降低[49]，提供了病理效应的证据（图 41-10）。多数患者会显示治疗反应的某些临床证据，但只有少数患者具有肿瘤消失的所有临床征象［完全的临床反应（complete clinical response，cCR）］。在一项包括约 600 例患者的研究中[50]，80% 的患者对新辅助治疗出现临床反应，但仅 36%

的治疗反应符合 cCR。对新辅助治疗后的标本进行组织学检查，41%～86%[50, 51] 的病例出现治疗相关变化[50-53]。癌组织完全消失是一种不太常见的情况。病理学反应的程度常常与临床反应的程度不同。例如，50%[51, 52] 或以上[50] 达到 cCR 的女性患者在组织学检查时会发现残余癌，而未获得 cCR 患者的标本在显微镜检查时可以缺乏残余癌[50]。

不同研究中 pCR 的定义有所不同，如"接近于 pCR""准 pCR""严格定义的 pCR"和"综合 pCR"等众多术语出现在文献中[54, 55]。目前将 pCR 这一术语的使用限定于对原发癌和淋巴结样本进行充分组织学评估后，没有浸润性癌或转移性癌残余的病例。残余 DCIS 并不排斥将治疗反应归入 pCR 类别，但这一点仍有待研究[56-58]。来自 12 项临床试验共 13 125 例病例的荟萃分析图显示 18% 的患者获得了 pCR[58]。另一项荟萃分析整合了参与 7 项德国临床试验的 6377 例患者的数据，得到的 pCR 率为 20%[57]。研究者对单个机构 1113 例患者进行分析后得到 15% 的 pCR 率[59]。收集特定亚型癌或接受特殊治疗的研究队列可以获得更高或更低

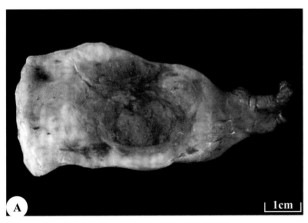

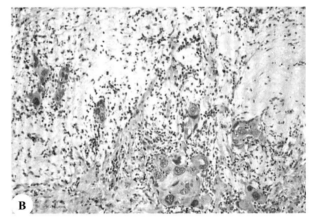

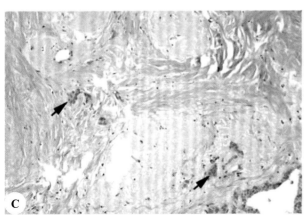

▲ 图 41-10　浸润性导管癌的化疗效应

A. 5cm 大小的浸润性导管癌新辅助治疗后，残余 2cm 大小的肿块；B. 此肿块的弹力间质中含有癌细胞，其核增大、泡状，具有多形性；C. 肿瘤瘤床的其他区域显示明显的间质弹力纤维变性，其中可见小簇状癌细胞（箭）

的 pCR 率。例如，Cortazar 等 [58] 报道，50% 的激素受体阴性 /HER2 阳性乳腺癌患者达到 pCR。在 Buzdar 等 [60] 的研究中，行曲妥珠单抗治疗和化疗的 HER2 阳性乳腺癌的 pCR 率为 65%。相反，一项研究发现，低级别且受体阳性的癌中仅 7% 的患者达到 pCR [58]。

如果治疗后不久进行组织切片检查，通常会观察到坏死退变的浸润性癌，可以通过染色特性和结构细节的丧失加以识别。随着时间推移，恶性细胞消失，以前被癌占据的部位保留修复性改变（肿瘤瘤床）。这些改变包括组织结构的扭曲、纤维化、水肿、薄壁血管增生和慢性炎症细胞浸润（图 41-11）[50, 61, 62]。在缺乏残余癌的标本中，识别肿瘤瘤床至关重要。

新辅助治疗后残余浸润性癌细胞可以缺乏变化；然而，在多数病例存在由治疗导致的细胞学改变 [62-66]。浸润性癌细胞常体积变大，胞质丰富，其

中通常含有空泡或嗜酸性颗粒 [67, 68]。细胞边界一般较清晰，细胞倾向于收缩而与间质分离 [65]。细胞核变大、深染，呈多形性（图 41-12）[50, 68]。可以见到多核细胞和异常核分裂 [69]。残余癌细胞有时显得比治疗前小（图 41-13）。这种细胞含有少量嗜酸性胞质和小的细胞核。发生变化后的癌细胞可以类似组织细胞，特别是当它们单独存在时，但其仍然呈细胞角蛋白 [68] 和 EMA 免疫组织化学染色阳性。细胞角蛋白免疫组织化学染色是检出微小残余浸润性癌的关键（图 41-14）。非整倍体癌比二倍体癌更易出现组织学和细胞学改变 [63]。浸润性小叶癌的细胞学变化较导管癌少见 [50, 63]。

针对辅助化疗对癌组织级别影响的研究结果并不一致。在一项含 348 例肿瘤的研究中，癌组织的级别被划分为"好"（1 级或 2 级）或"差"（3 级）。研究发现，85% 的病例治疗前后肿瘤级别一致 [50]。另一项研究发现，在化疗前后标本中，核多形性、小管形成或核分裂计数无显著差异 [66]。第 3 项研究显示，用细胞毒药物或芳香化酶抑制药治疗的肿瘤在组织学级别的分布上没有出现变化 [48]。另外，一组研究者 [62] 报道称，32% 的病例出现肿瘤核级的增加。Moll 和 Chumas [70] 观察到类似的核级变化（31%），同时发现 26% 和 13% 的病例分别出现核分裂计数增加或降低。17% 的癌组织级别增加，13% 降低，70% 保持不变 [70]。尽管出现后面的研究结果，残余癌的级别通常反映了治疗前肿瘤的级别。

使用 Ki67 或核分裂计数，检测化疗对肿瘤细胞增殖的影响得到了不同的结果。新辅助化疗后的

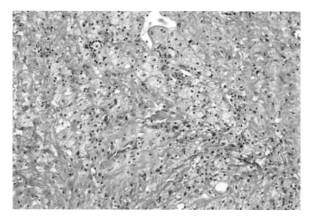

▲ 图 41-11 化疗后修复性改变和癌组织完全消失
组织细胞、淋巴细胞和纤维组织取代了癌细胞

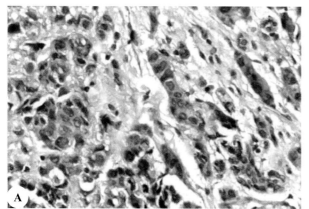

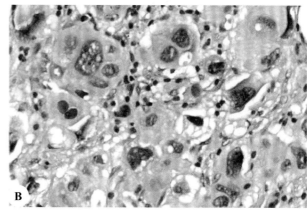

▲ 图 41-12 浸润性导管癌的化疗效应
A. 术前粗针穿刺活检标本含有高级别浸润性导管癌；B. 化疗后的残余浸润性癌细胞变大，显示奇异、显著多形性的核

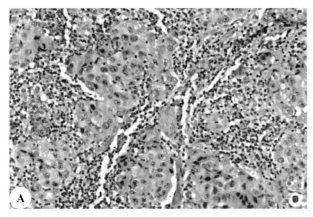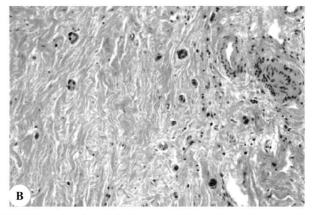

▲ 图 41-13 浸润性导管癌新辅助化疗后癌细胞变小

A. 治疗前浸润性导管癌伴有淋巴细胞反应；B. 在治疗后标本中，体积变小的癌细胞呈团巢状，散布于几乎没有淋巴细胞的硬化性间质

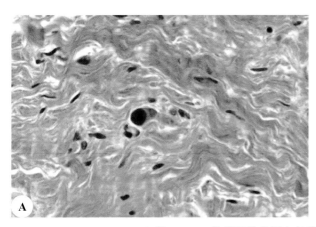

▲ 图 41-14 使用细胞角蛋白免疫组织化学染色检测残余的浸润性癌

A. 在 HE 染色切片中，很难识别化疗后少量散布的残余肿瘤细胞；B. 细胞角蛋白染色突出显示瘢痕背景中的肿瘤细胞

细胞增殖率可能增加、降低或保持不变[71]。尽管一些研究显示，新辅助化疗后激素受体和 HER2 状态发生变化，大宗病例的研究提示多数乳腺癌维持治疗前的状态不变。Burcombe 等[72] 检测了 118 例乳腺癌患者，发现化疗后仅 8% 发生了 ER 或 PR 表达的改变。所有病例的 HER2 免疫组织化学表达保持不变，但 8% 的病例出现 HER2 2+ 和 3+ 评分之间的变化。

少数情况下，新辅助化疗后残余癌仅由导管原位癌、淋巴管内癌栓构成，或者两者兼有。Sharkey 等[62] 报道，阿霉素 / 环磷酰胺治疗后，40% 的标本中出现"特别突出的导管内和（或）淋巴管内肿瘤"。残余导管原位癌有时出现明显的细胞增大和突出的核多形性（图 41-15）。这些奇异细胞可以聚集成簇，其周缘围绕一层容易识别的肌上皮细胞；它们也可

呈单个细胞和小簇状散布于良性细胞间。少见情况下，癌细胞仅存在于淋巴管中（图 41-16）。Rabban 等[73] 发现 7.5%（11/146 例）的患者乳房存在淋巴管内癌栓，其中 6 例患者的残余癌仅由淋巴管内癌细胞构成。

非肿瘤性乳腺实质在细胞毒化疗后也可发生改变，但这些变化较肿瘤发生的变化轻微。腺体成分可发生弥漫性萎缩，导致小叶体积变小、腺泡腺上皮细胞丢失、腺泡萎缩及基底膜变致密（图 41-17）[50, 62, 67, 68, 70]。腺上皮细胞的胞质可能变得透明，肌上皮细胞可以显得突出[62]。上皮细胞有时会出现非典型性；然而，在很多病例，这些改变不能归因于化疗。小叶内间质可以纤维化。

新辅助化疗后，淋巴结可能显示淋巴细胞消减[62]。淋巴结转移性癌细胞的化疗效应与原发肿瘤

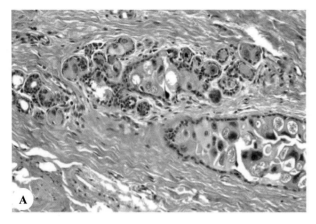

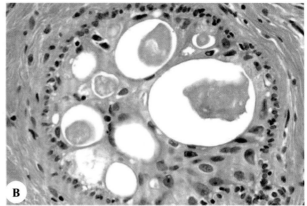

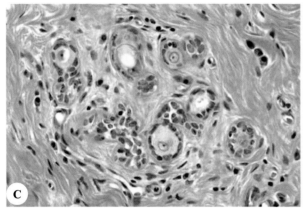

▲ 图 41-15　三例导管原位癌的化疗效应

A. 化疗后标本中导管原位癌显示明显的上皮非典型性。癌细胞周围的肌上皮层很明显。B. 癌细胞填充一个小导管并使其膨胀。注意突出的肌上皮细胞。C. 具有丰富细胞质和突出核仁的癌细胞，散在分布于小叶的腺泡中，替代固有腺上皮

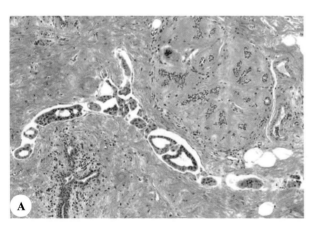

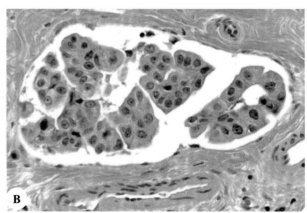

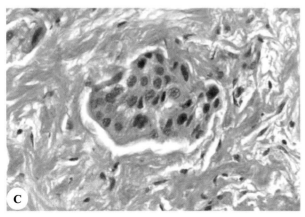

▲ 图 41-16　化疗后局限于淋巴管内的癌

A 和 B. 残余癌细胞仅存在于淋巴管内；C. 与治疗前标本中的浸润性癌细胞比较，淋巴管内的癌细胞似乎没有变化

细胞类似。转移性癌可以完全消失，只留下瘢痕组织（图 41-18A）[62, 67, 74]。小簇癌细胞可以残留在慢性炎症区域或纤维化区域（图 41-18B 和 C）。对 HE 切片上看似呈组织学完全反应的淋巴结行细胞角蛋白染色，偶尔会发现残余癌[74, 75]。因为转移灶

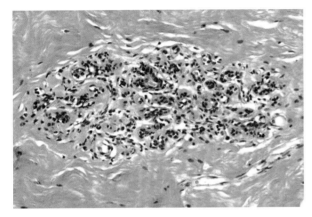

▲ 图 41-17　正常小叶的化疗效应

腺泡直径小，腺腔几乎不可觉察。腺上皮细胞胞质稀少，肌上皮的细胞质透明。基底膜增厚

的范围和大小影响长期预后[50, 76]，找出很小的转移病灶也非常重要。Kuerer 等[75] 研究了 191 例细针穿刺活检显示腋窝转移，继而接受了新辅助化疗的局部晚期癌患者。43 例（23%）患者治疗后淋巴结的常规组织学切片未发现转移。39 例看似阴性的淋巴结行细胞角蛋白免疫组织化学染色后发现 4 例隐匿性微转移。没有隐匿性微转移患者的 5 年无病生存（87%）优于有隐匿转移患者（75%）和有淋巴结残余癌患者（51%）。淋巴结状态转阴的相关因素是肿瘤缺乏 ER 和原发肿瘤呈完全病理反应。

尽管，在粗针穿刺活检或细针穿刺活检标本中的发现，不能预测患者对新辅助化疗的反应，但一些总结可以提供指导。例如，浸润性小叶癌患者出现 pCR 的可能性低于浸润性导管癌患者[77]。高级别肿瘤[50, 78]、ER 阴性肿瘤[78] 或肿瘤伴有坏死[79] 的患者比缺乏这些肿瘤改变的患者更容易获得 pCR。在一组病例系列中，非整倍体癌和具有高 S 期细胞比

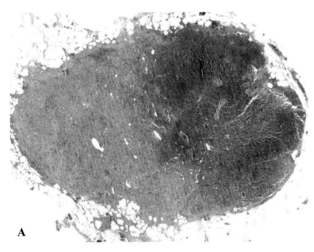

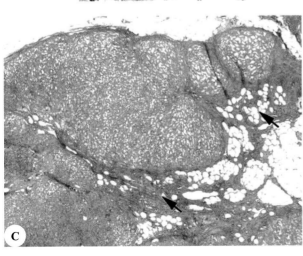

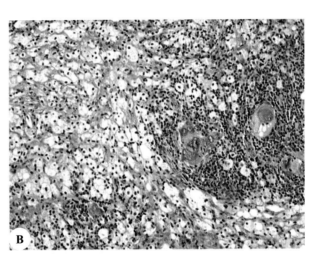

▲ 图 41-18　显示化疗效应的三个淋巴结

A. 纤维化区域标志着被化疗清除的转移灶。B. 此淋巴结的大部分转移已消失，仅余少量显示化疗反应的癌细胞，残留于淋巴细胞和组织细胞之间。C. 玻璃样变性的物质取代了此淋巴结中的大部分转移性癌；然而，仍可找见癌组织巢，以及少量位于淋巴结外周的完整腺体（箭）

率的肿瘤较二倍体癌或低 S 期细胞比率的肿瘤更多地出现治疗反应[63, 80]。然而，在另一项研究中，治疗前粗针穿刺活检标本中测定的 Ki67 和凋亡指数并没有提供预测信息[71]。

三、消融方法

研究者探索性地使用了多种技术以消除乳腺癌，即间质激光治疗、射频消融、微波消融、高强度聚焦超声消融、冷冻消融和不可逆电穿孔[81]。除外高强度聚焦超声消融，其他技术均通过在肿瘤中植入探头以不可逆地杀伤肿瘤。最常用的治疗是使用电磁（间质激光治疗、射频消融和微波消融）或超声波（高强度聚焦超声消融）能量对组织进行加热；冷冻消融术使组织冻结；电穿孔术可打开细胞膜上的纳米级孔隙，导致细胞死亡。与以上过程相关的组织学改变，局限于治疗靶点及其紧邻的周围组织。使用任何消融术都要求在肿瘤消融前获得组织，用于受体检测和其他相关研究。

（一）间质激光治疗

在治疗后几周内进行的大体检查中，治疗区域由碳化中心、其周被凝固的肿瘤带及外周修复性改变的区域构成[82-84]。Bloom 等[85]描述了一系列围绕激光探测束的同心环。1 区组织，是紧邻探头导致的缺损，呈炭化改变。2 区组织围绕空腔的炭化表层，表现为具有"被风吹过的"核（"wind-swept" nuclei）的凝固性坏死，与典型的烧灼性人工现象相似。3 区由缺乏坏死和炎症、结构完整的癌组织构成。4 区由出现梗死的坏死肿瘤组成，其导致"传统的染色亲和力消失"。最外侧的 5 区，在远离癌的组织中显示血管增生、血栓形成、炎症和脂肪坏死。研究者得出的结论是有 2 种机制导致了癌组织的破坏，即中心直接的热损伤和周围血管中血栓形成引起梗死。随着时间的推移，3 区的范围减小而4 区的范围增加。这一现象提示 3 区中组织学形态完整的癌，已经因激光治疗而失活，这些恶性细胞逐渐退变并融入坏死的 4 区。

研究者已经使用这种形式的消融术来治疗纤维腺瘤患者。切除以后，肿瘤被描述为"紧密地黏附于周围乳腺"，显示纤维化和瘢痕形成[86]。一些患者没有接受切除手术，也未出现后续问题。

（二）射频消融术

射频消融术后立即进行组织学检查，显示"肿瘤中央炭化、针道和周围黄色、凝固的脂肪和乳房组织"[87]。通常，充血带标记出消融区的边界[88]，但在其他情况下，治疗组织的边界难以确定。显微镜检查显示血管内血栓形成和目标组织的凝固性坏死。受损细胞没有显示烟酰胺腺嘌呤二核苷酸（nicotinamide adenine dinuclentide，NADH）黄递酶染色。在一项研究中[89]，消融组织在 HE 切片上仅显示轻微或局灶的改变，尽管细胞缺乏 NADH 黄递酶染色。在另一项研究中[90]，所有病例的细胞均缺乏 NADH 黄递酶染色；然而，所有病例的细胞显示AE1/AE3 染色，1/3～1/2 病例的细胞显示 ER 和 PR 染色。这些发现传递的警示信息是上述蛋白质的存在不能被作为细胞存活的证据。

射频消融术后 1～2 周进行检查时，环状红斑将消融组织与存活组织分隔开[91]。治疗目标组织呈"灰黄色"，质地坚硬。组织学检查显示消融组织坏死。缺乏 NADH 黄递酶[91]或 CK8/18[92]染色确认了受损细胞的死亡。

Nguyen 等[93]发表了综述，列出了在 27 项使用射频消融术治疗乳腺癌的研究中报道的临床表现、治疗细节和并发症。

（三）微波消融术

微波消融术最常用于治疗肝肿瘤和子宫平滑肌瘤，可能具有治疗乳腺癌的功能。在一项治疗后立即进行的研究中[94]，治疗区域可以很容易被识别。约半数病例在凝固组织周围可见充血带；在其他病例中，治疗组织边界不清。显微镜下检查，可见消融组织的结构看似完整；然而，消融细胞出现皱缩、核固缩，缺乏 NADH 黄递酶染色。第二组研究者观察到在微波治疗后的 5～27 天，10 例女性患者中有 8 例显示癌组织体积缩小或肿瘤显著死亡[95]。

（四）高强度聚焦超声消融

高强度聚焦超声将超声压力波聚焦于目标组织，不需要在乳房中插入装置。在通过组织时，超声波被转化成热能并汇聚在焦点上。组织被加热后发生凝固性坏死、出血及炎症。几天后，治疗区域通常显示为界限清楚、灰白或灰黄色、质地坚固的肿块，其边缘被红色充血带标记[96]。治疗区域有时界限不清，使用 2，3，5- 氯化三苯基四氮唑染色，可以显示这些病例中治疗组织的范围[97]。超声消融组织不会显示射频消融术后见到的分区模式[98]。肿块中央的组织可能显示凝固性坏死；然而，在某些病例，细胞似乎具有活性。肿块周围的细胞几乎总是显示凝固性坏死[96]。尽管细胞可以呈现各种外观，但都不会出现 NADH 黄递酶染色。消融组织周围可见肉芽组织和炎症细胞包绕。消融细胞的 CK18 染色通常消失，但也可能维持数天。聚焦超声消融术成功地治疗了 12 例纤维腺瘤[99]，也被用于治疗一例复发性纤维瘤病[100]。

（五）冷冻消融术

治疗后 2～3 周切除的标本显示凝固性坏死、脂肪坏死、瘢痕和血管壁增厚[101]。冷冻消融术后 4～6 周切除的标本中也有类似的发现[102, 103]。冷冻治疗对癌组织的效应并不完全相同。一项研究中[104]，11 例小于 1.0cm 的肿瘤被冷冻消融术完全摧毁，然而，16 例更大的肿瘤中有 37.5% 含有存活的癌细胞。在同一研究中，小叶癌、黏液癌和伴有广泛导管原位癌的导管癌，出现完全治疗反应的可能性低于普通型浸润性导管癌。在另一项研究中，一个 0.9cm 的黏液癌在冷冻治疗后消失[101]。Lanza 等[105] 对 7 项使用冷冻消融术治疗原发性乳腺癌的研究进行了综述，总结其病例选择标准、治疗细节、病理学发现和预后。不进行外科切除的冷冻消融术，已被用于治疗无法接受外科手术的乳腺癌女性[106, 107] 及出现全身转移的患者[108]。

冷冻探头辅助肿瘤切除术是一种通过冷冻将不可触及、超声定位的病变转变为可触及的病灶（"冰球"），此时无须钩针定位即可切除[109]。组织的变化与冷冻消融术术后所见类似。通过研究，在 6 例使用冷冻探头辅助切除获得的标本中，Sahoo 等[110] 观察到人工收缩现象、细胞皱缩、核形模糊及细胞质嗜酸性。Ki67 染色没有因冷冻而改变，但治疗后 ER 和 PR 的染色减弱。治疗相关的变化影响了癌组织分级、原位癌与浸润癌的区分、核分裂计数、血管侵犯的寻找及激素受体检测。

特定情况下，冷冻消融术可以取代纤维腺瘤的外科切除术。文献中可见对 1100 多例患者治疗结果的描述[111-116]。Kaufman 等[117] 随访了 47 例女性，她们的 57 个纤维腺瘤是通过冷冻消融术治疗且未进行切除。12 个月后，75% 的肿瘤不再能被触及。2 例女性患者在治疗后 1 年因结节持续存在而进行了切除术，2 例患者均未见残存的纤维腺瘤。在另一项研究中[118]，3 例消融后的纤维腺瘤的组织学评估显示玻璃样变的胶原，其具有纤维腺瘤的结构模式但细胞成分很少或缺乏。冷冻消融术已被用于其他一些良性病变的切除替代治疗[119, 120]。

（六）电穿孔术

与电穿孔术相关的组织变化尚不明确。

（七）消融技术的应用

消融术术后，多数患者在适当的情况下接受了手术及后续放疗和全身治疗。在几项研究中[83, 106, 107, 121-126]，手术切除被放弃。其中两项研究中，消融术是不能进行手术的老年女性唯一的治疗方式[107, 122]。很多患者似乎通过消融术获得了癌症的局部控制，但相关研究中患者数量少、研究设计缺陷、随访间隔时间短等，使得消融术作为有效的外科手术替代方案尚不成熟。目前，所有在乳腺癌治疗中使用的消融技术都被认为是属于探索性质的。

第 42 章　皮肤病变
Cutaneous Lesions

Frederick C. Koerner　著

梅　放　译　　郭双平　校

一、乳腺皮肤和实质的黑色素细胞病变

乳腺黑色素细胞病变有以下几种形式，即皮肤色素痣、皮肤黑色素瘤、乳腺实质色素痣和乳腺实质原发性黑色素瘤。伴黑色素细胞植入和产生黑色素的乳腺癌是两种富含黑色素的癌，需要与乳腺黑色素细胞肿瘤进行鉴别诊断，也需要与乳腺转移性黑色素瘤进行鉴别。伴色素沉着的 Paget 病与乳头黑色素细胞病变的外观常很相似。病理医生遇到含有黑色素的乳腺病变时，必须对所有这些可能性保持警觉。

（一）皮肤色素痣

在许多方面，发生于乳腺皮肤的色素痣（nevus）与其他部位的色素痣相似。Rongioletti 等[1] 比较了乳腺与乳腺外皮肤痣的临床和组织学特征，发现两组患者在年龄、性别和痣的类型方面并无差异。两组患者的平均年龄均约 32 岁，女性约占 80%；Clark 痣、混合痣、雀斑样混合痣和先天性痣约占60%。两组肿瘤的组织学表现有所不同，即乳腺部位的痣较常出现基底层以上的表皮内黑色素细胞、黑色素细胞异型性和真皮纤维化。正是由于存在这些非典型现象，皮肤病理医生将乳腺皮肤的痣归为"特殊部位痣"一类，其中还包括生殖器、肢端和皱褶部位皮肤及头皮的痣[2, 3]。这类痣经常有非典型表现，可能导致病理医生将其误认为是结构不良性痣，甚至黑色素瘤，但这些特点似乎并不预示任何不良的生物学行为，病理医生无须为此感到恐慌。

文献未提示乳腺皮肤的色素痣比其他部位的痣对治疗的要求更高，也未提示乳腺皮肤痣患者的预后与乳腺外皮肤痣患者有差异。

巨大先天性黑色素细胞痣

巨大先天性黑色素细胞痣（large congenital melanocytic nevi）累及乳腺时，乳头和乳晕可以无色素沉着。Baykal 等[4] 报道了 8 例有这种现象的痣，并据此提出"乳头豁免性乳腺痣"一词。Happle[5] 收集了发表于 2001—2015 年的另外 18 例具有类似特点的巨大先天性黑色素细胞痣的报道，出现乳头豁免的男女比例相当；当痣累及双侧乳腺时，乳头和乳晕豁免可为单侧或双侧，双侧豁免时可以程度不一；如果存在卫星痣，一般也不累及乳头和乳晕。乳头和乳晕豁免现象在青春期不发生变化。

（二）乳晕黑变病

仅有少量乳晕黑变病（melanosis）的报道[6, 7]，这种黑色素细胞增生类似于生殖器部位的雀斑和灶状色素沉着。病变形成一个缓慢扩大的色素沉着区，外形不规则，临床表现可能提示黑色素瘤的诊断。组织学表现为雀斑样棘皮病，局灶性良性黑色素细胞增多，真皮乳头层出现噬黑色素细胞。病变无须治疗。

（三）皮肤黑色素瘤

黑色素瘤（melanoma）很少发生于乳腺皮肤。一项 550 多例黑色素瘤的队列研究显示，原发性乳腺黑色素瘤所占比例不到 2%[8]。

【临床表现】

病变更常见于男性[9-12]。在一项对 115 例患者

的研究中[11]，男性占 70%。患者年龄为 16—86 岁，中位年龄为 39.5 岁，其中女性为 34 岁，男性为 41 岁。女性患者的左、右乳腺受累概率相同[13]。乳腺任何部位均可发生，但以乳腺上半部，尤其是内上象限最常受累[13]。乳头和乳晕很少发生黑色素瘤[13-17b]。

患者因新出现的色素性病变或原有病变外观发生变化而就诊。可能会有疼痛或瘙痒，病变可能会出血或形成溃疡，就诊前的症状持续时间通常为几个月至 1 年或更长。乳腺皮肤黑色素瘤的肉眼和组织学表现与其他部位的皮肤黑色素瘤相同。所有类型的黑色素瘤都可以发生在乳腺皮肤。表浅播散型黑色素瘤最为常见，结节型和溃疡型也有报道[8, 13]。

【鉴别诊断】

皮肤黑色素瘤的鉴别诊断包括转移性黑色素瘤和伴黑色素沉积的癌（乳腺癌伴黑色素细胞植入）。乳腺外的黑色素瘤可以蔓延至乳腺皮肤，乳腺皮肤的黑色素瘤可以在乳腺皮肤的其他部位形成卫星灶[8]。要注意临床病史，从而避免将黑色素瘤的皮肤转移误认为原发性肿瘤。普通乳腺癌累及皮肤时可导致显著的色素沉着而似黑色素瘤[18, 19]。有时，黑色素只见于植入癌灶的黑色素细胞和吞噬黑色素的细胞内[20]。黑色素也能进入癌细胞的胞质，当癌细胞突破表皮 – 真皮交界处，黑色素细胞就可以迁入真皮并与肿瘤细胞相接触。黑色素细胞既可以释放黑色素被癌细胞吞噬，也可以将黑色素直接传递给密切接触的肿瘤细胞[21, 22]。一般而言，癌细胞只含有微量黑色素。偶尔，可见乳腺癌癌细胞内色素浓重而似黑色素瘤。这种现象只发生在原发性乳腺癌[21, 23]、局部皮肤复发灶[24-27]或皮肤转移灶[28-34]的情况下。Azzopardi 和 Eusebi[28]指出，黑色素细胞可以混杂于淋巴管内的癌细胞团中，这或许可以解释 Blaustin[35]所报道的乳腺癌肺转移灶内黑色素颗粒的来源。表皮内非增生性黑色素细胞释放黑色素（黑色素 "失禁"），继而被巨噬细胞和癌细胞摄取，这是形成色素性癌的另一个机制[36]。

【治疗和预后】

广泛切除，或许包括切除乳腺实质，是适合大多数患者的手术方式[11, 12]，特殊情况下可能需要全乳房切除。淋巴结转移的可能性与黑色素瘤的浸润深度有关。当黑色素瘤播散到淋巴结时，通常累及同侧腋窝淋巴结。距锁骨 3cm 范围以内的肿瘤还可播散至锁骨上淋巴结，但罕见转移至内乳淋巴链[10, 11]。区域淋巴结检查的决定因素与评估其他部位皮肤黑色素瘤时考虑的因素相同。大多数情况下，前哨淋巴结检查已经取代淋巴结清扫。

5 年无病生存率取决于黑色素瘤的厚度和疾病的分期[11]。在最大的一宗报道中，治疗后 5 年无病生存率约为 60%。无腋窝淋巴结转移时，5 年无病生存率将近 90%；出现腋窝淋巴结转移后，生存率则下降至 25% 左右[11]。按分期进行分层分析时，男性和女性患者的预后没有差异，内侧和外侧病变的预后也没有差异。

（四）乳腺实质色素痣

尽管非常罕见，普通蓝痣（blue nevi）（图 42-1）和细胞性蓝痣（cellular nevi）（图 42-2）[37, 38]可以发生于乳腺。Rodriguez 和 Ackerman[38]在一项包括 45 例细胞性蓝痣和 143 例普通蓝痣的报道中，注意到分别有 2 例累及 "胸部和乳腺"，其中一例细胞性蓝痣表现为一个 3.3cm×3cm 的结节，广泛长入乳腺组织。还有一例累及乳腺的细胞性蓝痣曾经被两家杂志报道[37, 39]，该女性患者的蓝黑色斑驳病变达 24cm×17cm，覆盖胸骨、右乳腺内侧和几乎整个左侧乳腺，普通蓝痣病灶位于真皮深部，细胞性蓝痣则位于皮下组织，噬黑色素细胞和黑色素细胞包绕左侧乳腺导管和小叶，并在外上象限形成 1.5cm 的结节。

（五）乳腺实质黑色素瘤

起源于乳腺实质的黑色素瘤是如此罕见，我们必须带着重重疑惑去接近这种可能。遇到这种情况时，首先必须排除可能性更大的转移性黑色素瘤和罕见的色素性乳腺癌的诊断。乳腺实质内良性黑色素细胞病变的存在，有助于乳腺实质原发性黑色素瘤的诊断。文献报道的那些起源于乳腺的恶性黑色素瘤病例[40-49]，没有一例提供过令人信服的证据，证明肿瘤起源于乳腺。在三篇报道[43, 45, 49]中，临床和病理表现均符合原发性乳腺黑色素瘤的诊断。所有 3 例患者均为女性，年龄为 32—70 岁[43, 49]，均为一侧乳腺的单发病灶，临床检查没有发现其他色素病灶或肿瘤。肿瘤在形态学和免疫组织化学上符合黑色素瘤特征，并且肿瘤细胞未显示上皮特征。

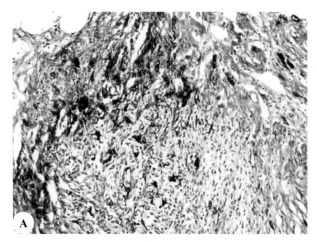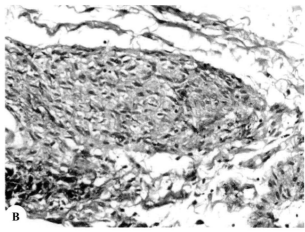

▲ 图 42-1　乳腺蓝痣
显著色素沉着的乳腺内蓝痣，与神经相关

其中 2 例有黑色素瘤相关性 BRAF V600E 突变[45, 49]。FISH 检测到一例存在 Ewing 肉瘤断裂点区域 1(Ewing sarcoma breakpoint region 1，EWSR1) 基因重排，显示 39% 的肿瘤细胞核为单一信号，符合 22 单体或不平衡重排导致的一个 EWSR1 等位基因缺失[45]，分别随访 9 个月和 1 年，均未复发。还有一例患者在诊断后 23 个月出现颈部、肾上腺、大腿和腹膜转移[49]。尽管报道中未提及是否存在前体病变，这些肿瘤可能是真正起源于乳腺的黑色素瘤。

（六）乳腺实质转移性黑色素瘤

转移性黑色素瘤（metastatic melanoma）是最为常见的乳腺转移性肿瘤[50, 51]。在 MD Anderson 癌症中心报道的 169 例乳腺转移瘤中，约 40% 的病例来源于乳腺外皮肤黑色素瘤[51]，而在华盛顿大学医学院的研究病例中则占 33%[50]。几乎所有的乳腺转移性黑色素瘤患者均为女性，只有少量个案报道和小范围系列报道涉及男性[52-56]。在两项部分重叠的研究中，女性患者的平均年龄分别为 41.4 岁[57] 和 38 岁[58]，绝经前女性分别占 70%[57] 和 93%[58]。乳腺转移性黑色素瘤患者可以年幼至 13 岁[59]，年老至 84 岁[60]。

患者一般因短期内出现可以触及的肿块而就诊。有一组病例包括 27 例女性患者[57]，其中 4 例有单侧乳腺多发性转移结节，2 例有双侧乳腺转移。在另一组病例的 15 例女性患者中，5 例有双侧转移[58]。转移性黑色素瘤的少见表现包括单侧[61] 或双侧[62, 63] 囊肿、乳腺炎[64]，以及播散至乳腺内淋巴

结[60]。转移性黑色素瘤仅在单侧乳腺中形成单个结节，未累及其他器官而导致无法获知乳腺外原发瘤的情形非常罕见，但也有报道[65, 66]。

乳腺转移性黑色素瘤最常来源于上半身，通常是上臂的黑色素瘤[57, 58]。一项研究报道称，诊断原发性黑色素瘤与诊断乳腺转移瘤的中位间隔期为 52.5 个月[57]，而在另一项研究中则为 38 个月[58]，也有间隔期长达 18 年的报道[57]。

影像学检查通常会显示一个或多个可以触及的肿块，并可能显示额外的转移灶。但影像学所见并不足以确定黑色素瘤的诊断，甚至无法确定其为恶性肿瘤[48, 67]。

肉眼检查一般不能发现转移性黑色素瘤的诊断特征，除非肿瘤呈棕色或黑色。组织学检查可以显示耳熟能详的黑色素瘤特征，但这个诊断可能不会马上浮现在脑海中。Bacchi 等[68] 总结了 20 例既往诊断为黑色素瘤的女性患者病例，其转移病变表现为局限于单侧乳腺的孤立性结节，最常见的初步诊断是低分化癌，也有病理医生最初考虑诊断为淋巴瘤、肉瘤和髓样癌。对患者病史的了解，以及细胞角蛋白、Melan-A 和 HMB45 免疫组织化学染色的结果，使每例患者的最终诊断都指向了转移性黑色素瘤。细针穿刺活检标本通常含有肿瘤细胞。根据翔实的临床资料和显示典型病变的细胞学涂片，细胞病理医生可以有把握地做出转移性黑色素瘤的诊断。有一项研究[52] 的作者告诫大家，了解患者的黑色素瘤病史对于避免误诊为乳腺癌至关重要。

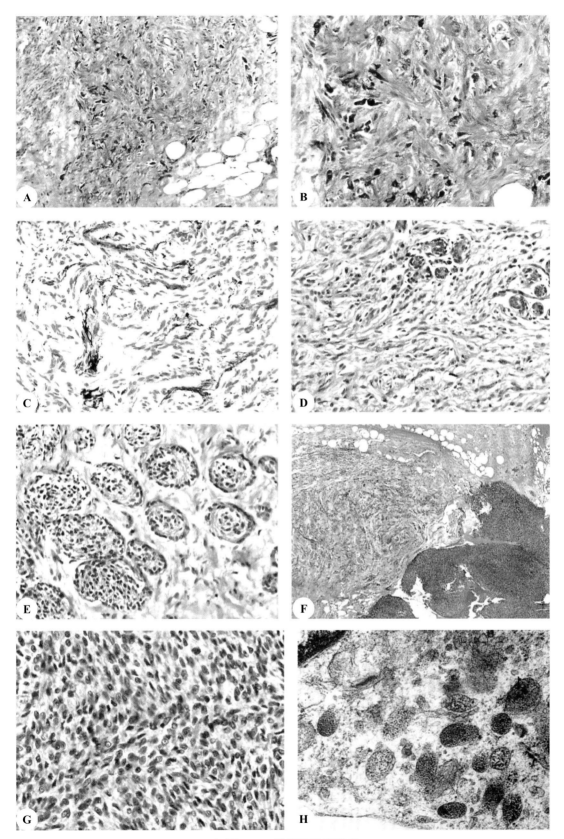

▲ 图 42-2　乳腺细胞性蓝痣

A 和 B. 肿块部分区域由色素浓重的梭形细胞构成；C. Fontana-Masson 染色显示色素为黑色；D. 肿瘤性梭形细胞浸入乳腺实质；E. 肿瘤细胞形成腺泡状结构；F. 右边的富细胞肿瘤区与左边的蓝痣成分形成鲜明对比；G. 在富细胞区，细胞核呈卵圆形，核仁不明显，核分裂象很少；H. 电子显微镜显示异常的黑色素小体（图片 H 由 Dr.R.A.Erlandson 提供）

乳腺转移性黑色素瘤患者的平均生存期约为 1 年[57, 58]。有关转移性黑色素瘤的更多内容，请参阅第 34 章。

（七）产生黑色素的乳腺癌

文献报道了几例乳腺化生性癌，肿瘤细胞呈现黑色素细胞的形态和免疫组织化学特征，并产生黑色素，为产生黑色素的乳腺癌（melanin-producing carcinoma）[69-74]。Nobukawa 等[69] 报道一例 72 岁女性患者的左侧乳腺癌，肿瘤由无色素性导管原位癌、浸润性导管癌及富于色素的浸润性恶性黑色素细胞组成。色素用 Fontana-Masson 法染黑，用高锰酸钾漂白。色素细胞表达 HMB45 和波形蛋白，却不表达角蛋白；无色素细胞则对 CAM5.2 和 CA19-9 有反应，但不表达 HMB45 黑色素细胞的免疫标志，两部分肿瘤的细胞均出现 S-100 着色，电子显微镜下可见黑色素小体和前黑色素小体。患者在诊断后 18 个月死于肿瘤，尸检发现一些转移灶呈现"棕黑色"，另一些则呈现"灰白色"，没有发现乳腺外黑色素瘤。取自伴有黑色素细胞分化区域的导管原位癌和浸润性导管癌的样本及取自转移灶的样本，都进行基于聚合酶链反应（PCR）的微卫星分析，在多条染色体臂上检测到杂合性缺失，所有肿瘤成分的改变方式相似。提示肿瘤的腺癌和黑色素细胞成分来源于同一肿瘤克隆，在肿瘤的原位阶段就出现了分子遗传学的改变。图 42-3 所示病变为笔者提供的类似肿瘤。

并非每个呈现棕色的色素性癌都是由肿瘤细胞内存在黑色素所导致，脂褐素的积聚也可以使癌呈现棕褐色（图 42-4），但不会造成黑色素细胞肿瘤的深棕色或黑色外观[75]。

二、乳腺非黑色素性皮肤病变

（一）良性皮肤肿瘤

1. 脂溢性角化病

脂溢性角化病（seborrheic keratosis）是最常见的乳腺皮肤良性肿瘤。Shamsadini 等[76] 报道了一例极为特殊的 Leser-Trélat 征（内脏恶性肿瘤相关性暴发性脂溢性角化病），患者为 48 岁女性，在诊断右侧乳头 Paget 病伴导管原位癌之前，同侧乳腺皮肤突然出现大量的脂溢性角化病。Garg 等也顺便提到过一例类似的 64 岁男性病例[77]。乳腺脂溢性角化病在各方面都与乳腺外脂溢性角化病相似。

2. 非黑色素细胞痣

在乳腺部位皮肤可以发生几种类型的非黑色素细胞痣，其中最著名的是 Becker 痣（Becker nevus）。这种痣往往发生于躯干部，男性比女性更常见。病变表现为呈群岛状分布的、边界清楚而形状不规则的色素均匀沉着区。许多病变伴有多毛、皮脂腺增生或平滑肌瘤样增生。对雄激素的高度敏感可能是形成这些错构瘤灶的原因。这种痣可以伴发皮外畸形，常为单侧分布，称之为"Becker 痣综合征"，其最常见的畸形是单侧乳腺发育不全。Schneider 等从文献中检索到 84 例患者，其中 56% 属于这种类型[78]。女性患者单侧乳腺发育不全比男

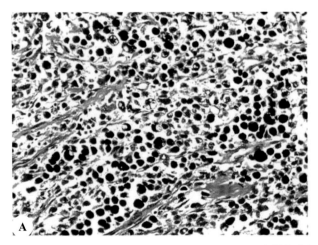
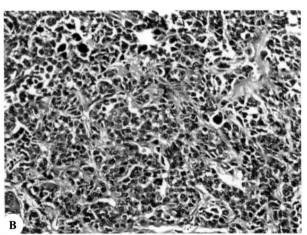

▲ 图 42-3　具有黑色素细胞和上皮特征的恶性肿瘤

A. 一个区域的肿瘤由黏附性差的圆形细胞构成，含有丰富的棕色色素；B. 另一个区域的肿瘤细胞成簇，仅含少量色素

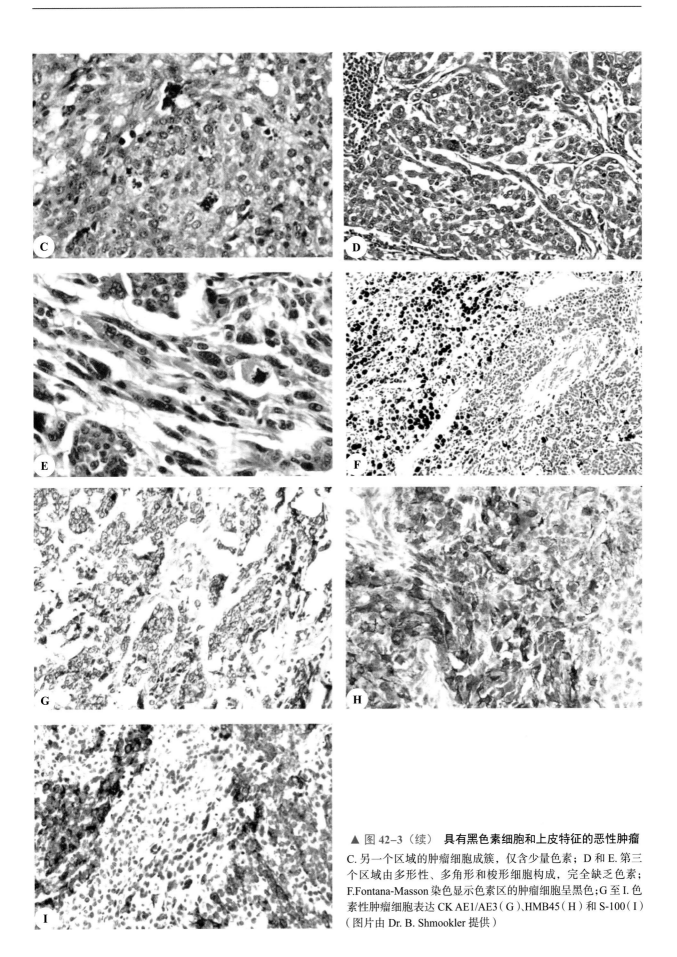

▲ 图 42-3（续） 具有黑色素细胞和上皮特征的恶性肿瘤

C. 另一个区域的肿瘤细胞成簇，仅含少量色素；D 和 E. 第三个区域由多形性、多角形和梭形细胞构成，完全缺乏色素；F.Fontana-Masson 染色显示色素区的肿瘤细胞呈黑色；G 至 I. 色素性肿瘤细胞表达 CK AE1/AE3（G）、HMB45（H）和 S-100（I）（图片由 Dr. B. Shmookler 提供）

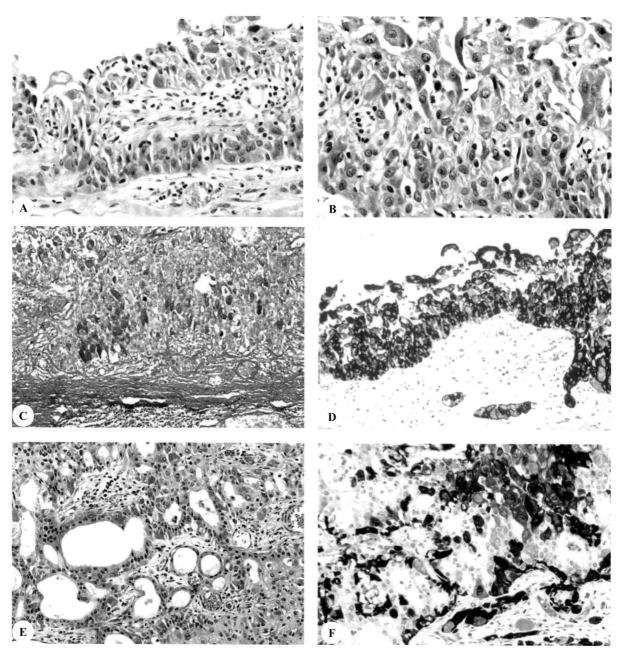

▲ 图 42-4　伴脂褐素沉积的乳腺癌

A 和 B. 囊性肿瘤的腔面内衬一层厚的原位癌，具有大汗腺和透明细胞分化，其中一些肿瘤细胞含棕色颗粒状色素；
C. PAS 染色后色素呈洋红色；D. 肿瘤细胞呈角蛋白染色阳性，黑色素细胞呈角蛋白染色阴性（未显示）；E. 在一个区域，
癌细胞形成腺体；F. 肿瘤性腺上皮细胞呈 S-100 染色阳性

性更常见（71% vs. 36%），可能是由于这种畸形在女性表现得更明显。曾有一例 17 岁女孩在使用抗雄激素药物螺内酯治疗后，出现乳腺发育不全[79]。男性和女性 Becker 痣综合征还可以伴发多乳头。

　　文献报道的发生于乳腺皮肤的特别罕见类型的痣还有：①一例 26 岁女性患者的左腋乳腺表面皮肤粉刺痣[80]，②一例 9 岁女孩的右侧乳腺发育不良伴表面皮肤色素脱失痣[81]，③一例 22 岁女性患者

的左侧乳腺发育不良伴表面皮肤先天性鳞状细胞表皮痣[82]，④一例 77 岁女性患者的左侧乳腺皮肤皮脂腺痣[83]。

　　3. 毛皮脂腺肿瘤

　　(1) 毛母质瘤：毛母质瘤（pilomatrixoma）是一种来源于外毛根鞘细胞的肿瘤，一般累及年轻人面部、头部、颈部和上肢。文献中关于乳腺皮肤毛母质瘤的报道不到 20 篇。AlSharif 等[84]综述了 2015

年之前发表的 11 个病例，并新加了 9 个病例[85-93]。

乳腺部位的毛母质瘤与发生于乳腺以外者不同，男性比女性更常见（约 1.5 vs. 1），老年人比年轻人更常见。患者年龄为 12—83 岁[89, 94]，平均年龄为 52.7 岁，75% 以上的患者年龄为 40—69 岁。左侧乳腺受累的概率几乎是右侧乳腺的 2 倍（65% vs. 35%）。患者常因肿物持续增大数月而就诊，也有个别患者症状出现 10 年才就诊[87]。只有 1 例患者有疼痛[93]，大多数患者无疼痛。

肿瘤结节通常为 1~3cm，感觉很硬。最大的肿瘤为 12cm，已存在 3 年[95]。肿块可能附着于皮肤，但不会固定于胸壁。皮肤一般看似正常，但可以附着于结节。曾有 2 例青少年患者的病变表现为皮肤松弛症[89]，一例 65 岁男性患者的病变表现为"变色、异常而即将破溃"[95]。溃疡病变不常见，病理医生称之为穿孔性毛母质瘤[87, 92]。曾报道过一例发生于 69 岁男性患者的乳腺表面的毛母质瘤，肿物生长 10 年，被描述为"浅表性、外生性、溃疡性、红斑性软组织肿块"，查体所见类似于癌[85, 90, 92-96]。

影像学检查常表现为伴钙化的肿块。乳腺 X 线检查可见结节边界清楚[84, 86, 88]或不清楚[90, 91, 93]，钙化可以是多形性的[87, 97-99]、大而不规则的[93, 94]、小而点状的[100]或无定形的[84]。曾有一例肿物周围有空晕[88]。超声研究显示，肿物回声方式不一。有 4 例出现后方声影[86, 93, 97, 101]，经常出现钙化、血管丰富和周围低回声晕。可见皮肤增厚、皮肤和软组织水肿[87, 93]。对一例患者进行的 MRI 检查显示，在 T_1 和 T_2 加权像中，肿物呈不均匀高信号[84]。影像学所见常提示诊断恶性肿瘤。

文献报道没有提供太多关于病变肉眼特征的细节（图 42-5A）。Ismail 等[95]描述："大体上，肿瘤重 551g，体积为 12cm×10cm×7cm，肿瘤太硬，无法切开，只能用锯子"。有两例报道[85, 92]描述肿瘤为"灰白色"肿块。Rousselot 等报道了两个最大径分别为 0.4cm 和 0.5cm 的结节[98]。组织学表现类似于其他常见部位的毛母质瘤特征，即周边基底样细胞，中央细胞有丰富的嗜酸性细胞质而细胞核小或缺失（影细胞），角质碎片，有多核巨细胞及钙化（图 42-5B）。细针穿刺标本制备的涂片上细胞丰富，如同组织切片中的细胞成分[85, 88, 91]。切除肿块通常即可治愈，但大多数报道并未提供随访信息，即使提供随访信息者也仅有 1~2 年的随访期[95, 96, 98, 99]。曾有一例肿瘤在 3 年后复发[98]。其他部位的毛母质瘤有个别恶变，乳腺毛母质瘤尚无恶变报道。

（2）毛母细胞瘤：毛母细胞瘤（trichoblastoma）表现为边界清楚的浅表肿物，乳腺 X 线检查时可伴钙化征象[102-104]。肿瘤细胞形成巢状、条索状，类似位于胶原或黏液样基质中的毛囊生发细胞。细胞边界模糊，细胞核深染，大巢中的细胞可以呈栅栏状排列。间质形成顿挫型毛乳头，突入上皮细胞巢内。病理医生在分析细针穿刺标本[104]或粗针活检标本时，可能会将毛母细胞瘤与基底细胞癌或原发性乳腺癌混淆[103]。对包含整个肿块的切除标本的检查通常会揭示其诊断特征[103]。

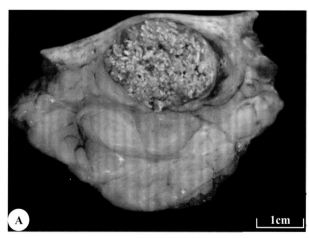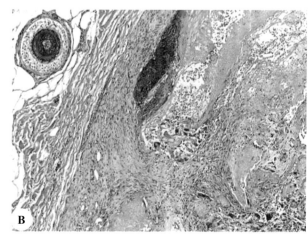

▲ 图 42-5　乳腺毛母质瘤

A. 肿瘤侵犯深部乳腺组织；B. 轮廓清晰的肿块内有簇状基底样细胞（中上部）和很多细胞质呈嗜酸性的无核细胞（鬼影细胞）（右侧），伴有反应性纤维间质，其中含有多核巨细胞（图片由 Dr. R. A. Erlandson 提供）

4. 小汗腺增生

乳腺皮肤的汗腺与乳腺外部位相似，可以发生反应性和肿瘤性增生。Yoshi 等[105] 报道过一例发生于乳腺癌切除术后，放疗范围内的汗管瘤样小汗腺导管增生，丘疹样病变内可见小汗腺导管、囊状结构、上皮簇和硬化性胶原。丘疹在放疗期间出现并蔓延至整个胸部，放疗完成后未经治疗便消失。汗管瘤样小汗腺导管增生被认为是一种反应性改变，见于皮肤炎症、肿瘤和瘢痕形成障碍等情形。

曾有一例发生于 64 岁男性患者乳腺皮下组织的软骨样汗管瘤，生长缓慢，大约 15 年后肿瘤达到 9cm[106]，CT 扫描钙化明显。

(1) 小汗腺螺旋腺瘤：乳腺小汗腺螺旋腺瘤（eccrine spiradenoma）罕见。文献报道过 4 例这样的肿瘤累及乳腺表面皮肤[107-110]，另有一例的细节表明为皮肤起源[111]，还有一例肿瘤发生于乳头[112]。2 例小汗腺螺旋腺瘤伴有恶性成分[113, 114]，似乎累及乳腺实质，但未明确良性成分的起源部位。另外 2 例被归为小汗腺螺旋腺瘤[115, 116] 的深部肿瘤可能属于乳腺病变，如实性乳头状癌等。

8 例真正的小汗腺螺旋腺瘤患者均为女性。其中良性病变患者的年龄分别为 35 岁、39 岁、47 岁和 84 岁[107-109, 112]，恶性病变患者的年龄分别为 42 岁、48 岁、57 岁和 68 岁[110, 111, 113, 114]。左、右乳腺受累概率相当，可起源于腋窝（图 42-6）。良性肿瘤患者就诊的原因都是因为存在肿块，其中一例肿物已存在 10 年[107]。2 例女性患者称肿块有间歇性疼痛[108, 109]，体格检查显示其肿块质硬、活动而有

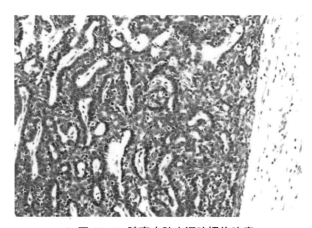

▲ 图 42-6　腋窝皮肤小汗腺螺旋腺瘤
肿瘤由两种细胞组成：小的基底样细胞，细胞质稀少，细胞核深染；大的上皮样细胞，细胞质淡染

触痛。有一个"豌豆大小"的结节呈蓝色，因此检查医生考虑诊断为血管瘤[108]。乳头部的肿瘤由于形成小溃疡而呈湿疹样改变[112]，其他病例未报道皮肤异常。乳腺 X 线和超声检查显示为边界清楚的实性结节，回声不等[109, 111]。有一例肿瘤的 MRI 显示均匀强化[109]。

肉眼检查可见，乳腺小汗腺螺旋腺瘤形成界限清楚的实性、质硬肿块，呈白色、棕白色或黄白色，不浸润周围组织。病变最大径为 0.7～2.0cm[108, 112]。曾有一例患者存在 2 个结节[109]。组织学检查可见，紧密排列的细胞巢形成界限清楚的富细胞结节。细胞巢的外周是胞质少、胞核深染的基底样小细胞，中央为有中等量细胞质、细胞核浅染并有小核仁的较大细胞。多形性、核分裂象和坏死不是其特征。间质内可见淋巴细胞和玻璃样小滴[107, 110]。玻璃样小滴也可以位于肿瘤细胞形成的腔内，间质富于血管[108, 110]。有人可能会混淆小汗腺螺旋腺瘤和圆柱瘤，缺乏厚层基底膜样物质、肿瘤内存在淋巴细胞，以及肿瘤细胞形成小管和假菊形团是小汗腺螺旋腺瘤而非圆柱瘤的特征。

一例肿瘤的细针穿刺涂片中细胞丰富，包括成群的形态一致而良性的立方形细胞，核圆形或卵圆形，核仁不明显，细胞质少。肿瘤细胞形成花环，细胞巢内含有红细胞[108]。

外周基底样小细胞表达 p63、calponin 和 SMA[107, 112, 113]。体积较大的中央细胞表达 AE1/3、CK7 和 CD117（c-kit），有时表达 CEA 和 EMA[107, 111-113]。有一例形成小管的细胞表达 MUC-1、CK7、CAM5.2、EMA、CEA 和 GCDFP-15[111]。肿瘤细胞不表达 S-100、CK20、vimentin 和 CgA[111]。曾报道过 4 例肿瘤细胞不表达 ER 和 PR[107, 111-113]，其中有 2 例[107, 112] 不表达 AR 和 HER2。

典型的小汗腺螺旋腺瘤本质为良性，但切除不全可以复发[114]，并有可能恶变[110, 111, 113, 114]。文献报道了 2 例女性小汗腺螺旋腺瘤患者，有长期存在（40～50 年）的稳定包块，突然迅速增大及皮肤出现红斑或溃疡预示癌变[110, 113]。另外一例癌变发生于小汗腺螺旋腺瘤复发 4 年之后[114]。还有一例恶性病变在乳腺筛查时发现[111]。伴有癌的小汗腺螺旋腺瘤比不伴癌者体积大（分别为 3.5cm 和 1.3cm），其中一例表现为"含有易碎和微红区域的不均匀白色

组织"[110]。恶性成分的组织学特点包括具有多形核的单一性大细胞取代 2 种细胞[110]、明显的核分裂及深部组织浸润[111]。有 3 例癌变的成分呈 p53 染色阳性[110, 111, 113]，而共存的良性小汗腺螺旋腺瘤则呈阴性。病理医生将 3 例肿瘤[110, 111, 114]归为螺旋腺癌（恶性螺旋腺瘤），还有一例归为小汗腺螺旋腺瘤伴腺癌及化生[113]。有一例癌转移至 3 枚腋窝淋巴结[114]。仅一例报道有随访资料[111]，随访 32 个月无复发。

Tanaka 等报道过一例起源于腹部皮肤的小汗腺恶性螺旋腺瘤[117]，转移累及乳腺内淋巴结而似原发性乳腺肿瘤。

(2) 汗腺瘤：文献报道过大约 30 例乳腺汗腺瘤（hidradenoma）。多数病例的组织学表现支持起源于皮肤，但有 2 例存在导管内成分[118, 119]，还有 2 例的位置提示肿瘤可能起源于乳腺组织[120, 121]。

汗腺瘤累及各年龄段成人，年龄范围为 18—77 岁[118, 122]。在已发表的报道中，约 50% 的患者年龄为 40—60 岁，平均年龄为 48.5 岁。75% 的患者为女性。病例报道中的许多患者是日本人[118]。2 例年龄分别为 55 岁和 66 岁的女性患者病变表现为汗孔样汗腺瘤[123, 124]。

患者主诉通常为持续数月到数年的肿块。有几例症状持续时间达 15 年[125]或更久[126]。几乎从未有患者主诉有疼痛，仅一例发生于 26 岁女性患者的、快速生长的 8cm 肿块有触痛[127]。报道的肿瘤累及左侧乳腺者比累及右侧乳腺者多，比例约为 3 : 1。报道的汗腺瘤约 40% 发生在乳腺中央区。一例 42 岁男性患者有多年的汗腺瘤，导致乳头和乳晕肥大；还有一例 42 岁女性患者的肿瘤导致乳头增大[126]。仅少数病例伴有乳头溢液[122, 126]。肿块区皮肤看上去通常无变化，少见的皮肤表现包括局部皲裂[127]、溃疡[128]、红斑和结痂[129]、形成脐凹[130, 131]，以及呈"暗红色蓝顶状结节"[124]。临床表现可能提示诊断为表皮样囊肿[119]、癌[128, 130-132]或囊性乳头状肿瘤[124]。例如，一例 67 岁女性患者浸润性癌保守治疗后 3 年，手术瘢痕内出现"紫色脐状"结节[131]，临床诊断为复发癌，但病理证实为汗腺瘤。

影像学检查通常显示为界限清楚的、实性和囊性的低回声结节[120, 124, 125, 127, 129, 131, 133]。MRI 检查显示一例肿瘤在 T$_1$ 加权像上为低信号肿块，T$_2$ 加权像有轻微不均匀高信号的实性成分和显著高信号的囊性成分[134]。

汗腺瘤一般为界限清楚的孤立性肿物，质硬，灰白色。大多数病变以真皮为中心[125, 128-131]，常靠近乳头[126]。有一例非同寻常的病例表现为"突出于皮肤表面"的 5cm 结节[132]。一例女性患者的汗腺瘤形成两个相邻的结节，还有一例女性患者的肿块由 3 个最大径分别为 0.3cm、0.5cm 和 0.7cm 的结节融合而成[126]。报道的肿瘤最大径为 0.8～8.0cm[118, 127]。肿瘤内的硬化性间质带使病变呈多结节状外观[125]。大多数报道的病例存在囊肿或囊性区。

组织学上，汗腺瘤形成由硬化性间质条带分隔的分叶状肿块，无包膜（图 42-7）。常伴囊性区，囊内含有均匀嗜酸性物质。实性区由比例不一的两种类型肿瘤细胞构成。一种细胞具有丰富而透明的细胞质、小而偏心的细胞核、不明显的核仁及清楚的细胞膜。另一种细胞具有细颗粒状嗜酸性细胞质、圆形或椭圆形细胞核、明显的核仁，细胞界限不清。常可找到过渡类型的细胞。常可见鳞状细胞和导管样结构，后者类似小汗腺导管，由小而矮立方形细胞构成。多形性、坏死和核分裂象不常见。嗜酸性、玻璃样胶原性间质呈条带状穿行于肿瘤内。进行淀粉酶消化前后的 PAS 对比染色，通常显示透明细胞含有糖原；黏蛋白染色可以显示细胞内和腺腔内黏液。

鉴别诊断包括腺肌上皮瘤、乳头状瘤、多形性腺瘤、乳头状癌、分泌性癌、黏液表皮样癌、低级别浸润性导管癌；转移癌，如肾细胞癌；以及其他皮肤附属器肿瘤。综合组织学特点和免疫组织化学染色结果，如肌上皮标志物、ER 和 PR，应该可以正确诊断。

细针穿刺标本的表现不一。样本可以主要由血液组成，但多数情况下富于细胞[119]。可以观察到黏附性细胞簇[118, 122, 128, 133]，有时呈乳头状[122]，很少有单细胞[128]。细胞呈多边形，胞质少至中等量，透明至嗜酸性，细胞核一致圆形或卵圆形，核膜光滑，染色质颗粒状，核仁明显。曾报道过看似典型的病变内出现核拥挤和轻微核多形[131, 135]。可以伴出血背景。有几例肿瘤的表现提示非典型性[131, 135]或恶性可能[119, 128]。细胞核增大、核膜不规则、核

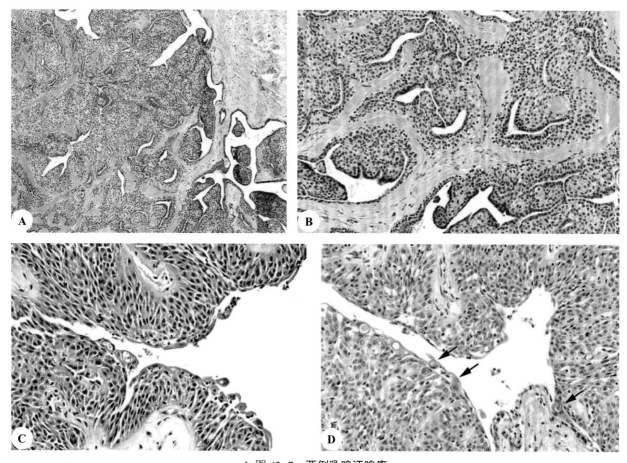

▲ 图 42-7　两例乳腺汗腺瘤

A 和 B. 这个肿瘤发生在浸润性导管癌切除术的瘢痕处。A. 肿瘤由生长在胶原间质中的交错分布的细胞巢和细胞带组成。B. 肿瘤细胞有嗜酸性细颗粒状细胞质，透明细胞非本例特点。由细胞核小而深染、细胞质少的立方形细胞构成的导管样结构穿行于细胞巢内。C 和 D. 另一个肿瘤呈囊实性，起源于乳头深部。黏液卡红染色显示浅层空泡状细胞含有黏液（D）（箭）

沟、大核仁及核 / 质比增高提示诊断为非典型性汗腺瘤[130]。

肿瘤细胞表达 EMA[119, 122]、p63[118, 121, 125, 127, 134] 和角蛋白（AE1/3、CK5/6、CK7 和 CK14）[118, 119, 121, 125, 133, 134]，不表达 ER 和 PR。有一例肿瘤呈 HER2 阴性[127]。有一例肿瘤呈 GCDFP-15 染色弱阳性[119]，另外两例呈阴性[119, 121]。有一例肿瘤不表达 mammaglobin[119, 121]，多例肿瘤不表达肌上皮细胞标志物，如 calponin[120, 121]、CD10[118, 121, 133]、SMA[118, 119, 122] 和 SOX10[125]。S-100 染色结果不一[118-122, 125, 133]。

曾检测过两例看似起源于乳腺的汗腺瘤，显示有 t（11;19）易位，类似于皮肤汗腺瘤和涎腺起源的黏液表皮样癌或 Warthin 瘤[120, 125]。

大多数汗腺瘤属于良性，但可以复发[133]。罕见情况下，典型的汗腺瘤发生恶变[136]，被归为恶性指端汗腺瘤或汗腺癌。

（3）汗管囊腺瘤：文献中仅有少量乳腺乳头状汗管囊腺瘤（syringocystadenoma papilliferum）的报道。有 7 篇起源于乳腺皮肤的病例报道[83, 137-142]，2 篇报道的病例肿瘤起源于输乳窦[143, 144]。乳腺外部位的汗管囊腺瘤通常在出生时或幼儿期出现，有一例累及 29 岁女性患者的左侧乳腺病变也是如此[142]，该患者自述"出生时即有一些非常小的粉棕色丘疹，逐渐增大、变多而至目前状况"。另外 6 例乳腺病变均发现于成年期（3 例女性和 3 例男性），患者年龄为 20—77 岁[83, 144]。还有一例患者为 4 岁男孩[141]，一例为 17 岁女孩[139]。所有 9 例患者都因肿物而就诊。左、右乳腺受累概率相仿。一例 74 岁男性患者的肿瘤在既往 10 年内缓慢增大[138]，而一例 77 岁女性患者的肿瘤仅发现 5 个月[83]。最大的两个肿瘤的最大径有 5cm[139, 142]，其余肿瘤不超过 3cm。一例病变有轻微的皮肤刺激感[137]，两例病变有触痛[140, 143]，还有一例伴疼痛和瘙痒[142]。Basu 等[142]描述一例 29 岁女性患者的肿瘤为"一丛 20～25 个粉红色的、柔软的、疣状肉质结节"。有一例 77 岁女性患者的病变令人联想起树莓[83]。有 3 例患者出现 2 个[137]或 2 个以上线状排列"菜花样"肿物（线状汗管囊腺瘤）[139, 142]。有几例病变伴皮肤糜烂，但未出现胸壁固定。MRI 显示，一例病变呈囊性乳头状特点[143]。Yamane 等[83]报道，乳腺乳头状汗管囊腺瘤同时合并皮脂腺痣（乳腺外部位汗管囊腺瘤的常见伴发瘤）和管状大汗腺腺瘤。

组织学检查显示，表皮向下呈囊性凹陷状增生，并在真皮内形成管状结构，囊内形成乳头状突起。囊壁的表浅部内衬鳞状上皮，深部内衬由柱状细胞和立方形细胞构成的腺上皮。肿瘤性上皮细胞显示鳞状细胞、腺上皮细胞和肌上皮细胞的免疫组织化学染色特点[138, 143]。间质有慢性炎症细胞浸润，包括大量浆细胞。切除病灶似乎即可治愈，但其中仅一例病例随访 6 年[140]，其余随访期都未超过 2 年。

(4) 圆柱瘤（皮肤类似肿瘤）：（译者注：此处原著者似乎将乳腺实质与乳腺皮肤发生的圆柱瘤混为一谈）2001 年，Gokaslan 等[145]报道了一例孤立性原发性乳腺实质肿瘤，具有皮肤附属器肿瘤，即圆柱瘤（cylindroma）的典型组织学特征（皮肤类似瘤）。虽然圆柱状瘤的名称早先用于指腺样囊性癌，但后来专指与腺样囊性癌无关的皮肤附属器肿瘤。在首次报道这种类型乳腺肿瘤后的 10 年间，文献中又增加了 14 个病例[146-154]。所有患者均为女性，年龄为 37—85 岁[148]。有 2 例为常染色体显性遗传性 Brooke-Spiegler 综合征患者，发生患者于 37 岁[148]和 59 岁[149]时。

圆柱瘤通常表现为无痛性活动性肿块[146, 148-150, 152, 153]，也有在影像学检查[147, 148, 151, 154]或肉眼检查因其他问题而切除的标本[145, 146, 148]时被发现。左、右乳腺受累概率相仿，有几例病变位于乳头附近。有一例患者的肿瘤已经明确存在 4 年[150]。表面皮肤的相关变化未见报道。影像学检查显示为界限清楚的肿块，通常被认为良性。超声检查显示回声方式不一。

肿瘤结节边界清楚，粉褐色至白色，质地硬韧，最大径为 0.7～2.0cm。有一例肿瘤被描述为"花

生状"[148]。组织学上，病变界限清楚但无包膜，上皮细胞形成大小和形状不一的团巢，以"拼图"方式排列（图 42-8）。嗜酸性基底膜样物质（Ⅳ 型胶原）包绕于每个上皮巢周围，并在上皮簇内聚集成小颗粒。上皮簇包含两种上皮细胞：①位于周边的，细胞质少、细胞核深染的基底样小细胞；②细胞质与细胞核浅染，含有颗粒状染色质的较大细胞。细胞没有多形性、坏死，核分裂罕见。

圆柱瘤与实体型腺样囊性癌可能会被混淆。腺样囊性癌的特征是存在胞核异型性和分裂象，以及上皮巢周缺乏带状基底膜样物质，借此与圆柱状瘤区分[146]。对一例肿瘤的遗传学进行研究，未发现腺样囊性癌特征性的 *MYB-NFIB* 融合基因，却显示存在 *CYLD* 基因致病性突变，并伴有其野生型等位基因的杂合性缺失[154]。

细针穿刺涂片富于细胞，可见两种类型的细胞[150, 153]和丰富的嗜酸性玻璃样物质，"拼图"排列可以很明显[150]。

肿瘤细胞 CK7、CK5、p63 和 SMA 染色呈阳性。上皮巢的中央细胞对 CK7 和 CK5 的反应较周边细胞强，而 SMA 主要勾勒周边细胞。两类细胞都对 p63 染色有反应，但外周细胞的染色往往比中央细胞强。肿瘤细胞呈 CK20、CEA 和 GCDFP-15 阴性。c-kit 染色结果不一，有一例病变的大部分细胞表达 c-kit[151]，而另一例肿瘤细胞阳性的不足 1%[154]。树突状朗格汉斯细胞常散在分布于肿瘤内，呈 S-100 阳性[145, 147, 148, 152]。肿瘤细胞不表达 ER、PR 或 HER2[151, 152, 154]。有一例显示 Ki67 增殖指数为 3%[154]。

虽然，偶尔皮肤圆柱瘤为恶性，但发生于乳腺部位皮肤的圆柱瘤尚无类似报道。Rakha 等[151]报道了 2 例乳腺圆柱瘤样肿瘤，其表现与一般的圆柱瘤不同，即 20%～40% 的细胞表达 ER，局灶浸润性生长，缺乏基底膜样物质。根据这些特点，作者将这些肿瘤归类为"低级别浸润性涎腺样癌，伴显著的圆柱瘤样分化"。

（二）皮肤癌

1. 基底细胞癌

文献报道的乳腺皮肤基底细胞癌（basal cell carcinoma）很少起源于乳头以外区域，Jones 等[155]

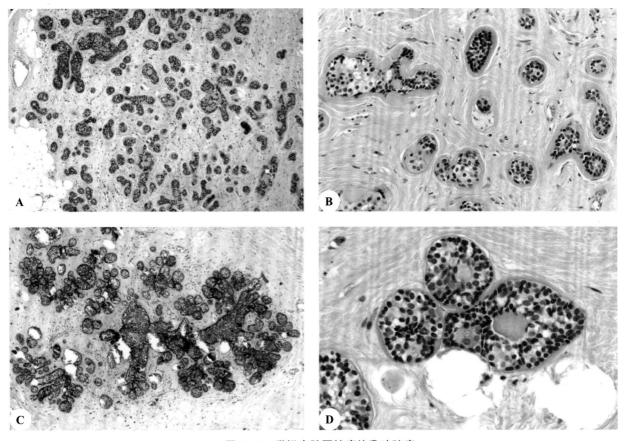

▲ 图 42-8　类似皮肤圆柱瘤的乳腺肿瘤

A. 肿瘤由周围包绕致密嗜酸性基底膜样物质的细胞巢聚集而成；B. 上皮巢由两种细胞组成，即细胞核小而细胞质少的基底样小细胞和细胞质较丰富而淡染的腺上皮细胞；C. 肿瘤细胞在导管和小叶内生长；D. 原位上皮巢的周围没有胶原带

报道了一例 67 岁女性患者，肿瘤表现为"一片潮湿的隆起性湿疹样红斑区，直径为 6～7cm，紧邻左侧乳头"。患者拒绝手术和放疗，局部使用依曲替酯（芳香维 A 酸）似乎治愈了癌。一例 35 岁女性患有双侧乳腺基底细胞癌，大者累及左侧乳晕，小者累及右侧乳头乳晕复合体外的乳腺皮肤[156]。一例 53 岁女性患者，其乳腺癌筛查的钙化标记区内发现有皮肤基底细胞癌，而患者和医生均未察觉。作者写道："即使回头去看，在可疑区域也只有模糊不清的珍珠状脱屑，可以说是正常的"[157]。一例 46 岁女性患者，自述经常使用晒黑床，10 年前隆乳术的瘢痕出现异常，在随后的 2 年中，病变增长到最大径为 5.5cm[158]。一例 60 岁女性患者，20 岁时因全身多毛症而接受大腿、面部和躯干表面照射，其面部和胸部出现了大约 150 个皮肤基底细胞癌，其中一些累及双侧乳腺表面皮肤[159]。一例 64 岁女性患者不存在高危因素，其左侧乳腺基底细胞癌长到超过

10cm，直至发生出血才就医[160]。

这几个屈指可数的病例与将近 60 例乳头基底细胞癌相比，给人的印象是乳腺皮肤基底细胞癌很少发生于乳头以外区域。回顾 1986 年新英格兰女执事医院（New England Deaconess Hospital）的病历，发现了 21 例乳腺皮肤基底细胞癌，其中 2 例发生在乳头，19 例发生在乳头以外[161]。尽管这类病例的报道很少，根据这样一个小的系列研究结果，似乎基底细胞癌累及乳腺其他区域皮肤要比累及乳头频繁得多。乳腺皮肤基底细胞癌的病理特点与乳腺以外皮肤基底细胞癌没有任何区别，治疗和预后也没有任何差异。

2. 鳞状细胞癌

乳腺皮肤鳞状细胞癌（squamous carcinoma）的发病率并不比基底细胞癌高。一例 79 岁的女性患者，在原先认为的范围较大的乳腺皮肤原位癌基础上，又出现一个 2.6cm 的梭形细胞鳞状细胞癌[162]。

一例 80 岁的老年女性患者，左侧乳腺烧伤瘢痕内溃疡长期不愈，发展为一个大的鳞状细胞癌（Marjolin 溃疡）[163]。一个大小为 9cm 的腺样鳞状细胞癌，明显起源于高分化鳞状细胞癌，而后者据称已经存在 20 余年。鳞状细胞癌可广泛转移，并在 8 个月内导致患者死亡[164]。Schwartz 等报道了一例 60 岁的女性患者[159]，其乳腺皮肤除了已经发现的很多基底细胞癌，还发生了鳞状细胞癌。一例 44 岁女性患者的左侧乳腺浸润性导管癌表面皮肤发生了鳞状细胞癌[165]。乳腺皮肤鳞状细胞癌的临床和形态学特点与乳腺外皮肤鳞状细胞癌相同，其治疗和预后也一样。

3. 皮脂腺癌

乳腺皮肤的皮脂腺癌（sebaceous carcinoma）可类似皮脂腺囊肿伴感染[166]、基底细胞癌[167] 或 Paget 病[168]。皮肤的皮脂腺癌可为散发性，或作为 Muir-Torre 综合征的一部分，后者是一种遗传性肿瘤综合征，属于 Lynch Ⅱ 型遗传性非息肉病性结肠癌综合征的一个亚型[166, 168]。

4. 低级别增生性毛发肿瘤

文献报道了 3 例 60—70 岁女性患者的低度恶性增生性毛发肿瘤（low-grade malignant proliferating pilar tumor）[169-171]，作者强调其特征与鳞状细胞癌有重叠。

5. Merkel 细胞癌

Alzaraa 等[172] 报道了一例 Merkel 细胞癌（Merkel cell carcinoma），累及了 74 岁男性患者的乳腺皮肤真皮深部。

6. 汗腺癌

汗腺癌（sweat gland carcinomas）家族包括 10 余种罕见的皮肤癌，其命名和分类尚待确定（图 42-9 至图 42-13）。定义最明确的类型有小汗腺（导管）癌、汗孔癌、微囊性附属器癌、腺样囊性癌、黏液癌、乳头状癌、内分泌性黏液生成癌、分泌性癌和大汗腺癌[173, 174]。汗腺癌发生于 10 岁以上的患者，有一项研究报道患者年龄范围为 12—97 岁[173]，但多数患者的年龄为 40—90 岁，3 项研究[173-175] 患者的平均年龄为 69.1 岁。在这些报道中，男性占 55%[173-175]。肿瘤常发生于头部、颈部和躯干部，几乎可以发生于任何部位的皮肤。某些类型的汗腺癌呈现独特的临床特征，如小汗腺导管癌好发于老年女性[173]。

汗腺癌患者通常表现为生长缓慢的单发性结节或斑块，很少有疼痛。症状持续时间一般为数月至 1 年或更长，也有长达几十年者[176]。

许多类型汗腺癌的形态学特征与对应的乳腺癌相似。小汗腺导管癌与普通型浸润性导管癌相似，腺样囊性癌、黏液癌、内分泌性黏液生成癌、分泌性癌和大汗腺癌都与乳腺癌同名肿瘤相似。这些相似性使病理医生几乎不可能仅凭形态学特征就将汗腺癌与乳腺癌区分开。当遇到这个问题时，病理医生应该仔细寻找乳腺组织的证据，以及皮肤附属器或乳腺原位癌的证据（图 42-14）。组织固有结构中存在恶性细胞是肿瘤起源的有力证据。当异位乳腺组织与真皮附属器混杂时，如在腋窝，可能很难区分原位癌究竟累及乳腺还是皮肤附属器。

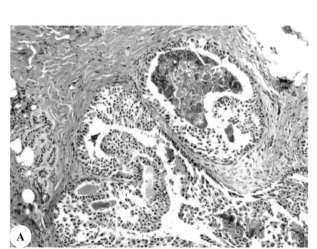
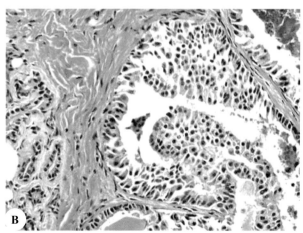

▲ 图 42-9　乳头状附属器腺癌
乳头状癌位于未受累的汗腺（左侧）旁

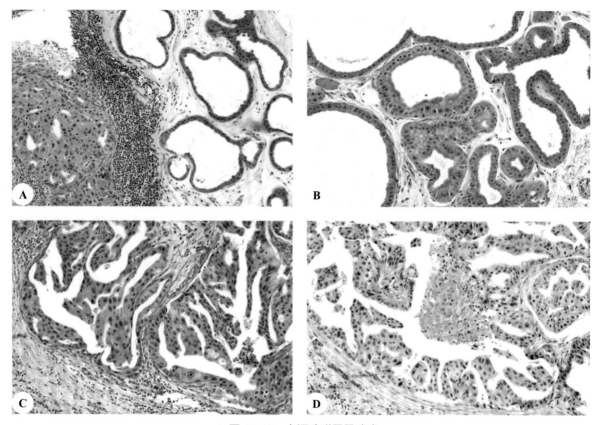

▲ 图 42-10　大汗腺附属器腺癌

肿物位于腋窝。A. 大汗腺癌毗邻原有的大汗腺；B. 大汗腺显示轻度上皮增生；C. 部分浸润性癌具有微乳头状结构；D. 导管原位癌显示微乳头状结构和坏死

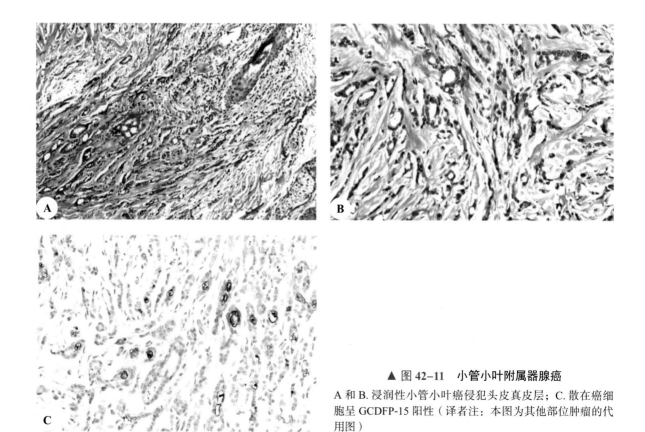

▲ 图 42-11　小管小叶附属器腺癌

A 和 B. 浸润性小管小叶癌侵犯头皮真皮层；C. 散在癌细胞呈 GCDFP-15 阳性（译者注：本图为其他部位肿瘤的代用图）

免疫组织化学染色的结果，有时对鉴别汗腺癌和乳腺癌有帮助，有研究检测了这两种癌的染色特性[175, 177-184]。研究者对角蛋白[175, 180]、激素受体[177-180]、GCDFP-15[178-180]、p63[175, 180, 181, 183, 184]、mammaglobin[180]、GATA3[175]等蛋白进行染色，激素受体、GCDFP-15 和 GATA3 在两种类型的癌中染色结果相似（图 42-15 和图 42-16）。有一项研究[182]包括 4 例皮肤附属器非特殊类型癌和 15 例转移性乳腺癌，2 例皮肤肿瘤呈 podoplanin 弥漫阳性，另外 2 例呈局部阳性；而 15 例转移均呈阴性。在两项病例量较大的研究[175, 183]中，仅约 50% 的汗腺癌表达 podoplanin。这 2 项研究都显示 podoplanin 阳性结果对诊断原发性皮肤癌的特异性约为 95%。当 podoplanin 联合使用 p63 和 CK5/6 染色时，效果最好[183]。

两项研究表明，一组标志物染色可能会比单一蛋白染色提供更多的诊断指导。Rollins-Raval 等[180]研究了 11 例汗腺癌和 12 例转移性乳腺癌，发现乳腺癌通常表现出以下免疫组织化学染色特征，即 mammaglobin 呈阳性，p63、CK5、CK14 和 CK17 均呈阴性。大多数乳腺癌符合上述表型中的 3 项或以上，而大多数汗腺癌的符合度不超过 2 项。该评分系统的敏感性为 100%，特异性为 91%。Metrikoski 和 Wick[175]检测了 21 例汗腺癌和 33 例转移性乳腺癌，发现 p63 和 CK5/6 在汗腺癌中的表达率分别为 81% 和 71%；在乳腺癌中则低得多，分别为 6% 和 3%。阳性染色结果对汗腺癌的诊断特异性为 94%。作者提醒"在缺乏 p63 和 CK5/6 染色的情况下，不一定能排除皮肤原发瘤而诊断转移性乳腺癌"。Valencia Guerrero 等[184]检测了 27 例皮肤附属器癌和 7 例乳腺癌皮肤转移，发现 CD117 和 D2-40 的表达，是附属器癌而非转移性乳腺癌的特征。关于对皮肤附属器癌和乳腺癌皮肤转移的鉴别诊断敏感性和特异性，CD117 分别为 33% 和 100%，D2-40 分别为 58% 和 100%。这些结果提示，包括 p63、CK5/6、CD117 和 D2-40 在内的一组免疫标志物染色或许有助于解决这一诊断难题。

当组织切片检测和免疫组织化学染色都无法确定诊断时，临床细节可能有助于病理医生做出正确的诊断。例如，乳腺癌的皮肤转移通常生长数周或数月；而汗腺癌的特点是表现为惰性、缓慢增大的孤立性结节。皮肤病变并不是未确诊乳腺癌患者的

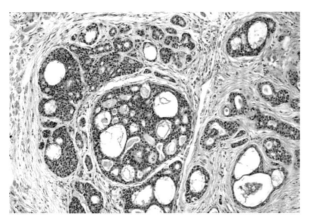

▲ 图 42-12 筛状附属器腺癌
肿瘤起源于腋窝皮肤，细胞排列成筛状结构

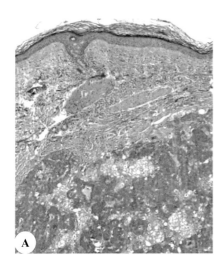
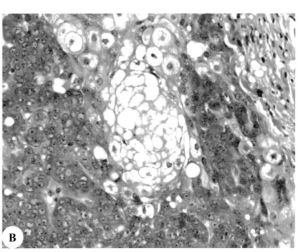

▲ 图 42-13 皮脂腺附属器腺癌
这种癌细胞具有皮脂腺特征

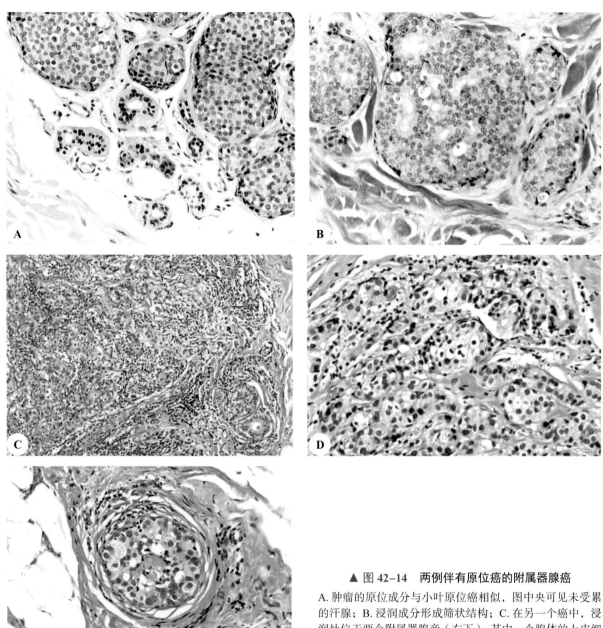

▲ 图 42-14　两例伴有原位癌的附属器腺癌

A. 肿瘤的原位成分与小叶原位癌相似，图中央可见未受累的汗腺；B. 浸润成分形成筛状结构；C. 在另一个癌中，浸润灶位于两个附属器腺旁（右下），其中一个腺体的上皮细胞似有增生；D. 癌细胞浸润间质；E. 癌细胞在附属器腺导管内生长

常见主诉。在 992 例乳腺癌患者中[185]，只有 35 例（3.5%）因皮肤异常而首次就医。在这 35 例女性患者中，有 18 例患者的皮肤病变系未被识别的乳腺癌直接蔓延所致；其余 17 例患者中，只有 7 例是转移性结节，作为潜在乳腺癌的先兆表现。在这 7 例病例中，6 例皮肤结节位于前胸壁的患侧乳腺区域内，1 例位于较远处。这些数据表明，皮肤转移作为主诉仅见于 0.7% 的女性乳腺癌患者，转移性结节大多邻近患侧乳腺。当缺乏乳腺癌病史或乳腺未发现可疑癌灶时，病理医生在考虑诊断转移性乳

腺癌之前，首先应该想到汗腺癌的可能性。

汗腺癌与乳腺癌的鉴别不只是为了病理上的精确性，两者的治疗和预后有许多方面的不同。文献报道了病理医生将汗腺癌误诊为转移性乳腺癌后可能发生的后果[186]。

三、乳头病变

乳头的皮肤病变尤其令人关注，许多关于乳腺皮肤病变的文献都聚焦于该部位。

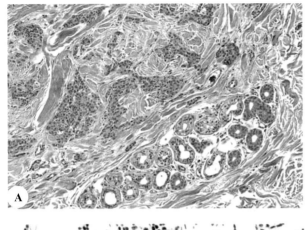
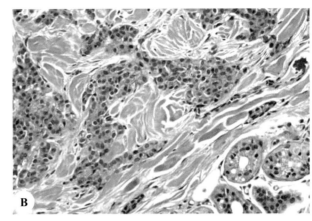
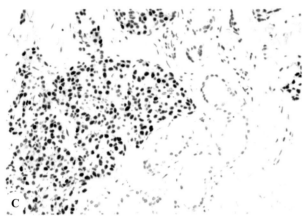

▲ 图 42-15　腋窝皮肤附属器腺癌

A 和 B. 腋窝皮肤附属器腺癌的组织学表现与乳腺癌无法区分；C. 癌细胞呈 ER 染色阳性，也表达 PR 和 CK7（未显示）

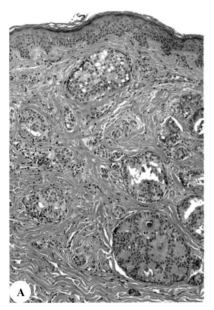
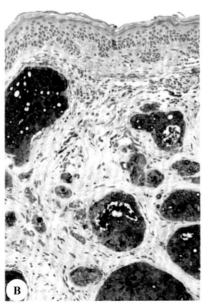
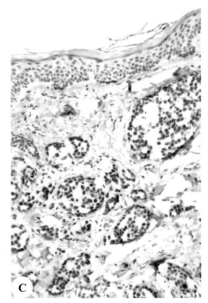

▲ 图 42-16　胸壁皮肤附属器腺癌

A. 在某些区域形成筛状结构，近视野下部的腺体内含钙化；B. 癌细胞 GCDFP-15 染色强阳性；C. 许多癌细胞 ER 染色阳性

（一）角化过度

角化过度（hyperkeratosis）这种罕见的皮肤病变见于 3 种临床情况[187, 188]：①表皮痣的累及；②与其他皮肤疾病有关，如鱼鳞病、黑棘皮病、淋巴瘤、慢性湿疹、脂溢性角化病或 Darier 病；③与其他皮肤疾病无关，也被称为痣样角化过度，非常罕见。

（二）痣样角化过度

文献报道的痣样角化过度（nevoid hyperkeratosis）大约有 100 例。Pérez Izquierdo 等[189] 综述了其文献报道的病例，病变通常累及十几岁或二十几岁女性。一般在月经初潮前后或几年后首次出现，少数病变发生于妊娠期[188-195]。曾有一例年仅 11 岁女孩患有该病[196]。也报道过男性患者，年龄为 24—75 岁[197, 198]。有两例男性患者在使用二乙基己烯雌酚治疗期间出现痣样角化过度[199, 200]，一例在使用非那雄胺期间出现[201]，还有一例在使用坦索罗辛期间出现[202]；其他男性患者均未使用雌激素或抗雄激素药物，也未显示内分泌异常的迹象[197, 198, 203-205]。一例 43 岁的雄激素不敏感综合征女性患者，在接受多年外源性雌激素治疗后出现单侧痣样角化过度[206]。一例 35 岁的急性髓性白血病女性患者，在接受同种异体造血干细胞移植后 3 个月，出现痣样角化过度，作为慢性移植物抗宿主病的表现之一[207]。两例广泛性皮肤 T 细胞淋巴瘤男性患者伴有痣样角化过度[208, 209]，对淋巴瘤的治疗同样导致痣样角化过度病变消退。有 3 例痣样角化过度的女性患者[210-212]，其表皮内出现淋巴细胞聚集，提示皮肤 T 细胞淋巴瘤的诊断，但临床经过不支持这种考虑，对其中一例进行的遗传学分析也不支持该诊断[212]。

痣样角化过度通常累及双侧乳腺，单侧受累的病例也有报道[189, 191, 197, 204-206, 212-215]。单侧受累在妊娠期可发展为双侧受累[189]。病变表现为疣状增厚和色素沉着（有时称为"牛奶咖啡"斑）缓慢增大，影响乳头、乳晕或两者均受影响（图 42-17A）[190, 199]。可呈微黄色[216]、脱屑[189] 或结痂[217]。病变累及乳头和乳晕者占 58%，单独累及乳头者占 17%，单独累及乳晕者占 25%[203]。极端情况下，病变范围超出乳晕，累及乳腺其他区域甚至胸壁皮肤[194, 196, 218]。

病变通常不会影响患者，除非对受累部位的外观不满意。乳头病变可以导致乳头内陷[219]。患者偶尔主诉瘙痒[195, 203]，有 3 例女性患者影响哺乳[189, 220, 221]。症状持续时间通常为数月至数年，也有报道超过 20 年[221]。

一例女性患者的超声检查显示皮肤增厚和乳头内陷[219]。

组织学检查显示正常角化型角化过度和角质栓。表皮突显著延长，形成网状棘皮病和乳头状瘤病。伸长的表皮突内可形成角质囊肿。基底层显示色素过度沉着，无黑色素细胞增生。有些病例的真皮小血管周围有轻度淋巴细胞浸润（图 42-17B）。

病变一旦形成，症状和体征通常保持稳定，但妊娠可能会加重[220]。有一例特殊的病例[193]，妊娠

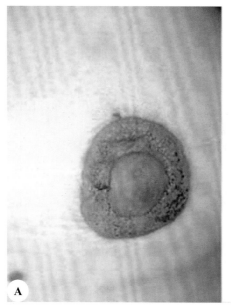
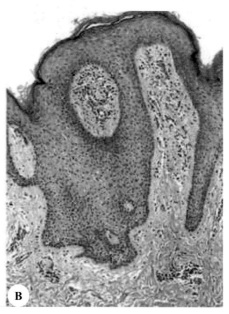

▲ 图 42-17　乳晕痣样角化过度

A. 乳晕皮肤增厚，局部色素沉着；B. 活检标本来自非色素沉着区，显示表皮乳头状增生伴角化过度和真皮轻度淋巴细胞反应

期出现单侧乳晕受累，产后病变自发消退；再次妊娠后病变再次出现，产后再次自发消退。另一个病例[222]，病变在青春期后出现，在患者的一次也是唯一一次妊娠期间有所改善，但从口服避孕药开始病变加重。

局部治疗的药物，如角质溶解药、维A酸、异维A酸、阿维A、骨化三醇、钙泊三醇、类固醇凝胶或软膏及漂白剂治疗效果不一。个别病例口服维生素A[216]和依曲替酯[223]也未显示有效。一例男性患者口服米诺环素后病变消退[202]。即使病变在治疗期间消退，停止治疗后仍然经常复发。

由于缺乏稳定有效的药物治疗方法，于是尝试破坏病灶或切除病灶。4例患者经冷冻治疗后病灶消失且外观良好，随访期均不足10个月[191, 197, 203]。一例女性患者进行射频消融[224]，随访9个月无复发。一例42岁女性患者采用二氧化碳激光汽化病灶，外观满意[195]，6个月后病变无复发。外科方法包括刮除术[206]、削除术[225, 226]、乳晕部分切除术[194]、乳晕切除加植皮术[225, 227]。手术可以消除病变，在1～5年内无复发。

（三）腺瘤

乳头良性皮肤肿瘤包括大汗腺汗孔瘤[228]、皮脂腺腺瘤（图42-18）、汗管瘤样腺瘤[229]（见第5章）、乳头状汗管囊腺瘤[138, 143]和小汗腺螺旋腺瘤[112]。

（四）基底细胞癌

极少数情况下，乳头皮肤会发生非色素性肿瘤，该肿瘤主要见于日光暴露部位皮肤。自1893年Robinson首次描述乳头－乳晕复合体基底细胞癌（basal cell carcinoma）以来，大约报道过58例[230]。Takeno等[231]总结了34例的某些详细信息并制成一览表；Chun和Cohen[232]报道了21个病例；还有3例为个案报道[233-235]。与常见部位的皮肤基底细胞癌相似，累及乳头或乳晕的基底细胞癌在男性（63%）比女性（37%）更常见。患者年龄为23—86岁[236, 237]，平均年龄为60.6岁。一例患者的癌发生于"肥皂灼伤"部位皮肤[238]。两例男性患者自述胸部经历过非一般剂量的日光照射[239, 240]，两例女性患者自述经历过短暂的无上装日光浴[241, 242]，一例男性患者曾在沙漠中工作30年，常穿衬衫[243]。一例男性患者有免疫抑制[231, 244]，其中一例还患有基底细胞痣综合征[244]。6例患者伴有乳腺外基底细胞癌[232, 237, 240, 243, 245, 246]。

文献报道的基底细胞癌累及左、右乳腺的概率几乎相等。一例患者同时存在累及乳晕的双侧癌[247]；还有一例患者同时患双侧癌，仅一侧累及乳晕[156]。少数患者无症状，更常见的是出现疼痛、

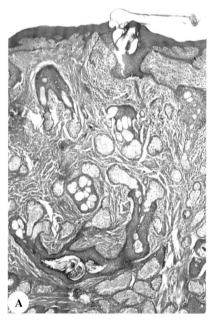
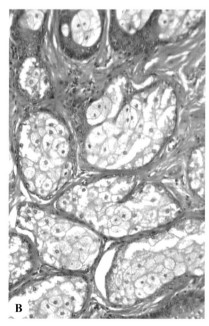

▲ 图 42-18 乳头皮脂腺腺瘤
腺瘤样皮脂腺增生形成结节

瘙痒、出血、渗液或溃疡。症状持续时间通常为数月或数年，一例 65 岁女性患者竟然症状持续 20 年才就医[242]。肿瘤表现为鳞屑性、红色、湿疹样斑块或结节。Robinson 的首例报道将肿瘤描述为"溃疡性斑块，半克朗大小，边缘外翻"[230]。其他报道的病变大小从 0.4cm[248] 至 9～10cm[234]。一例 71 岁男性患者的带蒂蕈伞样、8cm 大小的肿物覆盖乳头和乳晕[249]，有的肿瘤仅仅导致乳头缓慢增大[246]。7 例肿瘤呈棕色或黑色[231, 236, 250-254]。

影像学检查通常无法获得诊断性结果。乳腺 X 线检查可显示钙化，两例位于乳头[253, 255]，一例位于乳晕周围[250]。可表现为皮肤增厚和乳头 - 乳晕复合体突出[233, 256]。超声检查可显示弥漫性水肿[233]。PET-CT 显示一例女性患者有癌存在[250]。

乳头复合体基底细胞癌的组织学特点与其他部位的基底细胞癌类似（图 42-19）。结节型占 45%；浅表型占 31%；其余为 Pinkus 纤维上皮瘤[257-259] 和混合型，占 24%[232]。少数情况下，整个肿瘤呈基底鳞状分化（图 42-20）。癌细胞可穿透输乳管并在管内生长（图 42-19C）[240, 253, 260, 261]。个例报道称，

肿瘤细胞呈 MNF-116、Bcl-2 和 Ber-EP4 阳性[262]。

基底细胞癌主要的治疗方法是切除。常用的手术方案有单纯切除和广泛切除，Mohs 显微外科术似乎也很常用[232]。6 例男性患者和 1 例女性患者以乳腺切除术作为初始治疗。一例男性患者右侧乳头有"小的结节状基底细胞癌"，似乎完全切除治疗 3 年后，该部位又出现基底细胞癌，遂行乳腺切除术[261]。一例女性患者经楔形切除加放疗后治愈[256]，但没有报道临床随访情况。一例肿瘤对局部使用氟尿嘧啶有临床反应，但 22 个月后肿瘤复发[263]。一例患者接受光动力治疗后，出现类似情况[244]。而另一例体积超大的肿瘤，同样接受光动力治疗，在相同的随访期内并未复发[234]。

多数情况下，初始治疗无须评估腋窝淋巴结，有 3 位患者曾行前哨淋巴结检查[241, 257, 264]。2 例男性患者发生腋窝淋巴结转移。一例 46 岁男性患者的肿瘤为 1.5cm，其 12 枚淋巴结中有一枚出现癌转移[235]。另一例患者是左侧乳头基底细胞癌，在切除并放疗后 4 年，发现 4 枚淋巴结中有 3 枚出现转移[161]。58 例基底细胞癌中 2 例发生转移，这样的

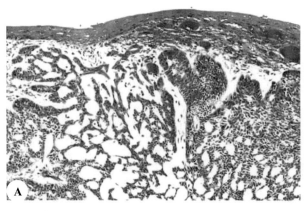

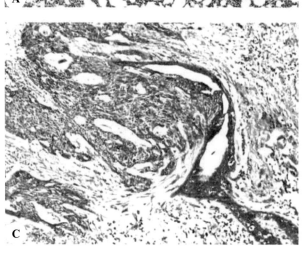

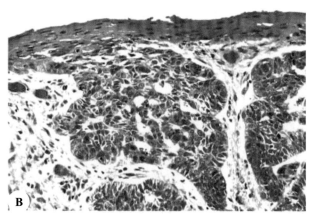

▲ 图 42-19 乳头基底细胞癌

A. 基底细胞癌生长于变薄的乳头表皮下方；B. 腺样型基底细胞癌与表皮相连；C. 基底细胞癌侵犯输乳管

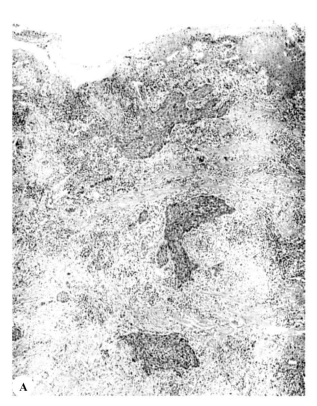

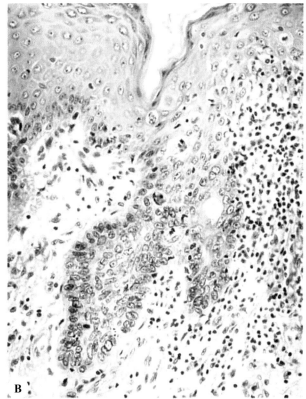

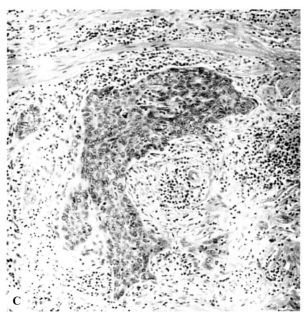

▲ 图 42-20 乳头基底鳞状细胞癌

A. 在视野的中央，癌累及表皮全层，并侵犯间质；B. 原位癌累及表皮基底层；C. 部分浸润癌呈现鳞状细胞特征

结果在其他部位难以想象。某些作者引证乳头富于淋巴丛来解释这一现象，也有人认为这种癌本身具有较高的转移潜能。尚无乳头基底细胞癌导致死亡的报道。

（五）鳞状细胞癌

发生于乳头的皮肤鳞状细胞癌（squamous carcinoma）比基底细胞癌更少见。文献中有 7 例单纯性表皮内鳞状细胞癌（Bowen 病）[265-268c]，5 例女性和 2 例男性，年龄为 41—84 岁。就诊原因是皮疹持续数月至 4 年，伴有瘙痒、结痂、疼痛和出血。一例男性患者自述有 20 年的获得性免疫缺陷综合征病史[268]，但其余报道未提及其他易患因素。影像学检查显示皮肤增厚[268, 268b] 或正常[265]。组织学检查显示原位鳞状癌的常见表现，即非典型性鳞状细胞占据表皮全层，有角化过度、角化不全，棘层肥厚伴表皮突延长，以及真皮慢性炎症细胞浸润，恶性细胞可蔓延至输乳窦[267, 268]。电子显微镜检查证实肿瘤细胞的鳞状细胞分化特性[267]。原位鳞状细胞癌与 Paget 病和黑色素瘤的鉴别需要使用免疫组织化学染色（见第 30 章表 30-1）。

6 例患者经局部切除或乳房切除术治愈。还有一例患者在光动力治疗后病变显著缩小，然后采用冷冻治疗根除残余病变[265]。7 例随访时间均较短。

有 8 例涉及乳头侵袭性鳞状细胞癌的文献报道[265, 269-275]。发生于 7 例年龄为 29—87 岁[272, 274] 的女性和 1 例 62 岁的男性[270]，平均年龄为 62.5 岁。令人注意的是，8 例患者中有 6 例年龄超过 60 岁。3 例女性患者因外生性肿物而就诊[272, 274, 275]，其余女性患者的主诉为红斑、脱屑、疼痛或破溃。62 岁男性患者有 6 周的疼痛和瘙痒性肿物史，就诊前 4 周排出"脓性、恶臭物质"[270]。症状持续时间从几周到 2 年不等[271]。2 项报道[272, 275] 描述了肿瘤生长迅速。

一例 66 岁女性患者在右侧乳腺导管原位癌切除并放疗后 9 年，于同侧乳头发生鳞状细胞癌[271]。一例非裔美国男性修路工患者，有持续 10 年的日光暴露史[270]，其他报道中未提及易感因素。查体所见，肿瘤可表现为肿块、溃疡或类似 Paget 病的湿疹样区域。影像学检查显示为乳头内界限清楚的富于血管肿块[271, 272, 275]。

组织学检查显示浸润性鳞状细胞癌的典型形态学特征。高分化[269, 270, 274]、中分化[271, 273] 和低分化肿瘤均有报道[275]。一例呈角化棘皮瘤样生长方式[272]。文献报道的肿瘤最大径为 1.2～2.5cm[270, 275]，但有几篇文章没有报道肿瘤的大小。一例肿瘤细胞局部有内分泌细胞标志物（嗜铬素、突触素和神经元特异性烯醇化酶）表达，电子显微镜也显示有神经分泌颗粒和张力纤维[275]。

虽然乳腺外皮肤鳞状细胞癌的治疗方法有多种，但所有累及乳头的鳞状细胞癌都采用常规手术作为主要治疗。较常用的术式为广泛切除，也有几例患者采用乳房切除术。3 例行腋窝淋巴结清扫[272, 274, 275]，其中一例 11 枚淋巴结有一枚有转移[274]。一例在术后 3 个月复发[265]，复发癌形成"瘢痕内的 3 个脱屑性红斑区"，广泛切除后随访 6 个月无癌。

（六）黑色素瘤

乳头和乳晕的皮肤很少发生黑色素瘤（melanoma）（图 42-21）[13-17b]。该部位发生的黑色素瘤与一般黑色素瘤并无差别。鉴别诊断包括痣（见上文）、色素性 Paget 病（见第 30 章）和伴黑色素沉积的浸润性导管癌。乳头色素痣可以增大，临床表现提示诊断黑色素瘤[276]。但乳腺色素痣往往体积较小，患者较年轻，乳腺皮肤黑色素瘤的皮肤镜特点在前者也不常见[277]。乳腺和输乳管中导管原位癌的存在[21] 及上皮标志物阳性是支持色素性 Paget 病而非黑色素瘤诊断的有力证据。S-100 染色呈强阳性提示诊断恶性黑色素瘤，但尚需确诊依据，因为某些乳腺癌也表达 S-100。表达黑色素细胞的其他蛋白而 HER2 染色呈阴性，支持黑色素瘤的诊断，反之则支持乳腺癌的诊断。尽管一般规律如此，Park 等[278] 报道过一例色素性 Paget 病，其肿瘤细胞呈 HMB45 和 S-100 阳性。

在乳头中生长的色素性癌可与黑色素瘤相似。Saitoh 等[279] 报道过一例切除的右侧乳头色素性肿瘤，患者为 63 岁男性，肿瘤累及乳腺和真皮，但未累及表皮。含有色素的树突状黑色素细胞渗入普通型浸润性导管癌，而前者为 S-100 和 HMB45 阳性。

如果外观尚能接受，乳头 - 乳晕复合体黑色素瘤可以采用广泛切除术[14, 17a, 17b]。

（七）乳头皮肤的其他癌

其他罕见的乳头皮肤癌有 Merkel 细胞癌[280]、皮脂腺癌[281]、基底样癌[282] 及汗腺癌[283, 284]。

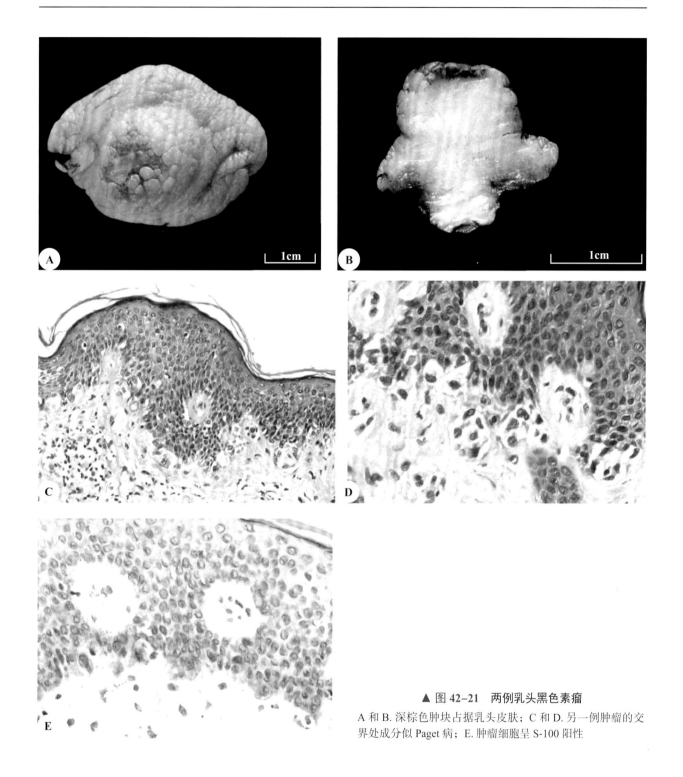

▲ 图 42-21　两例乳头黑色素瘤

A 和 B. 深棕色肿块占据乳头皮肤；C 和 D. 另一例肿瘤的交界处成分似 Paget 病；E. 肿瘤细胞呈 S-100 阳性

第43章 腋窝和乳腺内淋巴结的病理学
The Pathology of Axillary and Intramammary Lymph Nodes

Syed A. Hoda 著

王 强 译 　 郭双平 校

本章专门讨论腋窝淋巴结（axillary lymph nodes，ALN）和乳腺内淋巴结（intramammary lymph nodes，ILN）除转移性乳腺癌之外的其他病理改变。当然，这些淋巴结也可能同时有转移癌和其他病变。发生于腋窝淋巴结的这类病变，几乎均因可触及肿大的淋巴结，或常规筛查中影像学检出异常而引起临床注意[1-3]。第12章及第44章进一步讨论与某些特殊疾病有关的区域淋巴结病变。

一、异位上皮包涵体

【包涵体的类型】

良性异位上皮组织（benign heterotopic epithelial tissue）可见于腋窝和其他多个部位的淋巴结，常见的代表是颈部淋巴结内的涎腺型包涵体[4]。盆腔和主动脉旁淋巴结内的异位腺性包涵体来自盆腔苗勒管型上皮或腹膜，可为输卵管上皮样的输卵管内膜异位症，或为宫颈管腺样的宫颈内膜异位症[5-7]。

对于腋窝淋巴结中异位乳腺样腺体，其可以组织学表现正常而只是出现于异常部位，也可发生纤维囊性变（fibrocystic changes，FCC），如上皮增生、硬化性腺病、大汗腺化生和囊肿。腋窝淋巴结中少数腺性包涵体具有苗勒管型上皮特征，可以是输卵管内膜型或宫颈内膜型[8-10]。还有些包涵体一般由囊性鳞状上皮构成，或由腺样及鳞状成分混杂而成。腋窝淋巴结中的异位上皮包涵体位于淋巴结被膜内或实质内[11-21]。上皮包涵体还可见于乳腺内淋巴结[16,22]，也可以为苗勒管型上皮[23]。后面这个病例在乳腺内淋巴结切除3年后，发现有腹膜交界

性浆液性肿瘤，其淋巴结内的苗勒管型腺体可能是转移癌，而非良性包涵体。

绝大多数情况下，在腋窝淋巴结的被膜内、边缘窦或实质内查见单个或小簇状分布的规则腺体，应被视为转移癌的证据。淋巴结内异位性包涵体不常见，高分化浸润性导管癌患者腋窝淋巴结内的转移性高分化腺癌，或是乳头状肿瘤穿刺检查而导致上皮移位，可能被误诊为异位腺体[18,24]。罕见情况下，淋巴结内转移性高分化癌在原发肿瘤仅为少量不明显的成分，原发肿瘤的大部分组织学表现与之不同且分化差（图43-1和图43-2）。

【上皮包涵体的发生机制】

腋窝淋巴结异位腺体的发生机制尚未阐明，这类包涵体主要分为3种：①腺上皮；②鳞状上皮；③腺上皮和鳞状上皮混合[19]。腺性包涵体可分为乳腺型或苗勒管型（输卵管内膜异位和宫颈管内膜异位）。这种分类是根据组织学表现，而不是根据发生机制进行的。有一种假说提出，淋巴结内异位上皮是由此前操作导致异位并经淋巴管转运至淋巴结的孤立细胞或组织碎片。由于已经证实乳腺穿刺活检可导致上皮异位（详见第44章），因此病史可以解释部分淋巴结内上皮异位。不过，很多患者此前并无穿刺活检的病史，且早期关于淋巴结内上皮异位的报道是在开始应用穿刺活检之前，这说明很多病例并不能用穿刺活检来解释。上皮异位也无法解释乳腺型腺体上皮和周围肌上皮细胞有序的排列方式，这种现象支持另一种假说，即这些异位包涵体是来自胚胎发育异常所致的上皮残迹。

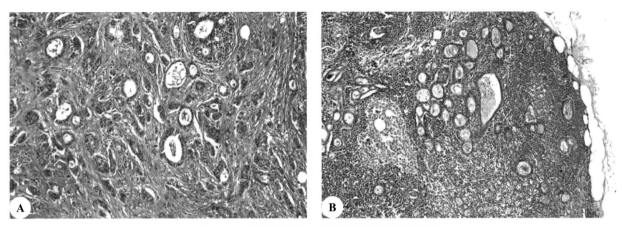

▲ 图 43-1　腋窝淋巴结内转移癌被误诊为异位腺体

A. 乳腺原发肿瘤的管腔开放的高分化腺癌，散在分布于中分化浸润性导管癌；B. 淋巴结内转移灶仅有高分化腺癌成分，最初被误诊为异位腺体

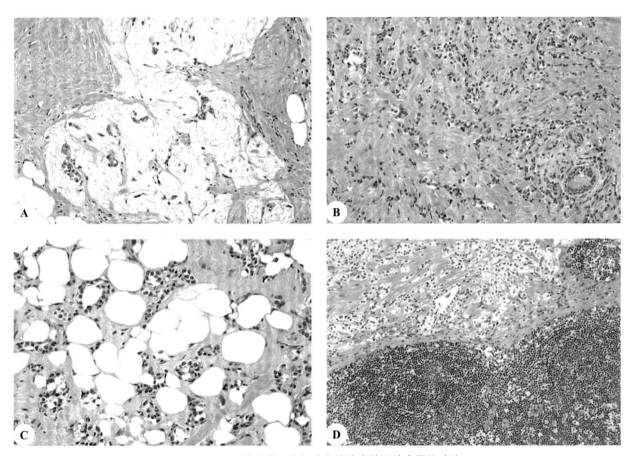

▲ 图 43-2　前哨淋巴结包膜内转移癌被误诊为异位腺体

A 和 B. 乳腺原发肿瘤呈混合性生长方式，由黏液癌（A）及经典型浸润性小叶癌（B）组成；C. 乳腺原发肿瘤中不到 5% 的成分为高分化癌；D. 仅在这枚前哨淋巴结的被膜内及邻近组织查见高分化转移癌，被误诊为异位上皮包涵体

不过，目前还没有哪种假说可以解释在不伴女性生殖道肿瘤的情况下出现苗勒管型异位腺体。也未见文献报道腋窝淋巴结异位腺体和腋窝异位乳腺之间有相关性。

【临床表现】

腋窝淋巴结内出现良性异位上皮的情况罕见[25]。在一项尸检资料的研究中，解剖 160 例腋窝获得 3904 枚淋巴结，每一枚淋巴结均间隔 0.2cm

切开，间隔 100μm 制备组织学切片，制备的 8825 张切片中均未见上皮包涵体[26]。

所有报道的腋窝淋巴结上皮组织异位几乎均发生于女性。在前哨淋巴结（sentinel lymph node, SLN）活检时代之前，无手术史的患者有时表现为腋窝肿物，但很多病例受累淋巴结并无显著临床表现，只是在手术切除的大体正常淋巴结中检出异位上皮。一例患者 10 年前因左侧乳腺癌而行乳房切除术，后在切除的右侧腋窝肿大淋巴结内发现异位腺体[13]。Kadowaki 等[21] 报道了一例在乳腺"乳头腺瘤"切除 8 年后，患者同侧腋窝出现 1.8cm 大小的"肿瘤"。乳腺 X 线检查可见腋窝钙化灶，2 年后切除腋窝肿块，可见由腺体与鳞状上皮成分组成的复杂、多囊性包涵体广泛累及淋巴结。

由于对女性乳腺癌患者开展腋窝前哨淋巴结活检，异位上皮包涵体受到更多的关注。Maiorano 等[25] 报道了 6 年内统计的 3500 枚腋窝前哨淋巴结标本，有 7 枚发现了异位上皮包涵体，其中 6 枚乳腺原发肿瘤为浸润性癌，1 枚为导管原位癌，均无手术

史或穿刺史。在 7 枚有异位上皮包涵体的淋巴结中，3 枚同时存在转移癌或微转移癌，4 枚不伴转移癌。在部分病例中，异位腺体组织呈增生性纤维囊性变，包括腺病、导管增生、大汗腺化生和囊性鳞状上皮化生。在淋巴结异位腺上皮中，免疫组织化学染色检出肌上皮细胞。而囊性鳞状上皮包涵体周围无肌上皮，鳞状上皮免疫组织化学染色呈 p63 阳性。

【大体病理】

大体上，有上皮包涵体的淋巴结一般无显著异常，但也有报道淋巴结增大至 3cm。部分病例有肉眼可见的明显囊腔，内容物为无色或棕色液体[12]、黄绿色坏死样物[14] 或松软的奶酪样物[16]。内衬鳞状上皮的囊腔内也可有钙化的角质碎屑[21]。

【镜下病理】

淋巴结内的囊性上皮包涵体可内衬腺上皮、鳞状上皮或大汗腺型上皮[11, 12, 16]（图 43-3 和图 43-4），囊性鳞状上皮包涵体内的角化物释放后可引发肉芽肿性反应[16]。似乎来源于皮肤附属器腺体的包涵体

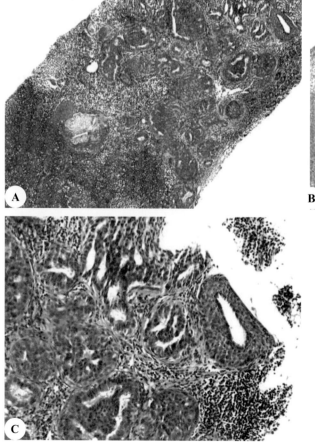

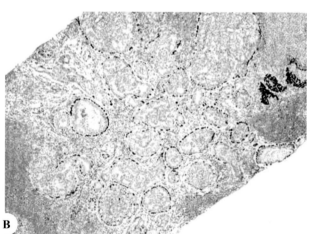

▲ 图 43-3　腋窝淋巴结中异位腺体和鳞状上皮囊肿

一例腋窝肿大淋巴结粗针穿刺活检标本中的复杂腺体。A 和 B. 显著的腺体和囊性鳞状包涵体。免疫组织化学 p63 染色证实腺体周围有肌上皮，也显示鳞状上皮包涵体（右上方）。C. 另一个粗针穿刺活检标本，可见腺体和囊性鳞状上皮包涵体

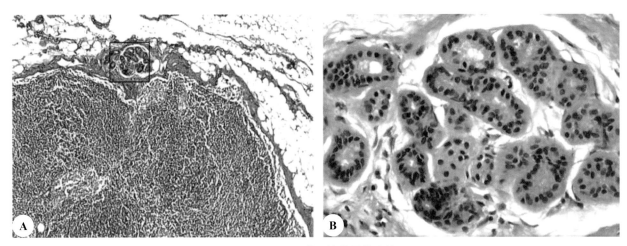

▲ 图 43-4　淋巴结的异位腺体

肌上皮细胞勾勒出淋巴结被膜内的良性小叶结构。患者 39 岁，有纤维瘤病，有关其淋巴结内苗勒管源性包涵体，详见图 34-20

可出现皮脂腺分化。腺性包涵体中的增生性改变还包括大汗腺化生和导管增生[25]。据报道，1 例患者的 2 个前哨淋巴结被膜与皮质内可见呈硬化性腺病改变的异位小叶，免疫组织化学 p63 和 CD10 染色证实有肌上皮。罕见乳腺良性导管异位。

据报道，有一例乳头状癌似乎发生于淋巴结内良性乳腺型包涵体。这一结论是因为观察到淋巴结内有与乳头状癌相关的部分良性腺体。不过，作者报道患者一侧乳腺也存在"小灶导管内乳头状癌，其细胞学和结构与淋巴结内的癌不同"。由于乳腺内病变明显为非浸润性，且 2 处病变的组织学表现不同，因此将其视为各自独立的病变。

Boulos 等[27] 描述了 6 例腋窝淋巴结内乳头状上皮增生（包括类似乳头状癌者），且同侧乳腺伴有相似或不相似乳头状病变的病例。作者认为淋巴结内乳头状病变是独立的，原发于淋巴结内增生性病变而不是转移。Jaffer 等[28]、Fitzpatrick-Swallow 等[29] 和 Commander 等[30] 也报道过发生于腋窝淋巴结的导管原位癌。关于可能起源于腋窝淋巴结异位腺性包涵体的乳腺癌，将在以腋窝淋巴结转移为首发表现的隐匿性乳腺癌部分更全面地阐述（详见第 33 章）。

异位乳腺腺上皮和转移癌的鉴别一般不困难（图 43-5）。异位腺体一般位于淋巴结被膜外或被膜内，或淋巴组织内，而不是位于淋巴窦内；而且大部分异位的乳腺型腺体和导管有明显的肌上皮和特化性小叶内间质。另外，苗勒管源性异位腺体

和鳞状上皮包涵体并无肌上皮。腋窝淋巴结内无肌上皮细胞的腺体一般为转移癌，即使高分化的腺体也是如此。转移癌通常为分布于淋巴结实质内、被膜内或边缘窦的孤立性腺体或小簇状腺体（图 43-1 和图 43-2），至少部分转移性腺癌周围可见类似基底膜的胶原围绕。有报道淋巴结转移性小管癌被误诊为淋巴结内"衬覆良性上皮的小管"[31]。组织学发现纤毛细胞及"插入"细胞（"peg" cell），有助于识别苗勒管源性包涵腺体，免疫组织化学 WT-1 及 PAX8 阳性支持异位腺体的诊断[8,32]（图 34-20）。一定要牢记的是，转移癌与良性腺性包涵体可以同时存在[33]。

二、痣细胞簇

身体多个部位的淋巴结，包括腋窝淋巴结可见类似良性皮肤色素痣的细胞巢。这类"痣细胞簇"（nevus cell aggregates，NCA）一般位于淋巴结被膜内，仅少数情况下出现于淋巴结实质内，且与源自淋巴结被膜的间质相关[34]。

【病因】

淋巴结痣细胞簇的病因尚未阐明。有几种可能性，一位研究者提供了痣细胞来源于血管壁的证据，痣细胞簇具有血管球样结构，支持痣细胞可能来源于淋巴结被膜血管周细胞的观点[35,36]。也有假说认为，淋巴结痣细胞簇来自一种"良性转移"过程，皮肤良性痣细胞转运（推测是经淋巴管）至淋

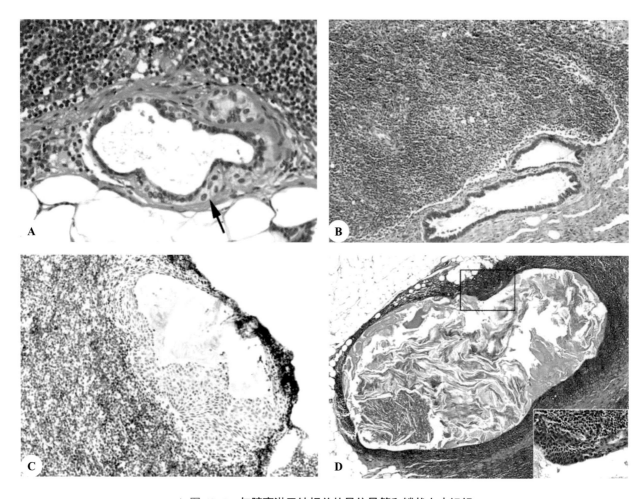

▲ 图 43-5　与腋窝淋巴结相关的异位导管和鳞状上皮组织

A 和 B. 两枚淋巴结被膜内的乳腺型导管，导管周围有明显的肌上皮细胞（A 中箭所示），上皮有显著的微乳头状增生（B）。C. 前哨淋巴结中内衬鳞状上皮的囊性包涵体，注意上皮中的颗粒层及囊腔内角质碎屑。在冰冻切片上观察到包涵体，图片采自冰冻切片经脱色后又进行雌激素受体免疫组织化学染色的切片。包涵体呈 ER 阴性，而同侧乳腺中分化浸润性癌呈 ER 阳性。D. 另一例前哨淋巴结中内衬鳞状上皮的囊性包涵体

巴结。罕见情况下，患者邻近部位皮肤有明显的色素痣[37]。发现痣细胞定位于淋巴管周围及淋巴管内有痣细胞，支持痣细胞从其他部位的痣机械性转运至区域淋巴结的假说[38]。还有些病例在周围皮肤有明显的痣或黑色素瘤，提示某些因素导致一些个体更容易形成淋巴结痣细胞簇和皮肤黑色素细胞，但尚不清楚，在这些患者与已知皮肤病变无关的区域淋巴结是否存在痣细胞簇。如果淋巴结痣细胞簇来自临床阴性或不明显皮肤痣的"良性转移"，很难想象这种机制导致的"转移"几乎总是位于淋巴结被膜，因为推测通过淋巴管转运的细胞成分应沉积于淋巴窦。关于淋巴结痣细胞簇的发生机制，最可能的解释是胚胎发育异常所致，或起源于正常情况下就存在的血管球结构。

尽管痣细胞簇具有血管球结构的部分特点，但存在黑色素颗粒、具有蓝痣构象的色素性痣细胞簇，均提示痣细胞分化。电子显微镜检查已证实，淋巴结痣细胞簇和皮肤痣之间有许多相似性，但未能检出血管球细胞中常见的平滑肌分化[39]。相应地，淋巴结痣细胞簇似乎更可能是起源于自神经嵴向皮肤迁移被阻滞的黑色素细胞，或起源于正常情况下存在于淋巴结被膜的原始神经嵴来源细胞[40]。

【发生率】

Stewart 和 Copeland 首次报道了淋巴结痣细胞簇，发生于一例神经纤维瘤病（von Recklinghausen 病）患者的腋窝淋巴结门部[41]，患者同时伴有躯干下部痣和恶性黑色素瘤。1960 年 Stewart 报道了另外 3 例发生于腋窝淋巴结的痣细胞簇[42]。Johnson

和 Helwig 报道了 6 例淋巴结痣细胞簇[43]，他们注意到痣细胞簇常含有黑色素染色阳性的色素颗粒，这组病例中包括 2 例因治疗乳腺癌及 1 例因治疗纤维囊性变而行腋窝淋巴结切除的女性患者。痣细胞簇也可见于基底细胞癌和恶性黑色素瘤男性患者的腋窝淋巴结，以及表皮样包涵囊肿男性患者的颈部淋巴结。后来报道在一例 8 岁皮肤恶性黑色素瘤儿童患者的腹股沟淋巴结内[44]、一例喉部鳞状细胞癌男性患者的颈部淋巴结内[45]均发现色素性痣细胞簇。

1974 年，McCarthy 等报道了 24 例淋巴结痣细胞簇[46]，其中 15 例进行了恶性黑色素瘤治疗。大部分病例的痣细胞簇在腋窝淋巴结，7 例在腹股沟淋巴结，2 例在颈部淋巴结，患者年龄范围为 17—70 岁。这组病例中 4 例为治疗女性乳腺癌而发现腋窝痣细胞簇，21 例在有痣细胞簇的淋巴结引流区域有皮肤良性痣。McCarthy 等[46]报道，129 枚腋窝淋巴结切除标本中，痣细胞簇的发生率为 6.2%，在 50 枚腹股沟淋巴结切除标本中的发生率为 4.0%，从胸部、腹部和髋部切除的 130 枚淋巴结中均未见痣细胞簇。

Ridolfo 等[34]回顾了 909 例连续性乳腺癌患者的乳房切除标本，发现 3 例有孤立性痣细胞簇（0.33%），占受检淋巴结的 0.017%（3/17 504）。对 100 例因恶性黑色素瘤而切除的多个部位淋巴结标本也进行了回顾，在 0.12%（3/2607 枚）的淋巴结中检出痣细胞簇。另一项研究通过 HE 染色和免疫组织化学染色，在 22%（49/226 枚）的淋巴结中检出痣细胞簇[47]，其中 78% 的痣细胞簇是通过 HE 染色切片检出的，22% 是经免疫组织化学 S-100 染色后检出的。痣细胞簇最常见于腋窝淋巴结（22%），其次为颈部淋巴结（18%）和腹股沟淋巴结（11%）。Bautista 等[48]采用 S-100 免疫组织化学染色，研究了 300 枚腋窝淋巴结切除标本，在 7.3% 的病例中检出痣细胞簇，在 5186 枚淋巴结中有 0.54% 检出痣细胞簇。

从上述数据可以得出几个结论。

• 痣细胞簇发生于引流皮肤或其他器官的表浅淋巴结。

• 痣细胞簇最常见于腋窝淋巴结，不常见于颈部和腹股沟淋巴结。

• 痣细胞簇在男性、女性和儿童淋巴结中均有检出。大部分患者具有恶性肿瘤，但也可见于良性肿瘤和非肿瘤性疾病患者的淋巴结。相比于女性乳腺癌患者的腋窝淋巴结，痣细胞簇可能更多见于恶性黑色素瘤患者的腋窝淋巴结。

• 尽管部分淋巴结痣细胞簇患者伴发同时性或异时性皮肤病变，如恶性黑色素瘤和明显的色素痣，但大部分患者并无明显的皮肤病变。

【临床表现】

绝大部分淋巴结痣细胞簇为偶然发现的微小病变，没有可以触及的肿大淋巴结或其他任何症状。相应地，除非是将切除的淋巴结切片在显微镜下检查，否则痣细胞簇并不明显。罕见的情况下，淋巴结内弥漫性痣细胞簇导致淋巴结肉眼可见的显著性肿大。

【大体病理】

淋巴结痣细胞簇的大体表现一般不明显。罕见情况下，痣细胞簇也可肉眼可见（图 43-6）。有一例病例，大体所见提示炭末沉积[49]。另一例因治疗静脉曲张而切除腹股沟淋巴结，偶然发现于其中有"3 处显著的色素性结节，最大的直径为 0.3cm"[50]。还有一例为女性乳腺癌患者，其腋窝有一个 0.8cm 大小的淋巴结，其中有一处"金褐色新月体样病变，约占据其周长的 1/3"[40]。显微镜下，这些病例的痣细胞簇都表现为蓝痣。

【镜下病理】

关于淋巴结痣细胞簇的镜下表现，曾描述过 2

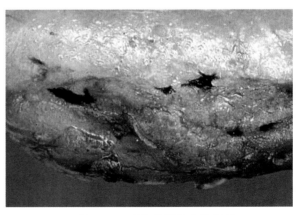

▲ 图 43-6　痣细胞簇的大体表现

本例蓝痣型病变有大量黑色素沉积（经许可，转载自 Epstein JI，Erlandson RA，Rosen PP. Nodal blue nevi. A study of three cases. *Am J Surg Pathol*. 1984；8：907-915.）

种形态，即类似皮内痣或呈蓝痣形态的痣细胞簇。以前者常见，呈蓝痣形态的痣细胞簇不足 10%。这两种类型的痣细胞簇，在患者年龄分布、相关疾病、多枚淋巴结受累比例方面并无显著差异。曾报道过一例浸润性导管癌患者，腋窝多枚前哨淋巴结内既有良性普通痣样，又有蓝痣样痣细胞簇[51]。

1. 皮内痣型痣细胞簇

皮内痣型痣细胞簇（intradermal nevus type of nevus cell aggregate），即普通型痣细胞簇在淋巴结被膜内呈扁平或结节状分布（图 43-7），大部分病例为单个淋巴结受累；罕见情况下，痣细胞簇可见于一组淋巴结中的两枚或多枚淋巴结[36, 43, 52-54]。在

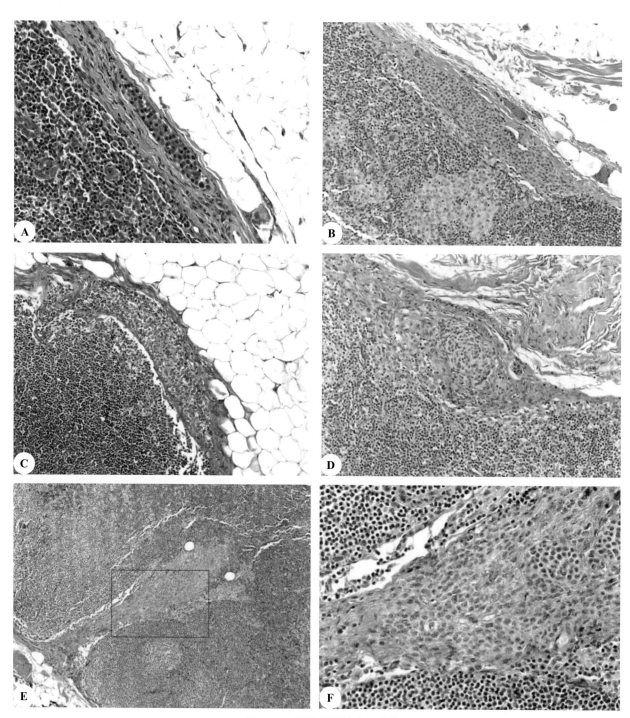

▲ 图 43-7　不同类型的痣细胞簇

A 和 B. 这类病变相对扁平，在淋巴结被膜内形成条带；C. 淋巴结被膜内上皮样痣细胞；D. 微小痣细胞簇在淋巴结被膜内形成结节；E 和 F. 痣细胞簇沿纤维小梁延伸至淋巴结内，F 为 E 中方框区域的放大

单个切面上，普通型痣细胞簇几乎总是位于淋巴结被膜，一般在被膜内不连续分布，很少沿纤维小梁进入淋巴结内。淋巴结被膜任何部位均可受累，但在淋巴结门部，似乎并不多见。罕见情况下，痣细胞簇完全位于淋巴结实质内[34, 48, 55]。尚未遇到过淋巴结边缘窦内孤立性普通型痣细胞簇。

淋巴结痣细胞簇的细胞形态与普通型皮内痣细胞相似。细胞紧密排列成簇，被毛细血管分割，有时围绕在毛细血管周围，成角的毛细血管可被误认为是人工裂隙。普通型痣细胞簇的外侧缘（译者注：朝向淋巴结外周）一般境界清楚，内侧缘（译者注：朝向淋巴结内部）则与被膜组织融合。

细胞学上，普通型痣细胞簇的细胞一般为卵圆形或梭形，细胞界限不清（图 43-8），部分病例中可见多边形或上皮样细胞。位于中央的细胞核染色质细腻，周围为淡染或透明样胞质，核仁不明显或缺失，可有很明显的核内假包涵体，无核分裂，Ki67 阳性细胞比例不足 1%[55]。有时在皮内痣中见到的多核细胞，在这种类型淋巴结痣细胞簇中见不到。

部分痣细胞簇的胞质内可见细小的棕色颗粒，这些色素用普鲁士蓝法检测为铁染色阴性，Fontana-Masson 染色和 Grimelius 染色呈黑色，提示有黑色素存在（图 43-9 和图 43-10）。痣细胞簇中无黏液。痣细胞簇 S-100 和 Melan A（MART-1/A103）免疫组织化学染色呈强阳性，但 HMB45 呈阴性[55]，均不表达细胞角蛋白、ER、PR 及上皮细胞膜抗原。

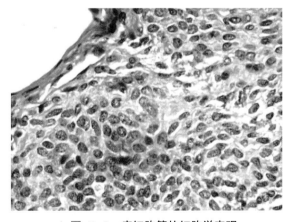

▲ 图 43-8　痣细胞簇的细胞学表现
细胞核为卵圆形，染色质为细颗粒状。这些细胞与皮肤皮内痣相似

2. 蓝痣型痣细胞簇

蓝痣型痣细胞簇（blue nevus type of nevus cell aggregates）边界不清，这种有大量色素的病变位于淋巴结被膜内，并累及淋巴结周围脂肪组织，也可延伸至淋巴结内[40, 49, 50, 56]（图 43-11）。色素细颗粒状，呈金色或深棕色。痣细胞胞质内充满大量色素，常使得胞质不明显，尤其那些排列紧密并有拉长树状突起的细胞更是如此。这些细长的细胞从蓝痣型痣细胞簇的外侧缘延伸至淋巴结周围脂肪，蓝痣型痣细胞簇沿淋巴结小梁蔓延的情况并不多见。梭形细胞之间可见散在单个分布或小簇状分布的胞质淡染的多边形细胞，其内含有粗大团块状色素，这些上皮样细胞类似含有色素的组织细胞。蓝痣型痣细胞簇与普通型痣细胞簇的不同之处在于，前者 HMB45 免疫组织化学染色呈阳性[57]，S-100 和 Melan A 免疫组织化学染色也呈阳性。蓝痣型痣细胞簇无核分裂和多核巨细胞。

曾有过一例特殊的病例报道[58]，手部"普通型"富细胞性蓝痣"转移"至同侧腋窝淋巴结及锁骨下淋巴结。对"原发灶"和"转移灶"行比较基因组杂交检测，结果为正常谱系，无片段拷贝数异常证据，支持"良性"蓝痣的诊断。

【鉴别诊断】

由于几乎总是因为区域淋巴结可能有恶性肿瘤而进行淋巴结清扫，因此最重要的是不要将痣细胞簇误诊为转移性肿瘤[59]。另外，有些转移性恶性黑色素瘤形态学温和，组织学上类似痣细胞簇。由于淋巴结痣细胞簇和大部分恶性黑色素瘤均表达 S-100 和 Melan A，因此，这组免疫组织化学染色无助于鉴别诊断。不过，恶性黑色素瘤的 Ki67 阳性细胞比例高，而淋巴结痣细胞簇的 Ki67 阳性细胞不到 1%。如果还不确定，荧光原位杂交（FISH）检测恶性黑色素瘤中常见的染色体异常可能会有帮助[60]。

在乳腺癌患者中，淋巴结痣细胞簇与转移性小叶癌最为相似。有助于鉴别痣细胞簇与转移性乳腺癌的特点是，痣细胞簇位于淋巴结被膜内，有细腻棕色颗粒且黑色素染色阳性，无黏液，而且免疫组织化学表现符合神经上皮性组织来源而不是腺上皮来源。罕见情况下，一枚淋巴结内可能同时含有痣细胞簇和转移癌。

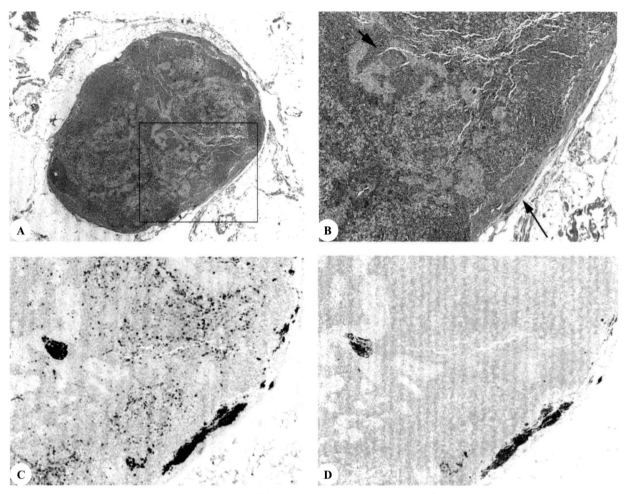

▲ 图 43-9 痣细胞簇的 S-100 和 A103 免疫组织化学染色

A 和 B. 淋巴结内的痣细胞簇沿被膜分布（长箭），并沿纤维小梁由被膜蔓延至淋巴结中央（短箭）。B 显示的是 A 中的方框区域。C 和 D.S-100（C）和 A103（D）免疫组织化学染色。注意在 S-100 免疫组织化学染色片中，树状突网状细胞和淋巴结周围脂肪细胞也有着色（C）

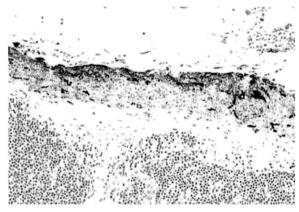

▲ 图 43-10　痣细胞簇的 Fontana-Masson 染色
色素染成黑色

【电子显微镜检查】

有两例淋巴结痣细胞簇超微结构研究的报道，第一篇报道描述了一例发生于 82 岁女性乳腺癌患者腋窝淋巴结内的普通型痣细胞簇[39]，部分细胞的胞质内有电子致密的成熟黑色素小体。对不同类型的皮肤痣进行超微结构研究，发现存在类似淋巴结痣细胞簇的细胞。对一例蓝痣型痣细胞簇的超微结构进行研究，发现圆形及细长的细胞胞质内有大量电子致密的黑色素小体[40]。

【预后】

理论上，淋巴结痣细胞簇可能是部分无明确皮肤原发灶，但淋巴结内检出恶性黑色素瘤的来源。尚无证据表明淋巴结内痣细胞簇是否影响伴有相关恶性肿瘤患者的预后，或这类患者更容易发生哪类肿瘤。

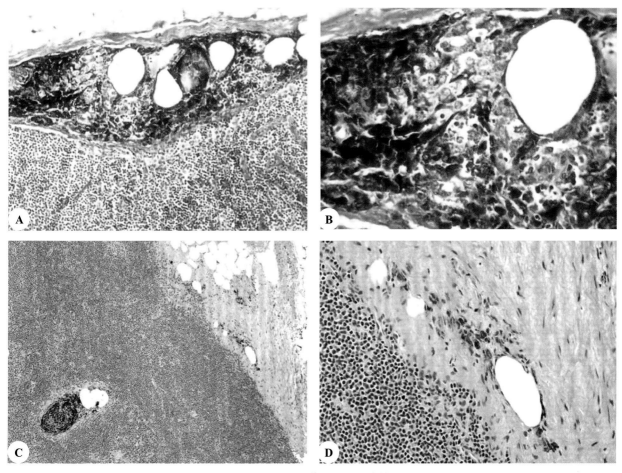

▲ 图 43-11　蓝痣型痣细胞簇

A 和 B. 有大量色素的蓝痣型痣细胞簇位于淋巴结实质和被膜内，后者的细节见 B；C 和 D. 另一例色素相对少的蓝痣型痣细胞簇位于淋巴结实质和被膜内

三、窦组织细胞增生症

窦组织细胞增生症（sinus histiocytosis）表现为"淋巴窦扩张充满组织细胞，组织细胞呈细长形，胞质细颗粒状，呈嗜酸性，合体状排列"[61]（图 43-12）。几十年前，曾提出多种对窦组织细胞增生症进行分级的方法[61-63]，但据报道，这类分级在同一观察者及不同观察者之间有相当大的不一致性[61]。

特征性地吞噬红细胞和伴有中性粒细胞的窦组织细胞增生症，被描述为"炎症性窦组织细胞增生症"（图 43-13）。泌乳期乳腺的分泌物转运至腋窝淋巴结并潴留于组织细胞内，导致一种类型的炎症性窦组织细胞增生症，称之为"泌乳型窦组织细胞增生症"（图 43-14）。具有印戒细胞形态的组织细胞在淋巴结内浸润，即"印戒细胞样组织细胞增生

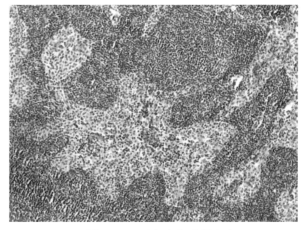

▲ 图 43-12　窦组织细胞增生症

淋巴窦扩张充满合体状排列的组织细胞

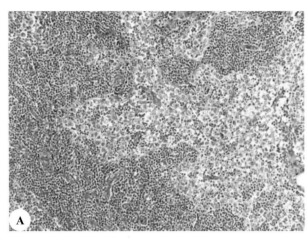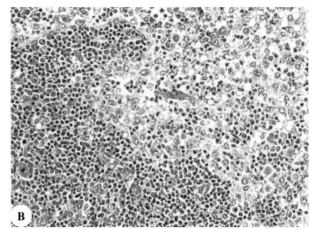

▲ 图 43-13　炎症性窦组织细胞增生症

A. 红细胞散在分布于淋巴窦内；B. 红细胞、粒细胞、淋巴细胞与组织细胞混杂

症"，与转移性小叶癌类似[64]，这种罕见情况下，细胞质内存在空泡而使组织细胞核偏位。免疫组织化学染色表达 CD68，可证实这些细胞的性质为组织细胞。

曾有人提出，窦组织细胞增生症是细胞介导的免疫反应的一种表现[65]。有些研究报道了窦组织细胞增生症的分级与生存率之间有相关性[62, 65-70]，但其他研究者未能证实两者的相关性[71-75]。

现在，将窦组织细胞增生症的评估作为预后指标仅具有历史价值。需要指出的是，目前在切除乳腺病变之前进行粗针穿刺活检的做法，导致几乎所有送检的同侧腋窝淋巴结存在不同程度的反应性窦组织细胞增生症。

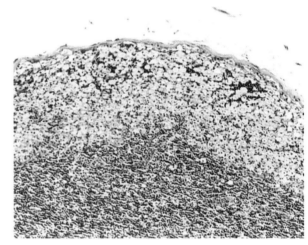

▲ 图 43-14　泌乳型窦组织细胞增生症

充满脂质的组织细胞聚集在淋巴窦

四、Rosai-Dorfman 病

Rosai-Dorfman 病（Rosai-Dorfman disease，RDD）也被称为伴巨大淋巴结病窦组织细胞增生症（sinus histiocytosis with massive lymphadenopathy），是一种特发性的良性组织细胞增生性疾病，最常累及颈部淋巴结。罕见情况下，Rosai-Dorfman 病可作为孤立性病变[76]，或作为结外播散性病变的一部分而累及乳腺[77]，可伴或不伴腋窝淋巴结受累[78, 79]。淋巴结 Rosai-Dorfman 病的镜下特征为，片状组织细胞中混杂非特异性淋巴细胞质细胞浸润，组织细胞有丰富、淡染的泡沫状细胞质，细胞核不明显。免疫组织化学染色显示，表达 S-100 及组织细胞标志（CD68 和 CD163），不表达 CD1a。伸入现象（emperipolesis）表现为组织细胞的细胞质内可见周

围有空晕的淋巴细胞（即吞噬淋巴细胞现象）（译者注：淋巴细胞伸入现象与吞噬淋巴细胞现象并不相同），也是乳腺及其他部位 Rosai-Dorfman 病的特点[80, 81]。更多关于 Rosai-Dorfman 病累及乳腺的讨论，详见第 40 章。

五、硅胶性淋巴结炎

【临床表现】

硅胶是二甲基硅氧烷的多聚体，用于制造乳腺假体。该物质性质稳定，不可生物降解，但可引发异物肉芽肿性炎症反应。已报道，区域淋巴结对转运而来的硅胶的反应，与矫形假体[82, 83]、乳腺及其他部位的硅胶注射美容及乳腺假体内的硅胶有关[84, 85]。硅胶性淋巴结炎可能是由于假体出现渗

漏、破裂，或硅胶颗粒物自假体外表面脱落所致。即使较新型的（但不一定是更好的）硅胶假体，如 PIP 公司（Poly Implant Prothese）的假体也可出现破裂[86, 87]。

对于乳腺区域来说，有临床症状的硅胶性淋巴结病表现为无触痛或疼痛性腋窝淋巴结肿大。如患者使用了含硅胶的假体，而因其他原因（如乳腺癌）切除腋窝淋巴结或做淋巴结活检，也可发生无症状性硅胶性淋巴结炎[84]。如果硅胶累及乳腺内淋巴结，可导致乳腺 X 线检查类似乳腺癌的改变[88]。

目前在实际工作中，磁共振成像（MRI）检查被认为是诊断硅胶假体破裂的"金标准"，据报道敏感性为 72%～94%[89]。对于采用盐水乳腺假体的患者而言，40 岁以下的年轻人采用超声检查是最佳的选择，而年龄较大的患者，建议选择乳腺 X 线检查 / 数字断层 X 线照相组合[90]。其他多种影像学检查，包括 CT、超声、PET-CT 也可用于评估假体[91]，但偶尔影像学检查可出现假阳性[92]。

据报道，与乳腺硅胶假体有关的硅胶性淋巴结炎，可导致同侧和对侧腋窝、内乳、纵隔、主动脉旁、盆腔淋巴结肿大[93-97]。异常淋巴结在影像学检查时可能被疑为转移癌。罕见情况下，硅胶假体破裂后可类似乳腺癌（表现为菜花状的溃疡），称之为"硅胶肿"（siliconoma）[98]。

【大体病理】

受累淋巴结一般无特殊大体表现。在部分病例中、淋巴结较正常情况增大、变硬。极端情况下，淋巴结切面显示结构破坏伴纤维化[82]。硅胶性淋巴结炎的淋巴结大体表现，还受所伴发的疾病的影响，如转移癌、恶性淋巴瘤。

【镜下病理】

就具体病例而言，淋巴结受累的程度有相当大的差异[99]。有些可能为弥漫性受累，有些可能完全无碍。大部分情况下，硅胶性淋巴结炎在受累淋巴结内呈片状分布。Katzin 等[99]研究了 96 例有乳腺硅胶假体女性患者的腋窝淋巴结，发现 86 例（90%）有硅胶存在的组织学证据，16 例（17%）有折光性物质，符合聚氨基甲酸酯。通过光谱分析法证实，71 例（74%）存在硅胶，2 例（2%）有聚氨基甲酸酯。

淋巴结组织病理学检查可见弥漫性滤泡增生，细胞质透明的空泡状组织细胞散在分布于淋巴组织内，但倾向于在淋巴窦处聚集，透明细胞融合与空泡和异物巨细胞的形成有关[84, 85]（图 43-15）。巨细胞内可有折光性、非双折射性颗粒。整形器械导致的硅胶性淋巴结炎的典型特征是，有成簇黄色折光性颗粒物的肉芽肿反应；而乳腺假体的硅胶引起的淋巴结炎，通常表现为细腻的空泡状沉积物，类似"肥皂泡"。星状小体（asteroid bodies）是位于多核组织细胞胞质内的星形结构，可见于含硅胶的乳腺假体和整形假体相关性淋巴结炎[82, 100]。

硅胶性淋巴结炎的鉴别诊断，包括多种原因导致的肉芽肿性淋巴结炎和先天性贮积病。淋巴结或

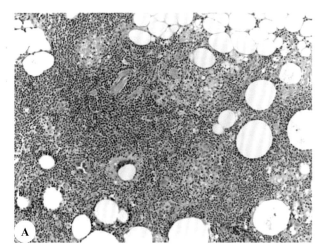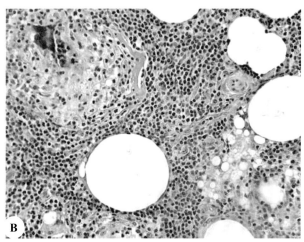

▲ 图 43-15　硅胶性淋巴结炎

淋巴结结构被假体破坏，这些物质在组织细胞内潴留，并形成细胞质内空泡和大的透明空腔，部分空腔内可见折光性微小颗粒

其他组织内的硅胶化合物可以通过透射电子显微镜或扫描电子显微镜[82, 85, 101]或其他显微分析法[102]予以证实。还曾报道过通过煅烧来检测淋巴结或其他组织内二氧化硅的方法[103]。

采用常规组织化学和免疫组织化学的方法，无法对组织切片中的硅胶染色。在大部分特异性肉芽肿性反应和结节病中，没有硅胶性淋巴结炎的空泡状组织细胞。一般可以通过临床信息就可与贮积性疾病相鉴别。据报道，一例硅胶性淋巴结炎患者的一枚淋巴结，表现为 Kikuchi 坏死性淋巴结炎的组织学特征[104]。

对硅胶性淋巴结炎病例进行细针穿刺（FNA）细胞学检查，一般表现为"肥皂泡"样异物、非坏死性肉芽肿的细胞簇、组织细胞和多核巨细胞，后者可含有星状小体[105]。

六、乳腺假体相关性淋巴瘤

如第 40 章中所述，乳腺假体相关性大细胞淋巴瘤一般表现为假体周围液体积聚（渗出）或乳腺肿物。罕见情况下，这类淋巴瘤可累及淋巴结。初步研究提示，有淋巴结受累的病例预后差[106, 107]。

七、色素沉积

腋窝淋巴结内检出过数种色素，胸部至腋窝逆向淋巴引流可导致腋窝淋巴结的组织细胞内炭末沉积（图 43–16）。这种情况下，黑色颗粒状炭末色素一般不丰富，并且倾向于沉积在腋尖淋巴结而不是低位腋窝淋巴结。Cserni[108] 报道过一例淋巴结内大量炭末沉积，在大体上被误认为是前哨淋巴结定位

中所注射的蓝色染液。大体上，淋巴结内炭末与黑色素颗粒可能无法区分。

既往手术创伤或潜在的系统性疾病，如含铁血黄素沉着症，可导致淋巴结内含铁血黄素沉着。皮肤病性淋巴结炎的特征是来自皮肤炎症性病变的黑色素颗粒沉积。皮肤文身的多种色素颗粒也可被转运至腋窝淋巴结（图 43–17），腋窝淋巴结或乳腺内淋巴结中的文身色素在乳腺 X 线检查中可类似钙化[109-112]。大体观察时，可见前哨淋巴结内的文身色素。可被误认为是淋巴结定位使用的蓝色染液[113]或转移性恶性黑色素瘤[114]。应该认识到文身色素中主要含有根据期望颜色而混杂多种其他物质的重金属，即黑色是炭、蓝色是钴、绿色是铬，诸如此类[110]。双折光性晶体可见于静脉吸毒者的淋巴结[115]。

类风湿关节炎患者进行系统性金治疗时，乳腺 X 线检查可见淋巴结内金沉积[116-118]。组织学上，一般表现为组织细胞内的棕色至黑色折光性颗粒[118]。有一例在影像学上金颗粒似乎位于乳腺内，被误认为是提示乳腺癌的微钙化[117]。

褐黄病（ochronosis）由常染色体隐性遗传缺陷导致的尿黑酸蓄积所致。滑膜内的褐黄色颗粒与关节炎的发生有关。乳腺间质内褐黄色颗粒沉积形成的瘤样病变为棕色至黑色，大体类似恶性黑色素瘤[119]。组织病理学可见致密纤维组织内含有黄色至棕色颗粒，这些颗粒在 Fontana-Masson 染色及六胺银染色呈黑色[119]。这类病变细胞稀疏，且无恶性黑色素瘤的细胞学特征。

由皮肤日光性弹力组织变性引起的模糊颗粒

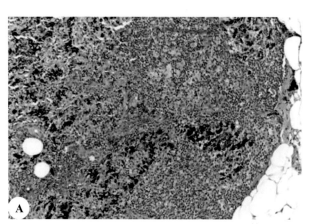

▲ 图 43–16 炭末沉积

窦组织细胞内有粗糙黑色颗粒，引起肉芽肿反应。腋窝淋巴结的组织学表现类似典型肺部淋巴结

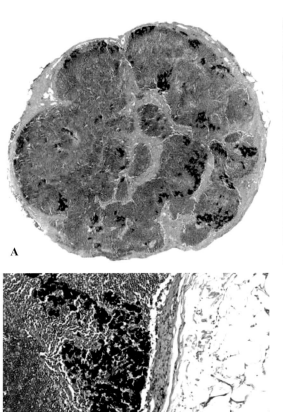

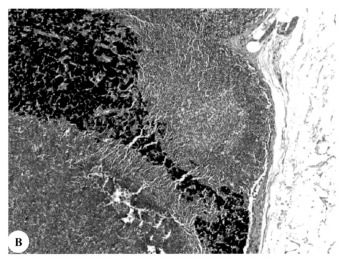

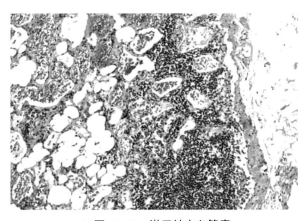

▲ 图 43-17　文身色素

吞噬色素的组织细胞成簇状，广泛散在分布于淋巴结实质内

状、微弱色素性物质，偶尔也可见于腋窝淋巴结的被膜、被膜下、淋巴窦及实质内[120]。这类弹力组织变性物质有时类似黏液。

八、血管病变

（一）血管瘤

血管瘤（hemangiomas）是腋窝淋巴结内最常见的血管性肿瘤，一般在前哨淋巴结活检或腋窝淋巴结清扫中意外发现。淋巴结血管瘤可超过 0.5cm，甚至占据淋巴结实质，罕见情况下累及淋巴结周围组织[121]。这类血管瘤一般为毛细血管型，也可为海绵状、富细胞型或上皮样[122]（图 43-18）。尽管一般为单发，但也偶见多发性血管瘤，同时或先后切除的乳腺组织都有可能存在小叶周围血管瘤。这种情况下，不应误判为高分化血管肉瘤。临床上也有血管瘤导致淋巴结显著肿大的报道[123]。淋巴结内淋巴管瘤（无红细胞的海绵状腔隙）一般为多器官受累，但也并非总是如此。

▲ 图 43-18　淋巴结内血管瘤

毛细血管瘤位于淋巴结中央

（二）Kaposi 肉瘤

Kaposi 肉瘤（Kaposi sarcoma）是一种与 AIDS 相关或不相关的血管肉瘤，一般累及皮肤和内脏器官。罕见情况下原发于淋巴结，包括腋窝淋巴结[124, 125]，可累及一个或多个区域的一枚或多枚淋巴结。

组织学上，淋巴结内 Kaposi 肉瘤可能与转移性血管肉瘤无法区别。有同侧[126]或对侧[127]乳腺原发性血管肉瘤累及腋窝淋巴结的报道。实际上，淋巴结内血管肉瘤更可能是转移性的，而不是原发性的。

（三）淋巴窦血管转化及淋巴结血管瘤病

淋巴窦血管转化（vascular transformation of sinuses）的特点是淋巴窦转化为复杂的毛细血管网和海绵状血管腔。淋巴结血管瘤病是淋巴窦血管转化的富细胞型。这两种病变一般均偶见于因其他原因切除的腋窝淋巴结[128, 129]，不过，也可能触及肿大的淋巴结[130]，常见的受累部位有颈部、腋窝、锁骨上淋巴结[131]。淋巴窦的血管转化曾见于乳腺癌患者切除的腋窝淋巴结内[130, 132]。罕见情况下，受累淋巴结引流处的皮肤或其他组织也存在血管瘤。

淋巴窦血管转化的组织病理学特征不一。病变主要位于淋巴窦，一般不累及淋巴结被膜。淋巴结周围的血管可有肌层增厚。单个病例中可见比例不一的数种血管形态，从狭窄裂隙血管到开放的圆形管腔（图 43-19）。大部分血管腔内可见红细胞，有不同程度的红细胞外漏、纤维素沉积和血栓形成。内皮细胞可有轻度细胞学非典型性，可有少量核分裂，无乳头状血管内皮增生。淋巴结血管瘤病的特征是存在梭形细胞及多边形细胞构成的实性病灶，以及管腔相互沟通形成的丛状结构。

淋巴结的淋巴窦血管转化病因未明，至少部分病例可能是由肿瘤来源的血管刺激因素导致的反应性增生。

九、乳腺内淋巴结

乳腺内淋巴结（intramammary lymph node，ILN）是指位于腋窝之外的乳腺腺体组织内的淋巴结。典型的乳腺内淋巴结无法触及，一般为影像学检查所见。

乳腺的淋巴主要引流到腋窝，少部分引流至腋窝外区，包括内乳、锁骨上和锁骨下淋巴结。目前至少从解剖学名称来说，还不清楚乳腺内淋巴结应该归为腋窝淋巴结还是腋窝外淋巴结[133]。

乳腺内淋巴结大多位于乳腺外象限[134]，一般为 1cm 或更小[135]，但有转移癌时可超过 3cm。后面这种情况下，无论影像学检查还是大体检查，都可能很难鉴别是原发性乳腺癌还是转移癌导致的淋巴结肿大，尤其当转移癌侵犯至被膜外淋巴结周围组织时[136]。报道的乳腺内淋巴结发现率差异很大[137]，这种差异明显取决于标本类型及检查方法。Jadusingh[135]报道，681 例"亲自检查"的乳腺标本中有 5 例（0.7%）检出乳腺内淋巴结。Rampaul[138]发现，在进行"详细组织学检查"的乳腺切除标本中，乳腺内淋巴结的检出率为 48.4%（76/157）。

（一）影像学检查

乳腺 X 线检查显示为中央透光的卵圆形或肾形结构（面包圈征），门部有凹陷[139]。超声表现为等回声至低回声，门部呈线状回声（图 43-20 和

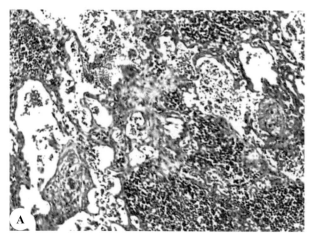
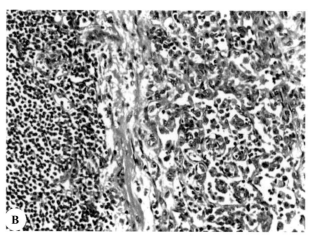

▲ 图 43-19　腋窝淋巴结血管转化
A. 淋巴窦转化为由纤维间质分隔的扩张血管腔，血管腔内有红细胞；B. 血管内皮增生并充满淋巴窦（右侧）

图 43-21）。MRI 检查 T$_2$ 加权像一般呈高信号密度。在 MRI 增强造影检查中，乳腺内淋巴结中的淋巴组织增生，可表现为快速摄取对比剂，提示可能为癌[140-142]。

　　乳腺内淋巴结有时在前哨淋巴结定位的时候检出[143-145]。Jansesn 等[144] 报道在 113 例患者中有 3 例检出乳腺内前哨淋巴结。乳腺内前哨淋巴结中也曾检出转移癌[143, 145]。乳腺内淋巴结中的转移癌可影响其影像学特征，并掩盖其本质而似原发性乳腺癌[146, 147]。连续乳腺 X 线检查显示乳腺内淋巴结改

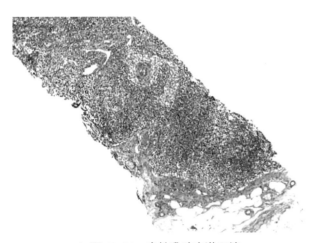

▲ 图 43-20　良性乳腺内淋巴结

X 线检出的乳腺内淋巴结粗针穿刺活检标本的组织学所见

变，也可能提示临床表现尚不明显的癌[148]，这些改变包括淋巴结内转移癌所导致的淋巴结增大、密度增加及门部凹陷消失。

（二）细胞学和粗针穿刺活检

　　良性乳腺内淋巴结的细针穿刺活检标本与其他任何部位的淋巴结类似，有多种细胞[149]，主要细胞成分是淋巴细胞。粗针穿刺活检标本中查见淋巴结被膜成分、边缘窦和生发中心，有助于诊断乳腺内淋巴结。

　　对影像学检查时偶然发现的，并且不伴同侧乳腺癌的乳腺内淋巴结进行活检，似乎并无临床获益；不过，对于"门部脂肪缺失或皮质厚度 ≥ 5mm"的乳腺内淋巴结应进行活检[1]。

（三）临床检查及病理检查

　　乳腺内淋巴结增大可能是由炎症导致的，如窦组织细胞增生症[150]、皮炎[151]、结核[152]、金[117] 及硅胶[88] 等外源性异物，也可能是由包括淋巴瘤[153, 154] 和转移癌[150, 155, 156] 在内的肿瘤所致（图 43-22）。髓样癌与乳腺内淋巴结中转移癌的鉴别有时很困难，这一问题可以出现在乳腺和腋窝区。存在被膜、边缘窦和窦样结构，是提示癌累及淋巴结的最佳证据。生发中心提示淋巴结，但罕见

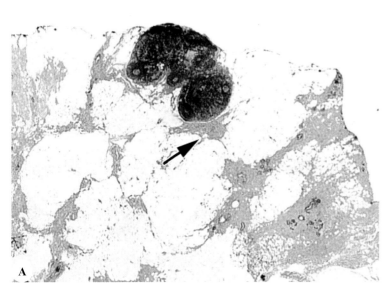

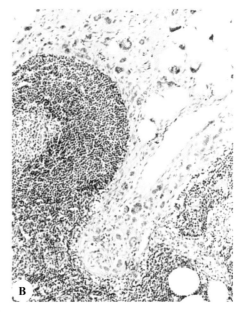

▲ 图 43-21　乳腺内淋巴结

A. 乳腺切除标本的整体组织切片。紧邻浸润癌处（箭）可见一枚门部凹陷的蚕豆状淋巴结；B. 癌侵犯淋巴结被膜

［A 经许可，转载自 Rosen PP，Oberman HA. *Tumors of the Mammary Gland*（AFIP Atlas of Tumor Pathology，3rd series，vol. 7）. Washington，DC：American Registry of Pathology；1993：361. Figure 571.］

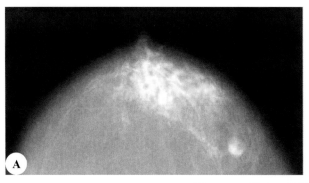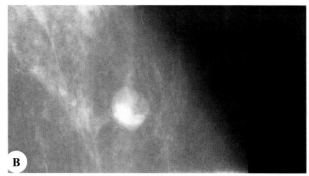

▲ 图 43-22　乳腺 X 线检查示增大的乳腺内淋巴结

检出的淋巴结表现为孤立性肿物，本例为恶性淋巴瘤（图片由 Bela Ben-Dor, MD. 提供）

情况下这些结构可出现于乳腺原发癌中。存在导管原位癌、显著淋巴浆细胞反应、合体状生长及坏死，则是髓样癌的特征。如果无合体状生长方式，且癌细胞不是高级别，那就不是髓样癌。

Dawson 等[157] 回顾了单中心 6 年内 18 例临床可触及的乳腺内淋巴结，患者年龄为 22—58 岁（平均 32 岁），3 例包块有痛感。可触及的淋巴结数量为 1～6 个，平均大小为 0.8cm。乳腺内淋巴结的组织病理学表现有纤维化、淋巴组织增生、窦组织细胞增生、黑色素沉积（7 例）、脂肪浸润、被膜内痣细胞簇（1 例）。

McSweeney 和 Egan[156] 采用整体连续切片、标本影像学检查和病理检查的方法对 173 例乳腺标本进行评估，发现 52 例（30%）存在乳腺内淋巴结，只有"完全被乳腺组织包裹"的淋巴结才被归为乳腺内淋巴结。在 158 例可手术的原发性乳腺癌乳腺切除标本中，有 45 例（29%）检出淋巴结，淋巴结大小为 3～15mm。总计发现 72 枚淋巴结，单个病例中数量最多为 9 枚，该患者的 3 个象限中至少各有一枚淋巴结。在全部病例中，乳腺各象限淋巴结的分布如下：外上象限 26 枚（36%），外下象限 21 枚（29%），内上象限 11 枚（15%），中央 8 枚（11%），内下象限 6 枚（8%）。7 例伴乳腺癌，在乳腺原发肿瘤所在象限有一枚或多枚淋巴结，8 例在乳腺其他象限有淋巴结。

（四）乳腺内淋巴结转移癌

乳腺内淋巴结转移癌一般来自同侧乳腺，原发癌可以是任意类型。还曾报道过一例发生于乳头的浸润性实性乳头状癌，伴同侧乳腺内淋巴结和腋窝淋巴结受累[158]。

有报道乳腺外多个部位肿瘤可累及乳腺内淋巴结，如卵巢癌[159]、恶性黑色素瘤[160, 161]、小汗腺螺旋腺瘤[162]。

在一项对 1655 例乳腺癌 X 线检查结果进行的回顾性研究中，16 例（0.9%）影像学检出的乳腺内淋巴结中有转移癌[163]，有转移癌的淋巴结均大于 1.0cm，1 例伴有钙化。

McSweeney 和 Egan[156] 报道，10% 的乳腺癌患者有乳腺内淋巴结转移，而查见乳腺内淋巴结的乳腺癌患者中，33% 有乳腺内淋巴结转移癌，有转移癌的淋巴结并不显著增大，大小为 3～10mm。在临床 I 期和临床 II 期的乳腺癌患者中，乳腺内淋巴结阳性者分别有 6 例、9 例。12 例 I 期浸润性癌，且乳腺内淋巴结阴性患者的 10 年生存率为 66%，49 例 I 期浸润性癌，且未检出乳腺内淋巴结患者的 10 生存率为 74%，两者之间无显著统计学差异。而 6 例 I 期且乳腺内淋巴结阳性患者的 10 年生存率仅为 33%。

Shen 等[164] 发现，乳腺内淋巴结转移癌的患者一般同时有腋窝淋巴结转移。然而，36 例乳腺内淋巴结阳性患者中，2 例（5%）腋窝淋巴结阴性。研究显示，与乳腺内淋巴结阴性患者相比，乳腺内淋巴结有转移癌的患者预后显著不佳。Nassar 等[165] 对 57 例患者的研究证实，乳腺内淋巴结转移有预后不良意义，认为预后差的原因实际上是乳腺内淋巴结有转移癌的患者，比乳腺内淋巴结阴性者更有可能发生腋窝淋巴结转移，提示乳腺内淋巴结转移是腋窝淋巴结转移的有力预测指标。腋窝淋巴结阴性而乳腺内淋巴结有转移癌的预后意义还不明确。

根据第 8 版（2017）AJCC 癌症分期手册，在

N 分期中，乳腺内淋巴结被视为腋窝淋巴结[166]。

（五）乳腺内前哨淋巴结

乳腺内淋巴结偶尔被定位为前哨淋巴结，有多篇文献提及对这种情况的临床处理[167-172]。

Cox 等[167] 报道了对 91 例乳腺内前哨淋巴结的分析，其中 8 例（9%）乳腺内淋巴结有单个转移癌，而其腋窝淋巴结均为阴性，由此，作者认为乳腺内前哨淋巴结阳性，而腋窝前哨淋巴结阴性患者无须进行腋窝清扫。Pugliese 等[170] 也报道，乳腺内淋巴结阳性、腋窝前哨淋巴结阴性患者如做腋窝清扫，并未发现腋窝其他淋巴结有转移癌。

Nasssar 等[168] 回顾了 57 例乳腺癌患者的乳腺内淋巴结标本，32% 的浸润性癌患者的乳腺内淋巴结有转移癌，13%（1/8 例）的导管原位癌检出一枚阳性乳腺内淋巴结。预测阳性乳腺内淋巴结的指标包括乳腺原发肿瘤体积较大、肿瘤级别较高、腋窝淋巴结有转移癌。在 9 例腋窝前哨淋巴结阳性患者中，5 例（56%）具有阳性乳腺内淋巴结。腋窝前哨淋巴结阴性的 21 例患者中，3 例（14%）具有一枚阳性乳腺内淋巴结。随访分析表明，乳腺内淋巴结阳性患者无论其腋窝淋巴结情况如何，无病生存及总生存率都显著差。另外，乳腺内淋巴结中存在转移癌，对腋窝前哨淋巴结阳性女性患者的预后并无显著影响。

（六）乳腺内淋巴结资料总结

一项对 2012 年之前发表文献进行的荟萃分析中，Abdullgaffar 等[173] 得出了乳腺内淋巴结转移癌与腋窝淋巴结阳性显著相关的结论。不过，作者提醒，这一结论是根据纳入不同患者、接受不同治疗方案的相对有限文献得出的。

多因素分析中，Lee 等[174] 发现存在脉管受累和腋窝淋巴结转移数量与乳腺内淋巴结受累相关（P 值分别为 0.023、0.016）。

关于乳腺内淋巴结阳性患者的处理可得出一些初步结论，虽然这些初步结论可能会随着更多数据出现而被修订。

- 乳腺内淋巴结阳性患者出现一枚或多枚腋窝淋巴结阳性的比例接近 65%。
- 仅在一枚乳腺内淋巴结中发现转移癌，只要腋窝前哨淋巴结未同时发现转移癌，则无须进行腋窝淋巴结广泛清扫。
- 尽管数据尚无定论，但已有证据表明，存在阳性乳腺内淋巴结，对于腋窝淋巴结阴性患者的预后具有不良影响。这与目前将这类患者归为 Ⅱ 期是一致的。
- 乳腺内淋巴结阳性，对于具有一枚或多枚阳性腋窝淋巴结患者预后的影响尚无定论。
- 影像科医生应就疑似乳腺内淋巴结的影像学所见与病理科医生沟通，以便在大体检查中对这类淋巴结进行充分检查[175]。

关于乳腺内前哨淋巴结的更多信息，参见第 44 章。

十、髓外造血

髓外造血（extramedullary hematopoiesis, EMH）是指骨髓以外出现 3 种主要造血前体细胞（即红系、髓系和巨核系）的一种或多种成分。在淋巴结内，红系和髓系前体细胞与固有淋巴细胞和组织细胞混杂在一起而不明显。巨核细胞由于体积较大、多核、细胞核深染、含大量嗜酸性胞质，相对容易检出（图 43-23）。这种情况下，巨核细胞可能会被误判为转移癌癌细胞[176-179]。巨核细胞免疫组织化学染色表达 CD31、CD41、CD42b、CD51 及 CD61，不表达 CK。

多种增生性和肿瘤性造血系统疾病患者的腋窝淋巴结可发生髓外造血。罕见情况下，髓外造血可见于无已知原因的腋窝淋巴结。

2007 年，Bhusnurmath 等[180] 报道了 3 例乳腺癌患者新辅助化疗后，腋窝前哨淋巴结中发现巨核细胞，并且每例患者的前哨淋巴结同时有转移癌。还有几例新辅助化疗后腋窝淋巴结内髓外造血的报道[181-183]。有关乳腺髓外造血的更多讨论详见第 40 章。

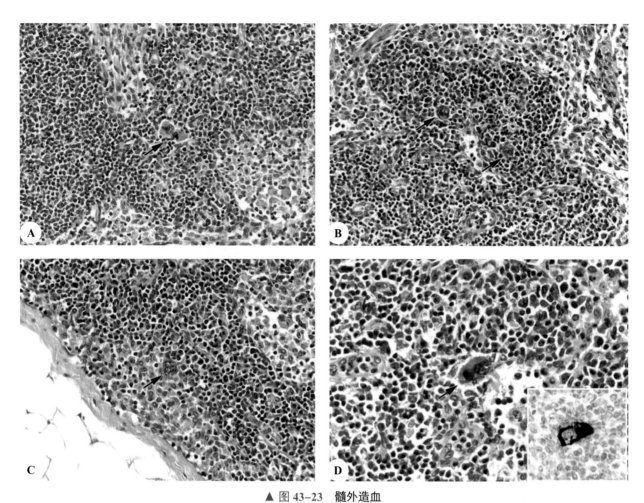

▲ 图 43-23　髓外造血

乳腺癌新辅助化疗后腋窝淋巴结内的巨核细胞（箭）。D 中插图显示巨核细胞免疫组织化学染色呈 CD41 阳性

第 44 章　乳腺和腋窝淋巴结病理检查
Pathologic Examination of Breast and Axillary Lymph Nodes

Syed A. Hoda　著

王　强　译　郭双平　校

本章目的是强调乳腺标本病理检查对临床的重要意义。本章不讨论所有观点的不同之处，也不要将本章内容视为实验室的"工作手册"。

乳腺标本的处理及检查持续发展，反映了我们对乳腺病变理解及临床实践的改变。例如，新辅助化疗（neoadjuvant chemotherapy，NACT）已越来越多地成为局部进展期原发乳腺癌的治疗方案。新辅助化疗可以使较大的乳腺癌"降期"，并可以使得无法保乳的病例做到保乳。此外，新辅助化疗可以提供预后及预测信息。同时，新辅助化疗后标本的处理及病理检查也有不同的挑战。

过去几十年，为满足详尽及个体化信息的需要，病理报告进一步复杂化。这在"个体化"药物评估中是必需的，也就是说治疗过程很可能是对具体患者某一特殊肿瘤才有获益。相应地，目前的乳腺及相关淋巴结标本报告中记录了很多的病理所见。

目前，已设计了多种结构化病理报告用于呈现大体及镜下数据，这些表格式的报告可确保所有关键信息都得以记录，其缺点在于呈现信息的顺序方面是不变的，也就是说相关结果按照相同顺序出现，而不管其在具体患者中的重要性如何。这就需要阅读全部报告才能保证可能在接近结束处的关键信息没有被忽略。有些报告格式通过提供一个位置随意的诊断摘要来突出最有意义的结果，同时有固定格式的结果列表。

确保手术标本病理报告质量的关键是诊断的准确性、内容的全面性、时效性。就时效性来说，对于复杂标本还没有相关指南；不过，美国解剖及外科病理指导者协会（Association of Directors of Anatomic and Surgical Pathology，ADASP）已明确，报告的"预期时间"可以做到 80% 的常规活检在 3 天内[1, 2]。关于常规病例及复杂病例病理报告的更多信息，可以参考几项综述及相关文件[3-15]。

一、粗针穿刺活检和切开活检

粗针穿刺活检（needle-core biopsy，NCB）及切开活检（incisional biopsy）的标本应全部送组织病理检查，取材医生必须仔细操作，不能挤压标本或有其他操作，如不能用电灼型手术刀来切开活检。除个别情况外，切开活检或粗针穿刺活检标本不推荐使用冰冻切片检查（frozen-section examination，FSE）。除需要新鲜组织的冰冻切片检查或其他相关检查外，粗针穿刺活检及切开活检标本应在取得之后立即置入固定液中。

目前有 2 种类型的粗针穿刺活检设备在应用，即弹簧设备（spring-load devices）和真空辅助活检设备（vacuum-assisted biopsy devices）[16]。弹簧设备的针（一般为 14 号或 12 号）在"扣扳机"的时候穿过病灶，获取芯状标本，其优点不仅在于价格低廉，还在于容易操作使用。弹簧型的粗针穿刺活检设备非常适合于大部分超声引导下的操作，但不适用于立体定向或磁共振成像（MRI）引导下的操作。真空辅助粗针穿刺活检有一带套筒的针穿入病灶周围，真空抽取组织进入套筒，然后套筒关闭，获取组织。真空辅助活检设备的针更粗（7 号、8 号、9 号、10 号或 12 号），一般所取标本也较大，且可用于立体定向及磁共振成像引导下穿刺活检，可用于复杂囊肿、乳头状病变及可导致结构紊乱病变的超声引导下粗针穿刺活检[17, 18]。应当指出，有点矛盾的是针的"号数"越大，活检标本越小。乳腺病变细针穿刺活检（FNA）一般采用 25 号针。

对于有钙化标本的取样来说，真空辅助粗针穿刺活检要比弹簧装备粗针穿刺活检更为有效[19]，前者也可用于"切除"此前经粗针穿刺活检证实为良性的较小病变，如纤维腺瘤、放射状瘢痕、乳头状瘤[20]。这类放射引导下"切除"方法的优点有提高患者耐受性、操作时间较短、瘢痕轻微、并发症发生率低。另外，这种"破碎"的标本会影响检出恶性肿瘤时对切缘的评估，也会因此而妨碍病变最大范围的精准确定[21]。

目前实际工作中，粗针穿刺活检操作的最后一步是放置"标记"夹[22]。这种标记夹一般由钛或合金制成，置于粗针穿刺活检部位，用于定位需进一步干预的病变部位。如果无须进一步干预，置入的标记会留在原位，后续影像学检查时可提示活检部位。标记夹在新辅助化疗后切除标本中定位"瘤床"方面尤其有用[23]。

二、切除活检

很多因素会影响病理医生对切除活检（excisional biopsy）标本［又称肿块切除术（lumpectomy）或肿瘤切除术（tylectomy），来自希腊语中的"白色肿物"（tylos：lump）］的处理。其中最重要的是在何时、何处对组织进行处理的相关因素，以及病例的特殊之处。因此，本节的相关资料应视为在某些单位可能需要进行调整的指南[24]。

（一）切除活检的大体检查

病理医生应详细记录患者手术切除所有组织的详细描述情况。只有将切除标本完整而未固定地迅速送至病理科，可能才能做到这一点。病理医生应确保标本最初的处理，如乳房切除标本的取材、初步大体检查要迅速、前处理因素做到标准化，且"冷缺血时间"最短[25]。"冷缺血时间"是指标本离体至福尔马林固定的时间间隔，美国临床肿瘤学会/美国病理医师学院（American Society of Clinical Oncology/College of American Pathologists，ASCO/CAP）建议应保证在 1h 内[26]。所有乳腺标本均应

考虑可能为恶性，并将冷缺血时间降至最短，这不仅有利于组织学制片，也有利于辅助检查结果的最优化[27-30]。微波辅助组织处理对于乳腺粗针穿刺活检标本来说，已证明其可靠性与传统处理方法一致[31]。

切除活检标本的大小应记录三维数据大小，且应描述大体形状（如卵圆形、球形）。在切除活检标本被外科医生切开或剖开的情况下，外形尺寸无法可靠确定，所以标本应完整送至病理科。与经典理论不同，福尔马林固定的乳房切除标本一般不会有体积的"收缩"，当然标本会出现变形[32]。后面这种情况下，标本尺寸也可能会误判。已有人提出用排水量法（water displacement technique）记录"标本真实容积"，以作为某些这一因素非常关键的整形手术中的"金标准"[33]，标本的重量可能有助于制订后续保乳计划。

如上所述，完整切除的活检标本应立即送往病理科，如果预计会有延迟，则可将组织冷却（放入冰箱或置于冰中），但不要冷冻，否则会影响大体及镜下检查。即使不需要做冰冻切片检查，也应对组织迅速检查，确定是否为"肿瘤"，即确定有无大体可见的肿物。如果有肿瘤，在取组织做其他检查前应记录其大小。如果标本此前已经被破坏，可能很难精确测量，也应描述肿瘤的大体特征（形状、质地、切面表现等）。不管是否有明显病变，都应记录乳腺实质的表现（如质地、脂肪和纤维组织的相对比例、有无囊肿）。

（二）术中检查包括冰冻切片检查

目前，大部分乳腺癌都在术前经过粗针穿刺活检得以确诊。因此，原发肿瘤冰冻切片检查（frozen-section examination，FSE）已经是日常很少应用的方案了。大体无明显肿瘤性病变时，不建议行切除活检标本冰冻切片检查。尽管这类标本有部分为大体不明显的原位或浸润性癌，但这类病灶在"随机"冰冻切片检查中可能查不到[34, 35]。

冰冻切片检查在乳腺 X 线检出的不可触及肿块的病变诊断中的适用性具有争议，有报道描述这种情况下做冰冻切片检查有一定难度[36-38]，其他人则建议不要对这类标本常规进行冰冻切片检查，因为冰冻切片检查会出现诊断问题。组织也可能会因冰

冻过程而受到人为破坏，这可能导致后续常规切片中解读困难。此外，冰冻切片检查过程中不可避免（且无法挽救）地会损失部分诊断组织[3]。建议用冰冻切片检查来评估不可触及的病变时，应注意将术中冰冻切片诊断的原位癌或良性病变视为"初步意见"。Niemann 等[39]研究比较了 440 例连续的活检标本和 604 例冰冻切片检查的活检标本，前者 98% 经冰冻切片检查，后者仅 310 例病变大体上超过 1.0cm。前者的假阴性率为 3.3%，敏感性为 84%，而后者在更多选定项的情况下，假阴性率为 1%，敏感性为 96%。作者得出结论，冰冻切片检查"应仅限于病变明确，大于 1.0cm 的病例"。

只有预期诊断结果对手术方案会有直接影响的情况下，才建议冰冻切片检查；对于乳腺 X 线检出的不可触及的病变或大体检查未见明确的病变，不建议进行冰冻切片检查。最好是将冰冻切片检查仅限用于 ≥ 1cm 肿瘤，且不管什么情况，大体观察明显的肿瘤可不进行冰冻切片检查。

目前的乳腺病理实际工作中，冰冻切片检查常用于前哨淋巴结（sentinel lymph node，SLN）和保留乳头的乳房切除术中乳头切缘的评估[40-43]。常规通过冰冻切片检查对肿块切缘进行评估是一种耗费资源的做法，虽有报道称某些情况下很成功，但会受到技术问题的困扰[44, 45]。

印片细胞学（touch imprint cytology，TIC）的应用，可能是冰冻切片检查的重要辅助，已有人提出不仅可用于大体显著的病变，也可用于乳腺肿块切除切缘的常规评估[46]。不过，需要注意的是，在较低级别的原位癌和浸润癌仅做印片细胞学检查，可能会导致假阴性结果。也有报道，在经典型浸润性小叶癌（cILC）中，行印片细胞学评估切缘[47]及前哨淋巴结[48]时敏感性下降的问题。随着腋窝淋巴结清扫（axillary lymph node dissection，ALND）应用的减少，且主要基于美国外科学会肿瘤组（American College of Surgeons Oncology Group，ACOSOG）Z0011 试验的结果，已有质疑在术中进行前哨淋巴结印片细胞学是否是一个有临床获益的操作[49]。

（三）切除活检（肿块切除）标本的取材

切除活检标本应取材（"切片"）的数量因临床、影像学检查、组织大体表现的不同而显著不一，并无固定规则（如每 5g 或 1cm³ 应取材数量为 "X"）可合理地应用于所有标本。一般说来，最大径 < 3cm 的切除活检标本、最大径 ≤ 2cm 的肿瘤应全部取材进行组织病理检查。肿瘤旁组织也必须充分取材，以确保评估广泛性导管内癌成分（extensive intraductal component，EIC）、淋巴管血管侵犯（lymphovascular involvement，LVI）及其他有意义的表现。

只有明确的病变最大径 > 1cm 的情况下，才应"留存"肿瘤组织；不过，这方面应遵循科室及机构的指南。Atherton 等[50]综述了生物样本库的组织收集、处理、存储相关的主要问题。

无明确的"肿瘤"时，有人建议对整个标本进行取材。这在某些情况下可能是合适的，应结合临床、影像学所见或此前粗针穿刺活检的组织病理学结果。不过，这样做的代价可能较为高昂，必须慎用。在这方面，标本影像学检查可能会有帮助，尤其对影像学检出的病变，可以可靠地证实 99% 的病例中靶区病灶已被切除[51]，并有助于切缘的评估[52]。为帮助确定大体检查阴性的乳腺活检标本取材标准，Schnitt 及 Wang[53] 回顾性分析了 384 例临床可触及病变，但活检标本大体病理检查未见肿物，从而全部行组织病理学检查的病例。整个标本送检组织块数量为 1~80 块，总计 3342 个蜡块（平均每例 8.7 个，中位数 6 个）。23 例（6%）检出了乳腺癌，3 例（0.8%）检出了非典型增生，80% 的组织块由含癌的纤维性病变组成。3 例非典型增生中有 2 例为非典型导管增生（atypical ductal hyperplasia，ADH），1 例为非典型小叶增生（atypical lobular hyperplasia，ALH），后者占完全由脂肪构成的标本的 20%。如果每例取材仅限于 5 块，则可以少制备 41% 的组织块，但 23%（6/26 例）的显著病变就可能被漏诊。每个病例的纤维化病变取材 10 个组织块时，上述 26 例显著病变中的 25 例就可以被检出，且组织块数减少 18%。若采用这种取材方法，只有一例单灶的小叶原位癌（lobular carcinoma in situ，LCIS）被漏诊。数学分析表明，"对于较大标本，无须像较小标本那样按比例增加取材块数，以取得相同的癌或非典型导管增生的检出率"[53]。作者建议对纤维化病变取材 10 块即可，如果标本完全为脂肪组织，也需取相同数量的组织块。如果首轮切片中检出癌或非典型导管增生，可再取材其余组织。

Owings 等[54] 研究了粗针定位切除乳腺活检标本的组织取材问题。他们检查了 157 例连续标本，所有标本全部行组织病理学检查，其中 32% 有癌。98%（49/50 例）的癌和 74%（14/19 例）的非典型导管增生与乳腺 X 线检出的钙化灶直接相关，所有的癌和 89%（17/19 例）的非典型导管增生是从钙化灶及纤维化区域取材检出的。对于因显微镜检切缘阳性而再次送检的切缘或因病变邻近切缘而再次切除的标本，大体上可能并无显著的残留肿瘤[55]。

尽管，上述研究为初次组织检查提供了有用的指导，但如果初次取材的切片上可见癌或其他显著的异常，可能仍须进一步取材以确定病变范围。应在初次检查标本时评估切缘。

（四）新辅助化疗后标本的处理

多篇文献[56-58] 讨论了新辅助化疗后标本处理及报告的相关问题，本书其他部分也进行了介绍。这类标本评估的根本原则总结如下：①外科医生应提供新辅助化疗的临床病史，包括所用药物；②应通过夹子和（或）金属标记原发肿瘤部位（"瘤床"）；③"瘤床"即使不能完全取材，也应广泛取材；④病理报告应至少包括有无残余浸润性癌和原位癌及其范围、肿瘤细胞密度、淋巴管血管侵犯情况、手术切缘、淋巴结内有无残余转移癌及其范围。乳腺及淋巴结如对治疗有反应，也应记录。报告重新评估的雌激素受体（ER）、孕激素受体（PR）、Ki67 增殖指数及 HER2 状态。

目前，因为新辅助化疗后的生存率与术后化疗的情况近似，全身新辅助化疗越来越多的应用于：①改善以前认为无法切除的局部进展期乳腺癌的预后；②提高乳腺癌的保乳率；③作为早期乳腺癌的治疗方案[59, 60]。新辅助化疗也可在"个体化"水平提供预测及预后信息，也就是说病理完全缓解（pCR）的患者不管乳腺癌的亚型如何，均预后极好[61]。

临床上，新辅助化疗后肿瘤可能会出现如下情况：①肿瘤增大；②肿瘤大小保持不变；③肿瘤减小；④肿瘤完全消失。实际工作中，临床效果是

通过影像学检查进行评估的；不过已有人提出新辅助化疗后临床效果的情况与病理反应之间并无相关性[62, 63]。

新辅助化疗后，大体检查和显微镜下检查可能都很难评估浸润性癌的大小，可能有以下几方面的原因：①肿瘤以向心性方式退缩；②瘤床内不同程度地分布多个异质性病灶；③与正常乳腺组织难以区别（显微镜下可有或没有存活的肿瘤细胞）；④仅有导管原位癌（DCIS）；⑤仅存在脉管内癌栓[64, 65]。

新辅助化疗后肿块切除及乳房切除标本的病理评估是一项耗时、耗力的工作[66]。病理医生必须被告知新辅助化疗的临床病史，且应为其准备好新辅助化疗前、后的影像学资料。此外，标本应做定位，理想状态下应放置有标记夹子（新辅助化疗前粗针穿刺活检部位）。还应备有标本影像学检查及大体拍照的设备，以供这类标本应用。

新辅助化疗后的标本应充分取材。取材范围应包括所有大体上明显的肿瘤和（或）瘤床、相邻乳腺组织、大体无受累乳腺组织中有代表性的部分。目前实际工作中，一般是根据新辅助化疗前影像学检查结果及标记夹来确定瘤床。肿瘤/瘤床较小（≤5cm）的标本应全部取材，肿瘤/瘤床较大（>5cm）的标本，应根据新辅助化疗前大小进行取材（如至少 1cm 取材 1 块）。对于更大的肿瘤来说，应根据新辅助化疗前大小、每 2cm 取材 1 块左右（最多可取材 25 块）进行处理，这样的取材数量可以确保病理完全缓解诊断的正确性。

乳腺和淋巴结的每一个蜡块都应制作苏木精和伊红（hematoxylin and eosin，HE）染色切片，并在必要时进行"重切"和"深切"。当病灶可疑，但无法确诊残余浸润性癌时，再切 HE 染色切片可能会有帮助。细胞角蛋白（CK）AE1/AE3 免疫组织化学可证实一些病例中乳腺和淋巴结内有残余癌，并确定其范围。

所有病例均应行新辅助化疗前粗针穿刺活检。这不仅是明确浸润性癌诊断所需，且用于 ER、PR、HER2 的检测和报告，建议新辅助化疗后对这些生物学指标进行重复检测；不过，重复检测也还有争议，病理医生应遵循当地实际要求及临床治疗医生的需求。

对于临床上显著异常的淋巴结，一般是在新辅助化疗之前进行粗针穿刺活检。粗针穿刺活检时对活检淋巴结置入标记夹，有助于后期的检出[67]。重要的是要注意，如果阳性淋巴结在新辅助化疗前已经切除，那么对其余腋窝淋巴结进行淋巴结化疗效果评估被认为是不可靠的，且残余肿瘤负荷（residual cancer burden，RCB）评分（详见后述）及 ypN 分期也被认为是站不住脚的，由此做出的 pCR 判断也是不可靠的，即使所有剩余淋巴结均无转移也是如此。

目前，在 CAP 指南中关于新辅助化疗效果评估部分，将治疗后 ypT 大小定义为组织病理学上最大连续的浸润性癌，如果有多灶性肿瘤，需要注明[68]。与此相似，第 8 版美国癌症联合会（American Joint Committee on Cancer，AJCC）分期指南中，残余癌的大小是浸润性癌的最大连续灶，多灶性时标注为 "m"[69]。

M. D. Anderson 癌症中心引入了残余肿瘤负荷评分，其整合了新辅助化疗后瘤床、淋巴结的大体及显微镜下所见。残余肿瘤负荷是按照残余瘤床的最大二维数据、有浸润性癌的瘤床比例、阳性淋巴结数量、淋巴结内最大转移灶的范围进行计算。对标本进行标准化取材，且准确解读整个瘤床内浸润性癌细胞密度，理论上可以达到相对精准地评估新辅助治疗的效果[70]。关于细胞密度的注解、残余肿瘤负荷的计算公式、残余肿瘤负荷相关的不同情况讨论、在线计算等，都可以线上获取[71]。

需要注意的是，残余肿瘤负荷方案记录的是残余瘤床的二维大小，包括了残余浸润性癌的散在病灶。第 8 版 AJCC 分期方案中是报告残余浸润性癌的最大连续病灶大小，排除了治疗相关的纤维化[69]。对于多灶性病例，残余肿瘤负荷测定的是最大残余瘤床。显微镜下测量的残余肿瘤与大体测量时测量的瘤床大小不相符的情况下，应根据显微镜下所见对瘤床大小做出修正。这一建议也表明，计算残余肿瘤负荷所需的各项指标是客观的，也可能有一定变化。

已证明新辅助化疗后淋巴结的情况，可以作为临床预后的预测指标[72]。所有新辅助化疗后淋巴结均应间隔 2mm 切开，全部进行组织病理学检查。新辅助化疗后淋巴结组织病理学表现的解读可能有

难度，粗针穿刺活检或新辅助化疗后，均可出现反应性组织细胞、纤维化反应，也可自发出现上述改变[73]。有两点需要注意：①新辅助化疗后 ypN 的分期方案与未进行新辅助化疗的病例相同，但应测量残余转移肿瘤细胞之间的最大距离，其间的纤维化 / 治疗所致表现都应计算在内。②存在微转移或仅存在孤立性肿瘤细胞（isolated tumor cells，ITC）都不能算作 pCR。

需要注意的是，残余肿瘤负荷方案记录的是淋巴结内残余转移癌的一维数据，包括了残余肿瘤之间的治疗相关改变。在第 8 版 AJCC 分期方案中，是报告残余浸润癌的最大连续病灶，不包括治疗相关的纤维化。应该指出的是，残余肿瘤负荷方案需要标准化、广泛性取材。病变有进展时，或是术前对阳性淋巴结进行了切除活检时，不能应用该方案。

（五）切除活检标本的大体描述

切除活检标本的大体描述是病理报告中不可或缺、极为关键的部分。这一部分必须标明取材的组织块来自标本的什么部位。每一个取材块都应有独一无二的标记及数字，且应出现在组织块及相应的切片上。理想状态下，取自标本的所有组织块都应有标记，且每一个都要进一步做数字标记。例如，左侧乳腺活检标本应标记为标本 "A"，取材的组织块及相应切片标记为 "A1" "A2" 等。同一患者的另一处右乳活检标本应标记为 "B"，取材的组织块及切片标记为 "B1" "B2" 等。

目前，有部分病理报告不会提供标本组织块（及相应切片）数量信息，或以令人困惑的方式提供。由于患者流动性逐渐增加，且切片的流动性也增强，因此具体单位应用特殊标记的做法已无法接受。一种不满意的方法是用连续字母标记而不再进一步注释。（这种情况下）如果在切片 A 至 P 中（存在肿瘤），则可能没有切片是标本中的哪一部分、有多少切片存在肿瘤的相关提示。

（六）评估肿块切除术标本切缘

实际上，美国外科肿瘤学会（Society of Surgical Oncology，SSO）和美国放射肿瘤学会（American Society of Radiation Oncology，ASTRO）最新共识指南强调了如下几点，即对于进行保乳手术及放疗

的患者，要取得最佳治疗获益的最近距离在早期浸润性癌是"墨染切缘处无肿瘤"[74]，在原位癌这一距离是大于 2mm[75]。

墨染处有浸润性癌（如切缘"阳性"）与同侧肿瘤复发风险增加有关[76]。在导管原位癌中这一问题更为复杂。甚至在某些类型的导管原位癌中，切缘"阴性"可能是导管原位癌"不连续播散"的误判[77]。

（七）浸润癌的切缘：SSO-ASTRO 指南

SSO 和 ASTRO 在 2013 年召集了一个共识小组，形成了一个 I 期、II 期乳腺癌患者保乳治疗切缘的相关循证指南。主要根据系统综述和文献荟萃分析（meta-analysis）[78]、随机临床试验数据及其他发表的研究，SSO-ASTRO 小组得出结论，即浸润性癌的切缘阴性（是指"墨染处无肿瘤"）可使得局部复发风险降至最低。该指南进一步强调，常规工作中达到更宽的阴性切缘距离（超出墨染处无肿瘤）似乎并不进一步降低局部复发风险。2015 年的 St. Gallen 共识专家组"强烈赞同"将阴性切缘定义为"墨染处无肿瘤"[79]，并将其整合入美国国家综合癌症网络（National Comprehensive Cancer Network，NCCN）指南[80]。需要注意的是，这些指南建议浸润性小叶癌的切缘阴性也是这一标准，并不建议增加墨染处切缘的宽度，即使病变为多灶性和（或）多中心性也是如此。

（八）导管原位癌的切缘：SSO-ASTRO-ASCO 指南

2016 年版导管原位癌切缘评估的 SSO-ASTRO-ASCO 指南，主要是根据切缘宽度与局部复发率的文献综述和荟萃分析做出的[81]。

主要的指南强调的是在保乳手术和全乳放疗的导管原位癌中，2mm 切缘相比更近距离的阴性切缘来说，可以使得局部复发风险最小。对于导管原位癌，SSO-ASTRO-ASCO 指南中其他值得注意的是：①对于导管原位癌来说，更宽（> 2mm）的阴性切缘相比 2mm 切缘而言，并不能显著降低局部复发；②肿物切除而不进行放疗的导管原位癌的最佳切缘宽度尚不清楚，但至少应为 2mm；③伴微浸润的导管原位癌的最佳阴性切缘范围，应视为和导管原位癌相同；④某些临床情况下，临床

判断比切缘指南更重要。

需要注意的是，尽管指南强调切缘存在经典型小叶原位癌并不是再次手术的指征，但并未明确强调切缘存在多形性及旺炽性小叶原位癌时也是如此。

（九）实际应用 SSO-ASTRO 切缘指南后的改变

尽管，采用 SSO-ASTRO 浸润性癌切缘共识指南后的临床意义仍有待长期随访研究，但有少数初步研究表明，应用这些指南短期内降低了肿物切除术后的再次手术比例。

Chung 等比较了洛杉矶 Cedars-Sinai 医学中心 2 年多时间内（2011—2013 年，应用前述指南前）的 597 例浸润性癌患者和 2014 年（应用前述指南后）6 个月内的 249 例患者的再次手术的比例。后一组患者的再次手术比例更低（13% vs. 19%；P=0.03）[82]。来自纽约市纪念斯隆 - 凯特琳癌症中心的 Rosenberger 等，比较了 2013—2014 年（应用前述指南之前）治疗的 504 例患者和 2014 年应用前述指南之后治疗的 701 例患者再次手术的比例，应用该指南后的再手术比例从 21% 降至 15%（P=0.006）[83]。在美国乳腺外科学会专家数据库（American Society of Breast Surgeons Mastery Database）研究中，SSO-ASTRO 切缘指南公布后，252 名外科医生所做的超过 26 000 例的病例，对较近切缘（≤ 2mm）的病例进行再次手术的比例显著下降（从 37.4% 降至 25.8%，P < 0.001）[84]。

导管原位癌切缘指南发布后，美国乳腺外科学会的一项实践模式研究中发现，对于导管原位癌和伴微浸润的导管原位癌来说，外科医生不太可能再手术以获得超过 2mm 的切缘，更可能再次手术以获得 2mm 的切缘[85]。

（十）新辅助化疗后切缘的评估

SSO-ASTRO 指南仅适用于保乳手术和全乳放疗的早期浸润性癌患者，不适用于部分乳腺放疗的患者、肿物切除而不进行放疗的患者、系统性新辅助化疗的患者。

治疗后肿物切除标本中存在"紧邻/阳性"切缘，则局部复发风险增加[86]；不过这类标本的切缘评估可能会很困难。新辅助化疗偶可导致新辅助治疗形成"霰弹样"效果，明显影响确定真正阴性的切缘。

尽管有上述规定，但在系统性新辅助治疗后保乳的病例中，阴性切缘的合适范围仍未明确。2015年 St. Gallern 共识专家组指出，"新辅助化疗后，如果分期已经下降，专家组并不认为需要切除整个肿瘤区域"[78]；不过，也有人建议如果切缘处出现瘤床则应记录[66]。

（十一）残腔切除切缘

残腔切除切缘是指肿瘤切除后，所留残腔周围环周切除所得的更多组织。一般说来，一个病例的残腔切除切缘有 6 处。在耶鲁大学进行的一项随机对照研究中，该技术可以降低切缘阳性率近 50%，可减少 50% 以上的再次切除切缘[87]。其他研究已证实了残腔切除切缘具有程度不等的效果[88, 89]。

残腔切除和不切除组之间的总体成本并无显著差别，这主要是因为显著降低了再次手术[90]。此外，残腔切除切缘组的美容效果也得到了改善[91]。

（十二）应用新兴的体内技术进行切缘评估

有几项可能影响术中切缘评估、降低再次手术比例的新型技术已开始得以应用[92]。大部分情况下，需要进一步发展以增强图像处理、简化常规临床应用。另外，如耗时、费用、可靠性等，也必须纳入这些设备的最终评估。

ClearEdge 成像设备（LS BIOPath, Saratoga, CA）通过生物电阻抗，检测组织电性能方面细胞外和细胞内的变化，可以确定出含有恶性病理改变的异常组织，但 ClearEdge 的特异性可能会受炎症相关细胞密度增加的影响。该设备堪比常规切片病理检查，且一项研究中比较两者的敏感性分别为84.3%、87.3%，特异性则分别为 81.9%、75.6%[93]。

MarginProbe 设备（Dune Medical Devices, Paoli, PA）是根据相对射频波的反射，来测定射频波段内乳腺组织的局部电特性，从而区分良恶性。该设备对于浸润性癌及原位癌的检测敏感性为70%～100%，但特异性稍低，为 70%～87%。一项研究将 137 例应用 MarginProbe 设备的病例和 199例应用残腔切除切缘技术的病例进行了比较，再次手术比例从 15.1% 降至 6.6%（P=0.026），切除组织的总体体积从 115ml 降至了 78ml（P=0.002 3）[94, 95]。

"智能刀"（"Intelligent Knife" 或 "iKnife"，Imperial College, London, England 制造）分析电刀手术中电热烟雾的飘升确定组织的脂质谱构成。该技术是根据快速蒸发电离质谱并在线化学分析电刀手术中气雾成分。该技术在术中确定阳性切缘方面，结果颇令人满意（特异性为 100%），且敏感性为 77.3%[96]。

在一项小规模试点研究中证明，一种应用 LUM成像系统（Lumicell, Inc., Wellesley, MA）的组织蛋白酶激活荧光制剂，可快速确定乳腺肿物切除残腔内的肿瘤残余，且有可能降低切缘阳性率[97]。

（十三）切缘评估中的挑战

尽管病理医生仍要继续评估"墨染处是否有肿瘤"并报告"墨染处切除范围"，但切缘是否充分应不仅限于这些方面来确定。如肿瘤的多灶性、多中心性、受累切缘的范围、计划进行系统性治疗和化疗等因素，也应纳入最终的切缘评估。还要牢记的是，目前的实际工作中，手术切除的范围正越来越多地受到影像学检查的影响。不过，尽管影像学有优势，但某些类型的乳腺癌（尤其浸润性小叶癌）的范围，即使最敏感的影像学技术也无法可靠地确定。

一些病例，如 BRCA 突变乳腺癌切缘的评估仍存在争议，因为这种情况是保乳手术的禁忌证[98]。还有其他情况，尽管"墨染处有肿瘤"，但也不选择进一步手术切除。这种情况常见于深部切缘受累，但手术医生已经尽可能达到"深部"乳腺时，这样的病例超出胸部筋膜，已经没有更多乳腺组织可以切除。某些"表浅"肿物及皮下乳腺肿物，表浅切缘受累时也可以出现相同的情况，仅残留带皮下组织的皮肤，无更多的残余乳腺组织可以被切除了。

即使再次手术可以确保"阴性"切缘，但是否再次手术也要结合手术并发症的可能性、最终的美容效果、费用问题等进行综合考虑。

病理医生遵循标准组织定位及切片步骤，可以确保对切缘进行最好的评估[99]。需要牢记的是，乳房切除活检标本多在体内就已被压扁，这主要是由重力效应及周围组织支持的缺失导致。乳腺 X 线检查中对标本的挤压，可进一步导致标本"摊大饼"，也就是出现两端（挤压时标本的上、下两处）变钝、四周变宽的人为改变[100]。再者，标本表面过多使用稀释墨汁可渗入标本固有裂隙或人为腔隙，也就是沿着脂肪小叶表面的自然裂隙、标本处理过程中所致的裂缝渗入。

临床医生需要了解病理切缘评估中的局限性。从 3mm（或 3000μm）厚的组织块中制备一张 5μm 厚的 HE 染色切片，仅代表了该组织的 1.5%。对于一个乳腺肿物切除标本，日常工作中对所有切缘取材常规制备的 HE 染色切片，占整个切缘的比例不到 1%[101]。很明显，这种常规检查可能并不代表三维意义上切缘的真正状态，代表性切片中切缘阴性，更多"切面"或"深切"片中可能会是阳性。

（十四）切缘的报告

切缘的报告应遵循如下指南。

• 如果肿瘤［浸润性癌和（或）导管原位癌］累及墨染切缘，则切缘应报告为"阳性"，并注明癌的具体类型。

• 如果标本已可靠定位，则应指明"阳性"切缘的位置。

• 如果能记录每一位置的"阳性范围"，可能对于临床医生（包括外科医生和肿瘤放疗医生）是有帮助的。

• 肿瘤与各切缘之间有一定距离，则切缘应报告为"阴性"。

• 主观名词的应用，如"较近"可能会被理解为未达到最佳状态，因此应予避免。此外，其他客观名词如"紧邻"也可造成混淆，也不要使用。关于接近切缘的肿瘤范围方面，定量信息可能也有帮助。

• 某些临床情况下，即使切缘"技术上是阴性的"，病理医生可备注说明再次切除的必要性。其中一种情况（毫无疑问是极端情况）可能是年轻患者的浸润性癌伴有高级别广泛导管内成分，且原位癌距离多个切缘处的距离不足 1mm。

• 病理医生在切缘报告方面应遵循他们各自国家的指南。需要注意的是，英国乳腺外科学会对于伴或不伴导管原位癌的浸润性癌及导管原位癌，采用的是最低距离切缘 1mm 的标准[102]。

（十五）关于切缘的更多考虑

在可预见的将来，切缘的病理评估可能不会被废止，即使某些技术最终可以取代它[103]；不过，

如前所述，技术因素会影响切缘的显微镜下评估。

由于制备组织病理切片过程中，组织块的轮廓及定位可能会发生改变，因此有必要对切缘对应的表面进行标记，这样可以在镜下识别出来。通过用标本处理后仍黏附在组织上、显微镜下检查时可以看出的彩色墨汁很容易达到这一目的，具体的切缘可用不同颜色标记。如果小心处理，墨汁不太可能深入表面裂隙。不要将组织浸入墨汁，因为这样做会导致墨汁渗入表面裂隙中，墨汁最好涂布在已拭净血液的新鲜组织上。如果在完整标本上正确地涂墨汁，则墨汁一般不会污染标本内部（图 44-1）。已被外科医生切开的切除活检标本可能无法可靠地重新拼接并对切缘"涂墨"。

涂墨待墨迹干了后，则应将标本按照可触及，或影像学上显著病灶的最大径横切的方式（切长条面包的方式）连续切开。大体检查中应记录肿瘤与切缘的关系，但受累切缘的情况有时候会判断不足或判断过度，因为有些切缘上的浸润性癌及原位癌可能大体上不明确[104, 105]。标本影像学检查对于切除标本切缘的评估来说并不可靠[106]。不适用于冰冻切片检查切缘，除非大体上肿瘤靠近切缘，且术中切缘情况会立即对治疗方案有影响，不推荐对大体无明显异常的切缘进行随机冰冻切片检查。在一项研究中，这一做法的敏感性仅为 77%[107]。尽管某些情况下，有常规冰冻切片检查切缘的成功经验报道[108, 109]，但这种费时、费力的做法在大部分病理科都不现实。

Weber 等[110] 报道了一项对切除活检后残腔表面标本进行冰冻切片检查的研究结果。140 例病例的每个活检残腔取材 5 块，在 21 例（15%）患者的一处或多处残腔活检标本发现了癌，这 21 例中有 14 例经再次切除达到了切缘阴性，3 例切缘仍有受累的病例立即做了乳房切除术。Esserman 和 Weidner[111] 从效价比、难以区分导管上皮非典型增生和导管原位癌方面对切缘冰冻切片检查提出了质疑。

报告切缘状态的时候，区分病理"离断"切缘和"垂直"切缘非常重要。"离断"切缘是取自平行于标本墨染的薄层组织，离断取材为断面取材，如果在相应的组织病理切片中任何部位查到癌细胞，切缘均视为阳性。重要的是应对这类离断切缘的墨

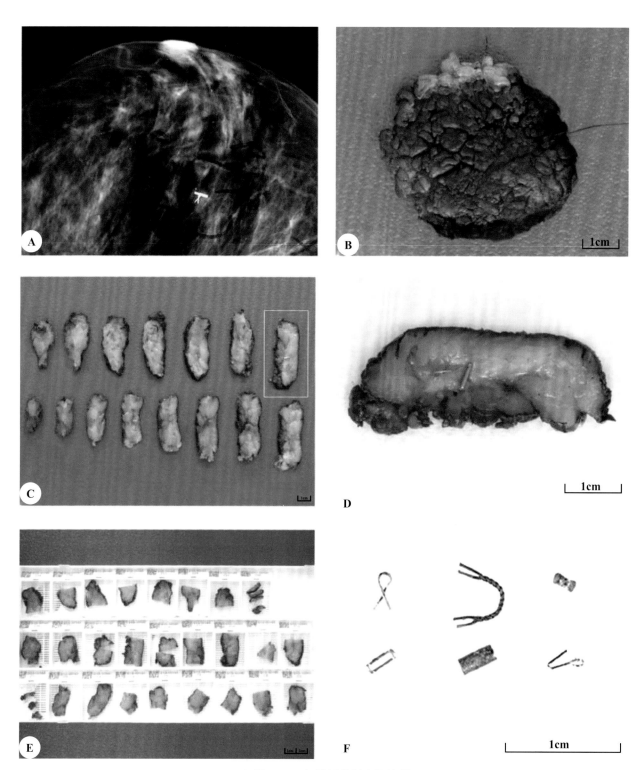

▲ 图 44-1　切除活检标本的处理

A. 术前乳腺 X 线检查并置入"粒子"和"夹子"。B. 不同颜色的不褪色墨汁用于切除活检标本。表面的长缝线（右侧）代表侧切缘，短缝线（上方）代表上切缘。共用 6 种颜色（黄色用于上方，绿色用于前方，黑色用于后方，红色用于内侧，蓝色用于外侧，紫色用于下方）。C. 标本已从内侧向外侧间隔 2mm 连续切开，所取组织块自左下角开始以逆时针顺序排列。方框内为有夹子（表明这是此前粗针穿刺活检的部位）及放射性粒子（术前置入以定位靶点）的"组织块"。D. 对应影像学上夹子及放射性粒子的组织块。E. 组织块已放入包埋盒进行组织处理。中央较大的组织块有些已被分为 2 块并放入 2 个包埋盒。分别对应图中右上及左下，即外侧面及内侧面的切缘，大部分已按照垂直于墨染切缘的方式连续取材。F. 部分日常应用的商用夹子。这些夹子在粗针穿刺活检时置入以标记靶区。后续切除活检标本大体检查时"取出"夹子，可能会破坏病灶，应记录有一个或多个夹子。在大部分病例中，标本影像学检查有助于定位夹子（图片 F 由 Dr. Carolyn Eisen 提供）

染面进行切片，供显微镜下评估。"垂直"切缘则是垂直于表面 90° 左右取材，"墨染处有肿瘤"时则视为阳性。需要注意的是，"离断"切缘影响切除范围的评估，因此不仅与 CAP 癌症报告方案不符合，也不符合 SSO-ASTRO-ASCO 指南（详见后述）。

有种外科"离断"切缘也称为活检腔切缘（biopsy cavity margin，BCM），是外科医生术中自活检腔面所取标本。近些年来，对多处活检腔切缘取材的做法已得到了广泛认可[112]。对活检腔切缘取材，可避免与切除活检标本切缘解读相关的组织病理学陷阱，如墨迹渗入裂隙、烧灼人工假象，从而有助于确定切缘的真实情况。一般情况下有 6 个活检腔切缘，在活检腔表面紧邻皮下组织或下方为筋膜面的时候，有些外科医生可能不会另外取相应的前切缘及后切缘[113]。活检腔切缘应与切除活检标本分开送检。

活检腔切缘应由外科医生用缝线、夹子或墨汁标记最后的切缘面，且应注意按照这个方向进行处理。已证实这样的追加切缘取材，对于乳腺肿物切除标本切缘阳性的患者有帮助，因为如果活检腔切缘为阴性多无须再次手术[114-116]。Cao 等[116]发现在103 例乳腺肿物切除患者中，52 例（50.5%）在乳腺肿物切除标本切缘上或 2mm 内有癌，剩余 51 例（49.5%）乳腺肿物切除标本切缘阴性。如果结合活检腔切缘的结果，61 例（59%）患者的最终切缘为阴性。因此，9 例患者无须对活检部位再次手术。与活检腔切缘有残余癌有关的因素，包括乳腺肿物切除标本中为高级别癌、有广泛性导管原位癌，乳腺肿物切除标本切缘多处受累。活检腔切缘阳性女性确诊时平均年龄（55.2 岁，范围 31—88 岁）要比切缘阴性者平均年龄（60.6 岁，范围 42—85 岁）低。

尽管有上述各种情况，对肿物切除切缘阴性患者活检腔切缘的分析显示，乳腺肿物切除标本切缘阴性，并不能完全确保已切除了原发部位的全部乳腺癌。Guidi 等[117]发现，活检腔切缘阳性患者有39% 为乳腺肿物切除切缘阴性，且对具体病例来说，乳腺肿物切除切缘阳性患者可能更常见活检腔切缘阳性。Rubin 等[118]报道，对于 135 例乳腺肿物切除标本切缘阴性的连续病例，在 9% 的病例瘤床活检中发现了癌。Cao 等[116]报道，乳腺肿物切除标本切缘阴性，即癌距离切缘超过 2mm 的病例中，有 9.7% 的病例活检腔切缘有癌。

各种技术因素可能会造成乳腺肿物切除切缘的假阳性，如渗入组织裂隙的墨汁可能会靠近癌，而这并不是位于组织表面的真正切缘[9, 116]；脱落的癌碎片进入墨汁，可能会误判为切缘阳性。也有证据表明，标本影像学检查过程中对乳腺组织的挤压，使得乳腺肿物切除标本呈"摊大饼"样而导致切缘假阳性[100, 116, 119]，一般导致 2 个（受压）切缘的距离人为缩短，其他 4 个（扩大）切缘的距离人为增加。Dooley 和 Parker[119] 在 220 例乳房切除标本中研究了这种现象，这些病例在标本影像学检查中均做了定位，因此只是对皮肤面和深部切缘进行施压。对于切缘较近或阳性的病例进行再次手术，12例深部切缘较近或阳性的病例中未见残余癌，而其他切缘受累的患者，35.7%（5/14 例）再次手术的切缘中发现了癌。这些结果被认为是部分标本深面受压会导致这部分切缘出现假阳性的证据。

没有外科医生的适当指导，病理医生不可能对切除活检标本的切缘做出准确的定向。按照惯例，如果外科医生在上切缘缝一根短线，侧切缘缝一根长线就可以很容易地达到这一目的（图 44-1）。这类缝线定位的方法已得到广泛应用，不过即使这样做，总体上"无法定向"的标本比例为 31%。对于体积小于 20cm³ 的标本，无法定向的比例明显更高（78%）[120]。

一项广泛应用于切缘组织病理学评估的做法是垂直于 6 个涂墨表面（上、下、内、外、表浅、深部）分别进行取材。不同颜色的墨汁可用于区分具体切缘，但如果取材的切缘放入有清晰标记的单独包埋盒，那么一种颜色也够了。一般说来，每个切缘表面至少垂直取材 2 块；不过，应根据大体及影像学检查结果来确定取材块的数量。

个别情况下，显微镜下确定"本色"可能会有问题。例如，蓝色和黄色交界处可能会出现判定为绿色的情况，或将橘黄色或黄色误判为红色。在这种情况下，回顾相应颜色在对应组织块中的情况可能会有帮助[121]。顺便说一下，组织处理前对粗针穿刺活检标本进行涂墨的方法也已获得认可，因为这一方法可以减少标本的"混杂"[122]。

Carter[101]建议在病理实验室对标本的整个外表面进行"剥离"。这种病理切削的标本与表面平行，查见肿瘤就认为是切缘阳性，但可能并未真正与墨汁处相邻。这样的切缘有肿瘤时，距离墨染表面可能不足 2mm。大部分乳腺肿物切除标本的易碎性及无法保留定位信息，限制了对这种技术的热情。

已有细胞学检查切除标本切缘的方法研究，但并未证实比组织学切片更为可靠。尤其低级别乳腺癌仅用细胞学印片，可导致假阴性结果，特别是经典型浸润性小叶癌。Cox 等[107] 通过乳腺肿物切除标本表面印片的方法来评估切缘，有 3 例假阳性。在同一组标本中，冰冻切片检查出现了 5 例假阴性，无假阳性结果。Veronesi 等[123] 通过用 B72.3 的方法来检测切除活检切缘上的癌细胞。刮削活检表面所得标本离心制片，这种方法的一个显著局限性是仅有 57% 的原发癌为 B72.3 阳性。含 B72.3 阳性肿瘤的离心标本检出免疫化学阳性细胞的比例为 33%，但仅 12% 的显微镜下切缘阳性。England 等[124] 也描述了一种刮削乳腺肿物切除标本组织表面细胞，进行细胞学检查来评估切缘的相当麻烦的做法。

切缘的解释是针对浸润性癌和导管原位癌的分布与各种切缘的关系。并未证实经典型小叶原位癌或增生性病变靠近切缘时，乳腺癌保乳治疗后局部复发的风险增加[125]。有人建议应报告多形性小叶原位癌[126] 和旺炽性小叶原位癌的切缘情况，因为有证据表明这可能是局部复发的标志（详见第 31 章）。这种情况和其他大部分情况一样，2mm 的距离应视为切缘"阴性"。

肿瘤横穿过的墨染表面，则视为切缘"阳性"（图 44-2），这一标准同等地适用于原位癌和浸润癌（图 44-3）。有人认为距离不足一个高倍视野为"紧邻切缘"，其他人则将肿瘤距离墨染表面 3mm 以内定义为肿瘤接近切缘[127]。应报告癌和切缘之间的实际毫米数。应强调癌的性质（原位或浸润），且应给出估计的阳性范围。例如，报告可以强调，"内侧切缘约 1mm 的平面有浸润性导管癌累及，上切缘有一个筛状型导管原位癌，一个孤立性浸润性癌灶与外侧切缘距离小于 1mm。"

（十六）切缘评估的临床意义

如前所述，已经达成以下共识，对于进行保乳手术和放疗的患者，切缘距离需达到下述最佳治疗效果，即浸润性癌应"墨染处无肿瘤"，导管原位癌的切缘距离应大于 2mm[128]。

Schnitt 等[129] 将癌与墨染切缘距离不足 1mm 定义为邻近切缘，他们报道在乳腺肿物切除并放疗的患者中，切缘阴性和肿瘤邻近切缘者，5 年局部复发率分别为 0%、4%。该研究中"用 4 倍物镜观察，≤ 3 个低倍视野中的切缘"有癌，则归为切缘"局部灶"阳性，如果切缘受累范围 > 3 个低倍视野，则归为"超过局灶"阳性。这两种情况的局部复发率分别为 6%、21%。如果同时有广泛性导管原位癌和超过局灶的切缘受累，则局部治疗失败的比例为 50%。这些研究者的后续较大规模的工作，也证实了这些观察结果[130]。

有癌的阳性切缘数量与再切除时检出残余肿瘤的比例明显相关。DiBiase 等[131] 报道，活检腔标本中诊断的阳性切缘数量，是肿瘤局部控制和总生存率的显著影响因素。与切缘阴性或仅一处切缘阳性者相比，两处以上局部切缘阳性者的局部控制效果较差。Papa 等[132] 关于切除活检标本切缘评估的研究，也有类似的结果。切缘阳性（墨染表面有肿瘤）后再次手术，残余癌的检出率为 70%，紧邻切缘（肿瘤距离墨染切缘 < 2mm）者残余癌的检出率为 25%。首次活检中有 1 处、2 处、3 处阳性切缘病例，再次切除标本中残余肿瘤的检出率分别为 12.5%、37.5%、47.9%。其他研究报道称，乳腺肿物切除标本切缘阳性，再次切除标本中残余癌的检出率为 32%～62%[133-137]。再次切除标本中检出残余癌的比例、癌的数量，一般与原发肿瘤的大小、原来切缘的状态相关。

Pittinger 等[127] 报道了一项切缘状态和预后的相关研究。该研究中，"邻近"切缘是指在首次切除活检标本中，显微镜下墨染切缘 3mm 距离内检出肿瘤。如果再次切除，首次活检切缘状态为阴性、邻近切缘、切缘阳性、切缘状态未明，检出残余癌的比例分别为 9%、24%、44%、48%。对 565 例未行放疗的低至中等级别导管原位癌患者中位随访 6.2 年，切缘 ≥ 3mm 者，同侧乳腺癌复发率为 6.1%（95%CI 41%～8.2%）[138]。在同一研究中，中位随访时间为 6.7 年，高级别癌乳腺癌患者复发率为 15.3%（95%CI 8.2%～22.5%）。作者得出结论，对于经严格评估和恰当筛选后的病例，3mm 切缘可以被认为是放心的切缘距离，但提出"需进一步随访证实长期结果"。

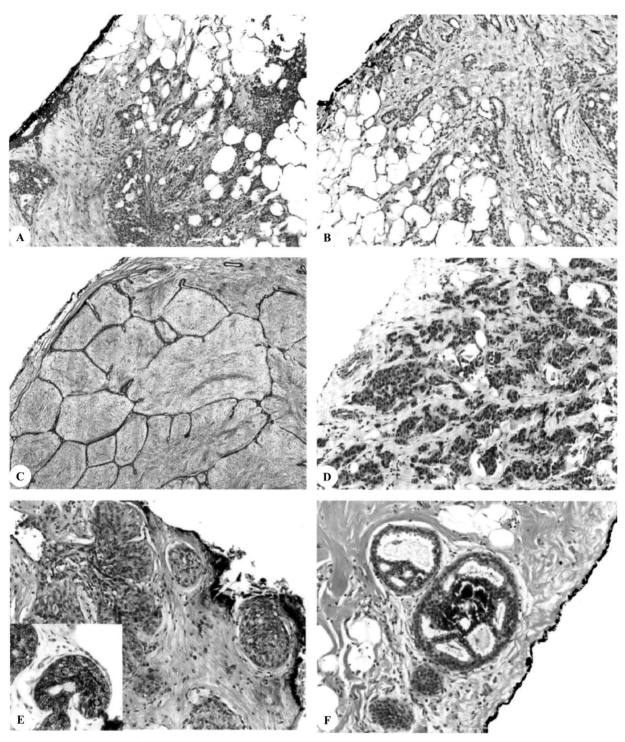

▲ 图 44-2　切缘评估

A 和 B. 浸润性癌累及墨染切缘。B. 免疫组织化学平滑肌肌球蛋白染色，局灶可见周围有肌上皮包绕的导管原位癌（右侧）。C. 良性叶状肿瘤（局灶）累及墨染切缘。D. 浸润性癌，距离墨染切缘的距离＜ 1mm。E. 实性型导管原位癌累及墨染切缘，该病变最初被误诊为浸润性小叶癌。插图为 E-cadherin 反应性，提示病变细胞的导管分化。F. 非典型导管增生，与墨染切缘的距离＜ 1mm。在这类病例中，应再切 HE 染色切片以排除导管原位癌和评估切缘受累的情况

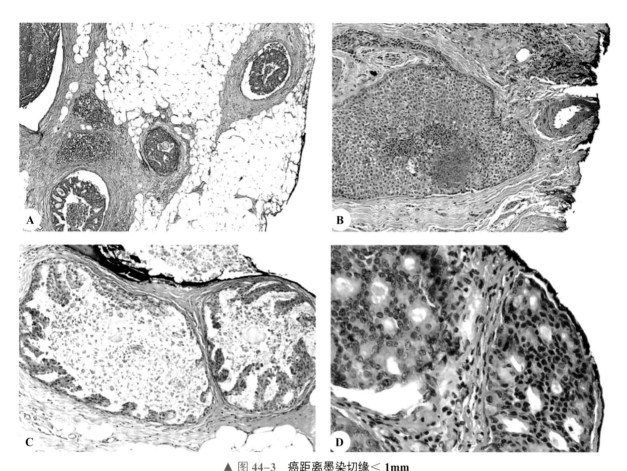

▲ 图 44-3　癌距离墨染切缘＜ 1mm

A 和 B. 导管原位癌距离墨染切缘距离＜ 1mm；C. 导管原位癌与墨染切缘之间仅有 0.1mm 的胶原及基底膜分隔；D. 墨染切缘与导管原位癌之间仅有基底膜

对于保乳治疗的患者，乳腺肿物切除后切缘的状态是预测疾病复发的一个重要指标。对 869 例经保乳治疗和放疗的Ⅰ期、Ⅱ期乳腺癌患者进行多变量分析，结果表明切缘状态是唯一可预测局部控制的指标[139]。在切缘阳性患者中，如果增加（"追加"）对瘤床的放疗剂量，则可改善局部控制。Mansfield 等[140] 对Ⅰ期、Ⅱ期乳腺癌患者进行多变量分析，经中位时间 40 个月的随访，认为切缘阳性是局部治疗失败的显著预测因素。

与切缘阳性或切缘状态未知的患者相比，切缘阴性患者的局部复发率更低[127, 141, 142]，但有充分证据表明，切缘阴性并不完全保证进行相同治疗的患者不会出现局部复发[143]。一项试验比较了经乳腺肿物切除或象限切除的"小"浸润性癌，都进行了放疗，患者的初次复发率分别为 8.6%、4.5%[123]。后续一项研究报道，行肿物切除的患者的 10 年复发率 18.6%，而行象限切除的患者的 10 年复发率则为 7.4%[144]。肿物切除患者的切缘阳性率为 16.3%，

象限切除患者的切缘阳性率为 4.5%，尽管切缘受累的情况下，也未再次切除切缘，但切缘的状态与乳腺肿瘤复发之间无显著的相关性。

美国国家外科辅助乳腺和肠道项目（National Surgical Adjuvant Breast and Bowel Project，NSABP）进行的一项研究[145] 发现，在乳腺肿物切除、未进行放疗的切缘阴性女性患者中，乳腺癌复发率接近 40%；进行放疗的切缘阴性患者，8 年局部复发率为 10%。NSABP 的这项研究中，如果墨染表面无肿瘤则为切缘阴性。其他研究报道了切缘阴性（放疗后）的乳腺癌患者的局部复发率，分别为 28%[146]、13%[147]、9%[148]、3.7%[142]、2%[107]、0%[129]。与最初切缘的状态相比，再次切除或残腔活检取材的最终切缘状态能更可靠地预测局部控制情况[141]。

Pittinger 等[127] 发现，随访 3 年或更长时间，切除并放疗后的乳腺复发比例在切缘阴性和邻近切缘是相同的。作者得出结论，保乳治疗患者"邻近切

缘时无须再次切除"。Kunos 等[149] 报道，距离为 ≥ 2mm 切缘阴性相比切缘＜ 2mm 来说，化疗及激素治疗的女性乳腺癌复发比例显著降低（2.1%）。

如前所述，SSO-ASTRO-ASCO 共识指南强调，浸润癌达到最佳治疗获益的最佳距离是"墨染处无肿瘤"，对于导管原位癌来说则是"距离超过 2mm"[128]。

（十七）局部乳腺复发的预后意义

乳腺癌局部复发与远处转移，以及因乳腺癌而导致死亡之间的关系还有争议。一些研究报道称，乳腺癌患者保乳治疗后，不论有无局部复发，在患者无病生存率方面无明显差异。也有人报道称，有局部复发的乳腺癌，是因为原发肿瘤本身更有侵袭性，导致局部及远处转移，而不是局部复发本身导致的全身性病变，所以只是预后稍差[150–155]。

Fortin 等[156] 评估了乳腺癌患者保乳术后接受放疗患者的生存，认为局部治疗失败可能是远处转移的原因。该研究纳入了 2030 例患者，中位随访时间为 6 年，10 年局部控制率为 87%。对于局部治疗失败的患者，其 10 年生存率（55%）显著低于无复发的患者。多变量分析显示，局部治疗失败是患者生存欠佳的显著预测因素。与无局部治疗失败的患者相比，局部复发女性患者由于乳腺癌而死亡的相对风险（RR）为 3.6，有全身转移者为 5.6。通过分析乳腺癌患者全身转移的时间，提示乳腺癌的局部复发可能是远处转移癌的来源。与无局部治疗失败

患者相比，有局部复发的患者的全身转移率更高。在乳腺癌治疗后 2 年内，两者的全身复发比例是平行的，但 2 年后有局部复发者的全身复发比例升高，约在 6 年时达到峰值。比较发现，治疗 2 年后局部控制的组乳腺癌患者，全身播散比例在有所降低（图 44-4）。因此，与局部得以控制的女性乳腺癌患者相比，局部治疗失败的患者出现全身复发的平均时间间隔显著更短（1050 天 vs. 1650 天）。在这项研究中，邻近切缘或切缘阳性患者的局部治疗失败比例（15.7%）高于切缘阴性的患者。于切缘阴性的患者相比，切缘阳性或肿瘤邻近切缘的患者更常发生全身转移（28% vs. 17%）。

关于切缘状态作为局部控制预测指标的研究，在所实施手术的一致性、病理评估的完整性、辅助治疗（如放疗）的方式、随访的时长等方面变化极大。不同研究间的变量有差别，同一研究内患者治疗方案的选择也有差别。例如，Solin 等[157] 对大体表现为切缘阳性，或镜下评估切缘弥漫阳性的患者采取的治疗方案为乳房切除术，对于选择保乳治疗的患者，在切缘阴性、切缘阳性、邻近切缘或切缘状态未知女性患者中，所接受的放疗总剂量也有显著差异。

（十八）保乳手术后的临床随访

影像学检查是保乳手术治疗后患者临床随访的重要内容[158]。在一项研究中，25%（47/189 例）的局部复发而无远处转移的乳腺癌，仅由乳腺 X 线检

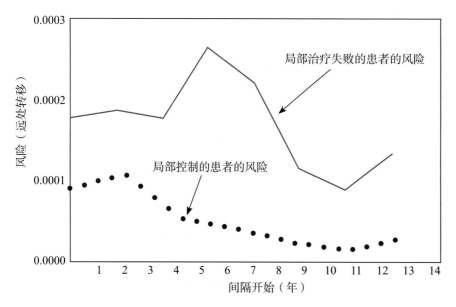

◀ 图 44-4　乳腺癌保乳治疗后的局部复发率及远处转移风险率
首次治疗后得到局部控制的患者，比局部治疗失败的患者全身转移的风险更低［经许可，转载自 Fortin A, Larochelle M, Laverdière J, et al. Local failure is responsible for the decrease in survival for patients with breast cancer treated with conservative surgery and postoperative radiotherapy. *J Clin Oncol*. 1999；17（1）：101–109，Copyright © 1999 American Society of Clinical Oncology.］

查发现的。正如所料，乳腺 X 线检出的病变小于触诊检出的病变。复发肿瘤≤ 10mm 的患者，5 年死亡比例及全身转移比例分别为 38%、30.7%；而复发肿瘤＞ 10mm 的患者，上述比例分别为 46%、54.4%，结果表明，保乳治疗后较早地检出复发肿瘤，对于患者的总体预后是有益的。

（十九）活检部位的再次切除

活检部位的再次切除可能适用于首次切缘有癌的病例，以及仍期望保乳、期望达到可接受的美容效果的病例。其他适应证可能还有活检部位存在残余"可疑"钙化灶、癌紧邻切缘、首次切除标本中存在与浸润性癌有关的广泛性导管内成分（extensive intraducatal component，EIC）（详见后述）、首次切除标本的切缘状态无法评估。对乳腺美容效果及是否进行放疗，可能会进一步影响再次切除的决策。

外科医生和病理医生应按照首次肿物切除标本处理的相同方式，处理再次切除的标本。标本应有定位（如缝线）并完整送检，且外表面应按照首次乳房切除标本相同的方式进行涂墨。有些外科医生可能希望获知临床或病理认为已受累切缘（如外侧切缘）的具体情况，对于这样的病例，外科医生应在标本上放置定位标记，并指明最终切缘。病理医生应对这类标本进行"垂直"取材，再切除标本切缘很少进行冰冻切片检查，除非是为了证实大体认为有癌，而进一步获取新切缘。这种情况下，大体评估残余癌的范围可能尤其不可靠。机化中的血肿、脂肪坏死、瘢痕，都可能误诊为癌。大部分再次切除的标本，尤其最大直径≤ 3cm 者，可全部送检进行组织病理学检查。较大的标本的取材数量，一般应遵循前述首次肿物切除标本的取材原则，不过也应取决于大体所见和再次切除的具体适应证。

Abraham 等[55] 回顾了 97 例大体阴性、所有组织送组织学检查的再切除标本，以形成对这类标本的处理指南。总体来说，处理了 1867 个组织块（每例 3 ～ 74 个组织块，平均 19.2 个），67% 的病例制备了 10 个或更多的组织块。结果发现 47 例（48%）再切除标本中有原位癌或浸润癌的残余，有残余癌的组织块数量为 1 ～ 41 块，占再切除标本组织块的比例为 2.4% ～ 100%。作者计算出，自大体良性再

切除标本中按照最大径 1cm 取材 2 块，可以通过更少的 315 块（17%）石蜡组织块，检出 97% 的对治疗有显著临床影响的病变。

（二十）浸润性癌中的广泛性导管原位癌成分

浸润性癌中的广泛性导管原位癌（ductal carcinoma *in situ*，DCIS）定义为导管原位癌超过整个浸润性癌区域（瘤块）的 25%，且相邻乳腺组织存在导管原位癌[4]。如果首次切除标本为浸润性癌伴广泛性导管原位癌，再次切除标本中发现残余癌，尤其是导管原位癌的可能性更大[135]。首次切除标本显微镜下切缘阳性的患者，如果标本中有广泛性导管原位癌，则再次切除标本中检出残余癌的可能性要大得多[4]。部分研究者已发现，广泛性导管原位癌是乳腺癌局部复发风险增加的预测因素[4, 127, 146, 159-161]。

Sinn 等[159] 将广泛性导管原位癌定义为导管原位癌的范围至少为浸润性癌的 2 倍，或肿瘤主要为导管原位癌。研究显示，广泛性导管原位癌与肿瘤级别低、切缘阳性、多灶性浸润性癌有关。多变量分析显示，与局部复发有关的因素，包括广泛性导管原位癌（相对危险度为 1.9）、高级别肿瘤（相对危险度为 1.76）、浸润性小叶癌（相对危险度为 1.65）、确诊时年龄≤ 40 岁（相对危险度为 1.39）、"血管侵犯"（相对危险度为 1.34）。然而，其他研究并未报道伴广泛性导管原位癌的女性患者局部复发率较高。在单变量分析中，广泛性导管原位癌具有显著的预测作用，而多变量分析中并没有预测作用[129, 130, 141, 147]。

Ohtake 等[162] 开发了一种计算机绘制浸润性癌患者导管原位癌分布的方法。该程序通过标本亚大体（subgross）连续切片所得信息，绘图重建乳腺导管系统的三维结构。在大部分病例中，导管内播散倾向于自浸润性癌向乳头分布。交通支为导管原位癌突破单一导管系统的播散提供了桥梁。这一方案的进一步发展，有望在临床实践中提供一种导管原位癌的定位方法。

目前，很多乳腺肿瘤是首先由粗针穿刺活检诊断的，尤其病变无法触及时。这种方法所得标本一般包括了部分主要病变和周围组织。Jimenez 等[163] 报道，粗针穿刺活检标本中导管原位癌和浸润性癌

的相对比例与这些成分在相应手术切除标本中的分布显著相关。在粗针穿刺活检标本中，如果伴导管原位癌的导管数占组织芯数的比例超过 0.5，则视为有广泛性导管原位癌，如果这一比例 ≤ 0.5，则认为无广泛性导管原位癌。在粗针穿刺后切除标本中，按照比例 > 0.5 计算，70% 存在广泛性导管原位癌；按照比例 ≤ 0.5 计算，则 36% 存在广泛性导管原位癌。在粗针穿刺标本为浸润性癌而无导管原位癌，后行切除活检的 29 例标本中，仅 2 例（7%）有广泛性导管原位癌。这些结果提示，粗针穿刺活检标本中描述导管原位癌累及的比例，可以预测切除标本中广泛性导管原位癌的存在，且可能有助于判定手术切除范围。

（二十一）"T" 分期

如果乳腺癌患者初次切除标本切缘阳性，再次切除标本中检出残余肿瘤，那仅根据初次切除标本进行"T"（浸润性癌最大范围）的评估可能并不精准。Brenin 和 Morrow[164] 发现，对于再次切除标本中有残余浸润性肿瘤的患者，其淋巴结转移的比例显著高于无残余肿瘤的患者。作者认为如果再次切除标本中有浸润性癌，可能会出现分期下调，尤其肿瘤为 T1a 至 T1b 分期（如浸润性癌 ≤ 1cm）的患者。

不过，迄今为止尚无精确的根据测量初次切除和再次切除标本而确定肿瘤大小的方法。这一问题难以解决，因为乳腺癌可能是非对称性的，且并不确定残余肿瘤的最大径是否应与原发肿瘤的最大径相加。任意程度的增加，不论多小，都可能对治疗产生重要影响（如分期从 T1c 改为 T2）。在最新版的 TNM 分期方案中，对大体检查切缘阳性的浸润性癌不能进行"T"分期。另外，对仅为"镜下"切缘阳性的浸润性癌可进行"T"分期[164]。

影像学技术的进步，为乳腺癌的术前"T"分期提供了可能性，且更大可能地确保了手术切除的充分性。已证实在评估胸肌受侵犯方面，MRI 比乳腺 X 线检查更为有用[165]。MRI 也有可能检出广泛性导管原位癌及其分布，也可检出多灶性、多中心性癌及其分布[166]。已证实超声在检出多灶性或多中心性乳腺癌方面有效，而传统的乳腺 X 线检查在这方面的作用并不明显[167]。

（二十二）肿瘤细胞侵犯淋巴管血管及保乳术后的复发

研究报道[101, 123, 132, 145, 146, 148]，切除乳腺肿物并放疗的病例，乳腺原发癌或再次切除标本中，肿瘤侵犯淋巴管血管，形成癌栓的情况与乳腺癌局部复发风险显著增加有关；但其他研究并未发现这一相关性[130, 158]。治疗方面的差异可能也是这些研究结果不同的原因，尚未明确放疗及化疗对有淋巴管血管侵犯乳腺癌的复发的影响。

（二十三）标本的影像学检查

对手术切除的乳腺组织进行影像学检查已进行了 100 多年[168]。早在 1913 年，德国外科医生 Salomon[169] 报道了用 X 线检查乳房切除标本，他将标本连续切开，以便将乳腺癌的影像学特征（包括钙化）和病理特征相联系。在此后很长一段时间内，这项研究的临床意义并不明显[170]，直到 1951 年，Leborgne[171] 对一例病例做出评论，"对手术标本进行 X 线检查，能对微小钙化进行定位并做组织病理学检查，因此有助于检出微小的乳腺癌"。

随着乳腺 X 线检查和其他影像学技术的应用，能比以前更早地检出乳腺癌[172]。乳腺 X 线检查之所以能检出癌，是因为软组织的改变、钙化，或"间期改变"，但乳腺的软组织改变不太适用于标本的 X 线检查。乳腺切除标本的 X 线检查过程中，乳腺组织受挤压导致结构关系的改变及切除标本中位置的改变，会造成即使与相应的乳腺 X 线结果对比，也难以准确比较相关特征。临床乳腺影像学检查的结果，一般不适合直接用于手术切除标本的 X 线检查，前者包括了实质和皮肤的改变、血管的异常及境界不清的病灶[173, 174]。有一种标本装置用于定位手术切除标本中的非钙化性病变[175]，如果将标本浸入水中，则影像学检查的质量可进一步改善（图 44-5）[175-177]。超声检查也可用于评估经术前超声定位的不可触及病变的活检标本[178]。

乳腺 X 线检查和标本影像学检查的应用，有助于确定影像 – 病理联系（图 44-6 至图 44-8）。病变中的钙化，则是临床影像学检查和标本影像学检查可见异常的内在标志。标本影像学检查为有钙化的不可触及病变提供了一个有效检查方法，且可以提示应进行组织学检查的部位[179]。对在乳腺 X 线检

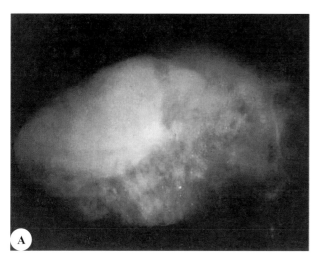 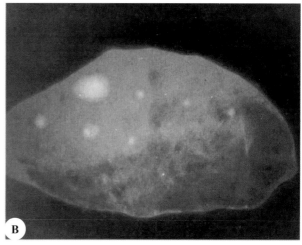

▲ 图 44-5　受挤压标本的 X 线检查

A. 未受挤压标本的 X 线检查，无明显的离散病灶。B. A 中标本受挤压后的 X 线检查。可见 7 个离散的结节，最大的结节为纤维腺瘤，其他为囊肿。标本受挤压可能会影响切缘的精准评估

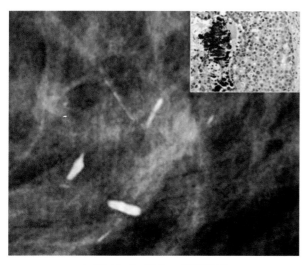 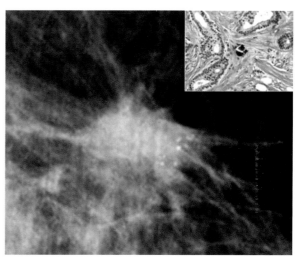

▲ 图 44-6　影像 – 病理联系

一例 54 岁女性患者左侧乳腺的 X 线检查放大观，可见线状、分支状铸型样钙化，切除标本中与之对应的高核级、中央有坏死的实性型导管原位癌中的钙化（插图所示）（图片由 Dr. Shabnam Momtahen 提供）

▲ 图 44-7　影像 – 病理联系

一例 63 岁女性患者右侧乳腺的 X 线检查放大观，可见星形软组织密度影，切除标本中对应高分化浸润性导管癌（插图所示）。X 线检查中病灶内所见钙化对应间质钙化

查中发现伴钙化的不可触及病变进行活检，约 25% 的病例检出癌[173, 174, 180]。

　　为有效评估乳腺标本的 X 线检查，获取当前可得的乳腺 X 线结果是有帮助的。关于标本 X 线检查的方案有多种，本章不会强调各自的优缺点，因为这主要取决于具体单位的人员设备及其他因素。因此，标本 X 线检查的操作及解读可能由病理医生、外科医生或影像科医生进行。不过，下述一些原则可适用于大部分单位。

　　应对完整的切除活检标本进行 X 线检查，如果可能的话，还要与乳腺 X 线检查结果进行对比。如果组织在做标本 X 线检查前已经切开，可能会影响对钙化分布的观察。标本位置，也就是标本定位的改变，可能会导致钙化的定位困难。粗针穿刺活检标本也应进行 X 线检查（图 44-9）。X 线检查过程中应注意避免标本受挤压[181]，因为这可能导致乳腺组织在二维方向上受压，而向另一方向扩张。可以通过仔细处理来维持标本完整性和定位，应用"三明治"式的取材方法可能有帮助[182]。

　　对于乳腺 X 线检查检出的不可触及病变，建议

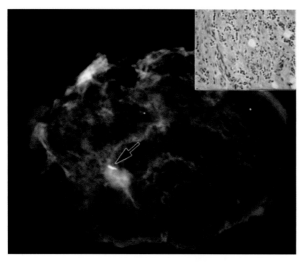

▲ 图 44-8 影像 - 病理联系

一例 57 岁女性患者乳腺肿物切除标本的影像学检查，可见标记粗针穿刺活检部位的夹子（箭）位于经典型浸润性小叶癌不对称、不规则的软组织密度影中（插图所示）

单独处理，制作常规切片。且如前所述，只有个别情况下才应做冰冻切片检查[3]。在一项 359 例乳腺 X 线检查出的病变中，68% 的病例术中冰冻切片检查做出了准确诊断，17.3% 的病例未做冰冻切片检查。进行冰冻切片检查的病例中，1.9% 的病例为假阴性，0.6% 为假阳性[38]。

标本 X 线检查的首要目标是证实伴钙化的不可触及病变已被切除，理想的状态是应在术中明确这一点，如果术中标本中无病变，外科医生可选择当时就切取更多的组织，术后影像学在这方面可能也是有用的[183]。术后乳腺 X 线检查可推迟至活检后 6～12 周，以将该操作引起的不适降至最低，并减少可能会影响乳腺 X 线检查的反应性改变[184]。据报道，漏诊病变的情况在粗针定位活检中高达 13.6%[185]，但在大部分研究中，漏诊率 ≤ 5%[186-188]。

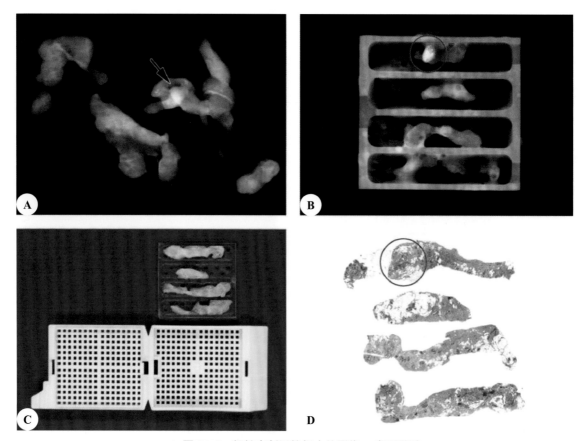

▲ 图 44-9 粗针穿刺活检标本的影像 - 病理联系

商业化的组织"托"使得影像 - 病理联系更容易，主要是可将一般质脆的活检组织维持其定位和完整性[229]。A. 一组粗针穿刺活检标本的 X 线检查，箭示可疑病灶处；B. 单个粗针穿刺活检标本，置入组织"托"中的 4 个独立区域之一，对标本托进行 X 线检查可见病变组织所处位置（圆圈处）；C. 组织托置入标准的组织包埋盒做组织处理，将活检标本按照组织"托"内相同的定位包埋入组织块；D. 组织切片与相应的标本定位相同，可以对圆圈内钙化及密度进行影像 - 病理比较［C 经许可，引自 Gallagher R, Schafer G, Redick M, et al. Microcalcifications of the breast: a mammographic-histologic correlation study using a newly designed Path/Rad Tissue Tray. *Ann Diagn Pathol*. 2012；16（3）：196-201.Copyright © 2012 Elsevier. 图片 D 由 Dr. O. Tawfik 提供］

手术造成病变变形，或标本被切开、标本位置异常等因素，可能造成标本 X 线检查的假阴性。也可因为术前定位不准确，操作过程中的夹子、导丝或穿刺针的移位而导致标本 X 线检查阴性。最后，在常规乳腺 X 线检查中，钙化的位置可能会被误判。此外，皮肤钙化可能会误判为乳腺实质内的病变[189]，切线视角及立体定向成像可证实这类钙化灶在皮肤内[190]。一种不常见的类似乳腺改变的皮肤异常是皮肤文身[191]。用文身粉末标记切缘，这也是一种引起医源性微钙化样颗粒的原因，可干扰标本 X 线检查的解读[192]。

有多种方案用于术前乳腺标记，以指引外科医生切除病灶，并尽可能将所需标本大小控制在最小范围，具体如病灶周围置入夹子、针、导丝[193, 194]，几年前则是注入染液[195, 196]。目前，几乎所有的定位方法都是置入有放射活性的粒子（radioactive seed localization，RSL）。

影像科医生在手术前数小时，将放射活性粒子即钛胶囊（"粒子"）置入乳腺病变内，该粒子中包括极少量放射活性的 ^{125}I。置入放射性活性粒子可指引外科医生切除病变，与置入导丝的目的相同，但无须粗笨的针，且没有移位和引起意外损伤的风险。相比导丝或穿刺针的置入来说，患者、影像科医生和外科医生也更容易接受放射活性粒子的置入，而且还有切缘阳性率更低、切除标本重量更轻（体积更小）等好处[197-199]，切除标本的大小是乳腺肿瘤切除重建手术重要的参考指标。"粒子"定位已成功地用于指导新辅助化疗后单发性肿瘤和多灶性肿瘤的手术治疗[200]。对于置入放射性粒子的乳腺标本的处理，也应遵循安全处理放射活性粒子的基本原则[201]，曾报道过处理这类粒子的事故[202, 203]。

多种定位技术可帮助外科医生和病理医生找出病灶。影像学检查后，在改变标本的位置之前，对照影像学检查结果，大体检查应能确定影像学检出的钙化或密度异常的部位。应完整切除标本中的病变区域并做好标记，其余组织也应切开，因为偶尔在切除活检标本中，伴钙化的良性病变周围可意外发现癌。

至关重要的是，切除活检标本送达病理科时，确认粒子或导丝仍在其内。病理医生必须在标本大体报告中描述粒子或导丝的情况。偶尔，定位导丝在术中已被意外横断，或术前已缩回至乳房且移出了病灶[204, 205]。在一例非常显著的病例中，收缩的导丝移动至同侧臀部的皮下组织[205]。

在粒子或导丝定位活检方法中，定位的病变大部分都是显微镜下才能看到的。除非有迫切的临床需求，否则不建议对这样的病例做术中冰冻切片检查[3]。关于这种情况下及其他情况下，术中冰冻切片检查是否能做出诊断，外科医生必须服从病理医生的意见。

通过对切除标本的影像学检查（图 44-9），可以更容易地确定粗针穿刺活检标本中的钙化，从而判定病变中的钙化是否已被切除，并有助于病理医生将显微镜下所见与影像学表现联系起来。

三、乳腺钙化的病理学

（一）磷酸钙成分的钙化

Frappart 等发现并描述了乳腺组织中的钙化[206, 207]，Tse 等概述了钙化的基本特征[208]，Sharma 等则提出了这些钙化背后分子机制的新见解[209]。乳腺 X 线检查中发现的钙化大多数是由磷酸钙组成的嗜碱性混合物，后者经过再沉淀变为羟基磷灰石钙[210]（图 44-10 和图 44-11），这种钙化属于 Frappart 中的 Ⅱ 型钙化，没有双折光性，在 pH 4.2 和 pH 7.0 的条件下与 von Kossa 染液和茜素红发生反应[211]。如果使用硝酸银/二硫代草酰胺，则形成黑色沉淀，但如果使用 5% 醋酸进行标本预处理，则不形成黑色沉淀[211, 212]。

根据乳腺 X 线检查的表现，乳腺的钙化用影像学术语来说大致分为"粗钙化"（>5mm）和"微钙化"（<5mm）。粗钙化通常与良性疾病有关，如硬化性纤维腺瘤。Foschini 等[213]描述了导管原位癌中磷酸钙成分的钙化模式，颗粒状钙化是由钙沉积在核碎片或分泌的黏液物质上所形成的钙化，板层状（沙砾体样）是钙沉积在蛋白质或黏液物质上形成的同心圆样钙化，而核碎屑的钙化仅见于高级别浸润性癌中伴坏死的导管原位癌。

（二）草酸钙成分的钙化

草酸钙成分的钙化属于 Frappart 分类的 Ⅰ 型钙化（草酸钙石），具有双折光性，无嗜碱性，von Kossa 染色其结晶为阴性[210, 212, 214]（图 44-12）。"草

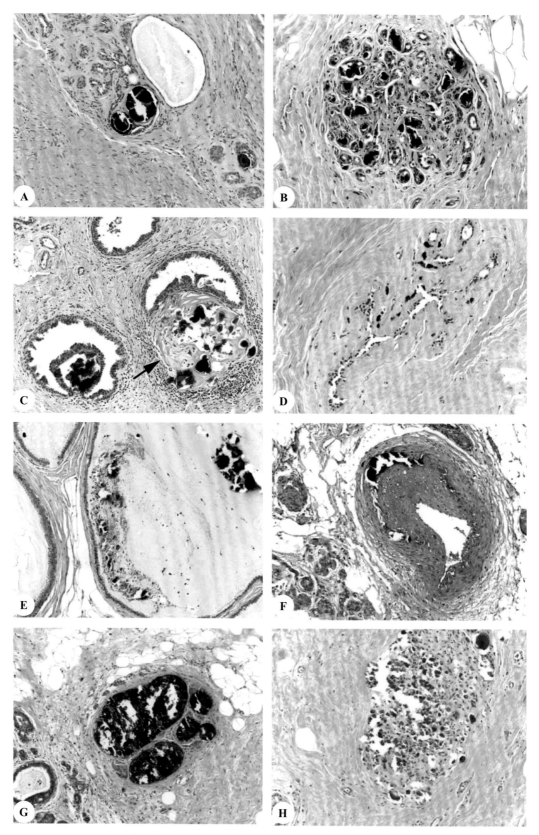

▲ 图 44-10　乳腺组织中的钙化

图示磷酸钙的各种结构。A. 小叶中的沙砾体样钙化。B. 硬化性腺病中的钙化。C. 位于一个伴柱状细胞增生乳腺导管内的"骨化"型钙化（箭）。也存在磷酸钙型钙化（左）。D. 显著萎缩的腺体中的钙化。本例患者为一名 90 多岁的老人。E. 充满黏液的囊腔内可见细粉状和粗颗粒状钙化物，周围有黏液溢出至间质内（图中未显示）。F. 动脉壁内钙化。G. 致密的间质钙化。H. 一例新辅助化疗后病理完全缓解的病例，可见导管内粗糙的钙化

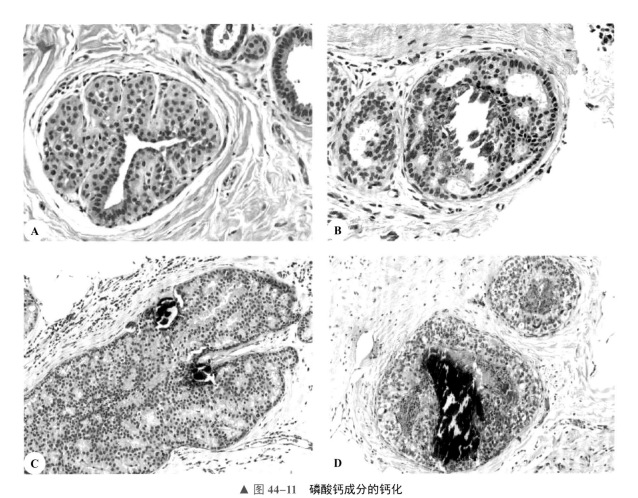

▲ 图 44-11　磷酸钙成分的钙化
图示钙化分别存在于非典型小叶增生周围的腺体中（A）、非典型导管增生中（B）、低级别导管原位癌中（C）
和高级别导管原位癌中（D）

酸钙石（Weddellite）"这一术语源于最初商业上使用的草酸钙是在位于福克群岛南部的威德尔海提取的，而福克群岛又以英国探险家 James Weddell（1787—1834）的名字命名[215]。草酸钙成分的钙化在 pH 4.2 时，不能被茜素红着色；在 pH 7.0 时，茜素红染色较弱或缺失。无论加或不加 5% 醋酸，使用硝酸银 / 二硫代草酰胺都会形成黑色沉淀[212]。因为草酸钙结晶是无色的，很难在 HE 染色切片中识别。它们易碎，有时还伴有多核巨细胞。完整的结晶可有各种不同的结构，包括重叠片状、玫瑰花样、束状、棒状和几何形状，如金字塔形、钻石形或梯形。

根据研究报道，在 66 例乳腺 X 线发现的钙化中，相应的组织学检测发现 9 例（13.6%）为草酸钙，72.7% 为磷酸钙，13.6% 为草酸钙和磷酸钙的混合物[210]，其他研究者也报道了相似的草酸钙和磷酸钙钙化发生率[216]。在 Tornos 等[212] 报道的 153 例标本中，单独有草酸钙的病例仅占 2%，而合并

有磷酸钙的病例占 10.4%。在乳腺 X 线检出钙化灶并活检的病例中，草酸钙结晶分别有 7.3%[214] 和 12%[217]。罕见情况下，草酸钙结晶可出现于乳腺的针吸抽吸标本中，一般呈簇状排列，在偏振光显微镜下有明显的双折光性[218]。

在标本 X 线片和临床乳腺 X 线片中，磷酸钙结晶和草酸钙结晶呈现经典的钙化图像。磷酸钙成分的钙化通常具有高至中等密度，可呈不规则形或呈独特的形状，在乳腺 X 线检查中可能会被误诊为癌；而草酸钙结晶则更偏向于形成低至中等密度的多面体沉积物[219]。对 2000 张乳腺 X 线片的分析显示，3% 女性有 2 种或 2 种以上的多面体微钙化[220]。

草酸钙结晶最常见于良性囊肿之中，特别是那些衬覆大汗腺上皮的、扩张的导管（图 44-12）[210, 212, 214, 216, 221, 222]，这种关联性表明大汗腺上皮合成、浓缩、分泌草酸或草酸钙。磷酸钙成分的钙化可能与良性导管中的草酸钙沉积同时出

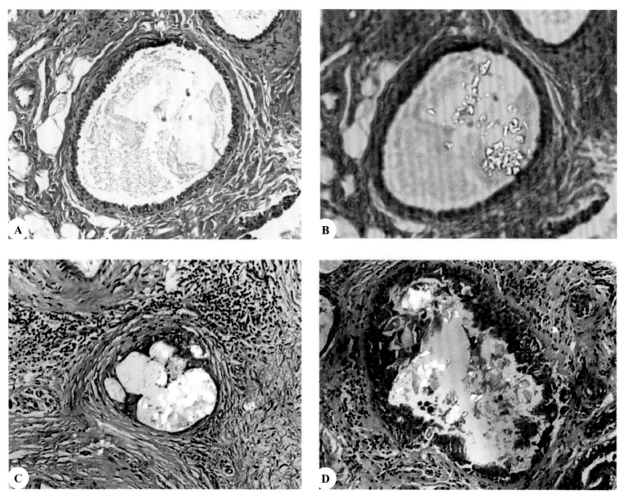

▲ 图 44-12　草酸钙成分的钙化

A 和 B. 单纯性大汗腺囊肿伴草酸钙结晶；B. 降低显微镜聚光器提高折射率时，（在 A 中微弱可见）结晶的可见度增强了；C. 乳腺轻度炎症中的钙化，表现为乳腺导管中亮的双折光性结晶；D. 在大汗腺化生的导管中可见双折光性的草酸钙结晶（偏振光）

现。虽然草酸钙结晶可见于乳头状导管原位癌，但在乳腺癌中不常见[207, 216, 223]。

有时候，乳腺 X 线检查发现了钙化灶，但在其对应的病理活检组织中却没有发现，这种病例大部分是草酸钙结晶造成的[224, 225]，需要应用偏振光观察切片。双折光性的微小碎片可能是较大晶体残余的唯一证据，有时在组织处理过程中结晶被弄碎或部分溶解。请参见后文关于非钙化性结晶的讨论。

（三）组织块中钙化物的定位

如果对钙化灶进行了活检，但在组织切片中并未发现钙化，此时对石蜡包埋组织块进行 X 线检查是必不可少的程序[226]，在组织块 X 线图像中很容易识别出钙化，如果有所发现则进一步对组织块进行深切。粗针穿刺活检标本应做 X 线检查以证实

其内有钙化[227, 228]。一种新设备可确保在显微镜下评估过程中，完好地保留粗针穿刺活检标本的定位（图 44-9）。乳腺 X 线确定钙化之后，收集粗针穿刺活检标本，放在组织托中，然后用 X 线检查证实钙化。带有相应 X 线照片的托盘送往实验室，然后将粗针活检组织放入包埋盒中，不要"打乱"粗针穿刺组织的方向，有助于发现粗针穿刺活检标本中的钙化[229]。

蜡块的处理过程中可能会丢失钙化灶，而这是常规组织学切片准备过程中的一部分。Winston 等[230]证实了切片过程中的钙化，包括一些超过石蜡切片厚度的颗粒，在切片过程中碎裂，继而从组织中"脱离"。

对于粗针穿刺活检标本的石蜡组织块，到底需要切多少张切片用于评估钙化，目前仍然存在一些

争议。出于当前或未来的辅助研究考虑，应保存组织。有鉴于此，推荐一开始评估至少两张 HE 染色切片的层面，两张的切片深度相距约 50μm。如有需要，可以进一步切片。Lee 等 [231] 提出了合理的建议，即虽然多个深度的组织学检查对评估钙化有用，但对于除钙化以外的原因（如有肿物），仅做一个水平的活检就足够了。

（四）美国放射学会的乳腺影像报告和数据系统分类

影像检查已被用于研究乳腺 X 线检查中出现的钙化灶，以细化与良性和恶性病变相关的钙化灶特征 [232-235]，包括单个小簇中颗粒的数量、小簇的数量、小簇状钙化灶之间的距离和小簇的面积。这些分析的数据可能会推动针对钙化灶的自动筛查影像系统的发展。

目前，根据美国放射学会乳腺影像报告和数据系统（American College of Radiology's Breast Imaging Reporting and Data System，BI-RADS），分类报告乳腺 X 线影像中的钙化 [236]。表 44-1 对 BI-RADS 分类进行了概述，其范围从第 1 类（"正常"）到第 5 类（"高度可疑"）。BI-RADS 应用中的变化可能导致分类错误，特别是第 3 类病变，即那些被解释为可能良性但需要短期随访的病变 [237]。病理医生应该努力熟悉 BI-RADS 系统的基本知识 [238]。

与癌相关的导管内钙化呈线性分布，通常有分支，而良性疾病的导管内钙化被描述为"杆状"。非导管内钙化的典型特征是出现点状、多形性或粗颗粒不规则沉积物，通常被描述为簇状、线性、节段性或区域性。

（五）钙化与乳腺原发性癌和复发性癌的关系

在联系病理诊断与影像学检查所见时，钙化灶的精确组织病理学分布是一个重要的考虑因素。虽然钙化灶的存在可能出现影像学上的异常而发现癌，但有一些钙化可能与乳腺癌无关，尤其是对为良性（BI-RADS 3）或可疑恶性的（BI-RADS 4）钙化病变进行粗针穿刺活检时，需要注意这一点。在某些情况下，通过标本 X 线检查和组织病理学观察的含有钙化的粗针穿刺活检标本，可能只是肿瘤周围不具代表性的组织。为了评估这个问题，Selim 和 Tahan [239] 研究了乳腺癌周围良性组织和乳腺癌中

表 44-1　乳腺影像报告和数据系统评估分类

类　别	含　义
0 类	**乳腺 X 线**：不完全，需要另外的影像学评估和（或）之前的乳腺 X 线检查来进行比较
	超声和 MRI：不完全，需要另外的影像学评估
1 类	阴性
2 类	良性
3 类	可能良性
4 类 *	可疑
4A 类	低度怀疑恶性
4B 类	中度怀疑恶性
4C 类	高度怀疑恶性
5 类	高度提示恶性肿瘤
6 类	活检已证实的恶性肿瘤

*. 按乳腺 X 线和超声分为 4A、4B 和 4C；经许可，引自 American College of Radiology BI-RADS® poster. Available from：https://www.acr.org/~/media/ ACR/Files/RADS/BI-RADS/BIRADS-Poster.pdf. Accessed April 8，2020.

钙化灶的分布，结果发现 31% 的病例中钙化仅存在于乳腺癌中，34% 的病例中钙化仅存在于距离乳腺癌 1cm 内的良性成分中，35% 的病例中癌和邻近的良性组织内均有钙化。这些研究结果强调，粗针穿刺活检标本的诊断要结合乳腺 X 线检查结果，以确定送检标本是否能代表病变的影像学改变。如果粗针穿刺活检标本诊断为良性病变，结果与乳腺 X 线表现不一致，应考虑切除活检以便进一步明确病变的性质。

钙化通常是乳腺癌保乳治疗后，肿瘤复发的重要线索。Dershaw 等 [240] 发现的 22 例复发性乳腺癌中，17 例（77%）至少存在 10 个钙化灶。77% 的病例中，钙化模式被归类为高度提示癌（BI-RADS 5），其余病例为提示癌需要活检（BI-RADS 4）。令人较担忧的粉刺状和粗颗粒钙化分别占 36%、14%，这些钙化常符合恶性模式。其他研究者未观察到保乳治疗后乳腺有同样程度的钙化特异性 [241]。当来自可能为乳腺复发部位的粗针穿刺活检标本显示钙化和良性组织学病理学改变时，必须与影像学检查结果和乳腺 X 线检查结果相结合，以确定是否应进行手术切除。

近年来，乳腺粗针穿刺活检技术已经发展到使用具有更大口径的活检针（8～11 号）的真空辅助装置，而不再使用小口径针（14～18 号）的半自动枪。正如本章其他地方所讨论的，由钛、钢、碳涂层陶瓷或复合材料制成的标志物应用越来越多，以在操作过程中提示活检部位。这些标记用于指引后续放射学检查（主要用于随访目的）、外科手术（特别是指导随后的导线定位和切除活检）和病理检查（特别是在新辅助化疗肿瘤完全缓解时提示瘤床）。然而，使用较大针头和真空辅助技术可以获取相对较大体积的组织，也产生一个较大的活检腔。据报道这种情况下，28% 的病例出现了放置的标记夹从活检部位移位或"迁移"超过 1cm[242]。为了防止迁移，设计了一种"带爪子"的，且周围有生物可吸收性胶原蛋白材料"填塞"的夹子。这些填塞物具有独特的"胶原样"组织学外观，且只引起极小的组织反应性改变。但是，这些物质在 7～14 个月内形成微钙化，可能会影响后续的影像学随访（参见本章后面关于 BioZorb 的讨论）。

（六）乳腺 X 线检查和标本影像学检查中钙化灶的变化

通过一系列乳腺 X 线检查，已证实了体内钙化灶的自发"消失"[243, 244]。容易发生这一过程的钙化物成分尚不清楚，但随访研究表明，相关的病变通常是良性的[245]。

值得注意的是，粗针穿刺活检标本在储存时可能会"丢失"钙化灶。一项研究表明，粗针穿刺活检标本在水溶液，包括 10% 福尔马林中储存几天后，在标本 X 线检查时就再也看不到原先乳腺 X 线检出的钙化了，但如果储存在乙醇内的标本则不会出现上述问题[245]。

乳腺内钙化灶数量和范围的增加引起人们对癌灶存在的关注。钙化区域的快速增大与高级别导管原位癌伴坏死（所谓的"粉刺型"导管原位癌）有关，而钙化速度较慢则是较低级别（"非粉刺型"）导管原位癌的特点[246]。根据钙化程度，所有导管原位癌的平均倍增时间为（118.0±111.2）天（范围为 18～539 天）。利用计算机图像分析，基于钙化分布的"非粉刺型"和"粉刺型"导管原位癌的平均直径分别为（255.8±71.1）μm 和（302.7±232.0）μm。

（七）钙化与系统性疾病

乳腺 X 线检查发现的钙化可能是全身性疾病的一种表现[247]。了解各种全身性疾病的各种钙化模式及其他形式的影像学异常，有助于鉴别原发性乳腺病变和全身性疾病。有一个具有诊断特征的病例，常规乳腺 X 线检查中发现局限于皮下血管钙化，随后被诊断为 Klippel–Trénaunay 综合征（以火焰痣、血管畸形和骨及软组织过度增生为特征）[248]。慢性肾衰竭可与继发性甲状腺功能亢进有关，导致包括乳腺在内的不同部位软组织和血管"转移性"钙化[249, 250]。据报道的一个极端病例为一例 30 岁终末期肾病女性患者，其乳腺纤维腺体组织被营养不良性钙化"完全取代"[251]。更常见的是，继发性甲状旁腺功能亢进导致间质营养不良性钙化[252]。乳腺钙化还可能是全身性和原发性淀粉样变性的表现[253]。

近期对乳腺动脉钙化文献的回顾性分析发现，这是一种"异质性"的发现，未发现这些钙化与糖尿病、慢性肾病和高血压有明确的相关性[254]。乳腺 X 线检查发现，纳入筛查的 50—68 岁女性中，9% 的患者有乳腺动脉钙化，15.4% 有糖尿病[255]。经过 16～19 年随访发现，在乳腺动脉钙化的女性患者中，心血管疾病所致的额外死亡率高达 40%（风险比，1.4；95% CI 1.1～1.8），而在糖尿病组患者中，心血管疾病所致额外死亡率为 90%（风险比，1.9；95%CI 1.1～3.2）。

Maas 等[256] 通过一项乳腺癌筛查项目，研究了与乳腺 X 线检查检测到动脉钙化相关的危险因素。在 1699 例女性患者中，有 194 例（11%）发现了动脉钙化。该比例随患者年龄的增长而增加，并与母乳喂养显著相关。Maas 等[257] 还报道，一组在乳腺 X 线检查中发现动脉钙化的女性患者，其发生心血管疾病的风险增加 23%。糖尿病患者发生动脉钙化的风险比非糖尿病患者高 58%。Kataoka 等[258] 发现在乳腺 X 线检查中检测到的动脉钙化，与冠状动脉疾病相关，比值比为 2.54（95%CI 1.03～6.30）。Maas 等[256] 也报道，乳腺动脉钙化与吸烟呈负相关。总之，研究表明，乳腺 X 线检查到乳腺血管钙化，可能会提示冠状动脉硬化性心脏病，特别是在女性糖尿病患者中[259, 260]。

（八）非钙化性结晶体

在唾液腺中发现的非钙化性结晶体，很少出现在良性的乳腺导管或小叶中，而可能与导管原位癌有关[261-263]。这些沉积物在乳腺 X 线中看不到，也不是双折光性的。组织学上，这些嗜酸性的、不同形状的类晶体沉积物（针状、菱形、六角形、片状和四面体）可大至 500μm，平均大小为 20μm（图 44-13）。结晶体表面的分泌物可以被阿新蓝、黏液酰胺和过碘酸 - 雪夫（PAS）染色。电子显微镜检查显示，结晶体电子致密，不含磷酸钙或草酸钙。乳腺结晶体的来源尚不清楚，但据推测，它们是由上皮细胞产生的异常分泌物中的蛋白质 - 碳水化合物复合物结晶形成的。

Liesegang 样环是由复杂的化学反应形成的同心圆样结构，偶尔会在伴妊娠样改变的良性乳腺和大汗腺囊肿中见到[264, 265]，这种同心圆状环在乳腺 X 线上并不明显，除非伴随钙化。

（九）粗针穿刺活检作为首诊程序

随着超声引导或立体定向粗针穿刺活检技术水平的提高，使得几乎所有影像学可检出的可触及、不可触及的病变活检成为可能。在一组 100 例直径至少 5mm 的这类病变中，36 例经外科活检证实的癌中有 35 例通过粗针穿刺活检得以准确识别[266]。用 14 号口径的针获取 5～6 个粗针穿刺活检标本，即可充分满足大部分病变的诊断。Liberman 等[267]发现，穿刺 6 针可诊断 92% 的乳腺 X 线检测到的钙化性病变，而穿刺 5 针足以诊断 99% 的占位性病变。

立体定向粗针穿刺活检获得的诊断和随后手术切除标本的诊断通常有很高的一致性。Gisvold 等[268]报道，如果至少穿刺 5 针活检组织，良性病变的一致性率（90%）略高于恶性病变（85%）。当穿刺组织少于 5 针时，良性和恶性病变的一致率分别下降到 66% 和 34%。关于 48 例乳腺癌的研究显示，立体定向粗针穿刺活检对于存在浸润性乳腺癌的阳性预测值（PPV）为 98%[269]。前后结果不一致的一例，是由于粗针穿刺活检标本中导管原位癌的碎片移位至脂肪组织内，被错误地判读为浸润性癌（图 44-14）。另外 15 例粗针穿刺活检标本诊断为导管原位癌，切除标本有 3 例检出了浸润癌。

Liberman 等[270-272]回顾性分析了粗针穿刺活检的诊断可靠性、"升级率"及其他方面的问题，普遍认为粗针穿刺活检与后续手术切除之间的肿瘤类型和分级之间有高度的一致性，激素受体和 HER2 状态也是如此。

（十）粗针穿刺活检引起的病理变化

谨慎地进行粗针穿刺活检操作，通常不会引起乳腺长期的结构变化而干扰随后的影像学检查[273, 274]。然而，由于粗针穿刺，乳腺组织中总是会发生一些创伤性变化（图 44-14 至图 44-26），在后续切除活检中可发现良性或恶性上皮移位至乳腺间质的情况。因穿刺而导致皮肤鳞状上皮碎片移位至乳腺，可形成表皮包涵囊肿[275]。

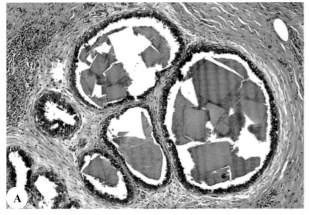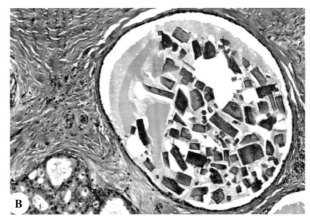

▲ 图 44-13　非钙化性结晶体

A 和 B. 图示与囊腔内的蛋白质分泌有关的典型矩形和三角形结晶体；B. 显示与结晶体相邻的一个导管上皮非典型增生

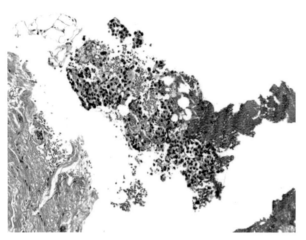

▲ 图 44-14　立体定向粗针穿刺活检标本中移位的癌

该标本被误判为浸润性癌。图示恶性上皮细胞呈游离簇状，与脂肪组织、血液混杂在一起。后续切除标本仅见伴其他移位上皮的导管原位癌

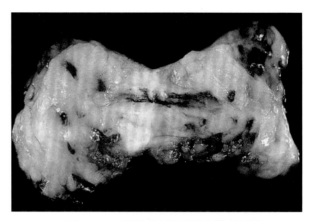

▲ 图 44-15　粗针穿刺活检的创伤性影响

该切除活检标本为粗针穿刺活检后 1 周所做。标本已被切开，以便显露出针道

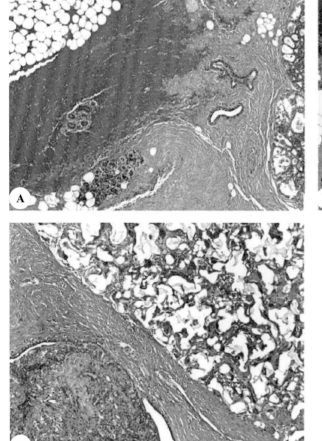

▲ 图 44-16　粗针穿刺活检的创伤性影响

A. 该切除活检标本为 X 线粗针定位术后 2h 所做。注意针道中的新鲜出血灶和导管内的血液。B 和 C. 对固定到乳腺组织中的各种"定位夹"的反应（B 插图显示细节）

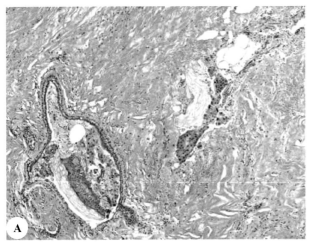

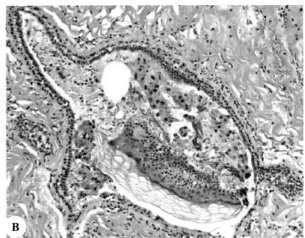

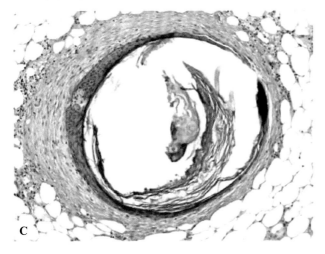

▲ 图 44-17　皮肤组织移位至乳腺组织内

A 和 B. 粗针穿刺活检部位附近的导管中，有一簇移位的表皮碎片和增生的大汗腺上皮细胞簇。活检针道（A）中有移位的大汗腺上皮细胞。C. 另一例切除活检标本，表皮移位形成表皮囊肿，并被增生的反应性纤维化组织包裹。本例粗针穿刺活检是在大约 3 周前进行的

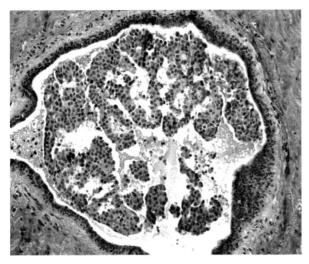

▲ 图 44-18　导管内移位的上皮细胞

细针穿刺活检后，形态完好的导管腔内可见移位的乳头状非典型大汗腺细胞的碎片

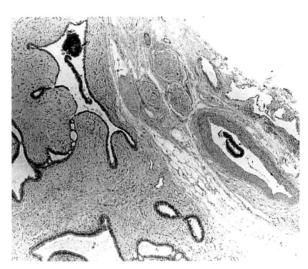

▲ 图 44-19　纤维腺瘤中的良性上皮细胞移位

细针穿刺活检后，游离的上皮移位到良性肿瘤的上皮裂隙中（左）和动脉内（右）

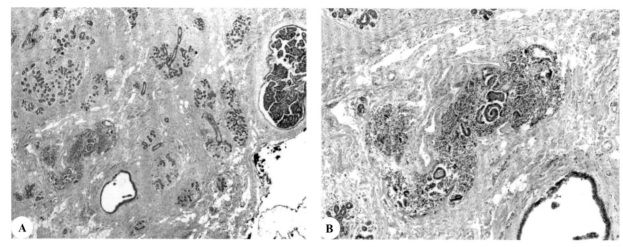

▲ 图 44-20　移位的乳头状瘤碎片

A. 粗针穿刺活检 1 周后，切除活检证实间质内出现移位的乳头状上皮碎片（左），来源于导管内乳头状瘤（右）；B. 移位的良性乳头状瘤上皮的高倍镜观

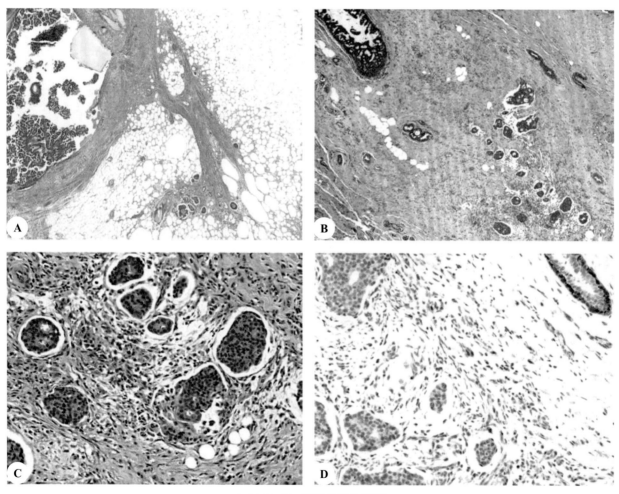

▲ 图 44-21　移位的乳头状癌

A. 粗针穿刺活检后，囊内乳头状癌（左）在伴脂肪坏死的愈合过程的针道内（右）种植。B 至 D. 来自一例粗针穿刺活检后的非浸润性微小乳头状癌。B. 导管原位癌（左上）和活检针道中移位的导管原位癌（右）。C. 移位的导管原位癌的高倍镜观。D. 平滑肌肌动蛋白免疫组织化学染色显示，移位的癌细胞簇周围没有肌上皮细胞。良性导管周围肌上皮免疫组织化学呈明显阳性（右上），移位的癌细胞周围间质肌纤维母细胞也有着色。一些情况下，通过适当的免疫组织化学染色，可在游离的导管原位癌细胞簇周围检测到肌上皮细胞

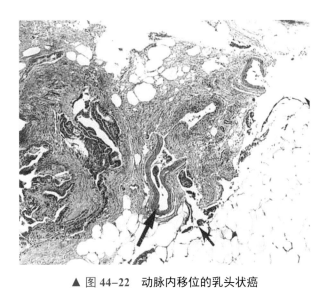

▲ 图 44-22　动脉内移位的乳头状癌

图示粗针穿刺活检所致的部分针道（小箭）。动脉（大箭）和中央的间质中可见移位的癌细胞。图左侧为乳头状肿瘤

有粗针穿刺活检术导致乳腺癌移位至皮肤的病例报道，粗针穿刺活检术后，在真皮淋巴管内，发现了吞噬含铁血黄素的巨噬细胞和癌细胞，乳房切除标本中可见针道、乳腺淋巴管中有移位的导管原位癌[276]。Stolier 等[277] 报道了 2 例患者在"多次乳腺穿刺活检"后，皮肤真皮层内的癌细胞聚集，其中一例患者在粗针穿刺 34 个月后发生皮肤复发。Chao 等[278] 描述了 2 例在既往粗针穿刺活检部位皮下出现癌复发的病例，复发时间分别为活检后 12 个月、17 个月。第 3 例患者的乳房切除标本，在显微镜下发现皮肤有癌细胞聚集。Savarese 等[279] 报道，一例 79 岁女性患者在 12 个月前经皮穿刺活检部位的锁骨窝处皮肤，出现了肿瘤种植。

粗针穿刺活检后，乳腺间质内和血管内可见到移位的导管原位癌，这些移位的导管原位癌碎片类似间质浸润。偶尔，会误诊为浸润性癌。提示导管原位癌移位的组织病理学表现，包括乳腺间质内人为裂隙中有散在的、游离的癌细胞碎片，伴有出血、脂肪坏死、炎症、吞噬含铁血黄素的巨噬细胞或肉芽组织。导管原位癌中常见的钙化和泡沫样组织细胞可能与间质或血道中移位的癌细胞有关。目前尚不清楚，粗针穿刺活检可能促进肿瘤细胞在淋巴管血管内播散的程度。

乳头状病变由于本身结构易碎，粗针穿刺活检后特别容易发生上皮移位[280-282]。乳头状病变中粗针穿刺活检部位的反应性变化包括梭形细胞增生的结节性病灶，由增生的肌纤维母细胞和血管及炎症细胞组成[283]，在这些结节中可发现陷入的良性和恶性乳头状上皮。

Boppana 等[284] 回顾性分析了进行过细针穿刺活检的 100 例连续的乳腺癌病例，注意到在 36% 的病例中出现了上皮移位的碎片。Youngson 等[285, 286] 回顾了 43 例经 14 号针穿刺活检诊断的乳腺癌，然后进行手术活检和（或）乳房切除的连续病例，结果 12 例（28%）在原发病变之外发现了移位的上皮碎片。这些病例都进行了多种针刺手术（全部 43 例都有局部麻醉注射，其中 22 例做了粗针定位，18 例做了缝合，1 例做了细针穿刺活检）。Hoorntje 等[287] 报道，14 号针穿活检术后，在 50%（11/22 条）的针道内发现了移位的癌细胞。在前瞻性研究中，这些研究者发现活检后 7～35 天（中位天数为 25 天），检查的 64%（7/11 条）的针道内有移位的癌细胞。自从引入了用 11 号针的真空辅助立体定向活检以来，针道中上皮移位的比例已经大幅降低，但并未消除[270]。

上皮移位的临床意义远未明确。Chen 等[288] 研究了在乳腺癌保守手术治疗加放疗后，粗针穿刺检在诱发乳腺癌复发中可能的潜在作用。诊断性粗针穿刺活检后，进行手术切除乳腺癌的女性患者的复发率为 2.3%，低于未行粗针穿刺活检而行穿刺定位活检患者的复发率（5.4%）及非影像引导切除的可触及肿瘤患者的复发率（10.3%）。尽管其他因素（如切缘状态和肿瘤大小）可能影响了这些结果，但研究表明，发生在粗针穿刺活检部位的大量上皮细胞移位，并不是导致乳腺癌复发的主要因素。很多病例后续手术切除了活检部位和针道，消除了移位的癌细胞可能带来的局部复发风险。

上皮细胞移位可能会引起具有挑战性的组织病理学诊断问题，了解之前的粗针穿刺活检病史，可能有助于防止误诊为浸润性癌。乳腺癌的诊断不应该仅根据间质内存在上皮，因为在良性乳腺病变中，特别是乳头状导管上皮增生和导管内乳头状瘤，可观察到粗针穿刺活检后上皮细胞的移位。

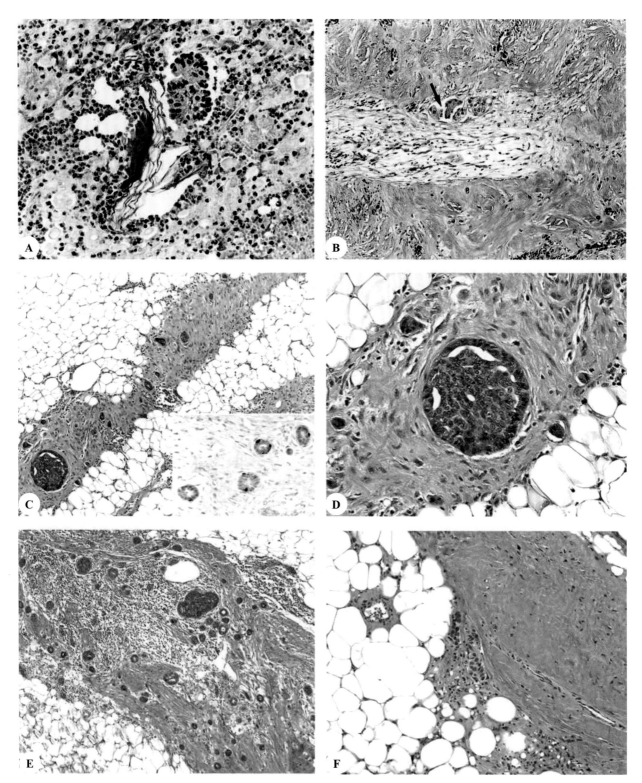

▲ 图 44-23　针道中移位的导管原位癌

A. 针道中移位的乳头状癌和鳞状上皮细胞（可能来自皮肤）的碎片，被炎症细胞围绕；B. 在愈合中的针道肉芽组织内，可见移位的导管原位癌的碎片（箭）；C 和 D. 切除活检标本中，沿着愈合中的线状针道分布着上皮细胞簇，肌上皮细胞在一些移位的上皮细胞簇周围呈核 p63 阳性（图 C 中插图）；E. 在切除活检标本中，沿着愈合中的线状针道（12 天）分布的移位上皮细胞簇；F. 这是第 21 天时针道内移位的癌细胞

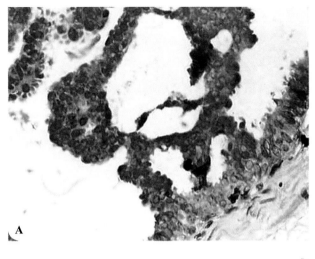

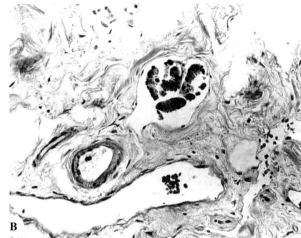

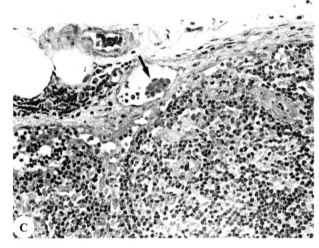

▲ 图 44-24　乳腺淋巴管内移位的导管原位癌和腋窝淋巴结内的癌

本例患者在切除活检之前，进行了细针穿刺活检和立体定向定位。A. 微乳头状导管原位癌；B. 淋巴管内的导管原位癌细胞簇；C. 乳腺活检发现淋巴管内有癌细胞后，行腋窝淋巴结清扫，淋巴结被膜淋巴管内可见小簇癌细胞，如本图所示（箭），边缘窦内也可见小簇癌细胞

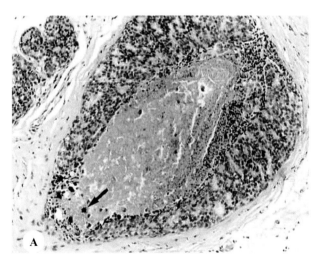

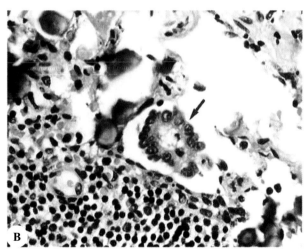

▲ 图 44-25　乳腺内移位的导管原位癌和腋窝淋巴结内的癌

A. 乳腺 X 线检出钙化，对乳腺不可触及的病变行立体定向粗针穿刺活检，切除标本发现高级别导管原位癌，导管原位癌中可见小颗粒状钙化（箭）；B. 腋窝淋巴结边缘窦内有一小簇癌细胞（箭）和钙化灶，本图为 A 查见导管原位癌后进一步处理所见

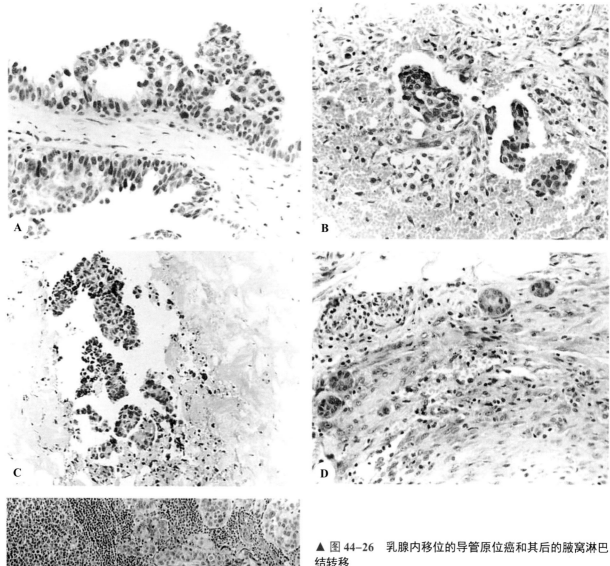

▲ 图 44-26　乳腺内移位的导管原位癌和其后的腋窝淋巴结转移

A. 1987 年，该患者因乳腺 X 线检出钙化而进行了细针穿刺活检。如图所示，此后不久进行的切除活检可见乳头状和筛状型导管原位癌。B 和 C. 活检标本中有移位的导管原位癌碎片。D. 在后续乳房切除标本中，活检处肉芽组织内可见这些移位的癌细胞簇。在 1987 年的乳房切除标本中，乳腺内没有发现浸润性癌，8 枚腋窝淋巴结也没有发现转移癌。E. 1994 年患者出现同侧腋窝肿瘤，证实为淋巴结转移性乳腺癌。其生长方式与之前的导管原位癌生长方式相同。对这种情况的一个可能解释是，导管原位癌在 1987 年移位到淋巴结时便存活了下来，间隔 7 年后，进展为浸润癌。对侧乳腺中未检测到癌

在有上皮移位的背景中，淋巴管血管内出现癌栓的意义尚不明确。在获得进一步的信息之前，即使未发现明确的乳腺间质浸润，淋巴管血管内出现癌栓应被视为发生前哨淋巴结转移的危险因素。作为一般原则，淋巴结被膜或被膜下窦中的癌细胞应视为转移癌，即使乳腺内未发现间质浸润。这些病例的乳腺实质内，针道附近的淋巴管血管内可能

有，也可能没有癌细胞。根据我们的经验，有一例不同寻常的病例，粗针穿刺活检诊断为导管原位癌而行乳房切除术 7 年后，腋窝淋巴结发生弥漫性转移。该患者行乳房切除术时，在腋窝切除的淋巴结常规切片中并没有发现转移癌。经重新回顾切片，在乳腺粗针穿刺活检部位的淋巴管内查见癌细胞。

据报道，高级别和三阴性癌发生肿瘤种植的可能性更大[289]，而真空辅助的粗针穿刺活检发生肿瘤种植的可能性较小[290]。对于部分病例（如较大的乳头状肿瘤）可以考虑在手术时切除活检部位，特别是针道不在后续放疗的范围之内时[291]。

近年来，虽然细针穿刺活检作为初筛占位病变的方法，不如粗针穿刺活检受欢迎，但它的优点是对设备的需求较少、费用较低。细针穿刺活检造成乳腺组织创伤的程度较小。Sennerstam 等[292] 报道，在斯德哥尔摩卡罗林斯卡研究所的一项关于"严格匹配患者组"研究中，诊断乳腺癌 5～15 年后，粗针穿刺活检与细针穿刺活检相比，粗针穿刺活检相关的远处转移率较高。

（十一）热（烧灼）效应

用于切除组织的热（烧灼）仪器通过凝固切割面来减少出血，这些仪器降低了活检腔内形成血肿的风险，并且可以在较短的时间内完成手术[293]。但是，热烧灼效应会在切除组织产生显著的变化。即便是按照标准操作时，也会有 ER 活性表达降低的报道[294-297]。对电灼治疗的乳腺（和前列腺）标本研究也表明有免疫反应性的降低[294, 295]（图 44-27）。

由热损伤引起的乳腺组织病理学变化与在其他部位观察到的变化相似。标本表面的热损伤最为严重，通常穿透深度不超过 1mm。仪器的运作方式、组织的组成和标本的大小影响热损伤的强度和深度。最显著的影响是细胞学细节的改变，镜下结构可能会相当扭曲，以至于鉴别正常组织、增生组织和肿瘤组织都非常困难（图 44-28 和图 44-29）。即使在严重的烧灼效应下，使用 CK5/6 和 34βE12 仍可有助于确认切缘上有无导管原位癌[298]。由于组织边缘或表面的损伤最严重，热烧灼的人为假象会严重影响对切缘的评估（图 44-28 和图 44-30）。如果切除是在癌周围，伴很少乳腺实质或不伴乳腺实质，肿瘤本身也可能会发生热损伤。除了影响激素受体检测结果外，这种组织学人为假象还可能影响肿瘤的诊断或分类，以及影响组织学分级的评估（图 44-29、图 44-31 和图 44-32）。热损伤人为假象可能使我们无法确定肿瘤之外的组织中是否有导管原位癌。有可能遇到罕见的情况，即烧灼引起整个切除活检标本的变化非常严重，以至于无法诊断、无法确定或无法否认癌的存在（图 44-28 和图 44-29）。在这种情况下，可进行再次切除以确定活检部位是否仍有癌。由于原发性肿瘤的特征对预后评估和确定治疗至关重要，对这样的患者则不知道是否有癌、预后如何，以及应该如何治疗。幸运的是，这种情况并不常见，但提醒我们，手术活检的主要目的是获得标本供组织学诊断，手术应该以最有可能实现这一目标的方式进行。

超声刀解剖仪器的使用使得解剖变得安全（如果较慢的话），且止血更好、人为假象更少，在乳腺手术中已有了一定应用。超声刀利用"谐波"频率范围内的高频振动来切割和凝固组织。由于比电灼设备的操作温度低，它引起的热损伤假象较轻微[299, 300]。

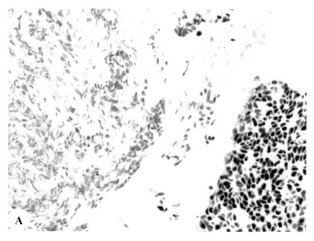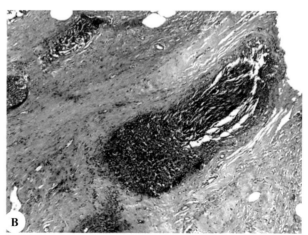

▲ 图 44-27　热烧灼效应

A. 该活检标本显示右侧保留完好的癌组织，细胞核呈 ER 阳性。左侧灼烧过的癌组织不着色。B. 具有明显烧灼效应的导管原位癌。对这种病灶不应进行免疫组织化学检测

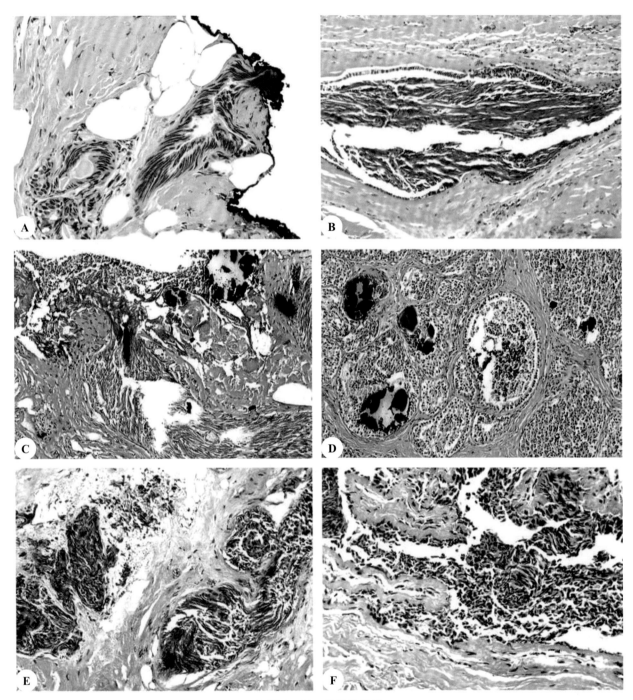

▲ 图 44-28　热烧灼效应

A 和 B. 导管上皮变性和间质玻璃样变，是严重烧灼损伤引起的典型变化。对这种组织无法准确进行诊断。C. 在墨染切缘存在钙化和伴严重烧灼效应的导管。这部分的切缘无法进行判读。D. 是 C 中所描述标本的较深处组织，显示烧灼引起的排列紊乱的导管增生伴钙化。无法做出特定的诊断。E. 在这个活检标本中，最严重的烧灼相关改变位于左侧，靠近组织表面。F. E 所示标本的深处的导管，烧灼效应稍轻。无法对 E 和 F 中所示的组织进行诊断

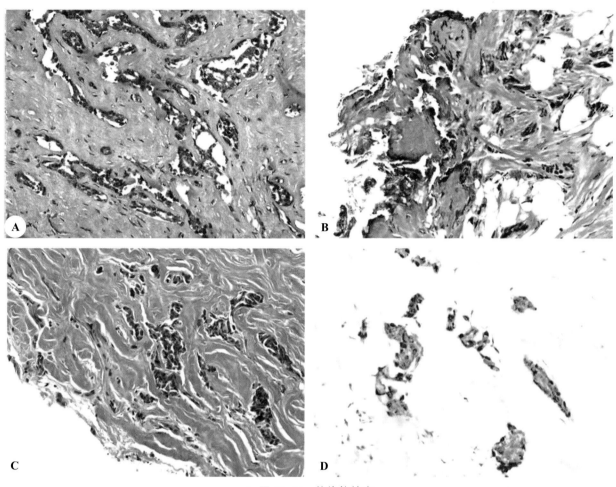

▲ 图 44–29　热烧灼效应

A 和 B. 细胞黏附性缺失、细胞收缩和上皮细胞脱落，是腺体特征性的烧灼表现。既不能排除浸润性癌，也无法做出准确诊断。在这些病例中，由于严重的背景反应（未显示），免疫组织化学染色也不可靠。C 和 D. 腺上皮增生伴显著热烧灼变性，不能排除浸润性癌；然而，由于 ADH5 免疫组织化学染色在每个腺体（上皮细胞为红色）周围勾勒出肌上皮细胞核（棕色），因此最终诊断为"破碎的良性腺上皮伴人为假象"

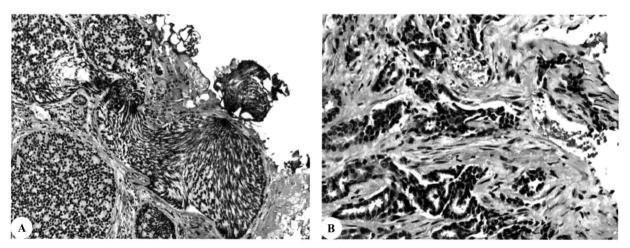

▲ 图 44–30　热烧灼效应

A. 组织切缘因烧灼效应而扭曲。这个区域可以解释为切缘上有导管原位癌，因为它与下面的癌相连续。B. 另一个标本的切缘上散在分布着扭曲腺体，结合病变的背景，可以合理地解释为浸润性导管癌

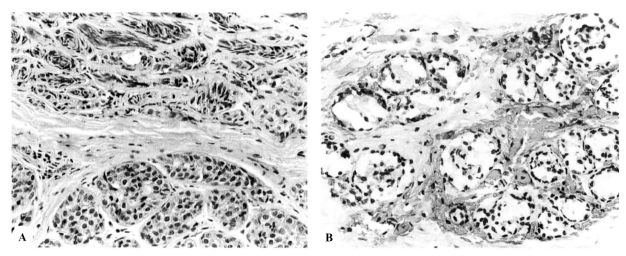

▲ 图 44-31 热烧灼效应，小叶原位癌

A. 由于烧灼效应，该图的上部区域无法解读，下方为小叶原位癌；B. 因热损伤而使上皮细胞变形的小叶组织无法诊断

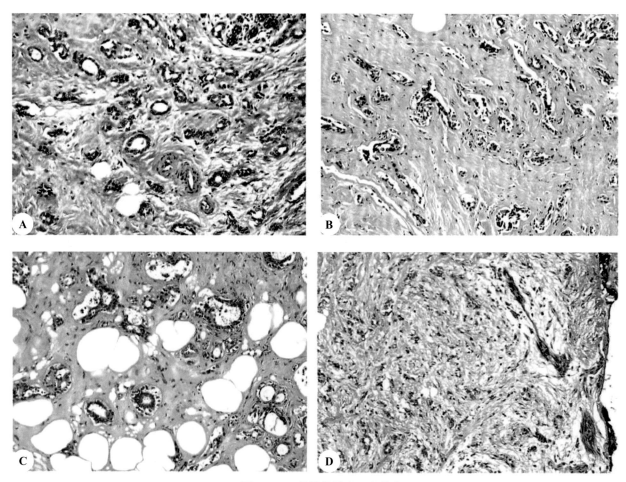

▲ 图 44-32 热烧灼效应，小管癌

A. 位于活检标本中心的小管癌。B 和 C. A 所示标本的相邻部分，腺体结构在 C 中很明显，这可能是癌的一部分。对 B 无法明确诊断。D. 在标本表面有严重的烧灼效应，无法对墨染切缘进行诊断

四、乳房切除术标本

有多种不同的乳房切除术，包括根治术、改良根治术、单纯切除术、保留乳头切除术、保留皮肤切除术和部分切除术。一般来说，乳房切除术已经从既往的大标本进化到现在的小标本，也就是说，是从"切除"到"帮助乳房重建"的趋势[301]。近年来，在威尔-康奈尔医学中心进行的乳房切除术，50% 以上都是保留乳头和皮肤的手术方式。这种治疗术式的规范变化也被称为从"最大耐受治疗"转变为"最小有效治疗"[302]。外科医生应该标明每个病例进行的乳房切除术类型，因为不是总能在标本的大体检查中确定这些信息。

对乳房切除标本进行大体描述的目的是为了记录手术范围和被切除组织的特征。标准的根治性乳房切除术，在目前的实际工作中几乎已经绝迹，可以根据标本中的特定位置，特别是肌肉节段的位置来定位，但是对已经取代了乳腺根治术的各种类型乳腺改良切除标本而言，则没有那么容易来定位。外科医生应标记标本是否有任何不寻常的情况，以及标记具有重要标记意义的部位，如腋尾区域，这是非常重要的。

标本的外观描述应包括总体大小、直径和皮肤瘢痕或切口的外观、乳头和乳晕（如果存在）的外观、有无肌肉和腋窝组织，以及任何明显可触及病变的位置。应记录切除乳腺的重量，这与乳腺重建有关。越来越多的标本来自保留皮肤和乳头的乳房切除术，前者指的是以保留乳房大部分皮肤的方式切除乳腺，并用假体或患者自身组织填充手术腔隙。

通过将其皮肤侧向下摆放而确定 4 个象限，很容易对标本做出解剖定位，就像从背后往前方看着这位患者。应检查标本外侧没有皮肤覆盖的表面有无肿瘤累及并涂上墨汁标记。如果外科医生没有切除相关肌肉，那么位于胸大肌和胸小肌之间筋膜内的肌间（Rotter）淋巴结是可以没有的，除非外科医生单独送检。

应间隔约 5mm 对乳腺进行一系列平行切口切开（如果可能的话间隔可以更小），这些切口应该从乳腺基底部一直延伸到皮肤。如果存在肿瘤，应按照与活检标本相同的方式来描述肿瘤。应注意活

检部位的大小和特征，包括凹陷区域，不要将这些纤维化区域误认为是肿瘤。因为在大体上，愈合中的活检腔可能与癌难以区分。也应记录其余乳腺实质的表现，包括脂肪和纤维间质的相对比例，所有散在病变的大小、位置和特征，有无囊肿。一般建议从肿瘤和（或）活检部位、乳头、皮肤、各象限和切缘处进行取材做组织学检查，包括肿瘤下方的深部基底组织及没有被皮肤覆盖的浅表面。

Sikand 等[303]通过研究 200 多例连续乳房切除标本，对随机取材的价值提出了质疑。在 21% 的乳腺浸润性癌病例中发现了多灶性病变，但在 34 例导管原位癌中没有发现多灶性肿瘤。总的来说，如果将乳头 Paget 病和乳腺象限内的癌综合考虑时，7% 的乳房切除标本发现了多灶性肿瘤。他们的结论是，仔细的大体检查可以检测到 50% 的多灶性癌，而这些信息具有很少的临床意义。英国国家卫生服务乳腺癌筛查计划（UK National Health Service Breast Screening Programme）指南指出，乳头和各象限的常规取材不是强制性的，应该在"条件允许"的情况下进行[304]。但是，其他地区通常建议对大体无异常的乳头和其他象限取材，因为可能检出未考虑到的浸润性癌，并为乳房重建提供相关的信息。

即使临床并没有考虑到，乳头的纵向取材通常足以检查到 Paget 病或直接侵犯乳头的浸润性癌。随着增加对乳头的切片，可以检测到未被怀疑的癌组织，但这些通常是输乳管中的 Paget 病或导管原位癌，对乳房切除患者的临床意义可以忽略不计。因此，常规工作中对乳头的多切面制片并没有性价比。保留乳头的乳房切除通常不适用于生物学行为不良、晚期或与乳头距离小于 2cm 的肿瘤[305]。乳头溢液和乳头 Paget 病也是保留乳头乳房切除的禁忌证。乳头切缘的术中冰冻切片是一种有用的做法，可以帮助确保保留乳头的乳房切除术后的低复发率[40, 306]。

一般来说，每个象限会随机选取两个组织切片，但如果大体检查可疑，或是由于导管原位癌、小叶原位癌、作为"预防性"程序而进行的乳房切除，会进行更广泛的取材。

五、腋窝的检查

（一）腋窝的临床分期

要做好腋窝的分期，需要对至少 10 枚淋巴结进行组织病理学检查[69]。通常，腋窝 Ⅰ 级和 Ⅱ 级淋巴结的取材应找到约 15 枚淋巴结，而如果包括 Ⅲ 级淋巴结则应接近 20 枚淋巴结。腋窝淋巴结病理学部分问题详见第 43 章。本章后面的一个单独章节中，将讨论前哨淋巴结的活检。

（二）腋窝的非手术影像学分期方法

术前检测腋窝淋巴结内转移癌的临床方法已经发展了多年，但其效果还不足以常规使用[307, 308]，这些方法包括注射放射性示踪剂（如 ^{99m}Tc）[309-312]、计算机断层扫描（CT）[313, 314]、MRI[315-317]、采用放射性标记葡萄糖类似物的正电子发射断层扫描（PET）[318, 319]、超声扫描。前哨淋巴结活检的出现很大程度上掩盖了这类技术的作用。

尽管如此，超声引导的粗针穿刺活检和细针穿刺细胞学检测，可用于证实腋窝淋巴结中的转移癌[320, 321]，特别是新辅助化疗的情况下，应在腋窝淋巴结活检部位放置标记夹，以确保新辅助化疗后转移癌完全缓解后，原有淋巴结纤维化萎缩时能找到该部位。

已发现超声引导下行腋窝淋巴结的细针穿刺细胞学检查，对未经治疗病例的阳性预测值为 98.7%，阴性预测值（NPV）为 81.8%[322]。细胞学抽吸物可以进行涂片 Diff-Quik 染色、酒精固定巴氏染色或 HE 染色，或进行液基处理[323]。印片可以作为新辅助化疗后腋窝淋巴结评估的一个有价值的辅助手段[324]。

（三）内镜下腋窝清扫的手术分期

内镜下腋窝淋巴结清扫是一种有用的微创腋窝手术分期技术。为了研究目的，有学者对 12 具尸体进行内镜下腋窝清扫，平均得到了（9.9±7.2）枚淋巴结（范围 2~22 枚）[325]。

Lim 和 Lam[326] 对 30 例患者进行了内镜下腋窝清扫，平均获得了 15 枚淋巴结（范围 7~25 枚）。Langer 等[327] 报道了对乳腺癌内镜下腋窝清扫的随访情况，在 52 例女性患者中，30 例（57.6%）内镜下腋窝清扫获得了阳性淋巴结。随访 11~96 个月

（中位数为 71.9 个月）后，52 例患者中有 2 例（4%）在内镜检查部位出现癌复发，其中一例也有腋窝复发。这些研究者表明，该部位的复发可能与未能进行完整切除有关。Kuehn 等[328] 认为超过 1h 的较长的手术时间，是内镜下腋窝清扫的一个严重缺点。

在一组 65 例病例研究中，Fang 等报道了一项技术具有可行性、并发症比例低，其淋巴结获取率类似于开放性清扫手术，有良好的美容效果[329]。与其他系列研究一样，没有报道肿瘤长期的预后。

（四）基于临床病理因素的腋窝分期

临床和病理方面已有广泛的研究，以期发现乳腺癌低腋窝转移风险的相关因素，研究的目的是建立一个标准，即如果淋巴结转移的可能性足够低，则可不进行腋窝淋巴结清扫。Silverstein[330] 强调了区分可触及肿瘤和不可触及肿瘤的重要性，总的来说，12.3%（45/364 例）的不可触及肿瘤患者发生了淋巴结转移，37%（450/1217 例）的可触及肿瘤患者在 T1 期和 T2 发生了淋巴结转移。

通过结合肿瘤的可触及性与其他特征，Barth 等[331] 在 900 多例 T1 期肿瘤患者中发现了一个占比 13% 的亚群，其中 3% 的患者有腋窝淋巴结转移。作者得出结论，对于有这种临床病理表现的患者，应该可以忽略腋窝淋巴结取材，"特别是腋窝淋巴结分期的结果，不会改变辅助化疗的决策时"。其他研究报道称，淋巴管血管侵犯是与小体积 T1 期肿瘤患者淋巴结转移相关的一个重要因素。三项独立的研究发现，当淋巴管血管内没有癌栓时，对于体积 < 10mm 的肿瘤，其腋窝淋巴结阳性率为 9%[332]，≤ 5mm 的低核级肿瘤为 7%[333]，< 5mm 的肿瘤为 4.8%[334]。Port 等[335] 报道了 247 例 T1a 期和 T1b 期肿瘤，有 30 例（12.1%）发生了腋窝淋巴结转移（T1a 期：7.4%；T1b 期：14.5%）。在所有病例中，乳腺癌侵犯淋巴管血管是淋巴结受累的一个重要预测因子（27.8% vs. 10.9%）。作者并不认为这些数据定义的"淋巴结阳性风险在可接受较低范围的亚群"，不需要再进行腋窝淋巴结分期。Shoup 等[336] 发现 T1a 期、T1b 期、T1c 期肿瘤的腋窝淋巴结转移率分别为 4.3%、16.4%、31.7%。其他导致淋巴结受累风险显著增加的因素是高核级肿瘤和淋巴管血管侵犯。Morrow[337] 通过对确定腋窝转移

风险低的患者的相关因素进行回顾性分析，得出了"无论是单独的，还是与其他预后因素相结合，肿瘤大小并不能可靠地识别出腋窝转移风险低于 5% 的乳腺癌"这一结论。

肿瘤大小可作为腋窝淋巴结转移唯一的风险决定因素的观点存在争议。一组研究人员发现，在 66 例 T1a 期肿瘤的女性患者中，3 例（4.5%）有腋窝淋巴结转移。一篇单机构试验联合数据文献综述报道称，256 例患者中有 3.9% 发生了腋窝淋巴结转移[338]。作者得出结论，他们的数据支持放弃对 T1a 期乳腺癌常规进行腋窝清扫。Pandelidis 等也报道了类似的结果，3.7%（2/54 例）的 T1a 期病例中检出腋窝淋巴结转移[339]。另外，McGee 等[340] 回顾性分析了来自 3 家大型社区医院共计 3077 例乳腺癌病例的数据，并报道在 12.2%（8/74 例）的 T1a 期肿瘤患者中发现了腋窝淋巴结转移。作者认为，这些结果证明了即使是非常小的浸润癌，也应该进行腋窝淋巴结清扫。

（五）腋窝淋巴结的大体病理学检查

除了目前已经几乎见不到的根治性乳房切除术外，仅通过解剖学是无法确定乳房切除标本中收到的腋窝淋巴结位置或水平的。如果临床需要这些信息，应对淋巴结分组标记或单独送检。在定位准确、完整送检的腋窝清扫标本中，淋巴结转移的分布通常遵循一致的模式。一般在腋窝下、中和上区域逐步发现转移灶。一些研究报道，全部乳腺癌中有 2% 或更少的病例，或在有腋窝淋巴结转移的乳腺中不到 5% 的病例，可能不符合这一模式，出现不连续或"跳跃式"淋巴结转移[341-343]。一项研究对 1000 多例乳腺癌患者平均随访 97 个月，这些患者均进行了完整的腋窝淋巴结清扫（Ⅰ级、Ⅱ级和Ⅲ级），发现肿瘤大小、受累淋巴结数量和侵犯水平是独立的生存预测因素[344]。

仔细地手工钝性分离未经固定的腋窝脂肪，是分离淋巴结进行镜下检查性价比最好的方法。在这个过程中，脂肪和纤维组织的坚硬部分可能会被误认为是淋巴结。虽然大体描述的淋巴结数量应包括认为是淋巴结而送组织学检查的组织，但最终的淋巴结数量是显微镜下确定的。应描述淋巴结的大体特征和大小。一般建议避免大体检查说明淋巴结是

否有转移，因为显微镜下的结果与大体印象不同时，就会产生不确定性。伴有反应性增生或有脂肪浸润的淋巴结，是大体病理检查和临床检查出现假阳性的常见原因（图 44-33）。

有助于将淋巴结从腋窝脂肪中剔除出来的方法包括：①对脂肪组织进行 X 线检查[345, 346]；②将脂肪在 Bouin 溶液中固定，使脂肪染成深黄色，但使淋巴结变成白色；③透明化脂肪组织使淋巴结等实性结构相对突出[347-349]。这些方法提高了较小淋巴结的检出率，而这些小淋巴结在触诊时可能会被漏掉。虽然可能会因为人工取材中漏掉阳性淋巴结而导致个别患者的分期错误[348, 349]，但腋窝脂肪透明化所需的大量时间和成本不利于将其作为常规操作。

大于 0.5cm 的淋巴结应沿长轴一分为二，大于 1.0cm 的淋巴结应间隔 2mm 连续切片。对于是否有必要对所有淋巴结组织都进行组织学检查，目前尚没有共识。大体描述中应强调这个问题是怎么处理的。一枚淋巴结分成的两个或多个部分，所有组织都应在一个或多个单独标记的组织块中进行处理。因此，每枚淋巴结至少需要一个包埋盒，以便使分开的单枚淋巴结的转移癌不被错误地解释为 2 枚或 2 枚以上的淋巴结受累。另外，较小的（< 0.5cm）淋巴结可以用不同颜色标记，在一个盒子中进行处理。这种标记并不会妨碍显微镜下的评估。如果淋巴结大体就含有明确的转移癌，就没有必要取完整淋巴结进行显微镜下检查，但应按照一种最有可能

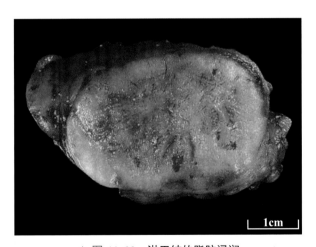

▲ 图 44-33　淋巴结的脂肪浸润
淋巴结门部被脂肪瘤样肿物充填而增大，淋巴组织则在外周形成一条狭窄的棕色带

证明存在被膜外侵犯（extranodal extension，ENE）的方式取材（如带着淋巴结被膜广泛取材）。

对于体积非常大而不能全部进行组织病理学检查、大体为良性的淋巴结，其最佳取材方案目前尚无共识。这种情况通常适用 1.0cm 或更大淋巴结的取材原则。建议淋巴结对半剖开后送检一半，有代表性地取材，或每枚大淋巴结送检组织取材多达一盒[6, 350, 351]。一般一致认为，应将整个前哨淋巴结送做组织病理学检查。

处理大体检查为阴性的体积大的淋巴结时，一个重要的问题是，需要考虑将所有组织送检这一做法所提供的有用信息量与为此所耗费的成本。Niemann 等[352] 对这一问题进行了研究，他们对 149 例患者的不同解剖区域进行了连续淋巴结清扫，共获得了 2915 枚淋巴结。淋巴结太大而无法完整处理的，分为两个或更多个标本。该系列包括 50 例因乳腺癌而接受腋窝清扫的患者。（译者注：根据原参考文献这项研究将大淋巴结全部镜检，需多余处理 808 个额外的蜡块，结果只在 7 例患者中多检出了 9 个转移癌。）在初次取材时，每个淋巴结取材一块组织镜检，如果检查发现转移癌，则不再对淋巴结进一步额外取材。而 7 例患者的这 9 枚淋巴结，在初次取材时被判定为阴性。这些患者已经在其他淋巴结的常规切片中检测到转移癌。淋巴结连续取材增加的信息提高了 2 个病例的肿瘤分期，2 例都是口咽癌的颈部转移。50 例乳腺癌女性患者的肿瘤分期没有发生变化。按照 1998 年的情况来说，准备和检查所有淋巴结组织所需的 808 块额外组织块的估计费用为 5935 美元，或每一增加一例淋巴结阳性病例花费 847.94 美元。作者得出结论，"这些结果是否可以证明所产生的费用是合理的，仍然是一个悬而未决的问题。"

部分大体检查阴性的淋巴结可保留用作特殊研究。Smith 等[353] 研究了对腋窝分期造成的潜在影响，这种影响可能由于保留前哨淋巴结的一半做分子病理分析，另一半组织学检查。该项研究基于前哨淋巴结活检方案中的 227 例患者，所有患者也接受了完整的腋窝淋巴结清扫。出于研究需要，所有 > 8mm 的淋巴结均被对半剖开，这两部分分别进行组织学检查。共计 230 枚淋巴结中，60 枚有腋窝淋巴结转移。回顾发现阳性淋巴结中有 107 枚（46.5%）

被对半剖开，两侧均有癌的淋巴结有 64 枚（59.8%），只有一半有癌的淋巴结为 43 枚（40.2%）。如果患者的多枚淋巴结发生转移，则更可能出现两部分均受累。在 12 例患者（淋巴结转移患者的 20%）中，转移癌的唯一证据为一枚淋巴结的一半有癌。这些数据表明，不将对半剖开的淋巴结全部进行组织病理学检查，可能会影响淋巴结分期的准确性。转移癌的不均匀分布解释了淋巴结分子检测和组织病理学检查结果有差别的部分原因。

（六）腋窝阳性淋巴结的比例

开展前哨淋巴结活检之前，乳腺癌的分期是根据腋窝淋巴结清扫而定，淋巴结总数具有显著的预测意义。Weir 等[354] 报道，在淋巴结阴性而未进行全身辅助治疗的女性患者中，切除淋巴结的数量与局部复发率有显著负相关。Bélanger 等[355] 报道，在 107 例接受新辅助化疗的患者中，检出淋巴结的中位数为 10.0 枚（范围为 0～38 枚），而对照组 176 例未接受化疗的患者中，检出淋巴结为 12.5 枚（范围为 0～30 枚）。Salama 等[356] 报道，乳房切除术后很少行辅助化疗或没有行辅助化疗，腋窝清扫淋巴结数量少于 10 枚的患者，与检出 10 枚或以上淋巴结的患者相比，其无病生存率低 10%～15%。

腋窝阳性淋巴结比例是指有转移癌淋巴结所占的百分比。Woodward 等[357] 回顾性分析了已发表的文献中阳性淋巴结比例的预后意义，结果发现在预测复发和生存率方面，阳性淋巴结比例相当于或优于阳性淋巴结的绝对数量。

（七）前哨淋巴结活检

术中标记乳腺的淋巴引流，已证明是一种有效的方法，用于定位一个或多个最可能有转移癌的淋巴结，即所谓地前哨淋巴结。与传统的腋窝淋巴结清扫相比，前哨淋巴结活检的一个重要优势是降低了术后的并发症[358]，前哨淋巴结活检后的患者出现淋巴水肿和其他症状的比例明显低于腋窝淋巴结清扫后的患者。

临床上广泛应用的方案为注入一种蓝色染料或放射性示踪剂，如 $^{99m}Tc-$ 硫胶体或这些试剂的复合物，引流到前哨淋巴结的蓝色染料可以在肉眼上识别。前哨淋巴结变为蓝色也可能是身体同侧引流区域的文身色素造成的[359]。对蓝色染料的过敏反应并不常见，一般为轻度。染料的逆行反流可能会导致它沉积在皮肤淋巴管中，使得皮肤呈蓝色。术前可通过淋巴结闪烁显像和术中使用探针检测辐射来确定放射性胶体定位，前哨淋巴结核素显像可以协助外科医生识别腋窝及腋窝外的前哨淋巴结。

（八）腋窝外前哨淋巴结

同侧腋窝淋巴引流区之外的腋窝外前哨淋巴结可见于乳腺内、内乳、胸间（Rotter）、锁骨上区及对侧腋窝。内乳淋巴结转移最常发生在肿瘤位于乳腺内侧区域，或是有腋窝转移的患者。Morrow 和 Foster[360] 综述分析了已发表文献中的 7070 例患者，发现 347 例（4.9%）转移性癌局限于内乳淋巴结。

Harlow 等[361] 在 680 例进行了前哨淋巴结活检的患者中进行淋巴结核素显像，有 44 例（6.5%）检测到腋窝外热点，其中 9 例（1.3%）唯一的热点位于腋窝外。腋窝外最常见的热点部位是内乳淋巴结，其他热点区域有锁骨上、胸肌间、锁骨下、肌肉内（胸大肌）、甲状腺和胸壁。手术活检在 35 个热点区域（79.5%）检出淋巴结，有 9 个热点区域未发现淋巴结。35 例腋窝外淋巴结病例中，3 例（8.6%）有转移癌，其中包括 2 例腋窝前哨淋巴结阴性的患者。van Rijk 等[362] 报道的 785 例患者中，有 91 例（12%）通过前哨淋巴结核素显像检测到除了腋窝和内乳区以外的前哨淋巴结。异常的热点区域包括乳腺淋巴结（n=58）、锁骨下淋巴结（n=38）、胸肌间或 Rotter 淋巴结（n=22）和锁骨上淋巴结（n=6），这些病例中有 18 例（17%）发现了转移癌。

Hill 等[363] 报道，在接受前哨淋巴结核素显像检测的 195 例患者中，35 例（17%）有腋窝外热点，所有腋窝外的热点区域都有内乳淋巴结区域，其中 5 例（2%）患者也有锁骨上热点，8 例（4%）唯一的热点位于内乳区。Dupont 等[364] 研究发现，1470 例患者中有 36 例（2.4%）出现了内乳淋巴结定位，其中有 24 例（67%）的原发性肿瘤位于乳腺内侧象限，5 例（14%）患者至少有一枚内乳淋巴结呈阳性。

对于腋窝外淋巴结热点的临床处理还没有达成共识，特别是那些有内乳淋巴结热点的患者。Harlow 等[361] 建议切除这些淋巴结，以准确分期。Cody[365] 建议如果淋巴结核素显像检测或术中伽马

探针表明乳腺内部有同位素引流，应考虑对乳腺内侧的肿瘤进行内乳前哨淋巴结活检。Veronesi[366] 报道，1.6%（6/380 例）的患者有内乳热点，这些患者的腋窝淋巴结均为阴性。他指出，"它们的预后意义和腋窝淋巴结一样重要。"

从上述数据明显可以看出，至少有 75% 的腋窝外"热点"证实是淋巴结。除了可以更准确地分期外，切除最常见腋窝外前哨淋巴结，即内乳淋巴结的临床获益尚不清楚[367-369]。

（九）切除前哨淋巴结的成功率

大量文献已描述了乳腺癌前哨淋巴结活检的技术[365, 370-374]。随着外科医生经验的增加，大多数报道可在 90% 以上的患者中，成功识地别了一枚或多枚前哨淋巴结。放射性同位素定位似乎比单纯的蓝色染料标记技术使用更为频繁，而且已证明这两种方法相结合优于任何一种单独的方法。Guenther 等[375] 观察到，未能检出前哨淋巴结的女性乳腺癌患者发生淋巴结转移的风险显著增加。

Cody[365] 回顾性分析了 16 份报道中描述的 1564 例接受前哨淋巴结活检的患者，发现采用蓝色染液检测前哨淋巴结的成功率为 76%，采用同位素标记检测的成功率为 90%，联合检测的成功率为 93%。Kim 等[376] 在 2003 年对文献报道的 8059 例患者的前哨淋巴结活检结果进行了荟萃分析，前哨淋巴结活检成功率为 96%，阳性前哨淋巴结的占比为 17%～74%（平均为 42%），平均假阴性率为 7.3%（范围 0%～29%）。前哨淋巴结的检出率与操作者的经验相关。

可分别在肿瘤周围的乳腺实质注射蓝色染料和放射性胶体，或通过皮下注射放射性胶体[377, 378]，或在肿瘤部位皮内注射蓝色染料[379]，也可以成功完成前哨淋巴结活检。Rodier 等[380] 报道，对于核素淋巴显像检测前哨淋巴结，在乳晕周围比在肿瘤周围注射放射性标记示踪剂的成功率更高。

只要注射液位于活检腔周围的乳腺实质中，之前进行过切除活检并不是前哨淋巴结活检的禁忌证[365, 374]。但如果活检腔非常大，特别是位于外上象限，则可能会破坏该区域的淋巴引流，并可造成前哨淋巴结活检失败或假阴性[365]。

检出阳性前哨淋巴结的比例随着肿瘤体积的

增大而增加 [381, 382]。经粗针穿刺活检诊断的不可触及的浸润性乳腺癌患者，是前哨淋巴结活检的最佳适用者。通过粗针穿刺活检诊断的乳腺癌与通过手术切除或细针穿刺活检诊断为癌的女性患者相比，三者前哨淋巴结活检的成功率相似 [383]。Liberman 等 [384] 报道，他们使用蓝色染料和放射性胶体联合注射，对 91%（30/33 例）的不可触及的浸润性癌（0.5～2.2cm，平均为 1cm）成功地进行了前哨淋巴结活检。

前哨淋巴结活检用于腋窝分期的一个考虑，是对前哨淋巴结阴性患者的临床随访。Langer 等 [385] 报道了对 236 例患者进行前哨淋巴结活检术后的前瞻性分析，其中 74 例（33%）发现了宏转移，27 例（12%）发现了微转移。前哨淋巴结阴性患者和微转移患者，接受了大致相同的辅助化疗，没有行腋窝淋巴结清扫，随访 12～64 个月（中位数 42 个月）。其中微转移组临床诊断无腋窝转移，一例（0.7%）前哨淋巴结阴性的患者出现腋窝复发。Chung 等 [386] 报道了 208 例前哨淋巴结阴性的患者，中位随访时间为 26 个月，3 例（1.4%）证实有腋窝淋巴结转移，将这些结果与 Chung 等 [386] 引用的其他 4 篇报道综合分析，发现 0.5%（4/743 例）的前哨淋巴结活检手术患者有腋窝淋巴结转移 [386]，中位随访时间为 22～39 个月。

目前已知的随访数据表明，前哨淋巴结阴性或微转移的乳腺癌患者，临床上罕见腋窝淋巴结转移 [387]。

（十）前哨淋巴结及术前活检的类型

术前活检可能引起癌细胞扩散并可能导致前哨淋巴结微转移，这一直是人们关注的焦点。如本章前面所述，与穿刺有关的导管原位癌的移位。偶尔，与前哨淋巴结活检前肿瘤周围淋巴管内存在的癌细胞有关。

对这个问题的临床研究结果是相互矛盾的。Hansen 等 [388] 分析了 663 例前哨淋巴结活检前经细针穿刺活检、粗针穿刺活检、切除活检确诊的患者。多因素分析发现，经细针穿刺活检（比值比为 1.531）和粗针穿刺活检（比值比为 1.018）后，前哨淋巴结转移的比例明显比切除活检更多见。Peters-Engl 等 [389] 分析了 1890 例患者，认为术前

是否活检或活检的方法与前哨淋巴结的状态无关。Chagpar 等 [390] 对 3853 例患者的研究得出了同样的结论，但没有单独分析仅有免疫组织化学呈 CK 阳性的前哨淋巴结的病例。

与既往进行针穿活检相比，既往进行乳腺局部切除活检与前哨淋巴结内免疫组织化学染色呈 CK 阳性细胞的比例增加有关 [391, 392]。Newman 等 [391] 发现这种关联仅限于只有免疫组织化学阳性的淋巴结。Moore 等 [392] 的研究中，纳入了前哨淋巴结活检前没有做过乳腺活检的患者作对照，发现淋巴结仅有免疫组织化学呈阳性细胞的比例，在乳腺肿瘤切除的患者中最高（4.6%），粗针穿刺活检者为中等水平（3.8%），未进行乳腺活检的患者最低（1.2%）。

注射染料或放射性标记示踪剂后，乳腺按摩可增加标志物向淋巴结引流处流动。Diaz 等 [393] 发现，与未进行乳腺按摩的患者相比，进行乳腺按摩的患者，其前哨淋巴结中孤立性肿瘤细胞或肿瘤细胞簇明显更高。作者认为他们的观察结果支持了这样一个假设，即在某些情况下，乳腺癌细胞可以被机械地输入到腋窝淋巴结。

如本章前述，Youngson 等 [285, 286] 首先描述了活检中癌细胞的移位现象。随后，Carter 等 [394] 引入了所谓的"良性输入"（benign transport）一词，来描述他们认为是癌细胞被医源性种植到腋窝淋巴结的情况，如果淋巴结被癌累及的部位没有反应性变化和泡沫样组织细胞的存在，可提示为良性输入。

活检对乳腺组织的破坏导致良性细胞和癌细胞的移位。活检组织含有乳头状瘤或导管上皮乳头状增生时，这种情况最明显。乳头状上皮细胞簇不仅存在于针道中，也可见于邻近的淋巴管血管内。由于良性的乳腺病变活检后是无须进行前哨淋巴结活检的，因此，即使良性病变发生上皮移位，也根本无法确定其比例。Bleiweiss 等 [395] 通过收集良性乳头状病变和乳腺癌共存患者的数据，提供了支持良性乳头状病变中移位的细胞可被转运至腋窝淋巴结的间接证据。该研究描述了一组前哨淋巴结内的上皮细胞，细胞学为良性且生物标志物表达与乳腺原发部位的癌截然不同。在 13 例病例中，乳腺原发部位的癌为 ER 阳性，淋巴结内的上皮细胞为 ER 阴性。作者认为，前哨淋巴结中的上皮细胞来自于

良性乳头状病变，而非来自于癌。

目前，还没有客观方法来确定前哨淋巴结内上皮细胞簇，究竟是由于原发部位乳腺癌的浸润，还是由于医源性机械移位。即使可以证明有机械移位的现象发生，但前哨淋巴结或其他腋窝淋巴结中移位癌细胞的临床意义仍不确定。Carter 和 Page[396] 进一步强调了这些结果的不确定性，他们表示，"期待未来实验室检测的发展，可以正确鉴别淋巴结内的微小上皮簇是真正的转移癌，还是对患者没有任何重大影响的良性上皮移位至淋巴结……"。每个病例都需要仔细检查原发肿瘤和淋巴结内沉积的上皮，以及原发部位移位的上皮细胞的组织学表现。在大多数病例中，证据支持将淋巴结解释为转移癌。但罕见情况下，可能提示良性上皮的移位。

（十一）前哨淋巴结和导管原位癌

一些研究报道了导管原位癌患者出现前哨淋巴结转移的数据。1998 年，Cox 等[373] 报道 7.3%（11/150 例）的导管原位癌出现前哨淋巴结转移，发生淋巴结转移的导管原位癌主要为伴坏死的高级别导管原位癌。这些研究者随后报道，9%（18/200 例）的导管原位癌有前哨淋巴结转移[382]。Pendas 等[397] 报道，6%（5/87 例）的导管原位癌的前哨淋巴结呈免疫组织化学阳性，他们建议对相对较大的、高级别导管原位癌的患者进行前哨淋巴结活检。一项对 22 篇已发表文献的荟萃分析显示，366 例术前粗针穿刺活检诊断为导管原位癌，前哨淋巴结阳性率为 7.4%，在手术切除明确诊断的导管原位癌中，前哨淋巴结阳性率为 3.7%[398]，具有显著性差异，比值比为 2.11（95%CI 1.15~2.93）。

2019 年，米兰的欧洲肿瘤研究所发表的一项研究显示，在 257 例进行前哨淋巴结活检的微小浸润性癌女性患者中，226 例（87.9%）前哨淋巴结阴性，31 例发生前哨淋巴结转移[399]，其中 12 例前哨淋巴结有孤立性肿瘤细胞，14 例有微转移，5 例有宏转移，这 31 例前哨淋巴结阳性患者中有 16 例进行了腋窝淋巴结清扫。中位随访 11 年后，15 例未接受腋窝淋巴结清扫而前哨淋巴结阳性的患者中，只有 1 例发生区域淋巴结转移。16 例腋窝前哨淋巴结阳性并做了清扫的患者，没有发生区域淋巴结转移。该研究的结论是，对微小浸润性癌的前哨淋巴

结活检"没什么用"。第 11 章进一步讨论了这方面的内容。

（十二）前哨淋巴结和微小浸润性癌

多篇文献报道了微小浸润性癌患者前哨淋巴结活检结果。Dauway 等[374] 描述了在 9 例做了前哨淋巴结活检的 T_{mic} 肿瘤（浸润 ≤ 1mm）女性患者中，免疫组织化学染色后在 3 例（33%）检测到微转移，这 3 例患者做了腋窝淋巴结清扫，并没有发现更多的阳性淋巴结。Zavotsky 等[400] 对 14 例微小浸润性癌女性患者进行了前哨淋巴结活检，其中 11 例浸润性癌 ≤ 1mm。结果发现 2 例（14%）前哨淋巴结阳性，这 2 例均为 4.5cm 大小的高级别导管原位癌，浸润灶分别 ≤ 1mm、≤ 2mm，这 2 例患者都没有更多的阳性腋窝淋巴结，但其中 1 例后来出现了恶性胸腔积液。在 15 例患者中，有 2 例（13.3%）分别有 1 枚阳性腋窝淋巴结。另一项对 13 例微小浸润性小叶癌的研究显示，腋窝淋巴结活检（包括 9 例前哨淋巴结活检）均为阴性[400, 401]。

Lyons 等[402] 发表了迄今为止关于微小浸润性癌患者前哨淋巴结活检的最大系列报道。在 112 例病例中，14 例（12.5%）前哨淋巴结阳性，其中 3 例（2.7%）发生宏转移，其他发生微转移（5 例）或孤立性肿瘤细胞（6 例）。追加腋窝淋巴结清扫，发现在 3 例前哨淋巴结宏转移患者中，有 2 例检出了其他阳性淋巴结。Lyons 等的结论是"由于我们无法可靠地预测，哪些微小浸润性癌患者最有可能出现前哨淋巴结阳性，所以只有当前哨淋巴结阳性会影响患者的治疗方案时，进行前哨淋巴结活检，似乎才是合理的。"不幸的是，这一结论没有提供指导方案，因为大多数情况下，临床治疗方案是由前哨淋巴结手术的结果决定的，对有宏转移的患者，更建议进一步行腋窝淋巴结清扫和辅助化疗，对前哨淋巴结有微转移的患者也可推荐。

（十三）前哨淋巴结与多灶性及多中心性浸润性癌

多灶性浸润性癌可能是发生前哨淋巴结转移的一个危险因素。在一项研究中，60%（15/25 例）多灶性浸润性癌（5 例小叶癌，10 例导管癌）的前哨淋巴结阳性[403]。然而，前哨淋巴结阳性的风险似乎取决于最大浸润灶的大小，在此基础上分级

时，可能与同等大小的单灶性乳腺癌没有明显差异。前哨淋巴结阳性与前哨淋巴结阴性患者相比，更可能出现非前哨淋巴结（nonsentinel lymph node, NSLN）转移癌，发生率分别为 53%、10%。

Veronesi 等[404] 报道，67%（31/46 例）多中心或广泛的多灶性癌有阳性腋窝淋巴结，其中 3 例前哨淋巴结阴性。其他研究报道称，多灶性癌前哨淋巴结活检假阴性率分别为 8%[405]、4%[406]、0%[407]。Knauer 等[406] 观察到，与单灶性乳腺癌相比，多中心性乳腺癌的前哨淋巴结阳性率较高，但假阴性率没有统计学差异。Tousimis 等[405] 也得出了类似的结论，指出前哨淋巴结假阴性更可能见于肿瘤显著大于 5cm 或可触及肿大腋窝淋巴结的患者，建议尽管前哨淋巴结呈阴性，但对于有这种临床情况的患者，应进行腋窝淋巴结清扫以准确分期。多灶性或多中心性浸润性癌并不是前哨淋巴结活检的禁忌证[369, 408]，多灶性和多中心性乳腺癌与单灶性乳腺癌一样可以成功进行前哨淋巴结活检[409, 410]。

（十四）前哨淋巴结和新辅助化疗

新辅助化疗后，部分患者近 50% 的淋巴结转移癌有望达到完全病理缓解。多项试验表明，由于这种情况下淋巴结分期下调率很高，只要检查了 2 枚以上的前哨淋巴结，前哨淋巴结活检就能可靠地对最初为阳性的淋巴结，但新辅助化疗后变为临床淋巴结阴性的女性患者做出分期[411-413]。因此，前哨淋巴结活检已常规用于接受新辅助化疗的患者。数据表明，这种情况下，前哨淋巴结活检是一种安全和可行的方案，可以准确地预测腋窝淋巴结状态[414-416]。

Schrenk 等[417] 描述了 21 例新辅助化疗前进行了前哨淋巴结活检，完成全身治疗后进行了腋窝组织全面清扫的患者。每个病例的前哨淋巴结数量平均为 1.9 枚，12 例前哨淋巴结阴性，9 例有转移癌。腋窝淋巴结清扫发现，在 9 例前哨淋巴结阳性患者中，有 6 例检出了更多的淋巴结转移，而前哨淋巴结阴性者在其余淋巴结中没有转移。在一项回顾性分析中，Jones 等[418] 报道了前哨淋巴结新辅助化疗后标记的失败率（19.4%）高于治疗前标记的失败率（0%）。7 例标记失败的女性患者中，有 6 例在腋窝清扫后证实了临床淋巴结阳性。前哨淋巴结阴

性的患者中，有 2 例（11%）在腋窝淋巴结清扫术后发现有转移（前哨淋巴结活检假阴性）。

这种情况下，要根据几个因素来考虑前哨淋巴结活检的可靠性，包括：①化疗破坏了转移性肿瘤；②乳腺、淋巴管和淋巴结纤维化引起的淋巴引流途径改变；③死亡的肿瘤组织阻断淋巴管。

尽管有这些潜在的缺点，一些研究报道称，在这种临床情况下，大多数患者成功进行了前哨淋巴结活检。Haid 等[419] 描述了 88%（29/33 例）的患者做了前哨腋窝淋巴结活检，其中 18 例前哨淋巴结阳性，11 例前哨淋巴结阴性。9 例患者术前淋巴结放射核素显像未检测到前哨淋巴结，其中 5 例手术发现前哨淋巴结阳性。所有病例前哨淋巴结检查结果均通过腋窝清扫得以证实（100% 的敏感性，100% 的阴性预测值）。Julian 等[420] 在 31 例新辅助化疗患者中识别出 29 例（93.5%）前哨淋巴结，前哨淋巴结阳性有 11 例（38%），其中 5 例前哨淋巴结是唯一的阳性淋巴结。

Tafra 等[421] 研究了 968 例纳入前哨淋巴结活检方案的患者，其中 29 例患者进行过新辅助化疗，结果 93%（27/29 例）的新辅助化疗患者活检成功，88%（822/939 例）的未接受过化疗患者活检成功。新辅助化疗患者前哨淋巴结阳性率（15/29，52%）高于未行化疗组（200/939，21%）。将腋窝淋巴结清扫结果考虑进去后，未行化疗组的假阴性率为 13%，新辅助化疗组中无假阴性。Schwartz 和 Meltzer[422] 报道 21 例新辅助化疗后患者的前哨淋巴结活检成功率为 100%。比较前哨淋巴结活检和腋窝淋巴结清扫结果时，发现在一例前哨淋巴结阴性患者中，淋巴结清扫标本有转移（假阴性率为 9%）。Kang 等[423] 报道，新辅助化疗后前哨淋巴结活检成功率较低（61/80，76.3%），3 例假阴性（假阴性率 7.3%）。Kinoshita 等[424] 报道，93.5%（72/77 例）的接受新辅助化疗后的患者前哨淋巴结活检成功，假阴性率为 11.1%。

关于新辅助化疗前哨淋巴结最大病例量的研究来自于 NSABP B27 方案[413]，343 例前哨淋巴结活检后进行腋窝淋巴结清扫的患者数据显示，125 例患者的前哨淋巴结阳性，其中 70 例（56%）仅有前哨淋巴结转移。在 218 例前哨淋巴结阴性的患者中，15 例腋窝淋巴结清扫发现转移（阴性预测值

93.1%）。总之，前哨淋巴结活检准确地预测了 343 例患者中 328 例患者的腋窝淋巴结状态（准确率为 95.6%）。在此项研究中，假阴性率与患者特征、临床肿瘤分期、前哨淋巴结活检类型或化疗反应无显著相关性。

为了研究与新辅助化疗后前哨淋巴结活检阳性患者腋窝淋巴结受累相关的更多因素，Jeruss 等[425] 对 104 例患者进行了多因素分析。结果显示，与更多腋窝淋巴结转移相关的特征是临床淋巴结阳性，淋巴管血管侵犯，多中心性癌和肿瘤大小。

上述数据表明，新辅助化疗后可以成功地进行前哨淋巴结活检，成功率与未行化疗的患者没有显著差异，两者的假阴性率类似。这些研究并没有充分说明新辅助化疗有可能影响淋巴结转移率，将 N1 患者分类为 N0（降期）的问题。如果需要按照治疗前淋巴结状态制订治疗方案，则应在化疗前进行前哨淋巴结活检术，或对所有临床阳性的淋巴结进行粗针穿刺活检检查（并置入"夹子"），有助于在新辅助化疗后淋巴结转移癌完全缓解、萎缩时用于临床检测淋巴结。

病理医生应注意，乳腺癌新辅助化疗后，患者淋巴结常出现髓外造血，并可观察到巨核细胞，深染的良性巨核细胞可能被误诊为转移癌，特别是在术中冰冻切片检查时。

（十五）前哨淋巴结活检及其他特殊情况

文献报道称，散发性病例出现了淋巴引流至对侧腋窝淋巴结的情况。Agarwal 等[426] 描述了 2 例曾接受过保乳手术及放疗，且同侧腋窝淋巴结清扫阴性的乳腺癌患者，肿瘤复发时，重复前哨淋巴结活检，结果显示淋巴引流至对侧腋窝。其中一枚淋巴结有微转移癌，而另一枚则没有受累。Lim 等[427] 描述了另一例乳腺手术后，对侧腋窝淋巴结转移的病例。Allweis 等[428] 报道了双侧腋窝前哨淋巴结活检均有转移癌的病例。Jansen 等[429] 在同侧腋窝和对侧内乳淋巴结检出了前哨淋巴结，仅后者有转移癌。乳腺和腋窝的手术史会影响淋巴引流[430]，这可能导致淋巴引流到异常部位，如对侧腋窝。但在没有手术史的情况下，也可出现异常引流。

实际工作中，前哨淋巴结活检成功用于同侧乳腺术后乳腺癌复发的处理[383, 431]。Dinan 等[432] 评估了 16 例接受了前哨淋巴结活检和淋巴结放射核素显影的女性患者进行了评估，已确定在保乳手术并放疗后的新原发乳腺癌或复发癌。初次手术的 14 例为腋窝完全清扫或部分清扫，2 例行前哨淋巴结活检。乳腺癌复发二次手术时，69%（11/16 例）的前哨淋巴结活检成功，以下部位发现引流，即同侧腋窝 4 例（25%）、对侧腋窝 3 例（19%）、同侧锁骨上 2 例（13%）、对侧颈后 / 锁骨上 1 例（6%）、内乳 1 例（6%），也发现了一枚乳腺内的淋巴结。所有的前哨淋巴结均被证实为阴性。

Cox 等[408] 报道了 50 多例"乳腺假体植入"患者的前哨淋巴结活检，他们还描述了在 4 名用下蒂法（inferior pedicle technique）缩乳术后，肿瘤位于蒂状瓣外的患者成功进行了前哨淋巴结活检，但一例肿瘤位于蒂状瓣内的患者，前哨淋巴结活检没有成功。在既往进行过腋窝手术的患者中，有 25% 的病例前哨淋巴结活检失败[431]。

由于有隐匿性癌的风险，预防性乳房切除时通常进行前哨淋巴结活检[433]。Cox 等[408] 在 5.7%（14/245 例）的单侧预防性乳房切除标本中检测到隐匿性癌，0.8%（2 例）的前哨淋巴结有转移癌。在 15 例双侧预防性乳房切除的患者中，未发现阳性前哨淋巴结。Boughey 等[434] 回顾了 M. D. Anderson 癌症中心 2000—2005 年的 436 例预防性乳房切除标本，98%（106/108 例）的前哨淋巴结活检成功，一例 2mm 大小的隐匿性癌的前哨淋巴结阴性。另一例前哨淋巴结有一个 9mm 大小的转移癌，预防性乳腺切除发现，前哨淋巴结的转移癌来源于对侧炎性乳腺癌。在一项包括未接受前哨淋巴结活检的整个病例系列中，在 5%（19/382 例）的单侧预防性乳房切除标本中检出了乳腺癌（12 例导管原位癌，7 例浸润性癌）；5.6%（3/54 例）的双侧预防性乳房切除标本检出了乳腺癌（2 例导管原位癌，1 例浸润性癌）。总之，1.8%（8/436 例）的预防性乳房切除标本有隐匿性浸润癌。

King 等[435] 在 163 例预防性乳房切除标本中，发现 13 例（8%）存在隐匿性癌（9 例导管原位癌，4 例浸润性癌）；2 例存在隐匿性浸润癌的患者，各有一枚阳性前哨淋巴结。130 例预防性乳房切除标本中没有隐匿性癌的女性患者，一例（0.8%）有阳性前哨淋巴结，可能来自对侧乳腺ⅢC 期乳腺癌。

Nasser 等[436] 报道在 99 例患者的队列研究中，8 例（8.1%）存在对侧乳腺隐匿性癌，其中 6 例（75%）仅有导管原位癌，2 例（2%）预防性乳房切除的患者同侧腋窝有一枚阳性前哨淋巴结，这 2 例患者都有对侧乳腺炎性乳腺癌。

上述研究表明，预防性乳房切除发现一枚阳性前哨淋巴结的可能性≤ 2%，前哨淋巴结活检可作为对侧预防性乳房切除术的备选，在对侧乳腺有炎性乳腺癌的情况下可能更有用。

关于男性乳腺癌中前哨淋巴结活检的讨论详见第 36 章。

（十六）前哨淋巴结活检期间的辐射暴露

前哨淋巴结活检中使用有放射活性示踪剂时，患者和医务人员的放射性暴露并不是一个需要特别关注的问题[404, 437, 438]。据估计，注射部位组织的辐射剂量约为 45rad/mCi[437]，前哨淋巴结通常与肿瘤部位同时切除，大大减少了患者的局部辐射。每次手术测量到外科医生的手部暴露剂量为（9.4±3.6）mrem[438]。病理工作人员接触的水平低，因为辐射剂量最小，与标本的接触时间通常很短。Veronesi 等[404] 发现，根据每年 100 次手术期间的暴露量计算，与国际放射防护委员会的建议相比，外科医生的吸收辐射剂量在一般人群的剂量限制范围内。Saha 等确定执行前哨淋巴结手术的、妊娠的外科医生的风险是"有限的"，前提是妊娠期间的手术数量少于 100 次[439]。Veronesi 等[440] 还报道了"妊娠期乳腺癌患者使用低剂量淋巴核素显像技术，进行前哨淋巴结活检的安全性"。尽管如此，必须谨慎遵循机构、地方和国家在辐射安全方面的监管指南。

值得注意的是，手术棉签在前哨淋巴结活检过程中可能受到放射性污染，应确保适当的处理[441]。

（十七）前哨淋巴结病理学

1. 前哨淋巴结的术中诊断

只有当前哨淋巴结的状态会影响患者的治疗方案时，才适合在术中进行前哨淋巴结冰冻切片诊断。例如，进行腋窝淋巴结清扫的决策，可能依赖于在前哨淋巴结查见转移癌，或者如果术中前哨淋巴结冰冻切片检查报告为阴性，则手术可能终止。可通过术中冰冻切片检查或印片细胞学，或这两种技术的结合来完成前哨淋巴结术中诊断。

2. 前哨淋巴结的印片细胞学

印片细胞学的支持者认为，处理冰冻切片会浪费组织，因为不可避免地要对部分冰冻标本进行修切以获得适合切片的平面。有些淋巴结很难进行冰冻切片，特别是存在脂肪浸润时。印片细胞学不仅省组织，而且能够从一枚淋巴结的多个切割面获得标本，比冰冻切片的取样更广泛。印片细胞学也比冰冻切片耗时更短，但最佳的细胞学筛查可能是一个非常缓慢的过程。印片细胞学检查的一个显著的缺点是许多病理医生都不擅长细胞学，而且在淋巴结印片的丰富细胞背景下，可能很难识别稀疏的癌细胞。印片制备可用 HE 染色、Diff-Quik 染色、Wright-Giemsa 染色或其他方法染色，染色程序的选择取决于个人偏好。

一些研究已经证实，用印片细胞学诊断前哨淋巴结取得了不同程度的成功[442-447]。这些研究结果表明，印片细胞学是诊断前哨淋巴结的一种有用的术中辅助技术，敏感性低，但特异性高。由于敏感性低，印片细胞学阴性不能作为术中乳腺癌患者评估前哨淋巴结的唯一依据，如果是否进一步手术治疗须取决于检查结果，应与术中冰冻切片检查相结合。

3. 前哨淋巴结的冰冻切片检查

已有数项研究评估了前哨淋巴结的冰冻切片检查，结果证明是普遍令人满意的。Hill 等[363] 报道了一项对 405 例患者进行冰冻切片以检查前哨淋巴结的研究，其中 68 例（17%）检测到转移癌，但最终切片阳性为 78 例，有 10 例冰冻切片检查报告假阴性（13%）。其他研究报道称，冰冻切片检查前哨淋巴结的假阴性率分别为 17%（18/75 例）[377]、8%（19/225 例）[448] 及 6%（3/50 例）[449]。

ACOSOG Z0011 试验表明，接受保乳治疗和系统治疗的早期乳腺癌及少数前哨淋巴结转移患者，并不能从腋窝淋巴结清扫中获益[450]。最近的几项研究报道称，接受该试验的建议后，前哨淋巴结的冰冻切片检查率有所下降[451-453]。

4. 前哨淋巴结冰冻切片检查与印片细胞学检查比较

van Diest 等[454] 比较了冰冻切片和印片细胞学的检查结果，在前哨淋巴结冰冻切片检查中有 13%（4/31 例）为假阴性，而在印片细胞学检查中有

38%（10/26 例）为假阴性，11 例印片细胞学被认为不足以诊断。冰冻切片检查和印片细胞学检查之间的一致性为 88%，30%（7/23 例）冰冻切片检查为阳性的前哨淋巴结，印片细胞学检查为阴性。冰冻切片检查的灵敏度和整体准确率分别为 87% 和 95%，显著优于印片细胞学检查（分别为 62% 和 83%）。Turner 等[455] 评估了冰冻切片和印片细胞学联合检查的结果，总体准确性为 93.2%，两者联合检查可检出 87% 的前哨淋巴结宏转移，石蜡 HE 染色切片的微转移检出率只有 28%。

在检测宏转移（> 2mm）方面，90% 以上的病例行冰冻切片检查和印片细胞学检查的检出率大致相同，但这两种方法都不能可靠地检出微转移，而微转移是术中诊断假阴性的主要原因。对于诊断困难的病例，同时进行冰冻切片检查和印片细胞学检查可能很有用。

5. 前哨淋巴结冰冻切片检查报告结果

最近的研究对前哨淋巴结微转移的临床意义和病理意义提出质疑，特别是在术中会诊时[456]。因此，前哨淋巴结中进行冰冻切片检查或印片细胞学检查的做法已经比较少了。但是，病理医生有义务接受临床术中评估前哨淋巴结的合理请求（如术中冰冻切片检查）。这种情况下，此类评估的报告可能仅限于对 > 0.2cm（大于微转移）的转移组织进行评估。冰冻切片检查诊断可以采取 2 种报告形式中的任一种：①宏转移阴性，大于 0.2cm 的转移阴性；②宏转移阳性，大于 0.2cm 的转移阳性。采用这种报告方法可以避免前哨淋巴结冰冻切片检查本身所固有的假阴性问题。因为，偶尔不可避免地漏诊孤立性肿瘤细胞和微转移。

6. 前哨淋巴结的组织病理学检查方法

如前所述，如果是宏转移（> 2mm），很容易在淋巴结常规 HE 切片中检测到转移癌。其他方法，如切取多个"层面"或 CK 免疫组织化学染色，在很大程度上有利于在常规 HE 组织切片检查阴性的前哨淋巴结发现微转移，这些做法在确定很可能有转移癌的前哨淋巴结方面更有意义。

目前，已经有多种结合多切片和 CK 免疫组织化学来检查前哨淋巴结的方案，但哪些方法最有效率和成本效益则没有共识。不同实验室所报道的方法包括：① 2 张间隔 40μm 的切片 HE 染色和 1 张

切片 CK 免疫组织化学染色[357]；②连续切片，每 6 个层面取一张做 HE 染色，两张做 CK 和 EMA 免疫组织化学染色[457]；③间隔 40μm 的相应两张切片做 HE 染色和 CK 免疫组织化学染色[458]；④蜡块上间隔 0.25mm 连续切片做 CK 免疫组织化学染色[459]；⑤一张切片 HE 染色，间隔 4 个没有特定要求的层面的切片做 CK 免疫组织化学染色[460]；⑥相距 100～500μm 的 3 个不同层面切片 HE 染色[377]；⑦多个切片（4～20 张）HE 染色而不做免疫组织化学染色[378]；⑧至少做 4 个层面的 HE 切片染色和 CK 免疫组织化学染色[381]；⑨整个淋巴结间隔 0.5mm 连续切片并做 HE 染色和 CK 免疫组织化学染色[457]。另一项研究表明，在组织块的 25%、50% 和 75% 处 3 个层面切片行 HE 染色，几乎可以检测到淋巴结中所有的转移灶[461]。对欧洲病理实验室的调查发现，71% 的实验室使用免疫组织化学来评估 HE 切片中阴性的前哨淋巴结[462]。总体来说，令人震惊的是，这 240 名受访者汇集了共 123 种不同的方法。

常规使用免疫组织化学诊断前哨淋巴结有争议，至少有部分原因是这种方法检出的主要是孤立性肿瘤细胞和微转移，其临床意义还有争议。Chagpar 等[463] 早期的回顾性研究报道了 84 例前哨淋巴结 HE 染色切片阴性患者的随访，其中 15 例仅用 CK 免疫组织化学染色在前哨淋巴结中检测到转移癌。根据原发性肿瘤的特征进行辅助化疗，研究包括 5 例仅前哨淋巴结免疫组织化学阳性的病例，中位随访 40.2 个月。在 HE 染色阴性和免疫组织化学染色阳性的前哨淋巴结患者中，化疗后总生存率或无转移生存率无显著差异。CAP[11]、ASCO[464] 和其他地区[465-467] 发布的指南指出，不需要用免疫组织化学检测前哨淋巴结转移癌，但一些研究者也表达了不同的观点[468-471]。

无论争议如何，免疫组织化学都有一些实际价值，因为它更明确地显示转移灶的范围，而且可以更准确地测量转移灶的大小。此外，大部分对前哨淋巴结诊断有经验的病理医生，都会重新考虑免疫组织化学突显出的令人惊讶的转移灶。有时甚至有超过 2mm 的转移癌，由于与淋巴结的淋巴组织混杂在一起而被忽略，或被误认为是毛细血管后小静脉或组织细胞。某些情况下，免疫组织化学检测到

前哨淋巴结中一个以上的相邻转移灶，导致转移癌大小超过 0.2mm 或 2mm，而 HE 切片中只有一个转移灶。最后，如果要估计孤立性肿瘤细胞的数量，那么免疫组织化学是至关重要的，因为这些癌细胞可能广泛散布在前哨淋巴结中，这种分散模式尤其容易见于浸润性小叶癌[472, 473]。因此，尽管目前对微转移和孤立性肿瘤细胞的治疗和预后意义尚不确定，但建议将免疫组织化学作为前哨淋巴结标准检查的一部分，以从有限的标本中尽量提供最多的信息，并能在有淋巴结受累的情况下更精准地定义其范围。广谱 CK（AE1/AE3）非常适合此目的，低分子量 CK（如 CAM5.2）可能与树突网状细胞有免疫反应，可导致诊断困难。

Fortunato 等[474] 报道了一项关于增加前哨淋巴结病理检查的有趣研究。作者回顾了 416 例乳腺癌患者的前哨淋巴结切片，这些前哨淋巴结的检查方案为：第一张用 HE 染色，如果为阴性，则每隔 100μm 制备一张 HE 染色和 CK 染色。在 416 例病例中，有 106 例（25%）初次的 HE 切片中发现前哨淋巴结阳性。由于增加前哨淋巴结病理检查，在其余 310 例 HE 切片阴性的病例中多检测出了 61 例淋巴结转移癌，占全部 416 例病例的 15%，占最开始 310 例淋巴结 HE 切片阴性病例的 20%。这多检出的 61 例转移癌，37 例（60.6%）是在前 100μm 层面检出的，17 例（28%）是在第 2 个 100μm 层面检出的，7 例（11.4%）在第 3 个 100μm 层面检出的。多检出的 61 例转移癌分类如下，即 22 例（36%）微转移，38 例（62%）孤立性肿瘤细胞，1 例（2%）宏转移。作者报道称，所有的微转移癌都是在 HE 切片中发现的，而大多数孤立性肿瘤细胞都是由 CK 免疫组织化学检测到的。由于第 3 个 100μm 水平的检出率较低，作者认为在他们的方案中，超过 300μm 层面的切片，几乎不能获得更多的前哨淋巴结信息。

7. 前哨淋巴结的最佳病理处理方法

前哨淋巴结活检平均数量通常约为 2 枚，如果收到 4 枚以上的前哨淋巴结是不常见的。大多数外科医生认为放射活性计数最热点 10% 的淋巴结为前哨淋巴结，但有些人认为所有"热点和蓝色"的淋巴结都应该为前哨淋巴结。切除 4 枚以上淋巴结作为前哨淋巴结，会带来与腋窝淋巴结清扫相似的并发症风险。

所有的前哨淋巴结均应沿其长轴间隔 2mm 连续切开，所有切片都应提交组织病理学评估。如果淋巴结切开后产生 3 个或多个组织块，则应交替地将切面朝下放置在组织包埋盒中[475]，这种做法确保可以检测到绝大多数 > 2mm 的宏转移。将 ≥ 3mm 的前哨淋巴结整个送检，或将 > 5mm 的前哨淋巴结仅送检一半，可能会漏诊部分宏转移。不幸的是，人们在处理前哨淋巴结时，一般更多地关注前哨淋巴结处理过程中后续的组织学处理（如逐层切片、免疫组织化学），而不是关注淋巴结大体处理的方法。

如前所述，用于前哨淋巴结检查的组织病理学切片方案也没有达成共识[476]。在一些国家和国际组织发表的指南中，建议逐层切片，但并非都是如此。建议逐层切片时，间隔距离常存在差异。要检出至少 2mm 的转移灶，需要间隔 ≤ 200μm 的切片。如果遵循前述前哨淋巴结处理的大体方案，则可以省略多张 HE 染色切片。对于 CK 免疫组织化学染色，优选使用 CK AE1/AE3 抗体，有助于检测到较小转移癌和微转移癌。CK 免疫组织化学染色很容易确定经典型小叶癌的转移，这在评估转移癌的大小方面价值最大，微转移也可以得到最佳评估。CK 免疫组织化学染色也有助于检测新辅助化疗后的隐匿性转移。

（十八）前哨淋巴结与非前哨淋巴结的关系

包括 NSABP32、前哨 /GIVOM、ACOSOG Z0011、IBCSG 23–01 和 AMAROS 试验在内的多项研究表明，前哨淋巴结仅有少量转移癌的早期乳腺癌患者，不能从彻底的腋窝淋巴结清扫中获益。Charalampoudis、Harrison 等[477, 478] 已经详细说明了这些试验的结果。

AMAROS 试验进行了 10 年（2001—2010 年），纳入了几个欧洲国家 34 个中心的 4823 例患者，其中 4806 例患者符合随机分组[479]。总体来说，2402 例患者接受腋窝淋巴结清扫，2404 例患者接受腋窝放疗。在 1425 例前哨淋巴结阳性患者中，744 例被随机分配到腋窝淋巴结清扫组，681 例被分配到腋窝放疗组，这些患者构成了意向治疗人群，中位随访时间为 6.1 年。在腋窝淋巴结清扫组中，33%

（220/672）例的患者检出了更多的阳性淋巴结，0.53%（4/744 例）出现腋窝复发；在腋窝放疗组中，1.02%（7/681 例）出现腋窝复发。关于 5 年腋窝复发率，在腋窝淋巴结清扫组为 0.43%（95%CI 0.00～0.92），而腋窝放疗组为 1.19%（95%CI 0.31～2.08）。腋窝淋巴结清扫和腋窝放疗，很好地控制了 T1～T2 期未触及肿大淋巴结，而前哨淋巴结阳性乳腺癌患者的腋窝复发。

在此之前，Turner 等[455] 也得出了大致相同的结论，他们研究了 103 例前哨淋巴结活检后进行 I 组至 II 组淋巴清扫的乳腺癌患者。常规 HE 切片显示，33 例（32%）前哨淋巴结有转移癌；70 例前哨淋巴结 HE 切片阴性的病例中，CK 免疫组织化学染色检出了 10 例（14.3%）有前哨淋巴结微转移，其余 60 例 HE 染色和 CK 免疫组织化学染色均阴性。这 60 例患者共有 1087 枚非前哨淋巴结，HE 切片中均未发现转移癌，CK 免疫组织化学染色证实仅有 0.09% 的微转移。也就是说，在前哨淋巴结 HE 染色和 CK 免疫组织化学染色均为阴性患者中，仅 1.7%（1/60 例）有一枚非前哨淋巴结为阳性，而前哨淋巴结阳性患者中，41.9%（18/43 例）有非前哨淋巴结转移。

术中冰冻切片检查时，区别前哨淋巴结真阳性和假阴性，也可有效地预测非前哨淋巴结转移癌的情况。在前哨淋巴真阳性组中，非前哨淋巴结通常有宏转移（> 2mm），而假阴性组主要有微转移（≤ 2mm）。Turner 等[480] 报道，术中前哨淋巴结呈阳性时，非前哨淋巴结阳性率为 64%，术中前哨淋巴结呈假阴性时，非前哨淋巴结阳性率为 18%。

前哨淋巴结转移癌的大小是非前哨淋巴结可能有转移癌的一个重要预测因子[481-484]。Viale 等[485] 在 18.8% 的前哨淋巴结微转移、54.8% 的前哨淋巴结宏转移（> 2mm）患者中发现非前哨淋巴结有转移癌。Van Rijk 等[481] 报道，在 106 例前哨淋巴结有微转移（≤ 2mm）的患者中，发现 20 例（19%）非前哨淋巴结有转移，其中 16 例有宏转移（> 2mm）。对 54 例前哨淋巴结"亚微转移"（通常指 IHC 检测到的孤立性肿瘤细胞）患者，也进行了腋窝淋巴结清扫，结果在 4 例（8%）非前哨淋巴结中发现了转移癌（2 例为宏转移，2 例为微转移）。Jakub 等[482] 在 62 例仅通过免疫组织化学染

色发现前哨淋巴结微转移，后续行腋窝淋巴结清扫的患者中，检测到 9 例（14.5%）非前哨淋巴结有转移。在一项在前哨淋巴结孤立性肿瘤细胞的研究中，Calhoun 等[375] 报道，腋窝淋巴结清扫发现 4.9%（3/58 例）有转移癌（1 例为宏转移，2 例微转移）。在 17 例未进行腋窝淋巴结清扫女性患者中，平均随访 80.5 个月未发现腋窝复发，这 17 例患者中有 15 例接受了全身辅助化疗。

Rutledge 等[484] 研究了根据术中前哨淋巴结转移癌的大小，预测非前哨淋巴结转移癌的情况，结果发现在 19 例术中前哨淋巴结冰冻切片诊断为微转移的女性患者中，仅 1 例（5%）为非前哨淋巴结阳性；而在 34 例前哨淋巴结有宏转移的患者中，21 例（62%）为非前哨淋巴结阳性。

非前哨淋巴结发生转移癌的风险似乎不仅受前哨淋巴结转移癌大小的影响，而且也受阳性前哨淋巴结数量的影响。Chu 等[486] 在 HE 切片阴性的非前哨淋巴结中进行免疫组织化学染色，结果在有一枚阳性哨前淋巴结和一枚以上阳性前哨淋巴结的病例中，出现非前哨淋巴结微转移的比例分别为 11.8%、29.4%。单因素分析显示与非前哨淋巴结转移相关的其他因素包括肿瘤大小及淋巴管血管侵犯；但在多因素分析中，只有肿瘤大小和前哨淋巴结阳性数量是重要的危险因素。Viale 等[487] 还发现，阳性前哨淋巴结的数量和前哨淋巴结转移癌的大小，可以预测非前哨淋巴结出现转移癌的可能性。

据报道，在前哨淋巴结阳性的患者中，与非前哨淋巴结转移风险显著增加有关的其他因素包括：原发肿瘤部位存在淋巴管血管侵犯[487, 488]；前哨淋巴结的宏转移累及结外[488, 489]；低分化或 HER2 阳性癌[489]。

已开发了列线图（一种图形计算工具，用二维图表示，用于对数学函数进行近似的图形计算）预测非前哨淋巴结转移癌的可能性，这种预测基于各种因素，包括前哨淋巴结阳性的程度及原发性肿瘤的特征[490, 491]。Degnim 等[491] 将 MSKCC[490] 开发的列线图用于预测来自两个机构的患者，预测分别有 72% 和 86% 的病例发生非前哨淋巴结转移。Chagpar 等[492] 描述了一种不太复杂的模型，用于预测仅有前哨淋巴结癌的患者。对 1253 例病例的多因素分析表明，肿瘤大小、前哨淋巴结阳性数量、

受累前哨淋巴结的比例都是重要的预测因素。在合成模型中，这些因素分别被赋予一个数值。在 1253 例包括 T1a 期肿瘤、1 枚前哨淋巴结阳性、至少切除 3 枚前哨淋巴结的病例中，仅 19 例（1.4%）有非前哨淋巴结 95% 的阴性概率。总体而言，该模型仅能预测 68.1% 的病例。在随后的分析中，报道了对 MSKCC 列线图的验证[492, 493]。

目前至少有 4 个乳腺癌列线图，用于预测前哨淋巴结阳性患者发生非前哨腋窝淋巴结转移的概率，包括 MSKCC、巴黎特农医院（Paris's Tenon Hospital）、剑桥大学和斯坦福大学开发的列线图。上述列线图都很容易通过谷歌链接到他们各自的网站。有多项研究已经比较了这些列线图的预测值。Sanjuán 等[494] 发现，根据受试者工作特征曲线（receiver operating characteristics，ROC）下面积，MSKCC 和巴黎特农医院的列线图是相似的；Moghaddam 等[495] 没有发现 MSKCC、剑桥大学和斯坦福大学的模型之间有显著差异。Gur 等发现 MSKCC 模型比巴黎特农医院、剑桥大学和斯坦福大学的模型更有预测性[496]；但应该注意的是，后 3 种模型更容易使用，因为它们需要的病理参数为 3 个而不是 8 个。

目前，关于前哨淋巴结阳性，但未做腋窝淋巴结清扫的患者的相关信息有限。Hwang 等[497] 回顾了在 M. D. Anderson 癌症中心进行前哨淋巴结活检的 3366 例浸润性乳腺癌，结果发现 750 例（22%）患者前哨淋巴结阳性，其中 196 例（26%）由于"临床医生和患者的偏好"而没有进行腋窝淋巴结清扫。64.3%（126/196 例）在 HE 切片中发现前哨淋巴结阳性，35.7%（70 例）在免疫组织化学染色中发现前哨淋巴结阳性。前哨淋巴结转移癌的大小如下：67 例（34%）为病灶 < 0.2mm 的孤立性肿瘤细胞；90 例（46%）为病灶大小在 0.2～2mm 的微转移；39 例（20%）为 > 2mm 的宏转移。结合保乳手术或乳房切除，70% 的患者接受了化疗，58% 的患者接受了放疗。29%（56/196 例）的患者进行了腋窝放疗。当用 2 个列线图模型分析来预测非前哨淋巴结转移的可能性时，发现试验组患者出现更多淋巴结转移的风险较低（一个模型中为 9.8%）。经过中位数 29.5 个月的随访（范围为 1.3～62.3 个月），没有一例患者出现腋窝淋巴结复发，有一例患者在

锁骨上复发。另外两项研究报道称，对前哨淋巴结阳性的非宏转移患者中位随访 30 个月[498] 和 27.4 个月[499]，未见腋窝复发。

尽管，辅助化疗和（或）局部放疗正逐渐取代腋窝淋巴结清扫，上述数据支持对有一枚或多枚前哨淋巴结有宏转移癌的患者，应进行腋窝淋巴结清扫。既往报道的数据也支持如果多枚前哨淋巴结有微转移，倾向于进行腋窝淋巴结清扫。根据后来的研究报道，单个前哨淋巴结有微转移或孤立性肿瘤细胞时，腋窝淋巴结清扫已经不那么常见。如果是原发部位肿瘤分化差或有淋巴管血管侵犯，前哨淋巴结有微转移的患者，一些经过选择后，仍可进行腋窝淋巴结清扫，但很多这类患者不需要清扫腋窝淋巴结，特别是接受全身辅助化疗和（或）局部放疗的患者。需要对前哨淋巴结阳性的女性乳腺癌患者随访 5～10 年，以更准确地评估没有进行腋窝淋巴结清扫的患者腋窝复发的实际风险。目前可用的列线图是辅助工具，尽管不完美，但对不明确病例的临床决策有用。

（十九）前哨淋巴结转移癌的测量

淋巴结转移癌的直径 > 0.2mm，< 2mm 时定义为微转移，≥ 2mm 为宏转移。在目前的腋窝淋巴结分期中，孤立性肿瘤细胞指散在分布的肿瘤细胞 ≤ 200 个，或任一区域最大径不超过 0.2mm（即 ≤ 200μm）的小簇癌细胞[69]。

正如 Rivera 等[500] 所讨论的那样，在前哨淋巴结和非前哨淋巴结中都会遇到并不怎么符合孤立性肿瘤细胞或微转移的情况。对于单枚淋巴结中的多个转移灶，通常测量最大的转移癌，因此一枚淋巴结的转移癌可能会被归类为孤立性肿瘤细胞或微转移，但肿瘤细胞的总范围可能超过 2mm。Rivera 等提出了其他问题，包括转移癌只见于淋巴结被膜淋巴窦内、转移癌有核分裂和（或）间质反应变化，根据大小分类这类转移癌符合孤立性肿瘤细胞。在 TNM 分期系统中，鉴别孤立性肿瘤细胞和微转移，可以区分阴性淋巴结和阳性淋巴结，但是这可能受观察者对指南不同解释的影响[500]。对浸润性小叶癌转移的解释可能尤其有问题[473, 501]。Turner 等报道，使用"标准化组织学标准和基于图像的训练"可改善淋巴结分期的可重复性[502]。

（二十）前哨淋巴结中转移癌的分布

淋巴液进入淋巴结被膜下窦，然后引流入实质窦，这种解剖特点导致淋巴结被膜下窦中常可见较小的转移癌（图 44-34）。因此，前哨淋巴结组织病理学检查中应更多地关注被膜下窦。孤立性肿瘤细胞，特别是那些缺乏高级核的，很难与淋巴窦内正常存在的组织细胞鉴别（图 44-35）。一些转移的癌细胞似乎有退行性变，表现为细胞核固缩、胞质强嗜酸性，这些细胞也可能与 HE 染色切片中的组织细胞无法区分，可能需要 CK 免疫组织化学染色来确定是否为癌细胞（图 44-36）。

淋巴窦内的癌细胞簇比单个癌细胞更容易被识别，部分原因是癌细胞黏附性差，容易与周围的组织细胞分离，就像位于一个陷窝中（图 44-34、图 44-36 和图 44-37）。但这本身并不是一个非常可靠的诊断标准，因为癌细胞的黏附性不同，且组织细胞也可能聚集成团。众所周知，因为特征性地缺失细胞表面黏附蛋白（如 E-cadherin），转移性小叶癌往往以分散的方式累及淋巴结而不局限在淋巴窦内。有时，转移性小叶癌可能主要位于被膜下（图 44-38）。

对前哨淋巴结多切片、免疫组织化学染色以增加转移癌检出率，所得出的有趣结论之一是，在淋巴结被膜下无转移的情况下，在淋巴间质内发现游离的微转移（图 44-35 和图 44-39）。这些微转移在 HE 切片中尤其难以识别，且一般只有在做 CK 免疫组织化学染色后才能检测到。转移癌的这种分布与小叶癌相关，但不具特异性。Di Tommaso 等[503] 发现，前哨淋巴结微转移癌的部位及其大小都是非前哨淋巴结转移的预测因素。当前哨淋巴结微转移癌位于淋巴窦时，非前哨淋巴结阳性率为 3%（1/31），前哨淋巴结实质内出现转移时，非前哨淋巴结阳性率为 29%（9/31）。

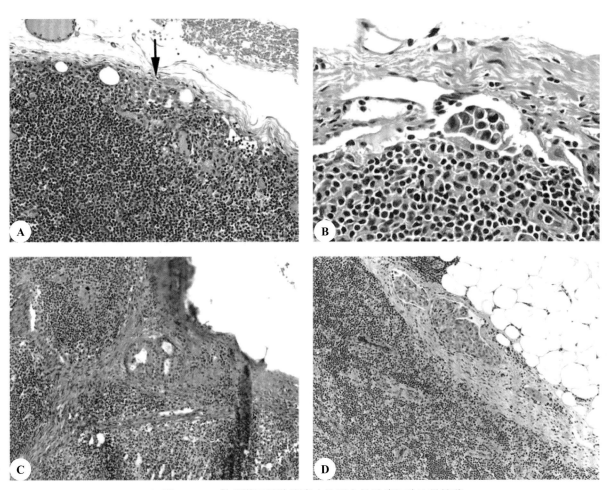

▲ 图 44-34　前哨淋巴结边缘窦内的孤立性肿瘤细胞和微转移

A 和 B. 淋巴结边缘窦内有转移癌（< 0.2mm）。A 中箭示微转移，一般无须 CK 免疫组织化学染色来检测这类微转移。
C 和 D. 两例前哨淋巴结边缘窦内的微转移（> 0.2mm）。C 来自冰冻切片。D 是另一个病例的常规切片

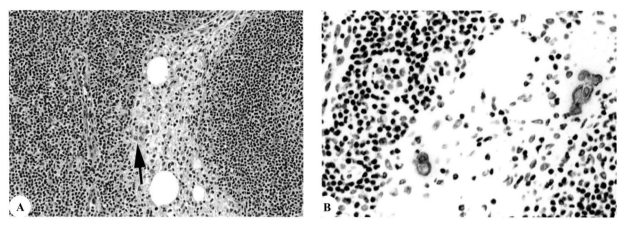

▲ 图 44-35　前哨淋巴结中央窦内的孤立性肿瘤细胞

A. 中央窦的组织细胞之间存在两个大的脂肪空泡。箭示位于脂肪空泡间的一簇"可疑"细胞。B. 复切切片 CK7 免疫组织化学染色，可见脂肪空泡附近两簇微小的免疫组织化学阳性细胞

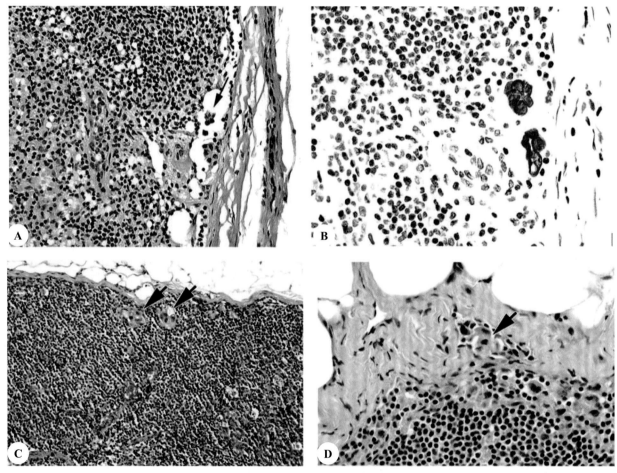

▲ 图 44-36　前哨淋巴结中的孤立性肿瘤细胞

A. 淋巴结边缘窦内可见微小细胞簇（箭），在 HE 切片上不能明确地诊断为转移癌；B. CK7 免疫组织化学染色证实 A 中所示的细胞为上皮细胞；C. 紧邻淋巴结被膜下方（箭）的微小癌细胞簇；D. 淋巴结被膜内的癌细胞簇（箭）

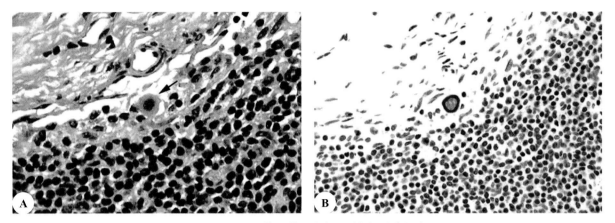

▲ 图 44-37　前哨淋巴结中的孤立性肿瘤细胞

该患者有高级别导管原位癌伴微浸润。A. 淋巴结边缘窦内发现孤立性细胞（箭），HE 切片上不能明确其性质；B. 这个细胞呈免疫组织化学 AE1/AE3 阳性，提示为孤立性肿瘤细胞

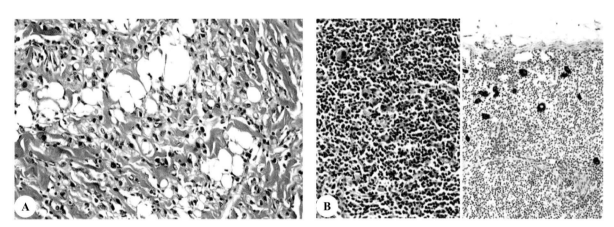

▲ 图 44-38　前哨淋巴结中的浸润性小叶癌

A. 浸润性小叶癌。B. 前哨淋巴结中有核深染的细胞（左），这些细胞呈免疫组织化学 CK7 阳性（右）。如果一个切片中这样的细胞超过 200 个，按照目前 AJCC-VICC 分期则符合微转移

（二十一）有微转移癌的前哨淋巴结的结构变化

有微转移癌的前哨淋巴结组织学通常无显著改变，但曾报道过细微的结构变化。Ribatti 等[504] 评估了有或无微转移癌的前哨淋巴结的血管生成和肥大细胞密度。用 CD34 和抗胰蛋白酶抗体分别检测前哨淋巴结的血管生成和肥大细胞，发现有微转移癌的前哨淋巴结血管生成和肥大细胞显著增多。有微转移癌的淋巴结吸引肥大细胞可促进血管生成，因为这些细胞含有血管生成因子和细胞因子。前哨淋巴结有不同程度的反应性改变，如窦组织细胞增多、含铁血黄素沉积等，与愈合中的活检部位的淋巴引流所见一致。

（二十二）前哨淋巴结原发癌与转移癌的组织学比较

前哨淋巴结和非前哨淋巴结的转移癌通常保留原发性乳腺癌的细胞学和组织学特征。因此，了解原发部位乳腺癌的表现一般有助于淋巴结的检查，特别是对前哨淋巴结转移癌的检查。如果是微转移癌，则可比较细胞学特征（而不是结构特征），对于 2mm 以上的转移癌才能比较组织结构。由于乳腺癌可能存在异质性，乳腺癌的手术切除标本可充分取材，比粗针穿刺活检标本中局限的组织要好很多（图 44-40）。乳腺癌和淋巴结转移癌的组织病理明显不同，可能提示淋巴结转移癌来源于乳腺的另一个不明显的癌灶（甚至是对侧乳腺的隐匿性癌）（图 44-41）。尽管按照一般情况，高级别乳腺癌比低级别乳腺癌更可能出现前哨淋巴结转移，但也可出现相反的情况。

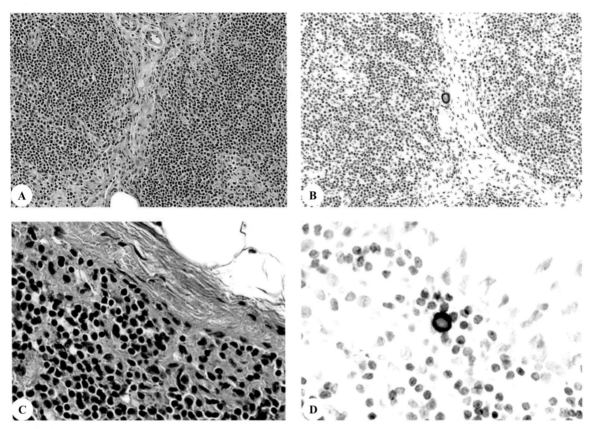

▲ 图 44-39　前哨淋巴结孤立性肿瘤细胞转移

A 和 B. 淋巴结的连续切片，免疫组织化学 AE1/AE3 染色可见单个阳性细胞（B），HE 染色切片中不明显（A）。C 和 D. 另一例淋巴结被膜下区域的连续切片。AE1/AE3 免疫组织化学染色显示 HE 染色切片（C）中并不明显的单个阳性细胞（D）

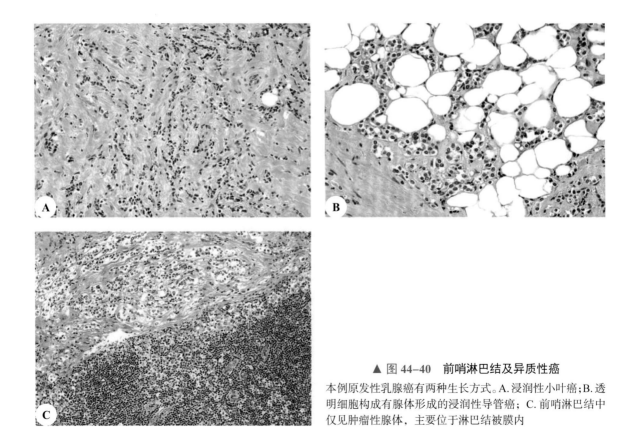

▲ 图 44-40　前哨淋巴结及异质性癌

本例原发性乳腺癌有两种生长方式。A. 浸润性小叶癌；B. 透明细胞构成有腺体形成的浸润性导管癌；C. 前哨淋巴结中仅见肿瘤性腺体，主要位于淋巴结被膜内

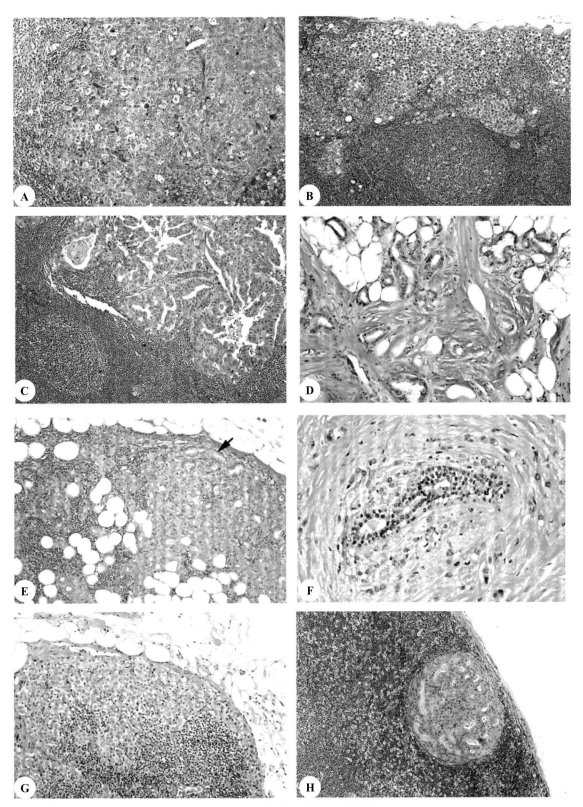

▲ 图 44-41 前哨淋巴结转移癌的异质性

A 至 C. 来自同一病例。A. 原发乳腺癌是低分化浸润性导管癌。B. 部分前哨淋巴结中含有与原发肿瘤类似的转移癌。C. 淋巴结内还有转移性乳头状大汗腺癌。在乳腺原发肿瘤中没有发现这种结构，可能是来自于另一个未被检测到的乳腺癌。D 至 G. 来自具有两种不同组织学乳腺癌的乳腺。D. 其中一个肿瘤是高分化浸润性导管癌。E. 一枚前哨淋巴结中发现了转移性导管癌（箭）。F. 另一个肿瘤是经典型浸润性小叶癌。G. 另一枚前哨淋巴结中的转移性小叶癌。H. 这张图片显示了另一个病例的前哨淋巴结。淋巴结的转移癌类似导管原位癌，但 p63 或肌球蛋白免疫组织化学染色显示转移癌周围没有肌上皮。同侧原发性乳腺癌为低分化浸润性导管癌，未发现导管原位癌成分

（二十三）前哨淋巴结诊断中令人困惑的病变

淋巴结中的大多数转移癌很容易识别，可与罕见的非癌性包涵腺体区分开。当淋巴结内或周围组织中的癌性腺体与良性腺体非常相似时，就会出现判读困难。大多数情况下，这些病灶代表了转移性高分化乳腺癌，通常来源于小管癌或小管小叶癌（图 44-42）。前哨淋巴结或腋窝淋巴结中发现的各种异位腺体主要组织病理学特征见表 44-2（参见第 43 章）。

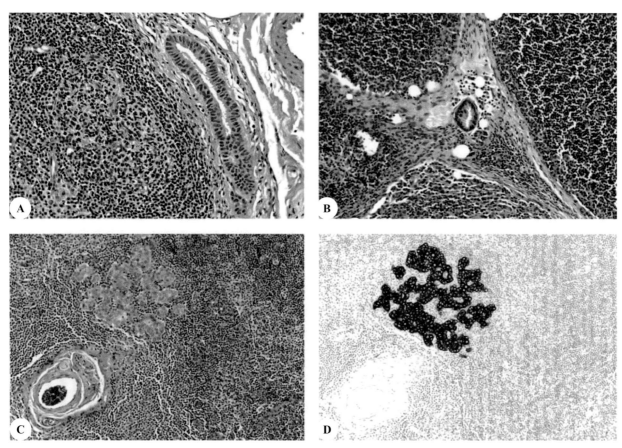

▲ 图 44-42　前哨淋巴结转移性高分化导管癌

A. 前哨淋巴结被膜中的转移性高分化导管癌。像这样的病灶有时被误判为良性包涵腺体，转移性腺体周围没有肌上皮细胞。B. 前哨淋巴结纤维小梁深处的转移性高分化导管癌。C 和 D. 前哨淋巴结皮质旁深部的转移性高分化导管癌。免疫组织化学 AE1/AE3 染色很容易显示出微小的转移灶（D）

表 44-2　腋窝淋巴结中良性包涵体的组织学和免疫组织化学特征

		位　置	组织学表现	免疫组织化学表达
实性	痣细胞巢	被膜内，皮质罕见	• 梭形细胞巢 • 核内包涵体	• A103（+）、SOX10（+）、S-100（+）、MITF（+） • HMB45（-）、CK（-）、GATA3（-）、PAX8（-）、WT1（-）
囊性	鳞状囊性型	皮质	内衬鳞状上皮	CK（+）、p63（+）、ER（-）、GATA3（-）
	乳腺型	皮质	• 2 层乳腺腺体样 • 上皮 - 肌上皮	• 腔面细胞：ER（+）、GATA3（+）、mammaglobin（+） • 肌上皮细胞：肌上皮标志物（+）
	输卵管子宫内膜异位型	皮质	单层上皮细胞，伴插入细胞	ER（+）、PAX8（+）、WT1（+）、GATA3（-），肌上皮标志物（+）

参见第 43 章

腋窝前哨淋巴结及其他部位淋巴结的另一种良性病变是"痣细胞簇"（NCA）。痣细胞簇一般位于淋巴结被膜内，但罕见情况下，可沿纤维隔延伸到淋巴结的实质，痣细胞簇可以酷似转移性小叶癌。关于痣细胞簇的讨论详见第 43 章。

树突状（间质网状）细胞属于网状组织细胞系统的一种，向 CD34 阳性 T 细胞呈递抗原，这些细胞存在于整个淋巴结内，呈免疫组织化学 CK8 和 CK18 阳性，但不表达 CK19。与大多数癌细胞不同，树突状细胞通常以孤立细胞的形式存在，不位于淋巴窦内，且形状不规则，具有分支状（树突样）突起（图 44-43）。

"假前哨"淋巴结也需要关注。它是一种具有前哨淋巴结临床特征（蓝色染料标记或放射性胶体标记，或 2 种联合标记），但在非前哨淋巴结已有宏转移癌的情况下，这种淋巴结没有任何转移癌。这种淋巴结看起来确实像前哨淋巴结，推测其引流淋巴液的功能，很可能因为该区域真正的前哨淋巴结的淋巴引流已经被转移癌阻塞。不幸的是，"假前哨"淋巴结无法与真正的前哨淋巴结鉴别开来，除非已知其他淋巴结的状态。

（二十四）分子病理方法检测前哨淋巴结微转移癌

包括实时聚合酶链反应（real-time polymerase chain reaction，RT-PCR）在内的分子生物学方法，可方便地检出淋巴结微小转移癌。这是一种可在极低表达水平检测特定标志物 mRNA 的超敏感方法，可在 1×10^6 个细胞中检出 1 个癌胚抗原（carcinoembryonic antigen，CEA）阳性的细胞[505]，或是在 1×10^6 个淋巴细胞中检出 1 个癌细胞[506, 507]。RT-PCR 作为一种检测腋窝淋巴结微小转移癌的方法已经开展多年了，其中一些工作甚至早于前哨淋巴结活检工作[508-515]。

组织学阳性淋巴结中如果检测不到 mRNA 标志物，很可能是由于取样误差。在未经组织学证实有转移癌的前哨淋巴结中，检测到标志物的意义尚不清楚。有报道在手术中进行基于多种分子技术的前哨淋巴结转移癌检测，虽然这样的检测方法有些已不再使用[516]；但是已证实用一步法核酸扩增（one-step nucleic acid amplification，OSNA），扩增 CK19 mRNA 的检测方法很稳定，且在全球实验室供临床应用（OSNA，Sysmex，Kobe，Japan）[517]。

多中心前瞻性研究发现，一步法核酸扩增检测直径＞0.2mm 的淋巴结转移癌，其敏感性为 91.4%，特异性为 93.3%[518]。这种方法比术中冰冻切片能检出更多的前哨淋巴结微转移[519]，并与 CK 免疫组织化学染色具有"相似的诊断价值"[520]。一项工作对 12 项研究进行了荟萃分析，包括来自 2192 例患者的 5057 枚前哨淋巴结，结果显示一步法核酸扩增可发现高达 21% 的宏转移，而要进行腋窝淋巴结清扫，但组织学检测则将其分类为非宏转移[521]。一步法核酸扩增分析要求淋巴结组织的均质化，这影响了对转移程度和被膜外播散的评估。

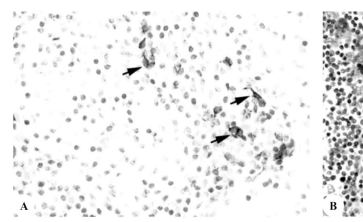
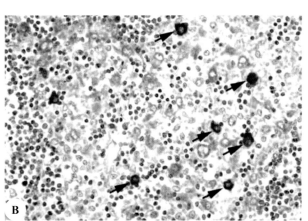

▲ 图 44-43　前哨淋巴结内的树突状细胞和浆细胞

A. 淋巴组织中的树突状细胞呈免疫组织化学 CAM5.2 CK 阳性（箭）。与转移癌相比，树突状细胞的细胞质稀疏、边界不清。B. 淋巴结中散在分布着呈 EMA 阳性的浆细胞（箭）。这可能会导致转移癌的假阳性诊断。因此，不要用免疫组织化学 EMA 染色来检测淋巴结中的癌细胞。浆细胞免疫球蛋白 lambda 免疫组织化学染色也为阳性

此外，淋巴结内良性异位乳腺可出现假阳性结果。目前，对于前哨淋巴结内微转移可能进行，也可能不进行腋窝淋巴结清扫，一步法核酸扩增的半定量结果提供了一个根据淋巴结相对肿瘤负荷，为具体患者定制个性化术中决策的独特机会[522]。

（二十五）前哨淋巴结年代之前的腋窝淋巴结微转移癌

历史上，一些研究者评估了腋窝淋巴结转移癌大小的预后意义。在这些研究中，微转移癌的直径≤ 2mm，宏转移的直径 > 2mm[493, 523-527]。淋巴结微转移癌可能在常规切片中检测到，也可能经最初阴性的淋巴结经连续切片或经免疫组织化学 CK 染色发现微转移癌，后 2 种方法发现的转移癌被称为"隐匿性微转移癌"。隐匿性微转移癌的检出率为 9%~33%[528-530]，在 8 项回顾性研究中，隐匿性微转移癌的中位检出率为 17%[529]。当时的研究没有考虑受累淋巴结数目和（或）原发性肿瘤大小，因此研究结论是宏转移患者的预后不如微转移患者[524-526]。后续研究表明，淋巴结微转移女性患者的预后与淋巴结阴性患者的预后没有显著性差异[524, 531-533]。

评估淋巴结转移癌的大小和受累淋巴结数目的研究很难进行，当仅单枚淋巴结有宏转移或微转移时评估可能最有意义。如果有 2 枚淋巴结受累，则可能有 3 种分类（2 个微转移，2 个宏转移，或 1 个宏转移 1 个微转移），淋巴结有更广泛转移癌时，这种分类就变得更不切实际。一项研究分析了 T1N1 和 T2N1 患者单枚淋巴结转移的预后意义，平均随访时间为 10 年[527]，将单枚淋巴结转移的 T1N1 和 T2N1 患者同时分析时，单枚淋巴结宏转移患者的预后比微转移患者的预后显著差。按肿瘤大小分层后，预后有显著性差异。在随访的前 6 年中，淋巴结阴性的 T1 期患者和单枚淋巴结微转移的患者生存曲线相似，明显优于淋巴结宏转移的患者。随着随访时间的增加，淋巴结微转移患者的无病生存率与宏转移患者几乎相同，并明显低于淋巴结阴性患者。相反，淋巴结阴性或单枚淋巴结微转移的 T2 患者，在 10 年随访中的生存率没有显著差异。两组的预后都明显优于有单枚淋巴结宏转移的 T2 期患者。这些观察结果表明，肿瘤大小、随访时间长短、受累淋巴结数量均影响腋窝淋巴结有

微转移癌患者的预后。

de Mascarel 等[534] 使用了一种连续切片技术来重新检测最初报告为阴性的淋巴结，这种方法检出的单枚淋巴结有微转移癌患者的无病生存率和总生存率与单枚淋巴结有宏转移癌的患者相似，但比淋巴结阴性患者的预后显著差。

1990 年，在 Ludwig 乳腺癌研究小组（Ludwig Breast Cancer Study Group）的前瞻性辅助化疗试验中，报道了淋巴结隐匿性微转移的意义，试验纳入了 921 例常规切片诊断腋窝淋巴结阴性的患者[529]，另外对淋巴结多做了 6 个切面，其中 83 例（9%）发现了单枚淋巴结的隐匿性微转移癌。与淋巴结隐匿性微转移癌显著相关的因素包括肿瘤 > 2cm、肿瘤周围血管侵犯、确诊时年龄 < 50 岁。浸润性导管癌和小叶癌淋巴结隐匿性微转移癌的比例几乎相同。无论淋巴结转移癌是常规切片检出的还是连续切片检出的，对于淋巴结有隐匿性微转移癌的患者，其 5 年无病生存率和总生存率均明显低于多切片后淋巴结阴性的患者。多因素分析表明，淋巴结隐匿性微转移癌患者的不良预后与浸润性导管癌、高级别、肿瘤 > 2cm、肿瘤周围血管侵犯显著相关。

1999 年，Ludwig 乳腺癌研究小组于发表的第二项研究，对组织学阴性淋巴结进行了 CK 免疫组织化学（AE1 和 CAM5.2）染色和连续切片[535]。736 例有淋巴结标本，其中 52 例（7%）通过连续切片检出了淋巴结隐匿性转移癌，149 例（20%）通过免疫组织化学染色发现了淋巴结隐匿性转移癌，2 种方法均为阳性的有 45 例（6%），均为阴性的有 581 例（79%）。110 例（15%）有差异的病例中，103 例仅为免疫组织化学阳性，7 例仅为连续切片阳性。对所有组织学类型的乳腺癌，免疫组织化学染色对淋巴结隐匿性转移癌的检测比连续切片更敏感。这一点在经典型浸润性小叶癌更明显，在 39%（20/51）的组织学阴性病例中，免疫组织化学染色检出了淋巴结隐匿性转移癌。在浸润性导管癌、特殊类型癌、混合性导管 – 小叶癌中，免疫组织化学检出淋巴结隐匿性转移癌的阳性率分别为 13%、16% 和 38%。在绝经后女性患者中，通过连续切片或免疫组织化学染色检测出淋巴结隐匿性转移癌的患者，其无病生存率及总生存率明显较差；但在绝

经前女性患者中则与预后无关相关性。多因素分析显示，免疫组织化学染色检出淋巴结隐匿性转移癌也是乳腺癌复发的危险因素。

在淋巴结常规切片中，确定来源于经典型浸润性小叶癌的孤立性转移细胞或小簇细胞，是一个特别令人烦恼的问题，淋巴结 HE 染色切片中转移性小叶癌细胞很难与组织细胞鉴别[536]。Trojani 等[537]用 5 种单克隆抗体的混合物，检测了 150 例连续病例淋巴结的组织学切片，平均随访时间为 10 年。总体来说，在 21 例（14%）患者中发现淋巴结隐匿性微转移癌，经典型浸润性小叶癌患者的阳性淋巴结数（38%）高于浸润性导管癌患者（11%）。另一项回顾性研究纳入 208 例既往报告为淋巴结阴性的患者，重新进行切片并进行免疫组织化学染色，结果有 51 例（24.5%）检出了淋巴结隐匿性转移癌[538]。关于淋巴结隐匿性转移癌的发生率，小叶癌（38%）多于导管癌（25%），50 岁以下女性患者（41%）多于 50 岁以上女性患者（19%）。多因素分析显示，虽然淋巴结隐匿性转移癌的存在和数量增多与患者的无病生存率下降显著相关，但这些因素对于总生存率无显著的预测意义。

上述回顾性研究表明，与腋窝淋巴结 HE 染色切片阴性的患者相比，腋窝淋巴结常规 HE 染色切片中检出微转移癌提示预后不良[539-541]，同样的观察结果也适用于组织学阴性淋巴结经连续切片和（或）免疫组织化学染色检出隐匿性微转移癌的患者。浸润性小叶癌和导管小叶癌检测出淋巴结隐匿性微转移癌的比例高于导管癌，也曾在预后良好的特殊类型癌组织学阴性的淋巴结中检出隐匿性微转移癌。

根据从无数的前哨淋巴结活检中所获得的信息，回顾性研究连续切片和免疫组织化学，所发现的有微转移癌的淋巴结可能就是前哨淋巴结。鉴于此，许多关于淋巴结微转移癌预后意义的回顾性研究与当前的前哨淋巴结活检和乳腺癌患者治疗选择相关[542]。

淋巴结内转移癌的存活取决于许多因素，如癌细胞促进血管生成的能力和淋巴结的微环境[543]。淋巴结内微转移癌细胞的存活能力受到质疑，某些情况下，组织学切片上可观察到的转移癌细胞退化支持了这一观点。一种分离淋巴结微转移癌细胞用

于体外培养的方法，可能有助于研究这个问题[544]。目前，这个问题尚未得到解决，而且也不太可能很快得到解决。随访信息并不支持这种推测性观点，例如，认为一些淋巴结中的上皮细胞是由"良性输入"引起，强调"我们认为这种现象本身不会有转移的风险"，这种说法还为时过早[400]。

TNM 分期系统区分"孤立性肿瘤细胞"和微转移[497, 498]。孤立性肿瘤细胞（isolated tumor cells, ITC）指肿瘤细胞数量不超过 200 个的单个肿瘤细胞或不大于 0.2mm 的细胞簇，通常由免疫组织化学检测出来，经 HE 染色证实。已有人提出孤立性肿瘤细胞通常不显示恶性活动的证据，如增生或间质反应，孤立性肿瘤细胞与微转移的不同在于没有接触，也没有侵犯血管或淋巴窦的壁[503]。但这些假定的鉴别标准实际上毫无意义，因为大多数孤立性肿瘤细胞和微转移的病例缺乏核分裂和间质反应。此外，淋巴结微转移或孤立性肿瘤细胞都极少浸润淋巴窦管壁。

（二十六）前哨淋巴结活检：临床实践的变化

近年来，关于淋巴结的检测模式已经发生了转变，即前哨淋巴结活检是临床淋巴结阴性、肿瘤 < 5cm 的浸润性癌的腋窝淋巴结分期的公认方法[545]。大量数据表明，大多数（约 2/3）的浸润性乳腺癌，前哨淋巴结是唯一阳性的淋巴结。在标准单张 HE 染色切片（单个层面）中，约 25% 的前哨淋巴结呈阳性。如果进行加做 HE 染色切片或免疫组织化学染色，前哨淋巴结的阳性率增加到 40%。因此，加强对前哨淋巴结的评估可能导致"分期变化"，主要是因为检出了淋巴结小体积的转移癌（即孤立性肿瘤细胞和微转移）。

关于淋巴结隐匿性转移癌（通过增加对淋巴结的评估而检测到的转移癌）的意义仍有争议。ACOSOG Z0010 试验发现 10.5% 的患者有隐匿性转移癌，但无病生存率及总生存率没有差异[546]。NSABP B32 试验发现 16% 的患者有隐匿性转移癌，1.2% 的患者总生存率有显著性差异[547]。来自荷兰的 MIRROR［微转移和孤立性肿瘤细胞：相关且可靠，还是垃圾（Micrometastases and Isolated tumor cells：Relevant and Robust or Rubbish）］研究显示，对于未接受辅助治疗的患者，有淋巴结孤立性肿瘤

细胞和微转移癌者，无病生存率降低。随访表明，对于未接受辅助治疗的患者，淋巴结有微转移癌者，腋窝淋巴结复发率较高，但淋巴结有孤立性肿瘤细胞者无此特点（5.6% vs. 2.0%）[548]。DeBoer[549] 的荟萃分析显示，与淋巴结隐匿性转移癌相关的复发增加相对危险度为 1.55，隐匿性转移相关的总生存率降低相对危险度为 1.45。

前哨淋巴结的肿瘤负荷是一个连续的变量，范围从单个 CK 阳性细胞至宏转移。最新版的第 8 版 AJCC-UICC 分期指出，孤立性肿瘤细胞簇和微转移由大小决定[216]。孤立性肿瘤细胞簇包括两类：①多个细胞簇，但每一个都 ≤ 0.2mm；②数量 ≤ 200 个细胞。微转移包括大小为 0.2～2.0mm 的多个细胞簇，且如果单个淋巴结切面中细胞数量超过 200 个，允许存在单个散在的细胞或少量黏附性差的细胞，通常出现在转移性小叶癌。

Patel 等评估了经典型浸润性小叶癌前哨淋巴结的 HE 染色切片和 CK 染色切片[473]，回顾性分析 12 年间（2005—2016 年）582 例有前哨淋巴结信息的经典型浸润性小叶癌。结果显示，68%（394/582 例）的经典型浸润性小叶癌前哨淋巴结 HE（–）/CK（–），188 例（32%）有一定程度的前哨淋巴结受累，其中 143 例（25%）很容易在 HE 染色切片中识别出来。7.7%（45/582 例）的经典型浸润性小叶癌前哨淋巴结 HE（–）/CK（+），这 45 例的病理学特点包括，22 例（49%）乳腺原发性小叶癌为多灶性和（或）多中心性，平均肿瘤大小为 2.0cm（范围为 0.25～4.4cm），平均前哨淋巴结数 2.5 枚，受累的前哨淋巴结平均数为 1.2 枚。CK 阳性孤立性肿瘤细胞散在分布或呈疏松簇状，位于被膜下窦或淋巴结皮质，或两处都有。总之，67%（30/45 例）的淋巴结 CK 阳性细胞 ≤ 200 个 [即 pN0 (i+)]，33%（15/45 例）CK 阳性细胞 > 200 个（即 pN1mi）。33%（15/45 例）进行了腋窝淋巴结清扫，其中 4 例（9%）呈阳性。7%（3/45 例）的经典型浸润性小叶癌复发。作者建议，对于经典型小叶癌，应使用 CK 免疫组织化学染色评估前哨淋巴结，以确保检出淋巴结转移癌并精确判定转移癌的范围。该研究并未评估前哨淋巴结 CK 免疫组织化学染色在经典型小叶癌的预后意义。

值得注意的是，目前的分期系统中，淋巴结孤立性肿瘤细胞被视为淋巴结阴性 [N0（i+）]，而微转移被认为是淋巴结阳性（N1mic）。因此，可靠地鉴别这两种分类是很重要的。欧洲乳腺癌筛查工作组建议，均匀散在的细胞和细胞簇应视为一个整体的转移癌[550]。目前的 AJCC-UICC 指南将这种散在分布的细胞和小簇细胞视为单个转移癌，除非这些细胞分布于促纤维增生反应性间质中。不过，由于一些研究表明，淋巴结孤立性肿瘤细胞或微转移患者之间的生存率没有差异，将这些对最小淋巴结受累进行亚分组的努力似乎没有实际意义[551, 552]。此外，由 Galimberti 等[553] 总结的系列文献显示，前哨淋巴结有宏转移癌时，非前哨淋巴结受累的比例为 46%～80%，而当前哨淋巴结是微转移时，非前哨淋巴结受累的比例为 0%～80%，前哨淋巴结包含孤立性肿瘤细胞时，非前哨淋巴结受累的比例为 15%～19%[554]。

因此，数据表明，前哨淋巴结转移体积微小的转移癌，临床上越来越被认为是可以忽略不计的，特别对于准备做系统性治疗的患者。在某些前哨淋巴结阳性病例中，不做腋窝淋巴结清扫的趋势越来越明显，这在 SEER 数据库（1998—2005 年）中得到了明显体现，该数据库中有前哨淋巴结微转移癌的患者的腋窝淋巴结清扫率下降了 20%[454]。不过，这种情况下的腋窝淋巴结清扫可以优化分期，并可能提供更多的预后信息，也能为乳腺癌患者后续的辅助化疗和放疗提供依据。

（二十七）腋窝淋巴结清扫的比例降低

ACOSOG Z0011 试验由于招募人数不足和试验组低事件率而提前终止，这项试验纳入了进行保守治疗并做全乳放疗、阳性淋巴结数目 ≤ 2 枚的 T1 期及 T2 期乳腺癌患者，比较了做或不做腋窝淋巴结清扫的情况[450, 555]。随访 6 年的结果表明，无论是否做腋窝淋巴结清扫，患者的无病生存率、总生存率或腋窝复发率之间均无差异[556]。96% 的患者接受了辅助治疗，包括辅助化疗和放疗。

AMAROS 试验 [腋窝淋巴结示踪后：放疗或手术（After Mapping of Axilla：Radiotherapy Or Surgery）] 研究了腋窝放疗作为腋窝淋巴结清扫的替代治疗[557]，Rutgers 等在 2018 年圣安东尼奥乳腺癌研讨会上，报道了第 3 阶段的试验结果[558]。该试验中，前哨淋巴结活检有转移癌的早期乳腺癌患者，腋窝放疗或腋窝淋巴结清扫的 10 年复发率和生存率都相当。10 年后，腋窝放疗组患者复发率为 1.82%（11/681），而腋窝淋巴结清扫组患者复发率为 0.93%（7/744），两组之间的无远处转移生存率和总生存率均无显著差异。与腋窝淋巴结清扫组患者相比，腋窝放疗组患者出现第二原发癌的比例明显增高（11.0% vs. 7.7%）。

随着腋窝淋巴结清扫比例的下降，术中评估前哨淋巴结的需求同时减少。美国纽约纪念斯隆－凯特琳癌症中心（MSKCC）分析了 10 年来（1997—2006 年）前哨淋巴结冰冻切片检查和腋窝淋巴结清扫的趋势，发现前哨淋巴结冰冻切片检查的比例降低，对于前哨淋巴结受累范围小的患者来说，腋窝淋巴结清扫的数量也更少了[559]。这一趋势表明腋窝淋巴结的处理有了"更细致入微"的做法。作者计算出，如果将 ACOSO GZ0011 试验的标准应用于该队列，则可以避免 66% 的前哨淋巴结冰冻切片检查和 48% 的腋窝淋巴结清扫。

纽约威尔－康奈尔医学中心 2008—2018 年行腋窝淋巴结清扫的病例减少到浸润性乳腺癌病例的 20% 以下，前哨淋巴结术中会诊减少约 20%（未发表数据）。Benson 和 Wishart 总结了这种趋势[560]，他们强调，在当代实践的背景下，对所有患者而言，术中淋巴结检查可能很难证明是合理的，因为现代临床上要么不进行前哨淋巴结活检，要么规定进行腋窝淋巴结清扫的同时进行明确的或额外的乳腺操作。随着腋窝淋巴结清扫的减少，在很大程度上不考虑前哨淋巴结评估的结果，特殊技术的需求在临床实践中已经过时了，如术中快速 CK 染色、术中 RT-PCR 检测。

如前所述，在过去约 25 年的时间里，关于前哨淋巴结和最小转移的临床及病理概念已经有了很大的发展。根据各种临床试验的结果，腋窝的处理也持续进展[561]。一些文献概述了这些试验对实际工作的影响[562-567]，这些工作广义上影响了腋窝淋巴结的处理，但对于每个患者来说，只有针对性的个体化治疗方案才是最佳的。

腋窝淋巴结清扫的比例下降，反映了这样几个因素：①前哨淋巴结阳性情况下，越来越多地用列线图预测非前哨淋巴结受累的风险；②越来越多地

根据原发肿瘤的特征（如肿瘤的大小、分级、ER 和 HER2 状态），而不是腋窝分期来确定辅助治疗；③腋窝淋巴结转移癌的治疗越来越依赖化疗和放疗而不是手术；④越来越认识到淋巴结分期可单独通过前哨淋巴结活检来完成。约 60% 的前哨淋巴结阳性患者腋窝没有残留病变[568]。因此，根据上述观察结果，在前哨淋巴结受累很局限的患者，腋窝淋巴结清扫的比例可能急剧下降。

（二十八）淋巴结转移癌的结外延伸

关于淋巴结内转移癌扩展到淋巴结周围纤维脂肪组织，即转移癌的淋巴结外延伸（extranodal extension，ENE）的预后意义有广泛的研究（图 44-44）。很难独立于其他因素来分析这一特点，其他因素如受累淋巴结的数目、原发肿瘤的大小。淋巴结转移癌的结外延伸与肿瘤 > 2cm，4 枚以上的淋巴结有转移癌，肿瘤侵犯淋巴管血管有关[569]。一些研究已证实，患者在已出现其他不良预后因素的情况下，淋巴结转移癌的结外延伸提示全身或局部复发的风险更高。对于已经做了腋窝淋巴结清扫的女性患者来说，这些报道并没有提供令人信服的证据来说明淋巴结转移癌的结外延伸是腋窝复发的高危因素。淋巴结转移癌的结外延伸似乎对无复发生存率（recurrence-free survival，RFS）和总生存率有负面影响，并且在部分研究中，还受到有转移癌的淋巴结数目的影响。

有几项回顾性研究发现，淋巴结转移癌的结外延伸可预测乳房切除及腋窝淋巴结清扫患者的预后不良。Hultborn 和 Tornberg[570] 报道，在一组乳房切除后放疗的女性患者中，有淋巴结转移癌结外延伸的患者，其 10 年生存率（19%）显著低于转移癌局限在腋窝淋巴结的患者（52%）。Pierce 等[571] 报道，显微镜下淋巴结转移癌的结外延伸，显著多见于有 4 枚以上淋巴结发生转移的患者，而且这是全身复发的重要预测指标，而不是局部腋窝复发的重要预测指标。Fisher 等[572] 也发现，淋巴结转移癌的结外延伸，显著多见于 4 枚或更多淋巴结转移的患者。在 Fisher 等[572] 的前瞻性研究中，出现淋巴结转移癌结外延伸的患者，其短期复发率明显增高，但该研究并没有证明淋巴结转移癌结外延伸相关的治疗失败趋势，与淋巴结受累程度无关。

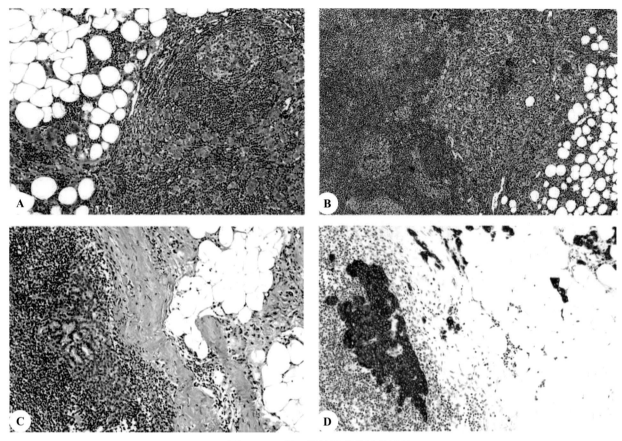

▲ 图 44-44 淋巴结转移癌的结外延伸

A. 转移性小叶癌围绕淋巴结的生发中心，并浸润淋巴结周围脂肪组织；B. 转移性导管癌破坏淋巴结被膜，并延伸入淋巴结周围脂肪组织（右）；C. 淋巴结内转移性导管癌，在 HE 染色切片中，淋巴结周围脂肪组织无明显的结外延伸；D. 细胞角蛋白 AE1/AE3 免疫组织化学染色显示，转移癌在淋巴结周围脂肪组织中有结外延伸（与 C 是同一淋巴结）

米兰国家癌症研究所对 308 例乳房切除后未行辅助放疗或化疗的淋巴结阳性患者，进行了 10 年的随访评估[573]。结果显示淋巴结转移癌结外延伸的发生率与受累淋巴结的数量显著相关，1~3 枚淋巴结阳性，出现淋巴结转移癌结外延伸的比例为 27%；4 枚或更多淋巴结阳性，出现淋巴结转移癌结外延伸比例为 51%。进一步分析表明，仅有一枚淋巴结受累时，淋巴结转移癌结外延伸对预后没有影响，但如果两枚或更多淋巴结受累，则淋巴结转移癌结外延伸与较高的全身复发率显著相关。

Leonard 等[574] 报道，肿瘤 > 2cm 的高级别乳腺癌，出现 3 枚以上淋巴结转移或淋巴管血管侵犯时，更容易发生淋巴结转移癌的结外延伸。无论腋窝放疗或全身化疗的情况如何，研究均发现，与淋巴结转移癌结外延伸相关的腋窝复发风险增加。多因素分析表明，淋巴结转移癌结外延伸和 3 枚以上淋巴结转移是显著的独立预后因素，受累淋巴结的数目

具有更强的影响。不过，治疗的类型可能会影响预后。Mignano 等[575] 报道，43 例行乳房切除加腋窝淋巴结清扫和化疗，而未做放疗的患者，虽然有淋巴结转移癌的结外延伸，但没有发现腋窝复发。

淋巴结转移癌结外延伸的范围可能会影响对腋窝淋巴结清扫及放疗。淋巴结转移癌的"最小"结外延伸，被定义为肿瘤延伸至淋巴结被膜外 1mm[576]。Gooch 等研究发现淋巴结转移癌结外延伸的发生率为 2.8%（331/11 730 例），并建议淋巴结转移癌的结外延伸 > 2mm 的患者，可能适合腋窝淋巴结清扫或放疗[577]。

淋巴结转移癌结外延伸的范围应包括淋巴结转移灶最大径的测量；不过，对于淋巴结转移癌结外延伸的定量，可能会受到观察者间不一致性的影响，因为对于淋巴结转移癌结外延伸最大范围的测量是否应垂直于被膜，目前尚无共识。此外，值得注意的是，淋巴结门部转移癌的结外延伸可能很难

测量，这一区域一般并无连续的被膜，且常有脂肪浸润。

（二十九）腋窝淋巴结内类似转移癌的印戒样组织细胞的病理改变

淋巴结内类似印戒样腺癌细胞的空泡状组织细胞可引起诊断问题[578, 579]，免疫组织化学染色和特殊染色可协助诊断，组织细胞溶菌酶染色[579]和 CD68 染色呈阳性，黏液卡红染色和 PAS 染色呈弱阳性或阴性，CK 和 GCDFP-15 染色呈阴性[579]（图 44-45）。一例患者在冠状动脉搭桥术后发现有印戒样窦组织细胞增生症，而且没有乳腺癌的证据[578]。

用于定位前哨淋巴结的蓝色染料可被淋巴结内组织细胞吸收，并形成冰冻切片中类似印戒细胞的"球状轮廓"（常规切片中并无这一表现，因为组织处理过程中染液被溶解）[580]。腋窝淋巴结中印戒样组织细胞的鉴别诊断还要考虑其他因素，包括淋巴管 X 线造影的影响[581]、硅酮淋巴结炎[582]、Whipple 病[583]、印戒细胞型黑色素瘤[584]、淋巴瘤[585]、大汗腺癌[586]。

（三十）血液系统疾病

累及腋窝淋巴结的血液系统疾病可能会与转移癌相混淆，或掩盖转移癌。这些情况包括髓外造血（图 44-46）及伴发的淋巴瘤或白血病（图 44-47）。在新辅助化疗后的淋巴结中可出现巨核细胞（免疫组织化学一般表达 CD41、CD42b 和 CD61）[587, 588]。痣细胞簇通常见于淋巴结被膜内，但也可能延伸到淋巴结实质（见第 43 章）。

（三十一）骨髓中微转移癌的检测

免疫组织化学检出的骨髓微转移癌更可能来源于浸润性小叶癌，而不是导管癌的隐匿性转移[589]。CK 和 EMA 免疫组织化学染色可用于识别骨髓组织切片中的微转移癌[590]。

有多项研究报道对浸润性乳腺癌患者进行了重复骨髓涂片随访。Mansi 等[591]报道，21 例（26%）初次骨髓涂片为阳性。经过中位数 18 个月的随访，2.4%（2/82 例）临床无病变的患者在第 2 次骨髓涂片中检出了肿瘤细胞，2 例患者的初次骨髓标本

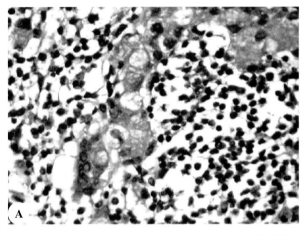

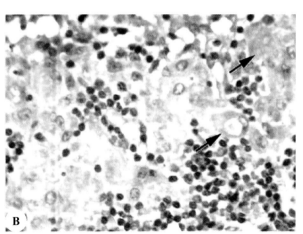

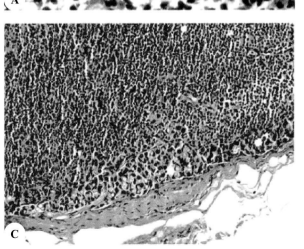

▲ 图 44-45 空泡状组织细胞

A. 细胞质内空泡提示印戒细胞。B. 黏液卡红染色，细胞质染色极为微弱（箭）。C. 淋巴结被膜下窦内印戒细胞样的转移性小叶癌。这种转移癌与空泡状组织细胞类似，需要进行细胞角蛋白 AE1/AE3 免疫组织化学染色以协助诊断

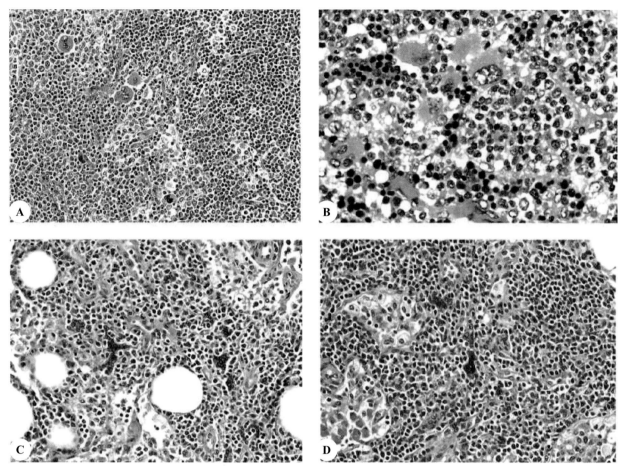

▲ 图 44-46　腋窝淋巴结中的髓外造血

该患者有浸润性导管癌，未发现血液系统疾病。A. 淋巴细胞间存在不成熟的造血细胞和巨核细胞。B. 淋巴结中的巨核细胞和红细胞前体。C 和 D. 淋巴结中的巨核细胞。每枚淋巴结均取自浸润性导管癌患者新辅助化疗后

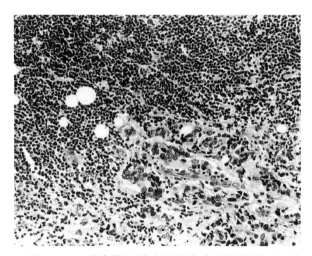

▲ 图 44-47　腋窝淋巴结内的转移癌及慢性淋巴细胞白血病

上方为白血病浸润，与下方的转移性小叶癌混杂在一起

中都有癌细胞。随访期间，82 例患者中有 6 例复发，其中 4 例初次骨髓活检有骨髓微转移癌（bone micrometastases，BMM）。2016 年，Mansi 等 报 道了 350 例患者中位随访 30 年的结果[592]，所有患者都进行了 8 次骨髓抽吸并做 EMA 免疫组织化学检查。中位随访 30 年，有骨髓微转移癌的患者死亡率为 89%（79/89 例），而无骨髓微转移癌患者死亡率为 77%（202/261 例）（P=0.0043）。骨髓微转移癌对手术时年龄＜ 50 岁的患者（N=97，P=0.012）的总生存率、所有患者诊断后 10 年内的总生存率影响最为显著。多因素分析显示，骨髓微转移癌并不是一个具有显著统计学意义的预后因素。作者的结论是骨髓微转移癌可以预测总生存率，尤其是肿瘤诊断 10 年内和年轻患者的总生存率。

　　第二项研究纳入了 59 例浸润性乳腺癌女性患者[593]，用 CK 免疫组织化学染色检测化疗前后骨髓

抽吸标本。结果显示，29 例（49.2%）患者在全身化疗前，经免疫组织化学染色在骨髓标本中检出了 CK 阳性细胞。26 例（41%）患者在化疗后骨髓有 CK 阳性细胞，化疗前后骨髓内 CK 阳性的细胞数目无显著性差异，治疗前骨髓 CK 阳性细胞的数量为 17 个 /2×10⁶ 个白细胞，化疗后为 12 个 /2×10⁶ 个白细胞。骨髓中存在 CK 阳性细胞与全身转移比例较高、生存时间较短显著相关。

Braun 等[594] 的一项更大研究提供了 I ～ II 期乳腺癌患者骨髓样本的数据，在 36%（199/552 例）的标本中检出了 CK 阳性细胞。腋窝淋巴结转移的存在与否并不能预测骨髓的状态。随访 4 年后，无论腋窝淋巴结状态如何，乳腺癌所致全身复发及死亡在骨髓 CK 阳性患者更多见。调整全身辅助化疗这一因素后，与骨髓 CK 阴性的女性患者相比，骨髓 CK 阳性患者乳腺癌死亡的相对危险度为 4.17（95%CI 2.51～6.94）。

Wiedswang 等[595] 使用 CK AE1/AE3 抗体，对 817 例初次手术时的患者的骨髓抽吸标本进行了前瞻性分析。中位随访时间为 49 个月，13.2% 的患者骨髓中发现了 CK 阳性细胞，骨髓中 CK 细胞阳性可能与肿瘤大小、淋巴结状态显著相关，而骨髓微转移癌增加了全身转移的风险。

Janni 等[596] 报道了使用 CK8/18 和 CK8/19 鸡尾酒抗体，对持续骨髓微转移癌的临床意义的进行分析。患者接受了多种手术和辅助治疗方案，也包括了一部分并未进行辅助化疗的患者。102 例初次骨髓抽吸呈阴性的患者中，10 例（10%）在随访标本中发现有骨髓微转移癌。29%（/931 例）初次骨髓阳性的患者在随后的标本中持续具有微转移，其余 22 例（71%）第 2 次骨髓抽吸为阴性。患者的无病生存率与随访骨髓抽吸标本的状态显著相关，骨髓穿刺随访为阴性时，无复发生存时间平均为 149.7 个月，骨髓有微转移癌时则为 86.5 个月。

一项对已发表研究数据的汇总分析，显示了骨髓微转移癌的临床意义，其中包括 4703 例患者，中位随访时间为 5.2 年[597]。在 30.6% 的患者中发现了骨髓微转移癌，骨髓微转移癌的存在与肿瘤较大、腋窝淋巴结有转移、高级别肿瘤、激素受体状态阴性显著相关。骨髓微转移癌与乳腺癌患者的死亡增加显著相关，死亡比率（mortality ratio）为 2.44。

接受内分泌辅助治疗的死亡比率为 3.22，化疗的死亡比率 2.32，未接受辅助治疗的 T1N0 期患者的死亡比率为 3.65。有骨髓微转移癌的患者，无病生存率显著降低。

2006 年发表了德国、澳大利亚和瑞士国际学会（Societies of Senology）提出的骨髓微转移癌共识声明[598]，提出的主要结论包括：①免疫组织化学检测骨髓抽吸标本微转移，不是处理乳腺癌患者的"常规程序"；②目前除临床试验外，骨髓中有微转移癌不是无病患者实施治疗的基础。

基于两项不同研究中的数据，Braun 等[597] 强调，临床试验在"确定有或没有骨髓微转移癌，是否足以决定患者的治疗，并且预测部分亚组的治疗预后"方面可能有用。Janni 等[596] 认为，前瞻性试验应探索根据骨髓情况实施二次辅助治疗的获益。这种情况下，骨髓中检测到肿瘤细胞，可预测乳腺癌患者新辅助治疗后的生存率[599]。

一种基因产物小乳腺上皮黏蛋白（small breast epithelial mucin，SBEM）有作为生物标志物的前景[600]。如前所述，组织或肿瘤某些 mRNA 的 PCR 扩增，是检测骨髓微转移癌最有力的工具。Valladares-Ayerbes 等[601] 在 26% 的乳腺癌患者骨髓中发现了 SBEM 特异性转录本，与使用免疫组织化学检测到肿瘤细胞的基本相似。

2011 年发表了 ACOSO GZ0010 试验结果[546]，这项试验旨在研究在早期乳腺癌患者中，用免疫组织化学检出的前哨淋巴结和骨髓标本转移癌与患者生存率的相关性。该研究显示，3.0%（104/3413 例）的骨髓阳性患者，中位随访时间约 6 年，435 例患者死亡，376 例复发。尽管该试验中骨髓微转移癌罕见，但与总生存率下降有关，然而多因素分析并没有发现具有统计学意义。这项试验发现的骨髓受累比例非常低，因此，作者不建议在日常实践中纳入骨髓评估。

六、乳腺癌的循环肿瘤细胞

近年来，人们对循环转移肿瘤细胞（circulating metastatic tumor cells，CTC）的检测越来越感兴趣，与之伴随的是这一领域的技术进步。CTC 被视为"实时液体活检"，其临床有效性，已通过早期乳腺癌和转移阶段乳腺癌、乳腺癌预后的 1 级证据水平研

究而确定 [602-604]。包括循环肿瘤 DNA 在内的更有前景的生物标志物，可能用于发现持续治疗的耐药机制，确定进一步治疗的新靶点 [605]。

七、隆乳假体的检查

每个病理实验室均应制订乳腺隆乳假体标本处理的标准方案。假体应与标本一起送检，外科医生应告知患者这种情况，且假体应在实验室保留一定时间（通常为 4 周）。病理科检查后，患者可要求归还隆乳假体。

大体检查时，假体上显著贴附或分离的软组织应置于固定液中固定，如 10% 缓冲福尔马林。返回给患者的假体应封闭在生物危害容器中，患者签署的接收表格证明假体已返还，并应告知患者可能的相关生物危害风险。

隆乳假体的病理报告应包括所有临床史和所有要求的信息。应进行大体拍照，并且必须在图片中包含样本标识符。标本相关的序列号、品牌名称或其他可见的识别标志应记录在病理报告中。大体描述应包括假体的显著特征，应记录假体的尺寸、重量和形状。应记录假体外表面的情况（光滑度、纹理等），并强调其完整性的情况。任何大体明显缺失的也应记录。如果有内容物，也应进行描述。

随假体送检的所有组织，必须进行大体描述并取材进行组织病理学检查。大多数情况下，该组织主要是假体周围形成的纤维囊（图 44-48）。如果包膜组织内表面可见，应描述其特征和完整性。应记录大体显著的特征，如增厚、出血或标本上附着有外来非组织材料。乳腺假体置入最常见的并发症为包膜挛缩，在有纹理外壳的生理盐水或硅胶假体不常见，且包膜下平面置入相比腺体下平面置入的假体来说不太常见 [606]。值得注意的是，假体纤维包膜增厚（及假体周围积液的形成）与间变性大细胞淋巴瘤相关。

病理报告应描述显微镜下的一般特征，如纤维化、炎症反应的类型、有无外源性物质、钙化、有无滑膜样化生。罕见情况下，从法医学目的来说可能必须要查找特定类型的异物，且应保留代表性组织供特殊检查（包括光谱分析）[607, 608]。隆乳假体周围可发生纤维瘤病（包括一例经典的家族性腺瘤性息肉病患者发生双侧纤维瘤病）[609, 610]、胸壁纤维瘤

病 [611]、鳞状细胞癌 [612]、血管肉瘤 [613]、多种类型的恶性淋巴瘤 [614-617]（见第 40 章）（图 44-48）。在假体包膜标本中也曾意外地发现乳腺癌 [618, 619]。

乳房切除术后假体周围放置无细胞真皮基质（acellular dermal matrix，ADM）的做法越来越受欢迎。无细胞真皮基质是一种由供者皮肤制作的"脱细胞化"结缔组织移植物，可作为组织修复的支架。这种基质有助于定位、强化结构，据说可减少包膜的纤维性挛缩，而且似乎没有引起任何额外的并发症。无细胞真皮基质引起的反应性炎症变化在组织学上可类似伴肉芽肿的坏死病变，形似类风湿结节 [620]。由于假体和结缔组织疾病的关系存在争议，这一发现受到特别关注。

2010 年，法国拉塞讷（Poly Implant Prothèse，PIP）销售的乳腺假体被发现"掺杂"工业级硅胶后召回。这些假体不仅在世界各地用于乳腺重建，而且也用于隆乳目的，已经认为相对更有可能破裂。在一项综述中，PIP 的总体破裂率为 14.5%（383/2635），但是没有任何长期影响健康的证据 [621]。

八、其他异物

乳腺中可以发现不同类型的异物，部分是医源性的，如"海绵瘤"（也指"纱布瘤""药棉瘤""敷料瘤"）等残留异物，是由于手术后因疏忽而遗留在乳腺的，相对罕见 [622-624]。顺便说一下，相关名词"药棉瘤"（gossypiboma）来源于棉花 [gossypium，拉丁语脱脂棉（cotton wool）]，"敷料瘤"（textiloma）来源于织物（过去的手术海绵是用布制成的）。

据报道，一些异物可表现为乳腺肿块，如患者既往进行心脏手术、无线心脏监护、脑室腹腔分流等遗留下的导丝和针 [625-629]。有乳腺穿刺定位 2 年后遗留的带钩金属导丝（hook wire）迁移，引起心脏延迟损伤并发症心脏压塞的报道 [630]。用于引流脓肿的部分导管术后也可能无意中脱离，不知不觉地遗留在患者体内，且可能无症状，乳腺 X 线可检查出异常 [631-633]。在一个病例中，"良性疾病"活检 7 年后，遗留下的引流管引起局部炎症，但没有可触及的肿块（图 44-49）[634]。乳腺 X 线检查可见线状钙化，遗留在体内的海绵或缝线中的钙化，可能与乳腺癌类似（图 44-50）[635]。组织学检出密集瘢痕和缝线，提醒病理医生这是既往手术的部位。

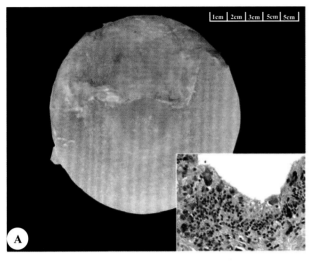

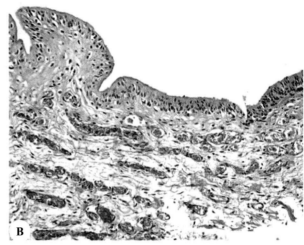

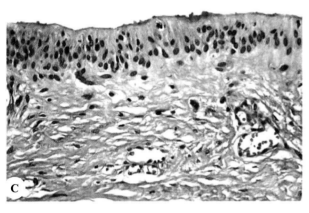

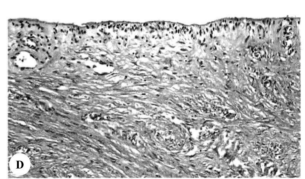

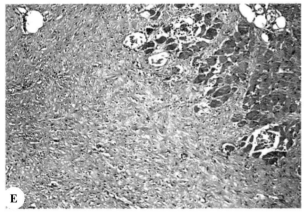

▲ 图 44-48 伴滑膜样化生及纤维瘤病的假体包膜

A. 伴"包膜"形成的假体大体标本。插图示"包膜"组织病理学表现，出现滑膜样化生及多核巨细胞。B 至 E. 一例 19 岁女孩伴纤维瘤病的假体包膜。B 和 C. 表面有典型反应性改变及滑膜化生的部分假体包膜。D 和 E. 位于滑膜化生的下方的纤维瘤病，累及假体包膜壁，并侵犯邻近胸肌

乳腺皮肤上的文身色素[191] 和皮肤上含钙的皂状结晶[636] 也可类似乳腺内钙化。

一个少见病例报道称，乳腺 X 线检查发现一例 38 岁女性患者，乳腺有金属碎片及 2cm 大小的伴钙化的可疑肿物[637]。粗针穿刺活检发现金属颗粒和棉纤维构成的纤维成分伴异物巨细胞反应。这个患者乳腺曾受过枪伤，导致她的部分衣服和子弹碎片嵌入到伤口中。

各种人为或意外所致的乳腺非医源性异物也有报道，包括玻璃[638]、大头针[639]、发夹[639]、石头[640]、缝纫针[641]、缝纫机针[642]。乳腺 X 线检查发现的乳腺内含铅沉积物，与中药治疗乳房脓肿有关[643]。偶尔，遇到直接注射进行丰胸美容乳腺的异物，自 1976 年以来，美国食品药品管理局（Food and Drug Administration，FDA）一直禁止这些材料，包括用硅油来丰胸[644]。

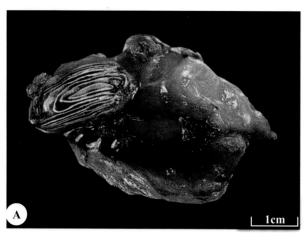
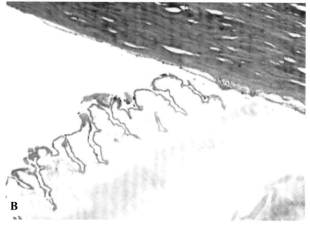

▲ 图 44-49 少见的异物

A. 本例乳腺 X 线检出的异物是 35 年前引流脓肿时遗留的引流管；B. 退变引流管和周围纤维包膜的组织学表现

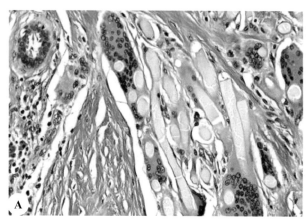
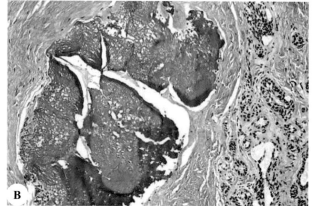

▲ 图 44-50 缝线肉芽肿

A. 被多核异物巨细胞围绕的缝线，缝线是 2 个月前手术遗留下的；B. 在已愈合的活检部位的缝线钙化，5 年前在此处做过手术

九、巨乳缩小整形术标本的检查

缩乳整形术（reduction mammoplasty，RM）［也称为乳房整形术（mammaplasty）］的标本是大多数外科病理实验室常见的标本。与因巨乳症而行双侧乳腺乳房整形美容手术的患者相比，肿瘤切除后进行单侧乳房整形术的患者发生高危病变的比例更高 [645]。据报道，乳房整形术标本中遇到重要的隐匿性病理改变的发生率为 4%～12.4% [646-649]。根据多项研究的结果可以得出结论，这种情况下导管原位癌和浸润性癌的发生比例几乎相等。关于巨乳缩小整形术标本的重要所见详见第 33 章。

毫无疑问，在乳房整形术标本中发现重要疾病的可能性，取决于对标本影像学、大体和显微镜下观察的仔细程度。尽管几乎所有这类标本收到时都是破碎的，送检的标本也都应该检查、测量和称重。所有的组织碎片应以 2mm 间隔连续切开后检查，大体异常病变均应取材。即使大体没有明显异常，对乳房整形术标本至少取 4 个代表性部分（包括皮肤的代表性部分）进行组织学评估。一些乳房整形术肿瘤性标本须更加仔细地观察，多取材（如浸润性小叶癌病例）。这种破碎的标本，切缘往往无法评估。

White 等讨论了处理乳房整形术中意外发现的乳腺癌所涉及的复杂问题 [650]。一般来说，这种情况下的进一步处理最好由多学科团队进行。已有推荐乳房整形术标本处理的详细指南 [651]，Liang 等提出的肿瘤整形术多种常用标准化解剖术语，可确保这类标本的临床病理评估 [652]。

乳房整形术中发现重要疾病时，应采取以下步骤：①对包括对侧乳房整形术在内（如果有的话）的标本进行仔细的大体检查，组织块应进行 X 线检查（通过 Faxitron 或其他类似设备）；②所有大体检出的或 X 线检出的其他显著病灶，均应取材进行镜下检查；③应立即通知外科医生。

十、"夹子"（活检部位标记）的病理表现

如本章前述，在粗针穿刺活检的部位放置"夹子"（活检部位标记）。"夹子"有助于定位需手术干预病例的活检病变区域，置入夹子的目的是即使不进行手术干预，也可用于后续影像学检查时提示活检部位，这种标记夹在新辅助化疗后切除标本中定位"瘤床"时特别有用。Guarda 和 Tran[653] 详细介绍了乳腺活检部位标记夹的病理表现。

这种"夹子"通常包裹以下两种物质中的一种，即聚乳酸/聚羟基乙酸可吸收共聚物小球和牛胶原蛋白栓（图 44-51）。大体上，小球类似谷粒，而胶原栓类似海绵样。显微镜下，小球围绕在空腔周围，最初引起细胞稀疏的纤维反应，然后是肉芽肿反应。胶原蛋白栓由嗜酸性胶原化无细胞物质构成，可有混合性炎症细胞浸润，但是一般没有显著的炎症反应。乳腺胶原标志物可形成微钙化[242]。活检部位标记和嵌入材料不会干扰组织处理过程或组织病理学解读。

尽管使用了嵌入"小球"和"栓子"，但标记夹的移动仍然是一个重要问题。Jain 等[654] 研究了 268 例放置立体定向活检标记夹的标本，35 例（13.1%）从活检腔移动 > 1cm［范围为 1~6cm；平均数 ± 标准差：（2.35 ± 1.22）cm］。出现夹子移动的 35 例中，有 9 例（25.7%）移动距离≥ 3.5cm。乳腺富于脂肪（P=0.025）和内象限活检（P=0.031）与标记夹的移动相关性更明显。已报道新型活检标记夹，如使用聚合物纳米颗粒复合材料的标记夹，在所有的影像学检查中都很明显，而且不太容易移动[655]。

目前的实践中，通常要处理至少一处活检定位标记装置的肿块切除标本或乳房切除标

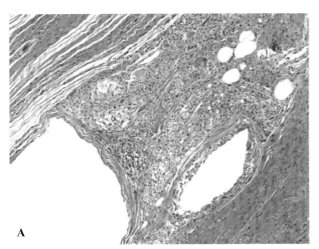

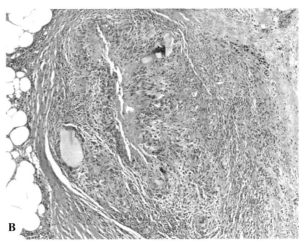

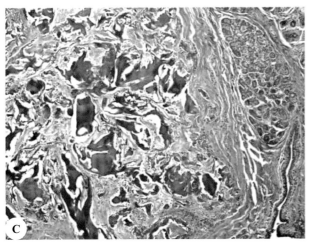

▲ 图 44-51　放置活检部位标记物后切除标本的变化

A. 放置标记小球部位的特征是纤维化和肉芽肿反应包绕的腔隙；B. 聚合物小球部位的肉芽肿反应；C. 置入放射性标记处胶原栓内部和周围的纤维化

本 [656]。一种新的植入式标记装置 BioZorb（Focal Therapeutics-Hologic,, Sunnyvale, CA）可在切除活检时置入，这种装置由 1 个可吸收的线圈状结构组成，带有 6 个固定排列的钛标记夹，这种装置可随着愈合过程而吸收，持续时间约 1 年，在置入部位留下 1 个标记夹。乳腺组织在被吸收装置内及周围生长，这些夹子留在原位，可通过临床影像学随时对该处进行三维检查，并可能指导后续的放疗或手术干预 [657, 658]。因此，在乳房切除标本中，可在活检部位发现这些装置及夹子。

第 45 章　乳腺癌的分子类型和检测
Molecular Classification and Testing of Breast Carcinoma

Yun Wu　Hui Chen　Aysegul A. Sahin　著
刘瑞洁　译　　郭双平　薛德彬　校

乳腺癌是一组异质性肿瘤，其临床表现、生物学行为和治疗反应存在明显差异。过去数十年，乳腺癌的分类和治疗主要基于临床病理特征（即形态、大小、分级、淋巴结状态等）。即使是表型相似的乳腺癌，这些特征并不是总能提供准确的预后和预测信息。

近年来发现，乳腺癌的免疫表型（immunopheno-type）［主要是雌激素受体（ER）和人表皮生长因子受体 2（HER2）］具有更重要的预后和预测意义。越来越多的数据表明，ER 阳性和 ER 阴性的乳腺癌不仅临床表现不同，而且分子特征也有本质区别[1, 2]。同样，HER2 阳性和 HER2 阴性乳腺癌亦有不同的临床和分子特征。然而，即使是免疫表型分组，每组乳腺癌的临床、病理和分子方面仍存在某种程度的异质性，即具有 ER 和 HER2 表型相似的乳腺癌，可有不同的临床结局、不同的病理特征及多样性分子表达谱。因此，我们需要更加快速有效的预后和预测工具。分子病理学技术的进展为这些工具提供了基础。本章旨在概述这些进展，尤其是识别乳腺癌治疗的分子靶点、分类和检测。

一、乳腺癌的分子靶点

乳腺癌的常见分子遗传学改变（genetic altera-tions），包括体细胞突变、癌基因和抑癌基因拷贝数异常、染色体易位导致的融合基因的产生。这些遗传学改变常与特定的肿瘤类型、组织学、免疫组织化学及分子亚型相关（表 45-1）[3]。与乳腺癌原发灶（< 1%）相比，在转移性乳腺癌（约 20%）中编码 ER-α 的基因 *ESR1* 显著突变，并且只存在于

ER 阳性乳腺癌[4, 5]。体细胞突变可能与乳腺癌的特定组织学类型相关。*CDH1* 体细胞突变与小叶癌相关[6, 7]。*GATA3* 体细胞突变在黏液癌中更常见，而 *TP53* 体细胞和胚系突变在髓样癌中尤其常见[7]。体细胞突变亦可与免疫组织化学亚型相关，*PIK3CA* 和 *MAP3K1* 体细胞突变在 ER 阳性乳腺癌中更常见，而 *TP53* 突变在三阴性乳腺癌中更常见[3]。重现性基因重排是一些浸润性乳腺癌组织学罕见亚型的特征，*ETV6-NTPK3* 和 *MYB-NFIB* 融合基因分别与分泌性乳腺癌和腺样囊性癌相关[8-10]，以上乳腺癌种类占所有乳腺癌的比例不到 1%（表 45-2）。本章描述了乳腺癌相关的信号通路、相关的遗传学改变及其在个性化治疗中的重要作用（图 45-1）。

（一）激素信号通路

60%～70% 的乳腺癌表达激素受体（hormone receptors，HR），包括 ER 和 PR。ER 阳性乳腺癌患者接受激素治疗后临床结局优于 ER 阴性患者；然而，近 50% 的 ER 阳性乳腺癌患者对激素治疗无反应或产生耐受。最近研究显示，接受激素治疗的转移性 ER 阳性乳腺癌患者，特别是接受芳香化酶抑制药（aromatase inhibitors，AI）治疗的患者，约 20% 发生了重现性功能获得性 *ESR1* 体细胞突变[5, 11-13]。这些 *ESR1* 体细胞突变集中在配体结合域，导致非雌激素依赖性 ER 组成性激活和乳腺癌细胞增殖。*ESR1* 突变的乳腺癌对激素治疗产生部分性耐受，包括选择性 ER 调节药［他莫昔芬（tamoxifen）］和选择性 ER 降解药［氟维司群（fulvestrant）］。重现性 *ESR1* 融合相对罕见（< 1%），

表 45-1　具有临床意义的乳腺癌体细胞突变

基　因	位　点	蛋　白	异　常	信号通路	在靶向治疗中的意义	参考文献（PMID 或 NCT 2/3 期）
AKT1	14q32.33	RAC-α 丝氨酸 / 苏氨酸蛋白激酶	激活突变	PI3K 通路	• 对 PI3K 抑制剂和 AKT 抑制剂敏感	22722202 28027327 NCT01277757
AKT3	1q44	RAC-γ 丝氨酸 / 苏氨酸蛋白激酶	激活突变、易位	PI3K 通路	• 对 AKT 抑制剂敏感	NCT01277757
BRCA1	17q21.31	乳腺癌 1 型易感蛋白	功能失活突变	细胞周期、DNA 修复	• PARP 抑制剂	21383736 24832651 25428789 28578601 NCT03344965 NCT02286687
BRCA2	13q13.1	乳腺癌 2 型易感蛋白				
CDH1	16q22.1	E-cadherin（钙黏蛋白 -1)	功能失活突变、表达缺失	细胞黏附	• ROS1 抑制剂	26451490 28027327 NCT03620643
ESR1	6q25.1 ～ q25.2	雌激素受体（ER-α)	激活突变或易位	激素信号通路	• ER 阳性转移性乳腺癌使用芳香化酶抑制剂内分泌治疗的继发性耐药	24185510 24185512 24217577 24398047 26122181 27532364 27886589 28027327
HER2（ERBB2)	17q12	HER2	扩增、过表达激活突变	EGFR 通路	• 抗 HER2 治疗敏感 • 在 HER2 扩增的乳腺癌中对曲妥珠单抗和拉帕替尼耐药；HER2 突变和 HER2 阴性乳腺癌的抗 HER2 靶向治疗	22722202 23220880 25773929 26508629 27284958 27697991 28259011 NCT03412383
PIK3CA	3q26.32	PI3- 激酶 p110 亚基 α	激活突变	PI3K 通路	PI3K 抑制剂	22722202 23903756 25877889 26092818 27161491 27474173 28027327 28576675 29701763 30543347 NCT01277757
PTEN	10q23.31	PTEN	功能失活突变	PI3K 通路	• PI3K 抑制剂 • PARP 抑制剂	20049735 26451490 28027327 NCT01277757 NCT02286687
TP53	17p13.1	p53	功能失活突变	细胞周期，DNA 修复	• 对损伤 DNA 的化疗药耐受；紫杉醇有效；ER 阳性乳腺癌的结局较差	10656431 14654539 21570352 22313396 22722202 27161491 28027327

表 45-2　乳腺癌中的重现性易位

融合基因	亚组关联	涉及的靶向治疗	参考文献（PMID）或 2 期试验
CCDC6-RET ERC1–RET NCOA4-RET RASGEF1A-RET RET-RASGEF1A ZNF485-RET	无	RET 抑制剂	25204415 30446652 NCT03157128
EML4-ALK	无	TrkA/B/C、ROS1 和 ALK 抑制剂	25204415 19737969 NCT02568267
ESR1-AKAP12 ESR1-DAB2 ESR1-CDK13 ESR1-GYG1 ESR1-MTHFD1L ESR1-NKAIN2 ESR1-PLEKHG1 ESR1-SOX9 ESR1-TFG ESR1-YAP1	ER（+）	对内分泌治疗有继发性耐药	29360925
ETV6-NTRK3	分泌性乳腺癌	TRK 抑制剂	29233640 29623306 NCT02576431 NCT02568267 NCT02122913 NCT02637687
MYB-NFIB	腺样囊性癌	无	19841262

也与激素治疗耐药相关（表 45-2）。最早在移植瘤模型中发现 ESR1-YAP1 融合[14]。据报道，乳腺癌患者 ESR1 的 5′ 端前 6～7 号外显子可与 3′ 端多个融合伴侣基因发生融合。这些 ESR1 融合蛋白去除了配体结合的结构域，与野生型 ER 相比，其非配体依赖的活性增加，导致对 ER 靶向治疗的耐受[15]。

（二）细胞表面（跨膜）受体（HER2、TRK 和 CDH1）

HER2（human epidermal growth factor receptor，HER2）是表皮生长因子受体（EGFR/ErbB）的受体酪氨酸激酶家族中的一员，EGFR/ErbB 还包括 EGFR/ErbB1、HER3/ErbB3 和 HER4/ErbB4[16]。大约 20% 的乳腺癌存在 HER2 过表达和 / 或扩增，有更强的侵袭性，能预测较好的 HER2 靶向治疗反应。据报道，大约 2% 的乳腺癌（包括导管癌和小叶癌）存在 HER2 体细胞突变[17]。HER2 体细胞突变在多形性小叶癌中较为常见[18]。HER2 体细胞突变主要位于激酶结构域和细胞外结构域。在无 HER2 扩增

的乳腺癌中，HER2 基因体细胞突变在体外和移植瘤移植实验中起激活突变的作用[19]。无论 HER2 过表达或扩增状态如何，具有 HER2 突变的乳腺癌都可对 HER2 靶向治疗有反应。

原肌球蛋白相关激酶（tropomyosin-related kinase，TRK）是神经营养受体酪氨酸激酶家族中的一种受体，由神经营养受体酪氨酸激酶（neurotrophic receptor tyrosine kinase，NTRK）基因编码。选择性原肌球蛋白相关激酶抑制药拉罗替尼（larotrectinib）在神经营养受体酪氨酸激酶融合阳性癌症患者中发挥显著的抗肿瘤活性，已被 FDA 批准用于治疗不能切除或转移的具有 NTRK 融合基因的实体肿瘤[20]。ETV6-NTRK3 融合是分泌性乳腺癌的致癌驱动因子[21]。拉罗替尼可有效地治疗伴 ETV6-NTRK3 融合基因的部分成人和儿童分泌性乳腺癌[22, 23]。

E- 钙黏蛋白（E-cadherin）介导细胞间黏附，在几乎所有浸润性小叶癌和小叶原位癌及一些具有导管和小叶混合性特征的癌中，均可见到 E- 钙黏

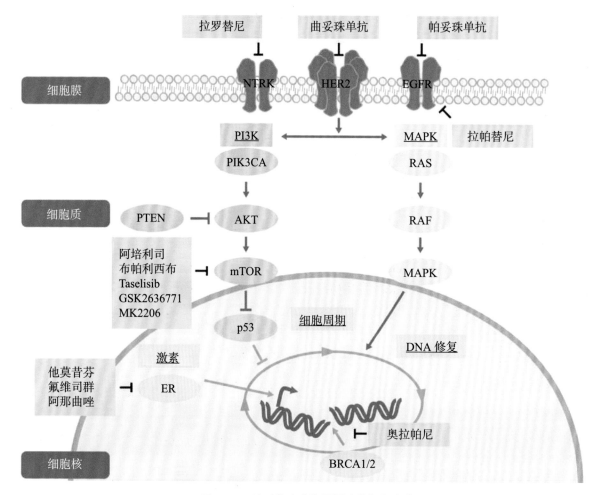

▲ 图 45-1　针对乳腺癌信号通路的靶向治疗

蛋白缺失。编码 E- 钙黏蛋白的 *CDH1* 基因通常在小叶癌中发生突变[6]。*CDH1* 体细胞突变主要是框架移位突变，沿编码序列均匀分布，产生不同大小的 E- 钙黏蛋白截断体。这些突变通常与 16q 杂合子缺失同时发生，从而导致 E- 钙黏蛋白表达完全缺失。在乳腺癌细胞系中，已有报道 E- 钙黏蛋白缺失和酪氨酸激酶 ROS1 抑制剂之间的合成致死效应，这为使用 ROS1 抑制剂靶向 *CDH1* 突变肿瘤的实验性治疗提供了理论基础[24]。

（三）PI3K 信号通路

磷脂酰肌醇 3- 激酶（PI3K）信号通路［phosphatidylinositol 3-kinase（PI3K）pathway］的基因 *PIK3CA* 和 *AKT1*，在 ER 阳性乳腺癌中突变率分别为 43% 和 3%[1]，*PIK3CA* 体细胞突变发生在催化亚基 p110α 的螺旋结构域（E542K 和 E545K）和激酶结构域（H1047R）内的热点区域，导致 PI3K 活性增加[25]。*PIK3CA* 体细胞突变与原发性 ER 阳性 /

HER2 阳性乳腺癌病理完全缓解率降低有关[26]。

磷酸酶和紧张素同源蛋白（PTEN）负调控 PI3K 信号通路。在小叶癌中，*PTEN* 体细胞突变（7%）和缺失（6%）与 *PIK3CA* 体细胞突变相互排斥[6]。体外研究表明，*PTEN* 缺失可导致同源重组缺陷，从而使肿瘤细胞对 DNA 修复酶多聚腺苷二磷酸核糖聚合酶（PARP）抑制剂敏感[27]。

对于 *PIK3CA* 或 *PTEN* 突变的乳腺癌患者，正在研究多种 PI3K 通路抑制药，包括依维莫司（everolimus）、布帕利西布（buparlisib）、阿培利司（alpelisib，BYL719）和 GSK2636771，它们分别阻断雷帕霉素复合物 1（TORC1）、泛 PI3K 及其 α 亚基和 β 亚基[25, 28]。体外实验和移植瘤模型显示，ER 依赖的转录活性上调对 PI3K 信号有抑制作用，提示联合使用 PI3K 和 ER 抑制剂，可作为一种合理的方法来靶向具有 *PI3K* 基因改变的 ER 阳性乳腺癌[29]。在一项针对 ER 阳性乳腺癌的 Ⅰb 期临床试验中，与 *PIK3CA* 野生型乳腺癌患者相比，进行 α-特异性 PI3K 抑制药阿培利司联合氟维司群内分泌治疗，在 *PIK3CA* 突变型乳腺癌患者中显示出可接受的安全性，并可改善无进展生存 [30]。在 BELLE-2 试验中，与单独接受内分泌治疗的组别相比，在循环肿瘤 DNA（ctDNA）中检测到 *PIK3CA* 突变的 HR 阳性 /HER2 阴性晚期乳腺癌患者中，接受泛 PI3K 抑制药布帕利西布和氟维司群的治疗组，其无进展生存期得到改善；在 ctDNA 未检测到 *PIK3CA* 突变的患者中，没有观察到 PI3K 抑制药的生存获益 [31]。最近有荟萃分析证实，在 ctDNA 突变导致 PI3K 通路激活的 HR 阳性患者中，PI3K 抑制药可促进无进展生存期获益 [32]。在 BOLERO-1 研究中，HR 阴性 /HER2 阳性乳腺癌患者额外接受雷帕霉素复合物 1（TORC1）抑制药依维莫司，联合标准曲妥珠单抗（trastuzumab）和紫杉醇治疗后，无进展生存期延长 [33]。

（四）细胞周期和 DNA 修复通路

乳腺癌基因 *BRCA1*（17q21.31）和 *BRCA2*（13q13.1）是同一种同源重组复合体的一部分，在细胞周期双链 DNA 断裂修复中起重要作用 [34]。同源重组 DNA 修复缺陷在乳腺癌中相对常见，可由体细胞突变或胚系突变、启动子甲基化和同源重组缺陷（homologous recombination deficiency，HRD）基因的低表达引起，包括 *ATM*、*BRCA1/2*、*CDK12*、*CHEK1/2*、*FANCA*、*FANCD2*、*FANCL*、*GEN1*、*NBN*、*PALB2*、*RAD51* 和 *RAD51C*。有缺陷的同源重组可用特异性药物进行靶向治疗，如多聚腺苷二磷酸核糖聚合酶抑制药，其参与单链 DNA 断裂修复。在 *BRCA1/2* 胚系突变时，多聚腺苷二磷酸核糖聚合酶抑制药可导致 DNA 修复缺陷，从而引起细胞死亡 [34, 35]。在 HER2 阴性转移性乳腺癌合并 *BRCA1* 或 *BRCA2* 胚系突变的患者中，使用多聚腺苷二磷酸核糖聚合酶抑制药奥拉帕尼单药治疗，在改善无进展生存和降低疾病进展或死亡风险方面，显著优于标准治疗 [36]。这一开创性的发现，促使 FDA 批准了奥拉帕尼用于治疗 *BRCA1* 或 *BRCA2* 胚系突变的晚期乳腺癌患者。在有胚系或体细胞突变的转移性乳腺癌患者中，目前有临床试验（NCT03344965 和 NCT02286687）正在探索使用多聚腺苷二磷酸核糖聚合酶抑制药奥拉帕尼在 DNA 修复基因（*BRCA1*、*BRCA2* 和其他 HRD 基因）治疗的临床效果。

肿瘤抑制因子 p53 由 *TP53* 基因编码，在调节细胞周期和 DNA 修复中起重要作用。据报道，37% 的原发性乳腺癌中存在 *TP53* 的体细胞突变，主要见于三阴性乳腺癌（82%）和 HER2 阳性乳腺癌（54%），ER 阳性 /HER2 阴性乳腺癌（21%）中较少 [3]。与原发性 ER 阳性 /HER2 阴性乳腺癌相比，在转移性 ER 阳性 /HER2 阴性乳腺癌中，*TP53* 体细胞突变更为常见 [4]。在 EORTC10994/BIG 1-00 三期试验中，*TP53* 体细胞突变状态不能预测对新辅助化疗的反应，但是，*TP53* 突变的肿瘤患者的无进展生存和总生存比 *TP53* 野生型肿瘤患者更差 [37]。

TP53 胚系突变与 Li-Fraumeni 综合征相关，这是一种常染色体显性遗传综合征。*TP53* 胚系突变易导致包括乳腺在内的多种器官的恶性肿瘤，并与肿瘤放疗耐受相关。*TP53* 胚系突变与辐射诱导癌高风险相关 [38-40]。

最近，晚期乳腺癌的临床研究采用了基因组分析，以期在调节信号通路和细胞周期的众多基因中寻找可用于靶向治疗的遗传学改变。遗传学改变的状态提供了预后和预测信息，可以指导标准化治疗和研究性靶向治疗方案，并能够确定标准治疗继发的获得性耐药性。

二、乳腺癌的分子分类

（一）乳腺癌固有的分子分类

Perou 等 [1] 在 2000 年首先提出了乳腺癌的分子分类系统，该研究包括 42 例患者的 65 个样本，进行了 cDNA 微阵列分析。分层数据显示不同的乳腺癌具有不同的基因表达模式，但同一病例的配对样本具有相似的模式。这种"固有"基因表达模式是单个癌的固有特征，而不是那些随组织取样而变化的模式。这项研究中，识别了 4 种乳腺癌分子亚型，即腔面型（luminal）、HER2 阳性型（HER2-enriched）、基底样型（basal-like）和正常乳腺样型（normal-like）。腔面型乳腺癌多为 HR 阳性，表达腺上皮基因，这些特点类似于正常腺上皮细胞。HER2 阳性型乳腺癌主要是具有 *HER2* 基因扩增的癌。基底样乳腺癌是 ER 阴性并且经常对应于三阴性乳腺癌，即 ER 阴性 /

PR 阴性 /HER2 阴性。这组乳腺癌表达基底样细胞角蛋白 CK5/6、CK17 或 CK14，这种模式类似于正常乳腺肌上皮细胞。肌上皮位于乳腺导管和乳腺小叶的"基底部"，因此命名为"基底样"。所谓"正常样"基因表达模式类似于正常乳腺组织。后来发现，很可能是由于取样时含有大量正常乳腺组织所造成的污染，所以这型乳腺癌可能根本不存在。

一年后，Sorlie[2] 等对 78 例乳腺癌进行了 85 个 cDNA 微阵列分析。结果进一步细化了乳腺癌固有的分子分类，提出将乳腺癌 ER 阳性腔面型再分为腔面 A 型和腔面 B 型。虽然两组都表达 HR，但与腔面 A 型相比，腔面 B 型的增殖指数更高，ER 相关基因的表达更少。一些腔面 B 型乳腺癌过表达 HER2 基因，对激素治疗的反应更差，而对化疗的反应更好。总体上，腔面 B 型乳腺癌的预后较腔面 A 型差。HER2 阳性型特征是 HER2 蛋白的高表达，17q22.24 位点的 HER2 基因扩增，该位点包括 GRB7。在 HER2 过表达 / 扩增乳腺癌中，很大比例（约 50%）为 ER 阳性。ER 阳性 /HER2 阳性乳腺癌归入腔面 B 型。其他研究还表明，通常正常腺上皮细胞表达的基因，在 ER 阳性和 HER2 阳性（即腔面 B 型）乳腺癌中高表达；而前体细胞和干细胞样细胞所表达的基因，在 ER 阴性 /HER2 阳性（即 HER2 阳性型）乳腺癌中高表达[41, 42]。这些研究表明，ER 阳性 /HER2 阳性（即腔面 B 型）和 ER 阴性 /HER2 阳性（即 HER2 阳性型）乳腺癌在生物学上是不同的。这两组乳腺癌不仅表现出对化疗和 HER2 靶向治疗的反应模式不同，而且表现出不同的复发时间和复发部位。ER 阴性 /HER2 阳性乳腺癌倾向往往在 5 年内复发，5 年后复发率很低。而 ER 阳性 /HER2 阳性乳腺癌在前 5 年复发率较低，但其复发趋势可持续 15 年以上。ER 阴性 /HER2 阳性乳腺癌常在内脏器官复发，而 ER 阳性 /HER2 阳性乳腺癌更常转移至骨。后一种模式在 ER 阳性（即腔面型）乳腺癌中也可观察到。此外，与 ER 阴性 /HER2 阳性乳腺癌相比，ER 阳性 /HER2 阳性乳腺癌在新辅助化疗联用或不联用曲妥珠单抗后的病理完全缓解（pCR）率更低，但 ER 阳性 /HER2 阳性乳腺癌的预后似乎并不比 ER 阴性 /HER2 阳性乳腺癌差[43, 44]。乳腺癌分子分型的基本临床病理及分子特征总结于表 45–3。

（二）固有分子亚型 50 基因分类工具（微阵列预测分析）

Parker 等[45] 基于基因表达微阵列数据，将乳腺癌固有分子分类的基因分类列表简化至 50 个。对这 50 个基因进行定量逆转录 – 聚合酶链反应

表 45–3 乳腺癌分子亚型的临床病理和分子差异

	腔面 A 型	腔面 B 型	HER2 阳性	基底样
预后	好	中	差	差
远处复发	在第 4 年达到峰值，复发风险延长到 10 ～ 15 年以上	4 ～ 6 年达到峰值，但风险持续超过 10 ～ 15 年	在第 2 年达到峰值，然后在第 10 年降至最低
最常见复发部位	骨	骨	内脏	内脏
激素治疗反应	好	差（仅用激素治疗）	无反应	无反应
化疗反应	差（pCR=8% ～ 10%）	中等（pCR=20%）	好，加用曲妥珠单抗更好（pCR=30% ～ 60%）	好（pCR=30% ～ 40%）
组织学级别	低至中	中	高	高
Ki67 增殖率	低	中至高	高	高
常见遗传学异常	PI3K 突变常见，TP53 突变罕见	TP53 突变较常见	PI3K 突变（20%）	TP53 突变频繁，PI3K 突变较少见
Oncotype DX/MammaPrint	低风险	高风险	高风险	高风险

PCR. 病理完全缓解

（qRT-PCR）分析，以确定福尔马林固定、石蜡包埋（FFPE）样品的固有分子亚型（腔面 A 型、腔面 B 型、HER2 阳性型、基底样型和正常样型）。微阵列预测分析（如 PAM50，因其亚型分类的可重复性而得名）的预后价值随后在另外 786 例乳腺癌中得到了验证，其结果优于常规的临床病理因素[46]。在加拿大国家癌症研究所临床试验组 MA.12 研究中，PAM50 分类除了提供预后价值外，还提示他莫昔芬辅助治疗的预测效果[47]。MA.12 研究是一项前瞻性随机试验，对Ⅰ～Ⅲ期绝经前乳腺癌患者进行辅助化疗后，评估他莫昔芬与安慰剂的疗效差异。PAM50 确定的固有亚型，显示出独立于标准的临床病理参数之外的预后价值。此外，由 PAM50 定义的腔面 A 型患者在他莫昔芬辅助治疗中获益更大。

（三）三阴性乳腺癌的分子分类

关于三阴性乳腺癌的分子分类（molecular classification of triple-negative breast carcinoma），2011 年 Lehmann 等[48]分析了 587 例三阴性乳腺癌的基因表达数据，以 14 个人类乳腺癌基因表达数据库（n=2353，其中三阴性乳腺癌 386 例）作为发现集，以 7 个不同的基因表达数据库（n=894，其中三阴性乳腺癌 201 例）作为验证集，鉴定了 6 种三阴性乳腺癌亚型，即基底样 1（basal-like 1，BL1）型、基底样 2（basal-like 2，BL2）型、免疫调节（immunomodulatory，IM）型、间充质（mesenchymal，M）型、间充质干细胞样（mesenchymal stem–like，MSL）型和腔面雄激素受体（luminal androgen receptor，LAR）型（图 45–2）。据报道，这些亚型有不同的基因表达，并有不同的临床结局。

BL1 型高表达细胞周期相关基因。BL2 型高表达参与生长因子信号转导的基因［包括 EGF、神经生长因子（NGF）、间充质 – 上皮转化因子（mesenchymal-epithelial transition，MET）和胰岛素样生长因子受体（insulin-like growth factor receptor，GF1R）］。BL2 型提示基底 / 肌上皮分化，高表达 p63 和 CD10。紫杉醇新辅助治疗后，BL1 和 BL2 均具有较高的 Ki67 增殖率和较高的 pCR 率（63%）。间充质型和间充质干细胞样型高表达参与细胞运动和细胞分化通路的基因。化生性癌（包括分泌基质癌、肉瘤样癌和鳞状细胞癌）与间充质型和间充质干细胞样型具有共同的分子特征。与间充质型相比，间充质干细胞样型的增殖基因水平较低，与低 claudin 型具有共同的分子特征（见下文）[48]。免疫调节型具有丰富的参与免疫细胞反应的基因，与预后良好的三阴性乳腺癌 – 髓样癌的基因特征有大量重叠[49]。腔面雄激素受体型表达腺上皮角蛋白 CK18，包括雄激素受体在内的激素通路的基因表达升高。腔面雄激素受体型与 Farmer 等先前描述的大汗腺型相对应[50]。Lehmann 等的研究表明，三阴性乳腺癌的每个分子亚型都有不同的"可用药"或"可操作"的治疗靶点。这一发现可以改变三阴性乳腺癌"一刀切"的化疗方案，使之成为基于特定分子亚型的个体化靶向治疗。他们的研究还表明，三阴性乳腺癌不只是基底型乳腺癌，而是一组异质性的乳腺癌。根据固有分子分类，三阴性乳腺癌包括基底样型（47%）、腔面 A 型（17%）、腔面 B 型（6%）、正常样型（12%）、HER2 型（6%）和未分类的癌（12%）。

最初的分子分类多数是基于收集的相对较小的回顾性乳腺癌队列分析，不包括低发病率的乳腺癌亚型。低 claudin 型乳腺癌是最近识别的分子亚型，其特征是低表达紧密连接蛋白 claudins3、claudins4、claudins7 和 E-cadherin，低表达或失表达腺上皮标志物，高表达上皮 – 间充质转化（epithelial–mesenchymal transition，EMT）标志物[41]。从原发性乳腺癌中分离出来的乳腺癌起始细胞 / 干细胞样细胞［CD44（+）/CD24（-/低）］表现出低 claudin 分子亚型的独有特征，且对化疗耐受[51]。Lehmann 等[48]从三阴性乳腺癌中鉴定出的间充质干细胞样亚型具有与低 claudin 分子亚型相似的特征。

（四）其他分子分类

Curtis 等[52]整合拷贝数变异（copy number alteration，CNA）和基因表达方法，对超过 2000 例乳腺癌进行分析，发现 10 个具有不同临床结局的亚组。该研究小组还发现，仅通过基因表达定义的固有亚型仍有异质性。集成分类还鉴定了每个亚组中假定的分子驱动事件，如 PPP2R2A 基因的表达缺失，其是位于染色体 8p21 上的 PP2A 有丝分裂出口全酶复合体的 B 调节亚基，与腔面 B 型乳腺癌高度相关。

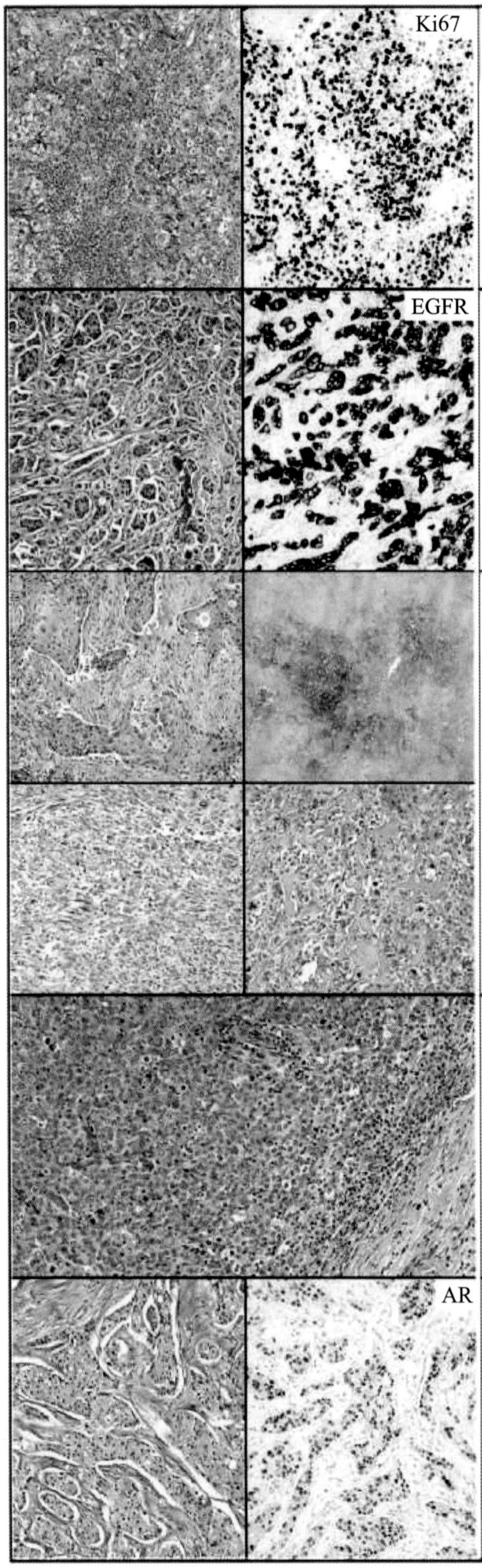

			关键特征	异常通路	潜在治疗靶点
BL1		Ki67	• 高 Ki67（平均 70%） • 高 pCR 率	• 细胞周期 • DNA 复制	• 抗有丝分裂剂：紫杉醇 • DNA-PK 抑制剂 • TORC 抑制剂
BL2		EGFR	• 高 Ki67（平均 70%） • 高 pCR 率	• EGF/NGF/MET/WNT/IGFIR	• 抗有丝分裂剂 • 生长因子受体抑制剂
M/MSL			• 化生性癌 • MSL，低增殖\低表达 claudin 和富含干细胞	• ECM/EMT • 细胞迁移相关通路	• PI3K/mTOR 抑制剂
IM			• 髓样癌	• 免疫相关信号通路	• PARP 抑制剂
LAR		AR	• 高雄激素受体并表达腔面细胞角蛋白	• AR 通路	• 抗雄激素治疗

▲ 图 45-2 三阴性乳腺癌的分子亚型

每个亚型的分子异常都可能是治疗的潜在靶点。BL1. 基底样 1 型；BL2. 基底样 2 型；IM. 免疫调节型；LAR. 腔面雄激素受体型；M. 间充质型；MSL. 间充质干细胞样型；PARP. 多聚腺苷二磷酸核糖聚合酶；pCR. 病理完全缓解；TORC. 含雷帕霉素复合物的靶标

随着技术进步和生物信息学的结合，人们可以期待研发更多的分子分类工具。然而，由于技术的复杂性和对成本的考虑，设计了分子分类的免疫组织化学替代分类（图 45-3）。这些替代标志物已得到 St. Gallen 共识会议（St. Gallen Consensus Conference）的认可[53]。值得注意的是，这些免疫组织化学替代标志物并不总是准确的，尤其是应用于三阴性乳腺癌时。并非所有的三阴性乳腺癌都是基底样型，也不是所有基底样癌都是三阴性。在使用基于免疫组织化学替代的分子分类时应谨慎。

（五）分子分类的临床意义

乳腺癌的各种分子分类试图捕获这些乳腺癌之间固有的生物学差异，并将它们分层为临床相关的组，试图超越基于 ER/PR/HER2 检测所得到的分组，努力将乳腺癌进行分子分型的重要目的是为了靶向治疗。

如前所述，直到最近，乳腺癌的分类和处理主要基于临床病理特征，即肿瘤大小、组织学分级、淋巴结状态及 ER/PR/HER2 状态。一般而言，无论组织病理分级或免疫表型如何，临床分期高的乳腺癌患者都接受了全身化疗。即使是早期乳腺癌，也有大约 60% 的患者接受了全身化疗，通常使用标准化疗[54]。

乳腺癌的治疗越来越多地受分子生物学特征的影响，而对临床病理特征的考虑则愈来愈少。对于预后较好的乳腺癌分子亚型（如腔面 A 型），或许能免于化疗。而预后较差的亚型（如基底样型），即使肿瘤较小，也有可能从全身化疗中获益。

此外，在每个乳腺癌亚型中发现的不同分子突变可能是潜在治疗靶点。研究显示，一些三阴性乳腺癌对新辅助化疗反应良好，其 5 年生存率超过90%，而对化疗没有反应的其他三阴性乳腺癌则预后更差，5 年生存率为 30%[55]。基底样型（BL1 和BL2）具有细胞周期和 DNA 应答基因的高表达，抗有丝分裂药有治疗反应[48]。间充质干细胞样亚型低表达增殖基因，这组乳腺癌对化疗耐受。化疗耐受的乳腺癌具有高比例的干细胞样细胞[51]。然而，间充质干细胞样亚型乳腺癌高表达生长因子通路相关的基因，对 PI3K/mTOR 抑制药和 abl/src 激酶抑制药可能有治疗反应。

三、乳腺癌预后和预测的分子检测

对于浸润性乳腺癌，目前可获得的商用预后性和预测多基因检测的主要特征见表 45-4。

（一）70- 基因预后标志（MammaPrint）

70- 基因预后标志（MammaPrint，prognostic signature）是由荷兰癌症研究所研发，数据来自 78例未治疗、淋巴结阴性、大小 ≤ 5cm 且年龄 < 55岁的乳腺癌患者的基因表达阵列[56]。通过比较来自 5 年后无病患者和 5 年内远处复发患者的 44 种癌基因表达，研究者发现了 70 种可识别预后不良患者的基因。这一预后标志在 3 项大规模研究中得到了进一步的验证，研究对象为数百名淋巴结阳性和淋巴结阴性的癌症患者[57-59]，研究显示这是比常规临床病理风险评估更好的预后预测指标[57, 59]。已开发了商用检测方法（MammaPrint，Agendia，Amsterdam，the Netherlands），并获得 FDA 的批准。最近完成了多中心前瞻性的"微阵列在淋巴结阴性和 1~3 枚淋巴结阳性疾病中可能避免化疗"（MINDACT）试验，证实了该检测方法在临床高风险但 70- 基因低风险的患者中有效。在那些临床风险高的患者中，46% 通过 MammaPrint 的基因检测发现其基因组风险低，随后可以免于化疗[60]。详情请参阅本章后面的部分。

（二）76- 基因预后标志

76- 基因预后标志（prognostic signature）这种预后标志由 Veridex 有限责任公司（Agendia，Amsterdam，the Netherlands）和 Erasmus 大学（鹿特丹，荷兰）的 Wang 等研发。与 70- 基因标志相反，Wang 等将 ER 阳性和 ER 阴性乳腺癌之间的微阵列分析分开，并在 ER 阳性组中确定了 60 个预后基因，在 ER 阴性组中确定了 16 个基因，这些基因可以预测 5 年内发生远处转移的可能性。该标志最初是从 115 例乳腺癌中发现的，并使用另一组 171例淋巴结阴性的患者进行了验证[61]。在一项纳入180 例淋巴结阴性、未接受化疗的患者的多机构研究中进行了重新验证[62]，并在纳入 198 例患者的队列中进一步独立验证[63]。此预后标志可用于所有淋巴结阴性乳腺癌，包括所有年龄组和不同大小的乳腺癌，并在确定低疾病复发风险患者是否能免于化

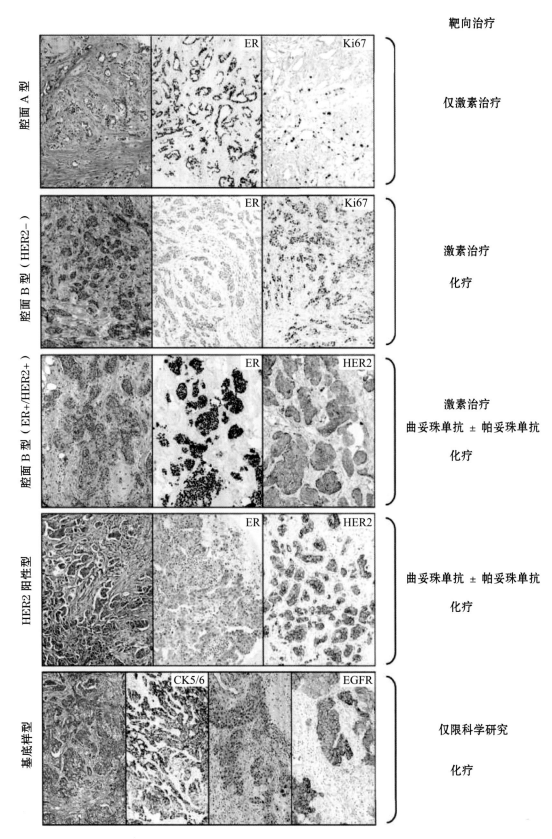

靶向治疗

仅激素治疗

激素治疗
化疗

激素治疗
曲妥珠单抗 ± 帕妥珠单抗
化疗

曲妥珠单抗 ± 帕妥珠单抗
化疗

仅限科学研究
化疗

▲ 图 45-3　乳腺癌固有亚型的免疫组织化学替代分型

腔面 A 型：低组织学级别，ER（+），PR（+），HER2（-），低 Ki67（＜15%）；腔面 B 型（HER2 阴性）：2 级，ER（+），PR（+），高 Ki67（≥15%）；腔面 B 型（ER 阳性 /HER2 阳性）：ER（+），2/3 级，高 Ki67（＞15%）；HER2 阳性型：ER（-），PR（-），HER2（+），3 级，高 Ki67（＞15%）；基底样型：ER（-），PR（-），HER2（-），"基底细胞"标志物（CK5/6）（+），表皮生长因子受体（EGFR）（+）

表 45-4 商用浸润性乳腺癌预后 / 预测多基因检测

	MammaPrint	Prosigna（PAM 50）	EndoPredict	Oncotype DX	乳腺癌指数（HoxB13：IL17BR/MGI）
分析	微阵列	qRT-PCR	qRT-PCR	qRT-PCR	qRT-PCR
供应商	Agendia（Amsterdam, Netherlands）	NanoString Technologies（Seattle, WA, USA）	Myriad Genetics Inc.（Salt Lake City, UT）	Genomic Health（Redwood City, CA, USA）	bioTheranostics（San Diego, CA, USA）
检测	70- 基因标志	50- 基因标志	12- 基因评分	21- 基因复发评分	2- 基因 HOXB13：IL17R/5 基因分子级别指数
组织类型	FFPE	FFPE	FFPE	FFPE	FFPE
临床指征	• 0～3 枚淋巴结（+） • ＜5cm • 所有年龄 • ER（+）或 ER（−）	• Ⅰ～Ⅲ期 • 所有年龄 • ER（+）或 ER（−）	• ER（+） • 0～3 枚淋巴结（+）	• ER（+） • 0～3 枚淋巴结（+） • 接受他莫昔芬治疗 • 绝经后接受芳香化酶抑制药治疗	• ER（+） • 淋巴结（−） • 所有年龄
预后 / 预测价值	• 预后：诊断后 5 年内的早期远处复发 • 预测：不良预后组的化疗反应	• 预后：基于固有分子亚型 • 预测：腔面型从他莫昔芬获益	• 预后：激素治疗后的晚期（5～10 年）远处复发	• 预后：10 年内远处复发 • 预测：高复发评分组的化疗反应	• 预后：ER（+）乳腺癌 • 预测：低风险组对他莫昔芬的反应

FFPE. 福尔马林固定石蜡包埋

疗方面优于美国国立卫生研究院（National Institutes of Health，NIH）或 St. Gallen（St. Gallen）临床病理标准[62]。这种预后标志系统也可识别可能从他莫昔芬辅助治疗中获益的高危患者[64]。

（三）基因组等级指数

基因组等级指数（genomic grade index，GGI）是 Sotiriou 等[65]利用已知组织学分级（1 级 33 例，3 级 31 例）的 64 例 ER 阳性乳腺癌的微阵列公开数据发现的 97 个基因，将乳腺癌分为低级别和高级别两组。它可以消除中间组，将组织学 2 级乳腺癌分为低级或高级。这一预后特征在 1100 多例 ER 阳性癌中得到验证[66]。高 GGI 乳腺癌对化疗反应，完全病理缓解率高，但预后较低 GGI 乳腺癌组差[67]。GGI 仅对既未接受新辅助疗法也未接受化疗的 ER 阳性乳腺癌有预后价值。该标志已开发了商用测试（MapQuant Dx Genomic Grade，Ipsogen SA，Marseille，France）。

（四）Oncotype DX

Oncotype DX（Genomic Health，Redwood，

CA）是迄今为止商业上最成功的 qRT-PCR 检测。通过测量 FFPE 样品中的基因表达，来预测临床结局和治疗反应。该试验的研发者从他们初步研究的 92 个基因组中选择了 21 个基因组（16 个癌相关基因和 5 个管家控制基因）[68]，并从这 21 个基因的 qRT-PCR 分析中生成了一个复发评分（recurrence score，RS）算法。复发评分是基于 NSABP B20 试验中特征明确的 FFPE 样本，并使用 NSABP B14 试验来评估接受他莫昔芬治疗的 ER 阳性和淋巴结阴性患者 10 年内的复发率[69]。复发评分是一个连续变量，将患者分为低危组（复发评分＜18）、中危组（复发评分 18～30）和高危组（复发评分≥31），10 年远处复发率分别为 6.8%、14.3% 和 30.5%。复发评分也与化疗益处相关，即高复发评分组从辅助化疗中获益，而低风险组未获益[70]。Oncotype DX 在独立的东部肿瘤协作组（ECOG）E2197 试验中也得到验证，该试验包括 ER 阳性、0～3 枚淋巴结阳性并接受化疗的早期乳腺癌[71]。随后，美国西南肿瘤组织（Southwest Oncology Group，SWOG）8814 随机试验进一步验证了他莫昔芬联合或不联

合蒽环类化疗对绝经后淋巴结阳性乳腺癌患者、高复发评分组淋巴结阴性或阳性组乳腺癌患者的化疗反应的预测价值[72]。该研究还表明，并非所有淋巴结阳性和 ER 阳性乳腺癌患者都能从化疗中获益，从而对目前淋巴结阳性乳腺癌的治疗准则提出了挑战。随后的阿纳托唑、他莫昔芬、单独或联合（Arimidex，Tamoxifen，alone or in Combination，ATAC）治疗试验也证实，复发评分对芳香化酶抑制药治疗的 ER 阳性患者的预后有价值[73]。近来 Oncotype DX 的适应证扩大到 ER 阳性伴 1~3 枚淋巴结阳性并用他莫昔芬或芳香化酶抑制药治疗的患者，发现中度复发评分组中有大量的 ER 阳性乳腺癌（高达 70%）。一项前瞻性"分配个体化治疗方案的试验（Rx）"（TAILORx，NCT00310180）将具有中度复发评分风险的患者随机化，结果显示中度复发评分（11~25）患者没有化疗获益，特别是对于 50 岁以上的女性[74]（图 45-4A）。目前 NCCN 和 St. Gallen 指南都推荐使用 Oncotype DX 检测，以评估早期 HR 阳性和 HER2 阴性乳腺癌患者的复发风险，从而帮助临床进行治疗决策[75, 76]。

（五）乳腺癌指数（HOXB13∶IL17R/5 基因分子分级指数）

HOXB13:IL17R 双基因比值测定法由 Ma 等[77]首先研发。Ma 等通过将 60 例 ER 阳性新鲜癌组织的微阵列分析结果与肿瘤大小、分级和淋巴结状态相配对，用于预测 ER 阳性患者对内分泌治疗的反应。研究比较了接受他莫昔芬治疗并在 5 年内复发的乳腺癌与无复发乳腺癌。结果发现，HOXB13:IL17BR（H/I）双基因比值可以预测激素耐受和早期复发，在 20 例 FFPE 乳腺癌中通过 qRT-PCR 验证这种双基因比值。在美国北方中央癌症治疗组辅助他莫昔芬试验（NCCTG 89-30-52，n=206）[78]和 Baylor 医学院（n=852）的两项大型独立队列研究中，进一步验证了高 HOXB13:IL17BR 比值对他莫昔芬耐药的预测价值和预后价值[79]。后者的研究还表明，HOXB13:IL17BR 比值是 ER 阳性和淋巴结阴性乳腺癌的独立预后指标，与是否接受他莫昔芬治疗无关。

随后，Ma 等利用 qRT-PCR 技术构建了一个参与细胞周期的 5 个基因（RRM2、BUB1B、

RACGAP1、CENPA 和 NEK2）的分子等级指数（molecular grade index，MGI），用于 H/I 双基因比值检测。MGI 和 H/I 双基因比值是早期 ER 阳性乳腺癌预后的互补预测指标。上述 2 个 qRT-PCR 测试联合起来称为乳腺癌指数测试[80]。

（六）EndoPredict（EP）/EPclin

EndPredict（EP）检测由 Filipits 等[81]首先研发，用于预测正在接受辅助内分泌治疗的 ER 阳性 /HER2 阴性乳腺癌患者的远处复发可能性。采用 qRT-PCR 方法检测 8 个目的基因和 3 个管家基因，共 12 个基因。在分析过程中需测量 HBB DNA 以消除 DNA 污染。这 12 个基因的评分可与临床因素（肿瘤大小和淋巴结状态）结合形成 EPclin 评分[81]。EP 和 EPclin 均可预测辅助内分泌治疗后的晚期（5~10 年）远处复发，在 2 个随机 III 期试验（奥地利乳腺癌和结直肠癌研究组，ABCSG-6 和 ABCSG-8）中得到验证[82]。在 TransATAC［阿那曲唑（Arimidex）、他莫昔芬单用或联合使用］试验分析中，结果显示比 Oncotype DX 更有预后价值[83, 84]。根据 GEICAM 9906 试验[85]和 ABCSG-6/8 试验[86]的分析显示，EP/EPclin 还可以为淋巴结阳性 /ER 阳性 /HER2 阴性乳腺癌提供有价值的预后信息。Endpredict（EP）检测由 Myriad Genetics Inc 进行。

（七）内分泌治疗敏感性指数

目前预测性分子模型比预后性分子模型少，内分泌治疗敏感性（sensitivity to endocrine therapy，SET）指数的研发是为了预测 ER 阳性乳腺癌的激素治疗反应，它基于对 400 例接受 5 年激素治疗的 ER 阳性乳腺癌患者的微阵列研究，由 M.D. Anderson 癌症中心研发。根据 165 个 ER 相关基因的表达状况计算该指数，与接受激素治疗的 ER 阳性乳腺癌患者的预后有关，但与未接受激素治疗的 ER 阳性患者无关[87]。这种新预测模型还需要进一步独立验证。

四、乳腺癌的临床试验和个性化治疗

直到最近，对于淋巴结阴性的、大小为 10cm 的经典型浸润性小叶癌（即低级别，ER 强阳性），除激素治疗外，因为其体积巨大，还需进行化疗。

在 2020 年，认为这种类型的乳腺癌对内分泌治疗高度敏感，尽管瘤体巨大，但化疗的获益微乎其微。根据 St. Gallen 共识[53]，淋巴结阴性、0.5cm 大小、HER2 阳性乳腺癌可以接受曲妥珠单抗联合化疗，尽管其体积较小。对于淋巴结阴性、2.5cm 大小、组织学 2 级、ER 阳性浸润性导管癌，过去可能接受化疗和激素治疗，而目前是否需要全身化疗可能取决于 Oncotype DX 的复发评分结果。美国 NCCN 指南和 2019 年 St. Gallen 共识会议都建议将 Oncotype DX 检测纳入治疗决策[75, 76]。在上述病例中，如果复发评分高，化疗将降低 50% 的远处复发风险。如果复发评分低，单用激素治疗可能是最佳选择。如果复发评分中等，没有统计学意义上的化疗获益，其治疗选择可留给患者和医生决定。近期来自前瞻性"治疗个体化选择试验（Rx）"（TAILORx，NCT00310180）（图 45-4A）的结果显示，对于中度复发评分（11～25）的患者，单独激素治疗并不逊于内分泌加化疗方案，特别是在年龄＞50 岁、复发评分≤25 的患者及年龄＜50 岁、复发评分≤15 的患者。然而，50 岁以下、复发评分为 15～25 的患者化疗效益显著（图 45-4A）[74]。该研究提示，高达 85% 的早期 HR 阳性 /HER2 阴性乳腺癌女性可以不做化疗。

"淋巴结阴性和 1～3 枚淋巴结阳性可能避免化疗的微阵列"（MINDACT）试验是另一项大型前瞻性试验（图 44-5B）。该试验共招募了约 7000 例患者，比较了 70- 基因标志（来自 MammaPrint）与临床病理因素（来自 Adjuvant! Online）对化疗获益的预测价值[88]。Adjuvant! Online 和基因组检测都提示低风险的患者不接受化疗，这两种标准都提示高风险的患者均接受化疗，并均根据 HR 表达情况联

用或不联用激素治疗。对于 2 种预测工具结果不一致的患者进行随机分配，根据 Adjuvant! Online 风险评估或 70- 基因标志风险分别给予相应的治疗。试验结果显示，临床风险高、基因组风险低、不化疗的患者，第 5 年无远处转移生存率仅比化疗患者低 1.5%。因此，如果 MammaPrint 检测提示基因组风险低，那么，临床风险高的患者，大约 46% 可以免于化疗（图 45-4B）[60]。

五、挑战与未来方向

目前可用于优化患者管理的分子检测和传统临床病理因素总结于图 45-5。

由分子病理学检测带来的乳腺癌治疗的革命即将到来。将分子病理学检测纳入乳腺癌治疗的日常决策中的需求越来越明显，特别是淋巴结阴性的早期乳腺癌。然而，分子检测在淋巴结阳性乳腺癌中的应用价值仍然不确定。此时，如果分子检测显示低风险，有限的淋巴结病变（1～3 枚阳性淋巴结）的患者可能免于化疗；但确切的结果有待于正在进行的 RxPONDER（内分泌治疗有效的淋巴结阳性治疗 NCT01272037）和 OPTIMA（早期浸润性乳腺癌个体化治疗的多参数分析）试验。

乳腺癌的个体化治疗和靶向治疗可能会越来越普及，以确保患者既不会过度治疗，也不会治疗不足。随着二代测序的技术成熟和成本降低，可以预见这种检测将变得越来越普遍。

其他基于分子病理学的检测技术，如用于监测乳腺癌患者外周血循环乳腺癌 DNA（circulating tumor DNA，ctDNA）或循环肿瘤细胞（circulating tumor cells，CTC）的检测技术，也可能成为常规。这种微创检测很容易监测治疗反应和疾病进展[89]。

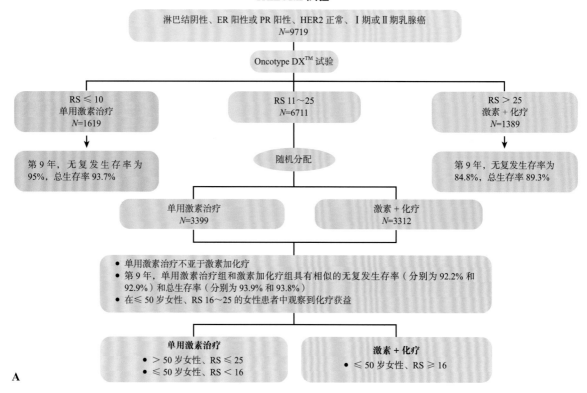

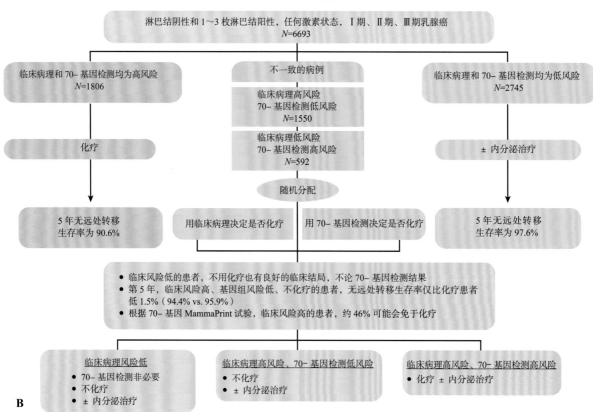

▲ 图 45-4　使用多基因分子检测的前瞻性临床试验

A. TAILORx 试验；B. MINDACT 试验

RS. 复发风险评分；ER. 雌激素受体；PR. 孕激素受体；HER2. 人表皮生长因子受体 2

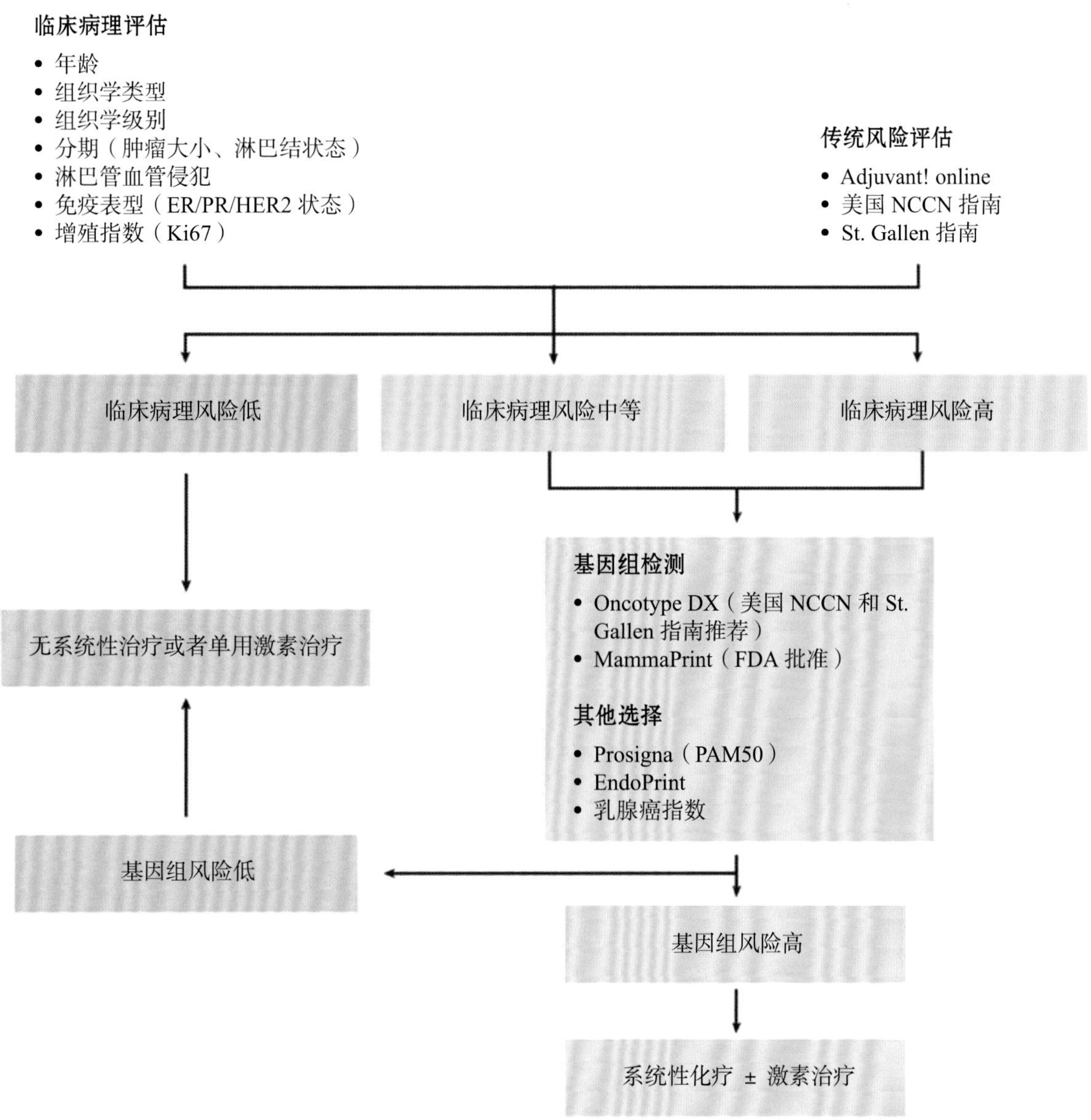

临床病理评估

- 年龄
- 组织学类型
- 组织学级别
- 分期（肿瘤大小、淋巴结状态）
- 淋巴管血管侵犯
- 免疫表型（ER/PR/HER2 状态）
- 增殖指数（Ki67）

传统风险评估

- Adjuvant! online
- 美国 NCCN 指南
- St. Gallen 指南

| 临床病理风险低 | 临床病理风险中等 | 临床病理风险高 |

基因组检测

- Oncotype DX（美国 NCCN 和 St. Gallen 指南推荐）
- MammaPrint（FDA 批准）

其他选择

- Prosigna（PAM50）
- EndoPrint
- 乳腺癌指数

无系统性治疗或者单用激素治疗

基因组风险低

基因组风险高

系统性化疗 ± 激素治疗

▲ 图 45-5　乳腺癌分子和临床病理的综合评估概要，可以用于指导个体化治疗

附录　在巨人的肩膀上：早年时光
On the Shoulders of Giants—The Early Years

当我在 80 岁开始本书第 5 版的修订工作时，生活的曲折可能比 25 年前我刚开始本书初版工作时，有了更锐利、更重要的角度。由于未来前景的不确定性，促使我讲述自本书初版以来，在乳腺病理学领域超过 60 年的成长经历和故事。分享我的故事主要是希望能鼓励年轻医生进入乳腺病理学领域，积极地沿着前人开辟的道路前进。同时，已经遵循这条道路的同行可能会发现，我分享了与他们十分相似的经历。

20 世纪 60 年代，乳腺病理学不是外科病理学的一个专业，在这一领域没有具备专业知识的专科病理医生和招聘职位。我的旅程由此开始，驶向未知的领域。实际上，在我加入纪念医院（Memorial Hospital）病理科的几年后，一名高级职员出现在我的办公室里，警告我乳腺病理学的所有工作都已经做完了，我是在死路上浪费时间。

本文是我演讲的扩展版本，演讲题目与 2008 年我在纽约纪念医院获得 Fred W. Stewart 奖之际的演讲内容基本相同。这里使用的许多图片来自我自己的收藏，也使用了通过其他途径获取的图片。

一、巨人的故事

这是许多导师、前辈和同时代人的故事，这些人对我的病理职业生涯有重要影响。许多都是巨人，有些是著名的人，有些是鲜为人知的人，我有幸栖息在他们的肩膀上。深入探讨我的导师和同事的背景超出了本次演讲的范围。相反，我想对一些人的职业生涯做简要的说明。回想起来，我很遗憾没有更好地在个人层次上了解他们，因为很久以后我才知道，他们在病理学以外的一些兴趣也是具有建设性的和与众不同的。因此，我建议住院医生和年轻职员多与他们的导师接触，以了解他们如何取得今天的成绩并能持之以恒的原因。

1972 年，Patrick J. Fitzgerald 被选为病理学部门主席，与此同时，纪念医院正转型为与斯隆 - 凯特琳研究所更紧密结合的研究型癌症治疗中心。Fitzgerald 担任病理学部门主席期间，是临床病理研究的坚决拥护者，鼓励部门的成员寻求研究经费。在他的领导下，以及国际知名的胸外科医师兼纪念医院首席医学官 Edward J. Beattie 的大力支持下，我成功申请了美国国立卫生研究院（National Institutes of Health, NIH）的研究经费。从 20 世纪 70 年代末到 80 年代末的十多年中，这些经费为我的大部分研究工作奠定了基础。同时，如果没有乳腺外科手术人员无条件的支持和参与，这项工作是不可能完成的，主要有 Roy Ashikari、Angelo De Palo、Alfred Fracchia、David Kinne、Guy Robbins 和 Jerome Urban。同时，通过与纪念斯隆 - 凯特琳医院生物统计学系成员的紧密合作，尤其是与生物统计系主任 ValerieMiké 及 David Braun、Susan Groshen、Martin Lesser 和 Howard Thaler 的合作，我们的研究数据得以解释，研究意义得以体现。

本文标题受 1977 年纪念斯隆 - 凯特琳医院癌症中心病理学教授 H. Stephen Gallager 的演讲启发，他演讲的题目是"从巨人的肩膀上眺望"。这里用巨人的肩膀来表达我们的先驱，在我们取得的成就中扮演关键角色。这个格言最初与 16 世纪学者 Robert Burton 有关，"站在巨人肩膀上的矮人可能会比巨人看得更远"。这也是牛顿爵士 17 世纪版本，"如果我能看得更远的话，那是因为站在了巨人的肩膀上"。著名的社会学家 Robert K. Merton，在他1965 年有趣的著作《巨人的肩膀上，山德后记》中，追溯这句格言的真正来源为 12 世纪哲学家 Bernard of Chartres。Merton 引用 Bernard 从拉丁语翻译过来的格言，"我们就像巨人肩膀上的矮人，因此比远古人看得更多、看得更远"。

二、三代医生

我是家族中的第三代医生，我的外祖父 Paul Caspari 在柏林担任全科医生，直到 20 世纪 30 年代末，当时的政权禁止犹太人行医。我的母亲 Beate Caspari 在 20 世纪 30 年代初开始在医学院学习，并在那里遇到我的父亲。他们结婚后，即使她当时因犹太籍被大学开除，但在美国籍丈夫的保护下，最终得以完成学业。

最初，我的父亲 George Rosen 由于名额和经济有限（我祖父在洗衣店从事熨衣工作），从纽约城市学院（New York's City College）毕业后，无法进入美国的医学院。他和纽约城市学院的其他 3 名毕业生毫不畏惧地到了德国，当时美国人仍可被德国医学院录取。他们于 1930 年抵达柏林，但对德语的了解很有限，便加入其他打算学习医学的美国人一起学习德语。6 个月后，我父亲和他的同伴学会了足够的德语并被医学院录取。他们完成了学业，并于 4 年后获得了医学学士学位。

德国所有的医学院毕业生都必须写论文，我父亲选择对 William Beaumont 关于胃功能的发现进行历史学研究，该研究是基于 William Beaumont 对一名有枪伤的胃瘘患者的研究，这是我父亲作为 20 世纪最重要的医学史学家的职业生涯的开始。

当我父亲于 1935 年返回美国时，他和另一个同事带着他们在医学院遇到的新娘，也是他们从事医学事业的终身伴侣。到达美国后，我的母亲接受了眼科培训并获得眼科医师执照。她致力于眼科工作，直到 20 世纪 80 年代退休。这是一项了不起的成就，因为我母亲从事的眼科工作在当时是男性主导的职业。

在我成长过程中，希望成为一名医生。在高中阶段（1952—1956 年），生物学是我最喜欢的课程，

尤其是解剖"腌制的"青蛙和蚯蚓，以及我在百老汇和第 100 街当地海鲜市场购买的新鲜蛤蚌，我用绘画的形式认真地记录每个解剖结构。

三、DNA 改变了大学生物学

在 20 世纪 50 年代初期，随着 Watson 和 Crick 的工作，DNA 结构的新知识改变了遗传学方面的研究。当时我是斯沃斯莫尔学院（Swarthmore College）（1956—1960 年）生物学专业的学生，对解剖学比较着迷。周日上午，在生物系主任 Robert K. Enders 家中举行非常多的集体聚会，讨论了各种各样的话题。Enders 十分热心户外活动，对动物学有广泛的了解，他试图调整该部门的计划，以适应迅速发展的分子生物学领域。与我住在同一宿舍的同班同学 David Baltimore 与另外 2 名科学家分享了1975 年诺贝尔生理学或医学奖，这是他们在致瘤病毒和 DNA 相互作用方面的研究成果。与 Baltimore 分享 1975 年诺贝尔奖的 Howard Temin 是另外两个获奖者之一，他 1955 年毕业于斯沃斯莫尔学院。

四、医学院：哥伦比亚内科医生和外科医生学院的面试

1959 年，我向哥伦比亚内科医生与外科医生学院（Columbia College of Physicians and Surgeons，P&S）提出面试申请，原定由医学系主任 Stanley Bradley 博士面试我。但是，由于他无法确定面试时间，当时病理学系唯一的女医师 Virginia Kneeland Frantz 对我进行了面试（附图 A-1）。我不记得细节，但是当时我并没有认真考虑从事病理学的职业。尽管如此，谈话似乎进行得很好，结果我被录取。直到第二年上课时，我在医学院学科轮转时遇到了 Bradley 博士，我才意识我被 Frantz 博士而不是 Bradley 博士面试是多么幸运。

1918 年 Virginia Kneeland 从布莱恩·莫尔学院毕业后，被哥伦比亚内科医生与外科医生学院接受学习医学，她是当时 5 名女生和 69 名男生中的 1名。1920 年，她与 Angus Macdonald Frantz 结婚。1922 年，她在班级中排名第二，仅次于 Marjorie F. Murray，并且是第一位被两年制长老会医院外科住院医生计划接纳的女性，在此期间她进行了一系列常规外科手术。Frantz 博士然后选择加入 Arthur

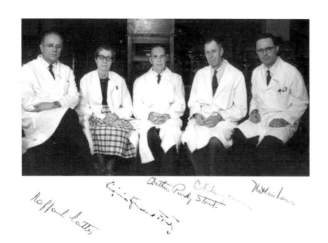

▲ 附图 A-1　哥伦比亚－长老会医院病理学系的高级职员（摄于 1965—1966 年）

这张照片是在 1965—1966 年分发给外科病理学系住院医生的。从左到右依次是 Raffaele Lattes、Virginia Kneeland Frantz、Arthur Purdy Stout、Cushman Haagensen 和 Nathan Lane，照片上有每个人的签名

Purdy Stout 团队，进入外科部门的外科病理科工作。在接下来的几年里，在 Stout 的领导下，Frantz 博士在内分泌肿瘤方面所做的工作得到广泛认可。1942 年，她与别人合作报道了转移性甲状腺癌中放射性碘的摄取[1]。随后，在 1950 年，报道使用放射性碘来治疗转移性甲状腺癌[2]，1962 年报道了甲状腺肿放疗后出现的甲状腺癌[3]。她还是美军病理研究所（Armed Forces Institute of Pathology，AFIP）1959 年出版的《胰腺内分泌肿瘤》和《胰腺外分泌肿瘤》分册的唯一主编。到 1965 年我加入外科病理学部门时，Frantz 博士在外科病理学部门的工作显著减少，于 1967 年去世。

（一）第二年的医疗轮转和 Bradley 博士

在第二年的医学专业轮换期间，每位学生在教学"病房"中被分配一个或多个患者，该病房是一间长方形的房间，最多可容纳 30 位患者，病床摆放在房间周围，唯一的私密性是围在每张病床周围的帘子。我们负责使用老式的、经过消毒但可重复使用的 50ml 注射器（通常使用经过消毒的钝的、重复使用的，有毛刺并引起严重疼痛的针头）抽血，并绘制检测结果图表。直到我在医学院三年级结束时，一次性针头和真空管才代替注射器抽血。我们希望了解患者疾病的方方面面，包括病史、进行了哪些实验室检查、为什么进行检查、结果及患者可能有的任何体征（杂音、肝大、水肿等），以及包括药物在内的治疗计划。

当 Bradley 博士巡视教学病房时，医学生、住院医生、护士和文员陪同随行。所有病床周围的帘子被打开，当 Bradley 博士从一名患者移到下一名患者时，他会短暂地停下来与患者谈话，讨论该患者的病情并查看检查结果。他站在床脚，周围是一排住院医生、学生、护士等，而负责该患者的学生则站在床头被提问。在每次查房时，当一名患者被选定为需要详细讨论的病例时，医学生被要求就该患者的病情做一个详细的总结，在患者本人和病房里所有患者面前，汇报该患者病史、体格检查、实验室检查结果、治疗及预后。医学生汇报结束总结时，Bradley 博士提问报告病例的学生，如果回答令人满意，他将很快移至另一张床。如果他对汇报不满意，他会以激烈的、有时是贬低性的批评来表达自己的观点。有时，这种批评在整个房间中都可以听到。结果是在医学轮转时遇到 Bradley 博士令人敬畏，如果我按照原定的时间接受他的面试，可能会不太顺利。

（二）学习处理不确定性

医学院（1960—1964 年）常有信息和经验的强烈旋风，但是最重要的信息也许来自 Dean H. Houston Merritt 在上课开始前一夜，向有抱负的未来的医生所做的鼓舞人心的演讲。他明确表示，尽管我们将学习知识、获得经验，但我们将继续面临无法明确回答的医学问题，并且我们将在医学院四年的学习，只是来训练以应对不确定性，我们需要终身学习获取知识和经验，知识和经验的每一次进步都将像剥开洋葱一样，暴露出新的挑战性及不确定的需要探索的领域。从那以后，我学习到的任何东西都没有改变医学职业生涯这条基本的宗旨。

（三）接触显微镜

第一年在医学院学习组织学时，我最初接触显微镜。当时我使用了从外祖母那里继承的 Leitz 单目显微镜，用带有反射镜的外部光源照明，而我的大多数同学都是新购买的双目镜。尽管存在设备障碍，但由于看到组织细胞结构以及后续学习的组织病理学课程，我还是被显微镜所吸引。

五、第二年在蒙特菲尔医院选修外科病理学

我是在 1962 年接触到外科病理学，当时是在布朗克斯蒙特菲尔医院举行的，由著名的神经病理学家 Harry M. Zimmerman 主持的夏季选修课，Zimmerman 是一个充满朝气的人。指导我日常学习的老师是 Renate Dische，她是一个充满热情和活力的女性，为儿科病理学做出了重要贡献，尤其是在研究婴儿猝死综合征（sudden infant death syndrome，SIDS）和心脏发育异常方面。Dische 是一位出色的外科病理学家，她于 1957 年在哥伦比亚大学获得医学博士学位，曾在纽约贝尔维尤医院做过病理住院医师，在哥伦比亚婴儿医院接受专科培训。我仍然记得有一天，一群查房的外科医生来到她的办公室，查看一位患者拇指基底部肿瘤的诊断，我不记得是什么肿瘤，但是看到病理医生是如何影响患者的治疗，给我留下了持久的印象，最终使我将病理学视为我的医学职业。

（一）碳弧线投影仪

我在蒙特菲尔医院数周的工作中获得的其他技能之一，是熟练掌握了碳弧线投影仪，这种投影仪能在开会时将组织切片的图像投影出来。打开烦琐的机器会使电流流过两个香烟大小的碳棒尖端之间的小缝隙，诀窍是将杆移动到正确的位置，使杆之间的间隙产生最亮的光。在会议期间，要尽量使保持组织切片呈动态，以避免在调整碳棒和描述显微镜下病理学变化时组织切片被强光褪色。到夏季轮换结束时，我已经掌握了这种投影仪，并觉得我已经准备好从事病理学工作，我几乎不知道碳弧线投影机不久将过时。

（二）柯达彩色胶片幻灯片取代了碳弧线投影仪

随着柯达彩色胶片的广泛应用，能在 24h 内将组织图片处理成 2in×2in 柯达彩色幻灯胶片，碳弧线投影仪过时了。多个柯达彩色胶片幻灯片可以按顺序排列在圆盘传送带的圆形支架中的插槽中，按下按钮，圆盘传送带在仪器顶部旋转，幻灯片上的图像就投影到屏幕上，幻灯片滑落到灯前的插槽中，然后将其吊回到圆盘传送带中，为下一张幻灯片腾出空间，这样就可以按顺序放映幻灯片了。

20 世纪 70 年代，当我开始做讲座时，我最初使用一台投影仪来进行工作。但不久升级为两台投影仪，这些投影仪可以协同在两个屏幕上同时投影不同的图像。根据讲座的时间长短，我必须在飞往会议地点的航班上随身携带多达八个装有柯达幻灯片圆盘传送带，因为这种材料太宝贵了无法托运。

六、哥伦比亚 - 长老会医院的病理学培训

（一）一年的病理尸检工作

我在哥伦比亚 - 长老会医院病理科住院医生培训的第一年（1964—1965 年），主要进行尸检，并在住院总 Carl Perzin 的监督下，在书面报告中记录了大体所见和显微镜下所见，学习了很多种疾病的病理学改变。

（二）病理门部主席面临的挑战

当时的病理部门主席是 Donald G. McKay，他是一位血管内凝血领域的专家。血管内凝血常是尸检会议上讨论的主题，它与许多疾病的联系程度常似乎超出了与当时讨论病例的相关性。

在 1960 年 McKay 出任主席之前，每个主要的外科都有自己的病理科，并配备一名或多名专门的病理医生和一个单独的病理实验室。这些独立的病理科实质上是合并成立长老会医院的独立医疗机构的遗留，包括婴儿医院、神经病学研究所、眼科研究所、斯隆妇产医院、斯夸尔泌尿外科诊所和纽约骨科医院。外科病理负责诊断普通外科手术标本、耳鼻喉科和医学部的标本。美国外科病理学的创始人之一 Arthur Purdy Stout，将外科病理学建立为外科系的一个独立部门。

McKay 做出的重大行政贡献是以提高效率和增强住院医生培训为目标，推进了将分离的不同病理科整合到病理学部门的过程。面对来自独立病理单元负责人以及与之相关的临床部门的抵抗，实现这一点很不容易，外科病理科于 1960 年移至病理学系。McKay 担任主席六年后，当我做外科病理住院医生时，大多数病理亚专科实验室仍是独立的，并仍隶属于临床部门，仅泌尿科和整形外科病理整合到外科病理部门。

七、哥伦比亚 – 长老会医院的外科病理学

住院医师第二年（1965—1966 年），我学习外科病理学，前 6 个月在哥伦比亚 – 长老会医院与 Raffaele Lattes 和 Nathan Lane 合作（附图 A-2）。

Raffaele Lattes 出生于意大利都灵，在 1933 年获得医学学位，此后他开始从事外科工作。法西斯政府颁布的法律使他于 1938 年移民到美国，由于无法找到外科医生的工作身份，他在宾夕法尼亚州费城福尔斯中心的女子医学院接受了两年的病理住院医生职位。

随后，他成为隶属于哥伦比亚大学的纽约研究生院和医院的助理病理医生，1943 年，Lattes 应邀加入哥伦比亚 – 长老会医院外科系。1946 年，他被哥伦比亚大学授予病理学博士学位，并在外科系的 P&S 获得学术任命，在那里从事外科手术工作，直到他全职进入外科病理系与 Stout 一起工作为止，在 Stout 的指导下，同时由于他很好的天赋，Lattes 成为外科病理领域的国内外知名专家。Lattes 作为临床医生所接受的临床培训和经验对他从事病理学工作产生了极大的影响。尽管 Lattes 于 1978 年正式退休，但此后多年他仍活跃于病理会诊工作，之

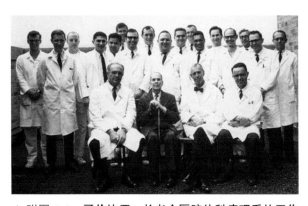

▲ 附图 A-2　哥伦比亚 – 长老会医院外科病理系的工作人员和住院医生

这张照片是 1966 年春季在长老会医院的屋顶露台上拍摄的。由于当时我被分配到德拉菲尔德医院，所以我不在场。前排从左到右就座的依次是 Raffaele Lattes、拄着拐杖的 Arthur Purdy Stout、Cushman Haagensen 和 Nathan Lane。Lane 的同事 Gordon Kaye 站在 Lane 的左肩后方，系着领带。附图 A-1 中的 Frantz 博士因病重而缺席。1968 年曾在纪念医院接受专科培训的 Andrew Huvos 医生在第三排的右边排第二，而最近加入工作人员的 Karl Perzin 则排在右边（经许可，转载自 Figure 4-24, from Rosai J, ed. *Guiding the Surgeon's Hand. The History of American Surgical Pathology.* Washington, DC: American Registry of Pathology；1997.）

后回到意大利，于 2003 年去世。

Nathan Lane 是 P&S 的毕业生，于 1953 年加入 P&S 外科病理学系，在他 26 年的职业生涯中，是病理诊断工作的中流邸柱，在 Lattes 经常缺席会议和演讲期间，Lane 是第二领导。Lane 与 Gordon Kay 使用细胞放射性标记和电子显微镜观察，表明结肠上皮细胞从隐窝长出并扩散到绒毛表面。他也是最早证明结肠腺瘤性息肉具有癌变潜能的研究者之一，在 Lane 退休前 2 年发表的一篇文章中总结了这项工作，预测切除良性息肉可以降低结肠癌的发生率[4]。

（一）在哥伦比亚 – 长老会医院与 Lattes 和 Lane 每周一次的会议

教职员工和住院医生参加每周一次的外科病理学会议，大家围绕由长方形桌布置成一个大正方形就座。每个人携带自己的显微镜参加会议，这些显微镜固定在会议室的一块板子上，显微镜由附着在木板远端的聚光灯照亮，在灯笼和显微镜之间固定有一个装有蓝色水的密封烧瓶，用于过滤光，然后将其通过镜子反射到显微镜中。1 年多后，用一小块磨砂蓝色玻璃代替装有蓝色水的烧瓶，住院医生才有内置光源的显微镜。

住院医生将前一周看到的有趣或困难病例切片首先拿给 Lattes，征求他的意见，然后按资历顺序传给了 Lane 及其他教师，最后传给住院医生。在一张切片传递观察的过程中，Lattes 和教职员工就开始观察另一个病例，有时坐在桌子前部的人观察的病例比桌子尾部提前了好几例，这引起了很大的混乱。在任何时候都可能需要讨论其中一张切片时，几张切片在同时读片中。这些会议教给我有关病理诊断概念框架的重要课程，强调的重点是与临床的联系及鉴别诊断的思维方法。

Lattes 发表他的权威性意见，随后是 Lanes，他通常对鉴别诊断发表有力的评论。当遇到困难的病例时，Lane 会说病变"……是任何情况的经典例子"。尽管 Lane 是一位几乎可以与 Lattes 相当的非常有经验的病理学家，但 Lane 沉默寡言的性格被 Lattes 非凡的主导魅力所笼罩。尽管如此，我对 Lane 及其同事 Gordon Kaye 在理解正常结肠和肿瘤性结肠上皮细胞生长方面做出的巨大贡献有深刻的印象。

Lane 具有能够获得基金资助积极从事科研工作而解释疾病的能力，做到外科病理学诊断和科研两不误，对我考虑从事外科病理学领域的工作有极大的影响。

（二）首次发表研究论文

1966 年我第一次涉足学术研究，当时我参加了对长老会医院冰冻切片经验的回顾性研究。我的同期住院医生 Hiroshi Nakazawa，开始研究一家住院医生培训机构冰冻切片诊断的可靠性，该机构冰冻切片诊断是住院医生培训的主要项目，这项研究的目的是评估冰冻切片诊断，是否对病理诊断的整体准确性有影响。通过人工比较分析 3000 例冰冻切片和最终石蜡切片的诊断数据（不包括那些延后诊断的诊断数据），得出诊断的准确率为 98.6%。我负责组织数据分析并撰写草稿，最终由 Lane 和 Lattes 修改。当时我花了很多时间来完成这项工作，手写并手工打印了稿件，我尽量以明了的方式呈现数据。1968 年，文章以"3000 例冰冻诊断的经验、准确性、局限性及其在住院医生培训中的价值"为题发表。

（三）著名的乳腺外科医生和乳腺病理学家 Cushman Davis Haagensen

Cushman D. Haagensen（附图 A-1 和附图 A-2）于 1923 年从哈佛医学院毕业后，在波士顿和耶鲁大学接受了外科培训，后来在纪念医院接受外科学专科培训，在那里他和其他医生一起，由当时著名的乳腺外科医生 Frank Adair 指导。1931 年，Haagensen 移居到哥伦比亚大学的克罗克癌症研究所，用小鼠研究肿瘤的发生机制，并继续积极从事外科工作，全身心致力于乳腺疾病的外科治疗。正是由于他专注于乳腺疾病，他才与 Stout 建立了紧密的联系，并同时被任命为外科病理部门的医生。

Haagensen 当时是全球领先的乳腺外科医生和乳腺疾病专家，在 Lattes 办公室正对面的外科病理学区设有一个办公室，这个位置是外科病理隶属于外科部门，并且是 Haagensen 和 Lattes 之间密切的关系见证。根据他精心记录和整理的个人经验，Haagensen 对乳腺疾病的临床和病理学方面的百科全书般的知识，总结在他多个版本的"乳腺疾病"教科书中，这对于临床医生和病理医生而言是重要

的参考。这些照片大部分是 Haagensen 拍摄，有关乳腺疾病的临床、肉眼和显微镜的照片，是当时最好的出版书籍。当时，这本书是病理学和临床信息的独特结合，它对我选择本书第一版的格式有重大影响。

（四）Haagensen 与乳腺冰冻切片

Haagensen 与病理住院医生几乎没有关系，除了当有人被叫到手术室对他的一名患者进行冰冻切片诊断时。冰冻切片区就位于手术室外，当进行冰冻切片时，住院医生穿上手术服，并进入手术室接收标本。对于像 1965 年的我一样的第一年外科病理住院医生，Haagensen 是一位令人生畏的、不友好的名人，他几乎没有耐心。他总是来查看他的患者的冰冻切片，他的出现会让一位年轻的教授感到不安，更不用说笨拙地操作着原始冰冻切片装置的住院医生了。事实上，Haagensen 与病理部门的其他医生一样擅长看乳腺组织冰冻切片，他很少在意病理住院医生和大部分工作人员的意见，当诊断不确定时，冰冻切片就被送到手术室楼下几层的外科病理部门的 Lattes 医生看。

（五）1966 年长老会医院的冰冻切片设备

这是一个判断为有能力的住院医生的时代，在经过几个月的培训后，住院医生负责独立制作冰冻切片和报告，如果有任何疑问的话，主治医生就会被叫来。我记得唯一重大的冰冻切片错误是一位住院医生诊断了浸润性乳腺癌，导致乳房切除术，后来证明是转移性类癌。这位患者几年前曾因小肠恶性类癌接受过治疗，但是住院医生未被告知其病史。

我不大肯定，但我怀疑当时从大多数大体标本中选择冰冻切片样品时，习惯不戴手套。组织样本被放置在黄铜基座（夹头）上，当附近水箱的阀门打开时，通过一根管子输送到组织基座的 CO_2 气体冷却的水，将组织样本冰冻。冰冻切片以半徒手方式切片，刀片连接的枢轴进行了微调，可以以微米为增量升高或降低它。手持刀片，手动前后移动冰冻组织，切掉组织直到令人满意部分。然后用浸过酒精未戴手套的指尖取下切片机刀片上满意的组织切片，手指小心地接触到盘子里的水面，将组织切片立即展平，将一张载玻片轻轻地垂直浸入水中捞起组织片，标准染色剂为亚甲蓝。在诊断报告给外

科医生后，在日志中记录病例，注明日期并签名。我在长老会医院外科病理部门 6 个月的轮转快要结束时，最初的现代低温恒温冰冻切片机被引入并迅速测试了 HE 染色。

八、弗朗西斯德拉菲尔德医院的外科病理

我外科病理学住院医生培训的后半期是在弗朗西斯德拉菲尔德医院进行的，这是纽约市的一家附属于哥伦比亚 - 长老会医院，专门诊断和治疗癌症。德拉菲尔德医院后来被拆除，取而代之的是一个停车场。

（一）Sheldon C. Sommers：弗朗西斯德拉菲尔德病理部门主席

1951 年，Arthur Purdy Stout 被任命为弗朗西斯德拉菲尔德医院的病理部门主席，65 岁退休。Jacob Furth 是一位著名的癌症研究人员，在 Stout 之后，Sheldon C. Sommers 被聘为病理部门主席之前，曾短期任弗朗西斯德拉菲尔德医院病理部门主席。外表温和但有一种钢铁般意志的 Sommers，以其在胃肠道和妇科病理学方面的工作而闻名，但他对外科病理学手术的许多方面都有广泛的兴趣和知识。Sommers 第二次世界大战表现出色，并在进攻意大利安齐奥的行动中获得数枚勋章，美国大屠杀纪念博物馆有一份 1945 年的报告，Sommers 组织了德国布痕瓦尔德集中营解救行动。

虽然名义上是部门主任，Sommers 在其他事情上投入了很多时间，包括研究炎症性肠病、参与美国国家委员会和杂志编辑。因此，大部分指导和监督德拉菲尔德医院的住院医生责任落在了其他员工，尤其是 Henry Azar、Harry Iaochim、Victor Gould 和住院总 Andrew G. Huvos 身上。Azar 和 Ioachim 是两位杰出外科病理学家，分别对浆细胞疾病和淋巴瘤感兴趣。住院医生被要求进行尸检以及冰冻切片，并处理外科病理标本。由于出乎意料的巧合，Huvos 也是 1968 年我在纪念医院，开始第一年肿瘤病理学专科培训时的三位总住院医生之一，我们作为同事在纪念医院工作了近 30 年，我将在下面详细介绍。

（二）与 Arthur Purdy Stout 的每周会议

该项目的亮点是每周一次的中午会议由 Stout

医生主持，他展示自己仍积极会诊的病例（附图 A-3）。很明显，尽管 Stout 地位崇高，但他很享受与病理学新手的这种互动，在面对住院医生提出的一些非常古怪的诊断时，他非常低调、友好和耐心。Stout 当时非常虚弱，需要付出相当大的努力和奉献精神，他才能做到从长老会医院的办公室穿过有坡的街道，到两个街区外的德拉菲尔德医院。次年 Stout 去世，享年 82 岁。

（三）Sheldon Sommers 与病理学年刊

1966 年，我在德拉菲尔德医院作住院医生期间，由 Sommers 主编的《病理学年刊》系列年度精装综述中的第一期，由 Appleton-Century-Crofts（后来的 Appleton-Lange）公司出版，这个公司现已解散。《病理学年刊》发表的文章是解剖病理学和相关主题的组合，包括来自美国和国外的邀约和未邀约的稿件。该出版物的基本理念是在广泛的指导方针内，给予作者关于主题和观点的自由，并期望选定的、经验丰富的病理学家撰写大量文章，为读者提供解剖病理学重要主题的最新综述。

10 年后，当我在纪念医院做病理主治医生时，Sommers 邀请我和他一起担任该系列的共同主编，

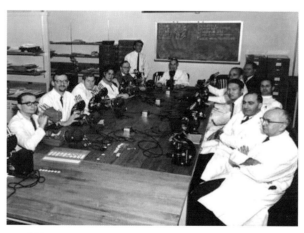

▲ 附图 A-3　1966 年在德拉菲尔德医院与 Arthur Purdy Stout 参加外科病理读片会

Stout 坐在桌子的最前面，在他的右边穿西装外套的是 Sheldon Sommers，右前方是 Jacob Furth，Furth 的右边是 Henry Azar，Andrew Huvos 向后靠着 Azar。会议的形式与哥伦比亚 - 长老会医院类似，每个人将自己的显微镜带到会议桌上。升级后的双目显微镜正在使用中，但分配给住院医生的双目显微镜（左）需要外部灯作为光源，而像 Furth 这样的员工的显微镜带有内置灯。黑板上列出的是 Stout 会诊讨论病例编号、患者年龄、性别及标本的解剖部位（图片由纽约医学院提供）

他正在考虑将杂志扩大到每年两期，也许他认为年轻的共同主编可以吸引更多的投稿。他还成了勒诺克斯山医院的病理部门主席，用于编辑的时间更少了。我很高兴接受这个挑战，从 1977 年到 1984 年，我们合作愉快，每年编辑两卷《病理学年刊》（附图 A-4）。

当时编辑的任务比今天要繁重得多，因为它涉及手工编辑打字手稿和需要在书籍付印前编辑小样、页面校样和最终"蓝色"校样的制作过程。审稿和编辑很多论文需要不同程度的修订，具有挑战性，但是这对于后来写我自己的书很有帮助。多年来，我们目睹了出版业至今仍在继续的变化，越来越多的出版外包。我要感谢 Sommers 冒着风险邀请我与他一起进行成功的出版工作，感谢他多年的中肯建议，以及《病理学年刊》为我提供的宝贵机会，让我了解医学出版工作的运作过程。

1985 年，弗吉尼亚大学著名的外科病理学家 Robert Fechner 加入了我们的行列，Sommers 不久后退休，Fechner 和我成为唯一的编辑。我们正在经历来自一些已经开始提供彩色图像的病理学月刊日益激烈的竞争。最终，彩色照片的问题导致了一场危机，因为作者想使用它们，而《病理学年刊》的出版商不愿承担费用。《病理学年刊》于 1995 年随着第 30 卷的出版而停刊，预料到《病理学年刊》的停刊，Fechner 和我说服了美国临床病理医生协会（the American Society of Clinical Pathologists，ASCP），从 1996 年开始出版一系列带有彩色图片的年度卷《解剖病理学》。不幸的是，ASCP 出版社

无法胜任这项任务，在与他们多次争论之后，1998 年出版了第三卷也是最后一卷《解剖病理学》。

九、我在纽约退伍军人管理局医疗中心（NYVA 医院）做临床病理学住院医生

受几个因素的影响，我决定搬到 NYVA 医院做临床病理学住院医生，在哥伦比亚 – 长老会医院工作了 6 年后，似乎是考虑改变的好时机，纽约大学（NYV）医学院附属 NYVA 医院的项目对我很合适。我的第二个孩子于 1965 年出生，开支越来越大，所以我被 VA 提供的每年 4000 美元的薪金所吸引，这几乎是长老会医院提供薪金的两倍。此外，当时我还没有决定是在学术机构从事解剖病理学的职业，还是在社区医院从事普通病理学（general pathology）实践。为了保持我有后一种选择的可能性，我需要获得临床病理学的住院医生资格，才有资格考取临床病理学执照。

（一）Sigmund Wilens：解剖病理学家和尸检病理学专家

NYVA 医院的实验室主任是 Sigmund Wilens（附图 A-5），他长期担任贝尔维尤医院和纽约大学医院病理学教授。他尤其以尸检病理学诊断和动脉粥样硬化方面的研究而闻名。他是大体病理学诊断专家，对他的临床同事有强烈的看法，这在他撰写

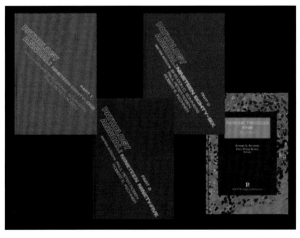

▲ 附图 A-4　1981 年、1986 年、1995 年《病理学年刊》和 1998 年《解剖病理学》的封面，注意主编的变化

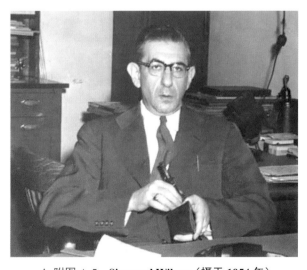

▲ 附图 A-5　Sigmund Wilens（摄于 1954 年）
Wilens 坐在 NYU 医学中心办公室的办公桌前，周围是切片盘，照片由 NYU Lillian 和 Clarence de la Chapella 医学档案室惠赠并允许使用。这张照片最初是发表于 1954 年 NYU 医学院年鉴

的《我的医生朋友们》中有叙述。1963 年由 Cassius M. Plair 和 Sigmund Wilens 发表在《美国医学杂志》研究显示："……在重度吸烟者中，肺癌的发生率是不吸烟者，或用烟斗和雪茄吸烟者的 4 倍"，并且重度吸烟者、用烟斗和雪茄吸烟者，上呼吸道和上消化道癌的发生率是不吸烟者的四倍。Wilens 撰写了如果不是第一个，至少是最早之一关于男性乳腺小叶增生的描述。我从他那里学到的关于如何解释大体标本中的细微变化，对我作为病理医生的职业生涯非常有帮助。Wilens 手下的工作人员是一群有趣的病理医生，他们来自不同的背景。在这里我将简要提及两位，因为他们不仅对我作为病理学家的教育做出了重大贡献，而且还拥有如此有趣的个人生活。

（二）Dicran Y. Kassouny：牧师和解剖病理学家

从 1955 年开始工作到 1972 年退休，Dicran Y. Kassouny 一直在 NYVA 医院工作，担任实验室助理主任和外科病理学主任。他拥有亚美尼亚血统，出生在土耳其，但由于亚美尼亚种族灭绝，他与家人于 1916 年被迫逃离时到了黎巴嫩。他在贝鲁特长大，在获得美国大学医学院的医学博士学位之前获得了哲学和神学学位。在来到纽约大学和 NYVA 医院之前，他在宾夕法尼亚大学医院完成了病理住院医生培训。Arthur Purdy Stout 和 Kassouny 是 1957 年《新英格兰医学杂志》发表的关于与吸烟和肺癌相关的支气管上皮变化论文的合著者[7]。在他的整个职业生涯中，Kassouny 活跃于亚美尼亚教会，在贝鲁特、费城、纽约和新泽西不同的教堂担任牧师，并于 1948 年成为美国亚美尼亚传教士协会主席。虽然，在此期间我的主要重点是临床病理学，但我继续参加外科病理学会议，并且我从 Kassouny 医生作为外科病理学家的角度学到了很多东西。

（三）Michael Kenney：前刚果医生、寄生虫学家和临床病理学家

Michael Kenney（附图 A-6）是临床实验室的主任，当谈到寄生虫学的讲座时，很明显他的学术兴趣超出了这个主题的普通水平。我不明白他是如何做到这一点的，直到 2001 年，在纽约 Strand 书店浏览书籍时我才知道答案。我偶然发现了 1972 年出版的一本题为《Mboka：刚果乡村的生活方式》，

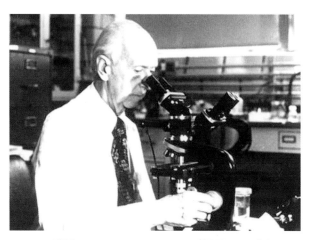

▲ 附图 A-6　Michael Kenney（摄于 1975 年）

照片由 NYU Lillian 和 Clarence de la Chapella 医学档案室惠赠并允许使用

这本书由 Michael Kenney 的妻子 Lona B. Kenney 撰写。1932 年她与 Michael Kenney 结婚时年仅 24 岁，是一位功成名就的歌剧演员，事业蒸蒸日上。次年，Michael Kenney 接受了比利时殖民医学会的职位，他们搬到了非洲。先在 Busu Melo 和后来到刚果的加丹加地区，他们一直工作生活在非洲直到 1939 年。为表彰他的杰出贡献，于 1936 年 Michael Kenney 被比利时国王利奥波德三世授予服役之星[8]。

十、纽约市法医办公室的月光

我开始在 NYVA 医院做临床病理住院医生不久，得知附近隶属于纽约大学的纽约法医办公室，正在寻找病理工作者进行尸检和（或）进行"巡视"（检查犯罪现场），并按时付酬。"巡视"通常意味着在晚上可以记录凶杀案和致命事故，我做住院医生期间，白天完全被占用无法进行这项工作。但是，我报名周末进行尸检，通常在周六和周日从上午 9 点到晚上 2 点工作，为此我获得了每例 25 美元的报酬。我通常每天进行 3 次完整的尸检，为这项任务我已经做好了充分的准备，在长老会德拉菲尔德医院工作的 2 年时间里，我已进行了多达 200 次尸检。我后悔在周末没有时间陪家人，但我赚的额外钱有助于支付 1967—1969 年我孩子的活动和早期教育。这是一个因静脉注射海洛因过量而导致无数人死亡的时代，分配给我的大多数病例（在一名法医工作人员的监督下）是药物过量和车祸死亡，需要描述完整尸检的解剖发现，采集进行毒理学研

究的血液样本和供组织学检查的组织以记录死亡原因。巧合的是，我能够看到对许多凶杀案受害者进行尸检的结果，可悲的是当时的犯罪率比今天高得多。还有许多其他原因导致的死亡（自杀、从高处意外坠落、心脏病发作、飞机失事等），以及不明原因的死亡。所有这些经历都教会了我不仅要查看病理，还要知道要寻找什么并解释我所看到的内容的重要性。

传奇人物 Milton Helpern 在法医办公室工作了44 年，并于 1954—1974 年担任首席法医。Helpern 组建了一支优秀的员工团队，其中包括 Michael Baden、John Devlin、Vincent DiMaio、Michael Lyons 和 Elliot Gross。1974 年，Helpern 退休后，DiMaio（1974—1978 年）和 Baden（1978—1979 年）接替首席法医。Elliot Gross 在被任命为纽约首席法医之前（1979—1989 年），是康涅狄格州的首席法医（1970—1979 年）。在他们及其他技能高超的法医病理学家监督下工作是一种莫大的荣幸，他们总是愿意花时间指导我，并展示重要的尸检结果。作为一名外科病理医生，这些经历帮助我提高了检查标本时发现主要病变的能力。

十一、纪念医院的肿瘤病理专科培训

（一）申请专科培训

随着我在 NYVA 医院住院医生培训第二年的进行，我开始考虑下一步该做什么。在临床病理学研究上投入了 2 年时间，我不确定是否应该开始在社区医院寻找一份从事普通病理的职位，还是开始学术生涯。当我考虑联系 Lattes 寻求初级教员职位时，我发现我的两个住院医生同事 Dennis Daut 和 George Green，已经在纪念医院申请了 NIH 资助的肿瘤病理学专科培训（附图 A-7）。虽然从表面上看这似乎是个好主意，但我最初的反应是，去纪念医院进行专科培训是"背叛"。之所以有这种想法，是受到哥伦比亚大学（Stout、Lattes、Haagensen）和纪念医院（Stewart、Foote）之间竞争关系的影响。我在长老会医院作住院医生期间，我听到许多不讨人喜欢的评论，议论 Stewart 和 Foote 不是与 Stout 和 Lattes 相提并论的出色外科病理学家。Haagensen 对纪念医院的乳腺外科医生怀有一股仇恨，与他 20 世纪 20 年代在那里的早期经历有关。毫无疑问，

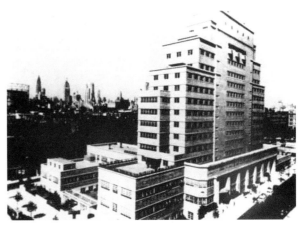

▲ 附图 A-7　大约 1969 年的纪念医院

医院入口在右侧面向 68 街，病理科占据了面向 68 街的二楼一部分，这座建筑现在有时被称为"老纪念馆"，但正式更名为博斯特大厦，至今仍屹立在这里。现在的纪念馆医院，在约克大道有一个入口，建在这张照片中低层建筑所在的位置（经许可，转载自 Rosai J, ed. *Guiding the Surgeon's Hand. The History of American Surgical Pathology.* Washington, DC: American Registry of Pathology；1997.）

还有其他一些我不知道的因素，促成了这些在城镇和 100 个街区之外工作的优秀病理学家之间的竞争。

最后，我决定抓住机会申请纪念医院专科病理培训，申请过程的一部分是访问纪念医院病理科进行面试。当我到达时，Foote 正在他的办公室与 Fred Stewart 和 Robert McDivitt 会面，介绍后我被告知等他们审核完第二版 AFIP 乳腺分册的校样。那时我几乎没有想到我会成为第 3 版 AFIP 乳腺分册的主要作者，我将与 McDivitt 合作 ASCP 和 NIH 的项目。

与 Foote 的谈话进行得很顺利，直到他提到我曾合作发表的关于哥伦比亚 - 长老会医院冰冻切片经验的论文。Foote 明确表示，与纪念医院的经验相比，论文中报告的冰冻切片病例数量微不足道。在被提醒了哥伦比亚 - 长老会和纪念医院病理学家之间的竞争之后，担心我的申请会被拒绝，但经过一段时间的延迟后我被接受了。在 Foote 担任部门主席期间，只有另外两名长老会医院的住院医生，被接纳加入纪念医院专科培训项目（在我之前有 1967 年的 Andrew Huvos 和 1969 年的 Arthur Ludwig）。

（二）开始专科培训

新加入的专科培训人员于 1968 年 7 月 1 日聚

集在一个房间里，房间由玻璃隔板分隔成小隔间，每个隔间都分配到一张带抽屉的桌子、一把椅子和一台显微镜（附图 A-8）。越南战争如火如荼，一些专科培训人员最近完成了兵役。我在海军预备队，第二年有资格被征召入伍。一开始，我们被介绍给工作人员并告知要遵循的时间表，然后很快就进入了工作，手术标本取材、读片、签发报告，并进行尸检。很快就发现这里肿瘤手术标本的数量、标本的复杂性、病理范围和冰冻切片的数量，都比我在哥伦比亚 - 长老会医院看到的要多得多。不久之后，我就能够理解 Foote 对我在哥伦比亚 - 长老会医院所做的冰冻切片研究的批评。

由于最近较多的人离职（John Berg、Robert Hutter、Robert McDivitt），该部门的工作人员数量骤减，上一年的三名专科培训人员担任首席专科培训员 / 初级职员，不仅让他们负责指导第一年的专科培训人员，也有权签发手术标本和冰冻切片报告。这种情况也使 Tom Sparrow 和我能在 1969 年 7 月，共同担任首席专科培训人员并享有签发报告权。由于在越南战争期间根据"贝瑞计划"进行的高级训练被推迟，我在纪念医院又待了一年，推迟了我在海军服役的时间。到 1970 年，我在纪念医院获得 NIH 奖学金的第二年结束时，战争即将结束，我从预备役中退出，因为海军不再需要我的服务。

值得一提的是，在 1969 年之前和之后的几年里，该部门的大多数病理医生，包括我自己，都在不戴手套的情况下处理了许多大体标本，如乳腺活检进行冰冻切片。直到 20 世纪 70 年代后期，

认识到获得性免疫缺陷综合征（acquired immune deficiency syndrome，AIDS）的传播，也有从表面上看没有感染的患者血液，可能引起感染和其他传染病的风险，才制订了戴手套和现在常规遵循的其他预防措施。

1969 年，当我在开始签发手术标本和冰冻切片报告时，早上我们的首要职责是检查和报告前一天晚上，从当天计划进行手术的患者身上获得的乳腺抽吸涂片。早上 7:30—8:00，当我们带着抽吸细胞学报告打电话时，患者已经在手术室了。如果诊断是"癌"，在事先征得患者同意的情况下，外科医生会继续进行乳腺切除术。一般而言，仅用于具有高度可疑癌变的可触及病变的患者。涂片通常可明确诊断，但在极少数情况下，可能会遇到对患者造成危害的情况。我清楚地记得两个病例，抽吸涂片充满了似乎是癌细胞，但背景中大量的嗜酸性细胞与血液混合，促使我们要求进行切除活检，结果显示为颗粒细胞瘤。其他主要外科手术，如截肢、肺叶切除和喉切除术根据术中冰冻切片检查，偶尔根据术中抽吸涂片。幸运的是，几年之内，这些做法被取代了，术前活检作为临床检查的一部分以便确诊，并在进行任何重大手术之前与患者讨论。

十二、开始乳腺病理职业生涯

（一）一个不容错过的好机会

Andrew Huvos 是 1968 年的三位专科病理培训人员之一，在我们开始专科培训几周后，Andrew Huvos 来到我们办公室，寻找一名志愿者帮助进行与乳腺癌相关的研究项目，我愿意提供帮助。很快就发现，Huvos 继承了一项由 Robert V. P. Hutter 开始的正在进行的项目，该项目涉及乳腺标本的 X 线照相术以确定钙化的分布和比例。Hutter 和 Ruth Snyder 是纪念医院放射科医师和乳房 X 线照相术领域的先驱，于 1967 年开始使用小型自给式 X 线装置（Faxitron）给病理科收到的所有乳腺标本照像。1979 年的一篇论文发表了第一年的研究结果[7]。1968 年初，Hutte 离开纪念医院前往耶鲁大学任职，但该项目在 Snyder 的领导下继续进行，并将 Huvos 列为她的病理学助理。如上所述，后来在为期 2 年的专科培训结束后，1970 年我继续从事这个项目的研究。

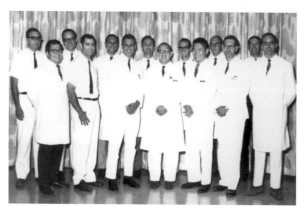

▲ 附图 A-8　纪念医院 1968—1969 年专科病理学培训人员
Tom Sparrow（前排最右边）、我（中间最矮的）次年成为首席专科病理培训人员。1968—1969 年有三位首席专科病理培训人员，包括 Andrew Huvos（在我的右后侧）

（二）加入病理部门

1970 年初，越南战争似乎快要结束了，我被告知将退出海军预备役。这是一个受欢迎的消息，因为被召唤到现役的可能性，使我在 6 月 30 日专科病理培训结束后的选择蒙上了一层阴影。1970年 7 月 Foote 邀请我加入病理科，但在接受他的邀请之前，我曾短暂地尝试过与 Ronald Dorfman 和 Richard 接触是否有其他选择，Ronald Dorfman 和 Richard Kempson 当时刚到了加利福尼亚州的斯坦福大学，Lauren Ackerman 在圣路易斯华盛顿大学（附图 A-9）。

每个部门候选人必须作一个的演讲，我总结了和 Ruth Snyder 正在进行的乳腺标本放射线照相项目。我记得 Ackerman 以他独特的方式评论说这是一个很好的项目，但很明显，他对检测钙化在乳腺癌中的重要性持怀疑态度。在参观他的部门时，他自豪地向我展示了电子显微镜设施，并把我介绍给他的助理 Juan Rosai，Juan Rosai 当时正在从事电子显微镜方面的工作。多年后，我有机会与 Ackerman 在乳腺癌诊断示范项目（Breast Cancer Diagnosis Demonstration Project，BCDDP）密切合作，Rosai 后来成为纪念医院病理部门主席。最后，不想让我的家人搬家、纪念医院无与伦比的临床和病理资源、继续与 Ruth Snyder 合作的机会，以及与外科乳腺医生建立的合作关系是我决定接受 Foote 邀请的重要因素。

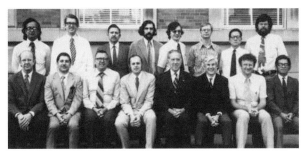

▲ 附图 A-9　1972—1973 年 Lauren V. Ackerman 与他的员工及学员在华盛顿大学医学院

Ackerman 是前排右边第四位，Juan Rosai 是前排左边第二位［经 Springer 许可，转载自 Springer: Imperato PJ. Michael Kenney, M.D.: colonial medical officer and tropical medicine specialist. *J Community Health*. 1995；20（3）：293–311. Figure 10. Copyright © 1995 Human Sciences Press, Inc.］

十三、部门主席退休

在我加入纪念医院病理科工作几个月后，Foote 把我叫到他的办公室，并把我介绍给了 William Christopherson。多 年 来，William Christopherson 一直担任肯塔基州路易斯维尔大学的病理部门主席，并以其在妇科病理学方面的专业知识而闻名。William Christopherson 最重要的贡献之一，是促进用巴氏涂片进行细胞学筛查以早期发现宫颈癌。我很快就了解到，William Christopherson 来访是因为 Foote 计划退休并选择他为继任者。这个计划让我和部门的其他职员以及其他部门的职员都感到非常惊讶。尽管在早些年，即将退休的主席有可能提名他的继任者，到 20 世纪 70 年代，组建一个负责调查候选人并选择新主席的委员会已成为标准做法。随后是一个有争议的时期，因为成立了一个委员会并考虑了其他候选人，委员会、病理部门职员和其他部门的职员提出了各种候选人。在此期间，Christopherson 退出候选，Foote 继续担任代理主席，我学会了低头专心工作。

1972 年，此事随着选择纽约州立大学分部布鲁克林的州南部医疗中心的部门主席 Patrick J. Fitzgerald 作为我们部门主席而得以解决。Patrick J. Fitzgerald 在病理学研究方面有着杰出的职业生涯，他引入了氚作为放射自显影的标签。二战期间在海军服役后，Patrick J. Fitzgerald 是纪念医院病理部门的研究员，他与 Frank Foote 合作证明了放射性碘被甲状腺肿瘤吸收，这一观察结果成为区分“热”肿瘤和“冷”囊肿，以及用放射性碘治疗甲状腺癌的基础（与长老会医院的 Virginia Kneeland Frantz 研究结果相吻合）。在布鲁克林的州南部医疗中心工作期间，Fitzgerald 对胰腺肿瘤和胰腺再生进行了广泛的研究，在担任纪念医院病理部门主席后他继续该领域的研究。

十四、曲折的乳腺病理学研究之路

在进一步叙述我作为乳腺病理学家的职业发展之前，我需要先离题谈一下机会性感染，在 20 世纪 70 年代，我主要关注的主题是乳腺病理学和癌症患者的机会性感染。曾担任该部门高级乳腺病理学专家的 Robert Hutter 和 Bob McDivitt 离职，给这一重要领域学术引导留下了空白，为竞争担任这个角色，导致了一些病理学员工之间的一些不太友好的竞争。虽然我能够继续与 Ruth Snyder 合作进行乳腺标本放射线照相术的项目研究，但在与临床同事进行乳腺病理学相关研究时，我无法与该部门资深的成员相提并论。为选择一条阻力较小的道路，我选择研究机会性感染的临床病理特征。因为，感染是医院免疫功能低下患者群体中的一个主要问题。从 1970 年开始，我开始全面复查纪念医院的尸检记录，以记录机会性感染的范围。在本次复查之前的几年中，在医院死亡的大部分患者都进行了尸检。

（一）巨细胞病毒感染

回顾分析 1957—1968 年进行的 5788 例连续的尸检报告，发现了 19 例巨细胞病毒（cytomegalovirus，CMV）感染的病例。得出的结论是，巨细胞病毒感染的可能来源是唾液腺中潜伏病毒的激活，但这无法得到证实，因为尸体解剖时很少采集唾液腺样本，临床记录中也没有记录活动性唾液腺感染[9]。特别值得注意的是巨细胞病毒和肺孢子菌肺炎（*Pneumocystis carinii* pneumonia，PCP）经常共存。

（二）内脏疱疹病毒感染

在另一项研究中，在 1955—1968 年进行的尸检中，发现了 31 例内脏疱疹病毒感染，其相关疾病比巨细胞病毒感染相关的疾病更加多样化，包括 6 例癌症、3 例肉瘤和 1 例 Wilms 瘤。最值得注意的病理发现是内脏疱疹病变的发展过程中经常涉及血管内凝血，导致血栓形成及不同部位的梗死和坏死[10]。

（三）肺孢子菌肺炎和 Gram–Weigert 染色

20 世纪 70 年代初，引入喷他脒（Pentamidine）治疗肺孢子菌肺炎，使人们更加关注这种感染的死前诊断。经验表明，在痰中很少检测到这种微生物，而支气管灌洗标本的可靠性仅略有提高。喷他脒被认为是一种实验性药物，为了给予喷他脒治疗，有必要证明肺孢子菌肺炎的存在，通常是通过对肺进行小的楔形活检来完成。在标本中检测到的病原体用甲胺银染色需要 48h 才能完成。因此，在肺活检的当时无法确诊。

肺活检时快速诊断肺孢子菌肺炎感染方法的解决，只因有一天早上我的偶遇。小儿外科医生 Phillip Exelby 和我同时到达医院停车场，停车场位于 69 街和约克大道的拐角处（现在是洛克菲勒研究大楼的所在地）。当我们走到病理科所在的门诊大楼入口时，我问 Exelby 他那天要做什么手术。这不仅是随便问问，因为我这段时间正在从事冰冻切片诊断工作。他的一个病例是一名疑似患有肺孢子菌肺炎的儿童的肺活检。

这次谈话是在我关于巨细胞病毒感染的论文发表后不久，该论文指出与肺孢子菌肺炎的关联，并促使我研究使用 Gram-Weigert 染色（一种改良的革兰染色）检测肺孢子菌病原体。我发现这种染色，对于检测组织切片中的肺孢子菌病原体是可靠的，并且可以在几分钟内完成。我向 Exelby 提到了这一点，并请他将新鲜的肺活检标本送到病理科，以便我可以制作印片用 Gram-Weigert 方法染色。收到新鲜的肺活检标本后，染色迅速完成，我们能够在患者仍在手术室时做出肺孢子菌肺炎的诊断。这个案例发表在《纪念医院公报》的第一卷上，这是一本发行期很短的期刊[11]。

肺组织印片 Gram-Weigert 染色，被用作术中诊断肺孢子菌肺炎的最有效方法，并有助于纪念医院多年来选择喷他脒治疗患者[12]。后来，喷他脒被用来治疗未经病理证实的临床诊断的疾病，随着艾滋病的到来，它成为一种广泛使用的药物。

十五、DONALD ARMSTRONG 和传染病服务

Gram-Weigert 染色的引入以及我对肺孢子菌肺炎诊断的参与，使我与由 Donald Armstrong、他的同事 Mark Kaplan 和后来的 Arthur Brown 领导的传染病科，建立了密切的工作关系。正是通过 Armstrong，我参与了城市间的传染病轮流会议，大都市区的专家每月聚集在一起，介绍感兴趣的病例。据我所知，我是唯一参与并在会议上展示病例的病理学家，我一直参加这种会议，直到 20 世纪 70 年代后期乳腺病理占据了我所有的时间。

Armstrong 及其同事和我发表了许多关于癌症患者机会性感染的报告，其中包括人与人之间可能传播肺孢子菌肺炎的研究，该研究导致已确诊或

未经确诊的肺孢子菌肺炎患者被隔离[13]，以及对心内膜炎临床意义的首次深入研究，这引起了人们对癌症患者所面临危及生命的问题的关注，尤其是对最容易出现这种并发症的人群需要仔细心脏监测[14]。

另一项研究指出，在纪念医院附近施工期间，当医院旧式大楼的通风依赖于打开的窗户时，机会性真菌感染可能来源于外部。结果表明，医院新大楼建成后，采用封闭式通风系统，曲霉菌和毛霉菌感染的发生率有所下降，随后采取措施将医院内的所有建筑区域封闭起来，作为感染控制措施。另一方面，这个时代念珠菌病发病率稳定，提示在大多数情况下都可能是内源性感染[15]。

十六、标本放射线照相术带来纪念医院的乳房 X 线检查

尽管如今乳房 X 线检查已成为常规乳腺疾病筛查，但仍需要了解在 20 世纪 60 年代末和 70 年代初，乳腺标本放射线照相术项目成为一项重要研究的背景情况。1913 年，柏林的 Salomon 首次描述了钙化与乳腺癌的相关[16]，20 世纪 20 年代乌拉圭蒙得维的亚的 Dominguez 发表了一系列论文，描述了乳腺标本中放射线检测到钙化[17, 18]。遵循 Gershon-Cohen 于 20 世纪 30 年代在费城开展的临床乳房 X 线检查的开创性研究[19]，乌拉圭蒙得维的亚的 Leborgne 发表了关于乳房 X 线检查在乳腺癌中检测钙化的研究[20]，在接下来的十年中，有更多的关于乳房 X 线检查钙化与乳腺癌相关的研究。

1963 年，根据美国国家癌症研究所（National Cancer Institutes，NCI）的合同，纽约的健康保险计划（the Health Insurance Plan，HIP）开始了一项由乳房 X 线检查的先驱 Philip Strax 领导的试验，以测试对 40—64 岁女性定期进行临床和乳房 X 线检查，是否会降低乳腺癌死亡率。到 20 世纪末，HIP 研究的结果表明，50 岁以上的女性受益于联合筛查方案。然而，尽管有这些数据和许多其他数据的支持，但在 20 世纪 60 年代末和 20 世纪 70 年代初，在许多医疗中心，包括纪念医院对手术患者的检查，并未常规使用乳房 X 线检查。正如 Hutter 和 Snyder 所指出的那样，"临床工作人员在使用乳房 X 线检查，作为辅助手段诊断乳腺癌方面的情况各不相同"[21]。

（一）Ruth Snyder：乳房 X 线检查的先驱者

我从 Hutter 和 Huvos 继承的项目，涉及临床良性乳腺标本的放射线筛查，这与对患者进行临床乳房 X 线照相筛查相当。这可能是人们希望拥有的最有价值的大学工作关系之一，Ruth Snyder 是一位说话轻柔、坚定的女性，她致力于确保乳房 X 线检查成为乳腺癌有明显的临床表现之前标准的检查方法。虽然，当时她的一些外科和放射科同事对乳房 X 线检查持怀疑态度。

当我参加课题研究时，工作流程要求对每个冰冻诊断为良性病变的乳腺标本，进行 X 线检查。X 线照片被带到放射科，由 Snyder 医生检查钙化的证据。同时，从组织标本常规制备样本进行组织学检查，观察切片，签发诊断报告。当 Snyder 在 X 线片中发现明显的钙化点时（可能与癌相关的钙化），而最终病理诊断为良性，则该病例被转给我查看所有组织切片（同时对照标本 X 线片），并确定组织切片中包含钙化的异常病变。当从常规标本制备的组织切片中，没有发现与标本 X 线片中对应的钙化时，对残留的福尔马林固定的组织进行第二次 X 线检查，我有选择地对钙化灶进行组织学检查。任何显著的可改变原始诊断的重要发现，都与 Foote 医生进行复查，然后签发一份修正报告，并且由外科医生通知患者。

（二）检测隐匿性乳腺癌：标本放射照相术的"侧重点"

1970 年，Hutter 和 Snyder 发表了初步研究结果[22]，在 62% 乳腺癌和 23% 良性标本中发现了钙化。该研究还指出，"寻找钙化的一个有趣的侧重点"是在钙化部位发现了 3 例导管原位癌和 1 例浸润性癌，这些癌在组织的常规取材中被忽视了。我继续该项目的目标，使用标本 X 线检测肉眼检查良性的乳腺活检标本中的隐匿性癌。

到 1970 年，我们报告了 4344 例良性标本系列，其中 460 个或大约 10% 标本需要额外取材以确定显著钙化的部位[23]，结果在 460 个标本中，发现了 14 例之前未被发现的导管原位癌和 4 例浸润性癌，或每 1000 个明显良性的乳腺活检标本中有 4 个以上的癌。这个数值与早期对无临床症状的女性患者进行 X 线筛查，如 HIP 开展的结果一致。回顾性分析

18 名患者的临床记录显示，其中一些患者在术前乳房 X 线照片中检测到钙化，但外科医生并未将乳房 X 线片与标本 X 线检查相关联以定位活检标本中的钙化。

如果每个标本的所有组织都已取材进行组织学检查，则可能没有必要对大体良性标本进行 X 线照相。该项目意义在于，它表明可以避免对大部分良性的样本全部取材，通过乳房 X 线检查可检测到少量的隐匿性癌，有助于更广泛地接受将术前乳房 X 线检查，作为女性乳腺疾病常规筛查的一部分。

（三）术中标本放射线照相

随着术前乳房 X 线检查成为标准做法，良性标本的 X 线筛查被有针对性的术中标本放射线照相术所取代，以确认钙化已被切除，并定位钙化以便进行组织学检查。1973 年，我们报道了 60 个连续病例的结果[24]，使用术中标本 X 线检查证实术前乳房 X 线检测到的显著钙化已被切除，并定位钙化以便组织学检查，结果诊断出 9 例导管原位癌和 1 例浸润癌，检出率为 17%。到 1974 年，对 125 例乳腺的研究显示，寻找钙化诊断出 18 例导管原位癌和 10 例浸润癌，检出率提高到 22%[25]。另外 4 名患者在钙化部位检测到小叶原位癌（lobular carcinoma in situ，LCIS）。在接下来的 10 年中，乳腺标本 X 线术中检查与术前乳房 X 线检查相关联成为临床实践的主流操作，并成为乳腺检查的标准，直到计算机技术的进步，促进了从原始立体定向设备到临床可用的粗针穿刺活检仪器的商业开发。

十七、引入立体定向和粗针穿刺活检

20 世纪 80 年代和 90 年代初，引入现代立体定向技术可有效地定位和获取无法触及的乳腺病变，尤其是钙化病变的针刺活检，彻底改变了乳腺疾病的临床诊断，并对解释乳腺标本产生了重大影响。David Dershaw 和 Laura Liberman 在纪念医院接替了 Ruth Snyder 的职务，成为国际公认的乳腺影像学方面的领导者，他们在立体定向定位和由乳房 X 线引导的粗针活检、超声和后来的 MRI 临床应用和改进方面做了很多工作。

在此创新之前，病理医生可观察手术切除的带有病变周围乳腺组织的切片，病变周围组织可以提供有用的诊断线索。相比之下，粗针穿刺活检样本由细长蠕虫样标本组成，没有周围乳腺组织。在这种情况下，变化无常的抽样可能会导致误诊或不具代表性的标本。1999 年，在多年研究病理医生在乳腺粗针穿刺活检标本诊断中面临的问题后，我出版了第一版《乳腺病理学：粗针穿刺活检诊断》，2017 年出版了第四版。

引入针芯活检的一个好处是可以精确靶向定位钙化，以及没有钙化的不可触及的乳腺病变。用粗针活检标本代替切除活检标本进行 X 线检查，可以确定乳房 X 线检测到的钙化是否被取材，并将有钙化的标本分开进行病理检查。

粗针穿刺活检给病理医生带来了新的挑战

粗针穿刺活检会导致活检部位乳腺组织发生变化，这对后续切除组织的解释可能带来挑战。除了几乎所有病例发生局部出血外，研究揭示粗针穿刺还可引起乳腺腺体结构紊乱，导致良性和肿瘤性上皮细胞移位到针道、活检部位的间质，甚至进入脉管，类似浸润癌的模式[26, 27]。一些在切除活检标本中完全由导管原位癌组成的病变，在粗针穿刺活检部位附近的淋巴管中发现癌细胞。甚至在罕见的情况下，一个或多个淋巴结周围淋巴窦也发现了少量的癌细胞。在早期使用弹簧加载针活检仪器进行乳腺针芯活检的时代，这些发现引起了极大的关注。短期内，没有发现移位细胞影响患者临床经过的证据，但据我所知，没有对这些患者进行长期随访研究的报道。自从在穿刺过程中引入了提供负压的真空辅助粗针穿刺活检仪器后，粗针穿刺活检后手术标本中上皮移位的发生率显著降低。

十八、传播话语

（一）George F. Stevenson 与 ASCP

1971 年，为了响应 ASCP 扩展对社区医院病理医生继续教育计划的倡议，Huvos 邀请我和他一起提交关于乳腺病理学研讨会的提案。这是在 ASCP 富有远见的执行董事 George F. Stevenson 的领导下发起的一项计划的一部分，他认识到继续教育对于提高病理医生的临床专业知识的重要意义，以及作为提高病理学在医学界地位的一种重要手段。Stevenson 欢迎教育计划的新想法，并鼓励在职业生涯早期的个人提交研讨会的想法，从而为我们的提案开辟道路。

除了作为在纪念医院病理工作人员外，Huvos和我都不能自称是乳腺病理学专家。然而，我们的研讨会被接受，并于 1972 年前往旧金山去组织一个名为"乳腺疾病的预后因素"的会议，该会议包括用柯达彩色胶片幻灯片演示一些我们选定讨论的乳腺疾病类型，如小管癌和叶状肿瘤（当时称为囊状肉瘤）的临床和病理学特点。以专家的身份站在一群比我更有经验的病理医生面前，这对我来说是一次非常令我紧张的经历。最具挑战性的是，我们举办研讨会的会议室连接了酒店的广播系统，因此尽管我们努力关闭广播系统，但我们不得不与柔和的"电梯"音乐竞争。这导致了观众的一些负面反馈，我们设法将这些反馈反映给酒店。从这次经历中，我们学会了在计划开始之前检查我们指定的会议室的所有系统。

多年来 Huvos 和我在 ASCP 全国会议上继续这个项目，直到我们决定开展其他的研讨会。我接手了乳腺病理学课程，Huvos 开展了一个骨科病理学讲习班，当时他在这个主题上有相当大的造诣。Andy 是一位新出现的引人入胜的演说家，天赋使他成为一个有趣的合作伙伴。

（二）ASCP 乳腺标本放射学研讨会

从 1976 年到 1979 年，我和 Ruth Snyder 在 ASCP 的赞助下，为大量社区医院病理医生举办了一个为期半天的实践研讨会，参会者有机会学习一系列乳房 X 线片、标本 X 线片和相应的组织切片。ASCP 愿意投资购买多个 X 线片的阅片箱和显微镜，并将它们运送到全国各地的会议地点，这一事实表明 George Stevenson 致力于这项涉及外科医生、放射科医生和病理医生的不寻常的多学科项目。据我所知，这可能是 ASCP 领导下举办的第一次多学科研讨会。

（三）ASCP 为期 3 天的乳腺病理学课程

基于成功地举办了乳腺标本 X 线摄影放射学研讨会，我邀请了密歇根大学学术型乳腺病理学专家 Harold Oberman，与我一起主持了一个为期 3 天的课程，其中包括外科医生、放射科医生和医学肿瘤学家的临床报告。该研讨会是首次与 ASCP 合作，每年深秋或冬季在一个温暖的地方连续举办了

近 10 年，与会者发现多学科互动有助于引发热烈的讨论。

随后的几年里，在 ASCP 赞助下，有许多愉快的机会组织病理研讨会，也包括一些与外科医生、放射科医生和肿瘤科医生组织的会议。1998 年，我有幸获得了 ASCP 颁发的 George Stevenson 杰出服务奖。

（四）ASCP 年度读片会

多年来，在 ASCP 秋季年度会议上专门讨论一个主题，举办为期一天的解剖病理学研讨会。随着 ASCP 成员在 Stevenson 的领导下不断壮大，到 20 世纪 80 年代中期，在春季召开第二次年会，其中包括为期半天的解剖病理学研讨会。乳腺病理学被选为第一届春季研讨会的主题。时任犹他州大学病理学教授、全国著名的乳腺病理学家之一，Bob McDivitt 组织了这次会议，并邀请我为联合主席（附图 A-10）。这是我第一次有机会，向如此多的听众作讲座。1987 年，我邀请 Oberman 和我一起在第 53 届 ASCP 新奥尔良秋季读片会上，介绍为期一天的乳腺病理学。

（五）乳腺病理学著作

1990 年前后，我被邀请撰写 1993 年出版的 AFIP《乳腺肿瘤第三分册》，我邀请 Oberman 合著。这个具有挑战性的项目对我来说具有相当重要的意义和自豪感，因为这个主题的前两版 AFIP 分册是由纪念医院的工作人员编写的。同时，也为后来撰写 1997 年出版的《Rosen 乳腺病理学》（现为第 5 版）和 1999 年首次出版的《乳腺病理学：粗针穿刺活检诊断》（现为第 4 版）提供了素材。

十九、乳腺癌检测示范项目

20 世纪 60 年代，在 HIP 乳腺癌筛查计划取得成功的基础上，NIH 和美国癌症协会（American Cancer Society，ACS）共同发起了乳腺癌检测示范项目（breast cancer detection demonstration project，BCDDP）项目，以鼓励在全国进行乳房 X 线筛查乳腺癌。

（一）Guy Robbins 邀请我参与其中

Guy Robbins 是一位活跃于 ACS 的纪念医院重

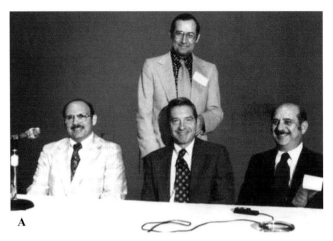
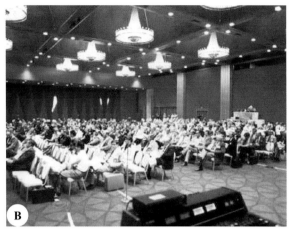

▲ 附图 A-10　在美国得克萨斯州达拉斯举行的第一届 ASCP 春季解剖病理学读片会

A. 从右到左分别是 Frank Vellios，组织该计划的 ASCP 解剖病理学委员会主席；Robert "Bob" W. McDivitt，犹他州大学医学院病理学教授和当时最著名的乳腺病理学家之一，还有我自己。站在 McDivitt 身后的是 Vernie A. Stembridge，德克萨斯大学医学院和达拉斯帕克兰医院（Parkland Hospital）病理学主席兼 ASCP 主席。B. 一个大宴会厅里，有参加研讨会的大约 200 名以男性为主的病理医生。可以看到在房间后面平台上的旋转木马投影仪［经 Springer 许可，转载自 Imperato PJ. Michael Kenney，M.D.：colonial medical officer and tropical medicine specialist. *J Community Health*. 1995；20（3）：293–311. Figure 3. Copyright © 1995 Human Sciences Press，Inc.］

要的乳腺外科医生，主要是由于 Guy Robbins 的推荐，1973 年我被任命为 NCI 乳腺癌工作组诊断及其下属的病理学工作组委员。诊断委员会负责建立一系列由 NIH 资助的多中心来鼓励乳腺癌的早期诊断，该项目计划在全国对无症状女性，进行乳房 X 线检查和体检筛查乳腺癌。诊断委员会负责为中心准备指南、审查竞争性申请及进行现场访问，并为选择 BCDDP 中心提出建议。诊断委员会包括 Guy Robbins 在内的，一些全国重要的乳房 X 线检查放射科医生和乳腺外科医生。

放射科医生中有来自 MD Anderson 癌症中心的 John Martin 和来自韦恩州立大学医学院的 John Wolfe。Wolfe 因描述了一组他声称与乳腺癌风险相关的乳腺密度 X 线照相模式而著称。这些所谓的 Wolfe 模式是有争议的，并没有得到很好的验证。他也是一位乳腺干板 X 线照相术（xeromammography）的热心倡导者，这是一种由静电（xerographic）方法处理 X 射线图像，由此产生的蓝色图像打印在纸上，似乎比当代胶片乳线 X 线片更详细地显示了乳腺的结构特征，钙化的成像是深蓝色点。

Wolfe 倡导的乳腺干板 X 线照相术技术，在 BCDDP 中心被其他放射科医生抵致，他们不相信乳腺干板 X 线照相术与传统胶片乳腺 X 射线照相术

一样可靠。怀疑论者中最著名的是 John Martin，他与 MDAnderson 的 Steve Gallager 合作进行了相关的 X 线病理学研究，在这些研究中，他们记录了一些乳腺切除术标本中未预料到的多灶性癌。这场胶片与乳腺干板 X 线照相术的冲突颇有争议。最终，大多数筛查中心选择了胶片乳腺 X 线照相术。Martin 的观点后来得到了验证，因为证据表明胶片乳房 X 线照相术，在发现不可触及的癌方面具有优越性，并且胶片屏幕技术的进步大大减少了辐射暴露。在 BCDDP 成立后的 10 年内，乳腺干板 X 线照相术的使用大幅下降，此后不久就被废弃。巧合的是，尽管 Wolfe 提出请注意致密的乳腺组织可能掩盖的乳腺癌，在今天仍然是一个问题，他的乳腺癌风险评估标准并未得到其他研究人员的证实。

（二）选择 BCDDP 筛查中心

选择示范中心是一个竞争过程，涉及对提出创建筛选中心建议的机构或组织进行实地考察。实地考察委员会至少分别由一名放射科医生、外科医生、病理医生和支持人员组成。病理学在选择示范中心中的作用被认为是次要的，因为 BCDDP 项目设计主要是为了鼓励使用放射线照相术筛查早期乳腺癌。患者从中心所在的整个社区中抽取，手术由外科医生和患者自行决定在多家医院进行。

BCDDP 没有对大量的病理医生进行筛查，尽

管他们将对 BCDDP 产生的标本进行诊断。尽管如此，在我参与的现场访问期间，每个批准的中心都需要指定一名项目病理医生作为当地顾问并与 BCDDP 联络，一些被选的项目病理医生在乳腺病理学方面确实具有丰富的专业知识，但在其他情况下，似乎是事后才想起选病理医生。BCDDP 从一开始就未能确保病理学方面的有诊断咨询支持和质量控制措施，忽视参与现场考察委员会病理学家的反对而批准 BCDDP 中心，后来证明是该计划的一个严重弱点。

（三）审核 BCDDP

到 1974 年 10 月，已有 29 个 BCDDP 筛查中心获得批准并投入运行。由于对辐射暴露的持续关注，尤其是 50 岁以下女性的辐射暴露，以及其他问题促使 1976 年成立了审核 BCDDP 的工作组。该任务被分配给三个工作组，分别负责流行病学 / 生物统计学、临床和病理。病理部分由 Bob McDivitt 主持，成员有 Lauren Ackerman、Lewis Thomas（NIH 外科病理学主任）和我。我们的任务是对 BCDDP 筛查中心检测到的归类为"微小癌"（原位癌和小于 1cm 的浸润性癌）进行组织学审核。之所以选择这部分病例，是因为对 HIP 筛查项目中检测到的乳腺癌病理学复查表明，对大于 1cm 乳腺癌的诊断记录和复查诊断高度一致。20 世纪 70 年代盛行的"微小"乳腺癌概念的确切起源难以追溯，但那是 Gallager 和 Martin 提出的想法，来描述用乳房 X 线比任何其他方法更容易发现的微小乳腺癌。"微小"一词被用于这些病变，以强调通过乳腺切除术治愈的可能性很高，并表明这些患者可能是保乳手术的候选者。

（四）病理学复查

病理学复查的目的是评估大量病例样本的诊断准确性。1977 年 6 月在马里兰州贝塞斯达的一个酒店会议室，对大部分病例进行了为期两周的复查。BCDDP 审核行政人员将收集到的每个病例全部切片，分发给了审核委员会的每个成员，每个成员在结构化数据表格上独立记录他们的诊断。在每轮复查结束时，行政人员会整理记录的诊断结果。对于诊断不同的病例，重新阅片以达成共识。

病理学复查仅限于在 1976 年 6 月 30 日之前，对 280 000 名女性志愿者进行初次或至多 3 次重复

筛查而获得的 445 048 个筛查标本。总体而言，根据 BCDDP 诊断记录，592/1810 例（33%）符合"微小病变"的标准，其中 506 例（85%）获得了令人满意的组织标本。在复查结束时，66（13%）复查的病例被专家组认为是良性的或一种非典型增生而不是癌，其中 10 例（15%）最初被诊断为浸润性癌在复查时重新分类为良性，56 例（85%）为原位癌。此外，由于审核小组无法达成共识诊断，22 个病变（4.3%）被归类为"交界性"。病理学审核委员会最后的结论是，对于包括在"微小"癌标题下的病变"在病理解释方面存在许多困难"，并且"建议在治疗此类病变之前对乳腺癌筛查项目应同时进行病理复查"。

（五）介绍 BCDDP 审核报告

整个 BCDDP 审核委员会的报告，包括病理学审核，在 1977 年 9 月备受期待的 NIH 共识发展会议介绍，当时有些人非常担心乳房 X 线筛查导致女性暴露于辐射的危险和潜在致癌水平。无独有偶，乳房 X 线筛查是否实际上降低了乳腺癌的死亡率也曾引发激烈争论。反对 BCDDP 计划者抓住审核报告中 66 例不是乳腺癌的病例，作为筛查计划造成的危害的证据，尽管错误的诊断与辐射暴露或与乳腺癌死亡率无任何关系。

（六）第二次病理复查

新闻媒体报道了病理诊断不准确的问题，并导致对 BCDDP 的负面宣传。在这种不稳定的情况下，继续 BCDDP 项目会处于危险之中，于是对 66 个有争议的病例进行了第二次复查，以确保审核委员会已查看所有可用的组织学材料。重新进行组织病理学小组复查的 66 例中，提交的 36 例其他组织切片。由于看到了这些额外的材料，11 例被重新分类为乳腺癌，5 例为交界性病变，2 例被错误地选择复查。因此，最后 48 例诊断为良性。在最后分析中，再向 BCDDP 报告中 48 例或 9.4%"最小"癌的病例经再次复查被归类为良性。在总结报告中，病理学专家组重申需要"在确定治疗微小癌前应对其进行复查"，并"鼓励由一位以上的病理医生对这些病变进行复查"。随后，在 BCDDP 的剩余年份中采取措施纠正这一缺陷，并强有力地促进将病理学复查过程纳入 NIH 资助的临床试验，如美国国家外科辅助

乳腺和肠道项目（National Surgical Adjuvant Breast and Bowel Project，NSABP）和东部肿瘤学合作组（Eastern Cooperative Oncology Group，ECOG）。

从一开始参与 BCDDP 到审核的动荡时期，提供了一个无与伦比的机会，我可以与当时相应领域内最著名的专家会面和合作，如乳房 X 线检查放射科医生、乳腺外科医生和流行病学家。它还打开了科学、医学、公共政策和政治的多学科交叉的动态窗口，现在学科交叉合作更普遍了。Guy Robbins 不仅为我提供了这个机会，而且在我遇到的雷区中，他还是一位坚定的导师。作为早期乳腺癌筛查的坚定倡导者，Robbins 一直对保乳治疗持怀疑态度，直到他的职业生涯后期才有所改变。他致力于为患者服务，并且是 ACS 早期乳腺癌检测计划的积极支持者。

二十、瑞典的乳房 X 线检查

（一）瑞典筛选试验不同于 BCDDP

促进乳房 X 线检查的计划不仅限于 20 世纪 70 年代和 80 年代初期的美国，BCDDP 的主要目标是鼓励使用乳房 X 线照相术，在乳腺癌出现明显的临床上表现之前能被检查出来，而瑞典有机会设计一种乳房 X 线照相临床试验，研究乳房 X 线筛查是否能降低乳腺癌的死亡率。瑞典具有在全国范围内引入乳房 X 线检查，随机选择一组女性，比较乳房 X 线照相筛查组与不筛查的对照组患者的能力。政府资助医疗保健的核心作用、医学界和患者权益团体的支持，以及流动性低的稳定人口为筛查提供了可行性。因此，可以建立区域中心，邀请所有女性接受体检，并为随机选择的研究组提供乳房 X 线检查。

（二）瑞典临床试验中的病理学问题

与 BCDDP 的情况一样，一开始很少有人关注制定病理学质量控制程序。当 BCDDP 审查报告公开时，瑞典乳房 X 线检查试验正在进行中，它提出的病理诊断问题在瑞典，尤其是瑞典病理学家中引起了关注。

（三）瑞典筛查计划的病理审核

由于意识到 BCDDP 审查发现的病理问题，并担心类似的问题会影响他们试验的成功，参与试验的瑞典放射科医生和病理医生组织会议来评估情

况。在很大程度上，由于我参与了 BCDDP 的病理审核，故被邀请参加在法轮市地区筛查中心举行的一项审议。邀请我的人是该地区医院的病理科主任 Adel Gad。Gad 是埃及人，定居瑞典之前，曾在伦敦与 John Azzopardi 一起接受病理培训，Azzopardi 可能是当时欧洲最著名的乳腺病理学家。乳房 X 线检查医生和区域筛查项目的负责人是从匈牙利移民到瑞典的 Laszlo Tabar，Tabar 后来成为国际著名的倡导者，他坚定地支持将乳房 X 线筛查作为降低乳腺癌死亡率的一种手段。我在会议中的作用是总结 BCDDP 病理方面的审核，听取对瑞典筛查试验的问题，并就病理诊断的质量控制提出建议。

经过多次讨论，决定组织培训瑞典的病理医生，以提高他们诊断乳房 X 线筛查到的乳腺病变的能力。作为这项工作的一部分，我被邀请返回瑞典作一个与我为 ASCP 举办的形式相似的研讨会。该计划吸引了来自瑞典和周边国家也正在进行评估乳房 X 线筛查项目的病理医生（附图 A-11）。除了教学演示和讨论之外，还花了很多时间复查筛选中心收集的大量病例的组织切片。从这次经历中，参与的病理医生的热情、能力、相互尊重和奉献精神给我深刻的印象，并由此得出结论，瑞典病理医生高质量的病理诊断不会影响筛查计划的结果。

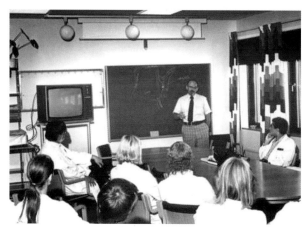

▲ 附图 A-11　1983 年，在法轮医院（Falun Hospital）病理科讲课

黑板上是我修改过的美国地图，显示纪念医院在曼哈顿的位置（MSKCC）。病理系主任 Adel Gad 坐在右边。注意听众主要是年轻的女性病理医生，这是当时瑞典和其他斯堪的纳维亚国家典型的情况［经 Springer 许可，转载自 Imperato PJ. Michael Kenney, M.D.: colonial medical officer and tropical medicine specialist. *J Community Health*. 1995；20（3）：293–311. Figure 4. Copyright © 1995 Human Sciences Press, Inc.］

二十一、乳腺癌激素受体的病理学研究
激素受体在乳腺癌中的意义

20 世纪 60 年代，发现雌激素和孕激素对激素反应组织有选择性作用，是由于定位于这些细胞的激素受体蛋白的作用，引发了适用于乳腺癌雌、孕激素受体临床检测方法的发展。结果显示，乳腺癌的组织学类型、激素治疗后可能的反应性与乳腺癌组织雌、孕激素受体蛋白的量之间有显著的正相关。在引入现在广泛使用的免疫组织化学法之前，通过生化右旋糖酐包被的活性碳法，从新鲜肿瘤组织裂解液检测激素受体活性。在纪念医院，生化分析是由生化系主任 Morton Schwartz 及其同事带头引入的。

20 世纪 70 年代，早期发表的关于激素受体检测研究，除了区分乳腺癌和良性病变形态学外，很少关注乳腺癌的组织形态学。我们研究的结论是，对乳腺癌形态与激素受体表达之间关系的探索可能会揭示两者的相关性，这些相关性证明对预测激素治疗的临床反应有用。从 1972 年到 1975 年，我们完成多项研究，这些研究首次确定乳腺癌形态学和雌激素受体表达之间有密切的关系。我们关于女性乳腺癌研究的第一个结果揭示：①乳腺癌分化程度和雌激素受体水平之间有直接相关性；②癌组织中淋巴细胞浸润与雌激素受体水平之间呈负相关；③浸润性小叶癌高表达雌激素受体[28]。另一项研究首次揭示，几乎 90% 男性乳腺癌雌激素受体强阳性[29]。这些观察结果后来被免疫组织化学研究证实。

也许当时最具争议的发现，是转移性乳腺癌并不总与原发肿瘤具有相同水平的雌激素受体活性[30]。总体而言，38% 乳腺癌及 20% 来自同一个患者异时发生的乳腺癌存在显著差异，不清楚间隔治疗是否是造成这些差异的原因。因此，有必要考虑在某些患者开始激素治疗之前，从可检测到的转移癌获取活检样本。巧合的是，我们发现转移部位和雌激素受体表达之间存在相关性，骨转移灶趋于雌激素受体阳性，内脏转移性乳腺癌雌激素受体常为阴性。当可视化的免疫组织化学法检测组织中的雌激素受体成为可能时，我们最初的研究结果，随后都被其他研究者用免疫组织化学法证实。

二十二、小叶原位癌
（一）背景

20 世纪 50 年代和 60 年代，随着 1941 年由 Foote 和 Stewart 最初描述小叶原位癌[31]，小病例量的研究报道未切除的乳腺小叶原位癌的预后互相矛盾。根据他们的经验，Foote 和 Stewart 建议对小叶原位癌应切除乳腺作为适当的治疗。在随后的报告中，一些研究描述小叶原位癌进展为浸润性癌，但其他研究者发现许多未经治疗的患者状态良好。也有报告称未活检的对侧乳腺发生了癌，而有小叶原位癌的同侧乳腺状态良好。

（二）初步研究

我参与研究的小叶原位癌课题是由 Hutter 和 McDivitt 开始的，在离开纪念医院之前，他们已开始对未经治疗的小叶原位癌患者进行随访，由 Foote 和 Stewart 共同撰写的报告显示未经治疗的小叶原位癌女性患者，有同侧和对侧乳腺发生乳腺癌的长期危险性[32]，估计同侧和对侧发生乳腺浸润性癌的累积风险分别为 34.8% 和 24.5%。

（三）开始

1974 年左右，时任外科病理部门主任 Philip Lieberman 鼓励我接手乳腺小叶原位癌项目。当我看已经做了的工作时发现，已发表的研究有一个明显的弱点，缺乏对在一定时间内活检全部标本的观察，以确保发现了所有小叶原位癌病例。到 1975 年，我开始对 1940—1950 年病理纪录为良性病变的乳腺活检组织切片，而未进行乳腺切除术的病例进行复查，该项目在纪念医院首席医疗官 Edward J. Beattie，Jr 提供的机构援助下得以实现。

（四）在干草堆中寻找针

在 1960 年之前，纪念医院的病理诊断手工记录在分类表格中。要找出可供复查的病例，需花费大量的时间用于梳理这些纪录。最终，复查了 8609 名患者的 12 052 张组织切片，平均每个病例 1.4 张组织切片。从这些数字中可以明显看出，当时对标本的取材范围并不像今天这样广泛。因此，在此期间观察到的小叶原位癌发生率，可能低于如果大体检查良性的病变更加广泛地镜检时小叶原位癌的发生率。

组织切片复查发现了 64 例未被诊断的小叶原位癌，这些病例加上之前诊断的 53 例有组织切片的小叶原位癌，总共有 117 名女性小叶原位癌患者，18 名患者由于同侧乳腺切除术或并发导管原位癌等原因，被排除在随访研究之外。

（五）对 99 名未经治疗的小叶原位癌患者的随访具有挑战性

在许多情况下，20 世纪 40 年代和 50 年代在纪念医院接受治疗的患者的病历已经没有了，只知道患者的姓名。在健康保险流通与责任法案（Health Insurance Portability and Accountability Act，HIPAA）限制之前的时代，我们使用了所有可能的方法来寻找患者。电话和套用信函被发送给纽约五个区电话簿中列出的每个姓氏相同的人，仅在少数情况下，能联系到我们真正感兴趣的患者，能够获得患者当前状态和间隔手术的最新信息，这对于定位病理标本以验证后续乳腺癌的诊断很关键。许多发送给错误人员的询问都被回复了"不是我，但祝你好运"。有时，患者亲戚反馈一些关于患者正确的去向，尤其是那些搬到其他州的患者。我花了几天时间浏览曼哈顿东区大道博士医院尘土飞扬的病历记录，那里现在是一栋豪华公寓大楼的所在地，因为 Frank Adair 在将他的诊所转移到博士医院之前，曾在纪念医院为一些女性患者做过手术。我也探索了许多其他调查途径，包括访问患者最后已知的住所，询问邻居和搜索死亡证明记录。作为最后的手段，我拜见了当地联邦调查局办公室的一名特工，他的结论是我们已经用尽了所有可用的法律手段来追踪患者。

（六）结果

最终，获得了 84 名女性的随访信息[33]，39 名患者存活，在检测到小叶原位癌之前或之后没有再患乳腺癌，32 名接受过乳腺癌治疗，13 名死于乳腺癌以外的其他原因。12 名女性同侧乳腺后续发生了乳腺癌，7 名后续发生了双侧乳腺癌；12 名仅发生对侧乳腺癌，其中 3 名患者在小叶原位癌诊断之前就出现对侧乳腺癌并接受了治疗。与一般人群数据相比，后续发生乳腺癌的概率是预期的 9 倍，乳腺癌导致的死亡概率是预期的 11 倍。我们的结果证实了 McDivitt 等观察到的任何一侧乳腺后续发生浸润癌的长期风险[32]。我们还发现，在诊断小叶原位癌后的 24 年内，发生乳腺癌的风险持续上升。

随着使用选择性雌激素受体调节剂和芳香化酶抑制剂的化学预防，关于小叶原位癌治疗的争议现在已经基本平息。这种摇摆不定的情况现在已转向更合理的情况，因为人们了解到小叶原位癌既是导管型乳腺癌风险的"标志"，也是浸润性小叶癌的非必然性前期病变。

二十三、首次研究未经治疗的导管原位癌

在明显为乳腺良性病变的活检组织，寻找未被发现的小叶原位癌的过程中，发现了几例之前被忽视的导管原位癌，对这些病例的独立研究，第一次报道了未经治疗的导管原位癌患者的随访情况，表明其后续发生浸润癌的风险增加[34]。

二十四、乳腺淋巴管内癌栓的预后意义

在 20 世纪 70 年代，对于有腋窝淋巴结转移的乳腺癌患者，在乳腺切除术后需进行胸壁放疗，但很少用于淋巴结阴性的患者。然而，有人担心淋巴结阴性而原发肿瘤部位存在淋巴管内癌栓，可能在乳腺切除术后局部播散和复发的风险增加，这些患者将成为术后胸壁放疗的候选者。

为了研究这个问题，我们对 38 例淋巴结阴性，而乳腺原发部位淋巴管内有癌栓的患者，与相应的 70 例淋巴结阴性且没有淋巴管内癌栓的患者对照研究[35]。所有患者都接受了乳腺切除术和腋窝淋巴结清扫术，没有进行系统性辅助化疗，43% 淋巴管内有癌栓的患者和 4% 对照组发生全身转移。因为各组只有 1 例发生局部复发，得出的结论是乳腺切除术治疗淋巴结阴性的女性乳腺癌患者，乳腺原发部位淋巴管内癌栓的存在，可增加其全身而非局部胸壁复发的风险。

在另一项研究中，观察到乳腺原发肿瘤周围淋巴管内癌栓的存在，使所有 T1N0M0 患者复发风险明显增高，因此需要全身辅助治疗[36]。这些数据后来在 NIH 共识会议上，为制订无淋巴结转移女性乳腺癌全身辅助化疗指南发挥了作用。

（一）淋巴结隐匿性转移，能否解释 T1N0M0 期有淋巴管内癌栓乳腺癌患者的不良预后

对于淋巴管内癌栓，在 T1N0M0（Ⅰ期）患者

不良预后的意义仍然难以捉摸，为了解决这个问题，我们进行研究验证一个假说，假设有乳腺癌淋巴管内癌栓的患者可能已有腋窝淋巴结的转移，但在常规切片未检测到，因此这些病例实际上是Ⅱ期[37]。在那个时代还不能用免疫组织化学法和前哨淋巴结活检，我们对 28 例乳腺淋巴管内有癌栓的 T1N0M0 女性乳腺癌患者，所有明显阴性的淋巴结，制作几百张连续的 HE 染色组织切片观察。

（二）结果

这些数据在今天仍然很有意义，因为可以合理地推断出在连续切片中发现的微小转移淋巴结是前哨淋巴结。在 9 例（32%）的淋巴结中发现了先前未被发现的转移癌，均为微小转移。在 10 多年的随访中，33% 微小转移和 37% 淋巴结阴性女性复发，统计学无显著性差异。这些结果证实 T1N0M0 期女性乳腺癌，当存在淋巴管内癌栓时，全身复发的风险增加，但是患者的结局，似乎不受腋窝淋巴结微小转移存在与否的影响，大概微小转移是在前哨淋巴结中。

二十五、结论性评论

在 20 世纪 70 年代和 20 世纪 80 年代初期之后的几十年里，还有其他许多我未提及的人，在他们的肩膀上我得以栖息。然而，我不能不提及纪念医院病理部门的两名成员、许多与我一起从事研究项目的肿瘤病理学研究员以及无名英雄研究助理，他们勤奋和艰苦的工作使得上述大部分研究得以实现。

（一）Philip H. Lieberman

作为我专科病理培训期间外科病理部门主任，以及在纪念医院病理科工作多年的员工，Lieberman 坚定地支持整个部门员工并履行部门的使命。人们总是可以指望他提供富有同情心的倾听和建设性的建议。

（二）Stephen S. Sternberg

近 20 年来几乎每周都能与 Steve 直接合作是一种莫大的荣幸，从 20 世纪 70 年代中期开始，根据安排每周四我们俩配合签发手术标本和冰冻切片报告。与 Steve 分担工作，他丰富的外科病理学的知

识和敏锐的临床判断使我受益匪浅。

（三）肿瘤病理学研究员

这里列出的是肿瘤病理学研究员，他们发表了具有临床意义研究工作。题目和出版年份如下所述。

- Ren Ridolfi：1977 年，首次完整描述乳腺小叶周围血管瘤；1977 年，首次完整描述腋窝淋巴结痣细胞簇的发生率和特征；1977 年，乳腺髓样癌的经典特征描述。
- Freda Nime：1977 年，首次研究乳腺淋巴管内癌栓的预后意义。
- William Betsill：1978 年，首次对未经治疗的导管原位癌进行长期随访研究。
- Brett Cantrell：1980 年，首次描述了乳腺幼年乳头状瘤病，主要在儿童中形成肿块的纤维囊性变。
- Robert Donnell：1981 年，乳腺血管肉瘤的首次和经典的预后分类。
- Marian Scott：1984 年，首次描述乳腺囊性高分泌性癌的经典特征。
- Jonathan Epstein：1984 年，腋窝淋巴结蓝痣的描述。
- Helen Haupt：1985 年，对出现腋窝淋巴结转移的隐匿性乳腺癌的详细病理研究和预后分析。
- Michael Jozefczyk：1985 年，报道乳腺血管瘤和静脉血管瘤的经典特征常被误认为血管肉瘤。
- Rosemary Purrazella 和 Marc Rosenblum：1986 年，首次描述发生于微腺性腺病的乳腺癌的经典特征。
- Frank Vuitch：1986 年，首次描述形成乳腺肿块的良性假血管瘤增生常被误认为血管肉瘤。
- Paul Guerry：1988 年，囊性高分泌性增生和囊性高分泌性癌的预后研究。
- Andrea Abati：1990 年，乳腺大汗腺癌的预后分析。
- Carol Eliasen：1992 年，对经常被误诊为癌的年轻女性的非典型乳腺导管增生首次随访研究。
- Syed Hoda：1992 年，具有良性临床经过的乳腺非典型血管瘤的特征。
- Barbara James：1993 年，发生于微腺性腺病

的乳腺癌预后研究。

- K. H. Van Hoeven：1993 年，首次描述乳腺低级别腺鳞癌的经典特征。

- Susan Fineberg：1994 年，放疗后出现在乳腺皮肤的良性非典型血管病变和血管肉瘤的详细特征。

- Bruce Youngson：1994 年和 1995 年，首次描述和研究普通针活检后乳腺上皮移位的预后意义。

- Colleen Powell：1995 年，形成肿块的假血管瘤间质增生的预后研究。

- Diane Hamele-Bena：1996 年，首次对粗针活检和相关癌中遇到的良性黏液囊肿样病变进行完整描述。

- Ileana Green：1997 年，小管小叶癌与小管癌有不同的预后特征。

- Magalis Vuolo：1998 年，证明真空辅助粗针活检明显减少上皮移位。

（四）研究助理

Joan A. Caicco、Milicent Cramer、Deborah Ernsberger、Barbara Lyngholm、Ruby T. Senie、Tammy Son、Thelma Wallace 和 Elizabeth Weathers。

（五）结束语

最后，我回到 H. Stephen Gallager，他在演讲结束时评论道："也许根本就没有巨人，只有站在侏儒肩膀上的侏儒"。我倾向于 Gallager 的观点，即医学进步建立在我们前辈和同时代人的贡献之上。根据他们的贡献大小和对我们职业成长的影响来衡量，他们的地位从侏儒到巨人不等。我非常感谢上述同事和其他人，他们不止一次地在关键时刻为我指明前进的道路。

Paul P. Rosen, MD

缩略语

常用的缩略语见附录。

ADASP	Association of Directors of Anatomic and Surgical Pathology	解剖和外科病理学理事长协会
AdCC	adenoid cystic carcinoma	腺样囊性癌
ADH	atypical ductal hyperplasia	非典型导管增生
AFB	acid-fast bacilli	抗酸杆菌
AFIP	Armed Forces Institute of Pathology	美军病理学研究所
AJCC	American Joint Committee on Cancer	美国癌症联合会
ALH	atypical lobular hyperplasia	非典型小叶增生
ALN	axillary lymph node	腋窝淋巴结
AME	adenomyoepithelioma	腺肌上皮瘤
AR	androgen receptor	雄激素受体
AS	angiosarcoma	血管肉瘤
ASCO	American Society of Clinical Oncology	美国临床肿瘤学会
ASCP	American Society of Clinical Pathology	美国临床病理学会
AVL	atypical vascular lesion	非典型血管病变
BCC	basal cell carcinoma	基底细胞癌
BDA	blunt duct adenosis	盲管腺病
BI-RADS	Breast Imaging-Reporting and Data System	乳腺影像报告和数据系统
BPT	benign phyllodes tumor	良性叶状肿瘤
BRCA	Breast Cancer（gene）	乳腺癌基因
BSE	breast self-examination	自我乳腺检查
C-LCIS	classic type of lobular carcinoma *in situ*	经典型小叶原位癌

CALGB	Cancer and Leukemia Group B	癌症和白血病工作组 B
CAP	College of American Pathology	美国病理医师学院
CCC	columnar cell change	柱状细胞变
CCH	columnar cell hyperplasia	柱状细胞增生
CEA	carcinoembryonic antigen	癌胚抗原
CGH	comparative genomic hybridization	比较基因组杂交
CHH	cystic hypersecretory hyperplasia	囊性高分泌性增生
CIS	carcinoma *in situ*	原位癌
CK	cytokeratin	角蛋白
CSL	complex sclerosing lesion	复杂硬化性病变
DCIS	ductal carcinoma *in situ*	导管原位癌
DFS	disease-free survival	无病生存率
DFSP	dermatofibrosarcoma protuberans	隆突性皮肤纤维肉瘤
EGFR	epidermal growth factor receptor	表皮生长因子受体
EMA	epithelial membrane antigen	上皮膜抗原
ER	estrogen receptor	雌激素受体
F-LCIS	florid type of lobular carcinoma *in situ*	旺炽性小叶原位癌
FA	fibroadenoma	纤维腺瘤
FCC	fibrocystic change	纤维囊性变
FEA	flat epithelial atypia	平坦上皮非典型性
FISH	fluorescence *in situ* hybridization	荧光原位杂交
FNA	fine-needle aspiration	细针穿刺活检
FS（E）	frozen section（examination）	冰冻切片（检查）
GCDFP	gross cystic disease fluid protein	大囊肿性疾病液体蛋白
GMS	Grocott-Gomori methenamine silver	六胺银染色
hCG	human chorionic gonadotropin	人绒毛膜促性腺激素
HER2	human epidermal growth factor2/neu receptor	人表皮生长因子受体 2
HIV	human immunodeficiency virus	人免疫缺陷病毒
HPF	high-power field	高倍视野
IBC	inflammatory breast carcinoma	炎性乳腺癌
IDC/IFDC	infiltrating ductal carcinoma	浸润性导管癌
IHC	immunohistochemistry	免疫组织化学

ILC	invasive lobular carcinoma	浸润性小叶癌
ITC	isolated tumor cell	孤立性肿瘤细胞
JP	juvenile papillomatosis	幼年性乳头状瘤病
P-LCIS	pleomorphic type of lobular carcinoma *in situ*	多形性小叶原位癌
LGASC	low-grade adenosquamous carcinoma	低级别腺鳞癌
LOH	loss of heterozygosity	杂合性缺失
LVI	lymphovascular involvement	淋巴管血管侵犯
MAC	Mycobacterium avium complex	鸟型结核杆菌
MALT	mucosal-associated lymphoid tissue	黏膜相关淋巴组织
MBRG	modified Bloom-Richardson（Nottingham）grading system	修订的 Bloom-Richardson（Nottingham）分级系统
MFH	malignant fibrous histiocytoma（pleomorphic sarcoma）	恶性纤维组织细胞瘤（多形性肉瘤）
MGA	microglandular adenosis	微腺性腺病
MLL	mucocele-like lesion	黏液囊肿样病变
MPT	malignant phyllodes tumor	恶性叶状肿瘤
MRI	magnetic resonance imaging	磁共振成像
MSKCC	Memorial Sloan-Kettering Cancer Center	纪念斯隆－凯特琳癌症中心
NACT	neoadjuvant chemotherapy	新辅助化疗
NCCN	National Comprehensive Cancer Network	美国国立综合癌症网络
NHL	non-Hodgkin lymphoma	非霍奇金淋巴瘤
NSABP	National Surgical Adjuvant Breast and Bowel Project	美国国家外科辅助乳腺和肠道项目
OS	overall survival	总生存率
p53	protein 53（tumor protein 53）	肿瘤蛋白 53
PARP	poly（ADP-ribose）polymerase	多聚腺苷二磷酸核糖聚合酶
PAS	periodic acid–Schiff	过碘酸－Schiff 反应
PASH	pseudoangiomatous stromal hyperplasia	假血管瘤样间质增生
PCNA	proliferating cell nuclear antigen	增殖细胞核抗原
pCR	pathologic complete remission	病理完全缓解
PCR	polymerase chain reaction	聚合酶链反应
PET-CT	positron emission tomography computerized tomography	正电子发射计算机断层扫描
PLH	pregnancy-like hyperplasia	妊娠样增生

PPV	positive predictive value	阳性预测值
PR	progesterone receptor	孕激素受体
PSA	prostate-specific antigen	前列腺特异性抗原
PSAP	prostate-specific acid phosphatase	前列腺特异性酸性磷酸酶
RFS	relapse-free survival	无复发生存率
RR	relative risk	相对风险
RSL	radial sclerosing lesion	放射状硬化性病变
RS	radial scar	放射状瘢痕
SA	sclerosing adenosis	硬化性腺病
SCC	small cell carcinoma	小细胞癌
SEER	Surveillance Epidemiology and End Results	监测、流行病学和最终结果
SLN	sentinel lymph node	前哨淋巴结
SMA	smooth muscle actin	平滑肌肌动蛋白
SMM-HC	smooth muscle myosin-heavy chain	平滑肌肌球蛋白重链
SPF	S-phase fraction	S 期细胞比例
SQC	squamous cell carcinoma	鳞状细胞癌
SSDH	subareolar sclerosing duct hyperplasia	乳晕下硬化性导管增生
TDLU	terminal duct lobular unit	终末导管小叶单位
TMA	tissue microarray	组织芯片
TNBC	triple-negative breast carcinoma	三阴性乳腺癌
TNM	tumor（size）, regional node（involvement）,（distant）metastases	肿瘤（大小）、区域淋巴结（受累）、（远处）转移
TRAM	transverse rectus abdominis muscle	横向腹直肌
TTF-1	thyroid transcription factor 1	甲状腺转录因子
UICC	Union Internationale Contre le Cancer（International Union Against Cancer）	国际抗癌联合会
VEGF	vascular epidermal growth factor	血管表皮生长因子
VNPI	Van Nuys Prognostic Index	Van Nuys 预后指数
WHO	World Health Organization	世界卫生组织
WT1	Wilms'tumor 1	Wilms 瘤 1 基因